Periodontia

O essencial para a prática clínica

Periodontia
O essencial para a prática clínica

Editores

Adriana Campos Passanezi Sant'Ana

Euloir Passanezi

manole

editora

Produção editorial: EBK Projetos Editoriais / Elke Braga Kropotoff.
Projeto gráfico e diagramação: 3Pontos Apoio Editorial Ltda. / Andrea del Arco.
Capa: Iuri Guião
Imagem da capa: Acervo pessoal dos editores.
Ilustrações: Luargraf e Eduarda Alves de Souza.

CIP-BRASIL. CATALOGAÇÃO NA PUBLICAÇÃO
SINDICATO NACIONAL DOS EDITORES DE LIVROS, RJ

P523

Periodontia : o essencial para a prática clínica / editores Euloir Passanezi, Adriana Campos Passanezi Sant'Ana. - 1. ed. - Barueri [SP] : Manole, 2023.
; 28 cm

Inclui bibliografia e índice.
ISBN 978-65-5576-123-8.

1. Periodontia. 2. Doenças periodontais. I. Passanezi, Euloir. II. Sant'ana, Adriana Campos Passanezi. III. Título.

22-78705 CDD: 617.632
CDU: 616.314

Gabriela Faray Ferreira Lopes - Bibliotecária - CRB-7/6643

1ª edição – 2023.

Direitos adquiridos pela:
EDITORA MANOLE LTDA.
Alameda América, 876 – Tamboré
Santana de Parnaíba – SP
06543-315 – Brasil
Tel.: (11) 4196-6000
www.manole.com.br | https://atendimento.manole.com.br

Impresso no Brasil | *Printed in Brazil*

Sobre os Editores

Adriana Campos Passanezi Sant'Ana

Graduação em Odontologia pela Faculdade de Odontologia de Bauru da Universidade de São Paulo (FOB-USP), Mestrado em Odontologia (Periodontia) pela FOB-USP e Doutorado em Odontologia (Periodontia) pela FOB-USP. Atualmente, atua como Professora Associada da disciplina de Periodontia, Departamento de Prótese e Periodontia da Faculdade de Odontologia de Bauru-USP. Coordenadora da área de concentração em Periodontia do Curso de Pós-Graduação em Ciências Odontológicas Aplicadas da FOB-USP. Coordenadora do Curso de Especialização em Periodontia da Faculdade de Odontologia de Bauru - USP e da Fundação Bauruense de Estudos Odontológicos (FUNBEO). Professora do curso de Especialização em Implantodontia da FOB-USP e da FUNBEO. Especialista em Harmonização Orofacial pelo Instituto Funorte - V&G Bauru. Membro internacional da Academia Americana de Periodontia e revisora de vários periódicos internacionais e nacionais. Sócia-proprietária da Clínica Passanezi & Sant'Ana Odontologia.

Euloir Passanezi

Professor Titular do Departamento de Prótese e Periodontia da Faculdade de Odontologia de Bauru da Universidade de São Paulo (FOB-USP) (Aposentado em 2012). Durante a ativa foi Chefe do Departamento de Prótese e Periodontia da FOB-USP. Responsável pela Disciplina de Periodontia da FOB-USP. Fundador do Programa de Pós-Graduação em Periodontia pela FOB-USP. Coordenador do Programa de Pós-Graduação em Periodontia da FOB-USP. Vice-Presidente da Comissão de Pós-Graduação da FOB-USP. Coordenador do Curso de Especialização em Periodontia pela FOB-USP e pela FUNBEO (Fundação Bauruense de Estudos Odontológicos). Pesquisador visitante na University of Göttenburg, Suécia (1989), na University of Toronto, Canadá (1990/1991) e na University of Florida, Gainesville, FL, EUA (1991) em Programa de Cooperação apoiado pelo Banco Internacional de Desenvolvimento (BID). Atualmente, é professor dos cursos de Especialização em Periodontia pela FUNBEO e pela FOB-USP, dos cursos de Especialização em Implantes Osseointegrados pela FUNBEO e pela FOB-USP. Atua há 45 anos em clínica privada (Passanezi & Sant'Ana Odontologia).

Sobre os Colaboradores

Adriana Campos Passanezi Sant'Ana

Graduação em Odontologia pela Faculdade de Odontologia de Bauru da Universidade de São Paulo (FOB-USP), Mestrado em Odontologia (Periodontia) pela FOB-USP e Doutorado em Odontologia (Periodontia) pela FOB-USP. Atualmente, atua como Professora Associada da disciplina de Periodontia, Departamento de Prótese e Periodontia da Faculdade de Odontologia de Bauru-USP. Coordenadora da área de concentração em Periodontia do Curso de Pós-Graduação em Ciências Odontológicas Aplicadas da FOB-USP. Coordenadora do Curso de Especialização em Periodontia da Faculdade de Odontologia de Bauru - USP e da Fundação Bauruense de Estudos Odontológicos (FUNBEO). Professora do curso de Especialização em Implantodontia da FOB-USP e da FUNBEO. Especialista em Harmonização Orofacial pelo Instituto Funorte - V&G Bauru. Membro internacional da Academia Americana de Periodontia e revisora de vários periódicos internacionais e nacionais. Sócia-proprietária da Clínica Passanezi & Sant'Ana Odontologia.

Alvaro Francisco Bosco

Graduação em Odontologia pela Faculdade de Odontologia de Araçatuba da Universidade Estadual Paulista Júlio de Mesquita Filho (Unesp). Mestrado em Odontologia (Periodontia) pela Faculdade de Odontologia de Bauru da Universidade de São Paulo (FOB-USP) e Doutorado em Odontologia (Periodontia) pela FOB-USP. Atualmente é Prof. Adjunto da Unesp. Tem experiência na área de Odontologia, com ênfase em Periodontia e Implantodontia. Atua principalmente nos seguintes temas: cirurgia plástica periodontal, recobrimento radicular, nicotina, enxerto conjuntivo subepitelial, reparação tecidual, lasers em odontologia e terapia fotodinâmica antimicrobiana.

Ana Carolina Francischone

Doutora, Mestre e Especialista em Dentística pela Faculdade de Odontologia de Bauru da Universidade de São Paulo (FOB-USP). Especialista em Implantologia. Profa. dos cursos de Implantologia do Instituto Prime, Salvador, Bahia. Autora e colaboradora de livros e artigos publicados. 1ª Tenente – Dentista da Marinha do Brasil, Salvador – Bahia.

Carla Andreotti Damante

Professora associada da disciplina de Periodontia da Faculdade de Odontologia de Bauru da Universidade de São Paulo (FOB-USP). Graduação em Odontologia pela FOB-USP. Mestrado em Periodontia pela FOB-USP. Doutorado em Ciências Odontológicas - Periodontia, pela Faculdade de Odontologia da USP (FOUSP). Livre-docência pela FOB-USP. Especialista em Periodontia. Tem experiência na área de Odontologia, com ênfase em Periodontia, e atua principalmente nos seguintes temas: laser, cicatrização de feridas, gengivoplastia, cultura de células, fatores de crescimento, terapia fotodinâmica antimicrobiana.

Carlos Eduardo Francischone *(in memoriam)*

Prof. de Implantologia da Faculdade São Leopoldo Mandic. Prof. Titular de Dentística da Faculdade de Odontologia de Bauru da Universidade de São Paulo. Mestre e Doutor em Reabilitação Oral pela Faculdade de Odontologia de Bauru, Universidade de São Paulo. Tem 13 livros publicados de Implantologia e 230 publicações nacionais e internacionais.

Carlos Eduardo Francischone Júnior

Especialista, Mestre e Doutor em Odontologia/Implantes pela Universidade do Sagrado Coração. Professor dos Cursos de Especialização. Mestrado e Doutorado pela Faculdade São Leopoldo Mandic. Autor de livros, capítulos e trabalhos científicos publicados.

Eduardo Sant'Ana

Mestrado em Odontologia – Diagnóstico Bucal pela Faculdade de Odontologia de Bauru da Universidade de São Paulo (FOB-USP). Doutorado em Odontologia – Periodontia pela FOB-USP. Atualmente é Professor Associado nível 3 da disciplina de Cirurgia e Traumatologia Bucomaxilofacial da FOB-USP. Coordenador do Curso de Especialização em Cirurgia e Traumatologia Bucomaxilofacial da Faculdade de Odontologia do Oeste Paulista (FACOP). Coordenador do Curso de Pós-Graduação *Lato Sensu* em Implantes Osseointegrados pela FOB-USP e pela Fundação Bauruense de Estudos Odontológicos (FUNBEO). Membro do corpo clínico dos hospitais UNIMED-Bauru e Sírio-Libanês (São

Paulo). Atua nos hospitais de Base (Bauru), Estadual de Bauru (HEB), Beneficência Portuguesa (Bauru, SP), rede Copa d'Or, Alvorada (São Paulo) e LeFort (São Paulo). Sócio-proprietário da Clínica Passanezi & Sant'Ana Odontologia, na qual atua em clínica privada desde 1995. Atua na clínica Perfil (São Paulo) desde 1998.

Euloir Passanezi

Professor Titular do Departamento de Prótese e Periodontia da Faculdade de Odontologia de Bauru da Universidade de São Paulo (FOB-USP) (Aposentado em 2012). Durante a ativa foi Chefe do Departamento de Prótese e Periodontia da FOB-USP. Responsável pela Disciplina de Periodontia da FOB-USP. Fundador do Programa de Pós-Graduação em Periodontia pela FOB-USP. Coordenador do Programa de Pós-Graduação em Periodontia da FOB-USP. Vice-Presidente da Comissão de Pós-Graduação da FOB-USP. Coordenador do Curso de Especialização em Periodontia pela FOB-USP e pela FUNBEO (Fundação Bauruense de Estudos Odontológicos). Pesquisador visitante na University of Göttenburg, Suécia (1989), na University of Toronto, Canadá (1990/1991) e na University of Florida, Gainesville, FL, EUA (1991) em Programa de Cooperação apoiado pelo Banco Internacional de Desenvolvimento (BID). Atualmente, é professor dos cursos de Especialização em Periodontia pela FUNBEO e pela FOB-USP, dos cursos de Especialização em Implantes Osseointegrados pela FUNBEO e pela FOB-USP. Atua há 45 anos em clínica privada (Passanezi & Sant'Ana Odontologia).

Henrique Rinaldi Matheus

Graduado em Odontologia pela Universidade Estadual Paulista Júlio de Mesquita Filho (Unesp), campus de Araçatuba. Aluno de Pós-Graduação em Odontologia, na área de concentração de Periodontia, junto ao Departamento de Cirurgia e Clínica Integrada da Faculdade de Odontologia de Araçatuba da Universidade Estadual Paulista "Júlio de Mesquita Filho" (FOA/Unesp). Tem experiência em prótese dentária e bucomaxilofacial, e atua principalmente nas áreas de periodontia e implantodontia.

Juliano Milanezi de Almeida

Graduado em Odontologia pela Universidade do Sagrado Coração (2000). Especialista em Periodontia pela Universidade Estadual Paulista "Júlio de Mesquita Filho" (Unesp); Mestre em Odontologia - Área de Periodontia pela Unesp/Araçatuba. Doutor em Odontologia - Área de Periodontia pela Unesp/Araçatuba. Pesquisador Líder do NEPPI - Núcleo de Estudos e Pesquisas em Periodontia e Implantodontia da Unesp/Araçatuba. Professor do Programa de Pós-Graduação em Odontologia e do Curso de Graduação em Odontologia da Unesp/Araçatuba. Tem experiência na área de Odontologia, com ênfase em Periodontia e Implantodontia, e atua principalmente nos seguintes temas: periodontia, cirurgia estética periodontal, implantes osseointegrados, reparação tecidual, laser e terapia fotodinâmica.

Marcelo Freire

Graduação em Odontologia pela Universidade de Campos, RJ (2003). PhD in Craniofacial Biology pela University of Southern California, Los Angeles, CA, EUA (2012). Residência em Inflamação e Imunologia (Periodontia) na Harvard University (2016). Pós-Doutorado em Imunologia e Metabolismo na Harvard University e Forsyth Institute (2015). Professor Assistente do Forsyth Institute, Cambridge, MA, EUA (2015-2017). Professor Adjunto da Harvard School of Dental Medicine (2015-2018). Atualmente é Associate Professor do J. Craig Venter Institute, La Jolla, CA, EUA e Adjunct Faculty of Medicine, University of California at San Diego, La Jolla, CA, EUA.

Maria Lúcia Rubo de Rezende

Professora Associada da Disciplina de Periodontia do Departamento de Prótese e Periodontia da Faculdade de Odontologia de Bauru da Universidade de São Paulo (FOB-USP). Especialista em Prótese e Periodontia pela FOB-USP. Ex-coordenadora do Curso de Especialização em Implantodontia do Hospital de Reabilitação de Anomalias Craniofaciais da Universidade de São Paulo (HRAC-USP). Ex-diretora Técnica do Serviço Odontológico do HRAC-USP.

Mariana Schutzer Ragghianti Zangrando

Professora Doutora da Disciplina de Periodontia da Faculdade de Odontologia de Bauru da Universidade de São Paulo (FOB-USP). Membro Internacional da Academia Americana de Periodontia. Graduação em Odontologia pela Faculdade de Odontologia de Araraquara – Unesp, Mestrado em Periodontia pela FOB-USP. Doutorado em Periodontia pela Faculdade de Odontologia da USP (FOUSP). Foi professora responsável de Periodontia do Curso de Graduação em Odontologia da Universidade Paulista (UNIP), campus Bauru. Curso de Atualização e Especialização em Estética Periodontal e Peri-implantar da ABO Regional Santos e da Escola Superior de Odontologia (ESO-SP). Professora do curso de Especialização em Periodontia pela FOB-USP e pela FUNBEO.

Marinelle Ribeiro de Campos

Graduação pela Faculdade de Odontologia da Universidade Metropolitana de Santos. Mestrado em Periodontia pela Faculdade de Odontologia de Bauru da Universidade de São Paulo (FOB-USP) (2003). Doutorado no Curso de Reabilitação Oral pela FOB-USP (2007). Doutorado sanduíche na University of Southern California (2006-2007) sob supervisão do Prof. Dr. Homa Zadeh. Professora de Clínicas da University of Southern California. Professora de Periodontia da Universidade de Oklahoma (2014). Fez residência em Periodontia na Mercy Detroit University, onde hoje atua como Professora da área de Periodontia.

Mario Taba Júnior

Graduação em Periodontia pela Faculdade de Odontologia de Bauru da Universidade de São Paulo (FOB-USP) (1991). Mestre e Doutor em Periodontia pela Faculdade de Odontologia de Bauru da Universidade de São Paulo (FOB-USP). Foi professor da disciplina de Periodontia do Departamento de Odontologia da Universidade Estadual de Maringá (UEM) no período de 1993 a 2000. Pós-Doutorado na Universidade de Michigan, sob a supervisão do Prof. Dr. William V Giannobile. Atualmente é Coordenador do Programa de Pós-graduação em Odontologia – Periodontia pela Faculdade de Odontologia de Ribeirão Preto da Universidade de São Paulo (FORP-USP). Professor Associado nível 3 da FORP-USP e Pesquisador Produtividade do Conselho Nacional de Desenvolvimento Científico e Tecnológico (CNPq). Iniciou a graduação em 1988, na Faculdade de Odontologia de Bauru da Universidade de São Paulo (FOB-USP). *Fellow* do International Team for Implantology (ITI).

Matheus Völz Cardoso

Cirurgião-Dentista com Graduação em Odontologia pela Universidade Federal de Pelotas (UFPel). Mestre e aluno de Doutorado no Programa de Ciências Odontológicas Aplicadas com área de concentração em Periodontia na Faculdade de Odontologia de Bauru da Universidade de São Paulo (FOB-USP). Áreas de atuação/interesse: Periodontia, cirurgia plástica periodontal, tratamentos químicos da superfície radicular, laser e LED, laser de baixa potência na cicatrização de feridas, fotobiomodulação/fotobioestimulação por laser e LED, terapia fotodinâmica antimicrobiana.

Paulo Esteves Pinto Faria

Graduação em Odontologia pela Universidade Paulista (Unip). Especialização em Cirurgia e Traumatologia Bucomaxilofacial pela Faculdade de Odontologia de Ribeirão Preto da Universidade de São Paulo (USP). Mestrado em Odontologia (Cirurgia e Traumatologia Bucomaxilofacial) pela Faculdade de Odontologia de Ribeirão Preto da USP. Doutorado em Odontologia (Cirurgia e Traumatologia Bucomaxilofacial) pela Faculdade de Odontologia de Araçatuba da Universidade Estadual Paulista Júlio de Mesquita Filho (Unesp). Atualmente é Professor Doutor da Disciplina de Cirurgia e Traumatologia Bucomaxilofacial do curso de Odontologia da Universidade de Ribeirão Preto (UNAERP). Professor do Programa de Pós-Graduação em Implantodontia da UNAERP. Coordenador do curso de Cirurgia Oral da Associação Odontológica de Ribeirão Preto (AORP). Tem experiência na área de Odontologia, com ênfase em Cirurgia Bucomaxilofacial, atuando principalmente nos seguintes temas: enxertos ósseos, regeneração óssea, implantodontia e cirurgia e traumatologia bucomaxilofacial.

Reinaldo dos Reis Pereira Janson

Mestre em Reabilitação Oral pela Faculdade de Odontologia de Bauru da Universidade de São Paulo (FOB-USP). Mestre em Implantologia pela Universidade Sagrado Coração, Bauru. Especialista em Implantologia pela New York University (NYU, EUA).

Samira Salmeron

Professora Colaboradora III do Curso de Odontologia (Disciplina de Periodontia) na Faculdade de Odontologia de Bauru da Universidade de São Paulo (FOB-USP). Professora Adjunta do Curso de Odontologia (Disciplina de Odontologia) no Centro Universitário Ingá (UNINGÁ). Professora da Pós-graduação do Programa de Mestrado Profissional em Odontologia (Coordenadora da subárea de Implantodontia) no UNINGÁ. Pós-doutoranda em Periodontia pela FOB-USP. Pós-doutorado em Clínica Odontológica (Periodontia) pela Faculdade de Odontologia de Piracicaba da Universidade Estadual de Campinas (FOP/Unicamp). Doutora em Reabilitação Oral/Periodontia pela FOB-USP, com período sanduíche na University of Southern California (USC), Los Angeles, Estados Unidos. Mestre em Ciências Odontológicas Aplicadas – Reabilitação Oral/Periodontia pela FOB-USP. Graduada em Odontologia pela FOB-USP. Professora dos cursos de Especialização e Atualização em Periodontia na Faculdade do Centro Oeste Paulista (FACOP).

Sebastião Luiz Aguiar Greghi

Graduação em Odontologia pela Faculdade de Odontologia de Bauru da Universidade de São Paulo, FOB-USP (1986). Doutor em Periodontia pela FOB-USP (1991), com *Fellow* em Periodontia na Faculdade de Cirurgia Dentária, Universidade Paul Sabatier, Toulouse, França (1987-1988). Professor Titular Aposentado e ex-Responsável pela disciplina de Periodontia da FOB-USP (2019). Orientador pleno do Curso de Pós-Graduação em Ciências Odontológicas Aplicadas, área de concentração em Periodontia. Professor do curso de Especialização em Periodontia pela FOB-USP e pela Fundação Bauruense de Estudos Odontológicos (FUNBEO).

Vitor de Toledo Stuani

Especialista em Periodontia pela Associação Paulista de Cirurgiões Dentistas (APCD-Presidente Prudente). Mestre em Ciências Odontológicas (Reabilitação Oral – Periodontia) pela Faculdade de Odontologia de Bauru da Universidade de São Paulo (FOB-USP). Doutorando em Ciências Odontológicas (Periodontia) pela FOB-USP. *Alumni Osteology Research Scholar* pela Harvard School of Dental Medicine. Atua nas linhas de pesquisa de Regeneração de Tecidos, Biomateriais, Manufatura Aditiva, Medicina Periodontal e Implantodontia. Membro do ITI (International Team of Implantodontology) e membro do National Osteology Group Brazil.

Waldyr Antonio Janson (*In memoriam*)

Master of Science in Periodontology pela Boston University, School of Dentistry Henry M. Goldman (1969). Ex-Professor Titular e Chefe do Departamento de Prótese e Periodontia da Faculdade de Odontologia de Bauru da Universidade de São Paulo (FOB-USP). Professor fundador da FOB-USP e do curso de Pós-Graduação em Periodontia da mesma instituição. Foi orientador de Mestrado e Doutorado em Reabilitação Oral pela FOB-USP e coordenador de curso de Especialização em Periodontia por esta instituição e pela Fundação Bauruense de Estudos Odontológicos (FUNBEO).

Sumário

Dedicatória

Dedico esta obra a Deus, fonte inesgotável de vida e amor.

À minha família – Eduardo, João e Gabriela –, amores da minha vida, o ar que respiro, que me inspiram a ser melhor a cada dia.

Aos meus pais, Selma e Euloir Passanezi, coautor deste livro, de quem aprendi não só o amor à Periodontia e à docência, mas a ética, a honestidade, a generosidade, o senso de justiça e a dedicação, todos estes compartilhados com minha mãe, também cirurgiã-dentista, que dedicou quase 50 anos de sua vida à Odontopediatria.

Adriana Campos Passanezi Sant'Ana

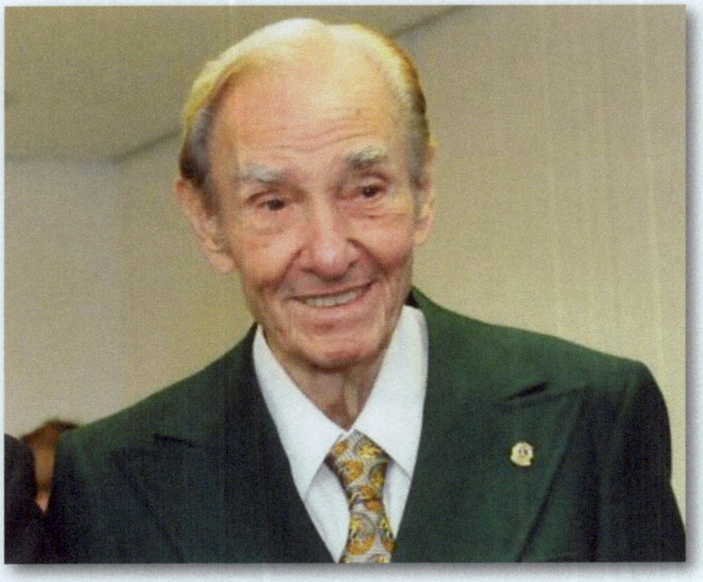

Prof. Dr. Waldyr Antonio Janson (*in memoriam*)

Esta obra é dedicada ao Prof. Dr. Waldyr Antonio Janson, eminente e apaixonado profissional da Odontologia, que se esmerou em sua formação profissional, realizando seu *Master of Science in Periodontology* em Boston/USA sob a batuta do Prof. Dr. Henry M. Goldman. Ele deixou um legado de altíssimo valor, não só na área de conhecimento da Periodontia, como também da Reabilitação Oral, influenciando sobremaneira e significativamente a evolução dessas áreas como Ciências da Saúde. O seu legado deixou marcas indeléveis para a sedimentação do ensino, prática e pesquisa da Área Departamental de Periodontia do Departamento de Prótese e Periodontia da Faculdade de Odontologia de Bauru da Universidade de São Paulo e para o aperfeiçoamento, especialização e formação acadêmica em nível de Mestrado e Doutorado dos profissionais da Odontologia do Brasil e do exterior, permitindo abordar o tratamento do ser humano de forma condigna e respeitosa, de conformidade com os preceitos do Senhor.

Euloir Passanezi

Agradecimentos

Os autores agradecem especialmente aos Professores Colaboradores desta obra: Alvaro Francisco Bosco, Ana Carolina Francischone, Carla Andreotti Damante, Carlos Eduardo Francischone, Carlos Eduardo Francischone Junior, Eduardo Sant'Ana, Henrique Rinaldi Matheus, Juliano Milanezi de Almeida, Marcelo Freire, Maria Lúcia Rubo de Rezende, Mariana Schutzer Ragghianti Zangrando, Marinelle Ribeiro de Campos, Mario Taba Júnior, Matheus Völz Cardoso, Paulo Esteves Pinto Faria, Reinaldo dos Reis Pereira Janson, Samira Salmeron, Sebastião Luiz Aguiar Greghi e Vitor de Toledo Stuani, não apenas pela dedicação a este livro, mas por fazerem parte das nossas vidas pessoais e profissionais, contribuindo para o nosso crescimento e para o engrandecimento desta obra.

Agradecimento especial aos docentes da disciplina de Periodontia do Departamento de Prótese e Periodontia da Faculdade de Odontologia de Bauru da Universidade de São Paulo (FOB-USP), Profs. Drs. Deoclécio Nahás (*in memoriam*), Sebastião Luiz Aguiar Greghi, Maria Lúcia Rubo de Rezende, Carla Andreotti Damante e Mariana Schutzer Ragghianti Zangrando, cujas amizade, dedicação, capacidade e contribuição acadêmica e profissional foram ímpares para sedimentação dos conceitos filosóficos da disciplina de Periodontia desta Faculdade, ora expressos nesta obra.

Agradecemos especialmente aos funcionários que fizeram e fazem a história da disciplina de Periodontia da FOB-USP: Rubens da Silveira, Flávio Silveira, Ester Oliveira da Costa Arruda, Neusa Caetano, Maria Angela Attuy Sandoli, Ivania Komatsu da Costa Arruda, Edilaine Lúcio Torrecilha, Marcos Antonio de Godoy e Marcela Maria Pereira Pacheco. Vocês foram e são fundamentais a todas as atividades da disciplina de Periodontia e, com o seu trabalho e dedicação, permitem que nós possamos realizar mais, fazendo a diferença no ensino e na pesquisa da Periodontia.

Agradecemos também aos pacientes e a todos os alunos de Graduação, Especialização e Pós-Graduação, especialmente na área de Periodontia, que passaram, ao longo desses 60 anos, por essa casa de ensino e que nos permitiram construir o caminho do conhecimento que não irá se findar, mas sempre se aperfeiçoar, buscando o bem de todos.

Agradecemos ainda aos funcionários, colaboradores e pacientes da Clínica Passanezi & Sant'Ana Odontologia que, com sua valorosa amizade, dedicação e cuidado, nos fizeram melhores. Agradecimento especial *in memoriam* ao Professor Doutor Waldyr Antonio Janson, que com seu cabedal científico, clínico e humano soube mostrar caminhos seguros de aprendizado e desenvolvimento profissional aos seus discípulos, do que resultou a filosofia seguida pela FOB-USP e exposta nesta obra.

Adriana Campos Passanezi Sant'Ana
Euloir Passanezi

Agradecimento a Deus e à Família

Agradeço ao Senhor pela graça de ter nascido em um seio familiar tão sólido que me permitiu formar a minha própria família, juntamente com meu marido, seguindo os mesmos princípios de verdade e amor. Aos meus irmãos, cunhadas, cunhados e sobrinhos pelo amor de família que nos une. Agradeço a amizade sincera, o carinho e a dedicação de meus queridos amigos, representados especialmente pela família Silva Cruz e Soares de Campos Fraga. Agradeço ainda à Editora Manole, por tornar realidade o sonho de escrever esta obra.

Adriana Campos Passanezi Sant'Ana

Agradeço ao Senhor porque, em Sua infinita bondade, agraciou-me e honrou-me com a união com Selma Campos Passanezi, da qual floresceram os filhos queridos Adriana Campos Passanezi Sant'Ana, Ricardo Campos Passanezi e Gustavo Campos Passanezi, que se completaram com Eduardo Sant'Ana, Danielle Astolfi Becher Passanezi e Carla Andreotti Damante, culminando o esteio de nossas vidas com nossos netos queridos, João Eduardo Passanezi Sant'Ana, Gabriela Passanezi Sant'Ana e Laura Bechiol Passanezi. São eles a razão de ser que manteve viva a chama do amor, impulsionando-me na busca de novos objetivos humanitários, viabilizando, assim, a elaboração desta obra.

Euloir Passanezi

Prefácio

Desde épocas remotas, é sabido que o ser humano experimenta envolvimentos patológicos no meio bucal, afligindo predominantemente os dentes e as estruturas a eles relacionadas, mais precisamente as estruturas periodontais. Esses envolvimentos expressam as duas doenças mais prevalentes que afetam a área odontológica: cárie e doença periodontal.

De forma geral, a cárie acomete mais os indivíduos jovens, enquanto a doença periodontal afeta mais as pessoas com mais de 25 anos, de modo a aumentar sua prevalência, extensão e severidade com a idade. Enquanto a cárie avançada, não tratada, pode levar à perda do dente afetado, a doença periodontal avançada pode levar à perda de vários dentes e, até mesmo, de toda a dentição, impactando negativamente a qualidade de vida, estética, função e saúde geral do indivíduo.

O objetivo desta obra é apresentar as implicações genéticas e constitucionais das estruturas periodontais associadas com processo de saúde e doença e as formas de tratamento à luz do conhecimento atual. Além disso, a proposta atual da Academia Americana de Periodontia e da Federação Europeia de Periodontologia, adotada pela Sociedade Brasileira de Periodontologia, inclui, entre as doenças e condições das doenças periodontais, as condições de saúde e doença associadas com os tecidos peri-implantares e, por isso, essas condições também foram revistas nesta obra.

A apresentação é feita de modo a oferecer subsídios científicos e clínicos de compreensão tanto por leitores em nível de graduação, quanto por profissionais experientes, explorando-se o conhecimento de como se comportam as estruturas periodontais em resposta às diferentes formas de agressividade do ambiente oral, cujas repercussões incidam sobre as estruturas que compõem o compartimento periodontal de proteção e o compartimento periodontal de sustentação.

Alguma ênfase é dada à revitalização da teoria de infecção focal, agora englobada como medicina periodontal, como definida a partir do simpósio de Chapel Hill, em 1999. É de importância capital aceitar que a translocação de antígenos das bolsas periodontais para tecidos/órgãos alvos a distância é capaz de orquestrar diversas e diferentes manifestações patológicas, como doenças cardíacas, renais, neoplásicas, diabetes, artrites, mal de Alzheimer, demência, entre outras, influenciando, outrossim, a evolução normal do processo de gravidez, levando ao nascimento de bebês prematuros e de baixo peso. Assume relevância o fato de que vários desses comprometimentos podem resultar em óbito do paciente.

Os conceitos emitidos procuram dar sustentação para as diferentes formas de tratamento, em função das propostas filosóficas atuais de tratamento, enfatizando como se deve elaborar e executar o plano de tratamento periodontal com o intuito de restabelecer as características fisiológicas e homeostáticas do periodonto compatíveis com a saúde periodontal, necessária para a preservação da saúde periodontal e geral a longo prazo.

Assume, pois, importância a conduta e a responsabilidade do profissional em estabelecer e respeitar o cronograma de controle do paciente, que deve estar convenientemente orientado para seguir o programa de manutenção elaborado. Nesse aspecto, são enaltecidas as diferentes características que devem estar instaladas natural ou terapeuticamente para a efetividade do controle das condições de saúde periodontal.

As estruturas periodontais representam o juiz dos procedimentos odontológicos, e respondem saudavelmente aos procedimentos clínicos corretamente executados e patologicamente àqueles incorretamente realizados, como sugerido por Schluger e colaboradores (1990) e Passanezi e colaboradores (2011).

Diante desse contexto, pode-se afirmar que a Periodontia representa a redenção da própria Odontologia, incluindo-se os implantes osseointegrados, o que a torna um marco de destaque para a sua integração à Medicina, de forma geral.

Finalmente, a proposta filosófica do tratamento periodontal apresentada nesta obra representa os conceitos que foram deduzidos da vivência científica e acadêmica, da aplicação clínica dos conhecimentos adquiridos e do acompanhamento de resultados, em uma jornada de 56 anos de existência da disciplina de Periodontia, do Departamento de Prótese e Periodontia da Faculdade de Odontologia de Bauru da Universidade de São Paulo.

Adriana Campos Passanezi Sant'Ana
Euloir Passanezi

Introdução

Escrever uma obra como esta foi um objetivo almejado desde que ingressei na Faculdade de Odontologia de Bauru da Universidade de São Paulo (FOB-USP) como docente, em 2002. Ela representa não apenas a realização de um sonho, mas a concretização de anos dedicados à arte da Odontologia, ao ensino e à pesquisa científica. A Periodontia – o estudo das estruturas ao redor do dente – é a área mais "biológica" da Odontologia, na qual microcosmos de eventos biológicos tão significativos se desenvolvem, envolvendo a relação hospedeiro-parasita e conectando o meio interno ao meio externo, em uma orquestra de eventos tão extraordinária que deles dependem a saúde e doença bucal, sua relação com os demais órgãos e sistemas do organismo e com as demais especialidades odontológicas.

Posso dizer que nasci Periodontista. Ao longo de toda a minha vida, cresci ouvindo as mais diversas histórias sobre tratamento periodontal, reabilitação de pacientes desdentados, o que e como fazer para se conseguir resultados satisfatórios, tanto para o profissional quanto para os pacientes. Tive o privilégio de aprender e conviver com os maiores Mestres da Periodontia: Prof. Dr. Waldyr Antonio Janson e Prof. Dr. Euloir Passanezi, os quais, com sua enorme dedicação e amor à família e à Periodontia, mudaram paradigmas e elevaram a Odontologia nacional ao nível em que hoje ela se encontra, junto com outros eminentes professores e expoentes da Odontologia, alguns dos quais participantes desta obra. Tanto conhecimento difundido por eles para o Brasil todo, por centenas de alunos que passaram pelos bancos da FOB-USP em seus cursos de Graduação, Especialização e Pós-Graduação, estes últimos ainda contribuindo para uma maior difusão dos aprendizados por meio de seus próprios cursos de Especialização e Pós-Graduação ao redor do Brasil e de outros países do mundo, merecia ser eternizado por meio de uma obra literária deste porte, desta natureza.

Gostaríamos que todos os alunos e ex-alunos se sentissem representados nesta obra pelos nossos coautores. Especialmente, também queremos prestar aqui nossa homenagem ao Prof. Dr. Carlos Eduardo Francischone, que deixou esta obra para a sua eternidade, escrevendo um último capítulo de tantos outros em sua história de vida e profissional. Agradecemos ao Prof. Francischone e à sua família por ter compartilhado conosco seus conhecimentos, sua filosofia de trabalho e sua experiência, alicerçadas na grandiosidade dos nossos Mestres.

Estes têm sido tempos difíceis. Que o conhecimento, o estudo e a ciência da Periodontia nos permitam ser instrumentos para o progresso da humanidade.

Adriana Campos Passanezi Sant'Ana

1 O Periodonto

Euloir Passanezi ▪ Adriana Campos Passanezi Sant'Ana

INTRODUÇÃO

Ao fim da erupção, quando os dentes alcançam os contatos interoclusais na dimensão vertical de oclusão, ficam estabelecidas as características teciduais anatômicas, estruturais e funcionais dos tecidos, os quais manterão a integridade do meio interno contra agressões microbianas e estímulos mecânicos que possam interferir na preservação da dentição.

Basicamente, o periodonto é formado pelo compartimento periodontal de proteção, como denominamos alternativamente ao periodonto de proteção, pelo compartimento periodontal de sustentação, como denominamos alternativamente ao periodonto de sustentação e pelo compartimento periodontal de transição, com base nas suas características estruturais, anatômicas e funcionais. O objetivo deste capítulo é descrever os aspectos anatômicos, histológicos e fisiológicos do periodonto normal.

COMPARTIMENTO PERIODONTAL DE PROTEÇÃO

O compartimento periodontal de proteção é formado pelo conjunto de estruturas de tecidos moles relacionadas aos dentes e às faces externas do processo alveolar, incluindo desde o nível coronal da margem gengival até o vestíbulo por vestibular na maxila e na mandíbula e até o assoalho da boca por lingual na mandíbula, delimitando áreas com diferenciação estrutural clinicamente detectáveis e mesclando com a mucosa mastigatória por palatino na maxila, sem diferenciação clínica evidente. A estrutura do compartimento periodontal de proteção engloba, basicamente, dois tipos de tecidos: gengiva e mucosa alveolar **(Figura 1)**.

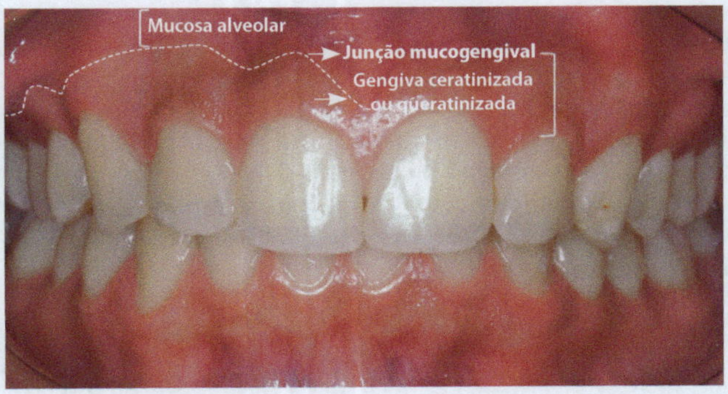

FIGURA 1 Compartimento periodontal de proteção. Macroscopicamente, é constituído pela gengiva – tecido conjuntivo denso, ceratinizado, de coloração rosa-pálido, que se estende da margem cervical dos dentes até a união com a mucosa alveolar (junção mucogengival, JMG) – e pela mucosa alveolar – tecido conjuntivo frouxo, não ceratinizado, de coloração avermelhada, que se estende desde a JMG até o fundo do vestíbulo por vestibular da maxila e da mandíbula. Por palatino, a gengiva é contínua com a mucosa de revestimento do palato, enquanto na mandíbula, por lingual, a gengiva estende-se da margem cervical até a união com a mucosa alveolar, ao passo que essa se estende desde a união com a gengiva até o assoalho da cavidade bucal.

Fonte: Acervo pessoal dos autores.

Gengiva

A gengiva corresponde ao tecido mole denso que recobre a área cervical dos dentes e se estende até à união com a mucosa alveolar por vestibular da maxila e da mandíbula (junção mucogengival – JMG) e da lingual da mandíbula e com a mucosa mastigatória por palatino da maxila. Recobre a crista alveolar, o septo ósseo interdental e a porção coronal do processo alveolar, coronal à JMG.[1]

A gengiva saudável caracteriza-se pela coloração rosa-claro, pálida, de consistência firme e resiliente, com aspecto pontilhado semelhante à casca de laranja, que se distingue visualmente da mucosa alveolar localizada mais apicalmente, de coloração mais avermelhada, móvel e permeável. Suas margens são finas e estão justapostas aos dentes em bisel arredondado, como uma ponta de faca. Por características étnicas algumas pessoas, apresentam pigmentação melânica nos tecidos gengivais, deixando-a com coloração mais acastanhada.[2]

Clinicamente, a margem da gengiva apresenta formato de arco parabólico regular, que acompanha o desenho da junção cemento-esmalte (JCE), sendo esta última responsável por determinar também a curva parabólica do tecido ósseo subjacente, de modo a estabelecer paralelismo das estruturas periodontais marginais.[1] Nas áreas interproximais, a gengiva é triangular, formando um vértice agudo, com as pontas das papilas interproximais localizando-se mais coronalmente do que a margem gengival das faces vestibular e lingual livres. A partir desse ponto, a gengiva se estende apicalmente até a JMG, apresentando coloração rosa-pálido, com aspecto pontilhado semelhante à casca de laranja, resiliente e firme **(Figura 2)**.

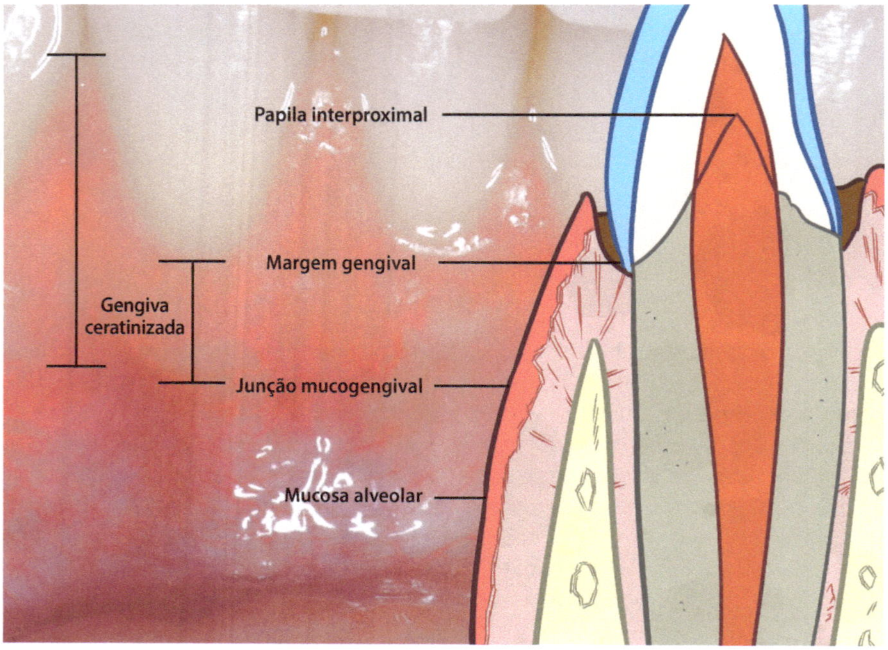

FIGURA 2 Componentes macroscópicos do compartimento de proteção. A gengiva ceratinizada (GC) – ou queratinizada – estende-se da margem gengival nas faces livres e interproximais até a junção mucogengival (JMG), que representa a união entre a mucosa alveolar e a GC. A ponta da papila interproximal localiza-se logo abaixo do ponto de contato entre os dentes, estando posicionada mais coronalmente se eles forem triangulares e mais cervicalmente se forem quadráticos. A gengiva interproximal apresenta forma triangular do ponto de vista bidimensional e piramidal do ponto de vista tridimensional. A papila interproximal é componente da gengiva ceratinizada e sua morfologia acompanha o desenho da junção cemento-esmalte (JCE), estando localizada mais coronalmente do que a margem da gengiva nas faces livres. A mucosa alveolar, por sua vez, estende-se desde a JMG até o fundo do vestíbulo.
Fonte: Acervo pessoal dos autores.

A gengiva pode ser subdividida em duas porções topográficas: livre e inserida. A gengiva livre representa uma pequena fração da gengiva e tem comprimento variável de 0,5 a 2 mm a partir da JCE em direção coronal. Em nível de microscopia eletrônica, mostra-se parcialmente unida ao dente por meio de epitélio juncional e apresenta uma fração realmente livre, correspondente à área do sulco gengival histológico (SGH). A gengiva livre estende-se da margem gengival até o fundo do sulco gengival clínico por vestibular e está presente em aproximadamente 40% dos casos (Figura 3).[3,4]

Por outro lado, a gengiva inserida representa a fração da gengiva compreendida entre o sulco da gengiva livre e a JMG, e está unida ao dente por meio de inserção conjuntiva no cemento e osso alveolar.

A gengiva apresenta largura variável de 0 a 9 mm, dependendo das características genéticas e da localização no arco dentário. Portanto, a divisão da mesma em livre e inserida não é necessária, já que a gengiva livre representa uma porção bem pequena dentro da dimensão total da gengiva.[3] Sua largura é maior na região anterior da dentição permanente, variando ao longo dos arcos na região posterior. A maior largura é observada na região de incisivos superiores por vestibular e nos molares inferiores por lingual.[1]

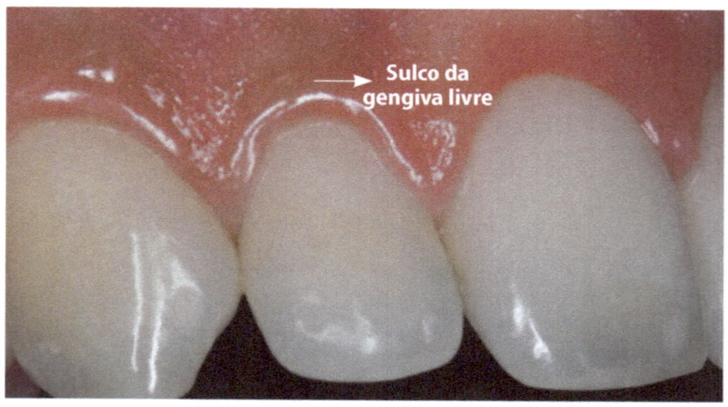

FIGURA 3 Sulco da gengiva livre. O sulco da gengiva livre delimita apicalmente a faixa de gengiva livre e está presente em cerca de 40% das unidades gengivais. Varia de 0,5 a 2 mm de comprimento e segue o contorno da JCE.
Fonte: Acervo pessoal dos autores.

Vários fatores influenciam a quantidade de gengiva existente: posição do dente no arco, local e grau de erupção dentária, idade e inserção de freios e bridas próximo à margem gengival. A gengiva, chamada de distância biológica superficial na proposta de Maynard e Wilson,[5] tem espessura variável de 0,5 a 2,5 mm na face vestibular, é imóvel, impermeável e essencial para preservação da saúde periodontal.[1]

A gengiva, portanto, é relevante na proteção das estruturas de suporte periodontal, apresentando características específicas para exercer seu papel protetor. Cada uma das estruturas da gengiva tem seu papel no processo de homeostasia dos tecidos periodontais. São estas: sulco gengival (SG), epitélio juncional (EJ), área de inserção conjuntiva (IC) ou ligamento de Köllicker, gengiva ceratinizada (ou somente gengiva) e gengiva interproximal (GI) ou papila gengival.[6]

Composição estrutural

O tecido conjuntivo gengival é composto por fibras colágenas tipo I, além de fibras de colágeno tipo III (componente principal das fibras reticulares) e tipo V (junto aos vasos sanguíneos).[7,8] Também se encontram fibras elásticas, pré-elásticas, de eulanina e oxitalânicas, as quais compõem o sistema elástico de fibras não colágenas associadas à capacidade de distensão dos tecidos. Além disso, a substância fundamental amorfa é composta por água, proteoglicanas e glicoproteínas, responsáveis pela manutenção da coesão tecidual e pelos processos homeostáticos ao longo da vida.[4]

As principais células constituintes do tecido conjuntivo gengival são os fibroblastos, responsáveis pela síntese da substância fundamental amorfa e pelos processos de degradação e reabsorção de fibras durante o remodelamento tecidual,[7,9] observando-se 2×10^8 fibroblastos/cm^3 nos feixes de fibras do conjuntivo gengival.[1] Diferentes tipos de fibroblastos compõem os tecidos periodontais, porém apresentam características morfológicas e bioquímicas semelhantes entre si.[7,10]

Os fibroblastos são responsáveis pela produção da substância fundamental da lâmina própria gengival amorfa e com alto conteúdo de água, além de proteoglicanas (ácido hialurônico, sulfatos de condroitina, dermatana, heparana e ceratana) e glicoproteínas (fibronectina e laminina).[4,7] A união entre os fibroblastos se dá por meio de fibronexos, sendo mediada por fibronectina, que também liga os fibroblastos às fibras colágenas e a outros componentes da matriz extracelular.[2,4,7,11] Células inflamatórias também estão presentes na gengiva clinicamente normal,[12] incluindo neutrófilos, linfócitos, eosinófilos, mastócitos, macrófagos e monócitos, ocupando de 3 a 6% do volume gengival.[2]

Gengiva interproximal (área de col)

A gengiva interproximal, também conhecida como gengiva interdental ou papila gengival, corresponde ao tecido gengival da região interproximal dos dentes e é classificada de modo independente porque apresenta características próprias. Nos dentes anteriores, a gengiva interproximal apresenta forma piramidal, enquanto nos dentes posteriores apresenta a conformação de "vale entre dois picos", e, por isso, é conhecida como área de col.[13,14] Os picos vestibular e lingual, assim como a gengiva, são recobertos por epitélio de revestimento do tipo pavimentoso estratificado ceratinizado, enquanto o vale, representado pela área proximal apical ao ponto de contato entre os dentes, não apresenta ceratina, sendo um remanescente do epitélio do esmalte **(Figura 4)**.[13]

Essas características estão associadas ao formato da ameia interproximal, que determina as dimensões vestibulolinguais e mesiodistais dos dentes posteriores.[1,14,15] Há maior probabilidade de formação da área de col quando a largura vestibulolingual da relação de contato entre os dentes for maior; a altura da ameia gengival for menor, reduzindo a distância entre a relação de contato e a crista óssea interproximal; e a largura vestibulolingual do septo ósseo interproximal for maior, o que explica porque a área de col se forma mais em dentes posteriores. Por outro lado, quanto maior for o ângulo entre a tábua óssea vestibular e a crista óssea proximal, menor é a probabilidade de ocorrer área de col. A proximidade entre as raízes também influencia sua formação, considerando-se que a distância mínima entre as raízes adjacentes deve ser de 1 mm e, idealmente, de 2 a 2,5 mm. Quando a relação de contato nos dentes posteriores se encontra centralizada, também há maior tendência de formação da área de col.[1,6,14]

A região do col é recoberta pela fusão das porções coronais dos EJs dos dois dentes adjacentes, tornando a área mais permeável, o que pode favorecer a ocorrência de doença periodontal devido a maior facilidade de acúmulo de placa e dificuldade de higienização da área.

Do mesmo modo que a gengiva nas faces livres, a gengiva interproximal apresenta formação em curva parabólica, acompanhando o desenho da JCE e da crista óssea subjacente. Na área interproximal, a gengiva tem, em média, 3,4 mm, enquanto nas faces livre ela se localiza aproximadamente a

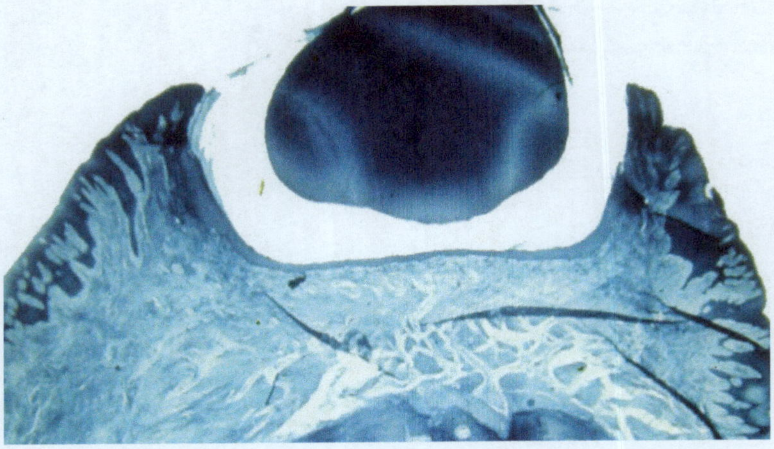

FIGURA 4 Área de col. Corte histológico demonstrando as características da área de col, que significa vale entre dois picos. Os picos da gengiva vestibular e lingual são revestidos por epitélio pavimentoso estratificado ceratinizado, enquanto no "vale" existente abaixo da face de contato entre os dentes (representada pela área em branco) o epitélio perde a capacidade de ceratinização, tornando essa área mais vulnerável à inflamação em decorrência da maior permeabilidade do epitélio de revestimento.
Fonte: Reprodução autorizada pela Editora Artes Médicas.

2 mm sobre o esmalte. A distância entre a JCE e a crista óssea é de 1 a 2,4 mm nas faces livres e de 0,8 a 1,6 mm nas faces proximais.[1] Esse desenho deve estar em harmonia com a linha do sorriso, possibilitando a visualização de até 3 mm de gengiva a partir da margem gengival, incluindo a gengiva interproximal. As margens gengivais dos incisivos laterais se localizam um pouco coronalmente em relação aos incisivos centrais e caninos, cujos zênites encontram-se mais apicalmente que os laterais e aproximadamente no mesmo nível entre si.

Epitélio gengival

A gengiva é recoberta pelo epitélio gengival, derivado do epitélio oral, do tipo pavimentoso estratificado ceratinizado, contendo todas as camadas celulares: basal, espinhosa, granulosa e córnea **(Figura 5)**, que tem função de barreira e participa ativamente da defesa inata do organismo por meio de proliferação aumentada, alteração nos mecanismos de sinalização celular, mudanças no processo de diferenciação e morte celular e na alteração da homeostase tecidual, as quais ocorrem em função das suas características estruturais e funcionais.[2]

A principal função do epitélio gengival é proteger as estruturas mais profundas, ao passo que permite um intercâmbio seletivo com a mucosa oral, a partir de proliferação e diferenciação de queratinócitos por meio de mitoses na camada basal, principalmente, e nas camadas suprabasais, com menos frequência, nas quais uma pequena porção de células permanece proliferativa. A diferenciação das células epiteliais gengivais consiste em eventos bioquímicos e morfológicos que ocorrem conforme migram da camada basal para as camadas espinhosa, granulosa e córnea, envolvendo o processo de ceratinização. As principais mudanças morfológicas das células são: achatamento com aumento da quantidade de tonofilamentos; presença de junções intercelulares com produção de grânulos queratohialinos e desaparecimento do núcleo.[2]

O epitélio pode ser orto ou paraceratinizado. O epitélio ortoceratinizado é mais diferenciado, apresenta uma camada córnea superficial mais parecida com a pele, sem núcleo celular na camada córena e com estrato granuloso bem definido. O epitélio paraceratinizado pode ser considerado um estágio intermediário de ceratinização, contendo núcleos picnóticos e grânulos cerato-hialinos ou querato-hialinos dispersos. O epitélio gengival tem algumas áreas não ceratinizadas, não contendo estrato córneo ou granuloso, e com presença de células superficiais com núcleos subsistentes.[2]

Composição celular

As principais células do epitélio gengival são os queratinócitos ou ceratinócitos. No entanto, outros tipos celulares são encontrados, como células de Langerhans, de Merkel e melanócitos **(Quadro 1)**.[2,4,16]

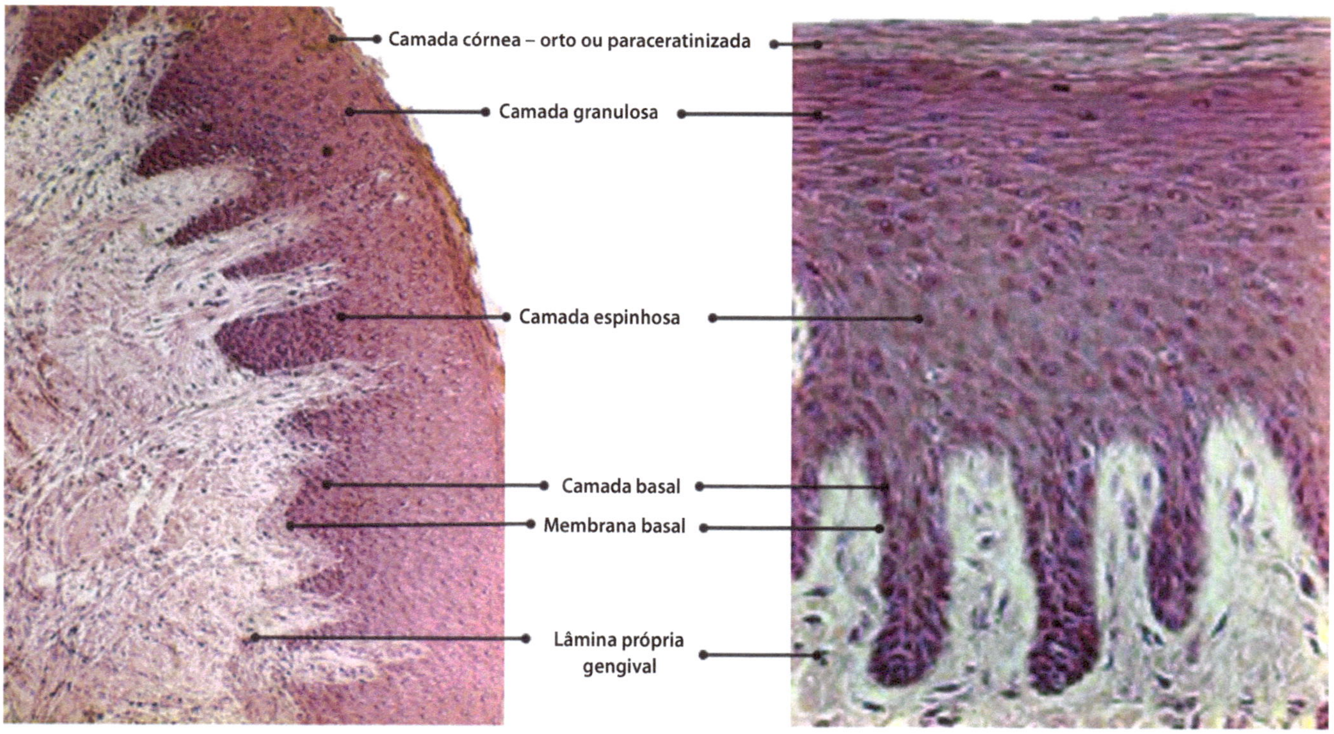

FIGURA 5 Epitélio gengival. O epitélio gengival é derivado do epitélio oral, do tipo escamoso estratificado ceratinizado. Contém todas as camadas celulares bem desenvolvidas: basal, espinhosa, granulosa e córnea. O epitélio pode ser ortoceratinizado (sem núcleos) ou paraceratinizado (com núcleos). A interface do epitélio com a lâmina própria gengival subjacente se dá por meio de uma membrana basal.

Fonte: Acervo pessoal dos autores.

QUADRO 1	Outros tipos celulares encontrados no epitélio gengival.
Células de Langerhans	Células dendríticas suprabasais claras, derivadas da medula óssea, que têm como função a apresentação de antígenos. Estão presentes em maior quantidade nos tecidos não ceratinizados. Contêm ATPase grânulos g-específicos (grânulos de Birbeck ou de Langerhans)
Células de Merkel	Células neurais ovais com função neurotransmissora, que estabelecem sinapses com fibras nervosas aferentes somatossensoriais de adaptação lenta presentes nas camadas mais profundas do epitélio, próximo às bases das projeções epiteliais. Apresentam-se isoladamente ou em aglomerados, e são um pouco maiores do que os ceratinócitos circundantes, com núcleo e citoplasma bem menos opaco. A união célula a célula é feita por meio de junções desmossômicas. Possuem pequenos grânulos de 80 a 200 μm de diâmetro, unidos à membrana celular, com função neuroendócrina
Melanócitos	Células dendríticas claras, produtoras de melanina, que dão coloração escura ao tecido relacionado. São originárias da crista neural e movem-se para o epitélio, onde estão localizadas nas camadas basal e espinhosa. Não apresentam tonofilamentos nem adesão desmossômica entre elas e com as células vizinhas, constituindo uma população com perpetuação própria dentro do epitélio. Possui organelas citoplasmáticas chamadas de melanossomas, nas quais se formam os grânulos de melanina, que podem ser fagocitados por outras células, chamadas de melanófagos ou melanóforos

Fonte: Adaptado de Fiorellini & Stathopoulou, 2015;[2] Schroeder & Page, 1990;[4] Squier, Johnson, Hackemann, 1975;[16] Waterhouse, 1984.[17]

A camada basal é constituída por dois tipos de células: serrilhadas, densamente ocupadas por tonofilamentos para adesão; e não serrilhadas, de ciclo lento, que dão origem ao compartimento proliferativo. A união da camada basal com o tecido conjuntivo adjacente é dada por hemidesmossomos, lâmina basal externa e fibrilas colágenas de ancoragem.

A lâmina basal externa é produzida pelas células epiteliais e está constituída principalmente por colágeno tipo IV e proteoglicanas, unidos de modo covalente, formando um complexo insolúvel e altamente estável. Na lâmina densa, estão inseridas as extremidades de fibrilas colágenas com diâmetro de 20 a 40 nm, chamadas de fibrilas de ancoragem, compostas por colágeno tipo VII. Estas formam laços pelos quais passam fibrilas colágenas do conjuntivo subjacente à lâmina densa, entrelaçando-as. No interior da lâmina densa, as fibrilas de ancoragem se abrem em filamentos menores, que se espalham e atravessam a lâmina lúcida, alcançando a membrana plasmática da célula basal. No conjuntivo subepitelial, a fibronectina favorece a migração e a adesão dos fibroblastos à matriz, às fibras colágenas e célula a célula, ligando-se à laminina da lâmina densa, contribuindo, assim, para a união conjuntivo-epitélio.

As proteínas sintetizadas pelo epitélio gengival formam a ceratina em dois tipos de grânulos cerato-hialinos: um é mais heterogêneo, fica em contato com os tonofilamentos e existe apenas no epitélio ceratinizado; o outro é mais homogêneo, está no epitélio ceratinizado e não ceratinizado, e contém proteínas ricas em enxofre. Nessas áreas epiteliais mais diferenciadas, durante o processo de maturação e antes das células granulosas adentrarem o estrato ceratinizado, são sintetizadas outras proteínas, como a ceratolinina e a involucrina, as quais são precursoras de um envelope quimicamente resistente com espessamento do folheto interno da membrana plasmática.[2,8,18,19]

Na transição da camada granulosa para a camada superficial orto ou paraceratinizada, a filagrina é liberada, formando a matriz da célula epitelial mais diferenciada, agregando os filamentos citoplasmáticos intermediários de ceratina, para formar o ceratinócito ou queratinócito. O padrão imuno-histoquímico dessas diferentes proteínas muda mediante estímulos normais ou patológicos, modificando o processo de ceratinização.[2,8,18,19]

A camada superficial acidófila do epitélio ceratinizado consiste principalmente de ceratina, uma proteína fibrosa insolúvel com alta proporção de cistina, contendo enxofre. Há vários tipos de ceratina, dependendo dos tecidos e espécies.[16] No epitélio gengival, ocorre maior prevalência das ceratinas K1, K2, K10, K11 e K12 no epitélio ortoceratinizado do que no paraceratinizado. Além dessas, são também encontradas as ceratinas K6 e K16, características de epitélios altamente proliferativos, e de K5 e K14, características de epitélios estratificados, enquanto apenas as áreas paraceratinizadas manifestam K19.[2]

O citoesqueleto das células epiteliais também apresenta microfilamentos e filamentos microtúbulos. Os microfilamentos consistem em feixes longos e espessos de actina. Os microtúbulos são constituídos de tubulina e irradiam do centro para fora (centrossoma), em direção a um sítio localizado imediatamente subjacente à membrana plasmática. Os microtúbulos consistem primariamente de uma única proteína estrutural globular principal, a tubulina, e irradiam para fora do centro de organização do microtúbulo (centrossoma) para um sítio imediatamente subjacente à membrana plasmática.[20]

Junções celulares

Os ceratinócitos formam uma barreira contra a invasão de bactérias e estão conectados uns aos outros por vários tipos de junções celulares, incluindo desmossomos, junções oclusivas ou do tipo *tight* (*maculae* ou *zonula occludens*), junções do tipo *gap* ou nexos. Os desmossomos estão presentes no epitélio gengival 4 vezes mais do que no EJ e representam zonas especializadas de membranas que interconectam uma célula à outra. Nos desmossomos, os tonofilamentos (filamentos de ceratina) irradiam em padrão de escova a partir das placas de inserção para dentro do citoplasma.

Na junção celular oclusiva ou do tipo *tight* (JT), as membranas das células parecem estar fusionadas para impedir a passagem livre de moléculas através das estruturas epiteliais, embora sejam raras no epitélio oral.[2,8,21] As JTs são formadas por diferentes proteínas:

- **Claudina:** função de barreira, regulando a porta da entrada como canais paracelulares e, em diferentes combinações, resultam em propriedades de barreira distintas. A claudina-1 está presente apenas no epitélio gengival, estando ausente nos epitélios sulcular e juncional.[22]
- **Família TAMP:** inclui as proteínas MARVEL D1 (ocludina), MARVEL D2 (tricelulina) e MARVEL D3. Participa da formação das JTs, com papel importante na função de barreira e de união célula-célula. Assim como a claudina-1, a ocludina só está presente no epitélio gengival, e não é observada no EJ e no ES. Também tem papel importante na sinalização molecular por meio da sua ligação com diferentes moléculas. A MARVEL D2 (tricelulina) está presente nas junções entre três células, participando da estrutura das JTs e controlando o fluxo de macromoléculas. Já a MARVEL D3 está presente em vários tipos de epitélios e não tem função específica nas JTs.
- **Família JAM (moléculas de adesão juncional):** incluem JAM-A, JAM-B, JAM-4, JAM-L, receptores dos vírus coxsackie e adenovírus (CAR), pertencentes à superfamília desta imunoglobulina. Tem papel na adesão e na sinalização celular.[22]

As ocludinas estão ligadas às proteínas da *zonula occludens* (ZO), tendo sido identificados três tipos: ZO-1, ZO-2 e ZO-3. Essas proteínas interagem com várias outras moléculas, como claudinas, MARVEL D1 ou JAMs e actina-F, possibilitando a formação de grandes complexos que ligam as bandas de JT do citoesqueleto. A função de barreira e estrutura das JTs é regulada por proteínas de sinalização intracelular, que incluem as proteínas quinase A, C, Rho, miosina de cadeia leve, GTPase, Rab3, tirosina quinase e quinase ativada por mitógenos, as quais não são específicas das JTs, mas são essenciais para o seu estabelecimento e função. No tecido gengival, as JTs são observadas apenas nas camadas granulosa e córnea, nas quais não formam bandas complexas quando comparadas com ceratinócitos gengivais *in vitro*.[22]

Outro tipo de junção presente no epitélio gengival é a *zonula adherens* (ZA) ou junções aderentes, também conhecidas como cinto de desmossomos. São estruturas de adesão alinhadas intimamente às membranas de células epiteliais vizinhas e regulam, também, células endoteliais. Estão localizadas mais apicalmente que as JTs, formando bandas que circundam a célula (ZA) ou aparecem como pontos de inserção à matriz extracelular (placas de adesão). A ZA é composta por caderinas conectadas ao citoesqueleto de actina por meio de cateninas, actinina e vinculina.[22]

Nas áreas de junções do tipo *gap* ou nexos presentes no epitélio gengival, as membranas de células adjacentes estão paralelas umas às outras, mas não existe uma zona intercelular especializada. Seus folhetos externos estão separados por uma fenda de 2 a 5 nm, próximas aos desmossomos. Nesta região, existem partículas de 3 a 6 nm de diâmetro, contendo canais que unem células adjacentes e permitem sua comunicação química e elétrica.[2]

As células da camada espinhosa estão unidas por desmossomos, que funcionam como passagem de tonofibrilas (feixes de tonofilamentos), formando um *loop* nas placas de inserção, sem atravessar de uma célula a outra. Os espaços intercelulares contêm glicoproteínas, glicosaminoglicanos e fibronectina.[19] Os tonofilamentos estão inseridos nas placas de inserção dos desmossomos por meio de filamentos mais finos, chamados de trespassantes, que atravessam a membrana plasmática e contribuem para o contato intercelular.[18,21]

Sulco gengival

O sulco gengival (SG) pode ser definido como o espaço em forma de V existente entre a superfície do dente e o revestimento epitelial da gengiva livre. É formado pela abertura de entrada junto à margem gengival, pela parede lateral interna de tecido duro (dente) e outra externa de tecido mole (vertente dental do epitélio gengival) e pela base apical (extremidade coronal do EJ),[23] denominado sulco gengival histológico (SGH).

O SGH é revestido internamente pelo epitélio sulcular, caracterizado por ser do tipo pavimentoso estratificado, com ausência das camadas córnea e granulosa e das ceratinas K1, K2, K10 a K12 e das células de Merkel, com expressão das citoceratinas K4, K13 e K19 e capacidade de ceratinização se revertido para a cavidade oral[24,25] ou na ausência de contaminação bacteriana.[25] A perda da capacidade de ceratinização do epitélio sulcular ocorre em função do contato direto com a estrutura dura dos dentes por se tratar de um derivado do epitélio oral e gengival que apresenta áreas de paraceratinização em sua margem em cortes histológicos **(Figura 6)**.[26]

O SGH pode ser uma condição adaptativa, pois não se observa sua existência em animais *germ free*, mas a continuidade do EJ da base no nível da JCE até a margem gengival. Essa condição adaptativa ocorreu em função da presença de bactérias normalmente existentes na cavidade oral em contato com o epitélio em sua porção mais coronal, levando à descamação das camadas mais superficiais do epitélio para proteção da área.[2,3,9,14,27,28]

O acúmulo de bactérias nas superfícies duras pode levar à disbiose, resultando em cárie, gengivite, peri-implantite e, até mesmo, mau hálito. Para proteger os tecidos, observa-se um alto índice de renovação das células epiteliais intraorais, especialmente na gengiva, prevenindo o acúmulo permanente de grandes massas de micro-organismos sobre essas superfícies, agindo como um mecanismo de limpeza natural.[29] Quando há diminuição da microbiota bacteriana e consequente redução da inflamação e da atividade mitótica do epitélio, o epitélio sulcular se diferencia completamente.[24] Assim, esse epitélio representa um processo de defesa do SG, evitando a adesão bacteriana à superfície.

O SGH apresenta de 0,2 a 0,8 mm de profundidade[6,20,28] e amplitude de 0,1 a 0,15 mm[28] em cortes histológicos. O sulco gengival clínico (SGC), por sua vez, estende-se da margem da gengiva até a base do EJ no nível da JCE, envolvendo tanto a área de SGH quanto o EJ, já que a sonda periodontal penetra por entre as células do EJ que apresentam uma fraca união entre si, atingindo profundidade de 1 a 3 mm **(Figura 7)**,[3] de-

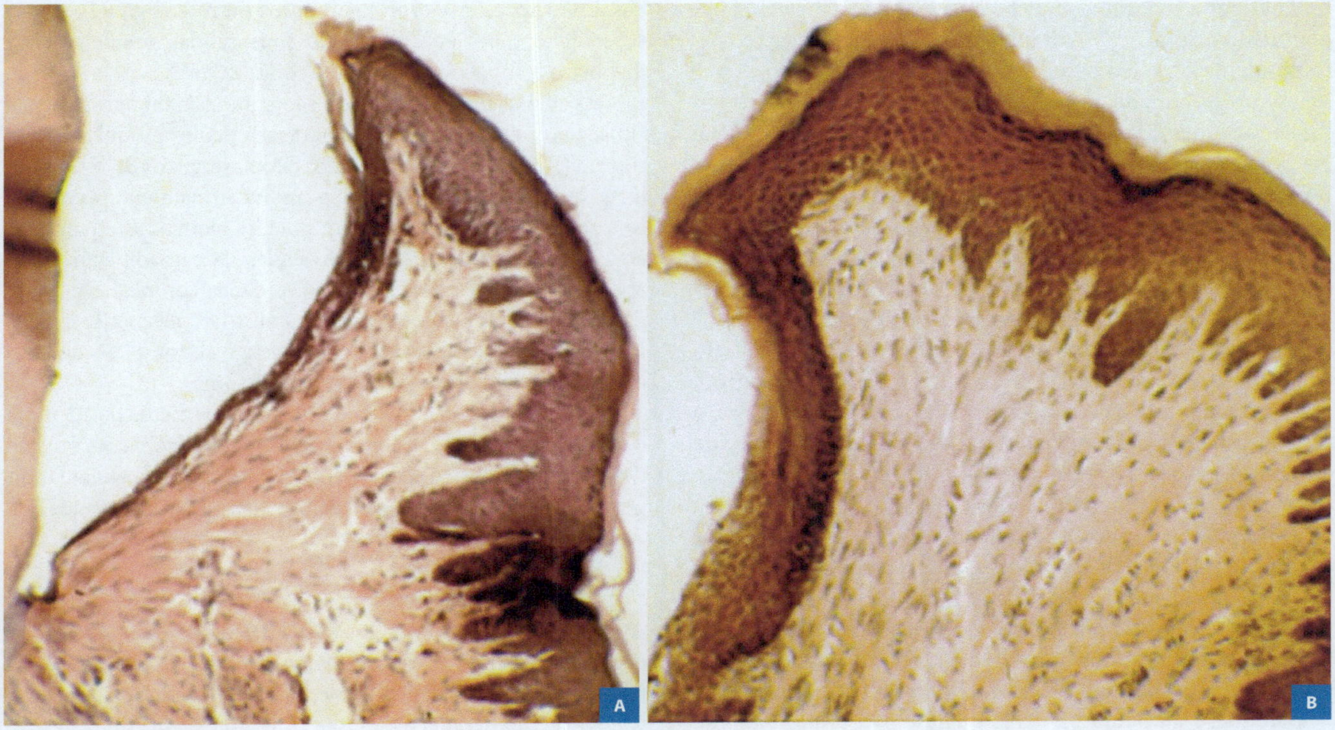

FIGURA 6 Epitélio sulcular. (A) Secção marginal do periodonto de proteção de modelo animal, demonstrando a existência de ceratinização do epitélio sulcular, essencialmente próximo à margem gengival. Externamente, o tecido gengival apresenta diferenciação ampla de suas várias camadas, com camada de ceratina nitidamente percebida na superfície, conferindo a ele maior grau de impermeabilidade e proteção ao escoamento do bolo alimentar. (B) Imagem anterior aumentada, na qual é possível observar em mais detalhes a camada de ceratina no epitélio sulcular essencialmente na margem gengival. A capacidade de ceratinização do epitélio sulcular é perdida quando este entra em contato com a superfície dura do dente, mas pode ser revertida se o epitélio for revertido para o meio externo, pois é suportado por tecido conjuntivo denso, próprio de epitélio ceratinizado.

Fonte: Acervo pessoal dos autores.

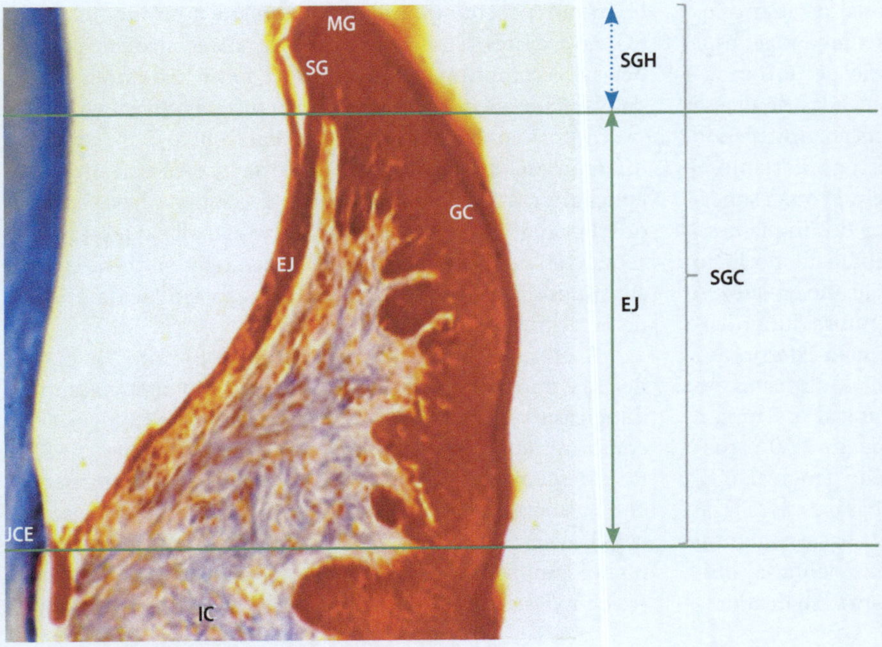

FIGURA 7 Sulco gengival. O sulco gengival clínico (SGC) é composto pelo sulco gengival histológico (SGH), que é revestido internamente pelo epitélio sulcular (SG), estendendo-se da margem gengival (MG) até a porção mais coronal do epitélio juncional (EJ), que está aderido à superfície do dente pelas chamadas células diretamente aderidas ao dente (DAT), cuja base se encontra no nível da junção cemento-esmalte (JCE). Na face externa, voltada para a cavidade oral, está a gengiva ceratinizada (GC), que é revestida por epitélio pavimentoso estratificado ceratinizado, derivado do epitélio oral. O tecido conjuntivo dessa região gengival é denso, rico em fibras bem organizadas, fazendo parte área do ligamento de Kollicker ou área de inserção conjuntiva supracrestal (IC).

Fonte: Acervo pessoal dos autores.

finidos após a erupção completa dos dentes e estabelecimento de contato oclusal.[11,12,19] Nos implantes osseointegrados, o correspondente é o sulco perimplantar.

A profundidade fisiológica do sulco é estabelecida em função da quantidade e da qualidade suficientes de gengiva. Na presença de gengiva mais fina e de menor comprimento, o SG fica mais raso, com maior proximidade entre a margem gengival e a crista óssea alveolar.[30,31] Nessa situação, mesmo sob condições fisiológicas, o SG não consegue exercer seu papel fisiológico na preservação da saúde dos tecidos marginais gengivais, com dissipação do fluido gengival pela mucosa alveolar após a mastigação de alimentos fibrosos, não permitindo a ação de lavagem do sulco pelo fluido gengival. Por outro lado, em áreas de espessura e altura adequadas, a dissipação do fluido gengival, estimulada pela mastigação de alimentos naturais, é feita através do SG, promovendo ação de lavagem dele e saída de células de defesa.[30]

Quando ocorre aprofundamento do SG, observa-se aumento significativo da quantidade de bactérias presentes em seu interior. Existem na cavidade bucal cerca de 509 espécies bacterianas diferentes,[32] das quais aproximadamente 150 são comuns a todos os indivíduos.[33] No SG saudável, com profundidade média de 2 mm, estão presentes 10^3 bactérias. Esse número aumenta para 10^4 quando a profundidade de sondagem passa a ser de 3 a 4 mm e para 10^8 em áreas de maior profundidade de sondagem.[32]

Epitélio juncional

O termo epitélio juncional (EJ) refere-se à estrutura epitelial que está aderida ao dente, de um lado, e ao tecido conjuntivo, do outro. Forma a base do SG,[4] conforme observado na **Figura 7**. No processo de erupção dentária, no local em que o dente perfura a mucosa oral, é produzida uma solução de continuidade no epitélio, expondo o meio interno e, consequentemente, colocando em risco sua integridade. Por isso, os tecidos ao redor dos dentes foram projetados para propiciar vedamento do meio interno, para suportar as forças friccionais da mastigação e defendê-lo contra diferentes antígenos.

Esses objetivos são alcançados por meio de um arranjo estrutural característico, que permite às células de defesa atravessarem os tecidos para exercer sua função, protegendo o organismo contra agressão de agentes externos. Portanto, o EJ, por meio da junção do tecido mole gengival com a superfície do dente (ou de seu substituto ao redor dos implantes), promove o vedamento e assegura a inviolabilidade do meio interno,[1] pois é uma estrutura única no organismo, já que em nenhuma outra situação fisiológica uma estrutura dura (dente) atravessa o tecido mole e fica exposta ao meio externo.

O EJ apresenta poucas camadas de células, dispostas em colunas, observando-se, na porção mais apical, de uma a três camadas e, na porção mais coronal, de 15 a 30 camadas celulares.[2,8,14,28] Diferentemente do epitélio gengival, o EJ apresenta duas camadas celulares apenas – basal e suprabasal **(Figura 8)**. As células se originam na camada basal e migram em direção oblíqua e ao longo da superfície dentária, descamando pelo SG.[4] Devido à pouca espessura, sua camada basal não apresenta prolongamentos ou interdigitações para o tecido conjuntivo,[8,28] estando suas células paralelamente dispostas à superfície do tecido conjuntivo.[1]

As células da camada basal são cuboidais ou, em algumas situações, achatadas, contendo mais retículo endoplasmático rugoso (RER) e menos filamentos citoplasmáticos do que as células do epitélio gengival. Ao migrarem coronalmente, as células se tornam mais achatadas, com núcleos alongados e paralelos ao longo eixo do dente.[1,4,15] As células da camada suprabasal apresentam formação de microvilosidades complexas e interdigitações, contendo poucos filamentos citoplasmáticos, mais RER e ribossomos do que o epitélio gengival, complexo de Golgi bem desenvolvido e presença de lisossomas.[4]

O EJ tem de 1 a 2 mm de comprimento (média de 1,5 mm) e espessura de 0,10 a 0,15 mm no fundo do sulco,[28] com área de descamação de 2 a 10 vezes menor do que o epitélio sulcular ou gengival.[20,34] A taxa de renovação celular do EJ é mais rápida (4 a 7 dias) do que no epitélio gengival (10 a 12 dias).[2,8,14,15,28]

Desenvolvimento do epitélio juncional e inserção epitelial

Após a formação do esmalte, as células do epitélio interno do órgão do esmalte sofrem processo de redução, perdendo a capacidade mitótica da maioria de suas células basais diretamente aderidas ao dente, passando a constituir o epitélio reduzido do esmalte. Quando o dente está prestes a irromper na cavidade bucal, devido à proximidade entre as células do epitélio reduzido do esmalte e do epitélio oral, por meio de sinalização molecular, ocorre proliferação das duas estruturas epiteliais, resultando na fusão entre as células da camada basal do epitélio oral e as células do epitélio reduzido do esmalte.[14,35,36]

As células existentes na interface entre os epitélios oral e reduzido do esmalte entram em apoptose, e são extravasadas para o meio oral ou permanecem aderidas ao dente já exposto ao meio bucal.[36] As frações coronais do epitélio reduzido do esmalte e dental do epitélio oral fusionadas se destacam do contato com o dente e formam o SG. Por isso, inicialmente, o comprimento do epitélio de união e a profundidade do SG são maiores. Conforme o dente alcança o nível de contato oclusal, o comprimento do epitélio e do sulco diminuem gradativamente até que alcance seu comprimento fisiológico.[3,37]

A união da gengiva ao dente é feita, então, por estruturas diferenciadas compostas pelo EJ e pela inserção ou aderência epitelial primária.[11,37,38] As células da camada basal interna do EJ primário diretamente unidas ao esmalte, que não apresentam atividade mitótica, e as células suprabasais vão sendo substituídas por células em proliferação vindas do epitélio do SG formado.

A substituição de todas as células do EJ primário ocorre de 1 a 2 anos.[8,9,11,23] Nesse período, ocorrem alterações morfológicas e estruturais nas células, que perdem mitocôndrias conforme migram da camada basal coronalmente em sentido descamativo, aumentando a densidade de filamentos citoplasmáticos de ceratina, porém ainda menor que em epitélios ceratinizados. São moderadamente ricas em RER, o núcleo assume forma mais oval e o complexo de Golgi torna-se bem desenvolvido, de modo que se tornam indistinguíveis

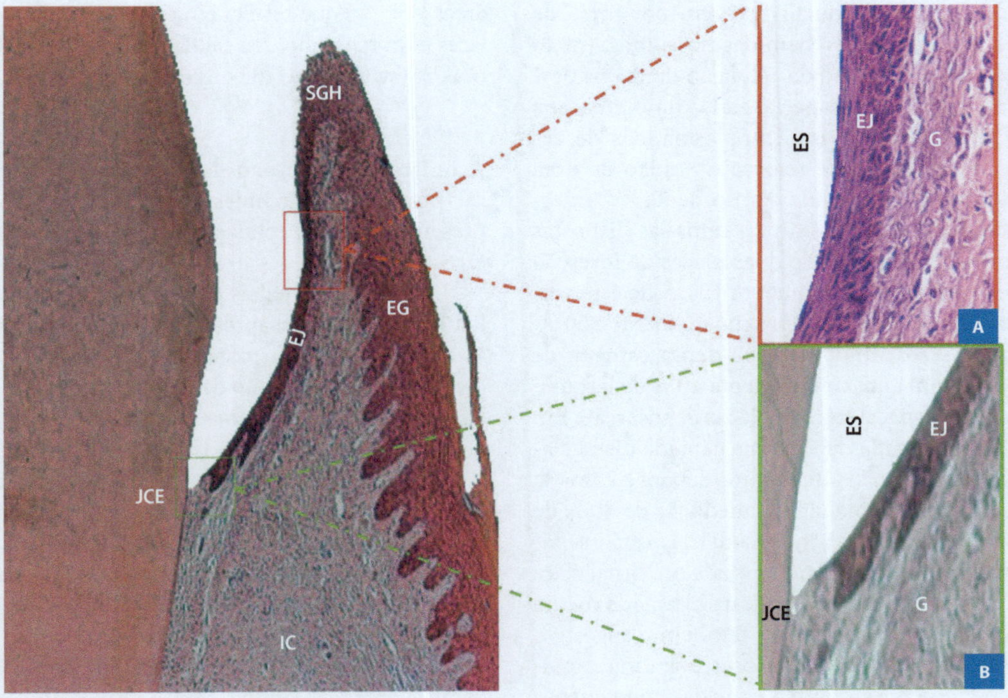

FIGURA 8 Epitélio juncional (EJ). A imagem demonstra as estruturas do compartimento periodontal de proteção, onde se destaca a justaposição íntima do EJ à superfície do dente (ES), caracterizada pela disposição achatada das células. A eliminação do esmalte do dente pela desmineralização durante a confecção da lâmina deixa a impressão de que a aderência epitelial promoveria a união com o dente apenas na extremidade alcançada pela sonda periodontal durante a sondagem do sulco. No entanto, a caracterização da ultraestrutura do EJ demonstrou que ele se adapta ao dente até próximo à margem gengival, imediatamente abaixo do sulco gengival histológico (SGH). (A) Imagem ampliada do retângulo vermelho, destacando o epitélio de união ao dente na região mais coronal, onde pode-se observar a disposição colunar das células epiteliais em contato com a superfície do dente, promovendo o selamento epitelial do meio interno. Assim, o EJ é considerado meio interno e não pode ser violado por processos patológicos, como cáries e fraturas, ou iatrogênicos, como preparos cavitários profundos, por exemplo. É possível observar o aumento da espessura do epitélio na margem gengival, caracterizando a transição de EJ para epitélio do sulco gengival, enquanto externamente o epitélio se torna mais espesso, desenvolvendo todas as camadas celulares até a ceratinização parcial ou total, em sua área de descamação. É possível observar também a presença de tecido conjuntivo (G) interposto entre a vertente dental do EJ, o epitélio sulcular e a vertente oral do epitélio ceratinizado ou paraceratinizado. Essa fração de tecido conjuntivo determina a espessura da gengiva, segundo Ruben (1972), e representa um fator relevante na proteção do meio interno, pois é o tecido conjuntivo que determina a justaposição do epitélio ao dente. (B) Ampliação da área destacada em verde. A espessura do EJ diminui de coronal para apical, provavelmente em decorrência da maior força de coesão pela presença da área de inserção conjuntiva.

Fonte: Acervo pessoal dos autores.

das células epiteliais escamosas típicas. Concomitantemente, as células passam a se dispor de forma mais achatada contra a superfície dental.[3,4]

A partir desse momento, não existem mais células do epitélio reduzido do esmalte e o EJ passa a ter mecanismo de renovação próprio, permanecendo suas células unidas ao dente por meio de hemidesmossomos e lâmina basal interna, caracterizando o EJ secundário e inserção/aderência epitelial secundária com seu comprimento final, assim como a profundidade final do SG.[11,19,37-40]

Composição ultraestrutural

O EJ, responsável pelo vedamento do meio interno às agressões do meio externo, representa uma estrutura única no organismo, apresentando características de fragilidade e resistência, as quais serão discutidas posteriormente. A composição ultraestrutural do EJ difere da dos demais tipos de epitélio presentes na cavidade bucal ou no organismo com um todo. Os polipeptídeos de ceratina existentes no EJ têm padrão histoquímico próprio, com expressão de K19, que não está presente nos epitélios ceratinizados. Além disso, apresentam expressão de K5 e K14, porém não expressam K6 e K16, que são citoceratinas características de epitélios bastante proliferativos, embora o EJ tenha alta taxa de renovação celular. Além disso, também não expressam K4 e K13, comumente expressas por epitélios estratificados não ceratinizados, sendo esta uma diferença importante entre esse epitélio e o epitélio sulcular.[2] As superfícies de todas as células do EJ expressam N-acetil-lactosamina, fator de crescimento epidermal e moléculas de adesão intercelular ICAM-1 e LFA-3.[39]

As uniões célula a célula do EJ ocorrem por meio de desmossomos. Assim como os hemidesmossomos (meio desmossomo) que fazem a união da célula ao dente, os desmossomos representam zonas especializadas da membrana citoplasmática com filamentos intracitoplasmáticos de ceratina, produzindo um ponto de reforço na união de uma célula com a outra e de uma célula com o dente.[20] Os desmossomos são compostos por múltiplas camadas dispostas paralelamente entre si, constituindo duas placas de inserção densas, cada uma com aproximadamente 150 Å de espessura, separadas por um intervalo de aproximadamente 350 Å. Nesse espaço, pode ser distinguida uma densa camada de contato intercelular, com aproximadamente 40 Å de largura, ocupando o centro do espaço entre as placas de inserção. Em ambos os lados dessa camada densa, uma camada distal clara, com aproximadamente 65 Å de largura, separa a camada de contato intercelular da camada intermediária de 40 Å de largura. Finalmente, as camadas intermediárias estão separadas das placas de inserção por uma camada proximal clara de 50 Å de largura, que parece ser contínua à camada média clara da membrana celular trilaminar. Também é sugestivo que cada placa de inserção seja composta por uma camada mais densa do lado de fora e uma camada menos densa do lado de dentro da placa.[39] As uniões célula a célula do EJ são fracas, formando espaços intercelulares que permitem a passagem de células de defesa para o sulco gengival. No entanto, a fraca união intercelular e a disposição colunar das células do EJ, ao mesmo tempo que apresentam efeito protetor, podem permitir a entrada de agentes exógenos, como bactérias, o que caracteriza fragilidade e resistência do EJ. A permeabilidade do EJ é função das lamininas e integrinas, e este é o mais permeável epitélio do organismo. Desse modo, a barreira epitelial não é perfeita no selamento ao redor de dentes ou ao redor de implantes, pois sua adesão ao implante também é bastante fraca.[20,36]

O EJ apresenta importante papel na defesa primária do organismo contra a agressão bacteriana, realizando endocitose em grânulos lisossomais. Foram descritos no revestimento de membrana das células do EJ os chamados corpos de Odland,[36] que armazenam lipídeos em seu interior, os quais, quando secretados para os espaços extracelulares em associação com enzimas específicas, formam ceramidas com função de barreira epitelial.[41] Os corpos de Odland também contêm peptídeos antimicrobianos com atividade potente contra bactérias gram-negativas, o que lhes confere papel na resposta imune inata, importante para manutenção da saúde dos tecidos periodontais pela sua função de barreira de permeabilidade, fluxo de descamação celular e imunidade antimicrobiana.

No processo de cicatrização das feridas cirúrgicas, o epitélio prolifera a partir de qualquer nicho que o contenha.[25,34] Por sua vez, o ligamento periodontal (LP) inibe a proliferação e a migração das células epiteliais, impedindo sua migração apical.[20] A renovação do EJ se dá a partir da camada basal em direção ao SG.[1-3,9,14,20,23,27,28,42] Por isso, o número de desmossomos e as junções do tipo *gap* ficam diminuídos nessas áreas,[1,14,15,20] o que resulta em aumento dos espaços intercelulares e do tamanho das células comparativamente ao epitélio oral,[1,14] favorecendo sua migração coronal mais rápida.[20]

União epitélio-dente

A união do epitélio ao dente se dá, em nível ultraestrutural, por meio de hemidesmossomos e lâmina basal interna, presentes entre as células epiteliais e a cutícula primária do esmalte.[39,40,43,44]

As células epiteliais são responsáveis pela produção da lâmina basal, a qual apresenta espessura de 35 a 60 até 140 a 150 nm,[20,28] que, em conjunto com os hemidesmossomos, compõem o mecanismo de inserção ou aderência epitelial. A lâmina basal interna é formada principalmente pelas proteínas de adesão laminina-5 (LAM332) e pelas integrinas $\alpha6\beta4$ e $\alpha1\beta3$,[36,45] embora produtos endógenos do fluido gengival e exógenos presentes na saliva ou produzidos por bactérias também possam estar presentes.[8] A expressão de laminina-5 e integrina $\alpha6\beta4$ está envolvida na adesão das células DAT (*directly attached to the tooth* ou diretamente aderida ao dente) por meio de hemidesmossomos, que participam da migração dessas células durante a renovação do EJ.[45] Outros componentes da lâmina basal interna são versicano e colágeno tipo VIII, normalmente ausentes de membrana basal típica, a qual, portanto, é considerada uma matriz extracelular especializada.[38]

Os componentes da lâmina basal interna são produzidos pelas células DAT.[46] Essa lâmina se caracteriza pela presença de uma borda linear menos densa e mais fina, com largura de 100 a 140 Å, depositada sobre o esmalte ou cemento afibrilar ou sobre a cutícula dental, chamada de lâmina lúcida. Uma zona mais clara, de 75 a 115 Å, chamada de sublâmina lúcida, fica interposta entre a cutícula dental ou borda linear e a lâmina densa, cuja largura é de 300 a 500 Å.

A união das células epiteliais com a superfície dos dentes também se dá por meio de hemidesmossomos, que correspondem a áreas de maior condensação da parede interna da membrana celular, de formato oval ou circular em cúpula, caracterizando uma placa de inserção com aproximadamente 12 nm de espessura. Nessa placa estão inseridos tonofilamentos intermediários de ceratina do citoplasma, formando um *loop* e retornando ao citoplasma. Alguns filamentos mais finos (5 a 8 nm) ligam os tonofilamentos à membrana citoplasmática (plasmalema). Tonofilamentos intermediários unem os hemidesmossomos e desmossomos à membrana do núcleo, proporcionando maior reforço estrutural ao epitélio.[20] Os hemidesmossomos têm papel fundamental na união firme das células epiteliais às lâminas lúcida e densa.[2] e podem atuar como sítios específicos de transdução de sinais, com papel na regulação da expressão genética e na proliferação e diferenciação de células.[46]

O conjunto formado pelos hemidesmossomos e pela lâmina basal interna forma a inserção ou aderência epitelial secundária, caracterizando o mecanismo específico de união do EJ secundário ao dente.[3,4,23,39,40] O EJ humano apresenta quatro hemidesomossomos por micrômetro, bem desenvolvidos e espessos em sua porção mais coronal, e dois na área apical, menos desenvolvidos e mais finos, sendo sugestivo que a força de coesão de suas células ao dente diminui de apical para coronal, por ser dependente da área de inserção conjuntiva. Quando há deslocamento do EJ para apical, localizando-se sobre o cemento, o número de hemidesmossomos aumenta para oito por micrômetro,[47] indicando que o epitélio tem papel importante na coesão da margem gengival ao dente. Assim, o EJ, em conjunto com a inserção ou aderência epitelial, e a área de inserção conjuntiva são considerados uma junção ou união dentogengival.[2,44,48]

União epitélio-tecido conjuntivo

A união entre as células do EJ e o tecido conjuntivo gengival é feita pela membrana basal externa, a qual apresenta características próprias das membranas basais típicas, como colágeno tipo IV e VII, laminina 1 (LAM 111) e 10 (LAM 511), fibronectina, sulfato de heparana, perlecana e nidogênio, diferenciando-a da lâmina basal interna. A lâmina densa é suporte para o tecido conjuntivo subjacente e a lâmina lúcida fica localizada entre a lâmina densa e a camada basal com ceratinócitos.[38] A lâmina basal externa apresenta de 300 a 400 Å de espessura e localiza-se a aproximadamente 400 Å da camada basal epitelial. A lâmina lúcida é composta basicamente por laminina, enquanto a lâmina densa é composta, principalmente, por colágeno tipo IV. As fibrilas de ancoragem apresentam 750 nm de comprimento, formando *loops* ao redor das fibras colágenas.

Características de fragilidade e resistência do epitélio juncional

O EJ apresenta características únicas, que lhe conferem fragilidade e resistência[1-4,6,12,15,20,36,37,46] na função de vedamento do meio interno, conforme apresentado no **Quadro 2**.

Área de inserção conjuntiva

A área de inserção conjuntiva ou ligamento de Köllicker abrange da extremidade apical do EJ até o nível da crista óssea, na qual são identificados grupos de fibras colágenas gengivais inseridas no cemento. Essa área apresenta cerca de 1 mm de comprimento e é fundamental para preservação da integridade óssea, tendo uma dimensão estável ao

QUADRO 2 Características de resistência e fragilidade do epitélio juncional.

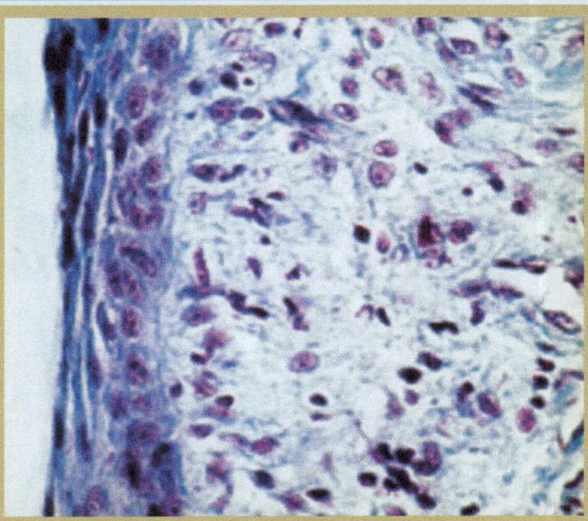

Fragilidade

- Diferenciação epitelial incompleta, com apenas duas camadas celulares (basal e suprabasal)
- Fraca união célula-célula, com número de desmossomos quatro a cinco vezes menor do que em epitélios pavimentosos estratificados ceratinizados ou paraceratinizados
- Amplos espaços intercelulares
- Disposição colunar das células achatadas, paralelas à superfície do dente, formando planos de clivagem em linha reta
- Ausência da camada de ceratina
- Permeabilidade aumentada

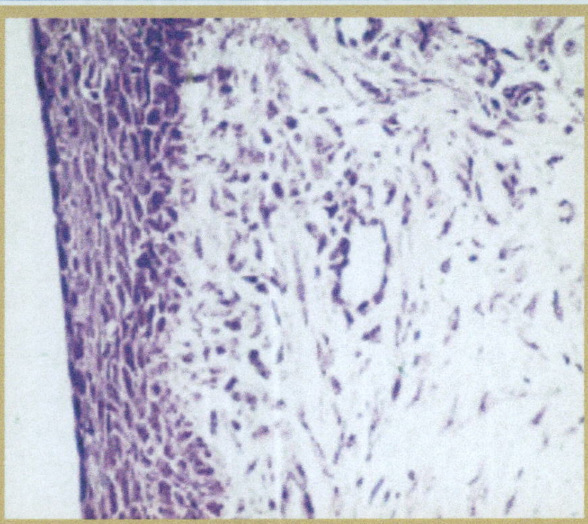

Resistência

- Translocação de neutrófilos e células de defesa em decorrência da permeabilidade aumentada
- Ação de lavagem do sulco pelo fluido gengival
- Eliminação de bactérias por atividade fagocítica e atuação do sistema matrilisina/α-defensina, que estimula a secreção de citocinas capazes de atrair e ativar neutrófilos
- Alta taxa de renovação celular, com fluxo descamativo no sentido do sulco gengival, contribuindo para a eliminação de bactérias que tentam invadir o sulco gengival
- Atividade fagocítica das células de fenótipo indiferenciado do epitélio juncional (EJ)
- Resposta imune inata, decorrente da presença de células de Langerhans no EJ, as quais estão associadas a reconhecimento, processamento e apresentação de antígenos às células imunocompetentes, participando, assim, da resposta imune específica

Fonte: Elaborado pelos autores.

longo da vida.[4,48] É suporte do EJ, impedindo sua migração para apical e funcionando como barreira à propagação do exsudato inflamatório para a região do LP, desviando-o para vestibular ou lingual. Influencia diretamente o comprimento do EJ e do SG,[6,31] e é um dos constituintes das dimensões biológicas sagradas do periodonto.[5,49]

A área de inserção conjuntiva (IC) é composta por tecido conjuntivo denso, contendo a zona reticular da lâmina própria, caracterizada pela presença de densos feixes de fibras colágenas do tipo I, predominantemente localizadas na região do cemento supracrestal (ou supra-alveolar) (Figuras 9 e 10). Esse conjunto de fibras densas e bem organizadas forma o ligamento gengival.[19] As fibras são classificadas em:[1-4,8,12,14]

- **Dentogengivais:** inseridas no cemento apical ao EJ, direcionadas à margem gengival em sentido coronal, horizontal e apical.
- **Dentoperiosteais:** inseridas no cemento supra-alveolar apical às fibras dentogengivais, dirigindo-se por vestibular e por lingual para um ponto apical no periósteo, passando sobre a crista óssea.
- **Alveologengivais:** estendem-se da crista óssea para a margem gengival livre e papilar e da parede óssea ou de seu periósteo para a gengiva inserida.
- **Circulares:** circundam os dentes na área gengival marginal.
- **Semicirculares:** inseridas no cemento de face mesial e estendem-se por vestibular e por lingual até o cemento da face distal do mesmo dente.
- **Intercirculares:** circundam os dentes no sentido anteroposterior, em forma de oito, na área marginal.
- **Interpapilares:** situam-se do pico vestibular ao pico lingual da papila gengival na região interproximal dos dentes posteriores.
- **Transgengivais:** inseridas no cemento supra-alveolar interproximal de um dente e dirigem-se ao cemento supra-alveolar interproximal do dente vizinho.
- **Intergengivais:** percorrem a gengiva marginal horizontalmente no sentido mesiodistal.
- **Longitudinais:** percorrem a gengiva longitudinalmente na direção vertical.
- **Arciformes:** inseridas no periósteo por vestibular e lingual, contornando a crista óssea em forma de arco.

A função dos grupos de fibras é preservar a gengiva firmemente aderida ao dente, de modo a manter a margem gengival imóvel, prevenir a entrada de produtos no SG, como bactérias e restos alimentares, além de facilitar o escoamento do bolo alimentar externamente. Como já mencionado, a alta densidade do tecido conjuntivo gengival possibilita a formação de SG com suas características fisiológicas e homeostáticas.

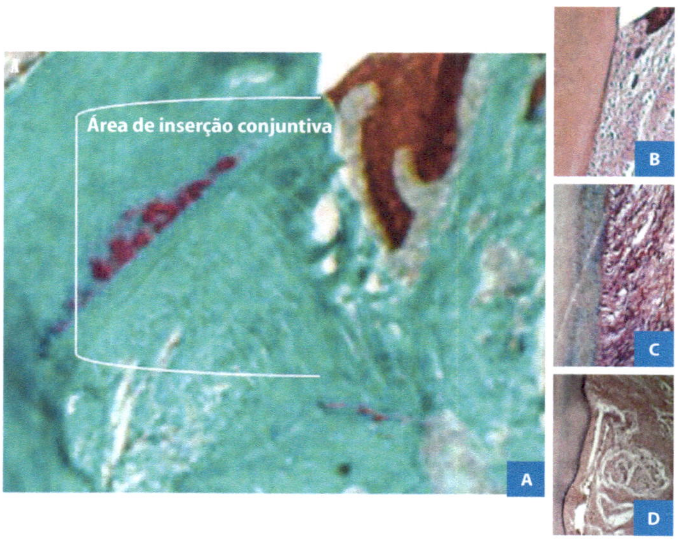

FIGURA 9 Montagem histológica ilustrando a presença da área de inserção conjuntiva (ligamento de Köllicker), interposta da extremidade apical do epitélio juncional (A) até o nível da crista óssea, caracterizada pela formação de fibras de Sharpey (C). A imagem em B mostra em maior aumento a região média da área de inserção conjuntiva. A distância entre a crista óssea ao epitélio juncional é determinada geneticamente e é essencial para a preservação da homeostasia óssea. Quando essa distância diminui, o osso reabsorve para restabelecê-la, como ocorre possivelmente quando há pouca gengiva ceratinizada e a margem gengival é fina em bisel, resultando em diminuição da quantidade de tecido conjuntivo denso ao longo da gengiva e intermediariamente entre o epitélio juncional e o epitélio gengival. Assim, a proximidade entre as camadas basais desses dois tipos de epitélio pode permitir a troca de informação intercelular e sua fusão, resultando em diminuição da nutrição das camadas mais afastadas do tecido conjuntivo, produzindo recessão gengival. Desta forma, a diminuição da distância entre o epitélio juncional e a crista óssea leva à reabsorção da mesma para restabelecimento da área de inserção conjuntiva, especialmente em áreas de septo ósseo fino. Essas observações sugerem que a recessão gengival se desenvolve, nessas situações, sem inflamação relacionada ao biofilme e explica porque a recessão gengival ocorre, na maior parte dos casos, em indivíduos com boa higiene oral. (D) A imagem mostra a área de inserção conjuntiva próxima à crista óssea marginal, onde as fibras de tecido conjuntivo do ligamento de Köllicker se apresentam inseridas no cemento e na crista óssea.

Fonte: Acervo pessoal dos autores.

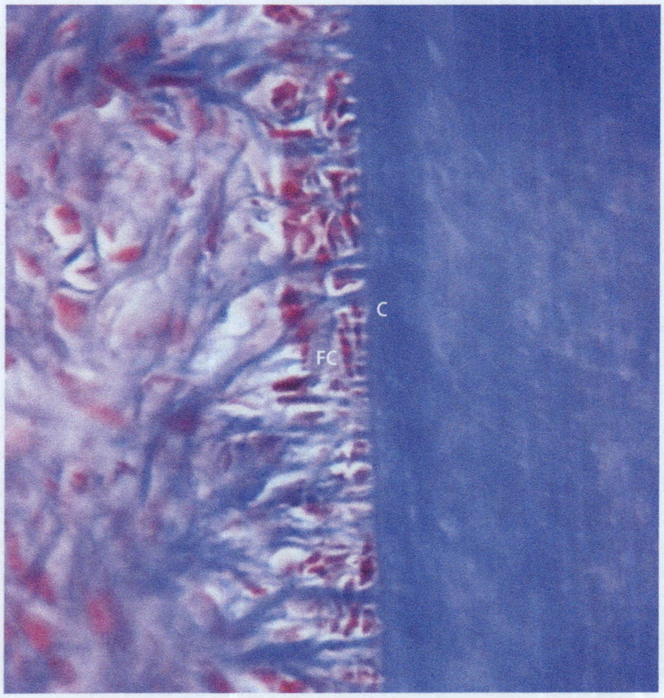

FIGURA 10 Área de inserção conjuntiva. Observa-se a inserção das fibras colágenas (FC) principais do ligamento gengival de fibras no cemento supra-alveolar (C).

Fonte: Acervo pessoal dos autores.

Mucosa alveolar

A mucosa alveolar corresponde ao tecido mole frouxo não ceratinizado que se estende da JMG até o vestíbulo por vestibular na maxila e mandíbula e até o assoalho da boca por lingual na mandíbula. Na maxila, a gengiva ceratinizada é contínua com a mucosa mastigatória do palato, não existindo mucosa alveolar.

A mucosa alveolar apresenta coloração vermelho-escura ou vermelho-azulada, é móvel e translúcida, o que torna possível visualizar os vasos sanguíneos no seu interior em decorrência da ausência de ceratina e espessura fina do epitélio de revestimento não ceratinizado. O epitélio não apresenta as camadas granulosa e córnea, porém dois estratos são distinguíveis: filamentoso, correspondente à camada espinhosa, com grandes quantidades de filamentos não organizados em feixes; e de distensão, presente na superfície do estrato filamentoso, com maior maturidade e diferenciação celular, células com várias organelas e predomínio de filamentos não arranjados em feixes que aumentam progressivamente de volume em direção à superfície. Nesse estrato, também se observa aumento do glicogênio.

A união entre as células epiteliais da mucosa alveolar é mais tênue, com menor número de desmossomos do que em áreas ceratinizadas. A camada basal do epitélio da mucosa alveolar é comumente plana ou com interdigitação epitélio/conjuntivo, formada por prolongamentos pouco desenvolvidos. Em consequência dessa constituição, a mucosa alveolar apresenta-se permeável, como se pode observar ao corar o tecido com solução de Schiller.[1] O tecido é absorvido apenas pela mucosa alveolar, o que possibilita a troca de substâncias entre os meios interno e externo.

O tecido conjuntivo da lâmina própria da mucosa alveolar apresenta muitas fibras elásticas e alças capilares próximas da superfície. A área correspondente à sua submucosa apresenta fibras elásticas maiores e glândulas salivares menores, e a sua união perióstica ao osso subjacente é adequada e suficientemente frouxa para permitir a mobilidade necessária aos movimentos funcionais da língua, das bochechas, dos lábios e do vestíbulo durante a execução das diferentes funções do sistema estomatognático.

Mucosa mastigatória do palato

A mucosa mastigatória do palato na área marginal apresenta características semelhantes às da gengiva ceratinizada, com expressão das distâncias biológicas do periodonto marginal. O tecido conjuntivo da lâmina própria é denso e está firmemente fixado ao periósteo subjacente, o que confere imobilidade à mucosa mastigatória do palato. Entretanto, a variação estrutural da camada submucosa apical a essa área permitiu distinguir diferentes zonas, a saber:

- Região gengival, junto aos dentes e à parte marginal do processo alveolar.
- Região da rafe palatina, estendendo-se da papila incisiva para a posterior.
- Região anterolateral ou zona adiposa, entre a rafe palatina e a gengiva dessa área.
- Região posterolateral ou zona glandular, entre a rafe palatina e a gengiva da área.

De modo geral, o epitélio é do tipo pavimentoso estratificado ceratinizado, com projeções separadas pelas papilas conjuntivas, e também projetado em pontes palatinas transversas (rugas palatinas). A espessura média do epitélio é de 0,25 mm, podendo atingir metade dessa medida sobre as papilas conjuntivas.

A lâmina própria apresenta projeções conjuntivas longas, tecido colágeno denso, especialmente sob as rugas, e suprimento vascular moderado, com alças capilares curtas. A submucosa, quando presente, é composta por tecido colágeno denso inserido ao periósteo, tendo, em seu interior, gordura na região anterolateral e glândulas salivares menores na região posterolateral.[16,19,21] Provavelmente, essa constituição própria da mucosa mastigatória é uma forma de prover as características homeostáticas do periodonto marginal, uma vez que não há necessidade de movimento do palato.

Vascularização sanguínea e linfática e nervos

A nutrição do tecido gengival perpassa principalmente pelos vasos sanguíneos supraperiósticos provenientes das artérias lingual, mentoniana, palatina, bucal e nasopalatina. Em áreas de septos ósseos espessos, podem advir tanto ramos do plexo vascular intrasseptal quanto, em áreas de septos ósseos finos, ramos do LP. Esses vasos caminham junto às camadas mais profundas da lâmina própria, distribuindo-se progressivamente em ramos menores, que formam uma rede capilar imediatamente subjacente à camada reticular.

Nas áreas mais profundas, a árvore vascular forma o plexo vascular profundo da gengiva. A partir dessa rede, originam-se ramos que formam nova rede subpapilar, da qual partem alças capilares para as papilas. Essas alças são consideradas as mais longas do corpo, originando-se nos bordos da gengiva inserida e livre e estendendo-se até a crista gengival, com concentração de 50 capilares por mm^2.

Nas áreas mais superficiais, a árvore vascular forma o plexo vascular superficial da gengiva. Próximo ao epitélio sulcular e juncional, o plexo superficial dispõe-se paralelamente ao epitélio desde a margem gengival até a extremidade apical do EJ. Anastomoses são observadas entre pequenas artérias e veias, arteríolas e vênulas, e capilares. Os capilares linfáticos da camada papilar da lâmina própria gengival conduzem a drenagem linfática para o interior de vasos maiores da rede linfática coletora externa ao periósteo do osso alveolar, geralmente seguindo o curso dos vasos sanguíneos em direção aos nódulos linfáticos regionais, particularmente ao nódulo linfático submaxilar. Os vasos linfáticos adjacentes ao EJ estendem-se para o LP.[2,3,16]

A inervação gengival segue curso semelhante aos vasos sanguíneos, originando-se de ramificações das 2ª e 3ª divisões do nervo trigêmio. Na maxila, a gengiva recebe fibras nervosas dos ramos terminais posterior, médio e anterossuperior dos nervos alveolar, infraorbital, palatino maior, nasopalatino, labial e bucal, enquanto na mandíbula os ramos advêm dos nervos bucal, mentoniano, lingual e alveolar inferior. Além desses ramos, fibras nervosas advindas do LP podem inervar a gengiva marginal.

Fibras nervosas sensoriais, geralmente mielinizadas, adentram a lâmina própria gengival, na qual se ramificam para formar uma rede de terminações nervosas livres e organizadas na camada reticular. As terminações livres, desprovidas da bainha de mielina, correspondem a terminações simples das fibras nervosas no tecido conjuntivo da lâmina própria ou intraepitelialmente, estando, às vezes, intimamente enoveladas, de forma a assemelhar-se a uma terminação organizada. Com frequência, mais de uma fibra nervosa pode contribuir para uma terminação simples, usualmente empacotada com mitocôndria. Essas terminações podem estar associadas às células de Merkel, ou caminhar entre as células epiteliais, que comumente embainham ou envolvem completamente o nervo para formar um mesaxônio.

As terminações nervosas organizadas consistem de uma fibra ou grupo de fibras que podem estar enclausuradas em uma cápsula de tecido conjuntivo para formar corpúsculos de Meissner, Ruffini ou Pacini, bulbos terminais de Krause e fusos encapsulados. A presença dessas fibras nervosas sensoriais e nociceptivas possibilita à gengiva a percepção dolorosa, tátil, de temperatura e pressão.[2,8,16,19,50]

COMPARTIMENTO PERIODONTAL DE TRANSIÇÃO

Na lâmina própria gengival também encontram-se as fibras transeptais do ligamento interdental, localizadas nas regiões interproximais dos dentes e estendendo-se do cemento supra-alveolar de um dente ao outro adjacente.[3,19,51] Embora essas fibras tenham sido incluídas como parte do ligamento gengival, elas apresentam funções características do periodonto de proteção e outras do periodonto de sustentação, e, por isso, são consideradas uma estrutura de transição.

Nesse sentido, representam a última barreira contra a propagação do exsudato inflamatório produzido pela doença periodontal inflamatória, protegendo o periodonto de sustentação.[51] São responsáveis pela preservação da integridade da relação de contato proximal entre os dentes, permitindo a distribuição da componente anterior das forças da mastigação pelos dentes, preservando o alinhamento do arco dental e estabelecendo o efeito de ferulização mesiodistal natural.[52] Essas fibras estão sempre presentes, mesmo em áreas já acometidas pela doença periodontal.

COMPARTIMENTO PERIODONTAL DE SUSTENTAÇÃO

O compartimento periodontal de sustentação, também conhecido como periodonto de suporte ou de sustentação (Figura 11), tem por função essencial a manutenção do dente em estado de suspensão no alvéolo, com distribuição e neutralização das forças oclusais, visando a efetiva função mastigatória. É composto basicamente por osso alveolar, LP e cemento, representando uma articulação peculiar por envolver três estruturas teciduais distintas.[53]

Ligamento periodontal

O LP é um tecido conjuntivo fibroso e denso, organizado em grupos de fibras inseridas no cemento radicular de um lado e no osso alveolar do outro, denominadas fibras de Sharpey. Sua função é a manutenção do dente em estado de suspensão no alvéolo, proporcionando suporte, proteção e captação sensorial.[54] É o LP que mantém o grau de mobilidade dos dentes compatível com a transmissão e a neutralização de forças e com a efetividade mastigatória, ao mesmo tempo em que preserva a dimensão vertical de oclusão por meio da erupção ativa dos dentes que compensa o desgaste oclusal.

Origina-se do folheto ectomesenquimal da camada intermediária do folículo dental, cujas células e fibras colágenas estão dispostas com seus longos eixos paralelos ao dente no momento da erupção, e, após a formação das fibras dentogengivais, iniciam o remodelamento para conversão em LP a partir da JCE em direção apical. Nessa fase, as fibras colágenas encontram-se aproximadamente perpendiculares à superfície dental, com maior diâmetro junto ao tecido ósseo do que ao cemento.[42,55]

A largura do LP é de 0,1 a 0,4 mm (média de 0,2 mm), e é determinada pelo grau de mobilidade dental associado à função mastigatória para viabilizar a tensão transmitida ao osso. Como o dente funciona por um mecanismo de alavanca, formando o fulcro ou eixo de rotação na região intra-alveolar, observa-se menor deslocamento horizontal dos dentes próximo ao eixo de rotação do que na região da crista óssea e do ápice radicular, semelhante a uma ampulheta.[42]

Os principais componentes do LP são fibras colágenas e não colágenas, células, tecido intersticial, substância fundamental amorfa, vasos sanguíneos e linfáticos e nervos.

Constituintes celulares do ligamento periodontal

Os constituintes celulares do LP são: fibroblastos, osteoblastos e osteoclastos, cementoblastos e cementoclastos,

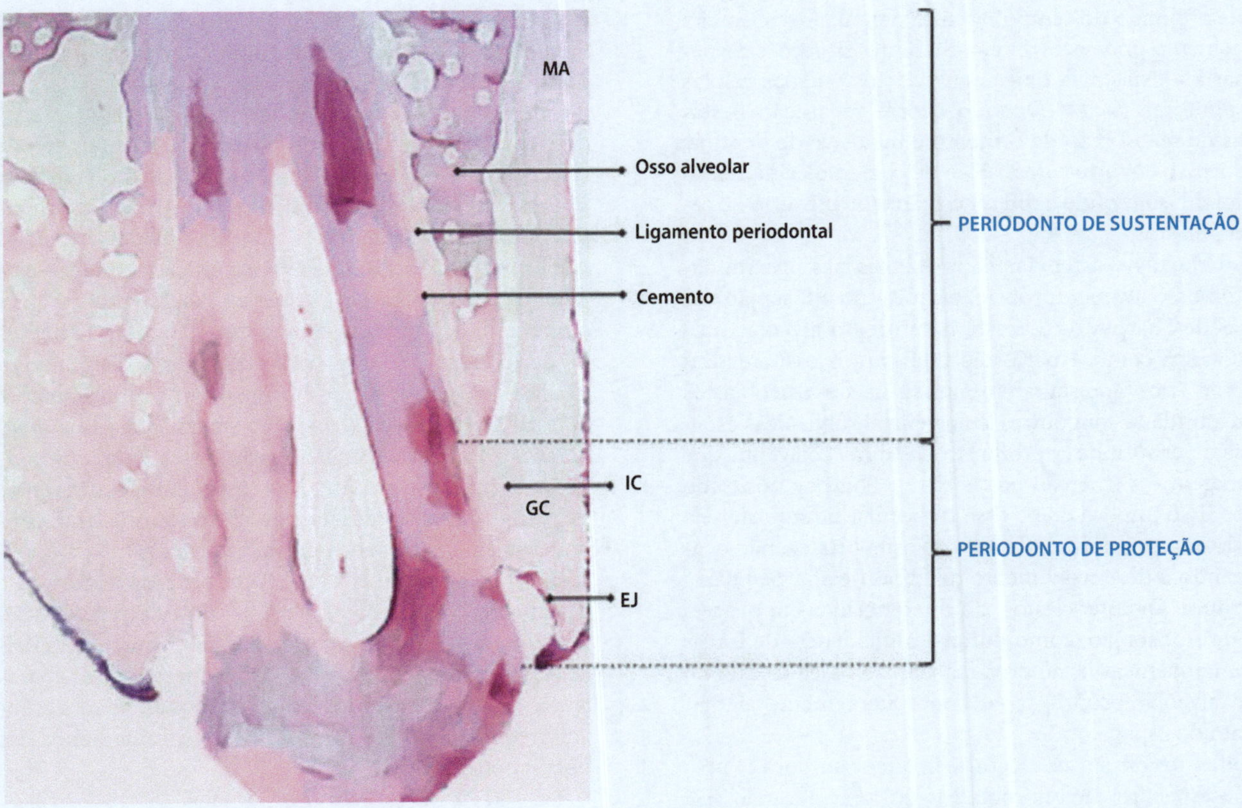

FIGURA 11 Periodonto de sustentação. O periodonto de sustentação é composto por osso alveolar, ligamento periodontal e cemento. A área de tecido conjuntivo localizada coronalmente à crista óssea alveolar corresponde ao periodonto de proteção, composto pela área de inserção conjuntiva (IC), epitélio juncional (EJ), sulco gengival histológico, gengiva ceratinizada (GC) e mucosa alveolar (MA).

Fonte: Elaborada pelos autores.

células endoteliais, restos epiteliais de Malassez, células associadas com o sistema sensorial e células-tronco mesenquimais.

- **Fibroblastos:** residem entre as fibras colágenas e, ao lado dos osteoblastos e cementoblastos, podem ser considerados, numérica e funcionalmente, como o principal grupo de células que participam da formação, da subsistência e da reparação de todo e qualquer processo relacionado com a existência e preservação do compartimento periodontal de sustentação. São, portanto, células fundamentais no processo de homeostasia das estruturas envolvidas, compondo cerca de 25% da densidade celular do LP humano.[3] Apresentam função fagocítica de fibras colágenas durante a rápida renovação e remodelamento periodontal, não ocorrendo simultaneamente em todo o tecido para não comprometer sua integridade.[42,53,54]
- **Cementoblastos e cementoclastos:** células ectomesenquimais originadas do folículo dental,[42,56] produtoras de cemento, que é, portanto, considerado uma estrutura periodontal (e não dental), embora apresente união mineralizada com o dente.[15] Como o cemento é fundamental para a existência, fisiologia e função do LP, o cementoblasto deve ser considerado de importância inquestionável na existência e subsistência do próprio dente ao longo do tempo no arco dental. A reabsorção do cemento pode ocorrer em diferentes situações e é necessária a existência de cementoclastos ou suas células progenitoras no LP. Quando ocorre reparação nestas áreas de reabsorção de cemento e inclusive de dentina, o processo envolve a deposição de cemento celular e/ou acelular,[57] sugerindo a diferenciação e/ou ativação de cementoblastos.
- **Osteoblastos e osteoclastos:** presentes nas proximidades do osso alveolar próprio, permitindo a inserção das fibras de Sharpey. O LP está para o osso alveolar próprio assim como o periósteo está para o osso cortical externo* por apresentarem linhagens de osteoblastos com afinidade com outras linhagens fibroblásticas específicas, permitindo a produção de fibras colágenas que interagem e a inserção das fibras de Sharpey no tecido ósseo. Isso implica que o osso trabecular de suporte seja produzido por outra linhagem de osteoblastos, não ocasionando o desenvolvimento de fibras de Sharpey nessa estrutura. Os osteoclastos são diferenciados em processos de reabsorção, como durante a incidência de forças traumatogênicas, levando à reabsorção óssea frontal do osso alveolar próprio, com consequentemente alargamento do espaço do LP.
- **Células precursoras e células-tronco:** embora a progenia específica dos fibroblastos do LP ainda não seja definitivamente conhecida, considera-se que os fibroblastos próximos ao osso alveolar são derivados de células do mesênquima perivascular, enquanto os próximos ao cemento são derivados de células ectomesenquimais do tecido de revestimento da papila dental, sugerindo a possibilidade de haver uma variação de populações de fibroblastos no LP. Além das células precursoras de fibroblastos, as células ectomesenquimais ao redor dos vasos sanguíneos do LP também podem dar origem aos osteoblastos e cementoblastos, enquanto os osteoclastos e odontoclastos são derivados de macrófagos sanguíneos, em geral apresentando-se como células multinucleadas.[55] Foram identificadas no LP células-tronco mesenquimais[58-60] importantes nos processos formativos, regenerativos e/ou de reparo e remodelamento do periodonto, além de participarem de mecanismos imunorreguladores.
- **Restos epiteliais de Malassez:** são aglomerados de células epiteliais remanescentes da bainha epitelial de Hertwig, após a formação do cemento, que permanecem cerca de 30 a 60 μm da superfície da raiz, envolvendo-a como uma bainha. Essas células apresentam características típicas de células epiteliais, são interconectadas por desmossomos, contêm tonofilamentos e são circundadas por lâmina basal. Embora tenham sido consideradas estruturas vestigiais latentes no LP, sua persistência ao longo da vida, a presença de fontes energéticas de glicogênio e gordura e a identificação de atividades enzimática e mitótica demonstraram que, na realidade, são ativas.[61-63] Durante o desenvolvimento do dente, essa bainha representa uma barreira entre o folículo dental e a papila dental e está envolvida na determinação da forma, do tamanho e do número de raízes e no desenvolvimento da dentina e do cemento, podendo atuar como fonte de células mesenquimais progenitoras de cementoblastos. Na idade adulta, os restos epiteliais de Malassez são a única população epitelial odontogênica no LP.[63] Essas células proliferam e aumentam de tamanho com o remodelamento acelerado do LP,[64] estando envolvidas também na cementogênese e osteogênese em resposta ao estresse mecânico.[62] Têm capacidade de degradação de colágeno por meio da secreção de colagenases, gelatinases, metaloproteinases e quimiotripsinas. Estão associados a diferentes proteínas da matriz, incluindo osteopontina, sialoproteína óssea e osteoprotegerina, o que sugere sua participação na homeostasia do LP, prevenindo a anquilose e reabsorção radicular e participando da regeneração do cemento, de modo a abrigar células-tronco epiteliais com papel-chave nos processos regenerativos e reparativos.[63] Também podem estar relacionados ao desenvolvimento de cistos, tumores e aprofundamento das bolsas periodontais.[63]

Substância fundamental amorfa e proteínas não colágenas do ligamento periodontal

A matriz extracelular do LP contém colágenos VI e XII, fosfatase alcalina, sulfato de condroitina, proteoglicanos e

* Ruben MP, 1973 – em comunicação pessoal.

glicoproteínas, como fibronectina, tenascina e undulina, produzidos por células residentes ou traduzidos pela circulação e que podem ter relação com a organização macromolecular. O colágeno VI é um componente microfibrilar associado às fibras oxitalânicas, enquanto o colágeno tipo XII contribui para a construção do arranjo tridimensional das fibrilas com hélice tripla interrompida. A distribuição temporal e espacial dos colágenos I e XII durante o remodelamento do LP em dentes sob movimento ortodôntico experimental sugere que o colágeno tipo XII está intimamente relacionado à regeneração funcional do ligamento.[42,53,65]

A substância fundamental amorfa do LP é formada por 70% de água, relacionada à capacidade de resistência dos dentes aos estresses funcionais, resultando em aumento dos fluidos tissulares na presença de inflamação.[65] Está envolvida também com a manutenção da largura do LP para transmissão das forças oclusais de forma que possam ser toleradas pelo organismo.

Algumas populações celulares do LP secretam moléculas que regulam a extensão da mineralização e previnem a anquilose, mantendo a integridade do espaço do LP. Dentre estas, a proteína Gla (proteína do ácido carboxiglutâmico) da matriz do ligamento inibe a mineralização. Quando a demanda aumenta, a largura do LP pode aumentar até 50% e os feixes de fibras também aumentam acentuadamente em espessura. Contrariamente, a redução da função leva ao estreitamento do ligamento e diminuição no número e espessura dos feixes de fibras. Estas modificações funcionais do LP também implicam em alterações adaptativas correspondentes no cemento e osso alveolar associados.[65]

Principais fibras colágenas do ligamento periodontal

As principais fibras do LP são compostas predominantemente por colágeno tipo I. Apenas as partes mineralizadas das fibras do LP que fazem parte do cemento e do osso alveolar próprio constituem as fibras de Sharpey.[2,55] Também estão presentes no LP fibras colágenas tipos III, IV, V, VI e XII.[2,8,53,55]

As fibras de Sharpey apresentam-se com diâmetro maior no osso alveolar próprio e diâmetro menor no cemento, porém são mais numerosas no cemento do que no osso.[11,50] O suporte periodontal é determinado pelo número de fibras inseridas por unidade de área da superfície radicular, sendo maior na área cervical, onde a raiz é mais volumosa, e menor nas áreas apicais, onde as raízes são mais finas. Assim, a perda de 1/3 do suporte ósseo representa perda da metade do suporte periodontal.[50]

As fibras de Sharpey também têm pequena capacidade de estiramento, insuficiente para permitir o movimento normal do dente no alvéolo. Por isso, para que possam exercer sua função, apresentam trajetória ondulada e se estiram com o movimento de intrusão do dente diante das forças da mastigação.[27] Com base em sua disposição, as fibras principais do LP são classificadas em oblíquas, horizontais, da crista alveolar, apicais e inter-radiculares **(Figura 12)**.

Outros grupos de fibras foram descritos em cortes histológicos do LP, embora suas funções ou sua existência em seres humanos ainda não estejam comprovadas. O grupo de fibras tangenciais foi descrito em cortes horizontais, estando tangencialmente inseridas no cemento na união entre duas faces radiculares adjacentes, associadas à neutralização de forças rotacionais. O plexo intermediário representa uma malha de fibras de menor volume, dispostas em posição intermediária no LP, e promove a união das fibras inseridas no cemento com as presentes no osso alveolar próprio, de modo que sua possível função esteja associada ao movimento eruptivo do dente.[68,70]

As fibras transalveolares foram descritas em septos ósseos finos em animais e seres humanos. Elas estão inseridas no cemento, atravessando o septo ósseo e continuando com as fibras do periósteo nas superfícies vestibular e lingual do processo alveolar. Nos septos interproximais, estão inseridas no cemento de dentes vizinhos ou das raízes do mesmo dente, em continuidade com as fibras do LP, atravessando o septo ósseo.[51]

Por sua vez, as fibras oxitalânicas são compostas por glicoproteínas e colágeno tipo VI, associadas à adesão celular.[54] São feixes de microfibrilas dispostas mais ou menos verticalmente a partir da superfície do cemento, formando uma rede de ramificação tridimensional ao redor da raiz, que termina no complexo apical de artérias, veias, vasos linfáticos e nervos. Embora sua função não esteja bem estabelecida, podem regular o fluxo sanguíneo, transmitindo as variações de tensão geradas pelos dentes às paredes das estruturas vasculares.[15,54,71] O controle do fluxo sanguíneo assim determinado não apenas supre as necessidades metabólicas dos tecidos, como atende às necessidades de estabelecimento do mecanismo hidráulico de sustentação do dente no alvéolo.[15,54,72] Podem ainda estar associadas à adesão e migração de fibroblastos,[54] essenciais para o remodelamento das estruturas periodontais de suporte. Apresentam-se em maior número em dentes pilares de próteses fixas e estão reduzidas em dentes com hipofunção.[50]

Funções do ligamento periodontal

O LP apresenta funções nutritivas, formadoras, de sustentação dos dentes no alvéolo, sensoriais e proprioceptoras **(Quadro 3)**.

Mecanismo de sustentação dos dentes no alvéolo

O LP tem papel essencial no mecanismo hidráulico de sustentação dos dentes no alvéolo e na dissipação e neutralização das forças oclusais, incluindo o sistema viscolelástico, proporcionado pela substância fundamental, pelo fluido tecidual e pela pressão sanguínea.[66] A pressão hidrostática do fluido tissular e dos vasos sanguíneos bem como o estado da substância fundamental amorfa do LP funcionam como um coxim amortecedor de choque, que não apenas limita o deslocamento do dente dentro do alvéolo e evita maior pressão nas paredes ósseas alveolares, como também dissipa a

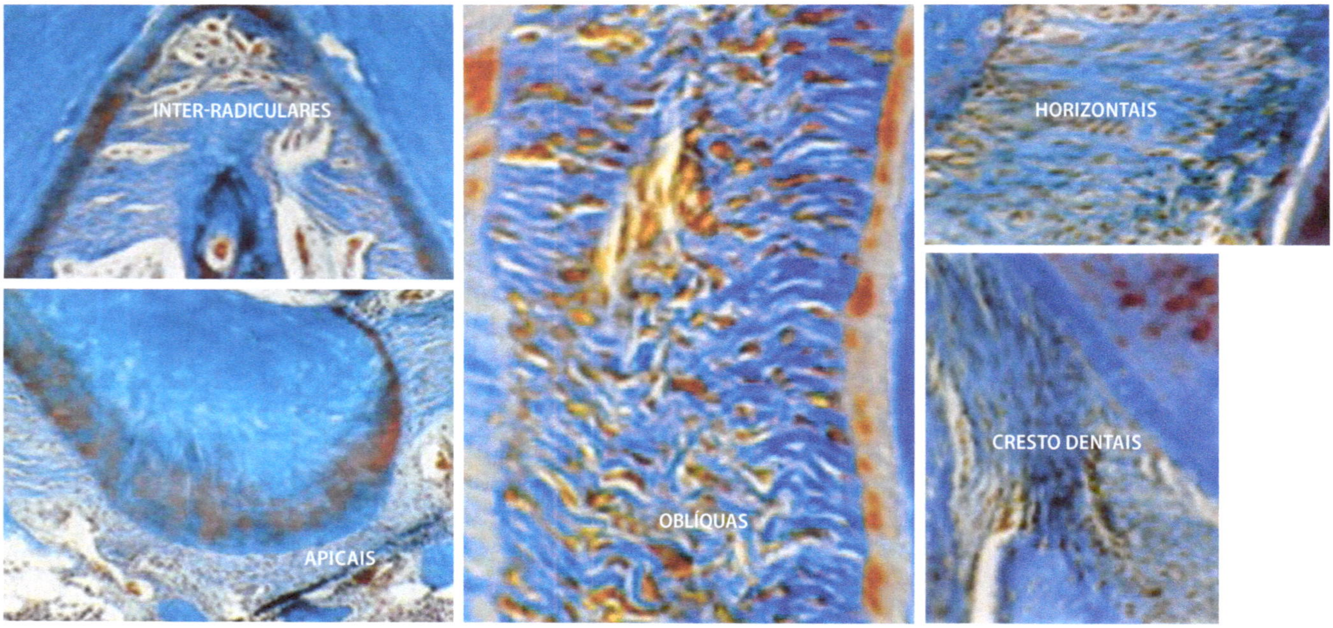

FIGURA 12 Grupos de fibras do ligamento periodontal (LP). Grupo de fibras oblíquas (OBL): inseridas mais coronalmente no osso alveolar próprio e mais apicalmente no cemento, em direção oblíqua. Compõem cerca de 2/3 de todas as fibras do LP,[50] estendendo-se do terço coronal próximo à crista óssea até perto do terço apical da raiz. Tem por função principal a neutralização das forças oclusais axiais, resultando em intrusão do dente no alvéolo, por meio de estiramento de suas fibras onduladas e migração do fluido tissular do LP para os espaços medulares do osso alveolar próprio. Uma vez cessada a força oclusal, estabelece-se uma pressão negativa no LP e o fluido tissular retorna para o interior do LP,[55,66] que volta a se ondular, suspendendo novamente o dente no alvéolo e impedindo a compressão das fibras na região apical, o que poderia resultar em compressão do tecido ósseo com estímulo de reabsorção e dano pulpar.[2,50,56] Outra função das fibras oblíquas é a preservação da dimensão vertical de oclusão por meio de erupção ativa compensatória do desgaste oclusal causado pela atrição oclusal,[67] visto que a taxa de renovação do LP é a mais rápida do organismo,[68] com *turnover* completo em 45 dias no LP de ratos.[69] Fibras horizontais: estão arranjadas horizontalmente no cemento e no osso alveolar próprio, próximo à crista óssea e ao ápice radicular, e estão mais afastadas do fulco do dente no alvéolo de forma equidistante. Sua função é a neutralização de forças não axiais (horizontais e laterais), por atuarem como o maior braço de resistência possível, reforçadas pela ação das fibras da crista, apicais e inter-radiculares, dependendo da extensão do movimento de deslocamento do dente, mantendo a centricidade geométrica do dente no alvéolo e definindo a largura do espaço do LP.[53] Fibras da crista alveolar, apicais e inter-radiculares: nesses três grupos, as fibras do LP se inserem coronalmente no cemento e apicalmente no tecido ósseo, opostamente às fibras oblíquas. As fibras apicais são aquelas que se inserem no cemento apical, com disposição em forma de leque para se inserir no tecido ósseo. Da mesma forma, as fibras inter-radiculares se inserem no cemento e abrem em forma de leque em sua inserção no tecido ósseo. Em repouso, esses grupos de fibras mantêm o dente suspenso no alvéolo em seu centro. Quando o dente é extruído, essas fibras transmitem uma força de tração no osso alveolar próprio, estimulando a formação de novo osso na crista óssea (fibras da crista), no ápice radicular (fibras apicais) e na área da furca (fibras inter-radiculares).

Fonte: Acervo pessoal dos autores.

QUADRO 3 Funções do ligamento periodontal (LP).

Sustentação e suporte	Relacionada com a manutenção do dente em suspensão no alvéolo, permitindo transmitir as forças oclusais e parafuncionais de forma fisiológica para o processo alveolar, de modo a viabilizar a sustentação do dente no osso. Preservação da dimensão vertical de oclusão por manter a força de erupção ativa ao longo da vida
Nutritiva	Rede vascular e linfática que, além de seu próprio metabolismo, auxilia no suprimento necessário para o osso alveolar e a gengiva
Sensorial	Terminações nervosas sensoriais acusam estímulos de dor, calor e pressão
Proprioceptora	Controle do arco de fechamento mandibular que conduz à posição de estabilidade oclusal na máxima intercuspidação habitual ou em relação cêntrica
Formativa e remodeladora	Fornecimento de células envolvidas na formação e reabsorção dos tecidos do compartimento periodontal de sustentação, incluindo osso alveolar, cemento e o próprio ligamento

Fonte: Elaborado pelos autores.

força transmitida para os espaços medulares do tecido ósseo, conforme descrito na **Figura 12**. As fibras oblíquas transformam as forças de pressão em tração no osso alveolar próprio, retornando ao estado ondulado de repouso quando a força é removida, fazendo com que o dente retorne à sua posição inicial. Nesse movimento, o fluido tissular que escoou para o interior dos espaços medulares volta para o LP, possibilitado pela pressão negativa no interior do espaço do ligamento. Esse mecanismo requer a intervenção de variações no fluxo sanguíneo para atender as necessidades metabólicas da área, cuja transmissão da informação competente provavelmente é mediada pelas fibras oxitalânicas ao movimentarem a parede dos vasos sanguíneos em que se inserem.[72]

Função nutritiva

A vascularização sanguínea e linfática do LP se dá primariamente a partir dos plexos vasculares maxilar e mandibular, que lançam os ramos infraorbital, palatino anterior, nasopalatino (incisivo), lingual e mentoniano, dos quais partem vasos supraperiósticos, apicais e intraósseos. As principais fontes vasculares são vasos sanguíneos intraósseos em áreas de septos ósseos espessos, contendo os canais de Hirschfeld, vasos supraperiósticos em áreas de septos ósseos finos, plexo apical e vasos sanguíneos gengivais na região cervical. Essa rede vascular sanguínea e linfática atua não apenas na função nutritiva do próprio LP, como também na eliminação dos produtos de excreção, necessária para manter a homeostasia do compartimento periodontal de sustentação. Como parte da função nutritiva, o LP também auxilia na vascularização do cemento, da lâmina dura e da gengiva. A rede vascular linfática segue a sanguínea, drenando os produtos de excreção do metabolismo do LP para os nódulos linfáticos, submaxilar e sublingual.

Função sensorial e proprioceptora

O LP é ricamente suprido com terminações nervosas livres, que são sensitivas à dor, e com terminações repletas de receptores especializados para pressão. Elas seguem juntamente com a distribuição do suprimento sanguíneo arterial. A maioria dos ramos próximos ao ápice terminam como nervos mistos, consistindo em axônios mielinizados e não mielinizados. À medida que ascendem coronalmente, perdem sua bainha de mielina, de modo que a maioria dos nervos no ligamento é não mielinizada.

Os axônios oriundos do núcleo mesencefálico do nervo trigêmeo proveem trajetórias de reflexo inconsciente a proprioceptores envolvidos no controle da posição da mandíbula (função proprioceptora). Por sua vez, os axônios oriundos do gânglio do trigêmeo proveem a sensação consciente de toque, dor e pressão (função sensorial).[4]

As terminações nociceptoras captam estímulos dolorosos e estimulam o reflexo nociceptivo para abrir rapidamente a boca, evitando a sobrecarga para o compartimento periodontal de sustentação. As terminações mecanoceptoras exercem a percepção de estímulos de pressão aplicados sobre os dentes, com base nos dentes específicos em contato, direção e intensidade da força e suas influências na atividade muscular.

Cemento

O cemento é a estrutura mineralizada que interage com a dentina de um lado e com o LP do outro, de modo a permitir a inserção de fibras colágenas gengivais e de Sharpey (**Figura 13**), participando tanto do vedamento do meio interno quanto da sustentação do dente no alvéolo. O cemento recobre toda a estrutura de dentina radicular até a junção amelodentinária em 60 a 65% dos casos, deixando exposta ligeira faixa da dentina junto ao esmalte cervical em 30% dos casos e recobrindo pequena porção do esmalte cervical em 5 a 10% dos casos.[2,11,73] É uma estrutura única por ser avascular, não experimentar remodelamento e apresentar crescimento contínuo ao longo da vida, o que requer recrutamento de células progenitoras para substituir cementoblastos que atingiram o fim de sua vida útil.[61]

Formação do cemento

Excluindo o epitélio gengival, que inclui a junção dentogengival e as células dos restos epiteliais de Malassez, os demais componentes funcionais do periodonto de sustentação são quase inteiramente derivados do tecido conjuntivo embrionário derivado da neuroectoderme – o ectomesênquima.[74] Após a formação da coroa, as células da bainha radicular epitelial de Hertwig migram em direção apical, e o diafragma epitelial separa a papila dental do folículo dental. Interações ectomesenquimais ocorrem entre esses dois compartimentos, levando à diferenciação de odontoblastos a partir da papila dental periférica ao longo da membrana basal interna do diafragma epitelial.

Uma vez que a matriz de dentina radicular do manto seja formada pelos odontoblastos, provavelmente as células epiteliais da bainha de Hertwig produzem sobre a dentina do manto a camada hialina de Hopewell-Smith, cujo componente principal são proteínas semelhantes às do esmalte. Antes da mineralização da matriz de dentina alcançar as células epiteliais internas, há mobilização celular intensa, que leva à descontinuidade da bainha radicular de Hertwig, cujos remanescentes persistem no ligamento em desenvolvimento e, ao longo do tempo, como restos epiteliais de Malassez.

As interações estabelecidas entre componentes da papila dental e do folículo dental estimulam a diferenciação e a migração de cementoblastos, que alcançam a superfície da dentina do manto passando pelas fissuras formadas na bainha epitelial de Hertwig, depositando cemento sobre a superfície da dentina radicular. As células progenitoras do cemento podem ter origem no folículo dental, de origem mesenquimal, ou de células epiteliais da bainha epitelial de Hertwig. No início da maturação, os cementoblastos estendem numerosos processos citoplasmáticos minúsculos para a matriz dentinária frouxamente organizada e ainda não mineralizada, de modo a permitir o posicionamento das fibrilas colágenas secretadas na matriz dentinária, levando à interdigitação entre as duas estruturas.

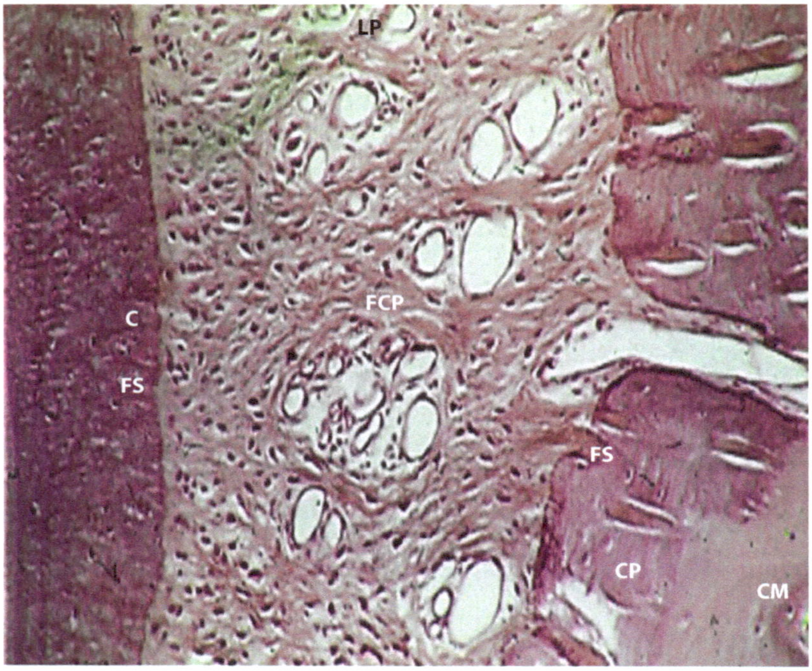

FIGURA 13 Cemento. O cemento é um tecido conjuntivo especializado que se interconecta com a dentina de um lado e com o ligamento periodontal (LP) do outro. Formação de fibras de Sharpey (FS) a partir das fibras colágenas principais (FCP) do ligamento periodontal (LP), presentes tanto no cemento (C) como na cortical periodontal (CP) do osso alveolar próprio (O). Observe a inserção das fibras no cemento acelular e a cortical medular (CM), sem inserção de fibras e justaposta à cortical periodontal, formando a lâmina dura ou cortical alveolar.
Fonte: Acervo pessoal dos autores.

A mineralização da camada mais externa da matriz dentinária (dentina do manto) está atrasada, e permite que a mineralização da dentina alcance a junção cementodentinária após a implantação da matriz de cemento e o recobrimento da matriz dentinária por fibrilas de colágeno do cemento. O processo de mineralização está associado à expressão de altos níveis de sialoproteína óssea e osteopontina. O início da cementogênese está restrito a uma pequena faixa, circunscrevendo a raiz em formação na sua porção mais apical, que se estende apenas 200 a 300 µm coronalmente à raiz em formação e migra em direção apical conforme a raiz se forma.

A camada hialina de Hopewell-Smith, antes chamada de cemento intermediário, atua na cimentação do cemento à dentina. Além disso, as células da bainha epitelial de Hertwig estabelecem o tamanho, a forma e o número de raízes dentais, desempenhando papel na determinação da quantidade de tecido disponível para o suporte dental.[37,61,65,73,74]

O cemento não apresenta processo de renovação tecidual, mas permanece recoberto por uma fina camada de tecido não mineralizado, denominado cementoide, sobre o qual novas camadas são depositadas, seguidas de mineralização da camada subjacente. A superfície do tecido cementoide permanece forrada por cementoblastos, e as fibras do LP passam entre os cementoblastos e adentram no cemento, sugerindo o papel da camada cementoide na formação de novas fibras de Sharpey. As linhas incrementais do cemento ou linhas de Salter são, assim, formadas,[73] representando períodos de repouso na formação do cemento.[2]

Tipos e composição do cemento

O cemento é dividido em:

- **Acelular ou primário:** primeiro cemento a ser formado, não contém células e é depositado no aspecto lateral da raiz, em áreas em que a produção de cemento é lenta. Não há aumento imediato significante do espaço do LP à medida que o dente irrompe.
- **Celular ou secundário:** contém células (cementócitos) e se forma em áreas nas quais a produção é rápida, ou seja, nas áreas apicais e de bi e trifurcações, que requerem produção ágil para que não ocorra alargamento indesejável do espaço do LP,[2,8,73] aprisionando os cementoblastos na matriz cementária, transformando-os em cementócitos.[75] Os cementócitos ficam alojados em lacunas chamadas de cementoplastos, de onde partem prolongamentos citoplasmáticos por canalículos que se comunicam entre si e se dirigem para a região superficial da raiz em contato com o LP, que os nutre por difusão dos nutrientes. Nessa região superficial, os prolongamentos dos cementócitos mantêm contato com os cementoblastos adjacentes por meio de junções nexos e íntimas, provavelmente para estabelecer uma via nutritiva que não seja exclusivamente dependente da difusão.[35,73]

O cemento acelular ou primário pode recobrir a dentina da raiz desde a junção cemento-esmalte até a região apical, porém está, usualmente, ausente no terço apical, que, por sua vez, está recoberto por cemento celular ou secundário. A espessura do cemento junto ao esmalte é de 20 a 50 μm, enquanto na região apical varia de 150 a 200 μm, podendo se estender brevemente para o interior do canal radicular.[65,73]

Atualmente, o cemento é classificado de acordo com sua constituição celular e fibrilar em:[2,61]

- **Cemento acelular afibrilar:** formação precoce de substância fundamental mineralizada por cementoblastos na região cervical do esmalte, podendo incluir pequena fração da dentina. Não contém células nem fibras intrínsecas ou extrínsecas, pode ser recoberto por cemento acelular de fibras extrínsecas ou EJ e tem espessura de 1 a 15 μm.
- **Cemento acelular de fibras extrínsecas:** composto quase inteiramente por densos feixes de fibras de Sharpey e não contém células. Produzido por fibroblastos e cementoblastos, presente no terço cervical e médio das raízes, podendo se estender até a região apical, posto que inicialmente o cemento celular de fibras intrínsecas somente se deposita sobre dentina. Apresenta espessura de 30 a 230 μm.
- **Cemento celular misto estratificado:** composto por camadas superpostas de cemento de fibras intrínsecas e cemento de fibras extrínsecas (de Sharpey), contém células. Também é coproduto de fibroblastos e cementoblastos, aparecendo primariamente no ápice e no terço apical das raízes e nas áreas das furcações. A deposição inicial é de cemento de fibras intrínsecas que repousam sobre a dentina, seguido de deposição de cemento celular de fibras extrínsecas, o qual, por sua vez, pode ser recoberto pelo cemento celular de fibras intrínsecas, e assim por diante. Sua espessura varia de 100 a 1.000 μm.
- **Cemento celular de fibras intrínsecas:** contém células, porém não apresenta fibras extrínsecas, e é formado sobre a dentina em áreas de reparação de reabsorções.

O principal componente orgânico do cemento é o colágeno tipo I (90%), contendo também colágeno tipo III (5%),[2,61] além de traços de enxofre (de 0,1 a 0,3%) na matriz orgânica.[61] Ocorre, ainda, a síntese de componentes não colágenos por cementoblastos, tais como proteoglicanas, glicoproteínas, glicolipídeos e fosfoproteínas. Dentre as principais proteínas não colágenas do cemento, pode-se observar sialoproteína óssea, osteopontina e osteonectina, relacionadas à diferenciação celular e à mineralização do cemento, estando fortemente ligadas à matriz colágena e hidroxiapatita. Além dessas, a osteocalcina também está presente, e é relacionada à mineralização, bem como a fosfatase alcalina.[2,61,65]

Há outras proteínas no cemento, incluindo proteína de adesão do cemento, associada à adesão e à difusão das células mesenquimais, e fator de crescimento derivado do cemento, semelhante ao fator de crescimento insulínico (IGF), influenciando a proliferação de fibroblastos gengivais e células do LP.[2,61]

O cemento é um tecido conjuntivo especializado, mineralizado. O principal conteúdo inorgânico do cemento é a hidroxiapatita, magnésio e fluoretos também podem ser encontrados em menores percentuais.[2,61]

Funções do cemento

- União à dentina e servir como substrato para a inserção de fibras de Sharpey do LP, mantendo o dente suspenso no alvéolo.
- Preservação da largura essencial mínima do LP e do suporte periodontal, com deposição de cemento predominantemente nas regiões apicais e das bi e trifurcações para contrabalançar a erupção ativa ou nas faces proximais ao longo da raiz em resposta à demanda funcional.
- Proteção do complexo dentina-polpa.
- Função reparativa, não apenas bloqueando a reabsorção de cemento e dentina, como restabelecendo as características superficiais adequadas da raiz para a deposição de cemento reparativo, restaurando o perfil da área reabsorvida.
- Prevenção da reabsorção e anquilose.
- Liberação de fatores de crescimento e/ou substâncias de sinalização que induzam a cementogênese (função regenerativa).

Osso alveolar

O osso alveolar ou processo ósseo alveolar corresponde à fração de tecido ósseo no qual se encontra o dente, fixado ao osso esquelético. Toda fração de osso alveolar trabecular, com as corticais interna e externa **(Figura 14)**, fazem parte do processo alveolar, por consequência, abrigam o compartimento periodontal de sustentação, sendo importante para a sustentação dos dentes nos respectivos alvéolos.[57,65] O osso trabecular, medular ou esponjoso confere o suporte elástico necessário à função do dente, e por isso é considerado como osso de suporte.

Formação

O osso alveolar é formado a partir do folículo dental, composto pelo folículo dental próprio, que é uma camada bem definida de células justapostas à papila dental e à superfície externa convexa do órgão do esmalte, e pelo mesênquima perifolicular, população de células bordejantes das trabéculas ósseas basais em desenvolvimento que circundam parcialmente o botão dental. Separando essas duas camadas, há uma zona pobremente povoada por tecido conjuntivo frouxo. Enquanto o folículo dental próprio parece estar relacionado com o provimento de cementoblastos, fibroblastos e osteoblastos, como visto, o mesênquima perifolicular e o tecido perivascular proveem osteoblastos para o osso alveolar, provavelmente trabecular.[75,76] À medida que osso basal sofre maturação, ocorre formação e união do osso alveolar, com a formação simultânea de LP e cemento sobre a raiz durante o processo de erupção dental.[57,76]

Durante o processo de formação óssea, alguns osteoblastos podem ficar inclusos na massa do tecido ósseo, formando os osteócitos; por sua vez, como a mineralização acompanha com atraso a produção da matriz óssea, a superfície óssea

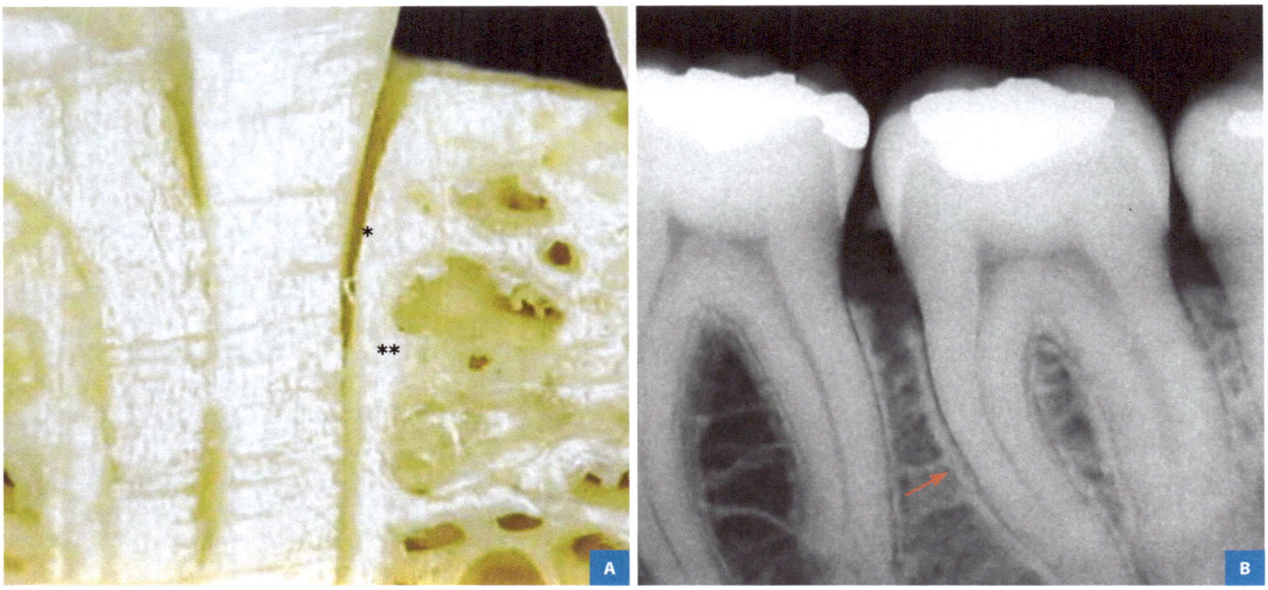

FIGURA 14 Osso alveolar próprio. (A) O osso alveolar próprio ou lâmina dura é formado pelo osso fasciculado (*) correspondente à cortical periodontal, nos quais estão inseridas as fibras de Sharpey do ligamento periodontal (LP), e pelo osso laminado (**), correspondente à cortical medular, voltada para o osso de suporte, ou seja, aquele que aloja o alvéolo e circunda a lâmina dura. Este, por sua vez, é formado pela lâmina cortical ou osso compacto e pelo osso esponjoso ou trabecular. (B) Imagem radiográfica intraoral demonstrando a presença da lâmina dura (*seta vermelha*). O osso alveolar próprio é formado pelas corticais interna e externa, separadas entre si pelo osso trabecular intermediário. Em áreas de septo ósseo fino, onde há fusão das corticais externa e interna e ausência de osso trabeculado intermediário, há tendência de reabsorção do septo ósseo e desenvolvimento de recessão, quando associado à gengiva fina. Após a perda dentária, o osso alveolar é reabsorvido progressivamente ao longo da vida, e a taxa de reabsorção apresenta-se mais pronunciada nos dois primeiros anos após a extração do dente.
Fonte: Acervo pessoal dos autores.

fica recoberta por uma camada de tecido osteoide, semelhante ao que ocorre no cemento.[57]

Em função da procedência e estrutura, três tipos de tecidos ósseos podem ser diferenciados:[57,65,76]

- Osso compacto fasciculado, incluindo a cortical periodontal (voltada para o LP) e as corticais externas.
- Osso compacto lamelar e haversiano, ligado aos ossos fasciculado e trabecular no lado periodontal e identificado como cortical medular.
- Osso trabecular, medular ou esponjoso.

O osso compacto fasciculado (cortical periodontal) e o osso compacto lamelar (cortical medular) formam a chamada lâmina dura, radiograficamente vista como uma linha radiopaca circundando toda a parede óssea alveolar. A fração fasciculada encerra as fibras de Sharpey **(Figura 13)** em continuação às fibras colágenas principais do LP, de modo a ter seu comportamento regido pelo próprio ligamento **(Figura 14)**. A fração lamelar representa áreas de maior condensação do tecido ósseo esponjoso perialveolar para compensar maior demanda funcional, reforçando a estrutura da cortical periodontal e, portanto, dependendo, indiretamente, do LP. A espessura do osso alveolar próprio (cortical alveolar) varia de 0,1 a 0,4 mm,[76] enquanto a espessura da fração fasciculada é de 100 a 200 μm em seres humanos. Por ser osso cortical, seu limite de elasticidade é extremamente baixo.

O osso trabecular é formado por lamelas ósseas depositadas em forma circunferencial intercomunicável, gerando um arranjo ósseo emaranhado semelhante a uma esponja, o que lhe valeu a descrição de osso esponjoso ou trabecular. Nesse arranjo, as trabéculas ósseas formam espaços preenchidos por tecido medular e revestidos por endósteo, que é análogo ao periósteo, e é chamado osso medular. Medula amarela, rica em células adiposas, geralmente preenche os espaços medulares, embora medula vermelha ou hematopoética possa ser encontrada em algumas áreas, como na área da tuberosidade maxilar e fóvea mandibular.[57,65]

No endósteo e ao redor dos vasos sanguíneos são encontradas células osteoblásticas e células mesenquimais indiferenciadas, com propriedades organogenéticas para formar osso com as mesmas características originais, mediante o estímulo apropriado. Dentro do arranjo ósseo, a lâmina dura contorna o septo ósseo interproximal, passando de um dente a outro sem interrupções, além de unir-se às corticais externas também sem interrupções.

Durante o processo de renovação ocorrem períodos de deposição óssea e de repouso, formando-se as linhas de repouso entre camadas superpostas. Quando a cortical alveolar fasciculada alcança determinada espessura, a sua parte interna pode ser substituída por osso lamelar haversiano, formando-se as linhas de reversão entre as frações ósseas fasciculada remanescente e lamelar depositada.[57]

Características anatômicas, arquiteturais e funcionais

A disposição da crista óssea marginal descreve uma curva parabólica, localizada paralelamente à JCE, o que preserva a faixa de cemento supraósseo para o estabelecimento da área de inserção conjuntiva. Como os dentes estão geralmente inclinados para mesial, a crista óssea interproximal tende a se apresentar ligeiramente oblíqua em relação ao longo eixo dos mesmos,[57] assim como quando os dentes ocupam diferentes planos oclusais. Quando os dentes são triangulares e se apresentam muito próximos, a crista óssea torna-se afilada, como ocorre nos dentes anteriores inferiores. Por sua vez, quando os dentes são quadrados, ovoides ou quadrado-ovoides, dependendo da distância entre eles, a crista óssea pode se apresentar plana ou ligeiramente arredondada.

Nas corticais externas, é possível visualizar as fossas nas regiões interdentais e as bossas nas regiões radiculares na maxila e na mandíbula. Na mandíbula, a cortical externa é lisa e uniforme, enquanto na maxila podem ser observados orifícios na superfície da cortical externa, correspondente aos canais de Volkman. Nas regiões interproximais e interradiculares de septos ósseos amplos, radiograficamente pode-se detectar o canal de Zuckerkandl e Hirschfeld, por onde passam vasos sanguíneos e linfáticos e nervos, percorrendo longitudinalmente o septo ósseo.[57] A cortical alveolar também apresenta as perfurações dos canais de Volkman, mediando o contato do tecido conjuntivo do LP com o tecido medular do osso esponjoso, permitindo o desempenho de diferentes funções compartilhadas.

Internamente, o exame radiográfico mostra que na mandíbula as trabéculas ósseas tendem a se dispor perpendicularmente ao longo do eixo das raízes, enquanto na maxila apresentam disposição areolar mais irregular, e as trabéculas ósseas são mais numerosas e com espaços medulares menores na maxila do que na mandíbula. A disposição arquitetural das trabéculas ósseas permite suportar o máximo de estresse oclusal com o mínimo de matéria estrutural.

A principal função do osso alveolar ou processo alveolar é a de suspensão do dente no alvéolo com condições apropriadas para a absorção de forças. Existem duas linhas de osteoblastos no LP: uma associada à formação de osso cortical e outra nos espaços medulares para formação da cortical periodontal. Também serve como arcabouço de ancoragem para os tecidos do periodonto de proteção.

Para que essas funções sejam desempenhadas em conformidade com as características homeostáticas do processo alveolar, a árvore de vasos sanguíneos e linfáticos e a rede neural devem suprir as necessidades fisiológicas dos processos de organização e funcionamento dos tecidos envolvidos. Para tanto, a vascularização sanguínea e linfática e a rede neural acompanham aquelas pertinentes ao *periodontium* como um todo, já tendo sido descritas neste capítulo. Em áreas de septos ósseos amplos, esses elementos caminham por canais intrasseptais longitudinais, enquanto em septos ósseos estreitos, a nutrição é feita por embebição a partir da transudação de vasos sanguíneos do LP e supraperiósticos. A rede linfática para eliminação dos produtos de excreção segue essa mesma orientação.

REFERÊNCIAS BIBLIOGRÁFICAS

1. Schroeder HE, Listgarten MA. The gingival tissues: the architecture of periodontal protection. Periodontol 2000. 1997; 13:91-120.
2. Fiorellini JP, Stathopoulou PG. Anatomy of the periodontium. In: Newman MG, Takei HH, Klokkevold PR, Carranza FA. Carranza's Clinical Periodontology. 12th ed. St Louis: Elsevier; 2015. p. 9-39.
3. Löe H, Listgarten MA. Anatomy and histology. In: Goldman HM, Cohen DW. Periodontal therapy. 6th ed. Saint Louis: Mosby; 1980. p. 1-30.
4. Schroeder HE, Page RG. The normal periodontium. In: Schluger S, Yuodelis R, Page RC, Johnson RH. Periodontal disease. Basic phenomena, clinical management, and occlusal and restorative interrelationships. 2nd ed. Philadelphia: Lea&Febiger; 1990. p. 3-52.
5. Maynard JG Jr, Wilson RD. Physiologic dimensions of the periodontium significant to the restorative dentist. J Periodontol. 1979; 50(4):170-4.
6. Passanezi E, Sant'Ana ACP, Rezende MLR, Greghi SLA, Janson WA. Distâncias biológicas periodontais: princípios para a reconstrução periodontal, estética e protética. São Paulo: Artes Médicas; 2011. p. 21-53.
7. Daniel JC. The fibroblast and its products. In: Meyer J, Squier CA, Gerson SJ. The structure and function of oral mucosa. Oxford: Pergamon Press; 1984. p. 159-177.
8. Grant DA, Stern IB, Listgarten MA. Periodontics in the tradition of Gottlieb and Orban. 6th ed. Saint Louis: Mosby; 1988. p. 3-118.
9. Itoiz ME, Carranza FA. The gingiva. In: Newman MG, Takei HH, Carranza FA. Carranza's clinical periodontology. 9th ed. Philadelphia: Saunders; 2002. p. 16-35.
10. Hassell TM, Stanek EJ. Evidence that healthy human gingiva contains functionally heterogeneous fibroblast subpopulations. Archs Oral Biol. 1983; 28(7): 617-625.
11. Ryder MI. Anatomy, development, and physiology of the periodontium. In: Rose LF, Mealey BL, Genco RJ, Cohen DW (Ed.). Periodontics: Medicine, Surgery, and Implants. St Louis: Elsevier; 2004. p. 2-18.
12. MacPhee T, Cowley G. Essentials of periodontology and periodontics. 2nd ed. Oxford: Blackwell; 1975. p. 17-28, 102-110.
13. Cohen B. Morphological factors in the pathogenesis of periodontal disease. Br Dent J. 1959; 107:31-39.
14. Lindhe J, Karring T. Anatomia do periodonto. In: Lindhe J, Karring T, Lang NP. Tratado de periodontia clínica e implantologia oral. 1a ed. (Trad. 3a ed.). Rio de Janeiro: Guanabara Koogan; 1999. p. 3-42.
15. Oppenheim FG, Ruben MP. Gingival fluid in health and disease. In: Ruben MP *et al.* Periodontal disease: a didatic and pictorial review. Boston: Boston University School of Graduate Dentistry Press; 1975. p. 104-26.
16. Squier CA, Johnson NW, Hackemann M. Structure and function of normal human mucosa. In: Dolby AE. Oral mucosa in health and disease. London: Blackwell; 1975. p. 1-112.
17. Waterhouse JP. Non-keratinocytes in oral epithelium. In: Meyer J, Squier CA, Gerson SJ. The structure and function of oral mucosa. Oxford: Pergamon Press; 1984. p. 109-117.
18. Alvares OF, Meyer J. Introduction. In: Meyer J, Squier CA, Gerson SJ. The structure and function of oral mucosa. New York: Pergamon; 1984. p. 1-6.
19. Stern IB. Membrana mucosa oral. In: Bhaskar SN. Histologia e embriologia oral de Orban. 10a ed. (Trad.). São Paulo: Artes Médicas; 1989. p. 275-351.
20. Carmichael RP, Apse P, Zarb GA, McCulloch CAG. Biological, microbiological and clinical aspects of the peri-implant mucosa. In: Albrektsson T, Zarb GA. The branemark osseointegrated implant. Chicago: Quintessence; 1989. p. 39-78.
21. Chen S.-Y, Squier CA. The ultrastructure of the oral epithelium. In: Meyer J, Squier CA, Gerson SJ. The structure and function of oral mucosa. Oxford: Pergamon Press; 1984; p. 7-30.
22. Groeger S, Meyle J. Oral mucosal epithelial cells. Front Immunol. 2019; 10:208.

23. Schroeder HE, Listgarten MA. Fine structure of the developing epithelial attachment of human teeth. In: Wolsky A. (Ed.). Monographs in developmental biology. Basel: S. Karger; 1971; 2.
24. Caffesse RG, Kornman KS, Nasjleti CE. The effect of intensive antibacterial therapy on the sulcular environment in monkeys. Part II: Inflammation, mitotic activity and keratinization of the sulcular epithelium. J Periodontol. 1980; 51(3):155-161.
25. Caffesse RG, Nasjleti CE, Castelli WA. The role of sulcular environment in controlling epithelial keratinization. J Periodontol. 1979; 50(1):1-6.
26. Bosco AF. Estudo comparativo da eficiência de duas técnicas de escovação no controle da placa bacteriana. Observações clínicas e histológicas [dissertação]. Bauru (SP): Faculdade de Odontologia de Bauru, Universidade de São Paulo; 1979.
27. Glickman I. Clinical periodontology. 4th ed. Philadelphia: Saunders; 1972. p. 7-31, 328-343, 827-851.
28. Wolf HF, Rateitschak EM, Rateitschak KH. Periodontia. 3a ed. Porto Alegre: Artmed; 2006. p. 7-20.
29. Teughels W, Godts C, Quirynen, Jakbovics N. Biofilm and periodontal microbiology. In: Newman MG, Takei HH, Carranza FA. Carranza's clinical periodontology. 12th ed. Philadelphia: Saunders; 2015. p.132-169.
30. Lagos MLP, Sant'Ana ACP, Greghi SLA, Passanezi E. Keratinized gingiva determines a homeostatic behavior of gingival sulcus through transudation of gingival crevice fluid. Int J Dent. 2011; 953135.
31. Mendonça JAG. Avaliação e análise das distâncias biológicas do periodonto mediante nova metodologia [dissertação]. Bauru (SP): Faculdade de Odontologia de Bauru, Universidade de São Paulo; 2001.
32. Moore WE, Moore LV. The bacteria of periodontal diseases. Periodontol 2000. 1994; 5:66-77.
33. Socransky SS, Haffajee AD. The nature of periodontal disease. Ann Periodontol. 1997; 2(1):3-10.
34. Listgarten MA. Normal development, structure, physiology and repair of gingival epithelium. Oral Sci Rev. 1972; 1:3-67.
35. Osborn JW, Ten Cate AR. Advanced dental histology. In: Souza MAL, Lauro Filho P. Histologia dental avançada. 4a ed. (Trad.). São Paulo: Quintessence; 1988. p.165-171; 204-14.
36. Shimono M, Ishikawa T, Enokiya Y, Muramatsu T, Matsuzaka K-i, Inoue T *et al.* Review. Biological characteristics of the junctional epithelium. J Elec Micr. 2003; 52(6): 627–639.
37. Ten Cate AR. The role of epithelium in the development, structure and function of the tissues of tooth support. Oral Dis. 1996; 2:55-62.
38. Saha AP, Saha S, Mitra S. Junctional epithelium: A dynamic seal around the tooth. J Appl Dent Med Sci. 2018; 4(3):19-27.
39. Schroeder HE, Listgarten MA. Fine structure of the developing epithelial attachment of human teeth. Monographs in Developmental Biology. 2a ed. Basel: S. Karger; 1977; 2
40. Stern IB. Current concepts of the dentogingival junction: the epithelial and connective tissue attachments to the tooth. J Periodontol. 1981; 52(9):465-76.
41. Joshi R. Learning from eponyms: George F. Odland and Odland bodies. Ind Dermatol Online J. 2014; 5(issue 3):334-338.
42. Berkovitz BKB, Moxham BJ, Newman HN (Eds.). The periodontal ligament in health and disease. 2nd ed. London: Mosby-Wolfe; 1995. p. 9-33; 55-81.
43. Kobayashi K, Rose GG, Mahan CJ. Ultrastructure of the dento-epithelial junction. J Periodont Res. 1976; 11:313-330.
44. Listgarten MA. Changing concepts about the dento-epithelial junction. J Can Dent Assoc. 1970: 36(2):70-75.
45. Kinumatsu T, Hashimoto S, Muramatsu T, Sasaki H, Jung H-S, Yamada S *et al.* Involvement of laminin and integrins in adhesion and migration of junctional epithelium cells. J Periodont Res. 2009; 44(1):13-20.
46. Pöllänen MT, Salonen JI, Uitto V-J. Structure and function of the tooth-epithelial interface in health and disease. Periodontology 2000. 2003; 31:12-31.
47. Sabag N, Saglie R, Mery C. Ultrastructure of the normal human epithelial attachment to the cementum root surface. J Periodontol. 1981; 52(2):94-5.
48. Gargiulo AW, Wentz FM, Orban B. Dimensions and relations of the dentogingival junction in humans. J Periodontol. 1961; 32(7): 261-267.
49. De Waal H, Castellucci G. The importance of restorative margin placement to the biologic width and periodontal health. Part I. Int J Periodontics Rest Dent. 1993; 13:461-71.
50. Goldman HM, Cohen DW. Period Ther. 6th ed. Saint Louis: Mosby; 1980. p. 33-62; 239-261.
51. Gildenhuys R, Ricci G, Ruben MP. Histology and histopathology of the periodontium. In: Ruben MP, *et al.* Periodontal disease: A didatic and pictorial review. Boston: Boston University School of Graduate Dentistry Press; 1975. p. 172-235.
52. Parula N, Moreyra Bernan LE, Carrer AO. Técnica de operatoria dental. 4a ed. Buenos Aires: Mundi; 1968. p. 79-92.
53. McCulloch CAG, Lekic P, McKee MD. Role of physical forces in regulating the form and function of the periodontal ligament. Periodontol 2000. 2000; 24:56-72.
54. Beertsen W, Mcculloch CAG, Sodek J. The periodontal ligament: a unique, multifunctional connective tissue. Periodontol 2000. 1997; 13:20-40.
55. Listgarten MA. The Periodontium. I. Introduction. II. Gingiva. III. Periodontal Ligament. IV. Cementum. V. Alveolar Process and Alveolar Bone. Pittsburgh: University of Pittsburgh, School of Dental Medicine (Online); 73 p.
56. Bhaskar SN. Synopsis of oral histology. Saint Louis: Mosby, 1962. p. 144-191.
57. Bhaskar SN. Processo alveolar. In: Histologia e embriologia oral de Orban. São Paulo: Artes Médicas; 1989. p. 253-274.
58. Chen SC, Marino V, Gronthos S, Bartold PM. Location of putative stem cells in human periodontal ligament. J Periodont Res. 2006; 41(6):547-53.
59. Nagatomo K, Komaki M, Sekiya I, Sakaguchi Y, Noguchi K, Oda S *et al.* Stem cell properties of human periodontal ligament cells. J Period Res. 2006; 41(4):303-310.
60. Seo B-M, Miura M, Gronthos S, Bartold PM, Batouli S, Brahim J *et al.* Investigation of multipotent postnatal stem cells from human periodontal ligament. Lancet. 2004; 364:149-155.
61. Bosshardt DD, Selvig KA. Dental cementum: the dynamic tissue covering of the root. Periodontol 2000. 1997; 13:41-75.
62. Koshihara T, Matsuzaka K, Sato T, Inoue T. Effect of stretching force on the cells of epithelial rests of Malassez in vitro. Intern J Dent. 2010; 1-8.
63. Xiong J, Gronthos S, Bartold PM. Role of the epithelial cell rests of Malassez in the development, maintenance and regeneration of periodontal ligament tissues. Periodontol 2000. 2013; 63:217-233.
64. Talic NF, Evans CA, Daniel JC, Zaki AE. Proliferation of epithelial rests of Malassez during experimental tooth movement. Am J Orthod Dentofacial Orthop. 2003: 123:527-533.
65. Nanci A, Bosshardt DD. Structure of periodontal tissues in health and disease. Periodontol 2000. 2006; 40:11-28.
66. Parfitt GJ. The physical analysis of the tooth supporting structures. In: Anderson DJ, Eastoe JE, Melcher AH, Picton DCA (Eds.). The Mechanisms of Tooth Support. Bristol: Wright; 1967. p.154-156.
67. Berry DC. Excessive attrition. In: Poole DFG, Stack MV (Ed.). The eruption and occlusion of teeth. London: Butterworths, Colston Papers (Gregory RL, Ed.). 1976; XXVII(27):146-155.
68. Melcher AH. Ligamento periodôntico. In: Bhaskar SN. Histologia e embriologia oral de Orban. 10a ed. São Paulo: Artes Médicas, 1989: 217-252.
69. Moraes FF. Fundamentos histológicos aplicados à ortodontia. In: Interlandi S. (Coord.). Ortodontia: bases para a iniciação. São Paulo: Artes Médicas; 1980. p. 45-55.
70. Sloan P, Carter DH. Structural organization of the fibres of the periodontal ligament. In: Berkovitz BKB, Moxham BJ, Newman HN. (Eds.). The periodontal ligament in health and disease. 2nd ed. London: Mosby-Wolfe; 1995. p. 35-53.
71. Fullmer HM. Observations on the development of oxytalan fibers in the periodontium of man. J Dent Res. 1959; 38:510-516.
72. Sims MR. The morphology of the vasculature of the periodontal ligament. In: Berkovitz BKB, Moxham BJ, Newman HN (Ed.). The periodontal ligament in health and disease. 2nd ed. London: Mosby-Wolfe; 1995. p. 107-120.
73. Armitage GC. Cemento. In: Bhaskar SN. Histologia e embriologia oral de Orban. 10a ed. São Paulo: Artes Médicas; 1989. p. 191-215.
74. Ten Cate AR. The development of the periodontium – a largely ectomesenchymal derived unit. Periodontol 2000. 1997; 13:9-19.
75. Palmer RM, Lumsden AGS. Development of periodontal ligament and alveolar bone in homografted recombinations of enamel organs and papillary, pulpar and follicular mesenchyme in the mouse. Arch Oral Biol. 1987; 4:281-289.
76. Cho M-I, Garant PR. Development and general structure of the periodontium. Periodontol 2000; 24:9-27.

2 Classificação das Doenças Periodontais

Adriana Campos Passanezi Sant'Ana ▪ Euloir Passanezi

INTRODUÇÃO

Em 2017, um consenso mundial organizado pela Academia Americana de Periodontia e pela Federação Europeia de Periodontologia discutiu uma proposta de classificação das doenças e condições periodontais e peri-implantares à luz das mais recentes evidências científicas, abordando aspectos não resolvidos na classificação anterior.[1] A classificação completa foi publicada em junho de 2018, em uma iniciativa conjunta das duas entidades.

Nessa nova classificação, algumas mudanças são notadamente importantes. A primeira é a inclusão dos estados de saúde gengival e periodontal como ponto de partida para definição dos casos de gengivite e periodontite; a segunda é a mudança na definição dos casos de gengivite, cujo critério fundamental é a presença de sangramento gengival em 10% ou mais dos sítios, na ausência de bolsas periodontais; a terceira é a categorização de periodontite em estágios e graus, seguindo princípios médicos modernos para adoção de tratamento personalizado para casos complexos; e a quarta é a inclusão das doenças e condições peri-implantares, permitindo padronização dos critérios de definição das doenças e condições ao redor dos implantes, bem como a adoção de medidas preventivas e de tratamento mais eficazes. Neste capítulo, será apresentada a classificação atual das doenças e condições periodontais e peri-implantares.

CLASSIFICAÇÃO DAS DOENÇAS E CONDIÇÕES PERIODONTAIS E PERI-IMPLANTARES

As doenças e condições periodontais foram classificadas, em 2018, em três grupos, com diferentes categorias, conforme mostrado nas Tabelas 1 e 2.

Saúde periodontal

Define-se saúde periodontal como ausência de inflamação detectável clinicamente. Pode ocorrer em periodonto intacto e reduzido por razões não periodontais (p. ex., áreas de aumento de coroa clínica ou recessão gengival não relacionada à placa bacteriana) ou em pacientes tratados periodontalmente e estáveis.[2]

TABELA 1 Aspectos gerais da classificação das doenças e condições periodontais e peri-implantares estabelecidas em 2018.

<table>
<tr><th colspan="11">DOENÇAS E CONDIÇÕES PERIODONTAIS</th></tr>
<tr><td colspan="3">Saúde periodontal, doenças e condições gengivais</td><td colspan="3">Periodontite</td><td colspan="5">Outras condições afetando o periodonto</td></tr>
<tr><td>Saúde periodontal e gengival</td><td>Gengivite: induzida pelo biofilme oral</td><td>Doenças gengivais não induzidas pelo biofilme oral</td><td>Periodontite ulcerativa necrosante</td><td>Periodontite</td><td>Periodontite como manifestação de doenças sistêmicas</td><td>Condições sistêmicas que afetam os tecidos periodontais de suporte</td><td>Abscessos periodontais e lesões endo-periodontais</td><td>Deformidades e condições mucogengivais</td><td>Forças oclusais traumáticas</td><td>Fatores relacionados a próteses e dentes</td></tr>
<tr><th colspan="11">DOENÇAS E CONDIÇÕES PERI-IMPLANTARES</th></tr>
<tr><td colspan="3">Saúde peri-implantar</td><td colspan="3">Mucosite peri-implantar</td><td colspan="2">Peri-implantite</td><td colspan="3">Deficiências dos tecidos moles e duros peri-implantares</td></tr>
</table>

Fonte: Adaptada de Caton *et al.* (2018).

TABELA 2 Detalhamento da classificação das doenças e condições periodontais e peri-implantares estabelecidas em 2018.

Saúde periodontal, doenças e condições gengivais	Periodontite	Outras condições afetando o periodonto	Doenças e condições peri-implantares
1. Saúde gengival e periodontal a. Saúde gengival clínica em periodonto intacto b. Saúde gengival clínica em periodonto reduzido i. Periodonto estável ii. Paciente não periodontal **2. Gengivite induzida pelo biofilme** a. Associada ao biofilme apenas b. Mediada por fatores de risco sistêmicos ou locais c. Hiperplasia gengival influenciada por medicamentos **3. Doenças gengivais não induzidas pelo biofilme** a. Desordens genéticas ou de desenvolvimento b. Infecções específicas c. Condições inflamatórias e imunes d. Processo reacional e. Neoplasias f. Doenças endócrinas, nutricionais e metabólicas g. Lesões traumáticas h. Pigmentação gengival	**1. Doenças periodontais necrosantes** a. Gengivite necrosante b. Periodontite necrosante c. Estomatite necrosante **2. Periodontite** a. Estágio: Estágio I: periodontite inicial Estágio II: periodontite moderada Estágio III: periodontite severa com potencial para perda dentária Estágio IV: periodontite severa com potencial para perda de dentição b. Extensão e distribuição: Padrão de molares Localizada Generalizada c. Grau: A: progressão lenta B: progressão moderada C: progressão rápida **3. Periodontite como manifestações de doenças sistêmicas**	**1. Doenças ou condições sistêmicas afetando os tecidos de suporte dos dentes** **2. Outras condições periodontais** a. Abscessos periodontais b. Lesões endodôntico-periodontais **3. Deformações e condições mucogengivais ao redor dos dentes** a. Fenótipo gengival b. Recessão gengival / de tecido mole c. Deficiência de gengiva d. Diminuição do fundo de sulco vestibular e. Freio ou inserção muscular aberrante f. Excesso gengival g. Cor anormal h. Condição da superfície radicular exposta **4. Forças oclusais traumáticas** a. Trauma oclusal primário b. Trauma oclusal secundário c. Forças ortodônticas **5. Fatores relacionados às próteses e aos dentes que modificam ou predispõem doenças gengivais relacionadas ao biofilme/ periodontite** a. Fatores localizados relacionados ao dente b. Fatores localizados relacionados à prótese	**1. Saúde peri-implantar** **2. Mucosite peri-implantar** **3. Peri-implantite** **4. Deficiências dos tecidos moles e duros peri-implantares**

Fonte: Elaborada pelos autores.

As características clínicas de saúde gengival em periodonto intacto e reduzido estão descritas na **Figura 1**, podendo ser resumidas em sangramento à sondagem em menos de 10% dos sítios[2-5] e profundidade de sondagem (PS) ≤ 3 mm.[2] Pode ocorrer perda de inserção não relacionada à doença periodontal inflamatória nos casos de periodonto reduzido e em pacientes periodontalmente estáveis. Neste último caso, todos os critérios de definição de gengivite são iguais, porém pode ocorrer perda óssea e sítios com PS de até 4 mm, desde que sem sangramento à sondagem.[2-5] A condição de saúde clínica pristina é bastante rara, presente em menos de 5% da população, e se caracteriza clinicamente por ausência de placa, sangramento, perda óssea, perda de inserção e profundidade de sondagem de até 3 mm em todos os sítios **(Figura 2)**. Em estudos epidemiológicos, a saúde periodontal é definida por sangramento em até 10% dos sítios e PS ≤ 3 mm.

Doenças gengivais

Existem basicamente duas categorias de doenças gengivais **(Tabela 3)**: induzidas pelo biofilme e não induzidas pelo biofilme.

Doenças gengivais induzidas pelo biofilme

Associadas ao biofilme apenas

A gengivite induzida pelo biofilme (ou apenas gengivite) pode ser definida como uma lesão inflamatória causada pela inte-

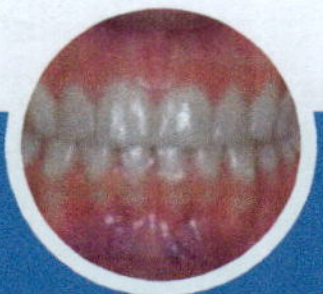

Periodonto intacto

- Ausência de sangramento ou < 10% dos sítios com sangramento à sondagem
- Ausência de edema e eritema
- Ausência de sintomas relatados pelo paciente
- Ausência de perda de inserção
- Ausência de perda óssea (definida por distância de 1-3 mm da junção cemento-esmalte à crista óssea alveolar)

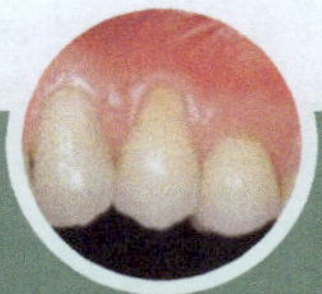

Periodonto reduzido por razões não periodontais

- Ausência de sangramento à sondagem (< 10% dos sítios)
- Ausência de edema e eritema
- Ausência de sinais e sintomas relatados pelo paciente
- Possível perda de inserção

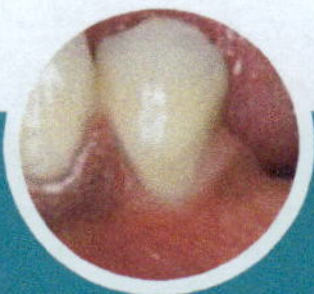

Periodonto reduzido em paciente periodontal estável

- Ausência de sangramento à sondagem (< 10% dos sítios)
- Ausência de edema e eritema
- Ausência de sinais e sintomas relatados pelo paciente
- Possível perda de inserção
- Possível perda óssea

FIGURA 1 Características de saúde gengival em periodonto intacto e em periodonto reduzido por razões periodontais e não periodontais.

Fonte: Elaborada pelos autores.

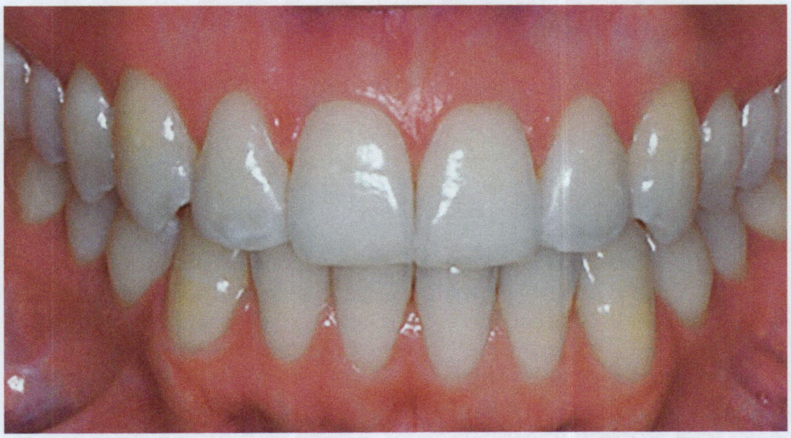

FIGURA 2 Caso de saúde clínica pristina, caracterizada pela ausência de sangramento à sondagem, perda de inserção e perda óssea, ausência de sítios com profundidade de sondagem $\geq$ 3 mm, com vermelhidão, edema ou alteração de contorno da margem gengival em paciente do sexo feminino, de 22 anos de idade, não fumante e sem comprometimento sistêmico. Essa condição clínica é bastante rara, podendo ser observada em aproximadamente 5% da população. A maioria das pessoas com boa saúde periodontal e gengival apresenta alguns sítios com sangramento à sondagem, não ultrapassando 10%, o que caracteriza um paciente periodontalmente saudável, com inflamação gengival em alguns sítios.

Fonte: Acervo pessoal dos autores.

TABELA 3 Classificação das doenças gengivais

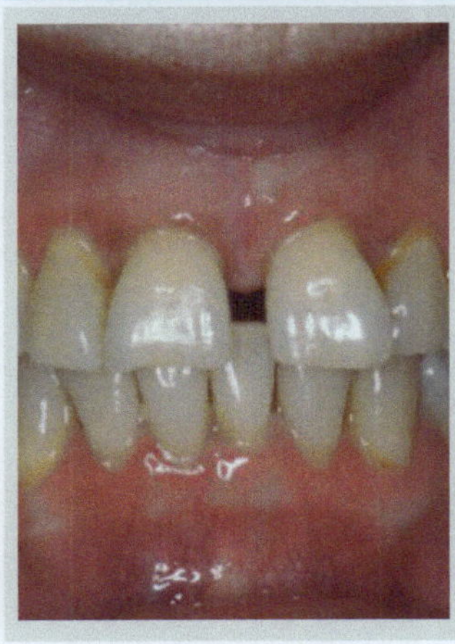	▸ Associada ao biofilme apenas ▸ Modificada por fatores potenciais ▸ Aumento gengival induzido por drogas	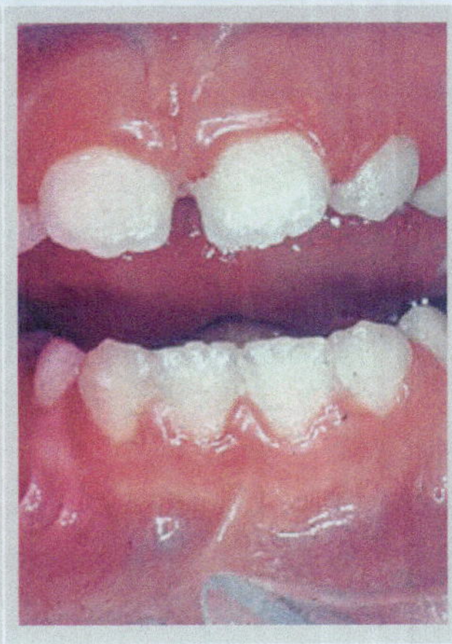	▸ Anormalidades genéticas ou de desenvolvimento ▸ Infecções específicas • Bacterianas • Virais • Fúngicas ▸ Imunes e inflamatórias ▸ Processos reacionais ▸ Neoplasias ▸ Desordens endócrinas, nutricionais e metabólicas ▸ Lesões traumáticas ▸ Pigmentação gengival

Fonte: Acervo pessoal dos autores.

ração entre biofilme de placa e respostas imunológica e inflamatória do hospedeiro. Ela é restrita ao tecido gengival, não envolvendo o periodonto de sustentação, e pode ser revertida pelo tratamento periodontal de controle de placa supra e subgengival.[6,7]

Pode ser classificada em:[7]

- Gengivite em periodonto intacto (Figura 3A).
- Gengivite em periodonto reduzido de paciente não periodontal (p. ex., recessão, aumento de coroa) (Figura 3B).
- Gengivite em periodonto reduzido de paciente com estabilidade periodontal (Figura 3C).

A Tabela 4 mostra as características principais da gengivite no periodonto intacto e reduzido por razões periodontais e não periodontais. Após o tratamento, o paciente pode se apresentar de três formas: controlado (saudável, estável), em remissão (com inflamação gengival) ou não controlado (com periodontite recorrente, instável). O paciente periodontal em remissão é aquele que apresenta sítios com inflamação gengival, ou seja, sangramento à sondagem em sítios ≤ 3 mm (Figura 4). Quanto à extensão, a gengivite é classificada em:

- **Localizada:** definida por sangramento à sondagem em 10 a 30% dos sítios.
- **Generalizada:** definida por sangramento à sondagem em mais de 30% dos sítios.

Em estudos epidemiológicos, a gengivite é definida por:

- Sangramento à sondagem ≥ 10% dos sítios.[3]
- Profundidade de sondagem ≤ 3 mm.

Associadas ao biofilme com fatores predisponentes locais

A gengivite associada ao biofilme pode ser influenciada por fatores de risco predisponentes ou locais, que levam a maior acúmulo de placa, como restaurações com sobrecontorno e próteses mal adaptadas ou por hipossalivação.[2]

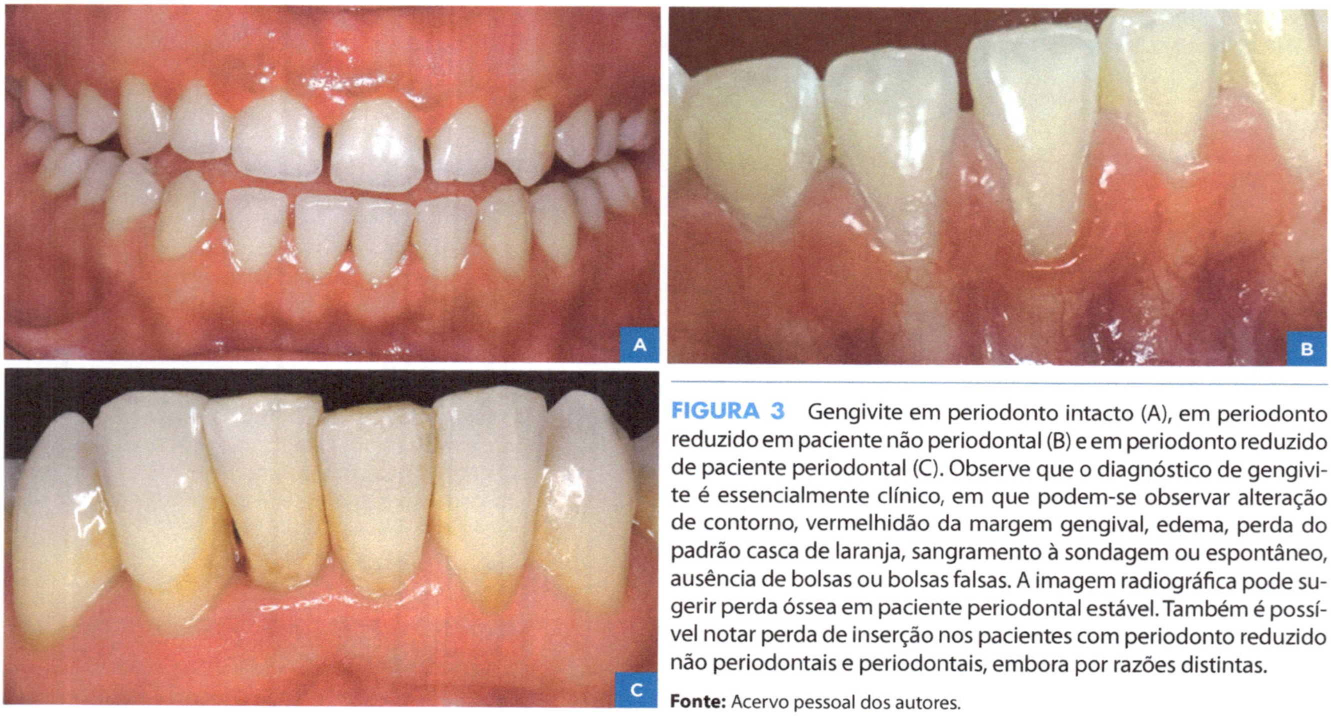

FIGURA 3 Gengivite em periodonto intacto (A), em periodonto reduzido em paciente não periodontal (B) e em periodonto reduzido de paciente periodontal (C). Observe que o diagnóstico de gengivite é essencialmente clínico, em que podem-se observar alteração de contorno, vermelhidão da margem gengival, edema, perda do padrão casca de laranja, sangramento à sondagem ou espontâneo, ausência de bolsas ou bolsas falsas. A imagem radiográfica pode sugerir perda óssea em paciente periodontal estável. Também é possível notar perda de inserção nos pacientes com periodonto reduzido não periodontais e periodontais, embora por razões distintas.

Fonte: Acervo pessoal dos autores.

TABELA 4 Características de gengivite em periodonto intacto e reduzido por razões não periodontais ou em pacientes estáveis periodontalmente.

Periodonto intacto	Periodonto reduzido em paciente não periodontal	Periodonto reduzido em paciente estável
Ausência de perda de inserção	Perda de inserção	Perda de inserção
Profundidade de sondagem ≤ 3 mm	Profundidade de sondagem ≤ 3 mm	Profundidade de sondagem ≤ 4 mm (sem sangramento à sondagem)
Sangramento à sondagem ≥ 10% dos sítios	Sangramento à sondagem ≥ 10% dos sítios	Sangramento à sondagem ≥ 10% dos sítios
Ausência de perda óssea	Possível perda óssea radiográfica	Perda óssea radiográfica

Fonte: Elaborada pelos autores.

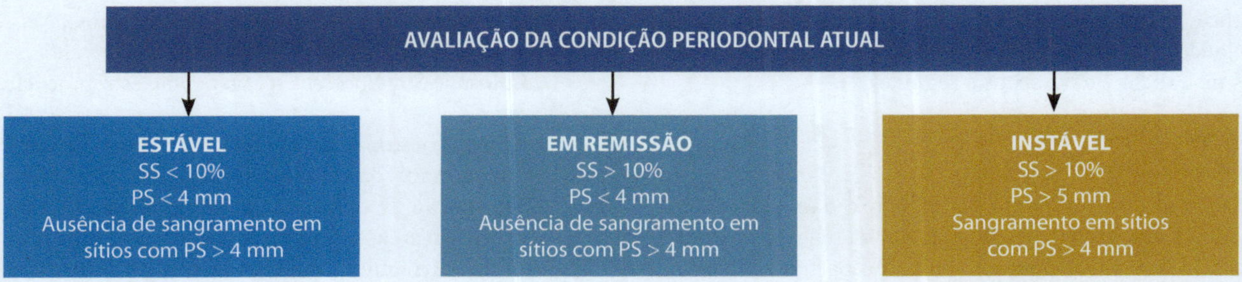

FIGURA 4 Características do paciente periodontal controlado (saudável, estável), em remissão (com inflamação gengival) e não controlado (com periodontite recorrente, instável).

PS, perda de sítios; SS, sangramento em sítios.

Fonte: Elaborada pelos autores.

Associadas ao biofilme com fatores modificadores sistêmicos

A gengivite pode estar associada ainda a fatores de risco sistêmico ou modificadores, que alteram a resposta imunoinflamatória à placa,[2,7] incluindo:

- Hiperglicemia em diabéticos (Figura 5A).
- Tabagismo.
- Deficiência de vitamina C.
- Níveis elevados de hormônios sexuais (Figura 5B).
- Medicamentos (especialmente imunomoduladores) (Figura 5C).
- Desordens hematológicas (p. ex., neutropenia).

Doenças gengivais não induzidas pelo biofilme

As doenças gengivais não induzidas pelo biofilme são causadas por outros agentes etiológicos, podendo ser influenciadas por acúmulo de biofilme e inflamação gengival,[8] devendo-se utilizar o código internacional de doenças (CID) para sua

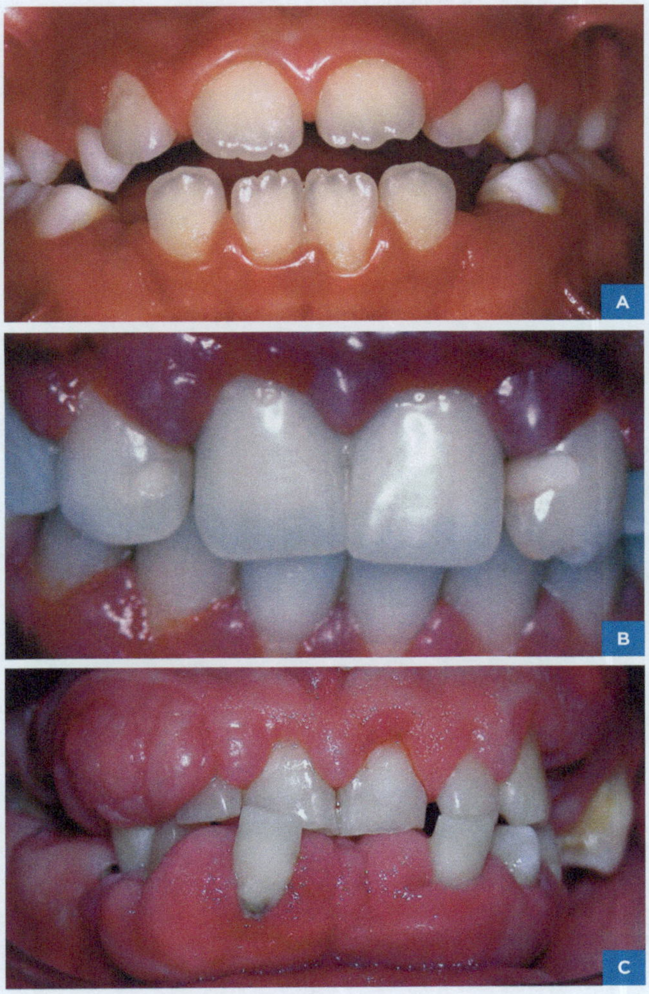

FIGURA 5 Gengivite associada a fatores de risco sistêmico ou moduladores. (A) Hiperglicemia em paciente diabético. Note a inflamação gengival caracterizada por vermelhidão, edema e alteração de contorno da margem gengival associada à presença de biofilme de placa em criança diabética tipo 1. (B) Gengivite da gravidez, caracterizada pelo desenvolvimento durante a gestação e influenciada por hormônios sexuais. Há presença de placa supra e/ou subgengival e, na maioria dos casos, a gravidade das lesões não tem correlação direta com a quantidade de biofilme. A gengiva apresenta-se com alteração de contorno, coloração e textura, sendo um achado frequente o sangramento gengival à sondagem ou espontâneo. (C) Hiperplasia gengival medicamentosa, caracterizada por aumento do volume gengival, podendo recobrir a coroa clínica dos dentes presentes. Está associada a alguns medicamentos, em especial ao uso de bloqueadores de canais de cálcio (anti-hipertensivo), imunossupressores (em especial, ciclosporina) e medicamentos anticonvulsivantes. Afeta sobretudo a gengiva ao redor de dentes, sem associação com perda óssea. No caso clínico de paciente do sexo masculino que faz uso de anticonvulsivante para controle de epilepsia, observa-se que o aumento gengival recobre a coroa clínica da maioria dos dentes. O controle de placa é essencial para melhora do caso clínico, a qual, muitas vezes, deve ser associada à substituição do medicamento por outro que tenha menor impacto no tecido gengival, a critério médico. Posteriormente, é necessário realizar procedimento de gengivectomia e gengivoplastia para recontorno do tecido gengival, facilitando o controle de placa pessoal.

Fonte: Acervo pessoal dos autores.

classificação primária. As doenças e condições gengivais não associadas ao biofilme foram agrupadas em 8 tipos, apresentados na **Tabela 2** e descritos a seguir.

Desordens genéticas ou de desenvolvimento

Fibromatose gengival hereditária

Caracterizada por aumento acentuado e não hemorrágico da gengiva em graus variados, de incidência rara, podendo se manifestar isoladamente ou como parte de síndrome, cuja etiologia está relacionada a alguns genes: *son of sevenless-1 (SOS-1)* e *2 (SOS-2)* e gene do fator de transcrição silenciador *RE1 (HGF5)*.[8,9] Na forma sindrômica, os sinais e sintomas extraorais são hipertricose generalizada, retardo mental, epilepsia, dismorfia, displasia de unhas e má-formação de órgãos, podendo ainda estar associada à amelogênese imperfeita. Afeta normalmente os dentes permanentes, porém pode acometer também a dentição decídua. A gengiva apresenta coloração normal, consistência firme, sem sinais clínicos de inflamação **(Figura 6)**. Acomete mais frequentemente a tuberosidade da maxila e gengiva vestibular dos molares inferiores, podendo cobrir a coroa dos dentes nos casos mais graves e levar ao desenvolvimento de periodontite, diastemas, erupção atrasada, protrusão labial e facial, interferindo na fala, na competência labial e na mastigação. O diagnóstico é baseado em avaliação clínica e análise histopatológica da gengiva.[9]

Infecções específicas

As infecções específicas se subdividem, de acordo com o agente etiológico envolvido, em: bacterianas, virais ou fúngicas.

- **Bacterianas:** causadas por bactérias específicas. Estão inseridas neste subgrupo doenças necrosantes **(Capítulo 13)** e outras infecções bacterianas específicas, causadas especialmente por: *Treponema pallidum* (sífilis), *Neisseria ghonorrhea* (gonorreia), *Mycobacterim tuberculosis* (tuberculose) e *Streptococcus* sp. (gengivite estreptocócica).
- **Virais:**
  - Gengivoestomatite herpética **(Figura 7)**: infecção aguda causada pelo herpes-vírus, caracterizada pela formação de vesículas que se rompem, coalescem e formam áreas ulceradas revestidas por fibrina de extensão irregular, com sintomatologia dolorosa, febre e linfadenopatia associadas **(Capítulo 13)**, acometendo principalmente crianças.[8]
  - Infecções causadas pelos vírus Coxsackie e varicela-zóster. Enquanto os primeiros causam herpangina e doença da mão-pé-boca, afetando principalmente crianças, o segundo provoca varicela (ou catapora) em crianças, recidivando na forma de herpes-zóster no adulto, que pode apresentar lesões extra e intraorais, inclusive na gengiva.
  - Molusco contagioso, que raramente apresenta manifestações orais.
  - Papilomavírus humano (HPV): incluem papiloma celular escamoso, condiloma *acuminatum*, verruga vulgar e hiperplasia epitelial focal, dependendo do tipo de HPV envolvido (já foram descritos 25 tipos).
- **Fúngicas:** candidose, histoplasmose, aspergolise, blastomicose, paracocciodiodomicose, dentre outras. A mais prevalente é a candidose, causada por diferentes espécies de *Candida*, sobretudo *C. albicans*. São caracterizadas principalmente por vermelhidão da gengiva inserida, muitas vezes com superfície granular. As lesões nodulares são menos comuns e caracterizadas por nódulos levemente elevados de coloração esbranquiçada ou avermelhada.[8]

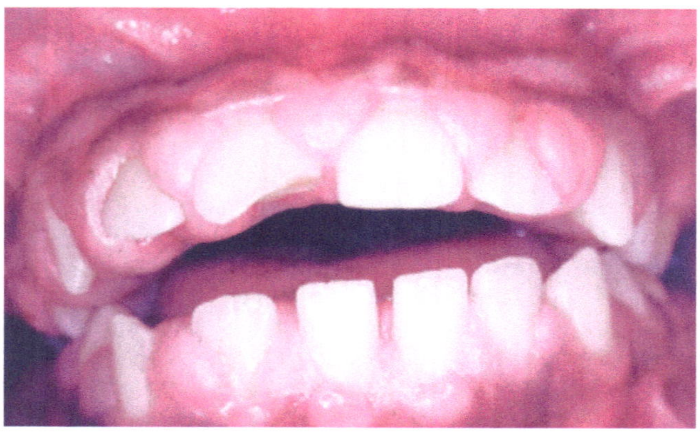

FIGURA 6 Hiperplasia fibrosa hereditária. A lesão pode se apresentar de forma isolada ou como parte de síndrome associada aos genes *SOS-1*, *SOS-2* e *HGF5*. Caracteriza-se por aumento gengival fibroso generalizado, afetando a gengiva superior e inferior, a tuberosidade maxilar e as áreas retromolares, e cobrindo parcialmente a coroa clínica dos dentes, o que gera prejuízos à estética e à função.

Fonte: Acervo pessoal dos autores.

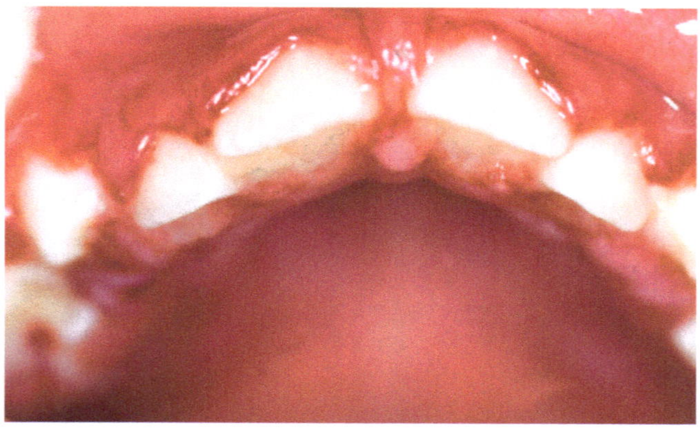

FIGURA 7 Gengivoestomatite herpética aguda em criança na fase de dentição primária. A doença é causada por herpes-vírus simples e caracterizada pela formação de vesículas que coalescem e se rompem, deixando a área ulcerada. Acomete gengiva, mucosa oral, língua, palato duro e é frequentemente acompanhada de febre, mal-estar geral, sintomatologia dolorosa intensa e linfadenopatia.

Fonte: Acervo pessoal dos autores.

Lesões e condições imunes e inflamatórias

A **Tabela 5** apresenta as doenças e condições imunes e inflamatórias gengivais não associadas ao biofilme.[8]

Processos reacionais

- **Epúlide:** termo utilizado para descrever processos exofíticos que se originam na gengiva,[8] associados a processos reacionais, não malignos. Representam resposta tecidual exagerada a fatores irritantes locais ou traumas. São classificados, de acordo com os aspectos histopatológicos, em:
  - Epúlide fibrosa.
  - Granuloma fibroblástico calcificante.
  - Granuloma piogênico.
  - Granuloma periférico de células gigantes.
  - Granuloma central de células gigantes.

Neoplasias (Tabela 6)

- Neoplasias pré-malignas.
  - Leucoplasia.
  - Eritroplasia.
- Neoplasias malignas:
  - Carcinoma espinocelular.
  - Leucemia.
  - Linfoma.

Doenças endócrinas, nutricionais e metabólicas

Neste item, destaca-se a deficiência de vitamina C, caracterizada por sangramento gengival, ulceração, edema e dor associados à deficiência na resposta imune.[8]

Lesões traumáticas

As lesões traumáticas da gengiva podem ocorrer por diferentes fatores, que podem ser subdivididos em:

- **Físicos ou mecânicos:** ceratose friccional, ulcerações gengivais causadas por escovação traumática e autoinjúria.

TABELA 5 Doenças e condições gengivais não induzidas pelo biofilme e associadas a lesões imunes e inflamatórias.

Tipo	Subtipos
Reações de hipersensibilidade	▸ **Alergia de contato:** a materiais restauradores, dentifrícios, enxaguatórios e alimentos ▸ **Gengivite plasmocitária:** condição inflamatória incomum que pode afetar a região anterior superior, de etiologia desconhecida, podendo estar relacionada à reação de hipersensibilidade a vários antígenos em diferentes substâncias ▸ **Eritema multiforme:** condição inflamatória aguda, rara, autolimitante, que afeta a mucosa oral, de etiologia desconhecida, podendo estar relacionada à reação de hipersensibilidade mediada por linfócitos T ou associada ao herpes e à pneumonia por *Mycoplasma* ou a alguns medicamentos
Doenças autoimunes da pele e das membranas mucosas	▸ **Pênfigo vulgar:** doença vesiculobolhosa autoimune da pele e das membranas mucosas, com envolvimento da mucosa oral como sítio primário de manifestação em mais da metade dos casos. Caracterizada por bolha intraepitelial na pele e nas membranas mucosas devido a autoanticorpos contra antígenos proteicos associados ao desmossoma, podendo se manifestar como gengivite descamativa e/ou lesões vesiculobolhosas da gengiva livre e inserida ▸ **Penfigoide:** grupo de desordens mucocutâneas causadas por autoanticorpos contra antígenos da membrana basal, levando à separação do epitélio-tecido conjuntivo. Quando apenas as membranas mucosas são afetadas, o termo a ser utilizado é penfigoide de membranas mucosas. Qualquer área da mucosa oral pode estar envolvida, manifestando-se principalmente como gengivite descamativa, com áreas vermelhas intensas. Normalmente, as bolhas se rompem rapidamente, deixando o leito ulcerado revestido por fibrina. A separação do epitélio do tecido conjuntivo ocorre na área de membrana basal, e esta é a principal característica diagnóstica na análise histopatológica ▸ **Líquen plano:** pode se apresentar de forma isolada ou associada com lesões de pele (5 a 44%), e é uma reação inflamatória contra antígeno não identificado na área da camada epitelial/membrana basal. Apresenta sintomatologia dolorosa, potencial pré-maligno e se apresenta de seis formas distintas, usualmente bilateral, sob a forma de gengivite descamativa. As lesões papulares ou reticulares caracterizam a doença. Os achados histopatológicos mostram hiperceratose, mudanças degenerativas das células basais e inflamação subepitelial com predomínio de linfócitos e macrófagos ▸ **Lúpus eritematoso sistêmico:** doença autoimune que se caracteriza pela produção de anticorpos anti-DNA, afetando diversos órgãos e tecidos e reunindo uma série de características diversas e inespecíficas, ou seja, não estão associadas exclusivamente à doença. Apresenta-se de duas formas: discoide (LED) ou sistêmica (LES). Pode acometer a gengiva e a mucosa oral, concomitantemente com o aparecimento de outros sinais e sintomas, como o *rash* malar, lesão avermelhada na face do paciente, semelhante a uma borboleta de asas abertas
Condições inflamatórias granulomatosas	▸ Doença de Crohn ▸ Sarcoidose ▸ Síndrome de Melkersson-Rosenthal ▸ Granulomatose orofacial[10]

Fonte: Elaborada pelos autores.

TABELA 6 Doenças e condições gengivais não induzidas pelo biofilme associadas a neoplasias.

Subtipo	Descrição
Leucoplasia	Lesão branca, geralmente assintomática, que não sai ao esfregaço com espátulas ou gaze. Cerca de 20% apresentam algum grau de displasia ou células malignas, e é considerada uma lesão pré-maligna. Pode ocorrer na mucosa vestibular, gengiva inferior, língua e assoalho da boca[8]
Eritroplasia	Lesão vermelha, oposta à leucoplasia, com potencial pré-maligno alto[11]
Carcinomas espinocelulares (CEC)	Os sinais clínicos são disfagia, formação de nódulos, sensação de ardor e rouquidão,[12] sem sintomatologia dolorosa.[13] Manifestação gengival em 20% dos casos,[14] mais comumente apresentada na forma de lesões leucoplásicas, eritroplásicas, nodulares, ulcerativas ou verrucosas, com sinais de displasia nos achados histopatológicos.[15] Podem-se observar mobilidade dos dentes adjacentes e invasão do osso alveolar subjacente em aproximadamente 50% dos casos
Leucemia	São classificadas como o grupo de neoplasias malignas que se caracterizam por proliferação progressiva e descontrolada de leucócitos anormais, levando à substituição dos elementos da medula óssea por células leucêmicas.[16] Dentre as manifestações periodontais da doença destacam-se infiltração leucêmica, resultando em crescimento e sangramento gengival, ulcerações, infecções, mucosite e neuropatias, ocasionando dor e desconforto ao paciente[17,18,19]
Linfomas	Dois tipos principais: Hodgkin e não Hodgkin. As manifestações orais dos linfomas Hodgkins são raras, e as mais comuns, citadas na literatura, são lesões localizadas no palato, na maxila e na mandíbula com envolvimento ósseo, de gengiva, palato (apenas tecido mole) e vestíbulo,[20,21] além de tonsilas amigdalianas e glândula parótida.[20] Como sinais mais frequentemente presentes têm-se: edema, ulceração e destruição de tecido ósseo, observados radiograficamente[21]

Fonte: Elaborada pelos autores.

- **Químicos:** associados ao uso de clorexidina, ácido acetilsalicílico, cocaína, peróxido de hidrogênio, dentifrícios ou outros produtos diretamente em contato ao tecido gengival. Pode ser decorrente também de contato acidental durante o atendimento odontológico, como paraformaldeído, hidróxido de cálcio e agentes clareadores à base de peróxido de hidrogênio.
- **Térmicos:** relacionados ao consumo de comidas e de bebidas quentes. [8]

Pigmentação gengival

- **Melanose do fumante:** causada por pigmentação melanocítica da mucosa oral relacionada com o tabagismo. Ocorre mais frequentemente na região anterior inferior vestibular, melhorando ou desaparecendo completamente após a cessação do fumo.[8]
- **Pigmentação gengival ou melanoplasia:** condição fisiológica, relacionada à raça, que acomete simetricamente os tecidos gengivais e bucais, ou associada a fatores exógenos e endógenos, incluindo medicamentos, metais pesados, genética, distúrbios endócrinos (doença de Addison), síndromes (Albright, Peutz-Jeghers) e reações pós-inflamatórias.[8]
- **Pigmentação induzida por medicamentos:** causada por acúmulo de melanina, depósitos de droga ou seus metabólitos, síntese de pigmentos induzidos por droga ou deposição de ferro após dano aos vasos sanguíneos.[8] São exemplos de drogas que causam pigmentação: cloroquina, hidroxicloroquina[22,23] e minociclina.[8]
- **Tatuagens de amálgama:** causadas pelo acúmulo não intencional de amálgama nos tecidos gengivais após sua remoção ou colocação sem isolamento absoluto. Caracterizam-se por lesões de coloração azulada, preta ou cinza não elevadas na gengiva, com sinais radiográficos da presença do material restaurador.[8]

Periodontites

A periodontite foi classificada em:[24]

- Periodontite
- Periodontite ulcerativa necrosante.
- Periodontite como manifestação de doenças sistêmicas.

Doenças periodontais necrosantes

As doenças periodontais necrosantes foram subdivididas em três tipos:[25]

- **Estomatite necrosante:** condição inflamatória grave do periodonto e da cavidade oral na qual a necrose tecidual se estende além da gengiva e do osso alveolar, podendo atravessar a mucosa alveolar, com grandes áreas de osteíte e formação de sequestros ósseos. Geralmente, ocorre em pacientes gravemente imunocomprometidos.[26]
- **Gengivite necrosante:** processo inflamatório agudo dos tecidos gengivais caracterizados por necrose/ulceração da papila interproximal, sangramento à sondagem e dor, podendo ainda se observarem halitose, pseudomembrana, linfadenopatia satélite, febre e salivação intensa.
- **Periodontite necrosante:** processo inflamatório do periodonto que se caracteriza, além dos sinais e sintomas descritos para gengivite necrosante, pela rápida perda óssea.

Essas lesões são causadas por invasão dos tecidos gengivais por espiroquetas na presença de resposta imunológica deficiente associada a estresse, tabagismo, má-nutrição, consumo de drogas e doenças imunossupressoras, como HIV. Os detalhes serão apresentados no **Capítulo 13**.

Periodontite

Doença inflamatória crônica caracterizada por resposta do hospedeiro à agressão bacteriana que resulta em perda de inserção periodontal,[27] bolsas periodontais e sangramento gengival. Seu início e progressão são influenciados por diferentes fatores de risco, levando a diferentes manifestações clínicas e resposta ao tratamento. Sua classificação deve considerar três aspectos:[24,27]

- Identificação do paciente como um caso de periodontite.
- Identificação do tipo específico de periodontite.
- Descrição da apresentação clínica e de outros elementos que afetam o manejo clínico, o prognóstico, a influência na saúde oral e sistêmica do paciente.

A periodontite é definida por perda de inserção interproximal em dois ou mais dentes não adjacentes *ou* por perda de inserção vestibular ≥ 3 mm com bolsas > 3 mm em dois ou mais dentes não adjacentes, desde que a perda de inserção não esteja relacionada com outras causas, como: recessão gengival de origem traumática, cáries cervicais, perda de inserção na distal do segundo molar relacionada com extração ou mau posicionamento do terceiro molar, lesão de origem endodôntica e fraturas radiculares.[24,27]

Classificação em estágios e graus

A. Estágio

O estágio da periodontite denota a severidade e a extensão da doença de acordo com a destruição dos tecidos periodontais. Os critérios primários para definição do estágio da periodontite são perdas óssea e de inserção. Adicionalmente, os fatores que determinam a complexidade do tratamento são levados em consideração. Para se determinar o estágio da periodontite, três aspectos devem ser considerados **(Figura 8)**:

- **Severidade:** baseia-se primariamente na perda de inserção (PI), considerada o padrão-ouro para determinação da gravidade dos casos, ou pela taxa de perda óssea interproximal (TPO), representada pelo percentual de perda óssea em relação ao comprimento da raiz.
- **Complexidade:** o número de dentes perdidos em função da doença periodontal é usado para diferenciar os estágios III e IV. No estágio III, o paciente apresenta até quatro dentes perdidos por razões periodontais e, embora sua condição periodontal seja grave, a complexidade do tratamento é menor do que no estágio IV, no qual se observa mais do que quatro dentes perdidos por razões periodontais, com possibilidade de perda de toda a dentição. Nos estágios I e II, a complexidade dos casos é determinada primariamente pela profundidade de sondagem e pela perda óssea horizontal.
- **Extensão:** a extensão da doença refere-se ao número e à distribuição dos sítios afetados. O ponto de corte para definir a doença em generalizada ou localizada continua em 30%. Assim, se o paciente apresentar até 30% dos dentes com perda de inserção, a distribuição e a extensão são localizadas; se for ≥ 30%, a extensão é generalizada. A forma anteriormente chamada de periodontite agressiva localizada, quando afeta pelo menos dois dentes, sendo um deles necessariamente o primeiro molar permanente, podendo também envolver incisivos permanentes e até dois dentes (caninos ou pré-molares) com perda de inserção ≥ 3 mm,[28] passa a ser chamada, na nova classificação, de padrão de molares e incisivos.[29]

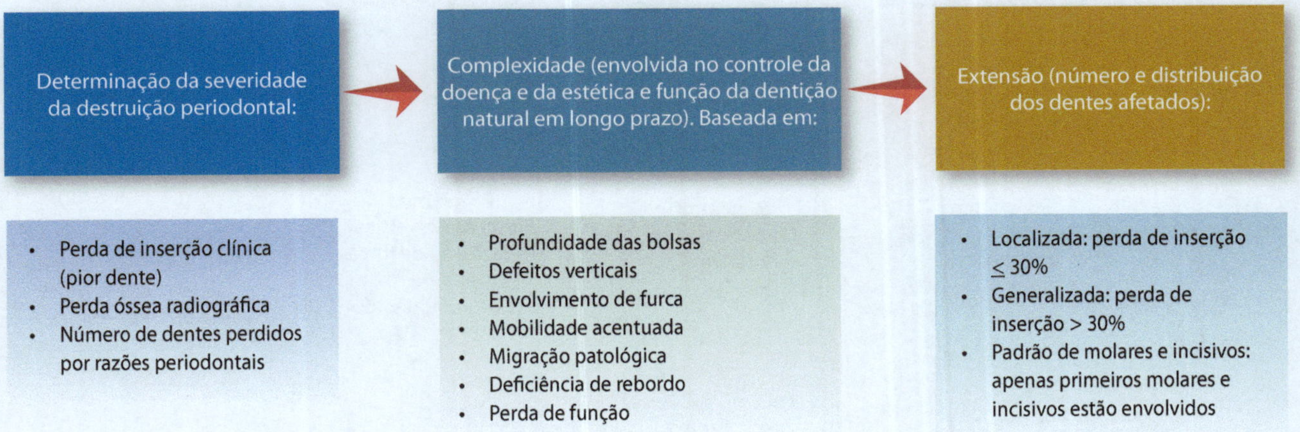

FIGURA 8 Descrição dos fatores determinantes de severidade, complexidade e extensão da periodontite.[24]
RX, raios-X.
Fonte: Elaborada pelos autores.

O resultado da determinação dos estágios permite definir o tipo de tratamento a ser realizado individualmente para cada caso clínico. O estágio I representa doença inicial, de menor complexidade de tratamento, enquanto o estágio IV representa maior severidade e complexidade, com necessidade de reabilitação da função mastigatória e estética. Os critérios que definem os estágios da periodontite estão descritos na **Figura 9**.

B. Grau

O uso de graus permite a identificação de fatores de risco presentes que podem afetar diretamente o diagnóstico, as características de progressão da doença, o prognóstico e o tratamento, possibilitando estimar o risco futuro de progressão da periodontite e a resposta à terapia, bem como estimar o impacto potencial da periodontite na saúde e doença sistêmica. Os critérios primários que definem o grau de periodontite podem ser categorizados em diretos ou indiretos, considerando-se a progressão da doença. As evidências consistem em se determinar direta e longitudinalmente a evolução do caso ao longo dos anos, com base primariamente na PI. Quando não for possível, pode-se utilizar os critérios indiretos, com base na taxa de perda óssea/idade ou no fenótipo clínico **(Figura 10)**.

B1. Modificadores do grau

Se o paciente apresentar algum fator de risco associado a maior risco de progressão de doença ou pior resposta ao tratamento, o grau deve ser aumentado independentemente do critério primário representado pela taxa de progressão. Os principais fatores de risco a serem considerados são: tabagismo e diabetes. Assim, a presença de diabetes mal controlada, representada por níveis elevados de hemoglobina glicada (HbA1c; ≥ 7%) ou tabagismo (≥ 10 cigarros/dia) modificam o grau da doença de A ou B para C, por exemplo. Além desses, o impacto sistêmico da doença periodontal também deve ser considerado como modificador de grau, por meio da avaliação dos níveis plasmáticos de proteína C reativa ultrassensível (PCR-US). Essa avaliação permite investigar o risco aumentado para doenças inflamatórias crônicas e o risco cardíaco, bem como determinar o impacto da doença periodontal na inflamação sistêmica **(Figura 11)**. A **Figura 12** ilustra um caso de periodontite estágio II, grau C.

Periodontite como manifestação de doenças sistêmicas

Algumas doenças e condições sistêmicas podem afetar os tecidos periodontais de suporte. Elas podem ser agrupadas em diferentes categorias e devem ser descritas de acordo com o Código Internacional de Doenças (CID) **(Tabela 7)**. Essas

	Estágio I (Periodontite inicial)	Estágio II (Periodontite moderada)	Estágio III (Periodontite severa)	Estágio IV (Periodontite severa com potencial perda de dentição)
Perda de inserção	1 a 2 mm	3 a 4 mm	≥ 5 mm	≥ 5 mm
Perda óssea radiográfica	≤ 15% da raiz (Próximo à JCE)	15 - 33% da raiz (1/3 coronal da raiz)	> 33%	> 33%
Perda dentária	Sem perda dentária por periodontite	Sem perda dentária por periodontite	Perda ≤ 4 dentes	Perda ≥ 5 dentes
Complexidade	PS ≤ 4 mm; Perda óssea horizontal	PS ≤ 5 mm; Perda óssea horizontal	PS ≤ 6 mm; Perda óssea vertical (≥ 3); Lesão de furca II ou III; Defeito de rebordo moderado	Disfunção mastigatória; Trauma oclusal 2º (Mobilidade > 2); Defeito severo de rebordo; Perda da DVO; Abertura em leque; < 20 dentes remanescentes (10 U)

FIGURA 9 Critérios para determinação do estágio da periodontite.[27] O estágio IV corresponde à periodontite avançada, onde geralmente observa-se perda de inserção mais grave (≥ 8 mm) e perda de pelo menos 5 dentes por razões periodontais, levando à redução do número de unidades funcionais (< 10).

DVO, dimensão vertical de oclusão; JCE, junção cemento-esmalte; PS, perda de sítios; U, unidades.

Fonte: Elaborada pelos autores.

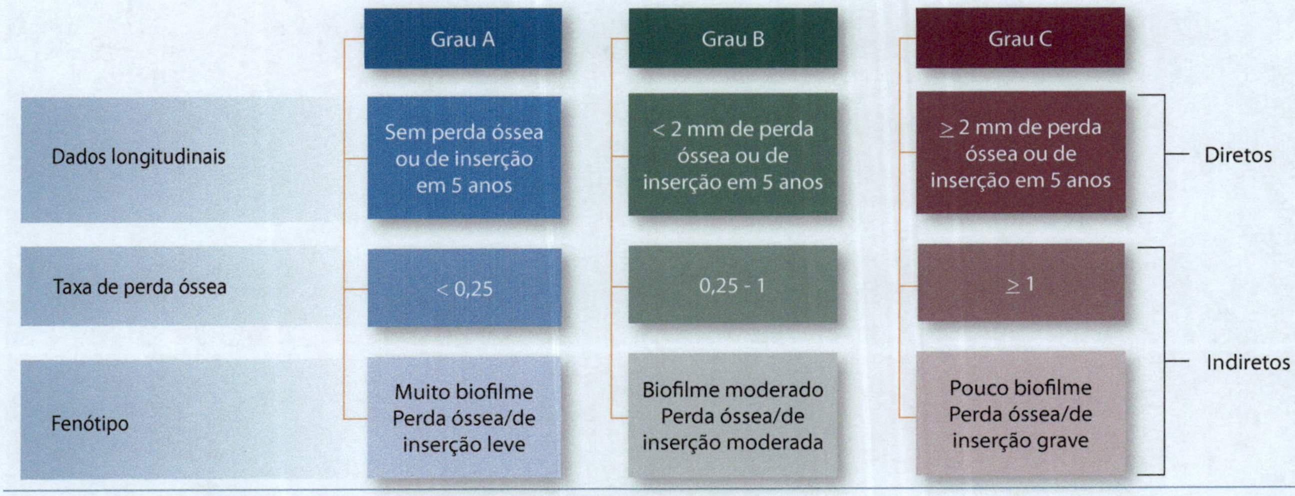

FIGURA 10 Critérios para determinação do grau da periodontite.[27]

Fonte: Elaborada pelos autores.

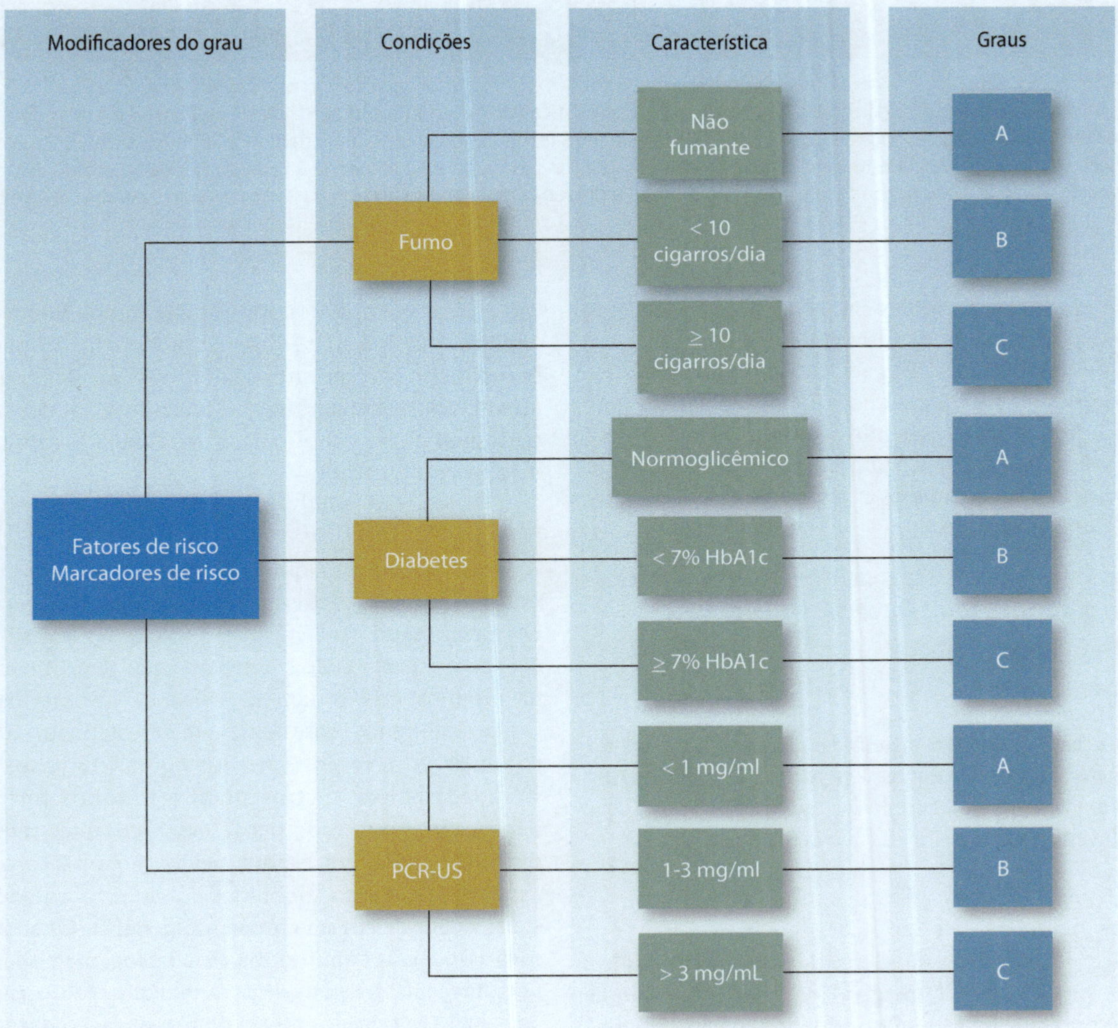

FIGURA 11 Critérios para modificação do grau da periodontite.[27]

HbA1c, hemoglobina glicada; PCR-US, proteína C reativa ultrassensível.

Fonte: Elaborada pelos autores.

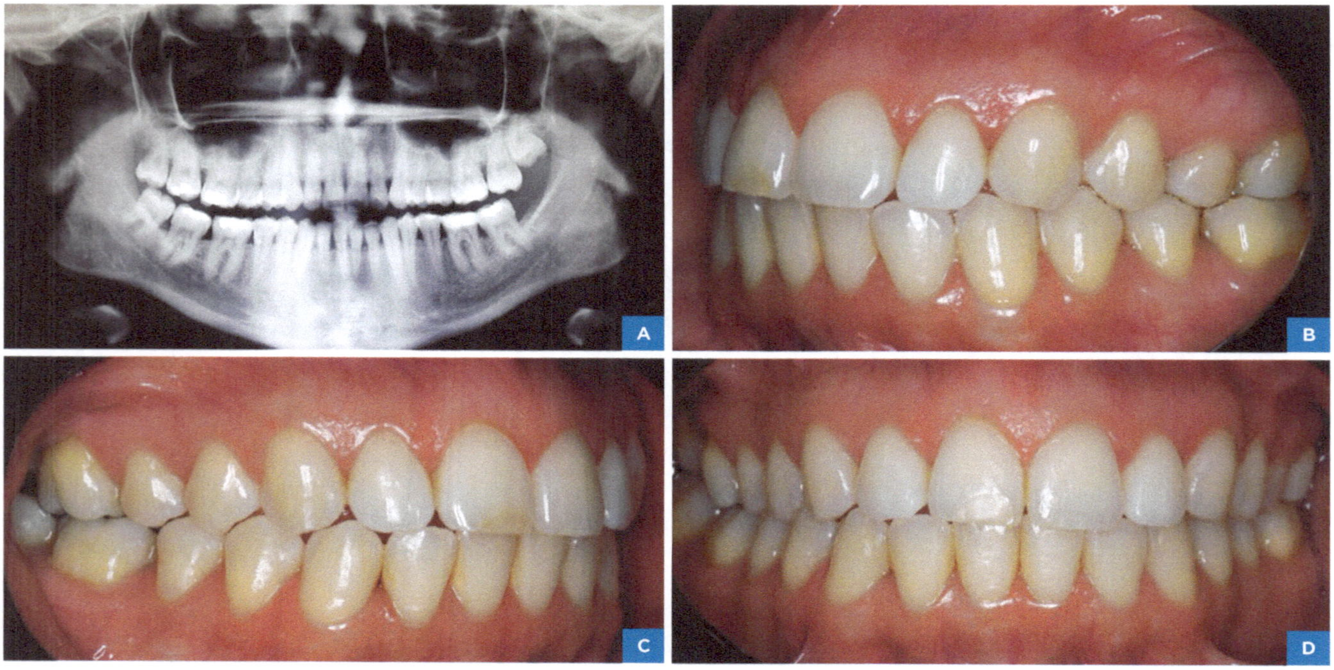

FIGURA 12 Periodontite estágio II, grau C. As principais características desse estágio são perda de inserção de 3 a 4 mm, correspondendo à periodontite moderada, presença de bolsas periodontais de até 5 mm e sangramento à sondagem ≥ 10% dos sítios. Note em A a perda óssea caracterizada pela distância entre a crista óssea alveolar e a junção cemento-esmalte > 3 mm, com localização da crista óssea no terço médio radicular. A taxa de perda óssea é de 1% e nota-se a presença de biofilme fino ou ausente nas vistas laterais (B, C) e frontal (D).

Fonte: Acervo pessoal dos autores.

doenças podem ser subdivididas em: (1) doenças sistêmicas com efeito maior na perda de inserção por seu impacto inflamatório de natureza genética, adquirida ou inflamatória; (2) outras desordens sistêmicas que influenciam a patogênese da doença periodontal, podendo acometer os tecidos periodontais por influenciar a inflamação, como a síndrome de Papillon-Lefèvre, ou por modificar o curso da periodontite, como diabetes e tabagismo.[30]

Manifestações periodontais de doenças sistêmicas e condições adquiridas e de desenvolvimento

Doenças ou condições sistêmicas que afetam os tecidos de suporte periodontal

Outras doenças e condições sistêmicas não relacionadas ao biofilme bacteriano podem levar à perda dos tecidos periodontais de suporte, como neoplasias, conforme listadas na **Tabela 8**, devendo ser classificadas de acordo com o CID.

Outras condições periodontais

Abscessos periodontais

Os abscessos periodontais são definidos pelo acúmulo localizado de pus na parede gengival da bolsa periodontal ou do sulco gengival, resultando em destruição tecidual significante.[25] Os principais sinais e sintomas são elevação ovoide da gengiva, ao longo da face lateral da raiz, com sangramento à sondagem, podendo incluir ainda dor, supuração à sondagem, bolsas profundas e mobilidade dentária aumentada. Podem se desenvolver em lesão periodontal preexistente ou em sítios saudáveis que tenham sofrido algum tipo de agressão.[30] A classificação dos abscessos periodontais está apresentada na **Tabela 9** e discutida em detalhes no **Capítulo 13**.

Lesões endodôntico-periodontais

As lesões endoperiodontais podem ser definidas como comunicação patológica entre a polpa e os tecidos periodontais na forma aguda ou crônica. Devem ser classificadas de acordo com os sinais e sintomas que têm impacto direto no prognóstico e tratamento. Os sinais primários são bolsas periodontais profundas, que se estendem até o ápice radicular, e/ou resposta negativa ou alterada aos testes de vitalidade pulpar. Outros sinais e sintomas incluem: evidência radiográfica de perda óssea no ápice radicular ou região de furca, dor espontânea ou à palpação/percussão, exsudato purulento, mobilidade dentária acentuada, fístula e alterações de cor na coroa e/ou gengiva. Os sinais em lesões associadas com trauma e/ou iatrogenia podem incluir perfuração, fratura ou trinca radicular e reabsorção externa da raiz.[25] Os critérios atuais de classificação das lesões endoperiodontais estão apresentados na **Tabela 10**. Os fatores envolvidos no diagnóstico, prognóstico e tratamento dessas lesões estão apresentados no **Capítulo 11**.

TABELA 7 Periodontite como manifestação de doenças sistêmicas.

Influência na inflamação periodontal	
DOENÇAS GENÉTICAS	
1. Imunológicas	
CID	DOENÇA
Q90.9	Síndrome de Down
D72.0	Síndrome da deficiência de adesão leucocitária
Q82.8	Síndrome de Papillon-Lefèvre
Q82.8	Síndrome de Haim-Munk
E70.3	Síndrome de Chediak-Higashi
	Neutropenia severa
D70.0	Congênita (síndrome de Kostmann)
D70.4	Neutropenia cíclica
	Doenças de imunodeficiência primária
D71.0	Doença granulomatosa crônica
D82.9	Síndrome da hiperimunoglobulina E
Q87.8	Síndrome de Cohen
2. Que afetam a mucosa oral e o tecido gengival	
CID	DOENÇA
Q81.2	Epidermólise bolhosa distrófica
Q81.8	Síndrome de Kindler
D68.2	Deficiência de plasminogênio
3. Que afetam os tecidos conjuntivos	
CID	DOENÇA
Q79.6	Síndrome de Ehler-Danlos (tipos IV, VIII)
D84.1	Angioedema (deficiência do inibidor de C1)
M32.9	Lúpus eritematoso sistêmico
4. Endócrinas e metabólicas	
CID	DOENÇA
E74.0	Doença de armazenamento de glicogênio
E75.2	Síndrome de Gaucher
E83.30	Hipofosfatasia
E83.31	Hipofosfatemia *rickets*
Q78.8	Síndrome de Hajdu-Cheney
E10/E11	Diabetes *mellitus*
E66.9	Obesidade
M81.9	Osteoporose

(Continua)

TABELA 7 Periodontite como manifestação de doenças sistêmicas. *(Continuação)*

Influência na inflamação periodontal	
IMUNODEFICIÊNCIAS ADQUIRIDAS	
CID	DOENÇA
D70.9	Neutropenia adquirida
B24	HIV
DOENÇAS INFLAMATÓRIAS	
CID	DOENÇA
L12.3	Epidermólise bolhosa adquirida
K50/51.9/52.9	Doença inflamatória de Bowel
M05/06/15-19	Artrite (artrite reumatoide, osteoartrite)
Outras doenças sistêmicas que influenciam a patogênese das doenças periodontais	
CID	DOENÇA
E10–E14	Diabetes *mellitus*
E66	Obesidade
F32.9	Estresse emocional e depressão
F17	Fumo (dependência de nicotina)
—	Medicamentos

CID, Código Internacional de Doenças.
Fonte: Adaptada de Jepsen, 2019;[30] Albandar *et al.*, 2018.[33]

TABELA 8 Doenças ou condições sistêmicas que afetam os tecidos periodontais de suporte.

NEOPLASIAS	
CID	DOENÇA
Doenças neoplásicas dos tecidos periodontais	
C03.0/03.1	Carcinoma espinocelular oral (CEC oral)
D48.0	Tumores odontogênicos
C41.0	Outras neoplasias primárias dos tecidos periodontais
C06.8	Neoplasias secundárias metastáticas dos tecidos periodontais
OUTRAS DESORDENS QUE PODEM AFETAR O PERIODONTO	
CID	DOENÇA
M31.3	Granulomatose com poliangiite
C96.6	Histiocitose de células de Langerhans
K10.1	Granuloma de células gigantes
E21.0	Hiperparatireoidismo
M34.9	Esclerose sistêmica (escleroderma)
M89.5	Síndrome de Gorham-Stout

Fonte: Adaptada de Jepsen, 2019[30]; Albandar *et al.*, 2018.[33]

TABELA 9 Classificação dos abscessos periodontais de acordo com sua etiologia.

Pacientes periodontais (bolsas periodontais preexistentes)	Exacerbação aguda	Periodontite não tratada	
		Ausência de resposta à terapia periodontal	
		Terapia periodontal de suporte	
	Após o tratamento	Pós-raspagem	
		Pós-cirurgia	
		Pós-medicamentosa	Antimicrobianos sistêmicos
			Outros: nifedipina
Pacientes não periodontais	Impacção	Fio dental, elásticos ortodônticos, lençol de borracha, casca de pipoca	
	Hábitos nocivos	Morder fios, unhas e bruxismo	
	Fatores ortodônticos	Forças ortodônticas ou mordida cruzada	
	Hiperplasia gengival	—	
	Alteração da superfície radicular	Alterações anatômicas graves	Dentes invaginados, *dens evaginatus* ou odontodisplasia
		Alterações anatômicas menores	Pérolas de esmalte, defeitos de cemento ou sulcos de desenvolvimento
		Iatrogenia	Perfurações
		Dano radicular grave	Fissuras ou fraturas, síndrome do dente craquelado
		Pós-cirurgia	

CID, Código Internacional de Doenças.

Fonte: Adaptada de Herrera *et al.* (2018)[25] e Jepsen, 2019.[30]

TABELA 10 Classificação das lesões endoperiodontais.

Com dano radicular	Fratura ou trinca radicular	
	Perfuração do canal radicular ou da câmara pulpar	
	Reabsorção radicular externa	
Sem dano radicular	Em paciente periodontal	**Grau 1:** bolsa periodontal estreita e profunda em uma face dentária
		Grau 2: bolsa periodontal ampla e profunda em uma face dentária
		Grau 3: bolsa periodontal profunda em mais do que uma face dentária
	Em paciente não periodontal	**Grau 1:** bolsa periodontal estreita e profunda em uma face dentária
		Grau 2: bolsa periodontal ampla e profunda em uma face dentária
		Grau 3: bolsa periodontal profunda em mais do que uma face dentária

Fonte: Adaptada de Herrera *et al.*, 2018.[25]

Deformidades e condições mucogengivais ao redor dos dentes

As deformidades e condições mucogengivais ao redor de dentes definidas no consenso mundial para classificação das doenças e condições periodontais e peri-implantares foram descritas por Cortellini e Bissada[31] e incluem fenótipo gengival, recessão gengival/de tecido mole, falta de gengiva ceratinizada (≤ 2 mm, segundo Lang e Löe),[32] vestíbulo raso, inserção aberrante de freios e bridas, excesso gengival e coloração anormal da gengiva.

Fenótipo

A definição de fenótipo gengival tem como base características relacionadas com o biótipo gengival (altura e espessura de gengiva ceratinizada), morfologia (espessura) óssea e dimensão dos dentes, de modo que as duas primeiras são as principais. O fenótipo periodontal foi categorizado em três tipos de acordo com essas características,[32,34] conforme apresentado na **Figura 13**.

Recessão gengival/de tecido mole

A recessão gengival ou de tecido mole é definida como a migração apical da margem gengival em relação à JCE.[35] Está associada com perda de inserção e exposição da superfície radicular à cavidade bucal.[31] Sua etiologia envolve vários fatores,[34,36] especialmente correlacionados ao fenótipo fino, à ausência de faixa adequada de gengiva ceratinizada (< 2 mm) e à espessura fina da tábua vestibular em decorrência de mau posicionamento dentário no arco.[34,36,37,38] Para determinação e elaboração do plano de tratamento, devem ser avaliadas altura e espessura da gengiva, profundidade da recessão, presença ou ausência de lesões cervicais, com ou sem preservação da integridade da JCE. As recessões gengivais são classificadas quanto à localização em vestibular/lingual ou interproximal ou papilar, seguindo a proposta de Cairo *et al.*, 2011,[39] e podem ser observadas na **Figura 14**. Elas podem ou não estar associadas a lesões cervicais cariosas ou não cariosas, que modificam a JCE (reduzindo a probabilidade de recobrimento radicular completo), levando ao seu potencial desaparecimento e/ou à formação de concavidades cervicais. Assim, essas condições foram classificadas em:[40]

- **Classe A:** quando a JCE é detectável.
- **Classe B:** quando a JCE é indetectável.

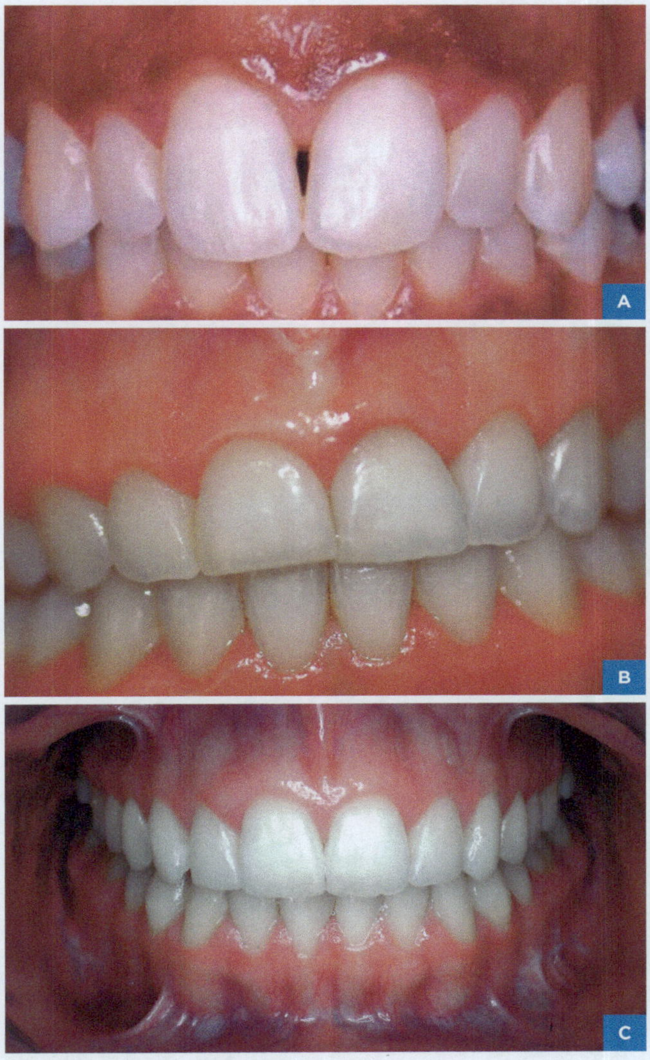

FIGURA 13 Classificação dos fenótipos periodontais.[31] (A) Fenótipo fino e curvado, associado a coroas triangulares, convexidade cervical acentuada, contatos interproximais próximos à borda incisal, zona estreita de gengiva ceratinizada, gengiva fina e osso alveolar fino. (B) Fenótipo espesso e curvado, caracterizado por dentes mais finos, gengiva espessa e fibrótica, faixa estreita de gengiva ceratinizada e contorno gengival acentuado. (C) Fenótipo espesso e achatado, associado a dentes mais quadrados, convexidade cervical pronunciada, contatos interproximais localizados mais apicalmente, zona ampla de gengiva ceratinizada espessa e fibrótica e osso alveolar espesso.

Fonte: Acervo pessoal dos autores.

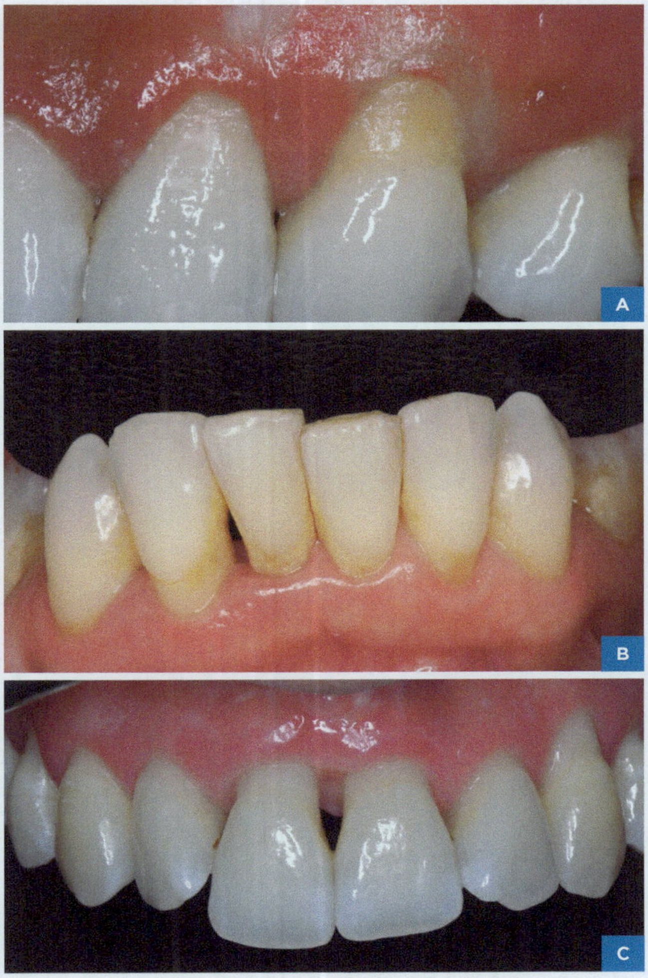

FIGURA 14 Classificação das recessões gengivais.[31,39] (A) Recessão tipo 1 (RT1): recessão gengival sem perda de inserção interproximal. A JCE interproximal não é detectada nos aspectos mesial e distal do dente. Corresponde às classes I e II de Miller, com previsibilidade de recobrimento de 100%. (B) Recessão tipo 2 (RT2): recessão gengival associada à perda de inserção interproximal. A quantidade de perda de inserção interproximal (medida da JCE interproximal ao fundo do sulco ou bolsa) é menor ou igual à perda de inserção vestibular (medida da JCE vestibular ao fundo do sulco ou bolsa). Corresponde à classe III de Miller, e a previsibilidade de recobrimento é limitada pelo nível de inserção interproximal. (C) Recessão tipo 3 (RT3): há perda de inserção interproximal. A quantidade de perda de inserção é maior do que a perda de inserção vestibular. Corresponde à classe IV de Miller, e não existe possibilidade de recobrimento radicular completo.

Fonte: Acervo pessoal dos autores.

- **Classe +:** quando há degrau cervical > 0,5 mm.
- **Classe –:** ausência de degrau cervical.

Forças oclusais traumáticas

Na nova classificação, "força oclusal traumática" substitui o termo "força oclusal excessiva" da classificação anterior e pode ser definida como "qualquer força que resulte em injúria aos dentes (desgaste ou fratura) e/ou ao periodonto".[30] O termo "trauma oclusal" é usado para descrever, do ponto de vista histológico, a lesão aos tecidos periodontais. Os sinais e sintomas de forças oclusais traumáticas são: mobilidade acentuada adaptativa do dente, mobilidade progressiva, sensibilidade térmica, desgaste oclusal excessivo, migração dentária, dor ou desconforto ao mastigar, fratura dentária, alargamento do espaço do ligamento periodontal em imagens radiográficas, reabsorção radicular e hipercementose.[41,30] As forças oclusais traumáticas, levando à mobilidade adaptativa de dentes com suporte periodontal, definem o trauma oclusal primário, e aquelas levando à mobilidade progressiva em dentes com perda de suporte periodontal definem o trauma oclusal secundário.[41] As características das forças oclusais traumáticas, trauma oclusal primário e secundário serão descritas em detalhes no **Capítulo 16**.

Fatores relacionados às próteses e aos dentes que modificam ou predispõem doenças gengivais relacionadas ao biofilme/periodontite

Esta categoria engloba todos os fatores que modificam ou predispõem doenças gengivais ou periodontite induzida pelo biofilme:

Fatores localizados relacionados ao dente:

- Fatores anatômicos do dente.
- Fraturas radiculares.
- Reabsorção radicular cervical, pérolas de esmalte.
- Proximidade radicular.
- Erupção passiva alterada.

Fatores localizados relacionados à prótese:

- Margens das restaurações invadindo a área de "inserção tecidual supracrestal", termo que substitui "distâncias biológicas periodontais", levando ao desenvolvimento de inflamação e perda de inserção periodontal **(Figura 15)**.
- Procedimentos clínicos relacionados à fabricação de restaurações indiretas.
- Reações de hipersensibilidade ou tóxicas a materiais odontológicos.

Doenças e condições peri-implantares

Saúde peri-implantar

A mucosa peri-implantar refere-se aos tecidos moles ao redor dos implantes e apresenta algumas dimensões consideradas fisiológicas, conforme já demonstrado em estudos com animais e seres humanos. Chamadas de distâncias ou dimensões biológicas peri-implantares, são compostas pelo epitélio juncional e pela área de adesão conjuntiva aos

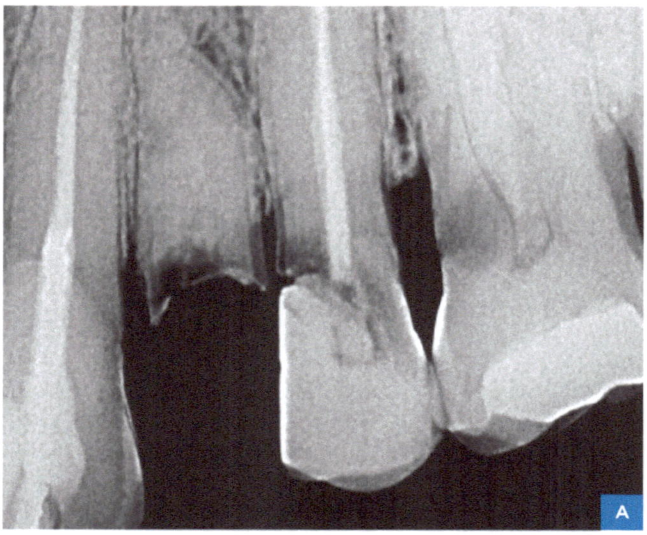

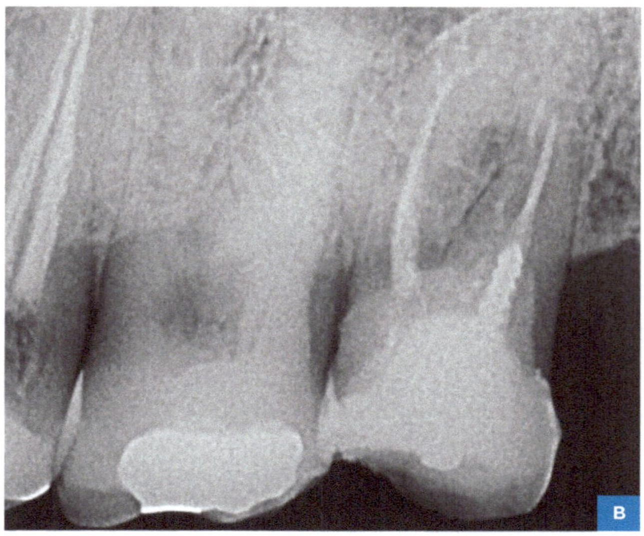

FIGURA 15 Margem subgengival de restaurações protéticas ou terapêuticas, associadas a inflamação gengival, perda óssea e de inserção periodontal. Na imagem em A, observa-se fratura da coroa do dente 24, com cárie radicular estendendo-se até o nível da crista óssea. O dente 35 apresenta restauração em resina estendendo-se até o nível da junção cemento-esmalte em dente tratado endodonticamente, com recidiva de cárie radicular formando um *gap* entre a restauração e a raiz dentária. Observe a radiolucidez do remanescente radicular supracrestal, resultando em reabsorção óssea na área. O dente 26 apresenta aspecto radiolúcido na região cervical por mesial, também se estendendo subgengivalmente, apicalmente à JCE, resultando em perda óssea. Em (B), observa-se restauração a pino no dente 27, endodonticamente tratado, estendendo-se apicalmente à JCE, resultando em invasão das "distâncias biológicas" e perda óssea periodontal.

Fonte: Acervo pessoal dos autores.

componentes do implante. As dimensões da mucosa peri-implantar variam de 3 a 4 mm, com epitélio de aproximadamente 2 mm de comprimento.[42] As definições de saúde peri-implantar, mucosite peri-implantar e peri-implantite estão descritas na **Tabela 11**.[43]

Mucosite peri-implantar

A mucosite peri-implantar pode ser definida como inflamação dos tecidos peri-implantares na ausência de perda óssea peri-implantar, caracterizada clinicamente por vermelhidão, edema, sangramento à sondagem suave e supuração.[44] A lesão se localiza lateralmente ao epitélio juncional ou à bolsa, mas não se estende para a zona de tecido conjuntivo supracrestal "apical" ao epitélio juncional ou à bolsa.[45] Sua principal característica clínica é o sangramento à sondagem e a reversibilidade com o tratamento clínico, semelhante à gengivite. Está associada ao acúmulo de biofilme.

Peri-implantite

Pode ser definida como uma condição patológica associada ao biofilme de placa que ocorre nos tecidos ao redor dos implantes odontológicos, caracterizada por inflamação da mucosa peri-implantar e por perda óssea progressiva.[46] Apresenta sinais clínicos de inflamação e se estende apicalmente ao epitélio juncional ou à bolsa e é maior do que aqueles observados na mucosite e em sítios periodontais. Supõe-se que a mucosite preceda a peri-implantite, na ausência de tratamento regular, mais rapidamente do que a gengivite pode progredir para periodontite, com padrão não linear de progressão. A etiologia está relacionada à placa, podendo ser influenciada por diferentes fatores de risco, como história prévia de periodontite.

Deficiências dos tecidos moles e duros peri-implantares

As deficiências de tecidos moles e duros ao redor de implantes são achados clínicos comuns que podem levar a complicações e comprometer a sobrevivência dos implantes. Assim, é importante entender sua etiologia para definir as melhores estratégias preventivas e de tratamento. Os fatores etiológicos para essas deficiências incluem: doenças e condições sistêmicas; medicamentos sistêmicos; processos cicatriciais; remodelação e resposta tecidual às intervenções clínicas; trauma às estruturas orofaciais; doenças locais que acometem dentes, periodonto, osso e mucosa; fatores biomecânicos; morfologia e fenótipo tecidual; e fatores iatrogênicos, que atuam de forma isolada ou combinada.[47] Os principais fatores associados às deficiências de tecidos ao redor de implantes estão descritos na **Tabela 12**.

TABELA 11 Definições de saúde peri-implantar, mucosite peri-implantar e peri-implantite.

Saúde	Mucosite	Peri-implantite
▸ PS ≤ 5 mm em geral, podendo variar dependendo de vários fatos, como tipo de implante[43] ▸ Ausência de supuração ou sangramento à sondagem[43] ▸ Ausência de perda óssea radiográfica obtida logo após a instalação da prótese como referência para comparações futuras ▸ Mudanças no nível ósseo peri-implantar ≥ 2 mm são considerados como patológicos[43] ▸ Ausência de sinais clínicos de inflamação (coloração rósea do tecido mole peri-implantar, ausência de edema e consistência firme do tecido[43,48]	▸ Sangramento à sondagem[43] ▸ Sinais clínicos de inflamação na mucosa peri-implantar (vermelhidão, edema e brilho do tecido, além de sintomas de dor[43] ▸ Supuração[43] ▸ Aumento na profundidade de sondagem em relação às medidas iniciais (após a instalação da prótese[43] ▸ Ausência de alterações no nível ósseo peri-implantar > 2 mm após o primeiro ano seguinte à instalação da prótese[43]	▸ Presença de sinais clínicos de inflamação na mucosa peri-implantar (vermelhidão, edema, brilho do tecido gengival e sintomas de dor[43,46] ▸ Sangramento à sondagem[43,46] ▸ Aumento na profundidade de sondagem em relação às medidas obtidas no momento da instalação da prótese [43,46] ▸ Perda óssea progressiva (> 2 mm) após o primeiro ano da instalação da prótese[43,46] ▸ Na ausência de radiografias e profundidades de sondagem iniciais, evidência radiográfica de nível ósseo ≥ 3 mm e/ou PS ≥ 6 associada ao sangramento à sondagem representam peri-implantite[43,46]

PS, perda de sítios.
Fonte: Elaborada pelos autores.

TABELA 12 Fatores que afetam a deficiência de tecidos mole e duro ao redor dos implantes.

Classificação	Etiologia/Associação
Deficiência de tecidos moles e duros antes da instalação dos implantes	Etiologia: ▸ Perda dentária[47,48] ▸ Perda de suporte periodontal[47,48] ▸ Infecções endodônticas[47,48] ▸ Fraturas radiculares longitudinais[47,48] ▸ Tábua vestibular fina[48] ▸ Posição do dente no arco[48] ▸ Extração traumática[47,48] ▸ Trauma[47,48] ▸ Pneumatização do seio maxilar[47,48] ▸ Medicamentos[48] ▸ Doenças sistêmicas[47,48] ▸ Agenesia[48] ▸ Pressão exercida por próteses removíveis[48] ▸ Combinação de fatores[48]
Deficiência de tecidos moles e duros depois da instalação dos implantes	Etiologia: ▸ Defeitos em situações saudáveis[47] ▸ Mau posicionamento dos implantes[47] ▸ Peri-implantite[47] ▸ Sobrecarga mastigatória[47] ▸ Espessura do tecido mole[47] ▸ Doenças sistêmicas[47] ▸ Ausência de tábua óssea vestibular[47] ▸ Altura da papila[47] ▸ Tecido ceratinizado[47] ▸ Migração dos dentes e alteração do esqueleto com o envelhecimento[47]
Recessão da mucosa peri-implantar	Etiologia: ▸ Mau posicionamento do implante[48] ▸ Ausência de tábua óssea vestibular[48] ▸ Tecido mole fino[48] ▸ Ausência de tecido ceratinizado[48] ▸ Condição de inserção dos dentes adjacentes[48] ▸ Trauma cirúrgico[48]
Mucosa ceratinizada	Associada a: ▸ Preservação da saúde peri-implantar a longo prazo[48] ▸ Conforto do paciente[48] ▸ Facilidade no controle de placa[48]
Osso peri-implantar	Associado a: ▸ Determinação da altura da papila[48] ▸ Contorno da gengiva vestibular[48]

Fonte: Elaborada pelos autores.

REFERÊNCIAS BIBLIOGRÁFICAS

1. Caton J, Armitage G, Berglundh T *et al.* A new classification scheme for periodontal and peri-implant diseases and conditions – Introduction and key changes from the 1999 classification. J Periodontol. 2018; 89(Suppl 1):S1-S8. https://doi.org/10.1002/JPER.18-0157.
2. Chapple I. Periodontal health and gingivitis. Guidance for clinicians. European Federation of Periodontology; March 2019. Disponível em: https://www.efp.org/publications/projects/new-classification/guidance/report-01.pdf. Acesso em: 18 de julho de 2022.
3. Ramseier CA, Mirra D, Schütz C, Sculean A, Lang NP, Walter C *et al.* Bleeding on probing as it relates to smoking status in patients enrolled in supportive periodontal therapy for at least 5 years. J Clin Periodontol. 2015; 42:150-159.

4. Trombelli L, Farina R, Silva CO, Tatakis DN. Plaque-induced gingivitis: case definition and diagnostic considerations. J Periodontol. 2018; 89(Suppl 1):S46-S73.
5. Lang NP, Bartold PM. Periodontal health. J Periodontol. 2018; 89(Suppl 1): S9-S16.
6. Chapple ILC, Mealey BL, van Dyke TE, Bartold PM, Dommisch H, Eickhoz P *et al.* Periodontal health and gingival diseases and conditions on an intact and a reduced periodontium: consensus report of workgroup 1 of the 2017 World Workshop on the classification of periodontal and peri-implant diseases and conditions. J Periodontol. 2018; 89(Suppl 1):S74-S84.
7. Murakami S, Mealey BL, Mariotti A, Chapple IL. Dental plaque: induced gingival conditions. J Periodontol. 2018; 89(Suppl 1):S17-S27.
8. Holmstrup P, Plemons J, Meyle J. Non-plaque-induced gingival diseases. J Periodontol. 2018; 89(Suppl 1):S28-S45.
9. Resende EP, Xavier MT, Matos S, Antunes AC, Silva HC. Nonsyndromic hereditary gingival fibromatosis: Characterization of a family and review of genetic etiology [published online ahead of print, 2020 May 15]. Spec Care Dentist. 2020; 10.1111/scd.12458. doi:10.1111/scd.12458.
10. Mignogna MD, Fedele S, Lo Russo L, Lo Muzio L. Orofacial granulomatosis with gingival onset. J Clin Periodontol. 2001; 28:692-696.
11. Dionne S, Zain RB, Cheong SC. Potentially malignant disorders of the oral cavity: Current practice and future directions in the clinic and laboratory. Int J Cancer. 2015; 136:503-515.
12. Elashoff D, Zhou H, Reiss J, Wang J, Henson B, Hu S *et al.* Pre-validation of salivar biomarkers for oral cancer detection. Cancer Epidemiol Biomarkers Prev. 2012; 21(4 KR, Warnakulasuriya):664-672.
13. Myers JN, Elkins T, Roberts D, Byers RM. Squamous cell carcinoma of the tongue in young adults: Increasing incidence and factors that predict treatment outcomes. Otolaryngol Head Neck Surg. 2000; 122:44-51.
14. Rautava J, Luukkaa M, Heikinheimo K, Alin J, Grenman R, Happonen R-P. Squamous cell carcinomas arising from different types of oral epithelia differ in their tumor and patient characteristics and survival. Oral Oncol. 2007; 43:911-919.
15. Prasad RBK, Sharma A, Babu HM. An insight into salivary markers in oral cancer. Dent Res J. 2013; 10:287-295.
16. Carranza Jr. FA, Newman MG, Takei HH. Periodontia clínica. 11a ed. Rio de Janeiro: Guanabara Koogan; 2012. p. 340-344.
17. Gowda TM, Thomas R, Shanmukhappa SM, Agarwal G, Mehta DS. Gingival enlargement as an early diagnostic indicator in therapy related acute myeloid leukemia: A rare case report and review of literature. J Indian Soc Periodontol. 2013; 17(2):248-252.
18. Haytac MC, Antmen B, Dogan MC, Sasmaz I. Severe alveolar bone loss and gingival hyperplasia as initial manifestation of Burkitt cell type acute lymphoblastic leukemia. J Periodontol. 2003; 74:547-551.
19. Hou GL, Huang JS, Tsai CC. Analysis of oral manifestations of leukemia: a retrospective study. Oral Dis. 1997; 3:31-38.
20. Guevara-Canales JO, Morales-Vadillo R, de Faria PE, Sacsaquispe--Contreras SJ, Leite FP, Chaves MG. Systematic review of lymphoma in oral cavity and maxillofacial region. Acta Odontol Latinoam. 2011; 24(3):245-250.
21. Kemp S, Gallagher G, Kabani S, Noonan V, O'Hara C. Oral non-Hodgkin's lymphoma: review of the literature and World Health Organization classification with reference to 40 cases. Oral Surg Oral Med Oral Pathol Oral Radiol Endod. 2008; 105(2):194-201. doi:10.1016/j.tripleo.2007.02.019
22. Kleinegger CL, Hammond HL, Finkelstein MW. Oral mucosal hyperpigmentation secondary to antimalarial drug therapy. Oral Surg Oral Med Oral Pathol Oral Radiol Endod. 2000; 90:189-194.
23. Consolaro A, Consolaro RB, Franciscbone LA, Lencione EGD. Manchas escuras bucais por medicamentos antimaláricos: um achado comum. Rev Dental Press Est. 2011; 8(2):127-134.
24. Sanz M, Tonetti M. Periodontitis. Guidance for clinicians. European Federation of Periodontology; 2019. 8 p. Disponível em: https://www.efp.org/publications/projects/new-classification/guidance/report-02.pdf. Acesso em:
25. Herrera D, Retamal-Valdes B, Alonso B, Feres M. Acute periodontal lesions (periodontal abscesses and necrotising periodontal diseases) and endo-periodontal lesions. J Clin Periodontol. 2018; 45(S20):S78-S94.
26. Papapanou PN, Sanz M, Buduneli N, Dietrich T, Feres M, Fine DN *et al.* Periodontitis: Consensus report of workgroup 2 of the 2017 World Workshop on the Classification of Periodontal and Peri-Implant Diseases and Conditions. J Clin Periodontol. 2018; 45(S20):S162-S170.
27. Tonetti, MS, Greenwell, H, Kornman, KS. Staging and grading of periodontitis: Framework and proposal of a new classification and case definition. J Periodontol. 2018; 89(Suppl 1):S159-S172. https://doi.org/10.1002/JPER.18-0006.
28. Löe H, Brown LJ. Early onset periodontitis in the United States of America. J Periodontol. 1991; 62:608-616.
29. Fine DH, Patil AG, Loos BG. Classification and diagnosis of aggressive periodontitis. J Periodontol. 2018; 89(Suppl 1):S103-S119.
30. Jepsen S. Systemic and other periodontal conditions. Guidance for Clinicians. European Federation of Periodontology; 2019. Disponível em: https://www.efp.org/publications/projects/new-classification/guidance/report-03.pdf. Acesso em:
31. Cortellini P, Bissada NF. Mucogingival conditions in the natural dentition: narrative review, case definitions and diagnostic considerations. J Clin Periodontol. 2018; 45(S20): S190-S198.
32. Lang NP, Löe H. The relationship between the width of keratinized gingiva and gingival health. J Periodontol. 1972; 43(10):623-627.
33. Albandar JM, Susin C, Hughes FJ. Manifestations of systemic diseases and conditions that affect the periodontal attachment apparatus: case definitions and diagnostic considerations. J Clin Periodontol. 2018; 45(S20):S171-S189.
34. Zweers J, Thomas RZ, Slot DE, Weisgold AS, Van der Weijden GA. Characteristics of periodontal biotype, its dimensions, associations and prevalence: a systematic review. J Clin Periodontol. 2014; 41:958-971.
35. Pini Prato GP. Mucogingival deformities. Ann Periodontol. 1999; 4:98-101.
36. Kim DM, Neiva R. Periodontal soft tissue non-root coverage procedures: a systematic review from the AAP regeneration workshop. J Periodontol. 2015; 86(2 Suppl):S56-S72.
37. Agudio G, Cortellini P, Buti J, Pini Prato GP. Periodontal conditions of sites treated with gingival-augmentation surgery compared to untreated contralateral homologous sites: a 18- to 35-year long term study. J Periodontol. 2016; 87:1371-1378.
38. Chambrone L, Tatakis DN. Long-term outcomes of untreated buccal gingival recessions: a systematic review and meta-analysis. J Periodontol. 2016; 87:796-808.
39. Cairo F, Nieri M, Cincinelli S, Mervelt J, Pagliaro U. The interproximal clinical attachment level to classify gingival recessions and predict root coverage outcomes: an explorative and reliability study. J Clin Periodontol. 2011; 38:661-666.
40. Pini-Prato G, Franceschi D, Cairo F, Nieri M, Rotundo R. Classification of dental surface defects in areas of gingival recession. J Periodontol. 2010; 81:885-890.
41. Passanezi E, Sant'Ana ACP. Role of occlusion in periodontal disease. Periodontol. 2000. 2019; 79:129-150.
42. Araújo MG, Lindhe J. Peri-implant health. J Periodontol. 2018; 89(Suppl 1):S249-S56.
43. Renvert S, Persson GR, Pirih FQ, Camargo PM. Peri-implant health, peri-implant mucositis, and peri-implantitis: case definitions and diagnostic considerations. J Periodontol. 2018; 89(Suppl 1):S304-S312.
44. Heitz-Mayfield LJA, Salvi GE. Peri-implant mucositis. J Periodontol. 2018; 89(Suppl 1):S257-S266.
45. Berglundh T. Peri-implant health, peri-implant mucositis, and peri-implantitis. European Federation of Periodontology. Guidance for clinicians; 2019. Disponível em: https://www.efp.org/publications/projects/new-classification/guidance/report-04.pdf. Acesso em:
46. Schwarz F, Derks J, Monie A, Wang HL. Peri-implantitis. J Periodontol. 2018; 89(Suppl 1):S267-S290.
47. Hammerle CH, Tarnow DF. The etiology of hard- and soft-tissue deficiencies at dental implants: a narrative review. J Periodontol. 2018; 89(Suppl 1):S291-303.
48. Berglundh T, Armitage G, Araujo MG, Ávila-Ortiz G, Blanco J, Camargo PM *et al.* Peri-implant diseases and conditions: consensus report of workgroup 4 of the 2017 World Workshop on the Classification of Periodontal and Peri-Implant Diseases and Conditions. J Clin Periodontol. 2018; 45(Suppl 20):S286-291.

3 Etiologia das Doenças Periodontais

Marcelo Freire

INTRODUÇÃO

As doenças periodontais têm etiologia multifatorial. O relacionamento disbiótico entre a resposta do hospedeiro e a ação metabólica do biofilme resulta em inflamação que, quando crônica, provoca o desenvolvimento de lesões locais e sistêmicas, com perda de tecido e função. Na saúde oral, a flora microbiana comensal e a resposta inflamatória evoluem para manter uma relação que leva à homeostase, implicando em ausência de doenças (Figura 1).[1] Esses fatores podem ser avaliados por análises clínicas, histológicas e moleculares.

A perturbação da homeostase é caracterizada por resposta patogênica do hospedeiro e crescimento excessivo (ou expressão molecular excessiva) de organismos patogênicos, iniciando o processo de inflamação.[2] Quando não resolvido, o processo inflamatório em conjunto com o bioflime leva a uma lesão crônica, seguida por uma resposta imunológica e osteolítica que promove destruição tecidual ou periodontite (Figura 2). Essa relação entre os sistemas imunológicos e bacteriano serão discutidos com mais detalhes neste capítulo.

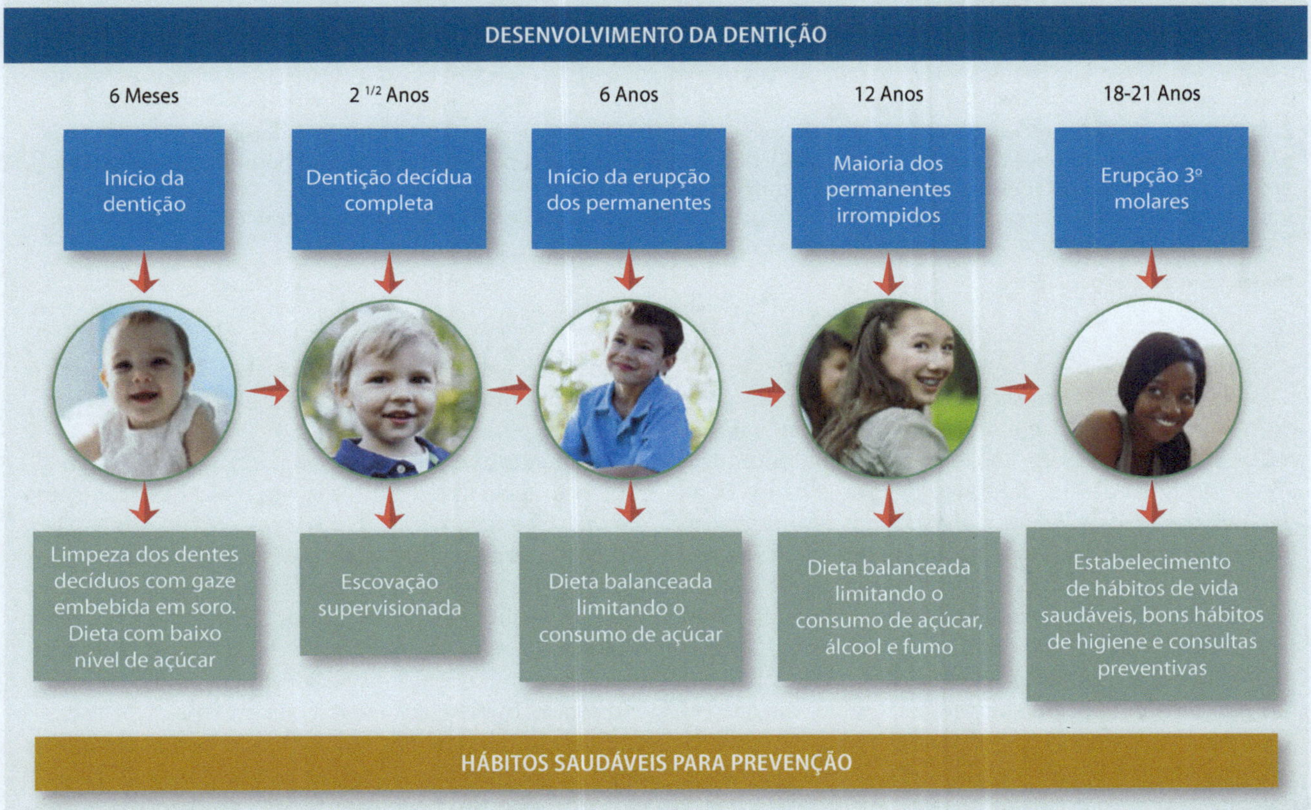

FIGURA 1 Desenvolvimento da dentição e introdução de hábitos saudáveis para preservação da dentição natural ao longo da vida. A adoção de hábitos de higiene e dietéticos saudáveis deve iniciar imediatamente após a erupção dos primeiros dentes decíduos e continuar ao longo da vida, considerando-se que o biofilme de placa é o agente etiológico primário da doença periodontal e da cárie dentária. No entanto, sabe-se que o desenvolvimento dessas patologias depende da interação entre a resposta do hospedeiro e o desafio bacteriano.

Fonte: Elaborada pelos autores.

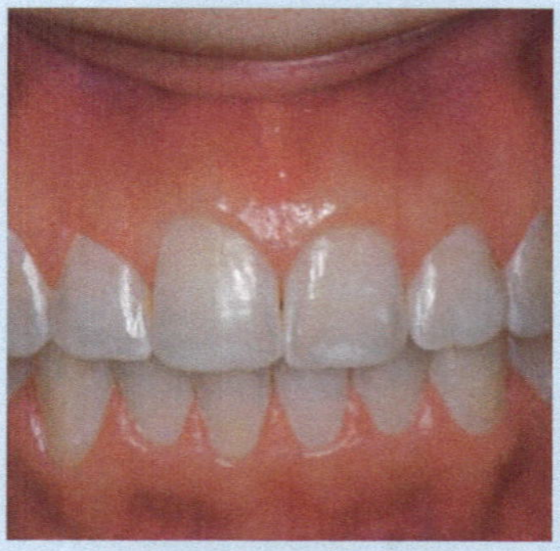

GENGIVITE CRÔNICA

Hábitos inadequados de higiene oral resultam em acúmulo de biofilme de placa na margem gengival com aumento de bactérias e produtos bacterianos, que ocasionam inflamação crônica da gengiva. As células do sistema imune tentam conter os danos causados pela agressão bacteriana, fazendo com que a inflamação fique localizada. Em alguns pacientes, a doença não progride para periodontite e é revertida com o tratamento.

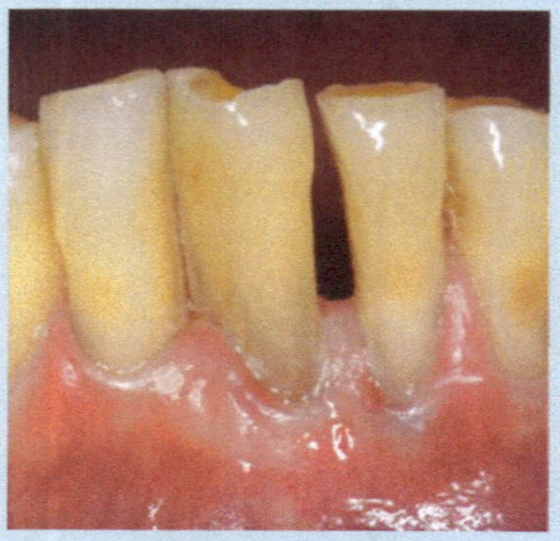

PERIODONTITE CRÔNICA

O sistema de defesa imunológico local não é capaz de conter a inflamação, levando à progressão da mesma. Os tecidos de suporte dos dentes são destruídos, resultando em formação de bolsa, perdas óssea e de inserção. Em estágios mais avançados, pode ocorrer mobilidade e perda dos dentes.

FIGURA 2 Gengivite e periodontite crônicas. A gengivite pode ser considerada um processo inflamatório agudo ao acúmulo e à conversão do biofilme em microbiota patogênica. A inflamação é um processo de defesa do hospedeiro, que, quando efetivo, é capaz de restabelecer as condições homeostáticas perdidas pelo processo de doença. Portanto, a resposta imune inata é essencial nesse processo. Quando o processo inflamatório não é suficiente para promover a resolução do quadro, a inflamação se torna um processo crônico e destrutivo.

Fonte: Acervo pessoal dos autores.

O acúmulo de placa bacteriana e a gengivite são altamente prevalentes em seres humanos, afetando mais de 90% da população adulta dentada **(Figura 3)**. A mesma correlação não pode ser feita para a periodontite; apesar dos abundantes depósitos de placas na maioria das pessoas, a prevalência de periodontite moderada (perda de inserção maior que 5 mm) ocorre em cerca de 40% da população.[3] No entanto, a prevalência de periodontite não é uniformemente distribuída entre as diferentes raças, etnias e grupos socioeconômicos.[4] Desse modo, apesar da presença universal da placa, as bactérias não parecem ser, isoladamente, os principais determinantes da progressão da gengivite para a periodontite. Embora o dogma popular seja aceitar que a periodontite decorra de uma infecção subgengival específica, o conceito de que ela apareça quando os tecidos periodontais fornecem um ambiente ecológico adequado para o florescimento de bactérias oportunistas foi apresentado, há algum tempo, como um mecanismo alternativo por eminentes microbiologistas orais.

A interação parasita-hospedeiro é claramente responsável pelo início da lesão de gengivite, mas o que acontece em seguida é menos claro. Não há evidência definitiva de que bactérias específicas sejam responsáveis pela progressão e manifestação da periodontite avançada; vários patógenos específicos estão associados a bolsas periodontais profundas e, em conjunto com o metabolismo proteolítico, avançam a doença e selecionam um ambiente mais anaeróbico. Pode-se argumentar que bactérias específicas resultam da doença, mas não a causam. Isso não é diferente da maioria das patologias associadas ao biofilme da mucosa, nas quais o problema complicador, que permanece sem solução, é: "O que vem primeiro: a resposta do hospedeiro ou a mudança no biofilme?"

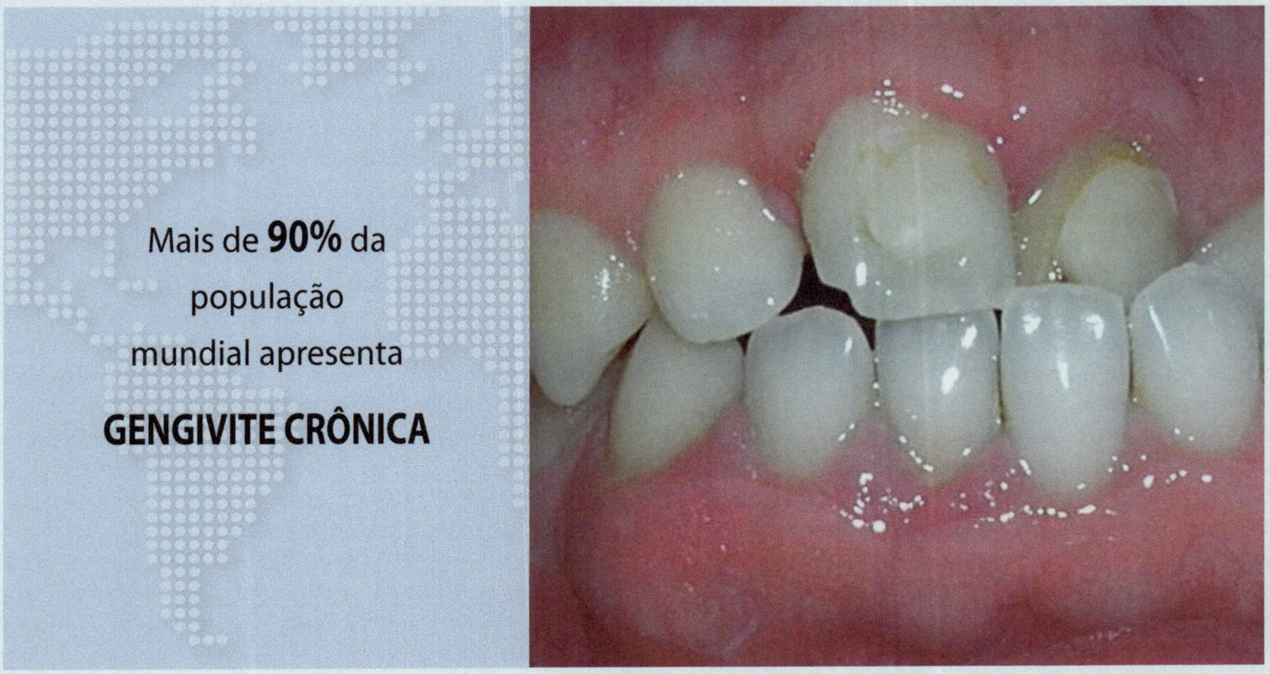

FIGURA 3 Prevalência de gengivite ao redor do mundo. A prevalência de placa e gengivite ao redor do mundo é alta: aproximadamente 90%. No entanto, a prevalência de periodontite, especialmente em suas formas mais graves, é menos prevalente, atingindo cerca de 40 a 50% da população.

Fonte: Acervo pessoal dos autores.

MICROBIOMA ORAL

A maioria dos estudos iniciais sobre patógenos orais se concentrou em abordar os postulados de Koch e gerar isolados aeróbios em culturas puras. As abordagens baseadas na cultura de micro-organismos, como era comum na primeira metade do século XX, permitiram um enfoque nos principais patógenos que se acreditava estarem associados às doenças bucais. Já em 1924, Clarke e colaboradores descreveram que lesões de cárie eram causadas pelo patógeno *Streptococcus mutans*.[5] Mais tarde, nos anos 1960, com a introdução de abordagens de cultivo anaeróbio, houve uma ampliação no número de espécies microbianas conhecidas que poderiam ser cultivadas no corpo humano, especialmente no intestino e na cavidade oral. A tecnologia de DNA na década de 1970 permitiu a aplicação de abordagens recombinantes e genéticas para elucidar os mecanismos celulares presentes em várias espécies orais. Nas décadas de 1980 e 1990, o mapeamento de DNA era usado rotineiramente para caracterizar a sequência do gene 16S rDNA (16S)[6] de muitos patógenos orais e comensais.

A *Porphyromonas gingivalis*, patógeno oral também presente na maioria dos seres humanos, foi o primeiro micróbio oral a ter seu genoma completamente sequenciado em 2003 com o sequenciamento Sanger,[7] que era uma tecnologia típica durante aquele período. A disponibilidade de sequências completas do genoma proporcionou uma visão sem precedentes do complemento genético de organismos individuais, considerados atores-chave na cavidade oral. O sequenciamento *shotgun* Sanger também foi aplicado pela primeira vez para avaliar os metagenomas em populações microbiológicas orais a partir do final de 2000. Em 2010, Bik e colaboradores usaram o sequenciamento de Sanger para descrever a microbiota oral em 10 indivíduos saudáveis e revelaram 247 filotipos em nível de espécie e 9 filos bacterianos.[8] Após o advento do 454 e da disponibilidade de sequenciamento Illumina, os estudos metagenômicos orais se tornaram mais comuns e foram incluídos nos estudos principais do Projeto Microbioma Humano,[9] que começaram no final de 2000.

Mais dados genômicos tornaram-se disponíveis com as tecnologias da geração seguinte, mas os altos custos associados aos levantamentos metagenômicos resultaram principalmente em levantamentos 16S e limitados estudos metagenômicos verdadeiros. Levantamentos metagenômicos são necessários para substanciar conjuntos de dados adicionais atualmente gerados para caracterizar a função das bactérias, e não somente um catálogo. Esses dados incluem estudos metatranscriptômicos, usados para avaliar a expressão gênica em estados de doenças orais,[10] metabolômicos para avaliar pequenas moléculas que são produzidas por membros do consórcio,[11] proteômicos,[12] bem como outras tecnologias ômicas, as quais diferentes grupos de pesquisa estão tentando aplicar à cavidade oral. Atualmente, o Human Oral Microbiome Database (eHOMD; http://www.homd.org) é o repositório mais abrangente de espécies microbianas que habitam as cavidades oral e nasal. O objetivo do eHOMD é fornecer à comunidade científica informações abrangentes com curadoria sobre as espécies bacterianas, assim como o Human Salivary Proteome Wiki (HSPW; http://www.salivaryproteome.org), contém as informações de proteína da saliva.

Ao contrário de qualquer cavidade do corpo humano, a cavidade oral pode fornecer evidências do antigo microbioma humano, bem como dos hábitos alimentares contemporâneos, pelo fato de o DNA ser relativamente preservado na formação do cálculo dentário nos dentes. Recentemente, ao se analisar a composição bacteriana no cálculo de diferentes períodos de tempo, foi sugerido que as mudanças dietéticas causadas pela agricultura alteraram a microbiota humana consideravelmente há mais de 7.500 anos, e mudou novamente em decorrência do movimento contemporâneo em direção a dietas ocidentais com base em animais e ricas em gordura.[13] Acredita-se que essa redução na diversidade seja parcialmente responsável pela disbiose observada em micróbios humanos modernos, que agora está associada a várias doenças metabólicas e autoimunes.[14]

Outra alteração na composição do microbioma da placa dentária foi proposta para a população da Europa Ocidental em função das grandes mudanças no estilo de vida que ocorreram durante a Revolução Industrial (aproximadamente 1800), quando açúcares crus e refinados se tornaram amplamente disponíveis às classes sociais.

Para desemaranhar a complexa teia de interações entre o hospedeiro humano, a microbiota e o ambiente, novas abordagens com informática baseada em dados e modelagem computacional foram desenvolvidas.[15] Além disso, evidências iniciais de estudos de GWAS (*Genome Wide Association Studies*) e microbioma de comunidades bacterianas antigas e modernas preservadas na placa dentária mostram que a genômica do hospedeiro, a idade, o sexo e o ambiente são forças seletivas importantes que impactam essas associações.[16] Como acontece com a maior parte do campo do microbioma, a área de pesquisa GWAS ainda está no início e demanda mais investigações para identificar as forças que moldam as interações entre o hospedeiro e a microbiota oral, que podem servir futuramente como alvos para detecção precoce, diagnóstico e tratamento de doenças.

INFLAMAÇÃO

A inflamação pode ser definida como a reação do tecido celular à injúria local.[17] O processo inflamatório agudo pode ser considerado benéfico ao organismo, pois age de fato como mecanismo de defesa, destruindo patógenos, diluindo a inflamação, isolando o agente agressor e atuando como sinal de cicatrização e regeneração **(Figura 4)**. No caso de processo patológico relacionado com doença humana, em animais de diversas espécies biológicas, essa área tem sido intensamente investigada desde antes da era cristã (a.C.).[18]

Historicamente, as descrições de inflamação foram associadas com lesões localizadas contra infecções ou traumas e registradas pelas antigas culturas egípcia e grega. No século V (a.C.), Hipócrates apresentou termos como *edema*, ainda usados para descrever a resposta local na inflamação.[20] Ele também se referiu à inflamação como um componente inicial do processo de cura após a lesão do tecido; nesse caso, aludindo ao conceito da inflamação como um processo benéfico ao sistema. Da mesma forma, Celsus (30 a.C. até 36 d.C.) definiu os principais sinais da inflamação: "*signa inflammationis quatuor sunt: rubor et tumor, cum calor et dolor*", ou seja, "sinais cardinais da inflamação: rubor e tumor, com calor e dor".[21] Séculos depois, a invenção do microscópio composto por Janssen no século XV e o subsequente aprimoramento de sua resolução óptica por Leeuwenhoek deram origem às primeiras descrições da resposta do tecido à lesão. Os primeiros conceitos de inflamação, em grande parte, foram derivados da intuição e observação, em vez de investigação científica cuidadosa.

Novos avanços na biomedicina aconteceram na Renascença, com estudos anatômicos realizados na Europa. A primeira referência na literatura científica e médica sobre o papel da inflamação foi feita pelo médico do Hospital São Bartolomeu de Londres, John Hunter, em 1794, o qual afirmou que a inflamação por si não é uma enfermidade, mas uma consequência. Após avanços na segunda metade do século XIX, além dos quatro sinais cardinais da inflamação, o alemão Virchow (ou Galeano, médico da antiguidade), adicionou um quinto sinal: a perda de função do tecido afetado (*functio leasae*).[22] Por sua vez, o russo Metchnikoff testou novos processos da inflamação, incluindo experimentos com cravos de árvores implantados em modelos marinhos, demonstrando que células do hospedeiro se moveram para a área agredida com trauma. A fagocitose foi assim descoberta, bem como o papel primordial das alterações celulares e vasculares que permitem a migração celular e a diapedese de células do sangue por junções vasculares. Nessa mesma época de invasão na área celular, Paul Ehrlich lança a teoria humoral da resposta imune, incluindo a resposta de anticorpos, e por esse trabalho, divide com Metchnikoff o Prêmio Nobel de Medicina de 1906.[23]

A resposta inflamatória periodontal aguda não é diferente das descritas anteriormente, porém é composta por uma reação ao biofilme microbiano local.[24] A falha em remover tanto o gatilho (bactérias patogênicas) quanto as células inflamatórias e as moléculas da inflamação, especialmente os neutrófilos, caracteriza a lesão patológica crônica.[25] A eliminação rápida e completa de leucócitos de uma lesão é o resultado ideal após um evento inflamatório. Em indivíduos suscetíveis, a inflamação periodontal não se resolve e a inflamação crônica torna-se doença periodontal. Consequentemente, a resolução inadequada e a falha em retornar o tecido à homeostase resulta, inicialmente, em destruição mediada por neutrófilos e inflamação crônica e, posteriormente, em lesão imunológica complexa caracterizada pela destruição

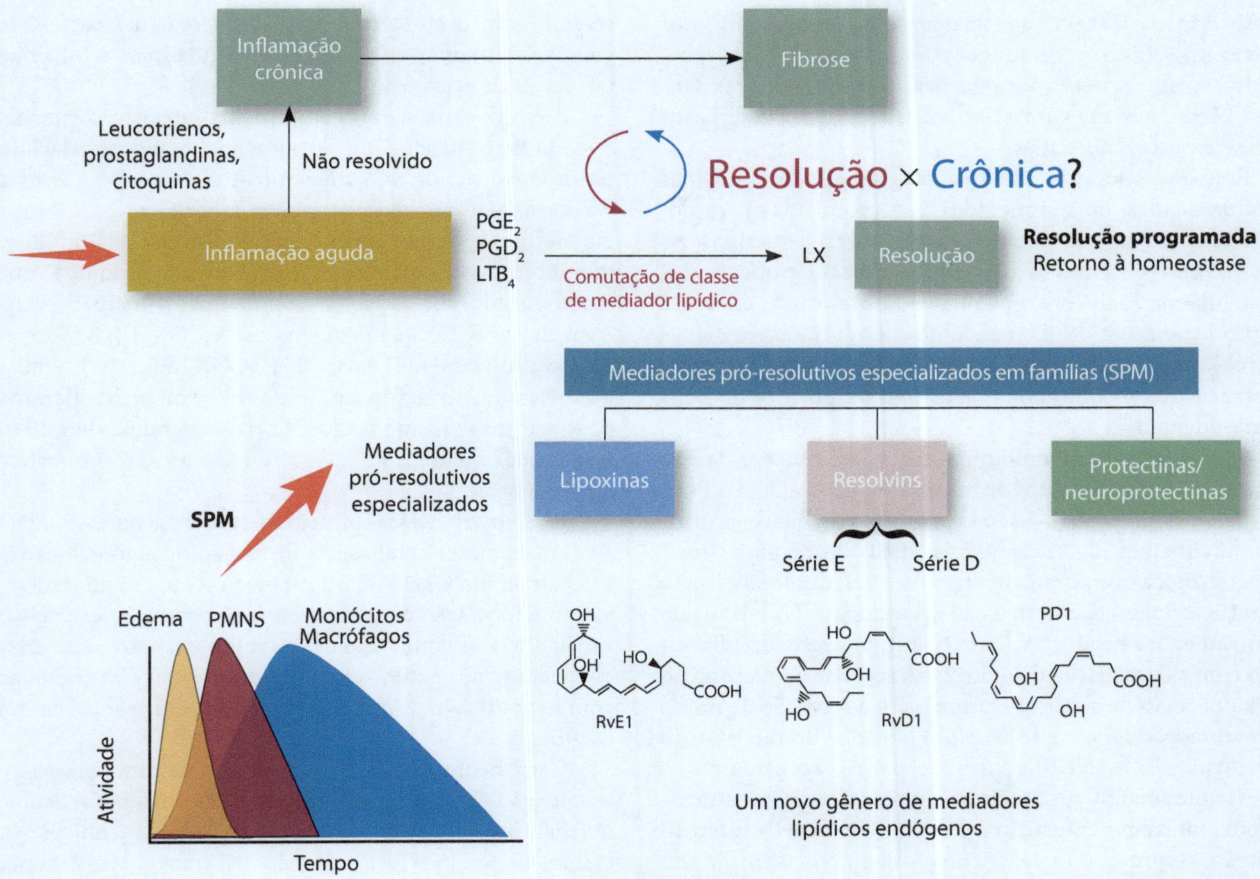

FIGURA 4 Esta imagem mostra dois potenciais desfechos após a resposta inflamatória inicial. Depois da reação inflamatória aguda que é visível clinicamente (vermelhidão, edema, calor, dor e perda de função), pode haver predomínio de mediadores pró-inflamatórios tais como prostaglandinas ou leucotrienos. Isso leva à inflamação crônica observada em doenças tais como doença periodontal, doenças cardiovasculares e diabetes, terminando com fibrose e cicatriz. Entretanto, pode existir um mediador lipídico de troca de classe para promover a resolução da inflamação. Isso ocorre com ação dos mediadores pró-resolução derivados do EPA e DHA (tais como: l, r, p, m). O resultado final é o retorno à homeostasia.

Fonte: Adaptada de Freire, van Dyke.[22]

da matriz extracelular, osso, cicatrizes e perda da função do tecido periodontal.[26]

Células e moléculas essenciais no processo inflamatório

Didaticamente, pode-se dividir a base celular e molecular da inflamação, incluindo as respostas inata e adaptativa. A imunidade inata é caracterizada pela resposta inflamatória local e é a resposta inicial do hospedeiro para identificar e eliminar agentes infecciosos ou tecidos danificados. Como uma resposta inicial e protetora aos desafios apresentados aos tecidos do hospedeiro, a inflamação caracteriza-se por dilatação vascular, aumento da permeabilidade dos capilares, aumento do fluxo sanguíneo e recrutamento de leucócitos, que resultam nos cinco sinais cardinais de inflamação: calor, vermelhidão, inchaço, dor e perda de função. Leucócitos polimorfonucleares (PMNs), ou neutrófilos (assim chamados por suas características de coloração com hematoxilina e eosina), são a primeira linha de defesa do sistema imune inato. Os PMNs são fagócitos profissionais com potentes mecanismos de morte oxidativos e não oxidativos para combater bactérias.[27] A infiltração de PMN é seguida por células mononucleares – monócitos e macrófagos – que entram no local inflamatório e eliminam resíduos celulares, bactérias e PMNs apoptóticos por fagocitose, sem prolongar a inflamação. O grau de ativação da inflamação depende da natureza do gatilho inflamatório, da resposta, de sua localização e de sua persistência.[28]

Os principais sensores da resposta inflamatória são as células imunes inatas que migram para o local da lesão e as células estromais residentes. Juntos, eles desencadeiam a produção de mediadores que modulam o destino da inflamação. Neutrófilos, monócitos, macrófagos, células dendríticas e mastócitos produzem proteínas de baixo peso molecular chamadas de *citocinas*, que controlam o início da inflamação, a manutenção e a regulação de sua amplitude bem como a duração da resposta. A regulação que leva à transcrição de genes de citocinas, sua tradução e secreção de citocinas pró-inflamatórias de uma variedade de células geralmente é dependente da ativação da transcrição pela proteína nuclear do fator nuclear κB (NFκB).[29] As funções são ativadas por receptores de reconhecimento de padrões, como receptores *toll-like* (TLRs), que se ligam a lipopolissacarídeos bacterianos (LPS) e a outras moléculas.

Tanto as citocinas inflamatórias quanto as citocinas quimioatraentes, ou quimiocinas, são produzidas para desempenhar funções autócrinas, endócrinas e parácrinas. As citocinas são proteínas de baixo peso molecular que modulam a inflamação de forma positiva ou negativa. As citocinas são produzidas por células residentes, como células epiteliais e fibroblastos, e fagócitos nas fases aguda e crônica inicial da inflamação, bem como por células imunes no caso de imunidade adaptativa.

Após o reconhecimento microbiano, as citocinas da resposta inata, incluindo fator de necrose tumoral alfa (TNF-α), interleucina (IL) 1β e, IL-6 são as primeiras secretadas, consideradas citocinas inatas exclusivas.[30] O TNF-α é uma citocina pleiotrópica que possui diversas funções, desde sinalizar a migração celular até a destruição do tecido. O TNF-α regula positivamente a produção de IL-1β e IL-6[31] e está correlacionado com a degradação da matriz extracelular e a reabsorção óssea por meio de ações que promovem a secreção de metaloproteinases da matriz (MMPs), o ativador do receptor do NFκ-ligante-B (RANKL) e a formação óssea acoplada.

As quimiocinas são citocinas com funções quimioatraentes, que induzem a migração celular para o local da infecção ou lesão. Assim que os leucócitos sanguíneos saem de um vaso sanguíneo, eles são atraídos por gradientes funcionais de fatores quimiotáticos. As quimiocinas[32] são sintetizadas por uma variedade de células, incluindo leucócitos e células endoteliais, epiteliais e estromais. Além de seu papel quimiotático (movendo a célula para um gradiente), as quimiocinas funcionam como mensageiros de processos biológicos distintos, incluindo proliferação celular, morte celular, angiogênese e metástase tumoral. Os peptídeos bacterianos também são quimiotáticos para células inflamatórias.

O reconhecimento imunológico inato de diferentes microrganismos é complexo. As infecções virais orais induzem a produção de interferons (IFN-α, IFN-β) e a ativação de linfócitos citotóxicos (células *natural killer*). Patógenos bacterianos são reconhecidos por receptores de reconhecimento de padrões, como TLRs, expressos por macrófagos residentes em tecidos e outras células hospedeiras. A ligação de TLRs induz a produção de citocinas inflamatórias, quimiocinas e mediadores lipídicos pró-inflamatórios, como as prostaglandinas. Esses mediadores inflamatórios são os principais fatores no estabelecimento de uma resposta inflamatória eficaz e na depuração de bactérias. Mediadores pró-inflamatórios, como IL-1β, IL-6, TNF-α e prostaglandina E_2 (PGE_2), são produzidos localmente em tecidos inflamados. As citocinas pró-inflamatórias na circulação induzem ações sistêmicas, incluindo leucocitose e proteínas de fase aguda. Os parasitas, por outro lado, levam à produção de um conjunto diferente de citocinas e respostas celulares. Estes incluem IL-4, IL-5 e IL-13 por mastócitos e basófilos. Com a exposição contínua, os antígenos solúveis reagem com o anticorpo específico circulante para formar complexos imunes que amplificam ainda mais a inflamação nos locais de deposição.

Além dos marcadores clássicos da inflamação, mediadores lipídicos produzidos localmente, como prostaglandinas e leucotrienos, são sinais pró-inflamatórios e acionam o sistema nervoso para promover febre e fadiga.[33] As prostaglandinas e os leucotrienos são derivados dos lipídios da membrana, principalmente do ácido araquidônico, que é metabolizado por duas vias enzimáticas principais – ciclo-oxigenases (COX) e lipoxigenases. A COX-1 (COX expressa constitutivamente) e a COX-2 (COX induzível) catalisam a conversão do ácido araquidônico em prostaglandinas, prostaciclinas e tromboxanos. As prostaglandinas têm 10 subclasses, das quais D, E, F, G, H e I são as mais importantes na inflamação.

Existem três classes principais de lipoxigenases: 5, 12 e 15. As lipoxigenases catalisam a formação de ácidos hidroxieicosatetraenóicos (HETEs) a partir do ácido araquidônico, levando à formação de leucotrienos. A produção excessiva de mediadores inflamatórios e/ou uma resposta exacerbada de detecção aos gatilhos inflamatórios estão correlacionadas com a progressão de inflamação aguda para crônica em muitas doenças.

Geralmente, os micro-organismos que ganham acesso ao sangue são eliminados em minutos pelo sistema reticuloendotelial (bacteremia transitória), sem sintomas clínicos.[34] Antígenos bacterianos locais que são dispersos sistematicamente desencadeiam inflamação sistêmica significativa. Leucócitos, células endoteliais e hepatócitos respondem às bactérias e a seus fatores de virulência com secreção de mediadores imunes pró-inflamatórios, denominados *proteínas de fase aguda C reativa* (PCR), e outras.[35] A persistência da infecção, com exposição contínua do hospedeiro a novos antígenos, resulta na ativação da imunidade humoral e na produção de anticorpos. Os anticorpos específicos circulantes formam complexos imunes com os respectivos antígenos-alvo para cada bactéria, que, por sua vez, ativam o sistema complemento e os receptores Fc nos fagócitos para amplificar a inflamação nos locais de deposição.[36] Da mesma forma, mediadores pró-inflamatórios, como IL-1β, IL-6, TNF-α e PGE_2, produzidos localmente nos tecidos inflamados, podem "vazar" para a circulação e gerar impacto sistêmico, como indução de disfunção endotelial.

Embora a resposta inflamatória seja protetora, a falha em remover materiais nocivos produzidos por neutrófilos via fagocitose e a falha na eliminação de células inflamatórias apoptóticas ou retardo da apoptose caracterizam a lesão crônica e patológica. A eliminação incompleta de leucócitos de uma lesão é observada em indivíduos suscetíveis; não há resolução da inflamação aguda, o que acarreta no desenvolvimento de doença crônica e fibrose. Consequentemente, a perda de resolução e a falha em retornar o tecido à homeostase resulta em destruição mediada por neutrófilos e inflamação crônica com acúmulo de macrófagos, que é uma das principais causas de patologias inflamatórias humanas, cânceres, diabetes tipo 2, doenças cardiovasculares (DCVs) e doenças periodontais.

Resolução da inflamação

Após uma resposta inflamatória aguda resultante de vias bioquímicas bem coordenadas, estas mesmas vias também coordenam a "resolução" da resposta inflamatória aguda pela via da lipoxigenase. Esta envolve a ação de duas lipoxigenases diferentes na mesma molécula de ácido araquidônico.[37] A dupla substituição leva à formação de lipoxinas, uma nova série de eicosanoides que compartilham a mesma estrutura dos leucotrienos pró-inflamatórios e HETEs, mas se ligam a receptores distintos, por exemplo receptor de g-proteína, BLT-1, CMKL1. A regulação ativa mediada por receptores interrompe a função dos neutrófilos, promove sua apoptose e o acúmulo não flogístico (não inflamatório) de macrófagos, que eliminam com eficiência a lesão das bactérias remanescentes e as células apoptóticas.

Existem várias vias de resolução, dependendo do substrato de ácido graxo. Os ácidos graxos ômega-3 são metabolizados por vias semelhantes para produzir resolvinas das séries D e E (a partir dos ácidos docosa-hexaenoico e eicosapentaenoico, respectivamente), protectinas e maresinas. Todos esses fatores determinam a resolução da inflamação por meio de diferentes receptores nas células inflamatórias. Atualmente, sugere-se que a inflamação crônica resulte de uma combinação entre produção excessiva de mediadores pró-inflamatórios e uma falha na produção de mediadores de pró-resolução suficientes.

Nos últimos anos, ficou claro que a periodontite é uma doença inflamatória iniciada pelo biofilme microbiano oral. Essa distinção implica que é a resposta do hospedeiro ao biofilme que destrói o periodonto na patogênese da doença. À medida que a compreensão das vias de inflamação amadureceu, surgiu um entendimento mais claro sobre a base molecular da resolução da inflamação. A resolução da inflamação envolve um *feedback* ativo, mediado por agonistas e bem orquestrado, e a homeostasia dos tecidos exprime a ação dos imunorresolventes em modelos de doença inflamatória aguda. Há uma distinção importante entre anti-inflamatório e resolução: a resposta anti-inflamatória envolve o bloqueio farmacológico de vias inflamatórias específicas, enquanto a resolução é mediada por vias fisiológicas que restauram a homeostase.[38] Um crescente corpo de pesquisas sugere que a doença periodontal inflamatória crônica envolve uma falha nas vias de resolução para restaurar a homeostase, que leva ao desenvolvimento da lesão crônica. Estudos de prova de conceito na década de 1980 demonstraram que medidas anti-inflamatórias farmacológicas preveniram e retardaram a progressão de doenças periodontais em animais e no ser humano. No entanto, o perfil de efeitos colaterais de tais terapias impossibilitou o uso, na terapia periodontal, de anti-inflamatórios não esteroides ou outros inibidores enzimáticos ou antagonistas do receptor.

O isolamento e a caracterização de moléculas agonistas de resolução, como lipoxinas, resolvinas, protectinas e maresinas, abriram uma nova área de pesquisa no uso de mediadores lipídicos endógenos de resolução como potenciais agentes terapêuticos para a periodontite inflamatória. O trabalho em modelos animais de periodontite revelou o potencial dessa abordagem terapêutica para prevenção, tratamento e reconsideração forçada da compreensão da patogênese das doenças periodontais humanas.[19]

A importância dos agonistas da resolução na eliminação da inflamação foi confirmada em demonstrações de controle da doença inflamatória sistêmica por adição exógena de excesso de lipoxinas ou resolvinas. Esses achados são observados em conjunto com a resolução da periodontite no mesmo animal, sugerindo que o controle da inflamação é fundamental para a associação entre periodontite e doença sistêmica. O relatório fornece suporte e uma justificativa para o mecanismo das associações observadas, bem como uma base para a preocupação clínica de que a periodontite aumente o risco de uma série de doenças inflamatórias sistêmicas importantes.

A ligação entre os processos inflamatórios orais e sistêmicos e suas consequências está diretamente relacionada à resposta do tecido ao desafio, geralmente microbiano, e à inflamação.[39] O destino desse processo geral é determinado pelo equilíbrio entre mediadores e sensores que amplificam o processo inflamatório, e aqueles que controlam o retorno à homeostase. As doenças associadas à inflamação aguda não controlada são caracterizadas por ações insuficientes de programas de resolução e liberação e pela manutenção inadequada de altos níveis de substâncias tóxicas e mediadores pró-inflamatórios, que podem resultar em danos aos tecidos do hospedeiro e prolongar a resposta inflamatória. Em modelos animais experimentais, evidências convincentes demonstram as ações dos mediadores de pró-resolução na regulação das respostas inflamatórias locais e sistêmicas,[40] elucidando o papel dos mediadores endógenos nos processos inflamatórios sistêmicos e na regulação da doença.

Uma imagem mais clara está surgindo do papel central da inflamação na associação entre a periodontite e uma série de doenças e condições sistêmicas.[41] A falha do processo de resolução em retornar o tecido para homeostase permite a disseminação sistêmica da inflamação local no tecido periodontal, contribuindo para a formação das doenças sistêmicas inflamatórias crônicas.

Impacto sistêmico da inflamação oral

Além da indução de inflamação sistêmica pelo fator local, o biofilme oral também está envolvido em manifestações sistêmicas **(Figura 5)**.[42] Na saúde, o epitélio sulcular e a imunidade inata local atuam como uma barreira natural que impede e controla a penetração bacteriana. Na saúde gengival, apenas um pequeno número de bactérias, principalmente anaeróbios facultativos, é encontrado no sulco gengival e na corrente sanguínea. No entanto, na doença periodontal, o tecido inflamado e o epitélio da bolsa subgengival ulcerado são vulneráveis às bactérias e fornecem a elas uma porta de entrada para a circulação sanguínea, exacerbando a inflamação.

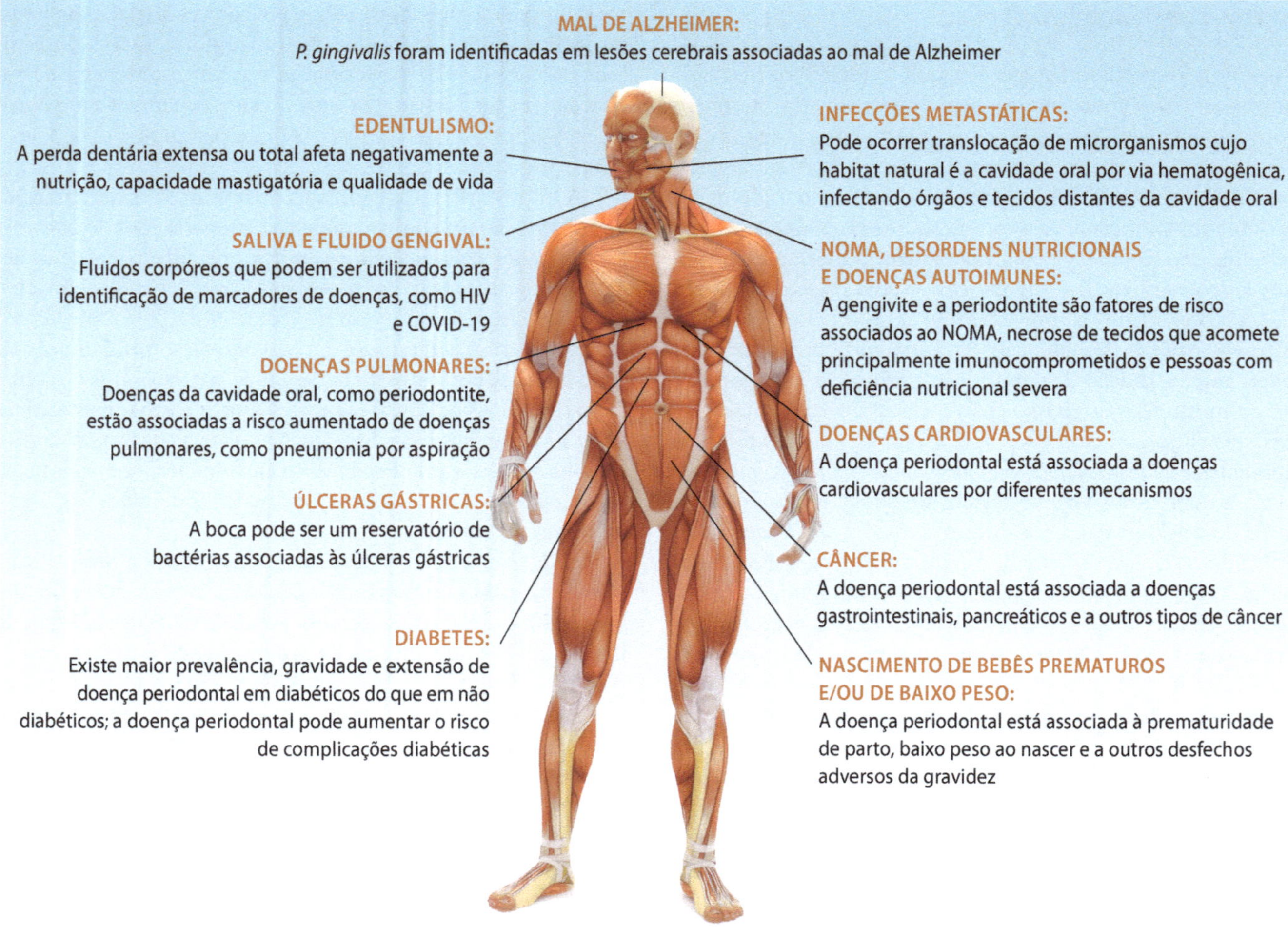

FIGURA 5 Associação entre doença periodontal e doenças sistêmicas. Como uma doença inflamatória crônica, a doença periodontal pode estar associada à inflamação sistêmica por meio de diferentes mecanismos patogênicos, e os principais são descritos no **Capítulo 17**. Na cavidade oral, pode-se observar a manifestação de doenças e condições sistêmicas, como desordens mucocutâneas, autoimunes e deficiências nutricionais graves. Além disso, a saliva e o fluido gengival podem ser utilizados para o diagnóstico de condições locais, sistêmicas, e de infecção como Covid-19 e HIV.

Fonte: Elaborada pelos autores.

Ainda assim, até meados do século XX a teoria científica, médica e odontológica baseava-se na observação clínica. Um exemplo é o conceito de que a infecção ou lesão focal é a base da doença sistêmica. A teoria da infecção focal foi introduzida em 1891 por Miller, que propôs a relação entre infecção oral e sistêmica no livro *The Human Mouth as a Focus of Infection*.[43] Uma teoria prevalecente da Medicina nessa época era que os miasmas, ou cheiros ruins, causavam doenças, apesar da descoberta de Koch sobre a natureza infecciosa das doenças e seus postulados. Miller enfatizou que os micro-organismos orais ou seus produtos causaram o desenvolvimento de uma variedade de doenças em locais removidos da cavidade oral, incluindo artrite, abscessos cerebrais, doenças pulmonares, problemas cardiovasculares e gástricos e até demência.

O papel da sepse oral como causa de doença sistêmica também foi descrito por William Hunter, proeminente médico britânico, que criticou as restaurações dentárias: "*construídas dentro, sobre e ao redor de dentes enfermos que formam um verdadeiro mausoléu de ouro sobre uma massa de sepse para a qual não há paralelo em todo o domínio da medicina*".[44] Em 1919, Rosenow publicou uma série de experimentos com animais e relatos de casos humanos apoiando o conceito de infecção focal. Ele sugeriu cooperação entre dentistas e médicos para garantir que o foco da infecção oral fosse eliminado completamente, sugerindo, assim, que fatores mecânicos e locais também são fatores etiológicos no impacto da saúde oral e geral. Tornou-se prática comum extrair todos os dentes com problemas endodôntico ou periodontal para eliminar quaisquer possíveis focos de infecção, com a expectativa de que isso prevenisse ou curasse uma infinidade de problemas locais ou sistêmicos.

A falta de embasamento científico acabou levando ao desaparecimento do conceito de infecção focal, pois não havia base clara para atribuir a maioria das doenças sistêmicas à presença de focos de infecção oral. Como resultado, o foco da prática odontológica mudou e os procedimentos odontológicos restauradores ressurgiram como a base da maioria dos planos de tratamento odontológico. No entanto, à medida que se aplicava uma abordagem mais científica à investigação de problemas clínicos, ficou claro que, de fato, existem situações em que as bactérias orais podem afetar estruturas distantes, particularmente no caso da endocardite bacteriana em pessoas suscetíveis.

A partir do final da década de 1980, várias publicações investigando a associação entre periodontite e algumas doenças e condições sistêmicas, incluindo doença coronariana, acidente vascular cerebral e prematuridade de parto e baixo peso ao nascer, despertaram a atenção da Odontologia e da Medicina para esse novo paradigma: a Medicina Periodontal.

Em certo sentido, isso pode ser interpretado como um retorno à teoria da infecção focal. No entanto, desta vez, a resposta dos profissionais de Odontologia e Medicina foi consideravelmente mais comedida do que no início do século XX. Não há sugestão de que a eliminação da infecção oral irá curar as DCVs. De fato, a relação da doença oral com a sistêmica foi investigada em termos de fatores de risco modificáveis.

Nos últimos anos, acréscimos importantes à literatura científica reconhecem que a inflamação é uma resposta marcante a bactérias ou bacteremia que, como uma reação evolutiva programada a lesões e infecções, é o principal elo entre as doenças orais e sistêmicas. A investigação das conexões de doenças sistêmicas bucais é uma área de pesquisa que avança rapidamente. Considerando os dados existentes, é importante refletir sobre todas as relações possíveis. As condições orais e sistêmicas podem coexistir, mas são distúrbios de origem diferentes e têm efeito intensificador uma sobre a outra. Várias condições infectadas ou inflamadas da cavidade oral, incluindo as doenças periodontais, podem estar associadas direta ou indiretamente a doenças sistêmicas, bem como aumentar o risco de desenvolvimento de outras doenças ou vice-versa, ou, de fato, serem causais. Este capítulo examina os mecanismos por trás da ligação entre as doenças bucais e sistêmicas, também descritos em mais detalhes no **Capítulo 17**, com foco na inflamação como a chave para a patogênese.

PERIODONTITE E DIABETES

Entre muitas doenças sistêmicas que afetam a população global, o diabetes tipo 2 é um grande problema de saúde pública. Em todo o mundo, cerca de 347 milhões de adultos sofrem com essa condição. De acordo com a Organização Mundial da Saúde, a prevalência pode dobrar até o ano 2030 e os gastos com saúde relacionados ao diabetes aumentarão significativamente.[33]

Doenças inflamatórias, como diabetes tipo 2 e doenças periodontais crônicas, têm relação recíproca.[45] Um terço das pessoas com diagnóstico de diabetes tipo 2 apresenta doença periodontal grave, e pacientes diabéticos adultos com periodontite grave têm maior risco de mau controle glicêmico, aumentando o risco de complicações orais e sistêmicas. A hiperglicemia resultante do diabetes tipo 2 pode impactar PMNs e monócitos por meio de vários mecanismos, incluindo o acúmulo de produtos finais de glicação avançada, que leva a um aumento da produção extracelular de superóxido pelos leucócitos e aumento da secreção de citocinas pró-inflamatórias, como IL-1β, fator de crescimento semelhante à insulina, TNF-α e MMPs.[46] O aumento da inflamação na periodontite leva à ativação prolongada de PMNs e monócitos, e a eliminação ineficaz de bactérias e a inflamação prolongada consequentemente agravam a regulação sistêmica do diabetes. A inflamação sistêmica no diabetes tipo 2, definida pelo aumento do TNF-α circulante, está associada à obesidade e à periodontite, e foi proposta como mecanismo para a conexão entre essas condições. Um estudo de caso-controle demonstrou que a periodontite está associada a níveis elevados de triglicerídeos plasmáticos e colesterol total.

A relação entre vias inflamatórias e doenças metabólicas, como diabetes tipo 2 ou resistência à insulina, é uma linha de investigação ativa. As tentativas de compreender as vias moleculares que regulam o diabetes e a resistência à insulina requerem o estudo do tecido adiposo.[47] Por exemplo, o tecido adiposo é atualmente reconhecido como órgão endócrino biologicamente ativo, e não simplesmente um local de armazenamento inerte de lipídios. Os adipócitos, como qualquer célula do estroma, secretam citocinas, agora conhecidas coletivamente como *adipocinas*, na circulação, incluindo adiponectina, TNF-α, inibidor do ativador do plasminogênio tipo 1 e resistina.

A percepção de que os adipócitos têm uma influência molecular em todo o sistema ajuda a explicar por que a obesidade é frequentemente associada a doenças inflamatórias, diabetes tipo 2 e aterosclerose. As evidências sugerem que as células inflamatórias podem ser encontradas no tecido adiposo; talvez a própria gordura esteja ativamente envolvida nos processos inflamatórios, contribuindo para a liberação de mediadores pró-inflamatórios.

A citocina do tecido adiposo, adipocina,[48] tem muitas ações em locais distantes de sua origem, incluindo músculos, fígado e paredes dos vasos sanguíneos, e acredita-se que desempenhe um papel importante na modulação do metabolismo da glicose e dos lipídeos. Embora o tecido adiposo possa liberar uma série de células pró-inflamatórias, a adiponectina é de interesse porque parece ser anti-inflamatória e, portanto, protetora. Por exemplo, estudos demonstraram que níveis mais baixos de adiponectina plasmática são encontrados em pacientes com diabetes e doença coronariana do que em pacientes com diabetes sem doença coronariana, sugerindo que a adiponectina possa ser antiaterogênica. Seres humanos em estados de resistência à insulina também apresentam níveis mais baixos de adiponectina; isso foi revertido pela administração de tiazolidinediona, um composto de sensibilização à insulina.[49] Também parece haver uma relação negativa entre a adiponectina e a PCR, sugerindo novamente que a adiponectina tenha um papel anti-inflamatório.

Pacientes diabéticos têm maior risco de desenvolver periodontite crônica, e aqueles com níveis elevados de hemoglobina A1c (HbA1c) têm uma prevalência significativamente maior de periodontite e mais perda dentária do que aqueles com controle metabólico melhor. Infecções agudas e crônicas podem influenciar adversamente o controle glicêmico. Além disso, foi estabelecido que a HbA1c é adversamente afetada pela inflamação sistêmica.[50]

Agora está claro que uma ligação biologicamente plausível entre a periodontite e o controle metabólico foi determinada. Se o tratamento eficaz da periodontite pode modificar o controle glicêmico, como sugerido em alguns estudos, então a terapia periodontal pode ser uma contribuição importante para um programa de gerenciamento de pacientes que incorpora mudanças no estilo de vida e medicamentos.[51]

A terapia periodontal mostrou resultados uniformes entre os estudos. Embora as condições periodontais tratadas tenham mostrado consistência nos resultados, os efeitos da terapia no diabetes não são claros. O objetivo do tratamento padrão da terapia periodontal em relação ao diabetes é reduzir os níveis de HbA1c, porque foi demonstrado que as reduções de HbA1c retardam o desenvolvimento de complicações diabéticas. Embora tenha havido esforços para reduzir os níveis de HbA1c por meio da terapia periodontal, o nível ideal de HbA1c a ser alcançado não está claro.[46]. É possível que a terapia periodontal possa melhorar os níveis de HbA1c em 0,4 a 0,5%;[43] esta ação benéfica sistêmica da terapia periodontal demonstra a importância de controlar as condições inflamatórias locais como parte do controle do diabetes.

PERIODONTITE E DOENÇAS CARDIOVASCULARES

A doença periodontal grave afeta de 10 a 15% da população geral, tendo sido associada a DCV em estudos transversais e de coorte. Estudos relatam que marcadores de inflamação mediados por células e citocinas elevados, incluindo PCR, fibrinogênio e várias citocinas, estão associados à doença periodontal.[52] Os mesmos marcadores pró-inflamatórios na doença periodontal também foram associados à trombogênese. Quando a progressão da doença periodontal é reduzida, os níveis de marcadores inflamatórios comuns a ambas as doenças (isto é, IL-6, TNF-α e PCR) diminuem, o que pode, por sua vez, reduzir o risco de doença vascular. Ainda não se sabe se a inibição ou a redução da inflamação, em geral, ou a PCR, em particular, diminuirá a taxa de efeitos vasculares.

Em vários estudos de aterosclerose em modelos animais, a doença periodontal mostrou ser um fator contribuinte. Células imunes ativadas na placa aterogênica produzem citocinas pró-inflamatórias (IFN, IL-1 e TNF-α), que induzem a produção de quantidades substanciais de IL-6. Essas citocinas também são produzidas em vários tecidos em resposta à infecção e no tecido adiposo de pacientes com síndrome metabólica. A IL-6, por sua vez, estimula a produção de grandes quantidades de reagentes de fase aguda, incluindo PCR, amiloide A sérico e fibrinogênio, especialmente no fígado.[53]

Embora as citocinas tenham ações biológicas importantes em todas as etapas, sua amplificação em cada fase da cascata torna a medição de mediadores a jusante, como a PCR, particularmente útil para o diagnóstico clínico. O aumento dos níveis plasmáticos de PCR de alta sensibilidade em pacientes com pré-hipertensão ou hipertensão estabelecida pode ligar essas duas condições. Depressão maior, inatividade física, história familiar de DCV e doença periodontal, idade avançada e sexo masculino são outros fatores de risco para DCV aterosclerótica, comumente encontrados em pacientes com periodontite e que também podem servir como fatores de confusão.

Acredita-se que os fatores de risco comuns às DCVs e à periodontite estejam relacionados ao aumento da inflamação sistêmica.[54] Dieta, genética, medicamentos e fatores ambientais influenciam o curso da doença periodontal e, quando ela é combinada com esses fatores, todos influenciam a saúde cardiovascular. Em estudos de DCV, a doença periodontal mostrou ser um fator contribuinte que pode agravar a inflamação do tecido vascular e também aumentar o risco de invasão bacteriana.

CONCLUSÕES

A era em que as ciências odontológicas e orais foram separadas do campo principal da medicina já passou. Estudos clássicos e recentes mostram que o corpo humano é um ecossistema complexo, no qual micróbios e células hospedeiras interagem continuamente por meio de processos moleculares, resultando em saúde. As doenças periodontais apresentam ligações entre interatoma oral hospedeiro-microbioma e doenças sistêmicas, como diabetes tipo 2 e DCVs (assim como outras via biofilme com impacto direto e via inflamação indireta). Com o advento progressivo de tecnologias de sequenciamento profundo de alto rendimento, assinaturas bacterianas clássicas associadas a doenças bucais, como *Porphyromonas gingivalis* (doença periodontal) e *Streptococcus mutans* (cárie), foram confirmadas. Além disso, outros táxons altamente proeminentes não cultivados foram identificados, o que sugere que o campo de pesquisa da microbiologia oral tem um longo caminho a percorrer para alcançar uma visão holística dos estados bucais saudáveis e doentes. Embora descobertas recentes sejam capazes de demonstrar mudanças taxonômicas bacterianas tanto em nível individual quanto populacional, ainda mal arranhamos a ponta de um iceberg no que diz respeito à complexidade das interações hospedeiro-microbiota. A comunidade de pesquisa do microbioma humano atualmente carece de estudos de coorte com conjuntos de dados maiores sobre sequenciamento profundo, representando dados de metagenômica e transcriptômica. Também faltam dados importantes em relação às interações com o hospedeiro humano. Ao intensificar os estudos nessas áreas de pesquisa, provavelmente será possível implementar assinaturas do microbioma hospedeiro e o processo inflamatório como um cronômetro clínico que pode rastrear o início precoce da doença. Será importante que os clínicos dessa nova geração incluam moduladores inflamatórios, probióticos, e testes moleculares para compreender melhor o diagnóstico, a prevenção e o tratamento das doenças periodontais.

REFERÊNCIAS BIBLIOGRÁFICAS

1. Freire M, Nelson KE, Edlund A. The Oral Host-Microbial Interactome: An Ecological Chronometer of Health? Trends in Microbiology. 2020. https://doi.org/10.1016/j.tim.2020.11.004
2. Van Dyke TE, van Winkelhoff AJ. Infection and inflammatory mechanisms. J of Clin Periodontol. 2013; 40(Suppl 14):S1-S7.
3. Eke PI, Dye BA, Wei L, Thornton-Evans GO, Genco RJ & CDC Periodontal Disease Surveillance workgroup. Prevalence of periodontitis in adults in the United States: 2009 and 2010. Dent Res. 2012; 91(10):914-920.
4. Eke PI, Thornton-Evans GO, Wei L, Borgnakke WS, Dye BA, Genco RJ. Periodontitis in US Adults: National Health and Nutrition Examination Survey 2009-2014. Am Dent Assoc. 2012; 149(7):576-588.e6.
5. Kilian Clarke J. On the bacterial factor in the etiology of dental caries. Br Exp Pathol. 1924;5(3):141.
6. He X-S, Shi W-Y. Oral microbiology: past, present and future. Int Oral Sci. 2009; 1(2):47-58.
7. Nelson KE, Fleischmann RD, DeBoy RT, Paulsen IT, Fouts DE, Eisen JA *et al.* Complete genome sequence of the oral pathogenic Bacterium porphyromonas gingivalis strain W83. J Bacteriol. 2003; 185(18):5591-5601.
8. Bik EM, Long CD, Armitage GC, Loomer P, Emerson J, Mongodin EF, *et al.* Bacterial diversity in the oral cavity of 10 healthy individuals. ISME J. 2010; 4(8):962-974.
9. The Human Microbiome Project Consortium. A framework for human microbiome research. Nature. 2012; 486(7402):215-221. https://doi.org/10.1038/nature11209.
10. Wang T-F, Jen I-A, Chou C, Lei Y-P. Effects of periodontal therapy on metabolic control in patients with type 2 diabetes mellitus and periodontal disease. Medicine. 2014; 93(28):e292. https://doi.org/10.1097/md.0000000000000292.
11. Barnes VM, Ciancio SG, Shibly O, Xu T, Devizio W, Trivedi HM *et al.* Metabolomics reveals elevated macromolecular degradation in periodontal disease. Dent Res. 2011; 90(11):1293-1297.
12. Podzimek S, Vondrackova L, Duskova J, Janatova T, Broukal Z. Salivary markers for periodontal and general diseases. Dis Mark. 2016:9179632.
13. Adler CJ, Dobney K, Weyrich LS, Kaidonis J, Walker AW, Haak W *et al.* Sequencing ancient calcified dental plaque shows changes in oral microbiota with dietary shifts of the Neolithic and Industrial revolutions. Nat Gen. 2013; 45(4):450-455,455e1.
14. Blaser MJ, Falkow S. What are the consequences of the disappearing human microbiota? Nat Rev. Microbiol. 2009; 7(12):887-894.
15. Christley S, Cockrell C, An G. Computational studies of the intestinal host-microbiota interactome. Computation. 2015; 3(1):2-28.
16. Alcaraz LD, Belda-Ferre P, Cabrera-Rubio R, Romero H, Simón-Soro A, Pignatelli M *et al.* Identifying a healthy oral microbiome through metagenomics. Clin Microbiol Infect. 2012; 18(Suppl 4):54-57.
17. British Medical Journal Publishing Group. A definition of inflammation. Br Med J. 2010;2 (2585):177-177.
18. Rochae E, Silva M. A Brief History of Inflammation. In: Vane JR, Ferreira SH (Eds.). Inflammation. Berlin: Springer Berlin Heidelberg. 1978. p. 6-25.
19. Freire M. 2016. Resolution of inflammation in type 2 diabetes. Disponível em: https://dash.harvard.edu/handle/1/33797370.
20. Férez JAL. Hipócrates y los escritos hipocráticos: origen de la medicina científica. Epos: Revista de filología (Issue 2; p. 157). https://doi.org/10.5944/epos.2.1986.9454.
21. Griffin, B. Rubor, Calor, Tumor, Dolor. J. Am Med Assoc. 2004; 291(12):1420-1420.
22. Freire MO, Van Dyke TE. Natural resolution of inflammation. Periodontology 2000. 2013; 63(1):149-164.
23. Tauber AI. Metchnikoff and the phagocytosis theory. Nat Rev Mol Cell Biol. 2003; 4(11):897-901.
24. Dick H, Trott JR. Immunity and inflammation as synergistic mechanisms in the pathogenesis of periodontal disease. J Period Res. 1969; 4(2):127-140. https://doi.org/10.1111/j.1600-0765.1969.tb01957sx.
25. Rudney JD, Chen R. Human salivary function in relation to the prevalence of Tannerella forsythensis and other periodontal pathogens in early supragingival biofilm. Arch of Oral Biol. 2004; 49(7):523-527. https://doi.org/10.1016/j.archoralbio.2004.01.013.
26. Kleinstein SE, Nelson KE, Freire M. Inflammatory networks linking oral microbiome with systemic health and disease. Dent Res. 2020; 99(10):1131-1139. https://doi.org/10.1177/0022034520926126.
27. Lakschevitz FS, Aboodi GM, Glogauer M. Oral neutrophils display a site-specific phenotype characterized by expression of T-cell receptors. J Periodontol. 2013; 84(10):1493-1503.
28. Carneiro VMA, Bezerra ACB, Guimarães M do CM, Muniz-Junqueira MI. Decreased phagocytic function in neutrophils and monocytes from peripheral blood in periodontal disease. J Appl Oral Sci. 2012; 20(5):503-509.
29. Yilmaz Ö, Lee KL. The inflammasome and danger molecule signaling: at the crossroads of inflammation and pathogen persistence in the oral cavity. Periodontol 2000. 2015; 69(1):83-95.
30. Wei CX, Yu Y, Aleti G, Torralba M, Edlund A, Nelson KE *et al.* Salivary Bioscience and Periodontal Medicine. In: Granger DA, Taylor MK (Eds.). Salivary Bioscience: Foundations of Interdisciplinary Saliva Research and Applications. Springer International Publishing. 2020. pp. 419-447.
31. Pessoa L, Aleti G, Choudhury S, Nguyen D, Yaskell T, Zhang Y *et al.* Host-microbial interactions in systemic lupus erythematosus and periodontitis. Front in Immunol. 2019; 10:2602.
32. Graves DT. The potential role of chemokines and inflammatory cytokines in periodontal disease progression. Clin Infect Dis. 1999; 28(3): 482-490.
33. Cho NH, Shaw JE, Karuranga S, Huang Y, da Rocha Fernandes JD, Ohlrogge AW *et al.* IDF Diabetes Atlas: Global estimates of diabetes prevalence for 2017 and projections for 2045. Diabe Res Clin Pract. 2018; 138:271-281.
34. Rise E, Smith JF, Bell J. Reduction of bacteremia after oral manipulations. Arch Otolaryngol. 1969; 90(2):198-201.
35. Ebersole JL, Cappelli D, Mathys EC, Steffen MJ, Singer RE, Montgomery M *et al.* Periodontitis in humans and non-human primates: oral--systemic linkage inducing acute phase proteins. Ann Periodontol. 2002; 7(1):102-111.
36. Fredman G, Oh SF, Ayilavarapu S, Hasturk H, Serhan CN, Van Dyke TE. Impaired phagocytosis in localized aggressive periodontitis: rescue by Resolvin E1. PloS One. 2011; 6(9):e24422.
37. Serhan CN, Gupta SK, Perretti M, Godson C, Brennan E, Li Y *et al.* The Atlas of Inflammation Resolution (AIR). Mol Aspects Med. 2020; 74:100894.
38. Lawrence T, Willoughby DA, Gilroy DW. Anti-inflammatory lipid mediators and insights into the resolution of inflammation. Nat Rev Immunol. 2002; 2(10):787-795.
39. Glick M (Ed.). The oral-systemic health connection: a guide to patient care. Chicago: Quintessence Publishing Company Incorporated; 2014.
40. Van Dyke TE, Hasturk H, Kantarci A, Freire MO, Nguyen D, Dalli J *et al.* Proresolving nanomedicines activate bone regeneration in periodontitis. J Dent Res. 2015; 94(1):148-156.
41. Herrera BS, Hasturk H, Kantarci A, Freire MO, Nguyen O, Kansal S *et al.* Impact of resolvin E1 on murine neutrophil phagocytosis in type 2 diabetes. Infect Immun. 2015; 83(2):792-801.
42. Ebersole JL. Humoral immune responses in gingival crevice fluid: local and systemic implications. Periodontol 2000. 2003; 31:135-166.
43. Miller WD. The human mouth as a focus of infection. The Lancet. 1891; 138(3546):340-342.
44. Hunter W. William Hunter to Thomas Dawson. In: The William and Mary Quaterly, 1921;1(Issue 1):54. https://doi.org/10.2307/1920348
45. Sima C, Glogauer M. Diabetes mellitus and periodontal diseases. Curr Diab Rep. 2013; 13(3):445-452.
46. Swapna Kumari KGS, Dey S, Subudhi E, Behera R, Jena SP, Dash S *et al.* Bidirectional dynamics between hyperglycemia and periodontal infections. Ind J Foren Med and Toxicol. 2020; 14(4):8493-8499.
47. Mugabo Y, Li L, Renier G. The connection between C-reactive protein (CRP) and diabetic vasculopathy. Focus on preclinical findings. Curr Diab. 2010; 6(1):27-34.
48. Ouchi N, Parker JL, Lugus JJ, Walsh K. Adipokines in inflammation and metabolic disease. Nat Rev. 2011; 11(2):85-97.
49. Chapple ILC, Genco R & Working Group 2 of the Joint EFP/AAP workshop. Diabetes and periodontal diseases: consensus report of the Joint EFP/AAP Workshop on Periodontitis and Systemic Diseases. Periodontol. 2013; 84(4 Suppl):S106-S112.
50. Sanz M, Kornman K & Working Group 3 of the Joint EFP/AAP Workshop. Periodontitis and adverse pregnancy outcomes: consensus report of the Joint EFP/AAP Workshop on Periodontitis and Systemic Diseases. J Clin Periodontol. 2013; 40:S164-S169. https://doi.org/10.1111/jcpe.12083.

51. Bharti P, Katagiri S, Nitta H, Nagasawa T, Kobayashi H, Takeuchi Y *et al.* Periodontal treatment with topical antibiotics improves glycemic control in association with elevated serum adiponectin in patients with type 2 diabetes mellitus. Obes Res Clin Pract. 2013; 7(2):e129-e138.
52. Couper DJ, Beck JD, Falkner KL, Graham SP, Grossi SG, Gunsolley JC *et al.* The Periodontitis and Vascular Events (PAVE) Pilot Study: Recruitment, Retention, and Community Care Controls. J Periodontol. 2008; 79(1):80-89. https://doi.org/10.1902/jop.2008.070216.
53. Oliveira C de, Watt R, Hamer M. Toothbrushing, inflammation, and risk of cardiovascular disease: results from Scottish Health Survey. BMJ. 2010; 340:c2451-c2451. https://doi.org/10.1136/bmj.c2451.
54. Genco RJ, Van Dyke TE. Prevention: Reducing the risk of CVD in patients with periodontitis. Nat Rev Cardiol. 2010; 7(9):479-480.

4 Patogênese das Doenças Periodontais

Adriana Campos Passanezi Sant'Ana ▪ Euloir Passanezi

INTRODUÇÃO

A periodontite é uma condição infecciosa e inflamatória que apresenta etiologia multifatorial relacionada à interação entre a resposta do hospedeiro e a agressão microbiana, podendo ser modificada por fatores locais e sistêmicos. Em pacientes de risco à periodontite, a resposta do hospedeiro é inefetiva, desregulada e destrutiva. Embora bactérias sejam necessárias para o processo patogênico, é predominantemente a resposta do hospedeiro ao desafio microbiano que pode de fato levar à destruição dos tecidos periodontais.

A resistência ou suscetibilidade à periodontite é determinada por vários fatores, incluindo genética, epigenética, fatores ambientais, idade e doenças sistêmicas, que podem modificar a resposta do hospedeiro em direção mais protetora ou mais destrutiva.[1] Pesquisas bioquímicas e microbiológicas sugeriram que a doença periodontal é o resultado da interação da atividade bacteriana com os tecidos do hospedeiro, com diferenças quantitativas e qualitativas na microbiota de sítios saudáveis e inflamação gengival.[2,3]

Em animais *germ-free*, observa-se uma condição clínica e histológica de saúde gengival pristina, na qual o epitélio juncional (EJ) estende-se desde a base no nível da junção cemento-esmalte (JCE) até a margem gengival, promovendo o completo vedamento do meio interno. No entanto, na presença de bactérias, observa-se ausência da camada mais coronal do EJ, com formação do sulco gengival histológico, sugerindo que sua presença seja uma resposta adaptativa à agressão microbiana. O acúmulo de biofilme de placa sobre a superfície dos dentes resulta na modificação da qualidade e da quantidade de micro-organismos, e acarreta mecanismo disbiótico com consequente evolução da inflamação para doença crônica.[4]

A resposta imune do hospedeiro à agressão bacteriana pode ser protetora, mantendo o equilíbrio das interações hospedeiro-microbiota e preservando a saúde dos tecidos periodontais, ou destrutiva, quando há cronificação da resposta inflamatória e disbiose. A mudança da microbiota da saúde para a doença é mediada pela resposta inflamatória, a qual pode ser influenciada por diferentes fatores, como mastigação, tipo de dieta e contato com alérgenos.[1]

Mesmo o periodonto clinicamente saudável apresenta infiltrado inflamatório compatível com os estados iniciais de gengivite, com predomínio de linfócitos T e pequeno número de linfócitos B, plasmócitos e neutrófilos na porção de tecido conjuntivo mais coronal e subjacente ao epitélio juncional.[1] A densidade e extensão do infiltrado inflamatório aumenta de modo significativo e linear decorridos 21 dias de suspensão das medidas de higiene oral, observando-se aumento do número de linfócitos (de 17% para 29,9%), embora, em geral, o número de leucócitos polimorfonucleares permaneça relativamente constante (20,8 a 22,6%) durante todos os estágios da inflamação. Simultaneamente, ocorre diminuição significativa da densidade de fibroblastos (de 48,1% para 34,9%), sugerindo a existência de infiltrado inflamatório no tecido conjuntivo subjacente ao epitélio em todos os estágios da doença, mesmo na condição de saúde clínica.[4,5]

Estudos têm sugerido que são as respostas inflamatória e imune não controladas que levam à destruição dos tecidos periodontais.[6] Há alta prevalência (90%) de placa e gengivite na população adulta, mas a incidência de periodontite moderada ou severa é relativamente baixa, afetando cerca de 20% da população, com comportamento heterogêneo entre diferenças raças, etnias e grupos socioeconômicos. Desse modo, a presença de placa não é o determinante principal da progressão de gengivite para periodontite. A interação hospedeiro-parasita é a responsável pelo desenvolvimento da gengivite, mas exatamente o que leva à progressão para periodontite permanece indeterminado.[7]

Nos últimos anos, avanços tecnológicos permitiram melhor compreensão sobre os mecanismos patogênicos envolvidos no desenvolvimento da gengivite e sua progressão para periodontite. Embora do ponto de vista histopatológico seja possível identificar uma evolução regular de gengivite para periodontite, esses eventos não são lineares na população, com um estágio se superpondo a outro de forma heterogênea, regulados por diferentes mecanismos biomoleculares, interações hospedeiro-microbianas e disbiose, que permitiram compreender melhor os mecanismos etiopatogênicos das doenças periodontais, os quais serão apresentados neste capítulo.

ETIOLOGIA DA DOENÇA PERIODONTAL

A etiologia primária da doença periodontal é a presença de biofilme de placa bacteriana, associada à resposta do hospedeiro a esse desafio microbiano.

Até 1965, acreditava-se que o cálculo era o agente etiológico primário da doença periodontal. Este conceito mudou a partir da publicação de pesquisa realizada com voluntários, estudantes de Odontologia, que tiveram suas medidas de higiene oral suspensas por 21 dias. Ao final deste período, observou-se que todos os participantes apresentavam gengivite clinicamente detectada. Alguns desenvolveram inflamação gengival em períodos mais curtos de observação (7 a 14 dias), enquanto outros apresentaram gengivite clínica após períodos mais longos (21 dias). O desenvolvimento clínico da gengivite ocorreu simultaneamente ao aumento da espessura da placa bacteriana, com concomitante mudança na sua qualidade. Inicialmente, a placa que colonizou os dentes era compatível com estados de saúde, composta principalmente por cocos e bacilos Gram-positivos, ao passo que, com o passar do tempo, houve aumento da espessura da placa acumulada sobre as superfícies dentárias e mudança nas características da composição microbiana, levando ao estabelecimento de gengivite. O restabelecimento dos hábitos de higiene bucal resultou em remissão dos sinais clínicos de inflamação, caracterizando a reversibilidade das lesões.[5]

Teoria da placa inespecífica

Esse achado deu origem à hipótese da placa inespecífica, pois, considerando-se que a placa é agente primário da doença periodontal, virtualmente qualquer indivíduo que apresentasse acúmulo de placa apresentaria risco aumentado de desenvolvimento e progressão da doença periodontal.[8,9] De acordo com essa proposta, a destruição dos tecidos periodontais resultaria da produção de produtos tóxicos pela microbiota como um todo. Quando pequenas quantidades de placa estivessem presentes, o hospedeiro seria capaz de eliminar ou neutralizar a ação bacteriana. Por outro lado, em regiões de maior acúmulo de placa, haveria também aumento dos produtos nocivos produzidos por bactérias que não poderiam ser neutralizados ou eliminados pelo hospedeiro.[7]

Teoria da placa específica

A teoria da placa inespecífica foi questionada depois das observações de que nem todas as lesões de gengivite progridem para periodontite e que a microbiota associada com quadros de periodontite é composta por grupos específicos de bactérias. A quantidade de destruição periodontal não estava associada necessariamente ao nível de acúmulo de placa, havendo indivíduos que apresentavam pouco ou nenhum acúmulo de placa e destruição avançada dos tecidos periodontais.[10]

A teoria da placa específica, por sua vez, sugeria que a placa subgengival diferia em composição e potencial patogênico e que determinadas espécies bacterianas produziam substâncias mais nocivas que estariam associadas à destruição dos tecidos periodontais.[8] Como exemplo, cita-se a bactéria *Aggregatibacter actinomycetemcomitans*, altamente prevalente nos sítios ativos de periodontite "juvenil" (periodontite padrão molares e incisivos), com presença de anticorpos séricos contra os mesmos. A eliminação ou redução das bactérias por meio de tratamento resolvia a inflamação. Adicionalmente, a infecção de modelos animais com o espécime resultava no desenvolvimento da doença, com sua resolução após a eliminação.[11]

Seis comunidades de micro-organismos foram identificadas e especialmente as bactérias que fazem parte do complexo vermelho (*T. forsythia*, *P. gingivalis* e *T. denticola*) estavam significativamente associadas ao aumento da profundidade de sondagem e sangramento à sondagem.[12]

A mudança da composição da placa bacteriana com seu desenvolvimento e maturação estaria associada com aumento da profundidade de sondagem. A transição da microbiota compatível com saúde para outra associada à doença estabelece que a diminuição do número de espécies bacterianas comensais e o aumento concomitante de patógenos específicos estão associados à periodontite, chamada, então, de disbiose. Nos estados de saúde, a microbiota é composta predominantemente por cocos e bacilos Gram-positivos; porém, em condições de doença, a microbiota torna-se predominantemente composta por cocos e bacilos Gram-negativos. No entanto, recentemente, esse conceito foi contestado, já que alguns desses patógenos são encontrados tanto em sítios doentes quanto saudáveis.[7]

Teoria da placa ecológica

A teoria da placa ecológica propõe que as características do ambiente subgengival selecionam a composição microbiana específica que pode levar à doença.[13] De acordo com essa proposta, o acúmulo de placa causa aumento da inflamação dos tecidos gengivais, o que, por sua vez, cria um ambiente no sulco favorável ao crescimento de bactérias Gram-negativas, acarretando mais inflamação e destruição tecidual, o que explica porque a gengivite é considerada como o principal fator de risco para o desenvolvimento de periodontite.[4]

A microbiota associada à saúde periodontal permanece estável ao longo do tempo e existe em estado de equilíbrio dinâmico, no qual o hospedeiro consegue contrabalancear a agressão bacteriana e o acúmulo de placa por meio de mecanismos de defesa inatos, como descrito nos **Capítulos 1** e **3**. No entanto, as respostas imune e inflamatória podem ser sobrepujadas por acúmulo excessivo de placa, fatores do hospedeiro independentes da placa (p. ex., alterações hormonais, diabetes) ou fatores ambientais (tabagismo, nutrição, estresse). Consequentemente, ocorre maior extravasamento de fluido gengival contendo produtos de degradação tecidual e outros nutrientes, os quais seriam responsáveis pela mudança na composição da placa para uma microbiota mais patogênica.[7]

CONCEITOS DE PATOGÊNESE DA DOENÇA PERIODONTAL

Até metade dos anos 1970, acreditava-se que a doença periodontal progredia de forma lenta e contínua, podendo levar à perda do dente se não tratada. No final dos anos 1970 e início dos anos 1980, achados histológicos e epidemiológicos de estudos realizados em modelos animais e em seres humanos demonstraram que a doença periodontal progredia em episódios cíclicos de exacerbação aguda, separados por períodos de remissão,[14-17] com alguns sítios apresentando progressão da destruição periodontal simultaneamente ao ganho de inserção ou estabilidade periodontal na maioria dos sítios, sugerindo que a resposta do hospedeiro não é uniforme, possivelmente devido à patogenicidade desigual da placa.

Estudo conduzido nos anos 1970 demonstraram que linfócitos obtidos de pacientes com gengivite ou periodontite crônica de leve a moderada foram estimulados especificamente *in vitro* por diferentes patógenos. Leucócitos obtidos de pacientes com periodontite severa mostraram depressão na transformação de linfócitos, sugerindo que a resposta imune celular a alguns micro-organismos exerce efeito protetor ou agressivo na patogênese da doença.[18]

Nesse contexto, acreditava-se que, embora nem todos os casos de gengivite progrediam para periodontite, as lesões destrutivas apresentavam inicialmente um quadro de inflamação gengival. No entanto, dois artigos publicados em 1976 demonstraram que a doença periodontal progride em surtos agudos, seguidos por longos períodos de remissão.[14,16]

O primeiro demonstrou que a destruição de osso alveolar em ratos monoinfectados com *A. naeselundii* ocorre por meio de reabsorção óssea osteoclástica descontínua e rápida, ou seja, em períodos curtos de atividade osteoclástica intensa seguidos por longos períodos de inatividade, durante os quais a crista óssea alveolar, histologicamente, mostrava-se recoberta por células osteoblásticas ou mesmo sem células ósseas, associados com ulceração do epitélio e presença de grande quantidade de placa.[14]

Esses achados estão correlacionados às observações clínicas de que alguns sítios apresentam ganho de inserção enquanto outros podem permanecer estáveis ou mesmo perder inserção clínica em determinado período de tempo.[15]

No segundo estudo, a exacerbação aguda da inflamação gengival culminou em destruição dos tecidos periodontais de suporte.[16] O primeiro evento biológico observado na agudização da lesão foi a ulceração do epitélio, logo após a introdução da ligadura, acompanhada por alteração dos vasos sanguíneos subjacentes ao EJ, os quais apresentaram estase, permeação por leucócitos polimorfonucleares (PMNs) e diapedese. Progressivamente, conforme ocorria maior acúmulo de placa, maior área de tecido conjuntivo era ocupada pelo infiltrado inflamatório, com aumento gradativo dos sinais precoces de inflamação se estendendo para a superfície óssea. A perda óssea foi causada por surtos de atividade osteoclástica estimulada por células ou fatores inflamatórios relacionados à fase aguda. A cronificação da lesão se caracterizou por reparo tecidual parcial e desenvolvimento de lesão crônica e estável, que pode sofrer novo processo de agudização com o acúmulo de placa.

Posteriormente, a taxa de progressão da doença periodontal e a perda dentária foram investigadas em população sem acesso a cuidados odontológicos preventivos ou curativos. Essa população, acompanhada por 15 anos, não realizava medidas convencionais de higiene oral e apresentava grande acúmulo de placa, cálculo e manchamentos nos dentes. Virtualmente, todos os sítios apresentavam inflamação gengival. Com base na perda de inserção interproximal, três diferentes subpopulações foram identificadas: indivíduos com progressão rápida de doença periodontal (8%), progressão moderada (81%) ou sem progressão de gengivite para periodontite (11%). A taxa anual de destruição periodontal no grupo de progressão rápida foi de 0,1 a 1,0 mm; no de progressão moderada foi de 0,05 a 0,5 mm; e no de sem progressão foi de 0,05 a 0,09 mm. No grupo de progressão rápida, a perda dentária era avançada, com ausência de todos os dentes aos 45 anos, comparada com nenhuma perda dentária no grupo sem progressão.[19] Esses achados sugerem claramente que a resposta do hospedeiro exerce papel fundamental na destruição dos tecidos periodontais.

Quarenta anos depois, a perda dentária variou entre 0 e 28 dentes, associada à perda de inserção. Tabagismo e cálculo estavam associados ao desenvolvimento da doença, enquanto que placa, cálculo e gengivite estavam associados com sua progressão. A perda de inserção < 1,81 mm aos 30 anos é o fator crítico que determina o risco de perda da dentição aos 60 anos.[20]

Estudos recentes esclareceram melhor as interações hospedeiro-microbianas na periodontite, demonstrando que a microbiota associada à periodontite é mais diversa e complexa do que se imaginava e que as bactérias envolvidas atuam na doença através de sinergia polimicrobiana e disbiose.[1] A resposta inflamatória inicial ao biofilme subgengival pode selecionar bactérias mais patogênicas (disbiose incipiente), o que leva a ambiente inflamatório que pode exacerbar ainda mais o quadro de inflamação, causando o desenvolvimento de periodontite em indivíduos suscetíveis.

Estágios da patogênese

Embora as bactérias sejam a principal causa da lesão inflamatória inicial, levando ao desenvolvimento de gengivite, é a resposta do hospedeiro que determina se a doença progride e como isso acontece.[7]

Estudos em animais demonstraram que, na ausência de bactérias, não há sulco gengival histológico, observando-se continuidade entre as células do EJ e do epitélio oral. As células mais apicais do EJ localizam-se no nível da JCE, com a margem gengival sobre o esmalte. A área de inserção conjuntiva se estende da crista óssea até a base do EJ e é constituída por tecido conjuntivo denso, sem infiltrado inflamatório. Leucócitos ocupam 1% do EJ, sendo 58% monócitos e 42% neutrófilos, condição denominada saúde pristina. Quatro dias após o acúmulo de placa, ocorre aumento significante do número de leucócitos no tecido conjuntivo, imediatamente abaixo do EJ. O tamanho do infiltrado inflamatório aumenta gradualmente, porém sem alteração da densidade do tecido conjuntivo. Entre os dias 4 e 7, os neutrófilos representaram 60 a 70% do infiltrado inflamatório, enquanto aos 28 dias, este era composto principalmente por leucócitos mononucleares, especialmente plasmócitos, com os neutrófilos ocupando apenas uma pequena parte do infiltrado inflamatório.[21]

Embora nem todos os casos de gengivite progridam para periodontite, é bem aceito na literatura que os estágios iniciais da periodontite se manifestam pela inflamação gengival. Assim, o curso do desenvolvimento da gengivite e a progressão para periodontite foi descrito por Page e Schroeder em estágios sequenciais ao acúmulo de placa, conforme descrito a seguir.[22,23]

Lesão inicial

A lesão inicial se localiza na região do sulco gengival e é uma resposta à geração de agentes quimiotáticos e antigênicos nessa região. Os tecidos afetados incluem uma parte do EJ, epitélio do sulco e porção mais coronal do tecido conjuntivo (5 a 10%). A distinção da lesão inicial não pode ser percebida clinicamente **(Figura 1A)**. Ela começa de 2 a 4 dias após o acúmulo de placa e caracteriza-se pelo aumento do infiltrado inflamatório, constituído por monócitos/macrófagos, linfócitos e neutrófilos e aumento do número de neutrófilos no EJ. Os monócitos migram dos vasos sanguíneos para o sítio de inflamação **(Figura 1B)**, onde se diferenciam em macrófagos, os quais apresentam diferentes funções:[24]

- Contribuem para a fagocitose e morte de bactérias e vírus.
- Eliminam indutos resultantes da fagocitose e neutrófilos apoptóticos.
- Atuam como ponte entre a imunidade inata e adquirida por meio do recrutamento de linfócitos.
- Liberam citocinas.
- Apresentam o antígeno.

Os macrófagos são os principais responsáveis por prevenir inflamação prolongada. Diferentes fenótipos de macrófagos residentes pró-inflamatórios (M1) e anti-inflamatórios (M2) foram identificados recentemente, resultando em cronificação ou resolução da doença, respectivamente.

As principais características da lesão inicial estão descritas no **Quadro 1**.[23]

QUADRO 1 Características histológicas da lesão inicial.

- Vasculite clássica dos vasos subjacentes ao epitélio juncional
- Migração aumentada de leucócitos para dentro do epitélio juncional ou sulco gengival
- Presença de proteínas séricas extravasculares, especialmente fibrina
- Alteração mais coronal do epitélio juncional
- Perda de colágeno perivascular

Fonte: Elaborado pelos autores.

Lesão precoce

A lesão precoce evolui a partir da lesão inicial, sobrepondo-se a ela sem uma clara divisão entre ambas. Começa 4 a 7 dias após o acúmulo de placa e resulta da formação e preservação

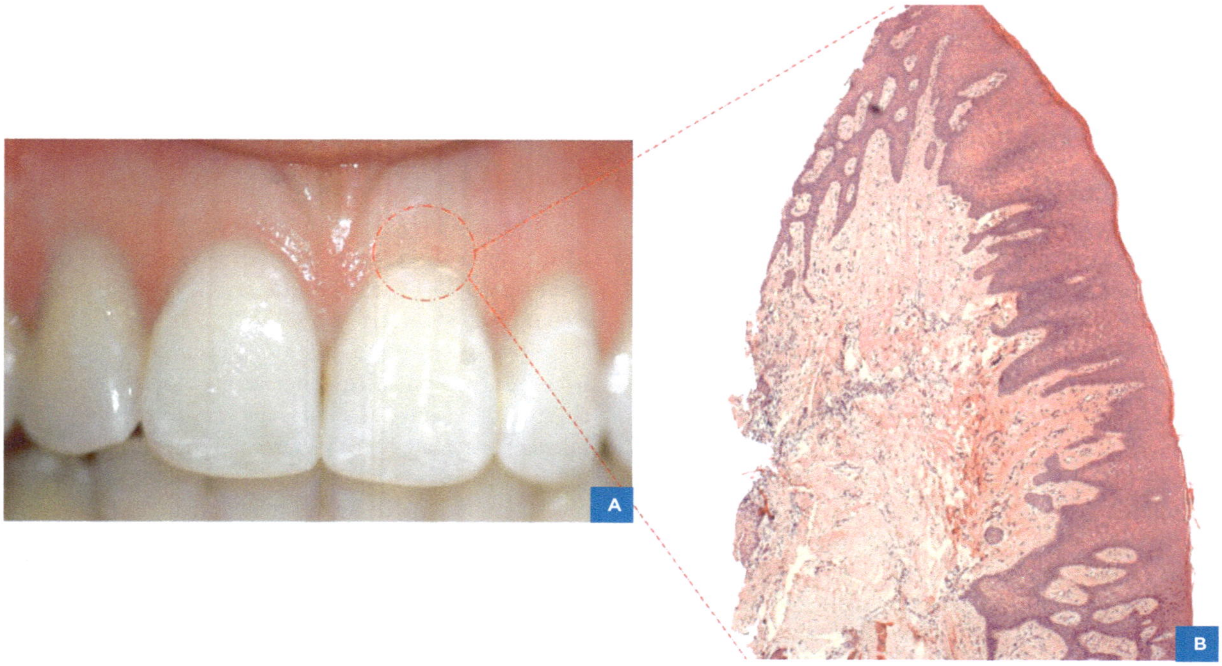

FIGURA 1 Lesão inicial. (A) Nessa fase da lesão, não há sinais clínicos evidentes de inflamação gengival. (B) Histologicamente, observa-se infiltrado inflamatório subjacente à porção mais coronal do epitélio juncional, composto principalmente por linfócitos T. No epitélio juncional, observam-se alguns leucócitos, especialmente neutrófilos, que migram para a região atraídos por mediadores inflamatórios secretados em função da ação de bactérias na região do sulco gengival.

Fonte: Acervo pessoal dos autores.

de infiltrado inflamatório linfocitário denso no tecido conjuntivo gengival. Conforme se manifesta a gengivite leve, o número de células inflamatórias aumenta de 2 a 3 vezes **(Figura 2)**. O infiltrado inflamatório permanece composto majoritariamente por linfócitos T, alguns linfócitos B e plasmócitos. Nesse estágio, a inflamação continua apresentando características de lesão aguda, mas a intensidade aumenta, com maior fluxo de fluido gengival e número de leucócitos no EJ, alcançando seu número máximo aos 12 dias de acúmulo de placa. Outra característica dessa etapa é a concentração do infiltrado inflamatório no tecido conjuntivo subjacente ao EJ. O tecido conjuntivo afetado distingue-se do não afetado pela diminuição do conteúdo de colágeno, além da presença das células inflamatórias no conjuntivo gengival, EJ e sulco gengival. As principais características do estágio de lesão precoce estão descritas no **Quadro 2**.[22,23]

QUADRO 2 Características histológicas da lesão precoce.

- Acentuação das características descritas para lesão inicial
- Acúmulo de linfócitos imediatamente subjacentes ao epitélio juncional no sítio de inflamação aguda
- Alterações citoplásticas nos fibroblastos, possivelmente associadas a interações com células linfocitárias
- Perda adicional de colágeno da gengiva marginal
- Início da proliferação das células basais do epitélio juncional

Fonte: Elaborado pelos autores.

Lesão estabelecida

A característica que distingue a lesão estabelecida das demais lesões é o predomínio de linfócitos B, especialmente das subclasses IgG1 e IgG3, e plasmócitos no tecido conjuntivo previamente à perda óssea extensa, com possível produção de anticorpos pelos plasmócitos ativados. Observa-se grande número de neutrófilos no EJ e macrófagos na parede da bolsa. As características dos estágios mais precoces da inflamação persistem, porém de forma mais grave. Também observa-se proliferação lateral do EJ e epitélio sulcular, invadindo o tecido conjuntivo subjacente e convertendo-se em epitélio da bolsa, geralmente fino e ulcerado, resultante da migração apical da placa e formando uma bolsa rasa **(Figura 3)**. No tecido conjuntivo e epitelial, é vista considerável quantidade de imunoglobinas, com presença do complemento e complexos antígeno-anticorpo, especialmente ao redor dos vasos sanguíneos. Ainda ocorre perda de colágeno na área da inflamação, enquanto regiões mais distantes apresentam fibrose e tecido cicatricial. Algumas dessas lesões estabelecidas, nas quais observa-se a formação das bolsas gengivais, progridem para formas mais destrutivas de doença periodontal, com perda óssea e desenvolvimento de bolsas periodontais verdadeiras. Essa conversão é possivelmente mediada por agudização das lesões, conforme descrito por Garant[14] (1976) e Heijl *et al.*[16] (1976). As principais características da lesão estabelecida estão descritas no **Quadro 3**.[22,23]

Lesão avançada

Nessa fase da inflamação periodontal, é possível observar desenvolvimento de bolsas periodontais verdadeiras, ulceração e supuração superficial, fibrose, destruição do osso alveolar e ligamento periodontal, mobilidade e inclinação dos dentes, com eventual perda dentária **(Figura 4)**.[23] Há predomínio de plasmócitos no infiltrado inflamatório, além de linfócitos e macrófagos, com persistência dos sinais de vasculite aguda e proliferação acentuada de vasos sanguíneos. Cerca de 78% dos linfócitos são do tipo B e a principal imunoglobulina plasmocitária é a IgG (76%), seguida por IgM (24%) e IgA (8%). A lesão se estende tanto lateral quanto apicalmente, com

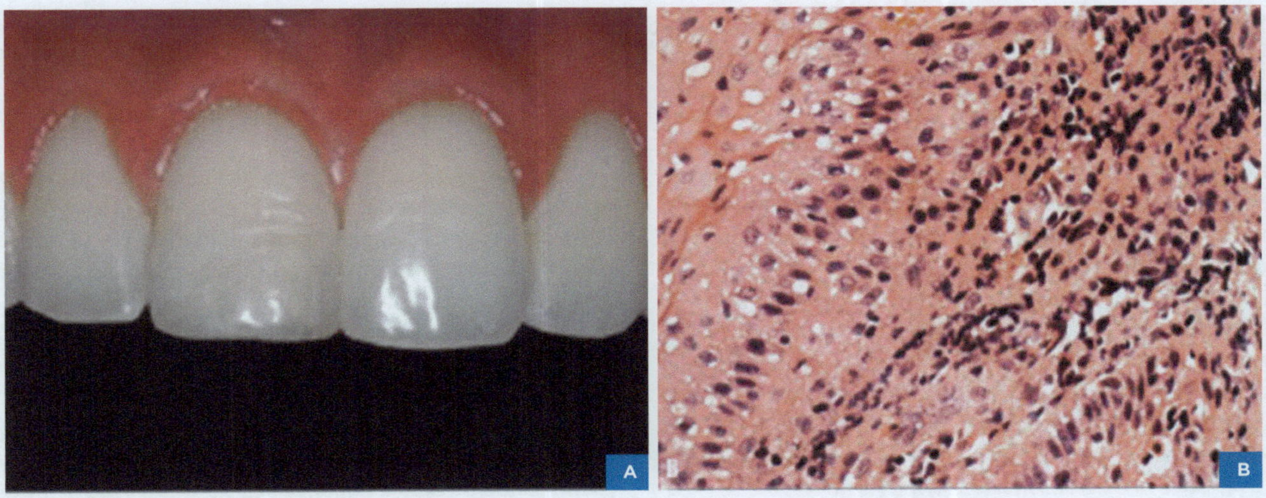

FIGURA 2 Lesão precoce. (A) A lesão precoce caracteriza-se clinicamente pelo aparecimento de sinais precoces de inflamação gengival, como ligeira vermelhidão da margem gengival. (B) Histologicamente, observa-se aumento na densidade de linfócitos, bem como no número de linfócitos B e de plasmócitos, com diminuição do número de fibroblastos. A área de tecido conjuntivo gengival ocupada por infiltrado inflamatório aumenta, assim como a permeabilidade de leucócitos no epitélio juncional.

Fonte: Acervo pessoal dos autores.

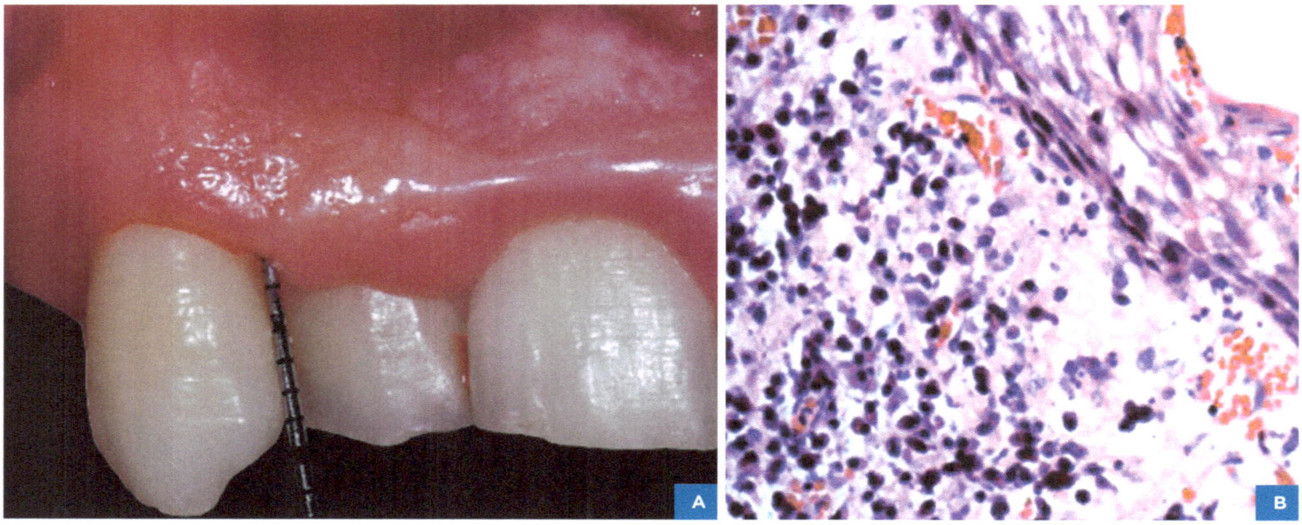

FIGURA 3 Lesão estabelecida. (A) Nessa fase de evolução da doença, observam-se sinais clínicos da inflamação gengival, com aumento da profundidade de sondagem em decorrência da formação de bolsas gengivais, sangramento à sondagem, alteração evidente de cor e contorno da margem gengival. (B) Histologicamente, observa-se aumento da migração de neutrófilos para o epitélio juncional, que se encontra mais espesso, emitindo interdigitações para dentro do tecido conjuntivo gengival. A extensão do infiltrado inflamatório no tecido conjuntivo aumenta, observando-se alguns neutrófilos, linfócitos T, linfócitos B e plasmócitos. A proporção de linfócitos B e plasmócitos cresce, bem como notam-se maior degeneração de fibroblastos, destruição de colágeno e aumento da permeabilidade vascular.

Fonte: Acervo pessoal dos autores.

QUADRO 3 Características histológicas da lesão estabelecida.

- Persistência das manifestações de inflamação aguda
- Predomínio de plasmócitos, sem considerável perda óssea (IgG1 e IgG3)
- Presença de imunoglobulinas extravascularmente no tecido conjuntivo e no epitélio juncional
- Perda contínua de substância de tecido conjuntivo notada na lesão precoce
- Proliferação, migração apical e extensão lateral do epitélio juncional; início da formação da bolsa pode ou não estar presente

Fonte: Elaborado pelos autores.

padrão difuso das fibras gengivais mal organizadas e perda de densidade de colágeno. Apesar disso, as fibras transeptais se regeneram, separando o tecido conjuntivo doente da área saudável, mesmo na presença de perda óssea avançada. O epitélio da bolsa, que migrou apicalmente, estende projeções laterais no tecido conjuntivo subjacente. A reabsorção óssea começa pelos septos ósseos interproximais e, conforme os espaços medulares são acometidos, a medula óssea é infiltrada por células, sofre fibrose e se transforma em tecido de granulação. As principais características histológicas da lesão avançada estão resumidas no Quadro 4.[22,23]

MECANISMOS DE DEFESA DA GENGIVA

Enquanto a barreira epitelial for composta pelos epitélios gengival, sulcular e juncional, as bactérias e os seus produtos não podem invadir o tecido conjuntivo.[25] Embora o EJ seja permeável, as bactérias e os produtos nocivos que conseguem penetrar no seu interior são prontamente combatidos por suas células de defesa. Um importante e central evento biológico no desenvolvimento da gengivite é a ulceração do epitélio do sulco ou da bolsa, expondo o meio interno às agressões do meio externo.

A saliva também é um importante mecanismo de defesa, promovendo ação de lavagem e contribuindo para a eliminação de bactérias e pela presença de imunoglobulinas, especialmente IgA. A alta taxa de renovação tecidual também pode ser considerada um importante mecanismo de defesa, e promove a eliminação de bactérias de forma inespecífica.[25]

O fluido gengival que emerge do sulco é um importante mecanismo de defesa do tecido gengival marginal, contendo virtualmente todas as substâncias existentes no sangue periférico, porém em concentrações mais diluídas. Também apresenta ação de lavagem, contribuindo para a eliminação de bactérias. Componentes do complemento estão presentes no fluido gengival e são ativados durante o processo de inflamação gengival, podendo participar tanto da destruição tecidual como de sua reparação. Outros componentes do fluido são opsoninas e anticorpos específicos contra bactérias da bolsa, participando da defesa do hospedeiro por favorecer a morte e a eliminação de bactérias. Uma parte desses anticorpos específicos vem do plasma sanguíneo, enquanto outra é produzida localmente por plasmócitos.[25]

Os neutrófilos periféricos também exercem papel crucial na prevenção do desenvolvimento da gengivite e formação

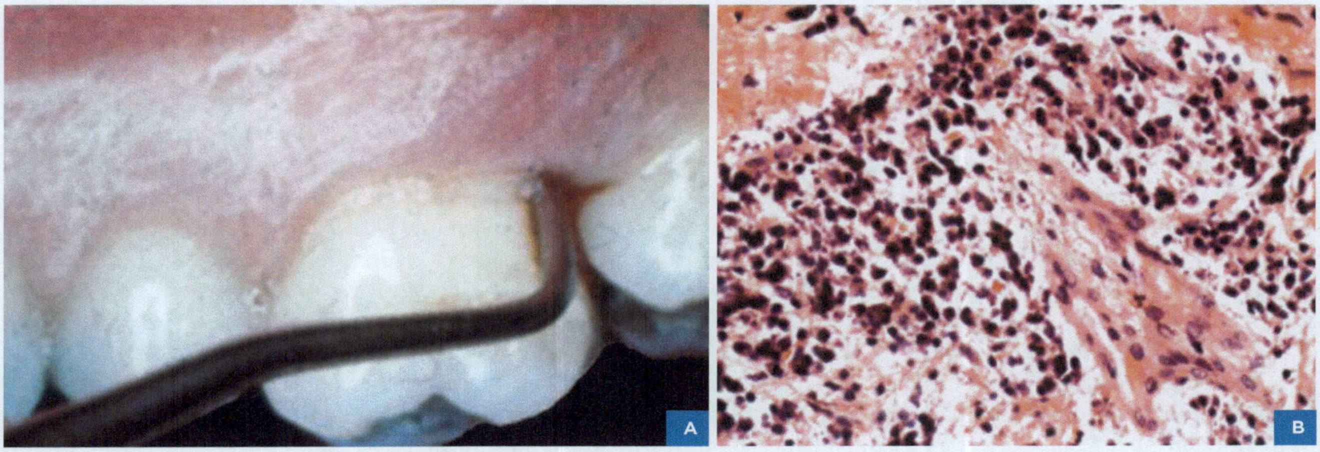

FIGURA 4 Lesão avançada. (A) Essa fase corresponde à periodontite, que se caracte iza clinicamente pelo aumento da profundidade de sondagem, sangramento à sondagem e perda de inserção. Radiograficamente, observa-se perda óssea alveolar. (B) Histologicamente, observa-se extensão do infiltrado inflamatório no conjuntivo gengival, constituído principalmente por linfócitos B e plasmócitos. O epitélio juncional encurta e dá lugar ao epitélio da bolsa, caracterizado por grande espessura e presença de ulceração, comunicando o meio interno ao meio externo.

Fonte: Acervo pessoal dos autores.

QUADRO 4 Características histológicas da lesão avançada.

- Persistência das características descritas para a lesão estabelecida
- Extensão da lesão para osso alveolar e ligamento periodontal, sem perda óssea significante
- Perda contínua de colágeno subjacente ao epitélio da bolsa com fibrose em sítios mais distantes
- Presença de plasmócitos alterados citopaticamente na ausência de fibroblastos alterados
- Formação da bolsa periodontal
- Períodos de exacerbação e remissão
- Conversão da medula óssea distante da lesão em tecido conjuntivo fibroso
- Manifestações difusas das reações teciduais inflamatórias e imunopatológicas
- Predomínio de plasmócitos (80%) no tecido conjuntivo
- Aumento do número, dilatação e engurgitamento de vasos sanguíneos
- Degeneração de tecido conjuntivo, com alguns focos de necrose
- Proliferação de células endoteliais, formação de novos capilares, fibroblastos e fibras colágenas
- Diminuição do comprimento do epitélio juncional (50 a 100 μm)

Fonte: Elaborado pelos autores.

das bolsas gengivais e periodontais. Sob condições normais, os neutrófilos emigram dos vasos sanguíneos do plexo gengival através do EJ até a margem gengival, dentro do sulco e da cavidade oral, atraídos quimiotaticamente por substâncias produzidas pelas bactérias, sem deixar traços de sua passagem e sem causar danos teciduais. Os neutrófilos são, portanto, a primeira linha de defesa dos dentes, enquanto a barreira epitelial é a segunda.[24,25]

BASES MOLECULARES DA RESPOSTA IMUNE NA DOENÇA PERIODONTAL

O ambiente periodontal representa uma condição única no organismo, na qual uma estrutura dura rompe o tecido mole, possivelmente expondo o meio interno à agressão do meio externo, ao que o organismo criou um mecanismo eficiente de vedamento epitelial, representado pelo EJ. Nesse microambiente, o maior número de espécies bacterianas está presente, apresentando interações complexas com o hospedeiro. Elas são naturalmente combatidas pelo mecanismo de defesa inata do hospedeiro por meio de estruturas altamente especializadas e únicas, como o EJ e o epitélio oral, o que, na maioria dos casos, é suficiente para manter a homeostasia tecidual.

Diferentes fatores de risco genéticos ou adquiridos podem interferir nessa resposta imunológica, resultando no desenvolvimento de doenças (gengivite ou periodontite) em decorrência da agressão microbiana ou por reação inflamatória exacerbada, que resulta em destruição dos tecidos do hospedeiro. Nesse sentido, observa-se que pacientes diabéticos com formas mais graves de doença periodontal secretam maiores níveis de citocinas e marcadores inflamatórios, especialmente IL-1, PGE_2, IL-6 e peptídeo quimiotático de monócitos-1. Nesses pacientes, a gravidade das lesões, em termos de profundidade de sondagem e sangramento à sondagem, estava associada ao aumento dos níveis de IL-1B, e não às contagens microbianas ou ao acúmulo de placa, sugerindo o papel essencial da resposta do hospedeiro na destruição tecidual.[26] Monócitos de pacientes diabéticos com periodontite apresentam secreção de citocinas quando estimulados por lipopolissacarídeos bacterianos 30% mais do que em não diabéticos com periodontite e, clinicamente, apresentam maior prevalência, extensão ou gravidade de doença periodontal, sugerindo o papel da resposta do hospedeiro na destruição dos tecidos periodontais.[27]

Portanto, o processo inflamatório é um mecanismo de defesa natural para eliminação dos agentes agressores. A resolução da inflamação é um processo natural que restaura a estrutura e a função dos tecidos afetados, bem como promove a ativação dos mesmos tipos celulares tanto nos processos pró-inflamatórios quanto anti-inflamatórios, um processo dinâmico e, algumas vezes, até repetido.[24]

A tecnologia "omics" revelou como proteoma, transcriptoma, lipidoma e peptidoma regulam a reação do organismo aos microrganismos.[24] Embora a resposta inflamatória tenha caráter protetor, se não houver a remoção adequada dos produtos tóxicos produzidos por neutrófilos por meio de fagocitose, falha na eliminação de células inflamatórias apoptóticas ou atraso na apoptose, a lesão inflamatória crônica se estabelece, mediada por neutrófilos.[28]

A resposta imune típica consiste em quatro componentes: indutores inflamatórios; sensores de detecção; mediadores *downstream*; e tecidos-alvo. O tipo e o grau de resposta inflamatória dependem da natureza do agente que disparou o processo (bacteriano, viral ou parasitário) e sua persistência.[24]

Existem dois tipos de resposta imunológica: inata e adaptativa. O sistema imune inato está presente ao nascimento e reage prontamente ao agente agressor por meio do reconhecimento de alguns antígenos ou padrões de agentes agressores, em um processo de reconhecimento padrão. Sua ação se dá por meio do recrutamento de células imune, ativação do complemento, identificação e eliminação de substâncias estranhas ao organismo e ativação do sistema imune adaptativo. Seus principais componentes celulares são neutrófilos, monócitos e macrófagos, que estimulam a liberação de diferentes mediadores inflamatórios e a resposta de fase aguda, auxiliando os anticorpos na remoção de patógenos ou por meio de opsonização.[24]

A resposta imune adaptativa reconhece os patógenos, o que possibilita uma resposta mais forte e específica, deixando células de memória capazes de, diante de novo contato com o antígeno, realizar a defesa do hospedeiro. Ocorre após a primeira exposição a um antígeno novo e torna, portanto, células de memória mais rápidas e efetivas. A lesão tecidual estimula a proliferação de linfócitos T e B. As células T reconhecem o agente exógeno e o marcam especificamente, estimulando os linfócitos B a produzir anticorpos contra o antígeno.[24]

Desse modo, a interação hospedeiro-parasita ocorre por meio de reconhecimento de padrões moleculares conservados chamados de padrões moleculares associados aos patógenos, os quais são reconhecidos por receptores de reconhecimento de sinalização padrão, como os chamados receptores *toll-like* (TLR). São expressos por fagócitos de primeira linhagem, como neutrófilos, macrófagos e células dendríticas, e sua função é o rápido reconhecimento dos patógenos, tendo sido identificados 10 tipos de receptores de reconhecimento de sinalização padrão em seres humanos. São essenciais para a manutenção da saúde do periodonto. As células epiteliais gengivais expressam receptores TLR-2, 3, 4, 5, 6 e 9, e estes são primeiros a detectar a invasão microbiana, liberando citocinas e outras substâncias pró-inflamatórias que levam à destruição tecidual. No epitélio gengival, há maior concentração de TLR-2 na camada espinhosa. Além do epitélio, também fibroblastos, osteoblastos e osteoclastos expressam receptores TLR, contribuindo para a destruição tecidual.[24] Nas lesões periodontais, ocorre aumento da expressão de TLR-2, 4, 7 e 9.[29]

O TLR-4 tem papel essencial na patogênese da periodontite, ligando-se aos lipopolissacarídeos bacterianos por meio de uma proteína de ligação específica denominada antígeno linfocitário 96 (ou MD2) e do *cluster* de diferenciação 14, exercendo papel importante em várias doenças inflamatórias e imunes, como sepse, artrite reumatoide e alergias, além da periodontite. A união dos TLR com células imunes inatas provoca a sua ativação e a produção de citocinas e quimiocinas necessárias à diferenciação de células T. A união dos TLR aos fatores bacterianos e aos produtos inflamatórios ativa fatores de transcrição, como fator nuclear kB (NF-kB) e interferon, e suscita a indução da resposta imune e genes inflamatórios, aumentando a liberação de substâncias inflamatórias. O NF-kB se une a componentes das células B, regulando vários genes que controlam as respostas imunes inata e adaptativa. Sua ativação se dá na presença de mediadores pró-inflamatórios como LPS bacterianos, inclusive de *P. gingivalis,* um importante patógeno periodontal, fator de necrose tumoral-alfa (TNF-alfa), IL-1, metaloproteinases de matriz e cicloxigenase-22, de modo a acarretar o aumento de outros mediadores inflamatórios nos tecidos afetados.[24]

FORMAÇÃO DAS BOLSAS PERIODONTAIS

A formação das bolsas periodontais é consequência do processo inflamatório que leva à degeneração do tecido conjuntivo supra-alveolar. Dois mecanismos estão associados à perda de colágeno: ação de colagenases e outras enzimas secretadas por diferentes células no tecido saudável e inflamado, como fibroblastos, PMN e macrófagos; e fagocitose das fibras colágenas por fibroblastos que estendem processos citoplasmáticos na interface cemento-ligamento e degradam as fibrilas colágenas inseridas e da matriz do cemento.[30]

O primeiro evento na formação das bolsas periodontais é o acúmulo de placa supragengival e sua extensão para o sulco gengival,[16,22,23] quando há predomínio de espiroquetas e Gram-negativos.[16] A placa migra apicalmente na interface entre o EJ e a superfície do dente, separando-os, o que resulta na formação de uma bolsa gengival revestida pelo epitélio da bolsa **(Figura 5)**. A extensão da placa subgengivalmente provoca o aumento do número de neutrófilos que migram para o interior do epitélio, mediado por fato-

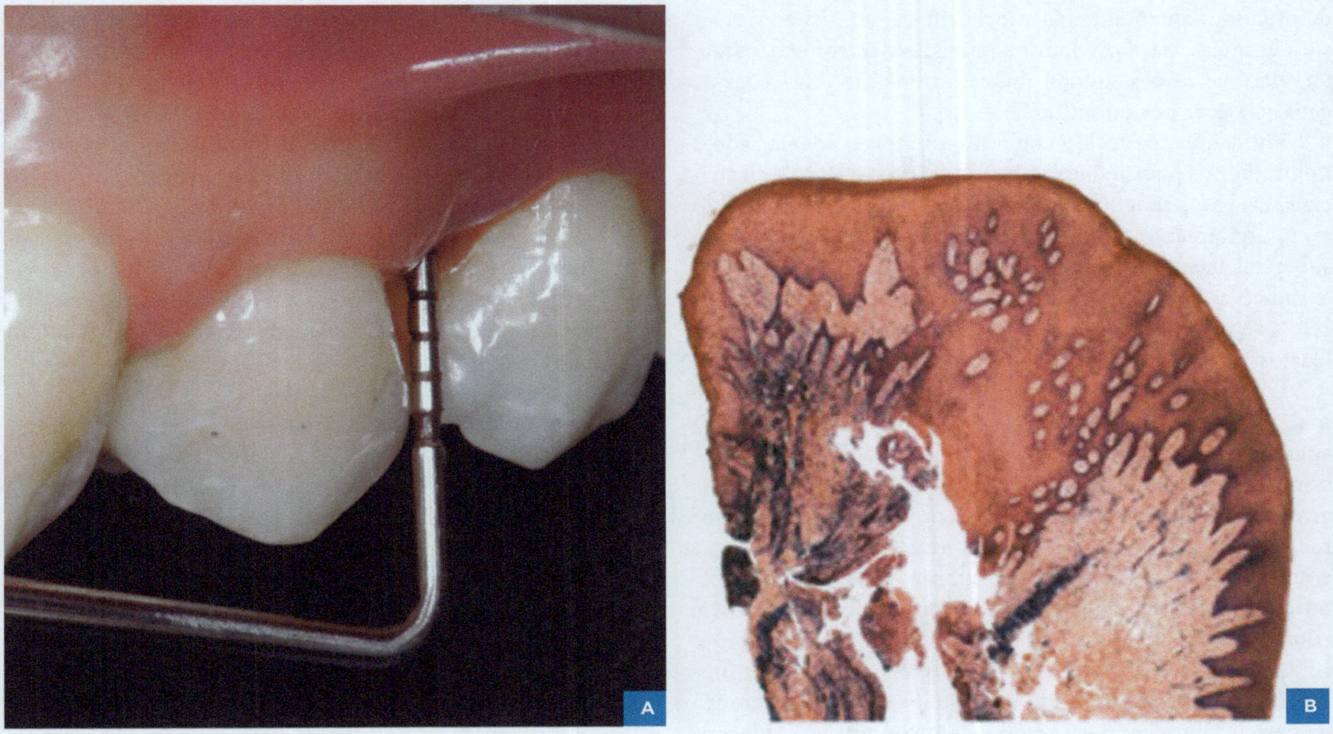

FIGURA 5 Bolsa periodontal. (A) Imagem clínica de bolsa periodontal, caracterizada por aumento da profundidade de sondagem, podendo estar acompanhado por sangramento gengival. (B) Histologicamente, a formação das bolsas periodontais se inicia pela invasão do EJ por neutrófilos; quando atinge 60% de área ocupada, o tecido perde coesividade e se destaca da superfície dentária, migrando apicalmente. O epitélio sulcular gradualmente ocupa porções maiores do sulco, formando o revestimento epitelial da bolsa. Separando a área de necrose e de infiltração de células de defesa e inflamatórias da área saudável, observa-se a presença das fibras transpetais, formando a zona de contenção colágena, que representa uma barreira de proteção aos tecidos de suporte não acometidos pela doença.

Fonte: Acervo pessoal dos autores.

res quimiotáticos e inflamatórios. Os neutrófilos se aderem ao endotélio dos vasos sanguíneos, existentes em maior número em decorrência da inflamação, e migram para o tecido conjuntivo e em seguida para o EJ, acumulando-se ao redor das bactérias da placa bacteriana, onde se tornam viáveis e parcialmente funcionais, podendo ser contrabalanceados por fatores secretados por diferentes bactérias, inibindo sua ação.[23]

Portanto, os neutrófilos representam a primeira linha de defesa contra a agressão bacteriana, e sua ação se altera na presença de desordens ou deficiências imunológicas. Quando a ação dos neutrófilos é insuficiente na linha de defesa primária do organismo, pode não ocorrer a formação de bolsas gengivais, porém com migração apical da placa em taxa muito mais rápida, levando ao desenvolvimento de formas rapidamente mais progressivas e destrutivas de doença periodontal.[23]

A próxima etapa é a ulceração do epitélio da bolsa, comunicando o meio interno e externo.[16,22,23] Como resultado da inflamação, ocorre invasão do EJ por PMN e, quando seu volume alcança aproximadamente 60% ou mais do EJ, o tecido perde a coesividade e se destaca da superfície do dente, permitindo a migração apical da placa. O grau de infiltração leucocitária do EJ não depende do volume de tecido conjuntivo inflamado, podendo ocorrer na gengiva com apenas sinais leves de inflamação clínica. Com a continuidade da inflamação, o volume da gengiva aumenta, com migração da margem gengival para coronal, formando a bolsa gengival. As células apicais do EJ continuam a migrar ao longo da superfície radicular, e suas células mais coronais continuam a se separar da superfície do dente. O epitélio da parede lateral da bolsa prolifera lateralmente, estendendo projeções para o tecido conjuntivo. O epitélio degenera e necrosa após a invasão do mesmo por leucócitos e outras células do infiltrado inflamatório.[30]

Os fatores quimiotáticos secretados por bactérias e até pelo hospedeiro levam ao acúmulo de neutrófilos no tecido conjuntivo, com possível invasão de bactérias e seus produtos tóxicos para o seu interior. Os neutrófilos se tornam ativados e realizam fagocitose, com consequente liberação de enzimas lisossomais, colagenase e outras substâncias, como metabólitos do ácido araquidônico no tecido conjuntivo, perpetuando o processo inflamatório e o consequente dano tecidual.[23] Portanto, a conversão do infiltrado inflamatório de predominantemente plasmocitário, característico das lesões crônicas, para predominantemente neutrofílico, característico das lesões agudas, marca a transição das lesões de gengivite para periodontite.[16]

Por sua vez, o tecido conjuntivo se torna edemaciado e infiltrado por plasmócitos (80%), linfócitos e PMNs cicatriciais. Os vasos sanguíneos aumentam em número, dilatação e engurgitamento, com degeneração do tecido conjuntivo subepitelial, principalmente. Adicionalmente às mudanças exsudativas e degenerativas, também ocorre proliferação das células endoteliais, com formação de novos capilares, fibroblastos e fibras colágenas.[30]

O EJ na base da bolsa é bem mais curto do que o sulco normal. Usualmente, o comprimento do EJ fica reduzido para apenas 50 a 100 µm de comprimento. As células podem ser normais ou degeneradas. As mudanças degenerativas mais graves na bolsa periodontal ocorrem ao longo de sua parede lateral, e o epitélio apresenta mudanças proliferativas e degenerativas. A área de invaginação do epitélio no tecido conjuntivo fica densamente infiltrada por leucócitos e edema do tecido conjuntivo, apresentando degeneração e rupturas celulares, de modo a formar vesículas. A degeneração progressiva e necrose do epitélio acarreta ulceração da parede lateral, exposição do tecido conjuntivo subjacente e supuração.[30]

Outros sistemas de defesa do organismo são ativados por neutrófilos do tecido conjuntivo, como complemento e síntese de anticorpos. Quando a barreira epitelial é restabelecida, a destruição tecidual se resolve. Porém, se a barreira epitelial não é restabelecida, a destruição tecidual continua e leva à reabsorção de osso alveolar.[23]

A reabsorção óssea osteoclástica ocorre em surtos de atividade, que são estimulados por células e marcadores inflamatórios gerados na fase aguda da inflamação. Esses surtos agudos são seguidos por períodos de estabilização da doença.[14,16] A presença de osteoclastos na fase inicial da doença (10 a 65 dias após a infecção) está associada ao infiltrado inflamatório na lâmina própria, à ulceração de epitélio e à grande quantidade de placa bacteriana.[14]

Essas alterações existem em pequeno percentual de sítios (cerca de 10%), sugerindo que a atividade osteoclástica intensa é episódica, seguida de longos períodos de remissão. Na fase de remissão, a crista óssea fica recoberta por osteoblastos e células osteoprecursoras.[14] Por isso, a progressão da doença periodontal é cíclica, ocorrendo em alguns sítios da boca, enquanto a maioria permanece estável ou, até mesmo, ganha inserção clínica simultaneamente.[15,17]

Definições e classificação

Bolsa periodontal é o aprofundamento patológico do sulco gengival, que é uma das mais importantes características clínicas da doença periodontal. O aprofundamento do sulco pode ocorrer por aumento de volume e migração coronal da margem gengival, migração apical da inserção conjuntiva ou ambos, podendo ser classificada em:[30,31]

- **Bolsas gengivais:** formadas pelo aumento de volume da gengiva sem destruição dos tecidos periodontais de suporte, estando relacionadas à gengivite. Ocorre inflamação e destruição dos tecidos periodontais, destacamento do EJ da superfície do dente, mas sem destruição dos tecidos periodontais de suporte.[31]
- **Bolsas periodontais:** formadas em decorrência de reabsorção óssea osteoclástica, destruição dos tecidos de suporte periodontais e destacamento do epitélio da superfície do dente,[31] levando à mobilidade e, até mesmo, possível perda dentária. Podem ser subclassificadas em dois tipos:
  - **Supraósseas:** quando a base da bolsa se localiza coronalmente à crista óssea alveolar remanescente.
  - **Intraósseas ou infraósseas:** quando a base da bolsa se localiza apicalmente à crista óssea alveolar remanescente, implicando que a parede lateral de bolsa se situa entre a superfície do dente e o osso alveolar.

As bolsas falsas se desenvolvem em função do aumento do volume da gengiva por hiperplasia, edema, uso de medicamentos ou hormônios, caracterizando-se ausência de perda dos tecidos periodontais de suporte e sem migração apical do epitélio juncional, o que indica que a margem gengival migra para coronal.[31]

As bolsas podem envolver uma ou mais superfícies dos dentes e apresentarem diferentes profundidades no mesmo dente ou em dentes diferentes, podendo ser classificadas em simples – quando envolvem apenas uma superfície dentária –, composta – quando envolve mais do que uma superfície dentária –, ou complexa (espiral) – na qual a base da bolsa não está em comunicação direta com a margem gengival.[31]

Os sinais clínicos das bolsas gengivais incluem: coloração avermelhada da margem gengival, aumento de volume gengival, sangramento à sondagem, aumento da profundidade de sondagem, mobilidade dentária, supuração, migração patológica dos dentes e, em casos mais avançados, sintomatologia dolorosa referida como "dor profunda no osso". Em áreas de bolsas mais rasas, a distinção entre sulco profundo e bolsas rasas é feita por meio de sinais clínicos de inflamação, como sangramento à sondagem, por exemplo.[30]

A parede mole da bolsa apresenta várias áreas nas quais ocorrem diferentes tipos de atividade, em nível de microscopia eletrônica de varredura, podendo ser assim descritas:[30]

- **Áreas de quiescência relativa:** mostrando superfície relativamente achatada com depressões e elevações pequenas e algumas células em degeneração.
- **Áreas de acúmulo de bactérias:** que aparecem como depressões na superfície do epitélio, com invasão dos

espaços intercelulares aumentados, incluindo cocos, bacilos, filamentos e algumas poucas espiroquetas.

- **Áreas de emergência de leucócitos:** que aparecem na parede da bolsa.
- **Áreas de interação leucócitos-bactérias:** nas quais os leucócitos aparecem recobertos por bactérias, em processo de fagocitose.
- **Áreas de descamação epitelial intensa:** que podem estar associadas a bactérias.
- **Áreas de ulceração:** com exposição do tecido conjuntivo.

A parede dura da bolsa é representada pela superfície radicular contaminada, podendo ser observadas as seguintes zonas na base da bolsa periodontal:[30]

- Cemento recoberto por cálculo.
- Placa aderida, recobrindo o cálculo e estendendo-se apicalmente a ele (100 a 500 μm).
- Placa não aderida ao redor da placa aderida, estendendo-se apicalmente a ela.
- Adesão de EJ ao dente, de extensão reduzida de 500 μm na normalidade para menos de 100 μm.
- Destruição parcial das fibras de tecido conjuntivo, apical ao EJ.

PERDA ÓSSEA PERIODONTAL

A principal causa de destruição óssea durante o processo de doença periodontal é decorrente da extensão do processo inflamatório para os tecidos periodontais de suporte. Esse processo pode ser modificado pelo potencial patogênico da placa e pela resistência do hospedeiro, incluindo atividade imunológica e outros mecanismos relacionados aos tecidos, como grau de fibrose da gengival, comprimento da gengiva inserida, fibrogenese e osteogênese, que ocorrem nas periferias da lesão inflamatória.[32]

A difusão do infiltrado inflamatório ocorre pelas zonas de menor resistência, ou seja, desviando pelas vertentes vestibular ou lingual do tecido ósseo. A disseminação do exsudato inflamatório ocorre ao longo das bandas de fibras colágenas e segue o curso dos vasos sanguíneos através do tecido conjuntivo frouxo até atingir o osso alveolar.[33] Nas faces interproximais, a inflamação se difunde aos tecidos conjuntivos através dos vasos sanguíneos que perfuram a crista do septo ósseo interdental em seu centro, em direção à parte lateral da crista ou ao ângulo de septo.[32] Também pode ocorrer disseminação da inflamação da gengiva diretamente para o ligamento periodontal, e dele ao septo ósseo interdental.

Nas faces vestibular e lingual, a inflamação se difunde ao longo da superfície externa do periósteo e penetra nos espaços medulares através dos vasos sanguíneos existentes na face externa do osso. Nesse trajeto, a inflamação destrói as fibras gengivais e transeptais, mas estas últimas se refazem para proteger a área nobre do periodonto, mesmo na presença de destruição avançada. Depois que a inflamação chega ao tecido ósseo, se difunde nos espaços medulares, promovendo sua reabsorção por meio de atividade de osteoclastos e fagócitos mononucleares.[32]

Isso ocorre em septos ósseos espessos, onde o exsudato inflamatório destrói primeiramente o tecido ósseo para depois alcançar a área do ligamento periodontal. Nessas situações, o defeito ósseo resultante é vertical ou angular. Para a formação de defeitos verticais, é necessário que o septo ósseo interproximal tenha pelo menos 2,5 mm de largura.[32] Quando o septo ósseo é fino, o exsudato inflamatório destrói o septo ósseo interproximal e o ligamento periodontal, formando defeitos ósseos horizontais.

Morfologia dos defeitos ósseos

A morfologia dos defeitos ósseos depende de fatores anatômicos, incluindo:[32]

- Espessura, comprimento e angulação da crista óssea interdental.
- Espessura da tábua óssea vestibular e lingual.
- Presença de fenestrações e deiscências.
- Alinhamento dos dentes.
- Anatomia das raízes e do tronco radicular.
- Posição das raízes no processo alveolar.
- Proximidade com outra superfície dentária.

Os defeitos ósseos periodontais podem ser classificados em:

- **Horizontais:** padrão mais comum de perda óssea periodontal, no qual o tecido ósseo é reduzido em altura, mas suas margens permanecem aproximadamente perpendiculares à superfície radicular. O septo ósseo interdental e as tábuas ósseas vestibular e lingual são afetadas, embora não necessariamente em igual extensão ao redor dos dentes.[4] Estão associados à formação de bolsas supraósseas.
- **Verticais ou angulares:** ocorrem em direção oblíqua, deixando um defeito no osso ao longo da superfície radicular. A base do defeito se localiza apical à crista óssea remanescente. Estão associados à formação de bolsas infraósseas.

Os defeitos infraósseos podem ser classificados de acordo com o número de paredes remanescentes – uma, duas ou três –, combinados ou em forma de cratera.[34] Os defeitos em forma de cratera se caracterizam pela destruição das paredes proximais de dois dentes adjacentes, representando uma característica específica de um defeito de duas paredes.

Além dos defeitos interproximais, existem os defeitos ósseos inter-radiculares, que caracterizam os defeitos de furca em dentes multirradiculares. Os defeitos de furca apresentam perda óssea horizontal entre as superfícies radiculares, podendo estar associada ou não à perda óssea vertical.

REFERÊNCIAS BIBLIOGRÁFICAS

1. Hajishengallis G, Chavakis T, Lambris JD. Current understanding of periodontal disease pathogenesis and targets for host-modulation therapy. Periodontol 2000. 2020; 84:14-34.
2. Schultz-Haudt SD, Bruce MA, Bibby BG. Bacterial factors in non-specific gingivitis. J Dent Res. 1954; 33:454-458.
3. Socransky SS, Gibbons RJ, Dale AC, Bortnick L, Rosenthal E, MacDonald JB. The microbiota of the gingival crevic area of man. I. Total microscopic and viable counts and counts of specific organisms. Arch Oral Biol. 1963; 8:275-280.
4. Lang NP, Schätzle MA, Löe H. Gingivitis as a risk factor in periodontal disease. J Clin Periodontol. 2009; 36(Suppl. 10):3-8.
5. Löe H, Theilade E, Jensen S. Experimental gingivitis in man. J Periodontol. 1965; 36:177-187.
6. Page RC, Offenbacher S, Schroeder HE, Seymour GJ, Kornman KS. Advances in the pathogenesis of periodontitis: summary of developments, clinical implications and future directions. Periodontol 2000. 1997; 14:216-248.
7. Bartold PM, Van Dyke TE. Periodontitis: a host-mediated disruption of microbial homeostasis. Unlearning learned concepts. Periodontol 2000. 2013; 62:203-217.
8. Loesche WJ. Chemotherapy of dental plaque infections. Oral Sci Rev. 1976; 9:65-107.
9. Theilade E. The non-specific theory in microbial etiology of inflammatory periodontal diseases. J Clin Periodontol. 1986; 13:905-911.
10. Socransky SS, Hafajee AD. Evidence of bacterial etiology: a historical perspective. Periodontol 2000. 1994; 5:7-25.
11. Socransky SS. Criteria for the infectious agents in dental caries and periodontal disease. J Clin Periodontol. 1979; 6:16-21.
12. Socransky SS, Haffajee AD, Cugini MA, Smith C, Kent RL Jr. Microbial complexes in subgingival plaque. J Clin Periodontol. 1998; 25:134-144.
13. Marsh PD. Microbial ecology of dental plaque and its significance in health and disease. Adv Dent Res. 1994; 8:263-271.
14. Garant PR. Light and electron microscopic observations of osteoclastic alveolar bone resorption in rats monoinfected with Actinomyces naeslundii. J Periodontol. 1976; 47:717-723.
15. Goodson JM, Tanner AC, Haffajee AD, Sornberger GC, Socransky SS. Patterns of progression and regression of advanced destructive periodontal disease. J Clin Periodontol. 1982; 9:472-481.
16. Heijl L, Rifkin BR, Zander HA. Conversion of chronic gingivitis to periodontitis in squirrel monkeys. J Periodontol. 1976; 47(12):710-6.
17. Socransky SS, Haffajee AD, Goodson JM, Lindhe J. New concepts of destructive periodontal disease. J Clin Periodontol. 1984; 11:21-32.
18. Ivanyi L, Lehner T. Stimulation of lymphocyte transformation by bacterial antigens in patients with periodontal disease. Arch Oral Biol. 1970; 15:1089-1096.
19. Löe H, Anerud A, Boysen H, Morrison E. Natural history of periodontal disease in man. J Clin Periodont. 1986; 13:431-440.
20. Ramseier CA, Anerud A, Dulac M, Lulic M, Culinan MP, Seymour GJ *et al.* Natural history of periodontitis: Disease progression and tooth loss over 40 year. J Clin Periodontol. 2017; 44:1182-1191.
21. Lang NP, Bartold MP. Periodontal health. J Periodontol. 2018; 89(Suppl. 1):S9-S16.
22. Page RC, Schroeder HE. Pathogenesis of inflammatory periodontal disease. A summary of current work. Lab Invest. 1976; 34:235-249.
23. Page RC, Schroeder HE. Structure and pathogenesis. In: Schluger S, Youdelis R, Page RC, Johsnon RH. Periodontal diseases. Basic phenomena, clinical management, and occlusal and restorative interrelationships. 2nd ed. Philadelphia: Lea & Febiger, 1990. p. 183-220.
24. Kurgar S, Kantarci A. Molecular basis for immunohistochemical and inflammatory changes during progression of gingivitis to periodontitis. Periodontol 2000. 2018; 76:51-67.
25. Page RC. Gingivitis. J Clin Periodontol. 1986; 13:345-355.
26. Offenbacher S, Barros SP, Singer RE, Moss K, Williams RC, Beck JD. Periodontal disease at the biofilm-gingival interface. J Periodontol. 2007; 78:1911-1925.
27. Mealey BL, Ocampo GL. Diabetes mellitus and periodontal disease. Periodontol 2000. 2007; 44:127-153.
28. Freire MO, Van Dyke TE. Natural resolution of inflammation. Periodontol 2000. 2013; 63:149-164.
29. Nichols TC, Fischer TH, Deliargyris EN, Baldwin AS Jr. Role of nuclear factor-kappa B (NF-kappa B) in inflammation, periodontitis, and atherogenesis. Ann Periodontol. 2001; 6:20-29.
30. Carranza FA, Camargo PM. The periodontal pocket. In: Newman MG, Takei HH, Klokkevold PR, Carranza FA. Carranza's Clinical Periodontology. 12th ed. St Louis: Elsevier, 2015. p. 278-289.
31. Bosshardt DD. The periodontal pocket: pathogenesis, histopathology and consequences. Periodontology 2000. 2018; 76:43-50.
32. Carranza FA, Camargo PM, Takei HH. Bone loss and patterns of bone destruction. In: Newman MG, Takei HH, Klokkevold PR, Carranza FA. Carranza's Clinical Periodontology. 12th ed. St Louis: Elsevier, 2015. p. 290-299.
33. Weinmann JP. Progress of gingival inflammation into the supporting structures of the teeth. J Periodontol. 1941; 12:71-82.
34. Goldman HM, Cohen DW. The intrabony pocket: classification and treatment. J Periodontol. 1958; 29:272-291.

5 Diagnóstico, Prognóstico e Plano de Tratamento

Adriana Campos Passanezi Sant'Ana ▪ Euloir Passanezi

INTRODUÇÃO

Uma das principais características das doenças periodontais, de forma geral, é que elas têm seu diagnóstico essencialmente baseado em achados clínicos, podendo ser complementados por exames radiográficos, tomográficos, microbiológicos e laboratoriais. Neste capítulo, abordaremos os métodos diagnósticos, prognósticos e o plano de tratamento da doença periodontal marginal infecciosa.

DIAGNÓSTICO

O diagnóstico da doença periodontal baseia-se primariamente nos seguintes parâmetros clínicos e radiográficos: sangramento à sondagem, profundidade de sondagem, perda de inserção, acúmulo de biofilme de placa e perda óssea. Sinais clínicos de inflamação, como eritema, edema e alteração de contorno e coloração da margem gengival, além de outros sinais e sintomas clínicos secundários, como mobilidade, supuração e lesões de bi e trifurcação, também devem ser considerados para auxiliar o estabelecimento do diagnóstico e prognóstico das lesões.

A primeira etapa para o diagnóstico é a anamnese, que identifica a história médica e odontológica do paciente, possibilitando a identificação de fatores locais e sistêmicos que possam estar associados ao desenvolvimento e à progressão da doença, bem como ao seu controle **(Figura 1)**. A importância da história médica deve ser explicada claramente aos pacientes, já que muitos podem omitir informações importantes por medo ou constrangimento. Deve-se ressaltar que algumas doenças ou hábitos, como fumar, podem influenciar negativamente a condição periodontal e que alguns medicamentos podem ter impacto na condição periodontal ou apresentar algum tipo de interação com outros que poderão ser prescritos durante o tratamento periodontal. Além disso, deve ser ressaltado que a doença periodontal também pode ter impacto na doença ou na condição sistêmica que o paciente apresenta, sendo fundamental conhecer o paciente para estabelecer adequadamente o diagnóstico, o prognóstico e o plano de tratamento.

O diagnóstico da condição periodontal deve ser estabelecido primariamente a partir dos sinais e sintomas clínicos. A primeira etapa é identificar se o paciente apresenta alguma condição ou doença periodontal ou se é um paciente saudável do ponto de vista periodontal **(Figura 2)**.

Saúde gengival e periodontal

A saúde gengival e periodontal pode ser estabelecida em quatro situações distintas:

- Saúde clínica pristina, em periodonto clínica e estruturalmente intacto e saudável.
- Saúde clínica, em periodonto estruturalmente intacto e bem-mantido.
- Periodonto reduzido, estável clinicamente após tratamento periodontal prévio.
- Periodonto reduzido por razões não periodontais inflamatórias **(Figura 3)**.

Gengivite

A gengivite pode ser descrita como lesão inflamatória resultante de interações do biofilme de placa bacteriana com a resposta imunoinflamatória do hospedeiro, que permanece restrita à gengiva e não se estende até o periodonto de sustentação (osso, cemento e ligamento periodontal), além da junção mucogengival. Uma das suas características é a reversibilidade, podendo se manifestar em periodonto intacto ou reduzido por razões não periodontais (p. ex., recessão gengival associada a trauma de escovação) ou em decorrência de periodontite **(Figura 4)**. Seu diagnóstico se dá principalmente pela detecção de sangramento à sondagem em ≥ 10% dos sítios **(Tabela 1)**. A forma localizada de gengivite é determinada pela presença de sangramento à sondagem em 10 a 30% dos sítios, enquanto a forma generalizada é determinada pelo sangramento em mais de 30% dos sítios.

Periodontite

A periodontite é uma condição infecciosa e inflamatória em que se observa destruição dos tecidos periodontais de suporte e perda óssea alveolar, que, se não tratada, pode levar à perda do dente. Diferentemente da gengivite, a lesão periodontal não é reversível. A definição de um caso de periodontite deve incluir os seguintes componentes:[1,2]

- Identificação do possível paciente periodontal.
- Confirmação do diagnóstico de periodontite.
- Determinação do estágio.
- Determinação do grau.

Profundidade de sondagem

A profundidade de sondagem (PS) é determinada pela distância da margem gengival ao fundo do sulco ou bolsa. A

QUESTIONÁRIO DE SAÚDE

01. Suas gengivas sangram quando escova os dentes? ☐ Sim ☐ Não
02. Já fez tratamento de gengiva alguma vez? ☐ Sim ☐ Não
03. Já teve hemorragia após extração de dentes? ☐ Sim ☐ Não
04. É alérgico ou tem reações alérgicas a:
    - Anestesia dentária ☐ Sim ☐ Não ☐ Não sabe
    - Penicilina ☐ Sim ☐ Não ☐ Não sabe
    - Sulfas ☐ Sim ☐ Não ☐ Não sabe
    - Aspirina ☐ Sim ☐ Não ☐ Não sabe
    - Outros ______________________________
05. É alérgico a outras substâncias que não sejam medicamentos? ☐ Sim ☐ Não ☐ Não sabe
    Qual(is) ? ______________________________
06. Está atualmente sob cuidados médicos? ☐ Sim ☐ Não
    Qual motivo? ______________________________
07. Está tomando algum medicamento no momento? ☐ Sim ☐ Não
    Qual? ______________________________
08. Já tomou cortisona alguma vez? ☐ Sim ☐ Não ☐ Não sabe
09. Quais das seguintes enfermidades você tem ou já teve?
    - Febre reumática? ☐ Sim ☐ Não ☐ Não sabe
    - Doenças cardiovasculares? ☐ Sim ☐ Não
      Se sim, qual? ______________________________
    - Infarto do miocárdio? ☐ Sim ☐ Não
      Se sim, há quanto tempo? ______________________________
    - AVC ☐ Sim ☐ Não
      Se sim, há quanto tempo? ______________________________
    - Possui prótese valvular ou dispositivos protéticos vasculares? ☐ Sim ☐ Não
    - Você tem diabetes? ☐ Sim ☐ Não

    Se sim: ☐ Tipo 1 ☐ Tipo 2 Há quanto tempo? ____________
    Algum familiar tem diabetes? ______________________________ ☐ Sim ☐ Não ☐ Não sabe
    Se sim, quem?: ______________________________
10. Tem tonturas de vez em quando? ☐ Sim ☐ Não
11. Já foi alguma vez tratado de anemia? ☐ Sim ☐ Não
12. Esteve acamado por longo tempo nos últimos 5 anos? ☐ Sim ☐ Não
13. Suas juntas doem ou incham com frequência? ☐ Sim ☐ Não
14. Já teve úlcera no estômago ou duodeno? ☐ Sim ☐ Não
15. Tem algum problema com o fígado ou vesícula? ☐ Sim ☐ Não
16. Já teve tuberculose? ☐ Sim ☐ Não
    Viveu com alguém que tivesse tuberculose? ☐ Sim ☐ Não
17. Quando você se corta, a ferida sangra muito? ☐ Sim ☐ Não

(Continua)

18. Sofreu alguma operação nos últimos 10 anos? ☐ Sim ☐ Não
Qual? ______________________________

19. Sofreu variação de peso ultimamente? ☐ Sim ☐ Não
Se sim: ☐ Aumento ☐ Diminuição

20. Já fez algum tratamento radioterápico? ☐ Sim ☐ Não
Qual região?: ______________________________
Por quanto tempo?: ______________________________

21. Já fez algum tratamento quimioterápico? ☐ Sim ☐ Não
Há quanto tempo?: ______________________________
Quais medicamentos?: ______________________________

22. Tem problemas com pressão arterial? ☐ Sim ☐ Não
Se sim: ☐ Alta ☐ Baixa
Registro da pressão arterial: ______________________________
Data: ______________________________

23. Tem ou teve algum problema associado à sua menstruação? ☐ Sim ☐ Não

24. Está grávida? ☐ Sim ☐ Não
Tem filhos? ☐ Sim ☐ Não
Já sofreu aborto? ☐ Sim ☐ Não
Se sim, com quanto tempo de gestação? ______________________________
O parto foi prematuro? ☐ Sim ☐ Não
Peso do bebê ao nascer: ______________________________

25. Possui osteoporose ou osteopenia? ☐ Sim ☐ Não
Toma cálcio? ☐ Sim ☐ Não
Se sim, quantos mg/dia? ______________________________
Há quanto tempo? ______________________________

26. É fumante? ☐ Sim ☐ Não
Se sim:
Quantos cigarros ao dia? ______________________________
Há quanto tempo? ______________________________
Que tipo de fumo? ______________________________
Já fumou? ☐ Sim ☐ Não
Parou há quanto tempo? ______________________________

27. É usuário de drogas? ☐ Sim ☐ Não
Foi usuário de drogas? ☐ Sim ☐ Não
Por quanto tempo? ______________________________
Parou há quanto tempo? ______________________________
☐ Crack ☐ Maconha ☐ Cocaína ☐ Ecstasy ☐ LSD ☐ Heroína

28. É portador de alguma doença infectocontagiosa? ☐ Sim ☐ Não
Qual? ______________ Há quanto tempo? ______________

29. Seus pais perderam os dentes precocemente ou usam dentadura? ☐ Sim ☐ Não

30. Quantas vezes ao dia escova os dentes? ☐ 0 ☐ 1 ☐ 2 ☐ 3 ☐ Mais que 3

31. Quantas vezes ao dia usa fio dental? ☐ 0 ☐ 1 ☐ 2 ☐ 3

32. Seus dentes são sensíveis a frio, quente, doces ou a pressão? ☐ Sim ☐ Não

33. Você já usou aparelho ortodôntico? ☐ Sim ☐ Não

(*Continua*)

34.	Você já teve problemas durante o tratamento de dentes?	☐ Sim	☐ Não
35.	Para comida facilmente entre seus dentes?	☐ Sim	☐ Não
36.	Você tem aftas, úlceras com frequência?	☐ Sim	☐ Não
37.	Você tem dor de dentes atualmente?	☐ Sim	☐ Não
38.	Você tem dor de cabeça ou no pescoço?	☐ Sim	☐ Não
39.	Você tem estalido ou dor na ATM?	☐ Sim	☐ Não
40.	Você tem apertamento ou bruxismo?	☐ Sim	☐ Não
41.	Você já teve algum trauma sério na boca?	☐ Sim	☐ Não

FIGURA 1 Questionário de anamnese. As perguntas relativas à história médica devem abordar se o paciente está atualmente sob tratamento médico e faz uso de medicamentos específicos para tal. Devem ser fornecidos o nome e o contato do médico responsável, caso seja necessário contato com o profissional, bem como a lista de medicamentos utilizados pelo paciente para elaboração de plano de tratamento adequado. Detalhes relacionados a hospitalizações e cirurgias também devem ser fornecidos. Todos os problemas devem ser investigados, incluindo desordens cardiovasculares, endócrinas, gastrintestinais, hematológicas, respiratórias, doenças infectocontagiosas (incluindo HIV e hepatite B) e sexualmente transmissíveis, sendo diretamente informadas pelo paciente ou por meio de perguntas que possam levar à sua identificação. Outras doenças com impacto periodontal, incluindo osteoporose e osteopenia e desordens autoimunes, como lúpus eritematoso sistêmico, devem também ser relatadas pelos pacientes. Sangramento anormal de feridas ou após a extração de dentes são indicativos de discrasias sanguíneas, devendo ser investigadas mais criteriosamente, caso haja suspeita, inclusive com exames laboratoriais complementares. Além disso, vários tipos de medicamentos anticoagulantes ou suplementos alimentares também podem levar a aumento do tempo de sangramento, o que deve também ser investigado. A história de alergia deve ser cuidadosamente investigada, considerando-se ainda que pacientes que apresentam rinite e sinusite alérgica são mais propensos à alergia. Mulheres estão mais sujeitas a variações hormonais durante o ciclo menstrual normal, puberdade e gravidez, e ainda podem fazer uso de medicamentos contraceptivos à base de hormônios, com impacto no periodonto. Por isso, esses fatores também devem ser considerados. Várias doenças apresentam tendência familiar de origem genética e, por isso, conhecer a história médica da família, como no caso de discrasias sanguíneas e diabetes, por exemplo, é importante para determinação do diagnóstico e prognóstico. A história odontológica também deve ser averiguada, buscando-se informações quanto à realização prévia de tratamento periodontal, para se identificar o tipo de doença ou condição periodontal apresentado pelo paciente **(Capítulo 2)**. Sinais e sintomas reportados pelo paciente também auxiliam na determinação do tipo de doença presente e da queixa principal. Além disso, hábitos de higiene devem ser investigados.

Fonte: Elaborada pelos autores.

sondagem deve ser realizada o mais paralelamente possível ao longo eixo do dente, com sonda periodontal milimetrada do tipo UNC-15, diâmetro de 0,6 mm, com pressão suave (25 g ou 0,25 N) ou até se sentir resistência dos tecidos à entrada da sonda. Deve ser determinada em 6 sítios/dente (mesial, central e distal por vestibular e por lingual), possibilitando, em conjunto com a avaliação da perda óssea radiográfica, a determinação do tipo de bolsa (supra ou infraóssea).

O principal objetivo do exame de PS é a detecção de bolsas periodontais, as quais não podem ser identificadas por métodos radiográficos, que devem ser utilizados para determinação de perda óssea quando houver suspeita clínica com base na PS. Outros sinais clínicos também podem ser indicativos da existência de bolsas, como:

- Coloração vermelho-azulada da margem gengival, estendendo-se até a gengiva inserida.
- Aumento da amplitude do sulco gengival.
- Hiperplasia gengival marginal.
- Sangramento à sondagem.
- Supuração.
- Mobilidade.
- Extrusão dentária.
- Sintomatologia dolorosa em casos avançados.

A PS isolada não é bom previsor de atividade futura da doença, devendo ser utilizada em associação com outros parâmetros clínicos para essa finalidade. Tanto a PS quanto a perda de inserção clínica são determinadas usualmente por sondas milimetradas convencionais (1ª geração) **(Figura 5)**, de fácil acesso em qualquer clínica privada ou pública. Existem, no entanto, algumas desvantagens relacionadas ao seu uso, especialmente em relação à reprodutibilidade das medidas, que podem variar de acordo com o examinador ou, até mesmo, em diferentes exames realizados pelo mesmo profissional. Essas variações estão relacionadas a vários fatores, como: morfologia radicular, alterações teciduais, técnica e força de sondagem, tamanho da sonda e ângulo de inserção. Para superar essas dificuldades, foram desenvolvidas sondas de pressão controlada (2ª geração) ou computadorizadas (3ª geração). Essas sondas, especialmente as computadorizadas, uniformizam a pressão de sondagem, padronizando o procedimento. No entanto, a ponta ativa da sonda é mais fina (diâmetro de 0,4 mm) do que a da maioria das sondas convencionais, gerando maior sintomatologia dolorosa durante o exame. Seu manuseio é mais complexo, requerendo o uso de computadores, e o custo é mais alto. Uma das sondas eletrônicas mais utilizadas é a Florida Probe, a qual é constituída por acessório da sonda, leitor digital, pedal, interface do computador e computador. Outra vantagem das sondas eletrônicas é a padronização da angulação da sondagem, visto que, para o exame, são confec-

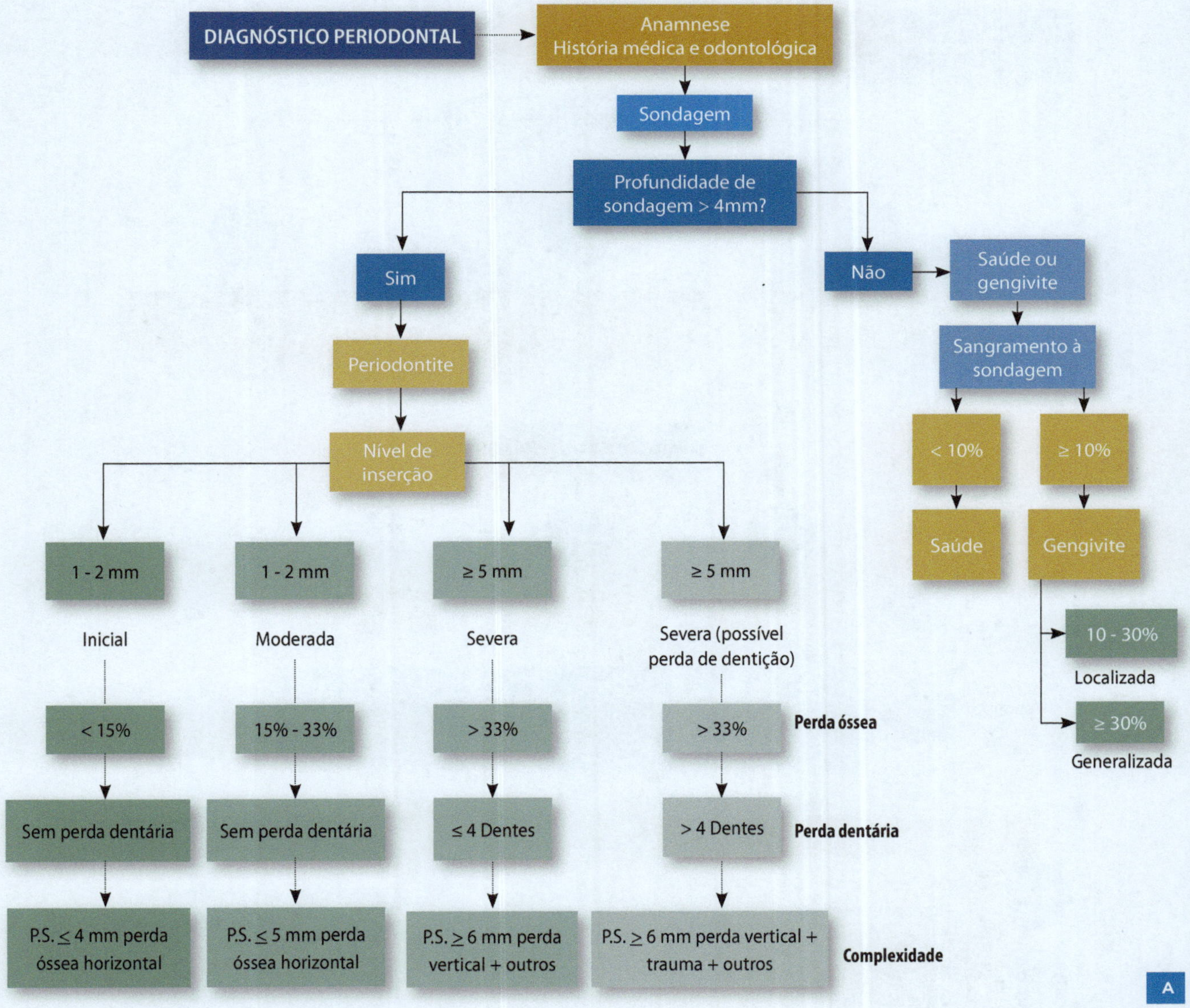

FIGURA 2 Diagnóstico de saúde, gengivite ou periodontite. (A) O processo diagnóstico começa pela anamnese, para identificar, a partir da história médica e odontológica, possíveis fatores de risco sistêmicos e locais. O próximo passo é a realização de sondagem de toda a boca para determinação da profundidade de sondagem e do sangramento à sondagem. A ausência de bolsas periodontais > 4 mm indica que o paciente tem gengivite ou saúde gengival e periodontal. Para distinguir as duas condições, considera-se o percentual de sítios com sangramento à sondagem. Menos de 10% de sangramento à sondagem é indicativo de saúde gengival e periodontal, enquanto sangramento à sondagem em 10 a 30% dos sítios sugere gengivite localizada, e sangramento em ≥ 30% dos sítios, gengivite generalizada. A presença de bolsas periodontais > 4 mm com sangramento à sondagem aponta caso de periodontite, desde que haja perda de inserção interproximal em pelo menos dois dentes não adjacentes. Outra forma de se diagnosticar a periodontite é com a identificação de perda de inserção vestibular ≥ 3 mm associada à profundidade de sondagem > 3 mm em dois dentes não adjacentes. O estágio de periodontite é determinado primariamente pelo nível de perda de inserção em inicial (1 a 2 mm), moderada (3 a 4 mm) e severa (≥ 5 mm). Além da perda de inserção, são critérios da periodontite inicial: perda óssea < 15%, sem perda dentária por razões periodontais, profundidade de sondagem ≤ 4 mm e defeitos ósseos horizontais. A periodontite moderada tem como critérios adicionais à perda de inserção: perda óssea 15 a 33%, sem perdas dentárias por razões periodontais, profundidade de sondagem ≤ 5 mm e defeitos ósseos horizontais como fatores determinantes da complexidade. A periodontite severa envolve os estágios III e IV, caracterizando-se por perda de inserção ≥ 5 mm e perda óssea > 33%. O que diferencia os estágios III e IV é a perda dentária (no primeiro caso, até quatro dentes perdidos, denotando possibilidade de perda de mais dentes, e no segundo, perda de cinco dentes ou mais, o que significa possibilidade de perda da dentição). Além disso, no estágio III a complexidade é caracterizada por profundidade de sondagem ≥ 6 mm, perda óssea vertical, lesões de furca classes II ou III ou defeito de rebordo moderado. No estágio IV, observa-se disfunção mastigatória, perda de dimensão vertical e trauma oclusal secundário, em decorrência do menor número de dentes remanescentes, perda severa de rebordo, além dos defeitos verticais e lesões de furca, que exigem tratamento mais complexo.

(*Continua*)

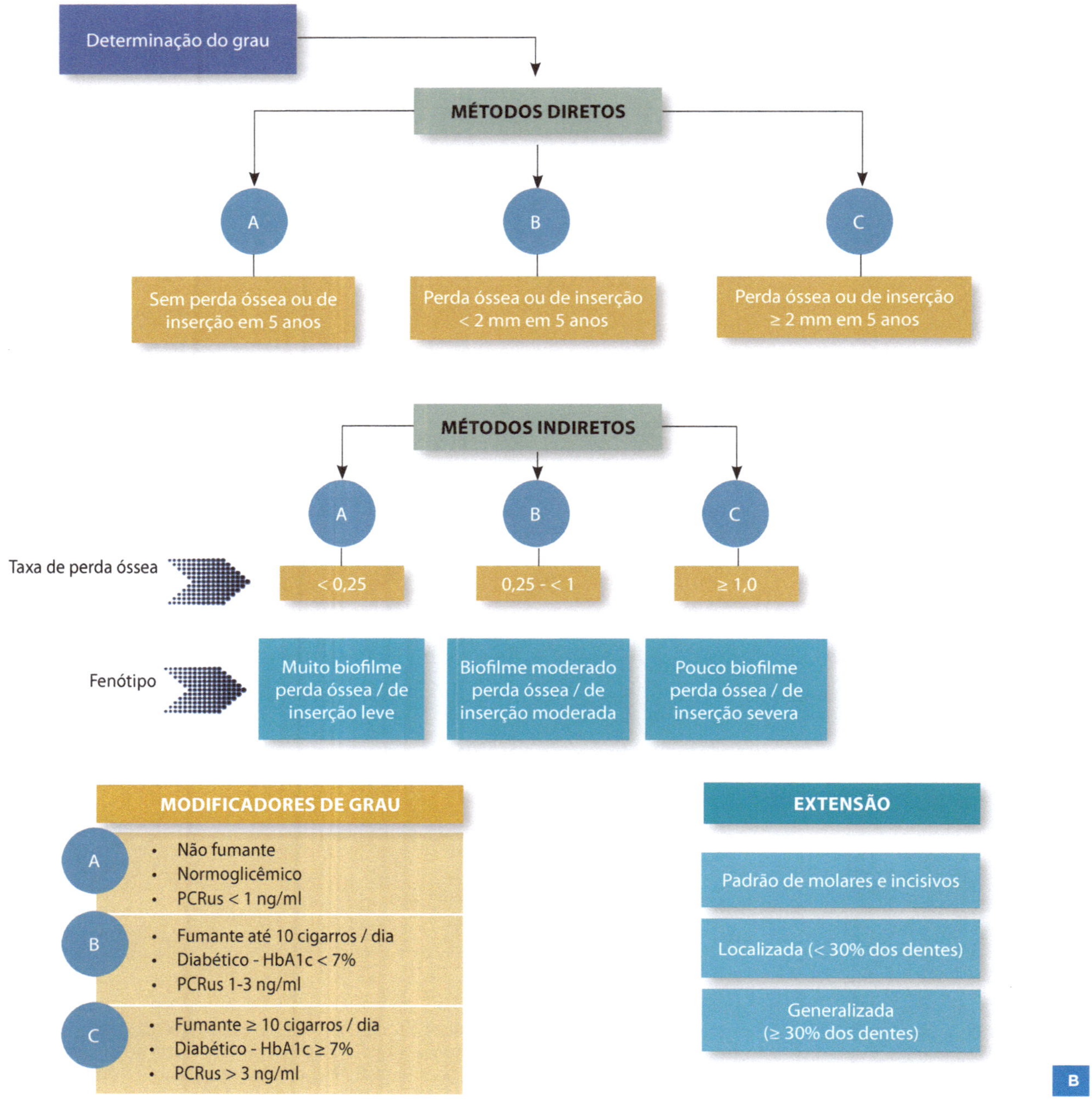

FIGURA 2 (*Continuação*) (B) Determinação do grau, dos modificadores do grau e da extensão. O grau denota as características de progressão da periodontite, e é diretamente determinado pela progressão da doença periodontal em período de 5 anos de acompanhamento. No grau A, não há perda óssea ou de inserção em 5 anos; no grau B, há < 2 mm de perda óssea e de inserção em 5 anos; no grau C, há ≥ 2 mm de perda óssea ou de inserção em 5 anos. Há formas indiretas de determinação do grau. Uma delas é pela taxa de perda óssea, obtida pela divisão do percentual de perda óssea/idade do paciente, com valores críticos de < 0,25, ≥ 0,25 a < 1,0 ou ≥ 1,0, respectivamente para os graus A, B ou C. Além disso, outra forma indireta de determinação do grau é pela avaliação do fenótipo, cuja quantidade de biofilme tem correlação com a destruição dos tecidos periodontais (grau B) ou não. No grau A, há muito biofilme e pouca destruição tecidual, e no grau C há pouco biofilme e muita destruição. Alguns fatores podem piorar o grau estabelecido. Eles têm impacto na resposta do hospedeiro, sendo o diabetes e o tabagismo comprovados pela literatura, além do impacto sistêmico da doença periodontal nos níveis plasmáticos de proteína C reativa. O grau A é modificado para B quando o paciente é fumante (até 10 cigarros/dia), diabético bem controlado (< 7% HbA1c) ou apresenta níveis de PCR-US entre 1 e 3 ng/ml. O grau A ou B é modificado para C quando o paciente é fumante (≥ 10 cigarros/dia), diabético mal controlado (≥ 7% HbA1c) ou apresenta PCR-US > 3 ng/ml. A extensão é estabelecida pelo percentual de dentes com as características que determinaram o estágio para classificação e é classificada em localizada (< 30%), generalizada (≥ 30%) ou padrão de molares e incisivos (quando a perda de inserção afeta primeiros molares permanentes e incisivos, correspondendo à antiga classificação de periodontite agressiva localizada).

Fonte: Elaborada pelos autores.

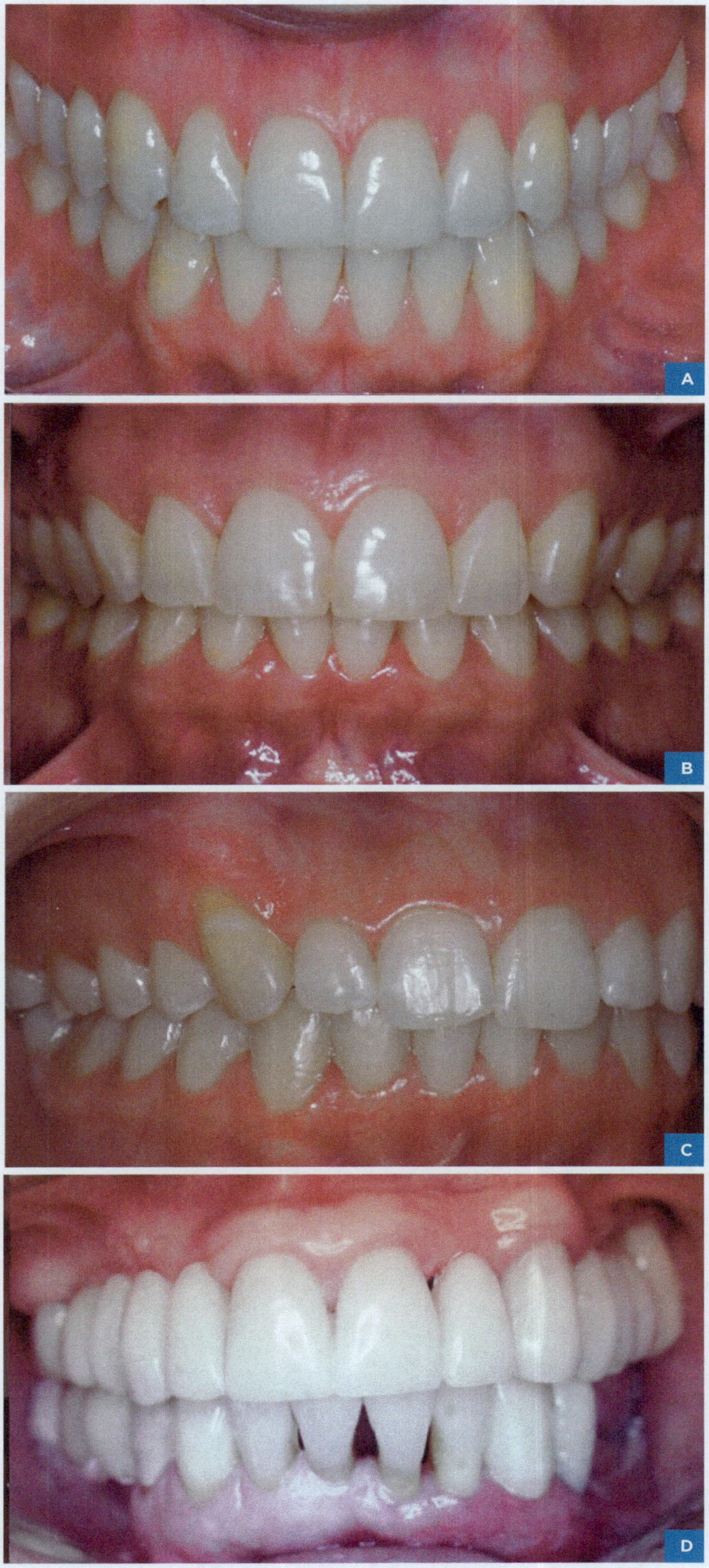

FIGURA 3 Saúde gengival e periodontal. (A) Saúde clínica pristina: ausência de perda de inserção e sangramento à sondagem, ausência de perda óssea radiográfica, profundidade de sondagem (PS) ≤ 3 mm e ausência de sinais e sintomas reportados pelo paciente. (B) Saúde clínica em periodonto intacto: sangramento à sondagem em até 10% dos sítios, ausência de perda de inserção, ausência de perda óssea radiográfica e PS ≤ 3 mm. (C) Saúde clínica em periodonto reduzido por razões não periodontais: sangramento à sondagem em até 10% dos sítios, PS ≤ 3mm, perda de inserção possível (p. ex., recessão gengival traumática; aumento de coroa clínica por razões estéticas) e possível periodonto reduzido em imagens radiográficas. Neste caso clínico, observa-se recessão gengival no canino, com exposição da superfície radicular na face vestibular, relacionada à inserção muscular inserida próximo à margem gengival. (D) Saúde em paciente periodontal tratado, caracterizada por sangramento à sondagem < 10%, perda de inserção, perda óssea radiográfica, PS ≤ 4 mm em todos os sítios e ausência de sangramento à sondagem em sítios com 4 mm de profundidade de sondagem.

Fonte: Acervo pessoal dos autores.

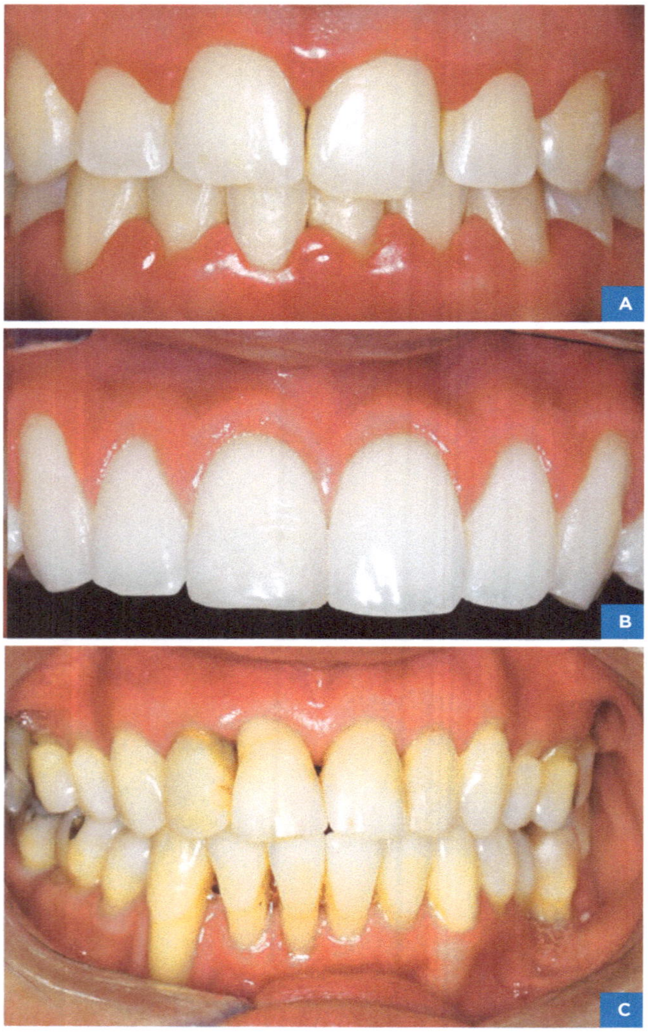

FIGURA 4 Gengivite em periodonto intacto, reduzido por razões não periodontais e reduzido em paciente periodontal. (A) A inflamação gengival se caracteriza por sangramento à sondagem em 10% ou mais dos sítios, ausência de bolsas periodontais profundas (< 4 mm), ausência de perda óssea e perda de inserção. Adicionalmente, são percebidos sinais clínicos de inflamação gengival, como vermelhidão da margem gengival, alteração de forma e contorno da gengiva, perda do padrão casca de laranja, exsudato de fluido gengival. Observa-se também acúmulo de placa e cálculo supra e subgengival. O paciente geralmente relata sangramento gengival ao escovar os dentes ou usar fio dental. Ocasionalmente, há relatos de sintomatologia dolorosa, mau hálito, gosto metálico na boca, prurido e desconforto estético. Nas formas mais graves, o paciente pode relatar sangramento espontâneo da gengiva ao falar ou ao acordar. (B) Gengivite em periodonto reduzido por razões não periodontais. Observe a inflamação clínica da margem gengival caracterizada por leve eritema marginal, perda do aspecto casca de laranja e da palidez do tecido, com pequeno aumento de volume na gengiva vestibular dos dentes 11 e 21. Note a recessão vestibular nos dentes 13 e 23, ocasionada por trauma de escovação, causando deficiência de gengiva ceratinizada decorrente da recessão gengival associada à inflamação. (C) Gengivite em periodonto reduzido. Em paciente periodontal tratado e estável, a gengivite caracteriza-se pela presença de sangramento à sondagem em > 10% dos sítios, com perda óssea e perda de inserção possíveis, em decorrência da periodontite. Uma condição importante para auxiliar no diagnóstico de gengivite em paciente periodontal é a ausência de sangramento à sondagem em áreas de bolsas > 4 mm. Se for o caso, o paciente é diagnosticado com periodontite, determinada primariamente pela perda de inserção.

Fonte: Acervo pessoal dos autores.

TABELA 1 Características clínicas de gengivite em periodonto intacto, periodonto reduzido em paciente não periodontal e periodonto reduzido em paciente periodontal.

Periodonto intacto	Periodonto reduzido em paciente não periodontal	Periodonto reduzido em paciente periodontal
Ausência de perda de inserção	Perda de inserção	Perda de inserção
Profundidade de sondagem ≤ 3 mm	Profundidade de sondagem ≤ 3 mm	Profundidade de sondagem ≤ 4 mm (sem sangramento à sondagem)
Sangramento à sondagem ≥ 10% dos sítios	Sangramento à sondagem ≥ 10% dos sítios	Sangramento à sondagem ≥ 10% dos sítios
Ausência de perda óssea	Possível perda óssea radiográfica	Perda óssea radiográfica

Fonte: Elaborada pelos autores.

cionados *splints* ou guias individuais com marcações referentes ao posicionamento e à angulação da sonda.

Sangramento à sondagem

O sangramento à sondagem (SS) é o parâmetro fundamental para determinação de saúde ou inflamação, e há várias propostas de avaliação da inflamação gengival utilizando esse critério.

Para isso, a sonda periodontal deve ser introduzida com pressão suave (aproximadamente 25 g ou 0,25 N) no sulco gengival até sentir a resistência do tecido à sua introdução (**Figura 6**), em seis sítios/dente. O SS deve ser anotado na

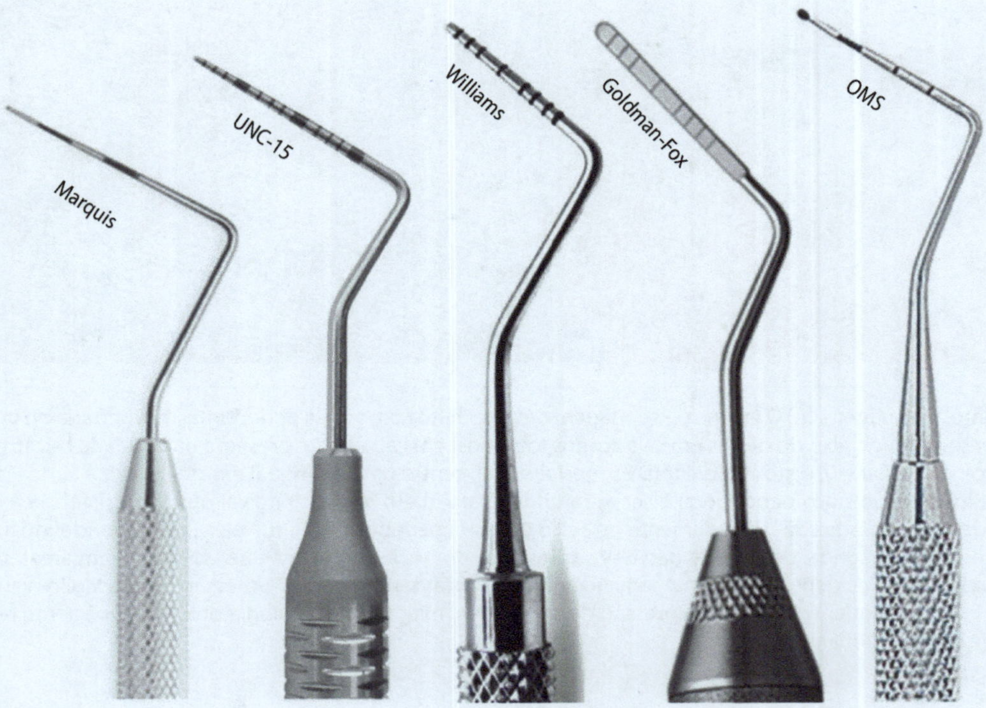

FIGURA 5 Sondas periodontais. Sondas de 1ª geração ou convencionais. As áreas escurecidas das sondas Marquis correspondem às profundidades de 3 a 6 mm (1ª marca) e 9 a 12 mm. As sondas UNC-15 apresentam as marcações a cada milímetro, com as áreas demarcadas de 4 a 5 mm, 9 a 10 mm e 14 a 15 mm. A sonda Williams tem as marcações correspondentes a 1, 2, 3, 5, 7, 8, 9 e 10 mm. A sonda de Goldman-Fox, diferentemente das demais, tem a ponta ativa achatada e as mesmas marcações da sonda de Wiliams. A sonda da OMS foi proposta para levantamentos epidemiológicos com o índice periodontal da comunidade e necessidade de tratamento (CPITN). A sua ponta é arredondada, com diâmetro de 0,5 mm, e as marcações correspondem às áreas de bolsas moderadas (3,5 a 5,5 mm) ou severas (8,5 a 11,5 mm).

Fonte: Acervo pessoal dos autores.

ficha do paciente como positivo (1) ou negativo (0) quando estiver presente ou ausente, respectivamente, no exame de sondagem periodontal de boca toda. O percentual (%) de sítios com SS é calculado pela seguinte fórmula:

$$\%SS = \frac{\text{n de sítios com SS}}{\text{n total de sítios}} \times 100$$

O sangramento rápido observado como fio ou como ponto de sangramento é aquele relacionado à inflamação. Por outro lado, o sangramento tardio pode refletir trauma ao tecido durante a sondagem. Por isso, o sangramento gengival deve ser determinado até 10 segundos após a introdução da sonda periodontal no sulco gengival.[3]

A pressão excessiva durante a sondagem pode resultar em ruptura do epitélio juncional na base do sulco, gerando trauma ao tecido, o que resulta em maior número de falsos-positivos. O SS é um sinal mais precoce de gengivite do que qualquer outro sinal visual de inflamação. Sítios com PS ≥ 5 mm têm maior risco de apresentar SS. Sítios com SS recorrente (4/4 exames) apresentam risco 30% maior de perda de inserção futura, enquanto na ausência de SS o risco de perda de inserção futura é de apenas 1,5%, apresentando valor previsor negativo de 98%. Esses achados sugerem que a presença de SS após a fase ativa do tratamento indica que não houve estabilização do quadro de doença periodontal. Assim, sítios sem SS podem ser considerados clinicamente saudáveis e periodontalmente estáveis.[3]

O SS é influenciado por diferentes fatores, que podem aumentar o número de falso-positivos ou de falso-negativos:[3]

- **Tabagismo:** diminui a vascularização e mascara a condição periodontal.
- **Medicamentos anticoagulantes:** elevam o risco de SS.
- **Sexo:** mulheres apresentam maior tendência de SS do que homens, em decorrência de variações hormonais.
- **Deficiência de vitamina C:** alteração do metabolismo do colágeno e maior tendência ao SS.
- **Diferenças genéticas.**
- **Pressão de sondagem:** tem relação direta e linear com a prevalência de SS, aumentando o número de falso-positivos quando a força é maior do que 25 g, enquanto a manutenção de força constante durante a sondagem gera maior reprodutibilidade dos resultados. A pressão excessiva também está associada a maior sintomatologia

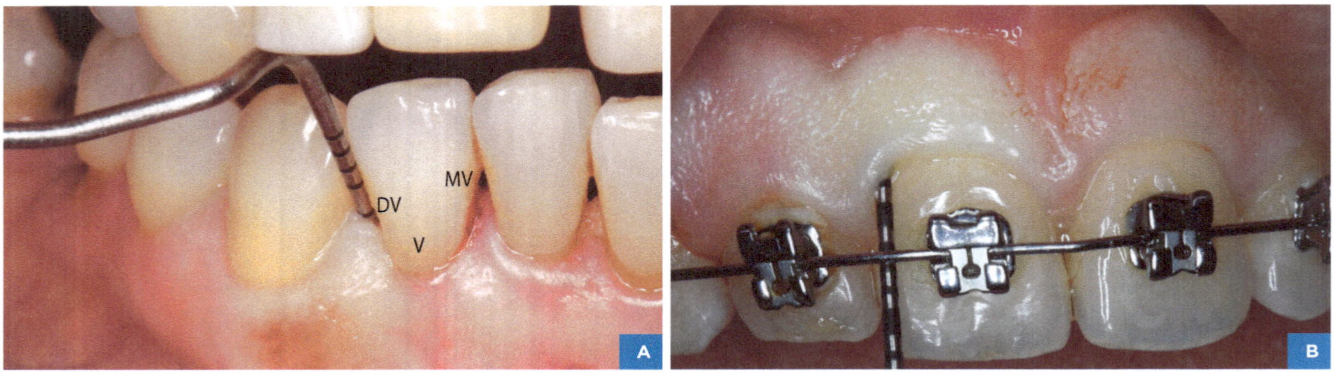

FIGURA 6 Sangramento à sondagem. (A) O exame de sondagem deve ser feito com sonda periodontal milimetrada do tipo UNC-15, posicionada paralelamente ao longo eixo do dente, em seis pontos (ou sítios) em cada dente presente na cavidade bucal: mesiovestibular (MV), centro da face vestibular (V), distovestibular (DV), mesiolingual, centro da face lingual e distolingual. A sonda periodontal deve ser delicadamente inserida no sulco periodontal e ser aprofundada até que o tecido gengival ofereça resistência à entrada da sonda, ou seja, a sonda deve ser introduzida delicadamente no sulco ou bolsa periodontal até sua base, correspondendo à resistência oferecida pelo tecido à entrada da sonda. O paciente não deve apresentar dor e desconforto nesse exame. (B) Em áreas saudáveis, a entrada da sonda produz isquemia da gengiva marginal sem, no entanto, causar sangramento. A pressão de sondagem varia bastante de profissional para profissional e, quanto maior for a pressão de sondagem, maior sintomatologia dolorosa o paciente relata, especialmente em áreas onde há maior inflamação.[3]

Fonte: Acervo pessoal dos autores.

dolorosa durante a sondagem de sítios saudáveis e, principalmente, de sítios inflamados.

- **Diâmetro da sonda:** dependendo do diâmetro da sonda, é mais fácil ou mais difícil sua introdução no sulco gengival. Diâmetros mais finos estão associados a maior sintomatologia dolorosa no exame clínico. O diâmetro de 0,6 mm é aquele que melhor discrimina sítios saudáveis de doentes.[4]
- **Angulação da sonda:** para o exame ser reprodutível, a sonda deve ser inserida no sulco o mais paralelamente possível ao longo eixo do dente.[5,6,7]

Uso do sangramento à sondagem na determinação da inflamação gengival

Objetivos:

- Discriminar pacientes saudáveis de pacientes com gengivite.
- Classificar casos de gengivite localizada e generalizada.

Vantagens:

- Exame objetivo, prático, universalmente aceito, confiável, preciso, econômico, que não requer uso de alta tecnologia e alto investimento.
- Sinal clínico de inflamação facilmente percebido pelos pacientes, podendo ser utilizado para informação e motivação dos pacientes.
- Permite monitorar a eficácia de medidas preventivas e de tratamento propostas para o controle das doenças periodontais.

Desvantagem:

- Mede apenas a extensão da doença e não sua severidade.[7]

Para avaliar a severidade ou gravidade da inflamação gengival, podem ser adotados os critérios propostos por Löe & Silness (1963)[8] para determinação do Índice Gengival, utilizando-se os escores:

- 0 = sem inflamação.
- 1 = inflamação leve: pequena alteração de cor, ligeiro edema, sem SS.
- 2 = inflamação moderada: vermelhidão, edema, brilho da gengiva e SS.
- 3 = inflamação severa ou grave: edema e vermelhidão intensos da margem gengival, possível ulceração, com tendência a sangramento espontâneo.

Perda de inserção

A perda de inserção é a distância entre a base do sulco ou bolsa e um ponto de referência fixo – a junção cemento-esmalte. Diferentemente da PS, não é influenciada por variações na posição da margem gengival em caso de bolsas falsas, edema ou hiperplasia da margem gengival e reflete a história de doença periodontal do indivíduo. É determinada por sonda periodontal milimetrada do tipo UNC-15 posicionada o mais paralelamente possível em relação ao longo eixo do dente, em 6 sítios/dente (MV: mesiovestibular; V: vestibular; DV: distovestibular; ML: mesiolingual; L: lingual; DL: distolingual).

Quando a margem gengival se localiza sobre a coroa anatômica (esmalte), a perda de inserção é usualmente menor do que a PS. Fisiologicamente, a margem da gengiva pode ser localizar até 2 mm sobre o esmalte. Pode-se determinar a perda de inserção subtraindo-se a distância da margem gengival à junção cemento-esmalte da medida da PS. Quando a margem gengival coincide com a junção cemento-esmalte, então a perda de inserção é igual à PS. Por outro lado, quando a margem gengival estiver localizada sobre a raiz, a perda de inserção é determinada pela soma da medida de PS com a da profundidade da recessão sendo, portanto, numericamente maior do que a PS. A perda de inserção anual é, em média, 0,10 mm quando se consideram todos os sítios da cavidade bucal e 0,093 mm quando se consideram apenas os sítios interproximais, dependendo da população estudada.[9]

Perda óssea

A perda óssea periodontal deve ser determinada em radiografias intraorais periapicais ou interproximais. Fisiologicamente, a distância entre a crista óssea alveolar e a junção cemento-esmalte é de 1 a 3 mm,[3] com média de 2 mm, podendo variar de acordo com a idade do paciente, o tipo e a angulação dos dentes e o trauma oclusal.[9] A avaliação radiográfica da perda óssea baseia-se fundamentalmente na avaliação do osso interproximal, devido à sobreposição de estruturas anatômicas que não permite a visualização das tábuas vestibular e lingual ou palatina. O osso interdental é delimitado por uma linha fina e radiopaca adjacente ao espaço do ligamento periodontal e à crista óssea alveolar, chamada de lâmina dura. Essa estrutura representa o osso cortical próprio ao redor do dente. O comprimento, a forma e o ângulo da crista óssea variam de acordo com a morfologia radicular, e apresenta paralelismo com o desenho da junção cemento-esmalte. Quando esse paralelismo não é seguido, isso sugere perda óssea. As características radiográficas do periodonto intacto e da perda óssea são apresentadas na Figura 7A e 7B, respectivamente.

A taxa de perda óssea relativa (TPOR) é utilizada para indicar as evidências indiretas da progressão da periodontite, auxiliando na determinação do grau, sendo determinada pela divisão da TPO pela idade do paciente no dente mais gravemente afetado de toda a dentição (Figura 7C). Em imagens periapicais, a perda óssea deve ser determinada como percentual em relação ao comprimento da raiz. Em imagens radiográficas interproximais, cada milímetro de perda óssea corresponde a 10%.[1]

Padrão de higiene oral

A placa é o agente etiológico primário das doenças periodontais, e seu controle, tanto pessoal quanto profissional, é essencial para a preservação da saúde, já que, na maioria dos casos, a destruição dos tecidos periodontais tem correlação direta com a quantidade e a espessura do biofilme existente. Assim, a determinação do grau de higiene oral é importante para a avaliação do paciente. Existem vários métodos de detecção de placa e cálculo. No entanto, o exame de placa de boca toda é o mais recomendado para determinação do acúmulo de placa. A placa deve ser dicotomicamente determinada (presente ou ausente). Para tanto, o profissional poderá realizar o exame visual da presença ou ausência de placa, correndo-se a sonda exploradora sobre o dente na região cervical em quatro sítios por dente (vestibular, lingual, mesial e distal) ou, ainda, utilizar soluções evidenciadoras de placa para facilitar a visualização e para motivação dos pacientes no processo de cooperação como tratamento (Figura 8). O percentual de placa de boca toda é obtido somando-se todos os escores positivos, dividido pelo total de sítios avaliados e multiplicado por 100. Índices de placa superiores a 20% conferem maior risco à progressão da doença periodontal, sendo aceitável índice de placa inferior a 20% em pesquisas científicas e no tratamento do paciente.[3,9]

Mobilidade dentária

A mobilidade acentuada dos dentes é um dos fatores prognósticos negativos, ou seja, está associado a maior risco de perda dentária ou de maior destruição dos tecidos periodontais. Todos os dentes apresentam algum grau de mobilidade

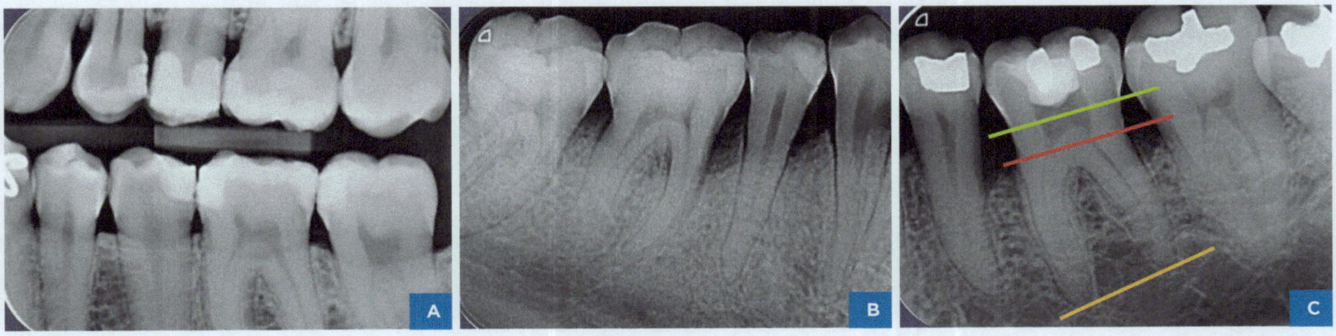

FIGURA 7 Características radiográficas de periodonto intacto e reduzido e taxa de perda óssea. (A) Imagem radiográfica interproximal demonstrando saúde periodontal, com integridade da lâmina dura e distância crista óssea alveolar-junção cemento-esmalte dentro do limite de normalidade (1 a 3 mm) no arco inferior. (B) Imagem radiográfica periapical demonstrando perda óssea nos dentes 44, 45 e 46, caracterizada por esfumaçamento da crista óssea alveolar, perda da integridade da lâmina dura e radiolucidez aumentada nas faces proximais dos dentes, além de pequena radiolucidez observada na região da furca do dente 46. (C) Imagem periapical apresentando a delimitação da porção mais apical da junção cemento-esmalte (linha verde), porção mais coronal da crista óssea alveolar (linha vermelha) e ápice radicular (linha amarela). O comprimento da raiz é determinado pela distância do ápice radicular à junção cemento-esmalte. O percentual de perda óssea é determinado a partir da distância entre a crista óssea alveolar e 1 mm apical à junção cemento-esmalte. O resultado é dividido pelo comprimento da raiz e multiplicado por 100 para determinar o percentual de perda óssea.

Fonte: Acervo pessoal dos autores.

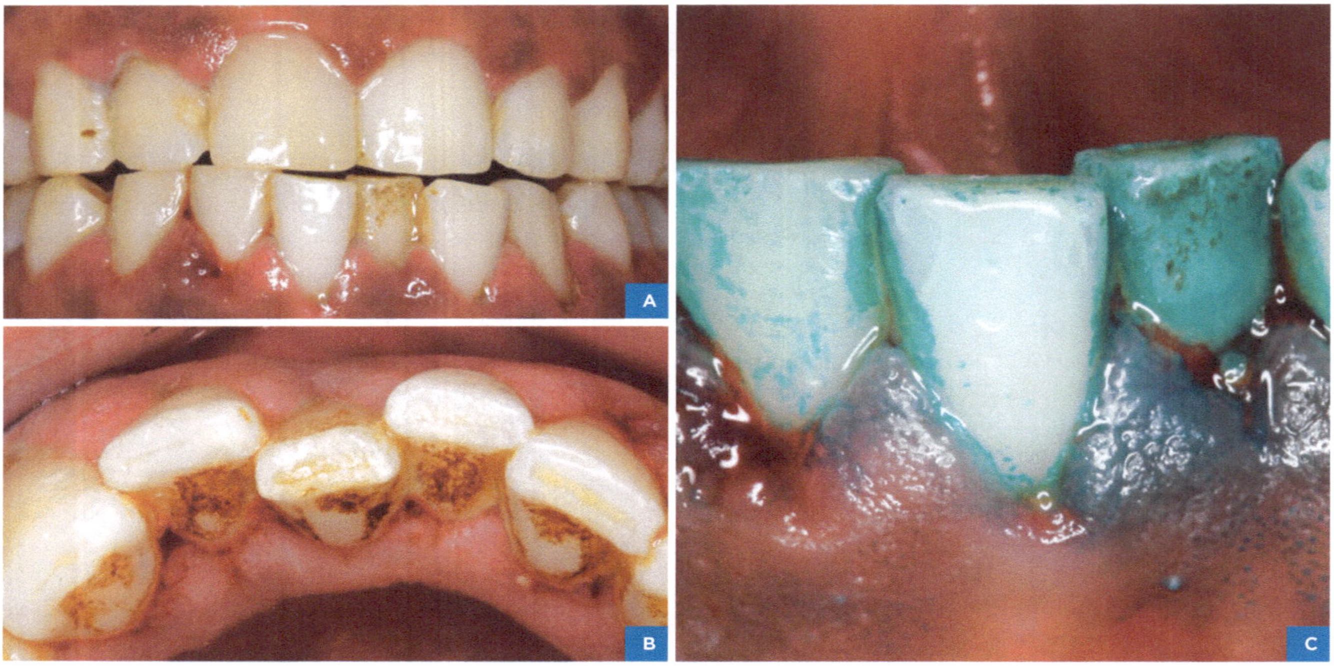

FIGURA 8 Avaliação da higiene oral. O exame intrabucal inclui a avaliação do acúmulo de placa que pode ser analisada visualmente (A), observando-se a presença ou ausência de placa supra e subgengival, ou com auxílio de sonda exploradora. Também devem ser observadas manchas (B) e cálculo supra e subgengival, que podem ser detectados visualmente ou correndo-se a sonda periodontal sobre a superfície radicular, sentindo-se a presença dos depósitos de cálculo e o aumento da rugosidade superficial. Para facilitar a avaliação do acúmulo de biofilme de placa, pode-se utilizar soluções evidenciadoras, como o verde de malaquita (C), que também pode ser utilizado para motivação e orientação de higiene.

Fonte: Acervo pessoal dos autores.

considerada fisiológica, resultante da intrusão dos dentes nos alvéolos durante a mastigação, deglutição e fonação, sendo esta uma função do ligamento periodontal. A mobilidade fisiológica é maior no período da manhã e diminui ao longo do dia, sendo mais pronunciada em pessoas que têm bruxismo ou apertamento noturno. Os dentes unirradiculares têm mais mobilidade do que os dentes multirradiculares. A mobilidade ocorre no sentido horizontal, ou seja, no sentido vestíbulo-lingual, já que, no sentido mesiodistal, há todo o comprimento do arco e os dentes adjacentes que limitam o movimento. Em estágios mais avançados, também ocorre movimentação no sentido oclusoapical. A mobilidade deve ser avaliada clinicamente segurando-se o dente firmemente com instrumentos metálicos ou com o dedo e um instrumento metálico (p. ex., cabo do espelho) e movimentando-o em todos os sentidos. A mobilidade é classificada em:[10]

- **Normal:** observada como o movimento de intrusão dos dentes em movimentos fisiológicos (mastigação, fonação, deglutição), limitada ao espaço do ligamento periodontal e ao grau de deformação do osso alveolar próprio inerente ao mecanismo hidráulico de sustentação do dente no alvéolo.
- **Grau I:** mobilidade ligeiramente maior do que o normal, no sentido vestíbulo-lingual.
- **Grau II:** mobilidade moderadamente acentuada no sentido vestíbulo-lingual.
- **Grau III:** mobilidade muito acentuada no sentido vestíbulo-lingual, mesio-lingual ou ambos, associada a movimento de intrusão do dente no alvéolo.

Existem várias causas para a mobilidade dentária que, quando ultrapassa os limites fisiológicos, é chamada de anormal ou patológica. As possíveis causas de mobilidade dentária anormal são: perda dos tecidos periodontais de suporte, inflamação, trauma de oclusão, pós-cirurgia periodontal, variações nos níveis dos hormônios sexuais femininos observados em algumas mulheres na gravidez, no ciclo menstrual ou no uso de contraceptivos hormonais ou, ainda, como processos patológicos dos maxilares.[10]

Supuração

Determinada clinicamente pela presença de exsudato purulento drenando através do sulco ou da bolsa durante o exame de sondagem ou quando se aplica pressão com os dedos à margem gengival, no sentido de apical para coronal. Não se observa formação de coleção purulenta em todos os casos, ocorrendo mais comumente quando a destruição dos tecidos periodontais acontece de forma mais agressiva e rápida, como em casos de fratura longitudinal de raiz.[10] Além disso, pacientes diabéticos não diagnosticados ou mal controlados tendem a apresentar formação de múltiplos e/ou recorrentes abscessos (Capítulo 17), devendo-se suspeitar dessas condições diante desses achados clínicos.

Fenótipo gengival

A definição do fenótipo é importante para determinar características individuais que se relacionam com outras áreas da Odontologia, como Dentística Restauradora, Prótese e Ortodontia, e se baseia em algumas características principais, incluindo altura da gengiva ceratinizada, espessura gengival, morfologia óssea e dimensão dos dentes. Com base nesses princípios, foram definidos três biótipos, descritos na Figura 9.[11]

Altura de gengiva ceratinizada

A quantidade e qualidade de gengiva ceratinizada estão intimamente relacionadas com homeostasia periodontal. A altura de gengiva ceratinizada é definida pela distância da margem gengival à junção mucogengival (Figura 10). Nesta dimensão, estão incluídas as faixas de gengiva inserida e gengiva livre. A altura de gengiva inserida é determinada pela distância entre a junção mucogengival e a projeção da superfície externa do fundo do sulco gengival ou da bolsa e pode ser determinada com auxílio de sonda milimetrada ou compasso ou paquímetro digital subtraindo-se a profundidade de sondagem (comprimento do sulco clínico ou da bolsa) da altura da gengiva ceratinizada.[11] A quantidade de gengiva ceratinizada é considerada suficiente quando houver 2 mm de altura, sendo sugerido 1 mm de gengiva inserida. Se houver movimentação da margem gengival ao se afastar e movimentar os lábios ou a bochecha, a quantidade de gengiva ceratinizada é considerada insuficiente.[3]

Espessura gengival

Existem diferentes formas de mensuração da espessura gengival.[11] Os métodos mais utilizados são:

- **Sondagem transgengival:** a espessura do tecido é medida com auxílio de agulha gengival ou hipodérmica introduzida na gengiva marginal a 1,5 mm da margem gengival no centro da face vestibular do dente (Figura 11).
- **Ultrassom:** técnica que apresenta alta reprodutibilidade, mas com erro de mensuração nas áreas de segundo e terceiros molares; além disso, é muito difícil de conseguir acesso ao aparelho.
- **Visibilidade da sonda após seu posicionamento no sulco gengival vestibular:** a gengiva é definida como fina (≤ 1 mm) ou espessa (> 1 mm) com base na visibilidade da sonda através da gengiva (Figura 12). Esse método apresenta alta reprodutibilidade, com alto grau de concordância inter-examinadores. Uma sonda especialmente desenhada para análise da espessura gengival foi lançada comercialmente há poucos anos. A gengiva pode ser classificada em fina quando a sonda branca pode ser visualizada através da gengiva marginal; média, quando a sonda verde pode ser visualizada através da gengiva marginal, espessa quando a sonda azul pode ser observada através da gengiva e muito espessa quando nem a sonda azul pode ser visualizada através da gengiva marginal[12] (Figura 13).

Recessão gengival

A recessão gengival (Figura 14) é definida como a migração apical da margem gengival em relação à junção cemento-esmalte.[11] Está associada à perda de inserção e ex-

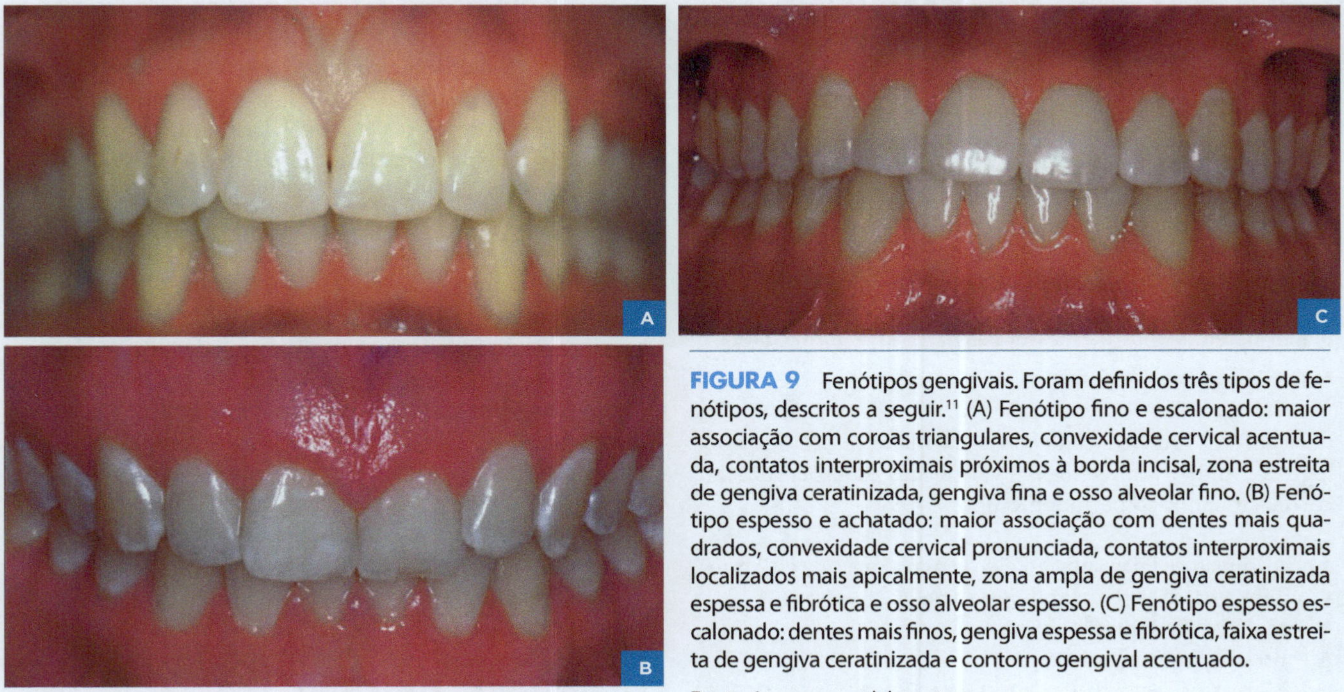

FIGURA 9 Fenótipos gengivais. Foram definidos três tipos de fenótipos, descritos a seguir.[11] (A) Fenótipo fino e escalonado: maior associação com coroas triangulares, convexidade cervical acentuada, contatos interproximais próximos à borda incisal, zona estreita de gengiva ceratinizada, gengiva fina e osso alveolar fino. (B) Fenótipo espesso e achatado: maior associação com dentes mais quadrados, convexidade cervical pronunciada, contatos interproximais localizados mais apicalmente, zona ampla de gengiva ceratinizada espessa e fibrótica e osso alveolar espesso. (C) Fenótipo espesso escalonado: dentes mais finos, gengiva espessa e fibrótica, faixa estreita de gengiva ceratinizada e contorno gengival acentuado.

Fonte: Acervo pessoal dos autores.

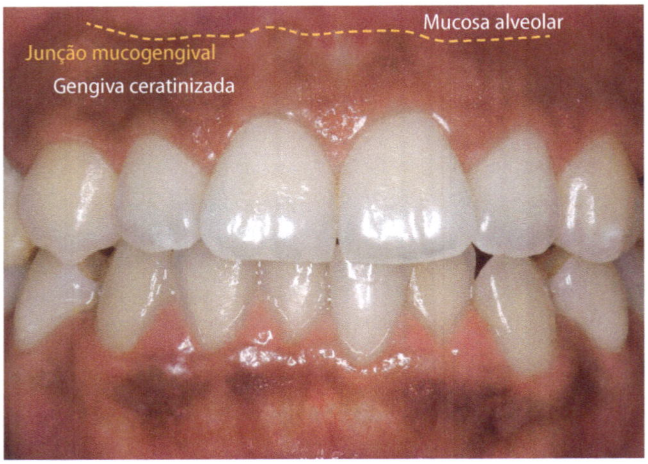

FIGURA 10 Altura da gengiva ceratinizada. A altura da gengiva ceratinizada é determinada pela distância entre a margem gengival e a junção mucogengival, que representa a divisão entre a gengiva ceratinizada e a mucosa alveolar. A gengiva ceratinizada inclui em sua dimensão a faixa de gengiva livre e a faixa de gengiva inserida, sendo considerada suficiente para preservação da saúde gengival altura mínima de 2 mm de gengiva ceratinizada, sendo 1 mm de gengiva inserida.

Fonte: Acervo pessoal dos autores.

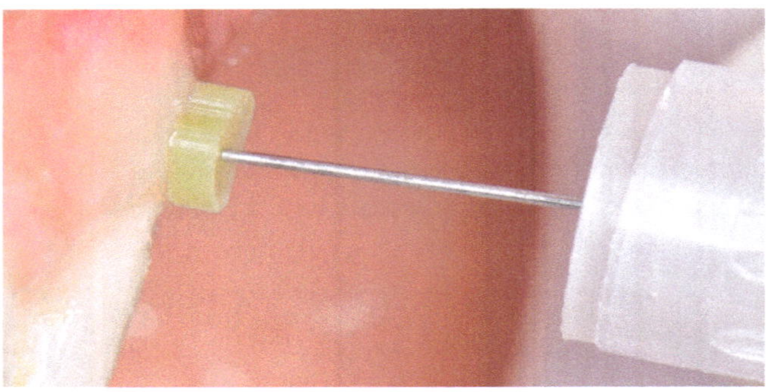

FIGURA 11 Método da sondagem transgengival. Nesta técnica, uma agulha hipodérmica ou gengival é introduzida na gengiva, perpendicularmente ao longo eixo do dente, até sentir a resistência do tecido ósseo subjacente, a 1,5 mm da margem gengival, no centro da face vestibular do dente. Há um *stop* endodôntico para delimitação da espessura da gengiva, e a distância da ponta da agulha ao *stop* é medida com auxílio de paquímetro digital, determinando a espessura da gengiva de forma direta.

Fonte: Acervo pessoal dos autores.

posição da superfície radicular à cavidade bucal. Sua etiologia é multifatorial e envolve vários fatores, especialmente correlacionados ao periodonto fino:

- Ausência de faixa suficiente de gengiva inserida (< 2 mm).
- Tábua óssea vestibular fina associada.
- Mal posicionamento do arco.
- Escovação traumática.
- Margens subgengivais de restaurações.

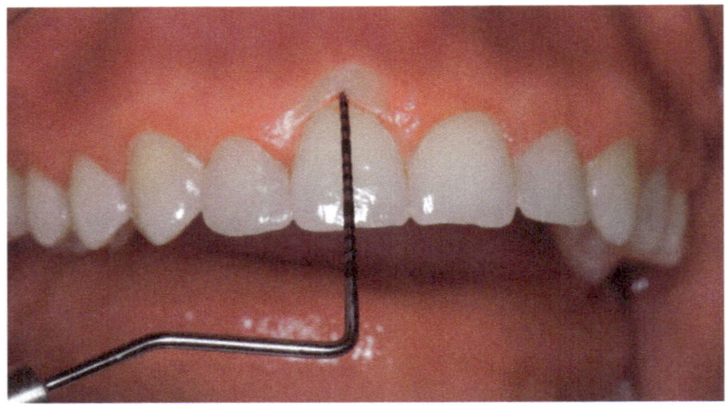

FIGURA 12 Método de transparência da sonda: sonda UNC-15. Durante o exame de sondagem horizontal, pode-se observar se é possível visualizar a sonda periodontal por transparência do tecido gengival. Na imagem, é possível observar que há isquemia da margem gengival provocada pelo exame de sondagem, sem visualização da sonda por transparência, sendo compatível com periodonto espesso.

Fonte: Acervo pessoal dos autores.

- Direção do movimento ortodôntico.
- Outros fatores (inflamação gengival persistente; profundidade rasa de vestíbulo, posição do freio).

Classificação das recessões gengivais

Existem diferentes classificações de recessão gengival, sendo a mais amplamente utilizada na prática clínica e em pesquisas científicas aquela proposta por Miller (1985).[13] Atualmente, propõe-se a utilização da classificação das recessões gengivais seguintes **(Figura 14)**:[11]

- **Tipo 1 (RT1):** recessão gengival sem perda de inserção interproximal.
- **Tipo 2 (RT2):** recessão gengival associada à perda de inserção interproximal.
- **Tipo 3 (RT3):** recessão gengival associada à perda de inserção interproximal avançada, sem possibilidade de recobrimento completo.

O potencial de recobrimento é definido por meio da identificação de perda de inserção interdental. Para a RT1, correspondente às recessões classes I e II de Miller, 100% de recobrimento pode ser alcançado. Para a RT2, correspondente à classe III de Miller, a previsibilidade de recobrimento é o limite da perda de inserção interproximal, enquanto na RT3 (classe IV de Miller) não é possível obter recobrimento radicular completo.

Fatores que influenciam a progressão da recessão

Os fatores que influenciam a progressão da recessão são:

- Fenótipo fino, não modificado por enxerto livre de tecido mole.
- Faixa estreita de gengiva.
- Escovação traumatogênica.

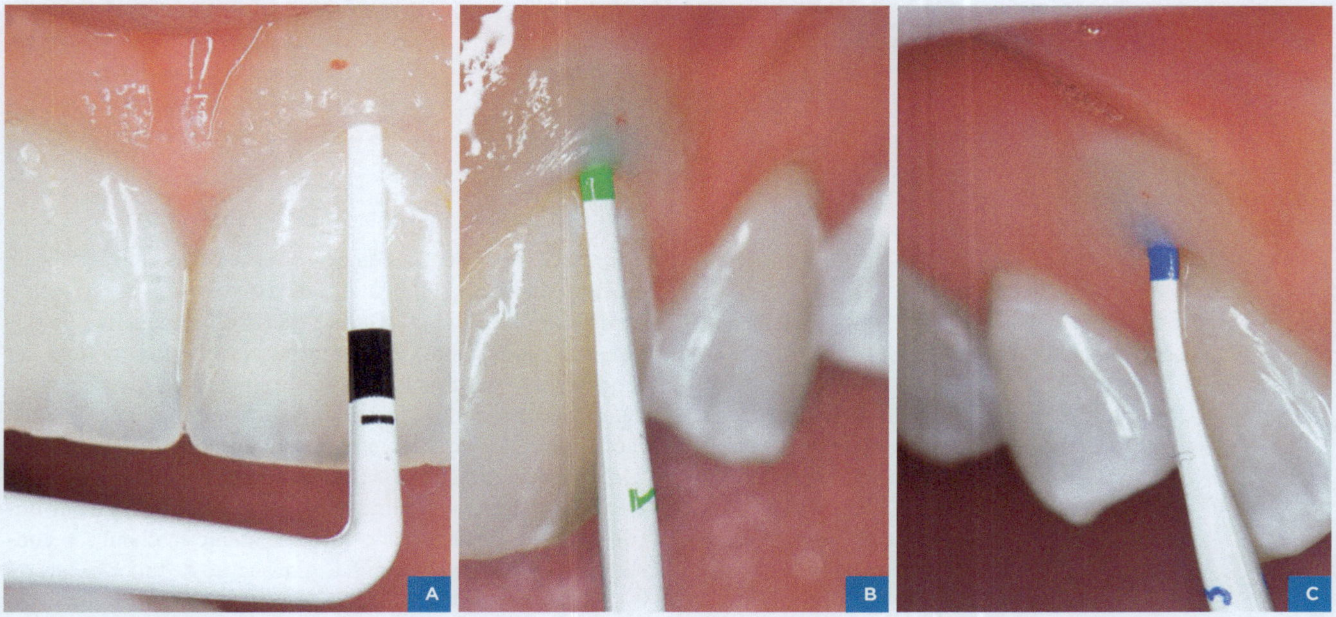

FIGURA 13 Método de transparência da sonda: ColorVue® (HuFriedy, EUA). Rasperini *et al.*[12] propuseram o uso de um conjunto de sondas periodontais de cor branca, podendo conter uma pequena faixa verde ou azul em sua extremidade, que possibilita a distinção entre os biótipos gengivais. Quando a cor branca da sonda (A) estiver claramente visível através do tecido, a gengiva é considerada fina; caso não esteja, deve-se avaliar a espessura com a sonda contendo uma faixa verde na extremidade (B). Se a porção verde for visível através do tecido, a gengiva tem espessura média. Quando a porção verde não for visível através do tecido gengival, deve-se utilizar a ponta da sonda com a extremidade azul. Se esta for visível através do tecido, a gengiva é considerada espessa (C). Se a cor azul ainda não for visível através do tecido, a gengiva é considerada muito espessa.

Fonte: Acervo pessoal dos autores.

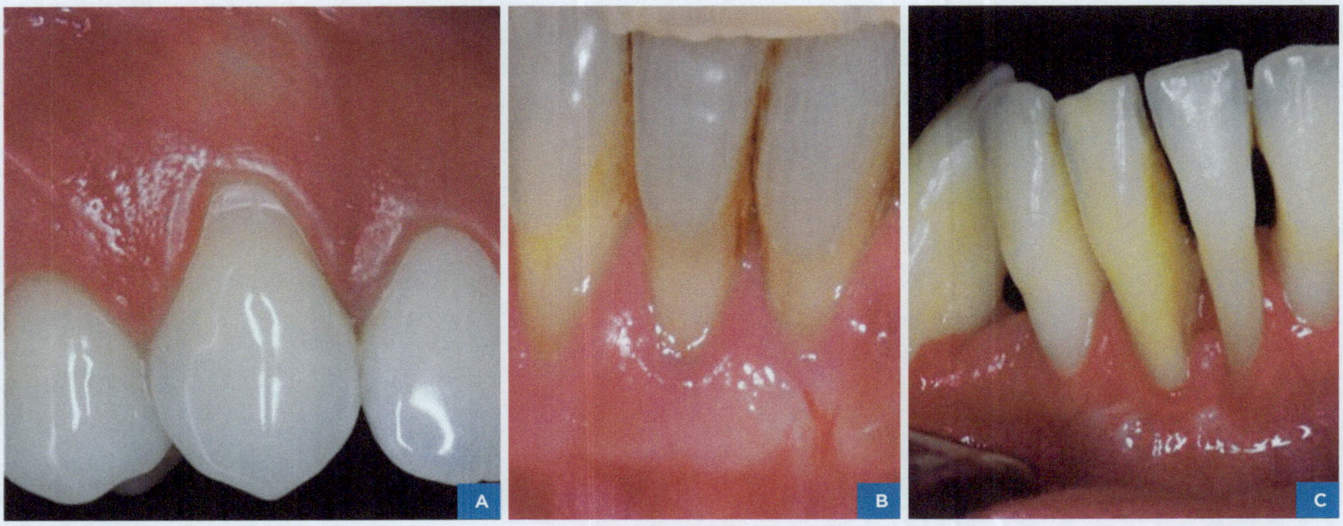

FIGURA 14 Classificação das recessões gengivais proposta por Cairo *et al.*[14] (A) RT1: recessão gengival sem perda de inserção interproximal. A junção cemento-esmalte (JCE) interproximal não é detectada nos aspectos mesial e distal do dente. Corresponde às classes I e II de Miller, com previsibilidade de recobrimento de 100%. (B) RT2: recessão gengival associada à perda de inserção interproximal. A quantidade de perda de inserção interproximal (medida da JCE interproximal ao fundo do sulco ou da bolsa) é menor ou igual à perda de inserção vestibular (medida da JCE vestibular ao fundo do sulco ou da bolsa). Corresponde à classe III de Miller, e a previsibilidade de recobrimento é limitada pelo nível de inserção interproximal. (C) RT3: associada à perda de inserção interproximal. A quantidade de perda de inserção é maior do que a perda de inserção vestibular. Corresponde à classe IV de Miller, e não existe possibilidade de recobrimento radicular completo.

Fonte: Acervo pessoal dos autores.

Consequências negativas da recessão gengival

Como consequências negativas da recessão gengival, podemos citar:

- Perda dentária possível, embora rara.
- Comprometimento estético.
- Hipersensibilidade dentinária.
- Condições relacionadas ao dente:[11]
    - Lesões de cárie radicular.
    - Lesões cervicais não cariosas (LCNC) – classificadas de acordo com a forma, em:
        - **Cunha:** etiologia relacionada a técnicas de escovação incorretas, com margens afiadas definidas e traços do desgaste provocado.
        - **Disco:** etiologia relacionada à erosão extrínseca, causada por consumo de comidas ácidas, refrigerantes e medicações. Normalmente rasas, amplas, com margens mal definidas e esmalte adjacente liso.
        - **Achatada.**
        - **Irregular.**

A existência de lesões cervicais modifica a junção cemento-esmalte (reduzindo a probabilidade de recobrimento radicular completo), levando ao seu potencial desaparecimento e/ou à formação de concavidades cervicais, conforme apresentado na Figura 15.

PROGNÓSTICO

O termo prognóstico, segundo o dicionário da Língua Portuguesa, é um adjetivo ou substantivo que descreve o provável desenvolvimento futuro ou o resultado de um determinado processo, condição ou doença. Após a definição do diagnóstico da doença, deve-se então se estabelecer o prognóstico e o plano de tratamento, o qual, por sua vez, deve considerar as duas condições para sua determinação mais apropriada.

Fatores de risco e fatores prognósticos

Fatores de risco são condições diversas e modificáveis que, quando presentes, aumentam o risco de desenvolvimento de determinada doença. Fatores de risco são aqueles que podem ser modificados, enquanto fatores que não podem ser modificados, como a idade, por exemplo, são chamados de determinantes de risco. Os fatores e determinantes de risco são classificados em ambientais, comportamentais ou biológicos, e podem incluir: tabagismo, condições socioeconômicas, doenças sistêmicas adquiridas ou congênitas, deficiências nutricionais e estresse. Etnia e envelhecimento também são considerados como determinantes. A avaliação de todos os fatores e determinantes de risco é essencial para controle, redução e prevenção das doenças periodontais.[15]

Fatores prognósticos são características que preveem os desfechos da doença já existente. Em algumas situações, os fatores prognósticos são iguais aos fatores de risco.[15] Existem fatores prognósticos que podem ser controlados pelo paciente (controle de placa, cessação do tabagismo, uso de placas de mordida, *compliance*), modificados pelo tratamento periodontal (profundidade de sondagem, mobilidade, envolvimento de furca, trauma de oclusão, bruxismo e outros hábitos parafuncionais), associados a doenças sistêmicas (diabetes *mellitus*, desordens imunológicas, hipotireoidismo) e outros fatores locais ou sistêmicos que não podem ser controlados (forma da raiz, proporção coroa:raiz, tipo de dente, idade, genética).

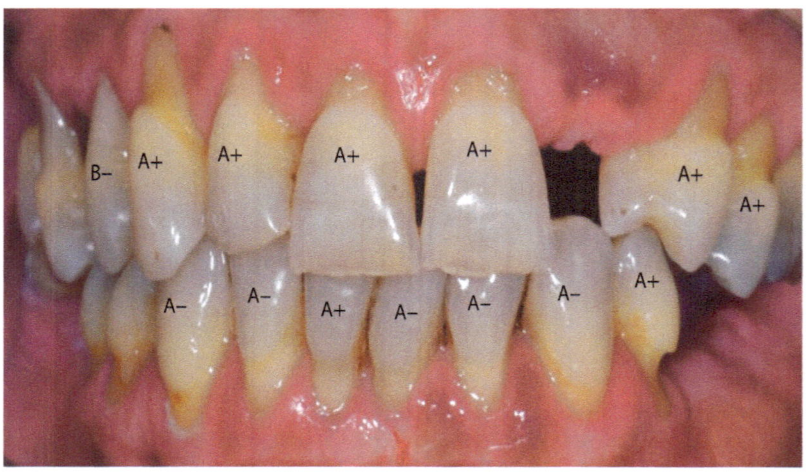

JCE	DEGRAU	DESCRIÇÃO
Classe A	–	JCE detectável sem degrau
Classe A	+	JCE detectável com degrau
Classe B	–	JCE não detectável sem degrau
Classe B	+	JCE não detectável com degrau

FIGURA 15 Classificação das lesões cervicais.[11] As lesões cervicais são classificadas de acordo com a presença de degraus cervicais e a preservação da visibilidade da junção cemento-esmalte, fatores que podem influenciar o recobrimento radicular completo. Quando a junção cemento-esmalte for detectável, é classificada como classe A; quando não for, é classificada como B. A presença de degrau apical > 0,5 mm é classificada como positivo (+), enquanto a ausência ou presença de degrau < 0,5 mm é classificada como negativo (-), levando a quatro possíveis combinações (A+, A-, B+, B-), conforme apresentado na tabela da figura.

Fonte: Acervo pessoal dos autores.

Determinação do prognóstico

Existem diferentes formas de se estabelecer o prognóstico e vários sistemas prognósticos foram descritos na literatura. O prognóstico pode ser estabelecido de acordo com o desfecho, ou seja, com o resultado que se espera. Assim, pode-se realizar um tratamento para o paciente que tenha por objetivo manter o dente na boca. Do mesmo modo, o tratamento periodontal deve, a longo prazo, manter a estabilidade da doença periodontal, ou seja, não deve ocorrer recidiva ou progressão da doença periodontal.

Prognóstico baseado na probabilidade de perda dentária

Vários estudos avaliaram o prognóstico baseado na probabilidade de perda dentária[16-24] **(Tabela 2)**. Foi demonstrado perda de 0,22[16] a 0,29[17] dentes por paciente a, respectivamente, longo e curto prazos, sendo maior em pacientes que, no exame inicial, já apresentam vários dentes perdidos ou condenados à extração por razões periodontais[16] **(Figura 16)**, uma vez que quanto maior é o número de dentes perdidos, pior é a condição periodontal ao longo da vida do paciente.[18,19]

TABELA 2 Avaliação do prognóstico baseado na perda dentária.

Autores	n	Tempo* (anos)	Categorias de prognóstico	Achados
Hirschfeld, Wasserman (1978)[16]	600	22 (com TPS)	Questionável: ▸ Bolsas profundas ▸ Lesões de furca ▸ Perda óssea avançada ▸ Mobilidade + bolsas profundas	Perda de dentes com prognóstico questionável mais acentuada no grupo muito decadente
Becker *et al.* (1984a)[17]	44	5,25 (sem TPS)	Questionável (1 ou + dos critérios): ▸ Perda óssea de 50% do comprimento da raiz ▸ Profundidade de sondagem 6 a 8 mm ▸ Lesão de furca classe II com espaço inter-radicular pequeno ▸ Sulco palatino profundo nos incisivos superiores ▸ Envolvimento de furca mesial dos primeiros pré-molares superiores ▸ Cárie profunda não restaurável Sem esperança (1 ou + dos critérios): ▸ Perda de mais de 75% do suporte periodontal remanescente ▸ Profundidade de sondagem > 8 mm ▸ Lesão de furca classe III ▸ Mobilidade classe III ▸ Proporção coroa:raiz desfavorável ▸ Proximidade radicular com mínima quantidade de osso interproximal e perda óssea horizontal ▸ História de abscessos recorrentes	Perda de 0,22 dente/paciente (4,7%), piora das lesões de furca preexistentes e perda óssea progressiva nos dentes com prognóstico questionável
Becker *et al.* (1984b)[20]	95	6,5 (com TPS)	Os mesmos descritos no trabalho anterior	A média de perda dentária foi de 1,58 dente/paciente e de 0,24 dentes/ano. 80% dos dentes com prognóstico "sem esperança" perdidos, comparados com 1,7% dos dentes com bom prognóstico
Muzzi *et al.* (2006)[21]	60	10 (com TPS)	Utilizados previsores em nível de paciente (idade, sexo, perda óssea média, genótipo IL-1 e interação entre os dois) e dente (restaurações protéticas, molares, componente infraósseo do defeito, nível ósseo e nível de osso de suporte residual)	Previsores associados com perda dentária: molares; distância da crista óssea – base do defeito e distância entre base do defeito e ápice radicular. Quanto menor a quantidade de osso de suporte residual, maior a probabilidade de perda dentária. A distância entre crista óssea e base do defeito estava associada com probabilidade reduzida de perda dentária possível. Quanto maior o componente infraósseo, menor a probabilidade de perda dentária

(Continua)

*Média. TPS, terapia periodontal de suporte.

TABELA 2 Avaliação do prognóstico baseado na perda dentária. *(Continuação)*

Autores	n	Tempo* (anos)	Categorias de prognóstico	Achados
Eickholz *et al.* (2008)[22]	100	10	Vários parâmetros clínicos relacionados ao prognóstico	Os fatores que contribuíram para a perda dentária foram: índice de placa, manutenção irregular, idade, diagnóstico inicial, polimorfismo de IL-1, tabagismo e sexo. Acúmulo de placa durante a terapia de suporte e terapia ocasional estava associado com piora das condições periodontais após a terapia inicial
Graetz *et al.* (2015)[23]	379	18,3	Fatores prognósticos gerais para perda de molares	Maior risco associado a lesões de furca classe III, perda óssea > 50%, mobilidade dentária, molares superiores e endodonticamente tratados. Para cada milímetro de profundidade de sondagem residual, o risco de perda dentária aumentou 1,89×; para cada ano de idade, o risco aumentou 1,03×
Fardal *et al.* (2016)[24]	1251	12	Fatores prognósticos determinados em estudos anteriores da equipe: dados demográficos, fatores locais e comorbidades sistêmicas	Houve 34 a 38% de chance de identificar pacientes que perderiam dentes com base nos fatores prognósticos. A combinação de fatores prognósticos resultou em diminuição da acurácia. Mais pacientes sem fatores prognósticos perderam dentes do que pacientes com fatores prognósticos. A chance de identificar paciente não responsivo ao tratamento com base na história familiar foi de 5,9%; em estresse foi 5,9% e para fumantes pesados foi 8,7%. Mais pacientes com prognóstico pobre e menos pacientes com pouco ou nenhum *compliance* foram identificados. 52,5% dos pacientes precisavam de retratamento. A combinação dos fatores prognósticos identificou 5 a 22% dos 40% de pacientes requerendo retratamento. Foram perdidos 67% dos dentes com prognóstico "sem esperança", 9% com prognóstico pobre, 3% com prognóstico moderado e 0,46% dos dentes com bom prognóstico

Fonte: Elaborada pelos autores.
*Média.

Uma das desvantagens de se adotar a perda dentária para determinação do prognóstico é que, muitas vezes, a tomada de decisão de extração do dente considera outros aspectos, como a possibilidade de uma resolução mais rápida e econômica por meio da instalação de implantes. Por outro lado, em várias ocasiões o paciente não aceita o tratamento de exodontia proposto para dentes classificados como "sem esperança" ou "condenados à extração", preferindo mantê-los. A maioria desses dentes apresenta agravamento da condição periodontal ao longo do tempo e são extraídos, representando mais de 33% das perdas dentárias, especialmente quando o paciente não participa da terapia periodontal de suporte.[17] Dentes com prognóstico questionável, por sua vez, **(Tabela 2)** podem ser preservados, desde que seja realizada terapia de suporte, uma vez que, na sua ausência, observa-se piora das lesões de furca e progressão da perda óssea.

Existem diferentes marcadores de perda dentária a longo prazo, como: idade, pacientes não colaborativos, polimorfismo de IL-1, diabetes e tabagismo, de forma geral, e perda óssea, bolsas periodontais profundas, mobilidade e molares, especialmente com lesões de furca, de forma local.[18] O principal previsor da perda dentária futura é a perda de inserção clínica > 1,81 mm aos 30 anos de idade.[19]

Prognóstico baseado na probabilidade de se conseguir estabilidade dos tecidos periodontais de suporte

O prognóstico baseado na estabilidade dos tecidos periodontais requer exames frequentes e padronizados, o que é mais difícil de se conseguir na prática clínica, mas é mais dinâmico e reflete melhor a condição periodontal ao longo do tempo, considerando-se que o paciente periodontal apresenta risco aumentado de perda de inserção adicional ao

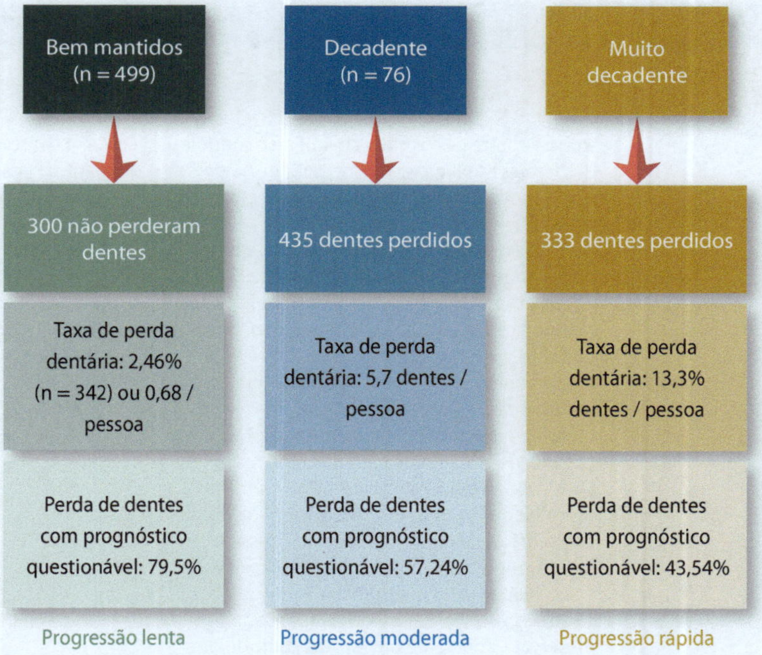

FIGURA 16 Distribuição de participantes e taxa de perda dentária observada em pacientes tratados periodontalmente em clínica privada e mantidos por cerca de 22 anos.[16] O tratamento ativo foi realizado por meio de terapia periodontal não cirúrgica e, em alguns pacientes, por terapia cirúrgica para eliminação de bolsa. Os resultados do estudo demonstraram que a maioria dos participantes incluídos no grupo bem mantidos não perderam dentes ao longo do estudo (60,12%), resultando em taxa de perda dentária de 0,68 dentes/pessoa. A maior parte dos dentes perdidos nesse grupo (total de 342) ocorreu dentre aqueles classificados inicialmente com prognóstico questionável (79,5%), indicando progressão lenta da doença após o tratamento. O grupo decadente, que apresentava de 4 a 9 dentes perdidos no início do tratamento, apresentou média de perda dentária de 5,7 dentes/pessoa, totalizando 435 dentes perdidos, sendo que 57,24% das perdas dentárias ocorreram em dentes que haviam recebido o prognóstico de questionável, sugerindo progressão moderada da doença periodontal tratada. O grupo muito decadente apresentou 333 dentes perdidos, sendo 43,54% em dentes com prognóstico inicialmente questionável, o que resultou em taxa de perda dentária de 13,3 dentes/pessoa, sugerindo rápida velocidade de progressão da doença.

Fonte: Elaborada pelos autores.

longo do tempo, mesmo após o tratamento.[25] Alguns estudos[26-29] investigaram o prognóstico baseado na estabilidade dos tecidos periodontais de suporte **(Tabela 3)** e demonstraram que os fatores associados à maior probabilidade de perda dentária também estavam relacionados com maior probabilidade de progressão da doença periodontal. Kwok e Caton (2007)[25] propuseram um sistema prognóstico baseado na estabilidade dos tecidos periodontais ao longo do tempo, fundamentado em quatro categorias: favorável, questionável, desfavorável e "sem esperança" **(Figura 17)**. Não há, no entanto, definição de critérios que determinem a necessidade de exodontia.

Aspectos gerais e locais do prognóstico

A descrição do prognóstico considera aspectos gerais e relacionados com o dente. A descrição geral do prognóstico é importante porque considera os fatores que modificam a resposta do hospedeiro e aumentam o risco de destruição do tecido periodontal e deve ser estabelecida antes do prognóstico individual do dente. A descrição do prognóstico de modo individual também é igualmente importante, já que diferentes condições anatômicas também podem ser extremamente relevantes na progressão da doença periodontal. Ambos os aspectos devem ser considerados no estabelecimento do prognóstico e na elaboração do plano de tratamento.

Aspectos gerais

- **Grau de compliance ou adesão do paciente ao tratamento:** na maioria dos pacientes, a periodontite está diretamente correlacionada com a quantidade de acúmulo de placa. O controle de higiene, portanto, é essencial para a manutenção da saúde e depende essencialmente da colaboração do paciente. Assim, o objetivo da terapia periodontal deve ser a preservação da dentição natural, desde que haja condições adequadas para o paciente realizar efetivamente o controle pessoal de higiene.[18]
- **Tabagismo:** reconhecidamente um dos principais fatores de risco para o desenvolvimento e a progressão da doença periodontal, afeta negativamente o prognóstico e o processo de reparação tecidual. O número de cigar-

TABELA 3 Avaliação do prognóstico baseado na estabilidade dos tecidos periodontais.

Referência	N	Tempo* (anos)	Categorias de prognóstico	Achados
McGuire (1991)[26]	100	7	**Bom:** suporte periodontal adequado e controle dos fatores etiológicos para garantir que o dente poderá ser mantido de forma relativamente fácil, desde que em TPS **Razoável:** perda de inserção maior do que no prognóstico bom e/ou lesão de furca classe I, cuja localização e profundidade permitam manutenção adequada com bom *compliance* do paciente **Pobre:** perda de inserção moderada com lesão de furca classe I ou II, cuja localização e profundidade permitiriam manutenção, mas com dificuldade **Questionável:** perda de inserção severa, resultando em proporção coroa:raiz ruim, forma desfavorável da raiz, lesões de furca classe II de difícil manutenção ou de classe III, mobilidade classe II ou mais, grande proximidade radicular **"Sem esperança":** inserção inadequada para preservação do dente com saúde, conforto ou função. Recomendada exodontia	51/2.484 dentes extraídos (2,1%). Estabilidade dos dentes classificados como prognóstico bom, melhora dos dentes com prognóstico razoável e pobre, grande número de dentes perdidos com prognóstico questionável
McGuire, Nunn (1996a)[27]	100	7	Os mesmos descritos anteriormente	Os principais parâmetros clínicos associados com melhora ou piora no prognóstico foram profundidade de sondagem, lesão de furca, mau posicionamento dentário e tabagismo no início do tratamento. Um bom padrão de higiene aumentou a probabilidade de melhora do prognóstico, enquanto mobilidade dentária estava associada com piora. O tabagismo diminuiu a probabilidade de melhora em 60% e dobrou a probabilidade de piora no prognóstico em 5 anos
McGuire, Nunn (1996b)[28]	100	7	Os mesmos descritos anteriormente	Pacientes têm o dobro de chance de perder os dentes se houver mobilidade progressiva, hábitos parafuncionais sem placa de bruxismo e tabagismo. Dentes com pior prognóstico têm pior taxa de sobrevivência, mas sem associação com parâmetros clínicos tradicionais
McGuire, Nunn (1999)[29]	42	14	Os mesmos descritos anteriormente	Fenótipo positivo para IL-1 e tabagismo estavam significativamente relacionados à perda dentária (2,7× e 2,9×, respectivamente). O efeito combinado de tabagismo + genótipo positivo para IL-1 aumentou o risco para 7,7×

Fonte: Elaborada pelos autores.

*Média. TPS, terapia periodontal de suporte.

ros consumidos influencia diretamente a resposta, sendo pior quanto maior for esse número.[18,19]

- **Diabetes:** um dos principais fatores de risco para a doença periodontal **(Capítulo 17)**, especialmente quando o controle metabólico for ruim. Várias evidências demonstram que a prevalência, a gravidade e a extensão das doenças periodontais aumentam com a idade, sendo esta considerada, também, um determinante de risco.[18]

Aspectos locais

- **Fatores que favorecem o acúmulo de placa e/ou dificultam sua remoção:** sulcos palatinos de incisivos superiores, restaurações com margens subgengivais, próteses mal adaptadas ou com sobrecontorno.[25]
- **Bolsas periodontais profundas:** que atuam como reservatório de bactérias patogênicas capazes de infectar sítios saudáveis ou até mesmo disseminar pela corrente

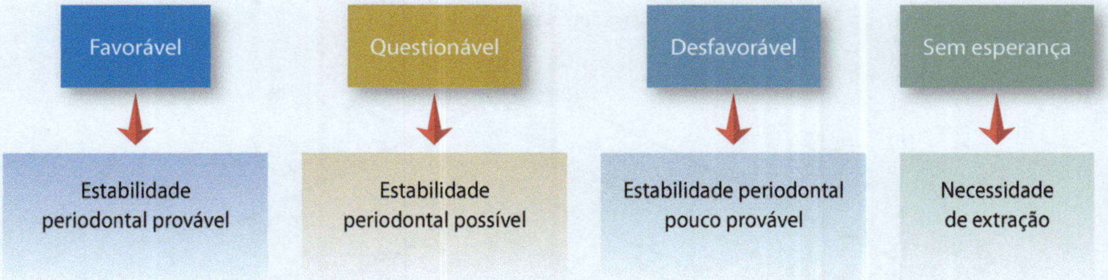

FIGURA 17 Sistema prognóstico de Kwok e Caton (2007).[25] Em dentes com prognóstico favorável, os fatores locais e sistêmicos podem ser controlados corretamente e a terapia periodontal é capaz de promover estabilidade dos tecidos na fase de terapia de suporte periodontal. Em dentes com diagnóstico questionável, os fatores locais e sistêmicos são mais difíceis de controlar, mas é possível preservar a dentição com terapias periodontal ativa e de suporte adequadas. Em dentes com prognóstico desfavorável, os fatores locais e sistêmicos não podem ser controlados e é muito possível maior destruição dos tecidos periodontais mesmo na fase de terapia de suporte periodontal. Em dentes com prognóstico "sem esperança", a exodontia está indicada.

Fonte: Elaborada pelos autores.

sanguínea ou influenciar a resposta imune e inflamatória sistemicamente, estando associadas a doenças distantes da cavidade bucal **(Capítulo 17)**. Bolsas periodontais profundas estão associadas a maior risco de perda dentária, especialmente quando a base da bolsa está muito próxima do ápice radicular, e de progressão da doença periodontal.[15,25]

- **Perda de inserção severa:** reflete a história de doença periodontal de cada indivíduo e está correlacionada ao número de dentes perdidos. Quanto maior for o número de dentes perdidos, mais grave é a condição periodontal do paciente.[15,25]
- **Extensão da perda óssea:** a diminuição do suporte ósseo periodontal está associada a maior probabilidade de perda dentária.[15,21,27,28]
- **Tipo de defeito:** perdas ósseas horizontais têm pouca probabilidade de sucesso com terapias periodontais regenerativas, enquanto defeitos infraósseos são mais favoráveis à terapia periodontal regenerativa.[21,25] Adicionalmente, é importante determinar os sítios acometidos em cada dente, já que podem ocorrer diferentes alturas de osso remanescente nas faces mesial e distal do dente, o que pode impactar o prognóstico.[15]
- **Mobilidade:** a mobilidade acentuada significa alteração dos tecidos periodontais que podem ser resultantes de trauma oclusal, inflamação ou perda de suporte periodontal. A mobilidade acentuada, combinada com bolsas profundas ou isoladamente, piora o prognóstico e está associada a maior perda dentária e progressão da doença periodontal após o tratamento.[15,25,27,28]
- **Trauma de oclusão e hábitos parafuncionais:** embora o trauma de oclusão não inicie a doença periodontal, está relacionado com sua progressão na presença de placa e inflamação. O trauma de oclusão está relacionado a mudanças teciduais e lesões no aparato de inserção, que podem resultar em mobilidade, facetas de desgaste e alargamento do espaço do ligamento periodontal, além de influenciar negativamente os resultados do tratamento periodontal regenerativo.[27,28,30]

Reavaliação

Após a fase ativa do tratamento, pode ocorrer redução da profundidade de sondagem e inflamação, indicando resposta favorável ao tratamento, bem como alteração do prognóstico previamente estabelecido. Por outro lado, quando a inflamação não puder ser controlada ou reduzida, o prognóstico também pode ser piorado. Desse modo, o prognóstico deverá ser revisto para cada paciente ao final da fase de preparo inicial.

Determinação dos fatores de risco

É difícil estabelecer o prognóstico, sendo, muitas vezes, um ponto de vista subjetivo. A definição de critérios para estabelecimento do prognóstico foi proposta em diferentes estudos. Atualmente, propõe-se a utilização do *Periodontal Risk Assessment* (PRA) para identificação dos fatores de risco presentes, considerando-se fatores de risco locais e sistêmicos.[31] O PRA determina o risco que o paciente periodontal tem de apresentar progressão da doença e, consequentemente, perda dentária. O diagrama **(Figura 18)** foi proposto para pacientes periodontais tratados, em terapia de suporte, considerando-se que todo paciente periodontal apresenta, mesmo após o tratamento, risco aumentado de perda de inserção adicional ou recidiva de doença.

Assim como para a periodontite, não existe um fator único que possa explicar o desenvolvimento das doenças peri-implantares. Esses fatores foram combinados em um octógono para determinar o risco de desenvolvimento das doenças peri-implantares[32] **(Figura 19)**.

Os parâmetros de risco foram definidos com base em evidências de literatura e incluem:

- **História de periodontite:** sim ou não.
- **Percentual de sangramento à sondagem (SS%):** indivíduos com baixo %SS (< 10%) são considerados de baixo

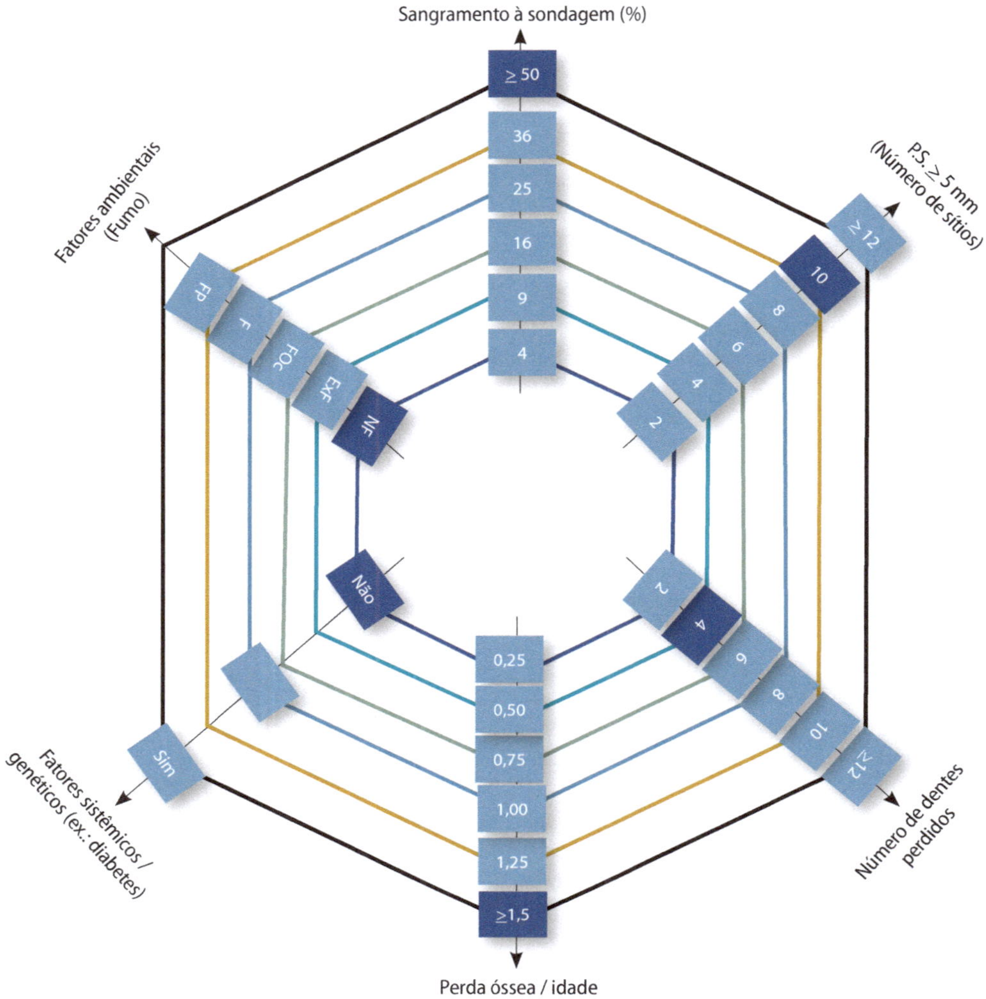

FIGURA 18 Diagrama prognóstico proposto no *Periodontal Risk Assessment* (PRA).[31] A avaliação dos fatores de risco considera o percentual de sítios com sangramento à sondagem, prevalência de bolsas residuais ≥ 5 mm, número de dentes perdidos (exceto terceiros molares), taxa de perda óssea em relação à idade do paciente, condições sistêmicas (diabetes) e ambientais (tabagismo). São considerados de baixo risco os pacientes que apresentam todos os parâmetros dentro da faixa verde da figura (área central) ou até um parâmetro na faixa amarela (moderada) da figura. O risco é moderado quando pelo menos dois parâmetros se encontram dentro da faixa amarela, podendo existir até um parâmetro na faixa vermelha. O risco é alto quando pelo menos dois parâmetros estiverem localizados na faixa vermelha. A escala de sangramento à sondagem descreve nos vetores os valores críticos de 4, 9, 16, 25, 36 e > 49%. Pacientes com < 10% dos sítios com sangramento à sondagem são considerados de baixo risco, enquanto prevalência > 25% refletem alto risco de destruição periodontal. Alto número de sítios com bolsas residuais e aprofundamento das bolsas durante a fase de suporte periodontal foram associados a risco alto de progressão da doença. No PRA, a prevalência de sítios com profundidade de sondagem ≥ 5 mm é o segundo parâmetro de investigação, sendo anotados nos vetores os valores críticos de 2, 4, 6, 8, 10 e > 12 mm. Indivíduos com até 4 bolsas residuais podem ser considerados de baixo risco, enquanto aqueles com mais de 8 são considerados de alto risco. O número de dentes remanescentes reflete a funcionalidade e estabilidade da dentição, bem como a história odontológica e periodontal do paciente. Na escala, os valores críticos de 2, 4, 6, 8, 10 e > 12 mm são descritos no vetor. Indivíduos com até 4 dentes perdidos são considerados de baixo risco, enquanto aqueles que apresentam 8 ou mais dentes perdidos representam alto risco. O percentual de perda óssea é estimado a partir de radiografias periapicais dos dentes posteriores, considerando-se o dente com pior condição. Em condições de normalidade, o nível ósseo se localiza 1 mm apical à junção cemento-esmalte. A perda óssea é estimada em incrementos de 10%, correspondentes a 1 mm de perda óssea. O percentual é dividido pela idade do paciente, resultando em um fator, que está descrito no vetor correspondente, variando de 0,25% a ≥ 1,25%. São considerados de baixo risco valores abaixo de 0,5 e de alto risco valores ≥ 1. Das condições sistêmicas que influenciam a condição periodontal, o diabetes *mellitus* tipos 1 e 2 é o mais documentado na literatura. Na avaliação do risco à progressão da doença, o diabetes é considerado como o 5º indicador no diagrama, estando a área de alto risco marcada no vetor, que deve ser assinalado quando houver doença. Dos fatores ambientais, o tabagismo afeta o risco e os resultados do tratamento da periodontite crônica e devem ser considerados como o 6º fator de risco no diagrama. Fumantes pesados (≥ 20 cigarros/dia) são considerados como de alto risco, enquanto não fumantes e ex-fumantes (mais de 5 anos sem fumar) são considerados de baixo risco.

Fonte: Elaborada pelos dos autores.

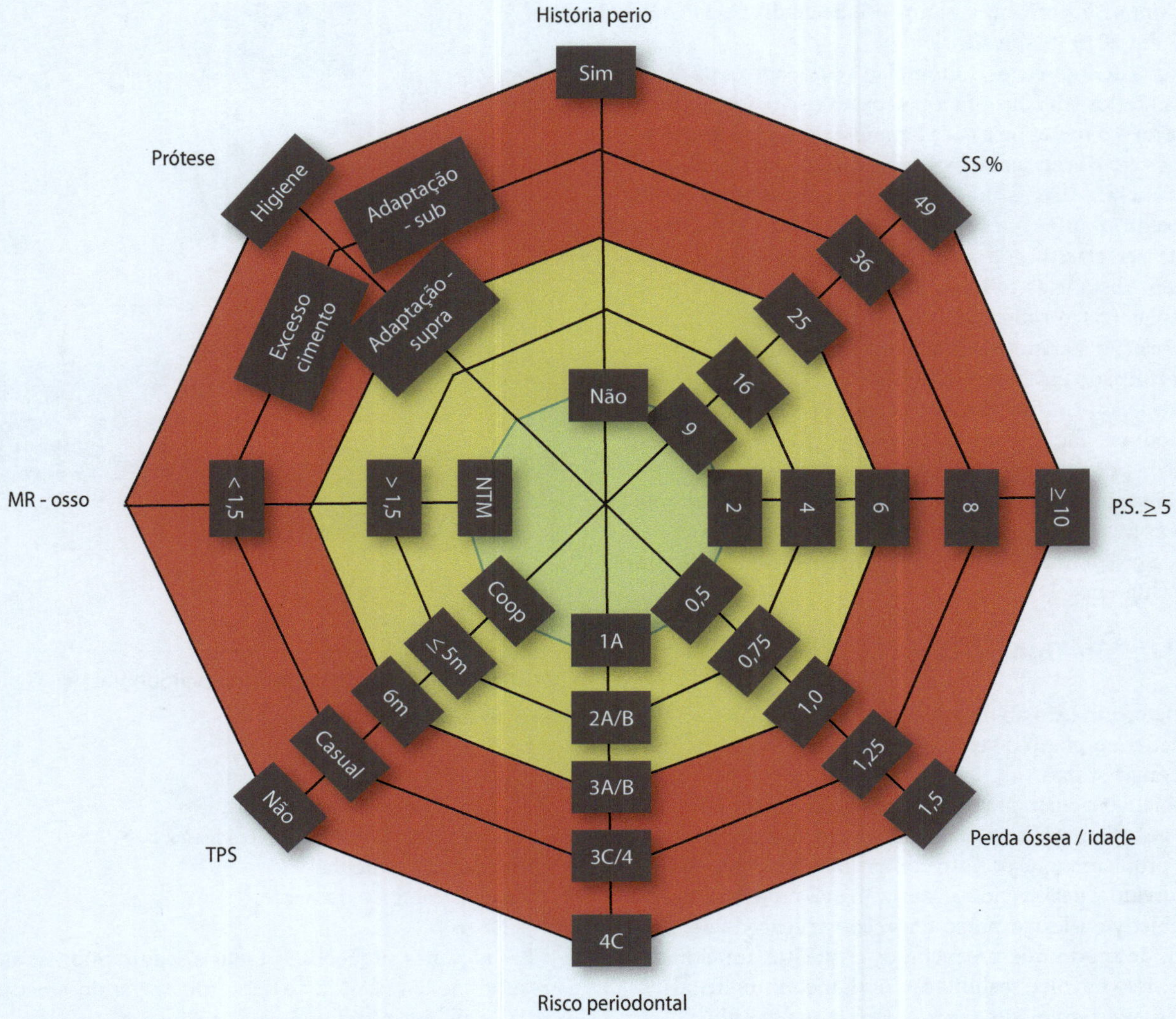

FIGURA 19 Diagrama de avaliação de risco à doença implantar (*Implant Disease Risk Assessment* – IDRA). Cada vetor representa um dos parâmetros de risco de doenças implantares. O baixo risco é representado pela área central do octógono (verde); o risco moderado é representado pela área do octógono em amarelo; e o alto risco é representado pela área mais externa do octógono (vermelho). Dentre os fatores de risco possíveis, oito foram identificados: história de periodontite; percentual de sítios com sangramento; prevalência de PS ≥ 5 mm; perda óssea/idade do paciente; risco à periodontite; terapia de suporte periodontal; profundidade da prótese sobre implante e fatores relacionados à prótese.

Fonte: Adaptada de Heitz-Mayfield *et al.* (2020).[32]

risco para desenvolvimento da doença, enquanto os que apresentam > 25% de SS são considerados de alto risco.

- **Número de sítios com PS ≥ 5 mm em implantes e dentes:** o número alto de sítios com bolsas periodontais profundas (≥ 5 mm) e o aprofundamento das bolsas durante a terapia periodontal de suporte refletem alto risco à progressão da periodontite, servem como reservatório de micro-organismos para infecção dos sítios peri-implantares e estão associados com risco de desenvolvimento de peri-implantite a médio e longo prazos. Pacientes com um ou dois sítios com PS ≥ 5 mm são considerados debaixo risco, enquanto pacientes com 6 sítios ou mais com PS ≥ 5 mm são considerados de alto risco.
- **Perda óssea/idade:** considera-se a perda óssea periodontal no pior sítio em relação à idade do paciente. A mensuração da perda óssea deve ser realizada em radiografias periapicais, com a distância 1 mm apical à junção cemento-esmalte até o ápice radicular. Quando se utilizar radiografias interproximais, o percentual de perda óssea é calculado em 10% a cada 1 mm de perda). A escala segue os valores críticos de 0,25 a 1,5, sendo o valor de 0,5 discriminatório entre risco baixo e moderado, e o valor crítico que distingue o risco moderado do alto risco é 1,0.
- **Risco periodontal:** deve ser estabelecido de acordo com os critérios de classificação das doenças e condições pe-

riodontais e peri-implantares estabelecido pela AAP e EFP em 2018 (Capítulo 2).

- **Terapia de suporte periodontal (TPS):** sendo os pacientes classificados em colaboradores (baixo risco), intervalos de retorno ≤ 5 meses ou a cada 6 meses (risco moderado), retornos casuais ou sem terapia de suporte (alto risco).
- **Distância entre as margens da restauração protética sobre implantes e a crista óssea alveolar (MR - osso):** pode ser classificada ao nível do tecido mole (NTM) ou em distâncias > 1,5 mm em relação à crista óssea alveolar (risco moderado) ou em distâncias < 1,5 mm em relação à crista óssea alveolar (risco alto), conforme determinado em imagens radiográficas.
- **Prótese sobre implantes:** os critérios são próteses que podem ser facilmente higienizadas (higiene +) (baixo risco), pobre adaptação com margens supragengivais (adaptação – supra) (risco moderado), pobre adaptação com margens subgengivais (adaptação – sub) ou excesso de cimento (risco alto) ou de difícil higienização (higiene –).

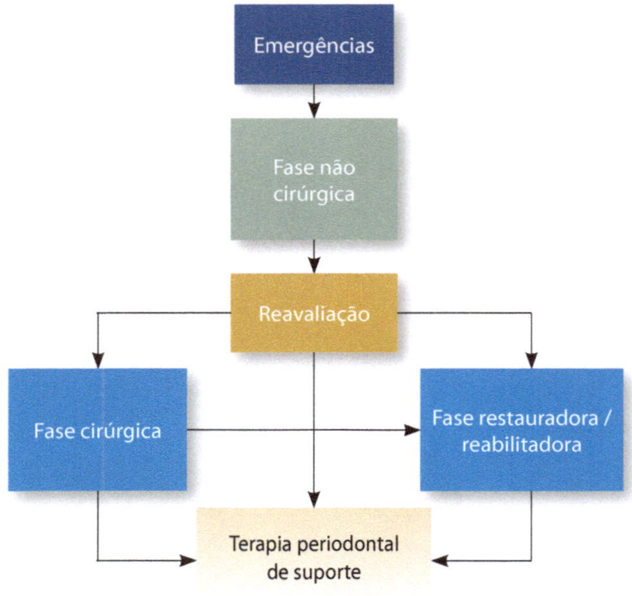

FIGURA 20 Etapas do tratamento periodontal.

Fonte: Elaborada pelos autores.

PLANO DE TRATAMENTO

Após a determinação do diagnóstico e do prognóstico, deve-se proceder ao plano de tratamento, o qual tem objetivos a curto e longo prazos.

O objetivo a curto prazo é a eliminação dos processos infecciosos e inflamatórios relacionados à doença periodontal e a outros problemas que possam comprometer a saúde sistêmica do indivíduo, devolvendo a condição de saúde periodontal.

O objetivo a longo prazo é a reconstrução de dentição saudável, de modo que preencha os requisitos funcionais e estéticos. Isso envolve reabilitação oral, incluindo instalação de implantes e tratamento ortodôntico, por exemplo.

Elementos do plano de tratamento

Os elementos essenciais do plano de tratamento (Figura 20) consideram: necessidade de tratamento emergencial (Figura 21), determinação dos dentes a serem extraídos, terapia periodontal não cirúrgica e cirúrgica, necessidade de tratamento endodôntico, correção oclusal, instalação de implantes, remoção de cáries, restaurações temporárias ou definitivas, reabilitações protéticas e considerações estéticas.[33] Nenhum procedimento odontológico, com exceção das urgências odontológicas, deve ser feito sem o prévio estabelecimento do diagnóstico e prognóstico. Existem, na literatura, diferentes propostas de elaboração do plano de tratamento[33-35] (Tabela 4).

Determinação dos dentes condenados à extração

A preservação da dentição natural é o objetivo final do tratamento odontológico. No entanto, algumas condições indicam necessidade de extração dos dentes:[33,34,36]

- Mobilidade grau 3.
- Perda de inserção grave, circunferencial e localizada no terço apical da raiz.
- Fraturas longitudinais de raiz.
- Proporção coroa clínica:raiz clínica > 1.
- Reabsorção radicular.
- Valor estratégico do dente.

Em algumas situações, listadas a seguir, pode-se sugerir a preservação temporária do dente, postergando-se a decisão de extrair até que o tratamento seja completado:[33,34]

- Quando o dente a ser extraído mantém a dimensão vertical de oclusão, podendo ou não ser funcional após a colocação do implante.
- Extração do dente quando for possível realizar procedimento restaurador ou reabilitador, desde que não haja prejuízo aos dentes adjacentes.
- Quando houver indicação de tratamento periodontal cirúrgico na área adjacente ao dente a ser extraído, podendo ser realizado simultaneamente ao tratamento cirúrgico.

Etapa não cirúrgica ou preparo inicial

A primeira etapa do tratamento periodontal é a fase de preparo inicial ou fase I da terapia, em que se almeja a eliminação dos agentes etiológicos locais e a resolução da inflamação periodontal. Inclui raspagem e alisamento radicular, instrução de higiene oral, eliminação dos fatores de retenção de placa, correção de problemas oclusais e trauma de oclusão e contenção de dentes móveis.

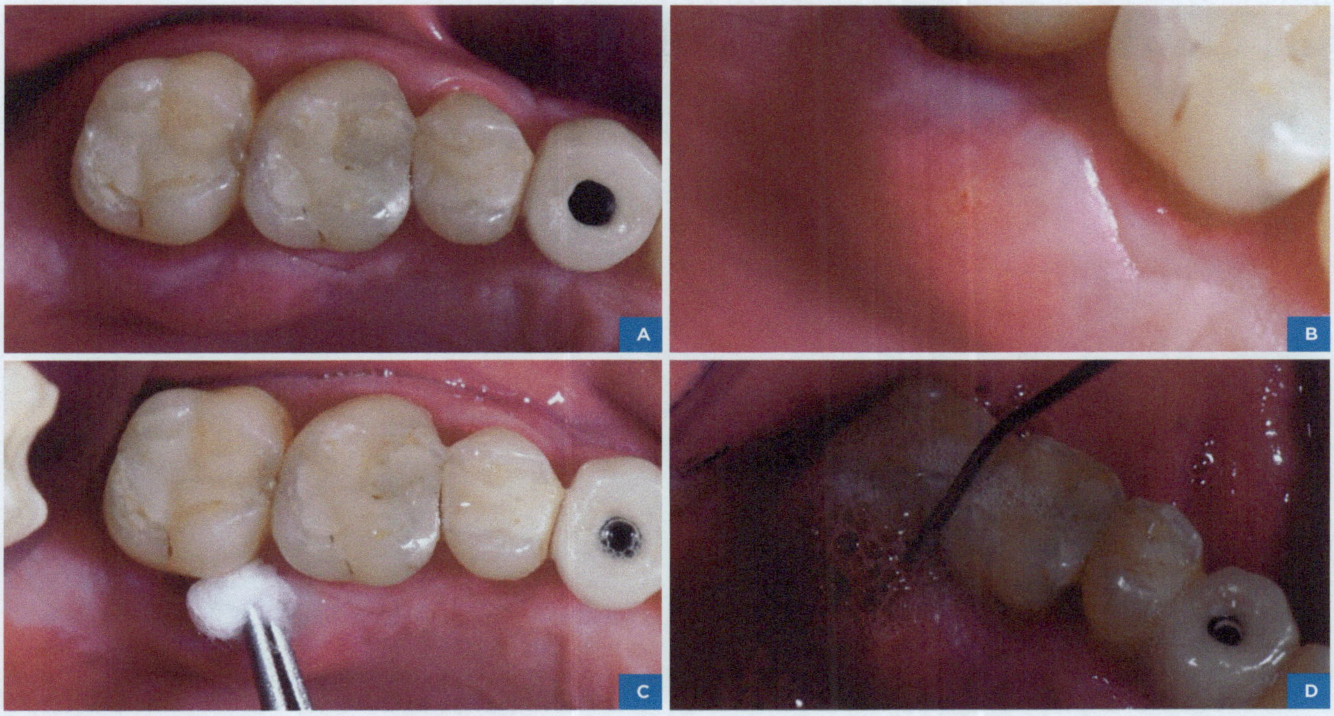

FIGURA 21 Tratamento das emergências odontológicas. Paciente comparece à clínica para fechamento do orifício de acesso da coroa sobre implantes do dente 14 (A). Durante o exame intrabucal, constatou-se a existência de fístula localizada na região palatina, entre os dentes 16 e 17 (B). Após a realização de teste de vitalidade pulpar (C) para determinação da causa do abscesso, foi realizada drenagem do mesmo por meio de raspagem do sulco e irrigação com solução de peróxido de hidrogênio 2% (D). Por se tratar de uma condição emergencial, esse procedimento é realizado sem necessariamente determinar-se diagnóstico, prognóstico e plano de tratamento.

Fonte: Acervo pessoal dos autores.

TABELA 4 Modelos de plano de tratamento.

Referência	Etapas
Lindhe *et al.* (2008)[34]	▸ Fase sistêmica ▸ Fase inicial ou terapia relacionada à causa ▸ Fase corretiva (cirurgia periodontal, terapia endodôntica, instalação de implantes, fase restauradora, ortodôntica e/ou protética) ▸ Fase de manutenção
Carranza, Takei (2015)[33]	**Fase preliminar** ▸ Tratamento das emergências dentais, periapicais e periodontais ▸ Extração de dentes perdidos **Fase não cirúrgica (fase I)** ▸ Controle de placa e motivação do paciente ▸ Controle da dieta (cárie) ▸ Remoção de cálculo e placa ▸ Eliminação dos fatores de retenção de placa ▸ Terapia antimicrobiana (local ou sistêmica) ▸ Terapia oclusal (ajuste oclusal, movimentos ortodônticos) ▸ Contenção dos dentes móveis **Reavaliação** **Fase cirúrgica (fase II)** ▸ Cirurgia periodontal, incluindo instalação de implantes ▸ Terapia endodôntica

(Continua)

TABELA 4 Modelos de plano de tratamento. *(Continuação)*

Referência	Etapas
Carranza, Takei (2015)[33]	**Fase restauradora (fase III)** ▸ Restauração ▸ Próteses ▸ Avaliação da resposta aos tratamentos restauradores/reabilitadores
Sanz *et al.* (2020)[35]	**Fase 1:** fase motivacional (controle de placa supragengival profissional e pessoal, motivação, índice de higiene oral – IHO, controle dos fatores de risco) **Fase 2:** terapia relacionada à causa (uso de agentes químicos auxiliares, antibióticos) **Fase 3:** tratamento das áreas com PS ≥ 4 mm com SS ou áreas de PS ≥ 6 mm (mesmo sem sangramento) por meio de raspagem subgengival, raspagem a campo aberto, cirurgia ressectiva ou regenerativa **Fase 4:** tratamento periodontal de suporte

Fonte: Elaborada pelos autores.

IHO, índice de higiene oral; PS, profundidade de sondagem; SS, sangramento à sondagem.

Reavaliação

Ao final da terapia, o paciente periodontal é considerado estável quando apresentar saúde gengival em periodonto reduzido, caracterizada por sangramento à sondagem em < 10% dos sítios, bolsas rasas (< 4 mm) e ausência de sítios com profundidade de sondagem ≥ 4 mm com sangramento à sondagem. Quando apresentar essas características, mas com sangramento à sondagem em ≥ 10% dos sítios, o diagnóstico é de gengivite em paciente periodontal estável. Em sítios mais profundos (≥ 4 mm) com sangramento à sondagem pode ser necessário tratamento complementar cirúrgico para recuperação dos tecidos perdidos com a doença. O paciente periodontal, mesmo que estável, apresenta maior risco de recorrência de periodontite e deverá ser direcionado para terapia periodontal de suporte para prevenir recidiva da doença.[1,2,36]

A maioria dos casos de periodontite responde previsivelmente à terapia periodontal básica, porém, em aproximadamente 20 a 25% das pessoas, ocorre progressão da doença mesmo após o tratamento, podendo levar à perda dentária. Essa progressão é influenciada por fatores de risco genéticos, ambientais ou adquiridos, que devem ser investigados para que se elabore um plano de tratamento individualizado.[36] A identificação dos pacientes de risco deve ser feita de acordo com o grau de periodontite, podendo ser identificadas três categorias distintas com base na perda de inserção e suporte ósseo em período de 5 anos de acompanhamento[1] **(Figura 22)**.

Fase cirúrgica

A fase cirúrgica envolve a possibilidade de tratamento cirúrgico periodontal para eliminação de bolsas periodontais residuais por meio de métodos ressectivos ou subtrativos, métodos regenerativos ou aditivos, correção de problemas mucogengivais e instalação de implantes.[35] A seleção dos métodos de tratamento considera fatores individuais, indicações e contraindicações específicas **(Figura 23)**.

A primeira etapa do tratamento foi chamada de fase motivacional por Sanz *et al.* (2020)[2] e consiste no controle do biofilme, através dos procedimentos de raspagem e alisamento radicular para eliminação de placa, cálculo e fatores de retenção de placa, como cavidades de cárie aberta, próteses e restaurações mal adaptadas, dentes mal alinhados e posicionados, trauma de oclusão, dentes com mobilidade e condenados à extração. A raspagem pode ser realizada por curetas manuais ou ultrassom ou ambos, podendo ser feita da forma tradicional por sextantes em visitas sequenciais ou na boca toda em período de até 24 horas (desinfecção de boca toda).

Outros fatores que podem influenciar na resposta do paciente ao tratamento também devem ser controlados, como: orientação para cessação do tabagismo e controle glicêmico do paciente diabético, podendo ser complementada ainda por orientação de dieta, recomendação de perda de peso e realização de exercícios físicos. Essa etapa é finalizada pela reavaliação, quando as condições periodontais e gerais do paciente devem ser revistas para confirmação do prognóstico e plano de tratamento.

A fase II proposta por Sanz *et al.* (2020)[2] é chamada de terapia relacionada à causa e deve ser realizada em pacientes que não respondem bem à terapia mecânica local, podendo ser realizada, dependendo da situação, posteriormente ou concomitantemente à fase I.[35] Essa etapa inclui o uso de agentes químicos para controle da placa e modificação do risco periodontal, sendo recomendado o uso temporário de solução de clorexidina a 0,12% em casos específicos. Pode-se ainda utilizar localmente clorexidina ou antibióticos, em dispositivos ainda não disponíveis comercialmente no Brasil. O uso de antibioticoterapia sistêmica deve ser considerado em pacientes que não respondem à terapia mecânica local, observada através de sangramento à sondagem persistente, em casos específicos de periodontite avançada (estágios III ou IV), grau C, sendo os agentes de escolha a amoxicilina e o metronidazol.

A fase III deve ser realizada sempre que o paciente, após as etapas anteriores, apresentar bolsas residuais > 3 mm associadas a sangramento à sondagem, podendo incluir procedimentos adicionais de raspagem subgengival, seguidos de terapia cirúrgica periodontal.[2,35,36] O objetivo da raspagem subgengival é reduzir a inflamação gengival, a profundidade de sondagem e o número de sítios doentes. Bolsas periodontais (> 3 mm) devem

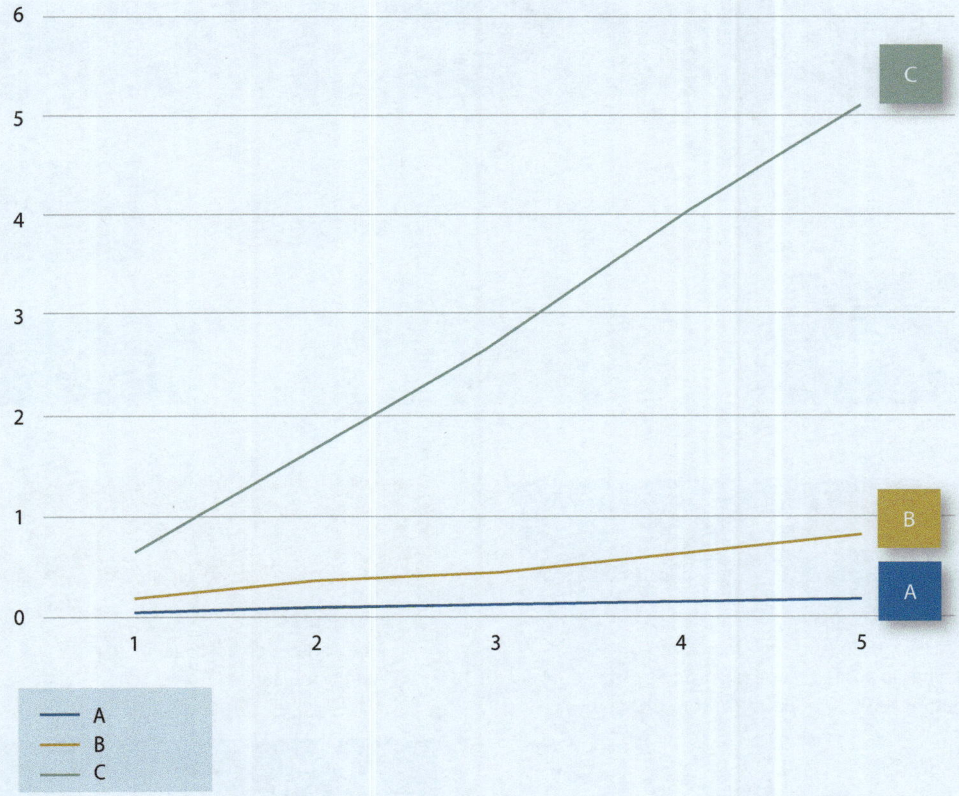

FIGURA 22 Padrão de progressão da periodontite na população mundial. Diversos estudos epidemiológicos realizados nas décadas de 1960, 1970, 1980 e 1990, bem como outros realizados neste século, demonstraram que a perda média de inserção periodontal é homogênea ao redor do mundo. Existem três padrões de progressão da periodontite, classificadas de acordo com o grau: (A) progressão lenta, observada em 11% da população mundial (média de 0,06 mm/ano); (B) progressão moderada, observada em 81% da população mundial (média de 0,18 mm/ano); (C) progressão rápida, observada em 8% da população mundial (média de 0,65 mm/ano).[19,36]

Fonte: Elaborada pelos autores.

ser tratadas preferencialmente por cirurgia ressectiva, desde que não haja comprometimento estético em decorrência da redução do nível clínico de inserção considerando-se que as cirurgias ressectivas apresentam alta previsibilidade de resultados. O tratamento de defeitos periodontais com componente infraósseo ≥ 3 mm deve ser realizado por meio de cirurgia regenerativa, incluindo regeneração tecidual guiada e uso de matriz derivada de esmalte, associados ou não a enxertos ósseos. O desenho do retalho deve contemplar a preservação de papila e ser limitado ao campo cirúrgico para reduzir morbidade pós-operatória e melhorar a estabilidade da ferida. Molares com lesões de furca classes II ou III devem preferencialmente ser tratados por meio de técnicas regenerativas, não se recomendando de imediato sua extração. Dependendo da indicação, podem ser realizadas cirurgias ressectivas para tratamento das lesões de furca maxilares e mandibulares, incluindo hemissecção e amputação radicular e separação de raízes. Nenhuma cirurgia deve ser realizada até que o paciente tenha adquirido hábitos adequados de higiene e controle pessoal de placa.[35] Após a fase ativa do tratamento, os pacientes devem ser direcionados para terapia de suporte periodontal, com intervalos de retorno agendados a cada 3 a 12 meses, dependendo dos fatores de risco locais e sistêmicos existentes em cada caso.[2]

Fase restauradora/reabilitadora

A fase ativa de tratamento termina com a fase restauradora ou reabilitadora, quando são realizados os procedimentos restauradores ou reabilitadores definitivos, incluindo instalação de próteses sobre pilares dentários ou sobre implantes, restaurações em resina, colocação de facetas ou lentes de contato, dentre outros[33,34] **(Figura 24)**.

Fase de terapia de suporte periodontal

Após o final da terapia periodontal ativa (não cirúrgica ou cirúrgica), o paciente deverá ser colocado em terapia de suporte periodontal **(Capítulo 24)**.

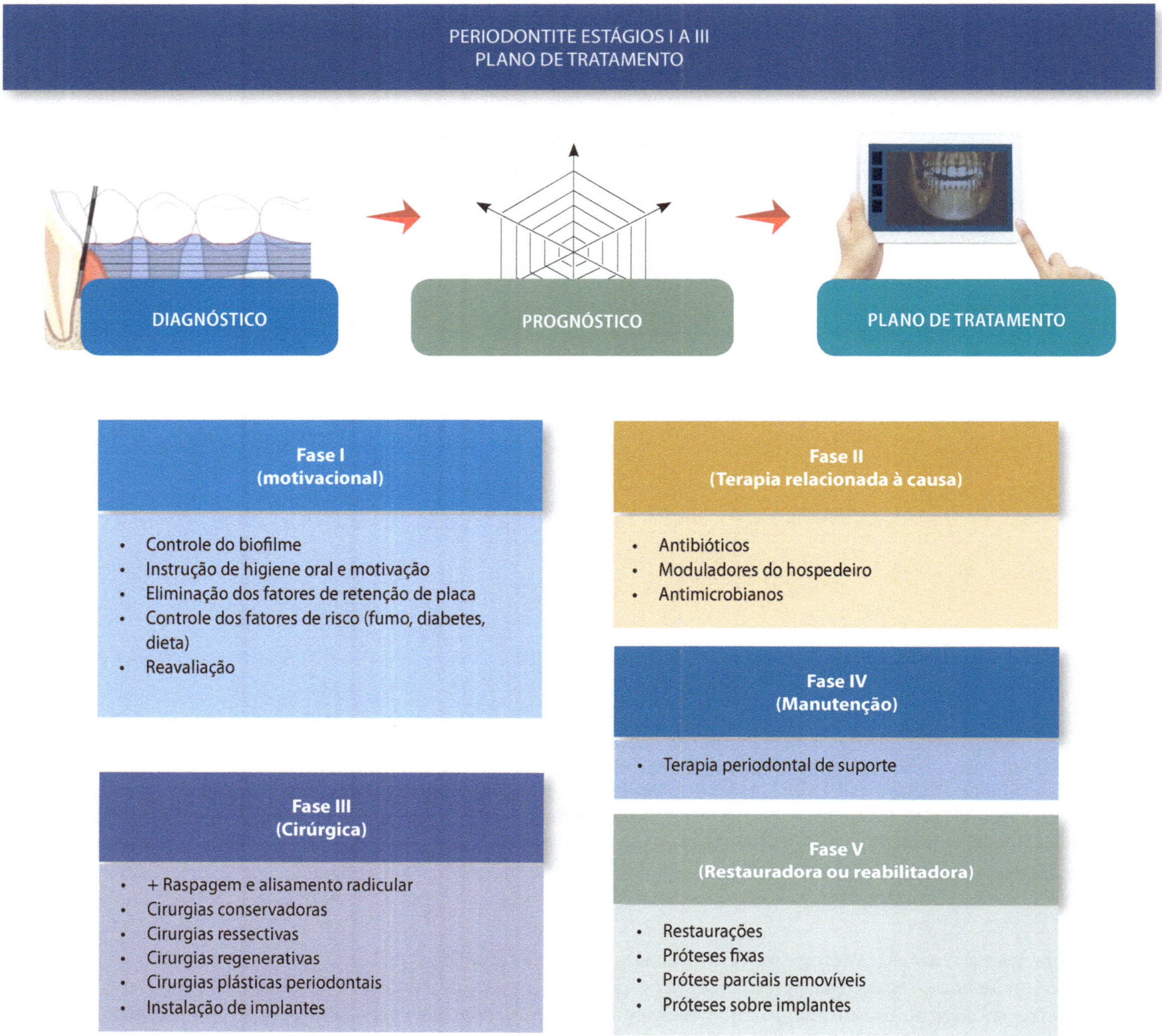

FIGURA 23 Plano de tratamento para periodontite estágios I a III.[35] A fase pré-tratamento inicia com a determinação do diagnóstico, prognóstico e plano de tratamento, que devem ser apresentados e discutidos com o paciente.

Fonte: Elaborada pelos autores.

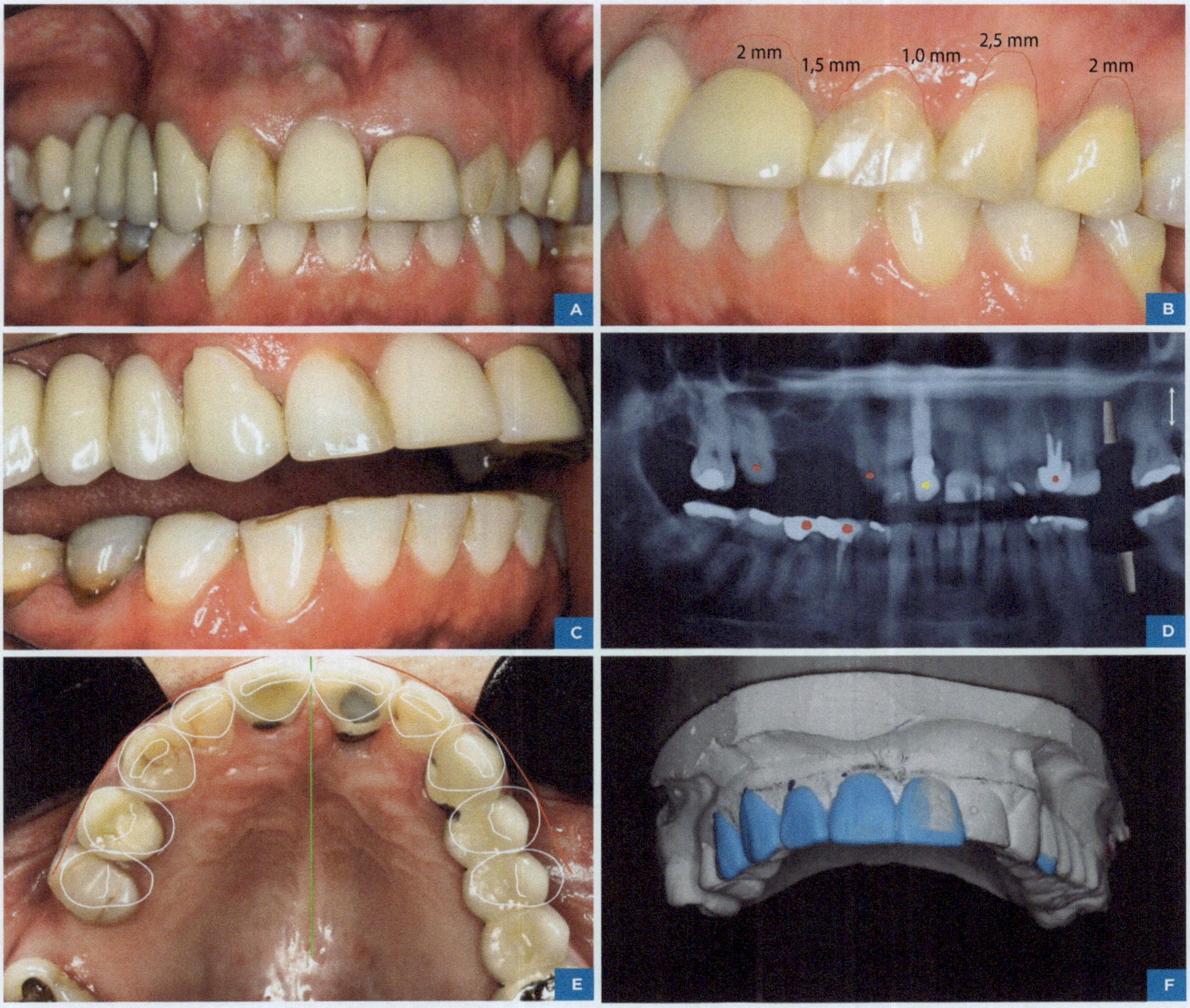

FIGURA 24 Plano de tratamento. Paciente do sexo feminino, 52 anos de idade, não fumante e sistemicamente saudável, procurou atendimento odontológico, tendo como queixa principal a estética da região anterior superior. O exame clínico demonstrou razoável controle de placa e pouca inflamação gengival, embora a profundidade de sondagem fosse ≥ 4 mm em alguns sítios. Além disso, observou-se discrepância no tamanho da coroa clínica dos dentes 21 e 22 comparativamente aos seus homólogos 11 e 12 (A). O plano de tratamento pode ser realizado com *softwares*, como o Digital Smile Design®, que possibilita a avaliação prévia da altura de tecido a ser removido para se proceder ao aumento da coroa clínica (B), bem como a necessidade de recobrimento radicular (C). Os achados clínicos devem ser complementados por análise radiográfica (D), permitindo o planejamento de implantes (26, 36), determinação da altura óssea residual (fase cirúrgica), dentes com problemas endodônticos (46) e dentes "condenados", como o 27, que apresenta lesão de trifurcação (fase de preparo inicial ou não cirúrgica). A imagem por oclusal demonstra que a paciente apresenta desvio de linha média, reconstrução protética que substitui um primeiro molar por um "terceiro" pré-molar e espaço desdentado unitário no hemiarco oposto (E). Após a moldagem e obtenção do modelo de estudo, tendo por diretriz o planejamento realizado no *software*, pode-se proceder ao enceramento diagnóstico (F)...

Fonte: Acervo pessoal dos autores.

(Continua)

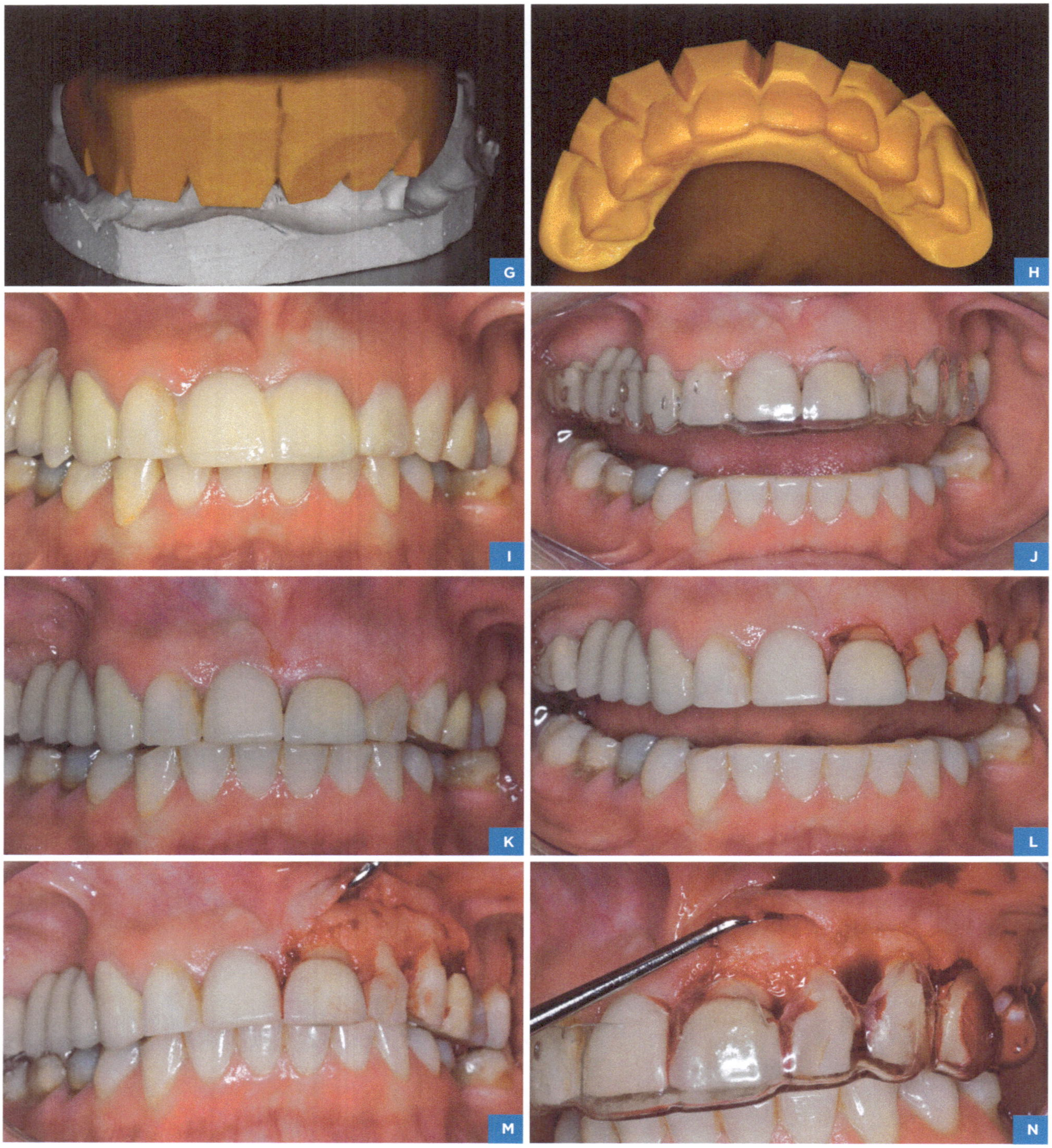

FIGURA 24 *(Continuação)* . . . que é moldado com silicone de adição, (G), obtendo-se um molde (H) a ser utilizado para o *mock-up* motivacional (I). Uma vez aprovado pela paciente, a partir desse modelo obtém-se um guia cirúrgico em acetato para direcionar o procedimento cirúrgico (J). A incisão da margem gengival é delimitada (K) com o guia em posição, facilitando a incisão por bisel interno (L). Em seguida, retalho de espessura total é elevado para reanatomização do tecido ósseo, complementado por retalho dividido apicalmente à área da osteotomia (M). O aumento de coroa planejado pode ser conferido pelo posicionamento do guia (N).

Fonte: Acervo pessoal dos autores.

(Continua)

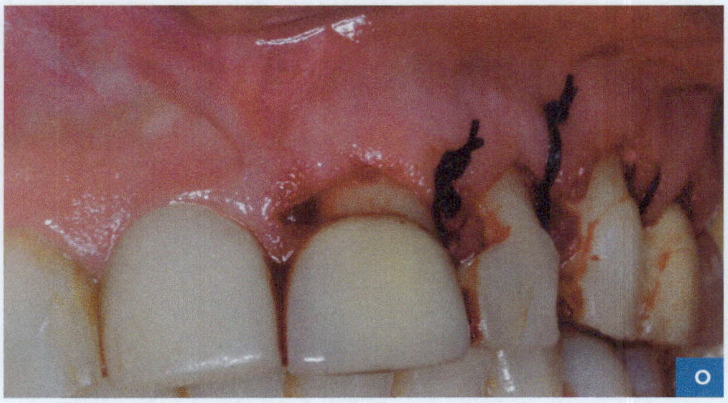

FIGURA 24 *(Continuação)* O retalho é suturado por primeira intenção (O). Para manutenção da altura dos tecidos gengivais até o término da cicatrização, pode-se realizar restauração temporária e, após a estabilização dos tecidos periodontais marginais, procede-se à fase restauradora/reabilitadora do tratamento. Para manutenção da altura dos tecidos gengivais até o término da cicatrização, pode-se realizar restauração temporária e, após a estabilização dos tecidos periodontais marginais, procede-se à fase restauradora/reabilitadora do tratamento.

Fonte: Acervo pessoal dos autores.

REFERÊNCIAS BIBLIOGRÁFICAS

1. Tonetti MS, Greenwell H, Kornman KS. Staging and grading of periodontitis: framework and proposal of a new classification and case definition. J Periodontol. 2018;89(Suppl. 1): S159-S172. doi: 10.1002/JPER.18-0006.
2. Sanz M, Papapanou PN, Tonetti MS, Greenwell H, Kornman K. Guest editorial: clarifications on the use of the new classification of periodontitis. J Clin Periodontol. 2020;47(6):658-659. doi: 10.1111/JCPE.13286
3. Lang NP, Bartold PM. Periodontal health. J Periodontol. 2018;89(Suppl. 1):S9-S16. doi: 10.1002/JPER.16-0517.
4. Garnick JJ, Silverstein L. Periodontal probing: probe tip diameter. J Periodontol. 2000;71(1):96-103. doi: 10.1902/jop.2000.71.1.96.
5. Murakami S, Mealey BL, Mariotti A, Chapple IL. Dental plaque: induced gingival conditions. J Clin Periodontol. 2018;45(Suppl. 20):S17-27. doi: 10.1111/jcpe.1293.
6. Chapple ILC, Mealey BL, van Dyke TE, Bartold PM, Dommisch H, Eickhoz P *et al.* Periodontal health and gingival diseases and conditions on an intact and a reduced periodontium: consensus report of workgroup 1 of the 2017 World Workshop on the classification of periodontal and peri-implant diseases and conditions. J Periodontol. 2018;89 (Suppl. 1):S74-84. doi: 10.1002/JPER.17-0719.
7. Trombelli L, Farina R, Silva CO, Tatakis DN. Plaque-induced gingivitis: case definition and diagnostic considerations. J Periodontol. 2018;89(Suppl. 1):S46-S73. doi: 10.1002/JPER.17-0576.
8. Löe H, Silness J. Periodontal Disease in Pregnancy I. Prevalence and Severity. Acta Odont Scand. 1963;21:533-551. doi: 10.3109/00016356309011240.
9. Needleman I, Garcia R, Gkranias N, Kirkwood KL, Kocher T, Di Iorio A *et al.* Mean annual attachment, bone level, and tooth loss: A systematic review. J Periodontol. 2018; 89(Suppl. 1):S120-S139. doi: 10.1002/JPER.17-0062.
10. Takei HH, Carranza FA, Do JH. Clinical Diagnosis. In: Newman MG, Takei HH, Klokkevold PR, Carranza FA. Carranza's Clinical Periodontology. 12th ed. St Louis: Elsevier, 2015:357-374.
11. Cortellini P, Bissada NF. Mucogingival conditions in the natural dentition: Narrative review, case definitions, and diagnostic considerations. J Periodontol. 2018;89(Suppl. 1):S204-S213. doi: 10.1002/JPER.16-0671.
12. Rasperini G, Acunzo R, Cannalire P, Farronato G. Influence of periodontal biotype on root surface exposure during orthodontic treatment: a preliminary study. Int J Periodontics Restorative Dent. 2015;35(5):665-675. doi: 10.11607/prd.2239.
13. Miller PD Jr. A classification of marginal tissue recession. Int J Periodontics Restorative Dent. 1985;5(2):8-13.
14. Cairo F, Nieri M, Cincinelli S, Mervelt J, Pagliaro U. The interproximal clinical attachment level to classify gingival recessions and predict root coverage outcomes: an explorative and reliability study. J Clin Periodontol. 2011;38(7):661-666. doi: 10.1111/j.1600-051X.2011.01732.x.
15. Novak KF, Takei HH, Do JH. Determination of prognosis. In: Newman MG *et al.* Carranza's Clinical Periodontology. St. Louis: Elsevier, 2015. 12a ed. Cap. 33, p. 394-403.
16. Hirschfeld L, Wasserman B. A long-term survey of tooth loss in 600 treated periodontal patients. J Periodontol. 1978;49(5):225-237. doi: 10.1902/jop.1978.49.5.225.
17. Becker W, Becker B, Berg L. Periodontal treatment without maintenance. A retrospective study in 44 patients. J Periodontol. 1984;55(9):505-509. (a) doi: 10.1902/jop.1984.55.9.505.
18. Helal O, Göstemeyer G, Krois J, El Sayed KF, Graetz C, Schwendike F. Predictors for tooth loss in periodontitis patients: systematic review and meta-analysis. J Clin Periodontol. 2019; 46(7):699-712. doi: 10.1111/jcpe.13118.
19. Ramseier CA, Anerud A, Dulac M, Lulic M, Cullinan MP, Seymour GJ *et al.* Natural history of periodontitis: disease progression and tooth loss over 40 years. J Clin Periodontol. 2017;44(12):1182-1191. doi: 10.1111/jcpe.12782.
20. Becker W, Berg L, Becker B. The long-term evaluation of periodontal treatment and maintenance in 95 patients. Int J Periodontics Restorative Dent. 1984;4(2):54-71. (b)
21. Muzzi L, Nieri M, Cattabriga M, Rotundo R, Cairo F, Pini Prato GP. The potential prognostic value of some periodontal factors for tooth loss: a retrospective multilevel anlaysis on periodontal patients treated and maintained over 10 years. J Periodontol. 2006;77(12):2084-2089. doi: 10.1902/jop.2006.050227.
22. Eickholz P, Kaltschmitt J, Berbig J, Reitmeir P, Pretzl B. Tooth loss after active periodontal therapy. 1: patient-related factors for risk, prognosis, and quality of outcome. J Clin Periodontol. 2008;35(2):165-174. doi: 10.1111/j.1600-051X.2007.01184.x.
23. Graetz C, Schäutzhold S, Plaumann A, Kahl M, Springer C, Sälzer S *et al.* Prognostic factors for the loss of molars – an 18-years retrospective cohort study. J Clin Periodontol. 2015;42(10):943-950. doi: 10.1111/jcpe.12460.
24. Fardal Ø, Grytten J, Martin J, Houlihan C, Heasman P. Using prognostic factors from case series and cohort studies to identify individuals with poor long-term outcomes during periodontal maintenance. J Clin Periodontol. 2016;43(9):789-796. doi: 10.1111/jcpe.12573.
25. Kwok V, Caton JG. Prognosis revisited: a system for assigning periodontal prognosis. J Periodontol. 2007;78(11):2063-2071. doi: 10.1902/jop.2007.070210.
26. McGuire MK. Prognosis versus actual outcome: a long-term survey of 100 treated periodontal patients under maintenance care. J Periodontol. 1991;62(1):51-58. doi: 10.1902/jop.1991.62.1.51.
27. McGuire MK, Nunn ME. Prognosis versus actual outcome. II. The effectiveness of clinical parameters in developing an accurate prognosis. J Periodontol. 1996;67(7):658-665. (a) doi: 10.1902/jop.1996.67.7.658.
28. McGuire MK, Nunn ME. Prognosis versus actual outcome. III. The effectiveness of clinical parameters in accurately predicting tooth survival. J Periodontol. 1996;67(7):666-674. (b) doi: 10.1902/jop.1996.67.7.666.
29. McGuire MK, Nunn ME. Prognosis versus actual outcome. IV. The effectiveness of clinical parameters and IL-1 genotype in accurately predicting prognoses and tooth survival. J Periodontol. 1999;70(1):49-56. doi: 10.1902/jop.1999.70.1.49.
30. Burgett FG, Ramford SP, Nissle RR, Morrison EC, Charbeneau TD, Caffesse RG. A randomized trial of occlusal adjustment in the treatment of periodontitis patients. J Clin Periodontol. 1992;19(6):381-387. doi: 10.1111/j.1600-051x.1992.tb00666.x.
31. Lang NP, Tonetti MS. Periodontal risk assessment for patients in supportive periodontal therapy (SPT). Oral Health Prev Dent. 2003;1(1):7-16.

32. Heitz-Mayfield LA, Heitz F, Lang NP. Implant disease risk assessment IDRA – a tool for preventing peri-implant disease. Clin Oral Implants Res. 2020;31(4):397-403. doi: 10.1111/clr.13585
33. Carranza FA, Takei HH. The treatment plan. In: Newman MG, Takei HH, Klokkevold PR, Carranza FA. Carranza's Clinical Periodontology. 12th edition. St Louis: Elsevier, 2015. p. 408-410.
34. Lindhe J, Lang NP, Karring T. Clinical Periodontology and Implant Dentistry. 5th ed. Oxford: Blackwell, 2008. p. 655.
35. Sanz M, Herrera D, Kebschull M, Chapple I, Jepsen S, Berghlund T, *et al.* Treatment of stage I–III periodontitis—The EFP S3 level clinical practice guideline. J Clin Periodontol. 2020;47:4-60. DOI: 10.1111/jcpe.13290
36. Kornman KS, Papapanou PN. Clinical application of the new classification of periodontal diseases: ground rules, clarification and "grey zones". J Periodontol. 2020; 91(3):352-360. doi: 10.1002/JPER.19-0557.

6 Preparo Inicial

Maria Lúcia Rubo de Rezende ▪ Sebastião Luiz Aguiar Greghi
Adriana Campos Passanezi Sant'Ana ▪ Euloir Passanezi

INTRODUÇÃO

O preparo inicial, também referido como terapia relacionada à causa, procedimentos básicos em Periodontia, fase I da terapia, terapia periodontal não cirúrgica ou terapia inicial, é a primeira fase do tratamento periodontal e tem como objetivo reduzir o contingente bacteriano e a inflamação tecidual, restabelecendo os parâmetros de saúde periodontal. Para isso, um conjunto de procedimentos são necessários para promover a homeostasia dos tecidos periodontais marginais, chamados de preparo inicial por Goldman e Cohen.[1]

Durante o processo de doença, o tecido gengival apresenta resposta inflamatória frente à agressão bacteriana, incluindo destruição de fibras colágenas, aumento da permeabilidade vascular, proliferação de vasos sanguíneos e perda de colágeno perivascular, dentre outros sintomas. As alterações microscópicas se manifestam clinicamente como vermelhidão, alteração de contorno e cor da gengiva marginal e sangramento à sondagem ou espontâneo, podendo se observar, ainda, aumento da profundidade de sondagem do sulco pela formação de bolsas falsas ou verdadeiras.

Os procedimentos que integram a fase de preparo inicial estão relacionados à eliminação de fatores etiológicos locais vinculados à doença e ao restabelecimento dos fatores que contribuem para a manutenção do estado de saúde, incluindo:[1]

- Eliminação dos fatores etiológicos primários da doença periodontal (placa, cálculo e contaminantes da superfície radicular) por meio de raspagem e alisamento radicular e instrução de higiene oral.
- Eliminação dos fatores locais que facilitam o acúmulo de placa e/ou dificultam sua remoção por medidas de higiene oral (p. ex., restaurações mal-adaptadas, raízes residuais).
- Estabilização da oclusão por meio de movimentos ortodônticos menores, ajuste oclusal, uso de placas miorrelaxantes e estabilização temporária ou definitiva dos dentes com mobilidade.

OBJETIVOS

O objetivo primário do preparo inicial é a obtenção de superfície radicular compatível com a saúde dos tecidos periodontais **(Figura 1)**.

Os objetivos secundários do preparo inicial são:

- Redução ou supressão da microbiota patogênica.
- Eliminação da inflamação gengival.
- Redução da profundidade de sondagem, estabelecendo sulco gengival mais raso.
- Contração dos tecidos periodontais marginais.
- Redução do edema.
- Fortalecimento dos vasos sanguíneos locais.

O tratamento periodontal tem início pela fase de preparo inicial ou fase não cirúrgica, algumas vezes sendo suficiente para a resolução da doença. Em outras ocasiões, quando a resposta à terapia não for adequada ou houver bolsas residuais > 3 mm com sangramento ou defeitos ósseos residuais, o tratamento periodontal não cirúrgico deve ser complementado pelo cirúrgico.[2,3]

A fase de preparo inicial começa por anamnese e exame clínico **(Capítulo 5)** e se estende até a fase de reavaliação, quando os parâmetros clínicos periodontais devem ser revistos para a tomada de decisão quanto à sequência do tratamento **(Figura 2)**.

RASPAGEM E ALISAMENTO RADICULAR

A raspagem e aplainamento ou alisamento radicular (RAR), como é comumente conhecida, também pode ser chamada de debridamento periodontal. Considerada padrão ouro no tratamento periodontal,[2] a RAR é capaz de reverter a inflamação gengival, reduzindo o sangramento à sondagem, podendo resultar em ganho de inserção clínica.[4]

A raspagem é o processo pelo qual placa e cálculo são removidos da superfície dos dentes supra e subgengivalmente, enquanto o aplainamento ou alisamento é o processo pelo qual contaminantes de raiz são removidos, levando à obtenção de superfície lisa, dura e limpa.[1,5]

Alterações da superfície de cemento contaminado

O cemento exposto à placa e cálculo sofre alterações estruturais patológicas que comprometem a cicatrização dos tecidos.

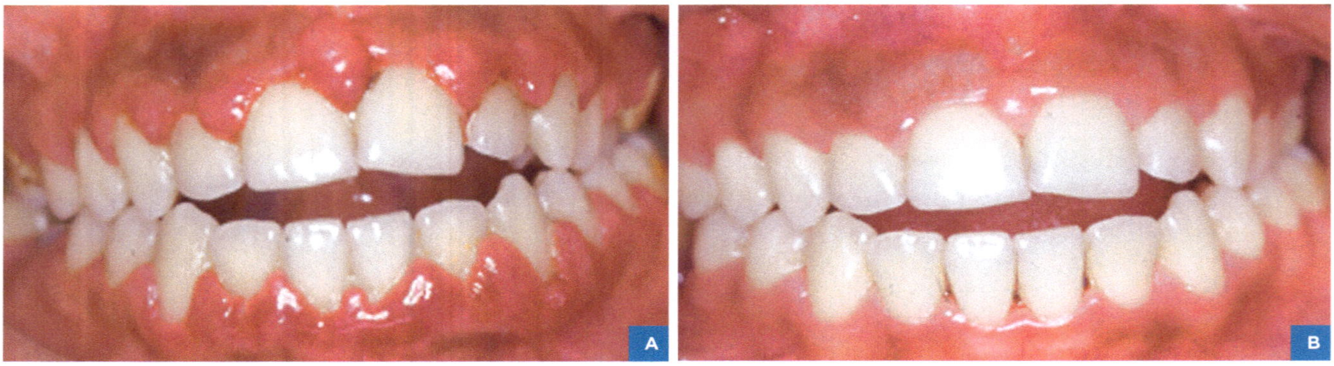

FIGURA 1 Resultado clínico do preparo inicial nos tecidos periodontais marginais. Efeitos da raspagem (uma sessão) na remoção de placa e cálculo e redução dos sinais clínicos da inflamação, uma semana após a raspagem. (A) Note o acúmulo de placa e cálculo supra e subgengivais, associados a edema, eritema, hiperplasia e sangramento gengival à sondagem e espontâneo, com alteração de forma e contorno da margem gengival e perda do padrão casca de laranja. (B) Uma semana após a raspagem, é possível observar mudança na qualidade do tecido gengival, com significativa redução dos sinais clínicos da inflamação, devolvendo aos tecidos gengivais as características compatíveis com saúde. Nota-se também que, apesar da substantiva melhora, o tecido gengival marginal na região anterior superior apresenta alteração do contorno gengival, podendo ser necessária a realização de gengivoplastia para correção da arquitetura gengival. Observa-se ainda remanescentes de placa e cálculo na região anterior inferior, sendo necessárias sessões adicionais de raspagem até que se consiga a completa eliminação de placa, cálculo e inflamação gengival.

Fonte: Acervo pessoal dos autores.

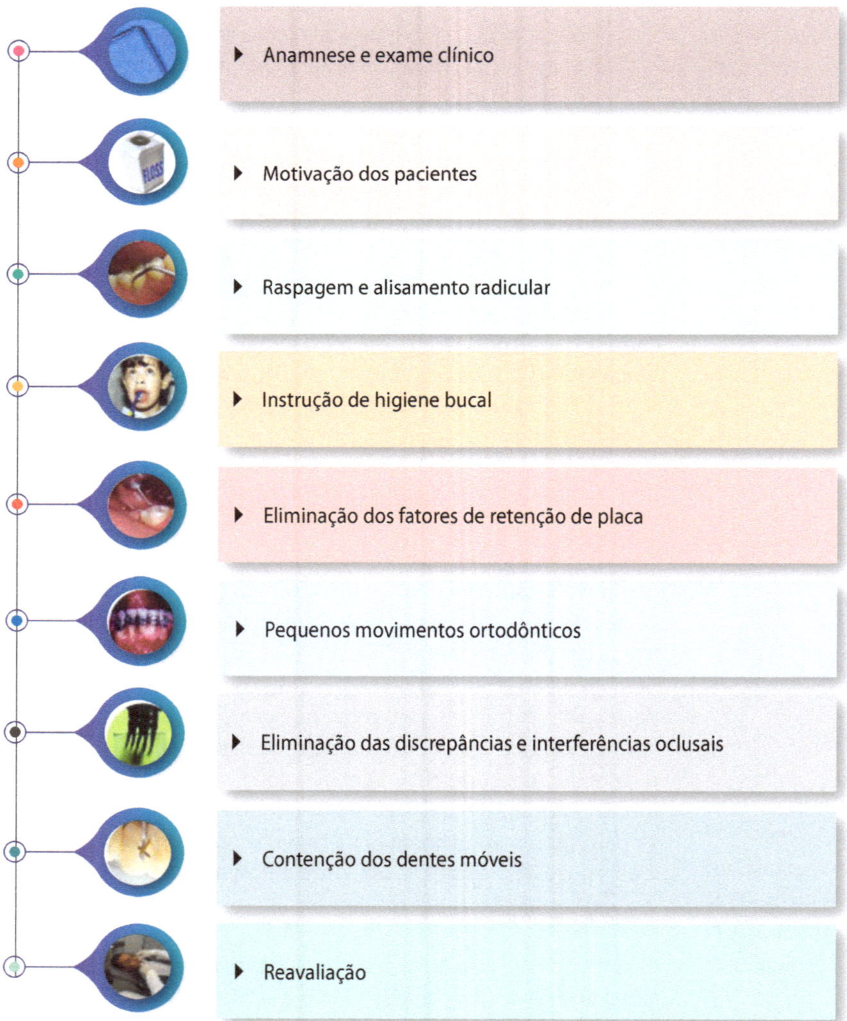
Anamnese e exame clínico
Motivação dos pacientes
Raspagem e alisamento radicular
Instrução de higiene bucal
Eliminação dos fatores de retenção de placa
Pequenos movimentos ortodônticos
Eliminação das discrepâncias e interferências oclusais
Contenção dos dentes móveis
Reavaliação

FIGURA 2 Etapas do preparo inicial. Os procedimentos de preparo inicial começam por anamnese e exame clínico e se estendem até a fase de reavaliação.

Fonte: Elaborada pelos autores.

Essas alterações incluem perda de inserção de fibras colágenas, invasão bacteriana,[6] presença de endotoxinas contaminantes da raiz,[7,8] diminuição da densidade e composição mineral,[6] presença de grânulos patológicos e perda do estímulo quimiotático para a migração de células capazes de produzir regeneração periodontal.[7,8] As endotoxinas aderidas ao cemento são capazes de inibir o crescimento e a inserção de fibroblastos a superfícies radiculares periodontalmente comprometidas.[7,8] Sua remoção devolve as características de compatibilidade radicular, permitindo a inserção de fibroblastos à superfície radicular.[8]

A remoção de placa e cálculo sobre a superfície radicular não é suficiente para eliminar as toxinas aderidas à raiz, sendo necessária a eliminação do cemento contaminado para se conseguir efetiva resolução da inflamação. Esses achados levaram ao conceito de "aplainamento radicular". Clinicamente, observa-se que o cemento contaminado pode ser amolecido ou hipermineralizado, e sua remoção é indicada para devolver a compatibilidade biológica às superfícies radiculares. O cemento não contaminado apresenta a superfície lisa e dura, sendo este, portanto, o objetivo a ser alcançado com o aplainamento ou alisamento radicular.[1,9]

As alterações patológicas do cemento contaminado ocorrem superficialmente,[6,7,10] não sendo necessária, portanto, a eliminação de todo o cemento para sua completa remoção. A RAR subgengival é um método eficiente para reduzir a quantidade de placa e cálculo aderidos à raiz, mas nenhuma técnica de instrumentação é efetiva na eliminação completa de toda contaminação bacteriana da raiz,[6] sendo mais difícil quanto maior for a profundidade da bolsa[2,4,6,11] e a complexidade anatômica das raízes.[11] Apesar disso, pode-se observar resposta favorável dos tecidos periodontais marginais à terapia.[12]

Assim, passou-se a considerar que o chamado *debridamento radicular* seria suficiente para eliminar a contaminação bacteriana decorrente do acúmulo de biofilme.[12] O debridamento radicular, proposto por Smart *et al.*,[13] consiste no uso de instrumentação suave e com pouca pressão durante um tempo limitado (1 s/mm^2), podendo resultar em superfícies radiculares livres de endotoxinas bacterianas. Idealmente, deveria ser realizado com pontas ultrassônicas planas, em baixa intensidade, com múltiplos golpes paralelos à superfície do dente, para assegurar mínimo dano à estrutura do dente. Por definição da 1ª Conferência Europeia de Periodontia, em 1994, o termo debridamento subgengival refere-se a um método suave de remoção da placa e cálculo subgengivais, preservando ao máximo o cemento.[14]

Objetivos da raspagem e alisamento radicular

O objetivo principal da RAR é restabelecer a saúde gengival pela remoção de placa e cálculo supra e subgengivais e contaminantes da superfície radicular, obtendo-se uma superfície radicular limpa, lisa e dura.[1] De forma geral, os objetivos da raspagem são:[15]

- Obter superfícies radiculares biologicamente compatíveis com a adesão de células e inserção de fibras.
- Remover placa e cálculo supra e subgengivais, resultando em eliminação da inflamação e redução da profundidade de sondagem.
- Facilitar os procedimentos de higiene bucal com redução de dor, desconforto e sangramento gengival durante a escovação e o uso do fio dental.
- Proporcionar ganho ou estabilização do nível de inserção por promover reconstituição do conteúdo de colágeno e reinserção de fibras.
- Preparar os tecidos para procedimentos cirúrgicos por aumentar a densidade do tecido conjuntivo gengival, a estabilização da posição da margem gengival, o fortalecimento dos vasos sanguíneos locais e a redução do edema.

Instrumentos para raspagem

Existem diferentes tipos de instrumentos para raspagem, incluindo instrumentos manuais, ultrassônicos e *laser*, sendo os dois primeiros mais frequentemente utilizados, conforme descrito a seguir.

Instrumentos manuais

A raspagem manual requer o uso de instrumentos adequadamente projetados para atingir todas as superfícies dentais, sendo os mais conhecidos foices, curetas, limas, enxadas e cinzéis **(Figura 3)**.

Há dois tipos básicos de curetas periodontais: as universais e as específicas (coleção de Gracey). As diferenças fundamentais entre ambas são a especificidade de área de atuação no dente, o número de arestas cortantes ativas e o ângulo formado entre haste e ponta ativa **(Figura 4)**.

As curetas universais são assim chamadas porque podem ser empregadas em qualquer sítio dental, possuindo ângulo de corte em ambos os lados da ponta ativa, de 90° em relação à haste **(Figura 4A)**. Já as curetas Gracey, desenhadas para trabalhar especificamente em determinadas faces ou grupos de dentes, apresentam angulação de 60° a 70° entre a haste e a ponta ativa, e apresentam corte em apenas um dos lados da ponta ativa ou lâmina de corte **(Figura 4B)**, de forma a proteger o tecido gengival de trauma adicional durante a raspagem subgengival.

As curetas Gracey ou específicas são os instrumentos de raspagem mais utilizados. Apresentam ponta ativa em formato de colher arredondada com arestas cortantes encurvadas. Ao longo do tempo, as curetas específicas mostraram-se mais efetivas e menos traumáticas aos tecidos que os demais instrumentos. As características únicas das curetas Gracey são apresentar apenas um lado de corte (lado convexo), tornando-a área-específica, e ter dois planos de inclinação, com ponta ativa angulada em relação ao longo eixo da cureta **(Figura 5)**.

O jogo completo de curetas Gracey apresenta instrumentos desenhados para uso em diferentes sítios bucais em instrumentos de extremidade dupla e, embora o jogo completo seja maior, conjuntos mais compactos, de quatro instrumentos apenas, tornaram-se populares por consegui-

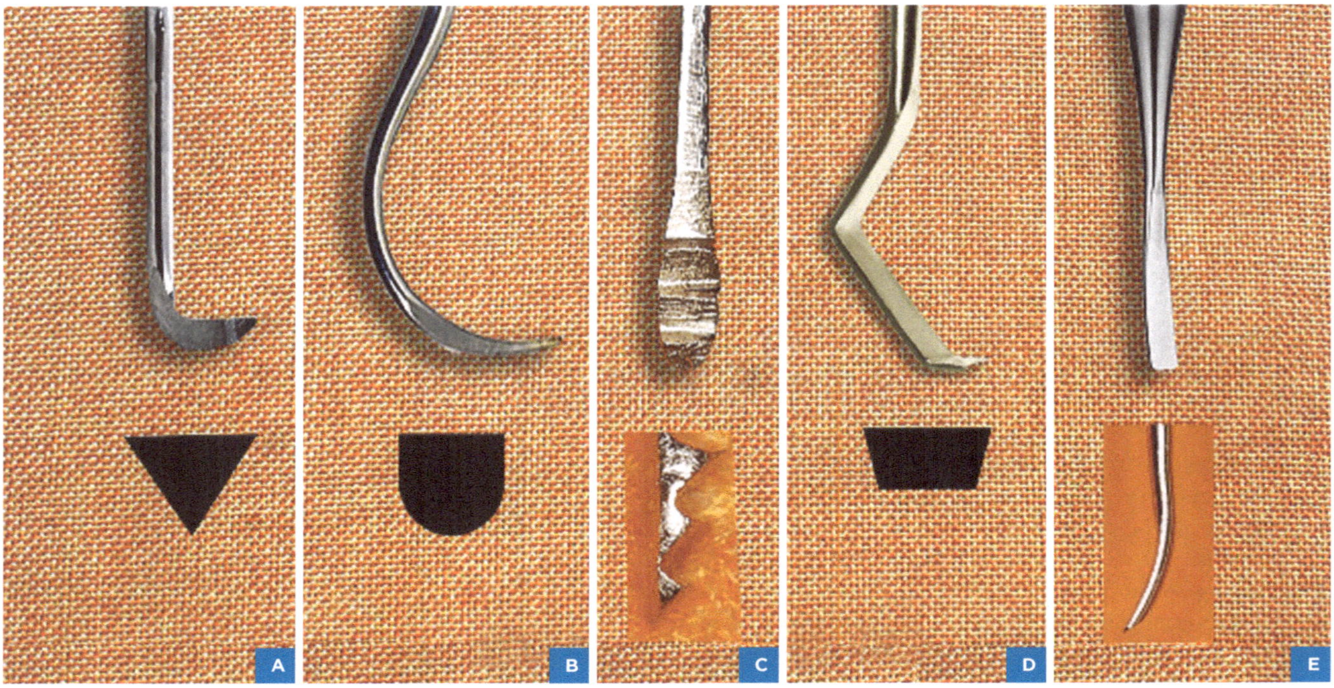

FIGURA 3 Detalhes das pontas ativas dos principais tipos de instrumentos periodontais de raspagem. (A) Foice e, no detalhe, sua secção transversal com corte em ambos os lados. (B) Cureta universal e, no detalhe, sua secção transversal com corte em ambos os lados. (C) Lima e, no detalhe, vista do seu perfil. (D) Enxada e, no detalhe, sua secção transversal. (E) Cinzel e, no detalhe, respectivo perfil.

Fonte: Acervo pessoal dos autores.

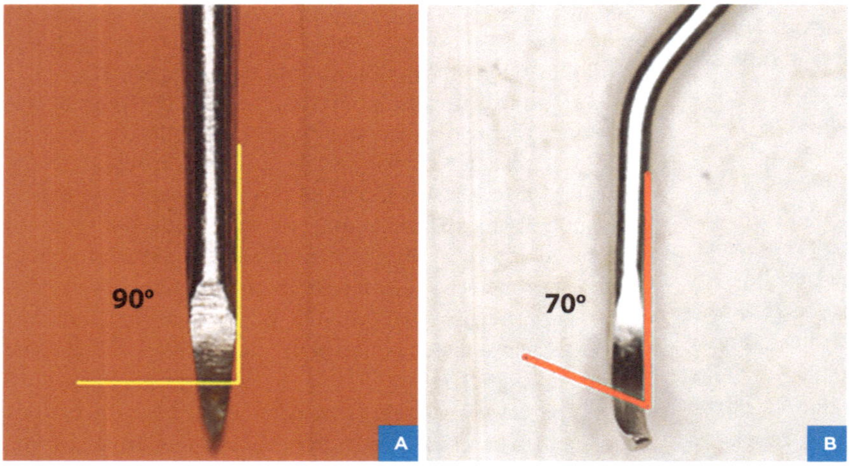

FIGURA 4 Curetas universais e específicas. (A) A cureta universal possui corte em ambos os lados da ponta ativa, que forma um ângulo de 90° em relação à haste. (B) A cureta Gracey apresenta corte em apenas um dos lados da ponta ativa e angulação de 60° a 70° entre a haste e a ponta ativa.

Fonte: Acervo pessoal dos autores.

rem abranger todas as faces dos dentes. Esse conjunto corresponde aos instrumentos 5/6, 7/8, 11/12 e 13/14 (Figura 6). O jogo completo inclui também os instrumentos 1/2, 3/4, 9/10, 15/16 e 17/18.

As curetas 5/6 são utilizadas para raspagem dos dentes anteriores superiores e inferiores; as 7/8 são utilizadas nas superfícies vestibulares e linguais dos dentes posteriores; as 11/12 destinam-se à raspagem das faces mesiais dos dentes posteriores, por vestibular e lingual; enquanto as curetas 13/14 são utilizadas nas faces distais dos dentes posteriores, por vestibular e lingual.

Variações das curetas Gracey também podem ser encontradas comercialmente, como as curetas After-Five e Mini-Five, com modificações na haste, no comprimento e na largura da ponta ativa, além das curetas Turgeon, que apresentam o ângulo de corte mais agudo.

As curetas After-Five têm a haste terminal 3 mm mais longa do que as curetas Gracey clássicas e estão indicadas para raspagem de bolsas profundas nos dentes posteriores superiores e inferiores, bem como para remoção de cálculos maiores. As curetas Mini-Five apresentam haste terminal também 3 mm mais longa do que as curetas Gracey con-

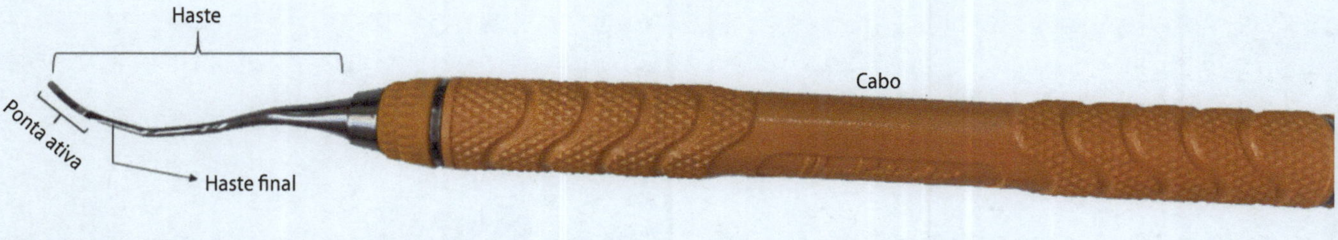

FIGURA 5 Cureta Gracey. O cabo é a maior parte do instrumento, e a ponta ativa é a parte final, a qual está conectada ao cabo pela haste ou intermediário. A haste terminal é a porção da haste mais próxima da ponta ativa do instrumento. O diâmetro do cabo pode variar de 5 a 10 mm, dependendo da marca e do modelo do instrumento. O peso do cabo também varia de acordo com o tipo de material que foi confeccionado. As ranhuras presentes no cabo têm por finalidade melhorar a preensão e o manuseio do instrumento. O comprimento da haste ou intermediário é definido pela distância entre a junção da haste e o cabo em um lado e entre a junção da haste e a ponta ativa do outro, enquanto o comprimento funcional da haste é determinado pela primeira inclinação do intermediário em relação à haste até a ponta ativa do instrumento. As hastes podem ser retas, curvas ou contra-anguladas, dependendo do instrumento. O balanço do objeto é determinado quando a ponta ativa estiver centralizada com o longo eixo do cabo e do intermediário ou haste.

Fonte: Acervo pessoal dos autores.

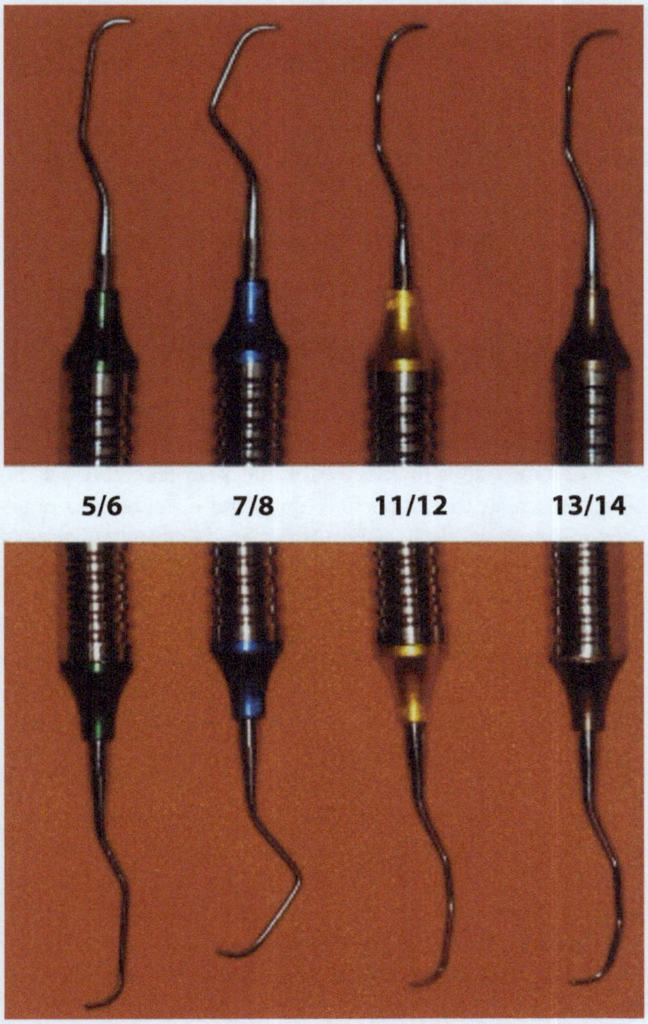

FIGURA 6 Jogo reduzido de curetas Gracey. Pontas 5/6 para proximais de dentes anteriores; pontas 7/8 para faces livres; 11/12 para mesiais de dentes posteriores; 13/14 para distais de dentes posteriores.

Fonte: Acervo pessoal dos autores.

vencionais, mas a ponta ativa das curetas têm a metade do seu comprimento. As curetas micro Mini-Five têm a ponta ativa de comprimento 20% menor do que as curetas Mini-Five e estão indicadas para uso em áreas de difícil acesso, complementando o tratamento com curetas convencionais ou ultrassom.

Instrumentos de ultrassom

Os instrumentos de ultrassom e seus insertos **(Figura 7)** podem ser utilizados para remoção de cálculos, manchas, RAR, curetagem e debridamento cirúrgico. Podem ser classificados em magnéticos ou piezoelétricos, utilizando correntes elétricas alternadas que geram vibrações na ponta do instrumento variáveis de 18.000 a 50.000 ciclos por segundo ou Hz, as quais podem ser elípticas ou lineares, como observado no ultrassom piezoelétrico. É através dessas vibrações que o cálculo (e qualquer depósito sobre a raiz) se desloca das superfícies dentais. Existem também unidades sônicas, as quais consistem em uma peça de mão que é acoplada ao motor de baixa rotação e produz vibrações na ponta de 2.500 a 7.000 ciclos por segundo.[5]

Diferentes tipos de insertos estão disponíveis no mercado **(Figura 7B)**, sendo os maiores utilizados para remoção de cálculos supragengivais e subgengivais volumosos, enquanto as mais finas são utilizadas para raspagem subgengival. Todas as pontas devem ser utilizadas sob irrigação constante, com jato de água destilada direcionado à ponta do instrumento, visando a lavagem do sulco ou da bolsa.

Estudos demonstraram que a raspagem manual ou por ultrassom é igualmente efetiva na remoção de placa e cálculo e na melhora dos parâmetros clínicos.[16] Os instrumentos de ultrassom apresentam como vantagens maior rapidez, menor fadiga e menor dependência da experiência do operador. Por outro lado podem produzir superfícies radiculares mais rugosas do que os instrumentos manuais. Esse efeito foi minimizado nos aparelhos de ultrassom mais novos,[5] os quais são capazes de efetivamente remover cálculo e biofilme, reduzir os níveis bacterianos (especialmente espiroquetas e bacilos móveis em lesões de furca classes

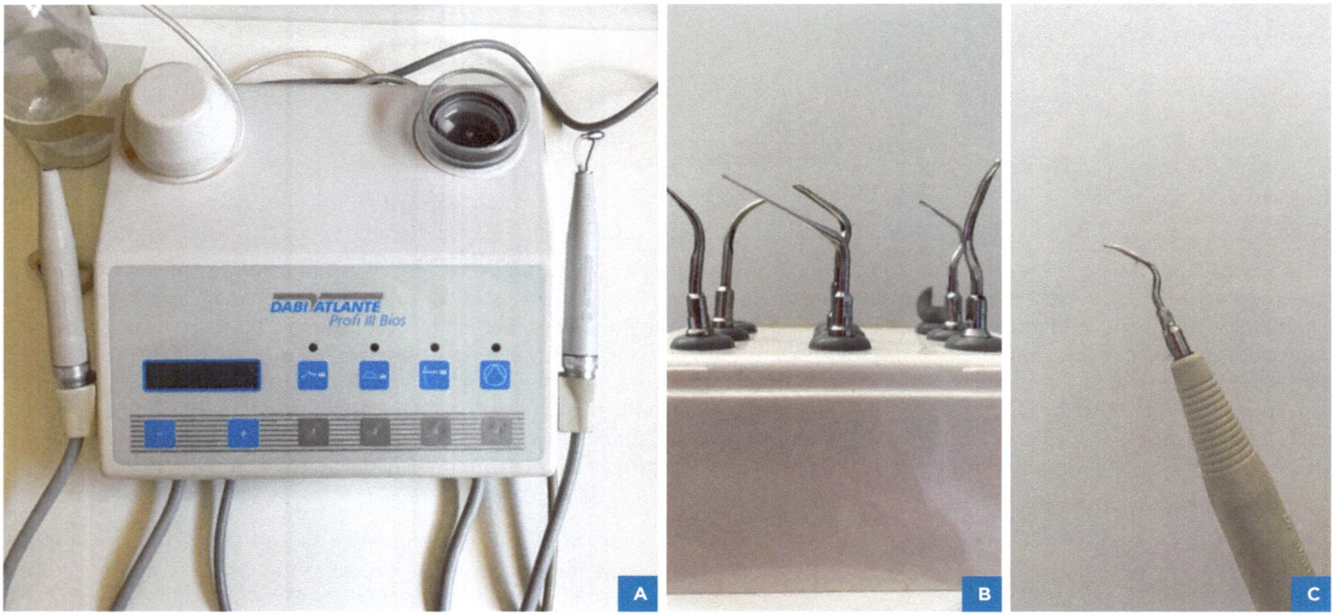

FIGURA 7 Ultrassom e seus insertos. Existem no mercado vários tipos de ultrassom. A imagem mostra um ultrassom Dabi Atlante Profi III (A), no qual existe a unidade do ultrassom e a unidade do *spray* de água e bicarbonato de sódio, eficiente para remoção de manchas. Existem vários tipos de insertos para ultrassom (B), sendo que os mais finos e delicados podem ser utilizados para raspagem subgengival (C). É muito importante que a potência selecionada seja compatível com o inserto, para não ocorrer fratura do instrumento. Além disso, a vibração do instrumento produz calor, sendo necessário irrigar constantemente a ponta ativa do instrumento.

Fonte: Acervo pessoal dos autores.

II e III), a inflamação gengival, a profundidade de sondagem e promover ganho de inserção. Outra desvantagem do ultrassom é que pode ocorrer dor ou sensibilidade durante a instrumentação, com possibilidade de ser mal tolerado por alguns pacientes. A raspagem ultrassônica seguida de raspagem manual resulta na produção de uma superfície dentária mais lisa e dura.

As contraindicações para o uso dos aparelhos de ultrassom são: pacientes portadores de marca-passo, presença de doenças contagiosas transmissíveis por aerossóis, desordens pulmonares crônicas, fibrose cística, disfagia, além de não poderem ser utilizados em pacientes imunossuprimidos. Implantes metálicos e próteses metalocerâmicas não devem ser instrumentados com ultrassom, sob o risco de dano à estrutura e fratura da porcelana, além do descolamento não intencional das coroas protéticas decorrentes da vibração do instrumento.[5]

Técnica de raspagem manual

A instrumentação correta com as curetas Gracey exige que sejam seguidos alguns princípios de posicionamento dos instrumentos com relação ao dente (ângulo de trabalho), para que seja aplicado o ângulo de corte para o qual o instrumento foi projetado e, assim, alcançar efetividade na raspagem.

Para se determinar qual é o ângulo de corte do instrumento, deve-se segurar a cureta com a ponta ativa voltada para cima e paralela ao solo, e identificar-se o lado mais baixo ou convexo. Essa curvatura permite acesso a todas as áreas da superfície dentária a serem instrumentadas. A raspagem deve ser realizada apenas com a parte anterior da ponta ativa (1/3 da metade do seu comprimento), em movimentos de apical para coronal.

O ângulo de trabalho é formado pela face coronal da cureta em relação à superfície do dente e deve ser o mais próximo possível de 0° para a inserção da cureta subgengivalmente e entre 45° e 90° para o movimento de raspagem.[5] A haste inferior do instrumento deve ficar posicionada paralelamente ao longo eixo do dente para que seja aplicada força de tração repetida, realizando-se movimentos curtos de tração vertical ou oblíqua. A cureta 7/8 também pode ser utilizada nas faces livres dos dentes posteriores em movimentos horizontais, de distal para mesial, com a haste perpendicular ao longo eixo do dente (Figura 8).

A posição do operador e do paciente (Figuras 9A e 9B) são importantes para que haja visualização suficiente do campo a ser tratado e o correto posicionamento dos instrumentos com apoio adequado, sem causar desconforto ou lesões musculares.

Existem diferentes formas de preensão das curetas e apoio durante a raspagem (Figuras 9C a 9E). O apoio intraoral e mais próximo da região a ser instrumentada é mais efetivo para o controle dos movimentos. A raspagem deve ser realizada com movimentos de punho e antebraço, de apical para coronal. O movimento inverso (de coronal para apical) é utilizado apenas para se manter o posicionamento correto da cureta, visto que as curetas Gracey atuais são, na maioria das vezes, desenhadas para movimentos de tração.

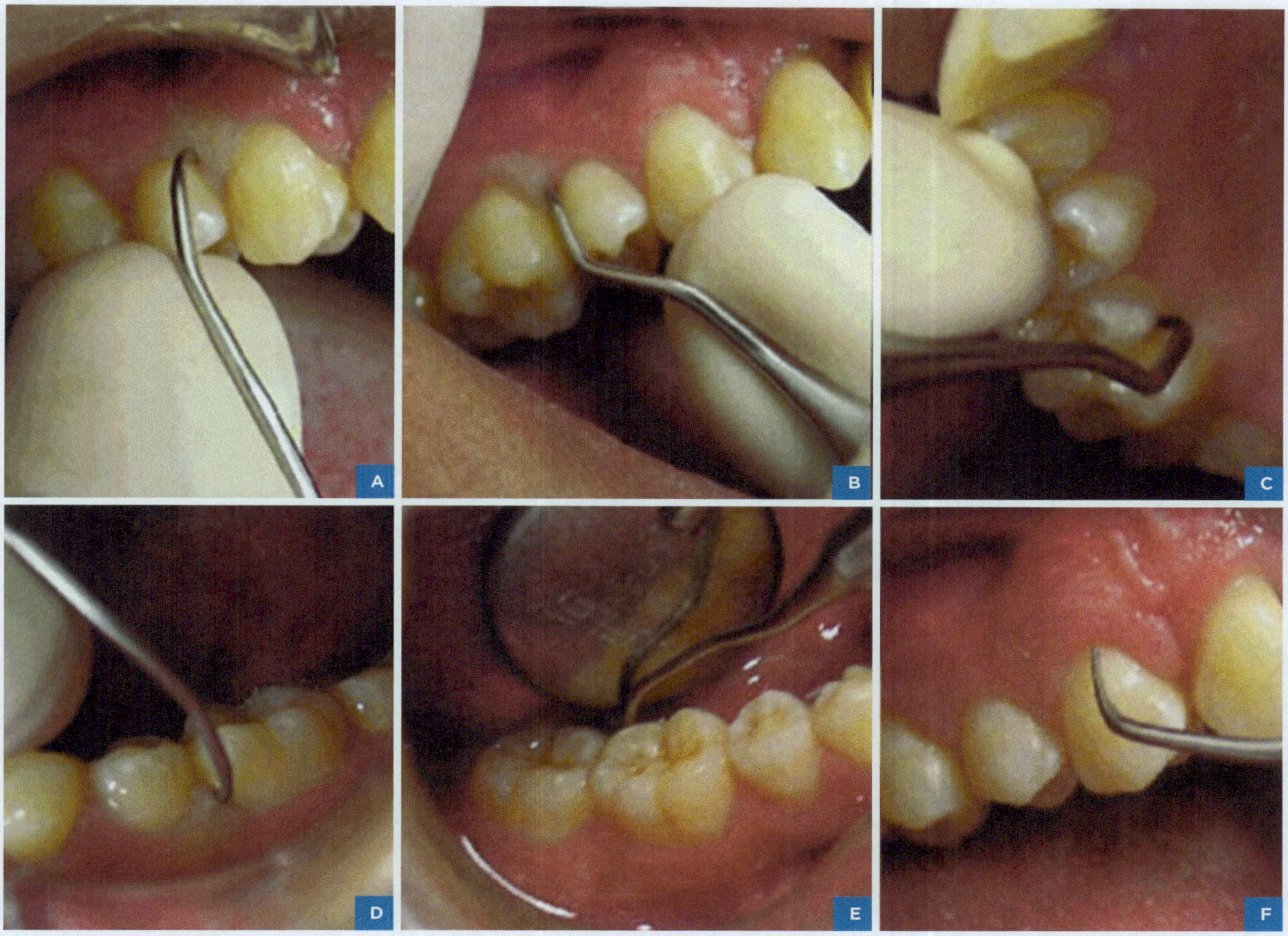

FIGURA 8 Uso correto das curetas Gracey. (A) Cureta 11/12 trabalhando na mesial vestibular do segundo pré-molar superior direito. A haste do instrumento é posicionada paralelamente ao longo eixo do dente e o apoio do operador está localizado no próprio dente que está sendo raspado. (B) Cureta 13/14 trabalhando na distal vestibular do segundo pré-molar superior direito. A haste do instrumento está paralela ao longo eixo do dente e o apoio está sendo feito no primeiro pré-molar. (C) Cureta 13/14 trabalhando na distal palatina do segundo pré-molar superior direito. A haste continua sendo mantida paralela ao longo eixo do dente e o apoio continua sendo feito nos dentes adjacentes. (D) Cureta 11/12 trabalhando na mesial vestibular do primeiro molar inferior esquerdo, mantendo as regras anteriores quanto ao posicionamento da haste e apoio digital. (E) Cureta 11/12 trabalhando na mesial lingual do segundo molar inferior direito, mantendo as regras anteriores quanto ao posicionamento da haste e apoio digital. (F) Cureta 7/8 trabalhando nas face vestibular do primeiro pré-molar superior direito, com a haste perpendicular ao longo eixo do dente e com movimentos no sentido disto-mesial.

Fonte: Acervo pessoal dos autores.

Quando não for possível o apoio intraoral próximo à área a ser trabalhada, pode ser utilizado apoio intraoral em hemiarcos opostos ou até mesmo apoio extraoral, direto ou indireto, utilizando-se os dedos para que se consiga angulação correta ao trabalhar nos dentes posteriores superiores.[5]

Raspagem supragengival

A raspagem supragengival é realizada coronalmente à margem gengival, permitindo visualização direta da superfície tratada, e tem por objetivo a remoção de placa e cálculo supragengival. Pode ser realizada com curetas manuais ou ultrassom ou ambos. Na raspagem manual, a cureta deve ser apreendida na forma de caneta modificada e posicionada na superfície com angulação ligeiramente inferior a 90°, apicalmente à base do cálculo. Todo cálculo e placa devem ser removidos da superfície radicular, conforme inspecionado visualmente. Na literatura, encontra-se o termo geral "remoção profissional mecânica da placa", que se refere aos procedimentos de remoção de placa e cálculo supra e subgengival. A raspagem supragengival é efetiva na remoção de placa e cálculo, na redução da inflamação e do sangramento gengival, devendo ser complementada pelo polimento profissional para se conseguir alisamento das superfícies dentárias.[5]

Raspagem subgengival

A raspagem subgengival é mais complexa e de difícil execução, visto que o cálculo subgengival é mais duro e mais ade-

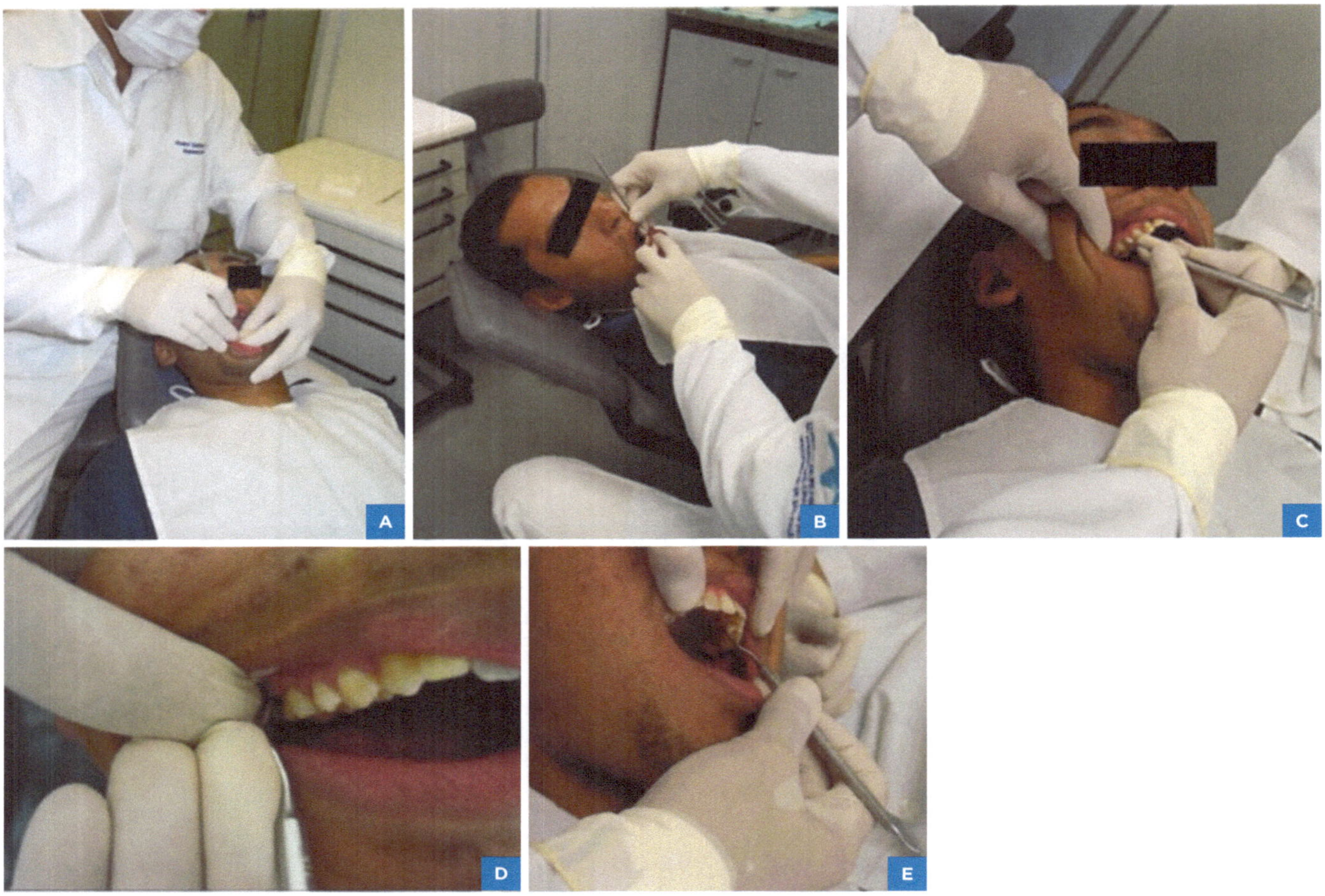

FIGURA 9 Exemplos de posição correta do operador para execução dos movimentos de raspagem. (A) Posicionamento por trás do paciente para raspagem do sextante anterior inferior com visão direta. Observe que o operador mantém a coluna ereta e os cotovelos próximos ao tronco. (B) Posição alternativa para raspagem do sextante anterior inferior pela frente do paciente. O apoio digital deve ser preferencialmente no próprio dente ou nos dentes adjacentes ao que está sofrendo a raspagem. (C) Posição para raspagem do sextante posterior direito. Observe o apoio digital no dente adjacente ao que está sendo raspado. (D) Apoio no dedo do operador que está afastando o lábio, especialmente indicado para dentes posteriores, onde é difícil encontrar apoio nos dentes adjacentes. (E) Apoio no arco oposto (no caso, o queixo do paciente está servindo de apoio para raspagem do arco superior), indicado para áreas posteriores palatinas, onde o apoio no próprio dente ou nos dentes adjacentes é muito difícil.

Fonte: Acervo pessoal dos autores.

rido às irregularidades da superfície radicular. Além disso, a morfologia radicular pode dificultar ainda mais a remoção do cálculo, como, por exemplo, quando houver concavidades radiculares e raízes fusionadas. O movimento de raspagem também é curto, de apical para coronal, utilizando-se apenas o terço terminal da ponta ativa da cureta, com pressão lateral contra a superfície radicular, realizada com o punho e o antebraço. O ângulo de raspagem subgengival é de aproximadamente 80° a 85°, pois ângulos menores fazem com que a lâmina ativa deslize sobre o cálculo sem removê-lo e ângulos maiores produzem estrias na superfície radicular.[5]

Técnica de raspagem por ultrassom

A técnica de raspagem por ultrassom consiste em passar o ultrassom com pressão leve a moderada, dependendo da quantidade e dureza do cálculo. A ponta do ultrassom deve ser mantida em movimento constante e paralela à superfície do dente, sem utilizar a ponta do inserto muito tempo em um único ponto ou diretamente contra a superfície dentária, pois pode produzir superaquecimento e aumentar a rugosidade do dente no local. O uso de um bom aparelho e pressão suave reduz a quantidade de tecido dentário removido. O movimento de raspagem por ultrassom deve ser curto e leve, nos sentidos vertical, oblíquo ou horizontal. Recomenda-se realizar raspagem com curetas Gracey após o uso do ultrassom para remover eventuais irregularidades de superfície que tenham sido mantidas.

Outras aplicações do ultrassom incluem a remoção de excessos de restauração ou cimento, remoção de pinos endodônticos e aplainamento de superfícies de implantes em procedimentos de implantoplastia.

Os jatos de água e bicarbonato podem ser utilizados para remoção de manchas e indutos (Figura 10), porém com risco de provocar danos à superfície radicular. Novos jatos abrasivos utilizam glicina aminoácida de baixa abrasividade, reduzindo o dano à superfície. É importante não direcionar o jato abrasivo para a base da bolsa, considerando-se que há risco de enfisema.[2]

Fatores limitantes da efetividade da raspagem

Alguns fatores limitam a efetividade da raspagem por facilitar o acúmulo de placa e/ou dificultar sua remoção, como: anatomia das raízes, profundidade das bolsas, lesões de furca, defeitos infraósseos, posição dos dentes, instrumentos de diagnóstico inadequados, área da boca a ser tratada, grau de abertura bucal e habilidade do operador. Existe uma razoável probabilidade de completa remoção da placa subgengival em sítios com profundidade de sondagem ≤ 3 mm.[17] Quando a profundidade está entre 3 e 5 mm, a chance de permanecerem resíduos subgengivais é maior do que em sulcos mais rasos e, em sítios de profundidade de sondagem ≥ 5 mm, predomina a chance de permanência de resíduos. Assim, a qualidade da raspagem parece ser inversamente proporcional à profundidade da bolsa.[17]

Alguns fatores de risco podem afetar a resposta do paciente ao tratamento periodontal. O tabagismo resulta em menor redução da profundidade de sondagem,[18,19] além de reduzir a probabilidade de fechamento das bolsas[20] e aumentar a prevalência de bolsas residuais profundas.[21] O diabetes mal controlado também afeta a resposta ao tratamento, observando-se maior e mais rápida recidiva de bolsas profundas do que em pacientes diabéticos bem controlados ou não diabéticos.[22]

Outro importante fator que pode limitar a efetividade da raspagem é o grau de afiação das curetas. O ângulo de afiação deve ser estabelecido de acordo com cada instrumento a ser afiado, com a pedra adaptada ao ângulo de corte do instrumento. Os movimentos de afiação devem ser realizados segurando-se firmemente a pedra e o instrumento a ser afiado. A angulação correta deve ser mantida durante todo o tempo, permitindo a afiação adequada sem alterar a forma do instrumento. Para as curetas Gracey, a face coronária do instrumento deve ficar paralela ao solo para identificação do ângulo mais baixo ou lado convexo (ângulo de corte). A pedra deve ser adaptada à face lateral da cureta, formando um ângulo de 100° a 110° (ângulo de afiação) com a face coronária da lâmina ativa (Figura 11). Os movimentos de afiação são curtos, contínuos, de cima para baixo e de baixo para cima, pressionando a pedra de afiar contra o instrumento principalmente de cima para baixo (da face coronária para o dorso do instrumento) para evitar acúmulo de resíduos no ângulo de corte, e devem ser realizados no ângulo de corte da ponta ativa do instrumento em sua face ativa convexa como um todo, para não alterar o formato do instrumento.[5]

O objetivo da afiação dos instrumentos é recuperar o corte da cureta, que é perdido com a própria instrumentação. Para isso, é necessário realizar a afiação correta dos instrumentos com pedras de afiação (Figura 12) para que o processo não danifique a forma do instrumento, limitando sua efetividade.

Periodicidade das sessões de raspagem

Convencionou-se que as sessões de raspagem sejam feitas por sextantes com intervalos de atendimento de 1 semana entre as sessões, completando-se o tratamento em período de 4 a 6 semanas, o que possibilita a realização de tratamento meticuloso de um segmento da dentição e a repetição das medidas de instrução de higiene.

Entretanto, uma outra abordagem chamada de "*full-mouth disinfection*" (desinfecção da boca toda) foi sugerida por Quirynen *et al.*[23] Essa abordagem de tratamento preconiza desinfecção da cavidade bucal com clorexidina 0,12% e raspagem de boca completa em uma ou duas sessões, finalizadas em 24 horas. Os pacientes devem fazer bochecho com solução de clorexidina, devendo ser realizada irrigação subgengival e escovação da língua com solução de clorexidina a 1%.

Existe uma nova proposta para a desinfecção de boca toda, que envolve a realização da raspagem em duas sessões em um único dia, além da não utilização da clorexidina.[2] Foi proposta com base na observação de que uma bolsa periodontal recentemente instrumentada pode ser recolonizada por bactérias patogênicas advindas das bolsas remanescentes não tratadas ou de outros nichos ecológicos,[24] o que pode

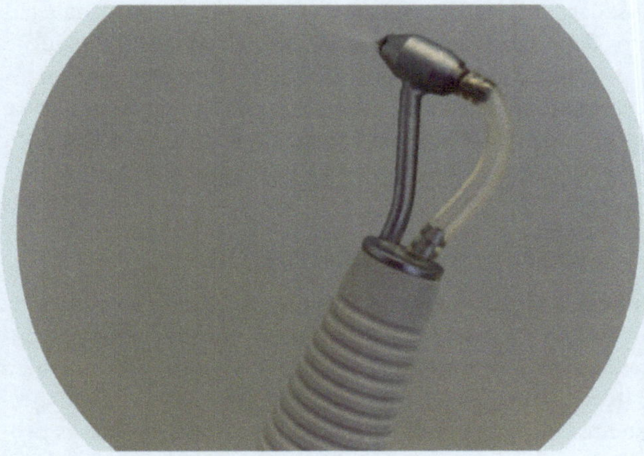

FIGURA 10 Jato de bicarbonato em *spray*. Os aparelhos de ultrassom disponibilizados comercialmente por algumas marcas apresentam, além da ponta de ultrassom, a ponta de jato de bicarbonato e água destilada em *spray*. Essa ponta é utilizada para remoção de placa e depósitos moles supragengivais, bem como manchas nos dentes. No entanto, o jato de bicarbonato é abrasivo e leva a alterações da superfície dentária, com aumento da rugosidade superficial, o que pode favorecer o acúmulo de placa. Por isso, é bastante importante complementar o uso dos jatos de água e bicarbonato com o polimento das superfícies dentárias com taças de borracha e pasta de polimento.

Fonte: Acervo pessoal dos autores.

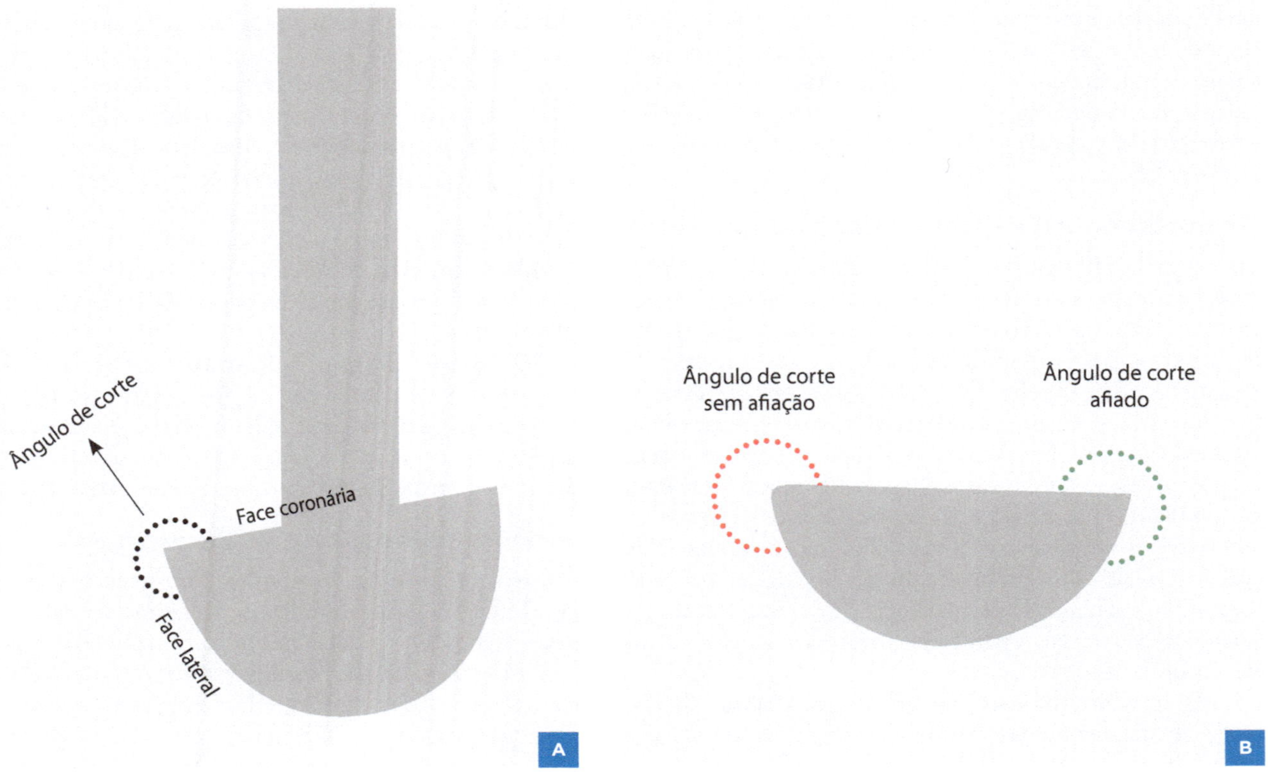

FIGURA 11 Ângulo de corte da cureta Gracey. (A) O ângulo de corte da cureta Gracey é formado pela junção entre a face coronária e a face lateral da cureta. (B) O ângulo de corte afiado é aquele que forma um ângulo agudo nessa junção, sem cantos arredondados. O grau de afiação da cureta pode ser avaliado observando-se o instrumento contra a luz: o ângulo arredondado, pouco afiado, reflete a luz, emitindo brilho, o que não é observado quando o ângulo de corte está afiado. Além disso, um instrumento bem afiado realiza um movimento "liso", sem enroscar nas superfícies.

Fonte: Elaborada pelos autores.

ocorrer dentro de 3 a 7 dias, restaurando-se as contagens bacterianas quase aos mesmos níveis de antes do tratamento.[25] As duas opções são igualmente válidas e eficazes.

O número de sessões necessárias para se completar essa etapa do tratamento varia de acordo com o paciente e depende da quantidade e localização do cálculo e biofilme de placa, do número de dentes presentes, da gravidade da inflamação, da profundidade das bolsas, da presença de lesões de furca, do grau de cooperação do paciente com o tratamento e das instruções de higiene oral.

Avaliação da raspagem

A raspagem subgengival é mais difícil do que a raspagem supragengival, pois o cálculo subgengival é mais aderido e há maior dificuldade de acesso e visualização, o que requer maior treinamento do operador. O cálculo supragengival (**Figura 13**) é mais fácil de ser detectado, podendo ser rapidamente visualizado pela secagem da área com ar comprimido.

Para a visualização do cálculo subgengival, também pode-se utilizar o ar comprimido, mas é mais fácil perceber os depósitos de cálculo correndo-se a ponta da sonda sobre a superfície radicular. Em algumas situações, também é possível visualizar os depósitos de cálculo em imagens radiográficas intraorais periapicais ou, até mesmo, em imagens panorâmicas.

A inspeção visual das superfícies instrumentadas, com auxílio da sonda, permite identificar remanescentes de cálculo sobre a superfície radicular. Deve-se observar a existência de uma superfície radicular lisa e dura. No entanto, a resposta à terapia deve ser observada em período não inferior a 2 semanas, tempo no qual ocorre a reepitelização das feridas causadas pela instrumentação, com remissão dos sinais clínicos de inflamação, do sangramento à sondagem e redução da profundidade das bolsas. Enquanto houver sangramento residual, é necessário realizar terapia periodontal ativa. Idealmente, deve-se aguardar de 4 a 8 semanas para a tomada de decisão clínica quanto à sequência do tratamento (**Capítulo 5**).

Tratamentos complementares

Embora a terapia mecânica resulte em resolução clínica da inflamação na maioria dos pacientes, um pequeno percentual de pessoas (aproximadamente 25%) não responde bem ao tratamento, observando-se sangramento gengival persistente e progressão da doença. Na presença de bolsas pro-

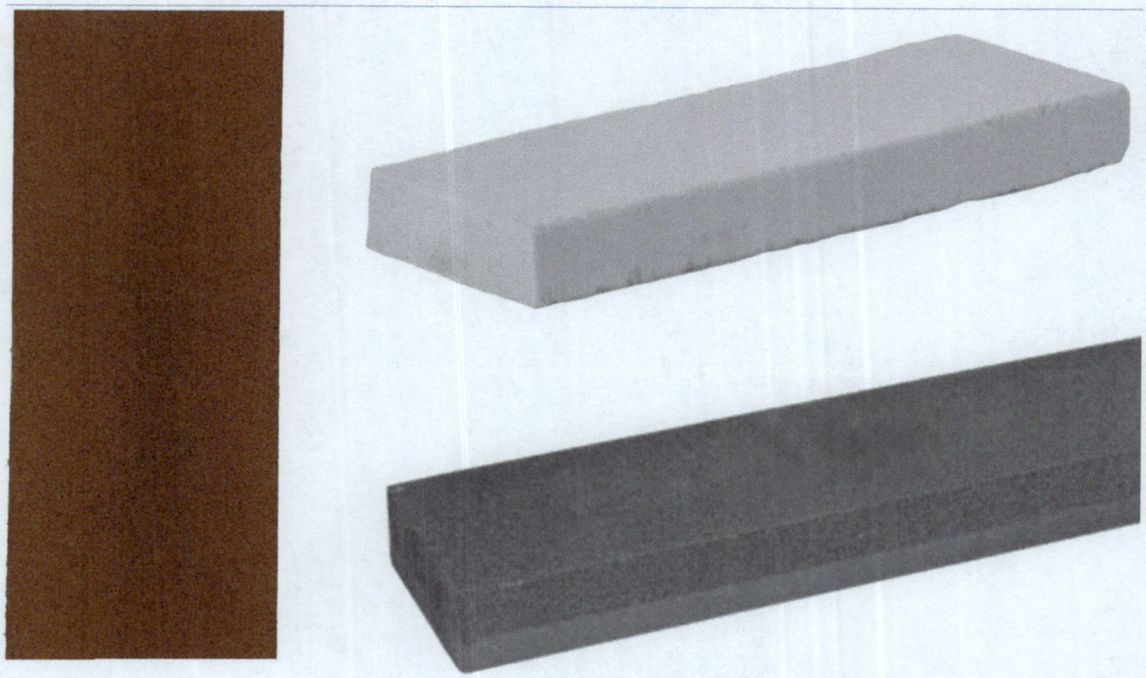

FIGURA 12 Pedra de Arkansas de granulação média. As pedras de afiação podem ser fabricadas a partir de minerais naturais ou sintéticos, contendo cristais abrasivos de maior dureza do que o instrumento a ser afiado. Para a afiação, a pedra natural deve ser previamente lubrificada com óleo para máquinas de costura, e as pedras sintéticas podem ser lubrificadas com água, reduzindo a geração de calor decorrente do atrito do instrumento. O excesso de óleo deve ser removido com auxílio de toalha de papel absorvente. A pedra deve, então, ser esterilizada previamente ao uso.

Fonte: Acervo pessoal dos autores.

fundas e tortuosas, lesões de furca e defeitos infraósseos, a realização de raspagem adequada pode ser mais difícil. Em casos em que há envolvimento sistêmico, como diabetes mal controlado ou em pacientes fumantes, quando a resposta ao tratamento mecânico não for adequada, ou em casos de periodontite avançada, pode-se lançar mão de tratamentos antimicrobianos, incluindo o uso de antibióticos sistêmicos ou locais, soluções antissépticas, probióticos e moduladores da resposta do hospedeiro.[2]

Dentre esses, os que apresentam efetividade comprovada como método auxiliar para controle de placa e inflamação gengival são o uso de enxaguatório bucal à base de clorexidina por período limitado, em casos específicos, que auxilia na redução de placa, atrasa a recolonização do sulco e elimina bactérias existentes em sítios não dentais, como língua e mucosa jugal.[2] A desvantagem da clorexidina são seus efeitos colaterais adversos, como manchamento de dentes, língua e restaurações, alterações do paladar e aumento nos depósitos de cálculo.

Pode-se também considerar o uso de dispositivos locais de liberação lenta de clorexidina ou antibióticos, quando disponível comercialmente, ou de antibioticoterapia sistêmica, também em casos específicos, como em periodontite generalizada, estágio III, em adultos jovens. Nesses casos, os antibióticos de escolha são amoxicilina associado a metronidazol, resultando em redução 40 a 50% maior na profundidade de sondagem.[26]

O uso local de antibióticos propicia menos efeitos adversos, o que resulta em menor risco de resistência bacteriana, possibilita maior redução da profundidade de sondagem e ganho de inserção do que somente a raspagem; no entanto, antibióticos para uso local nas bolsas periodontais não estão disponíveis comercialmente no Brasil. Deve-se ressaltar, entretanto, que a prescrição de terapia antibiótica sistêmica deve ser recomendada apenas quando o tratamento mecânico local não for suficiente para se obter resolução da inflamação.[2]

O uso de agentes moduladores pode limitar a destruição dos tecidos periodontais. Dentre esses, o uso de doses baixas diárias de doxiciclina (20 mg) pode inibir metaloproteinases de matriz e limitar a destruição dos tecidos periodontais de suporte, mas com pouco ganho adicional de inserção. Não se recomenda o uso de anti-inflamatórios não esteroidais, visto que apresentam importantes efeitos colaterais com o uso prolongado, como falência renal e úlcera gástrica, além de apresentarem recidiva mais grave de doença depois de 6 meses.[2]

INSTRUÇÃO DE HIGIENE ORAL

O controle de placa pessoal é essencial para a preservação dos resultados obtidos com a raspagem, pois impede o acúmulo e a maturação do biofilme, prevenindo a gengivite e a formação de cáries. Isso demanda mudanças de hábitos permanentes, as quais devem ser supervisionadas pelo profissio-

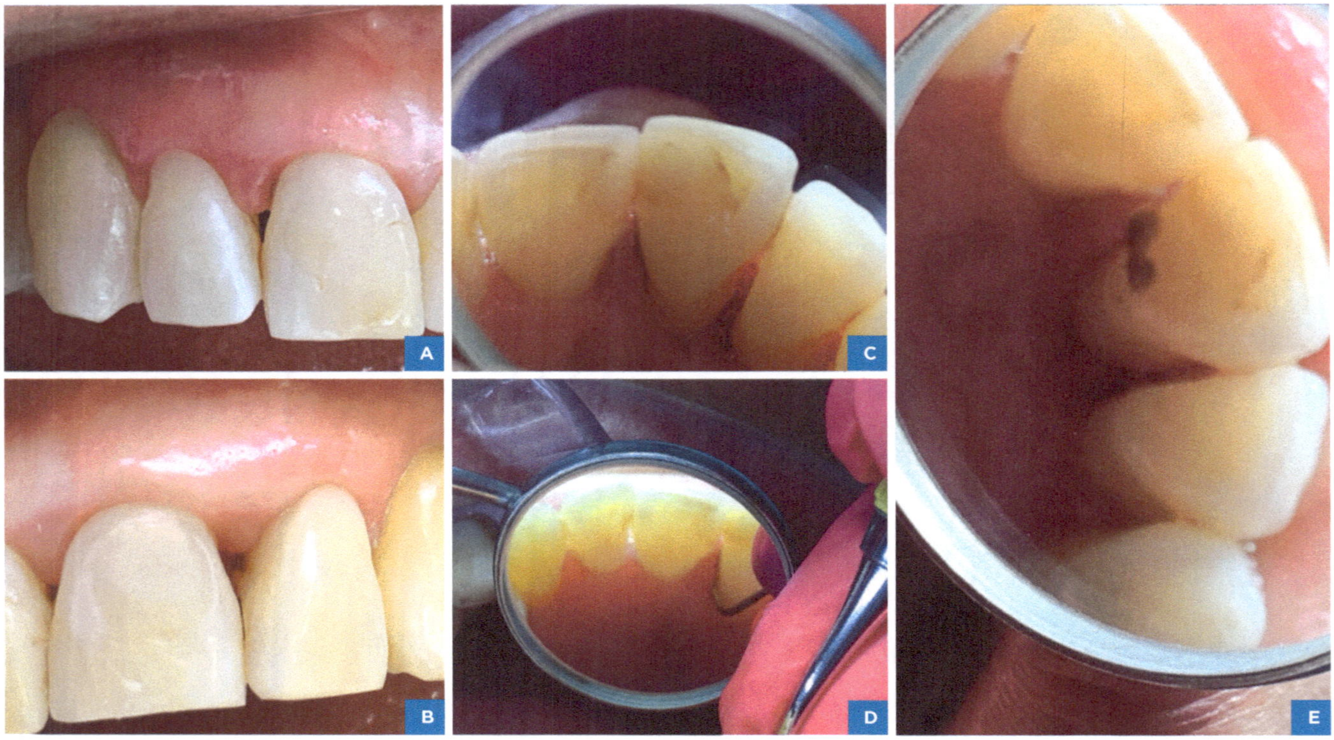

FIGURA 13 Visualização de cálculo supra e subgengival. (A, B, C) Observa-se o cálculo supragengival após a secagem da área com ar comprimido. Note que a base do cálculo não é perceptível a olho nu, indicando que existe uma porção do cálculo aderida na região subgengival. Clinicamente, observa-se recessão gengival nas faces vestibular e proximais, indicando perda de inserção. Para a remoção do cálculo ser mais efetiva com a raspagem, recomenda-se identificar a base do cálculo com auxílio da sonda e raspar a superfície radicular apicalmente ao cálculo em sentido coronal, deslocando-o por completo. Para tanto, deve-se utilizar apenas o 1/3 terminal da ponta ativa da cureta Gracey (D), conseguindo-se a remoção completa do cálculo (E).

Fonte: Acervo pessoal dos autores.

nal.[2] Os resultados obtidos com a raspagem não podem ser preservados se não houver controle de placa pessoal efetivo, tanto durante a fase ativa do tratamento quanto na fase de terapia periodontal de suporte.

O controle de placa pessoal se baseia em métodos mecânicos e químicos da placa. Os métodos mecânicos incluem a remoção mecânica da placa das faces livres, oclusais e interproximais com escovas dentais convencionais ou elétricas, interproximais, fio ou fita dental, e podem ser classificados como métodos básicos de controle de placa. Os métodos químicos de controle de placa incluem dentifrícios e enxaguatórios e são classificados como métodos acessórios de higiene bucal (Capítulo 23).

Somente o controle pessoal e mecânico da placa não previne o aparecimento ou a recorrência da periodontite,[27] sendo indicado o uso de métodos químicos auxiliares, para proporcionar maior redução do índice de placa e do índice gengival. Dentifrícios com flúor, triclosan com copolímero ou clorexidina e enxaguatórios contendo clorexidina, óleos essenciais e cloridrato de cetilpiridinio resultam em maior redução do índice de placa.[28] Dentifrícios contendo triclosan com copolímero[29] ou flúor com hexametafosfato de sódio[30] são eficazes para reduzir a progressão da doença.

MOTIVAÇÃO DOS PACIENTES

A motivação dos pacientes é importante para se conseguir mudanças permanentes de comportamento no que diz respeito aos hábitos de higiene bucal, essenciais para preservação das condições de saúde obtidas durante a fase ativa do tratamento. Diferentes propostas foram feitas para motivar os pacientes, as quais são apresentadas no **Capítulo 23**.

ELIMINAÇÃO DE FATORES LOCAIS DE RETENÇÃO DE PLACA BACTERIANA

São fatores de retenção de resíduos alimentares e de placa bacteriana: raízes residuais, cavidades de cárie ou fraturas, restaurações com excesso ou falta de contorno, prótese com ameias inadequadas, bem como dentes mal-alinhados e posicionados, dificultando a higienização. A eliminação desses fatores deve ser feita durante a fase de preparo inicial, realizando-se as extrações de dentes condenados, substituição de próteses mal-adaptadas, recontorno de margens de restaurações em excesso e correção dos pontos de contato interproximais (Figura 14). Extrações e restaurações provisórias

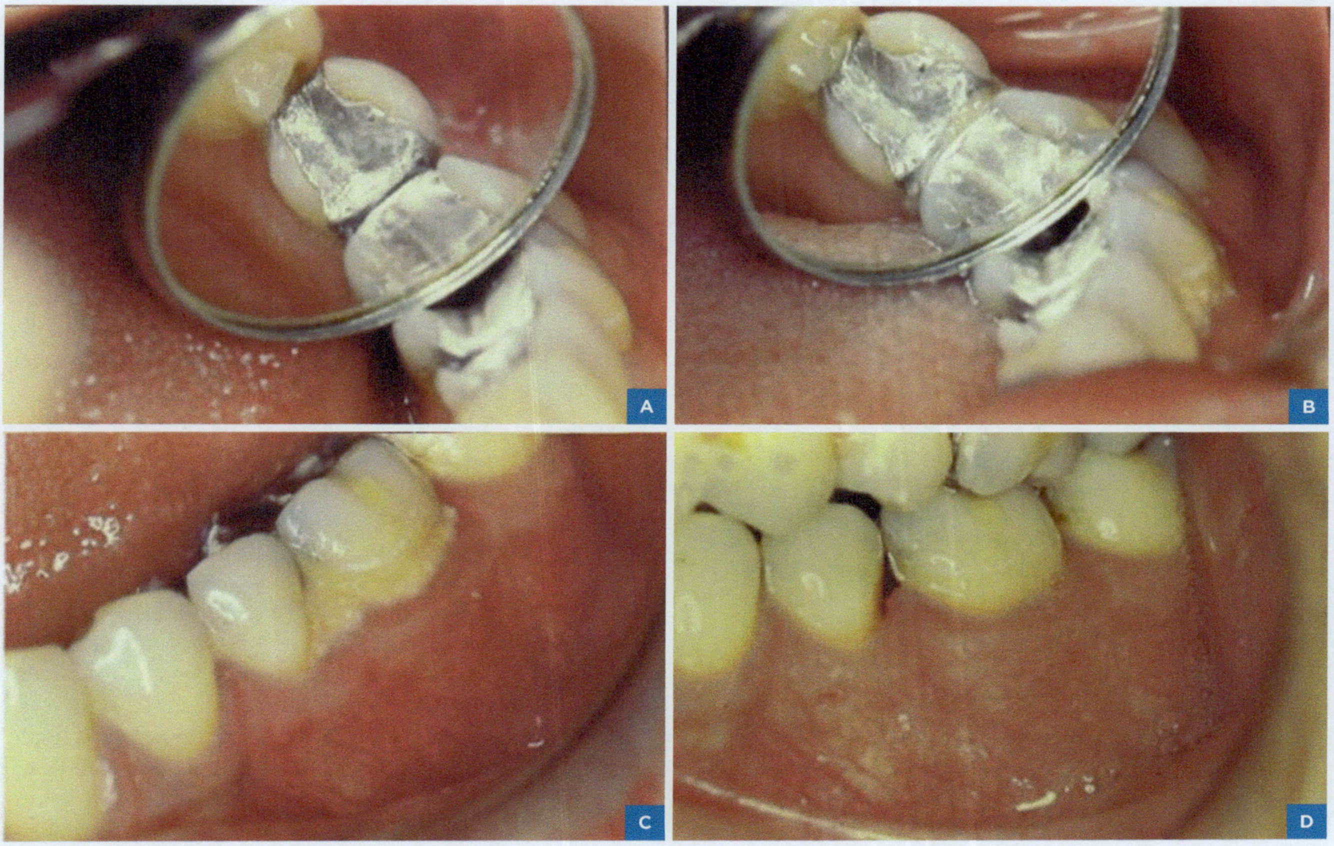

FIGURA 14 Contato proximal deficiente como fator de retenção de placa bacteriana. (A) ausência de ponto de contato entre o primeiro molar e o segundo pré-molar. (B) A mesma área após a mastigação de um alimento pastoso demonstrando a impacção do alimento na região onde deveria haver contato proximal. (C) Por vestibular da mesma área, nota-se a retenção do alimento na região da ameia interproximal. (D) Após a remoção do alimento impactado, verifica-se sangramento gengival produzido pela inflamação causada pela impacção alimentar.

Fonte: Acervo pessoal dos autores.

desses dentes devem ser providenciadas na fase de preparo inicial. Um outro importante fator local de retenção de placa é a falta de contato proximal, por estar intimamente relacionada à perda de osso proximal, exigindo sua recuperação através de restaurações.[31]

ELIMINAÇÃO DAS DISCREPÂNCIAS E INTERFERÊNCIAS OCLUSAIS

O trauma oclusal é definido como a lesão no periodonto causada por forças oclusais que excedem a capacidade de reparação do periodonto e ocorre quando a incidência de forças supera a capacidade de tolerância dos tecidos periodontais, já que o periodonto se adapta às forças incidentes de forma variável entre as pessoas ou na mesma pessoa ao longo do tempo.[32] Pode ser classificado em agudo ou crônico, primário ou secundário.

O trauma agudo é aquele provocado por algum fator (como restaurações "altas") que interfira na dissipação das forças oclusais. Apresenta sinais e sintomas, como dor, sensibilidade à percussão e aumento da mobilidade dentária. Quando as forças oclusais são dissipadas por mudança na posição do dente, desgaste ou ajuste oclusal, a lesão diminui, assim como os sinais e sintomas. Se o trauma não for tratado ou resolvido por desgaste oclusal ou migração do dente, a lesão no periodonto pode piorar, resultando em destruição tecidual e formação de abscesso ou pode evoluir para lesão crônica.

O trauma crônico é observado com mais frequência e se desenvolve a partir de mudanças graduais na oclusão produzidas por vários fatores, incluindo desgaste dentário, hábitos parafuncionais **(Figura 15)**, restaurações ou movimento dos dentes.

Os sinais e sintomas são: mobilidade, migração do dente, dor ou desconforto à mastigação ou percussão, alargamento do espaço do ligamento periodontal, perda da integridade da lâmina dura, radiolucidez na área da furca ou ápice de dentes vitais, perda óssea vertical, condensação do osso alveolar consequente ao alargamento do espaço do ligamento periodontal, reabsorção radicular, sensibilidade dolorosa dos músculos mastigatórios e/ou disfunção da articulação temporomandibular (ATM), presença de facetas de desgaste nos dentes, trincas de esmalte e frêmito.[32]

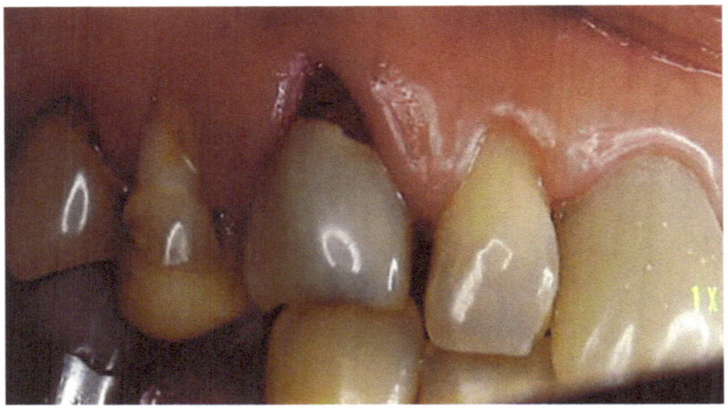

FIGURA 15 Efeito no periodonto decorrente do hábito de segurar objetos com os dentes. O exemplo trata de uma paciente adulta, cabeleireira, que possuía o hábito de segurar grampos de cabelo com os dentes. Note o desgaste da borda incisal da coroa do canino superior e a presença de recessão gengival, provavelmente agravada pelo trauma oclusal primário gerado pelo hábito.

Fonte: Acervo pessoal dos autores.

O trauma oclusal primário é causado pela incidência de forças excessivas, que ultrapassam a capacidade de resistência dos tecidos periodontais íntegros, enquanto o secundário é causado pela incidência de forças, fisiológicas ou excessivas, que superam a capacidade de resistência dos tecidos periodontais reduzidos em decorrência da periodontite. O trauma primário não está associado à formação de bolsas periodontais e pode ser causado por prematuridades de contato (as quais ocorrem na relação cêntrica, e não em posição de máxima intercuspidação habitual), bruxismo, restaurações "altas", inclinação ou extrusão de dentes sem antagonista e, até mesmo, movimentos ortodônticos. No trauma secundário, a lesão de trauma oclusal e periodontite coexistem, mas outros fatores também podem estar envolvidos, como fraturas radiculares, apicectomias e osteotomias, que podem reduzir a altura do periodonto residual. Apesar dessas diferentes características, o quadro histopatológico que define as duas condições é o mesmo.

O trauma oclusal não leva ao desenvolvimento de gengivite e periodontite na ausência de inflamação relacionada ao biofilme de placa, mas acarreta a desorganização dos tecidos periodontais, prejudicando sua função normal de reparo, o que pode contribuir para o aprofundamento das bolsas periodontais e dissipação do exsudato inflamatório para os tecidos periodontais de suporte, levando ao desenvolvimento de defeitos ósseos verticais. A migração apical do exsudato inflamatório é favorecida pela reabsorção da matriz orgânica do osso alveolar nas áreas cervicais, resultando na formação de bolsas infraósseas ou supraósseas mais profundas do que as observadas em dentes não traumatizados. Quando ocorrem em conjunto com as mudanças degenerativas no ligamento periodontal e a zona de codestruição causadas pelo trauma, estabelece-se a associação **periodontite-trauma de oclusão**. Assim, quando as duas condições existirem conjuntamente na fase ativa ou de destruição, são observados lesão conjunta de periodontite e trauma de oclusão. Por outro lado, se a periodontite estiver em fase de remissão ou se o trauma estiver no estágio de adaptação ou remodelação, a lesão conjunta não se estabelece.[32]

O trauma de oclusão é uma lesão reversível quando não há inflamação. No entanto, a presença de inflamação periodontal combinada ou não ao trauma inibe a regeneração periodontal. Embora combinadas, as lesões de trauma oclusal e periodontite devem ser tratadas separadamente.

Os objetivos do tratamento do trauma oclusal são eliminar ou reduzir a mobilidade dentária, estabelecer ou manter posição de máxima intercuspidação estável e reprodutível, obter função mastigatória eficiente e confortável, com estética e fonação adequadas, eliminar ou modificar hábitos parafuncionais.

O tratamento do trauma oclusal primário e secundário requer o controle da inflamação gengival e restabelecimento da função oclusal normal. O tratamento do trauma primário objetiva primariamente o redirecionamento das forças oclusais por meio de ajuste oclusal, permitindo a resolução da lesão. Nos casos de trauma secundário, a terapia deve considerar o tratamento das duas condições de forma independente (**Figura 16**). Assim, deve-se realizar RAR para eliminação da inflamação dos tecidos periodontais marginais, bem como haver instrução sobre higiene oral seguida de terapia oclusal e contenção dos dentes móveis para redistribuição de forças, resultando em redução da mobilidade dentária e, consequentemente, favorecendo o resultado a longo prazo da regeneração periodontal e ganho de inserção clínica. A resolução das lesões é caracterizada por: redução ou eliminação da mobilidade dentária, estabilização da posição do dente, redução ou remissão dos sinais radiográficos, alívio da dor e maior conforto do paciente, alívio de contatos prematuros, frêmitos e interferências oclusais e estabelecimento de oclusão funcional e estável.

PEQUENOS MOVIMENTOS ORTODÔNTICOS

Atualmente, muitos pacientes procuram tratamento ortodôntico para correção da estética e função oclusal. Muitos apresentam inflamação gengival ou periodontite, a qual pode estar associada com vestibularização, extrusão, rotação, diastemas ou inclinação dos dentes. A mudança de posição dos dentes decorrentes da periodontite e da perda dentária relacionada leva a diversos problemas, como diminuição da dimensão vertical da oclusão, do espaço necessário à reabilitação por meio de implantes odontológicos ou por próteses fixas e agravamento da condição periodontal decorrente da incidência de forças não axiais em dente com perda de suporte periodontal, aumentando a complexidade do tratamento.[33] Assim, o objetivo primário da movimentação ortodôntica em Periodontia é a manutenção de oclusão estável suportada por periodonto saudável.

Existem diferentes indicações para a movimentação ortodôntica dos dentes (**Figura 17**). As contraindicações para a

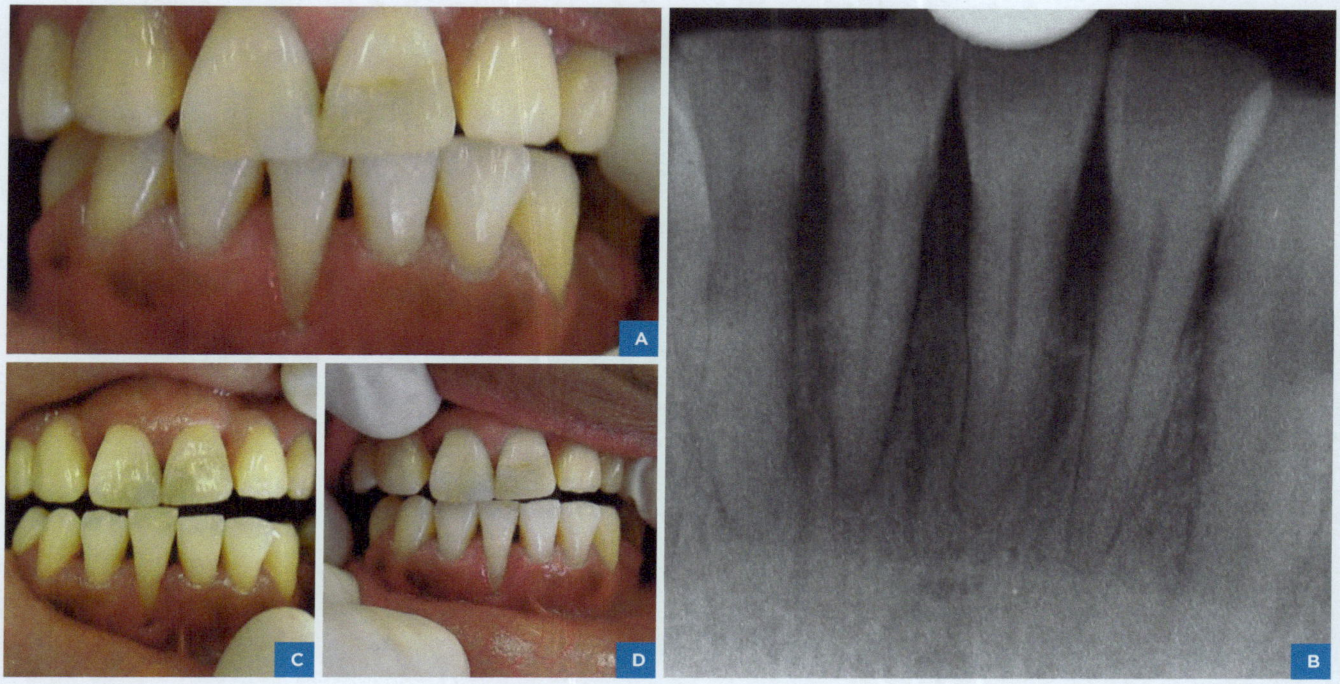

FIGURA 16 Recessão gengival associada a trauma de oclusão. (A) Recessão gengival no dente 41 de paciente jovem, do sexo feminino, resultando em redução da faixa de gengiva ceratinizada, inflamação da margem gengival e acúmulo de placa. (B) A imagem radiográfica mostra perda óssea generalizada, horizontal, na região anterior inferior, resultando em extrusão do dente 41. Observa-se também alargamento do espaço do ligamento periodontal, com condensação óssea adjacente ao espaço alargado do ligamento periodontal, especialmente na região apical do dente. Adicionalmente, nota-se que a perda óssea é mais grave no dente 41 do que nos demais dentes adjacentes. (C) O exame clínico mostra interferência oclusal no dente 41 no movimento protrusivo da mandíbula, com deslocamento dos dentes anteriores realizado apenas pelo dente 41. (D) O ajuste oclusal devolve a guia protrusiva distribuída entre os dentes 11/21 e 31/41, eliminando a interferência oclusal. Embora não existam evidências científicas que associem o trauma de oclusão à recessão gengival, alguns estudos sugeriram que interferências oclusais nos movimentos excursivos da mandíbula estariam associadas à recessão gengival em pacientes jovens, as quais podem ser resolvidas por meio de ajuste oclusal. A maioria dos estudos não encontra relação com discrepâncias oclusais.[32]

Fonte: Acervo pessoal dos autores.

movimentação ortodôntica incluem: inflamação periodontal persistente ou não tratada; impossibilidade de estabilização do dente na nova posição; prognóstico questionável quanto à estabilização dos tecidos periodontais após a movimentação; pouca cooperação do paciente. A doença periodontal não é uma contraindicação ao tratamento ortodôntico, desde que a inflamação gengival esteja controlada.

O tratamento ortodôntico tem papel importante no restabelecimento da estética e função da dentição e no restabelecimento da homeostasia dos tecidos periodontais. No paciente periodontal, os benefícios obtidos pelo tratamento ortodôntico são: melhorar o acesso à higienização por meio do alinhamento e nivelamento dos dentes; diminuição de defeitos ósseos periodontais por meio da verticalização de dentes inclinados; melhora da relação estética dos níveis da margem gengival antes da realização de restaurações ou próteses; extrusão ortodôntica para recuperação das distâncias biológicas; recuperação de papilas interproximais; melhora no posicionamento de dentes adjacentes a áreas onde serão instalados implantes osseointegrados **(Figura 18)**. Por outro lado, efeitos adversos da movimentação ortodôntica incluem o desenvolvimento ou agravamento de recessão gengival em pacientes com fenótipo fino e a possibilidade de ocorrência de reabsorção radicular em alguns casos.[33]

Resposta tecidual às forças ortodônticas

Durante a movimentação ortodôntica, ocorre compressão nos tecidos de suporte periodontal opostos ao sentido de direção da força, enquanto no sentido de direção da força, ocorre tração. No lado de pressão, observamos reabsorção do tecido ósseo, enquanto no lado de tração, observa-se aposição óssea. O resultado desse processo é a movimentação do dente no mesmo sentido da força aplicada. No lado de tração, ocorre estiramento das fibras do ligamento periodontal, o qual exerce um estímulo de tração do tecido ósseo. No lado de compressão, observam-se áreas de desorganização do ligamento periodontal mesclada com áreas aparentemente normais.[33]

A magnitude da força aplicada exerce papel determinante no padrão de tração e compressão do tecido ósseo.

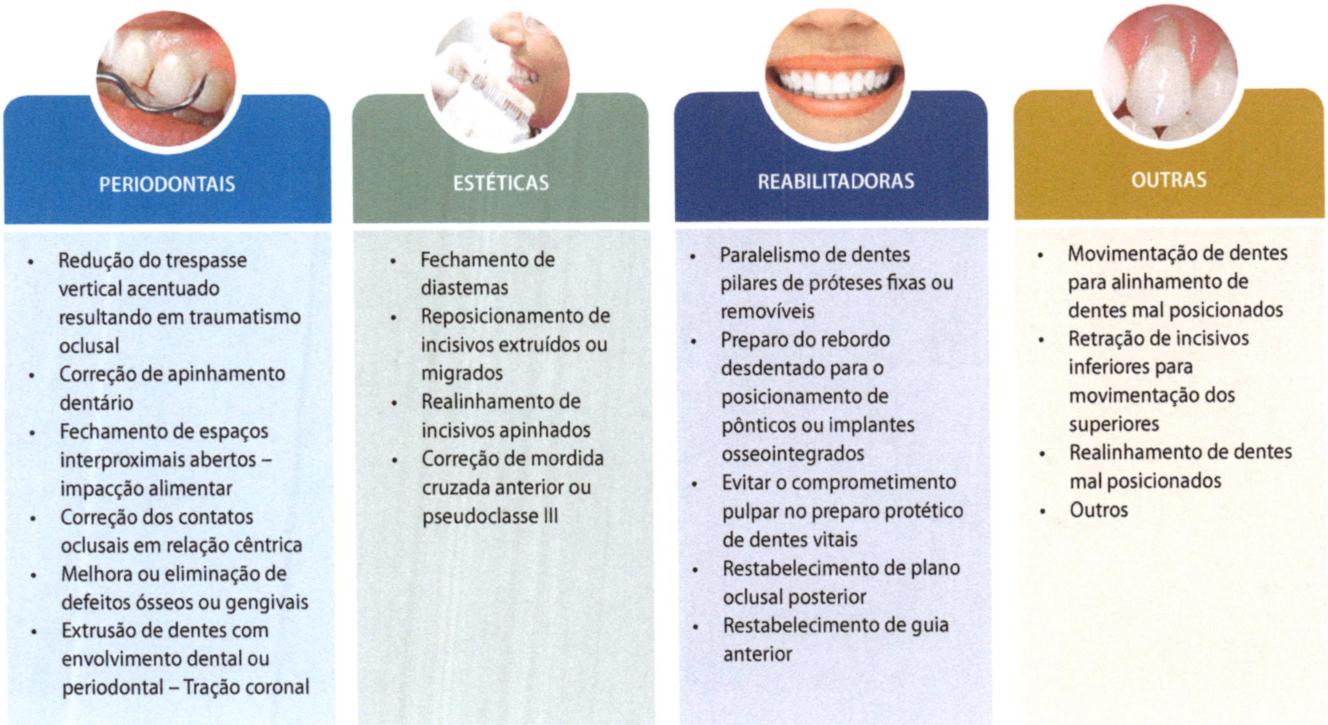

FIGURA 17 Indicações para movimentação ortodôntica dos dentes.

Fonte: Elaborada pelos autores.

Na presença de forças de magnitudes bem toleradas pelo organismo, o estímulo exercido pelo ligamento periodontal no tecido ósseo produz reabsorção frontal no lado de compressão e neoformação óssea no lado de tração, permitindo que o dente se mova "com" o osso. Na presença de forças de grande magnitude, ocorre constrição da microvasculatura, necrose localizada do ligamento periodontal (hialinização) e reabsorção a distância, o que causa um "atraso" na movimentação do dente, já que ocorre primeiro reabsorção a distância e não há estímulo de tração no tecido ósseo do lado oposto.[34]

Indicações

As principais indicações para a realização de movimentos ortodônticos no tratamento periodontal são: fechamento de espaços, verticalização de dentes inclinados, reconstrução tridimensional do rebordo para instalação de implantes, intrusão ou extrusão de dentes, recuperação de distâncias biológicas, alinhamento e nivelamento de dentes apinhados e mal posicionados. Portanto, os movimentos podem ser realizados tanto no sentido horizontal quanto no sentido vertical, dependendo dos objetivos.

Movimentos horizontais

Os movimentos no sentido horizontal incluem fechamento de espaços, verticalização de dentes inclinados e alinhamento e nivelamento de dentes apinhados.

Fechamento de espaços e verticalização de dentes inclinados

A ausência de um ou mais dentes resulta em rotação e inclinação dos dentes adjacentes, podendo ocasionar prematuridade de contato, interferências oclusais, alteração do contorno gengival, extrusão do antagonista e perda de dimensão vertical. Assim, o tratamento de dentes posteriores mesializados requer sua verticalização e, ao mesmo tempo, proporcionar ganho de espaço para a instalação de implantes ou próteses fixas convencionais. Nesse último caso, a reabilitação requer desgaste acentuado do dente para compensar a inclinação, comprometendo a integridade da polpa. Após a verticalização do dente, o fechamento do espaço pode ser conseguido com a movimentação do dente. Na mandíbula, é mais difícil conseguir fechamento do espaço, pois as tábuas ósseas são mais densas e mais suscetíveis à reabsorção do rebordo, mas, apesar disso, podem permitir a reabilitação adequada do espaço desdentado com menos custo e menos envolvimento biológico.

Os riscos do tratamento são: deiscência gengival, paralelismo radicular desfavorável, fechamento incompleto do espaço, maior duração do tratamento e recidiva. Pode ocorrer reabsorção da crista óssea e aumento da espessura óssea dependendo da idade do paciente, já que a migração do dente através do rebordo nem sempre é acompanhada pela neoformação óssea em pacientes mais velhos, o que deve ser considerado quando se planeja movimentação em pacientes com perda óssea avançada. Atualmente, pode-se utilizar

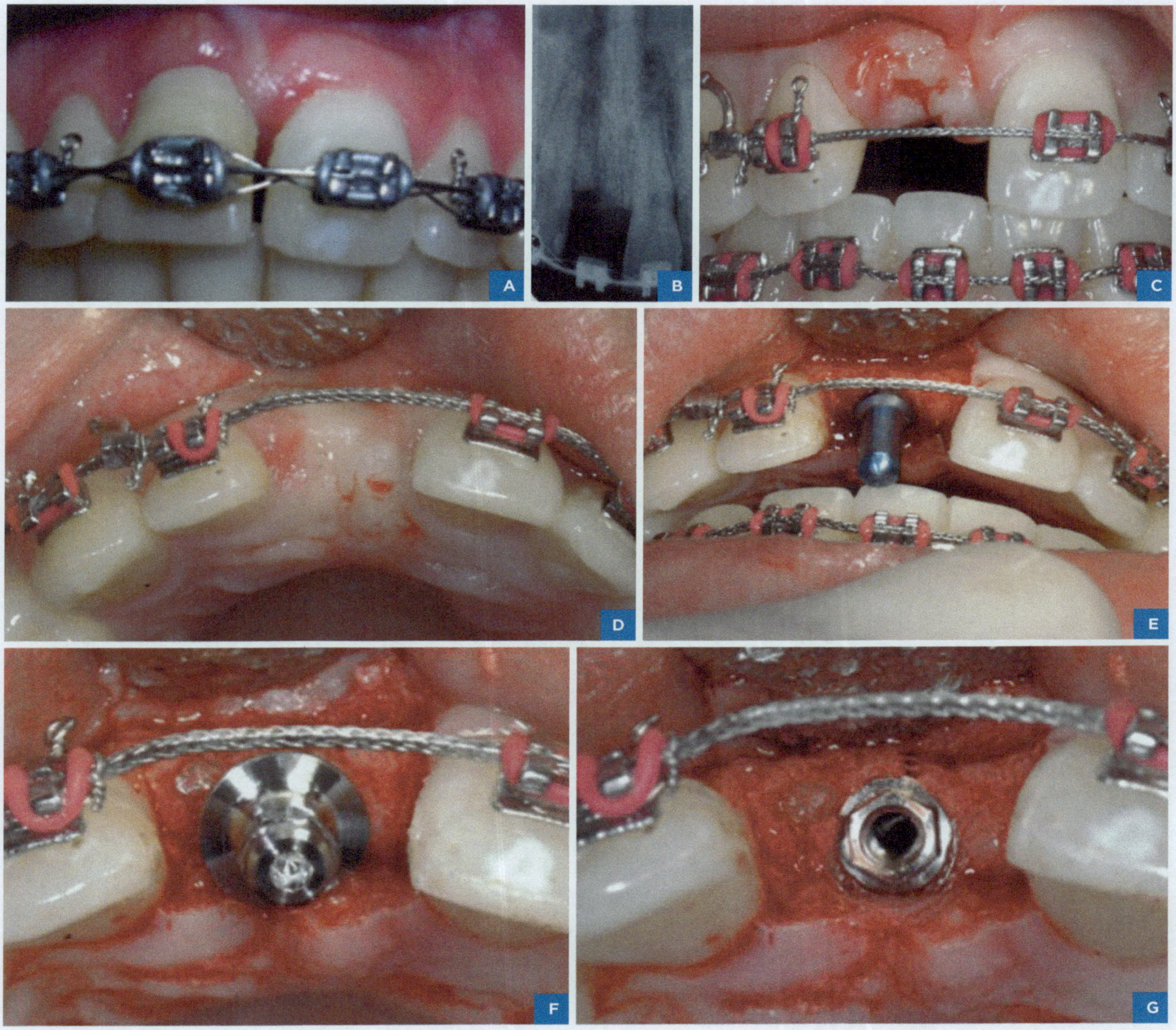

FIGURA 18 Movimentação ortodôntica para recuperação de espaço visando a reabilitação por meio de implantes osseointegrados. Neste caso clínico, paciente do sexo feminino, 20 anos de idade, sofreu avulsionamento do incisivo central superior decorrente de acidente com bicicleta na infância. Após a reimplantação do dente, foi necessário tratamento endodôntico e posterior fratura radicular, bem como a extração do dente. Houve perda do espaço protético decorrente da exodontia precoce do dente, havendo necessidade de movimentação ortodôntica para alinhamento e nivelamento dentário, bem como recuperação do espaço para a instalação de implante. (A) Observa-se o dente em fase de provisório, após a obtenção do espaço necessário à instalação do implante em posição ótima. (B) Imagem radiográfica mostrando a altura do osso remanescente, bem como a distância entre os dentes adjacentes, visando ao planejamento do implante a ser instalado. (C) Vista frontal da área de instalação do implante, após aplicação de anestesia terminal infiltrativa. (D) Vista oclusal da área, em que se pode notar a espessura favorável do rebordo, bem como a faixa adequada de gengiva ceratinizada na região de instalação do implante. (E) Vista oclusal do guia de posicionamento do implante, observando-se a existência de espessura óssea adequada (≥ 2 mm) no vestibular do implante. (F) Nota-se o posicionamento tridimensional do implante no arco, com distância adequada em relação aos dentes adjacentes e preservação da tábua óssea vestibular. (G) Vista oclusal do implante instalado (Tratamento ortodôntico realizado pela Profa. Dra. Celina Insabralde, do Centro Odontológico Rodrigues de Almeida, Bauru, SP).

(Continua)

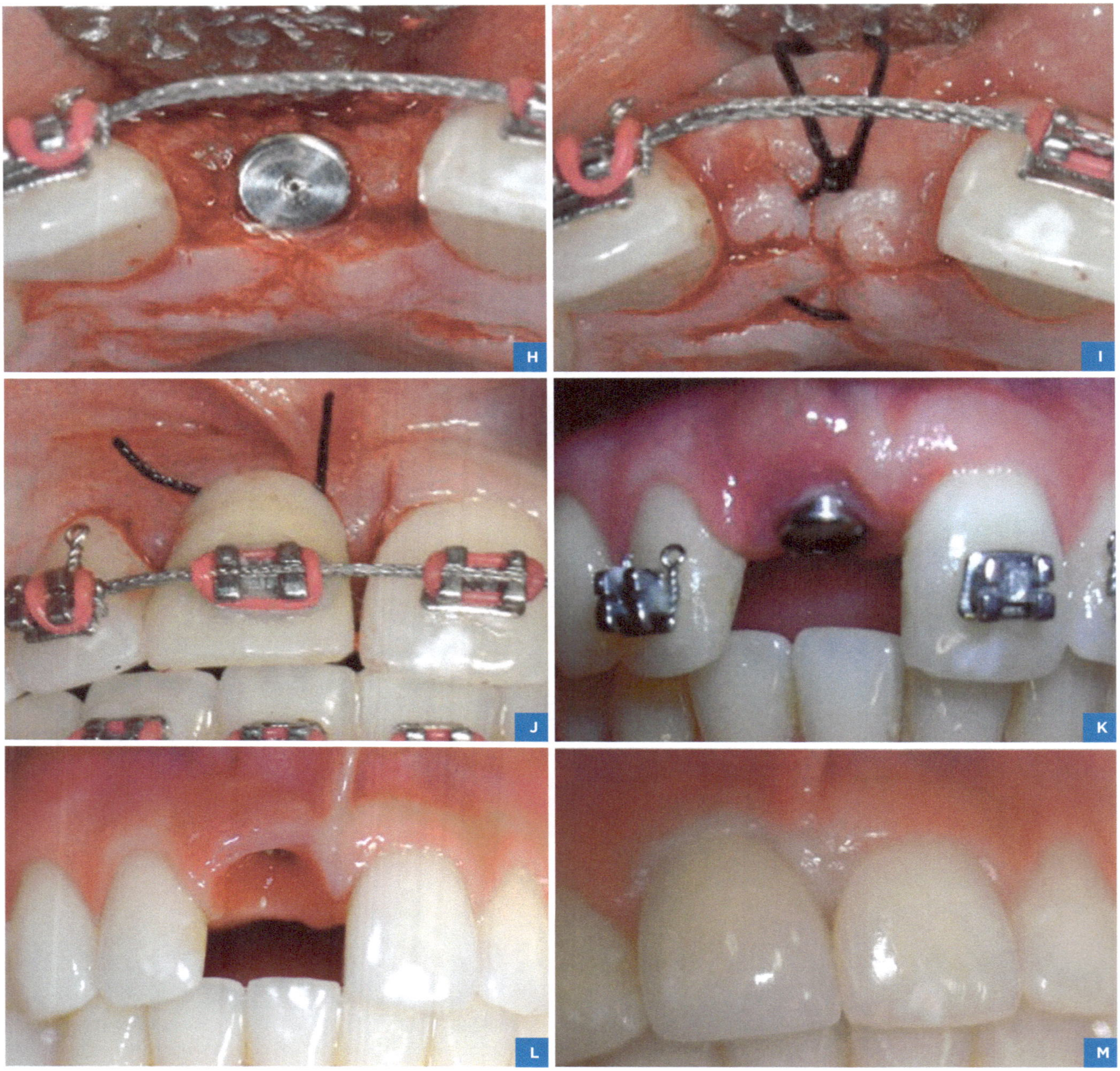

FIGURA 18 *(Continuação)* (H) Vista oclusal do parafuso de recobrimento. (I) Fechamento do retalho por primeira intenção. (J) Reposicionamento do provisório no arco ortodôntico, mantido como forma de contenção nesta etapa do tratamento. (K) Seis meses após a instalação de implante de hexágono externo e superfície jateada, o intermediário de cicatrização foi instalado. (L) Vista frontal do contorno gengival conseguido com a prótese provisória. (M) Instalação da prótese de cerâmica.

Fonte: Acervo pessoal dos autores. Tratamento ortodôntico realizado pela Profa. Dra. Celina Insabralde, do Centro Odontológico Rodrigues de Almeida, Bauru, SP.

ancoragem esquelética com mini-implantes para a verticalização de dentes inclinados, facilitando os movimentos de corpo durante o fechamento dos espaços.[33]

Na presença de placa, inflamação e defeitos infraósseos, pode ocorrer aprofundamento da bolsa e maior perda de inserção, especialmente se os dentes forem movimentados em direção ao defeito e na região de mandíbula, em decorrência da migração apical da placa para a área subgengival.[35,36] No entanto, na ausência de placa e inflamação, ocorre melhora dos defeitos com a movimentação ortodôntica.[37]

Na reconstrução tridimensional do rebordo para a instalação de implantes, pode-se considerar não apenas a recuperação do espaço perdido, como também o preparo da área para a instalação de implantes por meio do deslocamento do dente no arco e, em seguida, retornando à posição original, o que leva ao aumento do rebordo ósseo, que se mantém estável quatro anos após o tratamento, podendo ser feito também em áreas de agenesia congênita.[33]

Alinhamento e nivelamento de dentes apinhados e mal posicionados

O mau posicionamento dentário pode afetar a saúde periodontal por dificultar a manutenção da higiene e favorecer a retenção e impacção alimentar, além de ocasionar placa bacteriana, sendo considerado fator de risco para a progressão da doença.[38] Por isso, a correção ortodôntica de pequenos desvios de alinhamento do arco dentário deve fazer parte do preparo inicial **(Figura 19)**.

Movimentos verticais

Os movimentos verticais incluem: intrusão e extrusão dos dentes, extração ortodôntica e recuperação de distâncias biológicas.

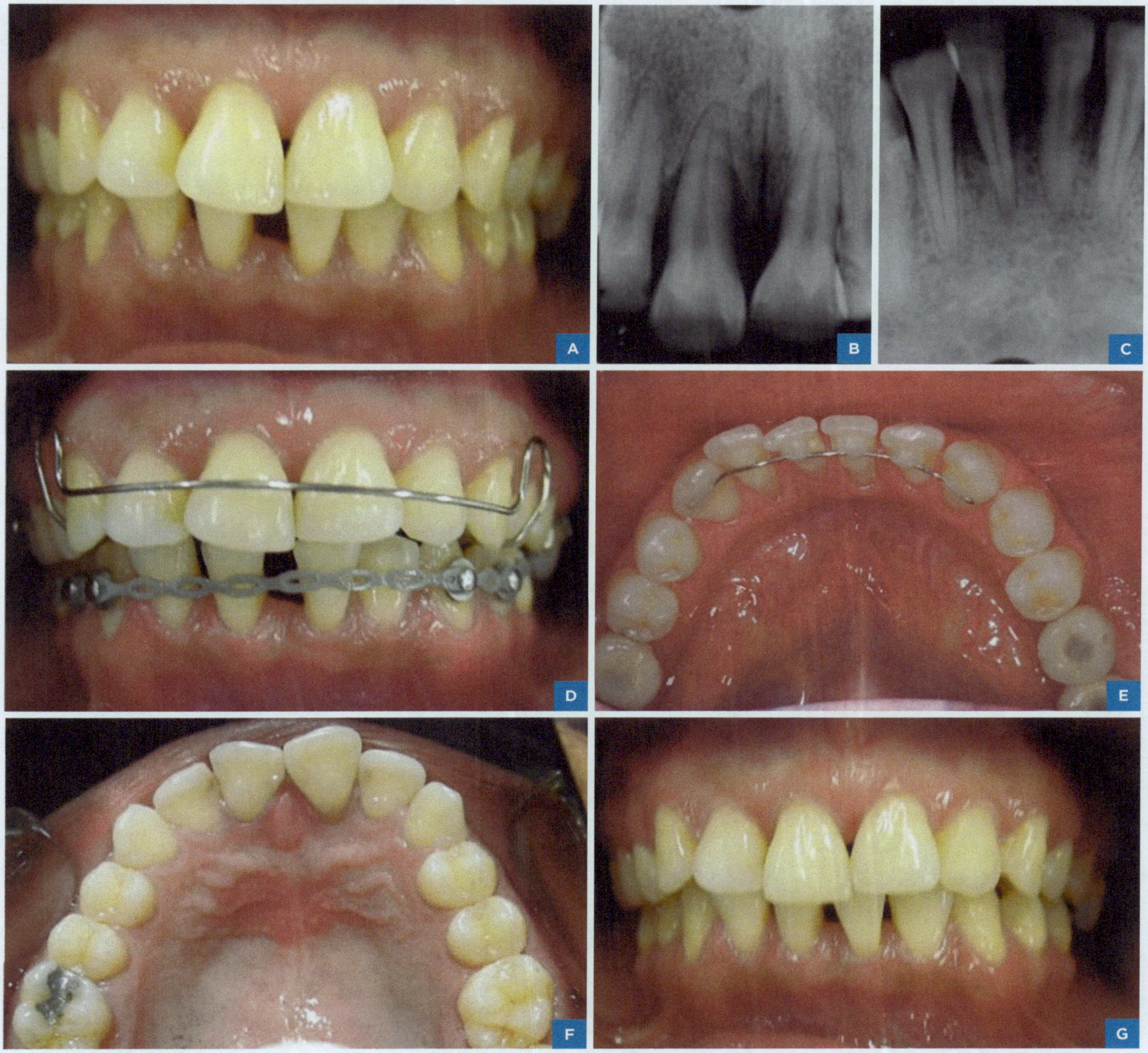

FIGURA 19 Pequenas movimentações ortodônticas como parte dos procedimentos do preparo inicial. (A) O incisivo superior direito encontra-se extruído e vestibularizado, e os incisivos inferiores, vestibularizados e abertos em leque. As duas situações provavelmente se devem à perda do suporte periodontal, como visto nas radiografias em (B) e (C). (D) Placa de Hawley superior instalada para reposicionar o incisivo central e elástico adaptado a acessórios ortodônticos fixados nos pré-molares de ambos os lados para servir de ancoragem para o movimento de lingualização dos incisivos. (E) Contenção temporária fixada por lingual dos incisivos inferiores 3 meses após o início da movimentação. (F) Vista palatina dos dentes superiores após a finalização da movimentação ortodôntica 3 meses após o início. (G) Aspecto frontal final após a conclusão da movimentação ortodôntica.

Fonte: Acervo pessoal dos autores.

Intrusão ortodôntica

Na periodontite avançada, é comum observar protrusão e extrusão dos dentes envolvidos, levando ao aumento do trespasse vertical e horizontal e complicando o trauma aos tecidos moles e duros. Nessas situações, um dos possíveis tratamentos seria a intrusão dos dentes, especialmente na região anterior. As vantagens desse tipo de tratamento incluem melhora da estética, do alinhamento e do nivelamento dentário, redistribuição das forças oclusais nos movimentos protrusivos da mandíbula e redução do traumatismo aos tecidos moles, decorrentes da protrusão dos dentes.

A intrusão ortodôntica de dentes de pacientes com perda óssea periodontal tem efeitos benéficos ao periodonto, com formação de novos tecidos de suporte na ausência de inflamação periodontal.[39,40] No entanto, existem vários fatores de risco a serem considerados nesse tipo de tratamento. Seguindo os princípios da movimentação ortodôntica, no movimento intrusivo ocorre estímulo de tração no tecido ósseo marginal e compressão na área apical, o que pode levar ao aprofundamento dos defeitos ósseos preexistentes, influenciado pela intensidade e direção da força. Forças de intensidade leve tendem a reduzir o estresse na região marginal do ligamento periodontal e limitar a formação de áreas de hialinização quando o dente é movimentado no sentido do longo eixo, com formação de novo tecido periodontal de suporte na ausência de inflamação associada à placa, enquanto forças mais pesadas estão associadas a reabsorção radicular e aprofundamento dos defeitos decorrentes da migração apical da placa supragengival.[33]

Por outro lado, defeitos infraósseos respondem melhor ao tratamento periodontal regenerativo.[41] Como pré-requisito, é necessário realizar tratamento periodontal não cirúrgico meticuloso previamente à movimentação ortodôntica para eliminação da inflamação e usar forças intrusivas de leve magnitude, já que forças mais pesadas estão associadas à reabsorção radicular.

O preparo inicial deve ser cuidadosamente realizado em pacientes a serem submetidos à intrusão ortodôntica de dentes com envolvimento periodontal, tornando a superfície radicular compatível biologicamente. A perda óssea observada durante o movimento intrusivo, induzindo o alargamento do espaço do ligamento periodontal ou o aumento da profundidade das bolsas, pode ser explicada pelo deslocamento apical do epitélio juncional, com reabsorção da crista óssea alveolar, visando à preservação da integridade das distâncias biológicas. Assim, o condicionamento radicular no início do movimento intrusivo impede ou minimiza a migração apical do epitélio juncional, além de promover estímulo à cementogênese e osteogênese, promovendo a exposição de fibras intrínsecas e extrínsecas do cemento que se tornam interligadas às fibras colágenas do tecido ósseo neoformado,

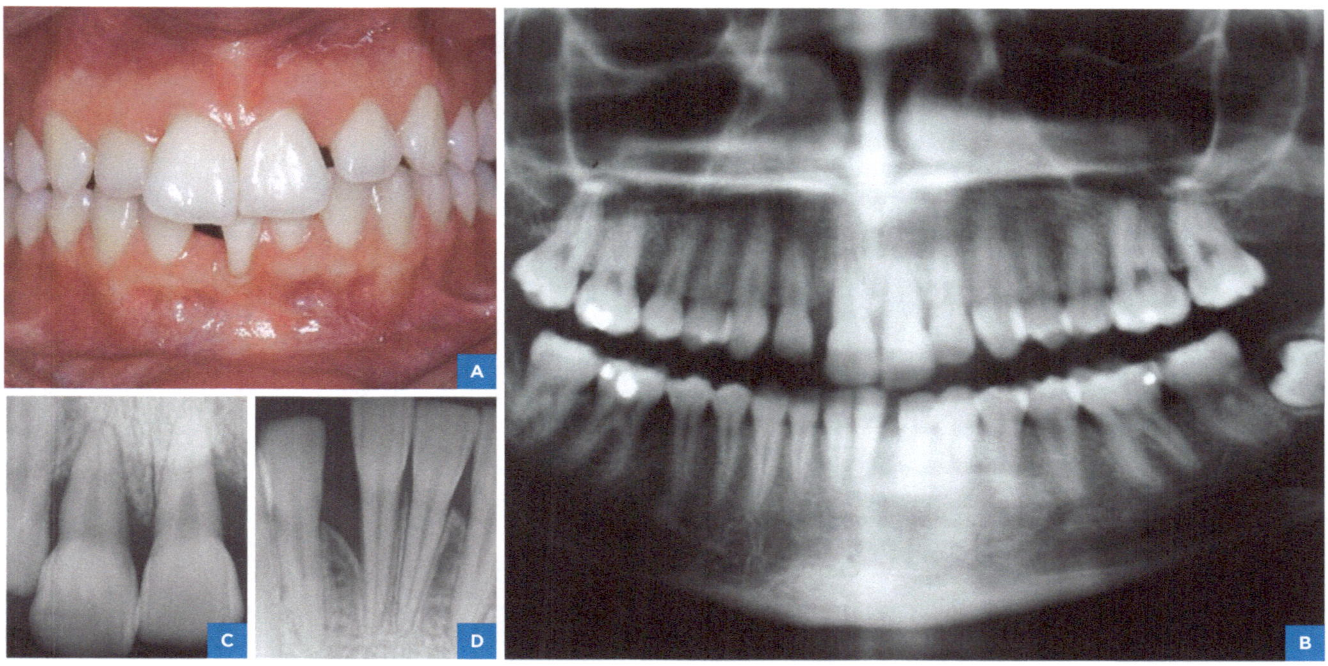

FIGURA 20 Movimento de intrusão de dentes com envolvimento periodontal. (A) Paciente do sexo feminino, 17 anos de idade, não fumante, apresenta extrusão dos incisivos centrais superiores, trespasse vertical acentuado, diastema entre os dentes 21/22 e 42/41. Não há sinais clínicos de inflamação, ausência de cálculo e biofilme pouco espesso, características compatíveis com periodontite padrão de molares e incisivos (periodontite agressiva ou juvenil localizada). O exame clínico demonstrou bolsas periodontais de 7 a 8 mm nas faces distais e linguais dos incisivos centrais superiores e na face distal do incisivo central inferior direito. Nas imagens panorâmica (B) e periapicais (C, D), observam-se defeitos ósseos verticais nos dentes 11, 21, 32 e 46, complementando o diagnóstico clínico.

(Continua)

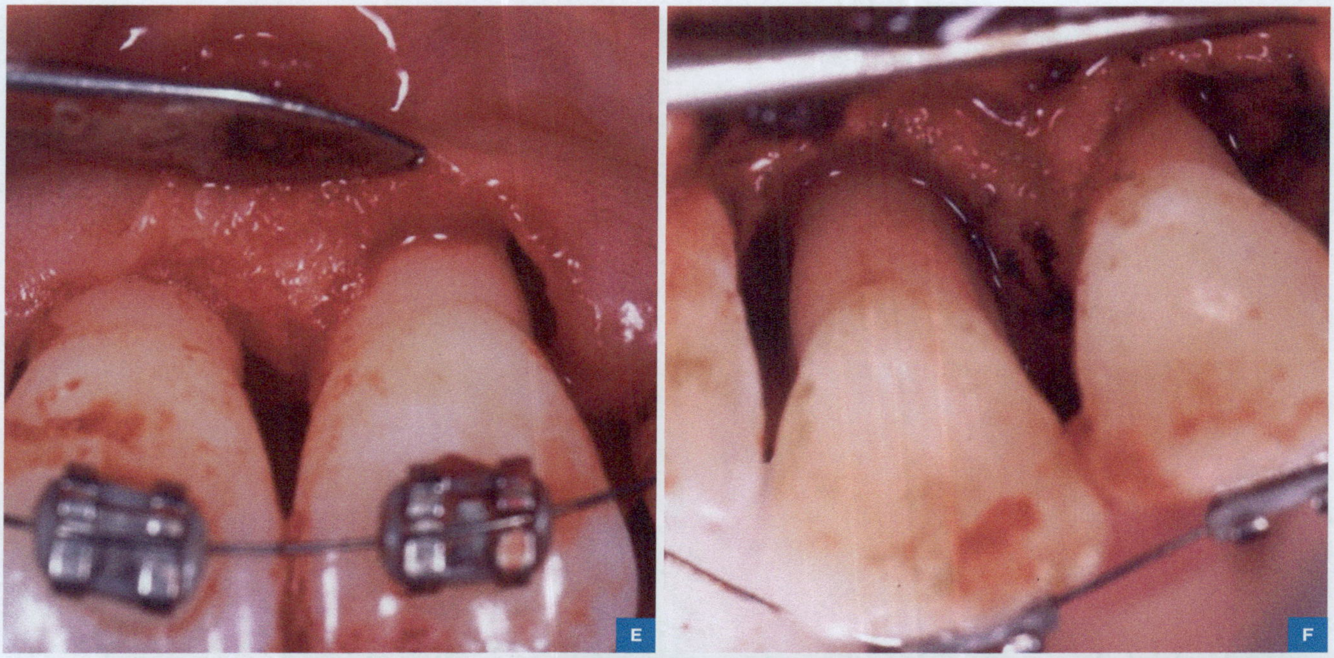

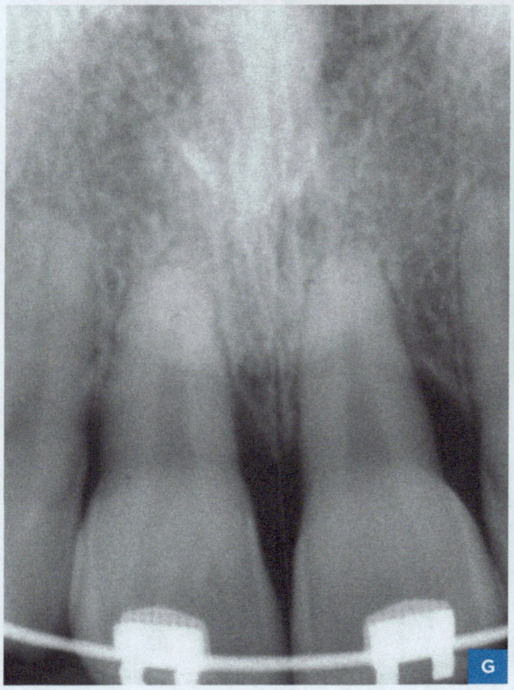

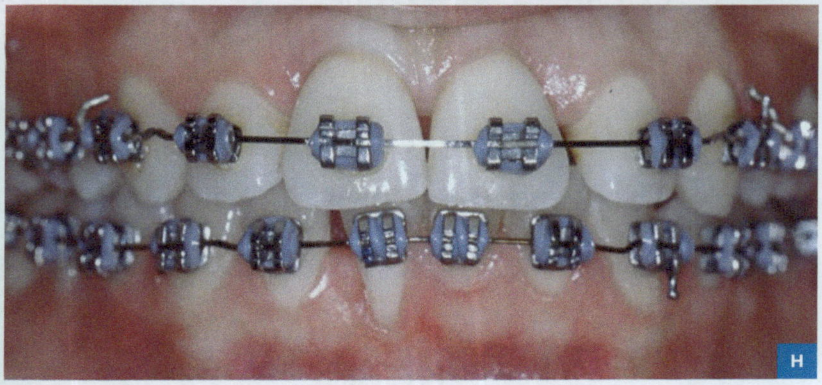

FIGURA 20 *(Continuação)* (E, F) No mesmo dia da instalação do aparelho fixo, foi realizada cirurgia periodontal por meio de incisão em bisel inverso para remoção do epitélio sulcular, da bolsa e juncional. Após o debridamento do tecido de granulação, raspagem e alisamento radicular, foi realizado condicionamento com ácido fosfórico por 3 minutos para desmineralização radicular e do defeito ósseo. (G) Mudança das características do defeito ósseo (comparar com imagem C) geradas pelo movimento de intrusão e fechamento do espaço. (H) Vista frontal demonstrando ausência de mudanças significativas no nível da margem gengival.

(Continua)

favorecendo a regeneração dos tecidos periodontais e a obtenção de sulco gengival raso **(Figura 20)**, passível de preservação dos resultados do tratamento a longo prazo por meio do controle pessoal de placa.[42]

Extrusão ortodôntica

Os movimentos extrusivos ortodônticos podem ser realizados com três finalidades primárias: recuperação das distâncias biológicas periodontais, extração ortodôntica de dentes condenados e reconstrução tridimensional da arquitetura óssea previamente à instalação de implantes osseointegrados.

Recuperação de distâncias biológicas

As distâncias biológicas, atualmente denominadas área de inserção supracrestal, compreendem a área de sulco gengival, área de inserção conjuntiva e gengiva ceratinizada. A invasão dessas distâncias biológicas sagradas resulta em inflamação dos tecidos periodontais marginais, com perda óssea associada.[3]

As causas para o comprometimento das distâncias biológicas são variadas e podem estar associadas a problemas relacionados com o dente ou o periodonto **(Figura 21)**. Quando as causas da invasão das distâncias biológicas estão relacionadas com o dente, deve-se realizar o movimento de tração

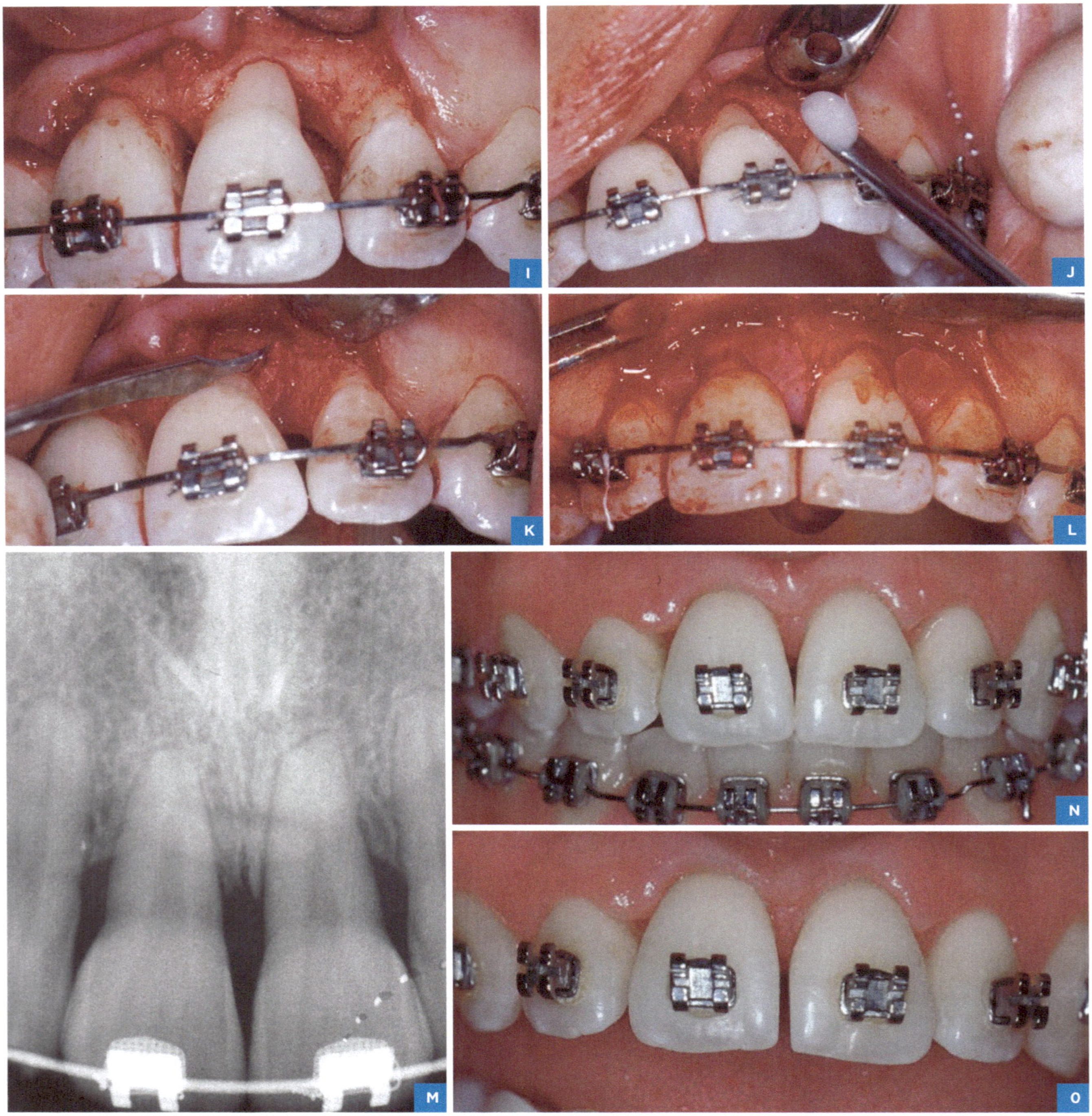

FIGURA 20 *(Continuação)* (I) Correção dos defeitos ósseos residuais por meio de levantamento de retalho mucoperiosteal, seguido de raspagem e alisamento radicular, (J) condicionamento radicular com gel de EDTA (Pref-Gel, Straumann®, Brasil), (K) osteoplastia e preenchimento dos componentes infraósseos do defeito com Emdogain (Straumann®, Brasil) e do osso autógeno e (L) posicionamento de membrana de colágeno bovino (Baumer®, Mogi Mirim, Brasil). O nível da margem gengival na face vestibular dos incisivos centrais se manteve estável em relação à junção cemento-esmalte, quando comparado com a imagem E. (M) Imagem radiográfica da área 6 meses depois. (N) Presença de *black spaces* entre os incisivos superiores, (O) corrigidos por meio de confecção de *slice* entre os incisivos e complementação da movimentação ortodôntica.

(Continua)

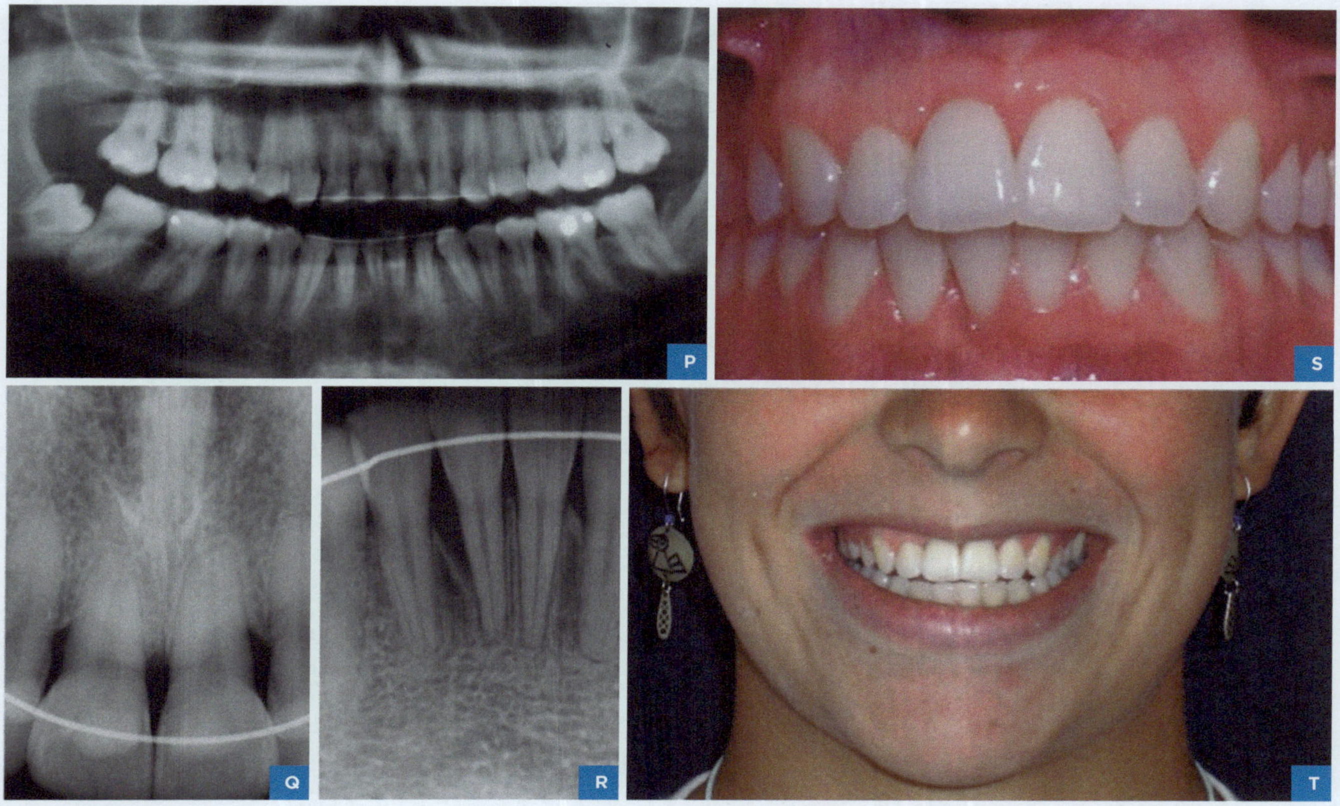

FIGURA 20 *(Continuação)* (P, Q, R) Radiografias panorâmica e periapicais finais obtidas 8 meses após o tratamento ativo, mostrando o sucesso do tratamento, com melhor proporção coroa:raiz e presença de lâmina dura ao redor dos dentes tratados. Em (P) e (R), observam-se defeitos infraósseos residuais a serem tratados por meio de abordagem regenerativa. Em (S) e (T), observe o plano oclusal e a relação interoclusal em harmonia com a linha do sorriso. As profundidades de sondagem dos incisivos centrais foram de 2 mm nas faces mesial, vestibular e lingual e de 3 mm nas faces distais, sem sangramento à sondagem.

Fonte: Ortodontia executada pelo Dr. Marcos dos Reis Pereira Janson. Reproduzida com autorização de Passanezi *et al.*[42]

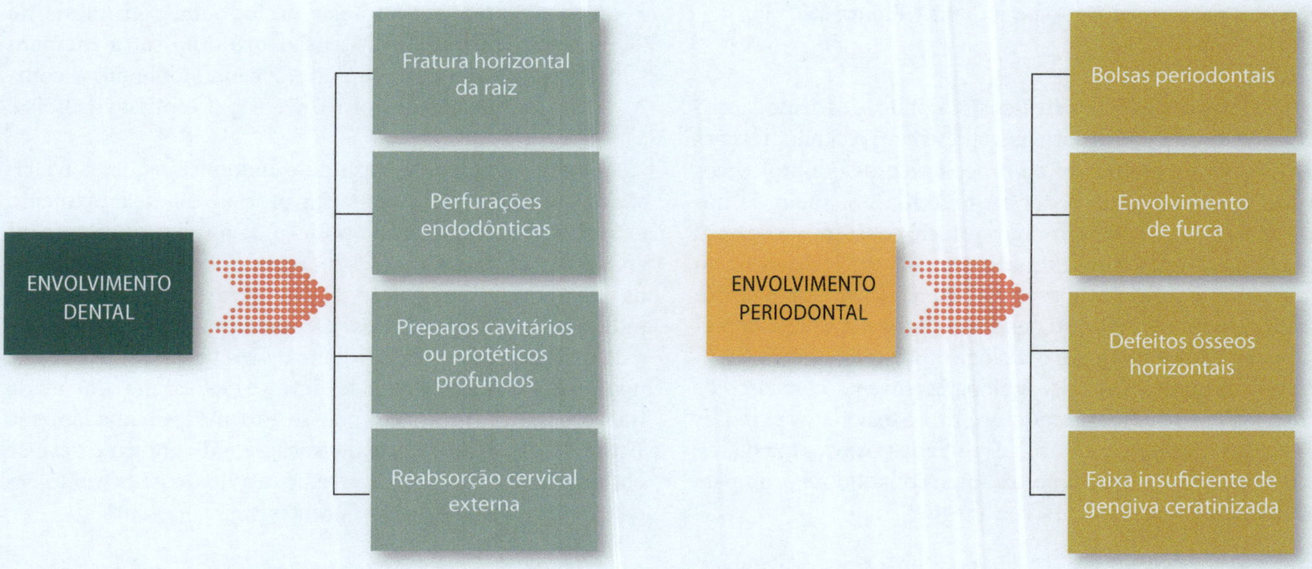

FIGURA 21 Causas da invasão das distâncias biológicas por envolvimento dental e periodontal.

Fonte: Elaborada pelos autores.

coronal rápida, que tem por objetivo deixar área de 2 a 3 mm de estrutura dental saudável coronal à crista óssea alveolar, visando a reconstituição das distâncias biológicas periodontais. Quando as causas para o comprometimento das distâncias biológicas estiverem relacionadas com o periodonto, o tracionamento lento deve ser realizado, permitindo a formação tridimensional de novo osso. Portanto, o tracionamento lento também está indicado para exodontia de dentes condenados em pacientes com comprometimento sistêmico que contraindiquem a realização de procedimentos cirúrgicos, bem como para a reconstrução de rebordo para instalação de implantes.[3]

Para planejar o movimento, deve-se considerar a necessidade de que 2 a 3 mm de estrutura dentária saudável deva existir coronalmente à crista óssea para possibilitar a reconstituição das distâncias biológicas. Assim, em um dente fraturado 3 mm subgengivalmente, 1 mm apical à crista óssea, é necessário tracioná-lo de 3 a 4 mm. Portanto, duas ativações são necessárias. Deve-se observar, entretanto, a proporção coroa clínica:raiz clínica, que deve ser de, no máximo, 1:1 após o tracionamento. Assim, se a raiz a ser tracionada tiver 12 mm de comprimento, por exemplo, e for necessário tracionar 6 mm, o movimento não poderá ser realizado. Por outro lado, se a raiz tiver 18 mm de comprimento e for esperado 6 mm de tracionamento, a proporção coroa clínica:raiz clínica será respeitada e o movimento poderá ser realizado.

O tracionamento pode ser realizado com aparelhos ortodônticos fixos, realizando-se dobras no fio para proceder à movimentação, ou por meio do uso de placas de mordida e elásticos ortodônticos **(Figura 22)**.

Com o tracionamento dental, é possível conseguir, além da recuperação das distâncias biológicas por envolvimento do dente, redução da profundidade de sondagem, diminuição da profundidade dos defeitos ósseas e aumento da faixa de gengiva ceratinizada, especialmente quando se realizam movimentos extrusivos lentos, direcionados à recuperação das distâncias biológicas por envolvimento periodontal **(Figura 23)**.[3,33]

Extração ortodôntica

Seguindo os princípios de extrusão ortodôntica dos dentes e considerando-se que alguns pacientes apresentam contraindicações médicas para a realização de procedimentos odontológicos cirúrgicos, pode-se proceder à exodontia por meio de tração coronal, seguindo os mesmos princípios da tração coronal lenta. São indicações de extração ortodôntica:[3] pacientes em tratamento oncológico por quimioterapia ou radioterapia com indicação de exodontia que não puderam realizá-la previamente; após tratamento oncológico por radioterapia na região de cabeça e pescoço; coagulopatias severas, com risco de hemorragia; pacientes fazendo uso de bisfosfonatos para tratamento oncológico, com risco de osteonecrose dos maxilares; necessidade de reconstrução tridimensional do rebordo para instalação de implantes, descrita a seguir.

Reconstrução tridimensional da arquitetura óssea previamente à instalação de implantes osseointegrados

Após a exodontia, ocorre perda óssea progressiva do osso alveolar nos sentidos horizontal e vertical, especialmente da tábua óssea vestibular, que se estende por anos após a extração, alterando a morfologia do tecido ósseo e prejudicando o posicionamento ideal do implante.[43] Para se conseguir a reconstrução tridimensional da arquitetura óssea em áreas de dentes **(Figura 24)**, principalmente dentes unitários condenados à extração na região anterior superior em decorrência de perda óssea periodontal avançada, fraturas radiculares, trepanações ou outras condições, foi proposta a extração ortodôntica do dente para aumento de volume horizontal e vertical de tecido ósseo e aumento da faixa de gengiva ceratinizada,[44] proporcional à quantidade e direção do movimento extrusivo.[45,46]

Os defeitos ósseos pré-exodontia são classificados em:[45]

- **Tipo I:** sem perda óssea.
- **Tipo II:** inserção residual em 2/3 do comprimento radicular.
- **Tipo III:** inserção residual em 1/2 do comprimento radicular.
- **Tipo IV:** inserção residual em 1/3 do comprimento radicular.
- **Tipo V:** inserção residual ao redor do ápice radicular.

O ganho em altura de tecido ósseo e mole depende da localização da inserção conjuntiva ao tecido ósseo:[47]

- **Tipo 1:** gengiva firmemente inserida no tecido ósseo e na superfície radicular e junção mucogengival localizada sobre o tecido ósseo, proporcionando aumento significativo da faixa de gengiva ceratinizada.
- **Tipo 2:** gengiva e junção mucogengival firmemente aderida à superfície radicular, mas coronal ao tecido ósseo remanescente; neste caso, embora a margem gengival se movimente coronalmente no mesmo sentido do movimento extrusivo, não há aumento significativo da faixa de gengiva ceratinizada.
- **Tipo 3:** presença de bolsa periodontal com perda de inserção; durante a extrusão ortodôntica, a margem gengival não se movimenta coronalmente até a completa eliminação da bolsa e eversão do epitélio da bolsa.

O planejamento da extrusão ortodôntica requer a avaliação da profundidade de sondagem previamente ao movimento extrusivo, determinação da posição da junção mucogengival em relação à crista óssea e "sondagem óssea" para localização da crista óssea e averiguação se há gengiva inserida à superfície radicular e/ou ao periósteo.[47] O aumento da faixa de gengiva e de osso em altura é dependente desses fatores, sendo maior no tipo 1. Para essa finalidade, deve-se realizar movimento de tração coronal lenta, podendo-se extruir aproximadamente 1 mm ao mês.[3] O controle da tração é radiográfico e deve-se observar o nivelamento da crista óssea do dente extruído em relação àquela dos dentes adjacentes.

CONTENÇÃO DOS DENTES MÓVEIS

Todo dente, mesmo com periodonto normal, pode apresentar pequena movimentação nos sentidos horizontal e verti-

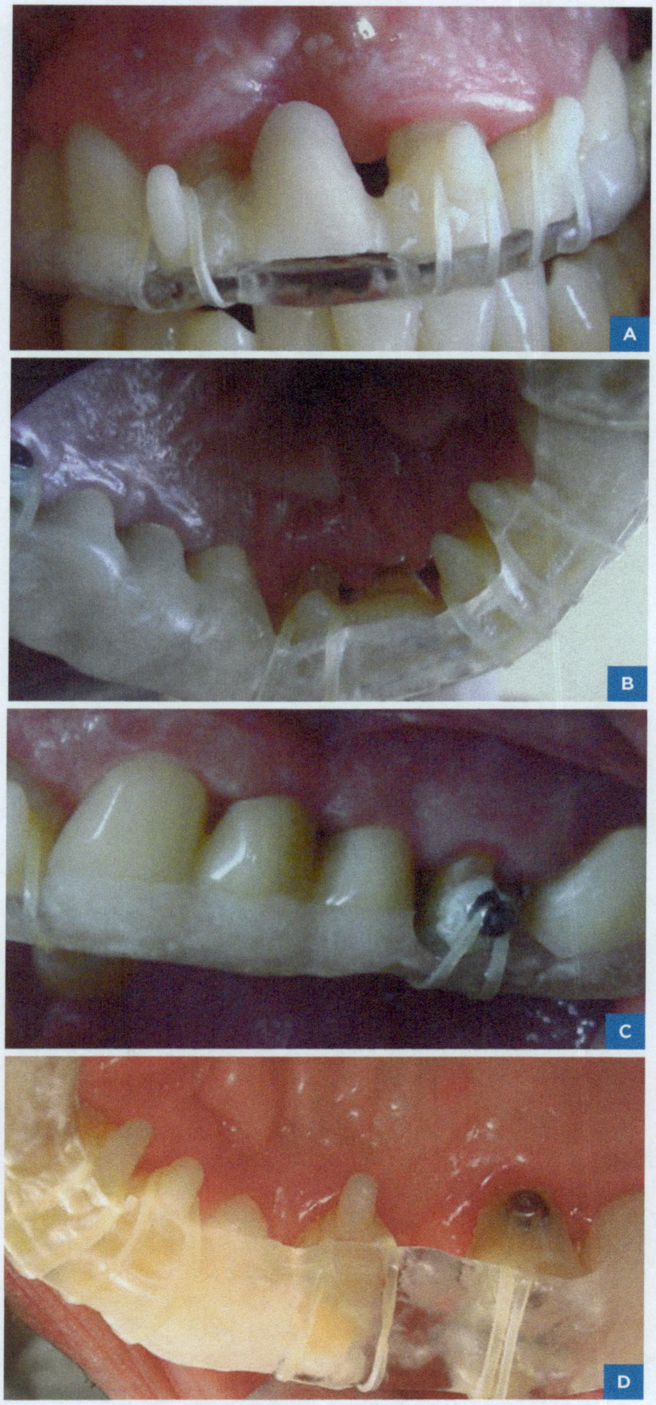

FIGURA 22 Placa de tracionamento. (A, C) Vista vestibular e (B, D) palatina de placa de tracionamento dental. Note que é realizado desgaste da placa de bruxismo nos dentes a serem tracionados, deixando uma plataforma reta para que possa ser realizado o movimento extrusivo do dente. A distância entre a plataforma da placa e a borda incisal ou oclusal do dente a ser tracionado deve ser de 2 a 3 mm quando se realiza o movimento rápido de tração coronal, destinado à recuperação das distâncias biológicas por envolvimento do dente (p. ex., fraturas, margens de restaurações ou próteses subgengivais). O movimento de tração lenta, destinado à recuperação das distâncias biológicas por envolvimento periodontal (p. ex., bolsas periodontais supraósseas) requer a criação de espaço de 0,5 a 1 mm entre a placa e a borda incisal ou oclusal do dente a ser tracionado. A placa permite a movimentação do dente no sentido do seu longo eixo, já que são posicionados ganchos confeccionados em resina fotopolimerizável ou botões linguais de forma equidistante nas superfícies vestibular e lingual/palatina do dente a ser tracionado. Isso permite tração no tecido ósseo ao redor do dente no ápice e nos aspectos laterais, observando-se aposição óssea. Outra vantagem é o controle da movimentação ortodôntica, já que em cada ativação o espaço criado para movimentação do dente é conhecido e controlado. Para a tração rápida, a ativação do movimento, obtida por meio de desgaste da incisal do dente a ser tracionado, é realizada depois de 3 a 5 dias de estabilização do movimento extrusivo, enquanto para o tracionamento lento, deve-se aguardar de 8 a 12 dias antes de se desgastar novamente a incisal do dente. O movimento extrusivo é conseguido posicionando-se elástico ortodôntico no botão vestibular com a placa em posição. O elástico passa sobre a superfície oclusal da placa e é preso ao gancho ou botão posicionado na lingual. O paciente deve fazer uso do acessório 24 horas por dia, removendo-o apenas para comer e higienizar.

Fonte: Acervo pessoal dos autores.

cal e, até mesmo, pequenos movimentos de rotação, quando submetido a forças oclusais, dentro de certos limites. Quando o dente é pressionado lateralmente ele irá se deslocar em uma determinada extensão dentro do ligamento (mobilidade dentária inicial e secundária), e o parâmetro que se utiliza para avaliar esse movimento é o deslocamento da coroa dentária, o qual, em condições normais, reflete a mobilidade fisiológica. Na presença de um periodonto reduzido, com espessura normal do ligamento periodontal, a extensão do movimento da raiz dentro do alvéolo é a mesma, porém o movimento descrito pela coroa é maior e, portanto, a mobilidade está aumentada. Nessas situações, a mobilidade aumentada é denominada "mobilidade fisiológica aumentada", ou seja, o importante não é a excursão da coroa, mas biologicamente o quanto a raiz desloca dentro do ligamento remanescente, desde que essa mobilidade não esteja aumentando progressivamente. Somente a mobilidade dentária que aumenta progressivamente, decorrente de trauma oclusal (seja

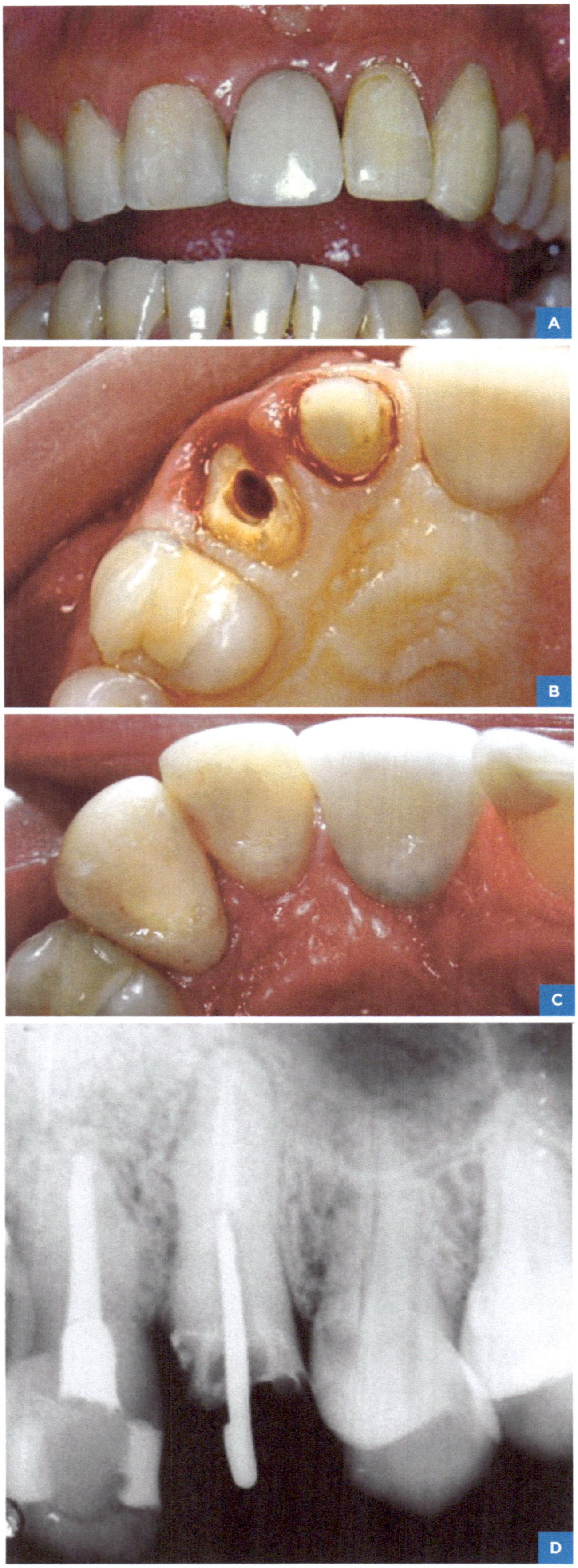

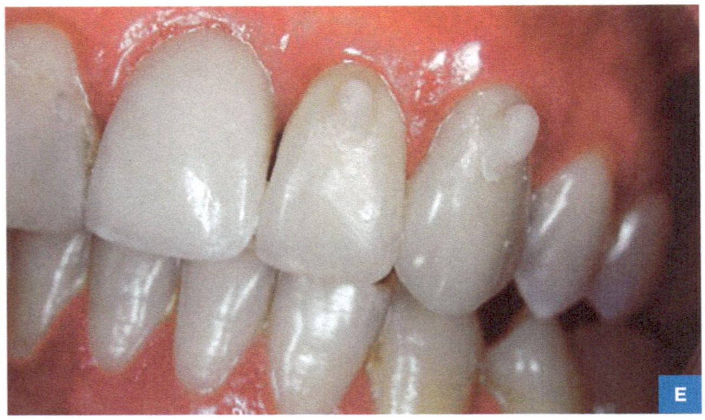

FIGURA 23 Tração coronal para recuperação das distâncias biológicas. (A) Vista clínica inicial de paciente apresentando coroa metalocerâmica (provisória) no 21, sem intenção de envolver a reconstrução geral na época, apesar de alguns dentes apresentarem restaurações extensas com resina fotopolimerizável. (B) Vista clínica por palatino, destacando-se a presença de restauração estética ampla no 23. (C) Vista clínica oclusal da região do 23, que experimentou fratura horizontal em nível subgengival profundo. Observe o sangramento gengival à remoção da coroa provisória. (D) Imagem radiográfica sugerindo que a fratura se encontra em proximidade íntima com a crista óssea alveolar, envolvendo, portanto, as distâncias biológicas periodontais do sulco gengival, epitélio juncional e inserção conjuntiva. O pino no canal foi embutido na coroa provisória para retenção da coroa em posição. (E) Vista clínica de coroas provisórias instaladas no 22 e 23 para tratamento das distâncias biológicas por tração coronal rápida, programada para 4 mm no 23 e 2 mm no 22. O 22 foi também tracionado por estar programada a sua reconstrução protética por coroa VMK e para harmonizar a curva parabólica da crista óssea pela cirurgia ressectiva a ser realizada após a contenção dos dentes na posição tracionada por 4 meses. Para viabilizar a tração coronal, nas áreas vestibulares e palatinas centrais de cada coroa provisória, foram incrustados dois pinos de resina autopolimerizável próximos à cervical, um por vestibular e outro por palatino. Os pinos foram unidos às coroas de modo a ficarem com ligeira dobra ou inclinação para apical.

(Continua)

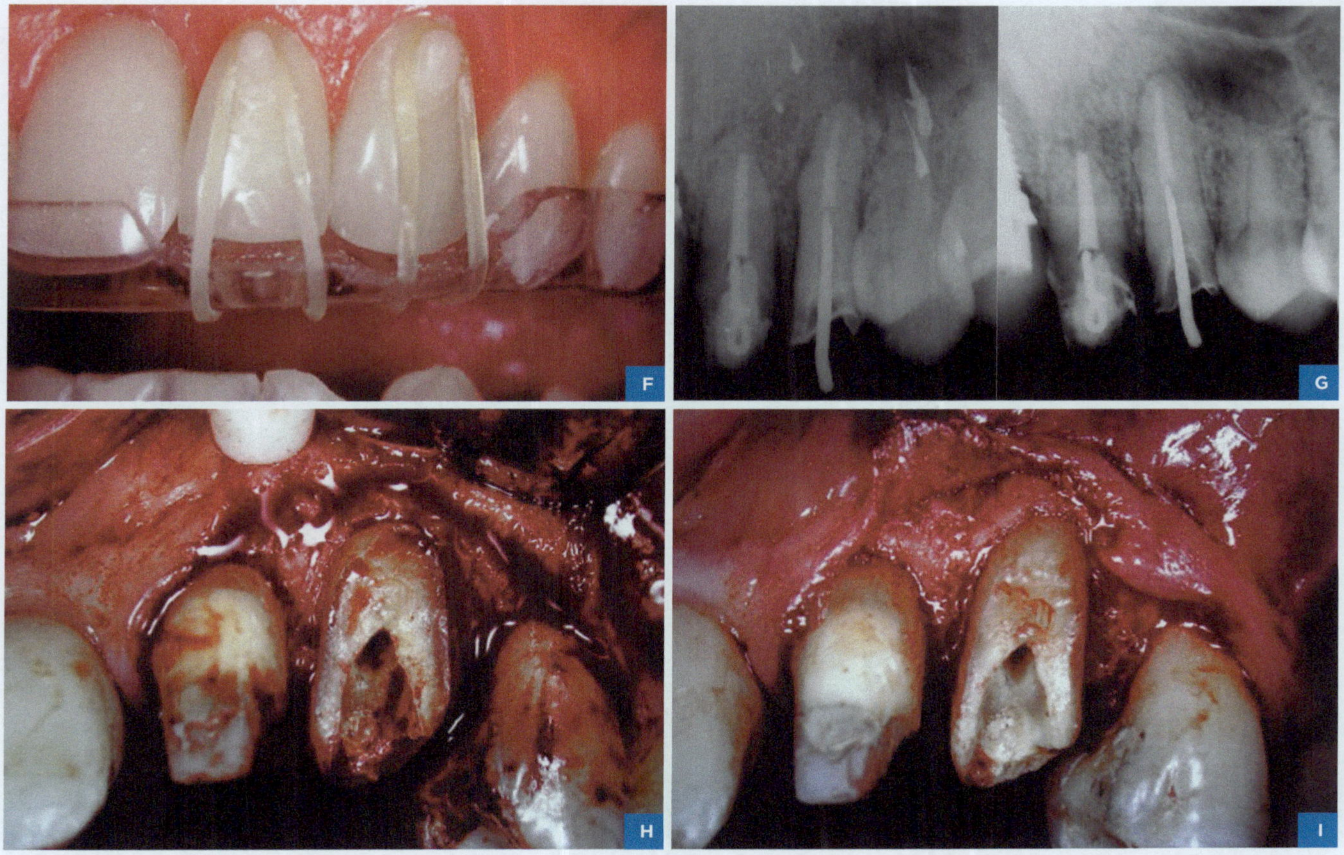

FIGURA 23 *(Continuação)* (F) Vista vestibular da aparatologia usada para a tração coronal, composta por placa de mordida e elásticos ortodônticos. A placa de mordida deve recobrir todos os dentes do arco correspondente, recobrindo cerca de 2 a 3 mm da zona expulsiva dos dentes por vestibular e palatino, sendo construída em modelos montados em relação cêntrica (RC) em articulador semiajustável, com dimensão vertical que permite resistência à resina da placa de mordida. Nos dentes a serem tracionados, a placa de mordida é aliviada para não tocar o dente, deixando um vão de 2 a 3 mm para a tração rápida e 0,5 a 1 mm para a tração lenta. Uma vez instalada a placa de mordida, elásticos ortodônticos foram passados dos pinos vestibulares aos palatinos, cruzando sobre a placa de mordida em áreas nas quais foram feitas canaletas nas placas de mordida, de modo a evitar a mordida sobre o elástico. Nesse esquema, apenas os dentes a serem movimentados recebem as forças ortodônticas, essencialmente no longo eixo, posto que os pinos se encontram centralizados e a direção de instalação dos elásticos ortodônticos segue a direção axial. Assim, qualquer que seja a extensão do movimento, a tração coronal ortodôntica segue a direção de erupção dos dentes e eliminam-se quaisquer riscos de reabsorção dental. Por isso a placa de mordida é o método eletivo para o procedimento. Se o tratamento requerer novas etapas de tração, para a tração rápida deve-se aguardar 3 a 5 dias para realizar novo movimento e assim por diante até completar o necessário para a reconstrução das distâncias biológicas periodontais. (G) Imagens radiográficas periapicais com duas angulações diferentes para melhor visualização dos diferentes aspectos envolvidos. Na imagem à direita da figura pode-se observar que, apesar do movimento rápido, houve alguma neoformação óssea na crista, que se tornou oblíqua para coronal em mesial do 23, acompanhando parcialmente o movimento, pois a fração de estrutura dental para reconstrução das distâncias biológicas encontra-se supra-alveolar, como sugerem ambas as imagens. (H) Exposição do campo cirúrgico por levantamento de um retalho dividido minimamente invasivo, com exposição da crista óssea dos dentes 22 e 23 e a fração vestibulomesial do 24. O retalho não se estendeu até o 21 por se tratar de implante osseointegrado, no qual não se viabiliza a formação de área de inserção conjuntiva. Por palatino foi levantado o retalho por gengivectomia interna (ver Capítulo 8). Observe que a raiz do 23 se encontra com fratura próxima à crista óssea, enquanto no 22 a crista óssea está a aproximadamente 1,5 mm da crista óssea, indicando que esta acompanhou o movimento de tração coronal do dente. (I) Vista clínica após osteotomia e odontoplastia para criar superfície radicular compatível com a reconstituição das distâncias biológicas periodontais. Para evitar excesso de remoção óssea pela osteotomia, a superfície radicular também foi desgastada, deslocando a linha da fratura mais para incisal, até obter a extensão supra-alveolar de raiz saudável suficiente para a inserção de novas fibras de Sharpey em novo cemento (área de inserção conjuntiva), desenvolvimento de novo epitélio de união ao dente (epitélio juncional), considerando que o sulco gengival faz parte do meio externo e não necessita união biológica ao dente.

(Continua)

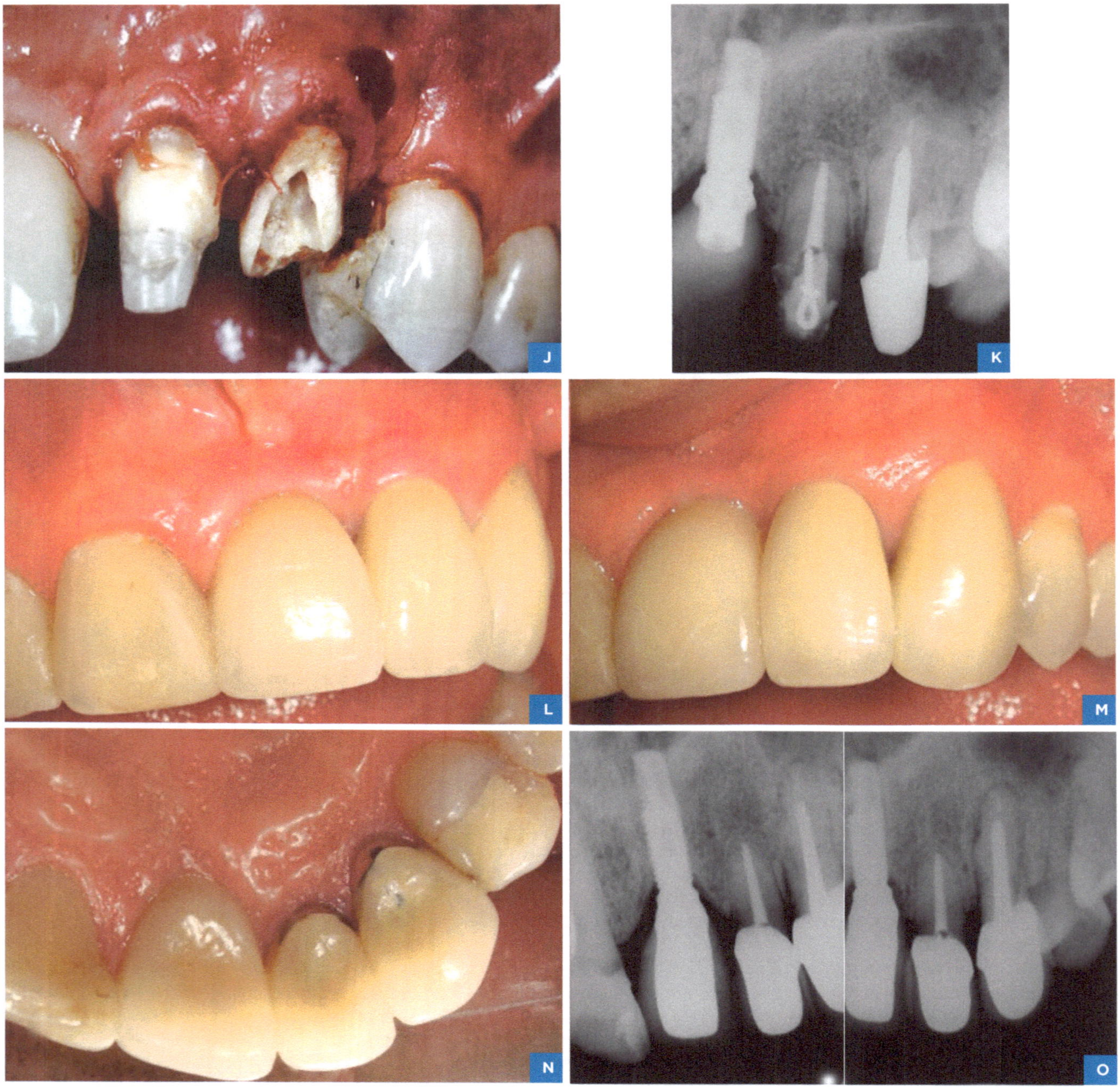

FIGURA 23 *(Continuação)* (J) Retalho dividido suturado apicalmente, cobrindo cerca de 0,5 mm da superfície radicular supra-alveolar. Foi usada sutura colchoeira vertical, unindo o retalho vestibular ao palatino, de modo a obter melhor assentamento da gengiva interproximal. (K) Imagem radiográfica após a cicatrização clínica dos tecidos, durante a prova do núcleo metálico a ser inserido para permitir a reprodução da coroa proteticamente preparada do 23. A imagem radiográfica sugere o estabelecimento da estrutura dental saudável para a reconstituição das distâncias biológicas. (L, M e N) Vistas clínicas após 3anos, ilustrando a saúde clínica dos tecidos, com amoldamento da gengiva interproximal à coroa sobre implante e aos dentes. (O) Imagens radiográficas em duas angulações para acompanhar a preservação do contorno marginal da crista óssea após o procedimento de osteotomia. Observe a preservação das áreas das distâncias biológicas, apesar do efeito de superposição de imagens que ocorre em técnicas radiográficas da bissetriz. Áreas de alargamento do espaço do ligamento periodontal são sugeridas na imagem, porém a resposta clínica saudável levou à pressuposição de adaptação funcional, provavelmente em consequência de alguma variação na relação coroa clínica × raiz clínica.

(Continua)

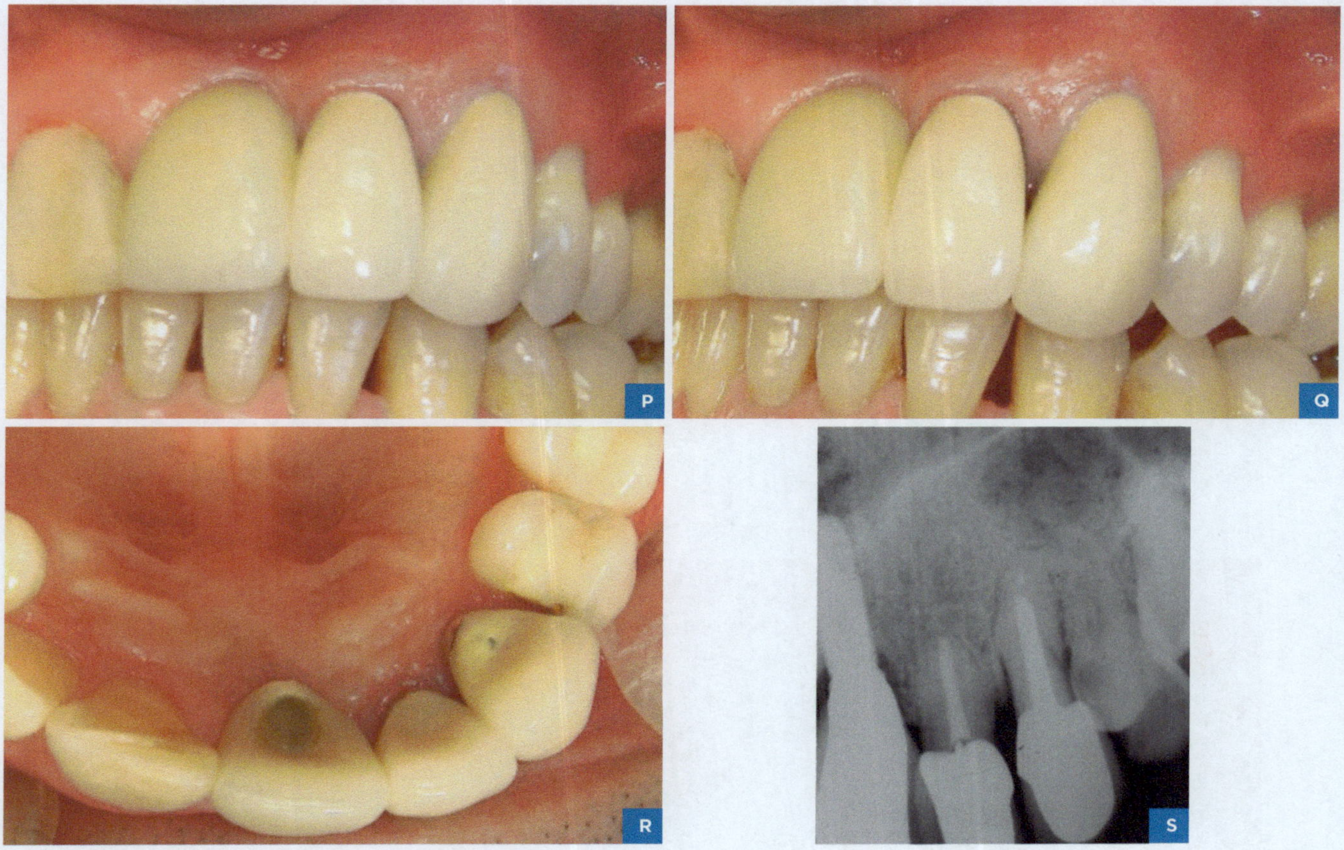

FIGURA 23 *(Continuação)* (P, Q e R) Vistas clínicas no pós-operatório de 15 anos, ilustrando a validade dos procedimentos executados pela preservação dos resultados, apesar de ligeira recessão gengival no 22. Entretanto é possível observar que a margem gengival mantém o contorno saudável, encontra-se com aspecto e consistência compatíveis, o sulco gengival continua raso, evidenciando que a reconstituição das distâncias biológicas periodontais é procedimento imprescindível para o restabelecimento da saúde periodontal. (S) Imagem radiográfica sugerindo o remodelamento do espaço do ligamento periodontal e a preservação da estrutura óssea, evidenciando que a relação coroa clínica × raiz clínica produzida manteve os requisitos para a transmissão e neutralização das forças oclusais.

Fonte: Reprodução autorizada pela Editora Artes Médicas.

primário ou secundário), deveria ser denominada "mobilidade patológica".[48]

A mobilidade suprafisiológica depende de vários fatores, como: quantidade de suporte remanescente; largura do espaço do ligamento periodontal; forma, disposição e número de raízes; presença e severidade de processo inflamatório afetando o periodonto e/ou o periápice; magnitude, direção, frequência e duração de forças oclusais na mastigação; hábitos parafuncionais; influência hormonal (gravidez, ciclo menstrual, contraceptivos); processos patológicos que alteram tecido ósseo e raiz, como tumores, cistos, fraturas; doenças sistêmicas como diabetes *mellitus*, dentre outras; pós-operatório imediato a cirurgias periodontais; sobrecarga consequente a perdas de dentes, dentre outros fatores. Pode ocorrer, ainda, uma variação na mobilidade de acordo com o período do dia, sendo maior pela manhã devido à ausência de forças no periodonto à noite, com diminuição ao longo do dia em função da ação das forças da mastigação.[49]

A mobilidade dental patológica pode estar relacionada à perda excessiva dos tecidos de suporte, ocasionada pela progressão da doença ou por trauma oclusal.[50] A RAR efetiva consegue controlar o processo inflamatório e, frequentemente, resulta em redução ou, até mesmo, eliminação da mobilidade dental patológica, devido à reorganização do tecido conjuntivo gengival e do ligamento periodontal. Por outro lado, se a mobilidade aumenta progressivamente, pode agir como fator contribuinte para a progressão da periodontite.[51]

Se o dente com mobilidade apresenta periodonto reduzido, mas saudável, a mobilidade por si não é capaz de levar à destruição adicional do periodonto remanescente.[51] Entretanto, se o suporte periodontal foi reduzido a ponto de comprometer a proporção coroa clínica:raiz clínica, o dente pode ficar sujeito a trauma oclusal secundário, que se manifesta frente à incapacidade de suportar as forças produzidas por língua, lábios, bochechas e músculos da mastigação. Nesses casos, a esplintagem é indicada.[52]

A contenção temporária ou permanente dos dentes é indicada quando há mobilidade acentuada ou progressiva dos dentes que não apresenta redução com o tratamento de eliminação

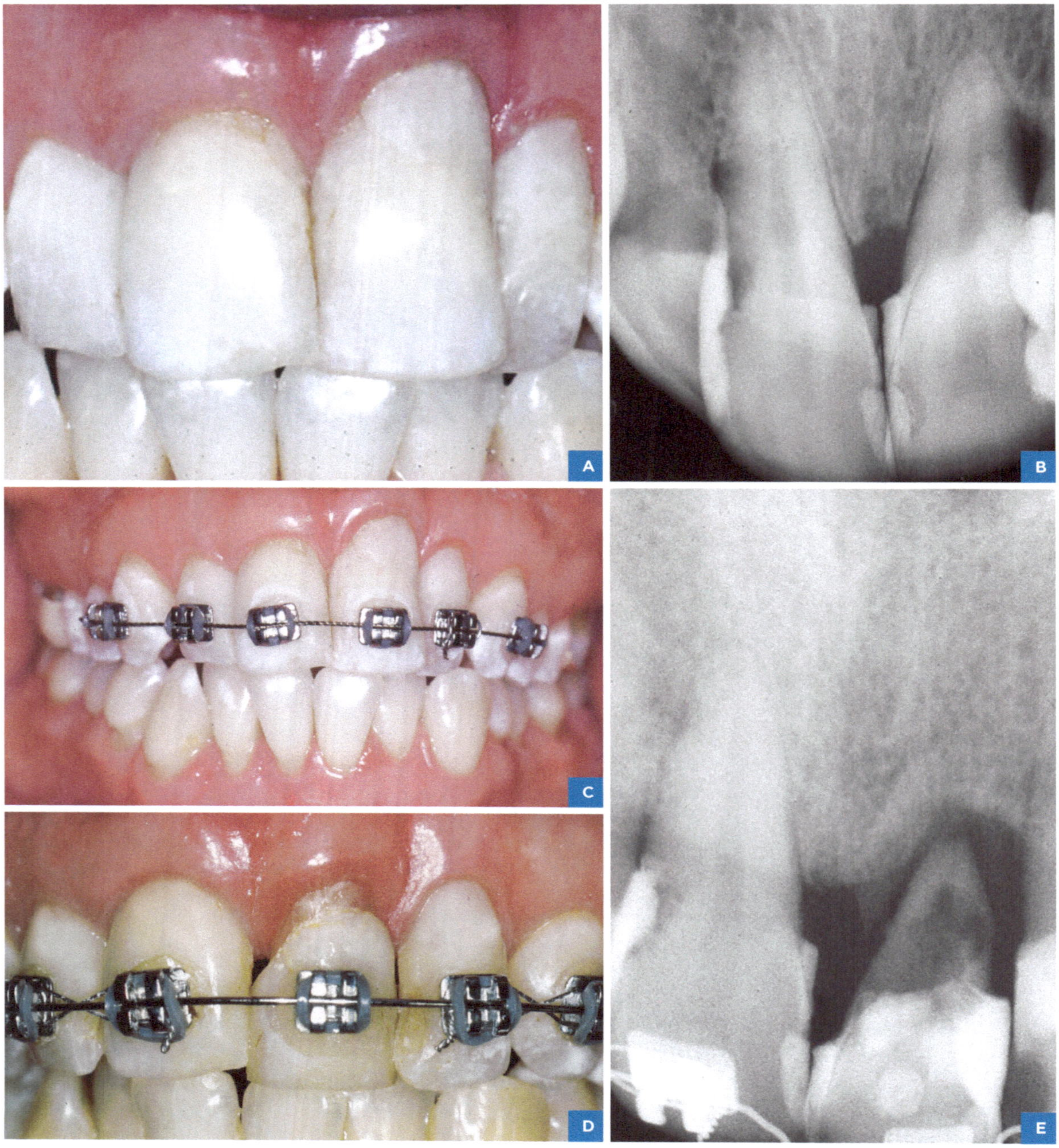

FIGURA 24 Extração ortodôntica para reconstrução tridimensional da arquitetura óssea previamente à instalação de implante. (A) Vistas clínica e (B) radiográfica do dente 21, apresentando perda óssea avançada na face distal do dente, com recessão gengival e consequente exposição da superfície radicular com restauração deficiente de resina fotopolimerizável. Note em (A) a discrepância na altura da gengiva marginal dos dentes 11 e 21 e a inflamação gengival existente. Em (B), observe a diferença de altura do nível ósseo interproximal das faces mesial e distal e o alargamento do espaço do ligamento periodontal. (C) Em decorrência do envolvimento estético da área, optou-se por realizar a extração ortodôntica do 21, permitindo a reconstrução tridimensional da arquitetura óssea visando à instalação de implantes osseointegrados. (D) Com o movimento extrusivo, realizado de forma lenta, há eversão do epitélio da bolsa para a cavidade bucal, notando-se eritema na gengiva marginal do 21. (E) A imagem radiográfica mostra que o dente saiu do alvéolo, devendo ser então removido por completo.

(Continua)

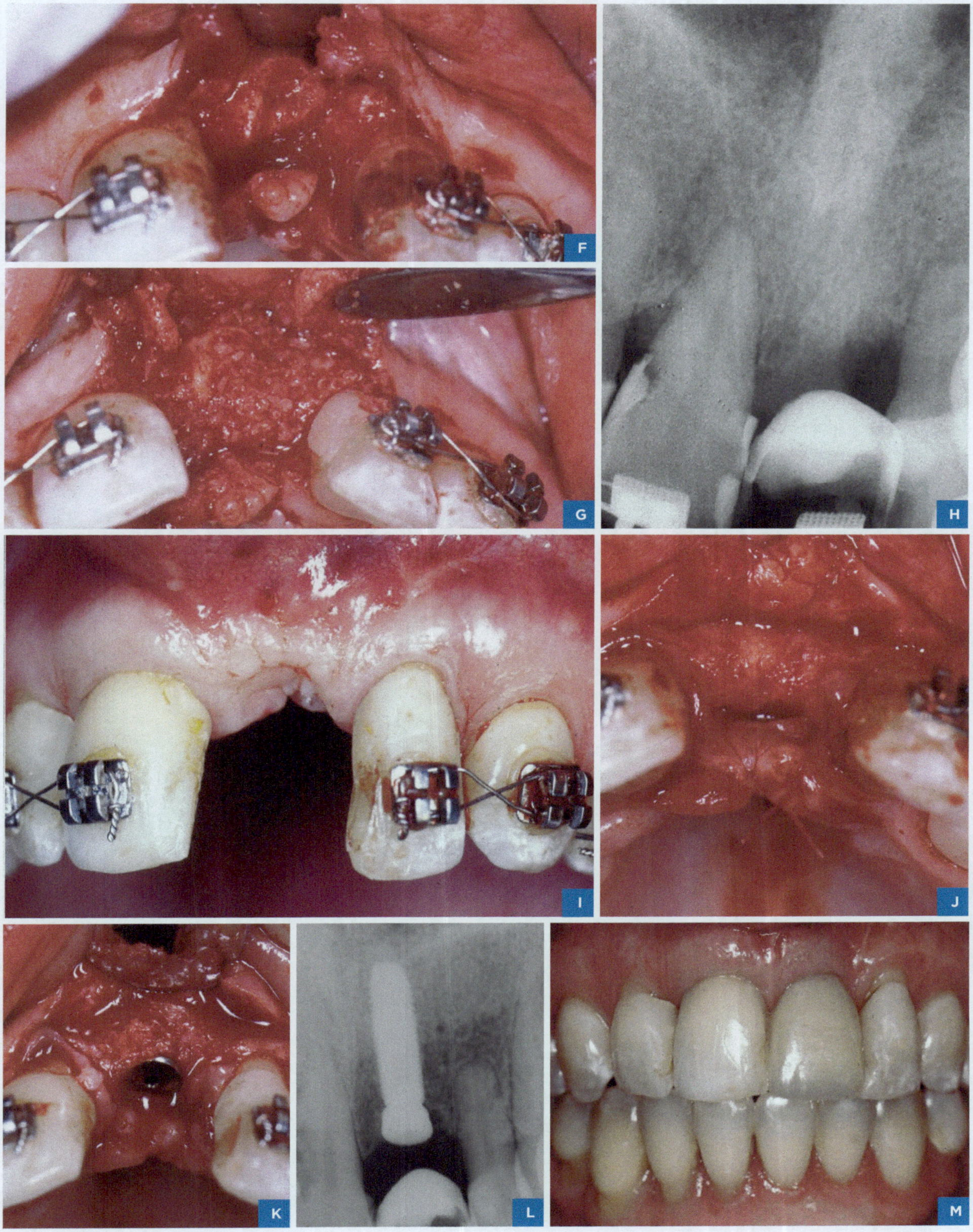

FIGURA 24 *(Continuação)* (F) Como o dente extruiu antes de ocorrer nivelamento do osso interproximal com aquele do dente adjacente, um pequeno remanescente de alvéolo foi preenchido com osso bovino mineralizado (G), completando a reconstrução do rebordo. (H) Aproximadamente nove meses depois, a imagem radiográfica mostra o remanescente de osso alveolar disponível para colocação do implante. (I) Clinicamente, observa-se o contorno do tecido gengival após a remoção do provisório adesivo. (J) Após a abertura do retalho, observa-se volume ósseo adequado para a instalação do implante. (K) em posição ideal (L), permitindo a reconstrução protética adequada (M).

Fonte: Acervo pessoal dos autores.

da inflamação, e tem por objetivos a imobilização dos dentes e redistribuição das forças oclusais, preservando a integridade do arco, restaurando a estabilidade funcional da dentição e proporcionando maior bem-estar psicológico aos pacientes.

Os métodos de contenção podem ser temporários ou permanentes, intra ou extracoronários (Figuras 25 e 26). Os métodos temporários (contenção) podem ser realizados com esplintes removíveis extracoronários (Figura 27), esplintes fixos intracoronários ou extracoronários, enquanto os métodos permanentes incluem esplintes fixos ou removíveis intra ou extracoronários, que deverão ser utilizados permanentemente para estabilização da dentição. As indicações de contenção são: estabilização temporária de dentes movimentados ortodonticamente ou traumatizados e diagnóstico da mobilidade dentária acentuada ou em razão de fatores econômicos, físicos ou emocionais.

Levando-se em conta que, na fase de preparo inicial, a contenção deve ser reversível para possibilitar a avaliação da resposta tanto aos procedimentos de raspagem como à contenção propriamente dita,[52] as esplintagens extracoronárias devem ser preferidas. As esplintagens, ou amarrilhos extracoronários podem ser realizados com fios ortodônticos, fitas adesivas de compósitos reforçados com fibras de diferentes naturezas (vidro, carbono, polietilenos, entre outras), telas metálicas flexíveis associadas a compósitos adesivos e dispositivos acrílicos removíveis. As desvantagens do uso desses tipos de contenção incluem dificuldade de higienização pelo sobrecontorno gerado pelos materiais, estética prejudicada e fragilidade frente a forças oclusais intensas, especialmente nos pacientes com hábitos de roer unhas ou mastigar objetos.

Os métodos intracoronários são irreversíveis por envolver desgaste das estruturas dentárias e incluem esplintes de amálgama com reforço de fios de aço ou parafusos, barras fundidas cimentadas a nichos preparados nos dentes, coroas totais metálicas unidas entre si, entre outros.

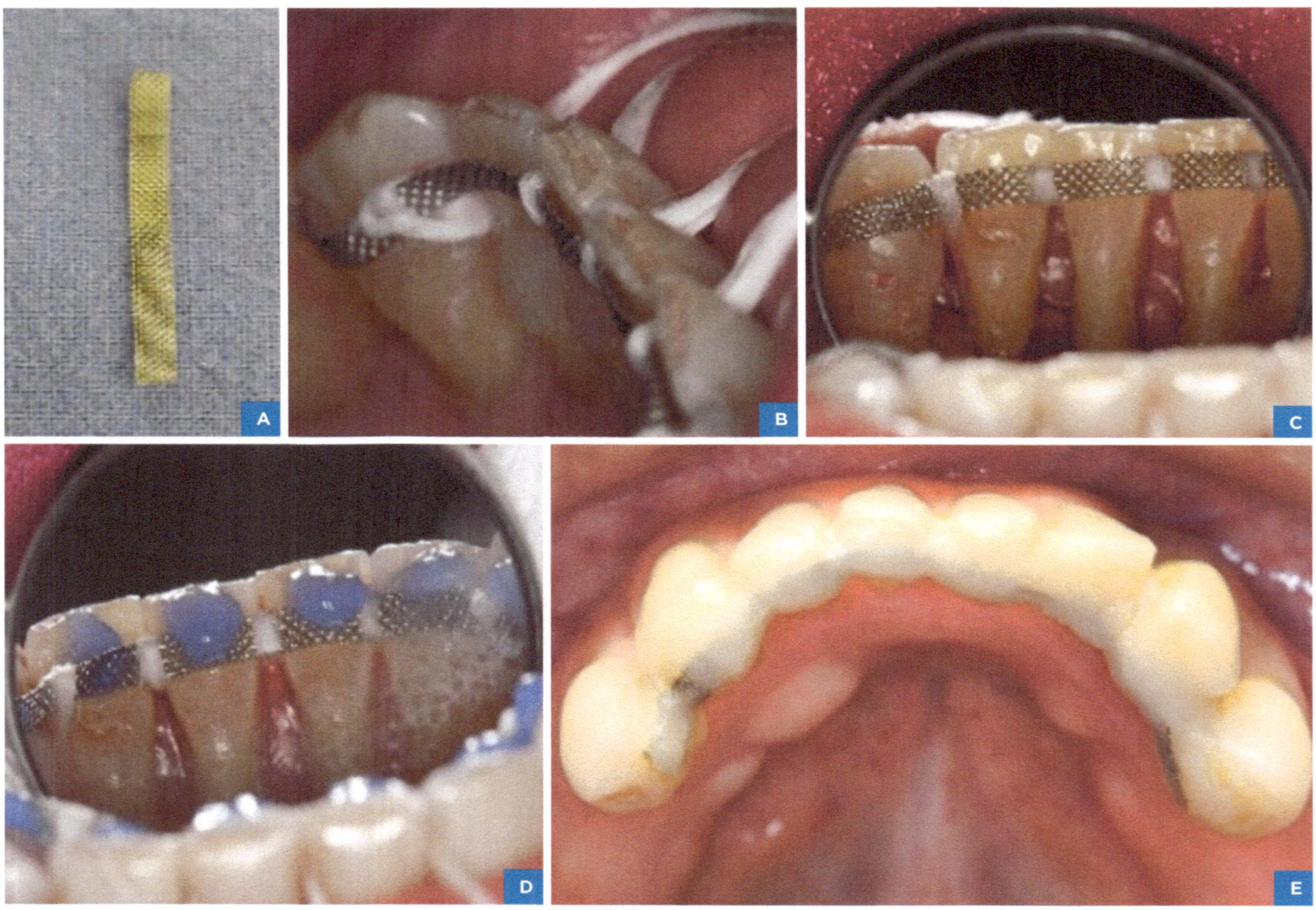

FIGURA 25 Contenção temporária extracoronária nos dentes anteriores inferiores, feita com tela metálica flexível. (A) Tela metálica recortada em tamanho suficiente para abranger os dentes planejados na esplintagem. (B) e (C) Tela metálica adaptada à face lingual dos dentes e mantida por meio de amarrilho com fio dental. (D) Condicionamento do esmalte com ácido fosfórico para receber resina composta fotopolimerizável para fixação da tela. (E) Tela metálica recoberta com resina composta imediatamente após o acabamento e polimento.

Fonte: Acervo pessoal dos autores.

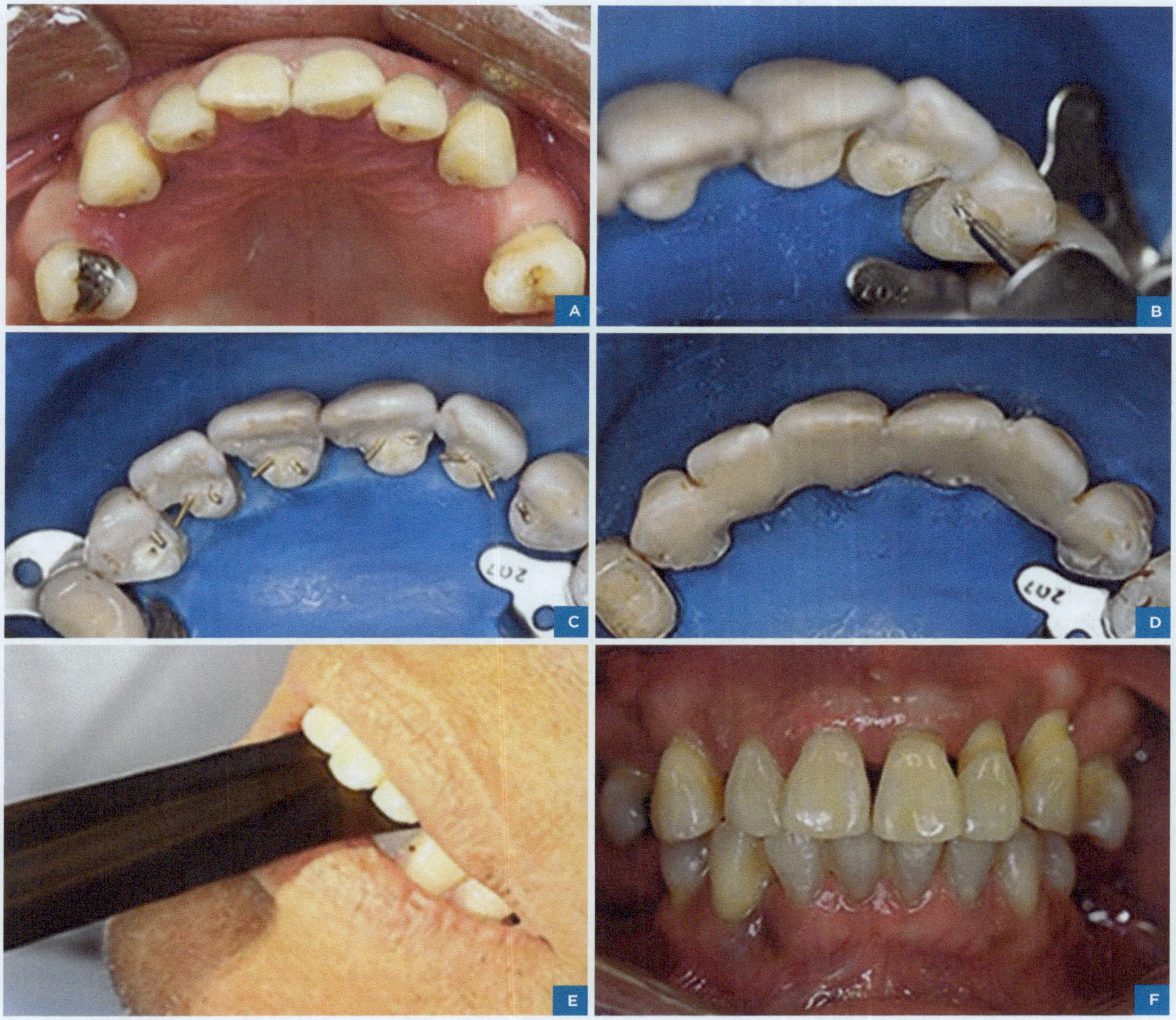

FIGURA 26 Contenção permanente intracoronária dos dentes anteriores superiores. (A) Vista oclusal dos dentes anteriores superiores. (B) Preparo de cavidades nas faces palatinas, nas quais estão sendo realizadas perfurações em dentina para receberem parafusos autorrosqueáveis de fixação. (C) Parafusos autorrosqueáveis em posição e dobrados em direção à cavidade proximal do dente vizinho, com o objetivo de promover entrelaçamento entre os elementos dentais através das restaurações de resina composta. (D) Cavidades preenchidas com resina composta fotopolimerizável após a realização de condicionamento ácido e aplicação de selante. (E) Após o acabamento das restaurações, é feito ajuste oclusal para que não haja interferência no fechamento e nas excursões mandibulares. (F) Vista frontal, na qual se observa a não interferência com a estética; contudo, presença de ameias amplas requer atenção quanto aos métodos de higienização da paciente.

Fonte: Acervo pessoal dos autores.

A esplintagem de dentes com mobilidade apresenta alguma controvérsia, por não existirem evidências suficientes de que produza efeitos significantes nas lesões inflamatórias associadas com a doença periodontal.[36] No entanto, a mobilidade causada por uma mudança apical do centro rotacional do dente que leva a um aumento do braço de alavanca, como ocorre na doença periodontal avançada, não se corrige sozinha, além de afetar negativamente o conforto do paciente com relação à fala, mordida e mastigação. Assim, a esplintagem dos dentes com mobilidade progressiva é uma opção para melhorar o conforto dos pacientes, proporcionar melhor controle da oclusão e evitar extrações, que exigem tratamentos mais complexos e caros, como próteses e implantes.[53]

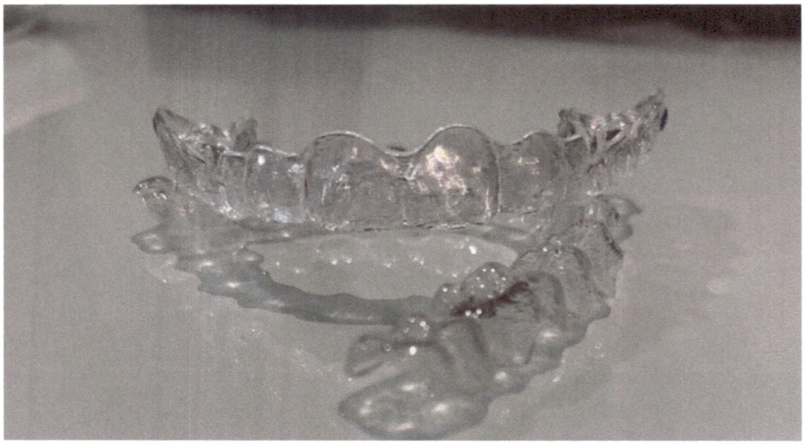

FIGURA 27 Placa para contenção removível extracoronária. As placas para contenção removível extracoronária podem ser utilizadas como contenção temporária dos dentes com mobilidade.

Fonte: Acervo pessoal dos autores.

Ao esplintar grupos de dentes com mobilidade, é importante conhecer e respeitar os princípios estabelecidos pelo polígono de Roy,[53] no qual os incisivos correspondem ao plano frontal, os caninos correspondem aos planos lateral direito e esquerdo e os dentes posteriores, aos planos posteriores direito e esquerdo. O dente com mobilidade deve ser esplintado a dentes pertencentes a, no mínimo, dois planos diferentes do seu próprio plano no polígono de Roy. Caso contrário, ele continuará apresentando mobilidade e poderá imprimir mobilidade aos demais dentes envolvidos na esplintagem.

REAVALIAÇÃO

Após preparo inicial, segue-se uma fase de reavaliação, durante a qual será feita uma estimativa dos efeitos das intervenções realizadas nos tecidos periodontais durante esse período e na capacidade de manutenção e controle da higiene oral por parte do paciente.

Observa-se que o maior efeito na redução da profundidade de sondagem e no ganho clínico de inserção ocorre dentro de 1 a 3 meses após a RAR, embora a maturação dos tecidos possa continuar durante os 9 a 12 meses seguintes.[54] Portanto, a avaliação da resposta do periodonto aos procedimentos de RAR não deve ser realizada antes de 4 semanas,[55] para que os resultados não sejam erroneamente interpretados como resposta tecidual deficiente aos procedimentos. Nessa etapa, devem ser repetidos os registros dos parâmetros periodontais, como profundidade de sondagem, índices de placa e sangramento e avaliação do nível clínico de inserção, além do exame de imagem, conforme descrito no Capítulo 5. Com base nas observações coletadas nesse período, o profissional poderá optar apenas pela manutenção periódica das medidas preventivas, ou pela intervenção cirúrgica para restaurar o contorno e a função normais do periodonto, o que, muitas vezes, pode implicar na eliminação cirúrgica da bolsa periodontal.

CONSIDERAÇÕES FINAIS

De forma geral, a adesão de pacientes periodontais a métodos de controle e manutenção da saúde bucal é baixa, especialmente quando mantidos em programas periódicos de visitas clínicas para cuidados profissionais.[56] Porém, o sucesso do tratamento periodontal é altamente dependente da conscientização e adesão dos pacientes às orientações de cuidados de higiene. O preparo inicial resulta em alterações visíveis e significantes na condição inflamatória dos tecidos periodontais, no conforto e na estética do paciente, consistindo, por si, um excelente instrumento motivacional, cujo valor não deve ser subestimado.

A educação para a saúde bucal deve proporcionar aos pacientes conhecimento, atitudes e habilidades relevantes para a manutenção da saúde,[57] ou seja, ele deve ser instruído a respeito das causas da doença periodontal e treinado sobre como controlar essas causas. Demonstrações de métodos de escovação, aconselhamento sobre a frequência das escovações e o uso do fio dental fazem parte dessa educação. Como as evidências científicas apontam para um efeito transitório e de curta duração desses métodos educativos,[58] as metas propostas para o paciente devem ser claras e facilmente alcançáveis, além de estarem de acordo com suas expectativas e demandas.[59] Assim, o paciente torna-se comprometido a alcançar as metas propostas para o tratamento.

REFERÊNCIAS BIBLIOGRÁFICAS

1. Goldman HM, Cohen WD. Periodontal therapy. 6th edition. St. Louis: Mosby, 1980.
2. Graziani F, Karapetsa D, Alonso B, Herrera D. Nonsurgical and surgical treatment of periodontitis: how many options for one disease? Periodontol 2000. 2017; 152-188.
3. Passanezi E, Sant'Ana ACP, de Rezende MLR, Greghi SLA, Janson WA. Distâncias biológicas periodontais. São Paulo: Artes Médicas, 2011.
4. Suvan JE. Effectiveness of mechanical nonsurgical pocket therapy. Periodontol 2000. 2005; 37:48-71.
5. Pattison AM, Pattison GL. Scaling and root planing. In: Newman MG, Takei HH, Klokkevold PR, Carranza FA. Carranza's clinical periodontology. 12th ed. St Louis: Elsevier, 2015: 494-506.
6. Adriaens PA, Adriaens LM. Effects of nonsurgical periodontal therapy on hard and soft tissues. Periodontol 2000. 2004;36:121-45. doi: 10.1111/j.1600-0757.2004.03676.x.
7. Aleo JJ, De Renzis FA, Farber PA. In vitro attachment of human gingival fibroblasts to root surfaces. J Periodontol. 1975; 46:639-645.
8. Hatfield CG, Baumhammers A. Cytotoxic effects of periodontally involved surfaces of human teeth. Arch Oral Biol. 1971; 16:465-468.
9. Leknes KN, Lie T, Wikesjö UME, Böe OE, Selvig KA. Influence of tooth instrumentation roughness on gingival tissue reactions. J Periodontol. 1996; 67:197-204.
10. Moore J, Wilson, M, Kieser JB. The distribution of bacterial lipopolysaccharide (endotoxin) in relation to periodontally involved roots surfaces. J Clin Periodontol. 1986; 13:748-51.
11. Fleischer HC, Mellonig JT, Brayer WK, Gray JL, Barnett JD. Scaling and root planing efficacy in multirooted teeth. J Periodontol. 1989; 60:402-9.
12. Ciantar M. Time to shift: from scaling and root planing to root surface debridement. Prim Dent J. 2014;3(3):38-42.
13. Smart GJ, Wilson M, Davies EH, Kieser JB. The assessment of ultrasonic root surface debridement by determination of residual endotoxin levels. J Clin Periodontol. 1990; 17(3):174-8. doi: 10.1111/j.1600-051x.1990.tb01082.x.
14. Marsh PD. Microbial ecology of dental plaque and its significance in health and disease. Adv Dent Res. 1994; 8(2):263-71.
15. O'Leary T J. The impact of research on scaling and root planing. J Periodontol. 1986; 57:69-75. doi: 10.1902/jop.1986.57.2.69.
16. Hallmon WW, Rees TD. Local anti-infective therapy: mechanical and physical approaches. A systematic review. Ann Periodontol. 2003; 8:99-114. doi: 10.1902/annals.2003.8.1.99.
17. Stambaugh RV, Dragoo M, Smith DM, Carasali L. The limits of subgingival scaling. Int J Periodontics Restorative Dent. 1981; 1:30-41.
18. D'Aiuto F, Ready D, Parkar M, Tonetti MS. Relative contribution of patient-, tooth-, and site-associated variability on the clinical outcomes of subgingival debridement. I. Probing depths. J Periodontol. 2005: 76:398-405.
19. Heasman L, Stacey F, Preshaw PM, McCracken GI, Hepburn S, Heasman PA. The effect of smoking on periodontal treatment response: a review of clinical evidence. J Clin Periodontol. 2006; 33:241-253.
20. Tomasi C, Leyland AH, Wennström JL. Factors influencing the outcome of non-surgical periodontal treatment: a multilevel approach. J Clin Periodontol. 2007; 34: 682-690.
21. Papantonopoulos GH. Smoking influences decision making in periodontal therapy: a retrospective clinical study. J Periodontol. 1999; 70:1166-1173.
22. Tervonen T, Karjalainen K. Periodontal disease related to diabetic status. A pilot study of the response to periodontal therapy in type 1 diabetes. J Clin Periodontol. 1997; 24:505-510.
23. Quirynen M, Bollen CML, Vandekerckhove BNA, Dekeyser C, Papaionnou W, Eyssen H. Full-versus partial-mouth disinfection in the treatment of periodontal infections. Short-term clinical and microbiological observations. J Dent Res. 1995; 74:1459-1467.
24. Quirynen M, De Soete M, Dierickx K, van Steenberghe D. The intra-oral translocation of periodontopathogens jeopardizes the outcome of periodontal therapy. A review of the literature. J Clin Periodontol. 2001; 28:499-507.
25. Harper DS, Robinson PJ. Correlation of histometric, microbial, and clinical indicators of periodontal disease status before and after root planing. J Clin Periodontol. 1987; 14:190-196.
26. Sanz M, Herrera D, Kebschull M, Chapple I, Jepsen S, Berglundh T *et al.* Treatment of stage I-III periodontitis – The EFP S3 level clinical practice guideline. J Clin Periodontol. 2020; 47:4-60.
27. Van der Weijden GA, Hioe KPK. A systematic review of the effectiveness of self-performed mechanical plaque removal in adults with gingivitis using a manual toothbrush. J Clin Periodontol. 2005; 32: 214-228.
28. Serrano J, Escribano M, Roldán S, Martín C, Herrera D. Efficacy of adjunctive anti-plaque chemical agents in managing gingivitis: a systematic review and meta-analysis. J Clin Periodontol. 2015: 42: S106–S138.
29. Rosling B, Wannfors B, Volpe AR, Furuichi Y, Ramberg P, Lindhe J. The use of a triclosan/copolymer dentifrice may retard the progression of periodontitis. J Clin Periodontol. 1997; 24:873-880.
30. Papas A, He T, Martuscelli G, Singh M, Bartizek RD, Biesbrock AR. Comparative efficacy of stabilized stannous fluoride/sodium hexametaphosphate dentifrice and sodium fluoride/triclosan/copolymer dentifrice for the prevention of periodontitis in xerostomic patients: a 2-year randomized clinical trial. J Periodontol. 2007; 78:1505-1514.
31. Cui X, Monacelli E, Killeen AC, Samson K, Reinhardt RA. Impact of modifiable risk factors on bone loss during periodontal maintenance. Oper Dent. 2019; 44:254-261. doi: 10.2341/18-041-C.
32. Passanezi E, Sant'Ana ACP. Role of occlusion in periodontal disease. Periodontology 2000. 2019; 79:129-150.
33. Antoun JS, Mei L, Gibbs K, Farella M. Effect of orthodontic treatment on the periodontal tissues. Periodontology 2000. 2017; 74:140-157.
34. Meikle MC. The tissue, cellular, and molecular regulation of orthodontic tooth movement: 100 years after Carl Sandstedt. Eur J Orthod. 2006: 28:221-240.
35. Ericsson I, Thilander B, Lindhe J, Okamoto H. The effect of orthodontic tilting movements on the periodontal tissues of infected and non-infected dentitions in dogs. J Clin Periodontol. 1977: 4:278-293.
36. Ericsson L, Giargia M, Lindhe J, Berglundh T, Neiderud A-M. Progression of periodontal tissue destruction at splinted/non-splinted teeth. An experimental study in the dog. J Clin Periodontol. 1993; 20:693-698.
37. Wennström JL. Mucogingival considerations in orthodontic treatment. Semin Orthod. 1996; 2:46-54.
38. Alsulaiman AA, Kaye E, Jones J, Cabral H, Leone C, Will L, Garcia R. Incisor malalignment and the risk of periodontal disease progression. Am J Orthod Dentofacial Orthop. 2018;153:512-522. doi: 10.1016/j.ajodo.2017.08.015.
39. Melsen B, Agerbaek N, Markenstam G. Intrusion of incisors in adult patients with marginal bone loss. Am J Orthod Dentofacial Orthop. 1989; 96:232-41.
40. Melsen B. Tissue reaction to orthodontic tooth movement– a new paradigm. Eur J Orthod. 2001; 23:671-681.
41. Rabie AM, Gildenhuys R, Boisson M. Management of patients with severe bone loss: bone induction and orthodontics. World J Orthod. 2001; 2:142-53.
42. Passanezi E; Janson M, Janson G, Sant'Ana AP, de Freitas MR, Henriques JFC. Interdisciplinary treatment of localized juvenile periodontitis: a new perspective to an old problem. Am J Orthod Dentofacial Orthop. 2007; 131:268-276.
43. Sant'Ana ACP, Stuani VT, Damante CA, Ragghianti-Zangrando MS, Greghi SLA, Rezende MLR, Passanezi E. Inter-occlusal appliance for implant site augmentation and optimal implant positioning: a ten-year follow up case report. J Osseoint. 2018; 10(2):37-43.
44. Salama H, Salama MA. The role of orthodontic extrusive remodeling in the enhancement of soft and hard tissue profiles prior to implant placement: a systematic approach to the management of extraction site defects. Int J Periodontics Rest Dent. 1993; 13:312-333.
45. Amato F, Mirabella A D, Macca U *et al.* Implant site development by orthodontic forced extraction: a preliminary study. Int J Oral Maxillofac Imp. 2012; 27:411-420.
46. Maiorana C, Speroni S, Herford AS *et al.* Slow orthodontic teeth extrusion to enhance hard and soft periodontal tissue quality before implant positioning in aesthetic area. Open Dent J. 2012; 6:137-142.
47. Hochman MN, Chu SJ, Tarnow DP. Orthodontic extrusion for implant site development revisited: a new classification determined by anatomy and clinical outcomes. Semin Orthod. 2014; 20:208-227.

48. Lindhe J, Nyman S. The role of occlusion in periodontal disease and the biological rationale for splinting in treatment of periodontitis. Oral Sciences Reriews. 1977; 10:11-42.
49. Kathariya R, Devanoorkar A, Golani R *et al.* To splint or not to splint: the current status of periodontal splinting. J Int Acad Periodontol. 2016; 18:45-56.
50. Ramfjord SP, Ash MM Jr. Significance of occlusion in the etiology and treatment of early, moderate, and advanced periodontitis. J Periodontol. 1981; 52:511-7. doi: 10.1902/jop.1981.52.9.511.
51. Nyman S, Lindhe J. Persistent tooth hypermobility following completion of periodontal treatments. J Clin Periodontol. 1976;3: 81-93. doi: 10.1111/j.1600-051x.1976.tb01854.x.
52. Rosenberg S. A new method for stabilization of periodontally involved teeth. J Periodontol. 1980; 51:469-473.
53. Sonnenschein SK, Betzler C, Rütters MA, Krisam J, Saure D, Kim T-S. Long-term stability of splinted anterior mandibular teeth during supportive periodontal therapy. Acta Odontol Scand. 2017; 75:475-482. doi: 10.1080/00016357.2017.1340668.
54. Cugini MA, Haffajee AD, Smith C, Kent RL Jr, Socransky SS. The effect of scaling and root planing on the clinical and microbiological parameters of periodontal diseases: 12-month results. J Clin Periodontol. 2000; 27:30-36.
55. Katsanoulas T, Reneè I, Attström R. The effect of supragingival plaque control on the composition of the subgingival flora in periodontal pockets. J Clin Periodontol. 1992; 19:760-5. doi: 10.1111/j.1600-051x.1992.tb02167.x.
56. Amerio E, Mainas G, Petrova D, Giner Tarrida L, Nart J, Monje A. Compliance with supportive periodontal/peri-implant therapy: A systematic review. J Clin Periodontol. 2020;47:81-100. doi: 10.1111/jcpe.13204.
57. Stillman-Lowe C. Oral health education: what lessons have we learned? The University of Adelaïde, Oral Health Promotion, 2009. Disponível em: http://www.adelaide.edu.au/oral-health-promotion. Acessado em: 20 de julho de 2020.
58. Watt RG, Marinho VC. Does oral health promotion improve oral hygiene and gingival health? Periodontol 2000. 2005; 37:35-47.
59. Baehni PC. Translating science into action – prevention of periodontal disease at patient level. Periodontol 2000. 2012; 60:162-72. doi: 10.1111/j.1600-0757.2011.00428.x.

7 Terapia Periodontal Cirúrgica – Princípios e Fundamentos Básicos

Adriana Campos Passanezi Sant'Ana ▪ Euloir Passanezi

INTRODUÇÃO

A terapia periodontal é dividida em diferentes fases ou etapas, incluindo uma fase inicial não cirúrgica, que tem por objetivos gerais resolver a inflamação por meio da eliminação de seus fatores etiológicos primários: biofilme de placa e cálculo supra e subgengival. Essa etapa primária envolve o controle de placa pessoal e profissional, incluindo, além da raspagem supra e subgengival e alisamento radicular, técnicas de motivação, instrução de higiene bucal, eliminação e/ou controle dos fatores locais e sistêmicos que possam favorecer o acúmulo de placa e/ou dificultar sua remoção, controle químico de biofilme de placa, eliminação de discrepâncias e interferências oclusais, por meio de ajuste oclusal seletivo ou movimentação ortodôntica dos dentes, ou ambos, e contenção dos dentes móveis.

Ao final dessa etapa, é realizada a reavaliação do paciente, na qual os parâmetros clínicos e radiográficos periodontais são reavaliados para investigar se houve adequada redução da profundidade de sondagem, do sangramento à sondagem, ganho de inserção e melhora do controle de placa. Na presença de bolsas residuais > 3 mm com sangramento à sondagem, é recomendado continuar o tratamento periodontal ativo por meio de terapia periodontal cirúrgica, visando primariamente o estabelecimento de sulco gengival raso (≤ 2 mm), compatível com a preservação de saúde gengival e periodontal em longo prazo.

A fase cirúrgica pode compreender diferentes técnicas que têm objetivos terapêuticos distintos. As técnicas conservadoras são primariamente destinadas a permitir o acesso às superfícies radiculares para instrumentação. As técnicas ressectivas têm por objetivo geral a eliminação das bolsas e defeitos ósseos periodontais, proporcionando formação de sulco raso por meio de reconstituição dos tecidos periodontais marginais. Por outro lado, as técnicas regenerativas têm por objetivo geral a eliminação das bolsas e defeitos ósseos periodontais por meio da regeneração dos tecidos perdidos com o processo de doença: osso, cemento e ligamento periodontal, bem como reconstituição dos tecidos periodontais marginais.

Neste capítulo, os princípios fundamentais da terapia cirúrgica periodontal serão apresentados.

CONCEITUAÇÃO HISTÓRICA

No decorrer dos anos, a ciência da Periodontia passou por diferentes e inúmeras abordagens de tratamento, desde períodos remotos, quando pouco se conhecia da doença periodontal, até os dias atuais, quando a terapêutica está fundamentada no melhor conhecimento da doença periodontal e da maneira pela qual o organismo humano responde à terapêutica em níveis celular e biomolecular.

Durante esse período, vários fatos marcaram a evolução da conduta periodontal em função dos seus propósitos (Figura 1). Do final dos anos 1880 até a década de 1970, o tratamento periodontal cirúrgico proposto era preferencialmente a **gengivectomia** (Robicsek, 1884; Zentler, 1918) e a **cirurgia a retalho** (Ciesinski, 1914; Widman, 1918; Neuman, 1920; Kirkland, 1931), conforme apresentado por Shklar *et al.*[1] As técnicas de Widman e Neuman previam, respectivamente, acesso ao osso por meio de incisão em bisel inverso ou intrassulcular e posicionamento do retalho ao nível da crista óssea, após debridamento e correção da arquitetura óssea.

A técnica proposta por Kirkland empregava incisão intrassulcular, levantamento do retalho, eliminação do tecido de granulação, raspagem radicular e reposicionamento do retalho, sem exposição acentuada das raízes e sem intenção de eliminação da bolsa.[1] Modificações significativas surgiram apenas a partir do final dos anos de 1940/1950, quando foram propostas as técnicas de cirurgia óssea[2] e as que procuravam preservar a faixa de gengiva inserida, realizando posicionamento apical do retalho.[3-5] Essas técnicas visavam não apenas a eliminação da bolsa periodontal, como também incluíram outros objetivos, ampliando as propostas de cirurgias ressectivas e motivando a introdução da cirurgia periodontal plástica e reconstrutiva.

Em 1965 foi publicado o artigo clássico de Löe, Theilade e Jensen,[6] demonstrando a relação causal entre o biofilme de placa e a doença periodontal. O marco do artigo foi mostrar a necessidade de se criar condições adequadas para possibilitar o controle efetivo desse biofilme. Esse artigo mudou a abordagem conceitual filosófica, biopatológica e terapêutica da Periodontia (Figura 2), pois passou a direcionar os objetivos do tratamento baseado nas evidências científicas relacionadas

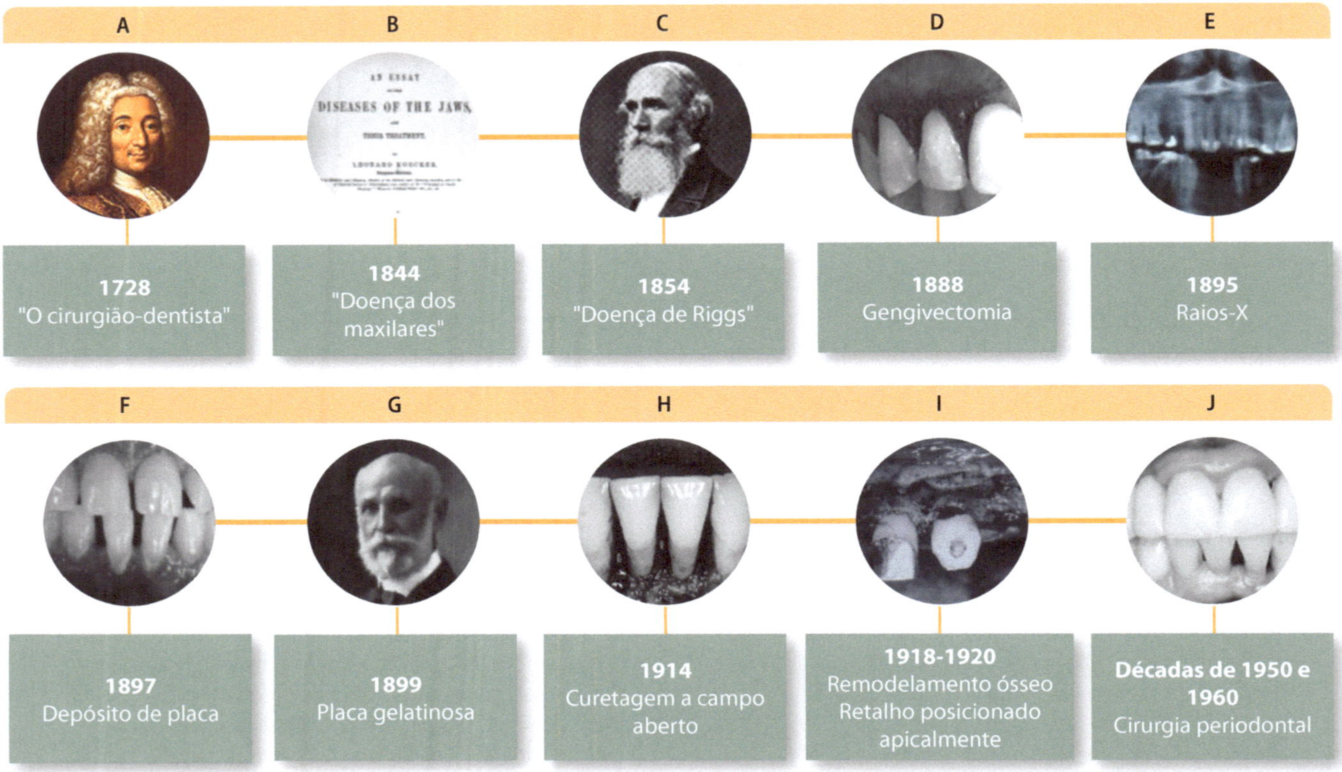

FIGURA 1 História da terapia periodontal.[1] (A) Pierre Fouchard, considerado o pai da Odontologia, escreveu o livro "O Cirurgião Dentista" em 1728, no qual abordou todos os aspectos da prática odontológica, incluindo Dentística Restauradora, Prótese, Cirurgia Oral, Periodontia e Ortodontia, descrevendo, inclusive, os seus próprios instrumentos periodontais e a técnica de raspagem. (B) Leonard Koecker recomendou a remoção de tártaro e a necessidade de higiene oral pelo paciente e foi um dos pioneiros a advogar a teoria da infecção focal, recomendando a extração de todos os dentes e raízes severamente envolvidos, incluindo os molares antagonistas, com a finalidade de prevenir infecções sistêmicas. (C) John W. Riggs iniciou a prática da Odontologia em 1854, quando se graduou, e é considerado o primeiro especialista em Periodontia por limitar a sua clínica à prática da Periodontia. Nessa época, a doença periodontal chegou a ser chamada de doença de Riggs. Foi defensor fervoroso da abordagem conservativa da terapia periodontal, opondo-se à cirurgia periodontal, naquela época consistindo em gengivectomia. (D) Salomom Robicsek (1888) descreveu a gengivectomia para eliminar o tecido mole alterado com exposição do osso marginal para permitir a realização de curetagem e remodelamento ósseo. (E) Novo fato marcante foi a descoberta dos raios X por Wilhelm Roentgen em 1895, que permitiu acompanhar melhor a evolução dos processos patológicos da doença periodontal. (F) Em 1897, J. Leon Williams descreveu um acúmulo gelatinoso de bactérias aderentes à superfície do esmalte em relação à cárie. (G) Em 1899, G. V. Black cunhou o termo placa microbiana gelatinosa. (H) A. Ciesinsky (1914) propôs a realização de curetagem subgengival de campo aberto, para o tratamento da doença periodontal, usando incisão intrassulcular e retalho total não recolocado. (I) Leonard Widman (1918) e Robert Neuman (1920) propuseram o remodelamento ósseo e posicionamento apical do retalho ao nível da crista óssea. Esses três últimos autores tiveram disputa férrea pela prioridade de serem reconhecidos como os introdutores do retalho periodontal. (J) Após longo período sem maiores alterações, a partir da década de 1950 iniciou-se o aprimoramento da gengivectomia e dos retalhos em função das propostas de Goldman,[7-9] quanto ao comportamento dos tecidos e ao envolvimento mucogengival, e dos grupos de Wilderman e colaboradores[10-11] e Ramfjord e Costich[12] (1968), quanto à necessidade de proteção do tecido ósseo, abrindo-se novas perspectivas de restabelecimento da forma e função dos tecidos periodontais em geral.

Fonte: Elaborada pelos autores.

à causa, preocupando-se com a etiopatogênese e o controle dos fatores que perpetuam a doença periodontal.

Embora as técnicas cirúrgicas da época estivessem formuladas para eliminação de bolsa, o advento do conceito de *cárie inativa* levou à concepção de *bolsa inativa*. No entanto, esse conceito foi refutado pelo fato de que a bolsa abriga bactérias em ambiente não sujeito ao mesmo controle de higiene que se consegue no ambiente supragengival. O conceito foi convertido, então, para *bolsa asséptica*, porém novamente não aceito sob a premissa de que o próprio sulco gengival saudável contém bactérias.[4] Para contornar o impasse, foi proposto que, de fato, não há o espaço vazio que se imaginava na área subgengival, uma vez que uma fração mais longa do epitélio se adere à superfície radicular, formando o epitélio juncional longo.

Com base nos conceitos propostos por Waerhaug,[13,14] a escola escandinava passou a propor que as intervenções periodontais deveriam preservar, ao máximo possível, o nível existente da margem gengival, a fim de não criar problemas estéticos de aumento das coroas visíveis dos dentes*. Essa forma de tratamento foi chamada, paralela e inadvertidamente, de manutenção de bolsa, dando a conotação de preservação do quadro patológico, posteriormente denominado, por esta razão, de fechamento clínico da bolsa periodontal. Naquela comunicação informal*, a introdução dos implantes osseointegrados foi justificada como uma necessidade premente para compensar a impropriedade das abordagens odontológicas até então professadas e, direta ou indiretamente, envolvidas com a condição odontológica grave existente na Escandinávia até por volta dos anos de 1950. Os implantes osseointegrados representaram, assim, uma alternativa para melhorar essas condições, incluindo a necessidade de se desenvolver abordagens terapêuticas que não agravassem ainda mais a condição existente. Ressaltou-se ainda a necessidade de se estabelecer novas terapias periodontais, que não deixassem a imagem de deterioração odontológica (p. ex., aumento da coroa clínica aparente, de forma antiestética). Isso pode ter motivado a introdução da filosofia de fechamento clínico da bolsa periodontal por formação de epitélio juncional longo.

Enfim, de uma fase terapêutica na qual se preocupava mais com o restabelecimento de condições biológicas dos tecidos de conformidade com as características determinadas pela natureza, passou-se a enfatizar, também, o controle mais rigoroso do agente etiológico, ainda que com algum comprometimento das características essencialmente biológicas.

Duas propostas filosóficas estabeleceram-se então: eliminação cirúrgica da bolsa periodontal (escola americana) e formação de epitélio juncional longo (escola escandinava).

Histórico da terapia periodontal cirúrgica

A evolução da terapia periodontal cirúrgica está descrita na **Figura 2**. O primeiro passo importante nessa filosofia foi a introdução do retalho de Widman modificado,[15] o qual apresenta diferenças fundamentais em relação ao retalho de Widman originalmente proposto, que previa a eliminação completa da bolsa e o posicionamento do retalho no nível da crista óssea. No entanto, em seu livro publicado em 1979,[16] não houve a apresentação de casos clínicos descritivos da nova técnica proposta, destacando-se ainda a possibilidade de reformação da bolsa com o tempo. Diante disso, Glickman[17] continuou a dar ênfase nas técnicas de eliminação da bolsa, considerando-a a pedra angular no diagnóstico, prognóstico e tratamento da doença periodontal e um requisito básico para o sucesso dos procedimentos terapêuticos locais **(Figura 3)**.

Após a definição de que a placa é o agente etiológico principal da doença periodontal,[6] nos anos 1970, os estudos levaram a concepções mais profundas sobre os fatores que regem o comportamento fisiológico e homeostático dos tecidos periodontais, iniciando-se a busca pela manifestação das distâncias biológicas periodontais e reabilitação oral, florescendo as técnicas cirúrgicas ressectivas. Os resultados dessas técnicas são seguros e previsíveis, porém algumas desvantagens importantes devem ser consideradas, como o aumento da coroa clínica aparente do paciente e a redução de altura do periodonto de suporte, ainda que dentro dos limites fisiológicos.

Ao mesmo tempo, iniciou-se na Periodontia maior empenho no desenvolvimento das técnicas de regeneração periodontal, principalmente após os relatos de Nabers, O'Leary[18,19] e Schallhorn,[20,21,22] mostrando boas perspectivas com o uso de enxertos ósseos. As observações de Melcher[23] na regeneração dos tecidos periodontais, descritas na **Figura 2**, motivaram a pesquisa de Feingold e Chasens[24] que utilizaram esclera humana para proteger a área do defeito ósseo periodontal e, assim, excluir a participação de células gengivais na cura da ferida cirúrgica periodontal, observando maior formação de inserção conjuntiva.

O conceito clínico de regeneração tecidual guiada foi sedimentado na literatura pelos estudos desenvolvidos por Nyman *et al.*[25,26] em modelos animais e em seres humanos, utilizando barreiras físicas para exclusão das células indesejáveis, ou seja, provenientes do epitélio e tecido conjuntivo gengival da área da ferida cirúrgica, possibilitando o repovoamento da superfície radicular por células oriundas do ligamento periodontal, objetivando-se a reinserção dos tecidos periodontais. A necessidade de isolamento do ambiente cirúrgico levou a modificações no desenho dos retalhos, com a introdução das incisões horizontais relaxantes internas no periósteo apical da base de retalhos totais, flexibilizando o retalho o suficiente para permitir melhor coaptação das bordas dos retalhos.

A partir da introdução de enxertos ósseos autógenos e alógenos, novas perspectivas se abriram com a elucidação de vários mecanismos de comportamento celular, iniciando-se a busca por fatores que influenciam a função celular, como substâncias de sinalização, expressão fenotípica, fatores de crescimento e seleção das células que irão povoar o ambiente periodontal regenerativo. Essas perspectivas abriram caminho para a introdução das técnicas de engenharia tecidual, no que pode ser considerado o estado atual da ciência em Periodontia, o qual abrange, também, os implantes osseointegrados.

Trabalhos pioneiros com células osteoprogenitoras de origem autógena[20-22,27-29] e osteoindutoras de origem alógena[30,31] foram apresentados. Fatores de crescimento e diferenciação celular foram identificados em células ósseas (proteínas morfogenéticas ósseas – BMPs)[32], plaquetas sanguíneas (PDGF-BB)[33-36] e bainha epitelial de Hertwig (amelogenina)[37-41] passaram a ser isolados, sintetizados e utilizados para uso em pesquisas em animais e seres humanos, bem como na prática clínica, para regeneração dos tecidos periodontais.

A cirurgia mucogengival se desenvolvia paralelamente às demais técnicas, sem, no entanto, visar a eliminação das bolsas periodontais. Goldman *et al.*[9,42,43] propuseram a ativação do periósteo em áreas vizinhas a recessões gengivais previamente ao deslize lateral de retalho para favorecer a reinserção conjuntiva e o recobrimento radicular, tendo como base estudo anterior de Melcher e Accursi[44] sobre o papel dinâmico do periósteo jovem.

*Comunicação pessoal de Yan Miller, Diretor Presidente da Nobelpharma para a América Latina, em 1990.

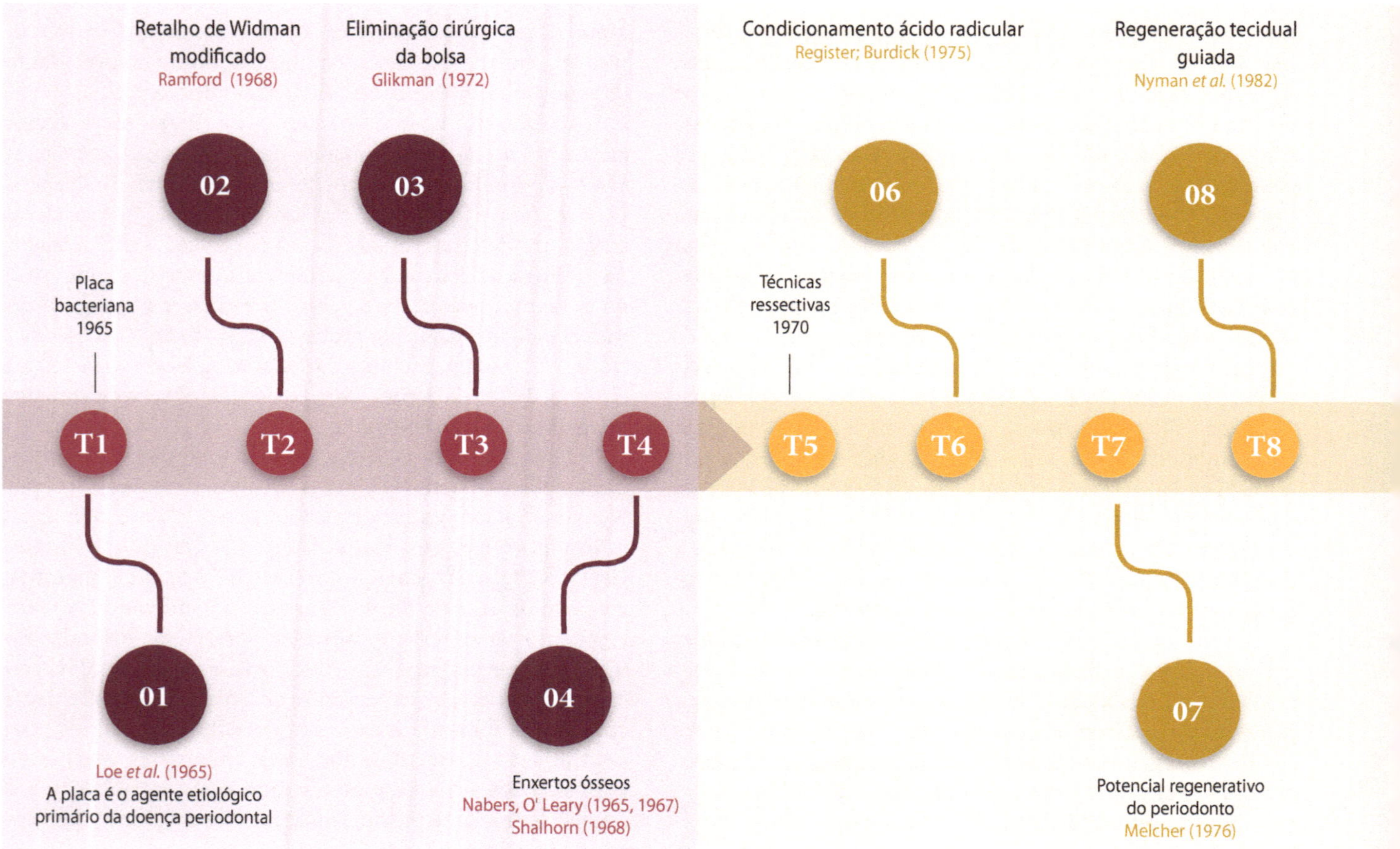

FIGURA 2 História da terapia periodontal cirúrgica. 1. O estudo publicado por Löe *et al.*,[6] em 1965, representa um marco na história da Periodontia. O estudo demonstrou que, após a suspensão das medidas de higiene oral por 21 dias, todos os pacientes da amostra apresentaram gengivite, que foi resolvida com a reintrodução dos hábitos de higiene. A partir daí, as filosofias terapêuticas periodontais passaram a considerar o controle dos fatores etiológicos no tratamento proposto. 2. O segundo marco na evolução da terapia periodontal, após a proposta de gengivectomia descrita na **Figura 1**, foi a descrição do retalho de Widman modificado. Com o intuito de harmonizar as filosofias americana de eliminação cirúrgica e escandinava de manutenção da bolsa, possivelmente, Ramfjord (norueguês radicado nos EUA) propôs um método cirúrgico alternativo, sem deslocar a margem do retalho para apical, abrangendo a filosofia cirúrgica americana e, ao mesmo tempo, preservando as características teciduais, conforme proposto pela escola escandinava. Essa técnica foi chamada de retalho de Widman modificado,[16] e possivelmente foi delineada para agradar também a escola escandinava. Ao que se deduz, essa técnica teve como base o procedimento excisional para nova inserção, desenvolvido pela Marinha dos EUA e apresentado em 1966 no *"meeting"* da AAP em Michigan, cujo Presidente foi o próprio Prof. Dr. Sigurd P. Ramfjord, que, portanto, teve acesso precoce ao estudo, o que permitiu sua adaptação e apresentação como retalho de Widman modificado em 1968.[12] Posteriormente, em seu livro publicado em 1979,[15] no capítulo sobre retalho de Widman modificado, não foi apresentado nenhum caso clínico ilustrando a técnica, sendo que os autores enfatizaram a iminente reformação da bolsa periodontal com o tempo. 3. Glickman[17] defendeu a eliminação cirúrgica da bolsa periodontal como o fator primordial para o diagnóstico, prognóstico e tratamento da doença periodontal, tendo em vista a maior possibilidade de controle de placa em áreas de sulco raso. 4. No final da década de 1960, a terapia periodontal cirúrgica baseava-se principalmente nas técnicas ressectivas de gengivectomia descritas nos anos 1950 por Goldman *et al.*[7,8] Porém, no final dos anos 1960, Nabers e O'Leary[18,19] e Schallhorn[20] apresentaram alguns dos primeiros relatos do tratamento de defeitos infraósseos por meio de enxertos ósseos autógenos. T5. Na década de 1970, prevaleceu o conceito de eliminação de bolsas por meio de técnicas ressectivas. 6. Outro importante marco na história da cirurgia periodontal foi a proposta de condicionamento ácido radicular por Register e Burdick[45] (1975). Embora diferentes tipos de ácidos tenham sido investigados, os resultados mais favoráveis para descontaminação da superfície radicular, desobliteração dos túbulos dentinários, estímulo à cementogênese e osteogênese foram observados com a utilização de ácido cítrico, pH 1.0, aplicado por 3 minutos. 7. Um marco importantíssimo na história da terapia periodontal foi o artigo publicado por Melcher[23] (1976), chamando a atenção para o fato de que a reconstrução dos tecidos após a cirurgia periodontal é amplamente dependente das células que povoam esse ambiente e que o ligamento periodontal é a fonte celular para formação dos tecidos periodontais, inclusive para formação de novo cemento. Nesse mesmo ano, Caton e Zander[46] observaram a interposição de epitélio juncional entre osso neoformado e o ligamento periodontal, excluindo a possibilidade de regeneração periodontal, achados também observados por outros autores.[46-48] Essas observações foram pertinentes e importantes, considerando-se que a recomposição de cemento era pouco conhecida até essa época.[49,50] 8. Outro marco muito importante na terapia periodontal foi o desenvolvimento da técnica de regeneração tecidual guiada proposta por Nyman *et al.*[25-26] (1982). A técnica propõe o uso de barreiras

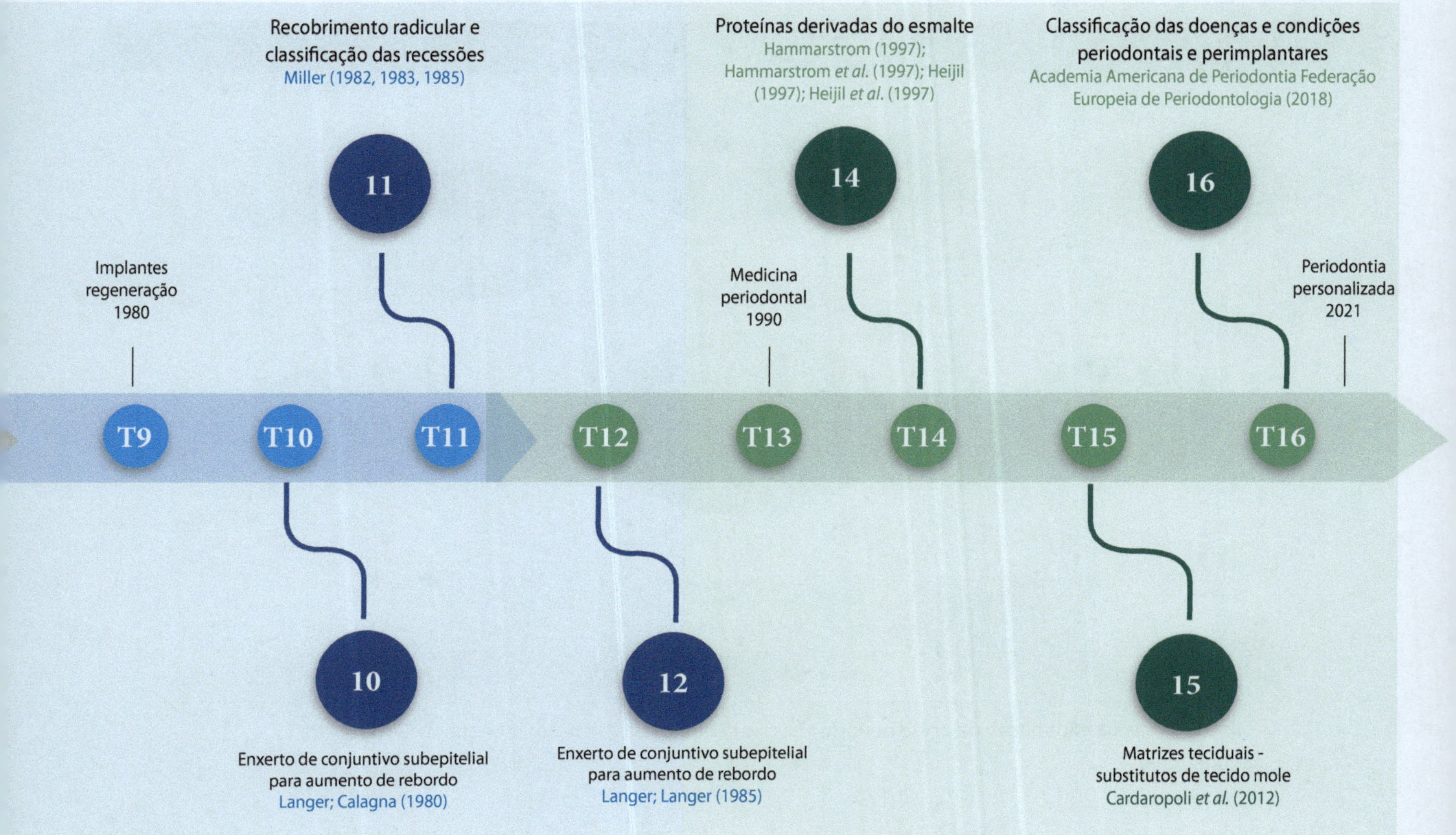

físicas para isolar o compartimento do ligamento periodontal, permitindo a manipulação das células que ocupam a área da ferida cirúrgica. Baseado nos conceitos de Melcher,[23] apenas quando as células são oriundas do ligamento periodontal ou do osso alveolar próprio, onde ocorre a inserção das fibras de Sharpey do ligamento periodontal, é possível a formação dos tecidos periodontais estrutural e funcionalmente similares àqueles originalmente presentes. T9. No início dos anos 1980, os implantes osseointegrados foram apresentados ao mundo na Conferência de Toronto, 15 anos depois do descobrimento da osseointegração por Per Ingvar Branemark. A descoberta dos implantes revolucionou a história da Odontologia. 10. Em 1980, Langer e Calagna[51] apresentaram a técnica de enxerto de tecido conjuntivo subepitelial para aumento de rebordo desdentado, com o objetivo de favorecer a estética de casos de próteses fixas, começando a revolução de conceitos da tradicional cirurgia mucogengival. 11. Na Periodontia, em 1982, Miller[52] apresentou uma nova classificação das recessões gengivais, fundamentadas na localização da base da recessão em relação à junção mucogengival e na altura do periodonto de suporte interproximal, demonstrando a possibilidade de até 100% de recobrimento radicular quando houvesse integridade dos tecidos proximais, utilizando, pela primeira vez, o enxerto gengival livre para essa finalidade, associado ao condicionamento ácido radicular. O tratamento de raízes cariadas e áreas de recessão profunda foi descrito na sequência,[53,54] empregando a mesma técnica. 12. Em 1985, Langer e Langer[55] descreveram a técnica de enxerto de tecido conjuntivo subepitelial para recobrimento radicular, mudando conceitos na cirurgia periodontal plástica reconstrutiva. T13. A década de 1990 foi marcada por avanços na terapia para implantes, na regeneração de tecidos periodontais e peri-implantares com uso de enxertos e substitutos ósseos e fatores de crescimento e diferenciação celular. Um grande destaque foi a proposta do ramo emergente da Periodontia que investiga a relação bidirecional da doença periodontal e doenças sistêmicas – a Medicina Periodontal, conforme definida por Steve Offenbacher. 14. Um importante marco dessa época foi a descoberta da matriz derivada de esmalte, descrita pela primeira vez por Hammarström[37] e seus colaboradores[38] e Heijl[39] e seus colaboradores[40,41] em 1976 e 1997. 15. Nos últimos anos, houve crescimento substancial na cirurgia periodontal plástica e reconstrutiva, especialmente no recobrimento de raízes desnudas. Para isso, o padrão-ouro é o enxerto de tecido conjuntivo subepitelial associado ao deslize coronal do retalho. A técnica apresenta alta previsibilidade, especialmente nos casos de recessão em que há integridade dos tecidos periodontais de suporte na região interproximal. No entanto, apresentam algumas importantes desvantagens, como morbidade pós-operatória e disponibilidade limitada de tecido para tratamento de áreas amplas, que motivaram o desenvolvimento comercial de matrizes teciduais compostas de colágeno suíno, utilizadas como substitutos de tecido mole no recobrimento radicular e no aumento de volume de rebordo ou ao redor de implantes. 16. Em 2018, a Academia Americana de Periodontia e a Federação Europeia de Periodontologia propuseram uma nova classificação das doenças e condições periodontais e peri-implantares **(Capítulo 2)**, classificando a periodontite em estágios e graus que representam a gravidade, a complexidade de tratamento e o risco periodontal, conduzindo a um novo estágio da terapia periodontal que considera as diferenças individuais na estratégia de tratamento – a "Periodontia Personalizada".

Fonte: Elaborada pelos autores.

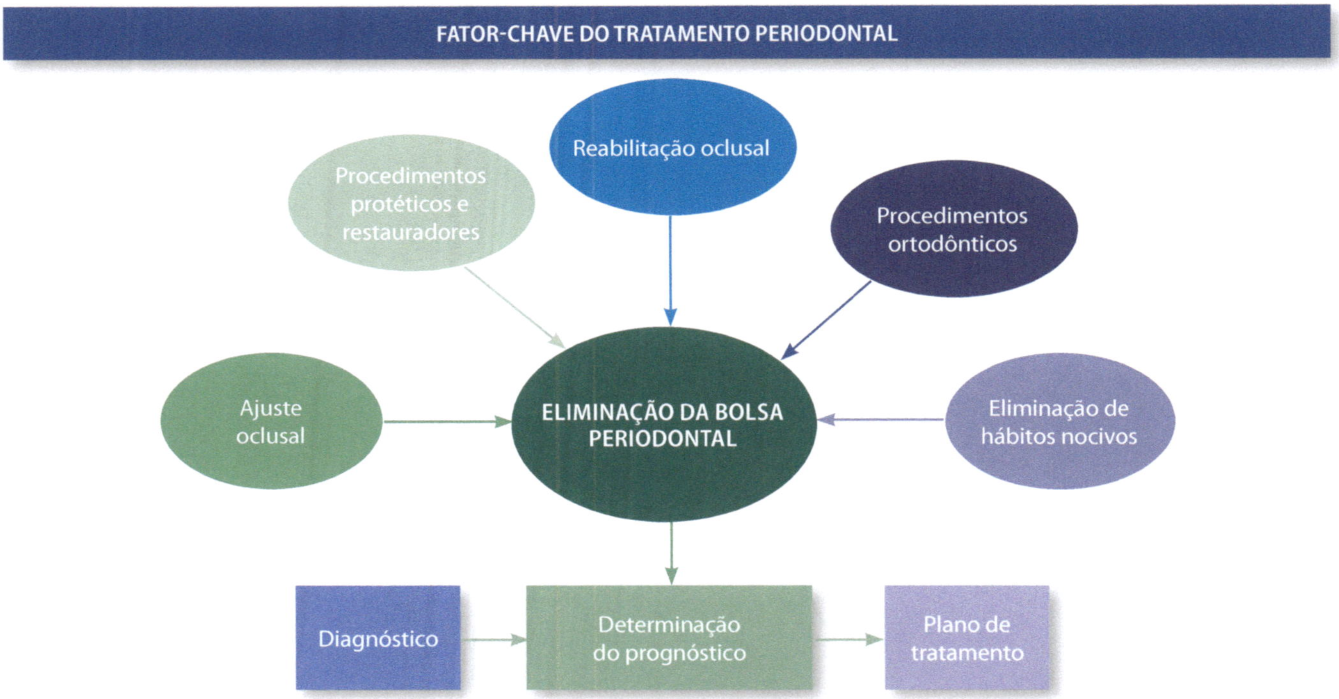

FIGURA 3 Importância da eliminação da bolsa periodontal nos campos da Odontologia segundo Glickman.[17]

Fonte: Elaborada pelos autores.

Nessa época, foi descrito pela primeira vez por Register e Burdick[45] o papel do condicionamento ácido-radicular como método de descontaminação da superfície radicular, desobliteração dos túbulos dentinários, exposição de colágeno tipo I e estímulo à cementogênese e osteogênese. Diante desses achados, Passanezi *et al.* (1979)[27] propuseram o uso do condicionamento ácido para tratamento da superfície radicular por meio de deslize lateral de retalho com ativação prévia do periósteo, com resultados amplamente sugestivos da possibilidade de reinserção, conforme demonstrado histologicamente previamente por Bosco[56] (1978).

Até então, o recobrimento radicular só era obtido por meio de deslize de retalho, enquanto as técnicas de enxertos livres de gengiva eram utilizadas com a finalidade de aumentar a faixa de gengiva ceratinizada.[9,57] A partir de 1980, com a descrição da técnica de enxerto de conjuntivo subepitelial para aumento de rebordo[51] e, posteriormente, para recobrimento radicular,[55] além da proposta de recobrimento radicular por meio de enxerto gengival livre,[52-54] teve início uma nova fase na terapia periodontal, definida por Cirurgia Periodontal Plástica e Reconstrutiva.

Dentro das abordagens mais recentes, tem-se procurado desenvolver os processos regenerativos por meio de engenharia genética no controle dos fatores que regulam a atividade celular.[33,58] A terapia gênica também possibilitaria a síntese e secreção de fatores de crescimento para os defeitos ósseos periodontais, o que aumenta a biodisponibilidade, melhora o direcionamento deles para as células dentro dos defeitos ósseos e promove a liberação, de forma geral, de fatores de crescimento em nível de dose biologicamente mais relevantes do que as formulações de "dose de descarga" ("*dose dumping*"), geralmente usadas em liberação tópica de proteína de fatores de crescimento. O uso de células-tronco ou células progenitoras ainda poderia melhorar as fontes celulares de formação de novos tecidos e de vascularidade, oferecendo potencial significante para regeneração tecidual robusta.[59] A compreensão da participação de engenharia biotecnológica em metodologia de tratamento biológico pode ser avaliada pelo diagrama da **Figura 4** e a sequência do tratamento periodontal cirúrgico[17] pode ser atualizada conforme a **Figura 5**.

Na cirurgia periodontal plástica reconstrutiva, destaca-se o desenvolvimento das matrizes teciduais de colágeno suíno, utilizadas como substitutos de tecido mole em cirurgias de recobrimento radicular, o aumento da faixa de gengiva ceratinizada e a reconstrução de tecidos ao redor de implantes.

Atualmente, sabe-se que cerca de 25% dos pacientes periodontais não respondem adequadamente ao tratamento periodontal convencional **(Capítulo 5)**. Nesses pacientes, é importante identificar quais são os fatores sistêmicos envolvidos na resposta do hospedeiro e direcionar o tratamento para aumentar sua efetividade, para, assim, inaugurar uma nova era no tratamento periodontal personalizado. Neste sentido, vale salientar que o objetivo principal do tratamento periodontal é a preservação da dentição natural e funcional. Adicionalmente, o tratamento periodontal possibilita a prevenção de doenças sistêmicas ou seu agravamento, como doenças cardiovasculares, diabetes e nascimento de bebês

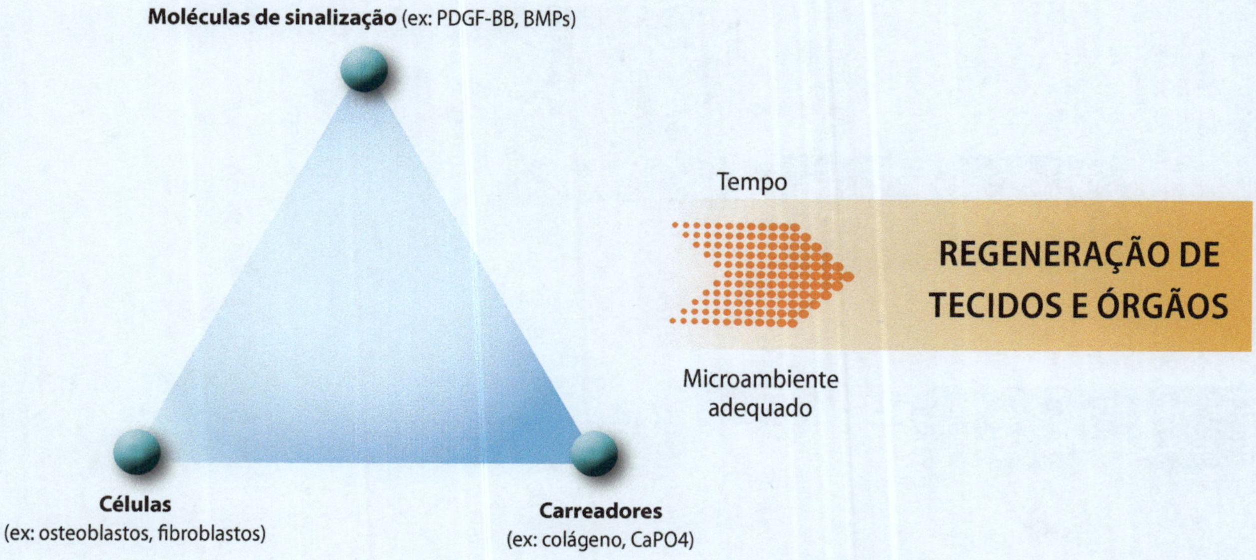

FIGURA 4 Conceito de engenharia de tecidos de Lynch.[34,35] A regeneração de tecidos e órgãos depende da existência de células capazes de se proliferar e diferenciar na presença de moléculas de sinalização adequadas com veículos carreadores que proporcionem suporte apropriado à formação de novos tecidos estruturados funcionalmente. A regeneração de órgãos e tecidos é tempo-dependente e deve, portanto, ser favorecida pelo microambiente para que se processe normalmente.

Fonte: Elaborada pelos autores.

prematuros e de baixo peso **(Capítulo 17)**. O tratamento periodontal não cirúrgico ou conservador deve ser realizado em todos os pacientes, e complementado por terapia periodontal cirúrgica para eliminação de bolsas > 3 mm e correção de defeitos ósseos residuais. O tratamento periodontal não cirúrgico, seguido de terapia de suporte, em todos os casos, pode levar ao rápido colapso periodontal em pacientes de risco. A preservação de dentes com sulcos profundos já foi apontada como um óbice por Schluger[2] em 1949 e, posteriormente, por Waerhaug,[13,14] que concluiu que a melhor terapêutica para proporcionar controle de placa pessoal adequado é a eliminação cirúrgica da bolsa periodontal.

PRINCÍPIOS E FUNDAMENTOS BÁSICOS DA CIRÚRGICA PERIODONTAL

À primeira vista, é muito importante que os procedimentos cirúrgicos periodontais estejam suportados pela capacidade do organismo de expressar toda a sua potencialidade curativa em sentido amplo, permitindo, desse modo, estabelecer a racionalização da cirurgia periodontal. O tratamento ideal é aquele que melhor reproduz as características biológicas de naturezas genética e constitucional criadas pela natureza, de modo a ressaltar o restabelecimento das distâncias biológicas do compartimento periodontal de proteção, conforme apresentado no **Capítulo 1**. Em resumo, o periodonto de proteção é constituído pelo sulco gengival, epitélio juncional, área de inserção conjuntiva, gengiva (livre e inserida) e mucosa alveolar, e esta última foi incorporada ao periodonto de proteção porque influencia a homeostasia do sulco gengival em função de suas propriedades de permeabilidade e mobilidade. O sulco gengival histológico tem comprimento de 0,2 a 0,8 mm, o epitélio juncional, de 1,0 a 1,5 mm, e a área de inserção conjuntiva, de 1,0 a 1,5 mm. Uma faixa adequada de gengiva ceratinizada, com suas características de imobilidade e impermeabilidade, também influencia diretamente a homeostasia dos tecidos periodontais, devendo ser preservada ou reconstituída quando necessário. Os procedimentos terapêuticos periodontais devem, portanto, reproduzir e respeitar as medidas das distâncias biológicas ou área de inserção supracrestal para preservação da saúde periodontal a longo prazo. Considerando-se a média do tamanho das estruturas que compõem o periodonto de proteção, é necessário guardar uma distância de 2 a 3 mm aproximadamente entre a margem gengival e a crista óssea alveolar para acomodação delas.

Qualquer fator que comprometa as distâncias biológicas deve ser tratado por meio de tratamento cirúrgico, especialmente as bolsas periodontais.

As bolsas são classificadas em:

- **Bolsas gengivais:** correspondem a alterações patológicas dos tecidos marginais do compartimento periodontal de proteção resultante de agressão bacteriana do biofilme, levando à perda de 70% do colágeno subjacente ao epitélio juncional, alterações vasculares com formação de vasos sanguíneos friáveis, destruição das fibras gengivais, hiperplasia gengival e pseudoepiteliomatosa, desgarramento da margem da gengiva e ulceração do epitélio juncional, que reduz seu comprimento para 0,3 a

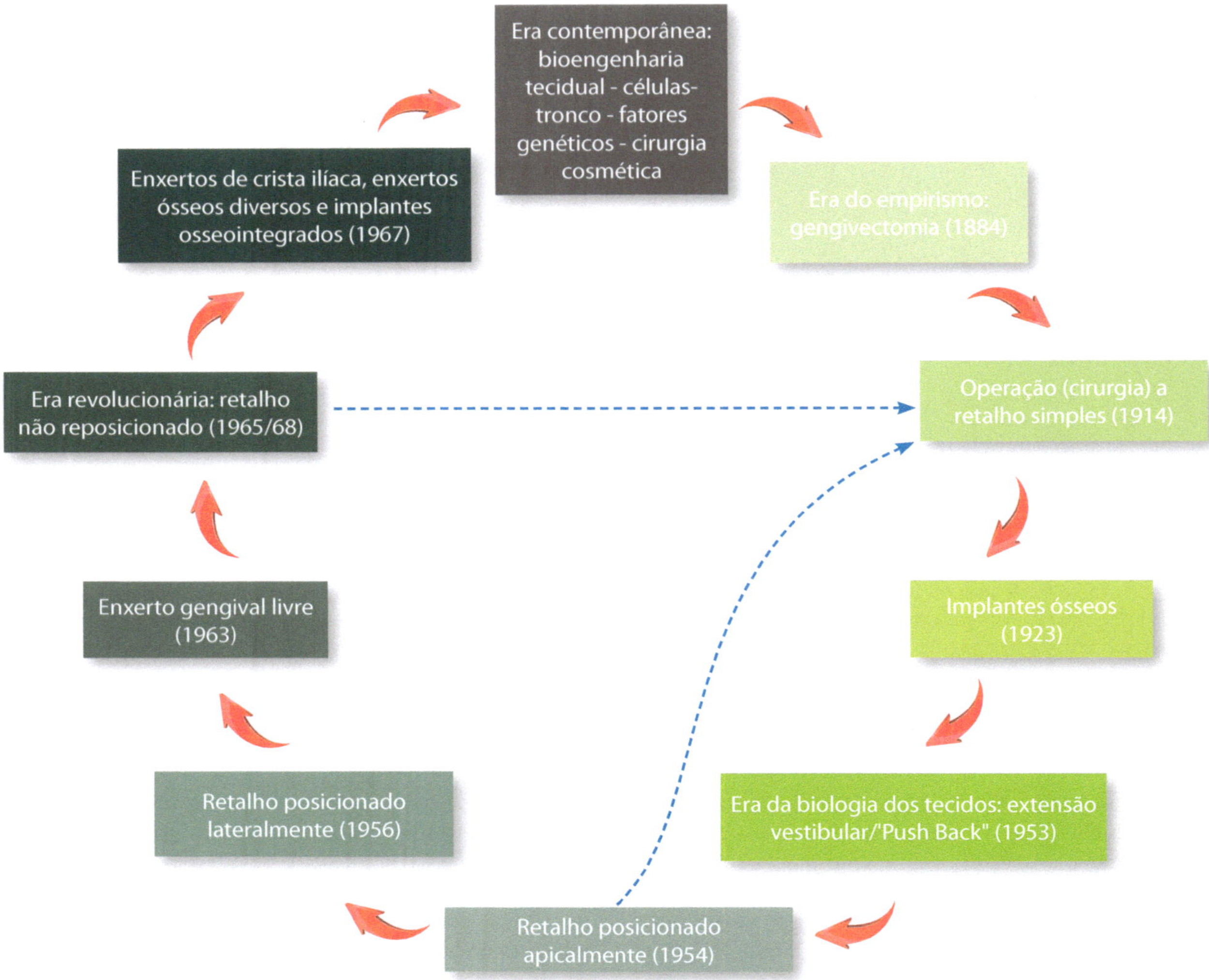

FIGURA 5 Ciclo da cirurgia no tratamento periodontal. A era do empirismo predominou durante o período em que não se tinha noção mais profunda da etiopatogenia da doença periodontal e, por isso, o tratamento visava essencialmente corrigir as alterações teciduais presentes. Essa fase evoluiu para a era biológica quando se passou a almejar, também, a reconstrução das características teciduais relacionadas à fisiologia das estruturas periodontais. Essa preocupação levou à busca de reprodução dos tecidos, com ênfase na criação e/ou no aumento de gengiva e recobrimento de raízes expostas. Dentro dessa evolução, surgiu a era da contestação, na qual se voltou a propor conceitos gerados na era do empirismo, tendo em vista os envolvimentos estéticos relacionados ao tratamento periodontal ora proposto. As especulações geradas parecem ter sido contestadas quando houve o advento de tratamentos regenerativos e a introdução dos implantes osseointegrados, o que impulsionou a ciência na busca de novos conhecimentos. Desse modo, entrou-se na era contemporânea, procurando viabilizar técnicas que melhor permitam a reprodução das estruturas em quantidade e qualidade adequadas para a regeneração periodontal e dos tecidos peri-implantares em sua essência.

Fonte: Elaborada pelos autores.

0,5 mm e é substituído parcialmente pelo epitélio da bolsa. Nessa situação, tem-se a formação de **bolsa gengival verdadeira**, diagnosticada clinicamente por aumento da profundidade de sondagem e sangramento gengival, sem perda óssea. Esse quadro clínico caracteriza a gengivite. Quando as alterações gengivais ocorrem por hiperplasia gengival associada a outras condições, como medicamentos, forma-se uma **bolsa gengival falsa ou pseudobolsa**, que se agrava com o acúmulo de biofilme.

- **Bolsas periodontais:** quando o exsudato inflamatório gengival progride em direção ao compartimento periodontal de sustentação, ocorre perda óssea marginal, migração apical do epitélio juncional e agravamento das condições observadas na gengivite, caracterizando quadro de periodontite. A bolsa é chamada de verdadeira, com redução da capacidade funcional do dente. Quando a perda óssea é horizontal, a base do epitélio juncional se localiza coronalmente à crista óssea, e a bolsa é denominada supraóssea. Quando a perda óssea é vertical, a base do epitélio juncional/da bolsa se localiza apicalmente à crista óssea remanescente, e é chamada de infraóssea.

Tanto as bolsas gengivais como as periodontais caracterizam-se por abrigarem maior quantidade de bactérias do que aquela observada em áreas saudáveis, especialmente quando as bolsas são mais profundas. Assim, a obtenção de sulco raso e a reconstituição das distâncias biológicas periodontais são essenciais para a preservação da saúde dos tecidos periodontais e para a saúde sistêmica, já que patógenos periodontais podem se translocar por via hematogênica e comprometer órgãos e tecidos distantes da cavidade bucal.

A racionalização do tratamento das bolsas gengivais e periodontais supraósseas rasas está apresentada no **Quadro 1**. Esses procedimentos não requerem acesso ao tecido ósseo.

Para o tratamento de bolsas periodontais e outros envolvimentos periodontais que necessitem de acesso ao tecido ósseo por meio de cirurgias a retalho, é importante que a racionalização esteja fundamentada nas diversas fontes de células que irão povoar o leito cirúrgico, determinando o tipo de organização estrutural dos tecidos resultante do processo de cura da ferida cirúrgica. Quando as células são oriundas do ligamento periodontal e do osso medular da região voltada para o dente, a regeneração dos tecidos perdidos com o processo da doença pode ser alcançada.[23] Quando as células são oriundas de gengiva, epitélio ou osso alveolar, desenvolve-se um processo reparativo, o qual será descrito ao final deste capítulo. Portanto, a racionalização da cirurgia depende dos objetivos terapêuticos almejados.

Princípios gerais de cirurgia periodontal

Os objetivos das cirurgias periodontais são:

- Permitir acesso cirúrgico a bolsas profundas ou tortuosas, defeitos ósseos e superfícies radiculares.
- Facilitar o controle de placa pela redução ou eliminação de áreas de retenção de placa.
- Permitir o restabelecimento de saúde para posterior reabilitação protética.
- Reparar ou regenerar o periodonto.
- Reduzir a profundidade das bolsas, estabelecendo sulco gengival mais raso, favorecendo a manutenção a longo prazo da saúde periodontal.
- Corrigir deformidades estéticas por meio da obtenção de tecido mole de contorno aceitável, favorecendo o controle de placa, a preservação da saúde e a estética.

Os procedimentos cirúrgicos periodontais são contraindicados nas seguintes situações, temporárias ou definitivas:

- Pacientes que não apresentam controle de placa adequado.
- Sítios com doença periodontal ativa, identificada por meio de sangramento à sondagem.
- Doenças sistêmicas não controladas ou progressivas:
  - Infarto do miocárdio recente
  - Terapia anticoagulante
  - Leucemia, desordens neutrofílicas ou doença granulomatosa severa
  - Anemia severa
  - Diabetes não controlada (glicemia > 180 mg/dL)
  - Uso de corticoesteroides
  - Desordens neurológicas severas (esclerose múltipla, mal de Parkinson) – considerar atendimento em ambiente hospitalar
  - Doença terminal iminente.
- Casos avançados em que o paciente não possa realizar o tratamento reabilitador ou não seja possível a preservação de dentição saudável e funcional após o tratamento.

Tipos de retalhos

Os retalhos cirúrgicos promovem o acesso às superfícies radiculares, e permitem a realização de terapias periodontais, que têm por objetivo a redução da profundidade das bolsas periodontais e a obtenção de sulco gengival raso por métodos ressectivos ou regenerativos.

Existem diferentes tipos de incisão que podem ser realizadas para elevação dos retalhos ou para realização de procedimentos cirúrgicos destinados à eliminação cirúrgica da parede mole das bolsas periodontais, sem a elevação de retalho:

QUADRO 1 Racionalização para o tratamento de bolsas gengivais e periodontais supraósseas rasas.
Preservação da faixa adequada de gengiva ceratinizada, a partir da qual ocorre reconstrução tecidual em conformidade com a configuração e a estruturação geneticamente determinadas para o restabelecimento das distâncias biológicas do periodonto marginal
Para gengivoplastia ou gengivectomia, realizar a eliminação total da fração de tecido imediatamente coronal à extremidade apical do epitélio juncional, deixando a margem cirúrgica biselada e faixa adequada de tecido mole denso, para reconstrução das distâncias biológicas marginais (sulco gengival, epitélio juncional, área de inserção conjuntiva e faixa suficiente de tecido ceratinizado para proteção da crista óssea)
Para áreas que não preencham esses requisitos, realizar a eliminação da bolsa com a criação e/ou o aumento da faixa de gengiva ceratinizada, preferencialmente com a técnica de enxertos autógenos livres de gengiva. Nestes casos, o enxerto pode ser conjuntivo-epitelial ou apenas conjuntivo, englobando a zona subepitelial. Em quaisquer casos, o enxerto deve ter espessura de 1,0 a 1,5 mm
As fontes provedoras das células são, principalmente, a zona papilar do tecido conjuntivo gengival, ligamento periodontal, periósteo e epitélio vizinho ao campo cirúrgico

Fonte: Elaborado pelos autores.

- Incisão em bisel externo (Figura 6A): realizada a partir da face externa da gengiva em ângulo de 45º com o longo eixo do dente, direcionada coronalmente, com lâmina de bisturi #15 ou #11, gengivótomo de Kirkland ou de Orban. Indicada para procedimentos de gengivectomia e gengivoplastia (Figura 7).
- Incisão em bisel interno (Figura 6B): as cirurgias em bisel interno são aquelas em que a incisão é realizada na crista marginal (incisões marginais) ou ligeiramente apical à margem gengival (incisões paramarginais). A incisão inicial deve ser feita com a lâmina de bisturi posicionada perpendicularmente à superfície do tecido, fazendo com que o bisel realizado não seja muito angulado, o que poderia impedir o fechamento do retalho por primeira intenção.[60] O desenho do retalho deve acompanhar o contorno gengival, estendendo-se na área interdental até a face proximal do dente adjacente. São utilizadas nas cirurgias ressectivas para eliminação de bolsas ou aumento de coroa clínica. Deve-se tomar cuidado para que a faixa mínima de gengiva ceratinizada após a cirurgia seja de 2 mm.[60]
- Incisão sulcular ou intrassulcular (Figura 6C): a lâmina de bisturi é posicionada no sulco gengival direcionada para apical, atingindo o osso alveolar subjacente ao mesmo tempo em que mantém contato com o dente ou superfície radicular. Todo o tecido gengival disponível é incorporado no retalho, sem danos aos tecidos marginais.[60]
- Incisão relaxante (Figura 6D): podem ser verticais ou horizontais, realizadas nas margens mesiais ou distais do retalho. As incisões horizontais são uma continuação da incisão realizada ao longo da margem gengival, melhoram a visibilidade do campo cirúrgico e aumentam ligeiramente a mobilidade do retalho. As incisões relaxantes verticais devem ser realizadas no ângulo proximal do dente adjacente à área a ser tratada. Não devem atravessar a papila ou ser realizadas no centro da face vestibular, sob o risco de causar recessão marginal. Devem ser confeccionadas perpendicularmente à margem gengival para garantir que não sejam biseladas. As incisões devem ultrapassar a junção mucogengival, e permitem adequada mobilidade do retalho.
- Incisão de afinamento (Figura 6E): são realizadas quando se deseja diminuir a espessura do tecido, como nos procedimentos em forma de cunha.
- Incisão "*cutback*" (Figura 6F): realizada quando há intenção de deslizar o retalho coronal ou lateralmente. Na incisão relaxante vertical, realiza-se uma pequena curva a partir da junção mucogengival em direção à base do retalho, o que diminui ligeiramente a extensão da porção apical do retalho, mas sem comprometer o suprimento sanguíneo.
- Incisão de liberação do periósteo (Figura 6G): executada para aumentar a mobilidade do retalho total, realizando-se a incisão do periósteo internamente ao retalho, sem perfurar sua a superfície externa, de modo a permitir o deslocamento do retalho para coronal sem tensão.

Os retalhos podem ser de espessura total, parcial (retalho dividido) ou mista (Figura 8). Os retalhos de espessura total são aqueles em que epitélio gengival, tecido conjuntivo gengival e periósteo são elevados com auxílio de descolador. Os retalhos divididos ou de espessura parcial são aqueles em

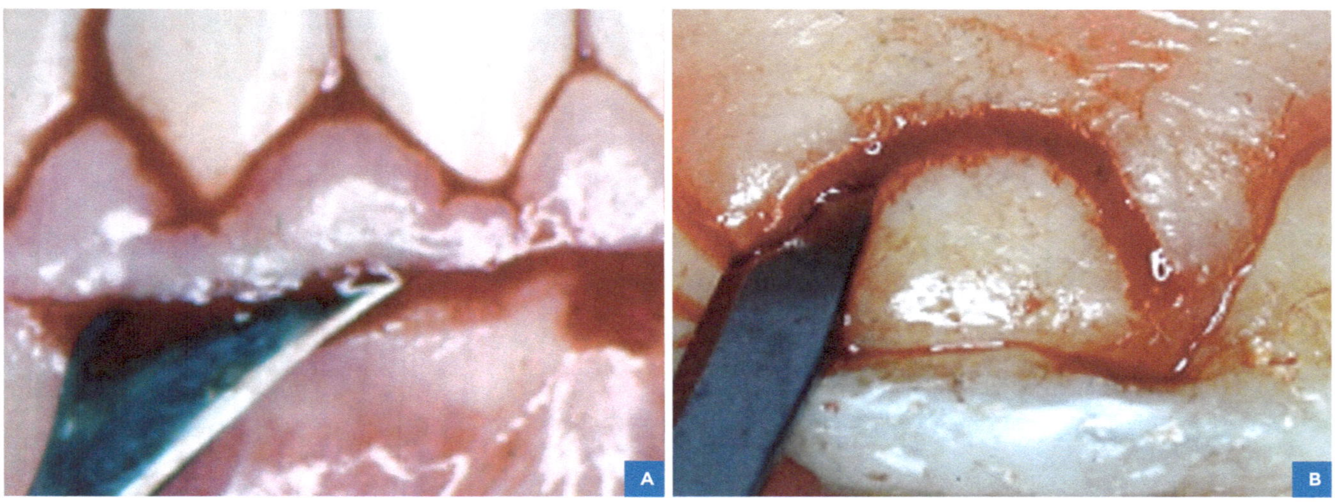

FIGURA 6 Tipos de incisão. (A) Incisão em bisel externo. Realizada a partir da face externa da gengiva em ângulo de 45º com o longo eixo do dente, direcionada coronalmente. Indicada para procedimentos de gengivectomia e gengivoplastia. Pode ser efetuada com lâmina de bisturi #15 ou #11, gengivótomo de Kirkland ou de Orban. (B) Incisão em bisel interno, direcionada apicalmente, posicionada na crista gengival ou afastada da margem gengival. Permite a eliminação da bolsa periodontal ao mesmo tempo em que possibilita acesso à raiz e tecido ósseo subjacente.

(Continua)

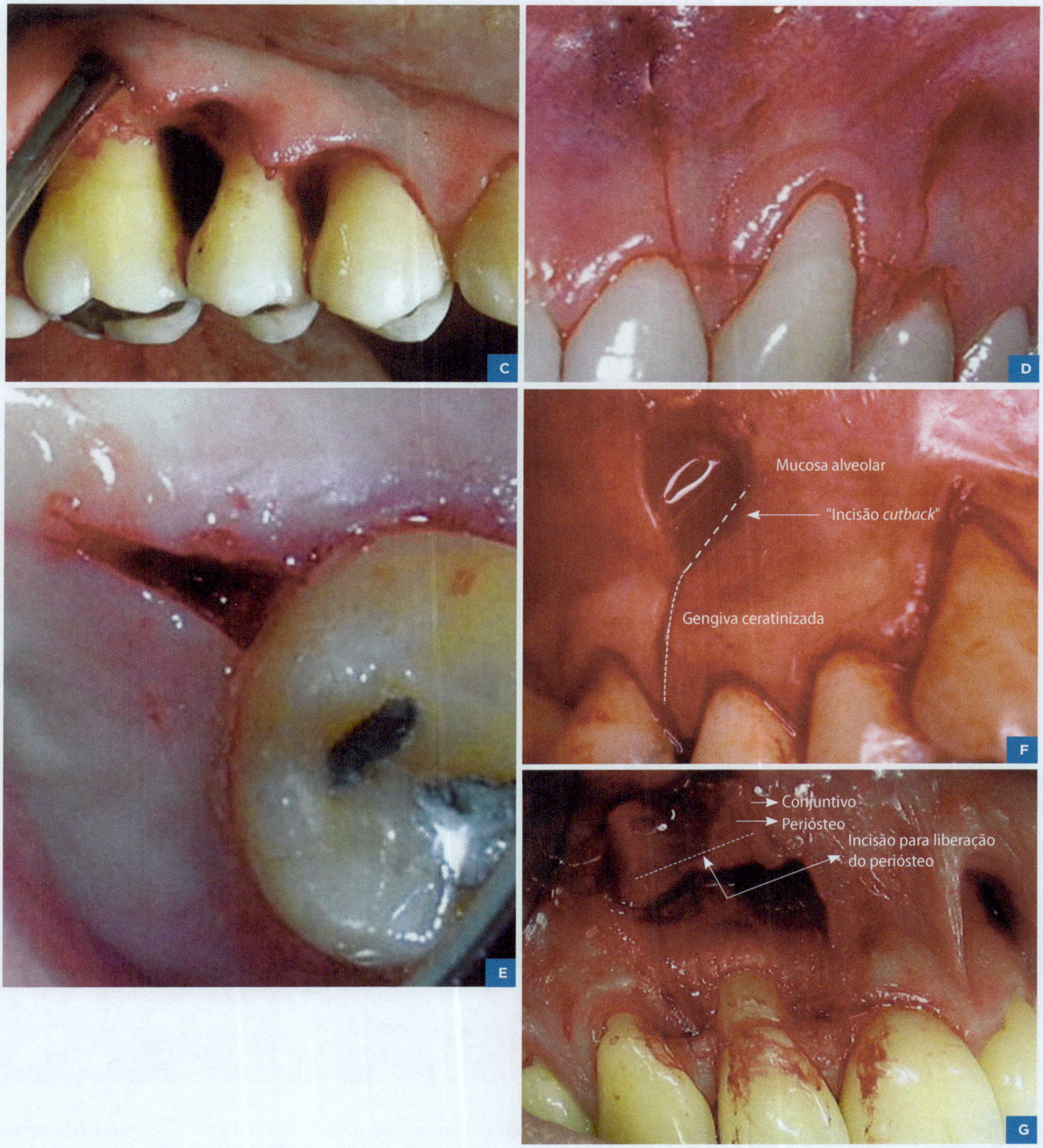

FIGURA 6 *(Continuação)* (C) Incisão intrassulcular. (D) Incisão relaxante. (E) Incisão de afinamento. (F) Incisão "*cutback*". Realizada para dar mobilidade ao retalho, fazendo-se uma pequena incisão na direção contrária à incisão primária, localizada na área de mucosa alveolar. Como a mucosa alveolar tem mobilidade e a gengiva ceratinizada permanece imóvel, esta incisão permite maior mobilidade do retalho para rotação no sentido do recobrimento a ser realizado. (G) Incisão de liberação do periósteo, feita em retalhos totais quando se deseja movimentar o retalho coronalmente. O periósteo, por ser inserido, não permite a movimentação para coronal do retalho. Assim, realiza-se uma incisão interna no periósteo, o que permite a mobilidade e a movimentação do retalho.

Fonte: Acervo pessoal dos autores.

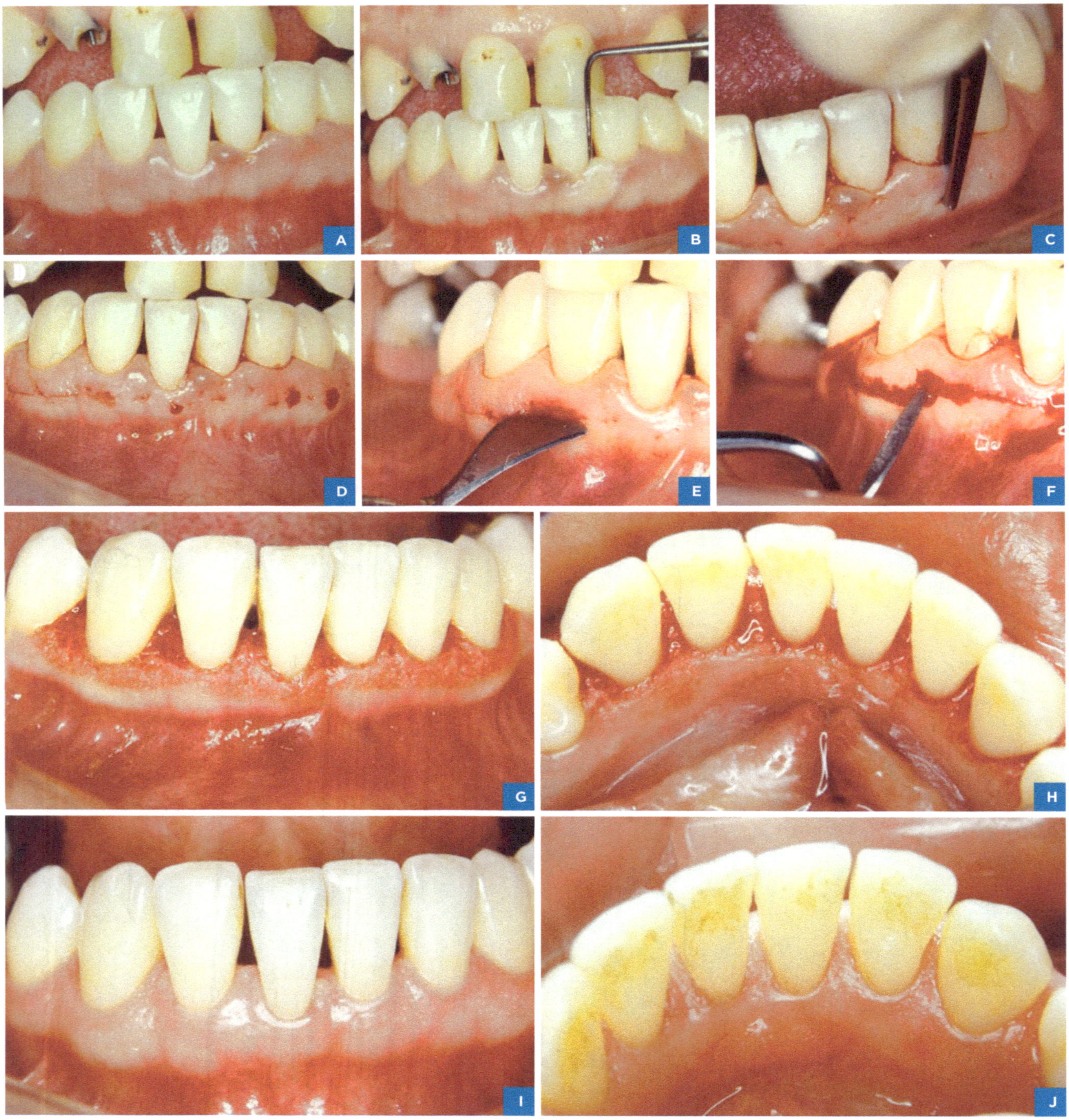

FIGURA 7 Eliminação de bolsa por procedimento de gengivectomia e gengivoplastia. (A, B) Vistas clínicas de paciente portador de bolsas periodontais supraósseas rasas, cuja demarcação das profundidades não foi indicativa de alterações significativas no contorno da crista óssea, nem ultrapassou os níveis de aceitação da quantidade adequada de gengiva remanescente, a despeito de recessões gengivais suaves na região anterior inferior. (C) Marcação da profundidade da bolsa com pinça tipo Crane-Kaplan. (D) Delineamento externo ilustrativo da profundidade das bolsas para início da incisão primária da gengivectomia. (E) Posicionamento inclinado do gengivótomo para superfícies livres, cuja inclinação depende da espessura do tecido gengival. (F) Posicionamento do gengivótomo interproximal com inclinação correspondente à da incisão primária e direcionado para a gengiva interproximal. (G, H) Quadro cirúrgico final produzido para eliminação de bolsas e remodelamento do tecido gengival. (I, J) Resultado após 2 meses, ilustrando o restabelecimento de forma e função normal dos tecidos por harmonização do contorno gengival bem como o restabelecimento de sulco gengival fisiológico, expresso pela manifestação da saúde gengival desenvolvida, sem sangramento gengival.

Fonte: Acervo pessoal dos autores.

que epitélio e conjuntivo gengival são separados do periósteo e da fina camada de tecido conjuntivo gengival com o auxílio de bisturi.

Os *retalhos totais* ou de *espessura total* também são denominados mucoperiosteais (envolvendo elevação de retalho que contém gengiva e periósteo) e são indicados para o tratamento de bolsas que se estendam além da junção mucogengival, em áreas com faixa mínima de gengiva ceratinizada e nas cirurgias regenerativas periodontais. Estão contraindicados quando o tecido periodontal for fino, com possível desenvolvimento de defeitos de deiscência ou fenestração óssea, bem como quando o osso alveolar for fino ou por razões estéticas. Apresentam como vantagens a possibilidade de eliminação de bolsa, com preservação da faixa de gengiva ceratinizada, permitindo acesso às superfícies radiculares e ao defeito ósseo subjacente. No entanto, não podem ser combinados com outros procedimentos para aumentar a faixa de gengiva ceratinizada, sem exposição do tecido ósseo, e não devem ser utilizados em áreas de gengiva fina, na presença de fenestrações ou deiscências, devido à reabsorção pós-operatória do tecido ósseo.

Já os retalhos de *espessura parcial* ou *divididos* ou *retalhos mucosos* são aqueles em que o tecido conjuntivo gengival é "separado" do periósteo por meio de incisão realizada com o bisturi posicionado paralelamente ao longo eixo do dente. Consequentemente, estão incorporados no retalho tecido conjuntivo e epitélio gengival, enquanto uma fina camada de tecido conjuntivo gengival e periósteo permanecem aderidos ao tecido ósseo. Este tipo de retalho permite o deslocamento para apical ou coronal do retalho com a sutura e protege o tecido ósseo, especialmente quando este é muito fino, diminuindo a reabsorção pós-operatória. Outra vantagem importante desse tipo de retalho é que permite a ancoragem da sutura e estabilização da margem gengival durante os estágios iniciais de cicatrização.

Os retalhos combinados são aqueles que agrupam os retalhos totais ou mucoperiosteais e os divididos ou mucosos em uma mesma abordagem cirúrgica (p. ex., retalho de Goldman), e podem ser chamados de retalhos mucoperiosteais-mucosos ou mucosos-mucoperiosteais.[60]

Quanto ao desenho, os retalhos podem ser classificados em: envelopados **(Figura 9A)**, pediculados **(Figura 6D)**, triangulares **(Figura 6E)** ou tunelizados **(Figura 9B) (Figura 9)**.

Quanto ao deslocamento da margem dos retalhos ao final da cirurgia, realizada a partir da porção não inserida da gengiva e determinada pelos objetivos e pela técnica cirúrgica empregada, os retalhos podem ser classificados em reposicionados (quando a margem gengival estiver posicionada

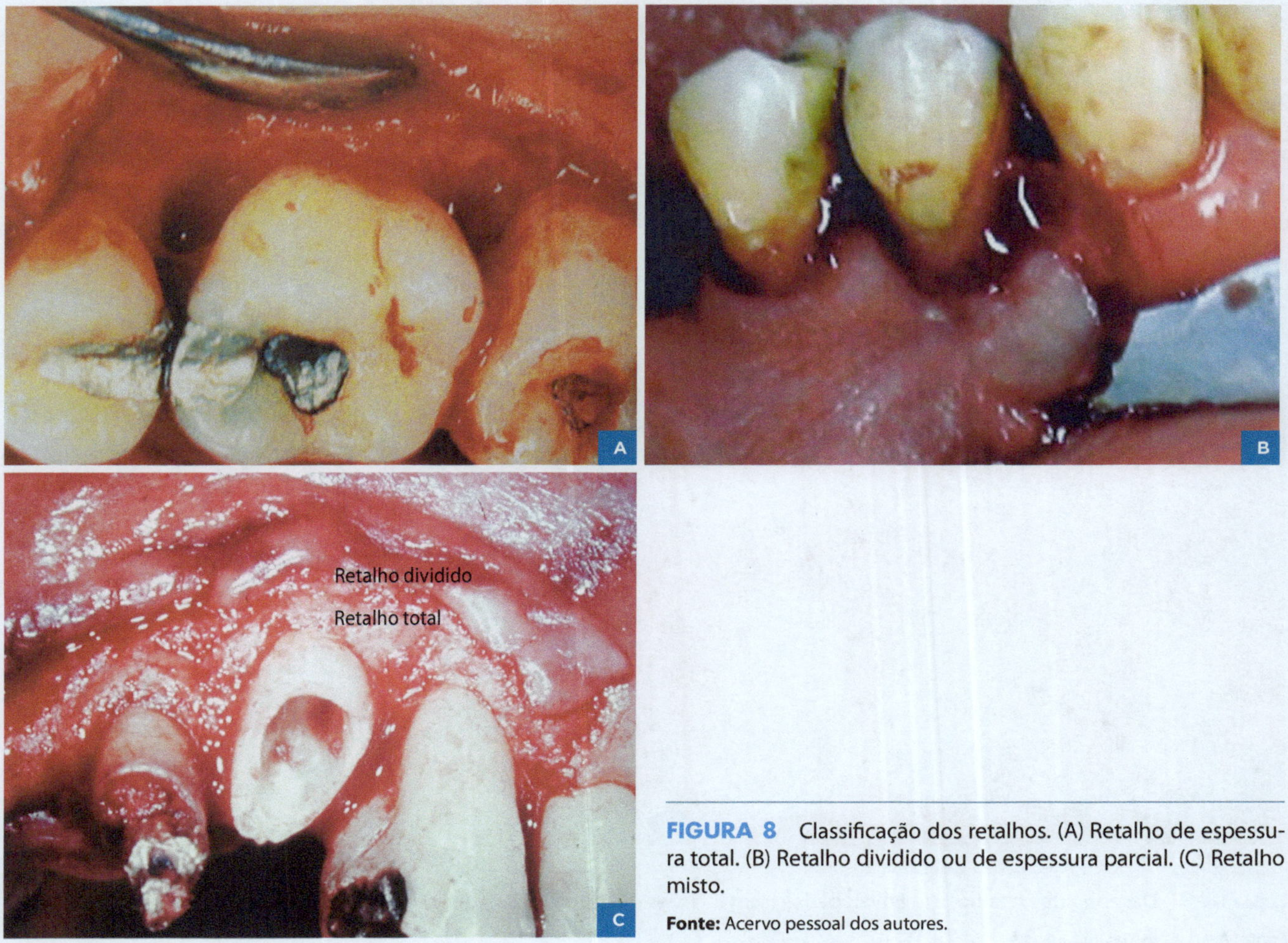

FIGURA 8 Classificação dos retalhos. (A) Retalho de espessura total. (B) Retalho dividido ou de espessura parcial. (C) Retalho misto.

Fonte: Acervo pessoal dos autores.

no local original, como nas cirurgias periodontais regenerativas) ou posicionados lateralmente (Figura 10), coronalmente (Figura 11) ou apicalmente (Figura 12).

Relativamente ao manejo dos tecidos da papila interdental, os retalhos podem ser classificados em convencionais (ver Figura 9A), quando a papila interdental é dividida abaixo do ponto de contato entre dois dentes adjacentes, o que permite o deslocamento dos retalhos vestibular e lingual, ou com preservação de papila (Figura 13), quando esta é incorporada em um dos retalhos (vestibular ou lingual) por meio de incisões sulculares interdentais e uma incisão na base da papila.

Retalho de Widman

O retalho de Widman original foi descrito na literatura em 1918 por Leonard Widman, visando a eliminação da bolsa periodontal. O retalho era do tipo mucoperiosteal, com objetivo de remover a parede mole da bolsa periodontal e o acesso cirúrgico à superfície radicular, o que permite sua instrumentação e retirada dos depósitos de cálculo e placa residuais. No desenho original, incisões relaxantes verticais eram primeiramente confeccionadas nos ângulos proximais dos dentes periféricos à área de interesse, estendendo-se além da junção mucogengival. Essas incisões eram unidas por uma incisão gengival, a qual seguia o contorno da margem gengival e separava o epitélio da bolsa e o tecido conjuntivo inflamado da área de tecido conjuntivo gengival ainda não afetada pelo processo inflamatório. Quando necessário, o mesmo tipo de procedimento era realizado na face lingual ou palatina dos dentes. Em seguida, um retalho mucoperiosteal era elevado com auxílio de descolador, expondo de 2 a 3 mm de tecido ósseo marginal. O colar de tecido inflamado era, então, removido da superfície do dente com auxílio de curetas, o que permite acesso à superfície radicular previamente exposta ao ambiente da bolsa, com a sua raspagem realizada. Recomendava-se a realização de recontorno ósseo para restabelecimento da arquitetura normal. Posteriormente, os retalhos vestibular e lingual eram reposicionados no nível da crista óssea alveolar remanescente e estabilizados em posição por meio de suturas interproximais, o que resulta em aumento da coroa clínica.[61]

Retalho de Neumann

O retalho de Neumann foi descrito pelo autor em 1920 e 1926 com algumas diferenças em relação ao retalho de Widman. Era realizada incisão intrassulcular e elevação de retalho mucoperiosteal de toda gengiva ceratinizada e uma porção de mucosa alveolar. O interior do retalho era curetado para remoção do epitélio da bolsa e remoção do tecido de granulação, seguido de instrumentação das superfícies radiculares. As irregularidades do tecido ósseo eram corrigidas para obtenção do padrão horizontal do tecido ósseo. Os retalhos eram recortados para permitir adaptação ao dente e cobertura adequada do osso alveolar nas faces livres e proximais, no nível da crista óssea alveolar.[61]

Cirurgia a retalho modificada

O retalho de Widman foi modificado por Kirkland para o tratamento de bolsas periodontais com supuração, e consiste na cirurgia a retalho modificada. São realizadas incisões intrassulculares, que atravessam a base das bolsas periodontais nas faces vestibular e lingual da área interdental, estendendo-se para mesial e distal. É realizado descolamento de retalho total, o qual expõe as superfícies radiculares e o defeito ósseo. As raízes são instrumentadas e os defeitos ósseos, debridados para remoção do tecido de granulação. O epitélio da bolsa e o tecido de gr anulação da parte interna dos retalhos eram curetados, seguido por reposicionamento dos retalhos, estabilizados por suturas interproximais.[61]

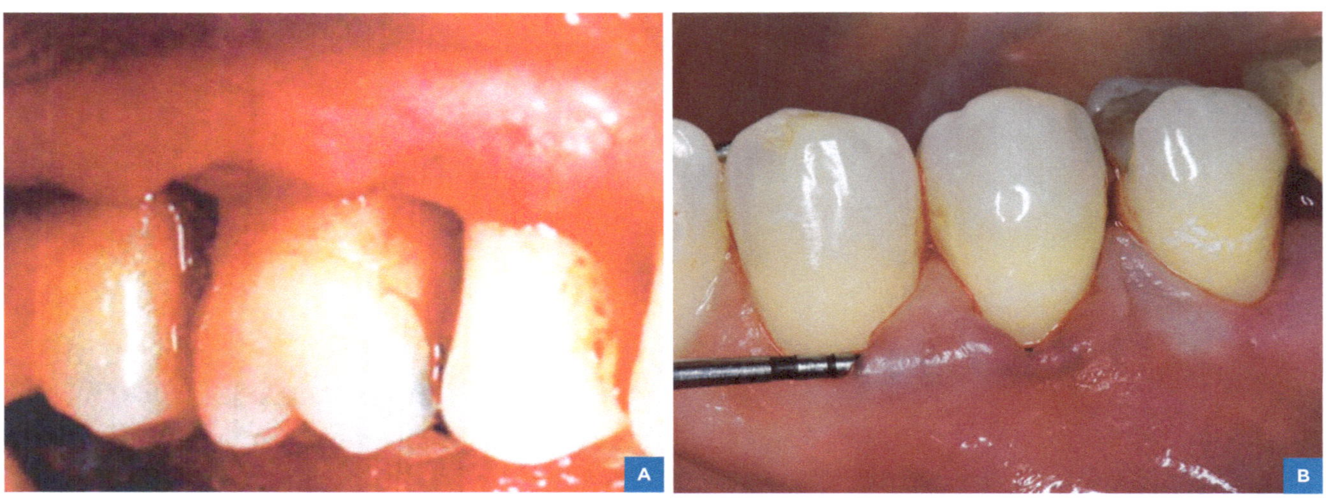

FIGURA 9 Desenho dos retalhos. (A) Envelopados (sem incisões relaxantes ou verticais). (B) Tunelizados (sem elevação de retalho).

Fonte: Acervo pessoal dos autores.

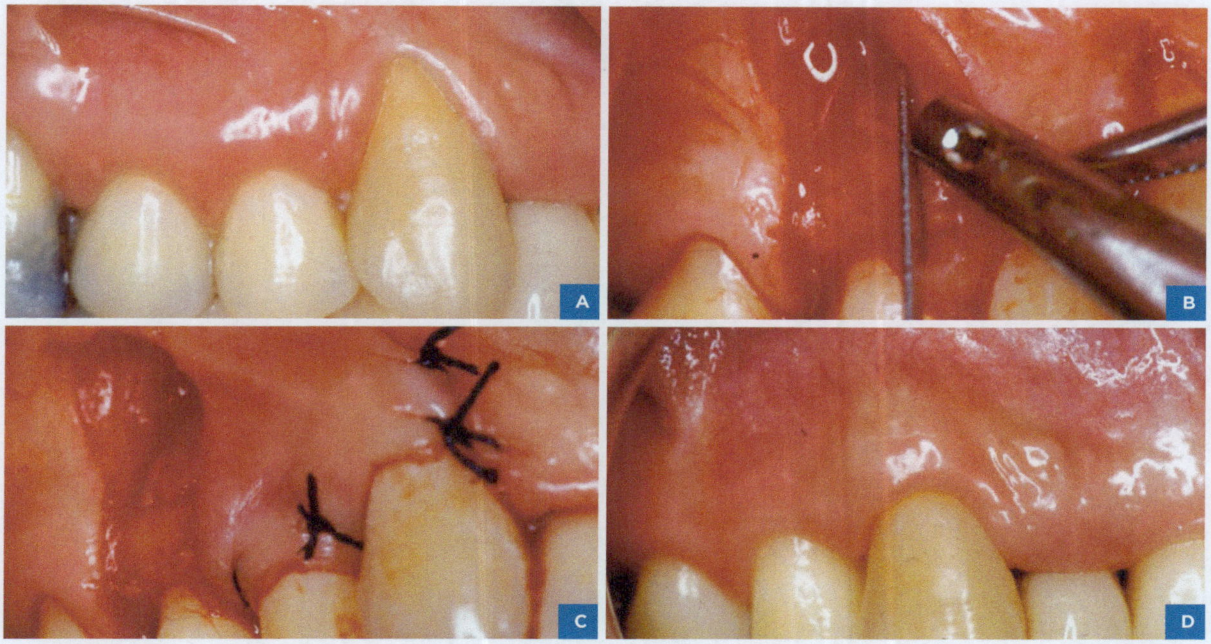

FIGURA 10 Retalho posicionado lateralmente. (A) Na técnica chamada de deslize lateral de retalho, descrita por Grupe & Warren em 1956, utilizada para recobrimento radicular em áreas que apresentam ampla faixa de gengiva ceratinizada adjacente, (B) é confeccionado retalho total no dente adjacente ao dente a ser recoberto, enquanto no dente à distal do dente doador é confeccionado retalho dividido. (C) O retalho é deslizado lateralmente para recobrimento radicular e suturado em posição livre de tensão. (D) Um ano após a cirurgia, observa-se recobrimento completo e harmonia estética na área.

Fonte: Acervo pessoal dos autores.

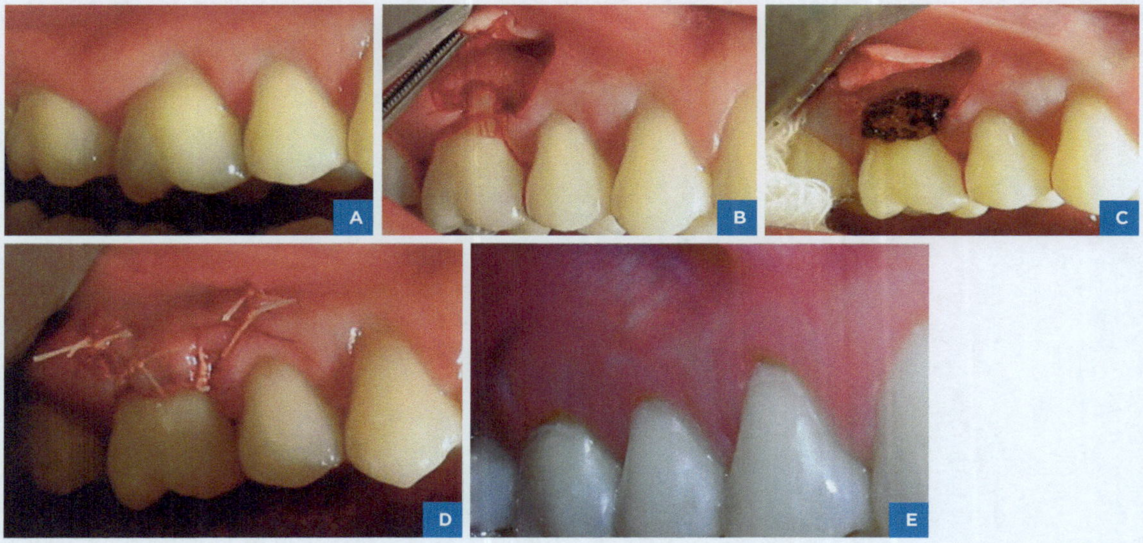

FIGURA 11 Deslize coronal de retalho. (A) Paciente do sexo feminino, 20 anos de idade, apresenta recessão da margem gengival do 16 associada à hipersensibilidade e queixa estética. (B) Após a incisão inicial e desenho de retalho trapezoidal, foi rebatido retalho misto (total na área da recessão a ser recoberta e parcial na região mais apical) de espessura > 1 mm, o que permite o recobrimento radicular sem a remoção de enxerto conjuntivo subepitelial. (C) Condicionamento ácido radicular realizado com gel de ácido cítrico 10% e tetraciclina 50% por 3 minutos. (D) O retalho foi deslocado coronalmente ao nível da coroa e suturado livre de tensão com fio reabsorvível 4-0. (E) Pós-operatório de 6 meses de acompanhamento, o qual demonstra recobrimento radicular completo.

Fonte: Acervo pessoal dos autores.

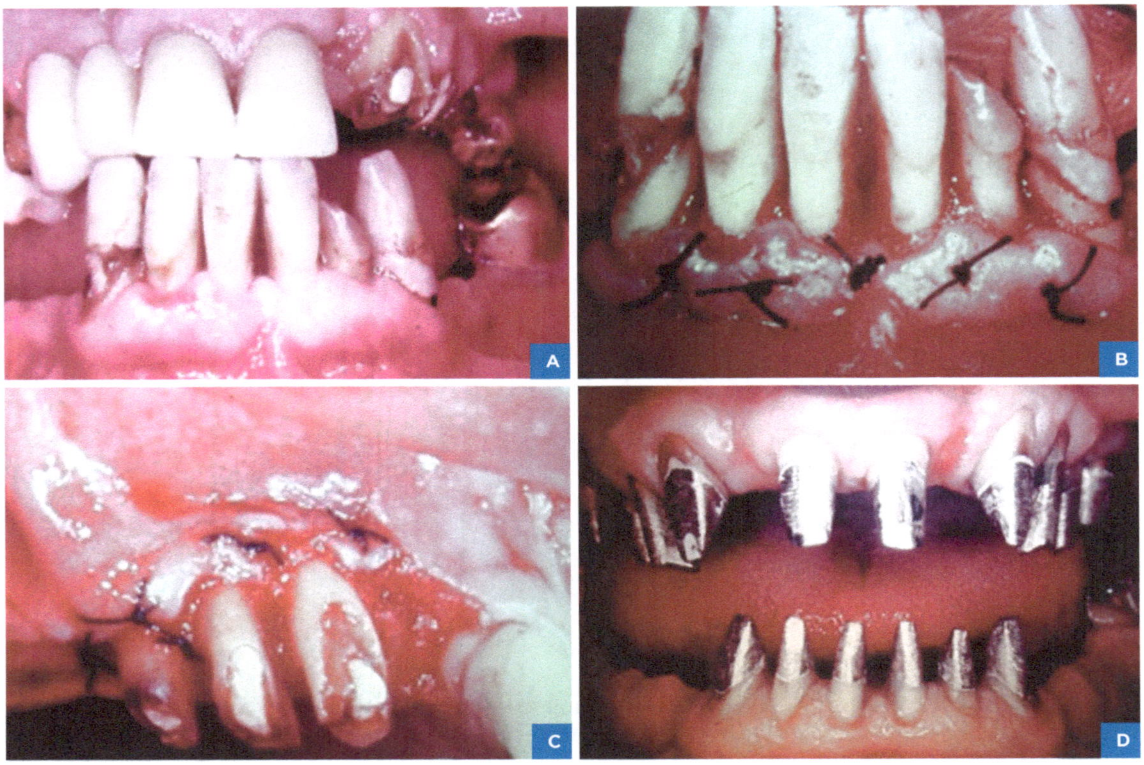

FIGURA 12 Posicionamento apical de retalho. (A) Paciente do sexo masculino, 60 anos de idade, com bolsas periodontais moderadas e generalizadas, com recessão gengival, resultando em perda de inserção de 6 mm na região anterior inferior. O tratamento para eliminação das bolsas foi feito por meio de osteotomia e osteoplastia. (B) Posicionamento apical do retalho dividido no nível da crista óssea na região anterior inferior. (C) O mesmo tratamento cirúrgico foi realizado na região superior, para eliminar as periodontais. Na imagem, está ilustrado o posicionamento apical do retalho, suturado no nível da crista óssea marginal. (D) Aspecto geral dos tecidos após a cicatrização, pelo qual se observa formação de sulco gengival clínico de 1,5 a 2,0 mm, e se exibe reconstituição marginal do tecido gengival e características de saúde gengival.

Fonte: Acervo pessoal dos autores.

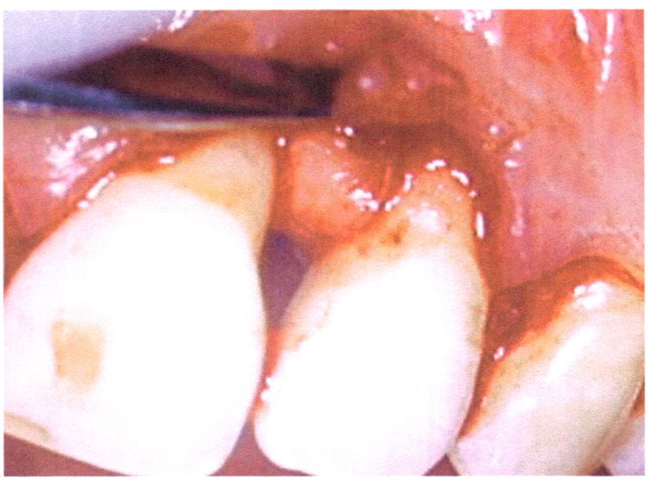

FIGURA 13 Retalho com preservação de papila. Na técnica de Takey, demonstrada nesta figura, é realizada uma incisão semicircular na papila por palatino. Incisões complementares sulculares são realizadas nos aspectos proximais da papila interproximal e esta é rebatida por meio de retalho total para a face vestibular do dente.

Fonte: Acervo pessoal dos autores.

Retalho de Widman modificado

Descrito por Ramfjord e Nissle[16] em 1974, o retalho de Widman modificado **(Figura 14)** também é chamado de curetagem a campo aberto. Nessa técnica, a incisão inicial é realizada a 1 mm da margem gengival com a lâmina de bisturi (Barder Parker nº 11 ou nº 15), posicionada paralelamente ao longo eixo do dente. Se a profundidade de sondagem vestibular for de 2 mm ou menos ou se houver envolvimento estético da área a ser tratada, pode-se realizar incisão intrassulcular. A incisão deve ser estendida o tanto quanto possível na região interdental, o que possibilita a inclusão do máximo possível de papila nos retalhos. São elevados retalhos totais, que devem ser limitados e permitir a exposição de apenas alguns milímetros do tecido ósseo. Para facilitar a remoção do colarinho tecidual e do tecido de granulação das superfícies radiculares, realiza-se incisão intrassulcular (segunda incisão) ao redor dos dentes até atingir a crista óssea. Uma terceira incisão é feita na base do colarinho, próximo à crista óssea alveolar, de modo a visar a eliminação do colarinho tecidual e exposição da superfície radicular a ser tratada. É realizada curetagem dos defeitos ósseos, seguida de recorte dos retalhos para adaptação ao osso alveolar subjacente, de modo a permitir cobertura completa do tecido ósseo na face proximal dos dentes e podendo-se realizar recontorno do tecido ósseo nas faces externas (em espessura) para acomodação dos retalhos, os quais são estabilizados por suturas interproximais.[61]

Retalho posicionado apicalmente

Descrito por Nabers,[5] em 1954, visava a preservação de faixa adequada de gengiva ceratinizada e era chamado originalmente de reposicionamento de gengiva inserida, foi posteriormente modificado por Ariaudo e Tyrrell[3] em 1957 e denominada por Friedman[4] de retalho reposicionado apicalmente. É realizada incisão em bisel inverso distante da margem gengival, cuja dimensão depende da profundidade da bolsa a ser eliminada e da quantidade de gengiva ceratinizada remanescente. Quanto menor for a faixa de gengiva ceratinizada e mais fino o tecido, mais próximo da margem gengival deve ser feita a incisão inicial. O desenho da incisão segue o contorno do tecido gengival, o qual, por sua vez, é paralelo ao desenho da junção cemento-esmalte. São confeccionadas incisões relaxantes verticais, estendendo-se para a mucosa alveolar nos términos mesial e distal da primeira incisão, seguidas de elevação total, segundo a técnica original. Preferencialmente, deve-se realizar elevação de retalho dividido ou de espessura parcial, removendo-se o periósteo apenas do tecido ósseo a ser recontornado, pois o retalho dividido oferece maior proteção contra a reabsorção pós-

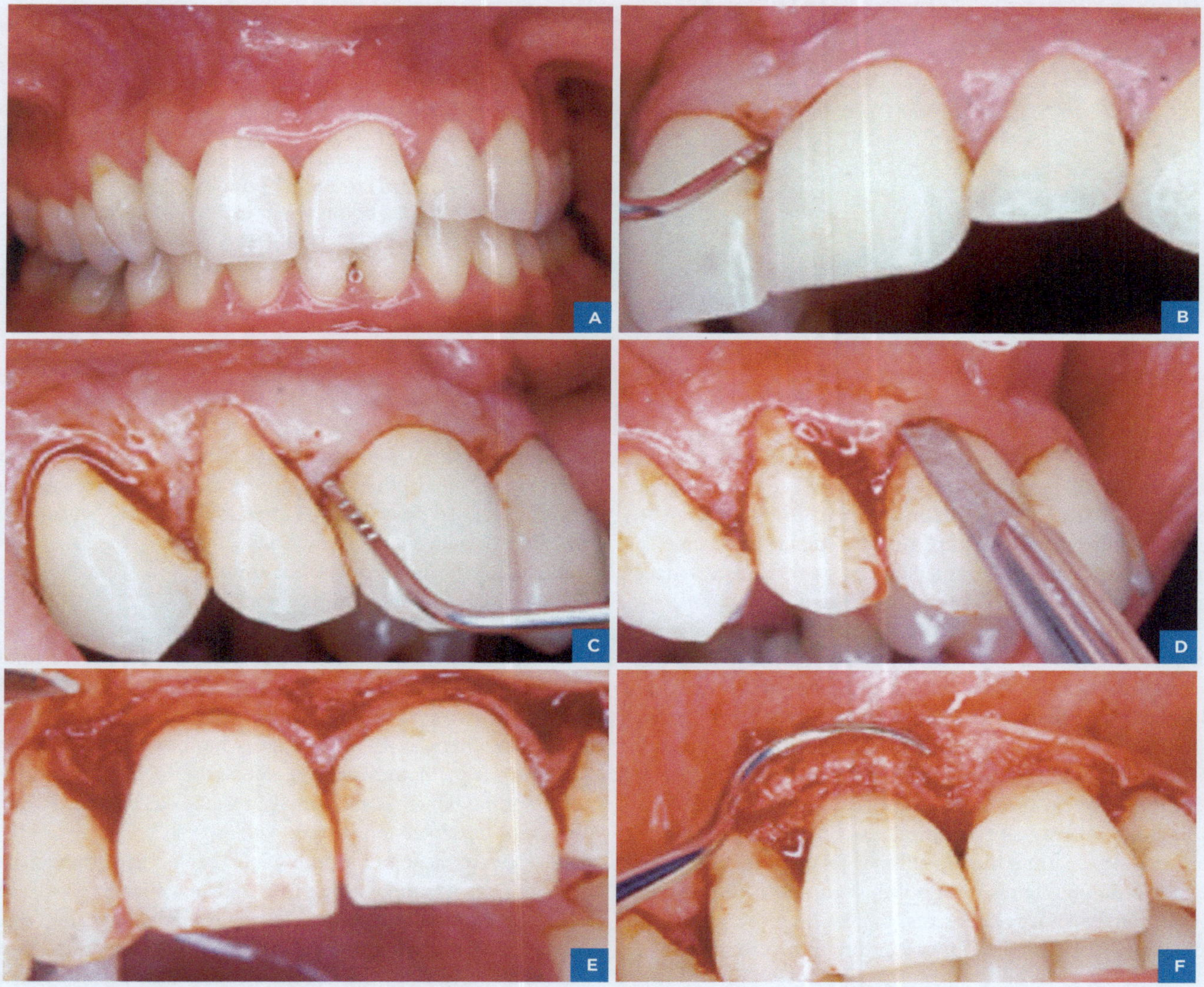

FIGURA 14 Retalho de Widman modificado. Esse retalho permite acesso cirúrgico à superfície radicular, o que possibilita sua instrumentação para eliminação de cálculo e placa subgengivais. (A) Paciente apresenta sinais clínicos de inflamação gengival, com alteração de cor e contorno da gengiva marginal. (B, C) Determinação clínica da profundidade de sondagem, de modo a demonstrar a presença de bolsas periodontais de 5 a 7 mm de profundidade na região anterior superior. (D) Na técnica modificada, é realizada uma incisão na crista gengival afastada de 0,5 a 1,0 mm da margem, para eliminar o epitélio da bolsa. (E) Essa primeira incisão deixa um "colarinho" de gengiva aderido à superfície dentária. Para facilitar sua remoção com curetas, é realizada uma segunda incisão intrassulcular e uma terceira incisão na base da crista óssea, o que permite sua remoção. (F) É rebatido retalho total até expor os defeitos ósseos e a superfície radicular a ser instrumentada.

(Continua)

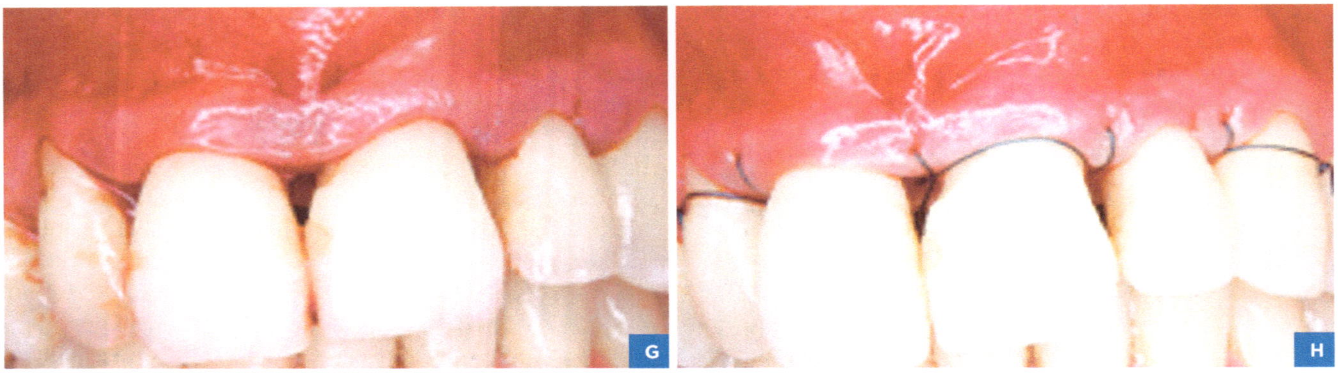

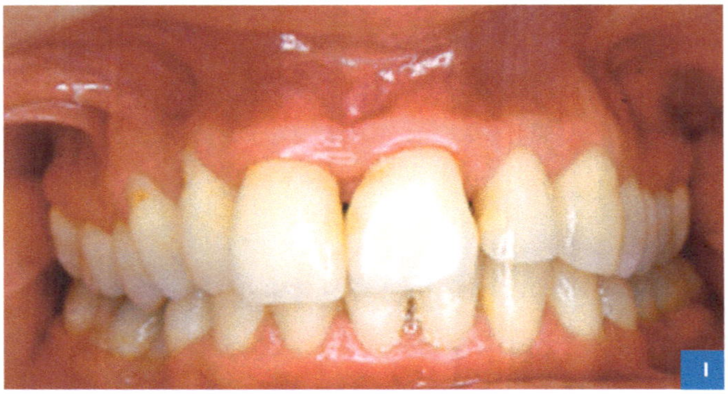

FIGURA 14 *(Continuação)* (G) Após o debridamento dos defeitos e raspagem da superfície radicular, o retalho é reposicionado e suturado em posição. (H) Imagem final do caso, a qual demonstra que não há aumento da coroa clínica aparente, pois o tecido gengival fica na mesma posição original. Ocorre o fechamento clínico das bolsas por meio da formação de epitélio juncional longo. (I) Imagem clínica da área após a cicatrização.

Fonte: Acervo pessoal dos autores.

-cirúrgica do tecido ósseo e permite a ancoragem da sutura. Realiza-se, então, o debridamento de defeitos, retalhos e superfícies radiculares para eliminação do epitélio da bolsa e do tecido de granulação, bem como de remanescentes de placa e cálculo. A crista óssea alveolar é recontornada para restabelecimento da arquitetura óssea. Originalmente, os retalhos eram reposicionados no nível da crista óssea e suturados, fechando-se completamente os retalhos nas faces proximais dos dentes (**Figura 12**).

Visando o estabelecimento de sulco gengival raso sem reabsorção de tecido ósseo alveolar, atualmente recomenda-se realizar a sutura do retalho 2 mm coronal à crista óssea alveolar. Por esse motivo, é importante confeccionar retalho dividido. Na técnica originalmente descrita, por palatino, realizava-se um "retalho biselado" seguido de raspagem, debridamento do tecido de granulação e recontorno do tecido ósseo. Após esse procedimento, o retalho palatino era reposicionado e uma incisão submarginal era realizada para remoção da parede mole da bolsa, seguindo o contorno do tecido gengival. Os retalhos vestibular e lingual eram, então, aproximados e estabilizados por sutura interproximal.

Retalhos triangulares (procedimentos de cunha distal)

Para esses retalhos, destinados à remoção de tecido mole à distal dos molares, realiza-se procedimentos em forma de cunha (**Figura 15**), em que a parede mole da bolsa e o tecido fibroso à distal dos segundos ou terceiros molares (tuberosidade da maxila ou região retromolar) são removidos. São realizadas incisões verticais vestibulares e linguais, iniciando-se à distal da área a ser removida em direção à parede mole da bolsa, na superfície distal do último molar, formando um triângulo cuja base é a face distal do dente. As incisões verticais são ligeiramente divergentes para apical. O tecido presente entre o retalho vestibular e o retalho palatino é dissecado da superfície do tecido ósseo subjacente e removido, resultando em diminuição do volume tecidual existente. Os retalhos são recortados para evitar sobreposição, quando necessário, e estabilizados por meio de suturas simples.[61]

Princípios de sutura

Preferencialmente, as feridas periodontais devem ser totalmente protegidas pelos retalhos vestibular e lingual, adaptados ao dente, promovendo-se o fechamento delas por primeira intenção.[61] Os princípios básicos para a cura das feridas por primeira intenção, deixando pouca ou nenhuma cicatriz, baseia-se na aproximação suave das bordas do retalho, sem tensão e bem vascularizadas.[60]

A cicatrização por segunda intenção ocorre quando a ferida cirúrgica é intencionalmente deixada aberta (p. ex., área do palato após a remoção de enxerto gengival livre) ou o fechamento por primeira intenção não pode ser efetuado por causa de defeitos teciduais, estando associado com formação de tecido reparativo.[60]

O tempo necessário para cicatrização depende basicamente do tamanho da ferida cirúrgica e da presença ou ausência de contaminação bacteriana, e pode ser influenciada por condições sistêmicas, como diabetes *mellitus* e tabagismo.

As suturas garantem a fixação passiva do retalho na posição estabelecida durante a cirurgia, de modo a aproximar ao máximo as margens da ferida cirúrgica sem tensão.[60]

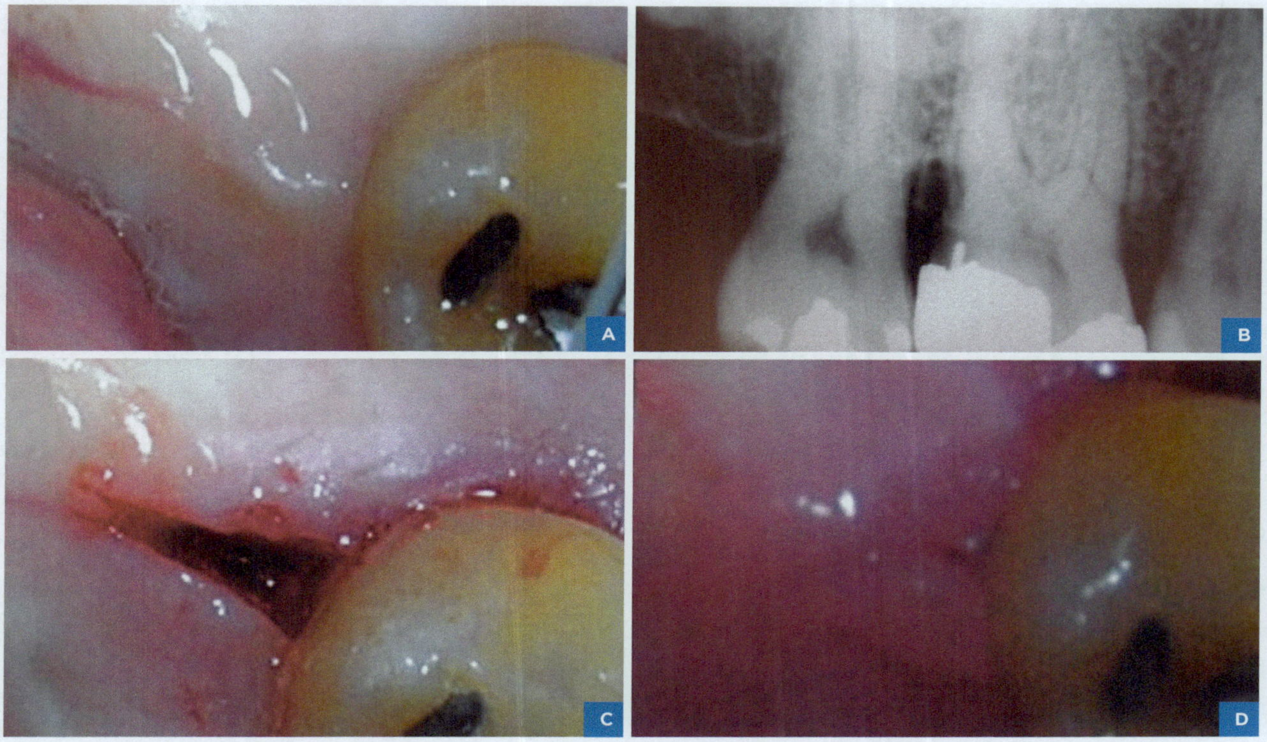

FIGURA 15 Procedimento em forma de cunha. (A) Aspecto clínico inicial da área. (B) Imagem radiográfica periapical (técnica do paralelismo) que demonstra a existência de perda óssea horizontal na distal do último molar. (C) A incisão em forma de cunha tem formato triangular, em que os dois vértices do triângulo, iniciado na superfície distal à área a ser removida e divergente para apical, se estende até a distal do último molar. O tecido entre as incisões vestibular e lingual é removido, e o retalho é suturado passivamente. (D) Imagem pós-operatória de 2 semanas, mostrando a cicatrização da área e o completo fechamento da ferida cirúrgica.

Fonte: Acervo pessoal dos autores.

Sutura simples interproximal

Nesta técnica, que promove igual tensão nos retalhos vestibular e lingual, a agulha é introduzida a partir da face externa do retalho vestibular, passa abaixo do ponto de contato interdental e atravessa o retalho lingual da superfície interna para a superfície externa do retalho ou vice-versa **(Figura 16)**. Não deve ser realizada quando os retalhos são movidos de sua posição original (p. ex., posicionamento apical de retalho, deslize coronal de retalho).[61] É importante que a distância entre o ponto de penetração da agulha e a linha de incisão seja uniforme nos retalhos vestibular e lingual, para obter aproximação ideal deles. Os pontos devem ser posicionados pelo menos a 1 ou 2 mm da margem gengival, dependendo da espessura do retalho, e deve ser realizado o menor número de pontos possíveis que promovam o fechamento do retalho por primeira intenção.[60]

Sutura em colchoeiro vertical

Quando for realizada cirurgia a retalho na área interdental, pode não ser possível o fechamento do retalho por meio de suturas simples. Nesse caso, pode-se utilizar sutura em colchoeiro vertical **(Figura 17)**, promovendo-se o fechamento do retalho e seu deslocamento para coronal. Nesta técnica, a agulha é inserida de fora para dentro no retalho vestibular próximo à ponta da papila, envolvendo-a. Em seguida, o fio é levado para lingual passando-se a agulha abaixo do ponto de contato proximal. O retalho lingual é suturado em posição mais apical que o retalho vestibular, passando-se a agulha de dentro para fora do tecido a partir de um ponto mais apical e saindo do tecido (de dentro para fora) em um ponto ligeiramente mais coronal. A agulha retorna para a vestibular, passando-a abaixo do ponto de contato proximal, e o nó cirúrgico deve ser dado nesse local.

Sutura em colchoeiro horizontal

As suturas em colchoeiro horizontal podem ser realizadas para promover alívio da tensão dos retalhos previamente ao seu fechamento propriamente dito. Podem ser internas ou externas: as internas promovem eversão das margens da ferida, simplificando o fechamento do retalho por suturas simples ou contínuas; as externas resultam em inversão das margens gengivais, dificultando o fechamento das feridas, portanto não devem ser utilizadas. Nas suturas em colchoeiro horizontal internas, a agulha é inserida 2 a 4 mm abaixo da margem do retalho e passa por ambos os segmentos do retalho. O segundo ponto é realizado a uma distância de 3 a 5 mm do primeiro, e a agulha volta na direção oposta, formando um U.[60]

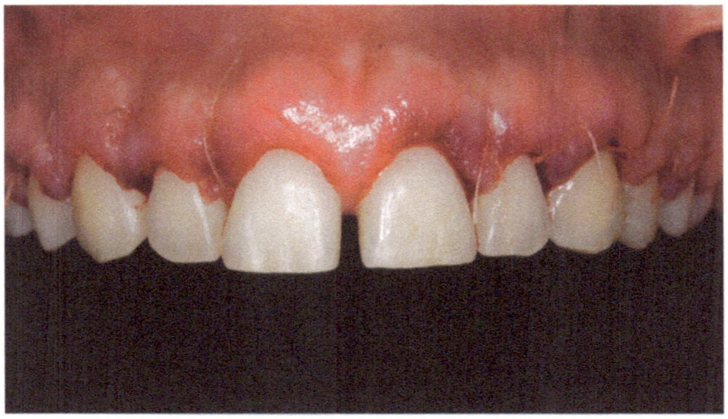

FIGURA 16 Sutura simples interproximal. Quando se realiza reposicionamento de retalho, pode-se optar por fazer sutura simples interproximal. Nesta técnica, a agulha é introduzida no retalho de fora para dentro na vestibular ou na lingual, engajando o tecido no lado oposto (respectivamente, lingual ou vestibular), de dentro para fora. A agulha retorna pelo ponto de contato para realização do nó cirúrgico.

Fonte: Acervo pessoal dos autores.

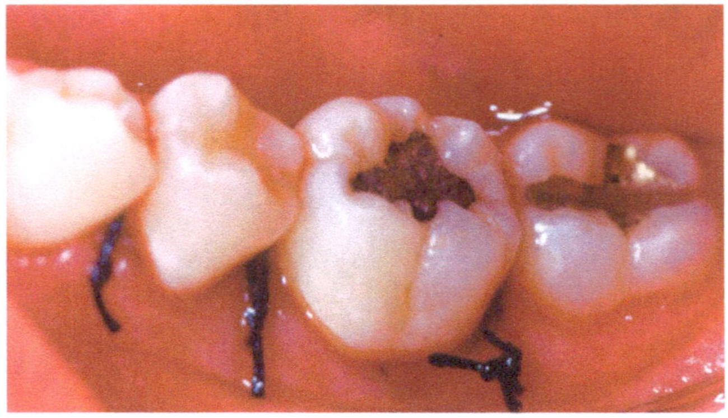

FIGURA 17 Sutura em colchoeiro vertical. Utilizada quando se almeja o deslocamento para coronal do retalho. A agulha é passada de dentro para fora na papila interproximal vestibular, emergindo em um ponto mais coronal na papila do que o ponto de entrada da agulha. Em seguida, a agulha é passada abaixo do ponto de contato e engajada no retalho lingual, na direção da papila, de fora para dentro, em uma posição mais apical do que na região vestibular, para emergir também em um ponto mais coronal na região da papila lingual. A agulha é passada novamente sob o ponto de contato interproximal, e o nó cirúrgico é atado na vestibular. Essa sutura permite o deslocamento do retalho para coronal, bem como a adaptação íntima do retalho contra o dente. Observe ainda que o fio passa por fora do retalho.

Fonte: Acervo pessoal dos autores.

Sutura de Donatt ou sutura suspensória dupla

Esta técnica combina o fechamento do retalho com sutura de alívio de tensão e promove excelentes aproximação e estabilização do retalho. A agulha passa no tecido vestibular e lingual a uma distância de 3 a 4 mm das margens do retalho. Em seguida, é passada de lingual para vestibular a uma distância de 1 a 2 mm da margem do retalho, e o nó é então confeccionado. A técnica modificada por Zhur e Hürzeler[60] preconiza que o segundo ponto seja dado na mesma orientação do primeiro, ou seja, de vestibular para lingual no exemplo acima.

Sutura suspensória

Utilizada quando o procedimento cirúrgico realizado envolve apenas o tecido vestibular ou lingual dos dentes, ou quando a margem gengival é movida de sua posição original. A agulha atravessa o retalho vestibular da face externa para a interna (de fora para dentro do retalho) na face mesial, passando abaixo do ponto de contato interdental e dando a volta na face lingual do dente, alcançando sua face distal. Neste ponto, a agulha é passada abaixo do ponto de contato interdental, introduzida de fora para dentro do retalho distal, e levada de volta à posição inicial, passando pela face lingual do dente. O nó é dado, então, no ponto onde a sutura foi iniciada.[61]

As suturas suspensórias (Figura 18) são utilizadas em procedimentos cirúrgicos de avanço do retalho, passando através do tecido imóvel de ancoragem para levar a porção móvel do retalho à posição desejada. Elas se classificam em horizontais e verticais. As suturas suspensórias horizontais são ancoradas na circunferência do dente adjacente, enquanto as verticais utilizam outros pontos de contato, como resinas compostas posicionadas nas faces proximais de dois dentes adjacentes, por exemplo, para ancoragem da sutura. Para se conseguir estabilização coronal e compressão da ferida simultaneamente, Zhur e Hurzeler[60] propuseram que as suturas suspensórias verticais passem o espaço interdental duas vezes. Nesta técnica, é acrescentada resina no ponto de contato entre os dentes, que servirá de ponto de ancoragem para a sutura suspensória vertical. A agulha entra no retalho vestibular e passa abaixo do ponto de contato para palatino. Em seguida, a agulha retorna para vestibular, passa sobre o ponto de ancoragem e volta para palatino. Neste momento, a agulha passa de palatino para vestibular e novamente passa-se o fio sobre o ponto de ancoragem em direção lingual. A partir desse ponto, a agulha passa abaixo do ponto de contato de lingual para vestibular e o nó é dado na vestibular.

As suturas suspensórias horizontais podem ser cruzadas ou paralelas. As primeiras são utilizadas para fixação de enxertos de tecido conjuntivo gengival, enquanto as paralelas são utilizadas para segurar o retalho contra a superfície radicular a ser recoberta. Para realização da sutura cruzada, entra-se com a agulha de mesial para distal (ou vice-versa) na base do retalho, em sentido horizontal. A agulha é passada de vestibular para lingual abaixo do ponto de contato proximal mesial, dando a volta na face lingual do dente. Em seguida, a agulha é novamente passada abaixo do ponto de contato distal de lingual para vestibular, formando-se um "X" na face vestibular do dente.

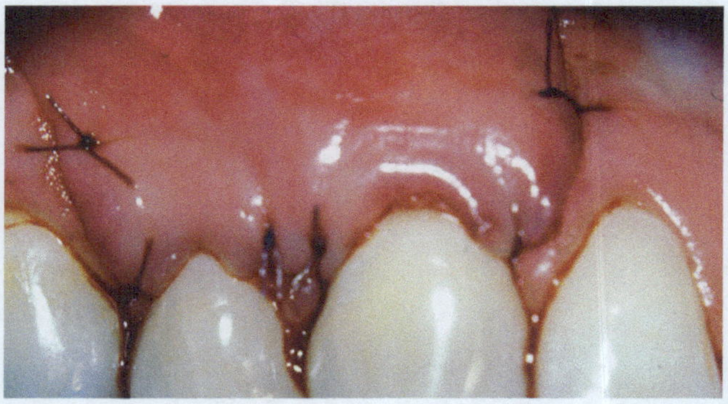

FIGURA 18 Sutura suspensória. Utilizada quando se deseja movimentar o retalho para coronal e quando este é realizado apenas na face vestibular. A agulha é introduzida na gengiva inserida na região da papila interproximal mesial, passada de vestibular para lingual abaixo do ponto de contato, circundando o dente na face lingual. Em seguida, é passada abaixo do ponto de contato distal e engaja a papila interproximal distal, retornando ao ponto de origem. As incisões relaxantes nessa imagem estão suturadas com pontos simples interrompidos.

Fonte: Acervo pessoal dos autores.

A sutura suspensória horizontal paralela é realizada passando-se horizontalmente a agulha de mesial para distal, na base do retalho, por vestibular. Em seguida, a agulha é passada abaixo do ponto de contato distal, dá a volta na face lingual do dente e é novamente levada para vestibular, passando por baixo do ponto de contato mesial.

Sutura contínua

Utilizada quando a cirurgia, realizada pela técnica ressectiva, envolve vários dentes adjacentes. Nesta técnica, em que é realizado o descolamento dos retalhos vestibular e lingual, um dos dois é segurado na posição correta e a sutura começa no aspecto mesial ou distal do retalho vestibular, com a agulha passando através do retalho e da área interdental, dando a volta no dente através da face lingual e retornando para vestibular pelo próximo ponto de contato proximal. Quando se atinge o final do retalho no lado oposto, a agulha é passada no retalho lingual, através do ponto de contato interdental, dando a volta na superfície vestibular do dente e voltando para lingual pelo próximo ponto de contato proximal. Quando a sutura do retalho lingual é completada e a agulha é posicionada novamente no ponto inicial, os retalhos são adaptados e estabilizados na posição desejada com a sutura.[61]

A sutura contínua festonada **(Figura 19)** é bastante utilizada em cirurgia plástica periodontal e para implante. Primeiramente, uma sutura simples é realizada no término distal da incisão, cortando-se apenas o lado mais curto do fio e preservando-se o lado em que está a agulha. Enquanto o segundo ponto é posicionado mais mesialmente, o cirurgião segura o fio com a mão esquerda, que o torce formando um *loop*. Quando a agulha emergir do tecido, ela não é removida completamente, mas primeiro passada através desse *loop* e, depois, puxada para seu travamento. Esse procedimento é repetido até o fechamento completo da ferida, terminando-se com um nó na porção terminal mesial do retalho.[60]

Sutura periosteal

Utilizada para posicionar o retalho apicalmente em cirurgias ressectivas, incluindo aumento de coroa estético e estabilização de enxertos de tecido mole **(Figura 20)**, especialmente os removidos da tuberosidade da maxila.[60] Para isso, o retalho deve ser dividido, de modo a permitir a ancoragem da sutura no periósteo subjacente. Nesta técnica, a agulha é passada de mesial para distal ou vice-versa no retalho vestibular aproximadamente no nível da junção mucogengival, pegando também o periósteo e tecido conjuntivo subjacente. A sutura deve ser então completada nessa posição.

Sutura de fixação

Utilizada para fixação dos enxertos de tecido conjuntivo para aumento de volume de tecido mole.[60] A agulha é inserida de fora para dentro e passada dentro da mucosa, pegando também o enxerto de conjuntivo subjacente, e pode ser feita tanto no sentido vertical quanto no sentido horizontal. Não se deve aplicar excesso de tensão no fio ao se dar o nó, para não causar isquemia ao tecido, a qual poderia levar à necrose do enxerto.

Cicatrização das feridas cirúrgicas

As células que povoam o campo cirúrgico determinam o tipo de cicatrização da ferida que irá se processar, e pode ocorrer reconstituição, adaptação epitelial (epitélio juncional longo), adaptação conjuntiva, reinserção, nova inserção ou regeneração. Dentro dessas possibilidades, todos os processos que não resultem na reprodução das características originais dos tecidos são enquadrados como reparo tecidual, que nada mais é do que uma cicatriz.[62] O reparo inclui, ainda, processos de reabsorção radicular e ancilose ou anquilose, que ocorrem quando as células são provenientes do osso alveolar e, portanto, não representam resultados desejáveis.

Reconstituição

Consiste no restabelecimento das distâncias biológicas como determinado pela natureza **(Figuras 21 e 22)**, resultando na formação de sulco gengival raso, compatível com melhor controle de placa pessoal. Representa resultado seguro produzido por procedimentos ressectivos, nos quais o retalho é suturado recobrindo as raízes, essencialmente no âmbito das distâncias biológicas sagradas do compartimento periodontal de proteção. A área cirúrgica é povoada por células advindas de todas as fontes de origem, ocorrendo de maneira orquestrada para restabelecimento das características biológicas.

Adaptação epitelial

A adaptação epitelial por formação de epitélio juncional longo **(Figuras 23 e 24)**, em resposta a procedimentos cirúrgicos, usualmente pelo retalho de Widman modificado, ocorre quando o retalho é suturado mais distante da margem óssea do leito cirúrgico, seja em bolsas supra ou infraósseas, prevalecendo a presença de células advindas do epitélio das margens do retalho, que migram mais rápido sobre a superfície radicular do que as células das demais fontes provedoras. Usualmente são acompanhadas pela formação da área de inserção conjuntiva dentro de suas dimensões biológicas, de modo que a margem gengival formada estará mais distante, resultando em sulco gengival mais profundo. A consequência negativa desse tipo de cicatriz é permitir maior acúmulo de biofilme de placa subgengival, em decorrência das características de fragilidade e resistência de sulco gengival mais longo.

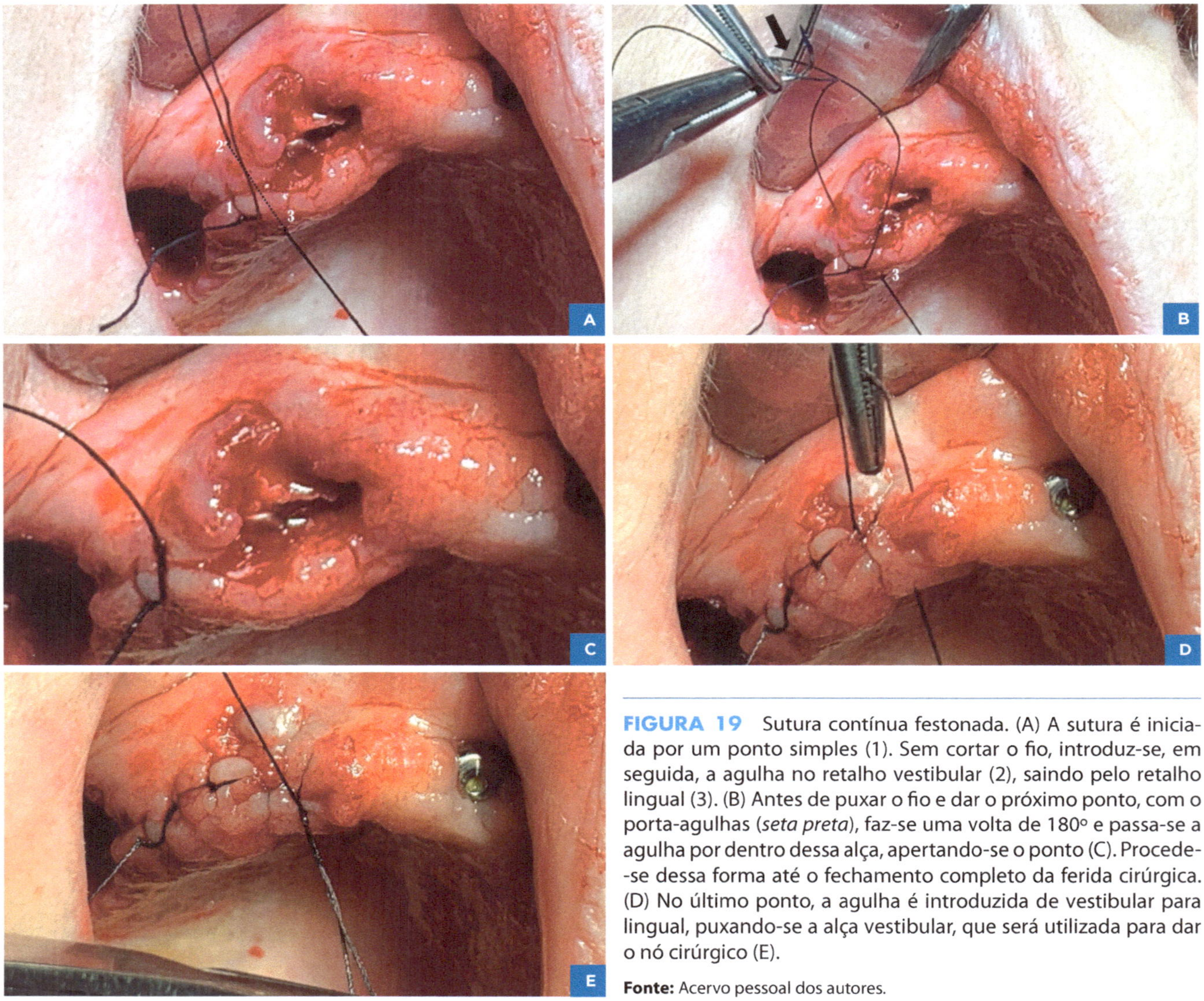

FIGURA 19 Sutura contínua festonada. (A) A sutura é iniciada por um ponto simples (1). Sem cortar o fio, introduz-se, em seguida, a agulha no retalho vestibular (2), saindo pelo retalho lingual (3). (B) Antes de puxar o fio e dar o próximo ponto, com o porta-agulhas (*seta preta*), faz-se uma volta de 180° e passa-se a agulha por dentro dessa alça, apertando-se o ponto (C). Procede-se dessa forma até o fechamento completo da ferida cirúrgica. (D) No último ponto, a agulha é introduzida de vestibular para lingual, puxando-se a alça vestibular, que será utilizada para dar o nó cirúrgico (E).

Fonte: Acervo pessoal dos autores.

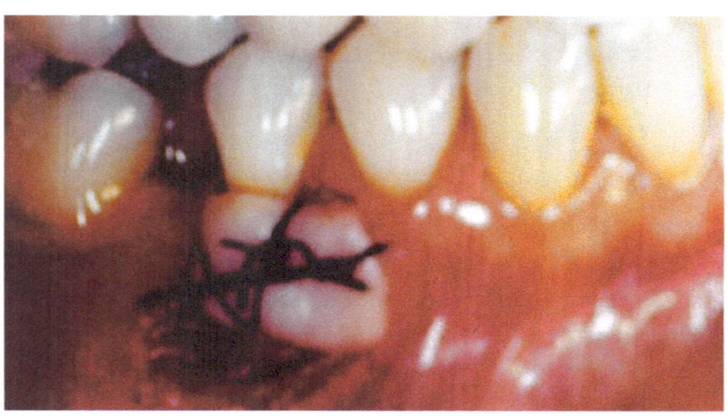

FIGURA 20 Sutura periosteal. Nesta imagem, ilustra-se a sutura periosteal, realizada apicalmente ao enxerto gengival livre, e ancorada no periósteo e conjuntivo deixado sobre o leito ósseo por meio da divisão do retalho. A agulha é engajada no periósteo no sentido horizontal (de mesial para distal ou vice-versa), passa abaixo do ponto de contato interproximal na face mesial (ou distal), contorna o dente por lingual e é passada sob o ponto de contato distal (ou mesial), voltando para vestibular, no qual o nó cirúrgico é completado.

Fonte: Acervo pessoal dos autores.

DISTÂNCIAS BIOLÓGICAS

Profundidade do sulco gengival
- Sulco clínico: 1,5 mm (1.2 – 1.8)
- Sulco histológico
  - Comprimento: 0,5 mm (0,2 – 0,8 mm)
  - Amplitude: 0,15 mm

Epitélio juncional
- Comprimento: 1,0 a 1,5 mm
- Largura: 15 a 30 células na extremidade coronal e 1 a poucas células na extremidade apical

Área de inserção conjuntiva
- Comprimento: 1,0 a 1,5 mm

Mucosa ceratinizada = Gengiva
- Determinação funcional

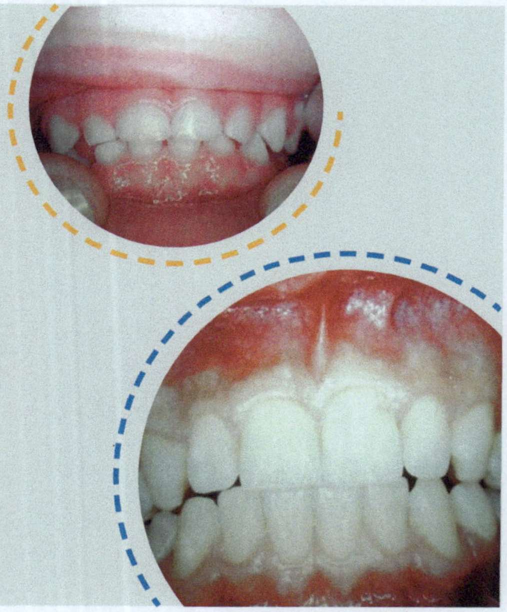

FIGURA 21 Distâncias biológicas do periodonto. As distâncias biológicas do periodonto marginal são compostas por sulco gengival histológico, epitélio juncional, área de inserção conjuntiva e, externamente, gengiva ceratinizada e mucosa alveolar. Essas características estão presentes em adultos (imagem maior) e crianças (imagem menor). A reconstituição dessas estruturas biológicas, juntamente com a formação das estruturas que compõem o periodonto de sustentação (osso, cemento e ligamento periodontal), é o objetivo ideal da terapia periodontal.

Fonte: Elaborada pelos autores. Adaptada de Listgarten 1972.[71]

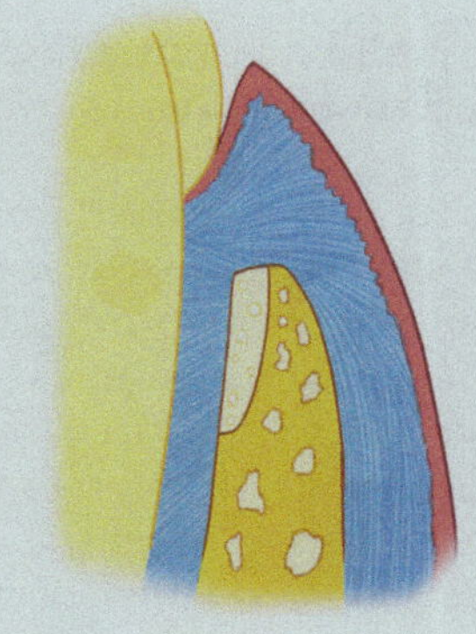

REGENERAÇÃO:
Formação de novo osso, novo cemento e novo ligamento periodontal, cujas fibras principais estão inseridas no novo osso e novo cemento como fibras de Sharpey, preenchendo o sítio confinado ao ambiente de bolsa periodontal original. No esquema ilustrativo as cores mais claras representam os tecidos neoformados relativos ao compartimento periodontal de sustenção.

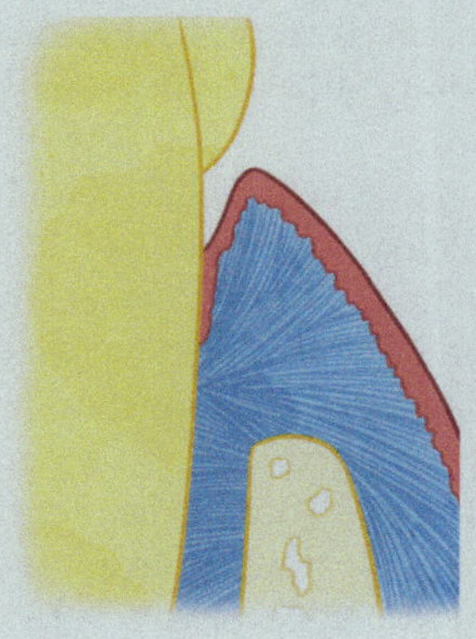

RECONSTITUIÇÃO:
Formação de novo cemento e de fibras de Sharpey na área radicular correspondente à inserção conjuntiva gengival normal e suportando novo epitélio juncional formado com dimensões biológicas, de modo a determinar o restabelecimento de sulco gengival dentro dos limites das distâncias biológicas naturais. É o processo de cura da ferida cirúrgica que ocorre em procedimentos cirúrgicos ressectivos.

FIGURA 22 Regeneração e reconstituição dos tecidos periodontais. A formação de novo periodonto de sustentação e a reconstituição completa dos tecidos periodontais marginais são os objetivos ideais da terapia periodontal.

Fonte: Elaborada pelos autores.

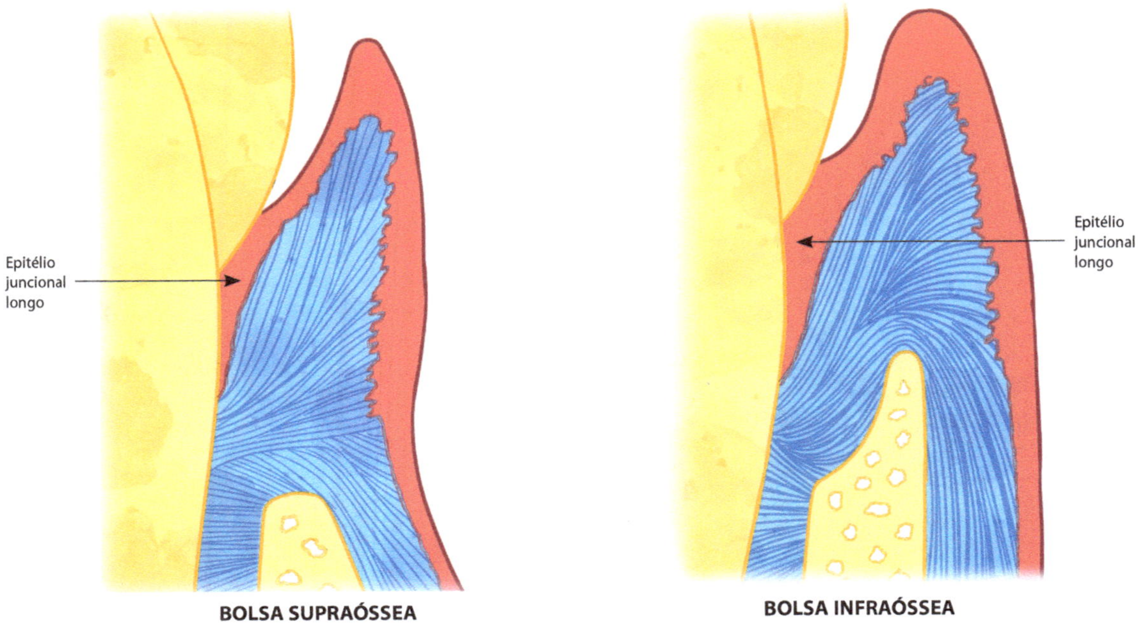

FIGURA 23 Adaptação epitelial. Quando as células que povoam a ferida cirúrgica primeiramente são oriundas do epitélio, forma-se um processo de reparo, incompleto, caracterizado pela formação de epitélio juncional longo. Este tipo de cicatrização é denominado adaptação epitelial. Nas bolsas supraósseas a base do epitélio juncional longo se localiza coronalmente à crista óssea marginal, enquanto nas bolsas infraósseas a base do epitélio juncional longo se localiza apicalmente à crista óssea remanescente.

Fonte: Elaborada pelos autores.

Adaptação conjuntiva

Em circunstâncias não bem esclarecidas, neste tipo de tratamento pode-se formar adaptação conjuntiva (**Figura 25**), na qual, a partir do limite da área de inserção conjuntiva, intercala-se com o epitélio juncional longo uma camada de fibras conjuntivas dispostas paralelamente à superfície dental, talvez em função do afluxo de células conjuntivas gengivais em áreas não alcançadas pelas células advindas do ligamento periodontal. Com isso, fica excluída a formação de cemento para inserção de fibras de Sharpey, de modo que as fibras conjuntivas ficam paralelas à superfície dental em função da consistência firme de sua justaposição ao dente, inclusive capaz de inibir a invaginação do epitélio juncional. Também está associada ao sulco gengival mais profundo, com as mesmas implicações da adaptação epitelial.[63]

Reinserção ou nova inserção

A nova inserção consiste na deposição de cemento e formação de fibras de Sharpey na superfície radicular exposta ao ambiente da bolsa periodontal ou ao ambiente supragengival, respectivamente. Segundo o Glossário de Termos da Academia Americana de Periodontia,[64] o termo *nova inserção* significa a união de tecido conjuntivo ou epitélio com a superfície radicular que perdeu seu aparato de inserção original (**Figura 25**). Essa nova inserção pode ocorrer por adesão epitelial e/ou adaptação ou inserção conjuntiva (**Figura 26**) e inclui novo cemento. Já o termo *reinserção* significa a reunião de tecido conjuntivo e epitelial com a superfície radicular da qual é separada por meio de incisão ou lesão física (sem ser por doença).

Com maior frequência, a nova inserção parece ocorrer em áreas de recessão gengival submetidas ao tratamento cirúrgico por meio de enxertos de tecido mole, associados ao condicionamento químico e/ou biomolecular da raiz (**Figura 27**). Como estão mais relacionadas às técnicas de recobrimento radicular, os resultados em longo prazo têm sido favoráveis, considerando-se que a maior parte dos indivíduos tratados não são de alto risco à periodontite, apresentando ótimos níveis de higiene oral. As células de povoamento do leito cirúrgico devem advir, primariamente, do ligamento periodontal, com contribuição do periósteo e da lâmina própria gengival.

A formação de nova inserção é favorecida pela adesão do periósteo à superfície radicular, que pode ser ativado previamente ao deslize do retalho.[42,43,65] O periósteo ativado tem potencial de aprimoramento da conexão dos enxertos através de cemento e tecido conjuntivo, até a superfície radicular.[27] Além da ativação prévia do periósteo, o tratamento químico da superfície radicular com substâncias desmineralizantes potencializa a formação de nova inserção, favorecendo a adesão de fibras de tecido conjuntivo à superfície radicular e, adicionalmente, oferece proteção contra a reabsorção radicular.[56]

O uso de células osteogênicas visando o recobrimento radicular de recessões profundas (> 4 mm) foi testado re-

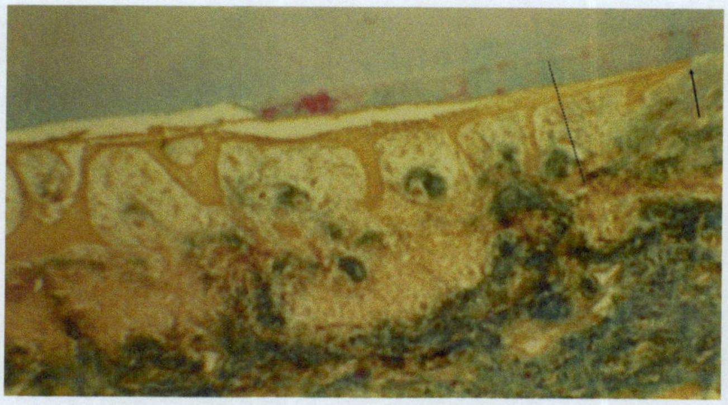

FIGURA 24 Epitélio juncional longo. Neste corte histológico, pode-se notar na ponta da seta preta a localização do epitélio apical à crista óssea remanescente (linha pontilhada), em bolsa infraóssea.

Fonte: Acervo pessoal dos autores.

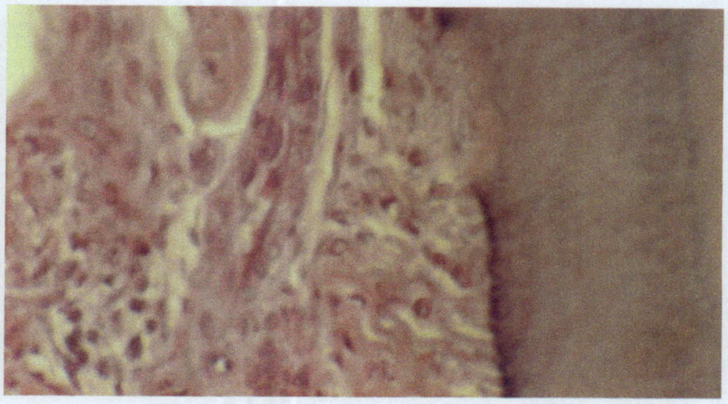

FIGURA 25 Nova inserção. A nova inserção caracteriza-se pela inclusão de fibras de Shapey em cemento neoformado sobre cemento ou dentina previamente expostos ao ambiente da bolsa periodontal.

Fonte: Acervo pessoal dos autores.

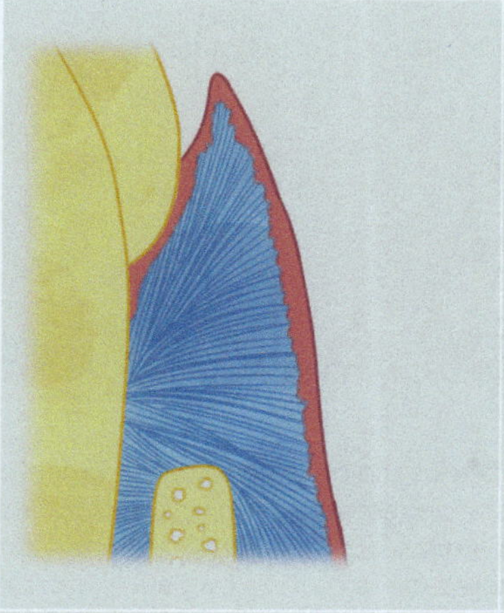

NOVA INSERÇÃO:
Formação de novo cemento e de fibras de Sharpey na área radicular supraóssea (fora do ligamento periodontal) exposta ao ambiente da bolsa periodontal após a cirurgia periodontal. Geralmente, está restrita à área de inserção conjuntiva gengival.

REINSERÇÃO:
Reunião de fibras do tecido conjuntivo do retalho com fibras remanescentes na superfície radicular extra-alveolar, da qual foram separadas por incisão ou lesão física; a reinserção inclui o restabelecimento da união epitelial.

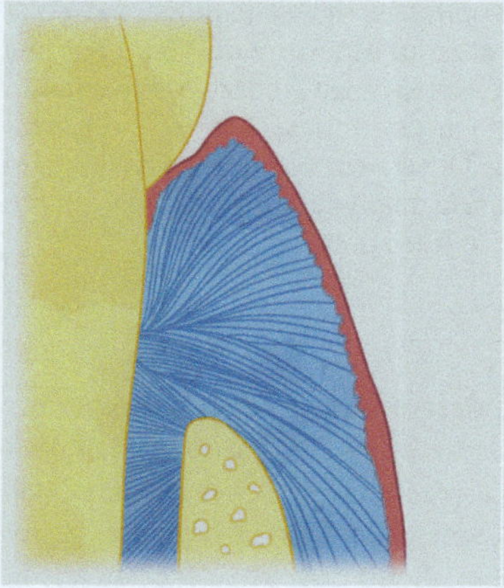

ADAPTAÇÃO CONJUNTIVA:
Formação de novo cemento e de fibras de Sharpey na área radicular correspondente à inserção conjuntiva gengival e por fibras conjuntivas paralelas à superfície radicular, interpostas entre o limite coronal da inseção conjuntiva gengival e a extremidade apical do epitélio juncional. Frequentemente o epitélio juncional apresenta-se curto e o sulco gengival mais profundo.

FIGURA 26 Nova inserção, reinserção e adaptação conjuntiva. A cura das feridas em casos de enxerto de tecido mole, como o ilustrado nesta figura, se processa por meio de nova inserção ou adaptação conjuntiva. Quando as fibras de tecido conjuntivo ficam aderidas à superfície do novo cemento, estabelece-se sulco gengival raso (nova inserção), mesmo sem a formação de novo osso e novo ligamento periodontal. Quando as fibras de tecido conjuntivo correm paralelamente à superfície radicular, observa-se a formação de sulco gengival mais profundo, caracterizando processo reparativo de adaptação conjuntiva.

Fonte: Elaborada pelos autores.

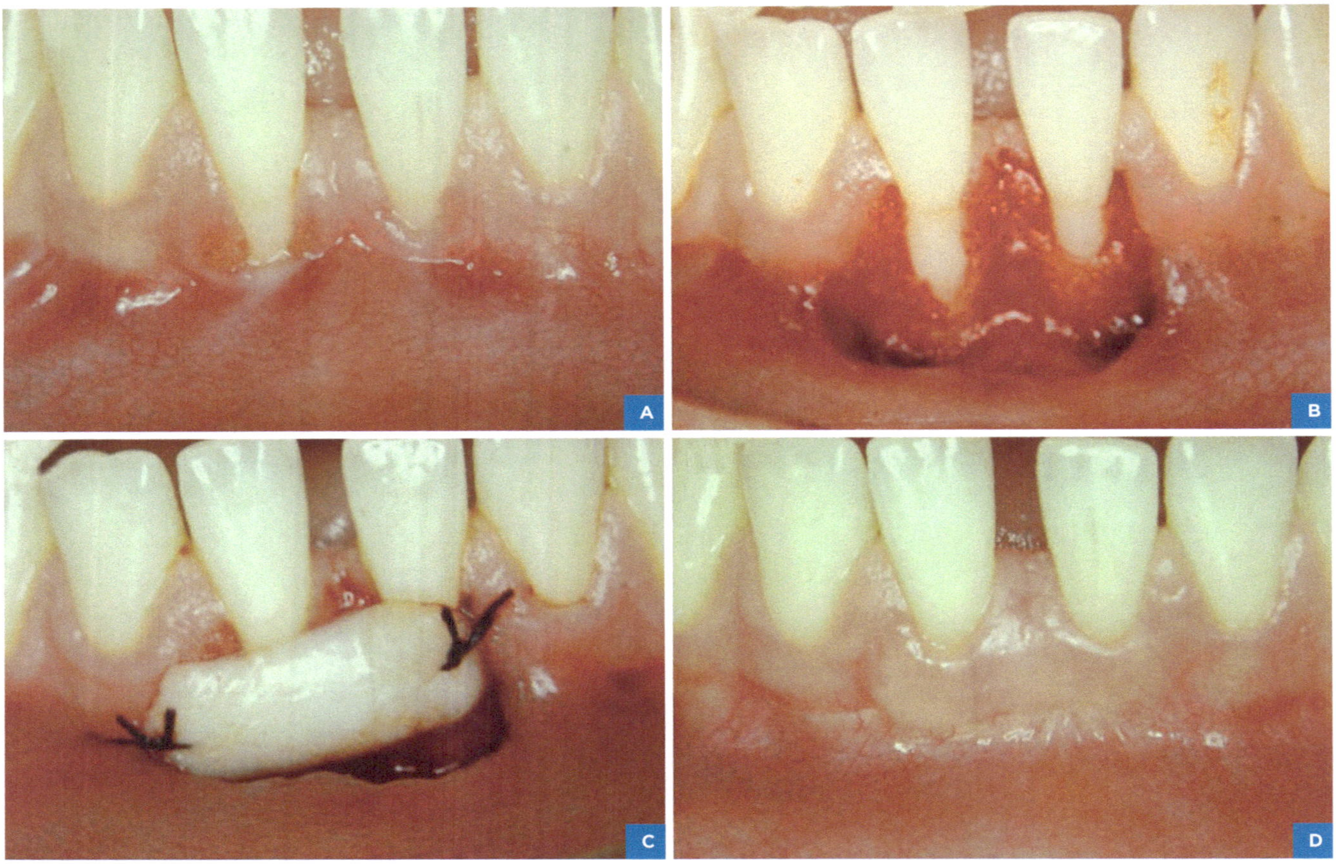

FIGURA 27 Enxerto gengival livre. Caso clínico de paciente requerendo reconstrução das distâncias biológicas do compartimento periodontal de proteção por insuficiência de gengiva ceratinizada, levando à presença de vestíbulo raso e recessão gengival dos incisivos centrais inferiores. (A) Vista clínica vestibular que denota a presença de vestíbulo raso, com ausência quase total de gengiva em área de recessão gengival nos incisivos centrais inferiores. (B) Vista clínica do leito cirúrgico preparado para receber o enxerto livre autógeno de gengival. A espessura do periósteo deve ser estritamente mínima, para possibilitar a conversão de periósteo móvel de mucosa alveolar em periósteo firme de gengiva. (C) Enxerto autógeno livre de gengiva, obtido do palato do paciente, com espessura de 1,0 a 1,5 mm e imediatamente suturado ao leito receptor. Apesar de suturado com certa inclinação, observe que o enxerto repousa sobre o leito cruento e recobre as raízes expostas. Em casos do enxerto repousar sobre raízes, é importante que 75% do leito recoberto seja cruento. (D) Vista clínica do resultado no pós-operatório de 8 meses, quando as medidas dos enxertos estão estabilizadas. Observe o nivelamento da margem gengival, o ganho de gengiva e o aprofundamento do vestíbulo produzidos, mostrando a importância da gengiva no estabelecimento das distâncias biológicas do compartimento periodontal de proteção e na fisiologia e homeostasia do sulco gengival.

Fonte: Acervo pessoal dos autores.

centemente, observando-se potencial para recobrimento radicular comparável àquele obtido pela técnica de enxerto de tecido conjuntivo associado a deslize coronal de retalho e maior ganho de inserção clínica, o que consiste em uma alternativa viável para o tratamento de recessões amplas e profundas.[66,67]

Regeneração

O termo *regeneração* é definido pela reprodução ou reconstituição de tecidos perdidos ou lesionados de maneira similar ou idêntica a sua forma original **(Figura 22)**. Em Periodontia, refere-se à formação de novo osso, cemento e ligamento periodontal funcionalmente orientada em um sítio onde ocorreu perda óssea e de inserção periodontal.[64]

O primeiro trabalho a descrever o potencial regenerativo dos tecidos periodontais foi publicado por Melcher[23] em 1976. Na sua concepção, a regeneração dos tecidos periodontais perdidos com o processo de doença somente é possível quando as células que primeiro povoam a área da ferida cirúrgica são provenientes do ligamento periodontal, o qual contém "células mesenquimais indiferenciadas", atualmente caracterizadas como células-tronco mesenquimais do ligamento periodontal,[68,69] capazes de se diferenciar em osteoblastos, cementoblastos e fibroblastos e produzir a formação de osso, cemento e ligamento periodontal novos.[70]

Esses princípios foram testados clinicamente em animais e seres humanos por Nyman *et al.*,[25,26] o que promoveu a exclusão de células não desejáveis da área da ferida cirúrgica pela interposição de barreira de membrana, propondo a técnica de regeneração tecidual guiada.

Além da formação de novo ligamento periodontal, as células oriundas desse tecido também estão comprometidas com a formação de cemento e tecido ósseo novos. Os dois tecidos são conjuntivos especializados, mineralizados e, para que o processo regenerativo ocorra, é necessária a ação de células clásticas, que promovem, inicialmente, sua reabsorção para, depois, diferenciar as células comprometidas com a formação de novos tecidos – cementoblastos e osteoblastos.

No início do processo de formação do cemento, interações ectomesenquimais das células da bainha epitelial de Hertweig e dos restos epiteliais de Malassez com as células do ligamento periodontal, por meio da síntese e secreção de sialoproteína óssea, osteopontia, osteoprotegerina e proteínas do esmalte, estimulam a diferenciação, proliferação e síntese de cementoblastos.[37,71-73] Esse conceito tem como base o uso de proteínas derivadas do esmalte nos procedimentos regenerativos periodontais.[37,38]

Outra possível fonte de células comprometidas com a regeneração dos tecidos periodontais é o osso medular existente próximo ao osso alveolar próprio, no qual estão inseridas as fibras de Sharpey do ligamento periodontal, complementando, assim, o restabelecimento da união do compartimento periodontal de sustentação ao osso basal. Como mencionado por Morris P. Ruben, em comunicação pessoal, o ligamento periodontal está para o osso alveolar próprio como o periósteo está para o tecido ósseo, indicando que a união do tecido mole com o tecido ósseo se dá por meio da deposição de camada de osso cortical. No caso do periodonto de sustentação, essa camada de osso cortical é representada pelo osso alveolar próprio, cuja formação é estimulada pelas células oriundas do osso medular e do ligamento periodontal.

As células osteogênicas e precursoras osteogênicas de osso trabecular parecem estar contidas no endósteo e tecido conjuntivo perivascular dos espaços medulares, formando osso medular destruído pela doença periodontal. É sobre esse osso medular (trabecular) neoformado que células do ligamento periodontal irão depositar osso alveolar próprio, com capacidade de albergar fibras de Sharpey neoformadas e, simultaneamente, se unir por mineralização ao osso medular.

A migração coronal das células do ligamento periodontal é limitada e ocorre de forma menos significativa na região coronal à crista do defeito do que no componente infraósseo, em condições normais, abrangendo área de 1 a 2 mm a partir dos bordos expostos do ligamento periodontal. Assim, atualmente, considera-se como prova do princípio da regeneração periodontal a formação de novo ligamento periodontal, funcionalmente inserido em novo osso e novo cemento estendendo-se coronal à crista do defeito ósseo, reproduzindo a área de inserção conjuntiva gengival.

Pode-se considerar, portanto, que o melhor resultado é obtido quando se processa a formação de osso e cemento novos, interligados por novo ligamento periodontal funcionalmente ativo, restabelecendo as estruturas que foram perdidas pela progressão da doença periodontal. Este evento de *"restitutio ad integrum"* das estruturas do compartimento periodontal de sustentação é conhecido como regeneração periodontal e está associado ao tratamento das chamadas bolsas infraósseas, sem boas perspectivas atuais de ocorrência em bolsas supraósseas. A ênfase nesse resultado é em função ao fato de que o verdadeiro suporte do dente em posição no alvéolo é mediado por esse compartimento, o que o torna, portanto, responsável pela preservação e longevidade do dente. Nos processos de cura da ferida de cirurgias a retalho, o afluxo e a participação das células do ligamento periodontal é da mais alta expressão para estabelecer a reconstrução do compartimento periodontal de sustentação em sua essência, inclusive participando da formação da área de inserção conjuntiva, integrante das distâncias biológicas do compartimento periodontal de proteção.

Além da regeneração dos tecidos de suporte periodontal, também está implícita a reconstrução das distâncias biológicas do compartimento periodontal de proteção. Na região das distâncias biológicas, podem participar células advindas do periósteo e da zona papilar da lâmina própria gengival na reconstrução da inserção conjuntiva e da margem gengival, ao passo que o epitélio das margens do retalho reformará o sulco gengival e o epitélio juncional.

O ligamento periodontal pode ser considerado uma fonte de células para a formação da área de inserção conjuntiva, através de interação entre as células que formam essa estrutura. Essa afirmativa se baseia em evidências obtidas de procedimentos de desnudação do tecido ósseo, realizados no passado para aumentar a faixa de gengiva ceratinizada, em que se observava a formação de tecido de granulação a partir da área do ligamento periodontal já nos estágios iniciais de cicatrização. Além disso, a diferenciação epitelial é determinada pelo tipo de tecido conjuntivo que a sustenta. O ligamento periodontal é formado por tecido conjuntivo denso. Assim, é possível que a formação de gengiva ceratinizada, observada na maioria dos casos tratados por meio de procedimentos regenerativos, seja mediada pela neoformação da área de inserção conjuntiva a partir do ligamento periodontal.

REFERÊNCIAS BIBLIOGRÁFICAS

1. Shklar G, Carranza Jr FA. The historical background of periodontology. In: Carranza Jr FA.; Newman M.G. Clinical periodontology. 12th ed. Philadelphia: Saunders; 2015. p. 1-8.
2. Goldman HM. Gingivectomy. Oral Surg Oral Med Oral Pathol. 1951; 4(9):1136-1157. doi:10.1016/0030-4220(51)90071-0.
3. Goldman HM. The development of physiologic gingival contours by gingivoplasty. Oral Surg, Oral Med Oral Pathol. 1950; 3(7):879-888. doi: 10.1016/0030-4220(50)90143-5.
4. Goldman HM. 1953. Citado por Corn H. Reconstructive mucogingival surgery. In: Goldman HM, Cohen DW (Ed.). Periodontal therapy. 6th. ed. Saint Louis: Mosby; 1980. p. 795-941.

5. Wilderman MM. Periosteal retention repair. J Periodontol. 1963; 34:487. doi:10.1902/jop.1963.34.6.487.
6. Wilderman MM, Wentz FM, Orban BJ. Histogenesis of repair after mucogingival surgery. J Periodontol. 1960; 31:283.
7. Ramfjord SP, Costich ER. Healing after exposure of periosteum on the alveolar process. J Periodontol. 1968; 39:199. doi: 10.1902/jop.1968.39. 4.199.
8. Schluger S. Osseous resection: a basic principle in periodontal surgery. Oral Surg Oral Med Oral Patholol 1949; 2(3):316-325. doi: 10.1016/ 0030-4220(49)90363-1.
9. Ariaudo AA, Tyrrell HA. Repositioning and increasing the zone of attached gingiva. J Periodontol. 1957; 28(2):106-110. doi:10.1902/ jop. 1957.28.2.106.
10. Friedman N. Mucogingival surgery: the apically repositioned flap. J Periodontol. 1962; 33(4):328-340. doi:10.1902/jop.1962.33.4.328.
11. Nabers CL. "Repositioning the Attached Gingiva". J Periodontol. 1954; 25: 38-39. doi:10.1902/jop.1954.25.1.38.
12. Löe H, Theilade E, Jensen SB. Experimental gingivitis in man. J Periodontol. 1965; 36:177-187. doi: 10.1902/jop.1965.36.3.177.
13. Waerhaug J. Healing of the dento-epithelial junction following subgingival plaque control. II. As observed on extracted teeth. J Periodontol. 1978; 49(3):119-34.
14. Waerhaug J. In: Shanley D. ed. Efficacy of treatment procedures in periodontics. Chicago: Quintessence; 1980. p. 145.
15. Ramfjord SP, Ash MM. Periodontology and Periodontics. Philadelphia: Saunders; 1979. p. 600-612.
16. Ramfjord SP, Nissle RR. The modified Widman flap. J Periodontol. 1974; 45(8): 601-607.
17. Glickman I. Clinical Periodontology. 4th ed. Philadelphia: Saunders, 1972. p. 620-622; p. 633-634.
18. Nabers CL, O'Leary TJ. Autogenous bone transplants in the treatment of osseous defects. J Periodontol. 1965; 36:5-14.
19. Nabers CL, O'Leary TJ. Autogenous bone grafts. Case report. Periodontics. 1967; 5:251-253.
20. Schallhorn RG. The use of autogenous hip-marrow biopsy implants for bony crater defects. J Periodontol. 1968; 39:145-147. doi: 10.1902/jop. 1968.39.1.145.
21. Register AA, Burdick FA. Accelerated reattachment with cementogenesis to dentin demineralized in situ. I. Optimum range. J. Periodontol. 1975; 46(11): 646-655. doi: 10.1902/jop.1975.46.11.646.
22. Melcher AH. On the repair potential of periodontal tissues. J Periodontol. 1976; 47(5):256-260. doi:10.1902/jop.1976.47.5.256.
23. Caton J, Zander HA. Osseous repair of an infrabony pocket without new attachment of connective tissue. J Clin Periodontol. 1976; 3(1):54-58. doi: 10.1111/j.1600-051x.1976.tb01850.x.
24. Listgarten MA, Rosenberg MM. Histological study of repair following new attachment procedures in human periodontal lesions. J Periodontol. 1979; 50(7):333-344. doi: 10.1902/jop.1979.50.7.333.
25. Moskow BS, Karsh F, Stein SD. Histological assessment of autogenous bone graft. A case report and critical evaluation. J Periodontol. 1979; 50(6): 291-300. doi: 10.1902/jop.1979.50.6.291.
26. Morris ML. Reattachment of periodontal tissues – A critical study. Oral Surg. 1949; 2:1194-1198.
27. Morris ML. Healing of human periodontal tissues following surgical detachment form non-vital teeth. J Periodontol. 1957; 28:222-238.
28. Nyman S, Gottlow T, Karring T, Lindhe J. The regenerative potential of the periodontal ligament. An experimental study in the monkey. J Clin Periodontol 1982; 9(3): 257-265. doi: 10.1111/j.1600-051x.1982. tb02065.x.
29. Nyman S, Lindhe J, Karring T, Rylander H. New attachment following surgical treatment of human periodontal disease. J Clin Periodontol. 1982; 9(4): 290-296. doi: 10.1111/j.1600-051X.1982.tb02095.x.
30. Langer B, Calagna L. The subepithelial connective tissue graft. J Prosthet Dent. 1980; 44(4):363-367. doi: 10.1016/0022-3913(80)90090-6.
31. Miller PD Jr. Root coverage using the free soft tissue autograft following citric acid application. Part 1. Technique. Int J Periodontics Restorative Dent. 1982; 2(1):65-70.
32. Miller PD Jr. Root coverage using the free soft tissue autograft following citric acid application. II. Treatment of the carious root. Int J Periodontics Restorative Dent. 1983; 3(5):38-51.
33. Miller PD Jr. Root coverage using the free soft tissue autograft citric acid application. III. A successful and predicatable procedure in areas of deep-wide recession. Int J Periodont Rest Dent. 1985; 5(2):14-37.
34. Langer B, Langer L. Subepithelial connective tissue graft technique for root coverage. J Periodontol. 1985; 56(12):715-720. doi:10.1902/ jop. 1985.56.12.715.
35. Hammarström L. Enamel matrix, cementum development and regeneration. J Clin Periodontol. 1997; 24:658-668.
36. Hammarström L, Heijl L, Gestrelius S. Periodontal regeneration in a buccal dehiscence model in monkeys after application of enamel matrix proteins. J Clin Periodontol. 1997; 24: 669-677.
37. Heijl L. Periodontal regeneration with enamel matrix derivative in one human experimental defect. A case report. J Clin Periodontol. 1997; 24:693-696.
38. Heijl L, Heden G, Svärdström G, Östgren A. Enamel matrix derivative (EMDOGAIN) in the treatment of intrabony periodontal defects. J Clin Periodontol. 1997; 24:703-714.
39. Heijl, L, Rifkin BR, Zander HA. Conversion of chronic gingivitis to periodontitis in squirrel monkeys. J Periodontol. 1976; 47(12): 710-716. doi:10.1902/jop.1976.47.12.710.
40. Schallhorn RG. Eradication of bifurcation defects utilizing frozen autogenous hip-marrow implants. Periodont Abstr. 1967; 15:101-105.
41. Schallhorn RG. Osseous grafts in the treatment of periodontal osseous defects. In: Stahl SS (Ed.). Periodontal surgery - Biologic basis and technique. Springfield: Thomas; 1976. p. 358-371.
42. Feingold JP, Chasens AI. Preserved scleral allografts in periodontal defects in man. I. Preparation, preservation and use. J Periodontol. 1977; 48:1-3. doi: 10.1902/jop.1977.48.1.1.
43. Passanezi E, Alves MEA, Janson WA, Ruben MP. Periosteal activation and root demineralization associated with the horizontal sliding flap. J. Periodontol. 1979; 50(8):384-386. doi:10.1902/jop.1979.50.8.384.
44. Passanezi E, Janson WA, Catanzaro-Guimarães SA. Estudo da regeneração das estruturas periodontais com o emprego de enxertos ósseos autógenos (tecido em neoformação) em cães. Estomat & Cult. 1971; 5(2):131-150.
45. Passanezi E, Janson WA, Nahás D, Campos Jr A. Newly forming bone autografts to treat periodontal infrabony pockets: clinical and histopatological events. Int J Periodontics Rest Dent. 1989; 9:140-153.
46. Mellonig JT, Bowers G, Bright R, Lawrence J. Clinical evaluation of freeze-dried bone allograft in periodontal osseous defects. J Periodontol. 1976; 47(3):125-129.
47. Mellonig JT, Bowers GM, Cotton W. Comparison of bone graft materials. Part II. New bone formation with autografts and allografts: a histological evaluation. J. Periodontol. 1981; 52(6):297-302.
48. Urist MR. Bone: formation by autoinduction. Science. 1965 Nov 12; 150(3698):893-9. doi: 10.1126/science.150.3698.893.
49. Giannobile WV, Lee CS, Tomala MP, Tejeda KM, Zhu Z. Platelet-derived growth factor (PDGF) gene delivery for application in periodontal tissue engineering. J Periodontol. 2001; 72(6): 815-823. doi:10.1902/ jop. 2001.72.6.815.
50. Lynch SE. The role of growth factors in periodontal repair and regeneration. In: Polson AM. (Ed.) Periodontal regeneration. Current status and directions. Chicago: Quintessence, 1994. p. 179-198.
51. Lynch SE, Genco RJ, Marx RE (Ed.). Tissue engineering: applications in maxillofacial surgery and periodontics. Chicago: Quintessence; 1999.
52. Lynch SE, Williams RC, Polson AM, Howell TH, Reddy MS, Zappa UE *et al.* A combination of platelet-derived and insulin-like growth factors enhances periodontal regeneration. J Clin Periodontol. 1989; 16(8): 545-548. doi: 10.1111/j.1600-051x.1989.tb02334.x.
53. Goldman HM, Smukler H. Controlled surgical stimulation of periosteum. J. Periodont. 1978; 49(10):518-522. doi:10.1902/jop.1978.49.10.518.
54. Goldman HM, Smukler H, Lugo-Romeu F, Swart N, Bloom A. Stimulated osteoperiosteal pedicle grafts in dogs. J Periodontol. 1983; 54(1):36-43. doi: 10.1902/jop.1983.54.1.36.
55. Melcher AH, Accursi GE. Osteogenic capacity of periosteal and osteoperiosteal flaps elevated from the parietal bone of the rat. Arch Oral Biol. 1971; 16(6):573-580. doi:10.1016/0003-9969(71)90060-4.
56. Bosco AF. Posicionamento lateral de retalho osteoperióstico com periósteo ativado, no recobrimento de raízes expostas, tratadas ou não "in situ" com ácido fosfórico. Estudo morfológico comparativo em cães [tese]. Bauru: Faculdade de Odontologia de Bauru da Universidade de São Paulo; 1984.
57. Ruben MP, Goldman HM, Janson W. Biologic considerations fundamental to successful employment of laterally repositioned pedicle flaps and free autogenous gingival grafts in periodontal therapy. In: Stahl S. Periodontal surgery: Biologic basis and technique. Springfield: Thomas; 1976. p. 235-282.
58. Anusaksathien O, Jin Q, Zhao M, Somerman MJ, Giannobile WV. Effect of sustained gene delivery of platelet-derived growth factor or its antagonist (pdgf-1308) on tissue-engineered cementum. J Periodontol. 2004; 75(3):429-440. doi:10.1902/jop.2004.75.3.429.

59. Giannobile WV, Hollister SJ, Ma PX. Future prospects for periodontal bioengineering using growth factors. Clin Adv Periodontics. 2011; 1:88-94. doi: 10.1902/cap.2011.110041.
60. Zhur O, Hürzeler M. Plastic-esthetic periodontal and implant surgery: a microsurgical approach. Berlin: Quintessence; 2012. p. 68-117.
61. Lindhe J. Periodontal surgery. In: Lindhe J. Textbook of clinical periodontology. 2. ed. Copenhagen: Munksgaard; 1990. p. 386-421.
62. Kao RT, Takei HH, Cochran, Nevins ML. Periodontal Regeneration and Reconstructive Surgery. In: Newman MG, Takei HH, Klokkevold PR, Carranza FA. Carranza's clinical periodontology. 12th ed. Saint Louis: Elsevier/Saunders; 2015. p. 620.
63. Neiderud AM, Ericsson I, Lindhe J. Probing pocket depth at mobile/non mobile teeth. J Clin Periodontol. 1992; 19:754-759. doi:10.1111/j.1600-051x.1992.tb02166.x.
64. Academia Americana de Periodontia. Glossário de Termos; 2021. Disponível em: https://members.perio.org/libraries/glossary.
65. Smukler H, Goldman HM. Laterally repositioned "stimulated" osteoperiosteal pedicle grafts in the treatment of denuded roots. A preliminary report. J Periodontol. 1979; 50(8):379-383. doi: 10.1902/jop.1979.50.8.379.
66. Ferraz BFR, Stuani VT, Passanezi E, Damante CA, Greghi SLA, Rezende MLR *et al.* Osteogenic cells transfer improving root coverage: A randomized clinical trial. J Periodont Res. 2019; 00:1-7. doi: 10.1111/jre.12651.
67. Sant'Ana ACP, Ferraz BFR, Rezende MLR, Greghi SLA, Damante CA, Passanezi E. Newly forming bone graft: a novel surgical approach to the treatment of denuded roots. J Appl Oral Sci. 2012; 20(3):392-398.
68. Seo B-M, Miura M, Gronthos S, Bartold PM, Batouli S, Brahim J *et al.* Investigation of multipotent postnatal stem cells from human periodontal ligament. Lancet. 2004, 364: 149-155.
69. Seo B-M, Miura M, Sonoyama W, Coppe C, Stanyon R, Shi S. Recovery of stem cells from cryopreserved periodontal ligament. J Dent Res. 2005; 84: 907-912.
70. Beertsen W, Mcculloch CAG, Sodek J. The periodontal ligament: a unique, multifunctional connective tissue. Periodontology 2000. 1997; 13:20-40.
71. Listgarten, M. Ultrastructure of the dento-gingival junction after gingivectomy. J Periodont Res. 1972; 7(2):151–160. doi:10.1111/j.1600-0765.1972.tb00640.x.
72. Nanci A, Bosshardt DD. Structure of periodontal tissues in health and disease. Periodontology 2000. 2006; 40:11-28. doi: 10.1111/j.1600-0757.2005.00141.x.
73. Rincon JC, Young WG, Bartold PM. The epithelial cell rests of Malassez – a role in periodontal regeneration? J Periodont Res. 2006; 41:245–252. doi:10.1111/j.1600-0765.2006.00880.x.

8 Terapias Ressectivas Periodontais

Euloir Passanezi ▪ Mariana Schutzer Ragghianti Zangrando ▪ Adriana Campos Passanezi Sant'Ana

INTRODUÇÃO

Os objetivos primários da terapia periodontal, de forma geral, são prevenir a progressão da doença, com redução do risco de perda dentária, e restaurar os tecidos perdidos com o processo de doença.[1] Várias formas de tratamento foram descritas para se atingirem esses objetivos, incluindo terapias periodontais não cirúrgicas e cirúrgicas para promover resolução da inflamação, redução das profundidades das bolsas e reconstituição dos tecidos periodontais por métodos subtrativos ou aditivos.

Os objetivos primários das cirurgias periodontais são possibilitar acesso às superfícies radiculares e aos defeitos ósseos periodontais, bem como estabelecer morfologia tecidual que facilite o controle de placa pessoal e a preservação da saúde dos tecidos periodontais ao longo da vida.[1]

A terapia periodontal não cirúrgica possibilita a resolução da inflamação pela remoção dos fatores etiológicos primários da doença periodontal, mas não possibilita, em todos os casos, a obtenção de sulco gengival raso e resolução dos defeitos periodontais. Desse modo, algumas vezes, ao final da fase ativa do tratamento, ainda pode haver bolsas periodontais residuais, as quais favorecem, ao longo do tempo, a progressão da doença periodontal, aumentando o risco de perda dentária, especialmente quando estão associadas a outros parâmetros clínicos de doença periodontal, como acúmulo de placa e sangramento à sondagem.[1]

A perda dentária durante a fase de manutenção do tratamento periodontal é significativamente maior em pacientes que apresentam maior número de bolsas periodontais residuais ≥ 4 mm com sangramento à sondagem.[2] O número de bolsas residuais aumenta durante a fase de terapia de manutenção, e quanto maior é o número de bolsas e sua profundidade de sondagem, maior é o risco de perda dentária. Em pacientes que realizaram terapia de manutenção há menos de 10 anos, o único fator de risco significativo para a perda dentária foi a presença de bolsas residuais ≥ 7 mm. Em pacientes submetidos à terapia de manutenção por períodos ≥ 10 anos, a existência de bolsas ≥ 5 mm no início da mesma estava significativamente associada com perda dentária.[3] Esses achados confirmam a necessidade de finalizar-se a fase ativa do tratamento periodontal com ausência de bolsas (profundidade de sondagem < 3 mm), associadas ou não com sangramento à sondagem.

Existem algumas divergências na literatura quanto à forma de tratamento de bolsas periodontais residuais, com alguns estudos sugerindo a realização de terapia não cirúrgica adicional e outros, a terapia periodontal cirúrgica. Em estudo que investigou os resultados das duas formas de tratamento em pacientes com bolsas residuais em terapia de manutenção por 13 anos ou mais, observou-se maior percentual de bolsas residuais após o tratamento não cirúrgico, a despeito de índices de placa semelhantes.[4]

Os principais fatores locais associados ao insucesso da terapia não cirúrgica foram presença de placa, envolvimento de furca de graus 2 ou 3 e presença de defeitos infraósseos,[5] enquanto o tabagismo pode ser considerado fator sistêmico negativo para o sucesso da terapia.[6] Nessas situações, uma segunda fase de tratamento não cirúrgico não resolve o problema do paciente, que deverá ser tratado cirurgicamente. Em decorrência dos envolvimentos estéticos e funcionais, nesse contexto, a terapia não cirúrgica pode ser tentada em dentes unirradiculares com bolsas supraósseas, em região onde exista quantidade suficiente de gengiva e possibilidade de comprometimento estético, como nas regiões anteriores superiores, por exemplo.

As cirurgias de eliminação de bolsas podem ser definidas como redução da profundidade das bolsas com estabelecimento de sulco gengival raso. Este é um dos principais objetivos da terapia periodontal, facilitando o acesso às superfícies radiculares para instrumentação adequada pelo profissional durante a cirurgia e permitindo o efetivo controle de placa pessoal após a cirurgia. A eliminação das bolsas periodontais pode ser conseguida por meio de técnicas subtrativas (cirurgias ressectivas) ou aditivas (cirurgias regenerativas).

O termo "eliminação de bolsa" geralmente está associado a todos os procedimentos cirúrgicos periodontais que utilizam de técnicas ressectivas para eliminação cirúrgica da parede mole e dos defeitos ósseos periodontais, enquanto o termo "fechamento da bolsa" costuma estar associado a abordagens mais conservadoras, sem excisão cirúrgica de tecido e objetivando a descontaminação da superfície radicular.[1]

As cirurgias periodontais ressectivas compreendem procedimentos cirúrgicos realizados em tecidos moles gengivais para eliminação da parede mole das bolsas periodontais e em tecidos duros para eliminação dos defeitos ósseos ou correção da arquitetura óssea marginal por meio de cirurgias ressectivas ósseas, promovendo reconstituição dos tecidos periodontais e criando um ambiente compatível com saúde periodontal.

DEFEITOS ÓSSEOS PERIODONTAIS

Conforme descrito no **Capítulo 7**, as bolsas periodontais podem ser classificadas em supraósseas, infraósseas e inter-radiculares ou de furca.[7,8] As perdas ósseas horizontais estão presentes nas bolsas supraósseas, nas quais a base da bolsa se localiza coronalmente à crista óssea alveolar remanescente (**Figura 1**), enquanto nas infraósseas a base do defeito ósseo está localizada apicalmente à crista óssea residual (**Figura 2**). As perdas ósseas inter-radiculares ou de furca podem ser do tipo vertical (bolsa infraóssea) ou horizontal (bolsa supraóssea) e resultam da reabsorção patológica do osso inter-radicular em dentes multirradiculares (**Figura 3**).

Os defeitos infraósseos são classificados em dois tipos: infraósseos ou intraósseos, os quais afetam primariamente apenas um dente, e defeitos do tipo cratera, os quais afetam dois dentes adjacentes, ou seja, há perda das paredes proximais de dois dentes adjacentes. Os defeitos infraósseos são classificados de acordo com o número de paredes remanescentes em defeitos de: três paredes (**Figura 4**), duas paredes (**Figura 5**), uma parede (**Figura 6**) ou combinados (**Figura 7**).

Na maioria das vezes, a morfologia dos defeitos ósseos é complexa, consistindo em defeitos de três paredes nas regiões mais apicais combinados com defeitos de duas ou uma parede nas regiões mais superficiais. Os defeitos hemisseptais são aqueles nos quais apenas metade do septo permanece em um de dois dentes adjacentes, representando um caso especial de defeito de uma parede. Os defeitos em cratera são em forma de xícara, cuja perda óssea é praticamente igual junto às superfícies proximais de dois dentes adjacentes, enquanto as paredes vestibular e lingual permanecem em posição mais coronal, podendo apresentar alturas desiguais entre si.[9]

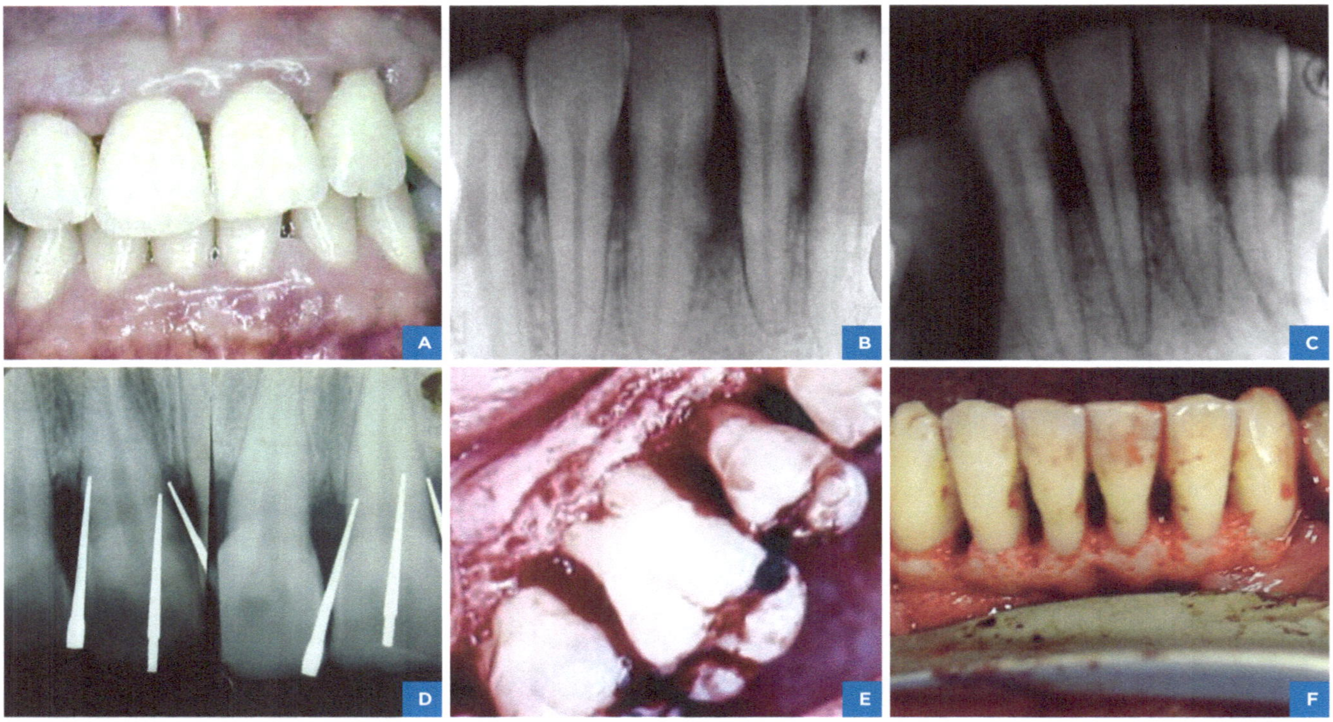

FIGURA 1 Características clínicas e radiográficas das bolsas supraósseas. (A) Vista clínica inicial de paciente de 28 anos de idade apresentando bolsas periodontais moderadas na região anterior superior. A imagem indica alteração de cor e contorno da gengiva marginal, que se apresenta edemaciada, de coloração rósea-avermelhada e brilhante, com perda do padrão casca de laranja, sugerindo inflamação gengival. Observa-se ainda a presença de triângulos ou buracos negros interproximais, acompanhados de ulceração da margem do dente 22 e recessão gengival do 12, sinais compatíveis com a presença de perda óssea periodontal. (B) A introdução de cones de guta percha até a base do defeito, ou seja, até que se sinta resistência dos tecidos à introdução do material no interior do sulco gengival, sugere que as pontas de guta percha se localizem coronalmente à crista óssea marginal, e indica a existência de bolsas supraósseas. (C) A imagem radiográfica sugere a existência de perdas ósseas horizontais e, na face mesial do dente 41, observa-se a presença de cálculo associado a defeito ósseo vertical. Defeitos ósseos horizontais estão associados a bolsas supraósseas, enquanto defeitos ósseos verticais estão associados a bolsas infraósseas. (D) Após o rebatimento de retalho total, observa-se a existência de defeitos ósseos horizontais, associados a bolsas periodontais supraósseas. Nessas áreas não há paredes ósseas remanescentes. (E) Em imagem radiográfica periapical, observa-se a existência de perdas ósseas horizontais, sem paredes remanescentes. Note a diferença clara em relação à imagem em B, que apresenta desarmonia da profundidade do defeito ósseo na área mesial do 41, sugerindo a existência de defeito ósseo angular nessa região. (F) Após o rebatimento do retalho, observa-se a morfologia horizontal dos defeitos ósseos associados às bolsas periodontais supraósseas.

Fonte: Acervo pessoal dos autores.

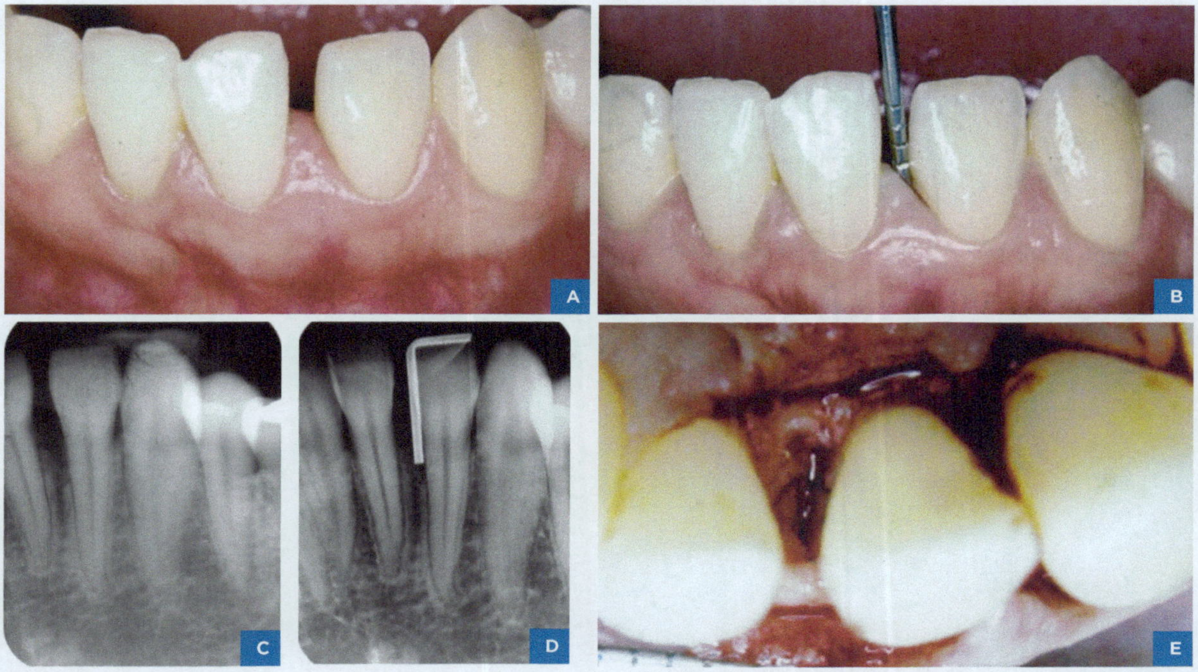

FIGURA 2 Características clínicas e radiográficas das bolsas infraósseas. (A) Paciente de 25 anos de idade apresentando características clínicas de inflamação gengival na região do dente 32. (B) Presença de bolsa periodontal de 7 mm de profundidade na face mesial do 32. (C) Imagem radiográfica da região do 32 e 33, o que sugere perda óssea oblíqua do septo interproximal na mesial do 32. (D) Imagem radiográfica da área com rastreamento da bolsa pelo posicionamento de fio radiopaco na bolsa, observando-se que a ponta do fio está localizada apicalmente ao nível da crista óssea residual, o que indica a existência de defeito infraósseo. (E) Após a exposição do campo por meio da realização de retalho minimamente invasivo, observou-se a presença de bolsa infraóssea de 3 paredes ósseas remanescentes.

Fonte: Acervo pessoal dos autores.

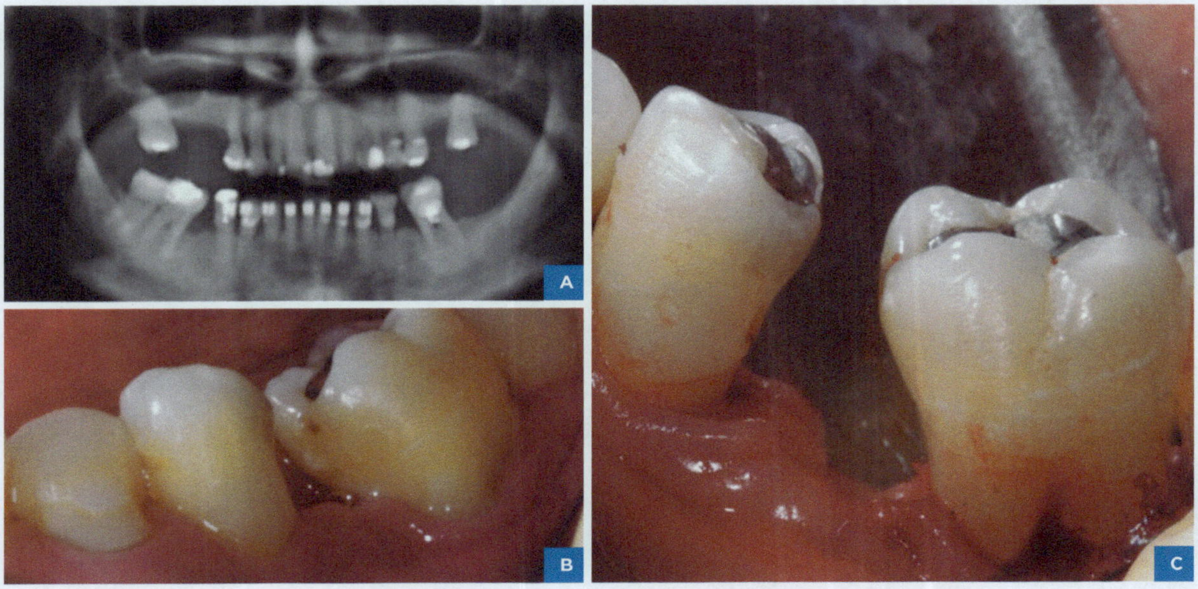

FIGURA 3 Características clínicas e radiográficas dos defeitos inter-radiculares ou de furca. (A) Imagem de radiografia panorâmica de paciente periodontal, sexo feminino, 46 anos de idade, apresentando periodontite estágio 4, grau C. Observe a presença de lesões de furca nos molares maxilares, defeitos infraósseo e de furca no dente 46 e defeito de furca associado à trepanação do assoalho da furca no 36. (B) Imagem clínica inicial (em espelho) do 46, que denota a perda de papila interproximal decorrente, possivelmente pela ausência de ponto de contato com o dente adjacente, sem exposição da furca à cavidade bucal. (C) Após a exposição da área por meio de rebatimento de retalho total, pode-se notar a perda óssea horizontal do osso inter-radicular, o que caracteriza lesão de furca.

Fonte: Acervo pessoal dos autores.

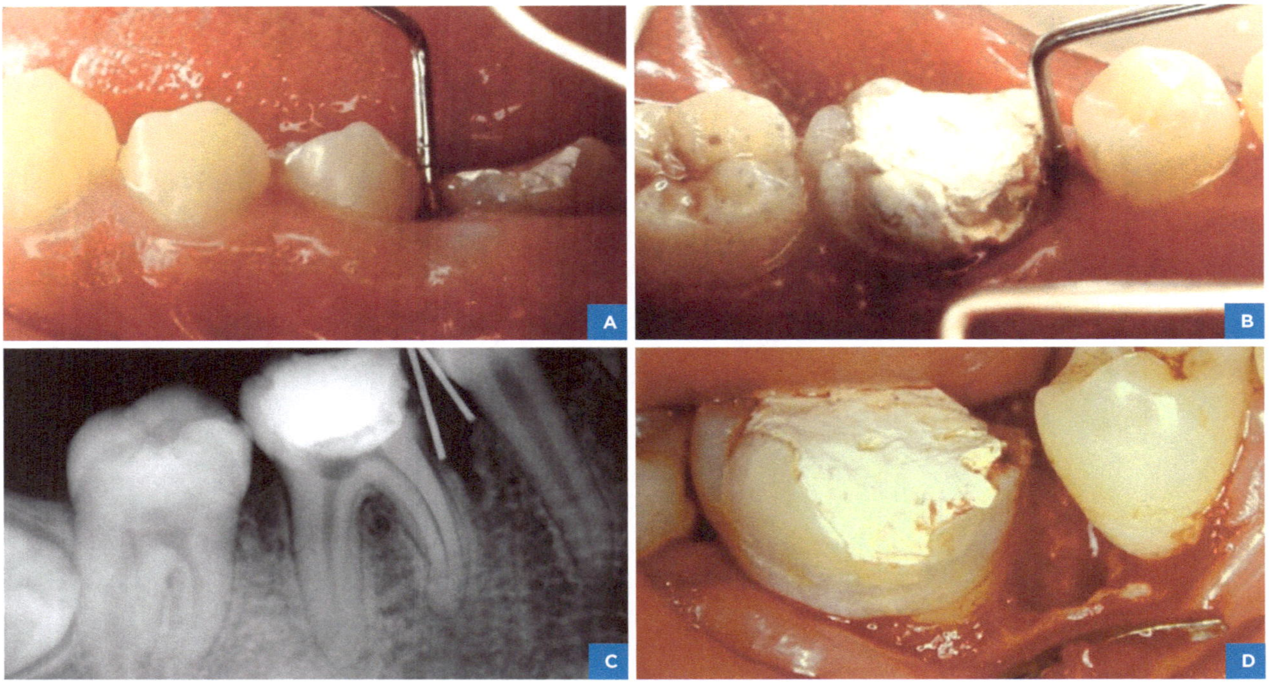

FIGURA 4 Defeito infraósseo de três paredes remanescentes. (A) Bolsa periodontal infraóssea de 7 mm de profundidade na face mesiovestibular (MV) do 46 (B) e de 9 mm no centro da face proximal mesial. (C) A imagem radiográfica da área sugere difusão do processo inflamatório para a região interna do septo ósseo, caracterizando a progressão da doença via canais vasculares que acompanham o septo ósseo espesso. (D) Vista clínica após exposição cirúrgica do campo, que demonstra a presença das paredes ósseas vestibular, proximal (distal do 45) e lingual, e caracteriza uma bolsa infraóssea de três paredes.

Fonte: Acervo pessoal dos autores.

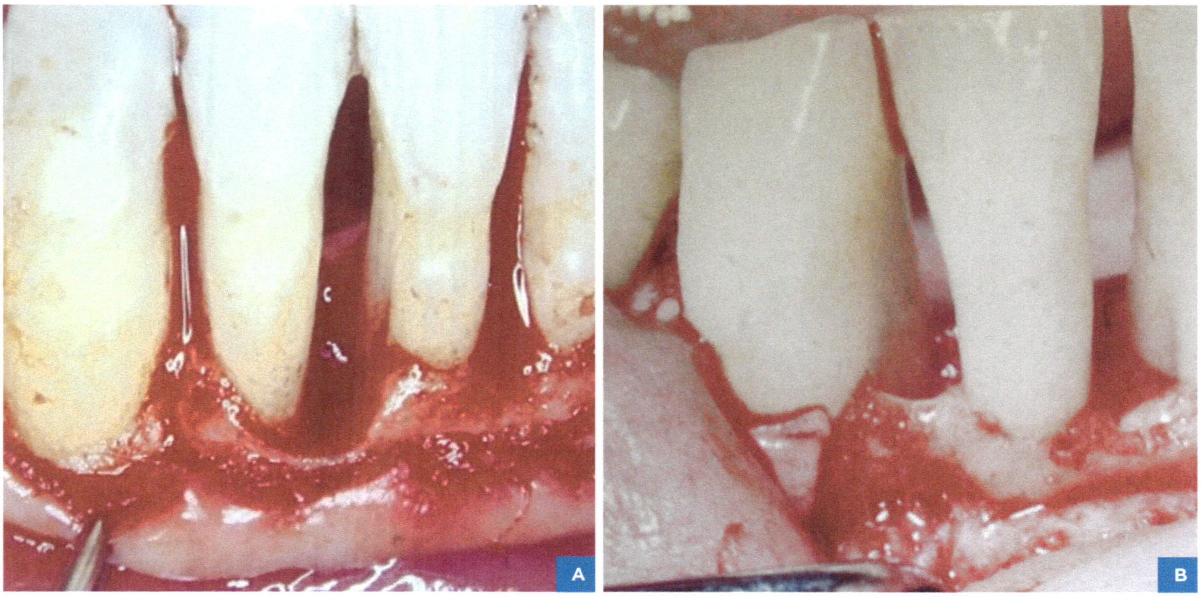

FIGURA 5 Defeito infraósseo de duas paredes remanescentes. (A) Bolsa infraóssea de duas paredes ósseas (lingual e distal do 41). (B) Bolsa infraóssea de duas paredes entre o dente 42 e o 43, observando-se a permanência das tábuas ósseas vestibular e lingual, que estão localizadas coronalmente à base do defeito envolvendo as superfícies proximais de dois dentes adjacentes (42/43), o que caracteriza um defeito de cratera, correspondendo essencialmente a um defeito ósseo de duas paredes e duas superfícies radiculares contíguas.

Fonte: Acervo pessoal dos autores.

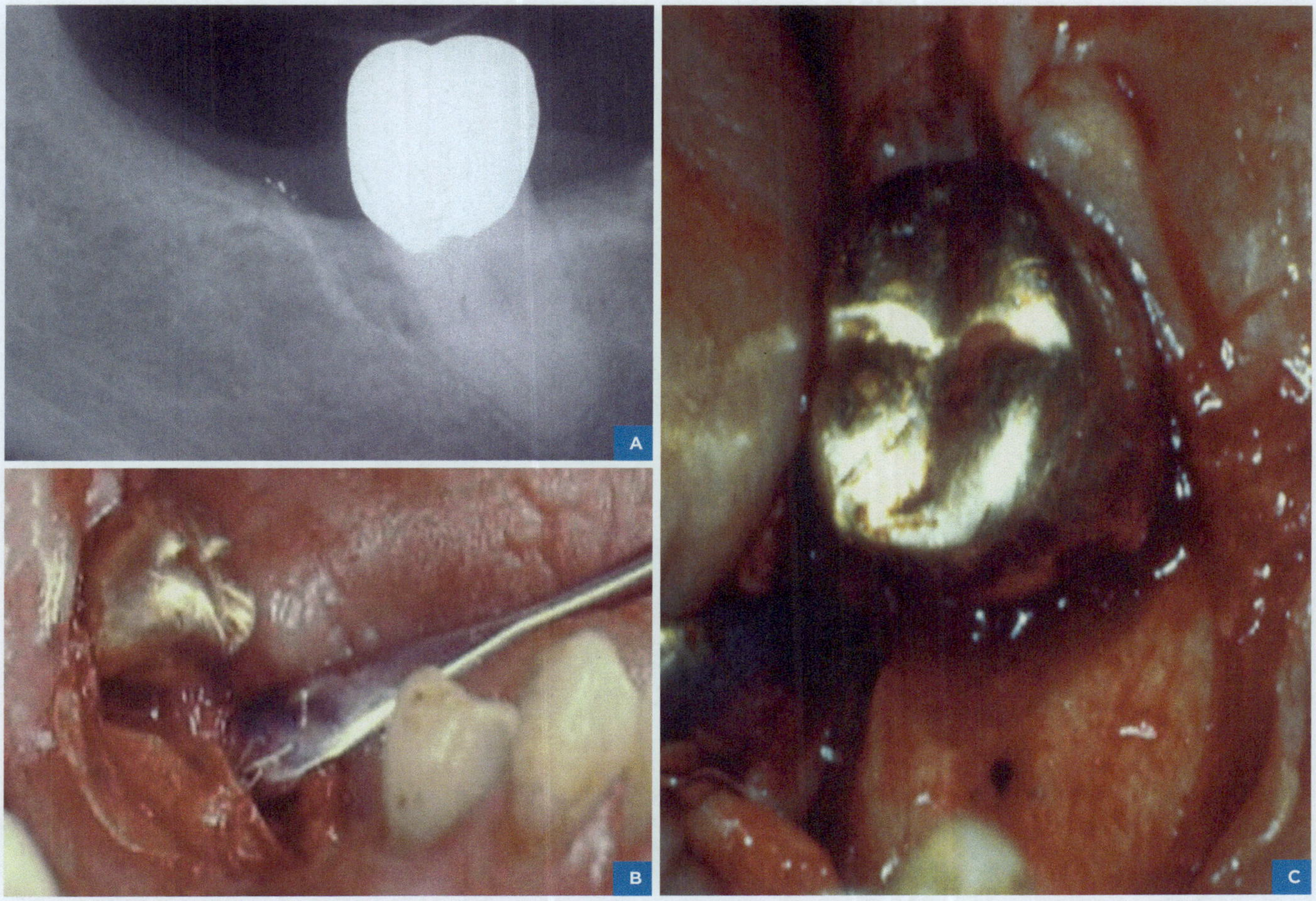

FIGURA 6 Defeito infraósseo de uma parede remanescente. (A) Imagem radiográfica da região do dente 38, observando-se defeito ósseo vertical na face mesial. A classificação dos defeitos ósseos é determinada pelas características anatômicas do defeito quando observado clinicamente e não radiograficamente, já que é possível notar, nas imagens radiográficas, superposição das estruturas anatômicas que dificultam a determinação precisa da morfologia do defeito ósseo. (B, C) Imagens clínicas de bolsa infraóssea de uma parede remanescente, na mesial do 38.

Fonte: Acervo pessoal dos autores. Reprodução autorizada pela Editora Artes Médicas.

CIRURGIAS CONSERVADORAS

As cirurgias conservadoras, ou seja, retalhos para acesso cirúrgico, compreendem uma variedade de procedimentos cirúrgicos periodontais que tem por objetivo conseguir acesso à superfície radicular, permitindo sua instrumentação a campo aberto para remover os remanescentes de placa e cálculo, sem remoção de osso alveolar e com mínima ressecção de tecidos moles. Esses procedimentos podem ser classificados em: raspagem a campo aberto, retalhos minimamente ressectivos (p. ex., retalho de Widman modificado – RWM) e retalhos de preservação de papila (retalho simples de preservação de papila; retalho de preservação de papila; microcirurgia para preservação de papila; cirurgia minimamente invasiva modificada).[1]

As principais técnicas cirúrgicas conservadoras foram descritas em maiores detalhes no **Capítulo 7**. Neste capítulo, serão abordadas as técnicas ressectivas de tecido mole e ósseas para eliminação das bolsas periodontais.

GENGIVECTOMIA E GENGIVOPLASTIA

Os procedimentos cirúrgicos ressectivos para eliminação da parede mole de bolsas falsas e verdadeiras são denominados, respectivamente, *gengivoplastia* e *gengivectomia*. É comum observar-se conflito em relação às terminologias utilizadas para descrição desses procedimentos. No entanto, segundo Goldman,[10,11] o termo gengivectomia refere-se à excisão do tecido gengival e é um procedimento cirúrgico indicado para eliminação de bolsas supraósseas, enquanto o termo gengivoplastia significa o realinhamento do tecido gengival para criar contorno fisiológico, com o objetivo de corrigir a morfologia da gengiva na ausência de bolsas verdadeiras. Portanto, na gengivectomia há perda real de tecido gengival, enquanto que na gengivoplastia, o tecido removido é aquele que se formou em excesso como resposta à agressão tecidual, não havendo de fato perda de estrutura. Não existem diferenças nas técnicas cirúrgicas

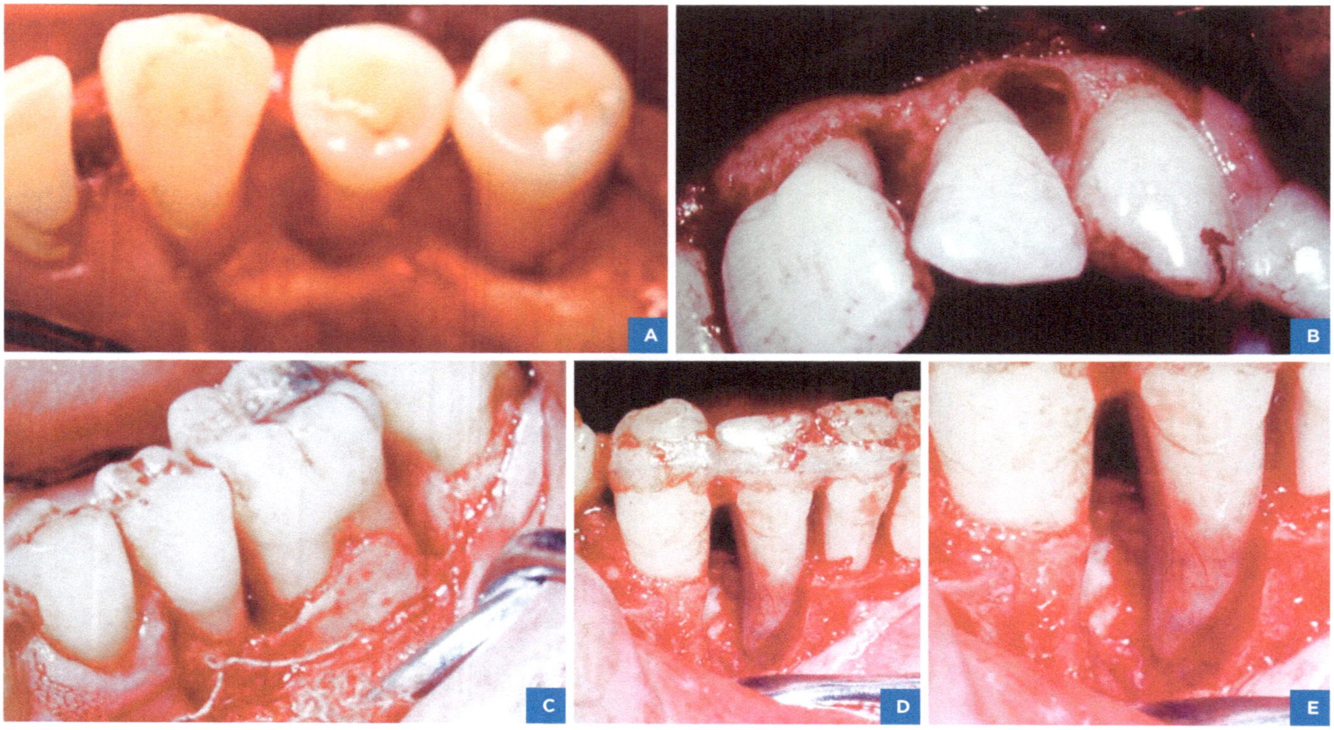

FIGURA 7 Defeitos infraósseos combinados. (A) Bolsa infraóssea com defeito ósseo circunferencial, circundando duas ou mais faces dos dentes. (B) Bolsas infraósseas com combinação de defeitos ósseos, compostas por duas paredes (vestibular e distal) na porção mais coronal do defeito existente entre os dentes 21 e 22 (vestibular e distal) e de três paredes na porção mais apical. (C) Bolsa combinada de uma parede óssea na porção mais coronal e três paredes ósseas na porção mais apical do defeito existente na distal do 36. A fração de uma parede óssea também é conhecida como hemissepto. (D) Bolsa infraóssea com defeito ósseo complexo, envolvendo duas paredes ósseas na distal do 42, associada à perda óssea horizontal de todo o septo ósseo vestibular. (E) Imagem ampliada do defeito demonstrado em D.

Fonte: Acervo pessoal dos autores.

de gengivoplastia e gengivoplastia e as duas modalidades terapêuticas são diferenciadas entre si pelas indicações do procedimento.

Indicações e contraindicações

Os procedimentos de gengivoplastia são indicados para o tratamento de casos de aumento gengival decorrentes de inflamação relacionada ao biofilme de placa com ou sem fatores sistêmicos, como uso de medicamentos anticonvulsivantes, anti-hipertensivos ou imunossupressores, alterações nos níveis de hormônios sexuais, como puberdade, ou em condições hereditárias, como a fibromatose gengival hereditária. Nessas situações clínicas, ocorre aumento de volume da gengiva marginal, que fica localizada excessivamente sobre esmalte (> 2 mm), porém sem estar associada à perda óssea e de inserção periodontal (bolsas falsas).

Os procedimentos de gengivectomia são indicados para eliminação da parede mole de bolsas periodontais verdadeiras, supraósseas, com adequada faixa de mucosa ceratinizada, especialmente em áreas não estéticas, ao final sendo inerente ao procedimento a escultura do tecido gengival para restaurar a arquitetura morfológica da gengiva marginal.

As principais contraindicações desses procedimentos cirúrgicos se dão quando:

- Houver necessidade de intervenção no tecido ósseo.
- O fundo da bolsa estiver localizado apicalmente à junção mucogengival (o que resultaria na excisão cirúrgica de toda a faixa de gengiva ceratinizada).
- Houver envolvimento estético e/ou funcional da área a ser tratada, pois a excisão cirúrgica da parede mole da bolsa resulta em aumento do tamanho da coroa clínica aparente.
- A faixa mínima de gengiva ceratinizada for insuficiente para garantir a existência de, pelo menos, 2 mm de gengiva após o procedimento cirúrgico.

Técnica cirúrgica

A técnica de gengivectomia e gengivoplastia (GG) é realizada de acordo com os seguintes passos cirúrgicos,[11] apresentados na Figura 8:

1. Após antissepsia e anestesia da área, a profundidade das bolsas são identificadas e demarcadas em três pontos (mesial, central e distal) das faces vestibular e lingual/palatina,

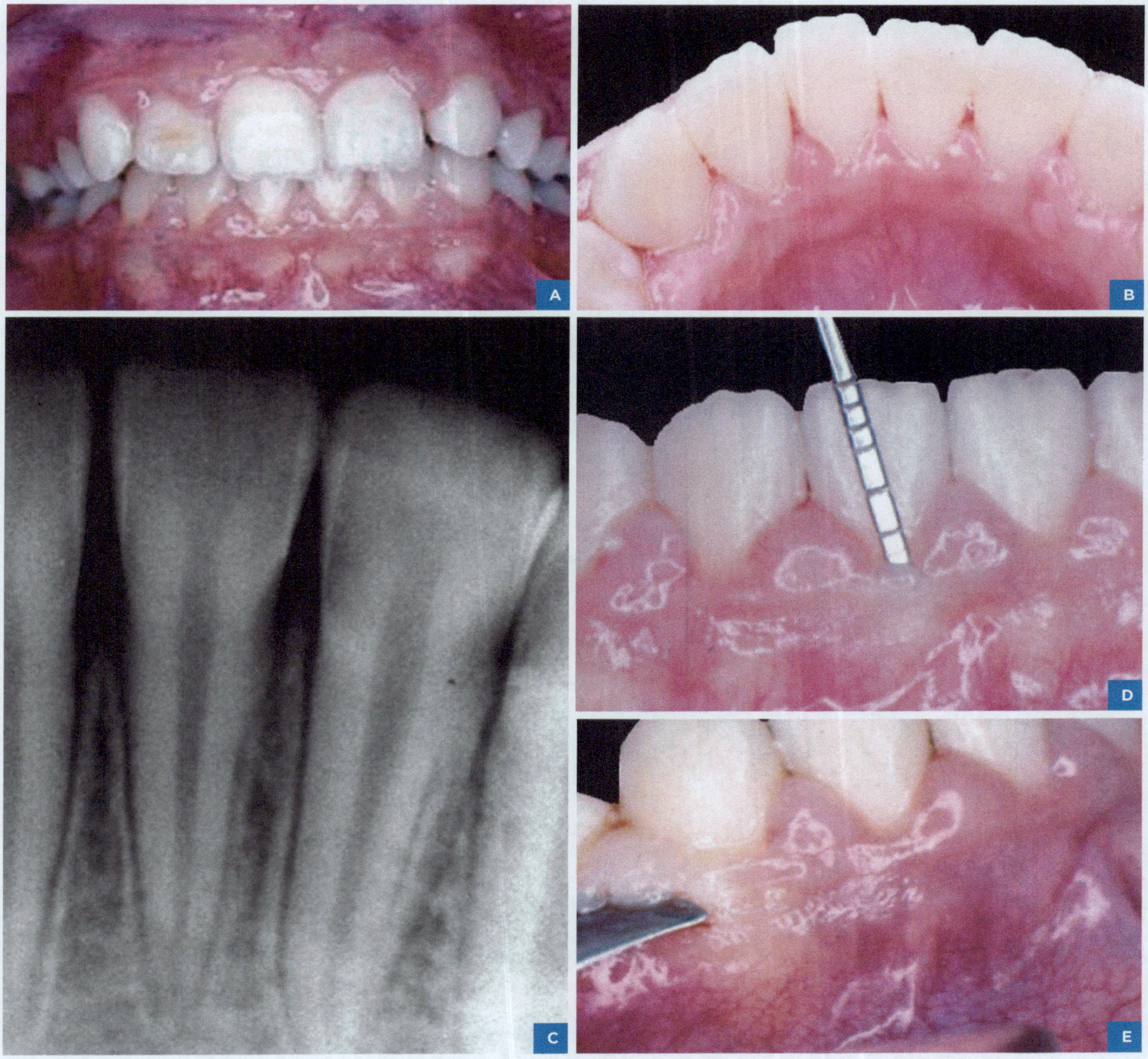

FIGURA 8 Gengivectomia e gengivoplastia. (A) Vista clínica vestibular inicial do caso, demonstrando aumento de volume gengival decorrente de inflamação relacionada ao acúmulo de biofilme, tanto no arco anterior superior quanto no inferior, notando-se alteração de contorno da gengiva marginal. (B) Vista clínica lingual inicial, observando-se aumento de volume da gengiva marginal também pela face lingual dos dentes. (C) A imagem radiográfica periapical do caso sugere perda óssea incipiente apenas entre os dentes 31 e 41, sem alterações significativas no nível ósseo marginal. Tecnicamente, os procedimentos de gengivectomia e gengivoplastia não diferem entre si. No entanto, a gengivectomia é indicada para a eliminação da parede mole de bolsas periodontais verdadeiras, enquanto o procedimento de gengivoplastia visa a correção da arquitetura gengival na presença de bolsas falsas. (D) A primeira etapa do tratamento após antissepsia e anestesia da área é a demarcação do fundo da bolsa através do exame de profundidade de sondagem.

(Continua)

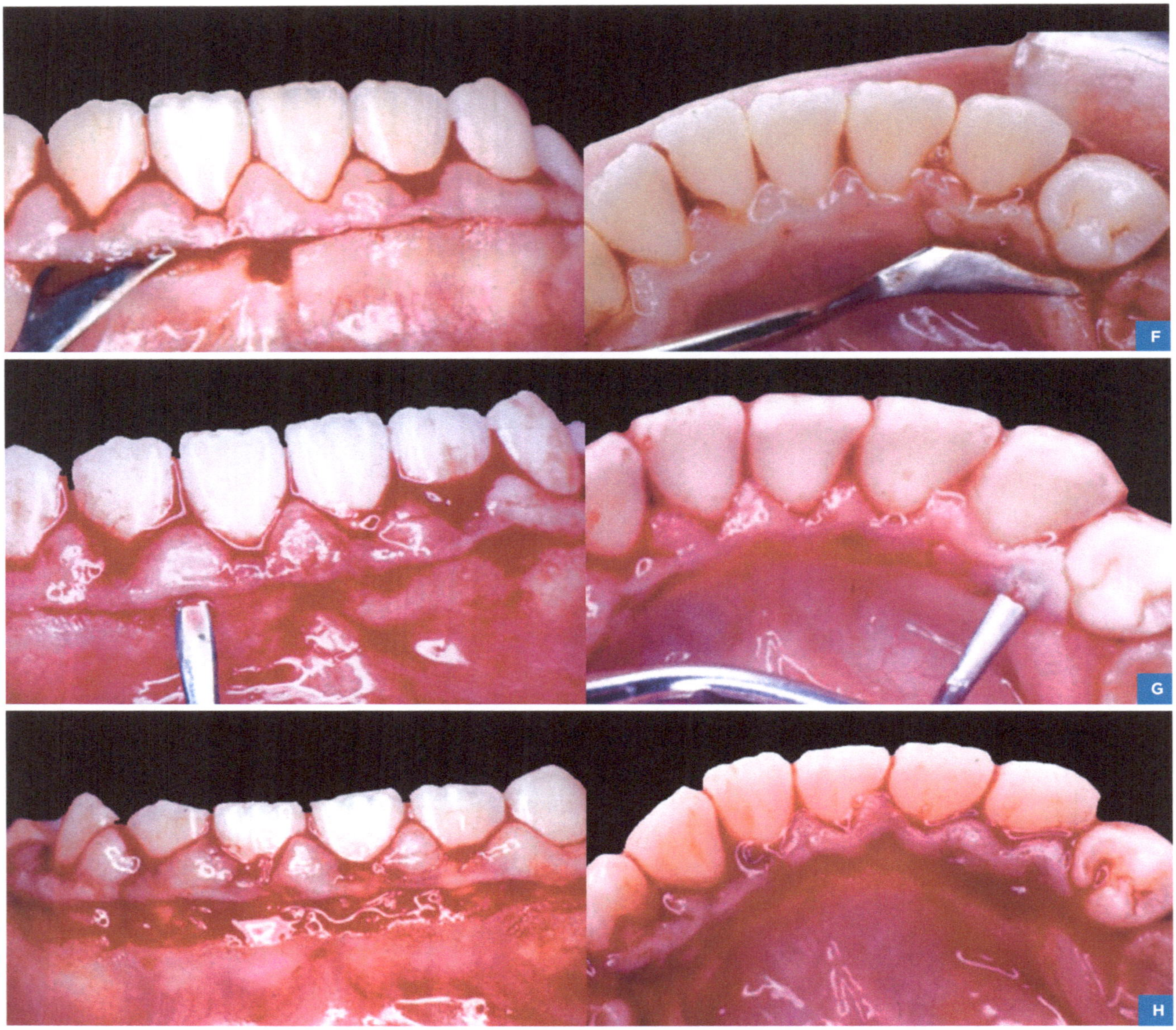

FIGURA 8 *(Continuação)* (E, F) O grau de biselamento do tecido gengival varia de acordo com a espessura do tecido gengival. Classicamente, em gengiva moderadamente espessa, a incisão é feita em 45° em relação ao longo eixo do dente com o gengivótomo de Kirkland, iniciando de 0,5 a 1 mm apical à marcação inicial e terminando no nível correspondente à base da bolsa, tanto por vestibular quanto por lingual. Em caso de gengiva fina, o ângulo do bisel é reduzido para 30°, e se for mais espessa, o ângulo é aumentado para 60°, iniciando-se 2 mm apical à marcação inicial. (G) Uma vez completada a primeira incisão, realiza-se a segunda nas áreas interproximais, com auxílio de gengivótomo de Orban, tanto por vestibular quanto por lingual. (H) Com a segunda incisão, ocorre a liberação do tecido gengival excisionado, que pode ser deslocado coronalmente, tanto por vestibular quanto por lingual. Esse colar de tecido é removido com auxílio de curetas de Goldman-Fox.

(Continua)

utilizando sonda periodontal milimetrada ou pinça de Crane-Kaplan. Um ponto de sangramento é produzido na base da bolsa em cada um desses sítios, correspondendo à base da bolsa. Essas marcações irão orientar a delimitação da incisão primária que será realizada com o gengivótomo de Kirkland ou, alternativamente, com lâmina de bisturi nº 12 ou 15.

2. Incisão primária: a altura da incisão e a angulação do bisel externo podem variar, dependendo principalmente da espessura do tecido gengival a ser removido. Quanto mais delgado o tecido gengival, menor a necessidade de remoção de espessura tecidual, a qual, basicamente, consiste em remoção de altura de gengiva. Quanto mais espesso o tecido, maior deverá ser o biselamento, com posiciona-

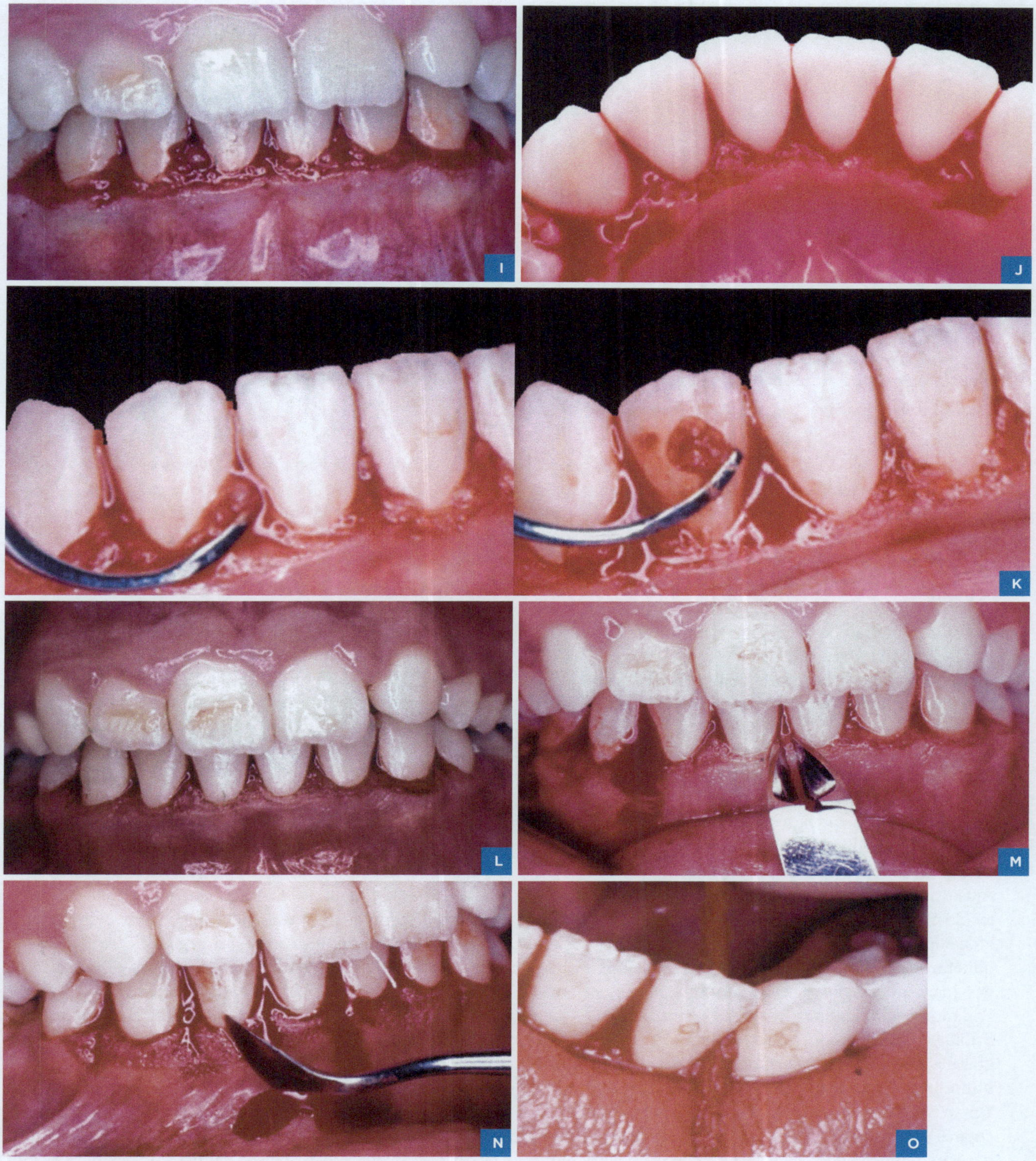

FIGURA 8 *(Continuação)* (I, J) Após a remoção do colar de tecido gengival, observa-se o leito cruento exposto tanto por vestibular quanto por lingual. (K) O tecido de granulação remanescente é removido com auxílio de curetas de Goldman-Fox, por vestibular e lingual. (L) Imagem clínica da área após remoção completa da parede mole da bolsa. (M) A próxima etapa constitui-se na obtenção dos sulcos de escape proximais, restabelecendo-se a morfologia fisiológica da gengiva, com auxílio de alicate cirúrgico. (N) Esse procedimento é complementado utilizando-se o gengivótomo de Kirkland ou Goldman-Fox contra a superfície gengival, buscando sua uniformização. (O) O tecido remanescente nos sítios proximais pode ser removido com auxílio de gaze, que é introduzida no espaço interproximal, realizando-se com o mesmo movimento de serra-serra, permitindo a regularização do tecido nas faces proximais.

(Continua)

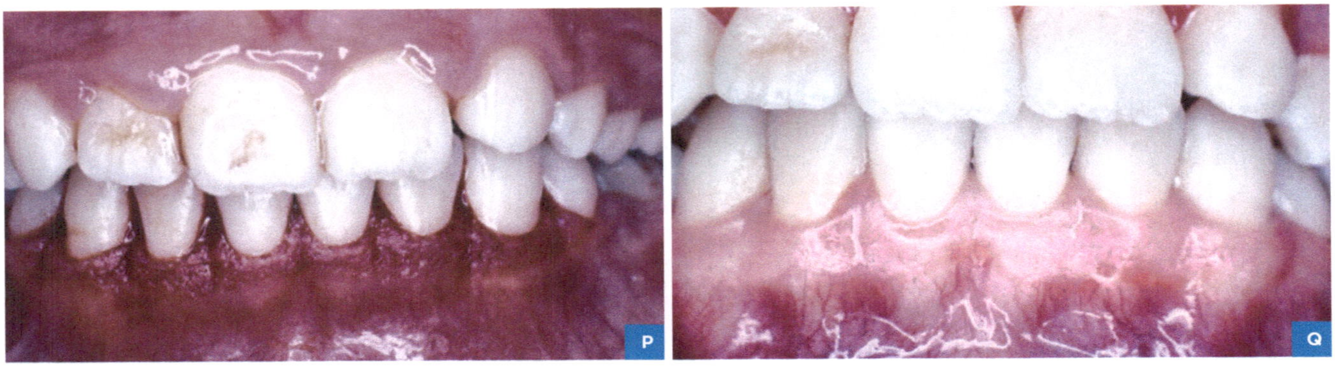

FIGURA 8 *(Continuação)* (P) Vista clínica da área ao final da cirurgia. A área fica cruenta e cicatriza por segunda intenção, o que causa bastante sintomatologia dolorosa para o paciente. Assim, é necessário proteger a área com cimento cirúrgico periodontal, que deve ser substituído depois de 7 dias e removido por completo após mais 7 dias. Prescreve-se anti-inflamatórios não esteroidais e analgésicos, se necessário, para controle da sintomatologia dolorosa. (Q) Imagem final do caso, 6 meses após o final do tratamento.

Fonte: Acervo pessoal dos autores. Caso tratado pelo Prof. Dr. Euloir Passanezi.

mento mais apical do gengivótomo.[12] Em tecidos gengivais mais finos, a incisão primária é baseada na marcação da profundidade de sondagem apresentando bisel de 30° em relação ao longo eixo do dente. Nos tecidos de espessura intermediária, a incisão deve ser realizada de 0,5 a 1 mm apical à marcação inicial, com bisel de 45° em relação ao longo eixo do dente. Já nos tecidos gengivais mais espessos, a incisão deve ser feita 2 mm ou mais apical à marcação, com 60° de bisel.[13]

3. Incisão secundária: realizada com gengivótomo de Orban para redução de altura/volume tecidual na região interproximal (área de papilas). Deve ser realizada após a finalização da incisão primária nas faces vestibular e lingual/palatina, o que permite a separação do tecido mole interproximal.
4. Remoção do colar gengival: as incisões primária e secundária possibilitam a remoção do colar gengival com auxílio de cureta de Goldman-Fox ou raspador.
5. Ajuste do tecido mole para remoção de remanescentes de tecido mole, utilizando curetas de Goldman-Fox, tesouras e/ou alicates cirúrgicos, devolvendo fossas e bossas da arquitetura fisiológica do tecido mole e posterior alinhamento das margens gengivais utilizando curetas periodontais. Podem-se utilizar também gazes embebidas em soro fisiológico para proporcionar a remoção do tecido de granulação nas áreas interproximais, permitindo maior uniformização da área.
6. Uma vez finalizado o preparo da área, as superfícies radiculares são inspecionadas e, se necessário, instrumentadas para remoção dos remanescentes de placa e cálculo.
7. Colocação do cimento cirúrgico.

Cicatrização

A cicatrização da cirurgia de GG por meio de bisel externo ocorre por segunda intenção, já que a área fica cruenta, sem a confecção de retalho. Primeiramente, observa-se a formação de coágulo recobrindo o tecido subjacente, caracterizado por infiltrado inflamatório agudo, com algumas áreas de necrose. Após 24 horas, ocorre proliferação de angioblastos e, depois de 3 dias, também proliferam fibroblastos jovens, responsáveis por levar ao crescimento coronal de tecido de granulação altamente vascularizado e à formação de novo tecido conjuntivo gengival, estabelecendo-se anastomoses de capilares derivadas do ligamento periodontal, com os novos capilares formados em duas semanas. Em 12 a 24 horas, ocorre migração das células epiteliais a partir das margens da ferida cirúrgica, completando-se entre 7 e 14 dias após a cirurgia, com reconstituição dos tecidos periodontais marginais na sequência. Após 4 a 5 semanas, observa-se cicatrização completa dos tecidos periodontais.[12,14]

Desvantagens

O procedimento de GG, quando realizado para eliminação de bolsas, pode resultar em comprometimento estético pela exposição radicular e pelo aumento da coroa clínica aparente. A exposição radicular pode aumentar a sensibilidade dentária, dificultando ainda mais o controle adequado de placa. Pelo avanço tecnológico, com desenvolvimento de novos instrumentais e técnicas cirúrgicas, a realização de procedimentos de GG em bisel externo para eliminação de bolsas tem sido menos indicada nos últimos anos.

CIRURGIA RESSECTIVA ÓSSEA

Segundo a Academia Americana de Periodontia (AAP), as cirurgias ósseas são definidas como os procedimentos cirúrgicos realizados para obtenção de saúde periodontal a longo prazo, por meio de osteoplastia ou ostectomia, para recontornar o tecido ósseo, resultando em contorno fisiológico do osso alveolar e dos tecidos moles sobrejacentes. São indicadas, de forma geral, para eliminação das bolsas periodontais com modificação da arquitetura óssea.

Historicamente, as cirurgias ósseas foram propostas na literatura há mais de 70 anos, considerando-se que, até a metade do século XX, o tratamento cirúrgico periodontal consistia essencialmente da eliminação cirúrgica da parede mole das bolsas por meio de GG. No entanto, observaram-se vários casos de recidiva após o tratamento por essa técnica, em decorrência da impossibilidade de acesso cirúrgico aos defeitos ósseos subjacentes. Assim, Schluger[15] apresentou pela primeira vez na literatura, de forma sólida, os princípios básicos das cirurgias ressectivas ósseas. Posteriormente, Friedman[16] introduziu os conceitos de osteoplastia e ostectomia para obtenção de contorno ósseo fisiológico e eliminação de bolsas.

A ostectomia ou osteotomia consiste na excisão de tecido ósseo, realizada para corrigir ou reduzir deformidades causadas pelo processo destrutivo da periodontite no osso marginal e intra-alveolar, incluindo remoção de osso de suporte periodontal (remoção de osso em altura).

A osteoplastia pode ser definida como o remodelamento do osso alveolar para obtenção de forma mais fisiológica, sem remoção de tecido periodontal de suporte onde estão inseridas as fibras de Sharpey relacionadas às fibras colágenas principais do ligamento periodontal. Em outras palavras, a osteoplastia consiste no remodelamento das características anatômicas associadas com a topografia da arquitetura óssea topográfica, sem envolver a região de inserção de fibras de Sharpey do ligamento periodontal e, portanto, não interfere no suporte periodontal do dente, mas visa ao restabelecimento da forma e função dos tecidos periodontais de suporte, e proporciona esse restabelecimento ao periodonto de proteção, com estabelecimento de sulco gengival raso.

O objetivo principal das cirurgias ressectivas ósseas é a obtenção de sulco gengival raso, o que compensa e até mesmo justifica a eliminação cirúrgica de tecido ósseo de suporte e inserção periodontal. Um sulco gengival raso permite um controle de placa mais efetivo pelo paciente e pelo profissional, favorecendo a estabilidade de resultados a longo prazo. Para isso, outros objetivos também devem ser alcançados:

- Restabelecimento do contorno fisiológico da arquitetura óssea modificada pelo processo de doença periodontal, o que permite ao máximo a harmonização das estruturas periodontais, com base no contorno da JCE e na escultura dos sulcos nos septos ósseos das faces livres dos dentes, provendo espessura adequada a eles e reduzindo a dimensão vestibulolingual das cristas ósseas interproximais. Com isso são preenchidas as condições para formação de sulco gengival raso e diminuição da tendência de formar área de col.
- Eliminação das bolsas periodontais verdadeiras, às expensas da remoção do epitélio da bolsa periodontal e da harmonização do contorno ósseo.
- Reconstituição das distâncias biológicas.
- Redução da profundidade de sondagem, consequente à ressecção óssea, eliminação do epitélio da bolsa e posicionamento apical do retalho.

Indicações

As principais indicações para a realização de procedimentos de osteotomia/osteoplastia são a eliminação de bolsas periodontais verdadeiras em que há alteração da morfologia óssea e que não podem ser tratadas por procedimentos de gengivectomia/gengivoplastia ou técnicas regenerativas. Entretanto, como a cirurgia ressectiva pressupõe a remoção de osso de suporte periodontal, este procedimento fica restrito às condições clínicas em que a perda óssea é de rasa a moderada, de modo a evitar o maior comprometimento do tecido de suporte periodontal. Vale lembrar que a relação de proporção máxima coroa clínica:raiz clínica é de 1:1.

Defeitos infraósseos profundos (≥ 3 mm) devem ser tratados preferencialmente por meio de técnica regenerativa, enquanto defeitos ósseos horizontais apresentam melhores desfechos após o tratamento ressectivo. Da mesma forma, em dentes multirradiculares, pela possibilidade de comprometimento da área de furca, as indicações mais precisas da cirurgia óssea ressectivas são em dentes com troncos radiculares de comprimentos moderados.

As principais indicações das cirurgias ressectivas são:

- Correção de defeitos horizontais ou infraósseos rasos a moderados ao redor de dentes com adequado suporte periodontal remanescente. Nas bolsas supraósseas, estão indicadas para correção da arquitetura e topografia óssea, já que nos procedimentos de eliminação de bolsa por meio de GG onde existia defeitos ósseos residuais, observava-se reformação das bolsas periodontais.[15] Nas bolsas infraósseas estão indicadas em defeitos rasos a moderados, devendo-se considerar para a tomada de decisão clínica a capacidade regenerativa do periodonto residual, visto que esse tipo de defeito é tratado preferencialmente por meio de técnicas regenerativas **(Capítulo 9)**.
- Tratamento de lesões de furca classe I ou II, proporcionando obtenção de topografia óssea adequada para a relação tecido mole/tecido ósseo no tratamento ressectivo das lesões de furca, por meio de osteotomia e odontoplastia ou seccionamento dental, com ou sem remoção de raízes.
- Recuperação das distâncias biológicas, proporcionando estrutura dental saudável acima da crista óssea alveolar, suficiente para a reconstituição de seus componentes.
- Aumento estético ou funcional de coroa clínica, quando é necessário melhorar a retenção friccional de dentes pilares de próteses fixas.
- Correção de defeitos ósseos remanescentes de cirurgias regenerativas.
- Eliminação de osteofitos, exostoses, tórus ou margens ósseas espessas que estejam envolvidos na área cirúrgica ou que possam interferir no posicionamento e na estabilização do retalho nos procedimentos para eliminação de bolsas periodontais.

Contraindicações

- Áreas de bolsas profundas.
- Defeitos ósseos verticais profundos.
- Áreas estéticas.
- Posicionamento da linha oblíqua externa na área de molares inferiores e do seio maxilar nos dentes superiores próximos ao defeito.

- Base do defeito localizada apical à área de furcação.
- Relação de coroa clínica:raiz clínica > 1.
- Mobilidade dentária acentuada.

Vantagens

- Prognóstico favorável.
- Previsibilidade de resultados (100%).
- Período de reparação clínica relativamente curto, com restabelecimento completo da função normal após 8 a 12 semanas.
- Reconstituição das distâncias biológicas decorrente da correção da arquitetura óssea.
- Formação de sulco gengival raso, possibilitando o bom controle de placa pessoal e a preservação de saúde da dentição ao longo da vida.

Desvantagens

- Redução do nível de inserção clínica, com consequente exposição da superfície radicular, que possibilita a formação de cárie e o desenvolvimento de hipersensibilidade dentinária.
- Alteração da proporção coroa:raiz clínica, como aumento da coroa clínica aparente, o que pode requerer esplintagem dos dentes e/ou reabilitação protética.
- Comprometimento estético pelo aumento da coroa clínica aparente associado à existência de *black spaces* entre os dentes, em função da redução do nível de inserção clínica interproximal.
- Comprometimento fonético, decorrente da ampliação dos espaços das ameias interproximais, com escape de ar ao falar e expelição de gotículas de saliva ao pronunciar algumas palavras.
- Deslocamento apical da margem gengival, alterando a linha do sorriso, o que pode levar à necessidade de reabilitação oral.
- Desconforto à mastigação mediante a formação de áreas retentivas, com acúmulo de alimentos nos espaços ampliados das ameias interproximais.

Racionalização

Em primeiro lugar, para se planejar adequadamente uma cirurgia ressectiva óssea, alguns aspectos essenciais devem ser considerados. Em situações fisiológicas, o osso interproximal está posicionado mais coronalmente do que o osso nas faces livres (vestibular e palatina/lingual), resultando em aspecto escalonado de convexidade mais acentuada na região anterior do que posterior. Esse desenho acompanha o contorno da curva da junção cemento-esmalte (JCE), assim como o contorno da margem gengival, estabelecendo-se paralelismo entre as estruturas periodontais.[17-19]

Além desses aspectos, a morfologia do tecido ósseo está correlacionada ao formato do dente e à largura da ameia interproximal. Como os dentes posteriores têm maior comprimento mesiodistal, a curva da JCE neles é menos pronunciada, ocorrendo o mesmo com a curva do osso alveolar. O festonamento do tecido ósseo nas superfícies vestibulares e linguais ou palatinas está correlacionado ao formato do dente e da raiz, bem como à posição do dente no alvéolo. Assim, dentes com raízes muito proeminentes ou deslocados para vestibular ou lingual podem apresentar defeitos tipo deiscência ou fenestração.[8]

Chama-se *arquitetura óssea positiva* o posicionamento mais coronal das cristas ósseas proximais e da gengiva interproximal do que a posição da crista óssea e gengiva nas faces livres dos dentes, acompanhando o desenho da JCE **(Figura 9)**. Por outro lado, o termo *arquitetura óssea negativa* denota que o osso interdental está localizado apicalmente ao nível do osso nas faces livres. O termo *arquitetura óssea plana* significa que o osso interdental se localiza no mesmo nível do que o osso das faces livres.

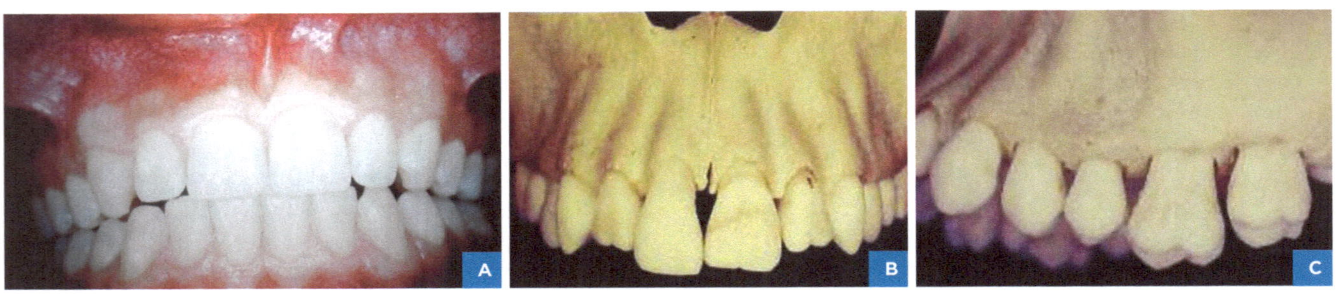

FIGURA 9 Paralelismo das estruturas periodontais. (A) Em periodonto normal, a margem gengival apresenta contorno em curva parabólica regular, que acompanha o desenho da junção cemento-esmalte (JCE), mais pronunciado nos dentes anteriores do que nos posteriores. (B) Da mesma forma que a margem gengival, o contorno do tecido ósseo acompanha, em condições fisiológicas, o contorno da JCE, estabelecendo-se o paralelismo das estruturas periodontais. (C) Nos dentes posteriores, a maior dimensão mesiodistal dos dentes resulta em convexidade menos acentuada tanto da JCE quanto dos tecidos ósseo e marginal. Esses padrões têm sido usados como guia para a realização dos procedimentos de osteotomia e osteoplastia, e são compatíveis com as características fisiológicas naturais para a formação de sulco gengival raso. Além desses, também se devem considerar os seguintes aspectos, assumindo-se alinhamento e nivelamento normal dos dentes no arco: forma do dente e relação dente a dente. Assim, a curva parabólica associada a dentes anteriores de formato quadrado vai apresentar-se mais achatada ou menos acentuada do que o contorno de dentes anteriores ovais.

Fonte: Acervo pessoal dos autores.

Planejamento

Previamente à realização do tratamento cirúrgico, é necessário avaliar o paciente para estabelecer adequado plano de tratamento. O exame de sondagem periodontal fornece informações sobre a profundidade de bolsa existente, a localização da base da bolsa em relação à junção mucogengival e o nível de inserção dos dentes adjacentes, pois a obtenção de curva parabólica normal do tecido ósseo implica em remoção de osso do dente envolvido e dos dentes adjacentes **(Figura 10)**.

Deve-se analisar ainda por meio do exame de sondagem a anatomia do defeito periodontal no que diz respeito ao possível número de paredes ósseas remanescentes e à existência de lesões de furca. O exame clínico deve ser complementado por análise radiográfica, que fornecerá sugestões quanto à natureza dos defeitos existentes. A sondagem transgengival (ultrapassando a base do epitélio juncional e da inserção conjuntiva) sob anestesia local confirma a extensão e a configuração dos componentes intraósseos da bolsa ou defeitos de furca.

Vale salientar também que, antes da realização do procedimento cirúrgico, o paciente deverá ser submetido a tratamento periodontal não cirúrgico, cujos objetivos são a eliminação de placa, cálculo e contaminantes da superfície radicular, o que resulta em redução da inflamação e da profundidade de sondagem, fortalecimento dos vasos sanguíneos locais, motivação do paciente e aprimoramento do controle de placa pelo paciente. Esses aspectos são essenciais ao sucesso do procedimento cirúrgico, pois a previsibilidade da posição da margem gengival é prejudicada após a cirurgia em áreas inflamadas.

Técnica cirúrgica

As cirurgias ósseas ressectivas podem ser realizadas segundo três métodos distintos: convencional,[15,16] abordagem palatina[18,19] e abordagem lingual.[20] As duas últimas são modifica-

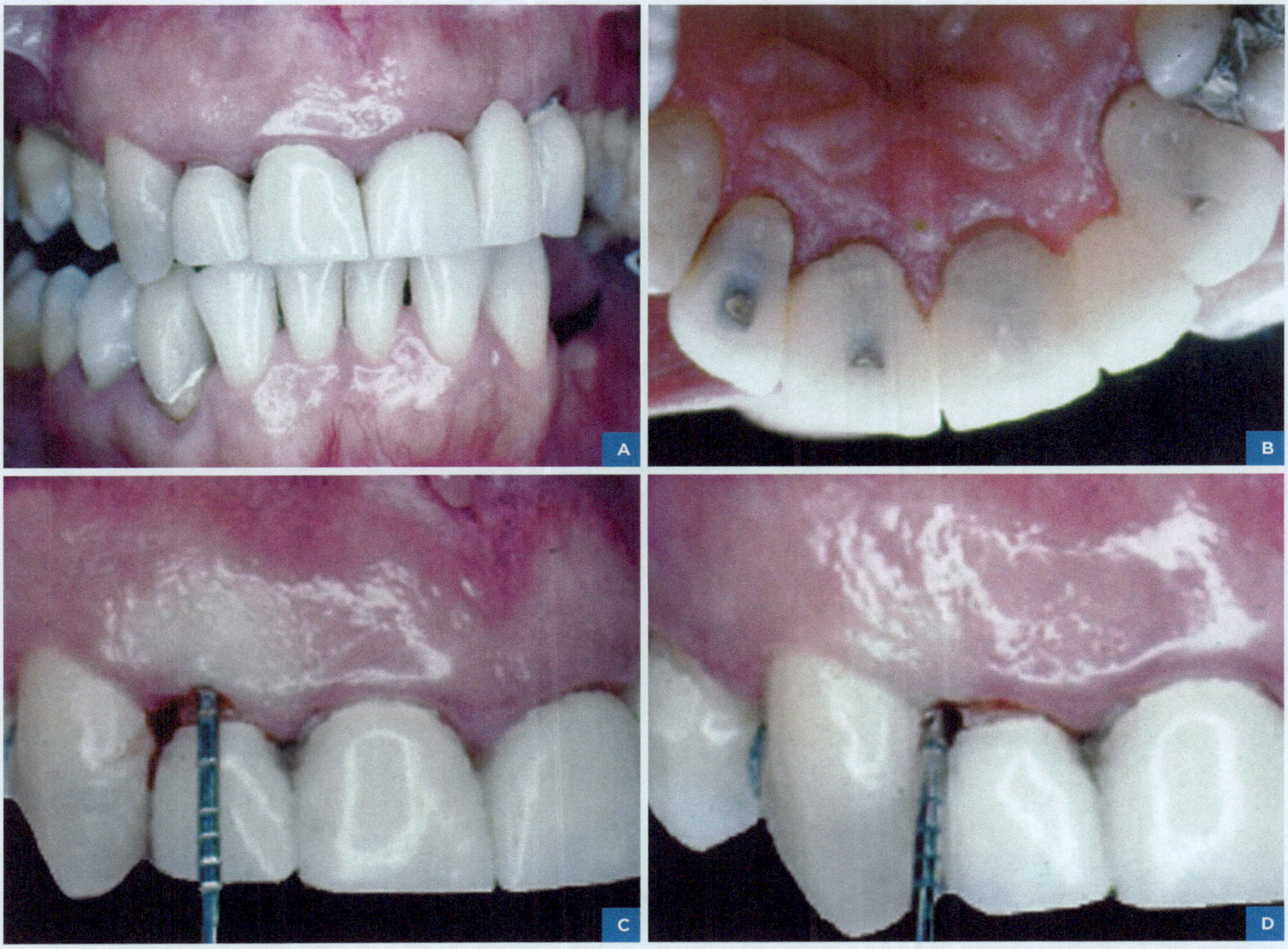

FIGURA 10 Planejamento da cirurgia. (A, B) Previamente à cirurgia, as alterações de contorno da margem gengival por vestibular e lingual devem ser avaliadas, o que sugere a existência de bolsas periodontais. (C, D) Exame de profundidade de sondagem das bolsas. Observe que a profundidade das bolsas é diferente nas faces vestibular (C) e proximal (D), caracterizando alteração da arquitetura óssea.

Fonte: Acervo pessoal dos autores.

ções da técnica destinadas à correção das lesões ósseas em dentes multirradiculares com lesões de furca.

Incisão

Para seleção do retalho de acesso ao sítio cirúrgico, Seibert[21] enfatizou os seguintes fatores:

- Grau de acesso requerido para instrumentação do campo cirúrgico.
- Tipo de procedimento que será utilizado para eliminação do defeito ósseo.
- Anatomia do complexo mucogengival dos tecidos.

O retalho deve envolver pelo menos um dente mesial e um dente à distal do dente envolvido, pois é necessário promover a harmonização suave e gradual da arquitetura óssea.[15] Pode ser realizada incisão intrassulcular, se houver faixa estreita de gengiva ceratinizada, ou incisão em bisel inverso, em caso de faixa ampla de gengiva ceratinizada.

A incisão inicial deve ser realizada com lâmina de bisturi tipo BD nº 15C. As incisões verticais relaxantes, para permitir relaxamento adequado do retalho, quando necessárias, devem ser realizadas nas extremidades do campo cirúrgico, de forma biselada, a partir do sítio fixo em direção aos sítios cirúrgicos, e ligeiramente divergente para apical, de forma que a base seja ligeiramente maior do que a margem do retalho **(Figura 11 A)**. Devem ser estendidas até a mucosa alveolar o suficiente para facilitar a movimentação do retalho.

A incisão horizontal, em bisel inverso **(Figura 11 B)**, inicia-se a partir das extremidades das incisões relaxantes, aproximadamente 1 mm apical à margem gengival (dependendo da quantidade de gengiva ceratinizada presente), e une as duas incisões verticais realizadas. A lâmina de bisturi deve ser direcionada à crista óssea subjacente, acompanhando o contorno festonado da margem gengival, seccionando a papila interproximal o mais próximo possível de sua região média. Em seguida, realiza-se uma incisão intrassulcular, em direção à crista óssea, permitindo a liberação do colar de gengiva marginal. Quando a faixa de gengiva ceratinizada for fina e em pouca quantidade, pode-se realizar incisão em bisel inverso na margem da gengiva ou, até mesmo, incisão intrassulcular.

A incisão em bisel inverso permite a confecção de um retalho fino e uniforme, que pode se adaptar intimamente ao osso e à superfície radicular. Em áreas de gengiva espessa, permite afinar a margem do retalho e criar melhor morfologia gengival pós-operatória. Deve ser complementada por uma segunda incisão intrassulcular em direção à crista óssea alveolar com o objetivo de facilitar a remoção do colar tecidual, incluindo o revestimento epitelial da bolsa.

Quando possível, é indicado não realizar as incisões relaxantes verticais nas extremidades do retalho, para não deixar cicatriz. Nessa hipótese, a incisão deverá envolver um dente a mais de cada lado do campo cirúrgico, permitindo a liberação adequada do retalho e o acesso visual ao campo cirúrgico.

Retalho

Após a incisão, procede-se à confecção de retalho dividido **(Figura 12)**, permitindo o posicionamento apical do retalho ao final da cirurgia e a ancoragem da sutura no periósteo.[22] A partir da extremidade apical da incisão vertical, a lâmina de bisturi deve ser introduzida na mucosa alveolar, de onde é realizada a divisão do retalho com a lâmina paralela à face externa do tecido gengival e voltada para o periósteo, direcionando o bisturi em sentido coronal, da mucosa alveolar para a gengiva ceratinizada. A lâmina deve ser passada no sentido mesiodistal, tomando-se o cuidado de manter a lâmina justaposta à superfície óssea, para não

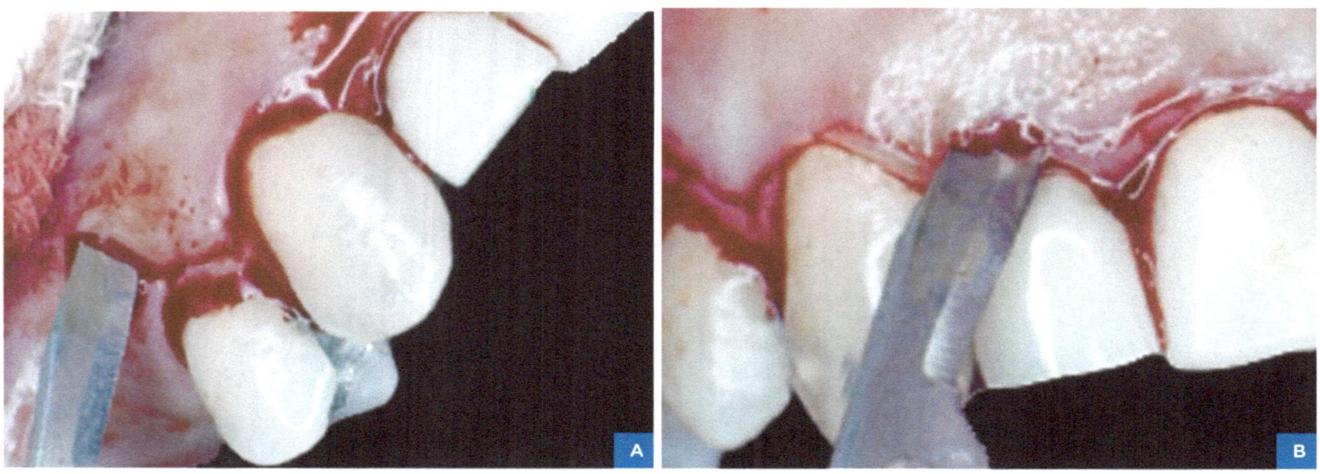

FIGURA 11 Incisão relaxante e em bisel inverso. (A) Incisão vertical relaxante, divergente para apical e biselada em direção ao campo cirúrgico. (B) Incisão marginal em bisel inverso, realizada de 0,5 a 1 mm apical à margem gengival, dirigindo o bisel para a crista óssea.

Fonte: Acervo pessoal dos autores.

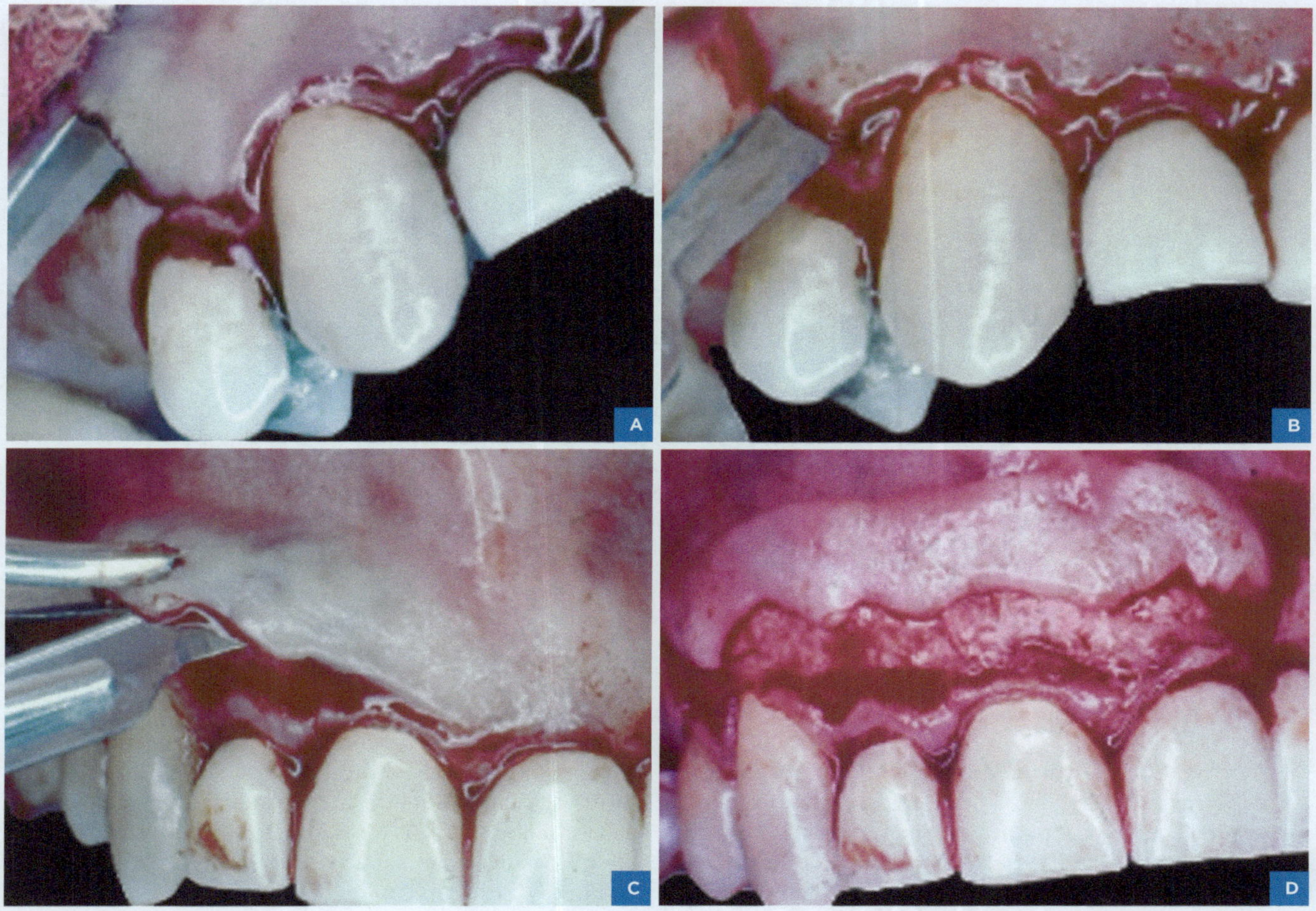

FIGURA 12 Retalho dividido. (A) A lâmina de bisturi é introduzida na mucosa alveolar na extremidade apical da incisão vertical relaxante. A divisão do retalho é feita próxima ao periósteo, deixando uma camada fina deste sobre o leito. (B) A lâmina é direcionada de apical para coronal, deslizando suavemente próxima ao tecido ósseo, ao mesmo tempo em que se observa atentamente a superfície externa para não perfurar o retalho. (C) Após elevar a primeira fração do retalho dividido, pode-se segurá-lo com a pinça dente de rato, enquanto se prossegue com a divisão do retalho, com cuidado para não perfurar o retalho. (D) A divisão do retalho é realizada até a incisão vertical relaxante do outro lado, quando se obtém a liberação desejada do retalho. Observe que não há osso exposto e o tecido da incisão marginal permanece em posição.

Fonte: Acervo pessoal dos autores.

ocorrer perfuração do retalho. A incisão deve ser estendida de 2 a 3 mm dentro da mucosa alveolar. Na hipótese de não existir incisões relaxantes verticais, a divisão do retalho começa a partir de uma das extremidades da incisão marginal em bisel inverso em direção à mucosa alveolar. Após a divisão do retalho, remove-se a porção marginal do tecido incisado.

Gengivectomia interna por palatino

Por palatino, deve ser realizada gengivectomia interna (Figura 13), pois a mucosa mastigatória do palato não permite o deslocamento coronal ou apical do retalho.[23-25] Assim, a eliminação das bolsas periodontais ou reconstituição das distâncias biológicas requer que as margens do retalho recubram suavemente o septo ósseo. Por isso, deve-se avaliar a quantidade de tecido a ser removido para eliminação da parede mole da bolsa, tendo como referência o fundo da bolsa periodontal, assim como é feito nos procedimentos de gengivectomia em bisel externo.

Utilizando a pinça de Crane-Kaplan ou a sonda periodontal, o fundo da bolsa é demarcado em 3 sítios/dente (mesial, centro e distal), determinando-se o desenho parabólico da margem do retalho na face palatina. Para se estabelecer quanto será removido de tecido e considerando-se que a sonda pode entrar cerca de 0,5 mm no tecido conjuntivo em caso de inflamação, a incisão submarginal deve ser realizada subtraindo-se de 2 a 3 mm da medida da profundidade de sondagem, para obter sulco raso após a cirurgia, tomando-se cuidado em preservar altura adequada de tecido para proteção deste e reconstituição dos tecidos

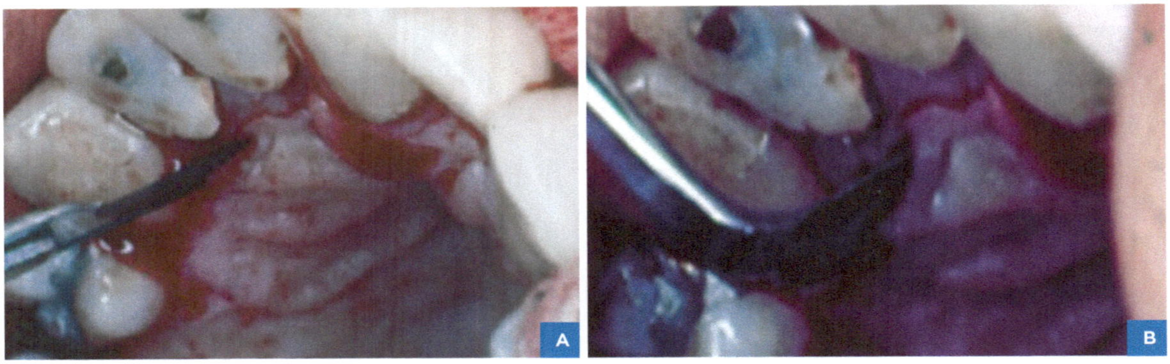

FIGURA 13 Gengivectomia interna por palatino. (A) A incisão inicial é feita com lâmina de bisturi nº 15C, a 2 a 3 mm coronal ao fundo da bolsa, dependendo da espessura gengival, direcionada para apical em forma de retalho dividido. O retalho é estendido a 4 mm apical à crista óssea, paralelamente à superfície externa do retalho, acompanhando a tábua óssea palatina e toda extensão mesiodistal do campo cirúrgico. A incisão é direcionada gradualmente para o tecido ósseo, ficando quase em contato com o osso na extremidade apical dessa incisão. O retalho fica com espessura de 1,5 a 2 mm. (B) Com gengivótomo para superfícies livres, completa-se a incisão contra o septo na base da incisão primária, permitindo a remoção do tecido incisado.

Fonte: Acervo pessoal dos autores.

marginais na região de papila interproximal. Quanto maior for a espessura do tecido marginal, maior é a subtração a ser feita.

A incisão é feita a partir das marcações em direção apical, de forma que o retalho a ser elevado tenha espessura aproximada de 2 mm. A partir dessa incisão inicial em bisel inverso nos primeiros 1 a 2 mm, a lâmina de bisturi deve permanecer paralela à superfície externa do tecido. Quando se atinge a profundidade de 4 a 5 mm, gradualmente, a lâmina é direcionada contra o tecido ósseo.

Em algumas situações, a incisão pode ser aprofundada a 5 a 7 mm, dependendo da existência ou não de fatores anatômicos limitantes, como forame palatino anterior e nasopalatino. A incisão intrassulcular, realizada na sequência, facilita a remoção do colar cervical de tecido. Com auxílio do gengivótomo para faces livres, realiza-se uma incisão interna mesiodistal em toda a região apical à incisão primária, até atingir o osso.

Remoção do colar tecidual e do tecido de granulação e tratamento da raiz

A remoção do colar cervical de tecido excisado é feita em toda extensão do sítio cirúrgico com auxílio de curetas Goldman-Fox por vestibular e gengivótomo ou destaca periósteo por palatino. Geralmente, o descolamento do tecido remove também uma parte do tecido de granulação, cujos remanescentes devem ser retirados na sequência, com curetas de Goldman-Fox no 1, 2 ou 3. Para isso, a extremidade ativa da cureta é apoiada em ângulo reto contra a superfície óssea, realizando-se movimentos horizontais para descolamento do tecido. Pode-se realizar raspagem e alisamento radicular para remoção dos remanescentes de cálculo e placa, porém sem instrumentação da raiz próximo à crista óssea **(Figura 14)**.

Osteotomia e osteoplastia

Estes procedimentos requerem o uso de instrumentos rotatórios, recomendando-se brocas diamantadas esféricas nº 1 a 6, tronco-cônicas finas, de acabamento arredondado ou em forma de chama, de corte ativo terminal ou outras, cinzéis de Ochsenbeis nº 1, 2, 3 e 4, limas de Schluger 9/10 (curva) ou de Sugarman 3s/4s (reta), cinzéis de Wedelstaed e de Fedi.[26]

O objetivo desses procedimentos é o restabelecimento da curva parabólica da crista óssea e escultura dos sulcos de escape nos septos ósseos interproximais, diminuindo a distância entre as tábuas ósseas vestibular e lingual/palatina para evitar a formação da área de col, tomando-se por base a arquitetura óssea positiva normalmente existente sob condições fisiológicas **(Figura 15)**. O ângulo entre a crista óssea e a superfície do dente deve terminar suavemente em bisel ≥ 90º, determinando a formação de sulco gengival raso.

O procedimento de osteotomia inicia-se pelas regiões interproximais, esculpindo a crista óssea em forma plana, e pode ser utilizado para broca esférica em ameias interproximais mais amplas. O procedimento deve ser realizado para obtenção de plataforma horizontal na crista óssea, tendo como referência a base do defeito ósseo, sem desgaste da superfície do dente. Como a broca deixa a união da crista óssea com o dente mais achatada, a planificação óssea junto ao dente é conseguida com cinzel de Ochsenbein nº 3 ou de Wedelstaedt nº 1 **(Figuras 16 e 17)**.

Para defeitos em forma de cratera, pode ser realizada a abordagem palatina ou *palatal approach*,[18] na qual a crista óssea interproximal é planificada por meio de osteotomia na parede óssea palatina, criando uma rampa inclinada para apical de vestibular para palatino, o que minimiza o envolvimento estético e da furca vestibular. Quando o envolvimento

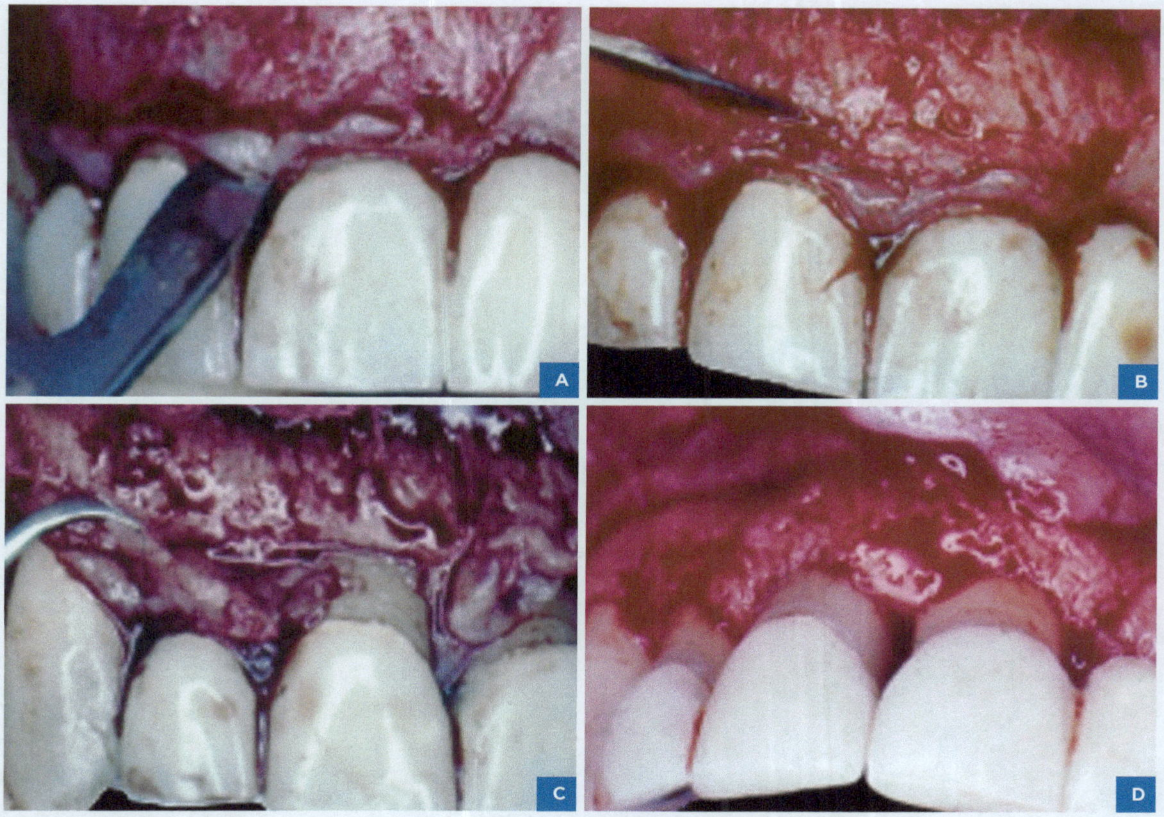

FIGURA 14 Remoção do colar cervical e do tecido de granulação. (A) Incisão intrassulcular até atingir a crista óssea em toda extensão do sítio cirúrgico, estendendo-se nas áreas interproximais e preservando o máximo possível de tecido gengival interproximal. (B) Incisão horizontal no periósteo, no nível correspondente à área em que será realizado o procedimento de osteotomia e osteoplastia. (C) Remoção do colar tecidual com curetas Goldman-Fox nº 1, 2 e/ou 3, descolando e removendo o tecido excisado de apical para coronal e apoiando a cureta firmemente contra o tecido duro. Por palatino, o descolamento e a remoção do tecido podem ser feitos com o gengivótomo ou as curetas. A curetagem do tecido de granulação, tanto por vestibular quanto por palatino, pode ser realizada com curetas Goldman-Fox. (D) Vista clínica da área após a remoção do colar tecidual e do tecido de granulação. Note que o sangramento reduziu consideravelmente, melhorando a visualização do campo cirúrgico para realização de osteotomia.

Fonte: Acervo pessoal dos autores.

das paredes ósseas estiver localizado no centro da face proximal, a osteotomia deve ser realizada tanto por vestibular quanto por lingual, obtendo crista óssea plana horizontal.

Após a definição da altura das cristas ósseas proximais, é possível determinar a quantidade de osteotomia necessária nos septos ósseos radiculares para estabelecimento da curva parabólica da crista óssea. O periósteo deve ser descolado ou removido apenas nessa área, promovendo maior proteção do tecido ósseo contra reabsorção pós-cirúrgica.[25]

A escultura dos sulcos de escape (*sluice ways*) nos septos ósseos interproximais é então realizada, utilizando-se brocas esféricas do tipo carbide ou diamantadas em alta rotação, sob farta irrigação (**Figura 18**). Quando possível, deve-se obter ângulo obtuso com a crista óssea, de forma que os sulcos sejam mais profundos nas regiões cervicais e mais rasos nas regiões apicais. Em dentes multirradiculares, cada raiz é considerada um dente, confeccionando-se os sulcos de escape nas áreas correspondentes aos septos ósseos interradiculares.

Na sequência, realiza-se osteotomia/osteoplastia nas cristas ósseas vestibular e lingual (**Figuras 19 e 20**), no sentido mesiodistal, utilizando cinzéis de Ochsenbein nº 1 (vestibular) e 2 (lingual ou palatino). Para realizar a ação com os cinzéis, a parte ativa dele é apoiada sobre a crista óssea preparada, posicionando-o paralelamente ao longo eixo do dente, no ângulo formado entre as cristas óssea vestibular ou lingual/palatina e a óssea proximal.

Realiza-se, então, movimento rotacional de deslize do cinzel sobre a crista óssea no sentido mesiodistal ou vice-versa, permitindo a reconstrução da curva parabólica do osso e a inclinação necessária para formar ângulo ≥ 90º entre o osso e a superfície do dente nas faces livres. Especialmente em septos finos, esse movimento deve ser cuidadoso para não remover excesso de osso, devendo-se impulsionar o cinzel de apical para coronal de forma inclinada.

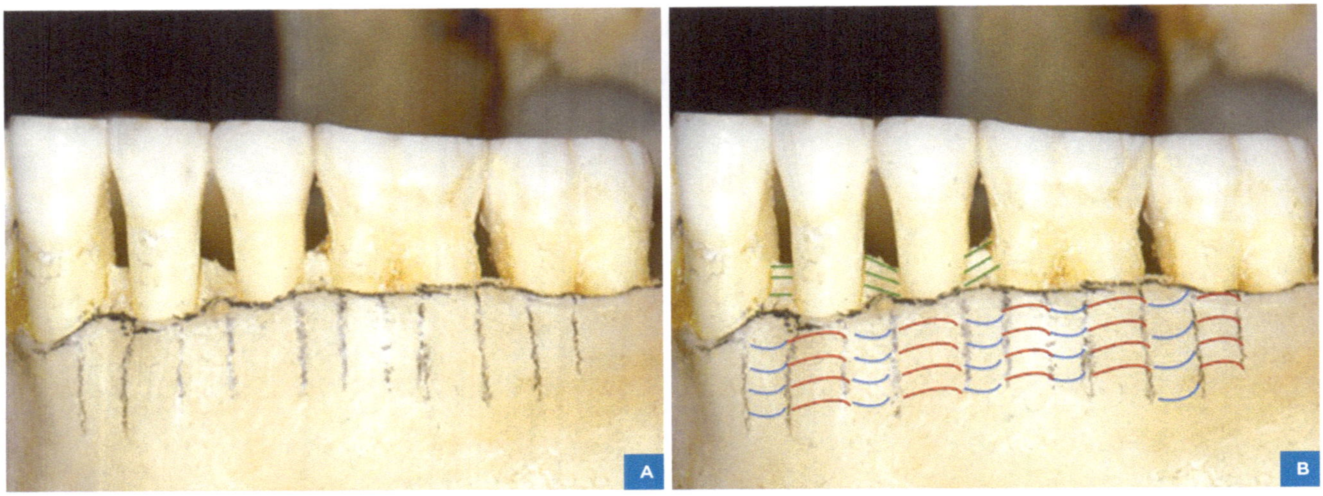

FIGURA 15 Caracterização da arquitetura óssea em áreas com perda óssea horizontal e vertical. (A) Delimitação da crista óssea marginal (marcação horizontal em preto) e dos sulcos de escape interproximais (marcações verticais em preto). (B) Delimitação da crista óssea interproximal (linhas verdes) e das fossas ósseas interproximais e inter-radiculares (linhas côncavas azuis) e das bossas ósseas radiculares (linhas convexas em vermelho).

Fonte: Acervo pessoal dos autores.

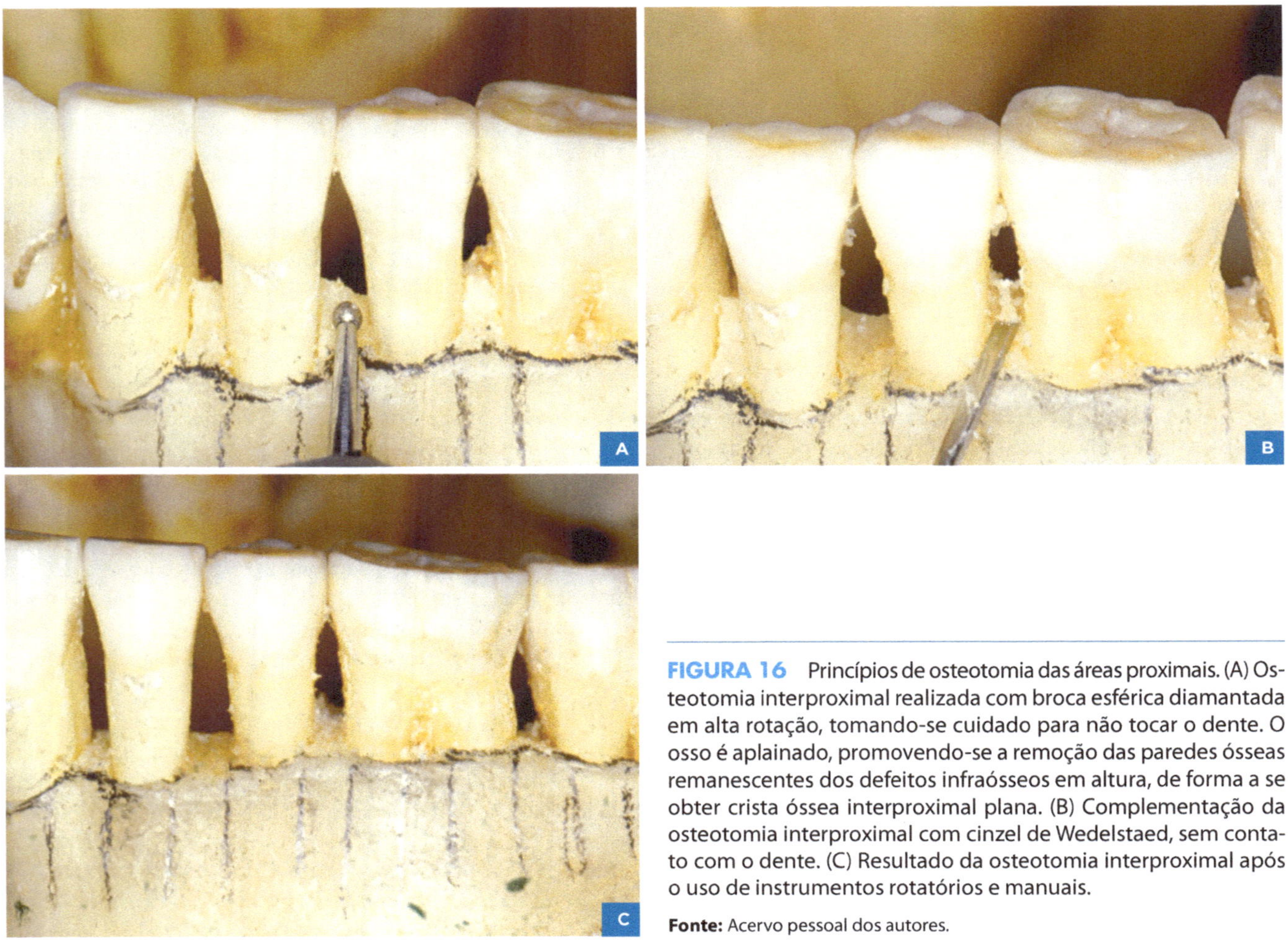

FIGURA 16 Princípios de osteotomia das áreas proximais. (A) Osteotomia interproximal realizada com broca esférica diamantada em alta rotação, tomando-se cuidado para não tocar o dente. O osso é aplainado, promovendo-se a remoção das paredes ósseas remanescentes dos defeitos infraósseos em altura, de forma a se obter crista óssea interproximal plana. (B) Complementação da osteotomia interproximal com cinzel de Wedelstaed, sem contato com o dente. (C) Resultado da osteotomia interproximal após o uso de instrumentos rotatórios e manuais.

Fonte: Acervo pessoal dos autores.

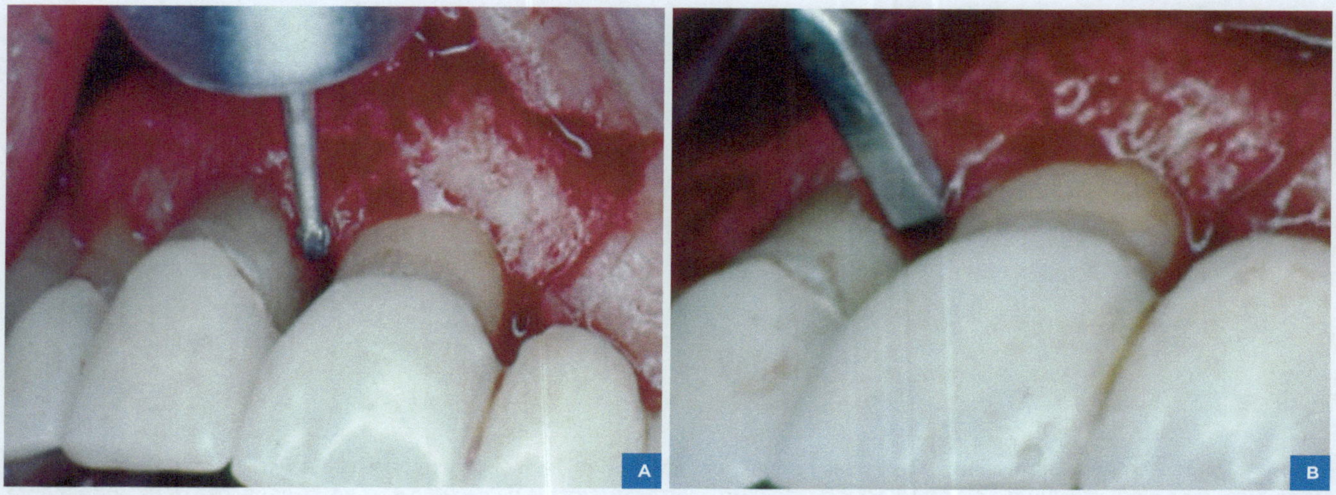

FIGURA 17 Osteotomia interproximal. (A) Vista clínica da osteotomia interproximal realizada com broca esférica em alta rotação. (B) Complementação da osteotomia interproximal com cinzéis.

Fonte: Acervo pessoal dos autores.

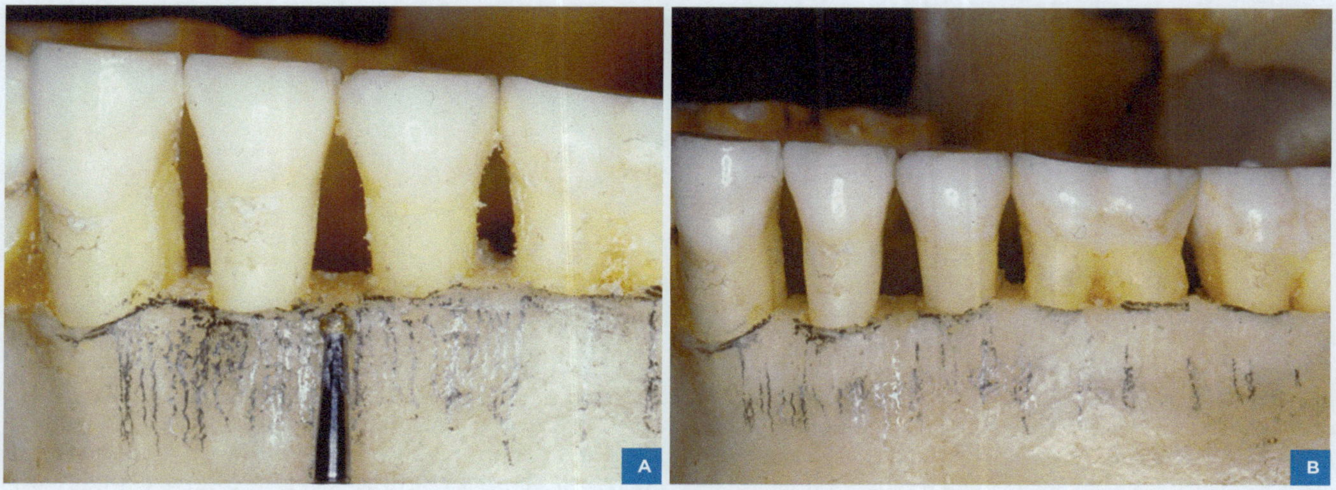

FIGURA 18 Escultura dos sulcos de escape (*sluice ways*). (A) O afinamento da crista óssea radicular é realizado com brocas esféricas diamantadas em alta rotação, sob irrigação abundante, com delicadeza e pressão suave, pincelando a superfície óssea. Os sulcos de escape não devem ultrapassar o plano que passa pelo ângulo entre as faces proximal e vestibular dos dentes vizinhos. O afinamento é feito em forma de bisel, paralelamente à junção cemento-esmalte, promovendo justaposição suave da crista óssea com a superfície dos dentes, com forma arredondada. As regiões de furca são tratadas como áreas interproximais. (B) Resultado do procedimento de osteoplastia realizado para escultura dos sulcos de escape.

Fonte: Acervo pessoal dos autores.

Em seguida, com curetas e/ou com os cinzéis *back action*, a superfície óssea é uniformizada, removendo-se picos de osso remanescentes sobre as raízes (*widow's peaks*) e arredondando-se as cristas ósseas proximais **(Figura 21)**.

Sutura

Os retalhos devem ser reposicionados de forma a recobrir cerca de 0,5 a 1 mm da superfície radicular, protegendo a crista óssea **(Figura 22)** por meio de suturas em colchoeiro simples e posterior fechamento das papilas proximais ou por meio de suturas em colchoeiro vertical ou horizontal, com ancoragem no periósteo, favorecendo a determinação precisa do nível do retalho e promovendo sua imobilização e estabilização, além de proteger o septo ósseo e favorecer o processo de cura da ferida. Quando se realiza retalho total, pode ser feita sutura simples, em oito ou suspensória, podendo ainda serem feitas

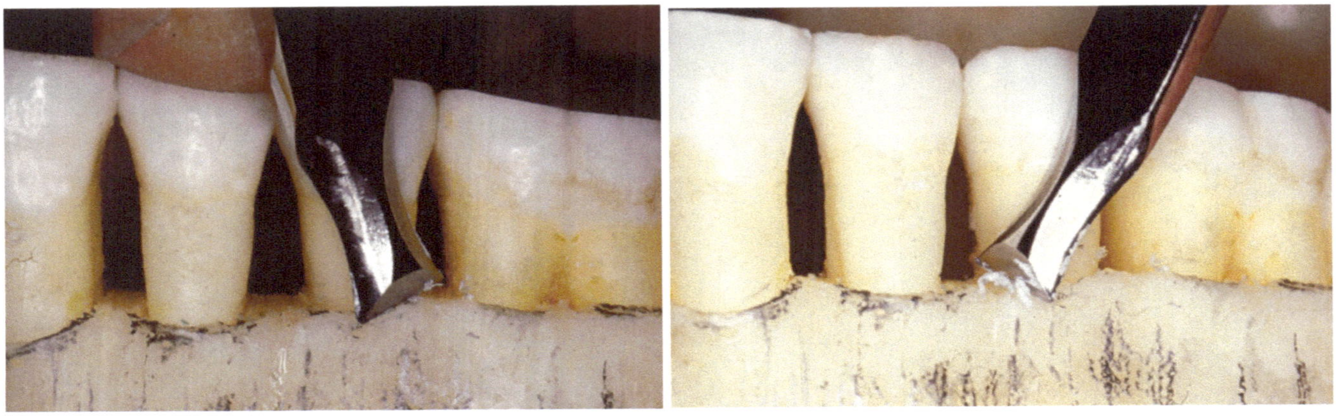

FIGURA 19 Osteotomia da crista óssea radicular. As duas imagens demonstram que a confecção da curva parabólica óssea se dá de forma biselada e paralela à junção cemento-esmalte, de forma que a crista óssea na vestibular e lingual fique localizada apicalmente à crista óssea nas faces proximais. Quando o suporte periodontal remanescente for crítico, a curva deve ser menos acentuada, mais plana. O cinzel de Ochsenbein nº 1 é usado por vestibular e o nº 2 por lingual, posicionados verticalmente, com sua aresta de corte apoiada sobre a crista óssea, junto às regiões proximais, deslizando-se o cinzel pela crista óssea radicular em movimento rotacional.

Fonte: Acervo pessoal dos autores.

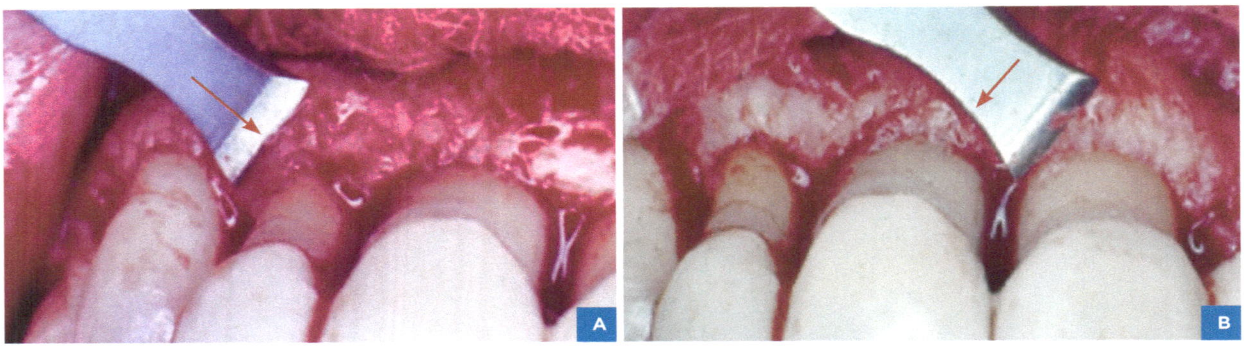

FIGURA 20 Osteotomia e osteoplastia. Osteotomia com cinzéis, com movimento de impulsão biselada de apical para coronal, tomando o cuidado para que não haja deslocamento repentino contra o dente para não gerar estrias superficiais. Esse movimento é indicado para septos ósseos finos, nos quais o movimento de impulsão e rotação vertical do cinzel pode fraturar o septo ósseo. (A) Movimento de impulsão com a aresta de corte frontal em direção à vestibular do dente 12, para devolver a curva parabólica do osso marginal. (B) Movimento de impulsão com a aresta de corte lateral do cinzel em direção ao ângulo mesiovestibular do 11, harmonizando a curva parabólica dos septos ósseos radicular e interproximal. As setas vermelhas em ambas as imagens indicam o sentido do movimento do cinzel.

Fonte: Acervo pessoal dos autores.

suturas de ancoragem quando não houver firme adaptação dos retalhos aos dentes.

A sutura deve ser feita de 3 a 5 mm afastada da margem dos retalhos, utilizando-se preferencialmente fios 4-0 a 6-0, com agulha triangular de corte reverso, reabsorvíveis ou de monofilamento. No caso de sutura não reabsorvível, estas devem ser removidas após, no mínimo, 10 a 14 dias da cirurgia.

Proteção da ferida cirúrgica

A área operada deve ser protegida com cimento cirúrgico periodontal (CoePak®, GC America, Alsep, EUA), que possui atividade antimicrobiana, antifúngica e analgésica, além de proteger a área contra trauma mecânico dos tecidos durante a fase de cicatrização. Outra propriedade importante do cimento cirúrgico é auxiliar na estabilização do retalho, de modo a evitar sua movimentação. O cimento deve ser removido aos 7 dias de pós-operatório, a área deve ser higienizada e, em seguida, novamente protegida com cimento cirúrgico por mais 7 dias, quando se realiza sua remoção definitiva, bem como a retirada da sutura. Outra opção é remover o cimento cirúrgico aos 10 dias de pós-operatório, juntamente com a retirada de sutura.

Cuidados pós-operatórios

Recomenda-se a prescrição de anti-inflamatórios não esteroidais por 3 a 5 dias e antibioticoterapia sistêmica por 5 a 10 dias, de acordo com o tipo de medicamento utilizado e com as condições de saúde/doença locais e sistêmicas. O paciente é acompanhado até o restabelecimento da profundidade normal do sulco gengival, comparando-a com outras áreas saudáveis não operadas, após 2 meses da cirurgia. Nos primeiros 2 meses, o paciente é reavaliado semanalmente e, depois, uma vez por mês até se completar a cura da ferida cirúrgica.

AUMENTO ESTÉTICO DE COROA CLÍNICA

A busca pela estética tem aumentado consideravelmente nos últimos anos, inserindo-se, nesse contexto, a procura pelo sorriso ideal. Existem situações clínicas em que há um posicionamento mais coronal da margem gengival, resultando em coroas clínicas mais curtas, o que gera queixa, principalmente estética, com exposição excessiva do tecido gengival ao sorrir. O excesso gengival é considerado uma deformidade mucogengival ao redor de dentes naturais. Conhecido popularmente por "sorriso gengival", pode estar associado ao crescimento vertical da maxila, extrusão dentoalveolar, lábio superior curto, hiperatividade do lábio superior, erupção passiva alterada (EPA) e combinação desses fatores.[27] Dentre essas situações clínicas, as erupções passiva e ativa alteradas podem ser consideradas de resolução cirúrgica periodontal.

Erupção passiva alterada

A erupção dos dentes ocorre em duas diferentes etapas: fase de erupção ativa, na qual o dente emerge na cavidade oral, e fase de erupção passiva, que se caracteriza pela migração apical do tecido mole, recobrindo a coroa clínica do dente.

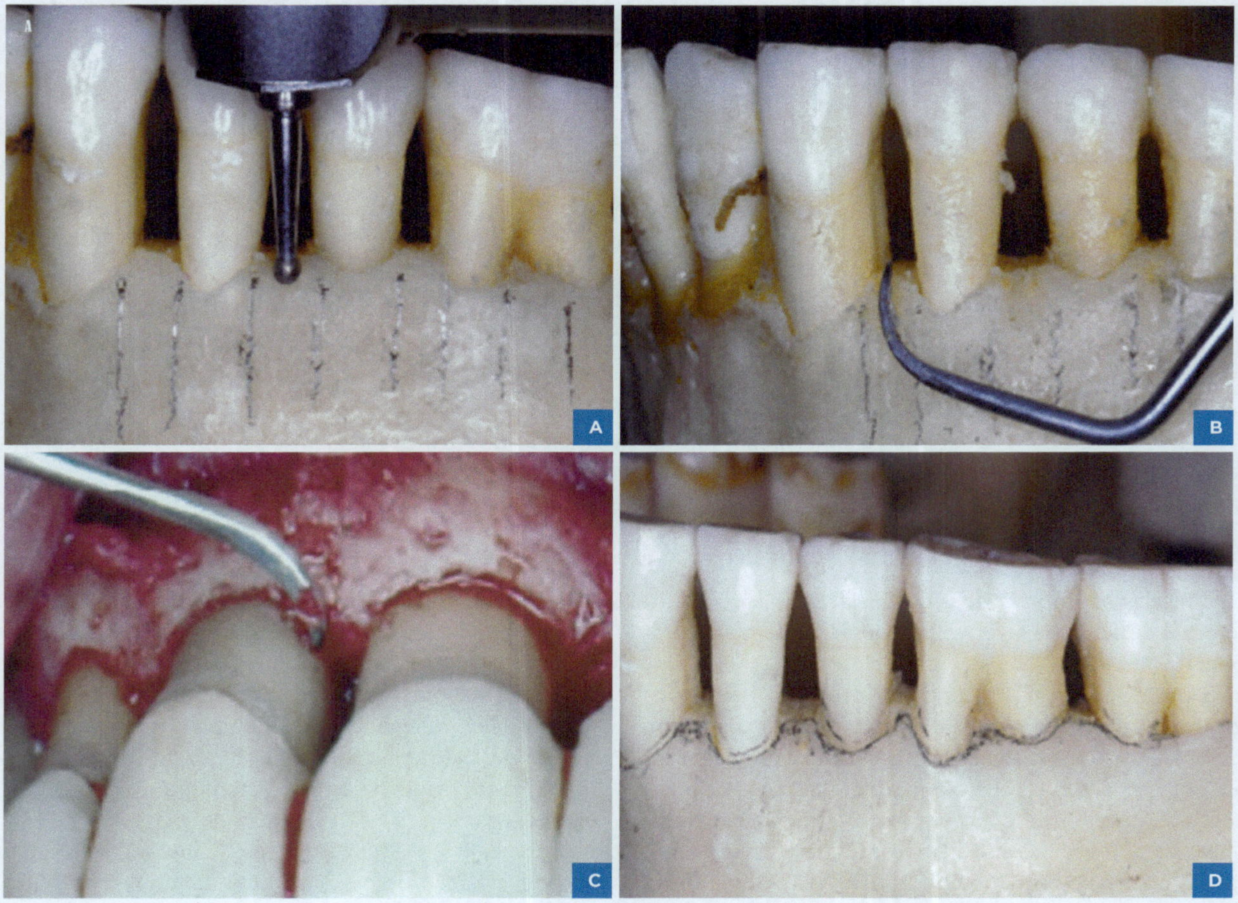

FIGURA 21 Acabamento. (A) O acabamento é realizado com instrumentos rotatórios desta etapa, promove o arredondamento das cristas ósseas marginais, e harmoniza a região interproximal com os septos ósseos vestibulares e linguais. (B) Para o acabamento, também podem ser utilizadas curetas de Goldman-Fox. As espículas viúvas (*widow's peaks*) são removidas com as curetas, o que deixa a superfície radicular preparada para a cicatrização. (C) Imagem clínica do acabamento realizado com curetas de Goldman-Fox para remoção das espículas viúvas. (D) Resultado no modelo experimental do cadáver, mostrando restabelecimento da curva parabólica óssea em harmonia com o restabelecimento de superfície radicular saudável para reconstituição das distâncias biológicas.

(Continua)

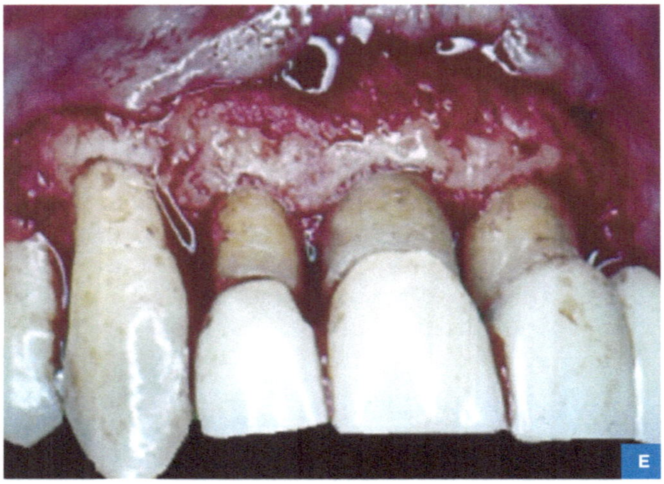

FIGURA 21 *(Continuação)* (E) Resultado da correção da arquitetura óssea, restabelecendo arquitetura óssea positiva após a eliminação dos defeitos periodontais em paciente.

Fonte: Acervo pessoal dos autores.

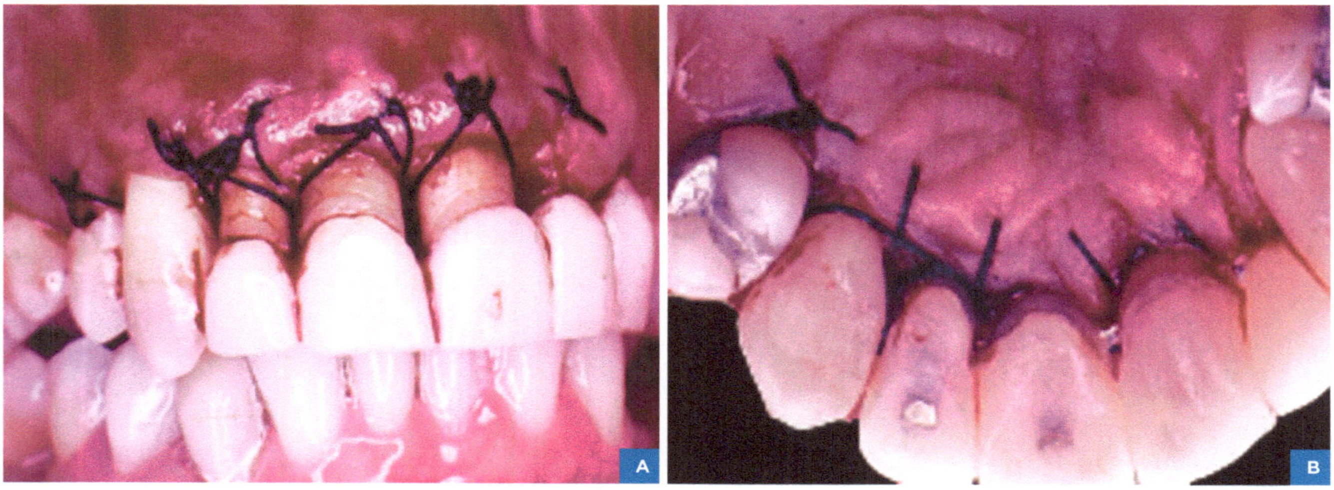

FIGURA 22 Sutura. (A) Vista da sutura vestibular, com ancoragem da sutura do retalho vestibular no periósteo, simultaneamente ao posicionamento apical do retalho. (B) Vista do retalho suturado por palatino.

Fonte: Acervo pessoal dos autores.

A fase ativa compreende diferentes etapas, subdivididas em pré-funcionais (erupção ativa do dente na cavidade bucal) e pós-funcionais (equilíbrio oclusal). Já a fase passiva pode ser descrita como um processo fisiológico no qual a inserção epitelial dos tecidos gengivais migra apicalmente e se estabelece ligeiramente coronal à JCE, com a base do epitélio juncional coincidente com a posição da JCE, compondo a base do sulco gengival. A erupção passiva se processa em quatro estágios distintos: no estágio 1, quando o dente alcança o nível oclusal, a junção dentogengival se localiza sobre o esmalte, com a base do epitélio juncional se estabelecendo no nível da JCE; no estágio 2, ocorre proliferação do epitélio juncional para apical, com a junção dentogengival se localizando sobre esmalte e cemento; no estágio 3, a junção dentogengival se localiza inteiramente sobre o cemento, se estendendo coronalmente até a JCE; no estágio 4, a junção dentogengival se localiza sobre o cemento e a superfície radicular fica exposta como resultado de migração apical ainda mais acentuada da junção dentogengival sobre o cemento, o que ocorre por proliferação apical do epitélio juncional associada com degeneração das fibras gengivais e do ligamento periodontal e sua desinserção do dente.[28]

Embora originalmente se acreditasse que o processo de erupção passiva fosse fisiológico, hoje considera-se que os estágios 2, 3 e 4 são patológicos. A fase ativa se caracteriza por aposição de osso acompanhando o movimento de erupção. Nesta fase, a distância entre o término apical do epitélio juncional e a crista do osso alveolar permanecesse constante (1,07 mm).[29]

No processo ativo de erupção dentária, conforme a coroa se aproxima da cavidade oral, ocorre aproximação do epitélio reduzido do órgão do esmalte que recobre a coroa com o epitélio que recobre o rebordo alveolar, momento a partir do qual células das camadas basais dos dois epitélios começam a proliferar. Conforme as cúspides emergem na cavidade bucal, as células em proliferação da superfície externa do epitélio reduzido do esmalte começam a migrar em direção ao sulco gengival recém-formado, onde descamam, o que acaba por deslocar os ameloblastos reduzidos que ainda estavam aderidos às pontas das cúspides, sendo esta a área onde primeiramente o epitélio juncional substitui o epitélio reduzido do esmalte. A junção dos ameloblastos reduzidos ao esmalte forma a inserção epitelial primária, enquanto a interface entre o epitélio juncional e a superfície do esmalte forma a inserção epitelial secundária. Após alcançar o plano oclusal, o processo de erupção ativa se completa. A partir daí, a recessão gradual da gengiva que expõe a coroa anatômica se processa, em um processo denominado de erupção passiva.[30]

A erupção passiva alterada foi definida por Goldman e Cohen[8] como a situação na qual "a margem gengival do adulto está localizada coronalmente à convexidade cervical da coroa e removida da junção cemento-esmalte do dente." Também referida da literatura como erupção passiva atrasada, resulta de falha na conclusão da fase de erupção passiva.[28] A EPA é uma situação clínica em adultos na qual a margem gengival se localiza coronal à convexidade cervical da coroa clínica, sobre o esmalte, podendo ser uma condição genética ou de desenvolvimento, associada à etiologia do sorriso gengival, e não necessariamente uma condição patológica, resultando em diminuição do comprimento das coroas clínicas aparentes **(Figura 23)**.[8,28,31] No entanto, existem situações clínicas, principalmente em casos de fenótipo gengival espesso, em que pacientes podem apresentar dificuldade no controle do biofilme com consequente quadro inflamatório superposto **(Figura 24)**.[28]

A causa da EPA ainda não é totalmente conhecida e, em algumas situações, poderia estar relacionada à posição mais coronal da crista óssea alveolar, próxima à JCE, o que impediria a migração para apical da gengiva durante a fase de erupção passiva.[32] Haveria, assim, uma característica diferente entre EPA e erupção ativa alterada (EAA), descrita a seguir, o que poderia sugerir que dois mecanismos estariam envolvidos na sua etiologia, levando a dois padrões morfológicos distintos da junção dentogengival.

Coslet *et al.*[33] classificaram a EPA em dois tipos, com base na localização da junção mucogengival (JMG) em relação à crista óssea alveolar, e cada um desses foi subdividido em dois subgrupos diferentes:

- **Tipo 1A:** JMG se localiza apicalmente à JCE e à crista óssea alveolar, estabelecendo-se distância fisiológica entre a JCE e a crista óssea alveolar para estabelecimento das distâncias biológicas.
- **Tipo 1B:** JMG também se localiza apicalmente à JCE e à crista óssea alveolar, porém a crista óssea se localiza muito próximo à JCE, sem espaço adequado para estabelecimento das distâncias biológicas.
- **Tipo 2A:** JMG se localiza ao nível ou coronal à JCE, porém com distância fisiológica entre a JCE e a crista óssea alveolar.
- **Tipo 2B:** JMG se localiza ao nível ou coronal à JCE, sem espaço fisiológico necessário para o estabelecimento da inserção conjuntiva.

De acordo com esta classificação, o tipo 1A e 2A referem-se à erupção passiva alterada decorrente de falha deste processo, levando à existência de excesso de gengiva sobre o esmalte, en-

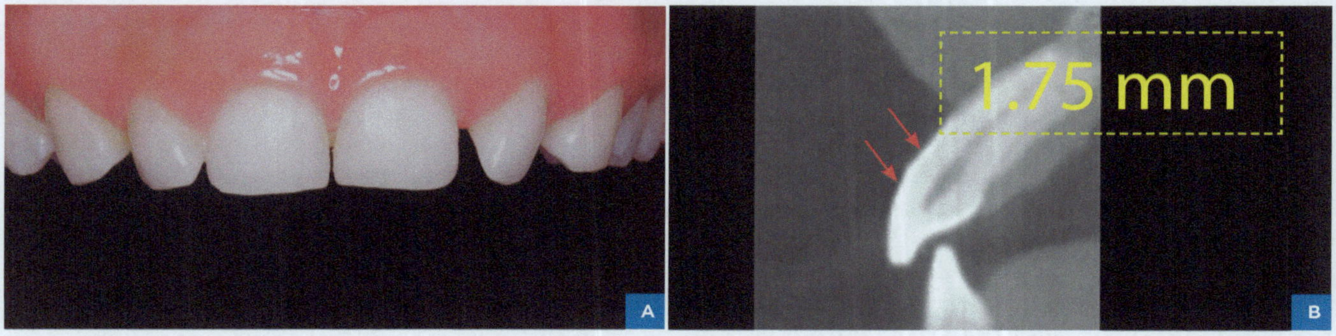

FIGURA 23 Erupção passiva alterada (EPA). (A) A EPA é uma alteração genética ou de desenvolvimento no qual a junção dentogengival fica localizada sobre a superfície do esmalte, resultando em coroas clínicas curtas, como observado na imagem, e no excesso de exposição de gengiva no sorriso completo. (B) Geralmente, os casos de EPA estão associados a fenótipo gengival espesso e coroas quadradas ou retangulares, com exposição de faixa de gengiva > 3 mm no sorriso completo. O corte seriado da tomografia computadorizada de feixe cônico de alta resolução, obtida com o uso de afastador labial, permite visualizar o dente, o tecido ósseo e o tecido gengival. Note que a distância entre a junção cemento-esmalte (JCE) e a crista óssea alveolar é de 1,75 mm. Considera-se como fisiológicas distâncias entre a JCE e a crista alveolar de 1 a 3 mm. Quando essa distância é inferior a 1 mm, caracteriza-se um processo de erupção ativa alterada, já que não existe espaço suficiente para o estabelecimento das distâncias biológicas do periodonto marginal, que resulta em localização da margem gengival sobre o esmalte. Observe também que a distância entre a margem gengival e a JCE, delimitadas pelas setas vermelhas, é superior a 2 mm, caracterizando processo de EPA.

Fonte: Acervo pessoal dos autores.

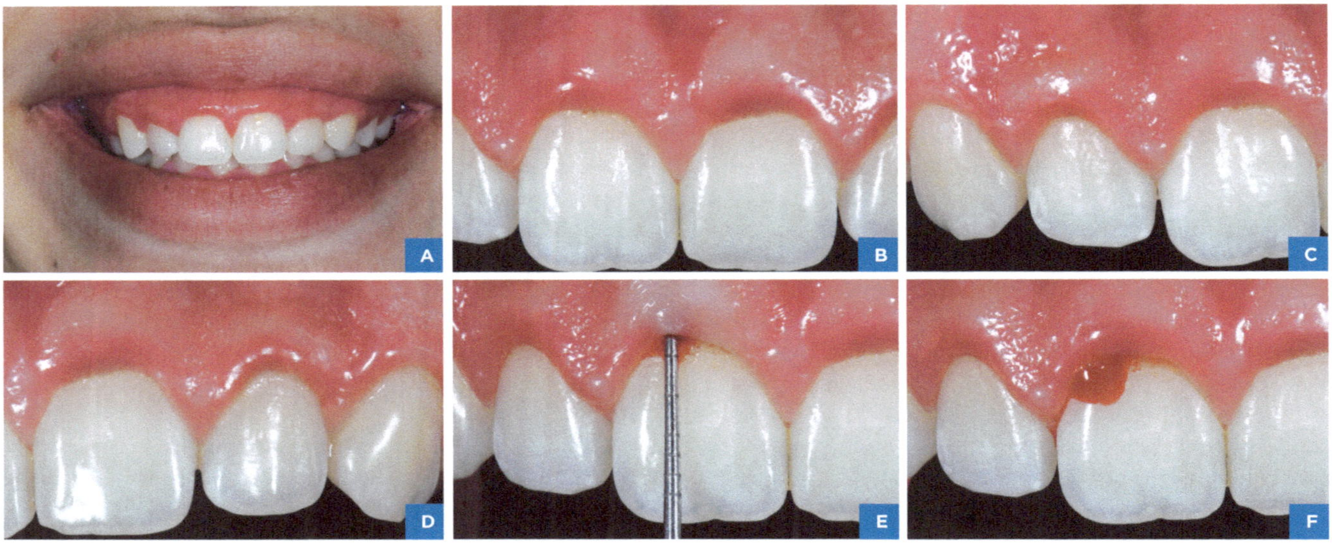

FIGURA 24 Erupção passiva alterada (EPA) associada à inflamação gengival relacionada ao biofilme. (A) Paciente com queixa estética por expor tecido gengival ao sorrir, mas também demostrando claramente a dificuldade de controle adequado do biofilme (presença de inflamação gengival). (B, C, D) Vistas frontal e laterais direita e esquerda, demonstrando o fenótipo espesso apresentado pelo paciente. (E, F) Inflamação gengival associada ao quadro de EPA, caracterizada por sangramento profuso à sondagem.

Fonte: Acervo pessoal dos autores.

quanto que os tipos 1B e 2B se caracteriza por falha na fase de erupção ativa, onde o dente não emerge o suficiente do alvéolo, deixando pouco espaço entre a crista óssea e a JCE.[28]

Erupção ativa alterada

A EAA caracteriza-se pela proximidade ou coincidência da crista óssea alveolar com a JCE,[34] não havendo espaço fisiológico suficiente para estabelecimento da inserção conjuntiva. Conforme anteriormente mencionado, existem alguns casos em que a EPA pode ser causada por falha na erupção ativa do dente, que não emerge o suficiente do osso alveolar, fazendo com que a crista óssea esteja posicionada muito próximo da JCE, impedindo a migração apical da gengiva na fase de erupção passiva e caracterizando-se pela coexistência de EPA e EAA.[28]

Considerando-se essa diferenciação e a importância de se estabelecer correto diagnóstico para elaboração de adequado plano de tratamento, Zangrando *et al.*[35] propuseram uma modificação na classificação de Coslet *et al.*[33] **(Figura 25)**, incluindo valores numéricos para diferenciar os processos de EPA tipos I e II. O tipo I caracteriza-se por existência de faixa de gengiva ceratinizada > 2 mm, enquanto o tipo II, por faixa de gengiva ceratinizada ≤ 2 mm. Os dois tipos podem ou não estar associados com EAA, que se caracteriza por distância insuficiente entre a JCE e a crista óssea alveolar para acomodação da área de inserção conjuntiva **(Figura 26)**.

Tratamento

A correção cirúrgica da EPA varia de acordo com o tipo e subtipo apresentado, e inclui procedimentos ressectivos de gengivoplastia, gengivoplastia em bisel interno, reposicionamento apical do retalho e osteotomia/osteoplastia. O guia de referência de tratamento está apresentado na **Figura 27**.

O plano de tratamento ideal deve considerar, além da classificação da EPA, aspectos relacionados ao fenótipo gengival e periodontal. O desenho da incisão e a ressecção óssea necessária dependem da proximidade entre a crista óssea e a JCE e das características de altura e espessura gengival, as quais orientam a correta angulação da incisão.[36] Além disso, deve-se observar se a EAA é localizada ou generalizada, determinando a necessidade e a extensão da cirurgia ressectiva óssea. Essa definição pré-cirúrgica é facilitada por um correto diagnóstico clínico, baseado na história médica e odontológica do paciente, na avaliação dos parâmetros clínicos periodontais, incluindo profundidade de sondagem, sangramento à sondagem, condições de higiene oral, altura e espessura da gengiva, nível de inserção clínica e análise das imagens de tomografia computadorizada de feixe cônico de alta resolução, obtidas com afastador labial[37] para permitir a visualização das dimensões existentes do tecido gengival (espessura gengival e distância da margem gengival em relação à JCE) e do tecido ósseo (espessura óssea e distância entre a JCE e a crista óssea alveolar).

Com relação ao fenótipo, o tipo espesso (espessura gengival > 1 mm) normalmente apresenta tecido conjuntivo denso e fibrótico, associado a ampla faixa de gengiva ceratinizada, pouca convexidade cervical, ponta da papila localizada mais apicalmente, dentes quadráticos e tecido ósseo espesso. Por sua vez, o fenótipo fino (espessura gengival ≤ 1 mm) apresenta faixa estreita de gengiva ceratinizada, grande convexidade cervical, pontas das papilas localizadas próximo à região incisal, dentes triangulares e tecido ósseo mais fino.[36,38]

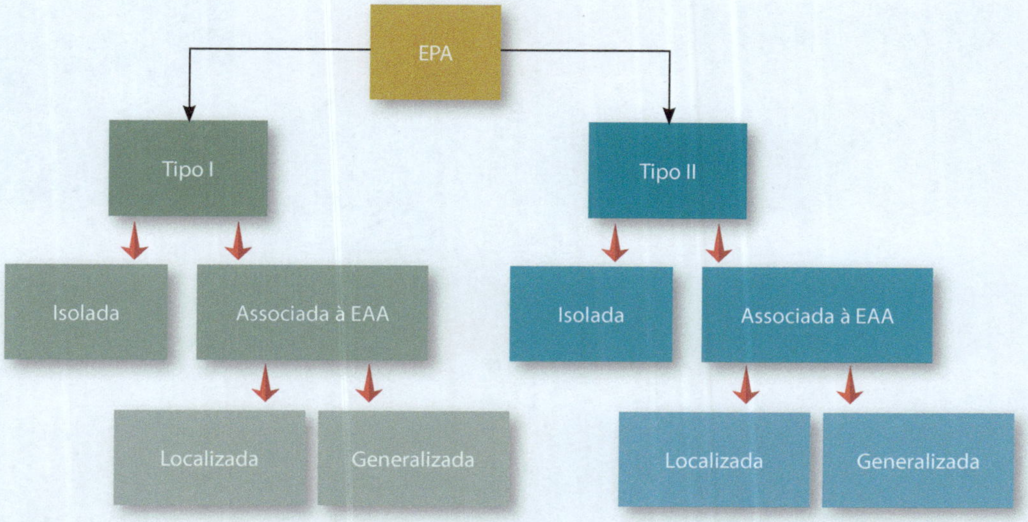

FIGURA 25 Classificação modificada de erupção passiva alterada (EPA) e erupção ativa alterada (EAA).[35]

Fonte: Elaborada pelos autores.

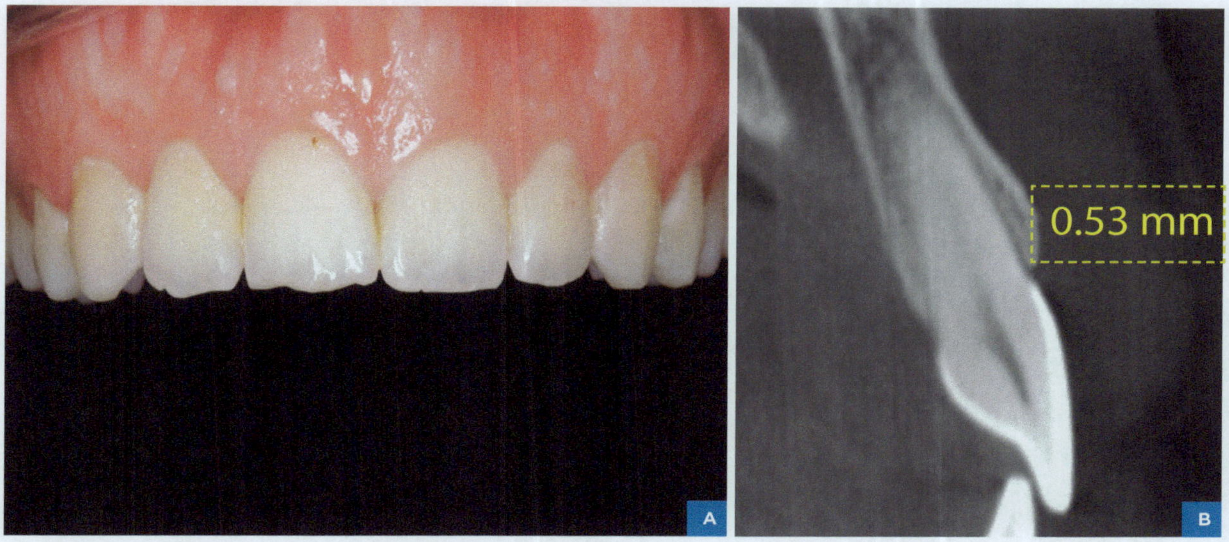

FIGURA 26 Erupção ativa alterada (EAA). (A) A EAA é uma condição que se caracteriza pela proximidade ou coincidência da crista óssea alveolar com a junção cemento-esmalte (JCE), não permitindo espaço adequado para a acomodação das distâncias biológicas, o que resulta em deslocamento da margem gengival para coronal e diminuição da coroa clínica aparente, estando associada, portanto, à erupção passiva alterada (EPA). (B) O corte seriado da tomografia computadorizada de feixe cônico de alta resolução denota distância entre JCE e crista óssea alveolar de 0,53 mm. Além disso, a espessura óssea aumentada na região cervical contribui para o posicionamento mais coronal da gengiva sobre o esmalte.

Fonte: Acervo pessoal dos autores.

O tipo de incisão a ser realizada deve respeitar o fenótipo gengival do paciente. Em fenótipos espessos, recomenda-se remoção de tecido gengival em altura e espessura por meio de incisão em bisel interno, com angulação de aproximadamente 45° em relação ao longo eixo do dente, o que permite a remoção de colar gengival e, consequentemente, reduz o volume excessivo de tecido mole. Alguns casos de EPA tipo I podem apresentar fenótipo fino mesmo na presença de faixa adequada de gengiva ceratinizada, propondo-se a remoção de tecido gengival em altura, sem diminuir a espessura, realizando-se a incisão em 90° em relação ao longo eixo do dente[35] **(Figura 28)**.

Outro aspecto relevante no planejamento cirúrgico refere-se à forma e ao volume das papilas interproximais. Áreas com papilas longas e estreitas, associadas com fenótipo fino, devem ser preservadas sem ressecção de tecido interproximal, evitando espaços negros indesejáveis na área proximal. Quando a papila é curta e volumosa, pode-

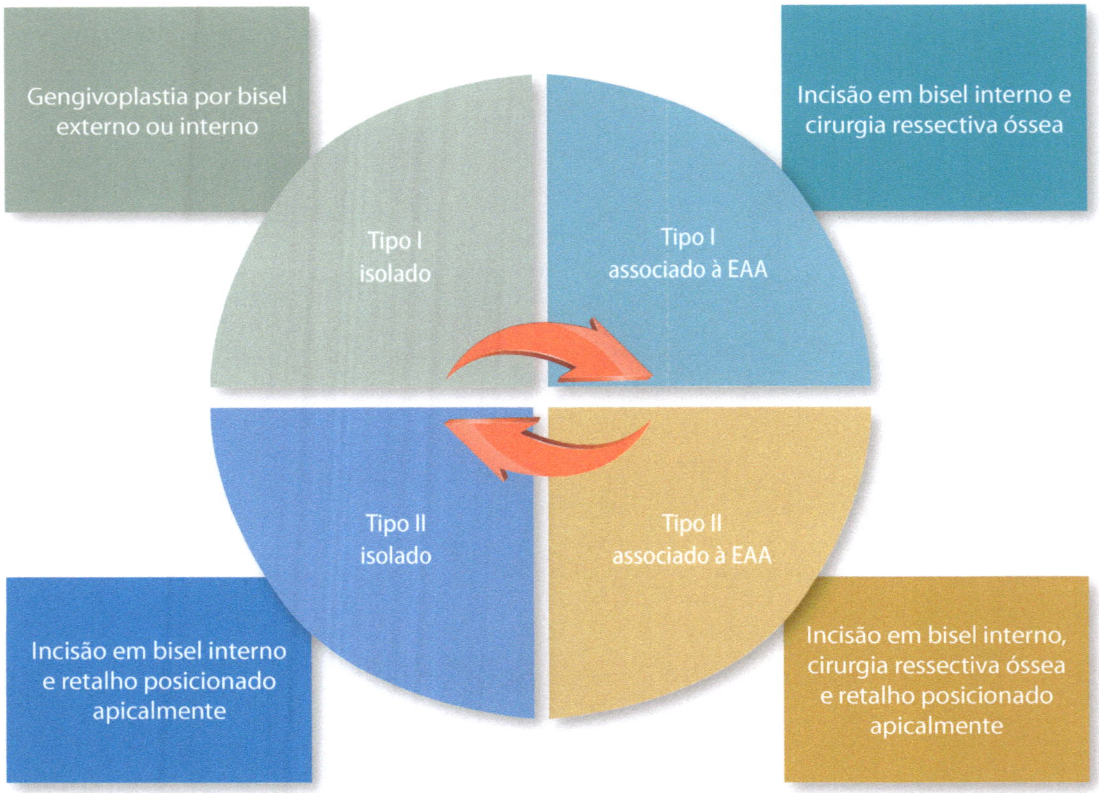

FIGURA 27 Guia de tratamento da erupção passiva alterada (EPA) associada ou não à erupção ativa alterada (EAA).[35]

Fonte: Elaborada pelos autores.

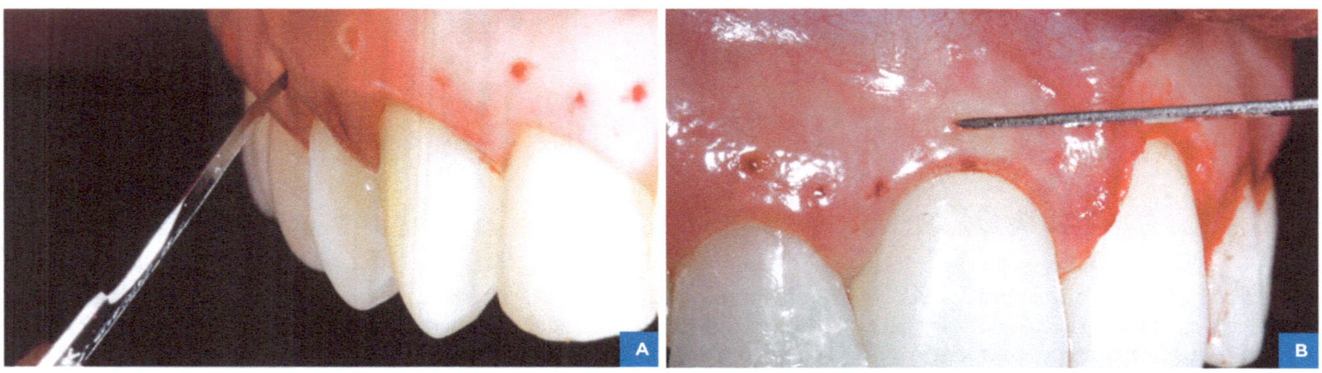

FIGURA 28 Angulação da incisão de acordo com o fenótipo gengival.[35] (A) Posicionamento da lâmina em 45° em relação ao longo eixo do dente, visando a remoção de colar gengival em altura e espessura, indicado para fenótipos espessos. (B) Posicionamento da lâmina em 90° em relação ao longo eixo do dente, visando a remoção de colar gengival em altura, indicado para fenótipos finos.

Fonte: Acervo pessoal dos autores.

-se envolver a região interproximal na incisão para reduzir e adaptar melhor o volume de papila no espaço interdental.

As possíveis abordagens terapêuticas para correção da EPA e EAA estão descritas a seguir.

Cirurgia ressectiva óssea

Quando a EPA está associada à EAA, é necessário se obter, por meio de cirurgia ressectiva óssea, remoção de osso em altura e/ou espessura, visando criar espaço adequado para acomodação das distâncias biológicas **(Figura 29)**. Vale ressaltar que o mínimo de 1,0 mm entre a JCE e a crista óssea alveolar é necessário para estabelecimento da área de inserção conjuntiva supracrestal, com variação fisiológica de 1 a 3 mm.[28] Usualmente, a distância de 2 mm entre a JCE e a crista óssea alveolar é suficiente para acomodação das distâncias biológicas do periodonto marginal.[13]

Gengivectomia em bisel externo

Na ausência de EAA, o tratamento da EPA pode ser feito por meio de gengivectomia em bisel externo (**Figura 30**), quando houver ampla faixa de gengiva ceratinizada, de tal forma que, após a excisão cirúrgica do tecido gengival em excesso, permaneça ainda uma faixa mínima de 2 mm de gengiva ceratinizada, seguindo os princípios cirúrgicos anteriormente descritos.

Gengivectomia em bisel interno

Outra opção é realizar o procedimento de gengivectomia em bisel interno (**Figura 31**). Esse procedimento foi descrito por Passanezi e Alves[23] para o tratamento de hiperplasias gengivais, considerando-se que o tratamento por meio de gengivectomia em bisel externo apresenta como desvantagem a cicatrização por segunda intenção, deixando extensa área de tecido conjun-

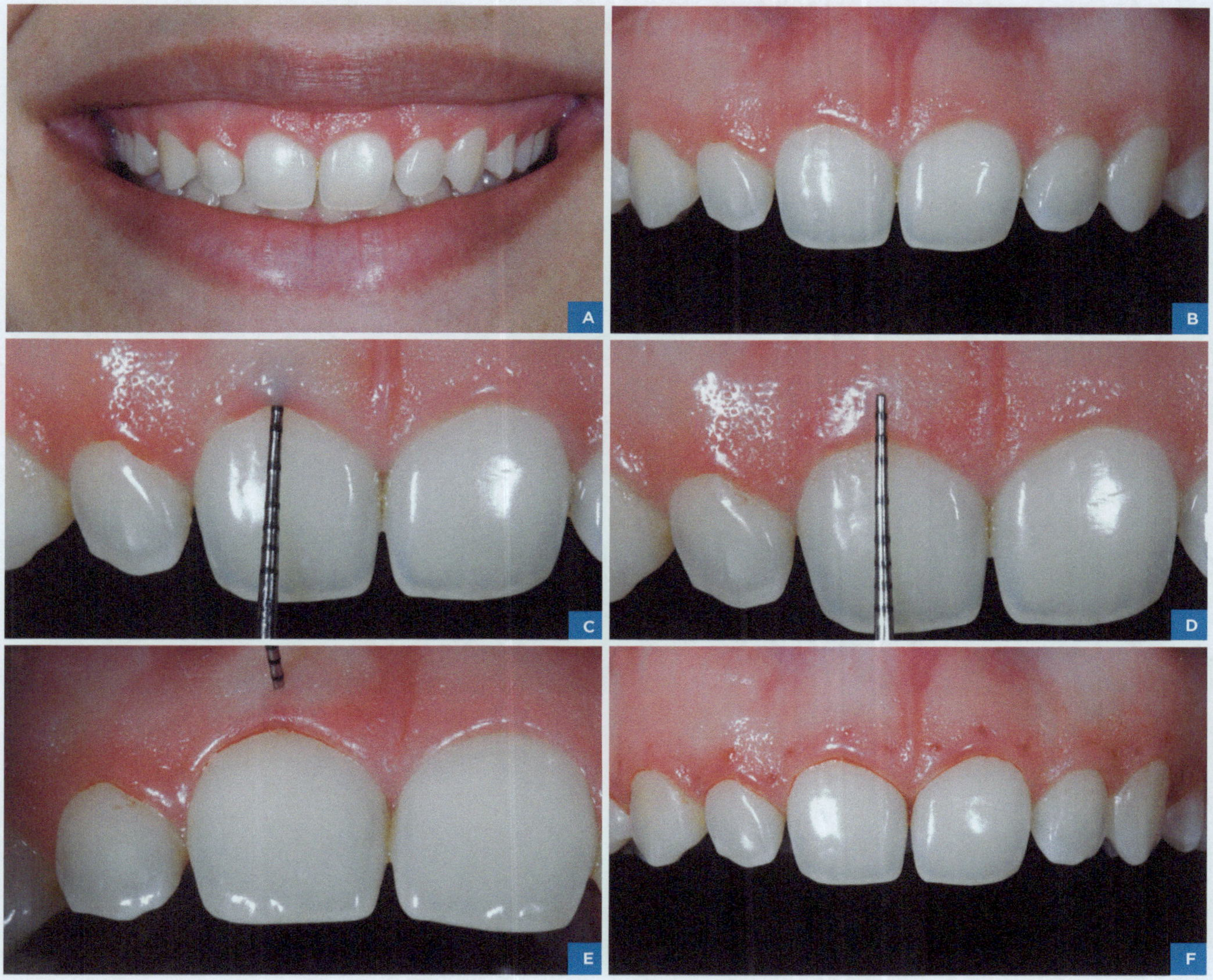

FIGURA 29 Correção cirúrgica de erupção passiva alterada (EPA) associada à erupção ativa alterada (EAA) por meio de incisão em bisel e cirurgia ressectiva óssea. (A) Imagem inicial de sorriso espontâneo e completo de uma paciente, a qual reportou queixa de "mostrar muita gengiva ao sorrir". Observe que a paciente mostra mais do que 3 mm no sorriso, caracterizando subjetivamente o conceito de exposição gengival excessiva ou "sorriso gengival". (B) Imagem frontal inicial da região anterior superior, onde nota-se aspecto retangular da coroa clínica aparente, contorno gengival pouco acentuado na região cervical e papilas curtas, associados com tecido gengival aparentemente espesso e denso. (C) Com auxílio de sonda periodontal, identifica-se a distância entre a margem gengival e a junção cemento-esmalte (JCE). (D) Essa medida é transferida para a face externa da gengiva. (E) Delimitação da posição da JCE na face externa da gengiva com auxílio da sonda milimetrada. (F) Essa transferência é feita nos sítios mesial, central e distal de cada dente envolvido, produzindo pontos sangrantes que orientam o desenho da incisão inicial.

(Continua)

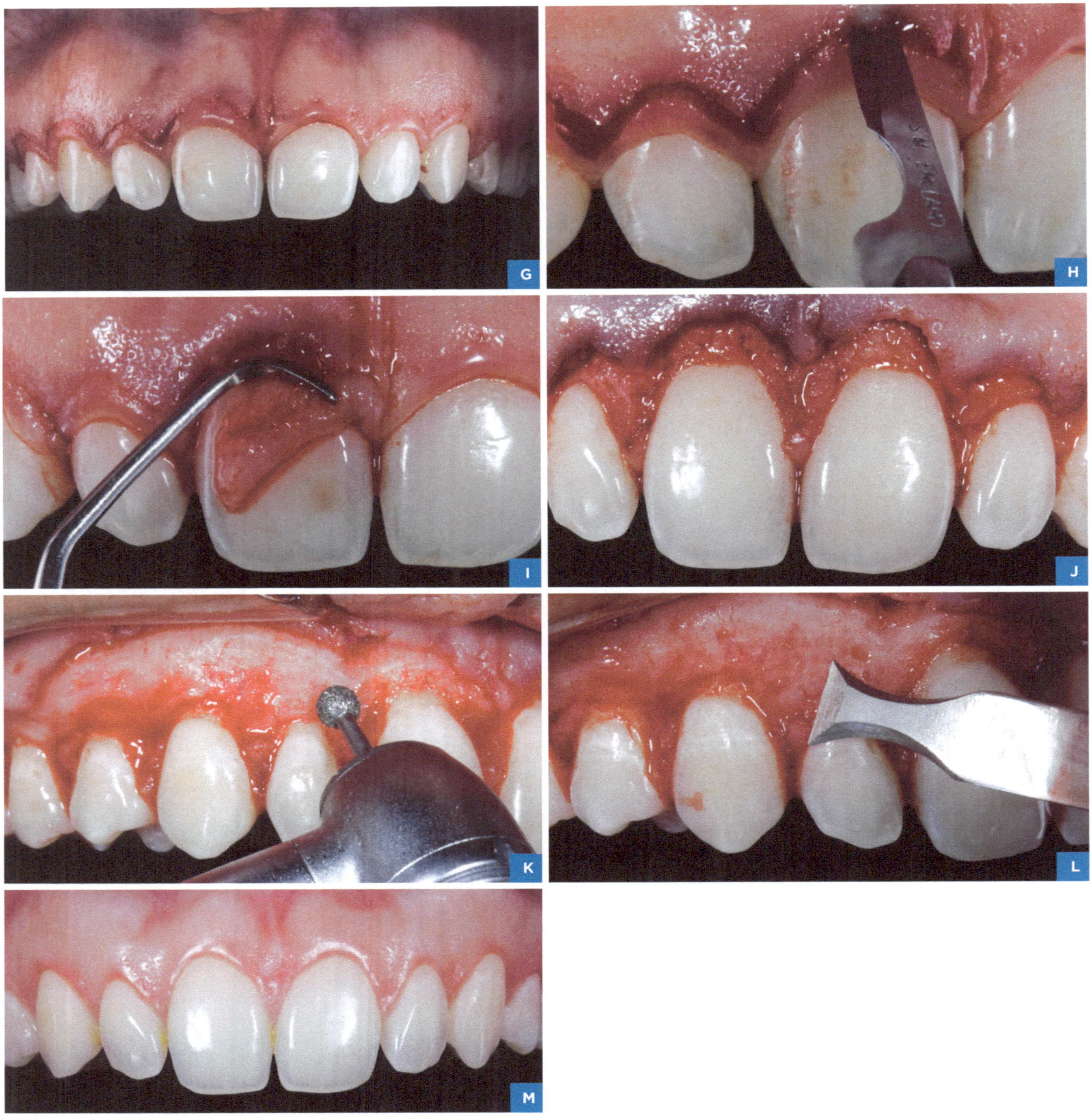

FIGURA 29 *(Continuação)* (G) Desenho da incisão inicial. Observe que, neste caso, pelo fato de a gengiva ser espessa, as papilas também foram envolvidas na incisão. (H) Vista aproximada da incisão em bisel interno, angulada em 45° em relação ao longo eixo do dente, utilizando lâmina de bisturi nº 15C. (I) Remoção do colar cervical com auxílio de curetas de Goldman-Fox. (J) Descolamento de retalho total, com exposição do tecido ósseo subjacente. Note que a crista óssea marginal e a JCE são coincidentes, e é necessária a remoção de osso em altura para restabelecimento das distâncias biológicas do periodonto marginal. (K) O procedimento de osteotomia (remoção de osso em altura) foi realizado com auxílio de broca esférica diamantada em alta rotação. (L) O desenho da arquitetura óssea é finalizado, tanto em altura quanto em espessura, com cinzéis de Oschsenbein. O retalho deve ser estabilizado por meio de sutura sem tensão, com fio de mononylon 5-0, posicionando-se a margem gengival 2 mm coronalmente à crista óssea alveolar. Para promover maior estabilização da margem gengival, recomenda-se a confecção de retalho misto de Goldman, caracterizado por descolamento de retalho total na área a ser tratada e de retalho dividido apicalmente, e ancoragem da sutura no periósteo subjacente por meio de sutura em colchoeiro horizontal. (M) Pós-operatório de 6 meses, apresentando resultado estético e harmônico e saúde gengival.

Fonte: Acervo pessoal dos autores. Caso tratado pela Profa. Dra. Mariana Schutzer Ragghianti Zangrando na Clínica de Cirurgia Plástica Periodontal da disciplina de Periodontia da Faculdade de Odontologia de Bauru da Universidade de São Paulo (FOB-USP).

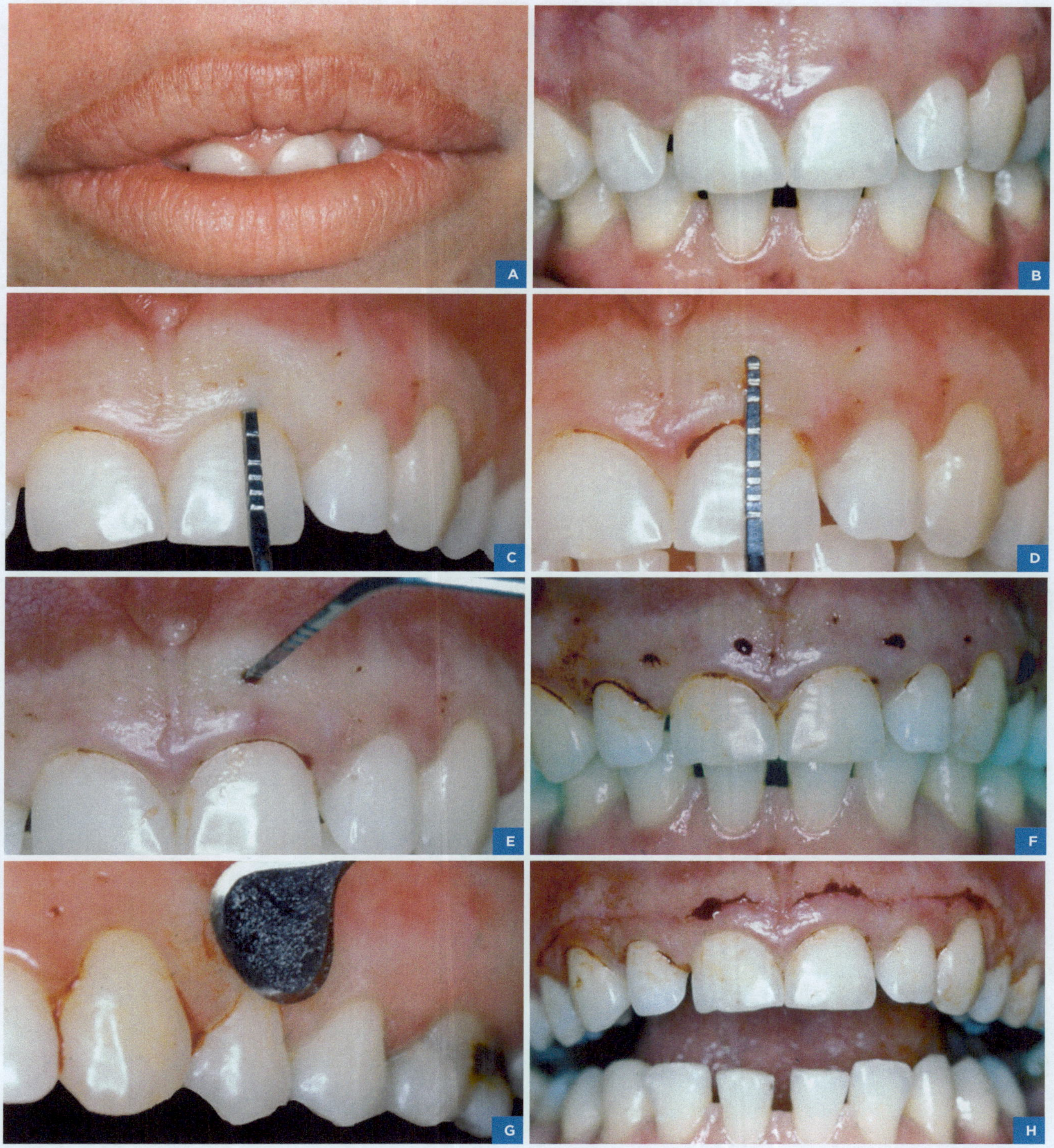

FIGURA 30 Aumento estético de coroa clínica para tratamento de sorriso gengival causado por erupção passiva alterada (EPA) tipo I. (A) Vista inicial da paciente com lábios em repouso. Note que toda a coroa e uma porção do tecido gengival permanece visível, com diagnóstico de sorriso gengival. (B) A imagem intrabucal frontal inicial mostra dentes quadrados, de pouca altura, e as papilas interproximais são curtas e volumosas. Também se observa ampla faixa de gengiva ceratinizada, com gengiva espessa e firme. (C) Sondagem inicial da área para localização da junção cemento-esmalte (JCE) em relação à margem gengival. (D) A medida de sondagem do sulco é transferida externamente com auxílio da sonda milimetrada. (E) É realizada, então, marcação com sonda periodontal milimetrada, a qual é introduzida na gengiva marginal, perpendicular ao longo eixo do dente, formando os pontos sangrantes utilizados para delimitação da incisão inicial. (F) Pontos sangrantes obtidos. (G) Incisão primária realizada com gengivótomo de Kirkland. (H) Delimitação da incisão inicial.

(Continua)

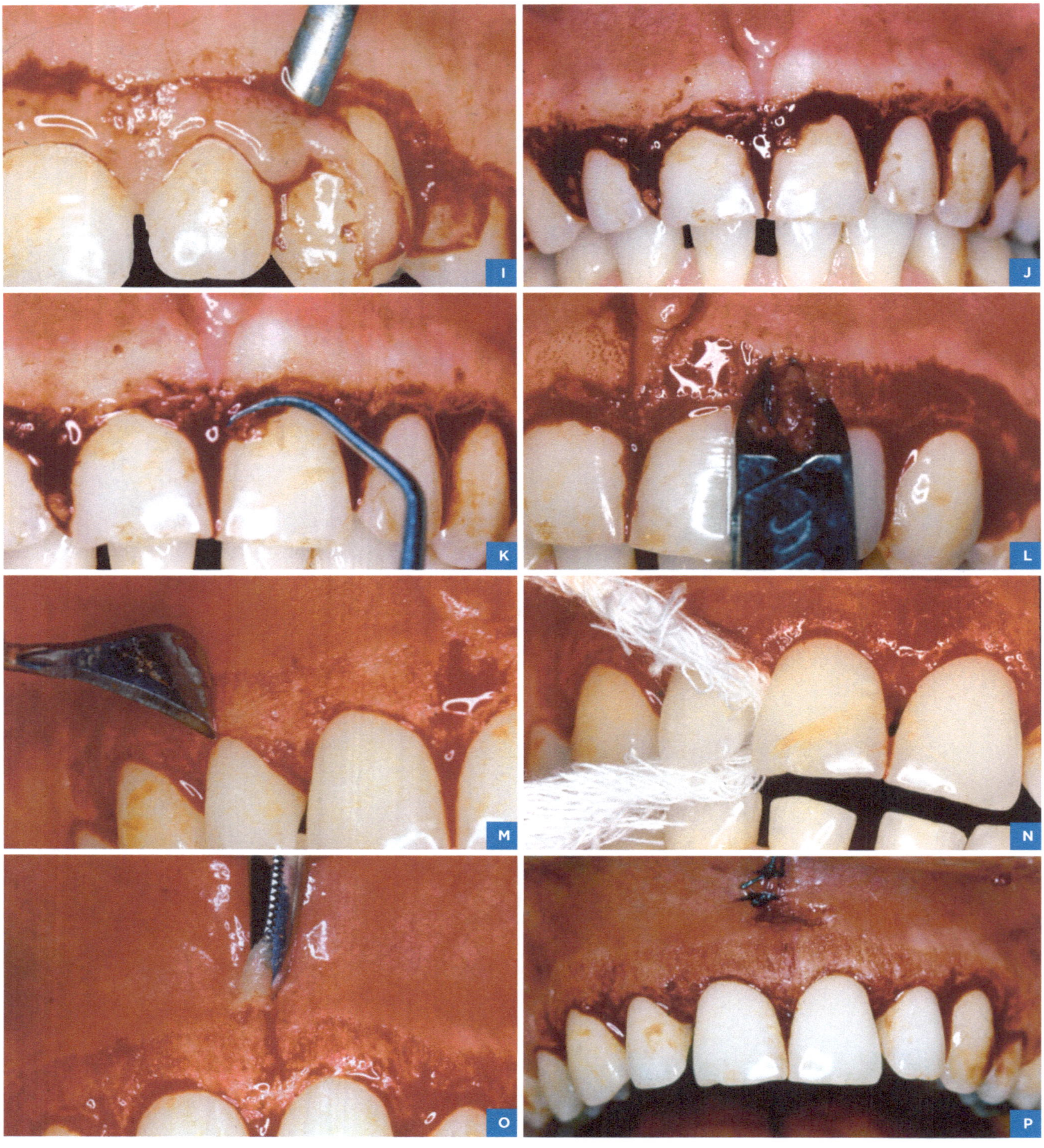

FIGURA 30 (*Continuação*) (I) Incisão do tecido interproximal com gengivótomo de Orban. (J) Aspecto da área após a remoção do colar gengival, expondo o leito de tecido conjuntivo cruento. (K) Remoção do tecido de granulação com auxílio de curetas Goldman-Fox. (L) Criação dos sulcos de escape nas áreas interproximais com alicate cirúrgico. (M) Uniformização do tecido com gengivótomo. (N) Utilização de gaze esterilizada para realização do movimento serra-serra, visando a remoção do remanescente tecidual nas faces proximais. (O) Como o freio labial da paciente era proeminente, este foi removido cirurgicamente. Na imagem, observa-se a preensão do freio com auxílio de pinça hemostática. (P) Após a remoção, o freio é suturado, deixando um leito cruento na área em que foi realizado o bisel externo.

(Continua)

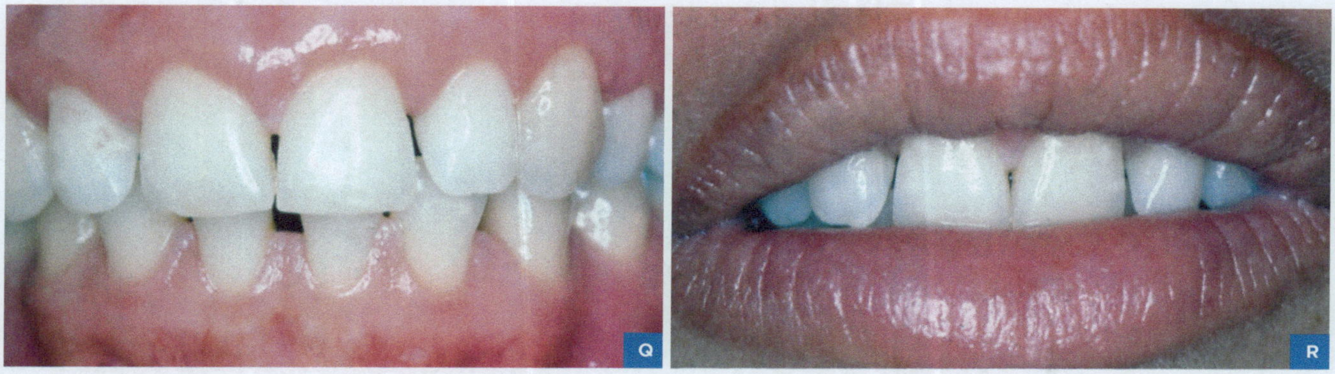

FIGURA 30 (*Continuação*) (Q) Vista clínica da área depois de 1 ano. (R) Vista clínica depois do tratamento, notando-se a redução do "buraco negro" (*black spaces*) existente entre o 11 e 21 em função da migração coronal da margem gengival.

Fonte: Acervo pessoal dos autores. Caso tratado pelo Prof. Dr. Euloir Passanezi. Imagens reproduzidas com autorização da Editora Artes Médicas.

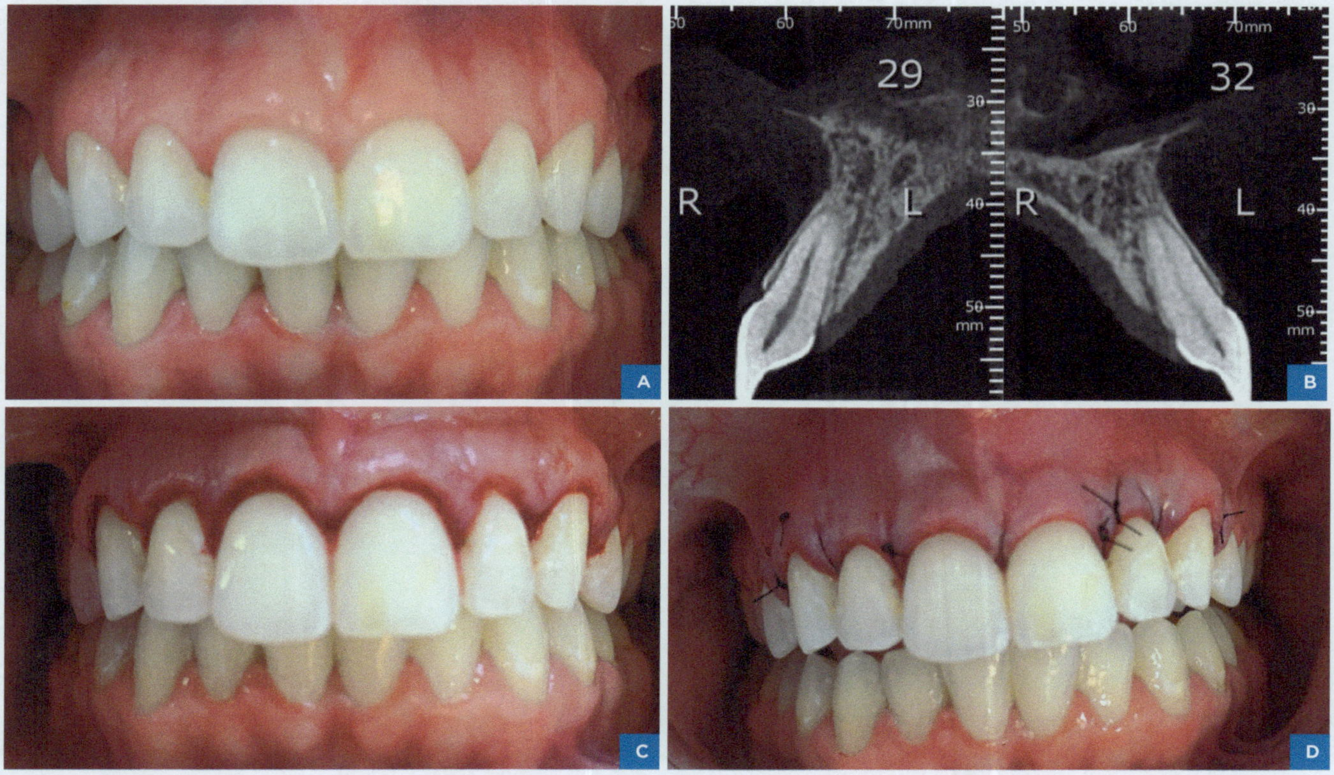

FIGURA 31 Aumento de coroa clínica por meio de gengivectomia interna. (A) Paciente jovem, com queixa de sorriso gengival e aspecto infantil do sorriso. Observe o aspecto mais quadrado dos incisivos superiores. (B) O planejamento do caso requer a obtenção de tomografia computadorizada com uso de afastador labial, permite a visualização de altura e espessura gengival, distância da junção cemento-esmalte (JCE) à crista óssea alveolar e à margem gengival e espessura óssea, e pode ser utilizada para determinação do fenótipo periodontal e para a definição do plano de tratamento. (C) A distância mínima de 1 mm entre a JCE e a crista óssea alveolar é necessária para acomodação das distâncias biológicas. Em osso de espessura e altura adequadas, não é necessária a realização de osteotomia e osteoplastia, podendo se realizar o aumento de coroa clínica apenas pela remoção do excesso de tecido gengival por meio de gengivectomia interna. Neste caso, a incisão foi realizada na altura da JCE, determinada com auxílio da sonda previamente à realização da incisão inicial. Vale salientar que a paciente não desejava colocação de facetas de resina ou porcelana e, portanto, o aumento de coroa deveria respeitar todos os princípios biológicos para reconstituição dos tecidos periodontais. (D) Fechamento do retalho por meio de sutura suspensória.

(Continua)

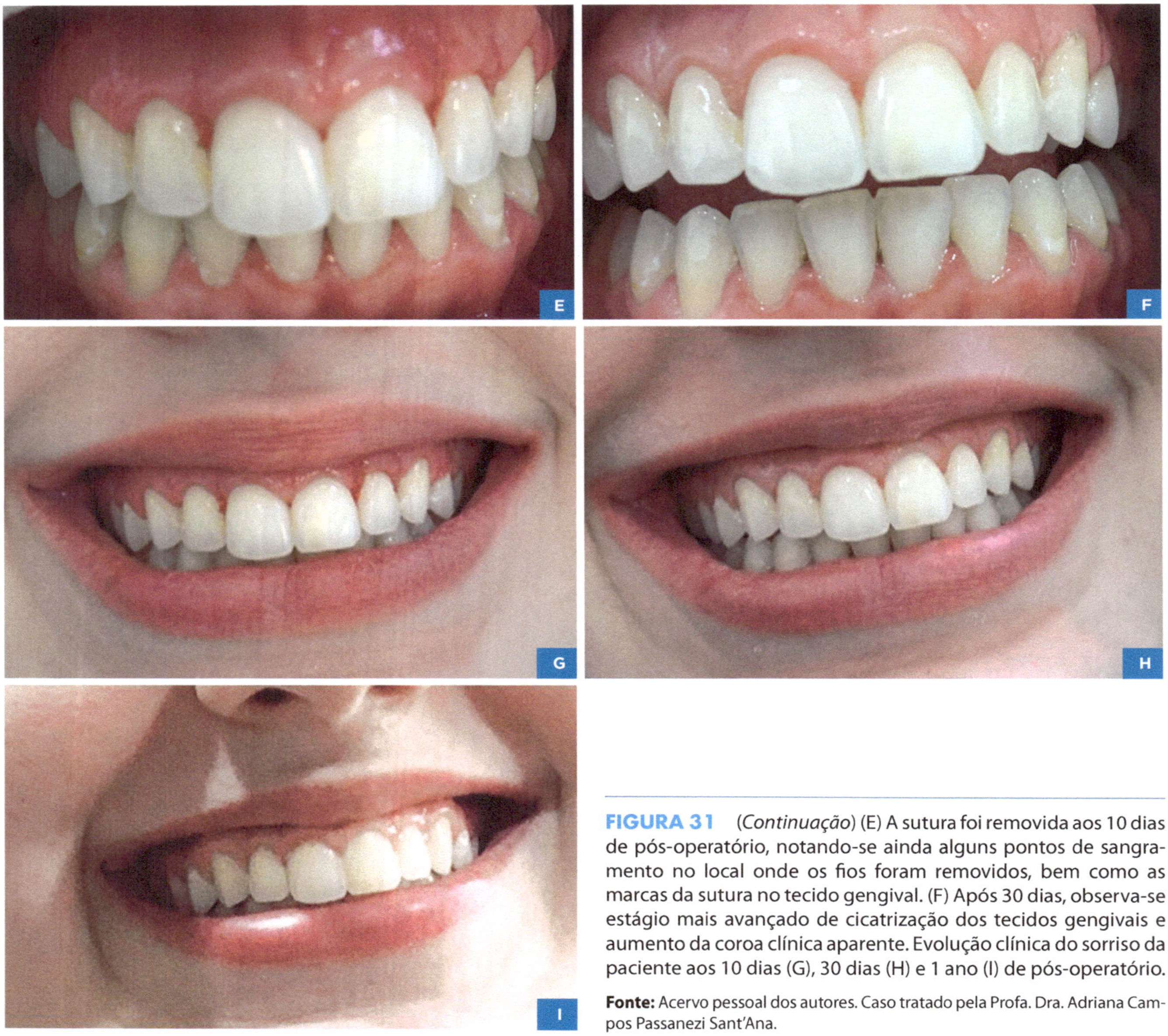

FIGURA 31 (*Continuação*) (E) A sutura foi removida aos 10 dias de pós-operatório, notando-se ainda alguns pontos de sangramento no local onde os fios foram removidos, bem como as marcas da sutura no tecido gengival. (F) Após 30 dias, observa-se estágio mais avançado de cicatrização dos tecidos gengivais e aumento da coroa clínica aparente. Evolução clínica do sorriso da paciente aos 10 dias (G), 30 dias (H) e 1 ano (I) de pós-operatório.

Fonte: Acervo pessoal dos autores. Caso tratado pela Profa. Dra. Adriana Campos Passanezi Sant'Ana.

tivo cruento, além de não permitir acesso ao tecido ósseo subjacente. Essa incisão apresenta como objetivos fundamentais:

- Remoção do revestimento epitelial das bolsas periodontais.
- Preservação ou aumento da faixa de gengiva ceratinizada, quando associada a posicionamento apical do retalho.
- Estabelecimento de margem gengival fina adaptada à superfície dentária.
- Acesso aos defeitos ósseos e à superfície radicular.

O desenho da incisão segue o contorno da JCE, com incisões submarginais parabólicas, iniciando a partir dos ângulos proximais dos dentes adjacentes e atravessando as papilas interproximais, de forma a reproduzir a curva parabólica normal da margem gengival, conforme descrito anteriormente. O retalho deve ser de espessura parcial (retalho dividido), preservando o periósteo para ancoragem da sutura e proteção do tecido ósseo, minimizando a reabsorção óssea traumática pós-cirúrgica, o que é especialmente importante em áreas de septo ósseo fino. Na área da osteotomia/osteoplastia, entretanto, o retalho deve ser de espessura total, de modo a permitir acesso ao tecido ósseo.

Posicionamento apical do retalho

Na existência de faixa estreita de gengiva ceratinizada, recomenda-se o aumento estético de coroa clínica por meio de reposicionamento apical de retalho, associado ou não à cirurgia ressectiva óssea, dependendo da existência ou não de EAA **(Figura 32)**. O termo "retalho reposicionado apicalmente" foi proposto por Friedman,[39] implicando no deslocamen-

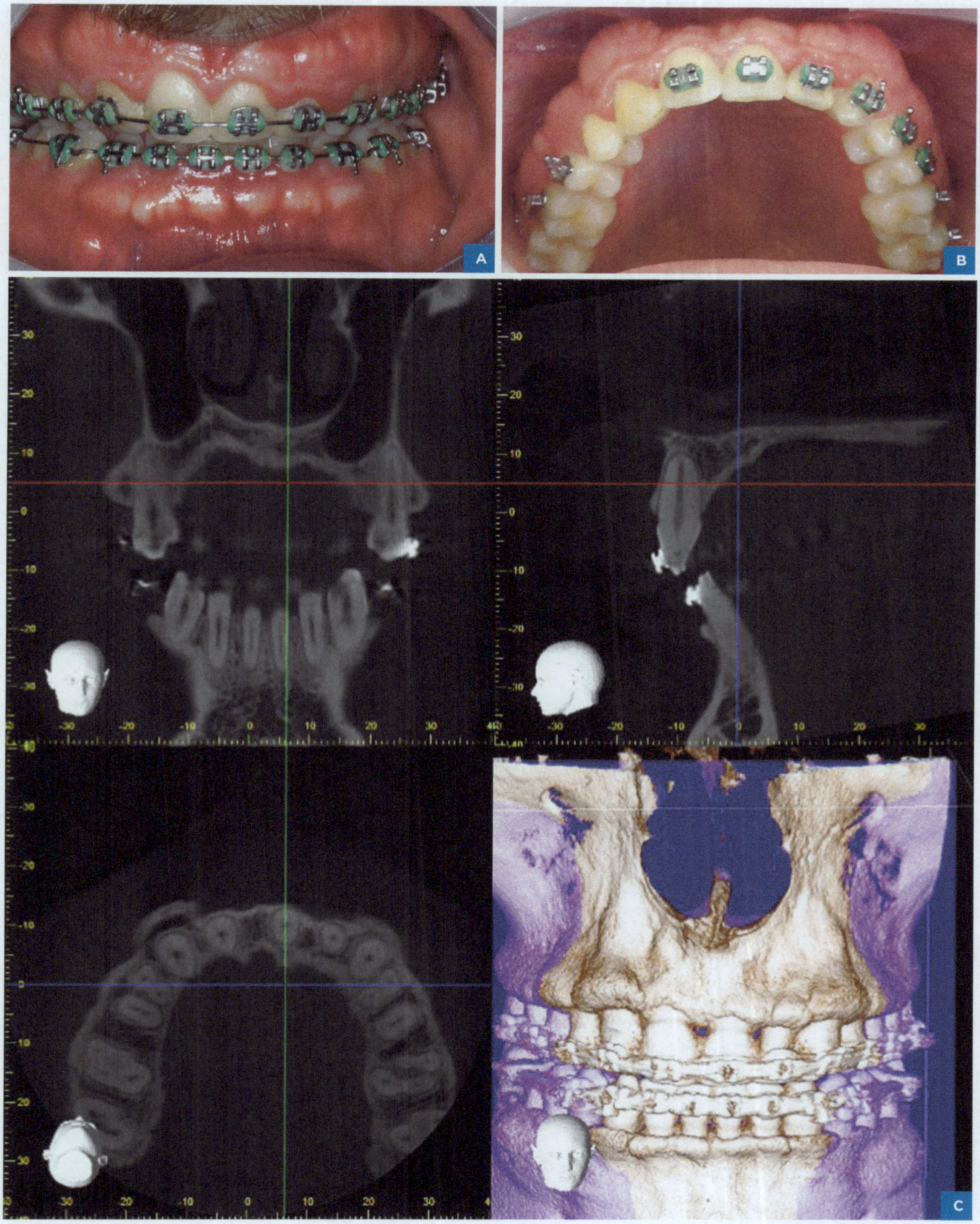

FIGURA 32 Aumento de coroa clínica por meio de cirurgia ressectiva óssea e posicionamento apical de retalho. (A) Vista inicial do caso, em que se pode notar o excesso de tecido gengival e o aspecto de "grumos" esbranquiçados no arco superior e inferior. A queixa principal do paciente era a existência de muita gengiva no sorriso e dentes pequenos. (B) Vista oclusal do arco superior, observando-se claramente o excesso de volume de tecido em espessura na maxila. (C) Como parte do planejamento, foi solicitada a obtenção de tomografia computadorizada de feixe cônico com uso de afastador labial, o que permite a visualização do excesso de tecido ósseo em altura e espessura, principalmente.

(Continua)

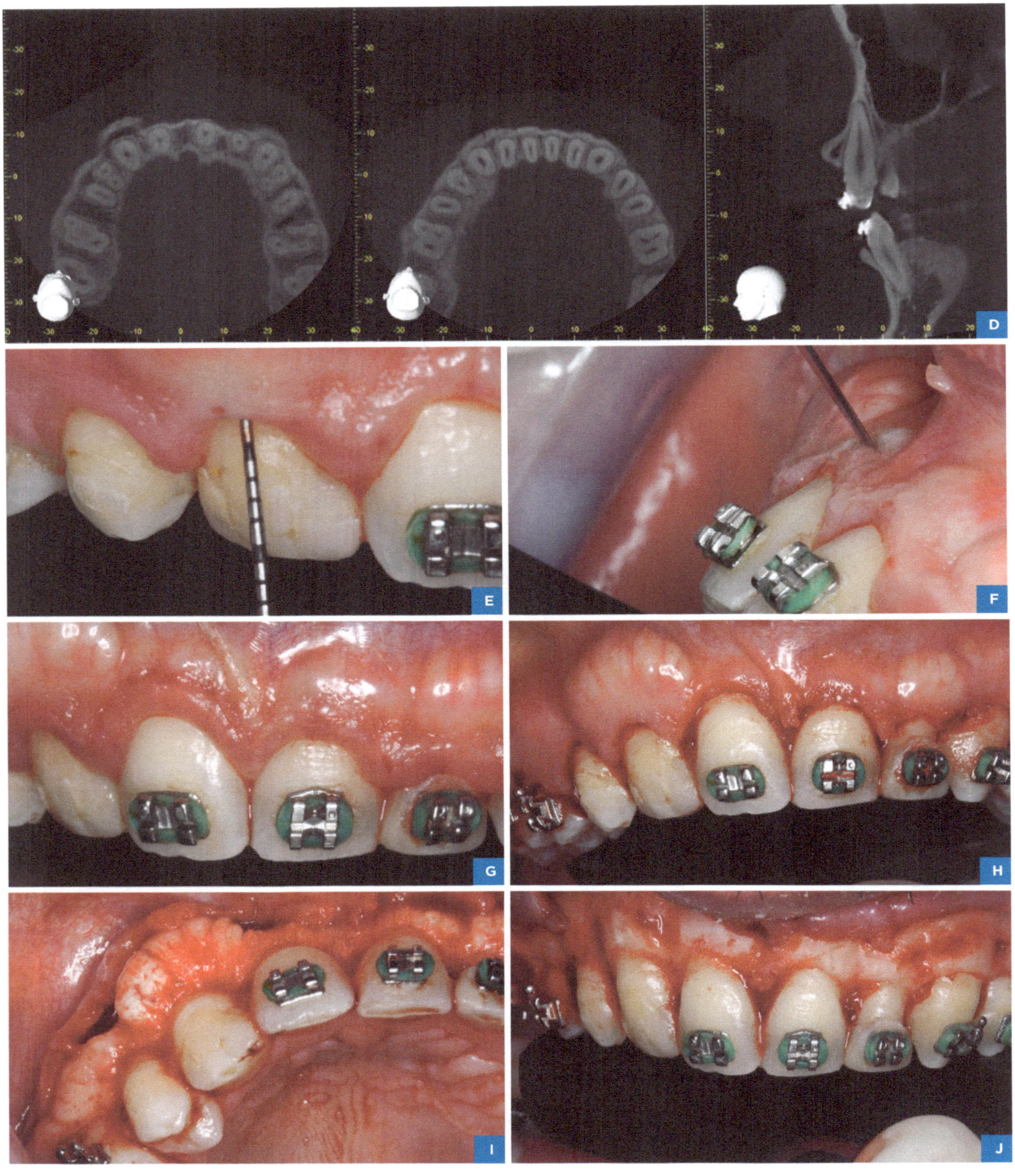

FIGURA 32 (*Continuação*) (D) Como parte do planejamento, foi solicitada a obtenção de tomografia computadorizada de feixe cônico com uso de afastador labial, permitindo a visualização do excesso de tecido ósseo em altura e espessura, principalmente. (E) Sondagem periodontal, para determinação da posição da incisão inicial. (F) Delimitação da incisão inicial. (G) Desenho da incisão inicial, definido a partir da análise tomográfica e exame de profundidade de sondagem. (H) Aspecto da área após a remoção do colarinho de tecido gengival marginal. (I) Após rebatimento de retalho total, é possível visualizar o excesso de tecido ósseo em espessura na região. (J) Aspecto da área após a realização de osteotomia e osteoplastia. Observe que o tamanho das coroas clínicas dos dentes 11 e 21 não é harmônico, pois o 11 apresenta coroa mais longa, ou seja, a distância entre a JCE e a incisal do 11 é maior do que a do 21.

(*Continua*)

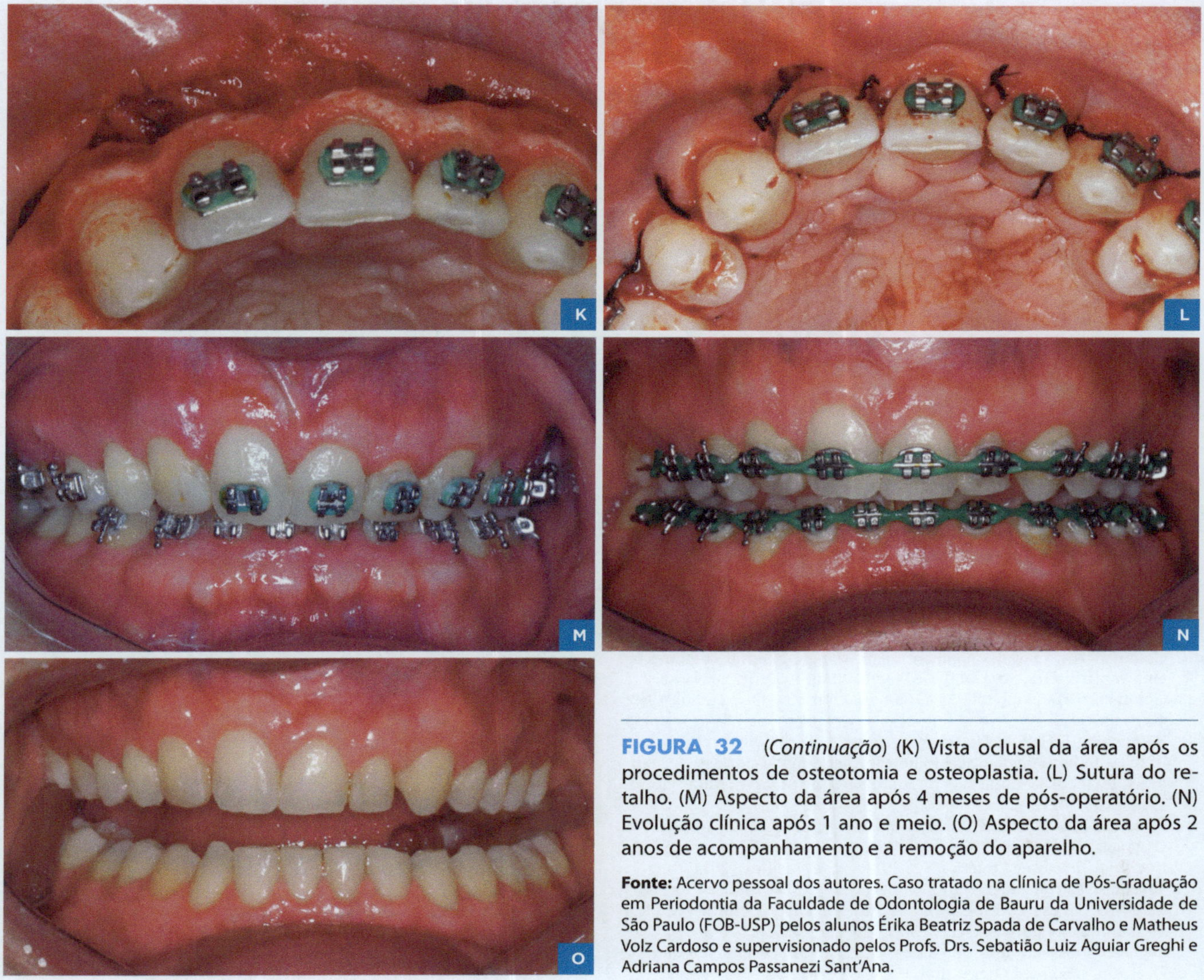

FIGURA 32 (*Continuação*) (K) Vista oclusal da área após os procedimentos de osteotomia e osteoplastia. (L) Sutura do retalho. (M) Aspecto da área após 4 meses de pós-operatório. (N) Evolução clínica após 1 ano e meio. (O) Aspecto da área após 2 anos de acompanhamento e a remoção do aparelho.

Fonte: Acervo pessoal dos autores. Caso tratado na clínica de Pós-Graduação em Periodontia da Faculdade de Odontologia de Bauru da Universidade de São Paulo (FOB-USP) pelos alunos Érika Beatriz Spada de Carvalho e Matheus Volz Cardoso e supervisionado pelos Profs. Drs. Sebatião Luiz Aguiar Greghi e Adriana Campos Passanezi Sant'Ana.

to apical da gengiva ceratinizada e da mucosa alveolar. Os passos da técnica cirúrgicas seguem basicamente os seguintes princípios:

- Incisão em bisel inverso.
- Retalho dividido ou misto (se for realizada cirurgia ressectiva óssea).
- Debridamento do tecido de granulação.
- Reposicionamento do retalho ligeiramente coronal (0,5 a 2,0 mm) à crista óssea alveolar.
- Sutura.

CONCLUSÕES

As cirurgias ressectivas periodontais podem ser realizadas para eliminação cirúrgica das bolsas periodontais verdadeiras por meio de excisão de sua parede mole e dos defeitos ósseos periodontais decorrentes da periodontite. Em especial, as cirurgias ressectivas ósseas apresentam alta previsibilidade de resultados, mas também algumas limitações decorrentes de possível envolvimento estético e funcional pelo aumento da coroa clínica aparente. Especificamente, esses procedimentos têm indicação para eliminação dos defeitos periodontais de rasos a moderados, em regiões que não apresentem envolvimento estético (p. ex., região anterior superior), ou de condições anatômicas que impeçam ou prejudiquem a reconstituição dos tecidos e a função adequada (p. ex., molares com tronco radicular curto). Os procedimentos ressectivos resultam em reconstituição das distâncias biológicas, com estabelecimento de sulco gengival raso compatível com a preservação de saúde a longo prazo.

Considerando-se o aumento estético de coroa clínica, os procedimentos ressectivos são altamente previsíveis, devendo se considerar o tipo de alteração (EPA associada ou não à EAA) para definição da melhor abordagem terapêutica.

REFERÊNCIAS BIBLIOGRÁFICAS

1. Graziani F, Karapetsa D, Mardas N, Leow N, Donos N. Surgical treatment of the residual periodontal pocket. Periodontol 2000. 2018; 76(1):150-163.
2. Tonetti MS, Muller-Campanile V, Lang NP. Changes in the prevalence of residual pockets and tooth loss in treated periodontal patients during a supportive maintenance care program. J Clin Periodontol. 1998; 25(12):1008-1016.
3. Matuliene G, Pjetursson BE, Salvi GE, Schmidlin K, Brägger U, Zwahlen M *et al.* Influence of residual pockets on progression of periodontitis and tooth loss: results after 11 years of maintenance. J Clin Periodontol. 2008; 35(8):685-695.
4. Serino G, Rosling B, Ramberg P, Socransky S, Lindhe J. Initial outcome and long-term effect of surgical and non-surgical treatment of advanced periodontal disease. J Clin Periodontol. 2001; 28(10):910-916.
5. Tomasi C, Koutouzis T, Wennström JL. Locally delivered doxycycline as an adjunct to mechanical debridement at retreatment of periodontal pockets. J Periodontol. 2008; 79(3):431-439.
6. Tomasi C, Wennström JL. Locally delivered doxycycline as an adjunct to mechanical debridement at retreatment of periodontal pockets: outcome at furcation sites. J Periodontol. 2011; 82(2):210-218.
7. Goldman HM, Cohen DW. The infrabony pocket: classification and treatment. J Periodontol. 1958; 29:272-291.
8. Goldman HD, Cohen D. Periodontal Therapy. 4th ed. St. Louis: Mosby; 1968.
9. Papapanou PN, Tonetti MS. Diagnosis and epidemiology of periodontal osseous lesions. Periodontology 2000. 2000; 22:8-21.
10. Goldman HM. The development of physologic gingival contours by gingivoplasty. Oral Surg Oral Med Oral Pathol. 1950; 3(7):879-888.
11. Goldman HM. Gingivectomy. Oral Surg Oral Med Oral Pathol. 1951; 4(9):1136-1157.
12. Wennström J, Heijl L, Lindhe J, Frandsen A. Periodontal surgery: objectives, indications and techniques for periodontal pockets. In: Lindhe J. Textbook of Clinical Periodontology. Copenhagen: Munksgaard, 1990. p. 386-421.
13. Passanezi E, Sant'Ana ACP, de Rezende MLR, Greghi SLA, Janson WA. Distâncias Biológicas Periodontais: Princípios para a Reconstrução Periodontal, Estética e Protética. São Paulo: Artes Médicas, 2011.
14. Takei HH, Carranza FA, Shin K. Gingival surgical techniques. In: Newman MG, Takei HH, Klokkevold PR, Carranza FA. Carranza's Clinical Periodontology. 12th ed. Saint Louis: Elsevier, 2015. p. 576-581.
15. Schluger S. Osseous resection – a basic principle in periodontal surgery. Oral Surg Oral Med Oral Pathol. 1949; 2(3):316-325.
16. Friedman N. Periodontal osseous surgery: osteoplasty and ostectomy. J Periodontol. 1955; 26(4):257-269.
17. Maynard JG Jr, Wilson RD. Physiologic dimensions of the periodontium significant to the restorative dentist. J Periodontol. 1979; 50(4):170-174.
18. Ochsenbein C, Bohannan HM. Palatal approach to osseous surgery. I. Rationale. J Periodontol. 1963; 34(1):60-68.
19. Ochsenbein C, Bohannan HM. Palatal approach to osseous surgery. II. Clinical application. J Periodontol. 1964; 35(1):54-58.
20. Tibbetts L, Oschsenbein C, Loughlin D. Rationale for the lingual approach to mandibular osseous surgery. Dent Clin North Am. 1976; 20(1):61-78.
21. Seibert JS. Surgical management of osseous deformity and defects. In: Goldman HM, Cohen DW (Eds). Periodontal Therapy. 6th ed. Saint Louis: Mosby, 1980. p. 944-1007.
22. Ruben MP, Goldman HM, Janson W. Biologic considerations fundamental to successful employment of laterally repositioned pedicle flaps and free autogenous gingival grafts in periodontal therapy. In: Stahl S. Periodontal Surgery: Biologic basis and technique. Springfield: Thomas, 1976. p. 235-82.
23. Passanezi E, Alves MEAF. Gengivectomia interna no tratamento de hiperplasias gengivais. Rev Assoc Paulista Cir Dent. 1980; 34(1):10.
24. Passanezi E, Janson WA, Campos Jr, Sant'Ana ACP. Planejamento periodontal tendo em vista tratamentos estético e protético. In: Gonçalves EAN, Feller C. Atualização na Clínica Odontológica. A Prática na Clínica Geral. São Paulo: Artes Médicas, 1998. p. 481-540.
25. Staffileno H. Palatal flap surgery: mucosal flap (split thickness) and its advantages over the mucoperiosteal flap. J Periodontol. 1969; 40(9):547-553.
26. Mills MP, McDonnell HT. Osseous surgery: the resective approach. In: Nevins M, Mellonig JT. Periodontal therapy. Clinical approaches and evidence of success. Vol. 1. Chicago: Quintessence, 1998. p. 173-185.
27. Levine RA, McGuire M. The diagnosis and treatment of the gummy smile. Compend Contin Educ Dent. 1997; 18(8):757-762, 764; quiz 766.
28. Mele M, Felice P, Sharma P, Mazzotti C, Bellone P, Zucchelli G. Esthetic treatment of altered passive eruption. Periodontol 2000. 2018; 77(1):65-83.
29. Fiorellini JP, Stathopoulou PG. Anatomy of the periodontium. In: Newman MG, Takei HH, Klokkevold PR, Carranza FA. Carranza's Clinical Periodontology, 12th ed. St. Louis: Elsevier, 2015. p. 22.
30. Grant DA, Stern IB, Listgarten MA. Periodontics. 6th ed. St Louis: Mosby, 1988. p. 37-40.
31. Cairo F, Graziani F, Franchi L, Defraia E, Pini Prato GP. Periodontal plastic surgery to improve aesthetics in patients with altered passive eruption/gummy smile: a case series study. Int J Dent 2012. 2012:837658.
32. Gargiulo AW, Wentz FM, Orban B. Dimension and relations of the dentogingival junction in humans. J Periodontol. 1961; 32(3):261-267.
33. Coslet GJ, Vanarsdall R, Weisgold A. Diagnosis and classification of delayed passive eruption of the dentogingival junction in the adult. Alpha Omegan. 1977; 70(3):24-28.
34. Amsterdam MA. Form and function of the masticatory system. Philadelphia: University of Pennsylvania, 1991.
35. Zangrando MSR, Veronesi GF, Cardoso MV, Michel RC, Damante CA, Sant'Ana ACP *et al.* Altered active and passive eruption: a modified classification. Clin Adv Periodontics. 2017; 7(1):51-56.
36. Olsson M, Lindhe J, Marinello, CP. On the relationship between crown form and clinical features of the gingiva in adolescents. J Clin Periodontol. 1993; 20(8):570-577.
37. Januário AL, Barriviera M, Duarte WR. Soft tissue cone-beam computed tomography: a novel method for the measurement of gingival tissue and the dimensions of the dentogingival unit. J Esthetic Rest Dent. 2008; 20(6):366-373.
38. Kan JY, Morimoto T, Rungcharassaeng K, Roe P, Smith DH. Gingival biotype assessment in the esthetic zone: visual versus direct measurement. Int J Periodontics Restorative Dent. 2010; 30(3):237-243.
39. Friedman N. Mucogingival surgery. The apically repositioned flap. J Periodontol. 1962; 33(4):328-340.

9 Técnicas Regenerativas Periodontais

Adriana Campos Passanezi Sant'Ana ▪ Euloir Passanezi

INTRODUÇÃO

A periodontite é uma doença infecciosa, inflamatória, crônica e multifatorial, que envolve em sua etiologia processos disbióticos do biofilme e a resposta do hospedeiro, resultando em destruição dos tecidos periodontais de suporte. Suas características clínicas e radiográficas são perda de inserção, formação de bolsas periodontais, sangramento à sondagem e perda óssea.[1] Quando não tratada, pode levar à perda dos dentes, impactando negativamente a qualidade de vida e as condições de saúde geral.[2]

O tratamento cirúrgico periodontal visa a eliminação das bolsas periodontais por métodos subtrativos (eliminação cirúrgica das bolsas periodontais) ou aditivos (cirurgias periodontais regenerativas). Genericamente, o conceito de regeneração implica na reconstituição do tecido perdido ou danificado por outro semelhante ou idêntico ao original. Em Periodontia, a regeneração dos tecidos refere-se à formação de novo osso, cemento e ligamento periodontal funcionalmente orientado em sítio onde ocorreu perda de inserção periodontal. O processo de reparo, por outro lado, é um processo de cura incompleto, no qual não ocorre a reformação dos tecidos perdidos no processo de doença com as mesmas características estruturais, morfológicas e funcionais daqueles originalmente presentes.[3]

Diferentes métodos clínicos foram propostos visando a regeneração dos tecidos periodontais perdidos com o processo de doença. Os objetivos deste capítulo são apresentar conceitos biológicos que embasam os princípios regenerativos periodontais e descrever as principais terapias periodontais regenerativas.

CONCEITOS BIOLÓGICOS

As bases biológicas da regeneração periodontal foram apresentadas em 1976 por Melcher.[4] Células epiteliais e de tecido conjuntivo apresentam rápida proliferação e ocupam a ferida cirúrgica quando estimuladas. O tecido ósseo contém diferentes tipos celulares que podem estar ou não comprometidos com a formação de novo osso, dependendo da origem celular. Para a regeneração de tecido ósseo, as fontes de células osteoprogenitoras são o endósteo, as trabéculas do osso medular e as camadas internas do periósteo. No entanto, a regeneração de osso alveolar, cemento e ligamento periodontal só é possível a partir de células "mesenquimais indiferenciadas" existentes no ligamento periodontal, atualmente consideradas "células-tronco mesenquimais", cujas características *in vitro* incluem a capacidade de diferenciação em tipos celulares distintos, como adipócitos, cementoblastos e fibroblastos, quando apropriadamente estimuladas. Quando foram transplantadas em roedores imunocomprometidos, demonstraram potencial de gerar estrutura semelhante ao cemento e ligamento periodontal e, assim, contribuem para o reparo dos tecidos periodontais.[5]

Para que a regeneração seja possível, é necessária a existência de células lábeis ou estáveis na região. Células lábeis são aquelas que permanecem em proliferação constante, mesmo sob condições fisiológicas (p. ex., células epiteliais e sanguíneas). Células estáveis são aquelas que não se proliferam sob condições fisiológicas, mas apresentam a capacidade de entrar em proliferação quando estimuladas (p. ex., fibroblastos, osteoblastos). Células permanentes são aquelas que perdem a capacidade proliferativa após a vida embrionária (p. ex., células neuronais). O periodonto é constituído por células epiteliais, fibroblastos gengivais, fibroblastos de ligamento periodontal, osteoblastos, cementoblastos, além de células vasculares endoteliais e nervosas, e apresenta capacidade regenerativa uma vez estimulado. O processo de cura das feridas periodontais está descrito na **Figura 1**.

O reparo dos defeitos periodontais – um processo de cura incompleto – pode ocorrer por meio da formação de epitélio juncional longo (EJL), preenchimento ósseo do defeito, reabsorção radicular, anquilose e adaptação conjuntiva, podendo ocorrer uma combinação dessas respostas, dependendo da natureza das células que primeiramente povoam a superfície radicular **(Figura 2)**. Pode ocorrer, também, nova inserção (processo de cura incompleto) quando houver a inserção de fibras em cemento previamente exposto às bolsas periodontais ou ambiente da bolsa, sem a formação de novo osso **(Quadro 1)**.[6,7]

Portanto, para que ocorra a regeneração, é necessário que na área da ferida periodontal existam células com capacidade de sintetizar novos cemento, osso e ligamento periodontal, o que só é possível caso tenham origem no ligamento periodontal e no osso alveolar próprio.[4,8,9]

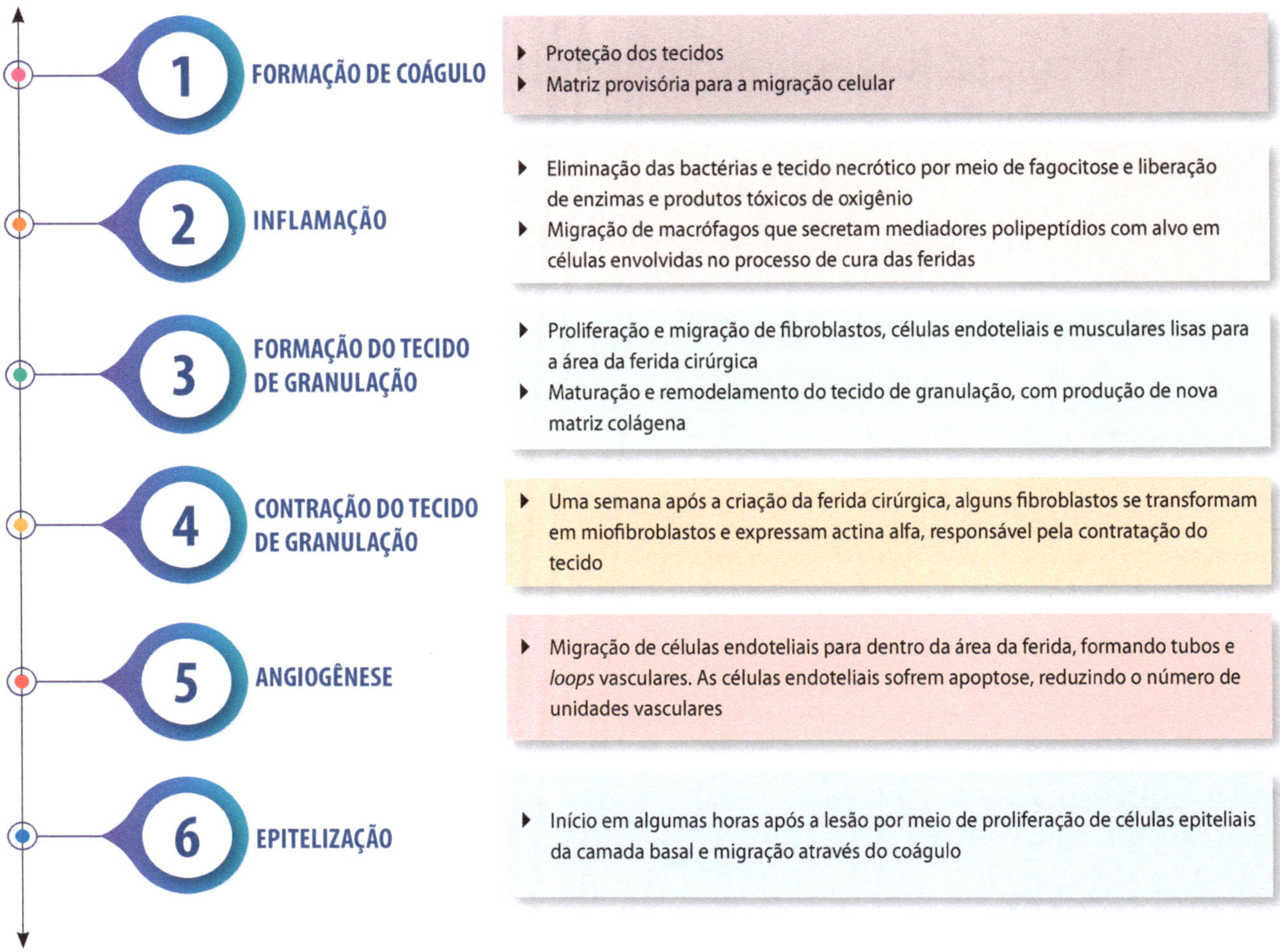

FIGURA 1 Processo de cura das feridas. A cura das feridas começa com a formação do coágulo, a qual é acompanhada por inflamação, com predomínio de neutrófilos e monócitos invadindo o coágulo nos estágios iniciais do processo de inflamação. Essas células são responsáveis por eliminar bactérias e tecidos necróticos por meio de fagocitose e liberar enzimas e produtos de oxigenação. Em três dias, a reação inflamatória evolui para sua fase final, quando macrófagos migram para a região da ferida, realizando seu debridamento e secretando mediadores polipeptídicos, os quais levam à proliferação e diferenciação celular. Assim, o macrófago tem papel importante na formação do tecido de granulação, estimulando a migração de fibroblastos, células endoteliais e de músculo liso na região. O tecido de granulação sofre processo de maturação e remodelamento, e, aproximadamente uma semana depois, nova matriz colágena é produzida, fibroblastos sofrem transformação para miofibroblastos e expressam actina alfa de músculo liso, responsável pela contração da ferida cirúrgica. A nova matriz colágena é invadida por novos vasos sanguíneos e, uma vez que a matriz de colágeno amadurece, as células endoteliais sofrem apoptose e o número de vasos sanguíneos é reduzido. A epitelização da ferida começa algumas horas depois do trauma, a partir da proliferação e migração da camada basal através do coágulo. A maturação do tecido de granulação levará ao processo de regeneração ou de reparo, dependendo dos tipos celulares existentes e da presença ou ausência de fatores de sinalização para o recrutamento e estimulação celular.

Fonte: Adaptada de Polimeni *et al.*, 2006.[10]

SUPERFÍCIE RADICULAR E REGENERAÇÃO PERIODONTAL

Para avaliar se a capacidade regenerativa do periodonto seria afetada pela contaminação da superfície radicular e/ou pela altura reduzida do ligamento periodontal remanescente, Polson e Caton[7] induziram periodontite experimental no incisivo central superior de macacos até que metade da inserção periodontal fosse perdida. O dente foi extraído juntamente com o outro incisivo central periodontalmente íntegro. Foi realizada, então, reimplantação do dente doente no alvéolo saudável periodontalmente e do dente saudável no periodonto reduzido pela periodontite. Os resultados histológicos obtidos 40 dias depois demonstraram que, no grupo em que a raiz saudável foi reimplantada no periodonto reduzido, o epitélio se encontrava inserido no nível da junção cemento-esmalte (JCE), com reinserção de tecido conjuntivo no nível preexistente. Houve ainda formação

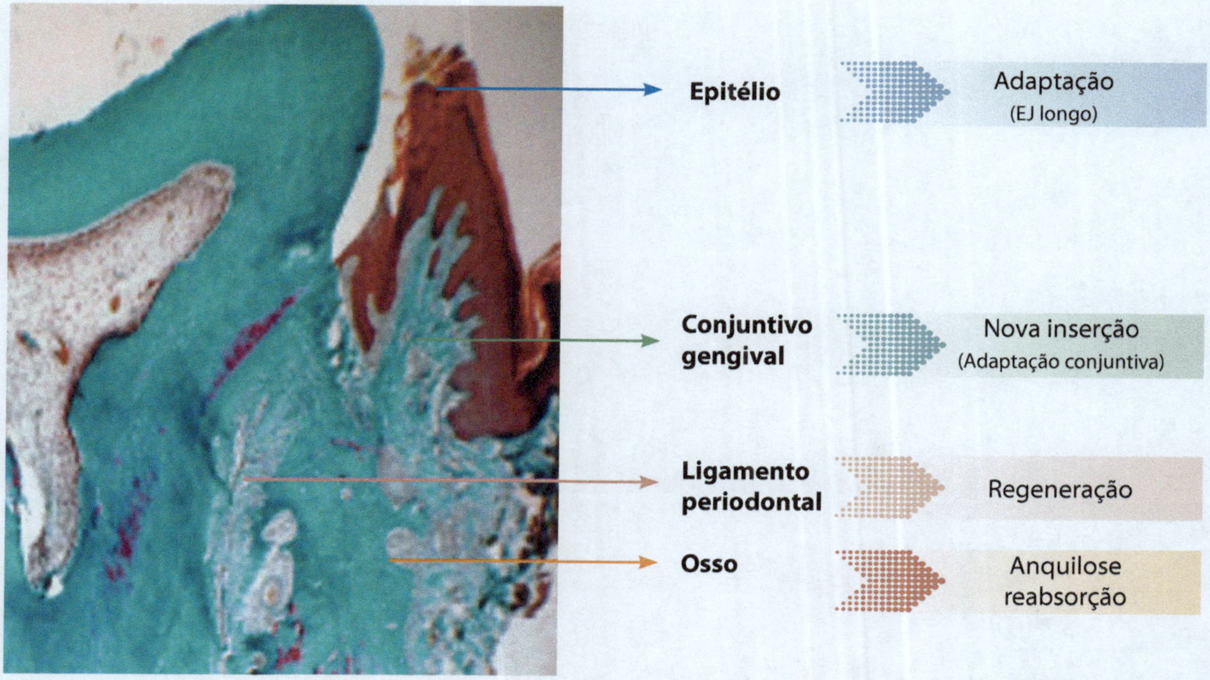

FIGURA 2 Origem das células que povoam a área da ferida cirúrgica e cura das feridas cirúrgicas.
EJ, epitelio juncional.
Fonte: Acervo pessoal dos autores.

de novo osso, novo cemento e orientação funcional do ligamento periodontal. Por outro lado, nas raízes contaminadas transplantadas para o alvéolo saudável, observou-se a formação de EJL, o qual se estendeu apicalmente à crista alveolar remanescente. Além disso, observou-se reabsorção da crista óssea, com reconstituição do ligamento periodontal na área apical ao EJ. Esses achados indicam que o potencial regenerativo do periodonto é afetado principalmente pela contaminação da superfície radicular.

As alterações patológicas do cemento contaminado incluem invasão bacteriana, camada superficial de endotoxinas bacterianas e de cemento amolecido ou hipermineralizado, além dos grânulos patológicos de Bass (Figura 3), existentes apenas em dentes periodontalmente comprometidos e na área exposta ao ambiente da bolsa.[6,11]

QUADRO 1 Terminologia.

- **Regeneração**: formação de novo osso, novo cemento e novo ligamento periodontal funcionalmente inserido em osso e cemento, coronalmente à base do defeito originalmente presente
- **Nova inserção**: formação de novo cemento e fibras de ligamento periodontal na superfície radicular previamente exposta ao ambiente da bolsa periodontal
- **Reinserção**: reunião de tecido conjuntivo e epitelial com a superfície radicular, da qual é separada por meio de incisão ou lesão física
- **Reconstituição**: formação de novo cemento e fibras de Sharpey na área radicular correspondente à inserção conjuntiva gengival normal, suportando novo epitélio juncional formado com dimensões biológicas, determinando o restabelecimento de sulco gengival raso
- **Adaptação epitelial**: formação de epitélio juncional longo
- **Adaptação conjuntiva**: estabelecimento de nova inserção conjuntiva longa

OBJETIVOS

O objetivo geral do tratamento periodontal é a eliminação da infecção e da inflamação no intuito de parar a progressão da doença e prevenir sua recorrência, o que pode ser determinado clinicamente pela ausência de sangramento à sondagem e presença de sulco raso, preservando a dentição natural por longo tempo.[12] Por outro lado, a persistência de bolsas residuais > 5 mm ao final do tratamento ativo está associada com risco aumentado de progressão da doença e perda dentária, a despeito da presença ou ausência de sangramento à sondagem, e são frequentemente associadas com defeitos periodontais infraósseos (DIO).[12] Assim, a redução da profundidade dos defeitos está associada com melhora do prognóstico do dente.[13]

Já as terapias regenerativas têm por objetivo geral restabelecer a anatomia e função dos tecidos periodontais perdidos com o processo de doença. Especificamente, os objetivos da terapia periodontal regenerativa são proporcionar ganho ósseo e de inserção em dentes gravemente comprometidos e reduzir a profundidade das bolsas periodontais, sem aumento da recessão gengival.[14]

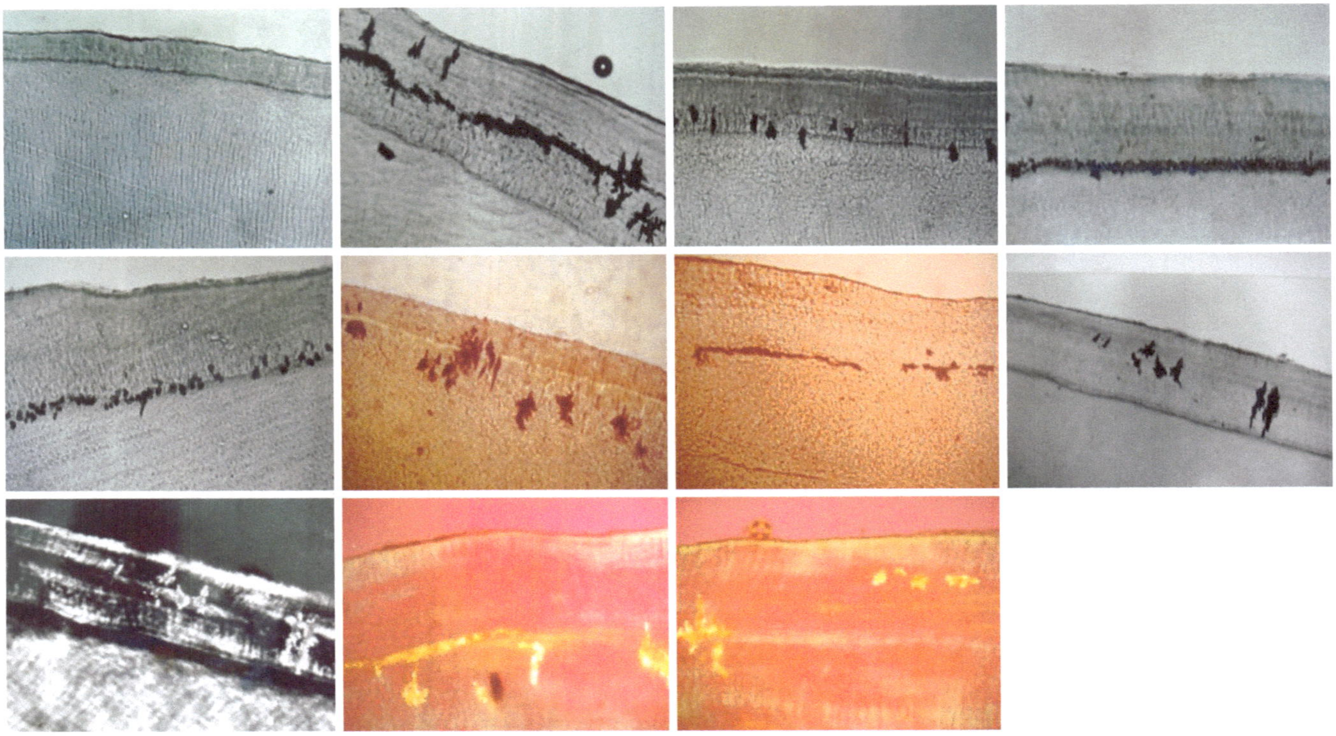

FIGURA 3 Alterações estruturais no cemento do ambiente da bolsa periodontal. Para o estudo de birrefringência de grânulos foram montadas secções não coradas em água e observadas ao microscópio de polarização (Fotomicroscópio Zeiss – Pol.®). Foram também observadas, em polarização, secções coradas pelo cristal violeta, Sudan e OTAN. Secções coradas por Sudan Black e pelo método OTAN, tratadas previamente pelo β-naftol, ilustram, à figura superior direita, área do cemento exposto praticamente livre de grânulos patológicos de Bass. Os demais cortes ilustram as diferentes localizações dos grânulos, inclusive em camadas mais profundas do cemento, chegando até os limites da união com a dentina e dificultando sobremaneira a reversão da superfície do cemento para biocompatível por raspagem e aplainamento radicular até tornar a superfície lisa, dura e uniforme, contrariando a proposta de alguns autores de que não é preciso desmineralizar a raiz porque os grânulos são superficiais e facilmente removidos pela instrumentação.

Fonte: Gentilmente cedida por Vieira MM. Modificações estruturais na superfície radicular exposta à doença periodontal [tese]. Piracicaba: Faculdade de Odontologia de Piracicaba, UNICAMP; 1975.

INDICAÇÕES E CONTRAINDICAÇÕES

As terapias regenerativas são indicadas para o tratamento de DIO de três, duas ou uma parede remanescente ou combinações deles, independentemente da sua profundidade e largura,[15] bem como para o tratamento de lesões de bi ou trifurcação.[16]

A principal limitação das cirurgias regenerativas é o tratamento de defeitos supraósseos, considerando-se a ausência de paredes ósseas remanescentes. De forma geral, o tratamento periodontal cirúrgico é contraindicado para pacientes terminais, com doenças degenerativas e/ou debilitantes graves e deve ser postergado no caso de doenças sistêmicas mal controladas, infecções vigentes, gravidez e lactação.[14]

TERAPIAS PERIODONTAIS REGENERATIVAS

Várias modalidades terapêuticas foram propostas para conseguir a regeneração periodontal, incluindo: condicionamento ácido radicular, regeneração tecidual guiada (RTG), enxertos ósseos e substitutos ósseos, uso de fatores de crescimento e diferenciação celular, proteínas derivadas da matriz de esmalte (EMD) e, mais recentemente, transplante de células-tronco e uso de arcabouços impressos tridimensionalmente.

Estudos clínicos demonstraram que técnicas conservadoras e/ou ressectivas para o tratamento de DIO podem resultar em redução da profundidade, preenchimento ósseo e eliminação do defeito, porém com persistência das bolsas profundas e cicatrização das feridas por meio da formação de EJL, quando se realiza o tratamento por técnicas conservadoras, e com perda de inserção, aumento da recessão e da altura da coroa clínica quando são realizadas técnicas ressectivas.[13]

Em revisão sistemática recente que avaliou o tratamento regenerativo de DIO ≥ 3 mm em 79 ensaios clínicos randomizados publicados de 1990 a 2019 e incluiu 3.042 pacientes e 3.612 defeitos, concluiu-se que todos os procedimentos regenerativos são superiores à raspagem em campo aberto em termos de ganho de inserção. O uso de EMD e RTG isoladas foram significativamente melhores do que a raspagem a campo aberto no ganho de inserção e, dentre os biomateriais, a adição de osso bovino inorgânico melhorou os resultados clínicos observados com RTG e EMD. Outro importante achado desse estudo foi que os retalhos com preservação de papila melhoraram ainda mais os resultados clínicos obtidos, e este, portanto, atualmente é considerado o tratamento de escolha para DIO ≥ 3 mm.[15]

No tratamento de lesões de furca com pelo menos 12 meses de acompanhamento, em revisão sistemática também recente incluindo 19 artigos, 20 ensaios clínicos randomizados, 575 pacientes e 787 defeitos, o tratamento regenerativo foi significativamente superior à raspagem a campo aberto na resolução dos defeitos de furca classe II/III, na conversão dos defeitos para classe I, no ganho de inserção horizontal e vertical e na redução da profundidade de sondagem, com maior ganho de osso em altura e redução da profundidade de sondagem nos casos tratados por meio de membranas não reabsorvíveis associadas a enxertos ósseos.[16]

Regeneração tecidual guiada

A RTG é uma técnica que se baseia no uso de barreira de membrana interposta entre a crista óssea e o tecido conjuntivo gengival, guiando a proliferação celular e a expansão dos tecidos dentro dos compartimentos de forma seletiva. Seu objetivo é impedir o aporte de células não desejáveis para a área da ferida cirúrgica periodontal, de modo a permitir o aporte das células desejáveis, ou seja, aquelas oriundas do ligamento periodontal e do osso alveolar próprio[10,17-26] e favorecer a estabilização do coágulo.[27]

Experimentos realizados em animais e seres humanos forneceram evidência histológica de formação de novo osso, cemento e ligamento periodontal funcionalmente inserido e coronal à base do defeito por meio de RTG. De nove estudos investigados, cinco demonstraram, em cortes microscópicos, regeneração periodontal completa e três demonstraram formação de nova inserção conjuntiva, com formação de EJL ou nova inserção conjuntiva em um caso.[28]

Clinicamente, observa-se ganho de inserção, redução da profundidade de sondagem e preenchimento ósseo do defeito.[7,10,22,26,29,30] Em seres humanos, os resultados clínicos do tratamento de DIO por RTG são superiores àqueles operados por meio de raspagem a campo aberto, independentemente do tipo de membrana utilizado, podendo ser comprometido se houver exposição precoce e contaminação da membrana.[30,31]

Propriedades das barreiras de membranas

O uso de uma barreira de membrana é o princípio fundamental da técnica de RTG, permitindo a manipulação das células que povoam primeiramente a área da ferida cirúrgica. Para ser utilizada na regeneração tecidual, as membranas devem preencher alguns critérios básicos, tais como alta biocompatibilidade, propriedade de criação e manutenção do espaço, oclusividade celular com baixa permeabilidade à invasão da área da ferida cirúrgica por células não desejáveis, boa integração tecidual (o que permite a justa adesão aos tecidos do hospedeiro) e facilidade de manuseio clínico, além da capacidade de suportar a pressão exercida pelos tecidos gengivais suprajacentes e manter seu formato para permitir a manutenção do espaço necessário à regeneração,[6] conforme descrito no **Quadro 2**. As membranas devem apresentar força mecânica moderada, estabilidade no armazenamento e deformação plástica que permita seu recorte e sua colocação nos tecidos sem fratura ou deformação.[32]

QUADRO 2 Propriedades das membranas.

- **Biocompatibilidade**: definida como a interação entre o material e o tecido que não afeta negativamente os tecidos circundantes, o resultado da cicatrização ou a segurança geral do paciente[33]
- **Oclusividade**: suficiente para impedir a invaginação de células não desejáveis e a formação de tecido fibroso. Está intimamente relacionada à porosidade da membrana e tem influência crucial na invasão celular. Os poros existentes nas membranas permitem a difusão de fluidos, oxigênio, nutrientes e substâncias bioativas, porém, ao mesmo tempo, impedem a invaginação de células epiteliais e fibroblásticas. Quanto menores os poros, maior é a oclusividade da membrana, impedindo a invasão de células e bactérias, porém dificultando a troca de nutrientes, o que pode resultar em necrose e deiscência de tecido mole, com exposição da membrana. Membranas de poros mais largos, por outro lado, embora permitam a troca de nutrientes, não impedem completamente a invasão por células não desejáveis, resultando em menor formação de novo tecido. No entanto, apesar de sua remoção ser mais difícil em virtude do imbricamento de fibras de tecido conjuntivo, o risco de deiscência de tecido mole é significativamente reduzido[6]
- **Integração tecidual**: está associada à previsibilidade de sucesso da técnica. Por meio dessa propriedade é que ocorre estabilização do coágulo e o selamento dos defeitos a serem regenerados[27]
- **Criação e manutenção do espaço**: a membrana deve apresentar estrutura física adequada, que permita a criação e manutenção do espaço necessário para a reconstituição dos tecidos perdidos no processo de doença. Essa qualidade está relacionada com a espessura da membrana. Além disso, a membrana deve prover suporte adequado para a regeneração dos tecidos, permitindo a formação coronal de novo osso, cemento e ligamento periodontal
- **Facilidade de manuseio**: embora as membranas devam ser maleáveis, também devem resistir à pressão exercida pelos tecidos, evitando seu colabamento. Devem apresentar também facilidade de manuseio clínico, não sendo muito maleável ou muito rígida, permitindo sua modelação para uso em diferentes tipos de defeitos sem a formação de ângulos agudos, os quais poderiam resultar em perfuração do retalho

Tipos de membranas

Membranas não reabsorvíveis

As membranas não reabsorvíveis, por não serem degradadas pelo organismo, devem ser retiradas após completado o período de cura das feridas cirúrgicas. No caso da RTG, recomenda-se que as membranas permanecem em posição por período de 4 a 6 semanas, devendo-se realizar uma segunda abordagem cirúrgica para sua remoção. As membranas não reabsorvíveis podem ser compostas de diferentes tipos de biomateriais, os quais estão descritos na **Tabela 1**.

TABELA 1 Tipos de membranas não reabsorvíveis.

Tipos	Subtipos	Vantagens	Desvantagens
PTFE	PTFE dPTFE ePTFE ePTFE-Ti (com reforço de titânio)	Estabilidade Biocompatibilidade Oclusividade	Necessidade de remoção cirúrgica Exposição precoce da membrana
Titânio	Titânio Liga de titânio	Biocompatibilidade Função de barreira Resistência mecânica Durabilidade	Necessidade de remoção cirúrgica Alto custo Deiscência de tecido mole

Fonte: Adaptada de Sasaki *et al.*, 2021.[32]

Para a regeneração dos tecidos periodontais, o tipo de membrana não reabsorvível mais utilizada é a de PTFE. As membranas de dPTFE são oclusivas, apresentam porosidade menor do que 0,2 µm e se constituem atualmente em alternativa ao ePTFE (PTFE expandido), patenteada pela empresa Gore-Tex (W. L. Gore & Associates, Flagstaff, AZ, EUA), mas retirada do mercado mundial. Foi desenvolvida originalmente em 1993, e utilizada para regeneração óssea e tecidual guiada. Devido à alta densidade e aos poros de tamanho reduzido, não permite infiltração de bactérias, protegendo o enxerto ósseo subjacente. Por esse motivo, não requer fechamento do retalho por primeira intenção e sua remoção não demanda uma segunda abordagem cirúrgica.[27]

Membranas reabsorvíveis

As membranas reabsorvíveis sofrem degradação pelo organismo e foram desenvolvidas para reduzir os efeitos negativos associados ao uso de membranas não reabsorvíveis, ou seja, eliminar a necessidade de segundo ato cirúrgico para remoção da membrana e, consequentemente, reduzir custos e tempo de tratamento. Os principais tipos de membranas reabsorvíveis utilizados para a regeneração dos tecidos periodontais estão descritos na **Tabela 2**.

Destas, as mais utilizadas na prática clínica são constituídas de alfa-hidroxiácidos e colágeno natural. As principais membranas compostas de colágeno natural são derivadas de bovinos e suínos e constituídas de colágeno tipo I ou tipo III, apresentando diferentes características físico-químicas e ligações cruzadas que permitem sua degradação mais lenta. Existem diferentes métodos de adição de reações cruzadas, como irradiação ultravioleta e tratamento químico por glutaraldeído, dentre outros, os quais deixam resíduos que podem ser tóxicos, causando inflamação e interferindo nos processos celulares. Por outro lado, as reações cruzadas das estruturas

TABELA 2 Tipos de membranas reabsorvíveis.

Tipos	Subtipos	Vantagens	Desvantagens
Alfa-hidroxiácidos	Ácido polilático Ácido poliglicólico Ácido poli (ácido l-láctico) Copolímeros	Biocompatibilidade Função de barreira Reprodutibilidade Controle da biodegradação Boas propriedades mecânicas Não necessita de remoção cirúrgica	Baixa resistência mecânica Citotoxicidade por produtos de degradação
Polímeros naturais	Colágeno Chitosan Alginato	Biocompatibilidade Função de barreira Promoção de cura da ferida Não necessita de remoção	Tempos de degradação variáveis Baixa resistência mecânica Agentes de ligação cruzada residuais Possibilidade de transmissão de doenças Possível alergenicidade
Cerâmicas	Sulfato de cálcio Fosfato de cálcio (hidroxiapatita)	Reabsorvíveis Não necessita de remoção Osteocondutividade	Baixa dureza Baixa plasticidade
Polidioxonona	PDO	Biocompatibilidade Baixa resposta inflamatória Reabsorção lenta Estímulo à migração, adesão, proliferação e diferenciação celular	Poucos estudos

PDO, polidioxanona.
Fonte: Adaptada de Sasaki *et al.*, 2021.[32]

melhoram as propriedades mecânicas das membranas, que permanecem viáveis sob os tecidos por mais tempo.[32]

As principais vantagens das membranas de colágeno natural são o estímulo à migração de fibroblastos e sua boa integração com os tecidos do hospedeiro, diminuindo significativamente a ocorrência de exposição da membrana. As principais desvantagens são a imprevisibilidade do tempo de degradação, o que poderia reduzir o volume de tecido neoformado, e a baixa resistência mecânica ao colabamento e é indicado associar o uso das membranas a enxertos ósseos ou substitutos ósseos com propriedades osteocondutoras e de preservação do espaço necessário à regeneração. Além disso, existe a possibilidade de causar reações alergênicas e de esbarrar em questões religiosas de algumas populações.[27,32]

Atualmente, existe disponível no mercado brasileiro uma membrana sintética fabricada de polidioxanona (PDO) (Plenum® Guide, Plenum, Jundiaí, São Paulo, Brasil), apresentando, de acordo com as informações do fabricante, alta elasticidade e hidrofilia, com longo período de reabsorção (3 a 12 meses, dependendo do tipo). Por ser sintética, não tem antígenos de superfície e não causa reações de imunogenicidade no organismo do hospedeiro, pois é metabolizada por hidrólise e gera pouca reação inflamatória. Estudo *in vitro* realizado para investigar a toxicidade sistêmica aguda e subcrônica da membrana de PDO demonstrou que ela produz maior quantidade de tecido ósseo neoformado do que as membranas do grupo controle (colágeno), sem toxicidade sistêmica detectável, favorecendo migração, adesão, espalhamento e proliferação celular.[106]

Princípios gerais da técnica cirúrgica

Os princípios gerais da técnica cirúrgica estão apresentados na **Figura 4** e descritos no **Quadro 3**.

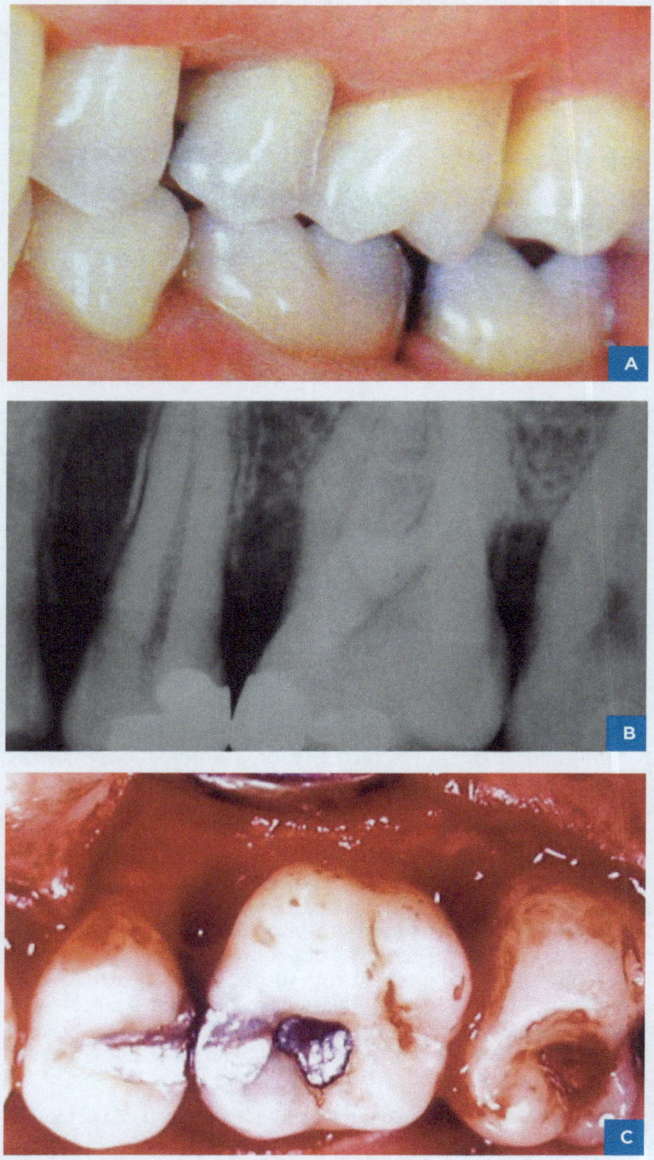

FIGURA 4 Princípios gerais de técnica cirúrgica. As cirurgias periodontais regenerativas devem seguir alguns princípios básicos que se aplicam às diferentes técnicas cirúrgicas regenerativas. Neste caso, foi realizado tratamento regenerativo pela técnica combinada, utilizando-se condicionamento ácido radicular, enxerto de osso liofilizado mineralizado e regeneração tecidual guiada (RTG) para tratamentos de lesões infraósseas na região de molares superiores, envolvendo a entrada da furca distal. (A) Vista inicial do caso, em que nota-se ausência de inflamação gengival clínica e de acúmulo de placa visível em adulto jovem. (B) A imagem radiográfica da área sugere esfumaçamento da crista óssea marginal mesial e distal do dente 26, compatível com a existência de defeito periodontal infraósseo (DIO) com 2 ou 3 paredes remanescentes. Os achados radiográficos confirmam os achados clínicos da existência de bolsas periodontais moderadas nas faces mesial e distal do dente envolvido. O dente apresenta tronco radicular longo, boa faixa de gengiva ceratinizada; o paciente é sistemicamente saudável e não fumante. Em decorrência da natureza da doença periodontal apresentada pelo paciente (periodontite agressiva) e as evidências científicas que sugeriam maior potencial regenerativo com a técnica combinada, optou-se pelo tratamento por meio de enxerto alógeno mineralizado (FDBA) associado à membrana não reabsorvível da Gore-Tex®. (C) Um dos principais pré-requisitos para o sucesso do tratamento regenerativo é a proteção do enxerto e membrana pelos tecidos moles. Assim, a incisão deve ser intrassulcular, preservando o máximo volume de tecido mole interproximal. Nesse contexto, a presença de ameias interproximais mais amplas favorece a preservação tecidual e, consequentemente, a regeneração tecidual. A incisão envolve os dentes adjacentes à mesial e distal, sem a confecção de incisões verticais relaxantes, para promover adequado relaxamento do retalho sem produção de cicatriz pós-operatória. Em seguida, realiza-se descolamento de retalho total, permitindo acesso aos defeitos ósseos. Observe, na vista oclusal apresentada, a presença de DIO de 2 a 3 paredes remanescentes nas faces proximais mesial e distal do 26. Realiza-se então o debridamento do tecido de granulação existente nos DIO, seguido de descontaminação mecânica da superfície radicular. Observe que o retalho é descolado aproximadamente 3 mm além da margem do defeito ósseo, permitindo o acesso adequado ao tratamento e ao posicionamento da membrana.

(Continua)

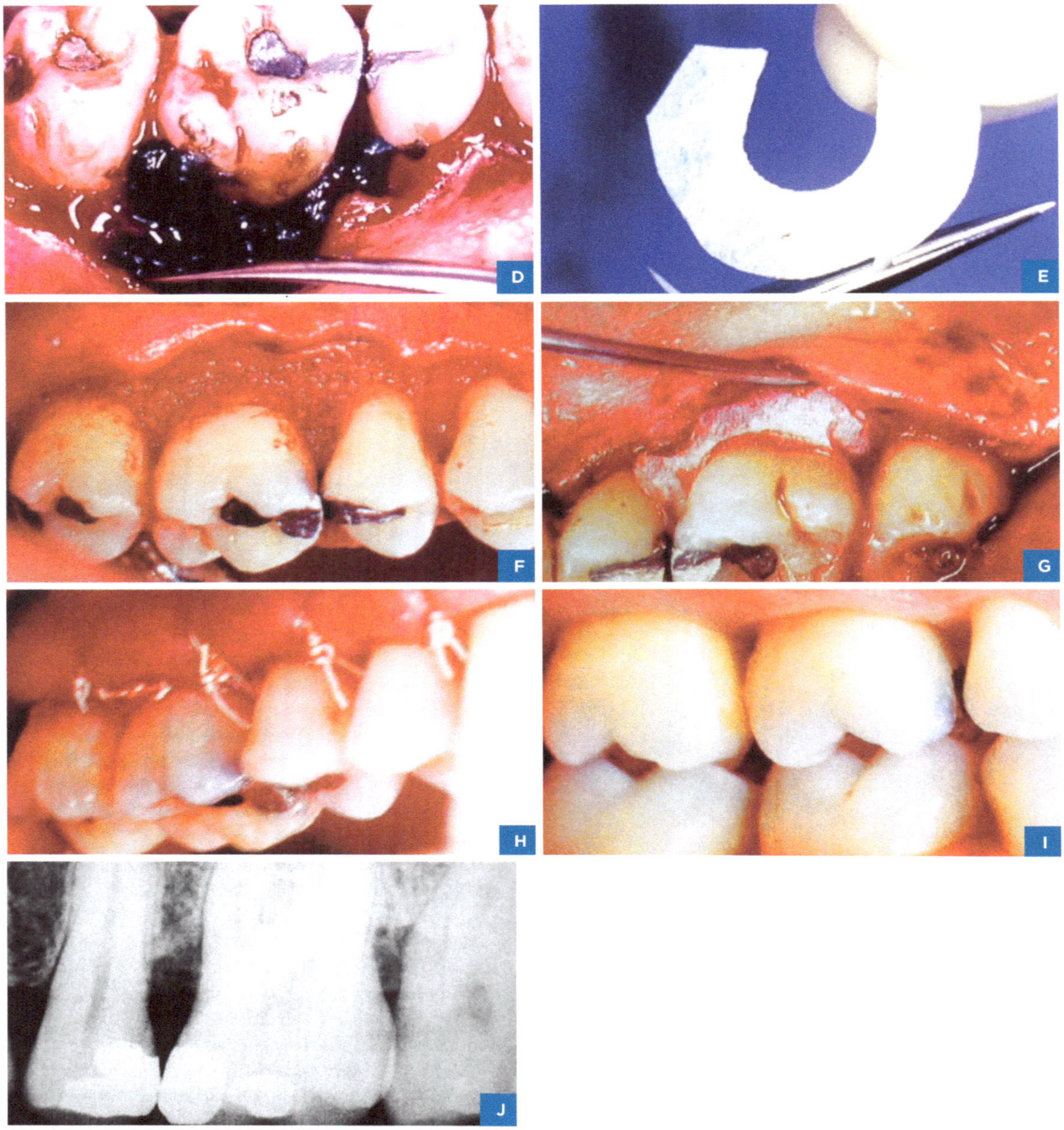

FIGURA 4 (*Continuação*) (D) Realiza-se a descontaminação e desmineralização da superfície radicular, com a utilização neste caso clínico da associação entre ácido cítrico 10%, pH 1 e tetraciclina 50%. O agente químico foi aplicado passivamente sobre a superfície radicular por 3 minutos, seguido de lavagem abundante com soro fisiológico. Quando a base do defeito é corticalizada, após esse procedimento, realiza-se a perfuração da cortical óssea com as pontas das curetas de Goldman-Fox ou com brocas diamantadas esféricas tamanho ½, permitindo a nutrição do material enxertado e o aporte de células existentes no osso alveolar. (E) A membrana é recortada de modo que ultrapasse as margens dos defeitos em 2 mm aproximadamente. Esse recorte é feito de acordo com o formato e as dimensões do defeito a ser tratado. (F) O enxerto alógeno é hidratado com soro fisiológico e posicionado nos defeitos ósseos com preenchimento do componente infraósseo, reconstruindo-se a arquitetura óssea alterada pela periodontite ("*overfilling*"). A acomodação do enxerto é conseguida por meio de compactação suave deste no defeito com auxílio de gaze embebida em soro fisiológico. Em defeitos de não contenção (onde não há paredes remanescentes suficientes para garantir a preservação do espaço necessário à regeneração), o enxerto ósseo tem a função de criação de espaço, além de atividade osteoindutora/osteocondutora, impedindo o colabamento da membrana no interior dos defeitos. (G) A membrana é posicionada sobre a área do enxerto e, neste caso, como a membrana permitia sutura, ela foi posicionada na altura da junção cemento-esmalte (JCE) e estabilizada por meio de sutura suspensória. (H) Fechamento do retalho por primeira intenção com fio reabsorvível por meio da técnica em colchoeiro vertical. (I) Vista clínica da área 9 meses após a cirurgia, onde notam-se as características clínicas compatíveis com estado de saúde periodontal. (J) Radiograficamente, observa-se a formação de novo osso coronalmente à base do defeito preexistente, ainda sem ter atingido densidade mineral igual ao osso basal, ressaltando-se que são necessários aproximadamente 2 anos para incorporação, substituição e maturação do enxerto.

Fonte: Cirurgia realizada pelas Profas. Dras. Sylvia Maria Correa Todescan e Adriana Campos Passanezi Sant'Ana. Acervo de casos da disciplina de Periodontia da Faculdade de Odontologia de Bauru da Universidade de São Paulo (FOB-USP). Reprodução autorizada pela Editora Artes Médicas.

QUADRO 3 Princípios gerais das cirurgias periodontais regenerativas.

- Incisão intrassulcular, preservando o maior volume possível de gengiva interproximal, considerando-se que é necessário o fechamento do retalho por primeira intenção. A incisão deve envolver o sítio a ser tratado e mais um ou dois dentes à mesial e distal do defeito, permitindo o descolamento do retalho sem a realização de incisões relaxantes verticais para não deixar cicatriz. Estas podem ser realizadas quando as incisões intrassulculares não forem suficientes para promover adequado relaxamento dos retalhos
- Descolamento de retalho total, permitindo acesso adequado à instrumentação dos defeitos ósseos. O retalho deve ser descolado de forma a ultrapassar as margens dos defeitos em aproximadamente 2 a 3 mm ou ultrapassando ligeiramente a junção mucogengival, permitindo o relaxamento adequado do retalho
- Debridamento do tecido de granulação presente nos defeitos com curetas Goldman Fox nº 2, 3 ou 4
- Descontaminação da superfície radicular por meio de raspagem e alisamento radicular com ultrassom e/ou curetas manuais. Pode-se utilizar instrumentos rotatórios, como brocas multilaminadas, para promover maior lisura de superfície em áreas de acesso mais difícil. O tratamento mecânico das superfícies radiculares deve ser complementado por descontaminação química da superfície, utilizando agentes condicionadores. Os tipos de agentes químicos, a forma e o tempo de tratamento serão discutidos a seguir
- Recorte e posicionamento da membrana sobre o defeito ósseo a ser tratado, podendo-se associar ou não o tratamento com enxertos ósseos ou substitutos ósseos particulados. A membrana deve ser recortada de tal forma que suas margens ultrapassem em aproximadamente 2 mm as bordas do defeito ósseo. Todos os cantos vivos das membranas deverão ser arredondados, evitando a perfuração do retalho. Idealmente, a membrana deve ser estabilizada por meio de suturas ou parafusos de fixação. Quanto mais coronal for posicionada a membrana, maior é o espaço criado no compartimento sob a membrana para a regeneração dos tecidos[14]
- Sutura com fechamento dos retalhos por primeira intenção, podendo-se utilizar fios reabsorvíveis ou não, como Vycril 4-0 ou 5-0 (Johnson & Johnson) e mononylon 4-0 ou 5-0, recomendando-se sutura em colcheiro vertical ou sutura suspensória. A sutura não deve ser removida antes de 10 dias de pós-operatório

Complicações

As principais complicações associadas à técnica de RTG são: exposição precoce da membrana, deiscência de sutura ou de tecido mole, edema, sintomatologia dolorosa e, em ocasiões mais raras, supuração. As membranas não podem ficar expostas à cavidade bucal e, quando isso acontece, recomenda-se a sua remoção, o que pode estar associado com menor ganho de inserção, maturação do osso neoformado, formação de novo osso e maior recessão. Por outro lado, a remoção tardia da membrana (> 8 semanas) está associada com maior risco de supuração e maior imbricamento das fibras de tecido conjuntivo, o que dificulta sua remoção.

Enxertos ósseos e substitutos ósseos

Indicações

As indicações dos enxertos ósseos estão incluídas, mas não limitadas, ao tratamento de DIO, restabelecimento de estabilidade funcional de dentes estratégicos ou para melhora de dentes com prognóstico desfavorável no início do tratamento, em áreas estéticas nas quais o tratamento ressectivo ou conservador poderia resultar em prejuízo estético, para o tratamento de lesões de furca, especialmente de classe II e em áreas anatômicas que não podem ser tratadas por outras técnicas.[34]

Tipos de enxertos ósseos e substitutos ósseos

Os materiais para enxerto ósseo podem ser classificados quanto à origem em:

- **Autógenos:** retirados de sítio doador do próprio hospedeiro.
- **Alógenos ou heterólogos:** retirados de doador de mesma espécie do que o receptor.
- **Xenógenos:** retirados de doador de espécie diferente do receptor, dentro do reino animal.
- **Aloplástico:** retirados do reino vegetal, metais ou materiais sintéticos.

Os enxertos autógenos são considerados vitais, enquanto os demais biomateriais são considerados não vitais. Estão disponíveis na forma particulada ou em bloco e podem apresentar, dependendo do tipo, propriedades osteogênicas (capacidade de formação de novo osso a partir de células existentes no material enxertado), osteoindutoras (capacidade de estimular a formação de novo osso induzindo a diferenciação celular por meio de fatores de crescimento e diferenciação presentes na matriz orgânica do material enxertado) ou osteocondutoras (capacidade de orientar a formação de novo osso por células existentes no local da ferida cirúrgica).[34]

Processo de cura da ferida

A primeira fase da cura das feridas é a revascularização, que se inicia dentro de alguns dias após a cirurgia. Em seguida, ocorre incorporação das partículas de osso enxertado por novo osso formado a partir das células precursoras remanescentes no material do enxerto ou recrutadas para a área. Alguns materiais possuem proteínas indutoras que estimulam a formação de novo osso (osteoindutores) ou agindo como arcabouço de orienta a migração celular (osteocondutores). Conforme o enxerto é incorporado, ele é gradualmente reabsorvido e substituído por novo osso para, em fase posterior, apresentar remodelação, formando novos osso, cemento e ligamento periodontal. O padrão de cicatrização dos enxertos autógenos é a formação de novo osso aos 7 dias, novo cemento aos 21 dias e novo ligamento periodontal após 3 meses. Depois de 8 meses, o enxerto deve estar completamente incorporado ao hospedeiro com fibras de ligamento periodontal inseridas no osso e cemento neoformados. A maturação dos tecidos é esperada ocorrer em 2 anos.[34]

Vantagens dos enxertos ósseos

As vantagens dos enxertos ósseos incluem:[34]

- Regeneração dos tecidos periodontais perdidos com o processo de doença.

- Reversão do processo de progressão da doença no sítio tratado.
- Aumento do suporte ósseo, melhorando a função e estética dos dentes tratados.

Desvantagens dos enxertos ósseos

As desvantagens dos enxertos ósseos incluem:[34]

- Aumento do tempo de cirurgia em comparação às técnicas conservadoras, já que requerem o preparo do leito receptor e, no caso dos enxertos autógenos, também do leito doador.
- No caso de enxertos autógenos, duas áreas cirúrgicas podem estar presentes (com exceção da remoção do enxerto próximo ao leito receptor), aumentando o tempo operatório e a morbidade pós-operatória.
- Disponibilidade e custo dos biomateriais: os enxertos autógenos, de forma geral, apresentam quantidade disponível limitada. Por outro lado, enxertos alógenos e substitutos ósseos apresentam ilimitada disponibilidade, porém esbarram no custo e na disponibilidade comercial dos materiais. No Brasil, enxertos alógenos não podem ser comercializados, e são obtidos apenas por usuários cadastrados em bancos de ossos oficialmente reconhecidos pelo governo.
- Longo tempo de tratamento: o processo de substituição, incorporação, remodelamento e maturação do enxerto pode levar até 2 anos, dependendo do material utilizado, para que os resultados sejam atingidos.
- Previsibilidade indeterminada dos resultados do tratamento: a previsibilidade de sucesso do tratamento depende de uma série de fatores relacionados ao tipo dos defeitos, ao paciente e ao procedimento cirúrgico realizado.

Enxertos autógenos

Os enxertos autógenos são considerados o padrão-ouro para a regeneração dos tecidos periodontais em função dos resultados favoráveis obtidos em estudos histológicos realizados em animais e seres humanos. Os enxertos autógenos contêm células viáveis que, uma vez transplantadas, têm a capacidade de formar novo osso. No entanto, na maioria dos casos, ocorre perda de vitalidade das células transplantadas e o enxerto passa a apresentar propriedades osteoindutoras e osteocondutoras apenas.

Fontes de enxertos autógenos

As fontes de enxertos ósseos autógenos podem ser intra ou extraorais, conforme apresentado no **Quadro 4**.

QUADRO 4 Fontes de enxertos ósseos autógenos.

Extraorais	Intraorais
Crista do ilíaco Tíbia Calota craniana	Tuberosidade maxilar Áreas de osteotomia Rebordos desdentados Linha oblíqua externa Mento Alvéolos em cicatrização

Fonte: Ellegard & Löe, 1971;[35] Dragoo & Sullivan, 1973;[36] Hiatt, Schallhorn 1973;[37] Froum *et al.*, 1983;[38] Passanezi *et al.*, 1989.[39]

Técnicas cirúrgicas de enxertos autógenos

Técnica dos fragmentos ósseos corticais

Proposta por Nabers e O'Leary,[40] essa técnica preconiza que os fragmentos ósseos removidos com cinzéis durante as cirurgias de osteotomia e osteoplastia sejam utilizados para preenchimento dos componentes infraósseos dos defeitos e para ganho de osso em altura. A principal desvantagem dessa técnica é a possibilidade de sequestro ósseo, já que os fragmentos removidos podem ser grandes **(Figuras 5 e 6)**.

Técnica do coágulo ósseo

Proposta por Robinson,[41] esta técnica preconiza a obtenção do enxerto com auxílio de brocas de alta ou baixa rotação, permitindo a coleta de enxerto ósseo de partículas bastante pequenas, pulverizadas, as quais, quando misturadas ao coágulo sanguíneo, formam um coágulo ósseo. As desvantagens da técnica são controlar a quantidade e qualidade dos fragmentos coletados, impossibilidade de aspiração cirúrgica durante a coleta e contaminação do enxerto por saliva **(Figura 7)**.

Técnica da mistura óssea

Esta técnica foi proposta para sobrepujar as desvantagens do coágulo ósseo, utilizando uma mistura de osso cortical e medular obtidos com brocas trefinas ou alveolótomos, as quais são posicionadas em cápsulas de amálgama e trituradas por 10 a 30 segundos, produzindo uma massa óssea a ser enxertada.[34]

Técnica do enxerto ósseo em neoformação

Essa técnica foi proposta em 1989 por Passanezi *et al.*[39] e preconiza que o tecido presente em alvéolos de cicatrização após 21 a 25 dias de sua confecção seja transplantado para defeitos periodontais infraósseos ou de furca, de modo a promover a regeneração dos tecidos periodontais, conforme demonstrado em estudo realizado em modelos animais **(Figura 8)** e em seres humanos.

O tecido presente nos alvéolos de extração pode ser utilizado para a regeneração dos tecidos periodontais por estes conterem grande número de células osteogênicas com alta taxa de proliferação e potencial osteogênico nos estágios iniciais da cicatrização.[42-45] Esse tecido pode se originar de ligamento periodontal residual, periósteo, osso medular ou pericitos associados aos vasos sanguíneos.[46] A capacidade de proliferação e diferenciação celular do tecido de granulação óssea, bem como suas características histoquímicas e morfológicas foram demonstradas em diferentes estudos *in vivo* e *in* vitro.[42,46-52]

Foi proposto recentemente que o tecido existente em alvéolos em cicatrização precoce de modelos animais é uma fonte de células mesenquimais indiferenciadas ou osteoprogenitoras, que apresentam capacidade de diferenciação em condrócitos, adipócitos e osteócitos.[49,50] As células presentes

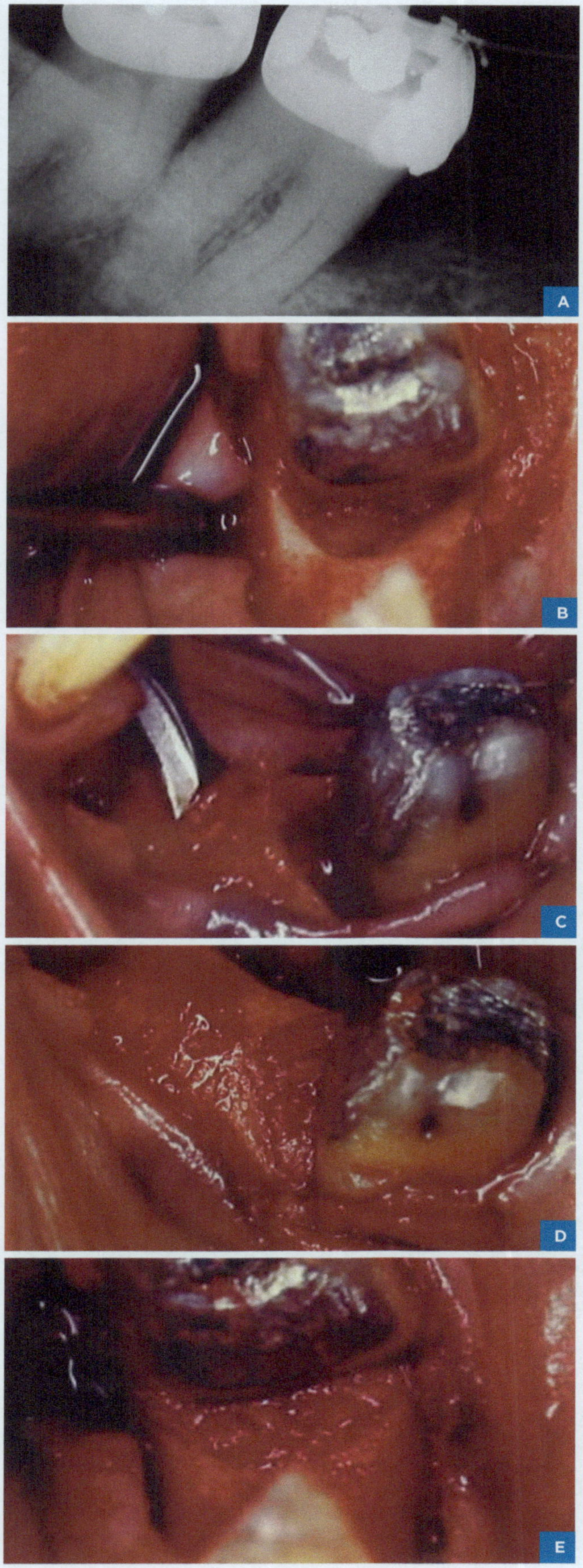

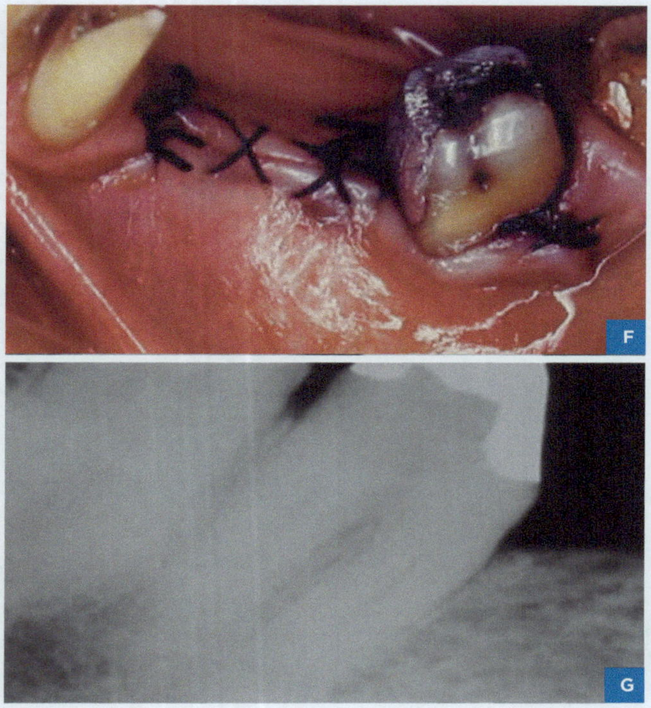

FIGURA 5 Técnica dos fragmentos ósseos corticais obtidos do rebordo desdentado. (A) Imagem radiográfica inicial do caso demonstrando defeito periodontal infraósseo (DIO) na proximal do dente 47 após verticalização dos molares para confecção de prótese fixa metalocarâmica. (B) Após antissepsia e anestesia da área pela técnica de bloqueio do alveolar inferior, é realizada incisão intrassulcular no 47 (imagem no espelho) e horizontal sobre o rebordo desdentado adjacente, permitindo-se o descolamento de retalho total, expondo o DIO de três paredes remanescentes, profundo e amplo. É realizado debridamento do tecido de granulação, seguido de instrumentação mecânica da superfície radicular. A instrumentação mecânica é complementada pela desmineralização e descontaminação química das superfícies radiculares com agentes químicos, seguidas de lavagem vigorosa com soro fisiológico. (C) Após o preparo do leito receptor, o rebordo desdentado adjacente ao DIO é utilizado como fonte intraoral de enxerto ósseo, obtido com auxílio de cinzel de Oschenbein. Os fragmentos ósseos removidos por meio da osteotomia são posicionados imediatamente no DIO, visando a preservação máxima possível da vitalidade celular do enxerto autógeno. (D) O enxerto é compactado no defeito com auxílio de gaze embebida em soro fisiológico. Observe que o enxerto preencheu completamente o DIO, promovendo harmonização da arquitetura óssea. (E) Vista frontal do DIO preenchido pelo enxerto de partículas corticais removidas por meio de osteotomia. (F) O retalho deve ser suturado por primeira intenção, obtendo-se a proteção do enxerto pelo tecido mole. Nesse caso, foi realizado apenas o enxerto ósseo, sem a interposição de barreira de membrana, por tratar-se de enxerto autógeno, padrão-ouro na regeneração dos tecidos periodontais e pela existência de três paredes remanescentes no defeito, favorável à regeneração tecidual. (G) Imagem radiográfica da área após 1 ano, demonstrando a reconstrução dos tecidos perdidos com o processo destrutivo de doença.

Fonte: Acervo pessoal dos autores. Caso clínico tratado pelo Prof. Dr. Euloir Passanezi.

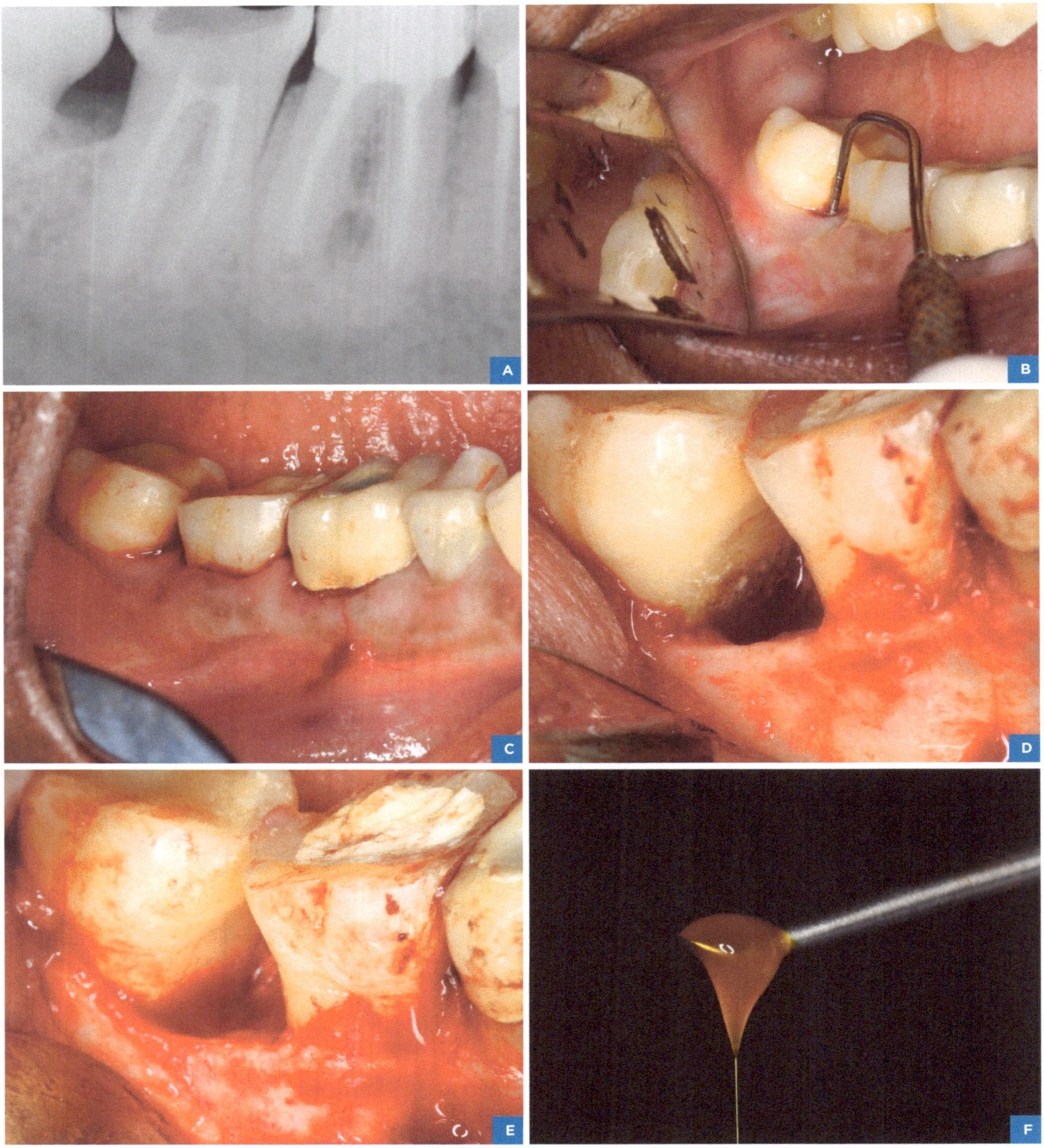

FIGURA 6 Técnica dos fragmentos ósseos corticais obtidos de área de osteotomia. (A) Imagem radiográfica inicial do caso, sugerindo a existência de defeito periodontal infraósseo (DIO) entre o dente 47 e o 48. (B) Exame de profundidade de sondagem da área, mostrando presença de bolsa de 6 mm de profundidade, com sangramento à sondagem. (C) Incisão intrassulcular envolvendo os dentes 48, 47 e 46. (D) Descolamento de retalho total, evidenciando remanescente de cálculo na superfície radicular e presença de DIO combinado de 2 e 3 paredes. (E) Após a remoção do tecido de granulação, realiza-se a instrumentação mecânica da superfície radicular com curetas manuais, removendo-se o remanescente de placa e cálculo e obtendo-se superfície lisa e dura. (F) Solução em gel de ácido cítrico associado à tetraciclina.

(Continua)

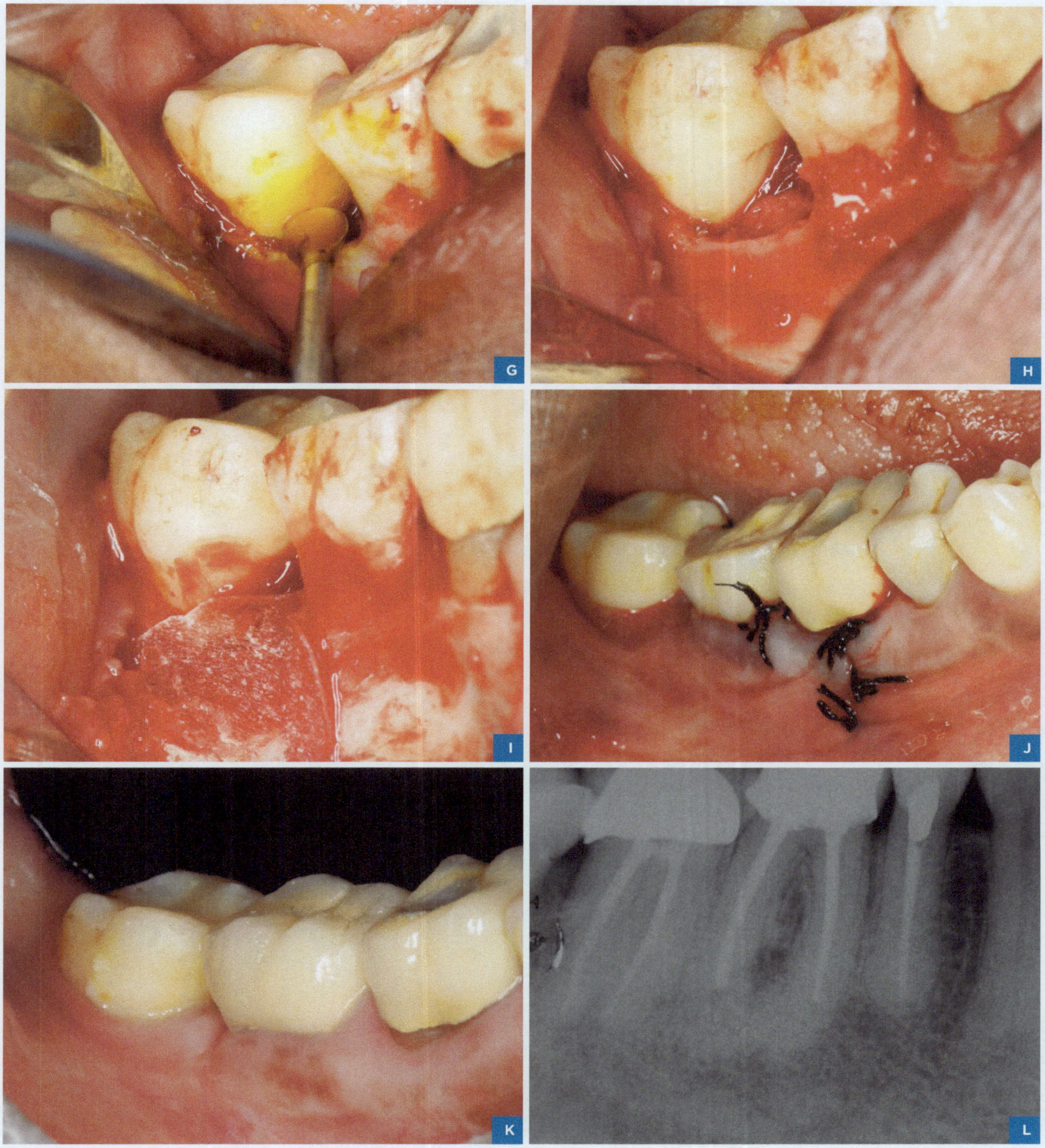

FIGURA 6 (*Continuação*) (G) Condicionamento ácido radicular para descontaminação e desmineralização superficial. (H) Posicionamento de enxerto ósseo autógeno obtido a partir de osteotomia da área no interior do defeito. (I) Posicionamento de membrana de colágeno bovino protegendo o enxerto e o defeito ósseo. (J) Sutura do retalho por primeira intenção. (K) Imagem clínica da área após 6 meses. (L) Imagem radiográfica da área aos 6 meses de pós-operatório.

Fonte: Acervo pessoal dos autores. Caso tratado na clínica de graduação em Odontologia da Faculdade de Odontologia de Bauru da Universidade de São Paulo (FOB-USP). Acervo da disciplina de Periodontia, Departamento de Prótese e Periodontia.

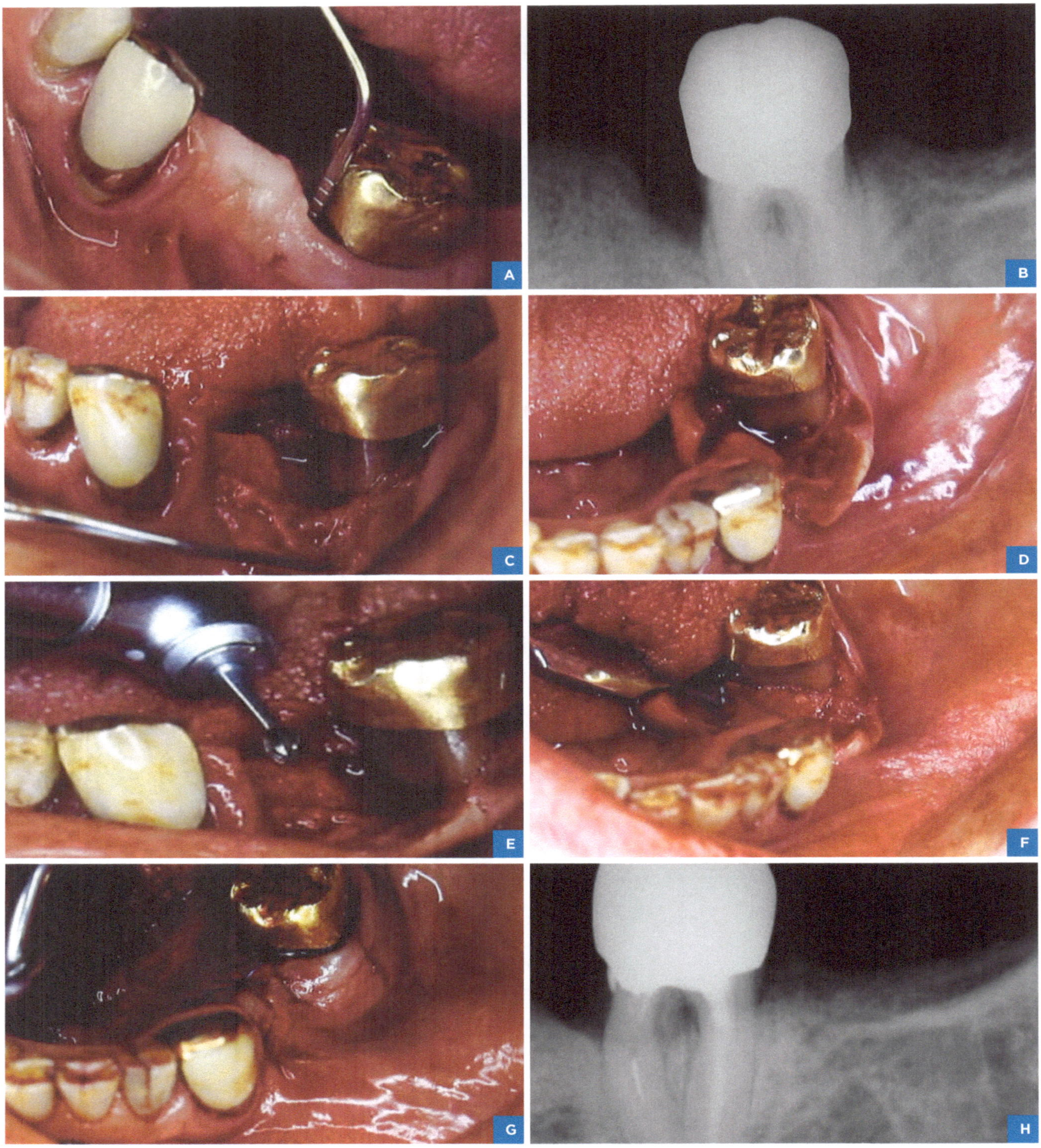

FIGURA 7 Técnica do coágulo ósseo. (A) Vista inicial do caso, observando-se bolsa de aproximadamente 8 mm de profundidade e de grande amplitude. (B) Imagem radiográfica periapical inicial, sugerindo defeito periodontal infraósseo (DIO) amplo e profundo. (C) Após incisão e descolamento de retalho total, a área do defeito ósseo é exposta, podendo-se observar as dimensões do enxerto em amplitude e profundidade. (D) Vista oclusal da área do DIO. (E) Na técnica do coágulo ósseo, uma broca para osso em baixa rotação é utilizada para obtenção do enxerto. (F) As partículas pulverizadas obtidas são misturadas ao coágulo sanguíneo presente no interior do DIO, formando um "coágulo ósseo". (G) Fechamento do retalho por primeira intenção. (H) Vista radiográfica da área após 1 ano de acompanhamento.

(Continua)

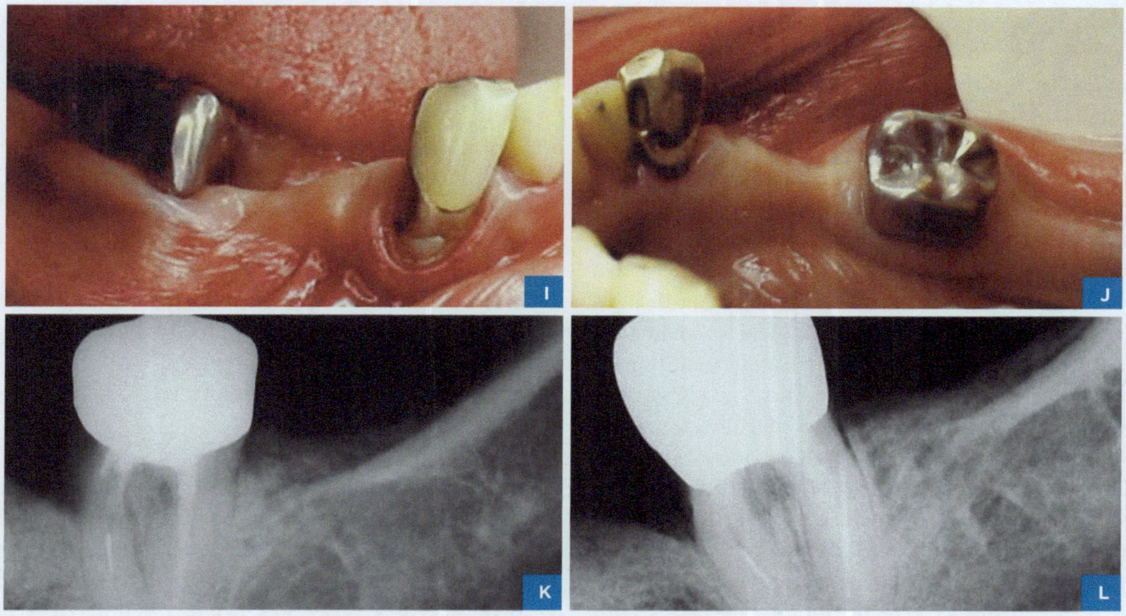

FIGURA 7 (*Continuação*) (I, J) Vistas vestibular e lingual da área após 1 ano de acompanhamento. (K) Imagem radiográfica da área após 5 anos. (L) Imagem radiográfica da área após 15 anos de acompanhamento.

Fonte: Reprodução autorizada pela Editora Napoleão.

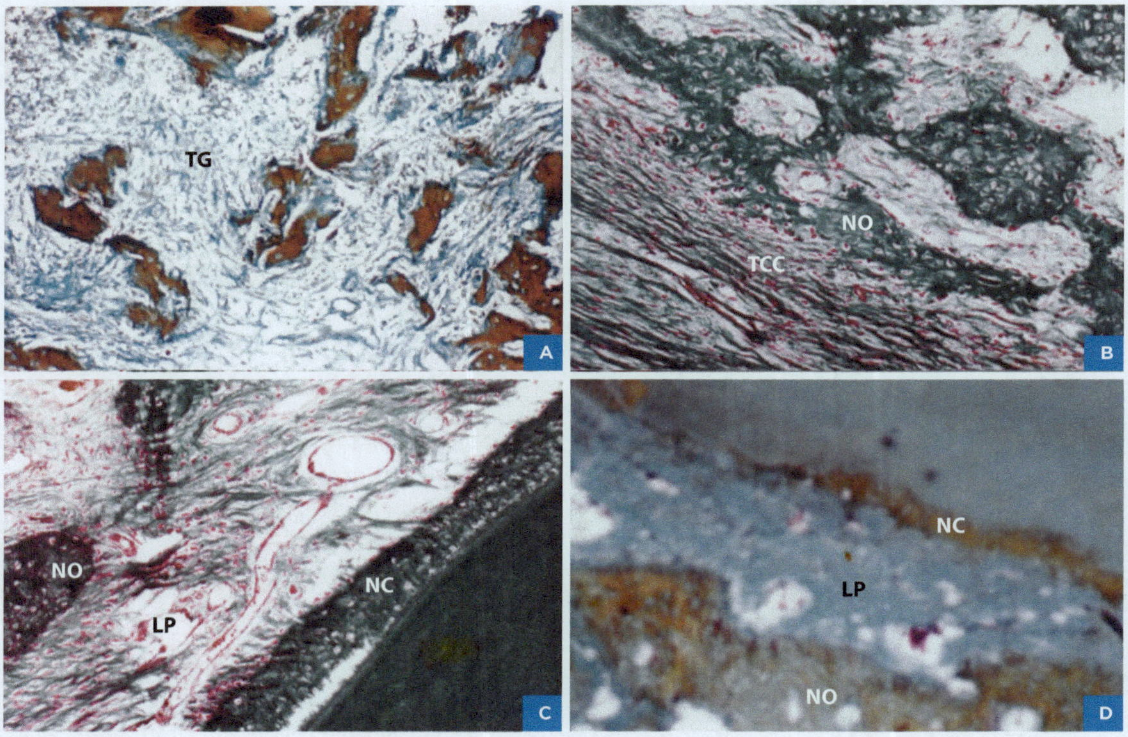

FIGURA 8 Enxerto ósseo em neoformação (técnica da granulação óssea): características histológicas do tratamento de lesões de furca experimentalmente criadas em cães. (A) Imagem da área da bifurcação preenchida por tecido de granulação existente nos alvéolos cirúrgicos criados 25 dias antes, observados aos 3 dias após o enxerto. (B) 36 dias após o enxerto, observa-se formação de novo osso (NO) e tecido conjuntivo cicatricial (TCC). (C) 36 dias depois do enxerto, observa-se formação de novo cemento (NC) e osso alveolar (NO) e vascularização intensa de novo ligamento periodontal (LP). (D) 72 dias depois do enxerto, observa-se formação de novo osso (NO), cemento (NC) e ligamento periodontal (LP) funcionalmente orientado.

Fonte: Acervo pessoal dos autores.

nesse tecido apresentam marcação positiva para CD44, CD90 e CD271, que são marcadores de células mesenquimais indiferenciadas, e negativa para CD34, CD45 e CD14, indicando que não são de origem hematopoiética (Figura 9).

Células de tecido de granulação humano, obtidas pela técnica do enxerto ósseo em neoformação e cultivadas *in vitro*, mostraram capacidade de adesão ao plástico e assumiram morfologia agulhada em passagens mais iniciais, passando a ser cuboidal conforme foi aumentando o número de passagens, sugerindo diferenciação osteogênica. Foram identificadas atividades de mineralização e de fosfatase alcalina, marcação negativa para CD34 e CD45 e positiva para colágeno tipo I. Este estudo foi o primeiro a expandir e caracterizar *in vitro* o tecido de granulação óssea presente em alvéolos cirurgicamente criados no rebordo desdentado, decorridos 21 dias da cirurgia, demonstrando que os alvéolos em cicatrização são uma possível fonte de células progenitoras.[52]

O enxerto ósseo em neoformação pode ser utilizado para o tratamento de defeitos infraósseos e lesões de furca[39] (**Figura 18** do **Capítulo 12**), recobrimento de raízes com recessão gengival profundas e amplas,[53,54] no levantamento de seio maxilar associado a osso bovino inorgânico[55] e para a instalação de implantes.[56] A técnica está apresentada nas **Figuras 10** e **11**.

Tem como vantagem principal ser uma fonte de células mesenquimais indiferenciadas, capazes de se proliferar, diferenciar e promover a formação de novos tecidos quando estimuladas. Por ser um biomaterial rico em células osteoprogenitoras e vitais, apresenta propriedades osteogênicas, osteoindutoras e osteocondutoras. Portanto, não requer a colocação de barreira de membrana, considerando-se que os fatores de crescimento presentes no tecido, incluindo o TGF-b1,[48] inibem a proliferação apical das células epiteliais.

As principais desvantagens da técnica são:

- Maior morbidade, em função da existência de dois leitos cirúrgicos.
- Necessidade de realização de duas cirurgias: uma para criação do alvéolo e a outra para o tratamento dos defeitos periodontais.
- Necessidade da existência de rebordo desdentado que permita a criação do alvéolo cirúrgico ou de dentes programados para serem extraídos.
- Quantidade limitada de material.

Enxertos alógenos

Os enxertos alógenos têm como principais vantagens a quantidade ilimitada de material disponível para realização do enxerto, menor tempo operatório em função da necessidade de preparo apenas do leito receptor e menor morbidade pós-operatória associada à presença de um único leito cirúrgico.

Existem basicamente dois tipos de enxertos alógenos: desmineralizados (DFDBA) e mineralizados (FDBA). Os enxertos desmineralizados foram propostos na literatura experimentalmente por Urist *et al.*[57,58] em uma série de artigos, os quais demonstraram que a desmineralização e a remoção da matriz inorgânica do osso levam à exposição de proteínas morfogenéticas ósseas (BMPs) existentes na matriz orgânica, capazes de induzir a formação de tecido ósseo quando implantada em músculo ou conjuntivo de modelos animais.

São obtidos de cadáveres humanos, até aproximadamente 12 horas após o óbito e incluem os seguintes passos de processamento: após a coleta de ossos longos, o tecido é fragmentado

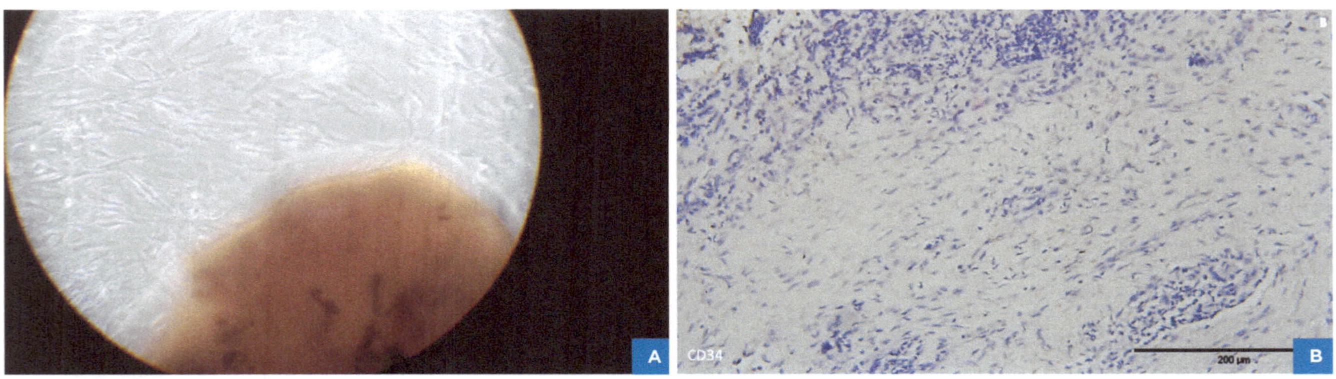

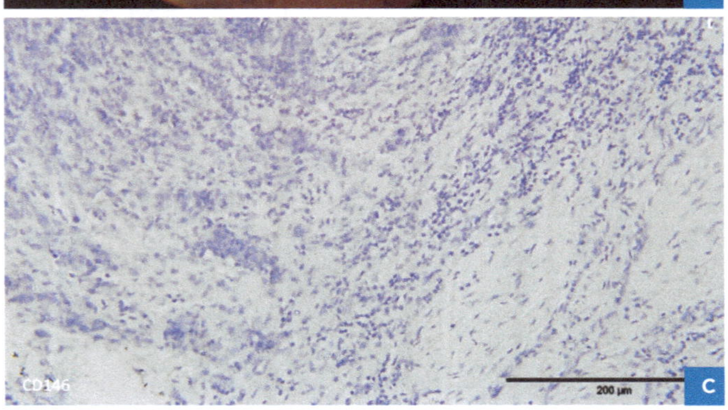

FIGURA 9 Características *in vitro* das células obtidas de alvéolos cirurgicamente criados em cicatrização. (A) Imagem em microscopia invertida das células da granulação óssea cultivadas a partir de explantes, observando-se morfologia alongada. (B) Marcação CD34- (marcador de células-tronco de origem hematopoiética) [aumento 20×]. (C) Marcação CD146-. Algumas amostras demonstraram a presença de células-tronco associadas a vasos sanguíneos, o que não foi observado nessa amostra [aumento 20×].

Fonte: Acervo pessoal dos autores.

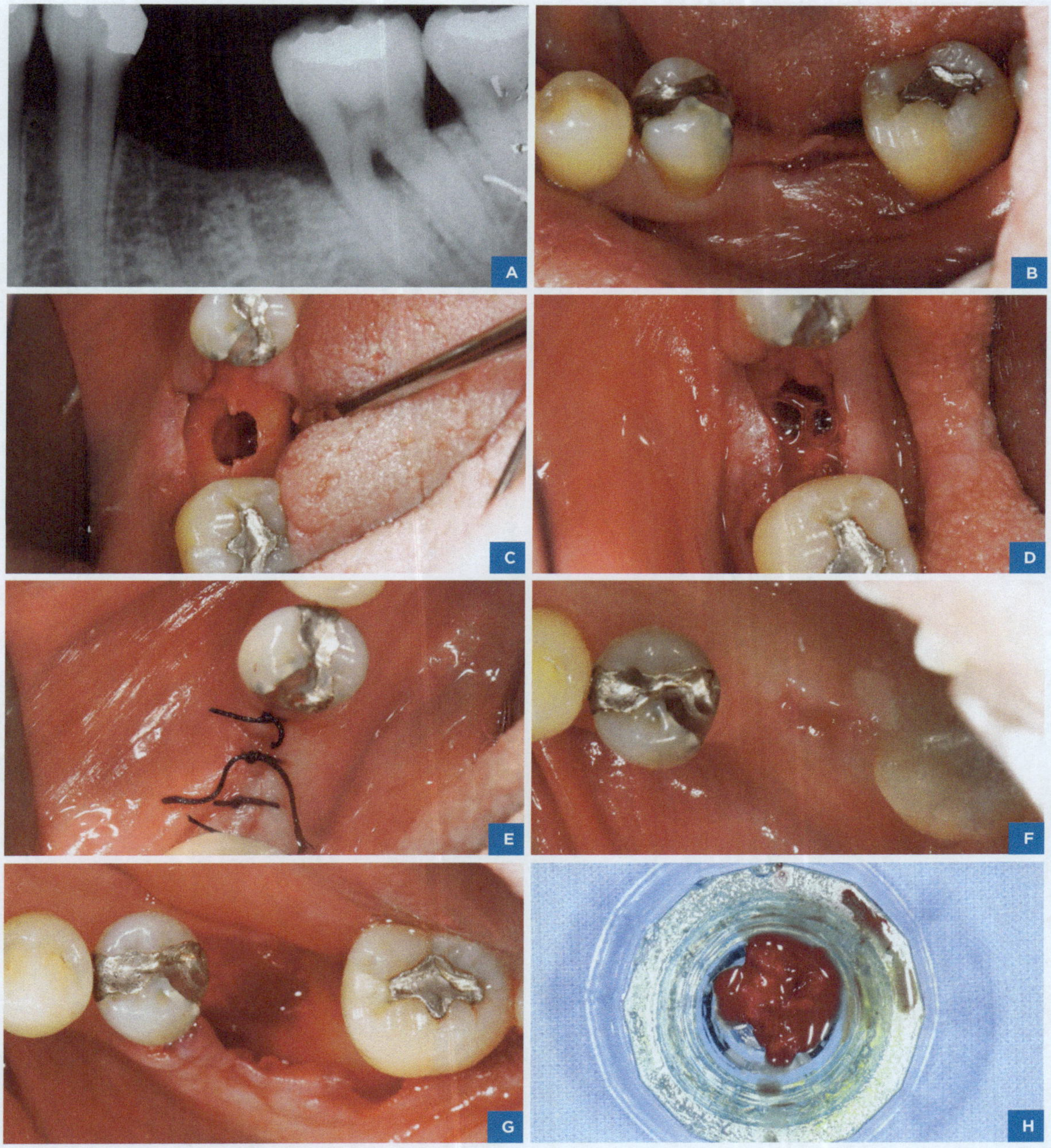

FIGURA 10 Descrição da técnica de enxerto de granulação óssea obtido a partir de alvéolos criados cirurgicamente. (A) Imagem radiográfica inicial do caso, em que se pode notar o alvéolo de extração ainda não reparado na região do dente 36 e a existência de defeito periodontal infraósseo (DIO) na face proximal mesial e lesão de furca no 37, tendo-se optado pela realização de enxerto autógeno via técnica da granulação óssea. Uma vez estabelecido o plano de tratamento, a cirurgia de criação do alvéolo é realizada. (B) Para tanto, na região do leito doador, realiza-se uma incisão horizontal sobre o rebordo, ligeiramente deslocada para lingual, e promove-se descolamento de retalho total, permitindo acesso ao rebordo ósseo adjacente. (C) Com brocas diamantadas esféricas ou tronco-cônicas, é realizada a perfuração do rebordo com brocas para osso, sob irrigação constante. Estruturas anatômicas nobres deverão ser respeitadas, como canal alveolar inferior e seio maxilar. O defeito deve ser mais profundo do que largo, permitindo a obtenção da maior quantidade possível do material do enxerto. Esse procedimento deve ser realizado de 21 a 25 dias antes do tratamento regenerativo. (D) O alvéolo criado foi protegido por membrana de colágeno bovino e (E) por fechamento do retalho por primeira intenção. (F) Vista oclusal da área 21 dias depois. (G) Após anestesia local da área, é realizado o preparo do leito receptor. Especificamente neste caso clínico, as áreas doadora e receptora eram adjacentes e, portanto, a incisão inicial e o descolamento do retalho permitiram acesso visual ao leito doador e receptor simultaneamente, proporcionando acesso visual ao leito doador e aos defeitos ósseos a serem tratados. O preparo do leito receptor inicia-se pela instrumentação mecânica e descontaminação química da superfície radicular e, uma vez finalizadas, realiza-se a obtenção do enxerto do interior do alvéolo com auxílio de cureta de Lucas. Recomenda-se a remoção do enxerto e sua acomodação imediata no leito receptor, evitando-se ao máximo a necrose celular. (H) Característica clínica do enxerto em neoformação posicionado em pote Dappen para ilustração didática do caso.

(Continua)

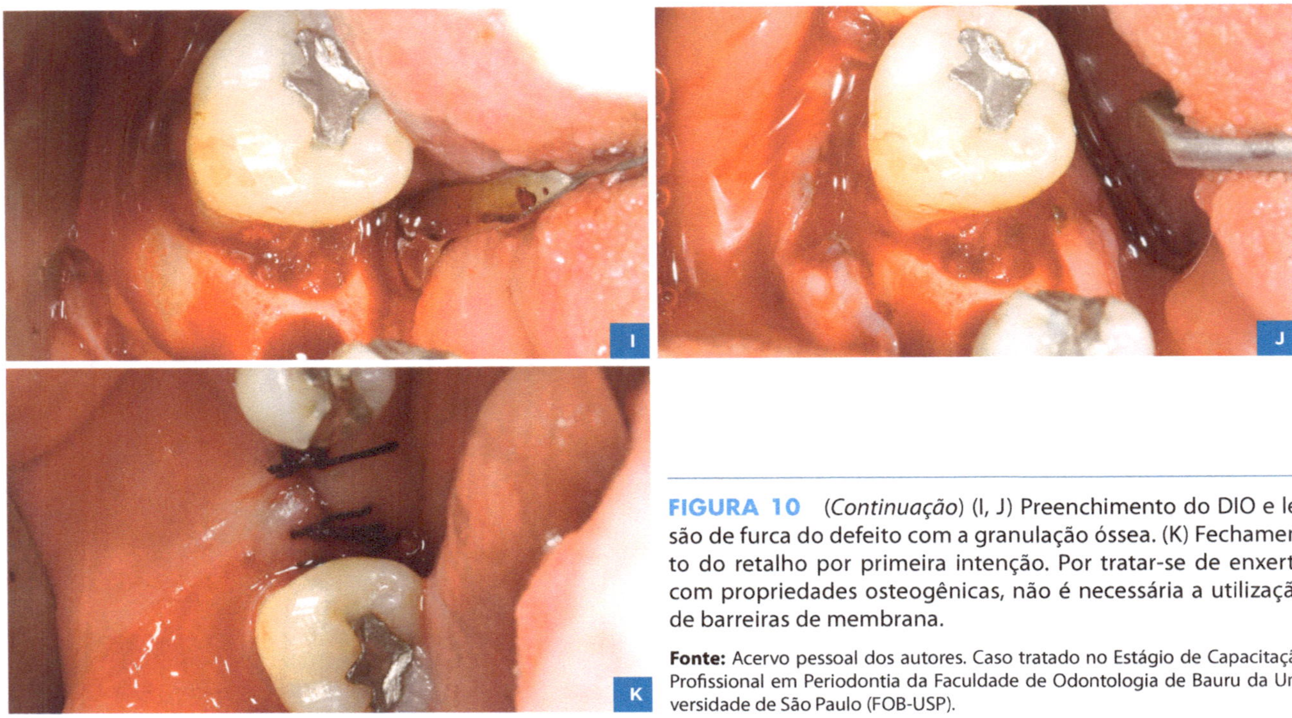

FIGURA 10 (*Continuação*) (I, J) Preenchimento do DIO e lesão de furca do defeito com a granulação óssea. (K) Fechamento do retalho por primeira intenção. Por tratar-se de enxerto com propriedades osteogênicas, não é necessária a utilização de barreiras de membrana.

Fonte: Acervo pessoal dos autores. Caso tratado no Estágio de Capacitação Profissional em Periodontia da Faculdade de Odontologia de Bauru da Universidade de São Paulo (FOB-USP).

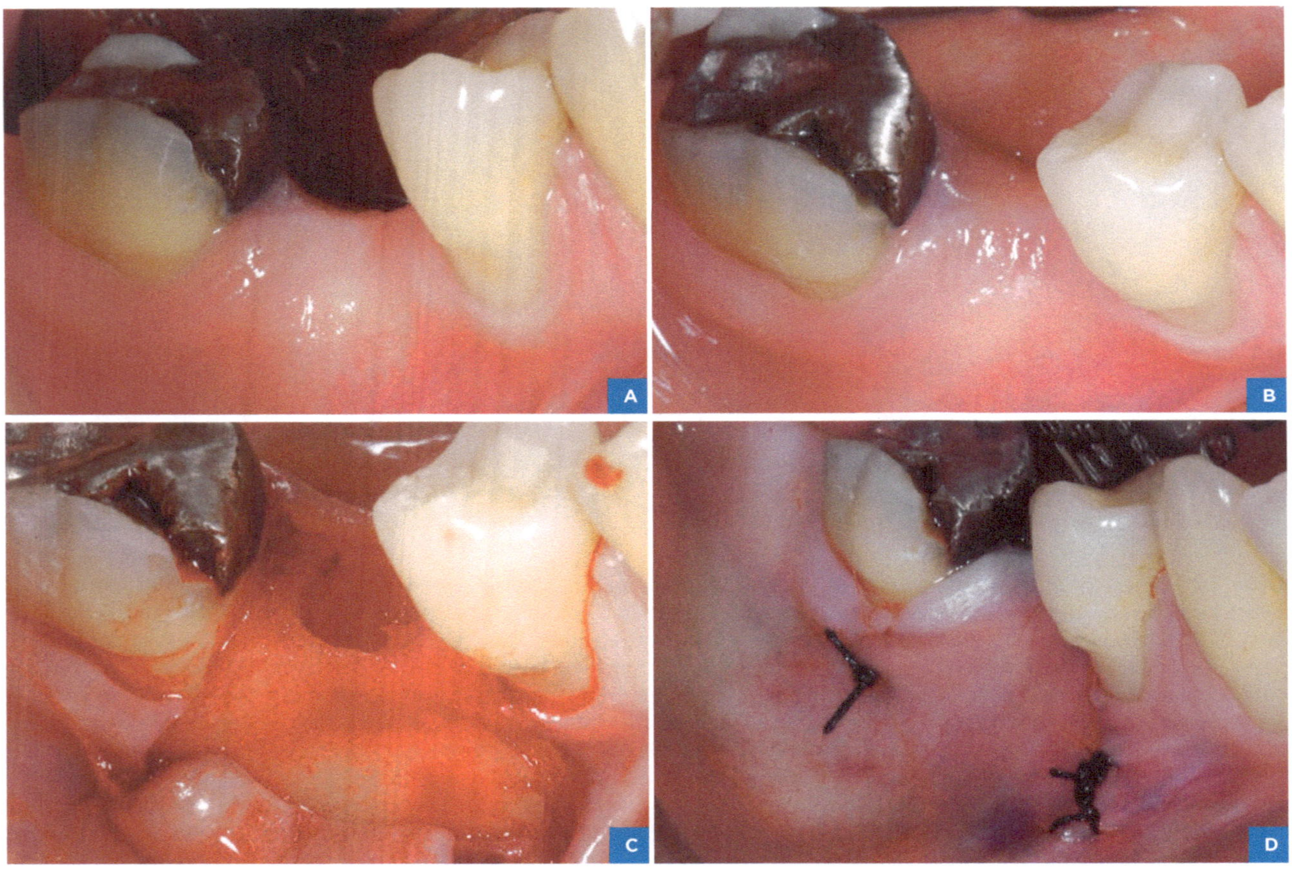

FIGURA 11 Recobrimento radicular pela técnica da granulação óssea. (A, B) Imagem clínica inicial de paciente apresentando recessão gengival ampla e profunda no dente 44 e ausência do 45. (C) Criação cirúrgica do "alvéolo" no rebordo desdentado 21 dias antes da cirurgia de recobrimento radicular. (D) Fechamento do retalho por primeira intenção.

(Continua)

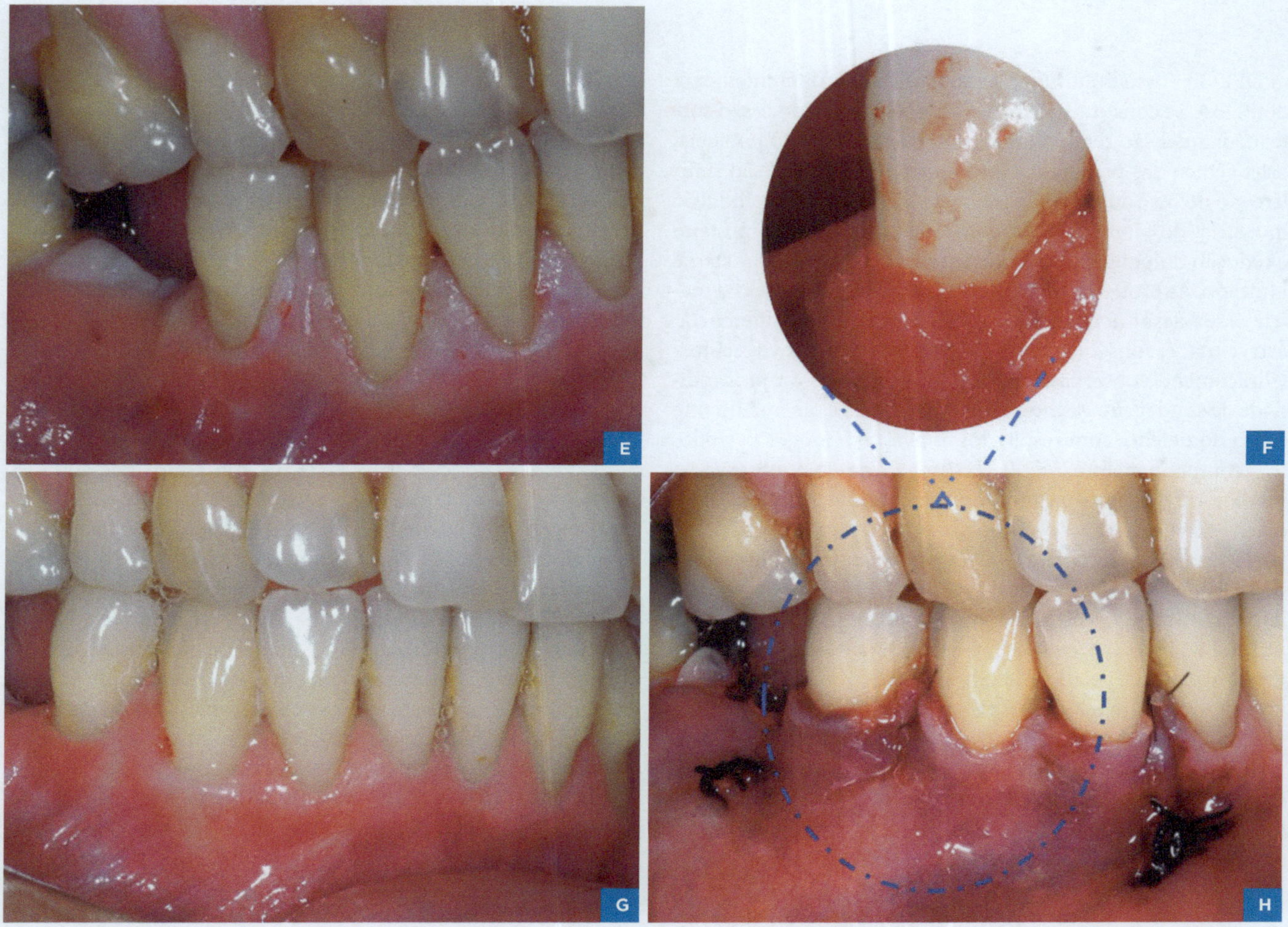

FIGURA 11 (*Continuação*) (E) Imagem clínica da área no dia da cirurgia do recobrimento radicular, onde se podem notar as dimensões ampla e profunda da recessão gengival do dente 44. Após anestesia terminal infiltrativa e rebatimento de retalho total, expondo a área da recessão, foi realizada raspagem da superfície radicular, seguida de condicionamento ácido com solução de ácido cítrico associado à tetraciclina por 3 minutos e lavagem com soro fisiológico. (F) Após o preparo do leito receptor, a área doadora é acessada com cureta de Lucas e o tecido de granulação presente no interior do alvéolo é removido também com cureta Lucas e posicionado sobre a área da recessão. (G) Resultado do caso, observando-se redução da altura e largura da recessão gengival. (H) O retalho é deslocado coronalmente e suturado livre de tensão de forma que a margem gengival fique localizada aproximadamente 2 mm coronal a junção cemento-esmalte.

Fonte: Acervo pessoal dos autores. Caso tratado pela pós-graduanda Bruna Fidêncio Rahal Ferraz para sua Dissertação de Mestrado em Ciências Odontológicas da Faculdade de Odontologia de Bauru da Universidade de São Paulo (FOB-USP), sob orientação da Profa. Dra. Adriana Campos Passanezi Sant'Ana.

em partículas de 500 µm a 5 mm, para aumentar a eficiência de remoção de gordura e facilitar o processo de desmineralização; imersão em álcool absoluto; obtenção de partículas de 250 a 750 µm, apropriadas para a promoção de osteogênese; descalcificação com ácido hidroclorídrico, preservando-se a matriz orgânica para produção do DFDBA, etapa que é pulada para a produção do FDBA; congelamento a –80ºC até os resultados laboratoriais comprovarem a ausência de doenças transmissíveis; selamento a vácuo e comercialização.[34]

FDBA

O FDBA (osso liofilizado mineralizado) foi introduzido na Periodontia em 1976 por Mellonig *et al.*[59] apresentando propriedades osteocondutoras, apesar de conter proteínas osteoindutoras, as quais são sequestradas por cálcio. O processo de incorporação dos enxertos de FDBA envolve reabsorção e lenta substituição por novo osso. Existem várias evidências clínicas e histológicas na literatura que demonstram o potencial regenerativo do FDBA, a redução da profundidade de sondagem e o preenchimento ósseo do defeito.[34]

DFDBA

O DFDBA (osso liofilizado desmineralizado), diferentemente do FDBA, se constitui em matriz orgânica de tecido ósseo cortical, da qual são removidos o conteúdo mineral. O potencial osteogênico dos preparados laboratoriais de DFDBA são similares ao do osso autógeno; no entanto, no processo de produção industrial do biomaterial, pode ocorrer desnaturação proteica e redução do potencial osteogênico e osteoindutor do material utilizado. As proteínas morfogenéticas ósseas, presentes na matriz óssea desmineralizada, levam à proliferação e diferenciação celular e, consequentemente, à formação do novo tecido.[60] Clinicamente, observa-se redução significativa da profundidade de sondagem, ganho de inserção clínica e preenchimento ósseo do defeito, com resultados estáveis em longos períodos de acompanhamento.[13-15,34,61,62] Histologicamente, observa-se, na maioria dos estudos, regeneração completa ou parcial dos defeitos, com formação de novo osso, cemento e ligamento periodontal funcionalmente orientado e coronalmente à base do defeito.[28] A variabilidade dos resultados pode estar relacionada ao potencial osteoindutor/osteocondutor do material utilizado, já que o processo de liofilização comercial varia entre os bancos de tecido. Adicionalmente, a idade do doador contribui para maior ou menor potencial osteoindutor, pois o osso obtido de doadores mais velhos tem menor potencial regenerativo.[30,34] A técnica cirúrgica segue os mesmos princípios descritos para as técnicas de RTG isoladas ou combinadas e está exemplificada na **Figura 12**.

Enxertos xenógenos

Enxertos xenógenos são aqueles obtidos de espécies diferentes do hospedeiro, e os mais comuns são tecidos de origem bovina, suína ou equina. Esse material possui como fundamental característica a remoção do conteúdo orgânico e a preservação do conteúdo inorgânico. Em função da semelhança com a hidroxiapatita humana, o material obtido de bovinos apresenta propriedades osteocondutoras ótimas. Todos os materiais xenógenos apresentam propriedades essencialmente osteocondutoras, podendo ser utilizados como carreadores para fatores de crescimento ou BMPs. Histologicamente, observa-se regeneração completa ou parcial dos defeitos ósseos tratados por meio de osso bovino inorgânico no tratamento de DIO.[28] Enxertos ósseos/substitutos ósseos são considerados atualmente a melhor escolha de tratamento de defeitos de furca para o ganho de osso horizontal e, quando associado com membranas não reabsorvíveis, para ganho de osso vertical.[16] Em DIO, o uso de enxerto bovino inorgânico melhora significativamente o ganho de inserção clínica e o preenchimento ósseo dos defeitos tratados por meio de RTG **(Figura 13)** ou EMD.[15]

Materiais aloplásticos

Esses materiais são aqueles obtidos de corais ou de origem sintética, podendo incluir: gesso, polímeros, carbonato de cálcio, fosfato tricálcico, hidroxiapatita cristalina, hidroxiapatita densa e cerâmica de vidro. A maioria desses biomateriais é não reabsorvível ou, pelo menos, é lentamente reabsorvida. Da mesma forma que os xenoenxertos, os materiais aloplásticos apresentam propriedades osteocondutoras e podem ser utilizados como carreadores para fatores de crescimento e diferenciação celular.[30] Histologicamente, o tratamento de DIO por meio de materiais aloplásticos resulta em formação de EJL e encapsulamento das partículas do biomaterial no tecido conjuntivo. A regeneração periodontal e a formação de cemento ficam limitadas às regiões apicais dos defeitos, com partículas residuais do biomaterial presentes mesmo após longo período de acompanhamento.[28]

Princípios de técnica cirúrgica dos enxertos substitutos ósseos

A cirurgia começa com o planejamento, em que deve-se avaliar cuidadosamente as características morfológicas dos defeitos e as condições locais e sistêmicas dos pacientes. A escolha do biomaterial deve considerar as principais evidências científicas, a viabilidade clínica de uso, a relação custo-benefício e a experiência do operador. As evidências mais recentes na literatura sugerem que a técnica combinada apresenta resultados mais efetivos na regeneração dos tecidos periodontais, especialmente em defeitos de não contenção.[15,16]

O posicionamento dos enxertos nos leitos também deve ser realizado de acordo com as características de cada material. Enxertos autógenos e alógenos devem ser compactados nos defeitos com gaze embebida em soro fisiológico, enquanto materiais xenógenos e aloplásticos são colocados no interior dos defeitos sem compactação extensa. Os defeitos devem ser preenchidos completamente com o enxerto, reconstruindo-se a curva parabólica do tecido ósseo, alterada pelo processo destrutivo da doença periodontal, promovendo-se ligeiro sobrepreenchimento (*overfilling*).[34]

A sutura do retalho, que promove a proteção do enxerto e da membrana por tecido mole, é essencial para o sucesso da terapia. Para isso, os retalhos devem ser deslocados para coronal e a sutura deve ser realizada sem tensão, com adequado relaxamento dos retalhos, de preferência utilizando as técnicas de colchoeiro vertical, suspensória ou até mesmo sutura simples.

Condicionamento ácido radicular

O tratamento mecânico das superfícies radiculares expostas ao ambiente da bolsa ou à cavidade bucal realizado por meio de raspagem e alisamento radicular é o método fundamental de tratamento da superfície radicular e visa a eliminação de placa e cálculo e a obtenção de uma superfície lisa e dura. No entanto, a instrumentação mecânica das superfícies radiculares utilizando-se curetas manuais ou ultrassom não remove 100% dos depósitos de placa, cálculo e cemento contaminado da superfície radicular, especialmente em áreas de bolsas mais profundas (≥ 5 mm).[11]

O procedimento de raspagem deixa sobre a superfície radicular restos teciduais calcificados ou não, formando a chamada "camada de indutos" ou *smear layer*, composta por partículas de matriz colágena mineralizada, que age como uma barreira física à nova inserção ou regeneração tecidual.[63]

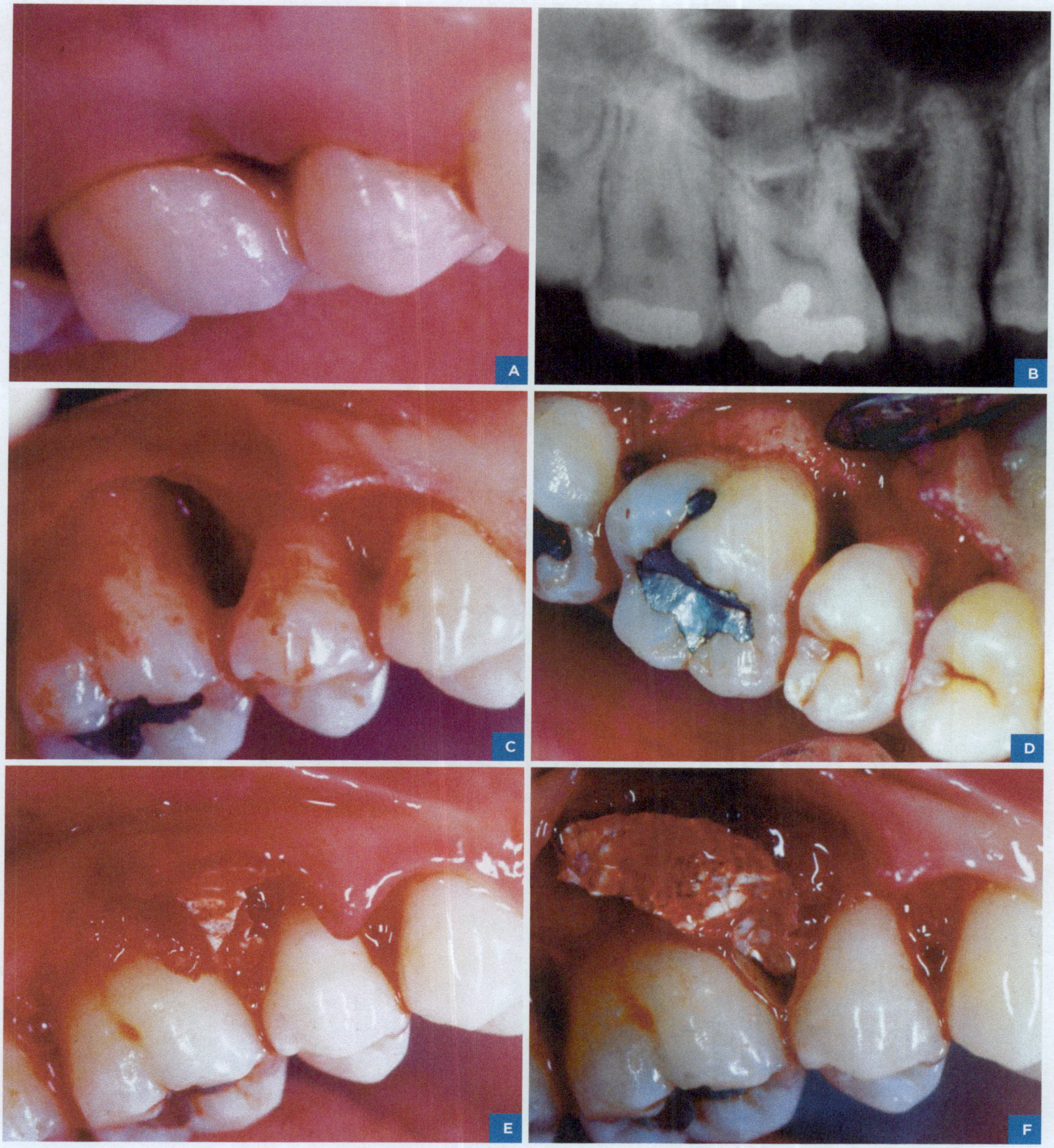

FIGURA 12 Tratamento de defeito infraósseo por meio de técnica regenerativa combinada. (A) Imagem clínica inicial, demonstrando profuso sangramento à sondagem em paciente de 16 anos de idade, diagnosticada com periodontite padrão molares e incisivos. (B) A imagem radiográfica da área sugere defeito ósseo vertical de uma parede remanescente na mesial do dente 16 e esfumaçamento da crista óssea. (C) Incisão intrassulcular e descolamento de retalho total, expondo a área do defeito. (D) Vista palatina, demonstrando defeitos infraósseos nas faces proximais mesial e distal do 16. Os defeitos foram debridados, seguido por raspagem manual e condicionamento ácido radicular com solução de ácido cítrico associado à tetraciclina por 3 minutos, acompanhado por lavagem abundante com soro fisiológico. (E) A membrana de PTFE é recortada de acordo com a morfologia e posicionada previamente à realização do enxerto de osso liofilizado desmineralizado (DFDBA). No momento da realização do enxerto, a membrana é levantada cuidadosamente com auxílio de descolador ou afastador, permitindo o adequado posicionamento do enxerto no leito receptor. (F) Após a finalização do enxerto, a membrana é posicionada adequadamente, ultrapassando as bordas do defeito em 2 mm. Observe que a membrana tem reforço de titânio para preservação do espaço.

(Continua)

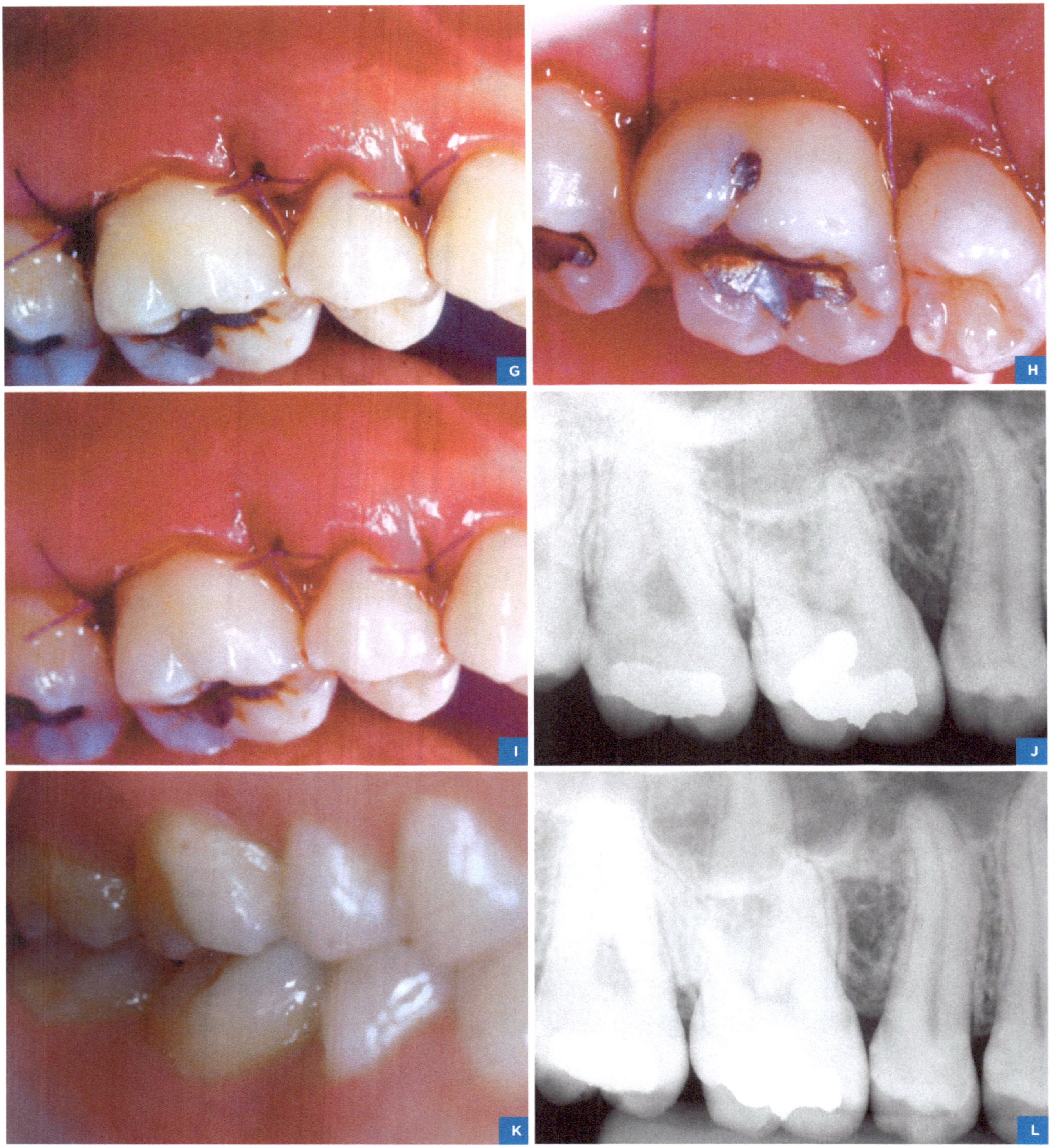

FIGURA 12 (*Continuação*) (G, H) Vistas vestibular e palatina do retalho suturado pela técnica em colchoeiro vertical. (I) Sutura do retalho por meio da técnica de colchoeiro vertical. (J) Imagem radiográfica da área após 1 ano de acompanhamento, sugerindo o fechamento do defeito ósseo. (K) Imagem clínica da área após 5 anos de acompanhamento, sem sinais de inflamação. (L) Imagem radiográfica da área após 5 anos de acompanhamento, observando-se arquitetura normal da crista óssea marginal, com presença de lâmina dura e adequado espaço do ligamento periodontal, confirmando os resultados favoráveis observados no exame clínico.

Fonte: Acervo pessoal dos autores. Caso tratado pelas Profas. Dras. Adriana Campos Passanezi Sant'Ana e Sylvia Maria Correa Todescan.

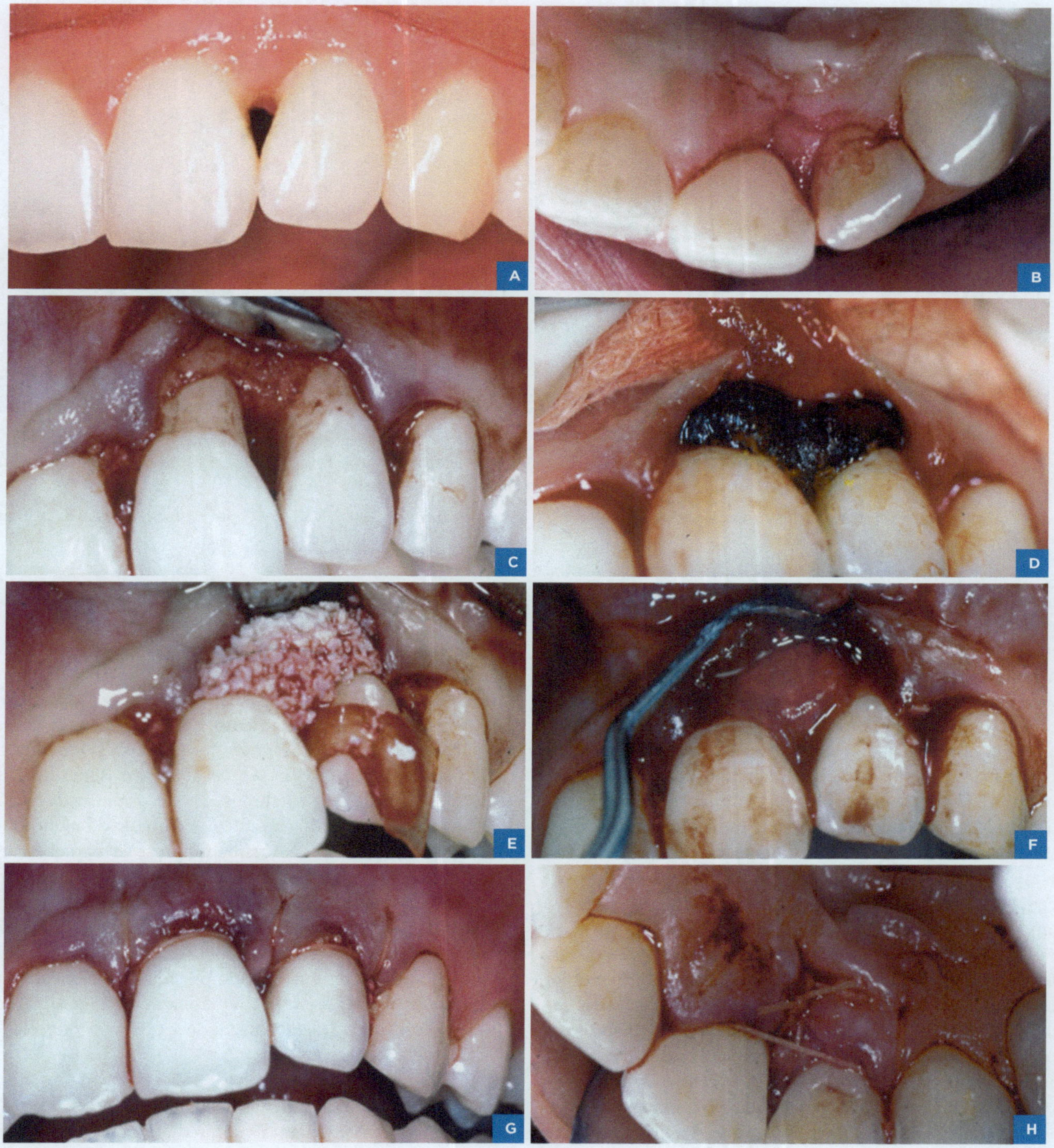

FIGURA 13 Tratamento de defeito infraósseo por meio de técnica regenerativa combinada, utilizando enxerto xenógeno e membrana colágena. (A) Imagem inicial do caso, demonstrando deficiência de papila entre o dente 21 e o 22 após cirurgia para criação de papila interproximal malsucedida. (B) Devido ao envolvimento estético, a incisão inicial foi realizada pela técnica de preservação de papila descrita por Takei, na qual realiza-se a incisão da papila na face palatina, com deslocamento dela para vestibular através da ameia interproximal. (C) Retalho total, permitindo acesso aos defeitos ósseos de não contenção, o que requer o uso de técnica regenerativa combinada para aumentar a probabilidade de sucesso da técnica. (D) Condicionamento radicular com ácido cítrico associado à tetraciclina por 3 minutos após o debridamento do tecido de granulação e raspagem radicular com curetas Gracey. (E) Enxerto de osso bovino inorgânico (Bio-Oss®, Geistlich, Suíça). Antes da realização do enxerto, membrana de colágeno bovino (GenDerm®, Baumer, Brasil) foi recortada e posicionada sobre os defeitos. (F) Acomodação da membrana sobre o enxerto, protegendo-o. (G, H) Fechamento do retalho por primeira intenção com fio reabsorvível 4-0.

(Continua)

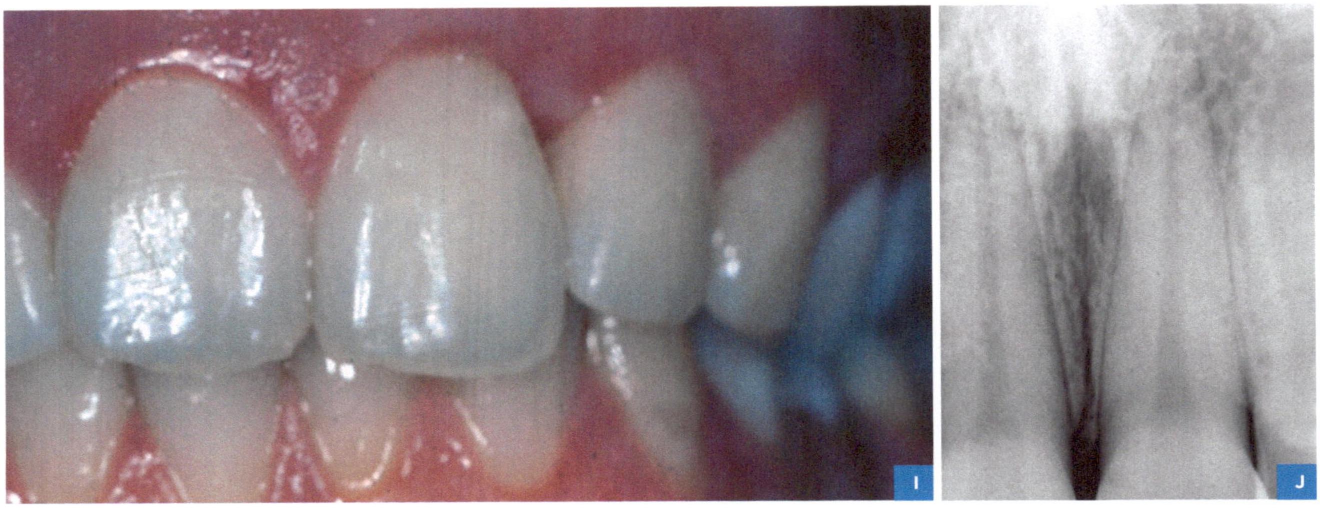

FIGURA 13 (*Continuação*) (I) Aspecto clínico da área após 5 anos de acompanhamento. (J) Aspecto radiográfico da área após 5 anos, sugerindo ganho vertical de osso na face proximal distal do 21.

Fonte: Acervo pessoal dos autores. Caso tratado pelas Profas. Dras. Adriana Campos Passanezi Sant'Ana, Sylvia Maria Correa Todescan e pelo Prof. Dr. Euloir Passanezi.

Por essas razões, foi proposta a biomodificação da superfície radicular por meio de agentes químicos visando promover maior descontaminação da superfície radicular comprometida pelo processo de doença,[64-66] favorecendo, inclusive, os efeitos de fatores de crescimento na adesão e proliferação celular.[67]

Revisões sistemáticas sugerem não existir ensaios clínicos randomizados demonstrando efeito benéfico adicional do condicionamento ácido radicular utilizado em procedimentos cirúrgicos periodontais, incluindo enxertos ósseos, RTG, uso de EMD e recobrimento radicular.[3] No entanto, diferentes pesquisas *in vitro*, em modelos animais e seres humanos, sugerem efeitos benéficos da biomodificação das superfícies radiculares na regeneração dos tecidos periodontais, como será apresentado a seguir.

Três estudos demonstraram inicialmente o papel do condicionamento ácido no recobrimento radicular. O primeiro foi descrito por Passanezi *et al.*[68] no recobrimento de raízes por retalho osteoperióstico ativado, quando utilizaram ácido fosfórico durante 3 minutos para o condicionamento radicular previamente ao deslize do retalho. Posteriormente, em estudo realizado em cães, Bosco[69] comparou os resultados do tratamento por meio de retalho osteoperióstico ativado, deslizado lateralmente para o recobrimento radicular com e sem o uso do ácido. Os resultados histológicos obtidos demonstraram que, nos espécimes condicionados, houve formação de novo cemento e nova inserção conjuntiva, enquanto nos espécimes não condicionados, observou-se disposição paralela das fibras de tecido conjuntivo em relação ao longo eixo do dente e a presença de lacunas de reabsorção com células gigantes multinucleadas, de modo a sugerir que o condicionamento ácido radicular pode ter efeito protetor contra os processos de reabsorção, os quais podem ocorrer após o posicionamento de periósteo ativado sobre a superfície radicular desnuda. Também no recobrimento radicular, Miller[70] utilizou o condicionamento com ácido cítrico das superfícies desnudas como forma de descontaminação química e desmineralização previamente à realização de enxerto gengival livre para recobrimento de raízes.

O efeito benéfico do condicionamento ácido também foi demonstrado no tratamento ortodôntico-periodontal de paciente jovem com periodontite agressiva submetida ao tratamento de intrusão dos dentes anteriores superiores, os quais se encontravam extruídos em decorrência de perda óssea avançada, levando ao deslize acentuado da mandíbula nos dentes anteriores no movimento protrusivo, o que contribuiu para o agravamento da lesão. O movimento ortodôntico intrusivo em dentes com bolsas periodontais leva ao aprofundamento da base do defeito, o que não foi observado no caso apresentado em decorrência do uso de condicionamento por EDTA durante 3 minutos após debridamento dos defeitos e instrumentação das superfícies radiculares realizados na mesma sessão da montagem do aparelho ortodôntico.[71]

Objetivos

Os objetivos do condicionamento químico da superfície radicular são[6,7,63,66] a descontaminação e a desmineralização da superfície radicular, que favorecem a cementogênese, osteogênese e inserção de fibras pelo imbricamento com o colágeno exposto.

Vantagens

As vantagens do condicionamento químico das superfícies radiculares incluem:[6,7,33,63-66,72]

- Descontaminação da superfície radicular, com remoção da *smear layer* e das endotoxinas bacterianas presentes na superfície radicular exposta ao ambiente da bolsa periodontal ou à cavidade bucal.

- Desmineralização superficial da superfície radicular, expondo fibras colágenas do tipo 1, colágeno intertubular, desobliterando e ampliando a abertura dos túbulos dentinários.
- Inibição da proliferação apical das células do epitélio juncional.
- Adesão do coágulo à superfície radicular.
- Estímulo à cementogênese e osteogênese.
- Favorecimento da nova inserção conjuntiva.
- Promoção da diferenciação celular.
- Atividade antimicrobiana.

Desvantagens

Os efeitos negativos do condicionamento ácido radicular descritos na literatura incluem:

- Remoção de matriz orgânica da superfície radicular, modificando a ultraestrutura do cemento e da dentina.[73-75]
- Necrose tecidual, retardando o processo de cura das feridas.[73-75]
- Necrose pulpar e formação de abscesso.[76]
- Reabsorção externa.[73-75]

Tipos de agentes químicos

Diferentes tipos de agentes químicos foram descritos para descontaminação e desmineralização das superfícies radiculares, e os principais são: ácido cítrico pH 1, EDTA 24%, tetraciclina hidroclorídrica, tetraciclina associada ao ácido cítrico e ácido fosfórico 37%.

Ácido cítrico

A primeira substância a ser proposta para descontaminação e desmineralização das superfícies radiculares foi o ácido cítrico pH 1. Em modelos animais, observou-se histologicamente a formação de nova inserção conjuntiva com cementogênese e osteogênese aceleradas em dentes que receberam condicionamento ácido comparativamente àqueles tratados por soro fisiológico apenas.[65,66]

A aplicação de ácido cítrico nas superfícies radiculares produz zona de desmineralização de 4 μm de espessura, com exposição de fibras colágenas e abertura de túbulos dentinários,[72] favorecendo a inserção de fibras à superfície radicular por meio de fusão do novo colágeno formado às fibrilas dentinárias expostas,[33,77] com maior ganho de inserção e melhores resultados clínicos no tratamento de lesões de furca em cães.[78] Observou-se adesão das fibras à superfície radicular por meio de interdigitação de fibrilas expostas na dentina desmineralizada com as fibras de tecido conjuntivo gengival após 2 semanas e formação de cemento após 42 dias.[77]

Tetraciclina hidroclorídrica

O uso de tetraciclina hidroclorídrica foi proposto em função da capacidade da tetraciclina se adsorver à superfície radicular, e posteriormente é liberada de forma lenta, em uma propriedade denominada substantividade. A concentração ideal da tetraciclina é de 50 mg/ml. A substância é lentamente liberada da superfície radicular por até 14 dias. Apresenta atividade antimicrobiana, e ao mesmo tempo capacidade de remover a *smear layer* e desobliterar os túbulos dentinários por apresentar pH ácido.[77,79]

EDTA

O EDTA é uma substância quelante com capacidade de remover conteúdo mineral e expor matriz colágena sem produzir desmineralização ácida da superfície radicular, reduzindo a incidência de eventos adversos, como necrose tecidual e atraso no processo de cicatrização das feridas periodontais, resultando em remoção da *smear layer*, desobliteração dos túbulos dentinários e exposição de fibras colágenas.[73-75] Em estudos animais, observou-se maior ganho de inserção clínica, menor comprimento do epitélio juncional e maior inserção de tecido conjuntivo à superfície.[80]

Ácido fosfórico

O ácido fosfórico 37% é comumente utilizado para condicionamento de esmalte em procedimentos de restaurações adesivas, e é utilizado em alguns estudos para o condicionamento das superfícies radiculares na regeneração periodontal. O tratamento da superfície de dentina com ácido fosfórico a 50% por 1 minuto produziu camada desmineralizada de 4,5 μm e exposição das fibrilas colágenas, enquanto a aplicação por 2 e 3 minutos ampliou a área de desmineralização e levou ao desaparecimento da estrutura de colágeno, sendo seu uso não indicado por períodos prolongados na regeneração periodontal.[81]

Ácido cítrico associado à tetraciclina

Esse agente químico foi desenvolvido na Faculdade de Odontologia de Bauru e resulta da combinação entre ácido cítrico e tetraciclina, demonstrando resultados satisfatórios em cirurgias para recobrimento radicular. Combina as propriedades desmineralizantes do ácido cítrico com as antimicrobianas e substantividade da tetraciclina, favorecendo a adesão e a proliferação de fibroblastos de ligamento periodontal em cultura. Estudos realizados *in vitro* e em seres humanos demonstraram que a modificação química da superfície radicular com associação de ácido cítrico e tetraciclina está associada com redução de recessões gengivais tratadas por meio de enxerto ósseo em neoformação, enxerto de conjuntivo epitelial e estabelecimento de sulco gengival raso.[53,82]

Tempo e forma de aplicação

A eficácia dos agentes químicos depende de uma série de variáveis, dentre as quais se destacam o tempo de aplicação da substância em função do pH. Os primeiros estudos que investigaram a capacidade de diferentes agentes químicos para promover a formação de nova inserção conjuntiva sugeriram melhores resultados com o uso do ácido cítrico pH 1 aplicado sobre a superfície radicular durante 2 a 3 minutos, e no tempo de 3 minutos, há estímulo à cementogênese e osteogênese.[64,65]

Após essa proposta inicial, diferentes tipos de substâncias e formas de aplicação foram propostos na literatura.

Basicamente, os métodos de aplicação do ácido podem ser passivos ou ativos. No método passivo, o agente químico é aplicado sobre a superfície radicular por períodos variáveis de 1,5 a 5 minutos, dependendo do agente químico utilizado. Já no método ativo, o agente químico é friccionado sobre a superfície radicular pelo período indicado. Em ambos os casos, deve ser realizada irrigação profusa da área com soro fisiológico para remoção dos resíduos de ácido da superfície radicular. A técnica de fricção da superfície radicular requer que uma bolinha de algodão embebida na solução seja "esfregada" sobre a superfície radicular durante 30 segundos, com subsequentes substituições da mesma a cada 30 segundos até completar 3 minutos. Na técnica passiva, o agente químico é colocado sobre a superfície radicular sem esfregar, na qual permanece por períodos variáveis. A aplicação por fricção durante 3 minutos mostrou resultados melhores relativamente à exposição dos túbulos dentinários com o uso de ácido cítrico pH 1, seguido da associação entre ácido cítrico e tetraciclina, ácido fosfórico e EDTA.[83]

Diante do surgimento de outros tipos de agentes condicionadores, Barros[82] avaliou os efeitos do condicionamento radicular em diferentes tempos de aplicação na descontaminação das superfícies radiculares *in vitro*. Fragmentos radiculares obtidos de dentes extraídos em decorrência de periodontite avançada foram condicionados com ácido fosfórico, EDTA, ácido cítrico associado à tetraciclina, ácido cítrico ou tetraciclina hidroclorídrica, pelo método passivo, por 90 e 180 segundos. A melhor descontaminação de superfície foi observada com o uso do EDTA por 180 segundos, porém não houve diferenças significativas entre os grupos e os tempos de aplicação, sugerindo que a aplicação desses agentes por 90 segundos é efetiva na descontaminação da superfície radicular **(Figura 14)**.

Posteriormente, Veronesi[84] demonstrou que houve adesão significativamente maior de fibroblastos gengivais nos espécimes tratados por EDTA durante 3 minutos e de fibroblastos de ligamento periodontal nos espécimes tratados por ácido cítrico associado à tetraciclina durante 90 segundos. Esses achados sugeriram que o condicionamento das superfícies radiculares deve ser selecionado de acordo com os objetivos do tratamento periodontal, e é indicado EDTA por 3 minutos, quando se almeja a formação de nova inserção conjuntiva, e de ácido cítrico por 90 segundos, ao se objetivar a regeneração dos tecidos periodontais de suporte.

No ensaio clínico randomizado realizado por Barros[82], 27 pacientes foram aleatoriamente alocados em três grupos diferentes para avaliar os efeitos do condicionamento com ácido cítrico associado à tetraciclina por 90 e 180 segundos comparativamente à não utilização do ácido (controle) no recobrimento radicular por meio de enxerto de conjuntivo subepitelial e deslize coronal de retalho. Os resultados sugeriram que houve ganho de inserção, redução da altura e aumento da faixa de gengiva ceratinizada em todos os grupos, com maior percentual médio de recobrimento no grupo tratado pelo ácido durante 180 segundos, porém sem diferenças em relação aos demais grupos. Houve maior redução da recessão no grupo tratado pelo ácido pelo tempo de 90 segundos, com diferenças significativas em relação ao grupo controle. Por fim, observou-se maior quantidade de gengiva ceratinizada nos grupos tratados por ácido e redução significativa da hipersensibilidade dentinária em todos os grupos. Esses resultados sugerem que o condicionamento ácido é benéfico no recobrimento radicular, o que favorece o aumento da faixa de gengiva ceratinizada e a redução da recessão.

Desmineralização óssea

Além do condicionamento da superfície radicular, o ácido em contato com a base do defeito promove desmineralização do tecido ósseo, expondo colágeno tipo 1, o que pode favorecer a proliferação e a diferenciação de células osteoblásticas,[85,86] a consolidação dos enxertos ósseos[87-89] e, possivelmente, a regeneração dos tecidos periodontais.[90]

O tecido ósseo é composto de matriz orgânica e matriz inorgânica, as quais apresentam propriedades osteogênicas/osteoindutoras e osteocondutoras, respectivamente.[85,86] A desmineralização *in situ* do tecido ósseo contribuiria para o processo de neoformação e remodelação óssea. O condicionamento ácido da base dos defeitos periodontais infraósseos poderia favorecer a exposição de colágeno tipo 1 e, consequentemente, favorecer a formação de novos ossos, cemento e ligamento periodontal. Já o condicionamento ácido da superfície radicular foi realizado no tratamento regenerativo de defeitos ósseos associados à periodontite agressiva (padrão de molares e incisivos), com resultados clínicos favoráveis em longo prazo.[91] Por sua vez, a desmineralização da interface entre enxertos em bloco e o leito receptor com ácido cítrico 50% durante 3 minutos mostrou maior área de tecido mineralizado após 30 e 90 dias do que o grupo controle nos mesmos períodos, em calvária de roedores, sugerindo que a desmineralização das superfícies de contato enxerto-leito favoreceu a formação de novo osso e a consolidação dos enxertos em bloco.[89]

Sob esses aspectos, resultados ainda mais favoráveis foram observados com a aplicação de ácido cítrico por 15 segundos ou tetraciclina por 60 segundos,[87] confirmando que o tempo de aplicação deve ser definido de acordo com o tipo de agente químico a ser utilizado.

O condicionamento de fragmentos ósseos obtidos de calvária de roedores com ácido cítrico 50% pH 1 por 30 segundos resultou em maior estímulo proliferativo a células pré-osteoblásticas cultivadas sobre sua superfície.[85] Esses achados foram confirmados em estudo que avaliou o comportamento de pré-osteoblastos cultivados sobre calvária de ratos tratados por meio da aplicação de ácido cítrico por 15, 30 e 60 segundos ou pela aplicação de tetraciclina por 15 e 30 segundos.[92] A desmineralização de enxertos autógenos particulados no reparo de defeitos de tamanho crítico na calvária de ratos por ácido cítrico aplicado por 15 segundos favoreceu a regeneração óssea, enquanto o uso de tetraciclina inibiu a formação de novo osso,

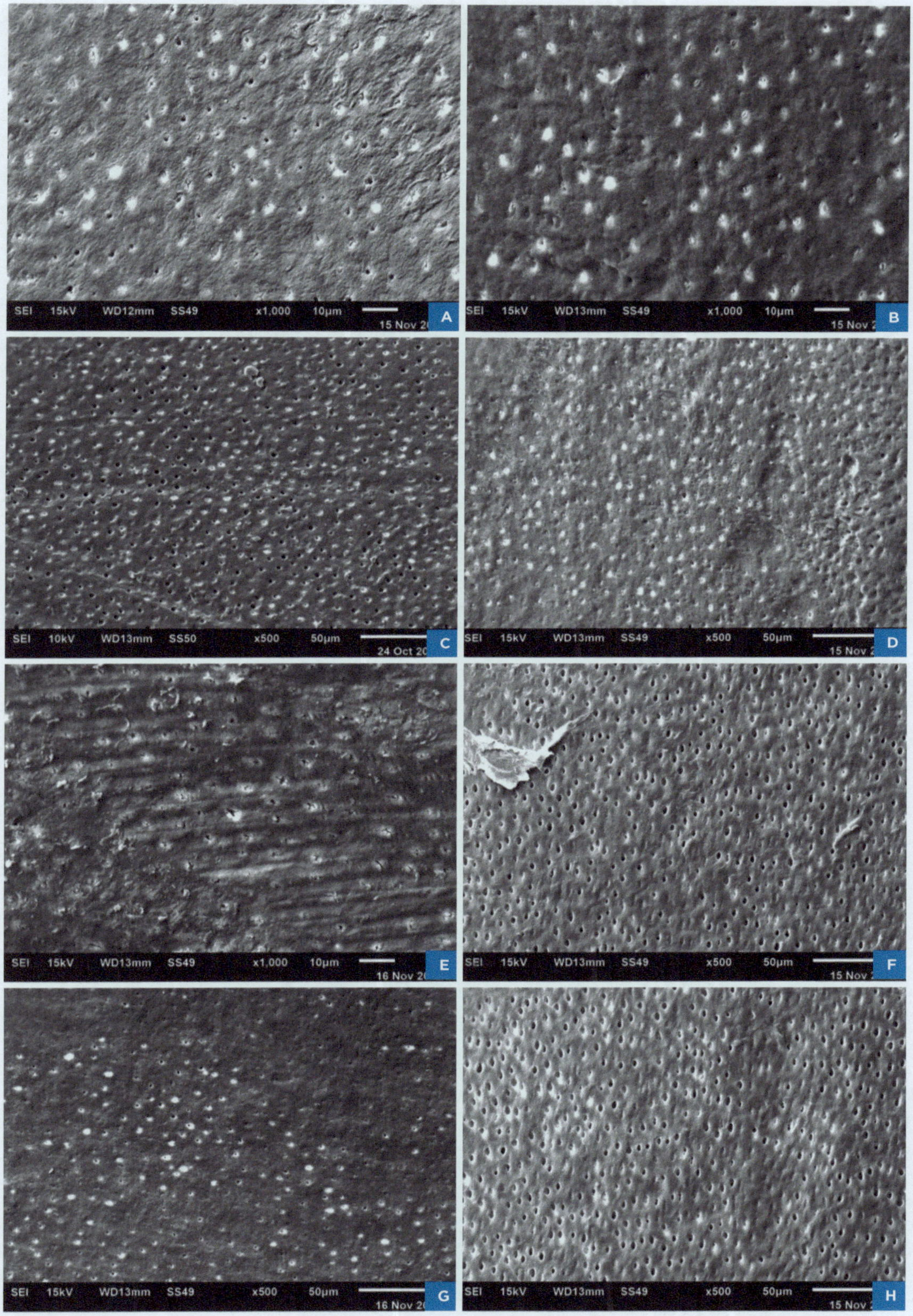

FIGURA 14 Imagens de microscopia eletrônica de varredura de fragmentos radiculares obtidos de dentes extraídos em função da doença periodontal avançada após a aplicação de diferentes agentes químicos. (A) Acido cítrico associado à tetraciclina (AC+T) por 90 segundos. (B) Ácido cítrico (AC) por 90 segundos. (C) AC+T por 180 segundos. (D) AC por 180 segundos. (E) Tetraciclina (TTC) por 90 segundos. (F) EDTA por 90 segundos. (G) TTC pot 180 segundos. (H) EDTA por 90 segundos.

(Continua)

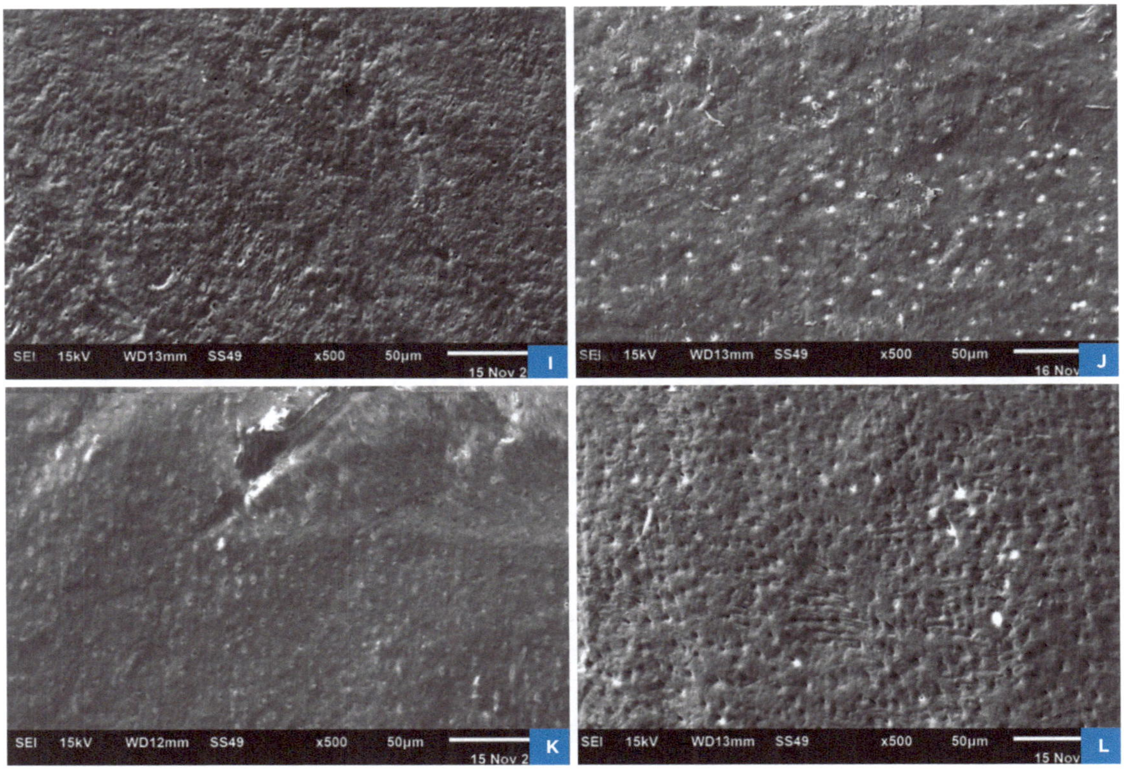

FIGURA 14 *(Continuação)* (I) Ácido fosfórico (AF) por 90 segundos. (J) Controle (sem tratamento). (K) AF por 180 segundos. (L) Controle (sem tratamento).

Fonte: Acervo pessoal dos autores. Fotomicrografias obtidas para a pesquisa de mestrado em Ciências Odontológicas Aplicadas, área de concentração em Reabilitação Oral, do aluno João Paulo Correia Barros.

o que poderia sugerir que o condicionamento de enxertos particulados com ácido cítrico por 15 segundos poderia estimular a formação de novo osso.[90]

Agentes biológicos

Proteína derivada do esmalte

As proteínas derivadas da matriz de esmalte (EMD) são utilizadas no tratamento periodontal regenerativo por mais de 15 anos. As proteínas derivadas de esmalte estão envolvidas na formação de cemento e são expressas fisiologicamente durante a formação das raízes. Sua aplicação em cavidades experimentais criadas em raízes de incisivos de macacos levou à formação de cemento acelular, bem aderido à dentina, enquanto nos espécimes controle, nos quais a EMD não foi aplicada, observou-se formação de tecido celular, pobremente aderido à dentina, indicando que essas proteínas podem levar à formação de cemento acelular.[93] Achados histológicos em seres humanos demonstraram formação de novo cemento acelular com fibras extrínsecas firmemente aderidos à dentina, novo ligamento periodontal com fibras funcionalmente orientadas e novo osso alveolar.[94] Os resultados de ensaios clínicos iniciais comparando a EMD à cirurgia por retalho de Widman modificado (RWM) no tratamento de defeitos infraósseos demonstraram maior preenchimento ósseo do defeito e ganho de inserção clínica nos sítios tratados por EMD após 3 anos de acompanhamento.[95]

Assim, as EMD são obtidas de dentes em desenvolvimento de suínos e contêm uma mistura de proteínas de baixo peso molecular que estimulam o crescimento e a diferenciação celular, incluindo TGF-β, incentivam a expressão de diferentes fatores de crescimento, incluindo BMPs, nas células osteoblásticas, e estimulam a proliferação e quimiotaxia de células endoteliais, de modo a propiciar a produção de fatores de crescimento endoteliais vasculares por células do ligamento periodontal.[96] Sua utilização é indicada para tratamento periodontal regenerativo, procedimentos de recobrimento radicular e reimplantação dentária.[97]

Diferentes estudos *in vitro* e *in vivo* demonstraram as propriedades da EMD:[97]

- Adesão, proliferação e quimiotaxia celular sobre fibroblastos de ligamento periodontal, osteoblastos e células endoteliais, com pouco efeito proliferativo sobre células epiteliais.
- Expressão de fatores de crescimento, citocinas e constituintes da matriz extracelular, como glicoproteínas e proteoglicanas e outras macromoléculas.
- Expressão de moléculas envolvidas na osteogênese e remodelação óssea.
- Aceleração do reparo.
- Propriedades antibacterianas.

Quando aplicada topicamente sobre as superfícies radiculares, a EMD é absorvida pela hidroxiapatita e pelas fibras de tecido conjuntivo, permanecendo por ≥ 4 semanas após a aplicação, com sinais de cura da ferida cirúrgica periodontal depois de 2 a 6 semanas e melhora dos parâmetros periodontais clínicos após 6 meses da terapia por EMD isolada ou associada com enxertos ósseos autógenos, alógenos ou xenógenos.[13,96]

As etapas de tratamento seguem os princípios gerais da técnica cirúrgica descrita para as terapias regenerativas, que incluem descolamento de retalho total, podendo ser realizados retalhos minimamente invasivos, debridamento do defeito, instrumentação da superfície radicular, condicionamento da superfície radicular com EDTA 24% por 2 minutos, lavagem com soro fisiológico e aplicação do biomaterial, seguidos por imediato fechamento do retalho por primeira intenção **(Figura 15)**.[13]

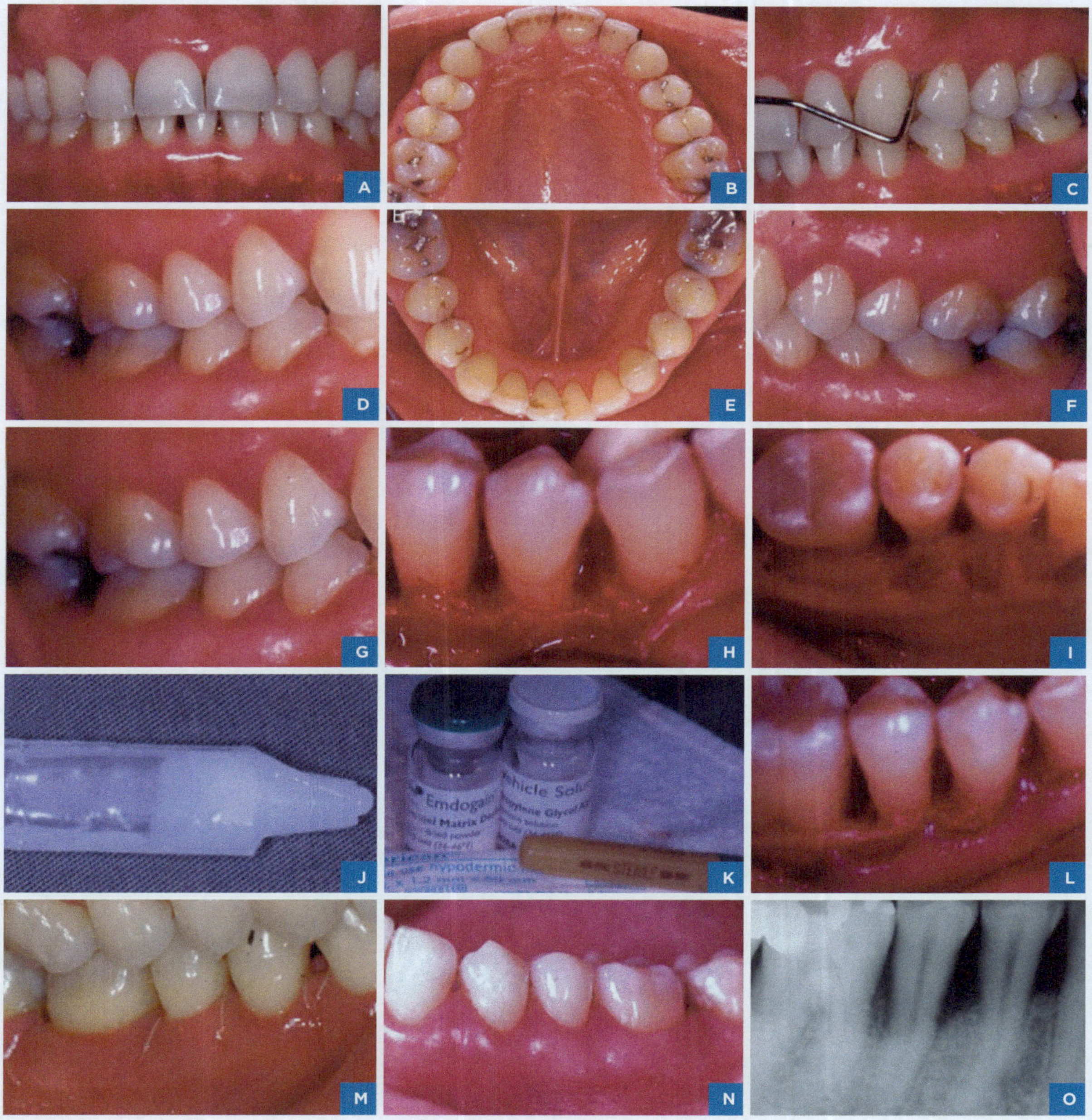

FIGURA 15 Tratamento regenerativo por matriz de esmalte (EMD). (A-F) Imagens de caso clínico de periodontite estágio III grau C após a realização do preparo inicial, o qual incluiu o uso diário de escovação com gel de clorexidina. (G) Aspecto clínico da área após a finalização do preparo inicial. (H, I) Incisão intrassulcular e rebatimento de retalho total, que expõem os defeitos ósseos por vestibular e lingual. (J) Gel de EDTA a 24% utilizado para condicionamento da superfície radicular por 3 minutos. (K) Versão comercial inicial de EMD, utilizada no tratamento do paciente. (L) Aplicação da EMD nos defeitos ósseos. (M) Sutura do retalho, com fechamento por primeira intenção. (N, O) Imagem clínica e radiográfica da área após 1 ano de acompanhamento.

Fonte: Acervo pessoal dos autores. Caso tratado pelo Prof. Dr. Euloir Passanezi.

Uma das vantagens do uso de EMD é a possibilidade de se realizar cirurgias minimamente invasivas, para melhorar a estabilidade da ferida cirúrgica e minimizar a recessão e a morbidade do paciente. Adicionalmente, os sítios tratados com EMD apresentam maior densidade de tecido mole supracrestal quando comparados com sítios tratados por retalho apenas.[13]

Quando utilizada isoladamente, observa-se redução da profundidade de sondagem, ganho de inserção e preenchimento ósseo do defeito comparativamente à raspagem a campo aberto.[13,96] O tratamento de DIO com EMD apresenta resultados clínicos semelhantes ao tratamento por RTG, exceto em defeitos de não contenção, nos quais a RTG resulta em maior probabilidade de ganho de inserção.[13]

Em defeitos de não contenção, recomenda-se a associação de EMD com RTG ou enxertos ósseos autógenos, xenógenos ou alógenos[13,96] **(Figura 15)**. Estudo clínico controlado prospectivo comparando o tratamento de DIO com EMD, RTG, combinação de EMD + RTG e cirurgia a retalho demonstrou que os procedimentos regenerativos resultaram em melhora significativa dos parâmetros clínicos periodontais quando comparado com cirurgia convencional, sem efeito adicional da associação entre EMD e RTG.[98]

rhPDGF-BB

O uso de fator de crescimento derivado de plaquetas recombinante humano (rhPDGF-BB) favoreceu a regeneração periodontal em estudos realizados *in vitro*, em modelos animais e seres humanos. Histologicamente, observou-se a formação de novos osso, cemento e ligamento periodontal funcionalmente orientado. Clinicamente, observou-se segurança de uso em seres humanos, aceleração do processo de cura das feridas e maior ganho ósseo, com resultados máximos de ganho de inserção, ganho ósseo e redução da profundidade de sondagem obtidos após 2 anos e estabilidade de resultados após 5 anos de acompanhamento.[99-102]

CUIDADOS PÓS-OPERATÓRIOS

Recomenda-se a administração de antibióticos, anti-inflamatórios não esteroidais e analgésicos, em caso de dor. Os antibióticos podem ser recomendados na ausência de infecção para prevenir o risco de infecção, podendo ser prescritos antes, durante ou após a cirurgia, dependendo de cada caso. As cirurgias odontológicas são consideradas cirurgias limpas-contaminadas, já que, embora não haja inflamação e contaminação, o risco de infecção por bactérias normalmente presentes na cavidade bucal deve ser considerado e, assim, o uso de antibiótico é realmente efetivo na prevenção de bacteremia transitória. Por outro lado, quando há infecção, os antibióticos são necessários.[12]

Quando se realiza cirurgias regenerativas com uso de biomaterial, como membranas, enxertos alógenos e xenógenos, por exemplo, o uso de antibióticos deve ser considerado, já que pode ocorrer contaminação dos biomateriais por bactérias existentes na cavidade oral. A presença de inflamação persistente interfere com o processo de cicatrização e regeneração dos tecidos periodontais, especialmente na presença de doenças sistêmicas debilitantes, tais como diabetes mal controlado e artrite reumatoide.[103]

Desse modo, é indicada a prescrição de antibióticos quando se realiza cirurgias periodontais regenerativas com emprego de biomateriais, e deve ser iniciada no período pré-operatório (pelo menos 1 hora antes da cirurgia) e mantida por 7 dias. O medicamento de primeira escolha para prevenção de contaminação bacteriana é a amoxicilina pela sua eficácia, amplo espectro de ação, absorção e baixo risco de efeitos colaterais. Os protocolos de uso dos antibióticos na cirurgia periodontal estão descritos na **Tabela 3**.

O controle de higiene oral pelo paciente deve ser rigoroso, reduzindo a incidência de complicações pós-cirúrgicas, como contaminação decorrente de exposição precoce da membrana. Para tanto, pode-se prescrever o uso de digluconato

TABELA 3 Protocolo de prescrição de antibióticos na cirurgia periodontal regenerativa.

Droga medicamentosa	Posologia	Duração
Amoxicilina 500 mg	1 cp 8/8h	7 dias ou mais
Amoxicilina 500 mg + clavulanato de potássio 125 mg	1 cp 8/8h	7 dias ou mais
Amoxicilina 500 mg+ metronidazol 400 mg (para pacientes com risco de osteonecrose dos maxilares relacionadas ao uso de bisfosfonatos ou em tratamento medicamentoso de osteonecrose dos maxilares e como adjuvante no tratamento não cirúrgico de periodontite padrão de molares e incisivos não responsivos)	1 cp 8/8h	7 a 14 dias
Para pacientes alérgicos aos betalactamatos		
Clindamicina 300 mg	1 cp 8/8h	7 a 14 dias
Azitromicina 500 mg	1 cp/dia	3 dias ou mais
Claritromicina 500 mg	1 cp 12/12h	7 a 14 dias

Fonte: Elaborada pelos autores.

de clorexidina 0,12% em solução para bochechos, e estender o uso por 4 a 6 semanas ou até a cirurgia de remoção de membranas não reabsorvíveis, recomendando-se a realização do bochecho com 10 ml da solução por 60 segundos duas vezes ao dia (de 12 em 12 horas), e é especialmente recomendada quando houver exposição precoce da membrana.

O uso de anti-inflamatórios não esteroidais após a cirurgia é indicado para controle do edema e da dor decorrentes do processo inflamatório subsequente à cirurgia. Quando necessário, pode-se também fazer uso de analgésicos para controle da dor.

O controle do biofilme supra e subgengival (se existente) deverá ser realizado nas visitas de controle pós-operatório, quando também deverão ser reforçadas as medidas de higiene oral. A sutura deverá ser removida com, no mínimo, 10 dias de pós-operatório, e são indicadas visitas de controle a cada 2 semanas no primeiro mês após a cirurgia e pelo menos 1 vez ao mês nos primeiros 3 meses. A partir de então, as visitas devem ser programadas a cada 3 meses no primeiro ano e estabelecidas individualmente após esse período.

FATORES QUE INFLUENCIAM O SUCESSO DAS TERAPIAS PERIODONTAIS REGENERATIVAS

Fatores relacionados ao paciente[30,31,104]

- **Diabetes *mellitus*:** embora, por questões éticas, não existam estudos controlados em seres humanos, os efeitos negativos do diabetes mal controlado ou não tratado na regeneração dos tecidos periodontais foram demonstrados em estudos realizados em modelos animais.
- **Tabagismo:** fator de risco claramente associado com desfechos negativos dos procedimentos regenerativos em decorrência da resposta imune e inflamatória existente em pacientes fumantes. Estudos realizados em seres humanos demonstraram que fumantes apresentam menor redução da profundidade de sondagem, ganho de inserção e preenchimento ósseo do defeito, maior recessão pós-operatória e maior incidência de exposição da membrana do que não fumantes, com significativa diminuição da taxa de resolução dos defeitos.[30,31]
- **Controle do biofilme:** a resposta inflamatória decorrente do acúmulo de biofilme é um evento biológico oposto à regeneração, comprometendo o sucesso do tratamento periodontal regenerativo. Recomenda-se índice de placa de boca toda e/ou índice de sangramento de boca toda de até 20% para a realização da cirurgia periodontal regenerativa.

Fatores relacionados ao dente ou ao sítio de tratamento[30,31,104]

- **Mobilidade:** os efeitos da mobilidade dentária permanecem controversos na literatura. Alguns estudos indicam não existir diferenças nos resultados dos tratamentos regenerativos em dentes com e sem mobilidade clínica, desde que com bom controle de placa e sem sangramento. No entanto, a imobilização de dentes móveis antes da cirurgia resulta em melhores resultados clínicos do que em dentes com mobilidade sem esplintagem, inclusive a longo prazo.
- **Biótipo fino:** a existência de biótipo gengival fino (< 1 mm de espessura) está associada a maior risco de recessão gengival e piores resultados associados com cirurgia periodontal regenerativa. A modificação do fenótipo gengival previamente à cirurgia periodontal regenerativa é recomendada, almejando-se a obtenção de quantidade e qualidade adequada de gengiva ceratinizada.
- **Concavidades, sulcos radiculares, projeções de esmalte, pérolas de esmalte:** concavidades e sulcos radiculares profundos favorecem a retenção de cálculo e dificultam sua remoção, prejudicando o sucesso das terapias regenerativas. Da mesma forma, pérolas e projeções de esmalte prejudicam a inserção de fibras, devendo-se realizar plastia dessas anormalidades para atingir resultados satisfatórios com as terapias regenerativas.
- **Morfologia do defeito:** a morfologia dos defeitos ósseos afeta o prognóstico de sucesso das terapias periodontais regenerativas. Defeitos de não contenção ou não suporte (p. ex., uma ou duas paredes remanescentes) apresentam maior risco de insucesso com o tratamento. Conforme os defeitos ósseos se tornam progressivamente menos circundados por osso – pela diminuição de altura das paredes ósseas, aumento do ângulo do defeito e/ou diminuição do número de paredes ósseas remanescentes –, há redução do potencial inerente à regeneração. Consequentemente, o prognóstico de sucesso do tratamento de DIO de três paredes remanescentes é maior do que aqueles de duas ou uma parede, os quais devem ser tratados preferencialmente por combinação de estratégias regenerativas.
- **Profundidade do defeito:** DIO < 3 mm de profundidade podem ser tratados por meio de terapia periodontal não cirúrgica ou por meio de cirurgia ressectiva óssea. Por outro lado, o tratamento periodontal regenerativo é indicado para o tratamento de defeitos ≥ 3 mm de profundidade.
- **Ângulo do defeito:** defeitos estreitos (< 25°) e de contenção contendo duas ou três paredes ósseas remanescentes geralmente respondem bem ao tratamento regenerativo, combinados ou isolados (p. ex., RTG, enxertos ósseos autógenos, alógenos e xenógenos, EMD). No entanto, em defeitos mais amplos, é necessário o uso de técnica combinada.
- **Grau de separação entre as raízes:** especialmente quando se considera o tratamento de defeitos de furca, o grau de separação entre as raízes pode comprometer a instrumentação adequada das superfícies radiculares e, consequentemente, prejudicar o sucesso do tratamento.

Fatores relacionados à técnica cirúrgica[30,31,104]

- **Debridamento:** a falha na remoção do tecido de granulação existente nos defeitos ósseos compromete o sucesso do tratamento regenerativo.
- **Descontaminação da superfície radicular:** a presença de inflamação relacionada ao biofilme prejudica o processo de cura dos tecidos após procedimentos regenerativos.

- **Falta de espaço:** necessário à formação e estabilização do coágulo e, consequentemente, à regeneração tecidual.
- **Exposição do enxerto e/ou membrana:** a exposição precoce da membrana ou do enxerto ósseo leva à contaminação bacteriana, resultando em inflamação dos tecidos e prejuízo substancial à regeneração dos tecidos periodontais.
- **Experiência do operador:** cada técnica e biomaterial apresenta certas particularidades que exigem uma curva de aprendizagem para domínio completo da técnica. Assim, a maior experiência do operador favorece o sucesso das terapias periodontais regenerativas.

MÉTODOS DE AVALIAÇÃO DAS TÉCNICAS REGENERATIVAS

O conceito de regeneração periodontal é, em sua essência, histológico. Os achados histológicos descritos na literatura norteiam a tomada de decisão clínica relativamente à capacidade de determinada técnica proporcionar a regeneração dos tecidos periodontais. No entanto, na prática clínica, não é possível a realização de biópsias de tecido para comprovação dos resultados do tratamento. Portanto, devem ser utilizados métodos clínicos e radiográficos que sugerem a reformação dos tecidos periodontais perdidos com o processo de doença.

A comprovação histológica da regeneração periodontal em modelos animais utiliza a criação de um ponto de referência na base dos defeitos ósseos ou na extensão apical dos depósitos de cálculo. A regeneração dos tecidos periodontais requer a formação de ligamento periodontal funcionalmente inserido ao cemento e ao osso, coronal à extensão apical dos defeitos delimitados por este ponto de referência criado no momento da cirurgia. A cura das feridas periodontais pode se processar por processos de reparo ou regeneração, conforme anteriormente discorrido neste capítulo e apresentado também no **Capítulo 7**. Muitas vezes, uma combinação dessas situações pode ocorrer, observando-se regeneração dos tecidos periodontais simultaneamente à existência de algumas áreas de reparo.

Os métodos clínicos para avaliação da reconstrução dos tecidos periodontais perdidos com o processo de doença consistem em comparações entre os parâmetros clínicos periodontais obtidos antes e depois do tratamento, e são especialmente considerados a redução da profundidade de sondagem e sangramento à sondagem e o ganho de inserção clínica e de suporte ósseo periodontal, este último observado em imagens radiográficas. Vale ressaltar que o aprofundamento das bolsas periodontais em períodos de acompanhamento ≥ 3 anos não é compatível com regeneração dos tecidos perdidos com o processo de doença.[60,61,105]

Nas imagens radiográficas, pode-se observar o preenchimento ósseo do defeito e o ganho de osso em altura. A evidência de integridade de lâmina dura e a existência do espaço do ligamento periodontal sugerem regeneração tecidual, considerando-se que a lâmina dura representa o osso alveolar próprio, onde as fibras de Sharpey do ligamento periodontal estão inseridas.[72]

Outra forma de avaliação clínica dos resultados do tratamento é a realização de cirurgia de reentrada, ou seja, uma segunda abordagem cirúrgica que permite a visualização da altura da crista óssea obtida após a cirurgia. Essa cirurgia é realizada quando é necessária a remoção das membranas não reabsorvíveis, mas não deve ser feita de rotina. Consiste na elevação de um pequeno retalho total que dá acesso à membrana, permitindo a visualização da área tratada, podendo, nessas situações, ser utilizada para avaliação dos resultados da terapia.[72]

A eficácia de certo tratamento clínico é determinada em ensaios clínicos controlados, realizados sob condições experimentais e ideais, enquanto a eficiência do tratamento é determinada pelos benefícios que podem ser alcançados pela técnica aplicada na população em geral, incluindo morbidade associada e efeitos adversos. A eficácia dos procedimentos regenerativos periodontais foi extensamente avaliada em diferentes ensaios clínicos randomizados, comparando-o com tratamento conservador de cirurgia a retalho, demonstrando sua superioridade na redução da profundidade de sondagem, no ganho de inserção clínica e no preenchimento radiográfico dos defeitos ósseos.[14]

REFERÊNCIAS BIBLIOGRÁFICAS

1. Papapanou PN, Sanz M, Buduneli N, Dietrich T, Feres M, Fine DH *et al*. Periodontitis: Consensus report of workgroup 2 of the 2017 World Workshop on the Classification of Periodontal and Peri-Implant Diseases and Conditions. J Clin Periodontol. 2018;45(Suppl 20):S162-S170.
2. Tonetti MS, Jepsen S, Jin L, Otomo-Corgel J. Impact of the global burden of periodontal diseases on health, nutrition and wellbeing of mankind: A call for global action. J Clin Periodontol. 2017;44(5):456-462.
3. American Academy of Periodontology. Periodontal regeneration. Position paper. J Periodontol. 2005;76:1601-1622.
4. Melcher AH. On the repair potential of periodontal tissues. J Periodontol. 1976;47:256-260.
5. Seo B-M, Miura M, Gronthos S, Bartold PM, Batouli S, Brahim J. *et al.* Investigation of multipotent postnatal stem cells from human periodontal ligament. Lancet. 2004;364:149-155.
6. Polson AM. Periodontal regeneration. Current status and directions. St. Louis: Quintessence, 1994.
7. Polson AM, Caton JC. Factors influencing periodontal repair and regeneration. J Periodontol. 1982;9:441-454.
8. Melcher AH, McCulloch CAG, Cheong T, Nemeth E, Shiga A. Cells from bone synthesize cmentum-like and bone-like tissue in vitro and may migrate into periodontal ligament in vivo. J Periodontal Res. 1987;22:246-247.
9. Nyman S, Gottlow J, Karring T, Lindhe J. The regenerative potential of the periodontal ligament. An experimental study in the monkey. J Clin Periodontol. 1982; 9:257-265.
10. Polimeni G, Xiropaidis AV, Wikesjö UME. Biology and principles of periodontal wound healing/regeneration. Periodontology 2000. 2006;41:30-47.

11. Adriaens PA, Adriaens LM. Effects of nonsurgical periodontal therapy on hard and soft tissues. Periodontology 2000. 2004;36:121-145.
12. Cortellini P, Tonetti MS. Long-term tooth survival following regenerative treatment of intrabony defects. J Periodontol 2004;75:672-678.
13. Sculean A, Nikolidakis D, Nikou G, Ivanovic A, Chapple ILC, Stavropoulos A. Biomaterials for promoting periodontal regeneration in human intrabony defects: a systematic review. Periodontol 2000. 2015;68:182-216.
14. Cortellini P, Tonetti MS. Clinical concepts for regenerative therapy in intrabony defects. Periodontology 2000. 2015;68:282-307.
15. Nibali L, Koidou VP, Nieri M, Barbato L, Pagliaro U, Cairo F. Regenerative surgery versus access flap for the treatment of intra-bony periodontal defects: a systematic review and meta-analysis. J Clin Periodontol. 2020;47:320-351.
16. Jepsen S, Gennai S, Hirschefeld J, Kalemaj Z, Buti J, Graziani F. Regenerative surgical treatment of furcation defects: a systematic review and Bayesian network meta-analysis of randomized clinical trials. J Clin Periodontol. 2020;47:352-374.
17. Aukhil I, Simpson DM, Schaberg TV. An experimental study of new attachment procedure in beagle dogs. J Periodontal Res. 1983;18;643-654.
18. Caffesse RG, Smith BA, Castelli WA, Nasjleti CE. New attachment achieved by guided tissue regeneration in beagle dogs. J Periodontol. 1988;59:589-594.
19. Caton J, Nyman S, Zander H. Histometric evaluation of periodontal surgery. II. Connective tissue attachment levels after four regenerative procedures. J Clin Periodontol. 1980;7(3):224-231.
20. Gottlow J, Nyman S, Karring T, Lindhe J. New attachment formation as the result of controlled tissue regeneration. J Clin Periodontol. 1984;11:494-503.
21. Gottlow J, Nyman S, Karring T. Healing following citric acid conditioning of roots implanted into bone and gingival connective tissue. J Periodontal Res. 1984;19:214-220.
22. Gottlow J, Nyman S, Lindhe J, Karring T, Wennström J. New attachment formation in the human periodontium by guided tissue regeneration. Case reports. J Clin Periodontol. 1986;13:604-616.
23. Karring T, Nyman S, Lindhe J. Healing following implantation of periodontitis affected roots into bone tissue. J Clin Periodontol. 1980;7(2):96-105.
24. Karring T, Nyman S, Lindhe J, Sirirat M. Potentials for root resorption during periodontal wound healing. J Clin Periodontol. 1984;11(1):41-52.
25. Nyman S, Karring T, Lindhe J, Plantén S. Healing following implantation of periodontitis-affected roots into gingival connective tissue. J Clin Periodontol. 1980; 7:394-401.
26. Nyman S, Lindhe J, Karring T, Rylander H. New attachment following surgical treatment of human periodontal disease. J Clin Periodontol. 1982;9:290-296.
27. Rakhmatia YD, Ayukawa Y, Furuhashi A, Koyano K. Current barrier membranes: titanium mesh and other membranes for guided bone regeneration in dental applications. J Prosthodontic Res. 2013;57:3-14.
28. Laugisch O, Cosgarea R, Nikou G, Nikolidakis D, Donos N, Salvi GE *et al.* Histologic evidence of periodontal regeneration in furcation defects: a systematic review. Clin Oral Investig. 2019; 23:2861-2906.
29. Caton JG, De Furia EL, Polson AM, Nyman S. Periodontal regeneration via selective cell repopulation. J Periodontol. 1987;58(8):546-552.
30. Kao RT, Takei HH, Cochran DL, Nevins ML. Periodontal regeneration and reconstructive surgery. In: Newman MG, Takei HH, Klokkevold PR, Carranza FA. Carranza's Clinical Periodontology. 12th ed. St Louis: Elsevier, 2015. p. 610-620.
31. Kao RT, Nares S, Reynolds MA. Periodontal regeneration – intrabony defects: a systematic review from the AAP regeneration workshop. J Periodontol. 2015;86(Suppl 2):S77-S104.
32. Sasaki JI, Abe GL, Li A, *et al.* Barrier membranes for tissue regeneration in dentistry. Biomater Investig Dent. 2021; 8:54-63.
33. Garret JS, Ririe CM, Crigger M, Selvig KA. Healing of periodontal connective tissues following surgical wounding and application of citric acid in dogs. J Periodontal Res. 1980;15:314-327.
34. Mellonig JT. Periodontal regeneration: bone grafts. In: Nevins M, Mellonig JT. Periodontal therapy: clinical approaches and evidence of success. Carol Stream: Quintessence, 1998. p. 233-248.
35. Ellegaard B, Löe H. New attachment of periodontal tissues after treatment of intrabony lesions. J Periodontol. 1971;42(10):648-52.
36. Dragoo MR, Sullivan HC. A clinical and histological evaluation of autogenous iliac bone grafts in humans. II. External root resorption. J Periodontol. 1973;44(10):614-25.
37. Hiatt WH, Schallhorn RG. Intraoral transplants of cancellous bone and marrow in periodontal lesions. J Periodontol. 1973;44(4):194-208.
38. Froum SJ, Kushner L, Stahl SS. Healing responses of human intraosseous lesions following the use of debridement, grafting and citric acid root treatment. I. Clinical and histologic observations six months postsurgery. J Periodontol. 1983;54(2):67-76.
39. Passanezi E, Janson WA, Nahás D. Newly forming bone autografts to treat periodontal infrabony pockets: clinical and histological events. Int J Periodontics Rest Dent. 1989; 9:140-151.
40. Nabers CL, O'Leary TJ. Autogenous bone transplants in the treatment of osseous defects. J Periodontol. 1965;36:5-14.
41. Robinson RE. Osseous coagulum for bone induction. J Periodontol. 1969;40:503-510.
42. Amler MH, Johnson PL, Salman I. Histological and histochemical investigation of human alveolar socket healing in undisturbed extraction wounds. J Am Dent Assoc. 1960;61:32-44.
43. Evian CI, Rosenberg ES, Coslet JG, Corn H. The osteogenic activity of bone removed from healing extraction sockets in humans. J Periodontol. 1982;53:81-85.
44. Halliday DG. The grafting of newly formed autogenous bone in the treatment of osseous defects. J Periodontol. 1969;40:511-514.
45. Soehren SE, Van Swol RL. The healing extraction site: A donor area for periodontal grafting material. J Periodontol. 1979;50:128-133.
46. Devlin H, Sloan P. Early bone healing events in the human extraction socket. Int J Oral Maxillofac Surg. 2002;31:641-645.
47. Heberer S, Wustlich A, Lage H, Nelson JJ, Nelson K. Osteogenic potential of mesenchymal cells embedded in the provisional matrix after a 6-week healing period in augmented and non-augmented extraction sockets: an immuhistochemical prospective pilot study in humans. Clin Oral Implants Res. 2012;23:19-27.
48. Lalani Z, Wong M, Brey EM, Mikos AG, Duke PJ. Spatial and temporal localization of transforming growth factor-1, bone morphogenetic protein-2, and platelet-derived growth factor-A in healing tooth extraction sockets in a rabbit model. J Oral Maxillofac Surg. 2003;61:1061-1072.
49. Luo J, Xu J, Cai J, Wang L, Sun Q, Yang P. The in vitro and in vivo osteogenic capability of the extraction socket-derived early healing tissue. J Periodontol. 2016;87:1057-1066.
50. Nakajima R, Ono M, Hara ES, Oida Y, Shinkawa S, Pham HT *et al.* Mesenchymal stem/progenitor cell isolation from tooth extraction sockets. J Dent Res. 2014;93:1133-1140.
51. Penteado R, Romito GA, Pustiglioni FE, Marques MM. Morphological and proliferative analysis of the healing tissue in human alveolar sockets covered or not by an e-PTFE membrane: a preliminary immunohistochemical and ultrastructural study. Braz J Oral Sci. 2005;4:664-669.
52. Sant'Ana ACP, Damante CA, Frias Martinez MA *et al.* Isolation and characterization of progenitor cells from surgically created early healing alveolar defects in humans: A preliminary study. J Periodontol. 2018; 89:1326-1333.
53. Ferraz BFR, Stuani VT, Passanezi E, Damante CA, Greghi SLA, de Rezende MLR *et al.* Osteogenic cells transfer improving root coverage: A randomized clinical trial. J Periodontal Res. 2019;54:506-512.
54. Sant'Ana AC, Ferraz BF, de Rezende ML, Greghi SL, Damante CA, Passanezi E. Newly forming bone graft: a novel surgical approach to the treatment of denuded roots. J Appl Oral Sci. 2012; 20:392-398.
55. Ferraz BFR, Sant'Ana ACP. Levantamento de seio maxilar com enxerto ósseo em neoformação associado a osso bovino inorgânico: avaliação clínica, histológica e histomorfométrica [tese]. Bauru: Faculdade de Odontologia de Bauru da Universidade de São Paulo; 2013.
56. Ferraz BFR, Stuani VT, Passanezi E, Damante C, Greghi S, de Rezende ML *et al.* Implant placement on bone granulation tissue. A case series. J Osseointeg. 2019;11:85-91.
57. Urist MR, Strates B. Bone morphogenetic protein. J Dent Res. 1971;50:271-278.
58. Urist MR, Mikulski A, Boyd D. A chemosterilized, antigen-extracted, autodigested, alloimplant for bone banks. Arch Surg. 1975;10:416-428.
59. Mellonig JT, Bowers GM, Bright R, Lawrence J. Clinical evaluation of freeze-dried bone allograft in periodontal osseous defects. J Periodontol. 1976;47:125-129.
60. Wosney J, Rosen V, Celeste A, Mitsock LM, Whitters MJ, Kriz RW *et al.* Novel regulators of bone formation: molecular clones of bone formation: molecular clones and activities. Science. 1988;242:1528-1534.
61. McClain PK, Schallhorn RG. Long-term assessment of combined osseous composite grafting, root conditioning, and guided tissue regeneration. Int J Periodontics Restorative Dent. 1993;13:-27.
62. McClain PK, Schallhorn RG. The use of combined periodontal regenerative techniques. J Periodontol. 1999;70:102-104.

63. Polson AM, Frederick GT, Ladenheim S, Hanes PJ. The production of a root surface smear layer by instrumentation and its removal by citric acid. J Periodontol. 1984;55:443-446.
64. Register AA. Bone and cementum induction by dentin demineralized in situ. J Periodontol. 1973;44:49-54.
65. Register AA, Burdick FA. Accelerated reattachment with cementogenesis to dentin, demineralized in situ. I. Optimum range. J Periodontol. 1975;46:646-655.
66. Register AA, Burdick FA. Accelerated reattachment with cementogenesis to dentin, demineralized in situ. II. Defect repair. J Periodontol. 1976;47:497-505.
67. Sant'Ana AC, Marques MM, Barroso EC, Passanezi E, de Rezende MLR. Effects of TGF-beta1, PDGF-BB, and IGF-1 on the rate of proliferation and adhesion of a periodontal ligament cell lineage *in vitro*. J Periodontol. 2007;78:2007-2017.
68. Passanezi E, Alves MEAF, Janson WA, Ruben MP. Periosteal activation and root demineralization associated with the horizontal sliding flap. J Periodontol. 1979;50(8):384-386.
69. Bosco AF, Passanezi E. Posicionamento lateral de retalho osteoperióstico, com periósteo ativado, no recobrimento de raízes expostas, tratadas ou não in situ com ácido fosfórico: estudo morfológico comparativo em cães [tese]. Bauru: Faculdade de Odontologia de Bauru da Universidade de São Paulo; 1984.
70. Miller PD Jr. Root coverage using a free soft tissue autograft following citric acid application. Part I. Technique. Int J Periodontics Rest Dent. 1982;2:65-70.
71. Passanezi E, Janson M, Janson G, Sant'Anna AP, de Freitas MR, Henriques JF. Interdisciplinary treatment of localized juvenile periodontitis: a new perspective to an old problem. Am J Orthod Dentofacial Orthop. 2007;131:268-276.
72. Garret JS, Crigger M, Egelberg J. The effects of citric acid on diseased root surfaces. J Periodontal Res. 1978;13:155-163.
73. Blomlof J, Lindskog S. Periodontal tissue vitality after different etching modalities. J Clin Periodontol. 1995;22:464-68.
74. Blomlöf J, Lindskog S. Root surface texture and early cell and tissue colonization after different etching modalities.Eur J Oral Sci. 1995;103:17-24.
75. Blomlof J, Jansson L, Blomlof LB, Lindskog S. Long time etching at low pH jeopardizes periodontal healing. J Clin Periodontal. 1995;22:453-63.
76. Ryan PC, Newcomb GM, Seymour GJ, Powell RN. The pulpal response to citric acid in cats. J Clin Periodontol. 1984;11:633-643.
77. Ririe CM, Crigger M, Selvig KA. Healing of periodontal connective tissues following surgical wounding and application of citric acid in dogs. J Periodontal Res. 1980;15(3):314-27.
78. Crigger M, Bogle G, Nilvéus R, Egelberg J, Selvig KA. The effect of topical citric acid application on the healing of experimental furcation in dogs. J Periodontal Res. 1978;13:538-549.
79. Wikesjö UME, Baker PJ, Christersson LA, Genco RJ, Lyall RM, Hic S *et al.* A biochemical approach to periodontal regeneration: tetracycline treatment conditions dentin surfaces. J Periodont Res. 1986;21:322-329.
80. Blomlöf J, Jansson L, Blomlöf L, Lindskog S. Root surface etching at neutral pH promotes periodontal healing. J Clin Periodontol. 1996;23:50-55.
81. Heritier M. Effects of phosphoric acid on root dentin surface. A scanning and transmission electron microscopic study. J Periodontal Res. 1984;19:168-176.
82. Barros JPC. Efeitos do condicionamento ácido na descontaminação da superfície radicular e no recobrimento radicular: análise em MEV e estudo clínico randomizado [dissertação]. Bauru: Faculdade de Odontologia de Bauru da Universidade de São Paulo; 2013.
83. Amaral NG, Rezende MLR, Hirata F, Rodrigues MGS, Sant'ana ACP, Greghi SL *et al.* Comparison among four commonly used demineralizing agents for root conditioning. A scanning electron microscopy. J Applied Oral Sci. 2011;19:469-475.
84. Veronesi GF. Efeitos do condicionamento com diferentes soluções e tempos de aplicação na descontaminação da superfície radicular, adesão e proliferação de fibroblastos gengivais e de ligamento periodontal: estudo em microscopia eletrônica de varedura [dissertação]. Bauru: Faculdade de Odontologia de Bauru da Universidade de São Paulo; 2018.
85. Rezende ML, Coesta PT, de Oliveira RC, Salmeron S, Sant'ana ACP, Damante C *et al.* Bone demineralization with citric acid enhances adhesion and spreading of preosteoblasts. J Periodontol. 2015;86:146-154.
86. Salmeron S. Efeito da desmineralização óssea sobre parâmetros de superfície e sobre o comportamento de pré-osteoblastos em cultura: estudo em microscopia eletrônica de varredura e confocal [tese]. Bauru: Faculdade de Odontologia de Bauru da Universidade de São Paulo; 2015.
87. Carvalho EBS, Veronesi GF, Manfredi GGP, Damante CA, Sant'ana ACP, Greghi SL *et al.* Bone demineralization improves onlay graft consolidation: A histological study in rat calvaria. J Periodontol. 2021;92:1-10.
88. Domingues RS. Efeito da desmineralização ácida da interface enxerto-leito na consolidação de enxertos ósseos autógenos em bloco [tese]. Bauru: Faculdade de Odontologia de Bauru da Universidade de São Paulo; 2013.
89. Rezende ML, Consolaro A, Sant'Ana AC, Damante CA, Greghi SL, Passanezi E. Demineralization of the contacting surfaces in autologous onlay bone grafts improves bone formation and bone consolidation. J Periodontol. 2014;8:e121-129.
90. Rojas-Paulús JE, Manfredi GGP, Salmeron S, Consolaro A, Sant'ana ACP, Zangrando MRS *et al.* Citric acid, but not tetracycline, improves the microscopic pattern of healing of particulate autogenous bone grafts in critical-size defects. J Periodontol. 2021;92:678-688.
91. Sant'Ana AC, Passanezi E, Todescan SM, de Rezende ML, Greghi SL, Ribeiro MG. A combined regenerative approach for the treatment of aggressive periodontitis: long-term follow-up of a familial case. Int J Periodontics Restorative Dent. 2009;29:69-79.
92. Manfredi GGDP, Tokuhara CK, Salmeron S, de Carvalho EBS, Liboa-Filho PN, Damante CA *et al.* Bone demineralization promotes superior spread of preosteoblast in culture. Microsc Res Tech. 2019;82:1004-1011.
93. Hammarström L. Enamel matrix, cementum development and regeneration. J Clin Periodontol. 1997;24:658-668.
94. Heijl L. Periodontal regeneration with enamel matrix derivative in one human experimental defect. A case report. J Clin Periodontol. 1997;24:693-696.
95. Heijl L, Heden G, Svardström G, Ostgren A. Enamel matrix derivative (EMDOGAIN®) in the treatment of intrabony periodontal defects. J Clin Periodontol. 1997;24:705-714.
96. Kao RT, Murakami S, Beirne OR. The use of biologic mediators and tissue engineering in dentistry. Periodontology 2000. 2009;50:127-153.
97. Sculean A, Alessandri R, Miron R, Salvi GE, Bosshardt DD. Enamel matrix proteins and periodontal wound healing and regeneration. Clin Adv Period. 2011;1:101-117.
98. Sculean A, Windisch P, Chiantella GC, Donos N, Brecx M, Reich E. Treatment of intrabony defects with enamel matrix proteins and guided tissue regeneration. A prospective controlled clinical study. J Clin Periodontol. 2001;28:397-403.
99. Jayakumar A, Rajababu P, Rohini S, Butchibabu K, Naveen A, Reddy PK *et al.* Multicenter, randomized clinical trial on the efficacy and safety of recombinant human platelet-derived growth factor with β-tricalcium phosphate in human intra-osseous periodontal defects. J Clin Periodontol. 2011;38:163-172.
100. McGuire MK, Kao RT, Nevins M, Lynch SE. rhPDGF-BB promotes healing of periodontal defects: 24-month clinical and radiographic observations. Int J Periodontics Restorative Dent. 2006;26:223-231.
101. Nevins M, Giannobile WV, McGuire MK, Kao RT, Mellonig JT, Hinrichs JE *et al.* Platelet-derived growth factor stimulates bone fill and rate of attachment level gain: Results of a large multicenter randomized controlled trial. J Periodontol. 2005;76:2205-2215.
102. Nevins M, Kao RT, McGuire MK, McClain PK, Hinrichs JE, McAllister BS *et al.* Platelet-derived growth factor promotes periodontal regeneration in localized osseous defects: 36-month extension results from a randomized, controlled, double-masked clinical trial. J Periodontol. 2013;84:456-464.
103. Buonavoglia A, Leone P, Solimando AG, Fasano R, Malerba E, Prete M *et al.* Antibiotics or no antibiotics, that is the question: an update on efficient and effective use of antibiotics in dental practice. Antibiotics. 2021;10(5):550.
104. Reynolds MA, Kao RT, Camargo PM, Caton JG, Clem DS, Fiorellini JP *et al.* Periodontal regeneration – Intrabony defects: a consensus report from the AAP Regeneration Workshop. J Periodontol. 2015; 86(Suppl.):S105-S107.
105. Serino G, Rosling B, Ramberg P, Hellström MK, Socransky SS, Lindhe J. The effect of systemic antibiotics in the treatment of patients with recurrent periodontitis. J Clin Periodontol. 2001; 28:411-418.
106. Saska S, Pilatti L, Silva ESS, *et al.* Polydioxanone-Based Membranes for Bone Regeneration. Polymers (Basel). 2021; 13(11):1685.

10 Cirurgia Periodontal Plástica Reconstrutiva

Alvaro Francisco Bosco ▪ Juliano Milanezi de Almeida ▪ Henrique Rinaldi Matheus

INTRODUÇÃO

O restabelecimento da saúde, função mastigatória e estética, indiscutivelmente, é o resultado esperado da terapia periodontal como um todo. As recessões gengivais apresentam diversos fatores que as predispõem ou efetivamente as desencadeiam, e, dependendo da população avaliada, a porcentagem de pessoas afetadas pode variar de 30 a 100%. Com o passar dos anos, inúmeras técnicas cirúrgicas têm sido descritas com objetivo de correção desses defeitos. Ainda que estejam relacionadas com outros problemas, como cáries radiculares e hipersensibilidade dentinária, as quais interferem no conforto e função, preocupações estéticas têm forte impacto sobre a indicação de procedimentos de recobrimento da superfície radicular exposta.[1]

Desde sua introdução há aproximadamente 50 anos,[2] a enxertia de tecidos moles tem sido amplamente utilizada na prática clínica para aumentar a espessura, restabelecer a dimensão da mucosa queratinizada, corrigir deformidades mucogengivais e melhorar a estética. De acordo com Zuhr *et al.*,[3] a introdução do enxerto de tecido conjuntivo (ETC) subepitelial e a conversão do enxerto gengival livre (EGL) para o ETC representa a transição da cirurgia mucogengival convencional para a cirurgia periodontal plástica. Enquanto abordagens mucogengivais tradicionais visavam primariamente ao aumento da espessura da mucosa queratinizada, o principal objetivo da periodontia moderna deve envolver os resultados estéticos finais. Por isso, com o avanço nas técnicas de recobrimento, o EGL, consequentemente, desapareceu da zona estética, e sua utilização foi limitada a procedimentos para aumento de mucosa queratinizada ao redor de dentes e implantes em zonas onde a estética é irrelevante.

Ainda que muito esforço seja direcionado para determinar a técnica cirúrgica mais adequada para a cirurgia periodontal plástica, os inúmeros cenários clínicos passíveis de serem encontrados demandam a individualização do procedimento, impossibilitando a terapia com uma mesma técnica visando a corrigir morfologias distintas de defeitos. Adicionalmente, ainda que fundamentação maior na literatura seja necessária para sua validação, o desfecho do tratamento e a manutenção a longo prazo podem estar relacionados com fatores distintos, como emprego de substitutos homógenos ou xenógenos ao ETC subepitelial, estabilização do retalho, sutura e técnicas de biomodificação da superfície radicular.

SÍTIO DOADOR DE ENXERTO DE TECIDO CONJUNTIVO

É indiscutível que, entre os sítios doadores intraorais de ETC, apenas aqueles que viabilizam captação de quantidade adequada de tecido para a intervenção a ser realizada devem ser considerados elegíveis. A combinação da escolha do sítio e a técnica de remoção devem ser levadas em consideração, uma vez que podem resultar em morbidade transitória ao paciente.

Em geral, os enxertos provenientes dos diversos sítios doadores intraorais diferem em sua forma geométrica e composição histológica. Sendo assim, podem influenciar a estabilidade volumétrica do enxerto após reparo e processo fisiológico de revascularização. Enquanto a estrutura bastante frouxa de tecido conjuntivo subepitelial da região anterior do palato tende a favorecer a circulação plasmática e a revascularização durante a fase pós-operatória inicial, o tecido conjuntivo subepitelial da região da tuberosidade palatina e lateral/posterior do palato é mais firme e denso, consequentemente menos suscetível a encolhimento pós-operatório.[3]

Adicionalmente, a técnica de obtenção do ETC deve ser considerada um fator importante no planejamento do procedimento, já que a geometria e a composição do enxerto são dependentes da intervenção realizada.[3] O procedimento clínico de remoção do ETC do palato é comumente caracterizado pelo notável desafio de se obter o maior volume de tecido possível enquanto minimiza-se a dor pós-operatória e o risco de complicações. Atingir excelência para preencher esses requisitos está intimamente relacionado a variações anatômicas no tamanho e formato do palato duro e à técnica de remoção empregada. Desde que Edel[4] demonstrou preocupação com o reparo do sítio doador ao descrever a técnica do "alçapão" para manter a camada epitelial intacta, muitos autores têm proposto variações de técnica e diferentes materiais para proteger o sítio doador, visando cumprir com essa necessidade.

A espessura da mucosa palatina, bem como as dimensões anatômicas da abóboda palatina influenciam a largura e extensão do enxerto de tecido a ser removido. Em pacientes com palato raso, deve-se tomar muito cuidado para evitar as estruturas vasculares e nervosas da região palatina, pois atingi-las levaria a hemorragia transoperatória ou pós-operatória, ou até mesmo necrose da mucosa com subsequente aumento de dor pós-operatória. Portanto, a espessura da mucosa palatina e a altura da abóboda palatina são consideradas fatores importantes na seleção da técnica de obtenção do enxerto.

No geral, as técnicas reportadas com objetivo de manter o tecido epitelial e obter fechamento primário da ferida palatina podem ser difíceis ou até impossíveis de serem realizadas em pacientes com mucosa palatina fina. Frente a esses desafios, foi descrita por Bosco & Bosco[5] uma alternativa de colheita nessas condições, na qual o enxerto é removido como descrito pela técnica convencional de obtenção do EGL e, posteriormente, desepitelizado extraoralmente. Segundo essa técnica, a porção de tecido conjuntivo é utilizada no recobrimento, enquanto a porção epitelial é estabilizada por suturas compressivas na área doadora, o que favorece o reparo e reduz a ocorrência de hemorragias e o desconforto pós-operatório **(Figura 1)**,[5] sendo que essas características positivas no processo de reparo e cicatrização podem ser substanciadas por um estudo que comparou, clinicamente, a influência do cimento cirúrgico, dos feltros de microcolágeno ou do enxerto autógeno de gengiva no processo de cicatrização clínica de 30 áreas doadoras de EGL.[6]

Inicialmente, essa técnica alternativa foi descrita com objetivo de viabilizar a obtenção de ETC com dimensões adequadas em pacientes com pouca espessura de tecido na região palatina. No entanto, além de cumprir fielmente o objetivo proposto, pode-se observar, clinicamente, que o enxerto removido por essa técnica apresenta estrutura muito mais regular e pouco tecido adiposo,[3] características que podem influenciar significativamente os resultados quando a exigência estética é alta.

PREPARO DA SUPERFÍCIE RADICULAR

O tema de biomodificação da superfície radicular sempre foi um dos tópicos de maior discussão na Periodontia, inclusive dentro da aplicabilidade em cirurgias de recobrimento radicular. Em 1979, Passanezi *et al.*[7] descreveram dois casos de ativação do periósteo e desmineralização radicular em cirurgias de recobrimento radicular. Ambos os casos obtiveram sucesso clínico, e nesse estudo foram discutidos os possíveis mecanismos biológicos envolvidos. A partir de então, muitos esforços foram dispensados para se desenvolver agentes e protocolos de condicionamento radicular que promovessem reparo com maior inserção de tecido conjuntivo. Inicialmente, foi hipotetizado que a utilização de substâncias ácidas (i.e., ácido etilenodiamino tetra-acético [EDTA], ácido cítrico, cloridrato de tetraciclina e hipoclorito de sódio), em combinação com raspagem e alisamento radicular, resultaria em remoção da *smear layer* e promoveria alterações microscópicas na superfície da raiz (p. ex., aumento no diâmetro médio e na área total ocupada por túbulos dentinários). Consequentemente, as fibras colágenas expostas em decorrência da desmineralização favoreceriam seu entrelaçamento com aquelas presentes no tecido enxertado.[3]

Ainda que muitas informações provenientes de estudos *in vitro* e pré-clínicos *in vivo* tenham apresentado resultados promissores, ensaios clínicos controlados indicaram que a desmineralização química da superfície radicular não melhora os resultados nem pode ser considerada benéfica aos procedimentos de recobrimento radicular quando comparada apenas à remoção mecânica do biofilme.[3,8] Contudo, Nagata *et al.*[9] demonstraram que o tratamento químico com tetraciclina não promoveu prejuízos no processo de reparo.

No entanto, o entendimento de preparo da superfície radicular não deve ficar restrito a alterações microscópicas na topografia da raiz, uma vez que adequações macroscópicas podem ser críticas para obtenção de recobrimento radicular completo e melhora nos parâmetros clínicos. Cáries radiculares e lesões cervicais não cariosas (LCNC) geram deformidades restritas à raiz ou que envolvem a coroa dentária, resultando em defeitos combinados (DC) (dentário e periodontal), que, dependendo da morfologia e extensão, devem ser corrigidos com a associação de abordagens restauradoras e periodontais. Uma classificação de DC centrada nas condições da superfície dentária foi desenvolvida com o propósito de facilitar o diagnóstico e aplicar um plano de tratamento mais eficaz para cada caso.[10] Essa classificação, que inclui 4 classes, se baseia na presença ou ausência de junção cemento-esmalte (JCE) detectável e de degrau cervical (> 0,5 mm).

A classe A-, que não deve ser considerada um DC, apresenta superfície radicular intacta e pode ser tratada apenas com procedimentos de recobrimento radicular. A classe A+ consiste em recessão gengival associada a LCNC, afetando apenas a superfície radicular (i.e., presença de um degrau apicalmente à JCE visível), que pode ser tratada tanto por aplainamento do degrau seguido por ETC, ou até mesmo por ETC isolado (i.e., sem aplainamento), o qual servirá como um preenchedor para o defeito radicular e um mantenedor de espaço para o retalho. Na classe B-, tem-se uma recessão gengival associada a LCNC superficial, a qual envolve as superfícies radicular e coronária, tornando a JCE não detectável, mas sem apresentar degrau. Abordagens que envolvem cirurgia de recobrimento radicular e controle da hipersensibilidade dentinária podem ser a melhor opção para lidar com essa classe. A classe B+ é caracterizada por recessão gengival associada a LCNC que afeta raiz e coroa (JCE não detectável) e apresenta degrau cervical. Trata-se do DC mais desafiador e frequentemente requer abordagens restauradoras e periodontais, sobretudo quando o aplainamento do degrau resultaria em remoção de quantidade excessiva de tecido dentário.[10]

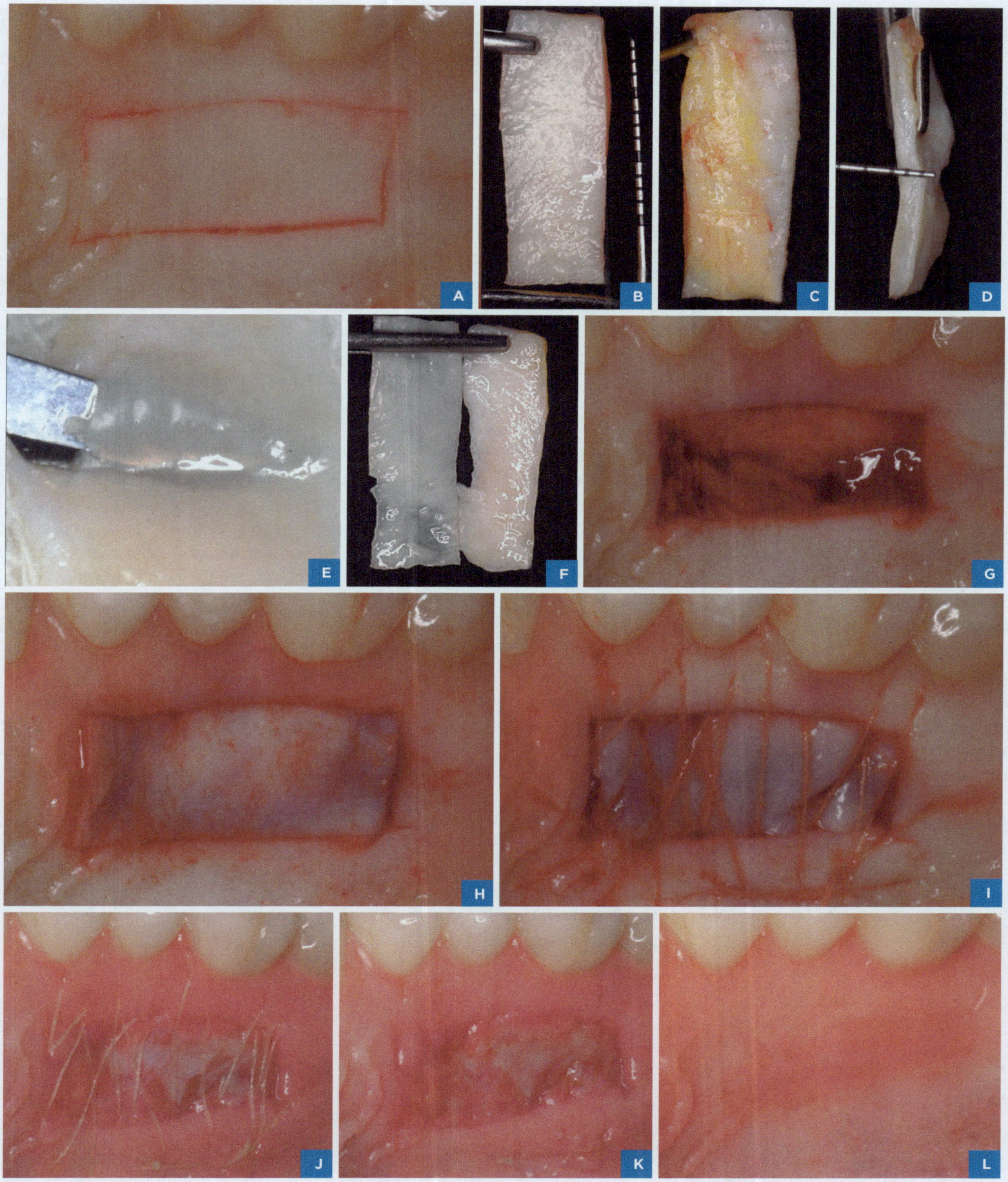

FIGURA 1 Técnica de obtenção do enxerto de tecido conjuntivo (ETC) descrita por Bosco & Bosco[5] e processo de reparo da ferida palatina ao longo do tempo. (A) Delimitação da dimensão do ETC a ser obtido. (B) Vista da porção externa (tecido epitelial) do enxerto. (C) Vista da porção interna do enxerto (tecidos conjuntivo e adiposo). (D) Vista lateral e mensuração da espessura do enxerto após remoção do tecido adiposo. (E) separação com lâmina de bisturi nº 15 entre as porções dos tecidos epitelial e conjuntivo. (F) Tecido epitelial (esquerda) e tecido conjuntivo (direita) separados. (G) Aspecto da ferida palatina após remoção do enxerto. (H) Reposicionamento da porção epitelial no sítio doador. (I) Suturas compressivas finalizadas (Vicryl® 5.0, Johnson & Johnson). (J) Pós-operatório de 7 dias (com suturas em posição). (K) Pós-operatório de 7 dias (suturas removidas). (L) Pós-operatório de 21 dias.

Fonte: Acervo pessoal dos autores.

A aplicação de diferentes materiais restauradores (p. ex., resina composta, cimento de ionômero de vidro resinoso) em LCNC, ainda que não comprometa o recobrimento completo da recessão, resulta em diferentes tipos de reparo periodontal após procedimentos de recobrimento radicular. Degraus não restaurados em cães favoreceram a formação de tecido ósseo e inserção conjuntiva, enquanto os degraus restaurados apresentaram reparo caracterizado por formação de epitélio juncional longo.[11] Ao comparar as intervenções, foi encontrado que LCNC restauradas apresentaram resultados similares em termos de recobrimento radicular completo às LCNC não restauradas.[12] Nesse mister, é importante ressaltar que escolher materiais restauradores que permitam melhor polimento e apresentem propriedades físicas e químicas mais estáveis são as melhores opções, afinal, superfícies rugosas geram resposta inflamatória tecidual, enquanto menor estabilidade química pode levar à pigmentação do material e prejudicar os resultados estéticos.

A posição do dente no processo alveolar é um fator muito importante a ser considerado e, consequentemente, há grande incidência de início ou progressão da recessão durante e após o tratamento ortodôntico. Em uma recente revisão sistemática, Kim & Neiva[13] concluíram que a direção do movimento dentário e a espessura da mucosa queratinizada podem desempenhar papéis importantes com relação às alterações de tecido mole durante o tratamento ortodôntico. Quando um dente vestibularizado é movimentado em direção lingual/palatina para o centro do processo alveolar, a dimensão apicocoronal do tecido mole vestibular irá aumentar, o que significa que, no dente movimentado em direção vestibular, saindo do seu processo alveolar, haveria maior chance de aparecimento de recessões.

Quando a recessão se instala em decorrência do posicionamento da raiz fora do processo alveolar **(Figura 2A)**, comumente em posição vestibularizada, a resolução do caso pode não ser alcançada por técnicas de recobrimento isoladas. O tratamento pode envolver abordagens combinadas entre correção ortodôntica e, caso necessário, recobrimento radicular. Em casos em que o mal posicionamento não é acentuado, o aplainamento radicular, a remoção de tecido dentário com brocas (Perio Set® montadas em baixa rotação sob intensa irrigação com solução de cloreto de sódio 0,9%) **(Figura 2B)** e o alisamento com curetas têm o objetivo de conferir novo formato à raiz e reduzir sua discrepância e convexidade **(Figura 2C)**. Essa abordagem pode ser utilizada mediante previsibilidade de recobrimento completo da recessão, uma vez que a permanência de dentina exposta sob essas condições pode aumentar a hipersensibilidade dentinária.

MANIPULAÇÃO DO RETALHO PARA CIRURGIA PERIODONTAL ESTÉTICA

Cirurgias com alto envolvimento estético podem ter seus resultados influenciados por diversos fatores, principalmente retalho, enxerto e sutura.[8] Tem sido reconhecido por estudos pré-clínicos e clínicos que os resultados da cirurgia de recobrimento devem ser influenciados por diferentes condições envolvendo o protocolo de sutura (i.e., características da agulha, tamanho da perfuração, posição da sutura e localização dos nós) e seus materiais (i.e., propriedades mecânicas e indução de reação inflamatória tecidual).

A busca constante para melhorar os resultados obtidos com cirurgias de recobrimento radicular, perceptivelmente, sugere que o preparo e a manipulação do retalho aparecem como uma "questão-chave", que terá impacto direto nos resultados do recobrimento ao longo do tempo.[8] O desenho do retalho depende da quantidade e da qualidade de mucosa mastigatória e sua vascularização. Nesse aspecto, o desenho do retalho deve ser enxergado

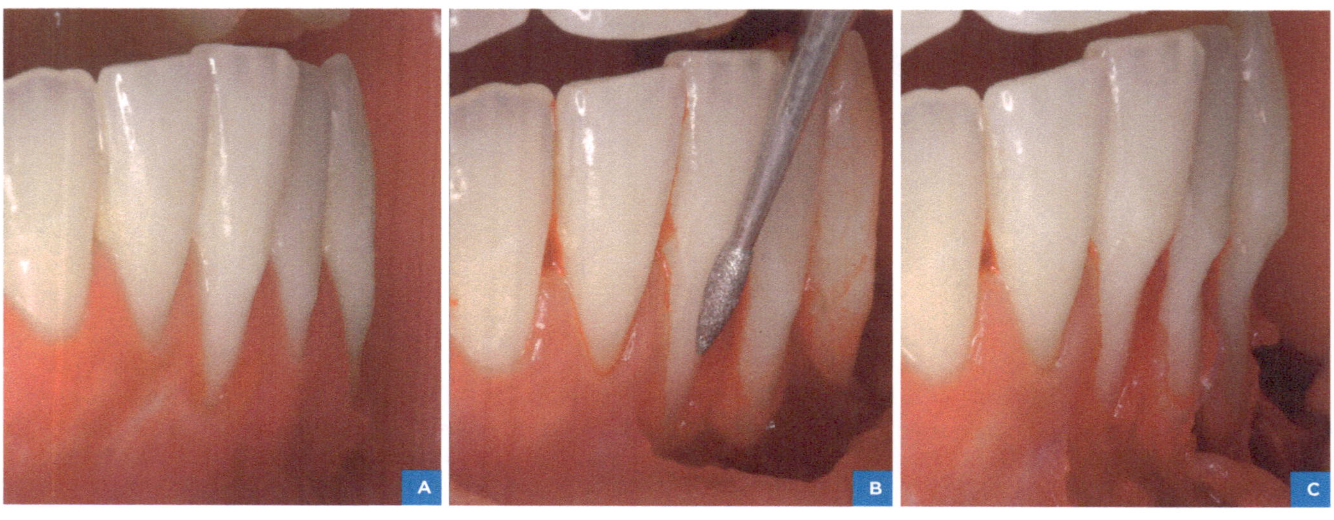

FIGURA 2 Preparo da superfície radicular. (A) Evidenciação do posicionamento convexo das raízes fora do seu processo alveolar. (B) Reanatomização e aplainamento da superfície radicular. (C) Aspecto final da superfície radicular após reanatomização.

Fonte: Acervo pessoal dos autores.

como uma estrutura tridimensional em que o leito preparado e o retalho são entidades interdependentes. Por isso, quanto melhor a vascularização (número e diâmetro dos vasos sanguíneos) das fontes teciduais, melhores os resultados do tratamento. Além disso, sempre que possível, abordagens cirúrgicas minimamente invasivas devem ser implementadas, o que engloba um manejo cirúrgico diligente, preciso e menos traumático dos tecidos para atingir os objetivos intervencionistas.[14]

Os retalhos são denominados de acordo com seu contorno (p. ex., semilunar, triangular, trapezoidal), a direção do avanço (p. ex., coronário, apical, lateral) ou a sua composição (p. ex., total, parcial). Ao contrário dos enxertos de tecido conjuntivo, que têm sua nutrição decorrente de difusão plasmática, retalhos são caracterizados por uma rede funcional de vasos. Assim, no que diz respeito ao retalho, a preocupação do operador deve estar focada no planejamento do contorno do retalho para manutenção do suprimento sanguíneo que permeia a base do pedículo. Após consolidação desse planejamento, outras variáveis com relação ao retalho são destacadas. Nesse aspecto, até a atualidade, foi destacada a importância da espessura (> 0,8 mm), da tensão (≤ 0,4 g) e do posicionamento pós-cirúrgico do retalho[7] para que seja alcançado o recobrimento radicular completo.

Pini-Prato *et al.*[15] compararam o retalho posicionado coronalmente associado ao ETC com o retalho posicionado coronalmente, de forma isolada, e não detectaram diferença no recobrimento radicular completo aos 6 meses de acompanhamento. No entanto, aos 5 anos de acompanhamento, os sítios tratados com posicionamento coronal do retalho associado ao ETC mostraram porcentagem mais alta de recobrimento radicular completo quando comparado com o retalho posicionado coronalmente e sem associação com o conjuntivo. Dentre as diversas técnicas e associações descritas na literatura, inegavelmente, está muito bem documentado que o padrão ouro para o tratamento de recessões gengivais, tanto unitárias quanto múltiplas, é a associação do retalho posicionado coronalmente (i.e., com ou sem incisões relaxantes e túnel) ao ETC subepitelial **(Figura 3)**.[16] Nós acreditamos que os resultados apresentados por Pini-Prato *et al.*[15] possam ser fundamentados pela estabilidade que o ETC autógeno confere ao retalho na região, uma vez que este seria capaz de proporcionar melhora clínica do recobrimento a longo prazo **(Figura 4)**.

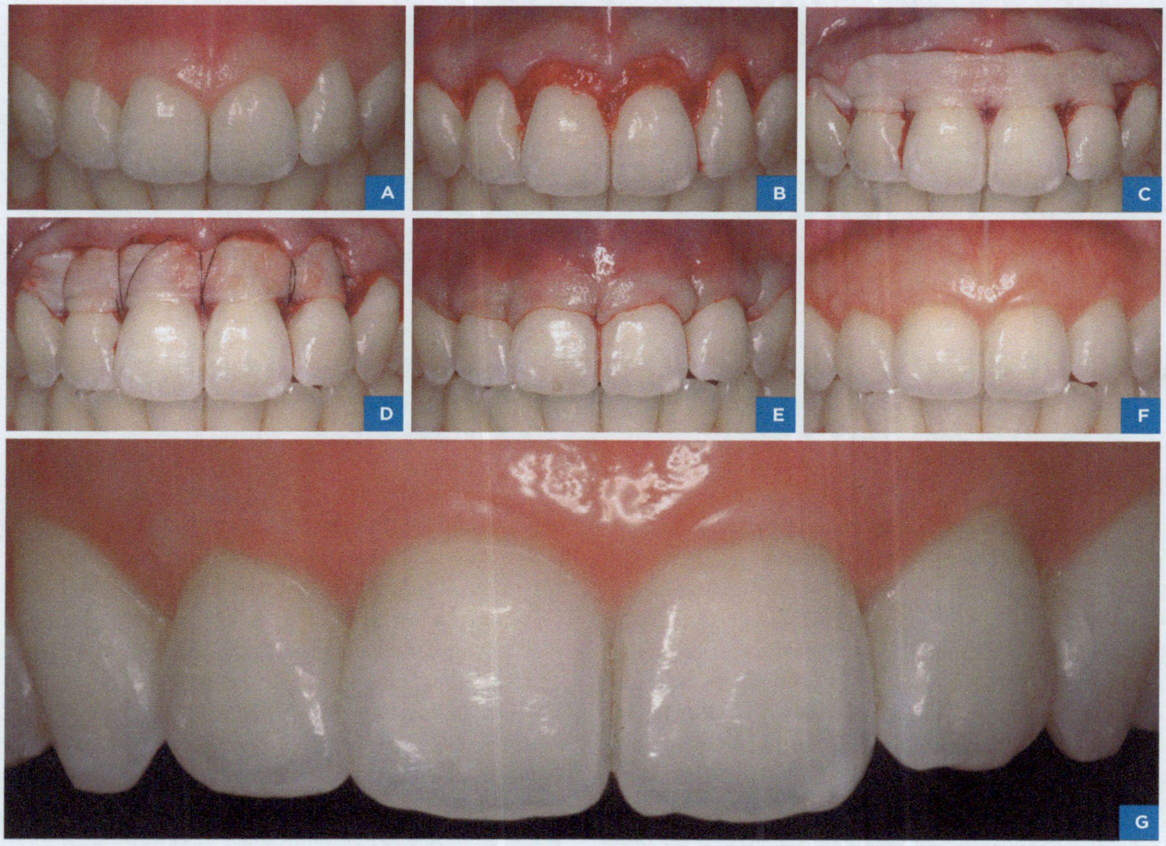

FIGURA 3 Técnica de reposicionamento coronal do retalho associado ao enxerto de tecido conjuntivo (ETC). (A) Aspecto inicial das recessões. (B) Confecção do retalho sem realização de relaxantes verticais. (C) Estabilização primária do ETC na região das papilas (Nylon 5.0, Johnson & Johnson). (D) Estabilização completa do ETC por meio de suturas compressivas verticais (Nylon 5.0, Johnson & Johnson). (E) Aspecto pós-operatório imediato após reposicionamento e estabilização do retalho (Nylon 5.0, Johnson & Johnson). (F) Pós-operatório de 60 dias. (G) Pós-operatório de 4 anos.

Fonte: Acervo pessoal dos autores.

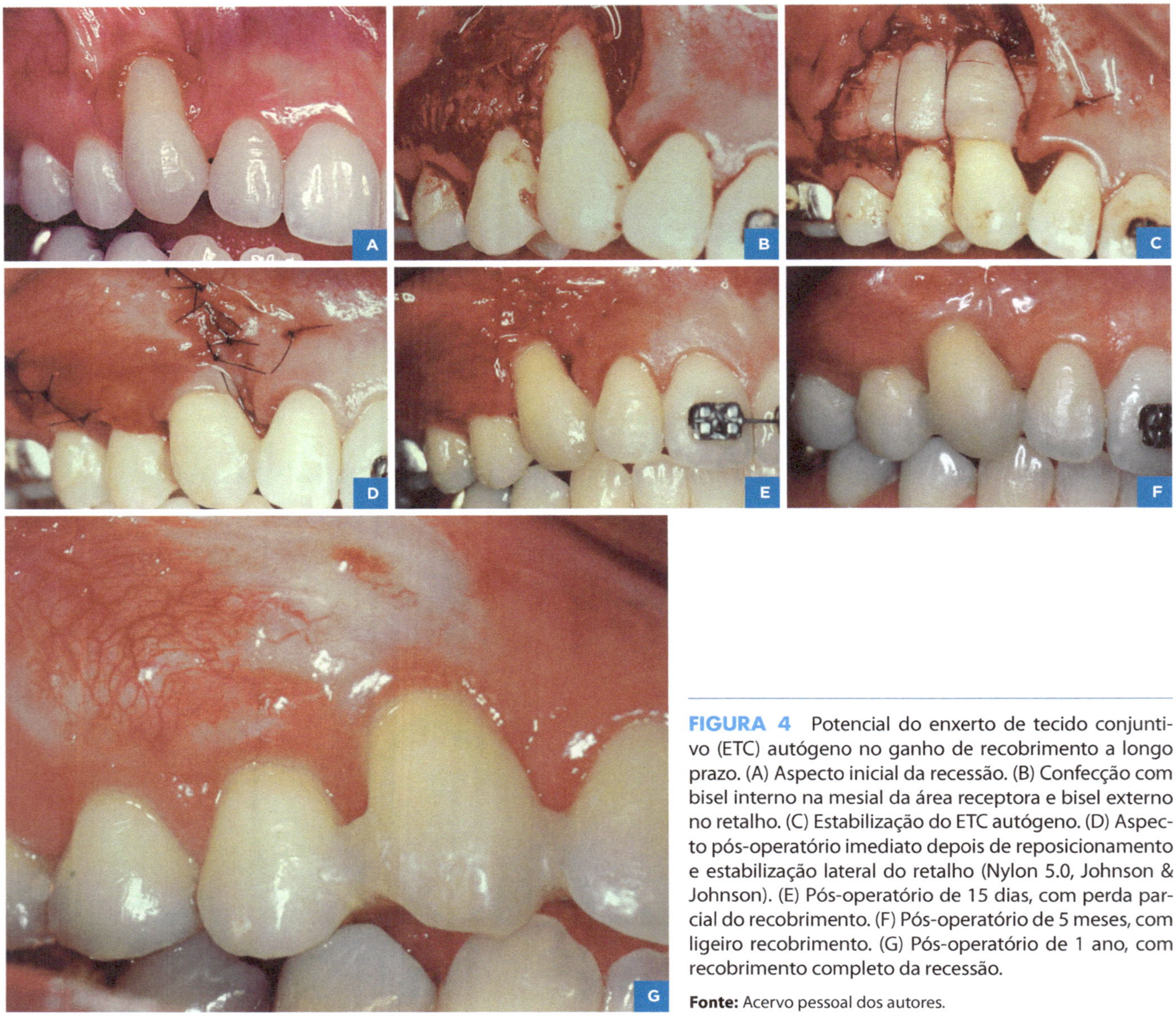

FIGURA 4 Potencial do enxerto de tecido conjuntivo (ETC) autógeno no ganho de recobrimento a longo prazo. (A) Aspecto inicial da recessão. (B) Confecção com bisel interno na mesial da área receptora e bisel externo no retalho. (C) Estabilização do ETC autógeno. (D) Aspecto pós-operatório imediato depois de reposicionamento e estabilização lateral do retalho (Nylon 5.0, Johnson & Johnson). (E) Pós-operatório de 15 dias, com perda parcial do recobrimento. (F) Pós-operatório de 5 meses, com ligeiro recobrimento. (G) Pós-operatório de 1 ano, com recobrimento completo da recessão.

Fonte: Acervo pessoal dos autores.

Nos últimos anos, com a ascensão da prática baseada em evidências científicas, acompanhada por aumento nas exigências estéticas pelos pacientes, o campo da cirurgia periodontal tem dispensado enormes esforços clínicos e científicos visando melhorar os conceitos de tratamento existentes. O desenvolvimento contínuo de procedimentos cirúrgicos evoluiu com a compreensão dos padrões de cicatrização de feridas periodontais e, portanto, estão centrados em melhorar o suporte sanguíneo da região, bem como aumentar a estabilidade pós-operatória da ferida. A cirurgia plástica periodontal é essencialmente evidenciada pelo desenvolvimento contínuo e posterior avanço do desenho dos retalhos utilizados em indicações específicas. Uma parte notável dessa tendência é a ampla introdução de abordagens sem incisão e a crescente popularidade das técnicas de tunelização.[17] O desenho do retalho nas técnicas de tunelização provê algumas vantagens clínicas distintas, como a elevação do retalho sem desinserção dos tecidos das papilas e sem incisões relaxantes verticais, que garantem acelerado suprimento sanguíneo e reparo sem complicações. Ademais, evitar quaisquer tipos de incisões visíveis na superfície do tecido permite melhores resultados estéticos devido a um risco minimizado de formação de cicatrizes.

Um primeiro conjunto de estudos clínicos foi capaz de confirmar o excelente desempenho clínico dos procedimentos de tunelização no tratamento de recessões gengivais, sobretudo em casos de defeitos múltiplos. Esses procedimentos incluem incisões intrassulculares e retalho de espessura parcial desenhado além da junção mucogengival, deixando as papilas interdentárias em posição e completamente intactas (**Figura 5**).[17]

O planejamento adequado da melhor técnica a ser empregada para recobrimento radicular deve levar em consideração não apenas o tipo e extensão do defeito, mas também

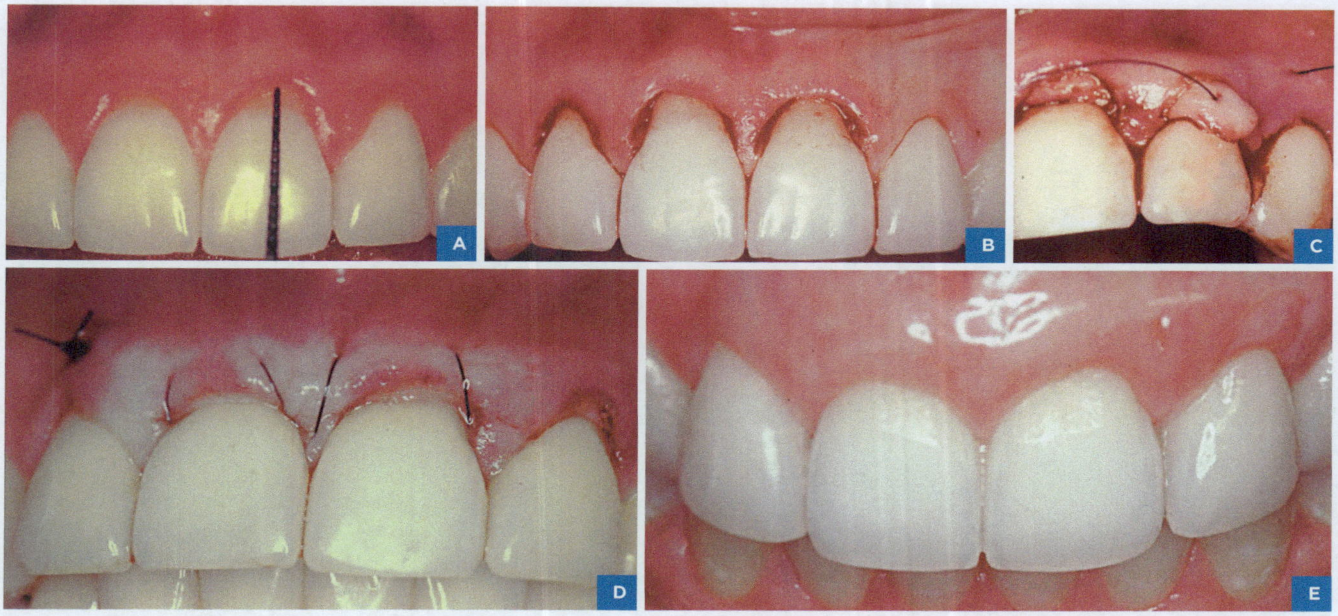

FIGURA 5 Técnica de tunelização. (A) Aspecto inicial e medição das recessões. (B) Aspecto do tecido gengival após divisão do retalho via intrassulcular sem liberação das papilas na região. (C) Tunelização do enxerto de tecido conjuntivo (ETC) (Nylon 5.0, Johnson & Johnson). (D) Aspecto pós-operatório imediato após reposicionamento e estabilização coronal do retalho (Nylon 5.0, Johnson & Johnson). (E) Pós-operatório de 3 anos.

Fonte: Acervo pessoal dos autores.

os tecidos adjacentes. Em defeitos de recessão única, a técnica de retalho mais amplamente utilizada é o posicionado coronalmente, embora em situações clínicas específicas o retalho posicionado lateralmente deva ser considerado. Recessões únicas, estreitas e muito profundas, comumente, inviabilizam a execução de um avanço coronal do retalho, afinal, essa técnica estaria associada à alteração na profundidade do vestíbulo, bem como a tração excessiva do retalho levaria à tensão acentuada na linha de incisão e, possivelmente, deiscência da sutura e persistência da recessão. Outra contraindicação do retalho posicionado coronalmente nesses casos se dá pela reduzida quantidade, ou até mesmo ausência, de mucosa queratinizada apicalmente à recessão.[18]

A aplicação mais eficaz do retalho posicionado lateralmente deve ser considerada quando os seguintes critérios forem atendidos: integridade da altura óssea interproximal e nível de inserção periodontal dos dentes adjacentes, adequadas altura e espessura de mucosa queratinizada nos dentes adjacentes, e ausência de LCNC invadindo a JCE ou deficiências radiculares profundas.

Foram propostas diversas modificações à técnica de retalho posicionado lateralmente. A primeira foi descrita por Grupe & Warren[19] como um procedimento cirúrgico que compreende a utilização de um retalho pediculado de espessura total, deslocado horizontalmente para recobrir uma raiz desnuda. Talvez, a primeira modificação proposta tenha sido a recomendação do uso de um retalho de espessura parcial, afinal, o retalho total levaria à exposição do tecido ósseo da região adjacente ao defeito, podendo levar à reabsorção. Na busca constante por melhorias na técnica de retalho posicionado lateralmente, Bosco, Milanezi & Passanezi[20] propuseram a inversão dos biseis das bordas da área da recessão a ser tratada, de forma que um bisel interno seja confeccionado na área receptora e um bisel externo seja confeccionado no retalho a ser deslocado. Essa modificação tem o objetivo de melhorar a adaptação do retalho ao leito receptor, favorecendo a justaposição à superfície radicular. Além disso, a inversão dos biseis, por mascarar as linhas de incisão, tende a favorecer os resultados estéticos obtidos com a técnica **(Figura 6)**.

Na sequência, obedecendo às evidências aplicadas ao retalho posicionado coronalmente, foi proposto que o retalho lateral fosse combinado com a utilização de ETC, a fim de ganhar estabilidade da margem gengival ao longo do tempo **(Figura 7)**.

SUBSTITUTOS PARA ENXERTO DE TECIDO MOLE

Ainda que melhorias à técnica de remoção do ETC tenham viabilizado a obtenção de enxertos em pacientes com palatos rasos e/ou pouca espessura de mucosa palatina, a disponibilidade limitada de mucosa queratinizada continua sendo uma desvantagem do ETC. Além disso, a morbidade pós-operatória vinculada ao leito doador pode não ser muito aceita pelo paciente. Nesse contexto, é bastante evidente que

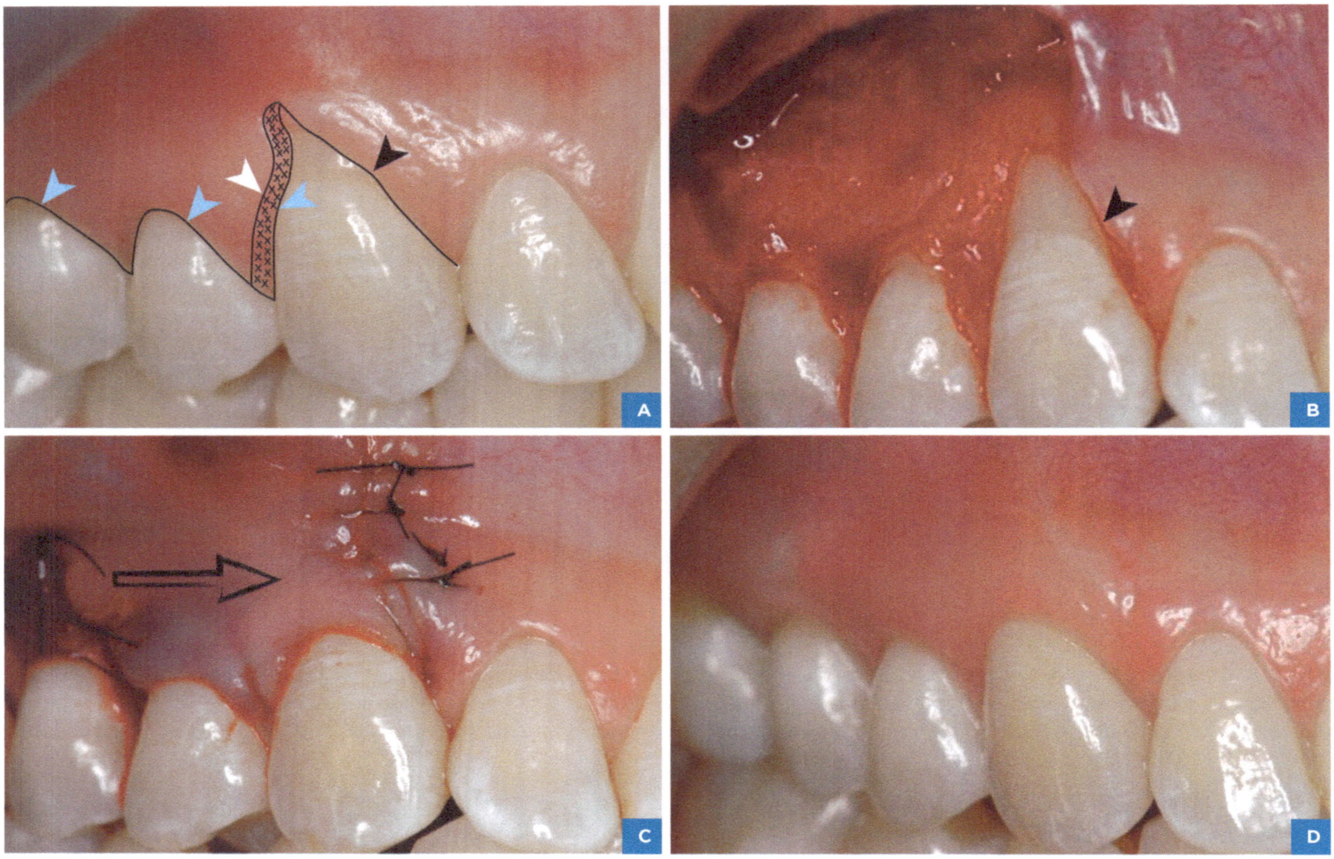

FIGURA 6 Inversão de biseis na técnica de reposicionamento lateral do retalho. (A) Aspecto inicial da recessão e desenhos esquemáticos dos biseis das incisões nas bordas da recessão. Cabeça de seta branca: incisão primária e área hachurada identificando o bisel externo; cabeças de seta azul: incisão secundária intrassulcular; cabeça de seta preta: incisão terciária intrassulcular confeccionando o bisel interno. (B) Confecção do retalho com incisão em bisel interno na mesial (cabeça de seta preta) e bisel externo na distal. (C) Reposicionamento de distal para mesial (seta preta) e estabilização do retalho seguindo a técnica de Bosco, Milanezi & Passanezi.[20] (D) Pós-operatório de 5 meses.

Fonte: Acervo pessoal dos autores.

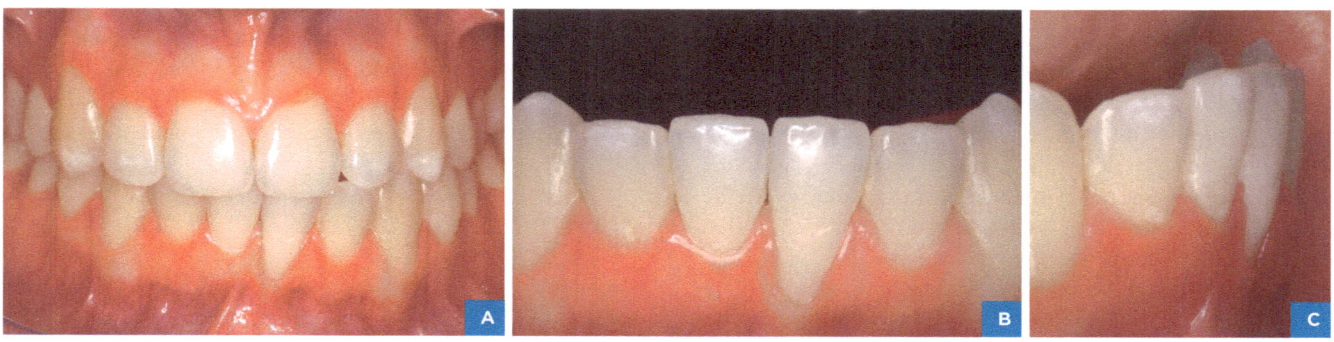

FIGURA 7 Técnica de reposicionamento lateral do retalho associado ao enxerto de tecido conjuntivo (ETC). (A) Visão geral da dentição e evidenciação da recessão. (B) Vista aproximada da recessão. (C) Vista lateral evidenciando a convexidade e o posicionamento da raiz fora do alvéolo.

(Continua)

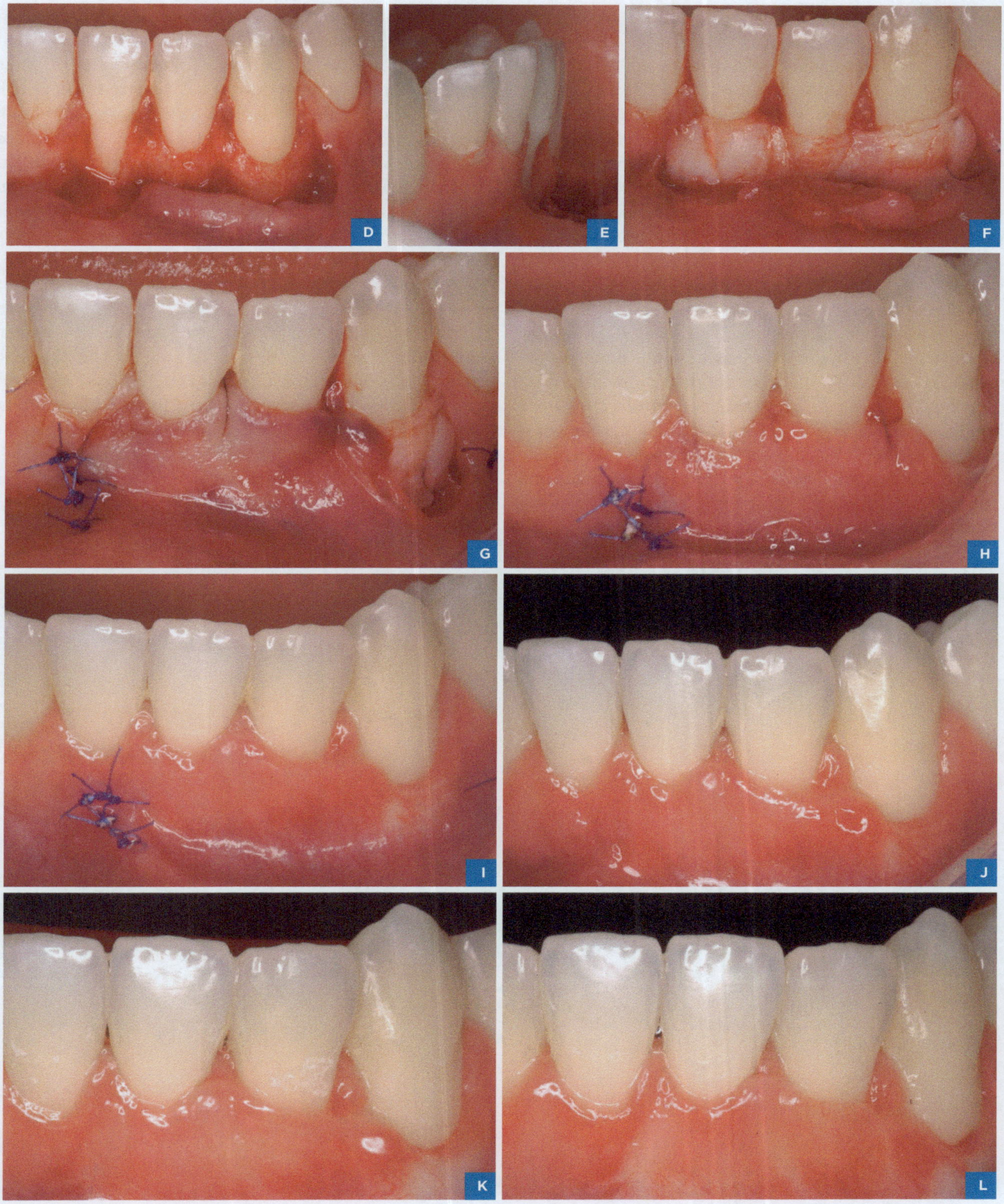

FIGURA 7 *(Continuação)* (D) Confecção do retalho parcial. (E) Vista lateral da superfície radicular após reanatomização (Perio Set® seguido pelo alisamento com curetas). (F) Estabilização do enxerto de tecido conjuntivo (ETC) na região interproximal e suturas compressivas verticais (Vicryl® 5.0, Johnson & Johnson). (G) Reposicionamento lateral do retalho e evidenciação da raiz do canino recoberta pelo ETC (Nylon Blue®, Techsuture). (H) Pós-operatório de 7 dias. (I) Pós-operatório de 15 dias. (J) Pós-operatório de 21 dias. (K) Pós-operatório de 40 dias. (L) Pós-operatório de 1 ano.

Fonte: Acervo pessoal dos autores.

a busca por substitutos adequados de tecidos moles está, atualmente, no centro de enormes esforços de cientistas e fabricantes, visando ao benefício do paciente.

A princípio, três tipos de substitutos de tecidos moles podem ser distinguidos de acordo com sua origem: materiais alogênicos (de origem humana), xenogênicos (de outra espécie, p. ex. de origem suína ou bovina) e aloplásticos (de origem artificial). No momento, ainda que vários produtos disponíveis estejam no mercado, deve ser mencionado que apenas alguns desses tiveram sucesso comprovado cientificamente.

O Alloderm® (BioHorizons, Birmingham, EUA) é uma matriz dérmica acelular (MDA) derivada de pele humana doada que passa por um processo patenteado de múltiplas etapas, removendo a epiderme e as células que podem levar à rejeição do tecido. O Alloderm® foi primeiramente introduzido para o tratamento de queimaduras em 1992, mas tem sido utilizado em cirurgias gerais, ortopédicas, urogenitais e periodontais desde 1994. Ele contém feixes de colágeno tipos I e III e fibras elásticas, que parecem ser degradadas e substituídas por tecidos do hospedeiro durante o processo de cicatrização e integração.

Inicialmente, talvez influenciada por sua indicação primária de ser o tratamento de queimaduras e necessidade de epitelização, a MDA foi vastamente proposta e utilizada em situações clínicas comparáveis ao uso de enxerto gengival livre (EGL) para aumento de faixa de mucosa queratinizada. Essa utilização precoce da MDA proporcionou que acompanhamentos significativos e conclusivos fossem tomados. Uma avaliação longitudinal de 15 anos demonstrou que, ainda que a MDA tenha promovido ganhos significativos na altura e espessura da mucosa queratinizada, os parâmetros clínicos se mostraram inferiores quando comparados ao EGL.[21]

Com o passar do anos e a utilização da MDA em diferentes situações clínicas na periodontia, tem sido aceito que, quando utilizados para recobrimento radicular ou aumento de volume de tecido mole, os substitutos, tanto alógenos quanto xenógenos ou aloplásticos, devem ser recobertos por retalho.[18] Chambrone, de Castro Pinto & Chambrone[22] acessaram as intervenções com objetivo de recobrimento radicular e concluíram que, sempre que não seja possível a utilização de ETC, enxertos alógenos ou xenógenos devem ser a primeira opção de escolha (Figura 8).

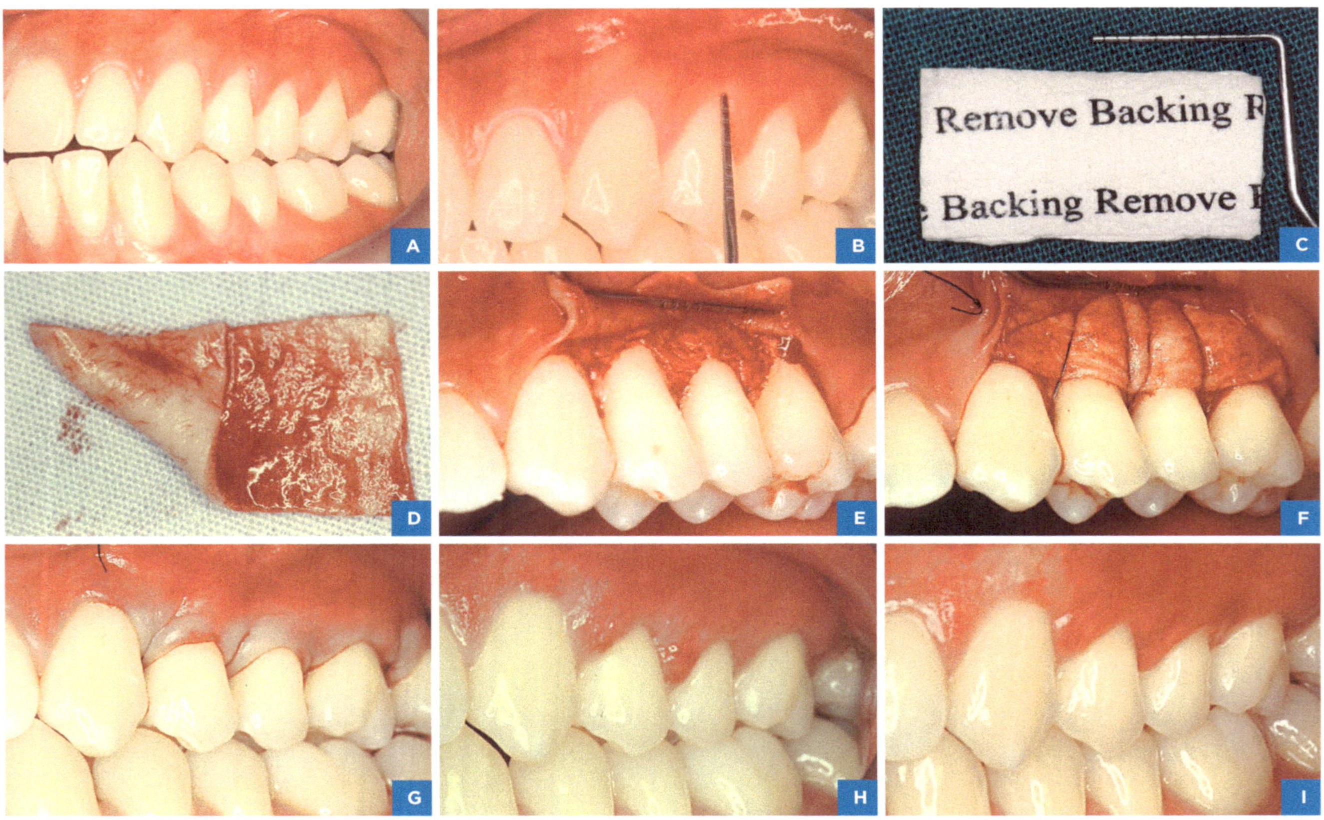

FIGURA 8 Técnica de reposicionamento coronal do retalho associado à matriz dérmica acelular (MDA) (Alloderm®). (A) Aspecto das recessões gengivais. (B) Medição da extensão das recessões. (C) Recorte da MDA de acordo com as dimensões da área receptora. (D) Embebição do MDA em solução de cloreto de sódio 0,9% e sangue. (E) Confecção do retalho sem realização de relaxantes verticais. (F) Estabilização da MDA (Nylon® 5.0, Johnson & Johnson). (G) Aspecto pós-operatório imediato após reposicionamento e estabilização coronal do retalho. (H) Pós-operatório de 21 dias. (I) Pós-operatório de 1 ano.

Fonte: Acervo pessoal dos autores.

Como concluído por Chambrone, de Castro Pinto e Chambrone,[22] materiais de enxertia provenientes de indivíduos de outras espécies podem ser utilizados com segurança como substitutos de ETC. O Mucograft® (Geistlich Pharma AG, Wolhusen, Suíça) é uma membrana de colágeno de origem porcina, macroscopicamente distinto em duas camadas. A camada compacta, que deve ser posicionada voltada para o retalho, consiste em fibras colágenas compactadas que desempenham propriedades de oclusão a células, funcionando como uma barreira, e permite aderência tecidual como pré-requisito para o reparo favorável da ferida. Essa camada protege contra infiltração bacteriana e apresenta propriedades elásticas favoráveis para a acomodação da sutura. A segunda camada consiste em uma estrutura de colágeno espessa, porosa e esponjosa. Essa estrutura esponjosa deve ser posicionada voltada ao leito receptor, com objetivo de facilitar a organização do coágulo sanguíneo, a formação de novos vasos e favorecer integração tecidual **(Figura 9)**.

O Mucoderm® (Botiss Dental, Berlim, Alemanha) é uma matriz natural de colágeno tipos I e III, derivada da derme porcina, que passa por um processo de purificação em vários estágios para remover todas as proteínas e células não colágenas, bem como bactérias e vírus. Esse processamento resulta em uma matriz tridimensional estável, que consiste em uma rede de colágeno poroso aberto e naturalmente reticulado que serve como uma estrutura para a adesão e migração de células do tecido conjuntivo e vasos sanguíneos.[23] Suas características são bastante semelhantes às do Mucograft®, contudo, ainda sem o volume de referências na literatura deste último. Na prática clínica, o Mucoderm® é de fácil manipulação e tem apresentado resultados promissores em diferentes tipos de recessão, combinado com retalhos deslocados, ainda que acompanhamentos ao longo do tempo devam ser conduzidos **(Figura 10)**.

FASES DO REPARO PARA ACOMPANHAMENTO PÓS-OPERATÓRIO

Apesar do planejamento na escolha da técnica mais apropriada e a execução minuciosa sem intercorrências serem chaves para obtenção de resultados ótimos tanto do ponto de vista do profissional quanto do paciente, é de extrema importância o conhecimento e a tomada de cuidados pós-operatórios para que as fases do reparo ocorram sem complicações.

Nesse aspecto, é importante ressaltar que as suturas desempenham um papel de grande destaque na estabilização e integridade do retalho, que estão intimamente relacionadas

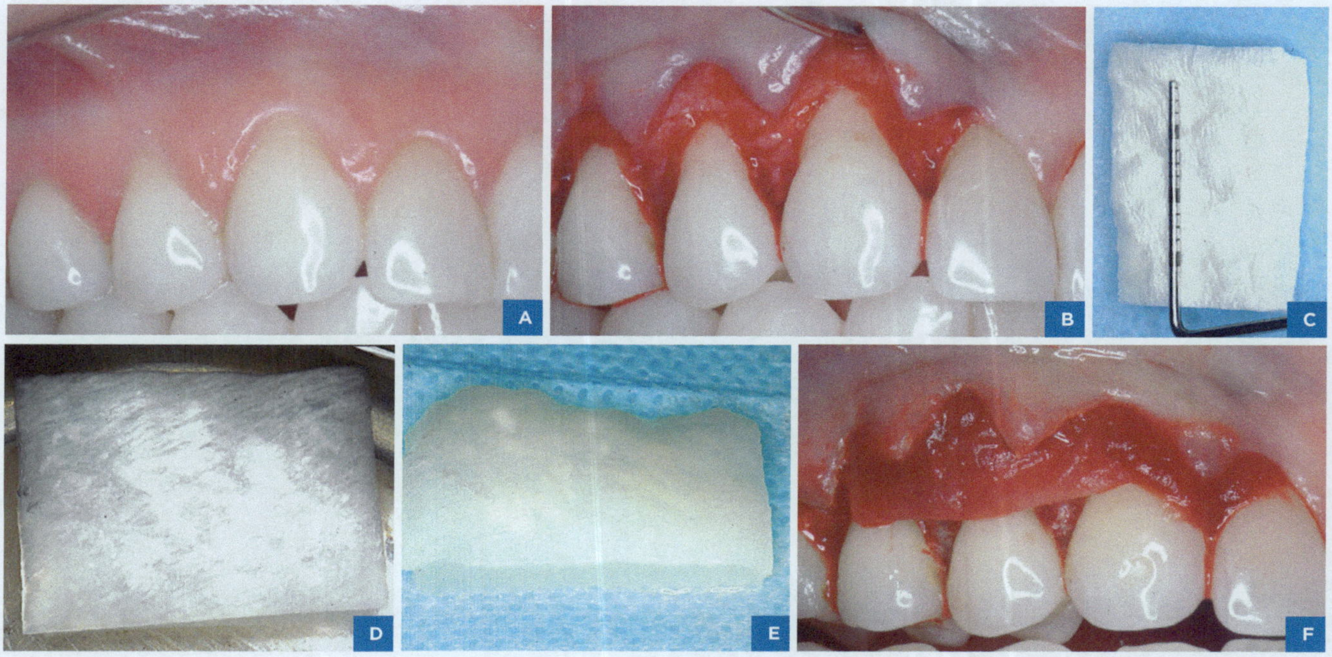

FIGURA 9 Técnica de reposicionamento coronal do retalho associado à membrana de colágeno de origem porcina (Mucograft®). (A) Aspecto inicial das recessões. (B) Confecção do retalho sem realização de relaxantes verticais. (C) Aspecto da membrana após remoção do invólucro. (D) Embebição da membrana em solução de cloreto de sódio 0,9%. (E) Aspecto da membrana após completa embebição. (F) Posicionamento da membrana na região das recessões.

(Continua)

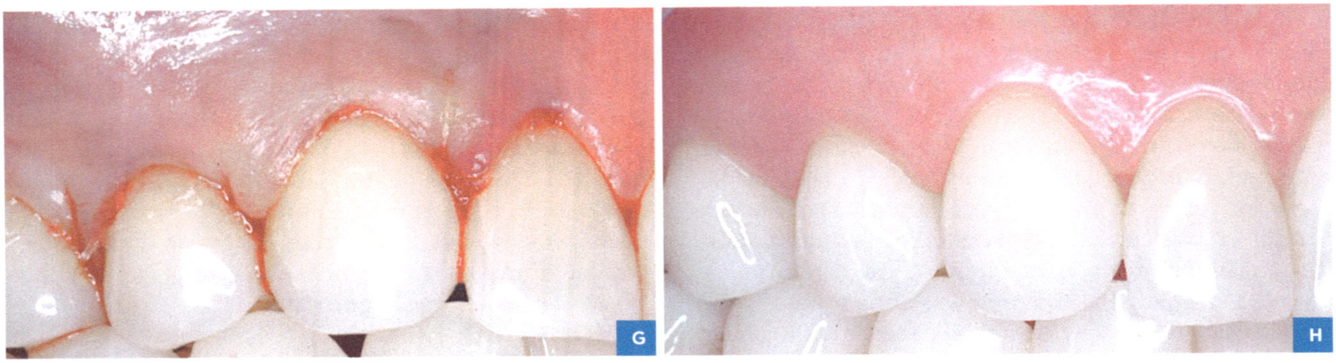

FIGURA 9 *(Continuação)* (G) Aspecto pós-operatório imediato após reposicionamento e estabilização coronal do retalho (Vicryl® 5.0, Johnson & Johnson). (H) Pós-operatório de 7 anos.

Fonte: Acervo pessoal dos autores.

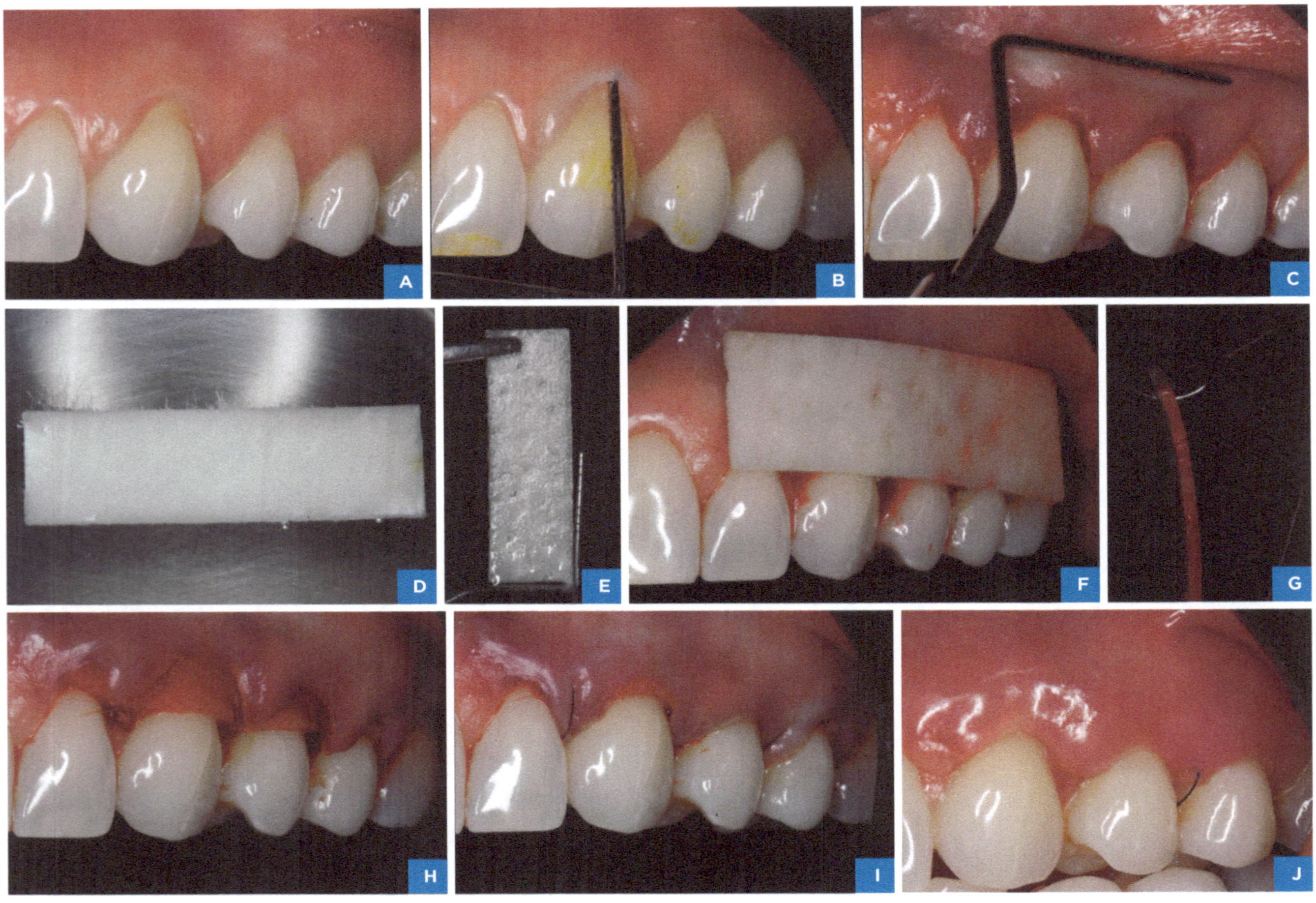

FIGURA 10 Técnica de reposicionamento coronal do retalho associado à membrana de colágeno de origem porcina (Mucoderm®). (A) Aspecto inicial da recessão. (B) Mensuração da recessão. (C) Mobilidade do retalho para reposicionamento coronal sem tensão. (D) Embebição da membrana em solução de cloreto de sódio 0,9%. (E) Aspecto da membrana após completa embebição. (F) Posicionamento da membrana envolvendo os dentes com recessão. (G) Aspecto lateral da membrana e apreensão com agulha de sutura. (H) Estabilização da membrana por meio de suturas compressivas verticais (Vicryl® 5.0, Johnson & Johnson). (I) Reposicionamento coronal e estabilização do retalho (Nylon® 5.0, Johnson & Johnson). (J) Pós-operatório de 15 dias.

(Continua)

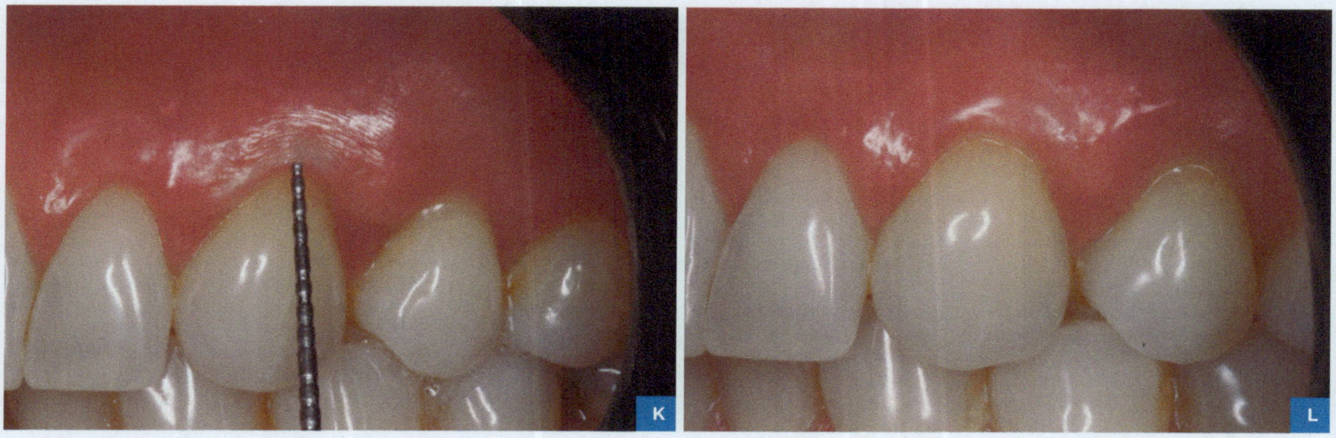

FIGURA 10 *(Continuação)* (K) Pós-operatório de 30 dias. (L) Pós-operatório de 1 ano.

Fonte: Acervo pessoal dos autores.

com a qualidade do reparo. O monitoramento e a remoção da sutura após a avaliação adequada da progressão da cicatrização dos tecidos moles também são partes integrantes da terapia periodontal. Apesar de alguns tipos de fios de sutura, principalmente os multifilamentares, facilitarem a migração bacteriana,[24] comprometerem a circulação sanguínea e induzirem resposta inflamatória,[25] a padronização de remoção da sutura após 7 a 10 dias não deve ser uma regra. O processo de reparação tecidual deve ser acompanhado individualmente, afinal, a remoção precoce pode levar à deiscência das margens da ferida bem como influenciar negativamente o resultado cirúrgico.[26]

A integração do ETC à área doadora é resultante de uma cascata de eventos ordenados, inicialmente dependente da circulação plasmática e seguida por posterior vascularização do enxerto. A vascularização do ETC subepitelial origina-se do plexo periodontal, do plexo supraperiostal e do retalho sobrejacente, e começa a se tornar mais evidente histologicamente 7 dias após a cirurgia. Guiha *et al.*[27] demonstraram que o reparo após cirurgia de ETC subepitelial com objetivo de recobrimento radicular tende a seguir um padrão, contudo, também observaram que esse processo pode apresentar atrasos na cascata de eventos em alguns espécimes. Esses achados reforçam a necessidade de avaliação de características clínicas (i.e., hematomas, inchaço, tensão visível) com o intuito de determinar o melhor momento para remoção das suturas e reduzir a incidência de deiscências e complicações pós-operatórias.

Outro fator de fundamental importância no período de reparo, não apenas em cirurgia periodontal plástica, mas em todas as cirurgias em cavidade oral, são os cuidados para evitar penetração de microrganismos e contaminação. Para isso, além de controle profissional, o paciente deve estar ciente da necessidade de higiene oral ótima, afinal, sua não realização pode resultar em prejuízos clínicos significativos. Para otimizar os resultados do controle mecânico, que é comumente comprometido após essas cirurgias, fortes evidências indicam que o uso de clorexidina após a cirurgia periodontal representa um conceito fundamental, contribuindo para a redução da carga infecciosa na cavidade oral e, consequentemente, para a promoção da saúde oral pós-cirúrgica.[14]

CONSIDERAÇÕES FINAIS

Diante da vasta combinação entre as características da recessão e possíveis técnicas e materiais a serem empregados com a finalidade de recobrimento radicular completo, a tomada de decisão não deve estar baseada em apenas uma variável. Além da fundamentação em evidências científicas, a experiência do profissional e seu domínio sobre as técnicas devem ser ponderadas durante o planejamento. Contudo, é importante ressaltar que, apesar da disponibilidade de diversos substitutos do ETC, a literatura e a clínica suportam a superioridade do ETC autógeno na previsibilidade e manutenção dos resultados funcionais e estéticos a longo prazo, quando comparado com seus substitutos. Além disso, o conhecimento e a eliminação dos fatores predisponentes e desencadeantes das recessões é de fundamental importância não apenas para o sucesso da terapia, mas também para a perpetuação dos resultados em períodos longos de acompanhamento. Tendo isso em mente, é indiscutível a necessidade de incluir o paciente em um programa de terapia periodontal de suporte, no qual todos esses fatores devem ser cuidadosamente avaliados e, caso necessário, corrigidos.

REFERÊNCIAS BIBLIOGRÁFICAS

1. Bouchard P, Malet J, Borghetti A. Decision-making in aesthetics: root coverage revisited. Periodontology 2000. 2001;27(1):97-120. doi: 10.1034/j.1600-0757.2001.027001097.x.
2. Nabers JM. Free gingival grafts. Periodontics. 1966;4(5):243-245.
3. Zuhr O, Baumer D, Hurzeler M. The addition of soft tissue replacement grafts in plastic periodontal and implant surgery: critical elements in design and execution. J Clin Periodontol. 2014;41(Suppl 15):S123-S142. doi: 10.1111/jcpe.12185.
4. Edel A. Clinical evaluation of free connective tissue grafts used to increase the width of keratinised gingiva. J Clin Periodontol. 1974;1(4):185-196. doi: 10.1111/j.1600-051x.1974.tb01257.x.
5. Bosco AF, Bosco JM. An alternative technique to the harvesting of a connective tissue graft from a thin palate: enhanced wound healing. Int J Periodontics Restorative Dent. 2007;27(2):133-139.
6. Bosco AF, Pereira SLS, Lacerda-Júnior N, Milanezi LA. Análise clínica das áreas doadoras de enxerto gengival livre. Rev Assoc Paul Cir Dent. 1998;50(6):515-521.
7. Passanezi E, Alves ME, Janson WA, Ruben MP. Periosteal activation and root demineralization associated with the horizontal sliding flap. J Periodontol. 1979;50(8):384-386.
8. Chambrone L, Pini Prato GP. Clinical insights about the evolution of root coverage procedures: The flap, the graft, and the surgery. J Periodontol. 2019;90(1):9-15.
9. Nagata MJ, Bosco AF, Leite CM, Melo LG, Sundefeld ML. Healing of dehiscence defects following root surface demineralization with tetracycline: a histologic study in monkeys. J Periodontol. 2005;76(6):908-914.
10. Pini-Prato G, Franceschi D, Cairo F, Nieri M, Rotundo R. Classification of dental surface defects in areas of gingival recession. J Periodontol. 2010;81(6):885-890.
11. Martins TM, Bosco AF, Nóbrega FJ, Nagata MJ, Garcia VG, Fucini SE. Periodontal tissue response to coverage of root cavities restored with resin materials: a histomorphometric study in dogs. J Periodontol. 2007;78(6):1075-1082.
12. Chambrone L, de Castro Pinto RCN, Chambrone LA. The concepts of evidence-based periodontal plastic surgery: Application of the principles of evidence-based dentistry for the treatment of recession-type defects. Periodontol 2000. 2019;79(1):81-106.
13. Kim DM, Neiva R. Periodontal soft tissue non-root coverage procedures: a systematic review from the AAP Regeneration Workshop. J Periodontol. 2015;86(Suppl 2):S56-S72.
14. Burkhardt R, Lang NP. Fundamental principles in periodontal plastic surgery and mucosal augmentation - a narrative review. J Clin Periodontol. 2014;41(Suppl 15):S98-S107.
15. Pini-Prato GP, Cairo F, Nieri M, Franceschi D, Rotundo R, Cortellini P. Coronally advanced flap versus connective tissue graft in the treatment of multiple gingival recessions: a split-mouth study with a 5-year follow-up. J Clin Periodontol. 2010; 37(7):644-650.
16. Cairo F. Periodontal plastic surgery of gingival recessions at single and multiple teeth. Periodontol 2000. 2017;75(1):296-316.
17. Zuhr O, Rebele SF, Cheung SL, Hürzeler MB, Research Group on Oral Soft Tissue Biology and Wound Healing. Surgery without papilla incision: tunneling flap procedures in plastic periodontal and implant surgery. Periodontol 2000. 2018;77(1):123-149.
18. Sanz M, Simion M, Working Group 3 of the European Workshop on Periodontology. Surgical techniques on periodontal plastic surgery and soft tissue regeneration: consensus report of Group 3 of the 10th European Workshop on Periodontology. J Clin Periodontol. 2014;41(Suppl 15):S92-S97.
19. Grupe HE, Warren R. Repair of gingival defects by a sliding flap operation. J Periodontol. 1956;27(2):92-95.
20. Bosco AF, Milanezi LA, Passanezi E. Contribuição à técnica de recobrimento de raízes expostas. Rev Reg Assoc Paul Cir Dent. 1990;10(11):9-12.
21. Cevallos CAR, de Resende DRB, Damante CA *et al.* Free gingival graft and acellular dermal matrix for gingival augmentation: a 15-year clinical study. Clin Oral Investig. 2020;24(3):1197-1203.
22. Chambrone L, de Castro Pinto RCN, Chambrone LA. The concepts of evidence-based periodontal plastic surgery: Application of the principles of evidence-based dentistry for the treatment of recession-type defects. Periodontol 2000. 2019;79(1):81-106.
23. Pabst AM, Happe A, Callaway A *et al.* In vitro and in vivo characterization of porcine acellular dermal matrix for gingival augmentation procedures. J Periodontal Res. 2014;49(3):371-381.
24. Burkhardt R, Lang NP. Influence of suturing on wound healing. Periodontol 2000. 2015;68(1):270-281.
25. Dragovic M, Pejovic M, Stepic J *et al.* Comparison of four different suture materials in respect to oral wound healing, microbial colonization, tissue reaction and clinical features-randomized clinical study. Clin Oral Investig. 2020;24(4):1527-1541.
26. Tatakis DN, Chambrone L. The Effect of Suturing Protocols on Coronally Advanced Flap Root-Coverage Outcomes: A Meta-Analysis. J Periodontol. 2016;87(2):148-155.
27. Guiha R, el Khodeiry S, Mota L, Caffesse R. Histological evaluation of healing and revascularization of the subepithelial connective tissue graft. J Periodontol. 2001;72(4):470-478.

11 Lesões Endodôntico-Periodontais

Euloir Passanezi ▪ Adriana Campos Passanezi Sant'Ana

INTRODUÇÃO

Por causa das conexões bioanatômicas diretas entre a polpa dental e as estruturas periodontais, torna-se evidente o reflexo que as lesões e os procedimentos pulpares têm sobre o periodonto, do mesmo modo que as lesões periodontais o têm sobre o órgão pulpar.

As lesões endodôntico-periodontais (LEP) são condições clínicas que envolvem a polpa e os tecidos periodontais (Figura 1) e podem ocorrer na forma aguda ou crônica. Quando associadas com lesões traumáticas ou iatrogênicas, como perfurações endodônticas, pode haver manifestação clínica de abscesso e dor. No entanto, na maioria dos casos apresenta natureza crônica e progressão lenta, sem sintomatologia clínica evidente.[1]

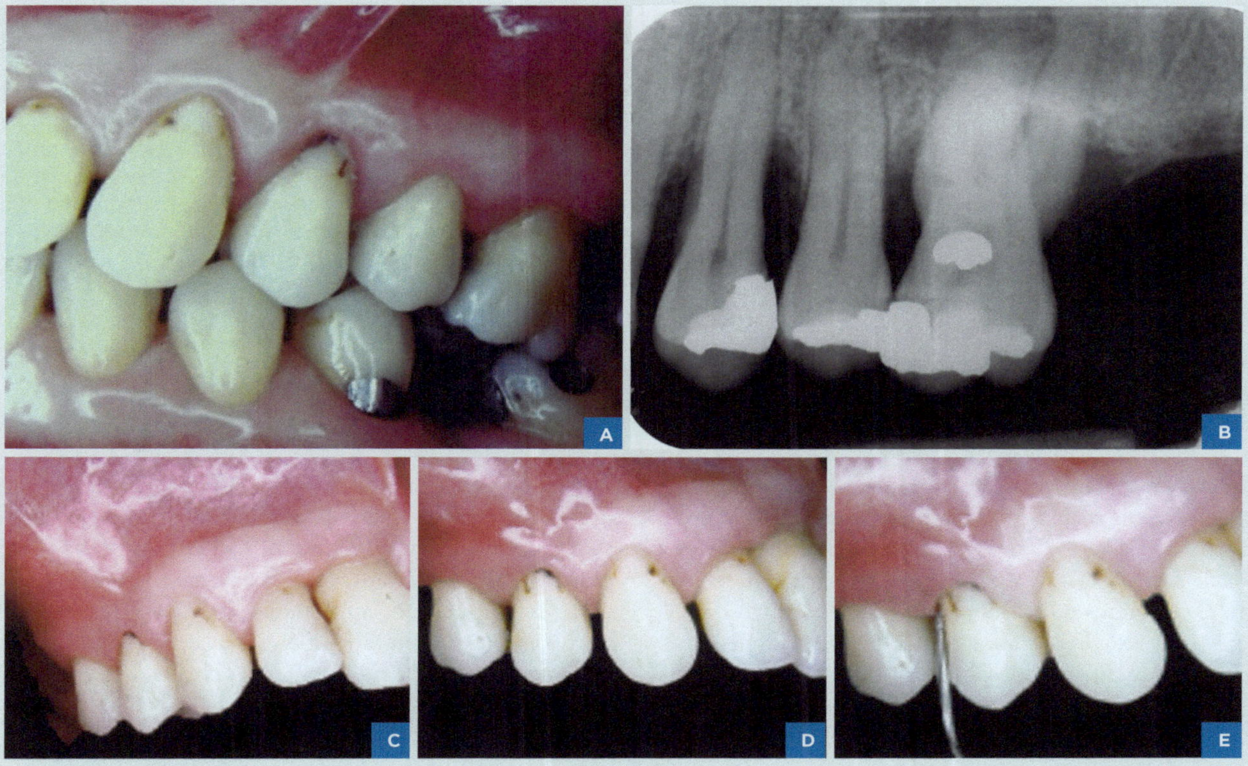

FIGURA 1 Lesão endodôntico-periodontal verdadeira. Paciente com 52 anos de idade alegou dor difusa pela região posterior superior direita, sem saber localizar sua origem. O exame clínico não foi conclusivo. (A) Vista clínica inicial da paciente, na qual não se observam alterações clínicas significativas do comportamento periodontal, porém a paciente já passara por raspagem com o profissional de sua confiança. (B) As respostas aos testes de vitalidade pulpar não foram definitivamente esclarecedoras e o exame radiográfico revelou perdas ósseas periodontais avançadas, procedendo-se a nova raspagem e aplainamento radicular e uso de antibiótico e anti-inflamatório. (C e D) A paciente retornou em 1 mês, período no qual voltou a sentir dores, e o profissional que a atendeu extraiu o 16. Nessa visita, a paciente apresentou tumefação na região vestibular do lado superior direito, estendendo-se até a união mucogengival nas imediações dos dentes 14 e 15, com sinal de necrose pulpar no 14, que acusou sensibilidade à percussão. (E) A exploração periodontal marginal clínica revelou a presença de bolsa profunda, da ordem de 9,0 mm de profundidade.

(Continua)

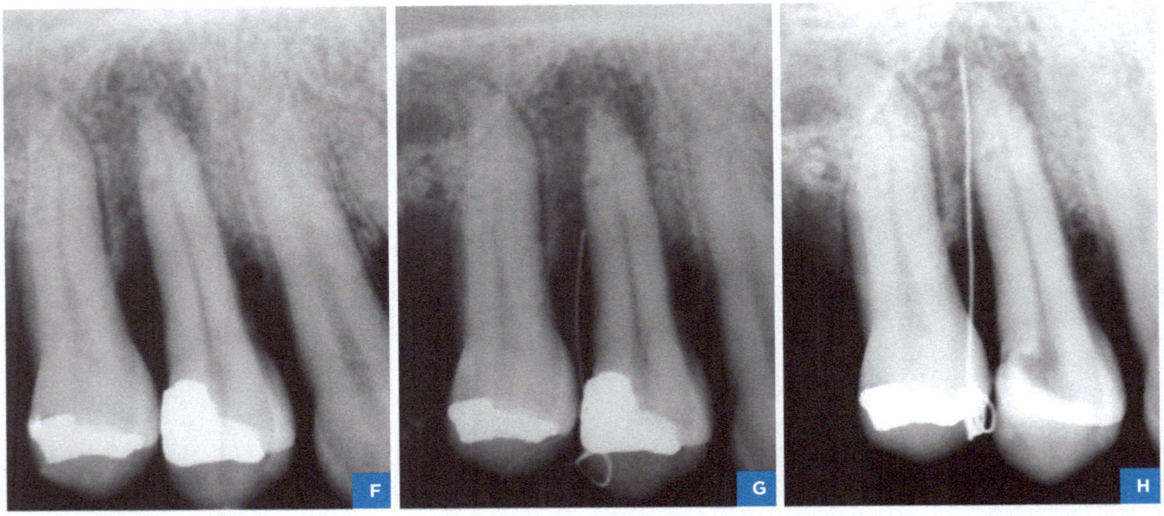

FIGURA 1 (*Continuação*) (F) A imagem radiográfica mostrou-se compatível com lesão apical de origem endodôntica, confundindo-se com perda óssea periodontal, sugerindo a necessidade de se estabelecer diagnóstico mais preciso por rastreamento. (G) Imagem radiográfica mediante rastreamento da lesão por introdução de uma secção de fio de aço ortodôntico de 0,10 polegadas estéril no interior da bolsa periodontal até alcançar a resistência do fundo da bolsa, não sendo sugestiva de haver confluência da lesão apical de origem endodôntica com a lesão marginal de origem periodontal; procedeu-se, então, à abertura pulpar de emergência para o controle da dor, efetuando-se um curativo expectante para dar tempo ao paciente de realizar o tratamento endodôntico. (H) A paciente retornou dois dias depois, ainda com sensibilidade dolorosa, e foi feito novo rastreamento radiográfico da lesão, pois houve extravasamento de pus pelo sulco gengival ao se realizar pressão digital na área apical externa do 14. A imagem radiográfica revelou, nesse momento, que o fio de aço alcançou o ápice radicular, mostrando que houve estabelecimento de uma verdadeira lesão endo-perio, caracterizada pela associação dos quadros destrutivos periapical ou lateral de origem pulpar e marginal de origem periodontal.

Fonte: Acervo pessoal dos autores.

CLASSIFICAÇÃO

As LEP podem estar associadas com infecções endodônticas e/ou periodontais ou fatores traumáticos e/ou iatrogênicos e com vários graus de contaminação bacteriana da polpa e dos tecidos de suporte dos dentes.[1] A lesão primária pode ser de origem endodôntica ou periodontal. Quando as duas condições existirem simultaneamente, elas são chamadas de lesões combinadas verdadeiras ou lesões endodôntico-periodontais verdadeiras.[2,3]

As LEP associadas com infecções endodônticas e periodontais podem ser causadas por: (a) lesões cariosas que afetam a polpa e, secundariamente, o periodonto; (b) lesões periodontais que afetam secundariamente o canal radicular; (c) as duas condições combinadas, sendo esta última é referida como lesão combinada ou lesão verdadeira combinada, e pode ocorrer em pacientes saudáveis ou periodontais (**Tabela 1**).[1]

TABELA 1 Classificação das lesões endodôntico-periodontais.

Lesões endoperiodontais com dano radicular	Fratura ou trinca radicular	
	Perfuração do canal ou câmara pulpar	
	Reabsorção radicular externa	
Lesões endoperiodontais sem dano radicular	Lesões endoperiodontais em pacientes periodontais	**Grau 1** – bolsas periodontais profundas e estreitas em 1 superfície dentária
		Grau 2 – bolsas periodontais profundas e amplas em 1 superfície dentária
		Grau 3 – bolsas periodontais profundas em mais do que 1 superfície dentária
	Lesões endoperiodontais em pacientes não periodontais	**Grau 1** – bolsas periodontais profundas e estreitas em 1 superfície dentária
		Grau 2 – bolsas periodontais profundas e amplas em 1 superfície dentária
		Grau 3 – bolsas periodontais profundas em mais do que 1 superfície dentária

Fonte: Adaptada de Herrrera *et al.*, 2018.[1]

As principais características das LEP são:

- **Lesões endodônticas primárias:** A exacerbação aguda de lesão crônica em dente com polpa necrótica pode drenar através do ligamento periodontal no sulco gengival, podendo ser confundida com abscesso periodontal. O mesmo pode ocorrer em molares quando a via de drenagem se estende coronalmente na região da furca, na presença de canais laterais se estendendo da polpa necrótica à região da furca. A diferenciação entre as lesões se dá por rastreamento do trajeto da fístula com cone de guta percha durante a tomada radiográfica. As lesões primariamente endodônticas respondem bem ao tratamento endodôntico, com resolução do trajeto fistuloso se estendendo ao sulco gengival ou à região da furca.[2,3]
- **Lesões periodontais primárias:** Quando as lesões são periodontais, o teste de vitalidade pulpar indica reação normal. Observam-se acúmulo de placa e cálculo, sangramento à sondagem e presença de bolsas periodontais profundas e mais amplas do que aquelas observadas em dentes com envolvimento primariamente endodôntico. O prognóstico depende do estágio da doença periodontal e eficácia do tratamento periodontal.[2,3]
- **Lesões endodônticas primárias e periodontais secundárias:** Dentes com lesão endodôntica primária de longa duração supurando via sulco podem apresentar formação de placa e cálculo na margem gengival. O envolvimento periodontal do dente com lesão pulpar necrótica piora o prognóstico e complica o tratamento, o que torna necessário tratamento endodôntico e periodontal. O prognóstico do caso depende da gravidade da lesão periodontal e possibilidade de sucesso do tratamento periodontal. Em dentes com perfuração, os sinais e sintomas incluem dor, edema, pus ou exsudato, formação de bolsa e mobilidade dentária. Em alguns casos, não há sintomatologia dolorosa, mas desenvolvimento repentino de bolsas periodontais profundas e estreitas, com sangramento à sondagem e/ou supuração. Os principais sinais e sintomas da periodontite apical sintomática são: sintomatologia dolorosa, inflamação pulpar e sensibilidade à percussão vertical/horizontal.[4] Os casos assintomáticos se caracterizam por ausência de sintomatologia dolorosa e de vitalidade pulpar, com lesão radiolúcida periapical.[4] Em dentes com fratura radicular, observam-se aprofundamento da bolsa e formação de abscesso agudo.[2,3]
- **Lesões periodontais primárias e endodônticas secundárias:** Em dentes com periodontite avançada, pode ocorrer progressão da inflamação para o ápice radicular, levando à necrose pulpar. O paciente periodontal apresenta doença em mais do que um dente da cavidade bucal, sendo este um critério para identificação da periodontite como causa primária da LEP.[2,3] Assim, as características de periodontite estão presentes, tais como sangramento à sondagem e aprofundamento do sulco. Usualmente, o dente apresenta mobilidade acentuada, possivelmente de grau 3. O prognóstico depende da possibilidade de tratamento periodontal que permita estabilização da dentição a longo prazo.
- **Lesão verdadeira combinada:** As LEP verdadeiras apresentam diagnóstico similar ao envolvimento decorrente de fratura radicular. O dente apresenta teste de vitalidade pulpar negativo, bolsas periodontais profundas, sangramento e/ou supuração à sondagem. O diagnóstico diferencial pode ser feito por meio de análise radiográfica com rastreamento da fístula, quando possível, e teste de vitalidade pulpar.[2,3,4]

A condição periodontal exerce influência muito significativa no prognóstico do caso, já que a recuperação dos tecidos perdidos durante o processo de doença periodontal depende da gravidade da lesão. Além disso, fatores microbiológicos são importantes para resolução do quadro inflamatório.[5] O efeito da doença periodontal na polpa é de natureza degenerativa, aumentando a formação de calcificações, fibroses e reabsorção colágena. Além disso, o processo inflamatório e a migração de bactérias do periodonto para a polpa também podem afetar o tecido pulpar de forma significativa, especialmente na presença de alterações estruturais do cemento em decorrência da doença periodontal, como recessão e destruição do cemento.[2,3,6,7]

Por outro lado, quando a polpa se torna necrótica, desenvolve-se resposta inflamatória pelo ligamento periodontal na região do forame apical ou na abertura dos canais acessórios,[8] com possível migração de bactérias e seus produtos do canal radicular para o periodonto.[2,3]

ETIOLOGIA

A microbiologia das LEP envolve bactérias, vírus e fungos, os quais devem ser eliminados durante a instrumentação endodôntica para resolução do quadro.

A invasão do tecido pulpar por bactérias resulta em processo de inflamação e necrose pulpar,[9,10] com predomínio de bactérias proteolíticas e anaeróbias.[11] A composição bacteriana das lesões endodônticas é polimicrobiana[1], semelhante à periodontite.[1,12-14] A similaridade da microbiota em bolsas periodontais profundas e polpas necróticas sem cárie sugere que a origem da lesão endodôntica é a contaminação retrógrada da polpa, via bolsa periodontal.[12,13]

As principais bactérias presentes nas LEP são *P. gingivalis*, *T. forsythia*, *P. micra* e diferentes espécies de *Fusobacterium*, *Prevotella* e Treponema,[14,15] além de outras espécies bacterianas como *Enterococos faecalis* e *Filifactor alocis*.[16-18]

Em polpas necróticas, observa-se número limitado de espécies bacterianas, com predominância de *Bacteroides* com pigmentação negra.[19] Zehnder *et al.*[20] mencionaram que não houve diferença significativa na microbiota de canais radiculares infectados e bolsas periodontais adjacentes. Condições que favorecem o crescimento anaeróbio estão presentes em bolsas periodontais profundas e no tecido pulpar infectado, tendo origem nas mais de 400 espécies bacterianas presentes na cavidade oral.

Espiroquetas também estão associados com lesões endodônticas e periodontais e são encontrados mais frequentemente na placa subgengival do que nos canais radiculares,[3] sendo os principais *T. denticola* e *T. maltophilum*.[21-23]

Na polpa infectada, podem ser observadas numerosas bactérias com presença de microrganismos nos túbulos dentinários atingindo desde poucos micrômetros até, aproximadamente, metade da dentina. No entanto, em dentes sem infecção pulpar, não se observa presença de bactérias no interior dos túbulos dentinários. Similarmente, cerca de 35% dos dentes com polpas infectadas sem exposição do cemento ao ambiente oral apresentaram grânulos patológicos do cemento. Essas estruturas têm composição lipopolissacarídea, e provavelmente são derivadas de toxinas bacterianas. Portanto, dentes sem infecção pulpar não apresentam grânulos patológicos no cemento.[24]

Além de bactérias, fungos também estão presentes em lesões endodônticas,[25] e podem ser encontrados em cáries radiculares não tratadas,[26] túbulos dentinários,[27] tratamentos endodônticos mal-sucedidos,[1] ápices de dentes com periodontite apical assintomática[28] e tecidos periapicais.[29] A prevalência de fungos em canais radiculares varia de 0,5% a 55%, especialmente *Candida albicans,* com seu aparecimento predisposto por diferentes condições, como câncer, alguns medicamentos intracanal, antibióticos sistêmicos e locais e falha de tratamento endodôntico prévio. Lesões periodontais também abrigam espécies de *Candida albicans.* No entanto, a presença desses microrganismos parece ser oportunista.[2,3]

Da mesma forma, podem ser observados alguns vírus, como citomegalovírus e *Espstein-Barr* em amostras de bolsas periodontais, tecido gengival e lesões periapicais, estando associados com aumento na ocorrência de patógenos periodontais como *P. gingivalis*, *T. forsythia* e *A. actinomyctencomitans*, indicando que esses microrganismos podem, de alguma forma, contribuir para o crescimento bacteriano.[2,3]

Vários patógenos não vivos também estão relacionados ao processo inflamatório, incluindo corpos estranhos, restos epiteliais, cristais de colesterol, corpúsculos de Russel, corpúsculos hialinos de Rushton e cristais de Charcot-Leyden.[2,3,4] Esses agentes também podem ser responsáveis pela ausência de resolução de lesões apicais em dentes corretamente tratados do ponto de vista endodôntico. Adicionalmente, se houver estímulo à proliferação de células epiteliais por patógenos vivos ou não, a integridade dos tecidos periodontais fica comprometida.[4]

FATORES DE RISCO

Os principais fatores de risco para o desenvolvimento das LEP são: periodontite avançada, trauma mecânico, químico ou térmico, iatrogenias (p. ex., perfurações, trepanações, trincas ou fraturas causadas durante o preparo do conduto radicular para colocação de pinos intracanal), lesões de furca, presença de sulcos radiculares, tratamento endodôntico prévio deficiente e restaurações mal adaptadas próximas à polpa, permitindo a infiltração bacteriana.[1-3,30,31] A gravidade das lesões decorrentes dessas condições é maior quanto mais próximas estiverem do periodonto marginal e/ou do fundo da bolsa periodontal **(Figuras 2 a 6)**.

PATOGÊNESE

A interdependência de comportamento nos casos em que as conexões bioanatômicas realmente estabelecem associação de problemas endodônticos e periodontais reflete-se como uma via de mão dupla, tanto no comportamento biológico e patológico, como na possibilidade de que o envolvimento pulpar possa induzir insucesso no tratamento periodontal e vice-versa. O periodonto infectado pode levar à contaminação bacteriana da polpa saudável ou da polpa necrótica infectada, da mesma forma que esta pode levar à contaminação bacteriana do periodonto saudável ou doente. Esta contaminação se dá por vias de acesso, como forame apical, canais laterais, túbulos dentinários, perfurações radiculares e fraturas verticais de raiz.[20]

Há uma série de situações e características bioanatômicas que estabelecem diferentes implicações biopatológicas entre os tecidos periodontais e pulpares. Parece ser comum a ocorrência de alterações atróficas na polpa de dentes com periodontite avançada, tendo-se encontrado cerca de 1/3 desses dentes com alterações pulpares inflamatórias e 10% deles com polpa necrótica, mesmo na ausência de cáries ou restaurações.[32] Uma possível explicação para esses achados é a existência de canais laterais ou foraminas apicais acessórias expostas à doença periodontal, proporcionando a base anatômica para esse evento.[8,33]

A progressão de uma lesão endodôntica através dos canais principal ou acessórios pode atingir as estruturas periodontais em indivíduos periodontalmente saudáveis, e repercute diretamente na integridade dos tecidos periodontais envolvidos. Além disso, caso o paciente desenvolva doença periodontal, esta será agravada e terá maior e mais rápida propagação se houver a somatória dos dois quadros.[34] Jansson *et al.*[24] associaram o aumento da profundidade de bolsas periodontais em seres humanos com a presença de lesões periapicais, propondo haver perda óssea anual 3 vezes maior nos casos de associação das lesões com relação a casos sem lesão endodôntica.

Em virtude da farta irrigação do ligamento periodontal, inclusive com a presença de ramificações vasculares a partir da artéria apical, há possibilidade de drenagem de processos inflamatórios endodônticos apicais via ligamento periodontal, de onde atingem o sulco gengival e drenam para a cavidade oral. Durante a evolução desses quadros, em presença de bolsas periodontais ativas, poderá ocorrer a fusão dos dois quadros, levando ao aprofundamento rápido da bolsa periodontal, no quadro especificamente considerado como a verdadeira LEP.

Esse quadro tem repercussão direta no prognóstico, no tratamento e nos resultados obtidos com o tratamento periodontal, ainda que se faça o tratamento endodôntico correto, uma vez que a evolução da doença periodontal produz alterações na estrutura radicular. Essas situações podem ser vistas radiograficamente em regiões de bifurcações, nas quais o assoalho da câmara pulpar pode se apresentar com pequenos e numerosos canais acessórios ou túbulos dentinários.[35-37]

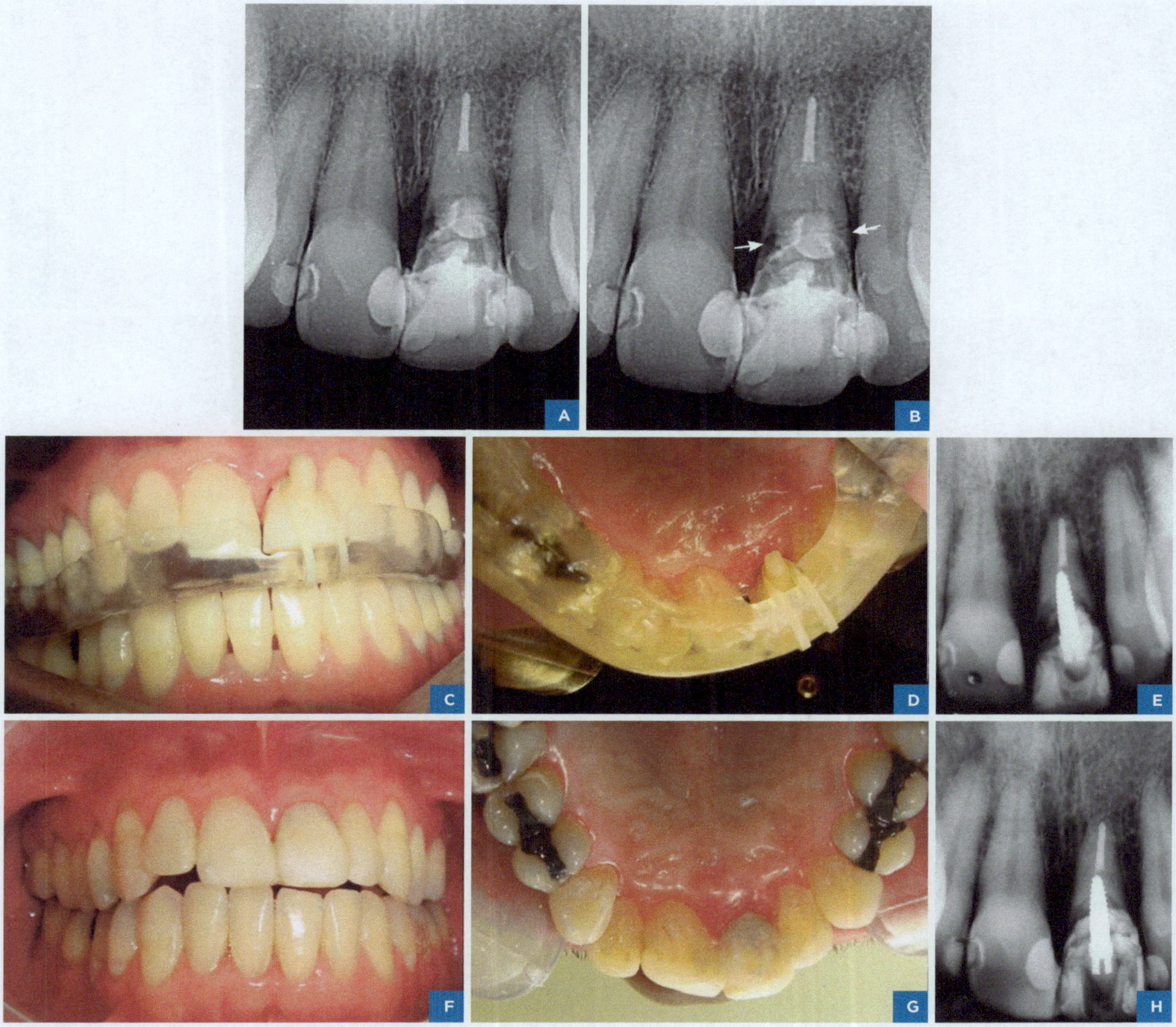

FIGURA 2 Lesão endodôntico-periodontal relacionada à fratura radicular horizontal. (A e B) Paciente apresentou fratura horizontal do 21 (*setas*), após acesso para tratamento endodôntico. A manobra para abertura da câmara acabou se mostrando excessiva em busca do canal, em virtude da mineralização da câmara pulpar, fragilizando a estrutura, o que levou à fratura da coroa. O paciente foi indicado para extração e para esta não foi aceito, logo o dente foi unido aos vizinhos com resina fotopolimerizável. Observe nas imagens que a fratura levou à perda óssea marginal em forma oblíqua, na tentativa infrutífera do organismo de restabelecer as distâncias biológicas periodontais voltadas contra os dentes. (C e D) O dente foi tracionado por meio do uso de placa de mordida e elásticos. Foi realizada tração coronal lenta, em função da redução da raiz clínica. Observe que a placa de mordida recobre apenas a parte expulsiva dos dentes e é aliviada no dente a ser tracionado, deixando vão livre do dente à placa de 0,5 mm, enquanto os pinos vestibular e palatino de apoio do elástico são situados na região cervical mediana das coroas provisórias, de modo que o elástico exerce o tracionamento do dente na direção estritamente axial. Quando o dente tocou a placa de mordida, foi mantido estável na posição por 12 a 15 dias, e submetido, então, a novo movimento de 0,5 mm, prosseguindo-se essa sequência do procedimento até que tivesse estrutura radicular saudável em nível supraósseo para restabelecimento das distâncias biológicas periodontais. (E) Imagem radiográfica após o término do movimento, evidenciando o deslocamento coronal do dente em conformidade com o propósito terapêutico, o que tornou possível visualizar a eliminação da perda óssea oblíqua da crista óssea mesial do 21, transformando-se em crista óssea horizontal. Considerou-se que a radiolucidez apical se deu pelo deslocamento coronal do dente, com ampliação significativa do espaço do ligamento periodontal da área. (F e G) Vistas clínicas vestibular e palatina após a colocação de coroa provisória no 21, que foi unida aos dentes vizinhos com resina, mantendo-se a imobilização por 4 meses para consolidação da posição alcançada. (H) Observe a reformação sugestiva do espaço do ligamento periodontal, característica importante para indicar a estabilização da posição dental alcançada, juntamente com a integridade da lâmina dura.

(Continua)

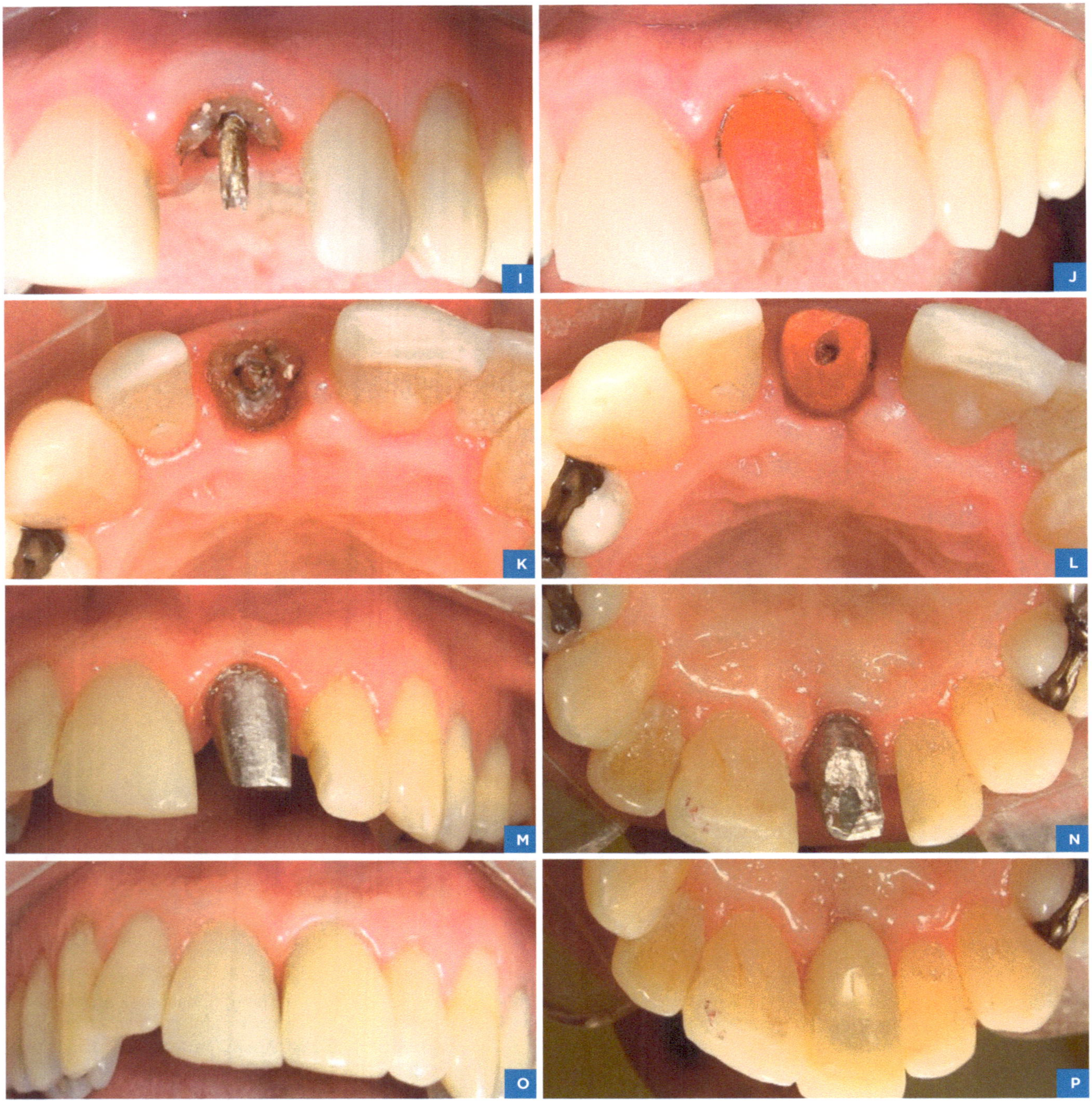

FIGURA 2 (*Continuação*) (I e J) Vistas clínicas vestibular e oclusal após o preparo da fração coronal do núcleo e da raiz, constando de uma canaleta entre a raiz e o núcleo, com paredes praticamente paralelas entre si, a uma profundidade de 1,0 a 1,5 mm. (K e L) Vistas clínicas vestibular e oclusal dos sobrenúcleos esculpidos em resina acrílica "Duralay", deixando-se uma abertura em orifício de acesso ao núcleo, de modo a visar o êxito da fundição. (M e N) Sobrenúcleos fundidos cimentados ao dente e núcleo preparados. (O e P) Vistas clínicas vestibular e palatina da coroa provisória individualizada em posição.

(Continua)

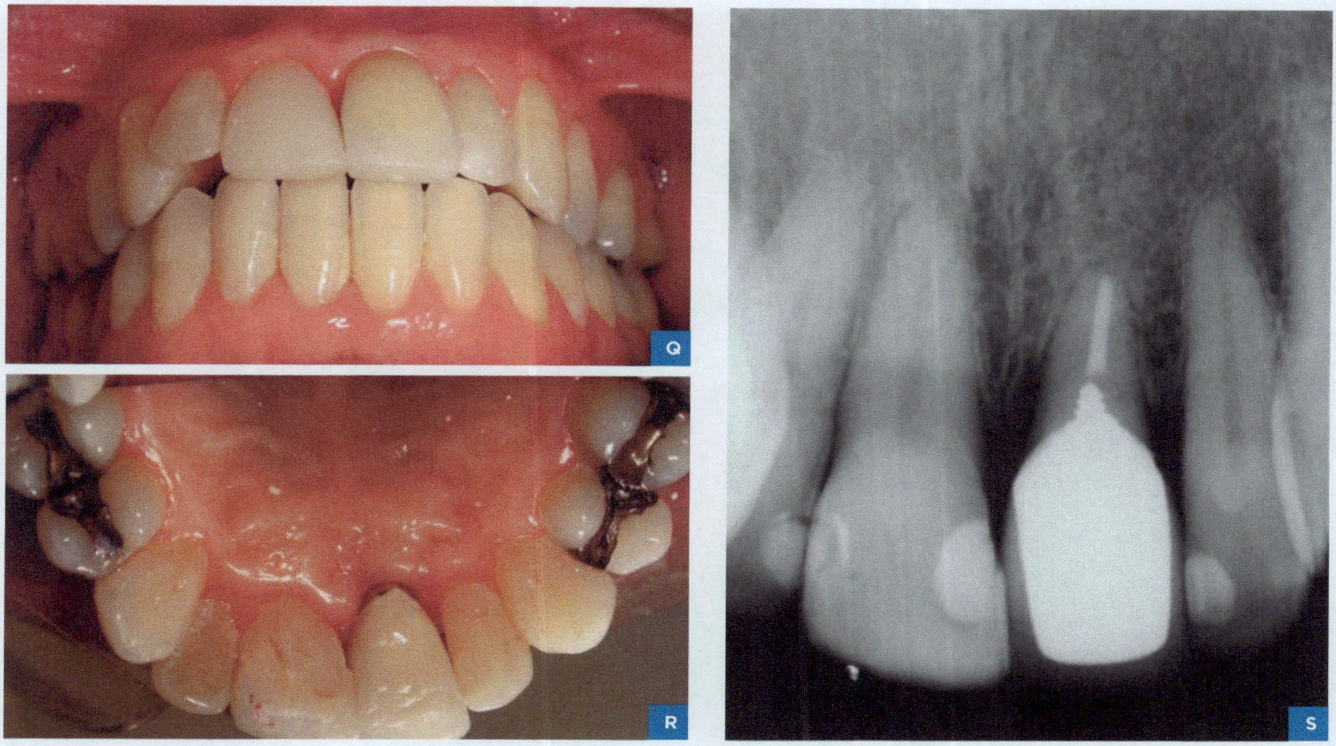

FIGURA 2 (*Continuação*) (Q e R) Vistas clínicas vestibular e palatina com a coroa metalocerâmica cimentada, evidenciando características de normalidade do periodonto, apesar da deficiência de higienização do paciente. A guia anterior foi mantida, apesar da pobre relação coroa clínica:raiz. (S) Controle radiográfico aos 3 anos pós-operatórios, o qual torna possível visualizar a normalidade da largura do ligamento periodontal e integridade da lâmina dura, caracterizando a adaptação do compartimento periodontal de sustentação ao efeito das forças oclusais. Observa-se, também, a estabilidade de posição e morfologia das cristas ósseas proximais, caracterizando o restabelecimento das características fisiológicas e homeostáticas do compartimento periodontal de proteção.

Fonte: Acervo pessoal dos autores. Reprodução autorizada pela Editora Artes Médicas.

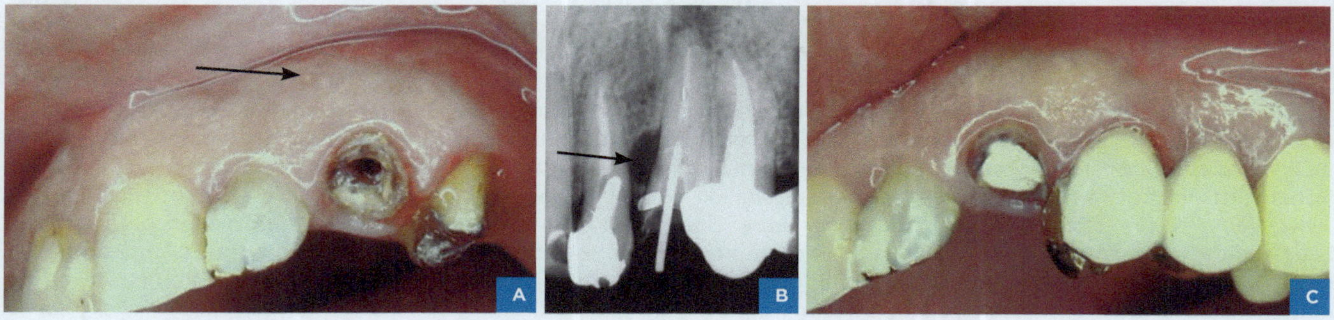

FIGURA 3 Lesão endodôntico-periodontal relacionada à trepanação endodôntica. Paciente apresentou fístula na região vestibular do 23, próximo à junção mucogengival, relatando episódios de aumento da tumefação da área, acompanhado por dor e extravasamento de pus, quando a sensação dolorosa era aliviada; o dente 23 encontrava-se sem a coroa instalada anos antes, conforme o relato. (A) Vista clínica vestibular, após a remoção da prótese fixa nos dentes 24, 25 e 26, com a indicação da área da fístula pela seta. (B) Imagem radiográfica do 23, mostrando lesão periapical de origem endodôntica causada por perfuração da raiz na região mesial do terço coronal, ocasionando o desenvolvimento de lesão periodontal óssea extensa ao redor (*seta*), com envolvimento próximo às distâncias biológicas periodontais. (C) Vista clínica da área após seis meses de tratamento endodôntico para resolução das lesões endodônticas periapicais e laterais, sendo possível observar persistência do quadro, inclusive da fístula mesiovestibular, com desistência do endodontista de continuar o tratamento.

(Continua)

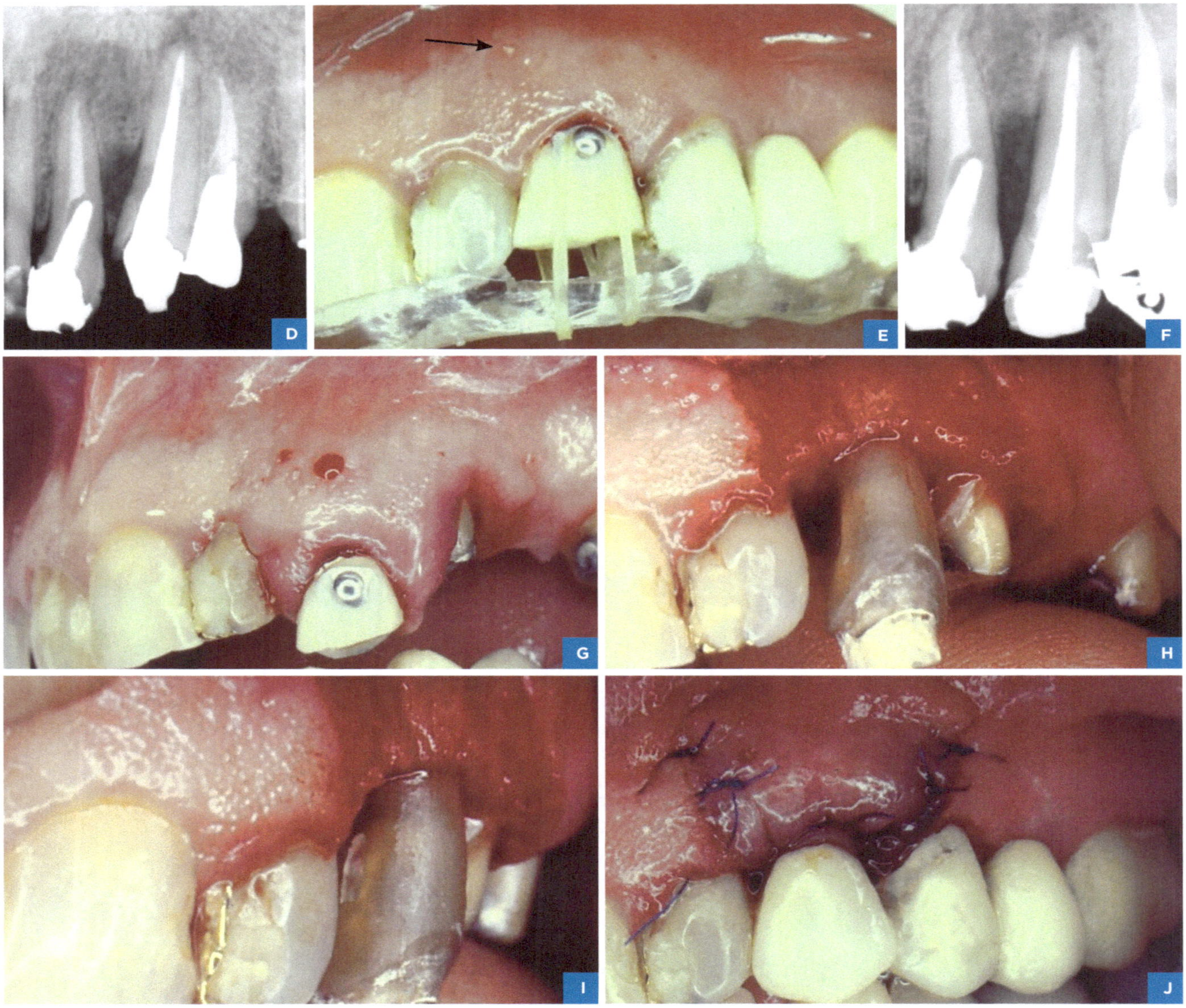

FIGURA 3 (*Continuação*) (D) Imagem radiográfica após seis meses de tratamento endodôntico, mostrando resolução da lesão apical e persistência da lesão periodontal ao nível da trepanação. Por causa da proximidade da crista óssea, foi planejada tração coronal rápida do dente, visando à exteriorização da área da fratura. O núcleo confeccionado para viabilizar o procedimento clínico de tração coronal foi temporariamente cimentado com pasta zincoenólica, visando melhor proteção da área durante o movimento, e, posteriormente, foi substituído. (E) Tração coronal do 23 com placa de mordida e coroa provisória em resina, à qual se fixou um botão ortodôntico por vestibular e outro por palatino, junto à margem cervical da coroa provisória, em sua região central, de modo a produzir exteriorização da área da trepanação, o que permitiu a recuperação das distâncias biológicas (área de inserção supracrestal). Nessa situação, deve-se realizar movimentação rápida, deixando-se espaço livre de 3 mm entre a coroa e a placa de mordida. O elástico fica retido pelos botões palatino e vestibular, passando sobre a placa de mordida. Quando o dente encosta na placa, aguarda-se período de 5 dias para nova ativação, completando-se, no total, 13 mm de movimentação coronal do dente. A seta indica a persistência da fístula. (F) Imagem radiográfica da área ao final do movimento, observando-se remanescente radicular intra-alveolar de 11 mm de comprimento. (G) Vista clínica vestibular, ilustrando o extenso movimento da margem gengival em direção coronal, acompanhando o movimento do dente em função do deslocamento da área de inserção conjuntiva, pois ao final do movimento não se observou a presença de sulco gengival. Observe, ainda, que a união mucogengival permaneceu estável, de modo que o movimento ortodôntico em direção coronal mimetizou a formação do compartimento periodontal de proteção, aumentando a faixa de gengiva ceratinizada. Em virtude da extensão do movimento, a contenção do 23 unido ao 24 e ao 26 não seria possível. Por isso, foi realizada cirurgia periodontal ressectiva, com posicionamento apical de retalho dividido por vestibular e gengivectomia interna por palatino, seguindo-se o preparo do dente e a instalação de coroa provisória, imediatamente unida à prótese parcial fixa (PPF) do 24 ao 26. (H e I) Vistas vestibular e mesiovestibular do campo cirúrgico, mostrando a área da trepanação exteriorizada. Observe que a região mesial mantém o septo ósseo, a despeito do exame clínico ter evidenciado algum grau de diminuição local da densidade óssea ao toque. (J) Vista clínica vestibular após a sutura do retalho e estabilização do 23.

(*Continua*)

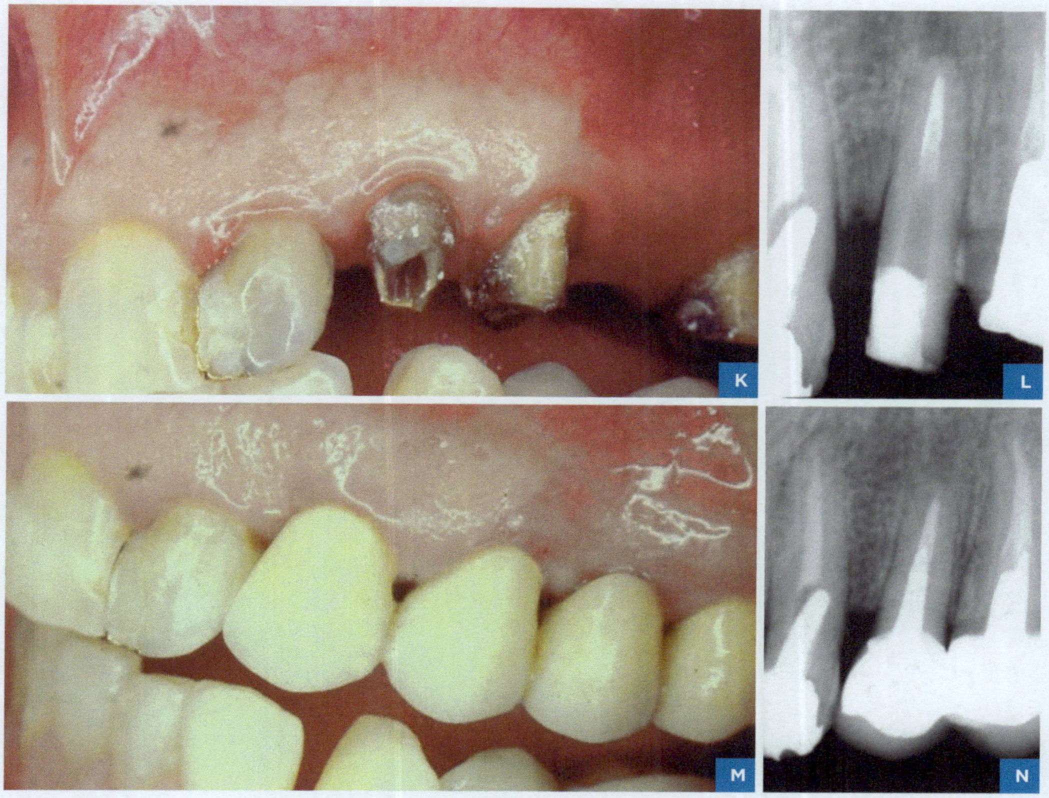

FIGURA 3 (*Continuação*) (K) Vista clínica vestibular após 4 meses de estabilização, mostrando o remodelamento clínico da área, considerada apta a receber a reconstrução protética. (L) Imagem radiográfica desse período, sugerindo a reconstrução das características periodontais saudáveis do dente 23. Clinicamente, a mobilidade apresentou-se dentro dos padrões normais, como se pode deduzir da largura essencial mínima do espaço do ligamento periodontal, da integridade da lâmina dura e da densidade do esponjoso alveolar da região. (M e N). Controles clínico e radiográfico 1 ano após a instalação da reconstrução protética.

Fonte: Acervo pessoal dos autores. Reprodução autorizada pela Editora Artes Médicas.

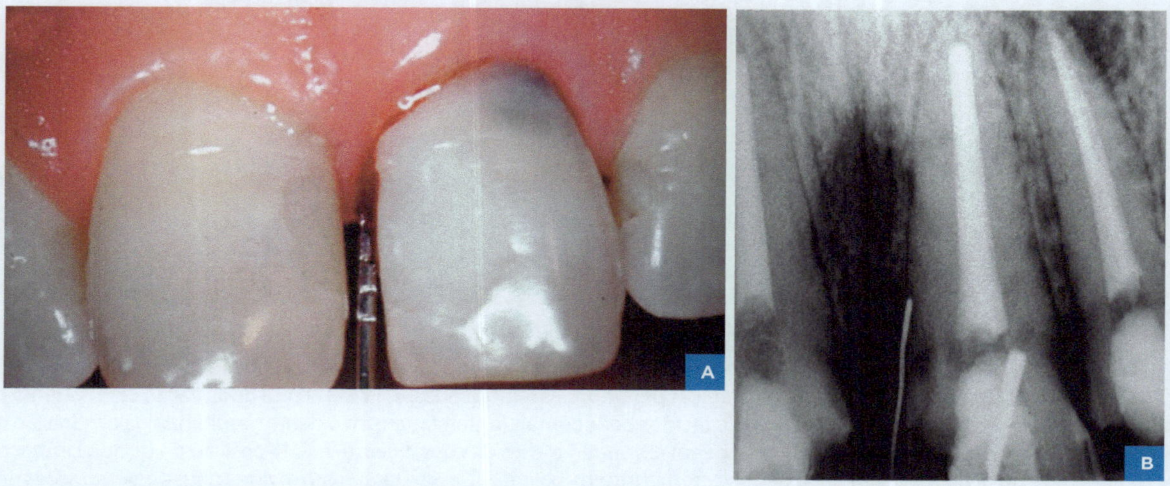

FIGURA 4 Lesão endodôntico-periodontal associada à perfuração endodôntica. Paciente estudante de Odontologia queixou-se de acordar todo dia com o travesseiro sujo de sangue, que sabia relacionar-se ao 21, após tratamento endodôntico, seguido por sessões de clareamento dental. (A) Sondagem do sulco gengival revelou profundidade de 6 a 7 mm na mesial do 21, que foi relacionada à provável perfuração endodôntica na área das distâncias biológicas periodontais. (B) A imagem radiográfica, com rastreamento da bolsa por fio de aço ortodôntico de 0,10 polegadas, revelou perda óssea do tipo vertical, caracterizando uma bolsa periodontal verdadeira supraóssea, e evidenciou que a invasão das distâncias biológicas periodontais intrassulculares pode levar à formação de bolsas periodontais. A paciente não apresentava doença periodontal afetando outros dentes.

(Continua)

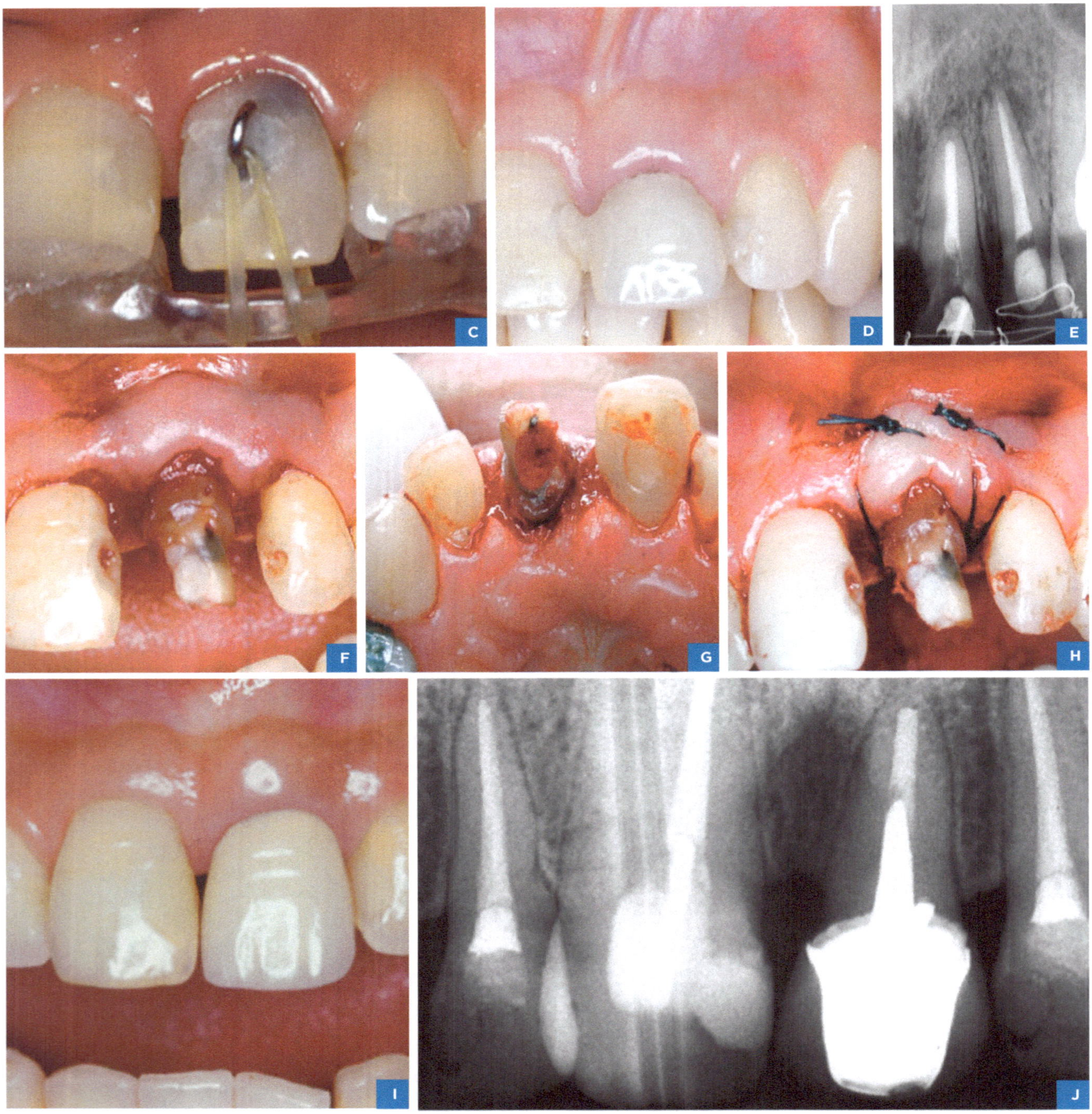

FIGURA 4 (*Continuação*) (C) Placa de mordida e pinos de retenção utilizados para realização de tração coronal lenta do 21, visando eliminação da bolsa e recuperação das distâncias biológicas periodontais relacionadas. (D) Vista clínica após tração coronal lenta de 5 mm do 21, que produziu deslocamento coronal de todos os tecidos periodontais juntamente com o dente, resultando na eliminação da perda óssea vertical, como se observa na imagem radiográfica em (E), após 4 meses de contenção. (F e G) Exposição do campo cirúrgico restrito ao 21, levantando retalho dividido vestibular e gengivectomia interna palatina. Nessa etapa foram evidenciadas 6 perfurações endodônticas, das quais a mesial foi a mais profunda. Com base nas perfurações, foi realizada osteotomia para provimento de extensão adequada de estrutura dental extra-alveolar saudável para a reconstrução das distâncias biológicas periodontais. (H) Posicionamento apical do retalho e sutura. (I e J) Controle clínico e radiográfico, respectivamente, após 6 anos, tendo a paciente concluído seu curso e realizado a reconstrução protética por coroa total metaloplástica em sua cidade de origem. Observe, em (I), a saúde das estruturas periodontais, que exibiram profundidade clínica de exploração do sulco gengival dentro dos limites normais, e, em (J), a imagem sugestiva de reconstrução da crista óssea e da preservação das características fisiológicas do compartimento periodontal de sustentação.

Fonte: Acervo pessoal dos autores. Reprodução autorizada pela Editora Artes Médicas.

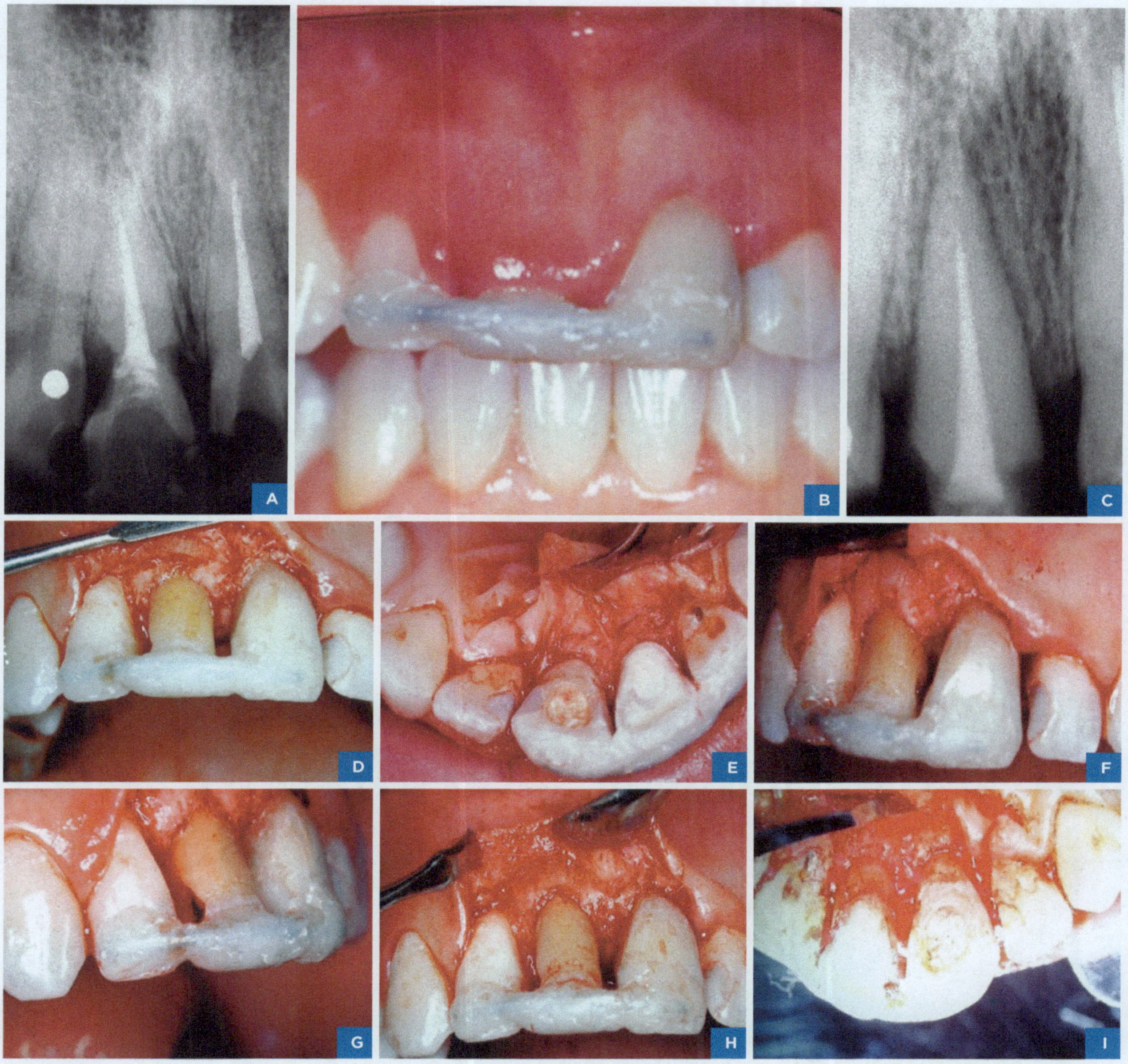

FIGURA 5 Lesão endodôntico-periodontal associada à reabsorção radicular. (A) Imagem radiográfica da região anterior de paciente preocupada com a recomendação que lhe foi feita de extração do dente 11 em função do desenvolvimento de reabsorção radicular externa após 4 sessões com uso de perborato de sódio para clareamento dental, em virtude do escurecimento do dente ocorrido após tratamento endodôntico radical. Imagem sugere reabsorção externa mesial e distal do 11, que invadiu cerca de até 2 mm além do nível da crista óssea. O tratamento planejado incluiu a tração coronal rápida, para exteriorizar estrutura dental saudável por volta de 3 mm coronalmente à crista óssea, suficientes para o restabelecimento das distâncias biológicas periodontais voltadas contra os dentes. (B) Vista clínica vestibular após tração coronal do 11, executada em 21 dias e acompanhada pelo deslocamento coronal da margem gengival, com eliminação do sulco gengival e aumento da área de gengiva ceratinizada. Ressalte-se que, se assim permanecer por tempo prolongado, há reformação do sulco gengival. (C) Imagem radiográfica após 5 mm de movimentação coronal do dente com a metodologia da placa de mordida e elástico ortodôntico. Observe a exposição de estrutura radicular saudável em nível supraósseo, suficiente para a formação da área de inserção conjuntiva e do epitélio juncional. (D e E) Vista clínica vestibular e palatina, respectivamente, após elevação de retalho dividido vestibular e gengivectomia interna palatina, em procedimento cirúrgico executado logo após unir a coroa do 11 com a do 21, devido ao risco de continuação da reabsorção do dente caso a região permanecesse no meio interno. Apesar da velocidade rápida da tração executada, observe em (F e G) que o nível ósseo do 11 encontra-se coronal aos dentes vizinhos, inclusive com formação de obliquidade das cristas ósseas interproximais em direção ao 12 e 21. É visível, também, a exteriorização das áreas de reabsorção no ambiente supraósseo. (H e I) Vistas clínicas vestibular e palatina após a realização de osteotomia para eliminação dos defeitos ósseos formados, com regularização da curva óssea parabólica e harmonização do nível das margens ósseas.

(Continua)

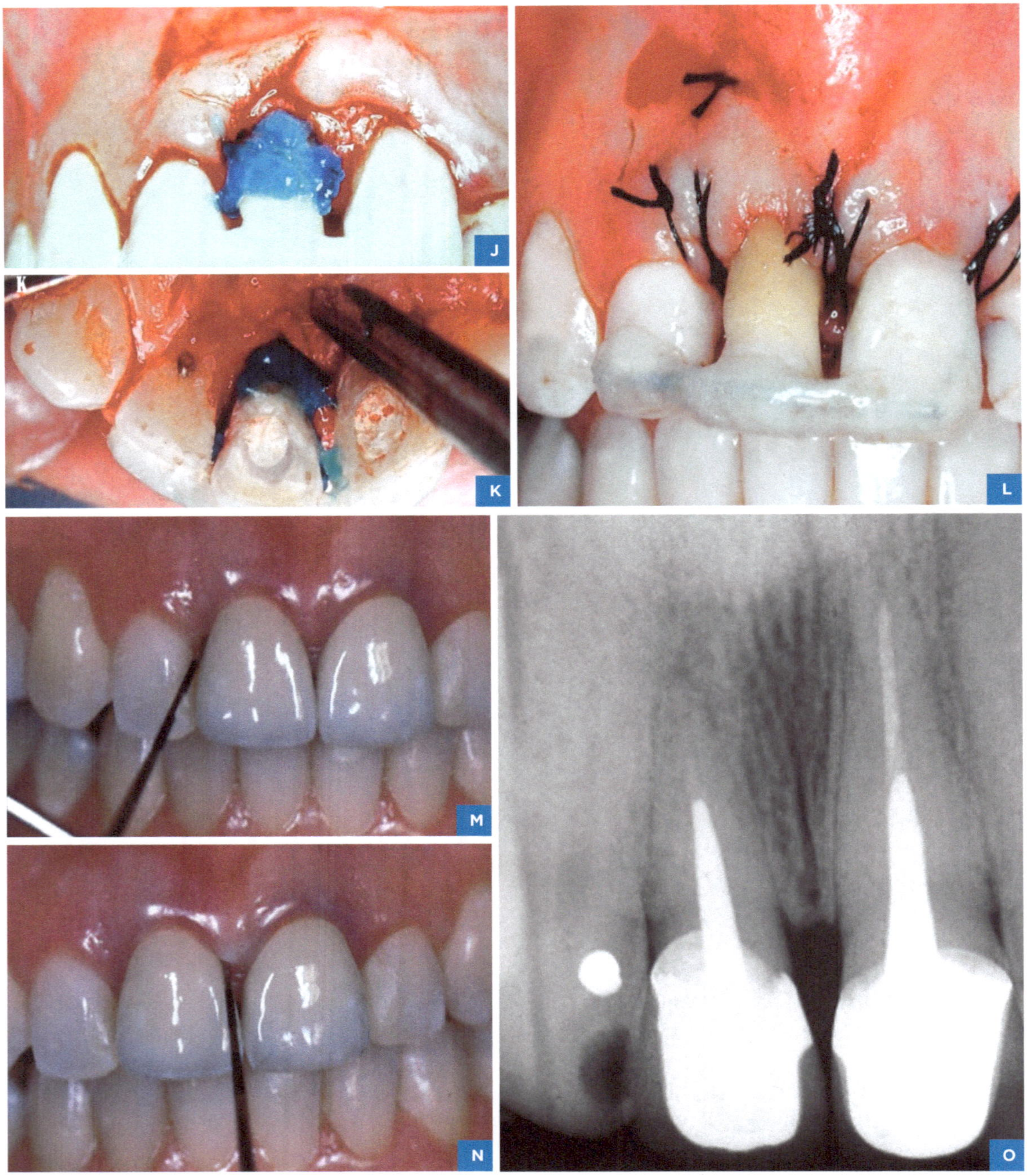

FIGURA 5 (*Continuação*) (J e K) Visualização do procedimento de desmineralização da superfície radicular exposta por aplicação de ácido fosfórico a 37% por 3 minutos. A desmineralização foi realizada com o intuito de prevenir a eventualidade de prosseguimento do processo de reabsorção dental, não tendo havido preocupação quanto à desmineralização óssea, que, aliás, favorece o processo de cura. (L) Retalho suturado posicionado apicalmente, de modo a recobrir a crista óssea, porém deixando espaço para a reconstrução da margem gengival em conformidade com o padrão constitucional da paciente. (M e N) Resultados após 3 anos de instalação das coroas protéticas, com restabelecimento de sulco gengival normal. Observe a reconstrução da curva parabólica da margem gengival, acompanhando o contorno dado à crista óssea por osteotomia. Veja, ainda, o restabelecimento do nível da margem gengival do 12 em harmonia com os dentes vizinhos. Esses resultados refletem que os princípios de cirurgia óssea ressectiva estão em conformidade com a resposta biológica determinada pelos padrões genômico e constitucional do ser humano. (O) Imagem radiográfica ilustrando a reconformação da crista óssea interproximal normal na área de maior envolvimento pela reabsorção externa da raiz, indicando claramente que o processo de reabsorção externa foi superado e que o restabelecimento das distâncias biológicas periodontais foi alcançado.

Fonte: Acervo pessoal dos autores. Reprodução autorizada pela Editora Artes Médicas.

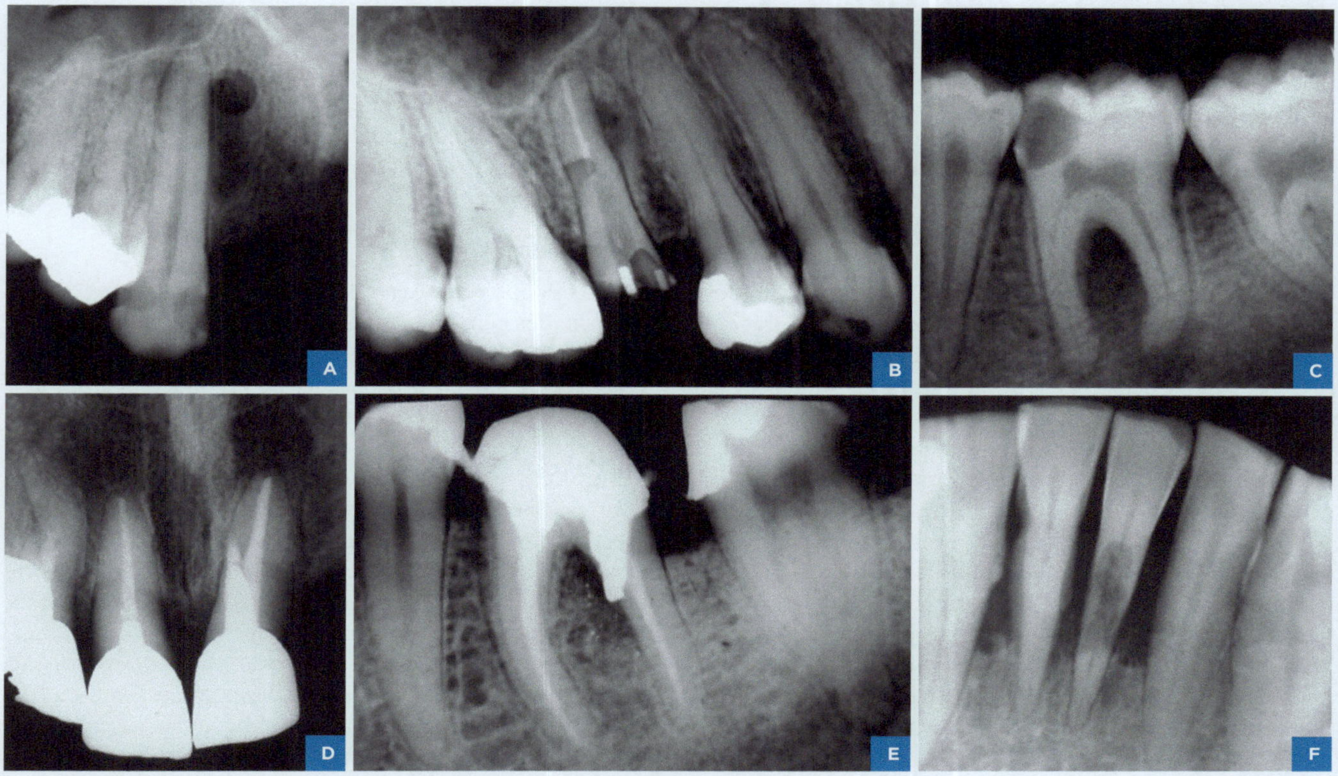

FIGURA 6 Causas das lesões endodôntico-periodontais. Características frequentes que estabelecem imbricações endodônticas e periodontais. (A e B) ilustram a presença de canais laterais, estabelecendo comunicação direta com o compartimento periodontal de sustentação e produzindo quadros de periodontite interna. Quanto mais afastados do fulcro dental, maior é o risco de recrudescimento de lesões endodôntico-periodontais, pois a demanda funcional produz maior compressão dos tecidos quanto maior for o deslocamento rotacional do dente no alvéolo. (C) Imagem radiográfica de paciente com necrose pulpar no dente 36, com indicação sugestiva da presença de canais cavorradiculares no assoalho da câmara pulpar, de modo a conduzir a processo destrutivo periodontal inter-radicular. (D) Imagem radiográfica indicativa de resposta favorável de selamento de perfuração lateral do canal do 21, próxima da região do fulcro dental. (E) Perfuração lateral mesial da raiz distal do 36, nas imediações da crista óssea, praticamente contraindicando o aproveitamento do dente, ou pelo menos da raiz distal. (F) Imagem radiográfica da região anterior inferior, na qual se constatou a ocorrência de reabsorção interna no 31, em consequência provável de trauma oclusal secundário, colocando em xeque a inter-relação endodôntica e periodontal.

Fonte: Acervo pessoal dos autores. A Figura F tem reprodução autorizada pela Editora Artes Médicas.

Alterações patológicas do tecido pulpar são observadas na presença de doença periodontal, mas sem necrose pulpar enquanto o forame apical não estiver envolvido. O efeito cumulativo da doença periodontal na polpa manifesta-se por inflamação pulpar, calcificações, aposição de tecido calcificado e reabsorção. A inflamação pulpar dos canais laterais envolvidos ou cárie radicular pode danificar a polpa, mas a desintegração total aparentemente ocorre apenas quando todos os forames apicais principais estiverem infectados.[38] Esses achados podem explicar porque não são encontradas alterações severas da polpa de dentes com periodontite induzida em macacos, nem mesmo após a raspagem e deposição de placa sobre a dentina radicular,[39] ou em dentes humanos, independentemente da gravidade da destruição periodontal.[40]

ASPECTOS HISTOPATOLÓGICOS

A polpa e o periodonto apresentam diferentes vias de comunicação, como: forame apical, canais acessórios ou laterais e túbulos dentinários. Os canais acessórios são mais prevalentes no terço apical da raiz, mas também podem ser encontrados em outras áreas, incluindo a região da furca. A comunicação entre os dois compartimentos (periodontal e endodôntico) pode levar ao desenvolvimento das LEP.[1]

Nas lesões endodônticas agudas, os neutrófilos são as primeiras células inflamatórias circulantes recrutadas para o sítio da ferida, presumivelmente para a descontaminação de resíduos estranhos e defesa contra possíveis infecções. Ao lado dessa ação descontaminante, os neutrófilos possuem mais de 700 proteínas, incluindo fatores de crescimento e pró-angiogênicos em seus grânulos, e muitos podem ser liberados sob ativação independente de transcrição, potencializando diretamente, assim, a resposta regenerativa e de revascularização. É interessante observar que células epiteliais e neutrófilos infiltrantes expressam fator de crescimento endotelial vascular (VEGF), mas nenhum sinal para VEGF foi detectado nas células epiteliais após a depleção de neutrófilos.[41,42]

Além disso, os neutrófilos tornam-se apoptóticos e são eliminados pelos macrófagos, em um processo de depuração que inicia um programa pró-resolução de alimentação posterior, caracterizado pela liberação das citocinas reparadoras de tecidos, tais como fator de crescimento transformador β (TGF-β) e interleucina-10 (IL-10). Os neutrófilos também são importantes sítios de estocagem de metaloproteinases de matriz (MMPs), responsáveis pela degradação de componentes da matriz extracelular, e representam as únicas células do organismo que podem liberar MMP-9 livre do seu inibidor endógeno tecidual, e, portanto, são altamente ativas em sítios de angiogênese. Deste modo, os neutrófilos liberam o peptídeo antimicrobiano catelicidina LL-37/hCAP-18, que ativa diretamente o crescimento endotelial. A angiogênese é essencial para a cura, e a nova vasculatura libera oxigênio e nutrientes que facilitam o novo crescimento do tecido.[41,42] Provavelmente por essas razões, o afluxo maciço de neutrófilos em sítios de inflamação aguda, ou em lesões de curta duração, seja o responsável pelo alto potencial regenerativo observado.

DIAGNÓSTICO

Diferentes exames clínicos e radiográficos podem ser realizados para determinação do diagnóstico das LEP.

Sinais e sintomas referidos pelo paciente

Em casos de lesões agudas de origem endodôntica, o paciente pode apresentar sensibilidade acentuada e dor exacerbada por alguns estímulos, incluindo quente/frio, pressão ou na mordida. Quando as lesões pulpares são reversíveis, pode haver resolução espontânea da condição com o tempo, mas em casos de pulpite irreversível, a dor é espontânea e aguda. A dor aguda a estímulos térmicos pode desaparecer depois de vários dias, quando a polpa se torna necrótica. Conforme a infecção se estende ao forame apical ou canal lateral, o dente fica sensível à mordida e à percussão. Com o passar do tempo, pode se desenvolver abscesso apical agudo, com sensação de dente "crescido". No entanto, pacientes com pulpite irreversível ou polpa necrótica podem ser assintomáticos. Por isso, o diagnóstico das infecções pulpares primárias deve se basear em vários achados objetivos,[4] incluindo os exames listados a seguir.

Integridade da coroa clínica

As lesões endodônticas estão, na maioria das vezes, associadas com lesões cariosas, infiltração de restaurações, restaurações extensas, próximas à polpa, trincas e fraturas radiculares que se estendem à polpa dentária. Em casos de trauma de oclusão, pode ocorrer necrose pulpar sem haver alterações na coroa dentária.[4] Por outro lado, a periodontite não está necessariamente relacionada a alterações na coroa clínica, observando-se clínica e radiograficamente perda de suporte periodontal, que normalmente envolve mais do que um dente. Lesões combinadas, por sua vez, podem apresentar as características das lesões endodônticas e periodontais primárias.

Palpação

A mucosa que recobre a raiz e os ápices radiculares devem ser palpados com o dedo indicador, exercem pressão contra o osso cortical subjacente para detectar a existência de possíveis lesões, como cisto, e presença de sintomatologia dolorosa, indicativa de processo inflamatório.[2,3]

Percussão vertical e horizontal

Esse teste é realizado batendo-se cuidadosamente o cabo do espelho clínico na superfície incisal ou oclusal dos dentes. O sentido de aplicação da batida deve ser vertical ou horizontal, indicando inflamação perirradicular.[2,3] A resposta positiva à percussão horizontal é mais sugestiva de inflamação periodontal, enquanto a resposta positiva à percussão vertical é mais sugestiva de alterações pulpares, embora não seja possível diferenciar entre as condições apenas com esse tipo de avaliação. De qualquer forma, os resultados devem sempre ser comparados com o(s) dente(s) controle(s).[3]

Mobilidade

A avaliação da mobilidade é feita utilizando-se os espelhos clínicos: com o cabo dos espelhos, um posicionado por vestibular e outro por lingual ou palatino, movimenta-se o dente no sentido vestibulolingual. A movimentação do dente ligeiramente maior do que aquela considerada como fisiológica é classificada como grau I; mobilidade mais acentuada apenas no sentido vestibulolingual é classificada como grau II; a mobilidade nos sentidos vestibulolingual e mesiodistal ou oclusoapical é classificada como grau III. Diferentes fatores podem causar mobilidade acentuada: perda de suporte periodontal, trauma oclusal, propagação da inflamação ao periápice, cirurgia periodontal recente, gestação e outros processos patológicos dos maxilares.[43]

Exame radiográfico

Radiografias intraorais são úteis para avaliação da perda óssea periodontal e detecção de lesões periapicais, porém não diferenciam processos inflamatórios da polpa vital. As radiografias periapicais, especialmente quando se realiza rastreamento da fístula, são fundamentais para o diagnóstico diferencial entre lesões de origem endodôntica e de origem periodontal, sobretudo quando o exame clínico não é conclusivo.[2-4]

Teste de vitalidade pulpar

Os testes de vitalidade pulpar são utilizados para se detectar alterações pulpares reversíveis, irreversíveis ou necrose pulpar. Os testes podem ser realizados por diferentes métodos: frio, quente, elétrico, de fluxo sanguíneo e teste de cavidade.[3]

Desses, o mais acessível para realização na rotina clínica é o teste ao frio, podendo se utilizar bastões de gelo, gelo seco e diclorofluormetano (DDM), dentre outros. Uma resposta rápida de dor implica em alteração reversível da polpa, ao passo que uma resposta intensa e duradoura de dor implica em alteração irreversível da polpa. Dentes com polpa necrótica não respondem ao teste de vitalidade pulpar.[2-4] Pode-se utilizar, ainda, calor após o frio para testar a vitalidade pulpar em casos de dúvidas, ou realizar também o teste de cavidade, que implica em remover a restauração do dente sem anestesia para determinar a resposta pulpar ao preparo cavitário.

Profundidade de sondagem

O exame periodontal fundamental é a determinação da profundidade de sondagem. A existência de bolsas periodontais verdadeiras pode ser considerada patognomônica da periodontite. Assim, as LEP devem apresentar aprofundamento da profundidade de sondagem associada a outros sinais e sintomas clínicos, como perda de inserção, perda óssea radiográfica e sangramento à sondagem.

Qualquer que seja a situação, o paciente com envolvimento endodôntico-periodontal pode apresentar a seguinte sintomatologia:

- Hipersensibilidade a alterações térmicas e doces após o tratamento periodontal.
- Envolvimento acentuado da furcação ou exfoliação de uma raiz em dentes multi-radiculares firmes.
- Abscesso periapical ou lateral com drenagem via sulco gengival, sem presença de bolsa periodontal, de modo a representar, então, uma fístula.
- Associação de processos inflamatórios infecciosos apicais e/ou laterais de origem endodôntica, com processos inflamatórios infecciosos marginais da bolsa periodontal em progressão para apical. Essa situação corresponde à verdadeira lesão endo-perio, principalmente por abrigar as alterações típicas da estrutura da raiz associadas à presença do biofilme de placa dentobacteriana.
- Exposição de canais acessórios, laterais ou apicais, podendo desencadear sintomatologia dolorosa, com possibilidades de provocar a chamada pulpite reversa ou retrógrada.

TRATAMENTO

Ao se elaborar o plano de tratamento das lesões endodôntico-periodontais (LEP), é necessária uma análise apurada do caso, pois o grau de regeneração das estruturas periodontais é regido por uma série de fatores intrínsecos e extrínsecos, dentre os quais incluem-se aqueles próprios da relação entre Endodontia e Periodontia. A abordagem terapêutica a ser adotada deve ser determinada pelo componente primário da LEP.[20]

Quando o envolvimento for primariamente endodôntico, em pacientes sem doença periodontal inflamatória, o tratamento de eleição é endodôntico, podendo ser acompanhado de drenagem do abscesso via bolsa periodontal, sem necessidade imediata de tratamento periodontal complementar (Figura 7). Esta indicação está suportada pelo fato de o paciente não apresentar biofilme de placa suficientemente capaz de enviar seus produtos e células ao ambiente do envolvimento endodôntico. Com frequência, esses casos são abordados ainda na fase aguda do processo inflamatório, de modo que a lesão regride rapidamente apenas com o tratamento endodôntico, pois o próprio infiltrado inflamatório celular agudo tem participação efetiva no processo de reparo.

Quando o tratamento endodôntico não for bem-sucedido em abordagens de processos agudos em pacientes não envolvidos periodontalmente, porém com exacerbação da lesão para o periodonto, pode-se proceder à abordagem periodontal complementar (Figura 8).

O tratamento das LEP é mais difícil de ser conseguido quanto maior for o tempo decorrido entre o tratamento endodôntico e o tratamento periodontal, quando for possível o tratamento do caso pelo selamento endodôntico da perfuração.

Dentes com envolvimento periodontal têm maior grau de insucesso do tratamento endodôntico do que dentes saudáveis periodontalmente.[8] A fundamentação que se encontra para explicar esses resultados é que as foraminas laterais de canais endodônticos, mesmo quando preenchidas pelo cimento obturador do canal radicular, poderiam propiciar uma via de ingresso de fluidos e/ou células, levando à dissolução do cimento e ganhando acesso ao canal principal, cujo cimento também seria dissolvido, desencadeando a reinfecção endodôntica. Por sua vez, a cura da ferida cirúrgica periodontal não é negativamente influenciada quando o tratamento endodôntico for corretamente desenvolvido, ainda que esteja na fase de curativo de demora.[44-47]

Em casos de lesões crônicas de mais longa duração em pacientes sem doença periodontal marginal, procede-se ao tratamento endodôntico e, caso a lesão não tenha regredido ou não esteja em regressão por um período máximo de 3 meses, o tratamento endodôntico devidamente processado deve ser complementado com o procedimento regenerativo periodontal (Figuras 9 a 10).

Nos casos de bolsas periodontais profundas, e, portanto, de longa duração, que envolvam o ápice radicular e/ou os canais acessórios, estejam com exacerbação aguda ou não, porém sem comprometimento manifesto de lesões pulpares clinicamente significativas, deve-se proceder ao tratamento periodontal regenerativo indicado, aguardando-se a resposta de ambos os compartimentos periodontal e endodôntico (Figura 27 do Capítulo 16). Caso haja manifestação endodôntica no pós-operatório, a intervenção endodôntica deve ser imediata.

Quando houver associação do envolvimento endodôntico com bolsas periodontais, ou seja, quando houver uma LEP na sua essência, estando o processo em fase aguda, a indicação da terapêutica endodôntica radical associada à drenagem do abscesso conduz a prognóstico favorável, pois, nessas circunstâncias, o processo caminha rapidamente para a cura, uma vez que provavelmente não houve tempo hábil

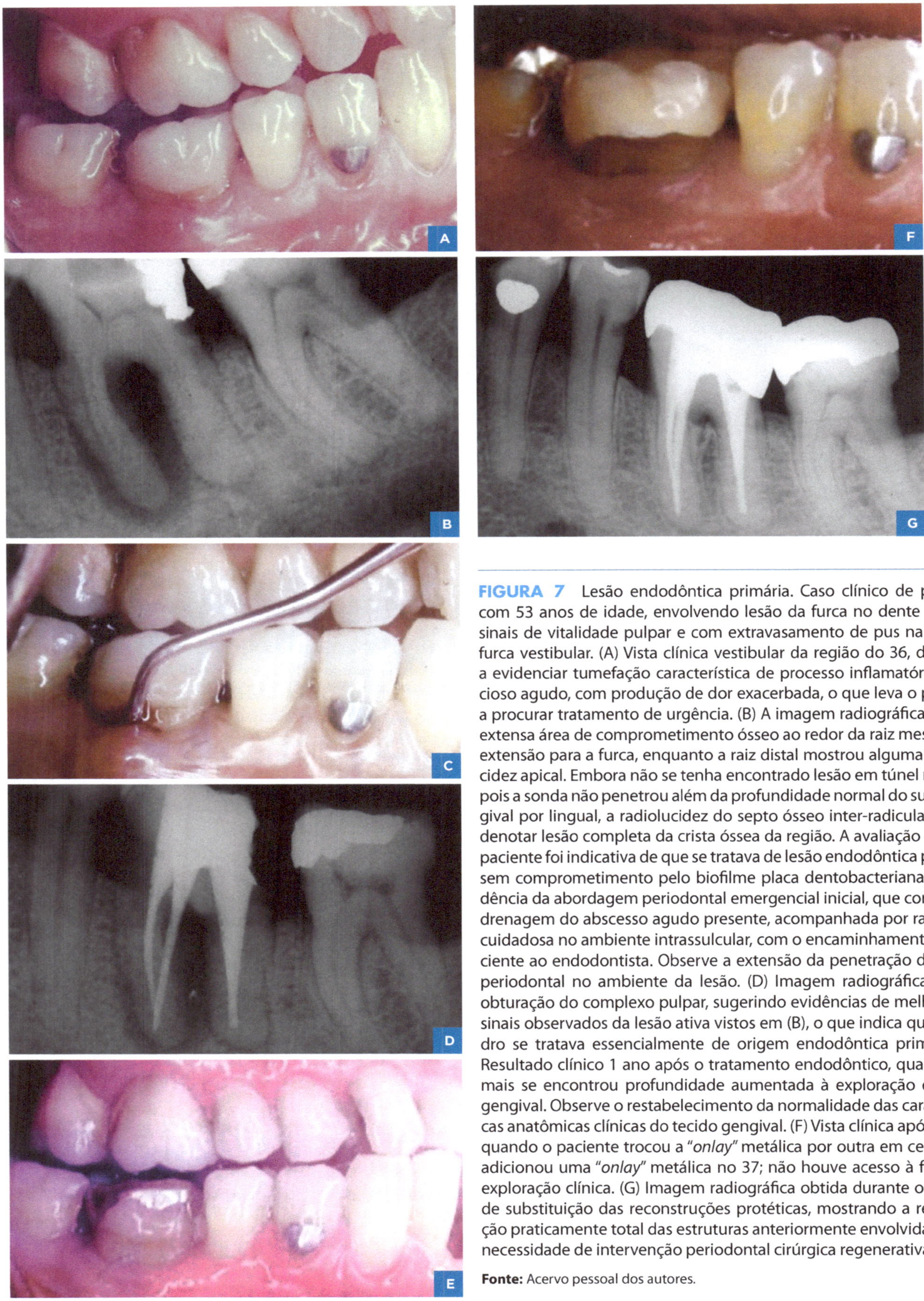

FIGURA 7 Lesão endodôntica primária. Caso clínico de paciente com 53 anos de idade, envolvendo lesão da furca no dente 36, sem sinais de vitalidade pulpar e com extravasamento de pus na área da furca vestibular. (A) Vista clínica vestibular da região do 36, de modo a evidenciar tumefação característica de processo inflamatório infeccioso agudo, com produção de dor exacerbada, o que leva o paciente a procurar tratamento de urgência. (B) A imagem radiográfica revelou extensa área de comprometimento ósseo ao redor da raiz mesial, com extensão para a furca, enquanto a raiz distal mostrou alguma radiolucidez apical. Embora não se tenha encontrado lesão em túnel na furca, pois a sonda não penetrou além da profundidade normal do sulco gengival por lingual, a radiolucidez do septo ósseo inter-radicular parece denotar lesão completa da crista óssea da região. A avaliação geral do paciente foi indicativa de que se tratava de lesão endodôntica primária, sem comprometimento pelo biofilme placa dentobacteriana. (C) Evidência da abordagem periodontal emergencial inicial, que constou de drenagem do abscesso agudo presente, acompanhada por raspagem cuidadosa no ambiente intrassulcular, com o encaminhamento do paciente ao endodontista. Observe a extensão da penetração da cureta periodontal no ambiente da lesão. (D) Imagem radiográfica após a obturação do complexo pulpar, sugerindo evidências de melhora dos sinais observados da lesão ativa vistos em (B), o que indica que o quadro se tratava essencialmente de origem endodôntica primária. (E) Resultado clínico 1 ano após o tratamento endodôntico, quando não mais se encontrou profundidade aumentada à exploração do sulco gengival. Observe o restabelecimento da normalidade das características anatômicas clínicas do tecido gengival. (F) Vista clínica após 2 anos, quando o paciente trocou a *"onlay"* metálica por outra em cerâmica e adicionou uma *"onlay"* metálica no 37; não houve acesso à furca por exploração clínica. (G) Imagem radiográfica obtida durante o período de substituição das reconstruções protéticas, mostrando a regeneração praticamente total das estruturas anteriormente envolvidas, sem a necessidade de intervenção periodontal cirúrgica regenerativa.

Fonte: Acervo pessoal dos autores.

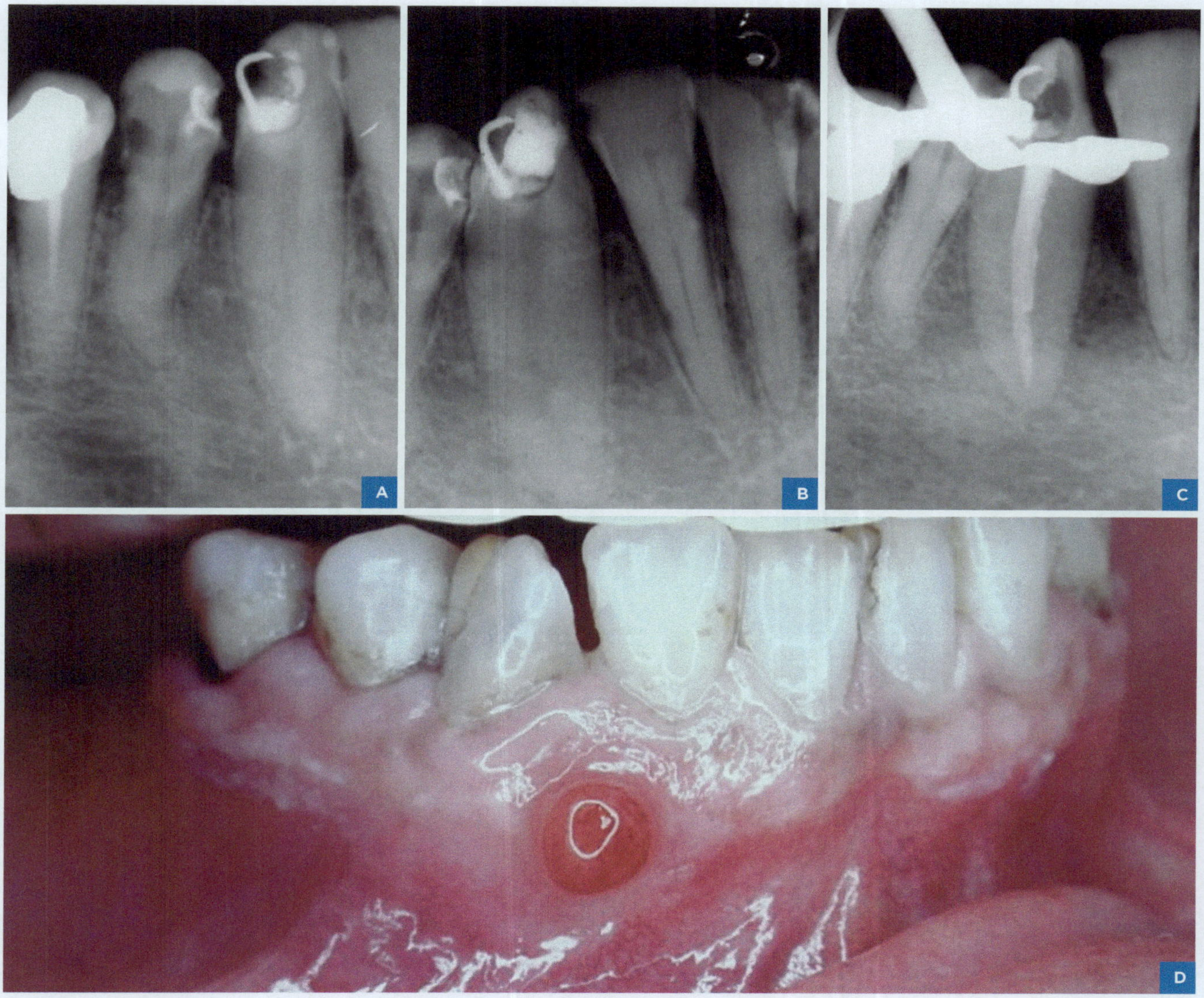

FIGURA 8 Tratamento de lesão endodôntica primária, com envolvimento periodontal secundário. Paciente com 62 anos de idade relatou dor na região inferior direita, sem conseguir localizar exatamente qual o dente envolvido. As avaliações clínica e das imagens radiográficas apresentadas em (A e B) sugeriram a possibilidade de envolvimento pulpar primário no dente 43, principalmente pela sensibilidade à percussão, falta de resposta clara aos testes de vitalidade pulpar e evidência radiográfica de proximidade de restauração à câmara pulpar, levando em consideração não se tratar de paciente com envolvimento periodontal. A paciente foi encaminhada ao endodontista, que confirmou o diagnóstico e executou a obturação endodôntica. (C) Imagem radiográfica ao final do tratamento endodôntico, levantando a suspeita de recrudescimento da lesão, uma vez que a imagem revelou perda da crista óssea interproximal com tendência à obliquidade do 43 para o 42 e a paciente continuou se queixando de dor na região. Compare esta imagem com a da figura anterior, registradas em um intervalo de tempo de 1 mês. (D) Nesta fase, a paciente compareceu para novo atendimento por haver exteriorização de um processo fistuloso por vestibular do septo ósseo interproximal, aparentemente próximo à união dos terços médio e coronal do 43 e 42.

(Continua)

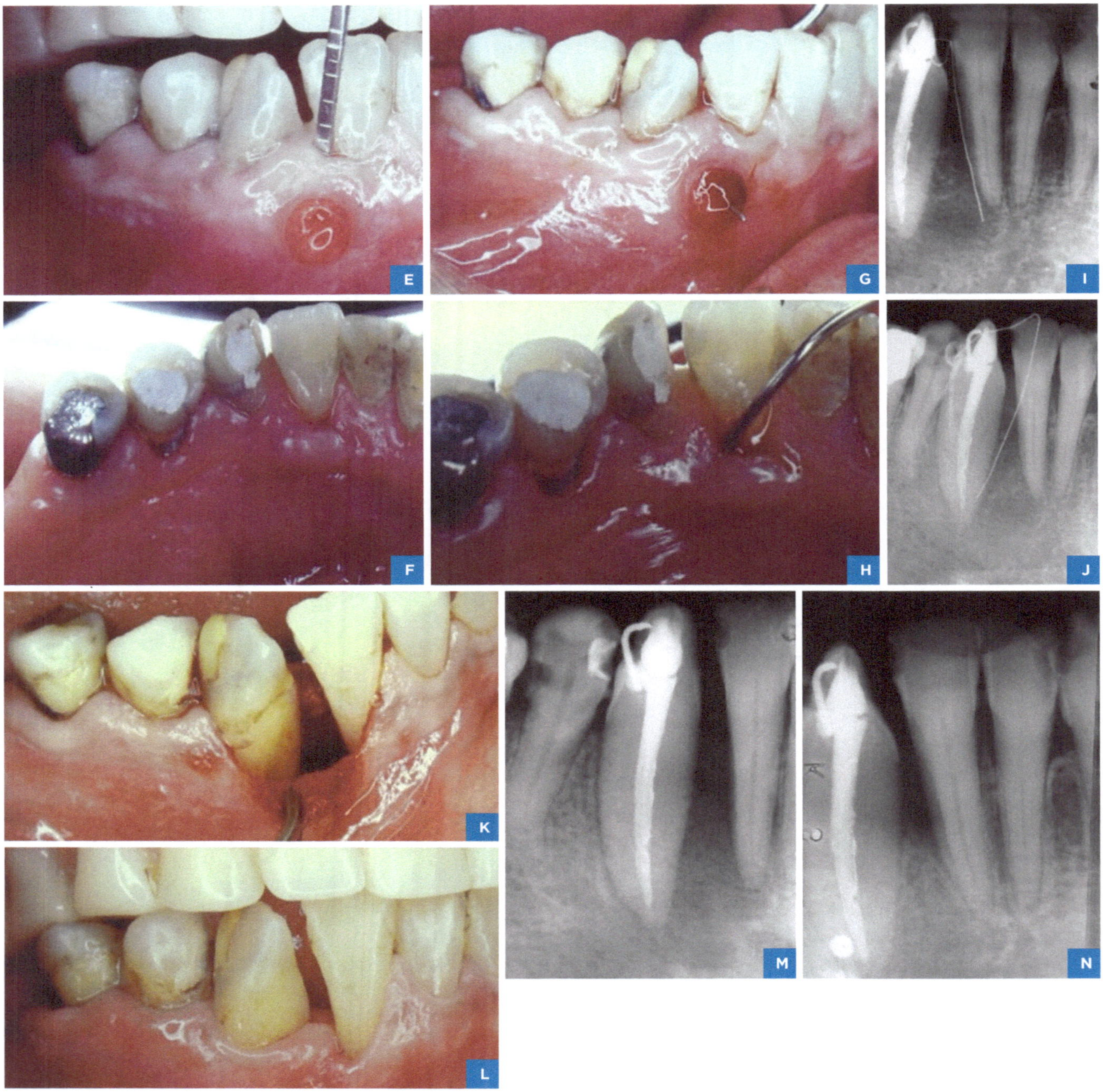

FIGURA 8 (*Continuação*) (E) A exploração clínica do sulco gengival por sondagem na região vestibular distal não evidenciou aumento de profundidade, registrando entre 2 e 3 mm, sem sangramento evidente. (F e G) Ao exame de sondagem por lingual, observou-se sangramento e aumento da profundidade do sulco gengival para 4 a 5 mm, em região na qual a sonda clínica nº 5 penetrou mais profundamente e exteriorizou na região central da fístula por vestibular. (I e J) Imagens radiográficas de rastreamento do processo destrutivo, sugerindo envolvimento do dente 42 e do 43 até a região apical de ambos. A despeito do contraste radiográfico tênue, observe, em (J), que no 43 foram inseridos dois fios de aço 0,10 polegadas por lingual, um na região central e outro por mesial. A realização de testes de vitalidade pulpar deu resultados positivos para o 42, o que sugeriu se tratar de expansão da lesão original envolvendo o 43. A indicação de abordagem terapêutica foi a de realizar a drenagem cirúrgica de campo aberto, para melhor acesso e instrumentação local, mediante cobertura antibiótica. (K) Vista oclusal do campo cirúrgico minimamente exposto, após a drenagem, raspagem e alisamento das raízes expostas. (L) Resultado clínico após 3 semanas, ilustrando a regressão do processo inflamatório, caracterizado pela involução em andamento da fístula. (M) Imagem radiográfica após 1 mês, sugerindo reformação óssea em evolução. (N) Imagem radiográfica de 1 ano depois, quando a densidade óssea sugeriu a reformação das estruturas envolvidas, ainda que com alguma perda da crista óssea interproximal entre o 43 e 42. No restante, houve regressão completa da sintomatologia, valendo destacar que o 42 continuou respondendo positivamente aos testes de vitalidade pulpar.

Fonte: Acervo pessoal dos autores.

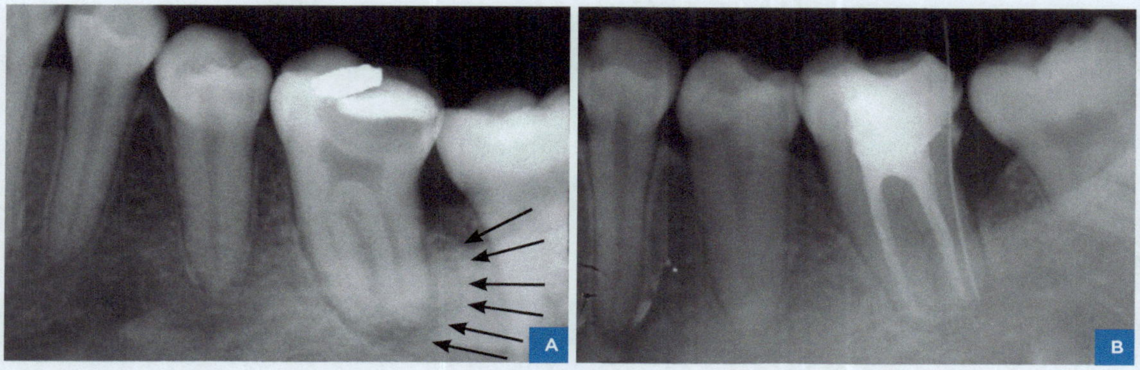

FIGURA 9 Lesão endodôntica e periodontal. (A) Imagem radiográfica de paciente de 17 anos de idade, portadora de periodontite agressiva de acometimento precoce, que se queixou de dor difusa crucial na região inferior posterior esquerda, sem conseguir identificar o local de origem. A imagem radiográfica sugere lesão de cárie extensa no 36, camuflada por restauração oclusal e praticamente em contato com a câmara pulpar. Já a análise cuidadosa da imagem radiográfica sugere lesão apical de origem endodôntica, mesclada com perda óssea de origem periodontal, conforme se destacou pelas setas, caracterizando uma lesão endo-perio. (B) Imagem radiográfica 4 meses após o tratamento endodôntico final, havendo a paciente passado previamente pelo tratamento endodôntico emergencial e pelo preparo inicial periodontal. Observe pelo rastreamento com fio de aço de 0,10 polegadas que houve persistência da bolsa periodontal, apesar da resolução da lesão endodôntica.

Fonte: Acervo pessoal dos autores.

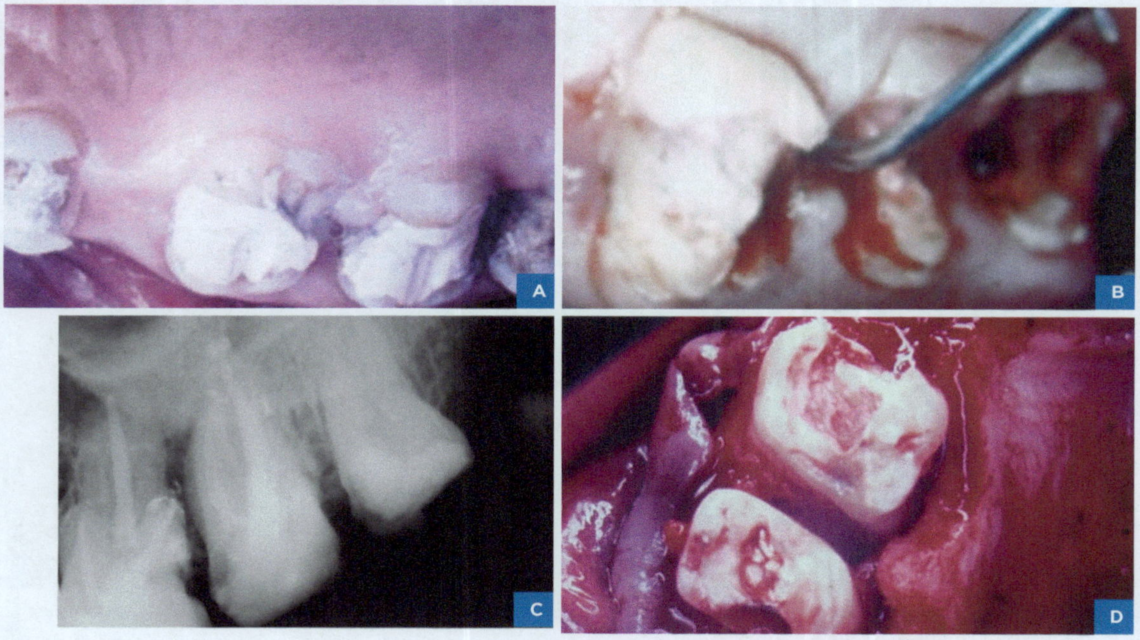

FIGURA 10 Lesão endo-perio de longa duração. (A) Vista oclusal da região posterior superior esquerda, ilustrando caso clínico de paciente em tratamento de reabilitação protético, encaminhada para resolução de bolsa periodontal na região interproximal distal do dente 26 e mesial do 27. Segundo o relato, o tratamento endodôntico do 26 e 27 havia sido realizado cerca de 1,5 ano antes, com permanência da lesão periodontal. (B) Vista clínica mostrando que a sonda periodontal milimetrada penetrou em toda sua extensão ao longo da bolsa periodontal na distal do 26 e mesial do 27. (C) A imagem radiográfica inicial da região, ainda que com restrições, mostra área radiolúcida envolvendo todo septo ósseo interproximal entre esses dentes, o que caracterizou perda óssea vertical. A análise radiográfica conjunta com o exame clínico sugeriu tratar-se de defeito ósseo em forma de cratera óssea, pois não se detectou aumento significativo da profundidade de exploração nas regiões vestibular e palatina proximais correspondentes de ambos os dentes. (D) Vista oclusal do campo cirúrgico exposto por elevação de retalhos totais vestibular e palatino, após a eliminação do tecido de granulação por debridamento com curetas periodontais, o que tornou possível distinguir o defeito em forma de cratera óssea, isto é, tendo uma parede óssea vestibular e outra palatina na área interproximal, com exposição das raízes dos dentes contíguos. Entretanto, a amplitude do defeito mostrou-se maior junto ao 27, no qual a perda óssea, tanto quanto possível identificar, atingiu a região apical da raiz mesiovestibular, enquanto no 17 a perda óssea mostrou-se mais deslocada para palatino, não tendo o mesmo nível de profundidade da raiz mesiovestibular do 27. Em ambos os dentes não se detectou penetração da lesão no interior das furcas proximais.

(Continua)

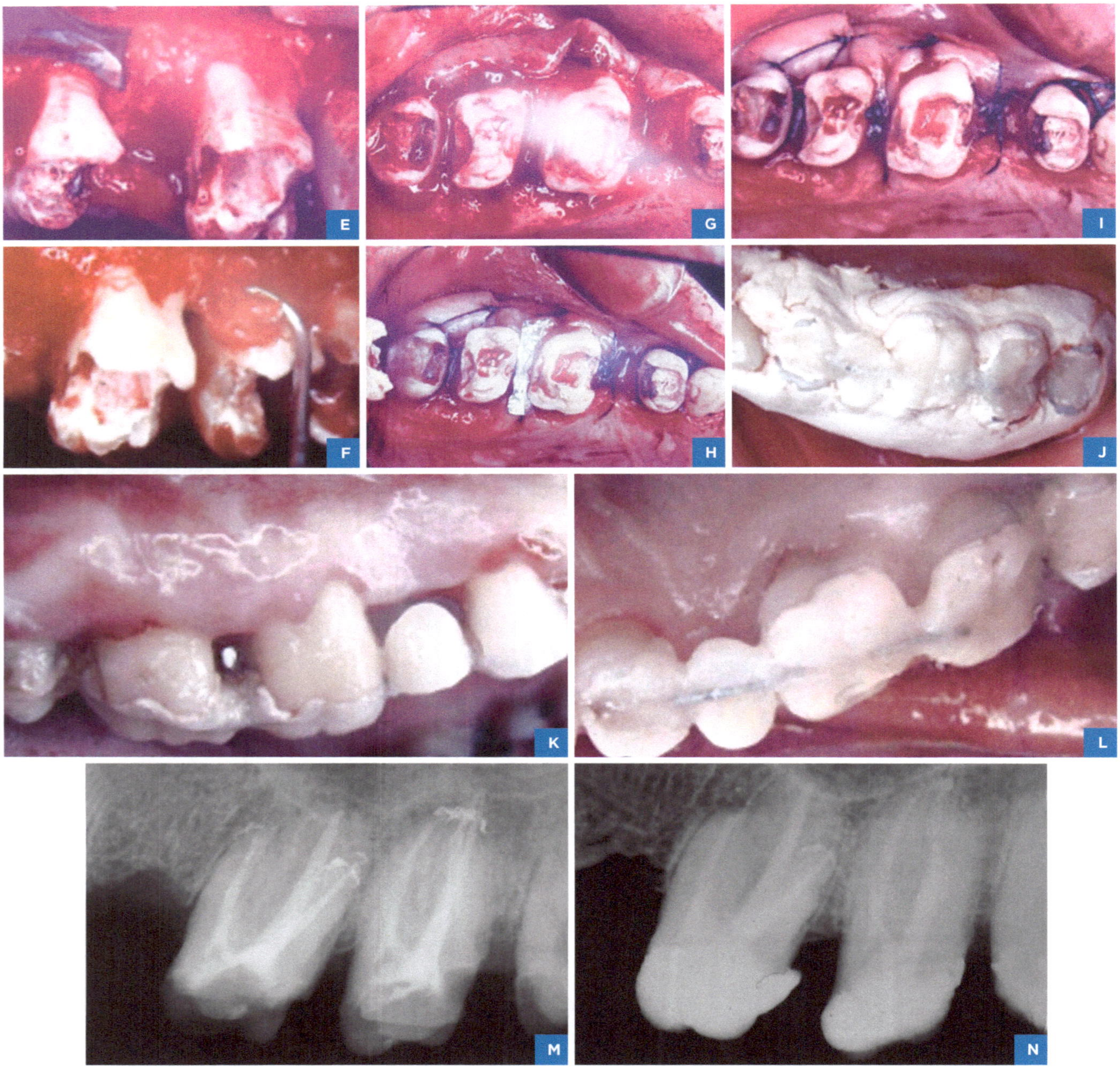

FIGURA 10 (*Continuação*) (E) Correção de características ósseas visando a formação de sulcos gengivais normais, realizada por osteotomia e osteoplastia com cinzéis de Ochsenbein, de modo a produzir esquírolas ósseas de pequeno tamanho. (F) Ajuntamento e recolhimento das esquírolas ósseas com curetas, aglutinando-as com o sangue local e transportando-as, imediatamente, para o leito receptor, no qual foram suavemente condensadas. (G) Vista oclusal do sítio cirúrgico enxertado, restringindo-se o preenchimento com o enxerto até o nível das cristas ósseas proximais vestibular e palatina presentes. (H) Vista oclusal após a sutura, destacando-se que foram realizadas duas incisões verticais relaxantes no retalho vestibular, uma na região mesiovestibular do 27 e outra na distovestibular do 26, com a finalidade de se obter a melhor aproximação possível entre os retalhos vestibular e palatino. (I) Proteção da área enxertada com uma tira de alumínio laminado, para evitar o risco de invasão do sítio enxertado pelo cimento cirúrgico, ao ser comprimido para acomodação ao leito. (J) Vista clínica oclusal ao final do procedimento, estando os provisórios cimentados com "*temp-bond*" e, em seguida, acomodação do cimento cirúrgico. (K e L) Resultado clínico com 1 mês de pós-operatório, em que já é possível evidenciar o recontornamento inicial adequado do tecido, tanto por vestibular (K), como por palatino (L). (M) Imagem radiográfica no pós-operatório de 1 mês, sugerindo que o material enxertado pelo menos foi aceito no leito receptor, pois foi considerada precoce a interpretação de "pega" do enxerto. (N) Imagem radiográfica de 2 anos após o procedimento, sugerindo a "pega" definitiva do enxerto ósseo, com reconstrução da lâmina dura e do espaço do ligamento periodontal e da forma adequada da crista óssea interproximal. Observe que nesse período houve reabsorção significativa do material de obturação do canal, que havia extravasado na região apical. A paciente concluiu o trabalho com o profissional que a havia referendado.

Fonte: Acervo pessoal dos autores.

e condições propícias para processamento das alterações típicas da doença periodontal marginal em todo o ambiente envolvido da raiz. Caso a recuperação não se consolide amplamente, geralmente o quadro remanescente estará associado à lesão periodontal, que, agora, deve ser tratada em conformidade com os requisitos de indicações periodontais.

Todavia, quando o processo tende à cronicidade, há proliferação rápida do epitélio juncional em direção apical, estabelecendo-se na intimidade de todo o ambiente as implicações relativas à doença periodontal infecciosa marginal, juntamente com aquelas da lesão endodôntica infecciosa. Formam-se bolsas periodontais profundas, nas quais as superfícies do cemento tornam-se recobertas pelo biofilme placa dentobacteriana, ficando expostas aos ambientes tóxicos das bolsas periodontais.

As evidências indicam que a cronicidade da lesão periodontal produz diferenças no comportamento dessas lesões combinadas,[48] dificultando o prognóstico dos resultados a serem obtidos. Por isso, parece de melhor alvitre realizar a terapêutica endodôntica, imediatamente seguida pela terapêutica periodontal melhor indicada para o caso, visando a regeneração das estruturas perdidas.[49]

Em todos os quadros de lesões que englobam o envolvimento conjunto de componentes endodônticos e periodontais, é conveniente proceder-se à cobertura com antibióticos e anti-inflamatórios, à critério do profissional.

Outras considerações terapêuticas

Biocompatibilidade dos materiais endodônticos e restauradores

A reconstrução do dente por meio de materiais restauradores deve ser considerada no plano de tratamento, já que envolve a área de inserção supracrestal (distâncias biológicas). Assim, os materiais restauradores devem apresentar características de biocompatibilidade e não pode haver invasão das distâncias biológicas, que deverá ser resolvida cirurgicamente ou por tracionamento dental, quando a proporção coroa:raiz se mantiver favorável após o tratamento.

Para avaliar a probabilidade de restauração sob o ponto de vista periodontal, Dragoo[50,51] realizou restaurações subgengivais profundas em áreas tratadas por elevação de retalhos subgengivais, restaurações com ionômeros de vidro resinosos e híbridos e sutura do retalho mantendo sua margem no mesmo nível original. Dentre os resultados observados, os quais se mantiveram estáveis até 1 ano pós-operatório, o autor mencionou a adaptação conjuntiva de 4,13 mm, para um comprimento do epitélio juncional de 1,82 mm e profundidade do sulco gengival de 1,07 mm.

Vicioso-Martínez[52] analisou a resposta periodontal mediante a invasão das distâncias biológicas do periodonto marginal por restaurações com resina composta, amálgama e ionômero de vidro resinoso, realizadas em cães. De modo geral, a invasão das distâncias biológicas periodontais produziu alterações nos parâmetros clínicos e histológicos analisados, tendo o ionômero de vidro resinoso suscitado o menor grau de inflamação gengival no tecido conjuntivo, que se traduziu favoravelmente na profundidade de bolsa, índices do biofilme placa dentobacteriana e de sangramento gengival.

Os materiais endodônticos, por estarem em contato com os tecidos periapicais e, algumas vezes, periodontais, devem ser biocompatíveis. Essa biocompatibilidade permite a realização de tratamentos conservadores como submersão de raízes, evitando a reabsorção do processo alveolar **(Figura 11)**.

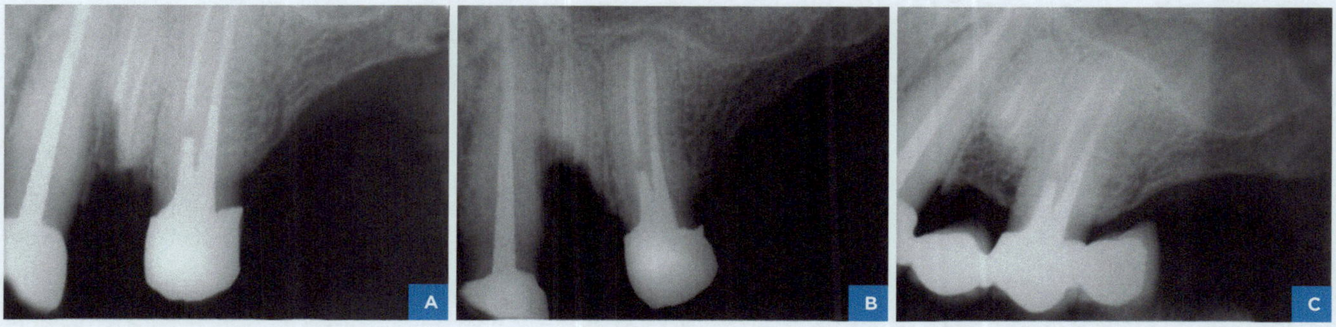

FIGURA 11 Compatibilidade de materiais de uso endodôntico com estruturas periodontais. (A) Paciente experimentou fratura acidental do 24, e foi indicada reconstrução da área pela instalação de prótese parcial fixa (PPF) de extremo livre, de modo a englobar os dentes 23, 24, 25 e 26. Com o intuito de preservar a arquitetura tecidual na região, optou-se pela não extração da raiz remanescente do 24, propondo-se a sua submersão óssea, para prevenir a perda de osso alveolar e a criação de defeito estético e funcional, que seria consequente à extração da raiz. (B) Imagem radiográfica após o preparo da raiz para a submersão, eliminando irregularidades superficiais e aplainando as áreas radiculares em contato com os tecidos adjacentes. Optou-se por desgastar a raiz até que estivesse totalmente imersa no ambiente intra-alveolar, pois a transmissão de forças para a raiz, ainda que intermediada pela presença de tecido mole, mantém ativa a força de erupção dental, podendo a raiz aflorar no meio bucal com o tempo. (C) Imagem radiográfica 35 anos depois, destacando-se a formação de osso coronal ao fragmento radicular, indicativo de biocompatibilidade dos materiais odontológicos empregados no tratamento endodôntico. A imagem sugere até mesmo a formação da cortical alveolar no rebordo ósseo correspondente. Observe que a coroa em extremo livre foi confeccionada com diâmetro correspondente a pré-molar, para evitar excesso de força em função do braço de alavanca de potência que se tem em extremos livres.

Fonte: Acervo pessoal dos autores.

O extravasamento de produtos medicamentosos irritativos usados na terapêutica endodôntica podem afetar negativamente as estruturas periodontais, podendo levar à sua destruição, dependendo do componente ativo, sua concentração, tempo de ação e dosagem (Figura 12). Dessa forma, precauções devem ser tomadas, principalmente com o uso de agentes de mumificação pulpar.

Trauma oclusal

Embora não comprovado na literatura, é possível que alterações pulpares em dentes com ou sem envolvimento periodontal possam estar associadas às incidências de forças traumatogênicas, conforme demonstrado na (Figura 13).

Estudos de fotoelasticidade demonstraram que grande parte das forças oclusais são transmitidas ao ápice radicu-

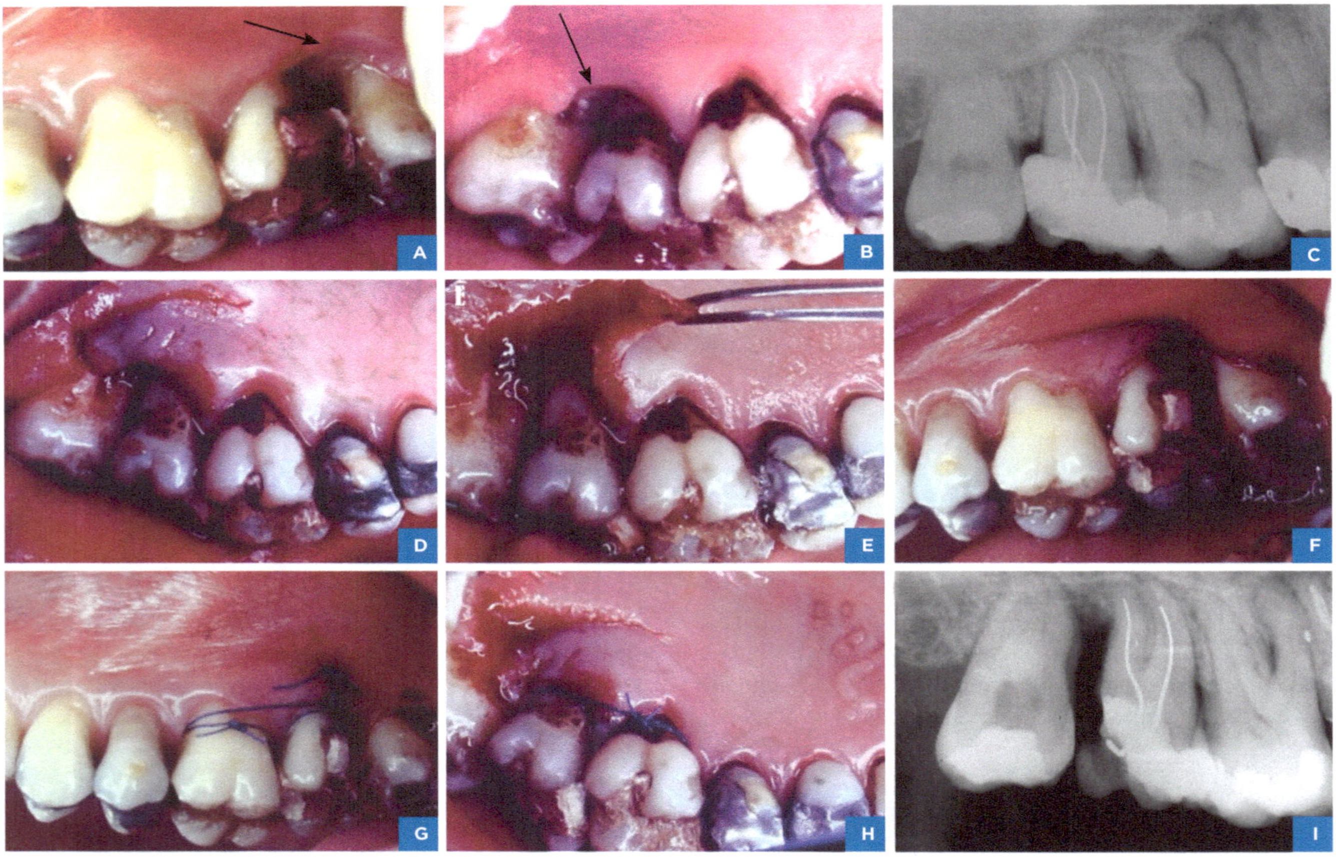

FIGURA 12 Efeito lesivo de materiais endodônticos. (A e B) Exposição óssea interproximal, estendendo-se por vestibular (A) e palatino (B) do dente 27, após contaminação da área com formaldeído, usado para mumificação pulpar durante tratamento de canal. (C) Imagem radiográfica na qual não se considerou haver sinais sugestivos de perda óssea periodontal em andamento. (D) Para tratamento emergencial considerou-se necessária a cobertura do tecido ósseo por tecido gengival, sendo indicado procedimento cirúrgico com retalho rotacionado. A figura ilustra o perfil do retalho palatino, com incisão relaxante no ângulo mesiopalatal do 28, estendendo obliquamente para distal por cerca de 4 mm, de onde se continuou longitudinalmente para mesial em forma biselada para coronal e afastada cerca de 7 a 9 mm da margem gengival, até chegar ao 26. (D) Para tratamento emergencial considerou-se necessária a cobertura do tecido ósseo por tecido gengival, sendo indicado procedimento cirúrgico com retalho rotacionado. A figura ilustra o perfil do retalho palatino, com incisão relaxante no ângulo mesiopalatal do 28, estendendo obliquamente para distal por cerca de 4 mm, de onde se continuou longitudinalmente para mesial em forma biselada para coronal e afastada cerca de 7 a 9 mm da margem gengival, até chegar ao 26. (E) Relaxamento do retalho após seu descolamento rombo e até que permitisse sua rotação em direção ao septo ósseo interproximal entre o 27 e 28. (F) Recobrimento da superfície óssea por camada de sangue, nessa fase proveniente do próprio retalho. (G e H) Retalhos rotacionados e suturados, recobrindo a área de osso exposto. Para tracionar o retalho vestibular, foi necessário realizar uma incisão relaxante na distal do 28, descolando um retalho total até a incisão vertical relaxante na distovestibular do 27 na região fora da necrose de tecido mole. (I) O acompanhamento do caso por 15 dias mostrou recrudescimento do quadro destrutivo, com nova exposição óssea, que requereu nova abordagem cirúrgica visando a remoção do tecido ósseo necrótico até alcançar zona de sangramento a partir de vasos sanguíneos presentes no tecido ósseo, realizada em consonância com o quadro visto na imagem radiográfica apresentada. Estas circunstâncias levaram à necessidade de extração dos dentes 27 e 28, procedimento que solucionou, desse modo, o quadro.

Fonte: Acervo pessoal dos autores.

lar. Por isso, a natureza criou curvaturas apicais nas raízes e estabeleceu o espraiamento dos condutos endodônticos principais nos chamados delta apicais, de modo que não se produza compressão excessiva da artéria apical. Assim, a produção de forças oclusais traumatogênicas, ao afetar a artéria apical, influenciaria o suprimento vascular da polpa, o que levaria a alterações degenerativas nutricionais.[53]

O trauma oclusal também pode levar à reabsorção radicular externa, um dos fatores de risco ao desenvolvimento das LEP, resultando em perda do suporte periodontal e envolvimento endodôntico, conforme também demonstrado na Figura 9. O tratamento dessas condições requer o manejo do trauma, bem como tratamento endodôntico e periodontal.

Historicamente, uma das formas de tratamento de pacientes que apresentavam quadros graves de doença periodontal e trauma oclusal secundário era a colocação de implantes endodônticos endósseos de pinos metálicos confeccionados em ligas de cromo-cobalto, através de transfixação endodôntica.[54] Para tanto, realizava-se trepanação endodôntica apical, e o pino metálico era introduzido através do canal no interior do tecido ósseo, de modo a levar ao aumento do braço de resistência mecânica do dente.

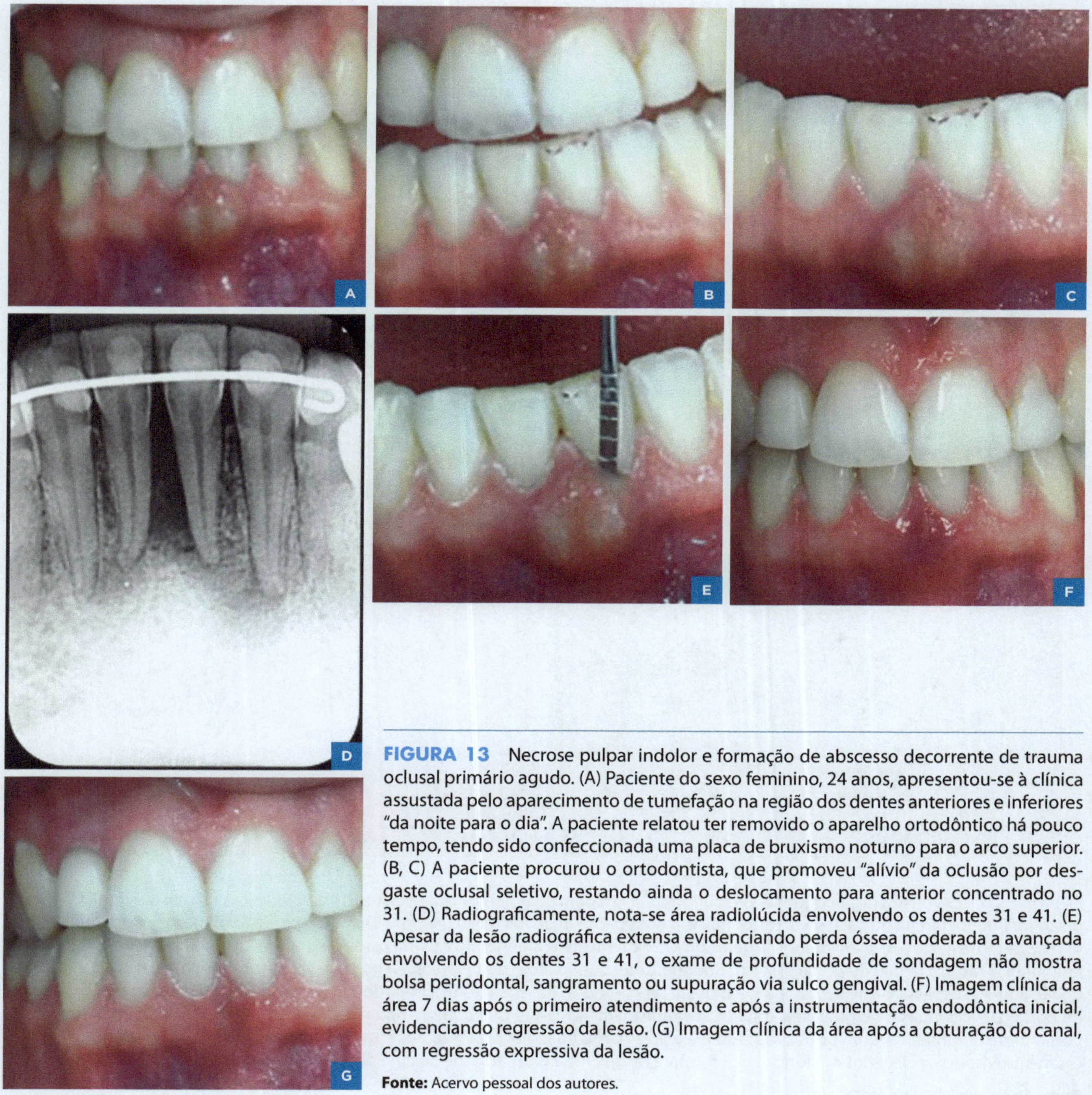

FIGURA 13 Necrose pulpar indolor e formação de abscesso decorrente de trauma oclusal primário agudo. (A) Paciente do sexo feminino, 24 anos, apresentou-se à clínica assustada pelo aparecimento de tumefação na região dos dentes anteriores e inferiores "da noite para o dia". A paciente relatou ter removido o aparelho ortodôntico há pouco tempo, tendo sido confeccionada uma placa de bruxismo noturno para o arco superior. (B, C) A paciente procurou o ortodontista, que promoveu "alívio" da oclusão por desgaste oclusal seletivo, restando ainda o deslocamento para anterior concentrado no 31. (D) Radiograficamente, nota-se área radiolúcida envolvendo os dentes 31 e 41. (E) Apesar da lesão radiográfica extensa evidenciando perda óssea moderada a avançada envolvendo os dentes 31 e 41, o exame de profundidade de sondagem não mostra bolsa periodontal, sangramento ou supuração via sulco gengival. (F) Imagem clínica da área 7 dias após o primeiro atendimento e após a instrumentação endodôntica inicial, evidenciando regressão da lesão. (G) Imagem clínica da área após a obturação do canal, com regressão expressiva da lesão.

Fonte: Acervo pessoal dos autores.

Hipersensibilidade

Uma situação bastante frequente na inter-relação da Endodontia com a Periodontia é a hipersensibilidade dental ao frio e ao calor, observada em áreas de recessão gengival, após raspagem e alisamento radicular ou após a cirurgia periodontal, podendo indicar alterações pulpares inflamatórias moderadas. Não raras vezes situações se estabelecem nas quais o paciente desenvolve pulpites durante ou após o tratamento cirúrgico periodontal, e acarretam complicações pós-operatórias que requerem o atendimento emergencial pelo endodontista em um momento de difícil abordagem. Nesses casos, quando os tratamentos vigentes para a hipersensibilidade não surtem efeitos, há sérios riscos de comprometimentos dos resultados do tratamento periodontal, cuja solução pode ser o tratamento endodôntico.

Tratamento ressectivo com seccionamento de raízes

Em algumas situações, o tratamento da doença periodontal pode requerer a secção dental com ou sem eliminação de uma ou duas raízes de dentes multirradiculares, o que leva à necessidade de tratamento endodôntico radical na(s) raiz(es) remanescente(s) (**Figuras 14** e **15**). Nesses casos, como parte do preparo inicial periodontal, é indicado o tratamento endodôntico do dente a ser tratado previamente à cirurgia, mesmo que este não seja finalizado antes da cirurgia, de modo a evitar o desenvolvimento de sintomatologia dolorosa intensa em consequência à lesão pulpar decorrente do seccionamento do dente. A opção de finalizar ou não o tratamento endodôntico antes ou após a cirurgia periodontal é determinada pelo planejamento periodontal: quando houver dúvidas quanto à preservação ou não de uma ou outra raiz, o tratamento endodôntico deve ser parcial, usando uma abordagem expectante, que permita finalizar esse tratamento após a cirurgia periodontal. Dessa maneira, não se onera o paciente com o custo e as implicações operatórias do tratamento completo de raízes que eventualmente tenham que ser extraídas durante a cirurgia periodontal.

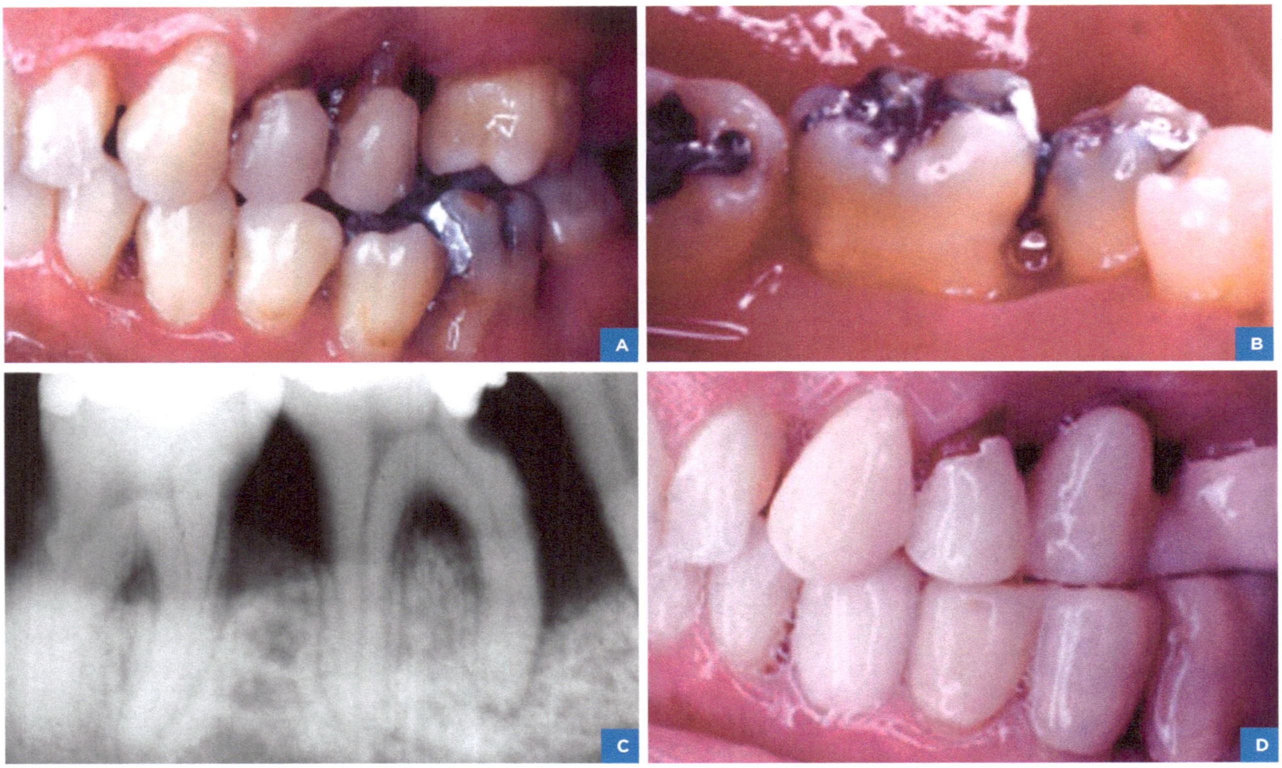

FIGURA 14 Envolvimento endodôntico e periodontal em dentes multirradiculares. (A e B) Características clínicas vestibular e lingual posterior inferior direita de paciente periodontal em tratamento de reabilitação oral, encaminhado para abordagem periodontal do dente 36. É de se destacar a recessão gengival geral, provavelmente acompanhando a perda óssea provocada ao longo do tempo. (C) Imagem radiográfica mostra o grau de perda óssea periodontal, mesclando áreas de perda óssea horizontal e vertical, inclusive na região da furca do 46. Pode-se especular que a lesão na furca possa ter componentes de natureza periodontal e endodôntica, considerando a presença de bolsas periodontais e de prováveis canais cavorradiculares, uma vez que o dente não respondeu aos testes de vitalidade pulpar. (D) Como parte do preparo inicial, após a raspagem e o aplainamento radicular, os dentes envolvidos foram preparados proteticamente em caráter provisório e colocados em função oclusal, para restabelecer a capacidade de cura da ferida dos tecidos periodontais.

Fonte: Acervo pessoal dos autores.

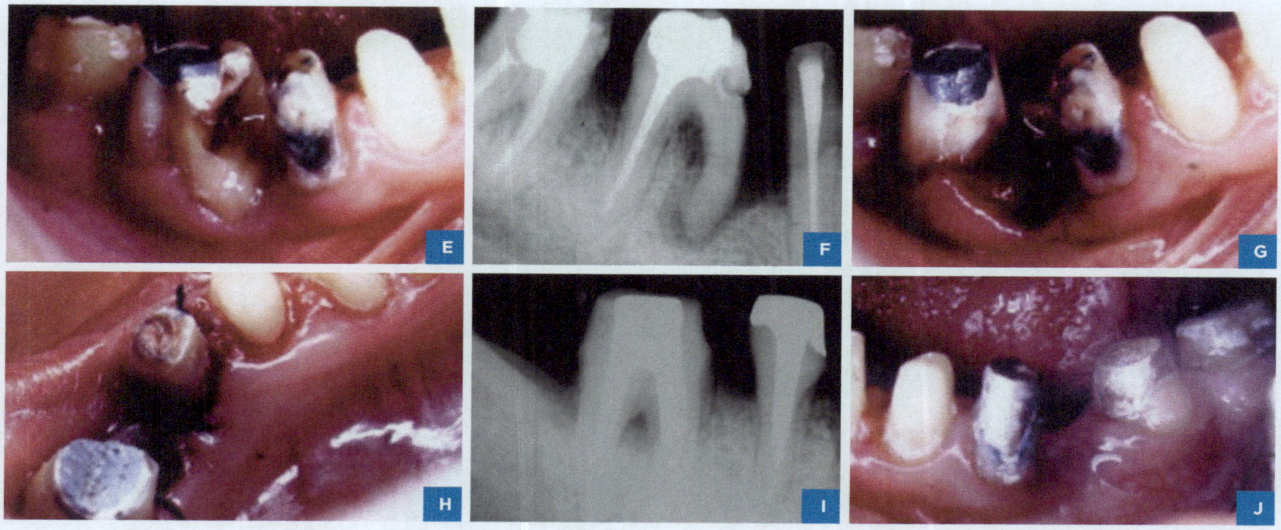

FIGURA 14 (*Continuação*) (E) Vista clínica da área cirúrgica após a remoção das coroas provisórias, destacando-se a resposta favorável dos tecidos à execução do preparo inicial. (F) Imagem radiográfica imediatamente antes da cirurgia, mostrando que somente foi tratado o canal da raiz distal, uma vez que a mesial foi indicada para extração. (G) Vista clínica vestibular após a remoção da raiz mesial, seguindo os princípios enunciados no Capítulo 12. (H) Vista oclusal da adaptação dos tecidos após a sutura. (I) Imagem radiográfica da área após o tratamento. (J) Ilustração clínica da cura da ferida cirúrgica após a remoção da raiz mesial, oferecendo condições adequadas para a reconstrução protética a ser efetuada com prótese parcial fixa (PPF) envolvendo o 45 (pilar protético), a raiz mesial do 46 (pôntico) e a raiz distal do 46 (pilar protético).

Fonte: Acervo pessoal dos autores.

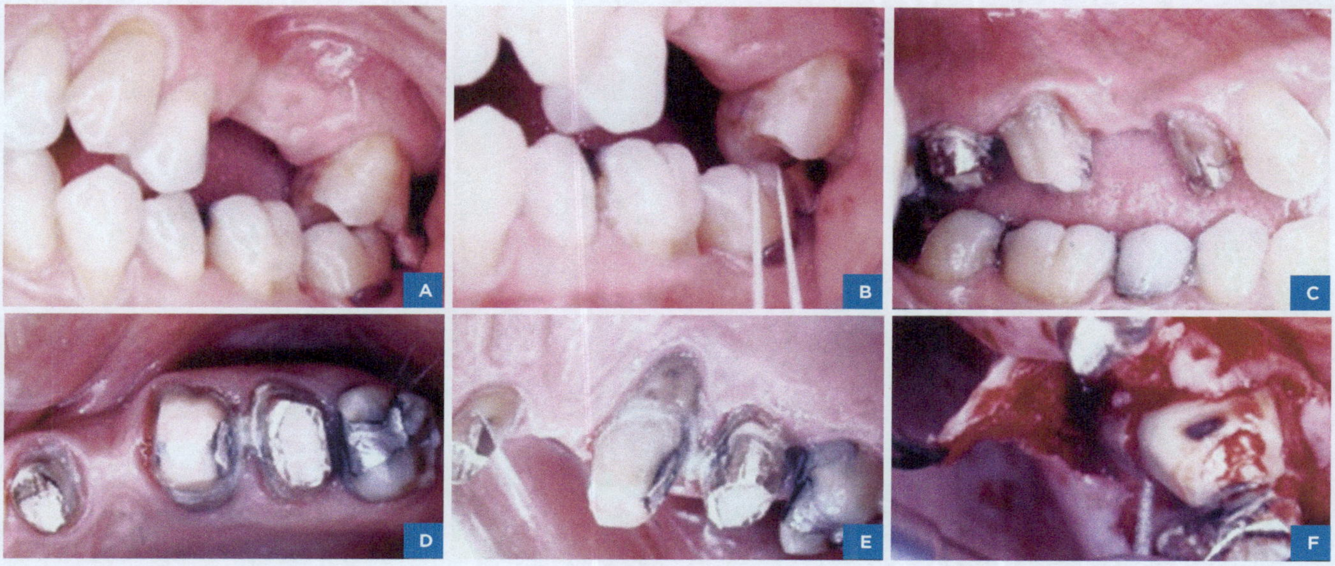

FIGURA 15 Envolvimento endodôntico e periodontal em dentes multirradiculares. (A, B) Caso clínico inicial de paciente referendado para remoção da raiz palatina do dente 26, a ser reconstruído proteticamente. O exame clínico mostrou pequena mobilidade do dente, associada a interferência oclusal de balanceio, suficientemente forte para prender o fio dental ao se puxá-lo para vestibular, estando interposto entre os dentes em questão. (C a E) Vistas clínicas vestibular, oclusal e palatina para visão geral após o preparo dos dentes e colocação de coroas totais provisórias em resina acrílica autopolimerizável. Observe em E a recessão gengival acentuada produzida na raiz palatina, na qual o septo ósseo radicular foi reabsorvido praticamente até o ápice. (F) Campo cirúrgico após elevação de retalho dividido vestibular e gengivectomia interna palatina, de modo a permitir o acesso para a secção em andamento da raiz palatina do 26. Observe que a secção é feita com a broca trabalhando obliquamente, e não horizontalmente, não só pelo risco de atingir a raiz do outro lado, como também procurando fazer com que o contorno da superfície radicular extra-alveolar da raiz remanescente se apresente o mais perpendicular possível ao rebordo ósseo, com a finalidade de formar sulco gengival compatível com a saúde periodontal marginal e a efetividade da higiene oral.

(Continua)

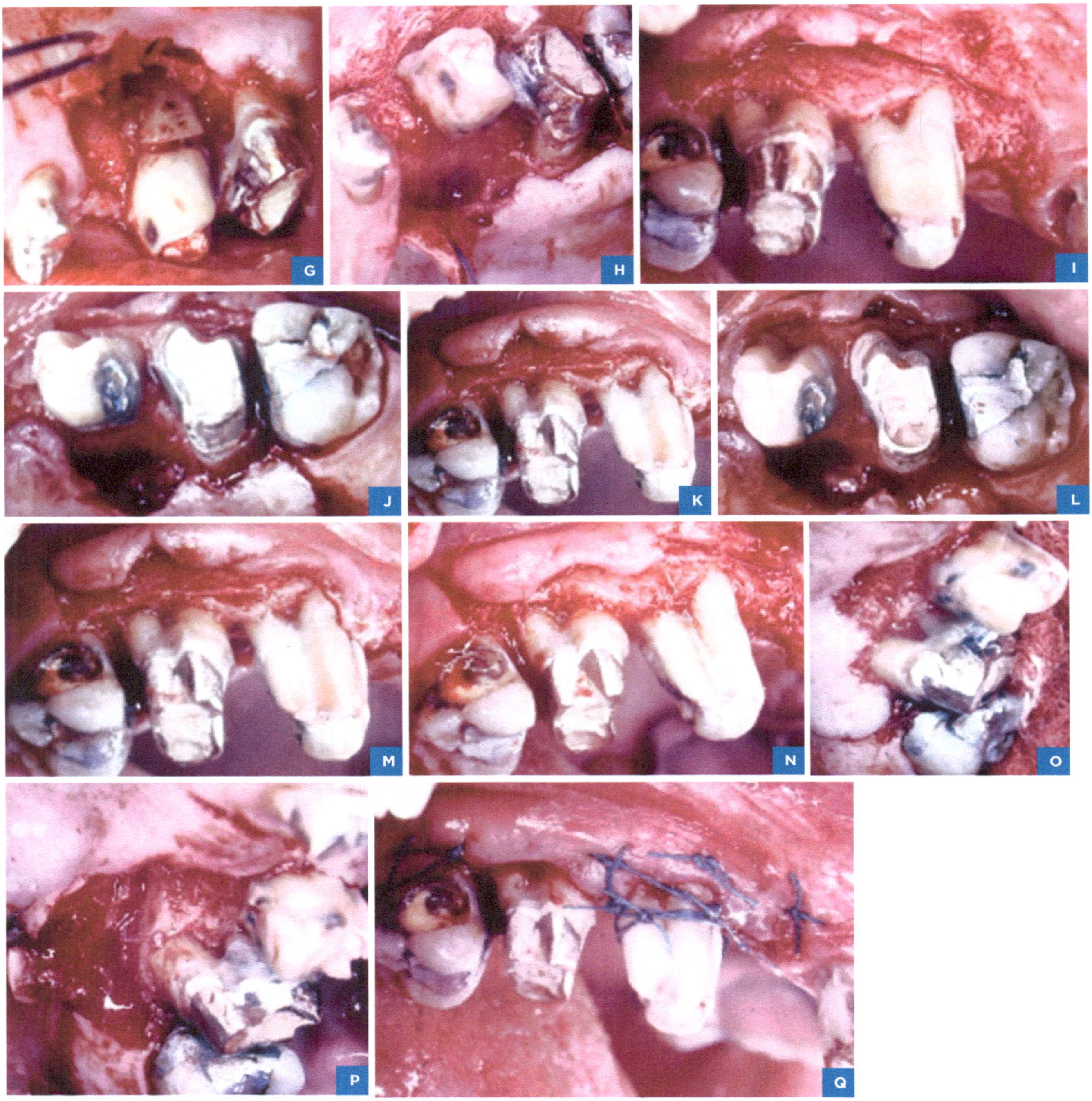

FIGURA 15 (G) Vista palatina após a secção da raiz palatina do 26, apta para ser avulsionada. (H) Vista clínica após a remoção da raiz palatina, permitindo visualizar o contorno dado à superfície palatina da coroa e raiz, praticamente acompanhando a configuração da fração intraóssea do tronco radicular remanescente. (I e J) Vistas clínicas exibindo as características ósseas anatômicas e a proximidade entre as raízes distovestibular do 26 e mesiovestibular do 27. (K e L) Separação entre as raízes mencionadas por desgaste até o nível ósseo, para permitir a acomodação da gengiva interproximal. (M) e após a osteotomia (N), visando ao estabelecimento de sulco gengival raso. Observe que a crista óssea interproximal e inter-radicular devem ficar apicalmente situadas em relação às cristas ósseas radiculares. O procedimento ressectivo também incluiu odontoplastia, com provimento de depressões na superfície dental relativa às áreas das furcas. (O e P) Vistas clínicas por palatino, antes (O) e após (P) os procedimentos ressectivos dentais e ósseos com os mesmos propósitos mencionados. Observe, além do desgaste dental no 27, a curva da crista óssea do 26 e 27, produzida por osteotomia na região do seu tronco radicular, de modo a eliminar a concavidade radicular na entrada da furca. (Q) Vistas clínicas da adaptação dos retalhos ao leito cirúrgico, obtida pela sutura, basicamente envolvendo o retalho dividido e o periósteo por vestibular e suturas suspensórias e de ancoragem no retalho palatino.

(Continua)

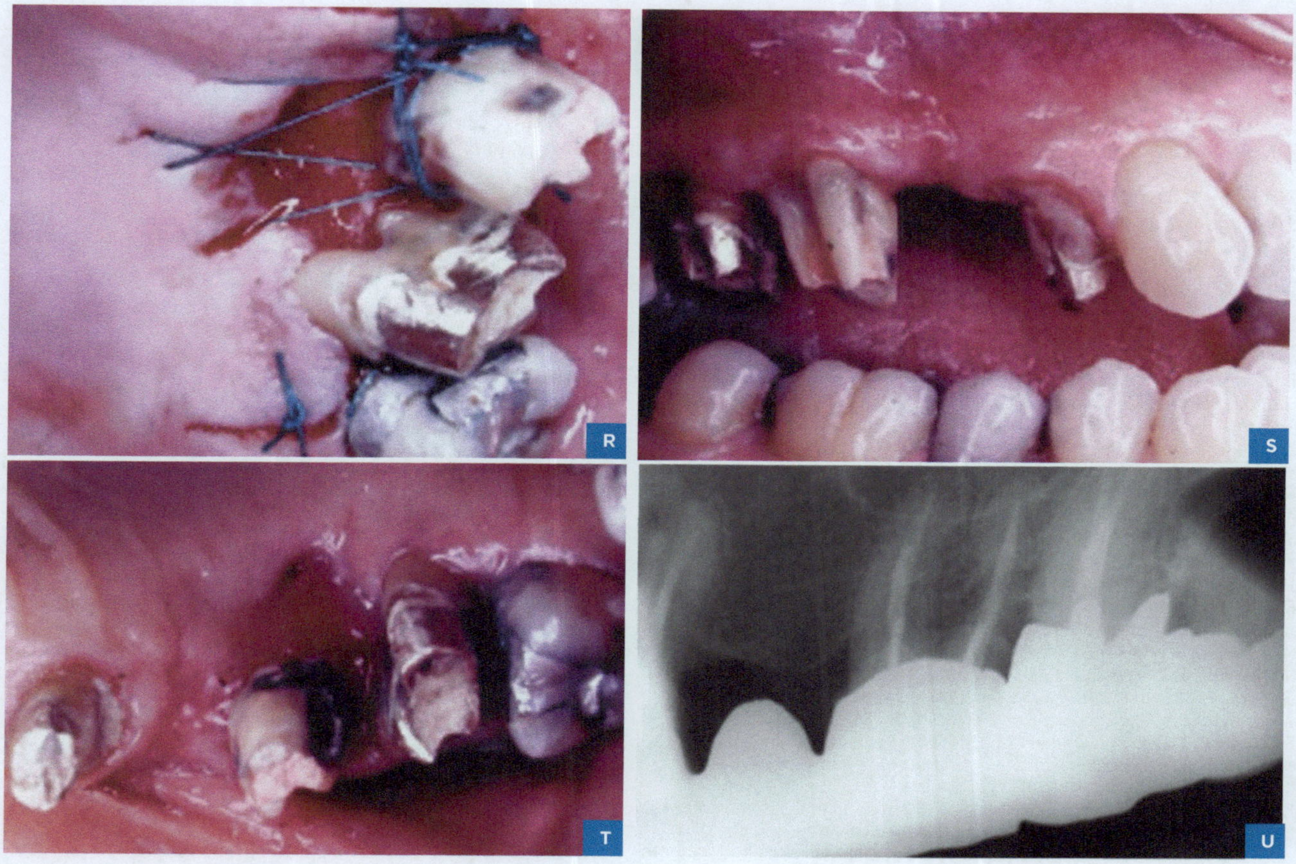

FIGURA 15 (*Continuação*) (R) Vistas clínicas da adaptação dos retalhos ao leito cirúrgico, obtida pela sutura, basicamente envolvendo o retalho dividido e o periósteo por vestibular e suturas suspensórias e de ancoragem no retalho palatino. (S e T) Caracterização clínica da adaptação dos tecidos no pós-operatório de 1 mês, destacando a acomodação da margem gengival em curva parabólica e a formação da gengiva interproximal entre 26 e 27, obtida pelo desgaste, de modo a ampliar a distância entre elas até o nível ósseo. Nessa etapa, a paciente ausentou-se do consultório por período indeterminado, tendo finalizado o tratamento com o profissional que a referendou para o tratamento. (U) Imagem radiográfica de 12 anos depois, gentilmente enviada pelo profissional que completou o tratamento protético. Observe que a imagem radiográfica sugere a preservação do nível ósseo produzido, sem comprometimento adicional da furca vestibular do 26.

Fonte: Acervo pessoal dos autores.

CONSIDERAÇÕES FINAIS

As LEP têm etiologia bacteriana, e o envolvimento periodontal em decorrência da lesão endodôntica é mais comum do que a ocorrência de infecção pulpar retrógrada em função da doença periodontal. No entanto, as duas situações podem ocorrer.

A etiologia e o diagnóstico das LEP baseiam-se na história odontológica do paciente e nos achados clínicos e radiográficos. Se indicarem componente endodôntico primário, o tratamento deve ser iniciado pela endodontia, com tratamento periodontal subsequente, quando necessário.

O prognóstico das LEP depende essencialmente da condição periodontal. Se a perda óssea periodontal for avançada, localizada no terço apical e circunferencial, o prognóstico é sombrio, com possível extração do dente. No entanto, se o envolvimento periodontal for secundário ao envolvimento endodôntico, é possível que a resolução da inflamação endodôntica resulte em melhora da condição periodontal, favorecendo o tratamento de eliminação de bolsas por métodos aditivos ou regenerativos ou por técnicas ressectivas, dependendo de cada caso. Assim, deve-se primeiramente completar o tratamento endodôntico e, depois, reavaliar o paciente para a tomada de decisão quanto ao tratamento periodontal.

REFERÊNCIAS BIBLIOGRÁFICAS

1. Herrera D, Retamal-Valdes B, Alonso B, Feres M. Acute periodontal lesions (periodontal abscesses and necrotizing periodontal diseases) and endo-periodontal lesions. J Periodontol. 2018; 89(Suppl 1):S85-S102.
2. Rotstein I. Interaction between endodontics and periodontics. Periodontology 2000. 2017; 74:11-39.
3. Rotstein I, Simon JHS. Diagnosis, prognosis and decision-making in the treatment of combined periodontal endodontic-lesions. Periodontology 2000. 2004; 34:165-203.
4. Trabert KC, Kang MK. Diagnosis and management of endodontic-periodontic lesions. In: Newman MG, Takei HH, Klokkevold PR, Carranza FA. Carranza's clinical periodontology. 12th ed. St Louis: Elsevier; 2015. p. 471-479.
5. Teles RP, Haffajee AD, Socransky SS. Microbiological goals of periodontal therapy. Periodontol 2000. 2006; 42:180-218.
6. Adriaens PA, De Boever JA, Loesche WJ. Bacterial invasion in root cementum and radicular dentin of periodontally diseased teeth in humans. A reservoir of periodontopathic bacteria. J Periodontol. 1988; 59(4):222-230.
7. Adriaens PA, Edwards CA, De Boever JA, Loesche WJ. Ultrastructural observations on bacterial invasion in cementum and radicular dentin of periodontally diseased human teeth. J Periodontol. 1988; 59(8):493-503.
8. Seltzer S. Endodontology. New York: McGraw-Hill Book Co.; 1971.
9. Kakehashi S, Stanley HR, Fitzgerald RJ. The effects of surgical exposures of dental pulps in germ-free and conventional laboratory rats. Oral Surg Oral Med Oral Pathol. 1965; 20:340-349.
10. Möller AJR, Fabricius L, Dahlén G, Öhman AE, Heyden G. Influence on periapical tissues of indigenous oral bacteria and necrotic pulp tissue in monkeys. Scand J Dent Res. 1981; 89:475-484.
11. Fabricius L, Dahlén G, Öhman AE, Möller AJR. Predominant indigenous oral bacteria isolated from infected root canals after varied times of closure. Scand J Dent Res. 1982; 90:134-144.
12. Kipioti A, Nakou M, Legakis N, Mitsis F. Microbiological findings of infected root canals and adjacent periodontal pockets in teeth with advanced periodontitis. Oral Surg Oral Med Oral Pathol. 1984; 58:213-219.
13. Kobayashi T, Hayashi A, Yoshikawa R, Okuda K, Hara K. The microbial flora from root canals and periodontal pockets of nonvital teeth associated with advanced periodontitis. Int Endod J. 1990; 23:100-106.
14. Rupf S, Kannengiesser S, Merte K, Pfister W, Sigusch B, Eschrich K. Comparison of profiles of key periodontal pathogens in the periodontium and endodontium. Endod Dent Traumatol. 2000; 16:269-275.
15. Pereira CV, Stipp RN, Fonseca DC, Pereira LJ, Höfling JF. Detection and clonal analysis of anaerobic bacteria associated to endodontic-periodontal lesions. J Periodontol. 2011; 82:1767-1775.
16. Gomes BP, Berber VB, Kokaras AS, Chen T, Paster BJ. Microbiomes of endodontic-periodontal lesions before and after chemomechanical preparation. J Endod. 2015; 41:1975-1984.
17. Li H, Guan R, Sun J, Hou B. Bacteria community study of combined periodontal-endodontic lesions using denaturing gradient gel electrophoresis and sequencing analysis. J Periodontol. 2014; 85:1442-1449.
18. Xia M, Qi Q. Bacterial analysis of combined periodontal-endodontic lesions by polymerase chain reaction-denaturing gradient gel electrophoresis. J Oral Sci. 2013; 55:287-291.
19. Meng HX. Periodontic-endodontic lesions. Ann Periodontol. 1999; 4(1): 84-90.
20. Zehnder M, Gold SI, Hasselgren G. Pathologic interactions in pulpal and periodontal tissues. J Clin Periodontol. 2002; 29:663-671.
21. Jung I-Y, Choi B-K, Kum K-Y, Yoo Y-J, Yoon T-C, Lee S-J *et al.* Identification of oral spirochetes at the species level and their association with other bacteria in endodontic infections. Oral Surg Oral Med Oral Pathol Oral Radiol Endod. 2001; 92:329-334.
22. Roças IN, Siqueira JF Jr, Santos KRN, Coelho AMA. "Red complex" (Bacteroides forsythus, Porphyromonas gingivalis, and Treponema denticola) in endodontic infections: A molecular approach. Oral Surg Oral Med Oral Pathol Oral Radiol Endod. 2001; 91:468-471.
23. Siqueira JF Jr, Roças IN, Souto R, de Uzeda M, Colombo AP. Checkboard DNA-DNA hybridization analysis of endodontic infections. Oral Surg Oral Med Oral Pathol Oral Radiol Endod. 2000; 89:744-748.
24. Jansson LE, Ehnevid H, Lindskog SF, Blomlöf LB. Radiographic attachment in periodontitis-prone teeth with endodontic infection. J Periodontol. 1993; 64(10):947-953.
25. Egan MW, Spratt DA, Ng YL, Lam JM, Moles DR, Gulabivala K. Prevalence of yeasts in saliva and root canals of teeth associated with apical periodontitis. Int Endod J. 2002; 35:321-329.
26. Jackson FL, Halder AR. Incidence of yeasts in root canals during therapy. Br Dent J. 1963; 115:459-460.
27. Sen BH, Piskin B, Demirci T. Observation of bacteria and fungi in infected root canals and dentinal tubules by SEM. Endod Dent Traumatol. 1995; 11:6-9.
28. Lomcali G, Sen BH, Cankaya H. Scanning electron microscopic observations of apical root surfaces of teeth with apical periodontitis. Endod Dent Traumatol. 1996; 12:70-76.
29. Tronstad L, Barnett F, Riso K, Slots J. Extraradicular endodontic infections. Endod Dent Traumatol. 1987; 3:86-90.
30. Frank AL. Resorption, perforations and fractures. Dent Clin North Am. 1974; 18:465-487.
31. Meister F Jr, Lommel TJ, Gerstein H, Davies EE. Endodontic perforations which resulted in alveolar bone loss. Oral Surg Oral Med Oral Pathol. 1979; 47:463-470.
32. Hess W. The anatomy of the root canal of the teeth of the permanent dentition. London: John Bale Sons & Danielson Ltd.; 1925.
33. Armitage GC, Ryder MI, Wilcox SE. Cemental changes in teeth with heavily infected root canals. J Endod. 1983; 9:127-130.
34. Seltzer S, Bender IB, Nazimov H, Sinai I. Pulpitis-induced interradicular periodontal changes in experimental animals. J Periodontol. 1967; 38:124-129.
35. Gutmann JL. Prevalence, location and patency of accessory canals in the furcation region of permanent molars. J Periodontol. 1978; 49:21-26.
36. Lowman JV, Burke RS, Pelleu GB. Patent accessory canals: incidence in molar furcation region. Oral Surg Oral Med Oral Pathol. 1973; 36:580-4.
37. Paul BF, Hutter JW. The endodontic-periodontal continuum revisited: new insights into etiology, diagnosis. J Am Dent Assoc. 1997; 128:1541-1548.
38. Langeland K, Rodrigues H, Dowden W. Periodontal disease, bacteria and pulpal histopathology. Oral Surg Oral Med Oral Pathol. 1974; 37: 257-270.
39. Bergenholtz G, Lindhe J. Effect of experimentally induced marginal periodontitis and periodontal scaling on the dental pulp. J Clin Periodontol. 1978; 5:59-73.
40. Czarnecki RT, Schilder H. A histological evaluation of the human pulp in teeth with varying degrees of periodontal disease. J Endodon. 1979; 5:242-253.
41. Peiseler M, Kubes P. More friend fan foe: the emerging role of neutrophils in tissue repair. J Clin Invest. 2019; 129(7):2629-2639.
42. Wang J. Neutrophils in tissue injury and repair. Cell Tissue Res. 2018; 371(3):531-539.
43. Takei HH, Carranza FA, Do JH. Clinical Diagnosis. In: Newman MG, Takei HH, Klokkevold PR, Carranza FA. Carranza's clinical periodontology. 12th ed. St Louis: Elsevier; 2015. p. 357-374.
44. Diem CR, Bowers GM, Ferrigno PD, Fedi PF Jr. Regeneration of the attachment apparatus on pulpless teeth denuded of cementum in the rhesus monkey. J Periodontol. 1974; 45:18-22.
45. Dunlap RM, Gray JL, Turner DW, Vernino AR, Williams JE, Pelleu GB. In vitro growth of human gingival fibroblasts on root surfaces of endodontically treated teeth. J Periodontol. 1982; 52:140-142.
46. Hiatt WH. Regeneration of the periodontium after endodontic therapy and flap operation. Oral Surg. 1959; 12:1471-1477.
47. Mitsis FJ. Flap operation technique for the treatment of certain endodontic and periodontal problems. J Br Endod Soc. 1970; 4:6-9.
48. Hiatt WH. Pulpal Periodontal Disease. J Periodontol. 1977; 48(9): 598-609.
49. Grant D, Stern I, Listgarten MA. Orban's Periodontics: a concept - theory and practice. 5th ed. Saint Louis: Mosby; 1988. p. 911-920.
50. Dragoo MR. Resin-ionomer and hybrid-ionomer cement: part I. Comparison of three materials for the treatment of subgingival root lesions. Int J Periodont Restorat Dent. 1996; 16(6):595-601.
51. Dragoo MR. Resin-ionomer and hybrid-ionomer cement: part II. Human clinical and histologic study wound healing responses in specific lesions. Int J Periodont Restorat Dent. 1997; 17(1):75-87.
52. Vicioso-Martínez D. Resposta gengival a restaurações terapêuticas classe V subgengivais [dissertação]. Bauru: Faculdade de Odontologia de Bauru da Universidade de São Paulo; 2003.
53. Rodrigues CA, Arrechea G. Periodontal distribution of occlusal forces - photoelastic study. J Periodontol. 1973; 44:485-488.
54. Frank AL. Improvement of the crown-root ratio by endodontic endosseous implants. J Am Dent Assoc. 1967; 74(2):451-462.

12 Lesões de Furca

Adriana Campos Passanezi Sant'Ana ▪ Euloir Passanezi

INTRODUÇÃO

Dentre os diferentes comprometimentos periodontais associados com o comportamento homeostático do ambiente oral, o envolvimento dos dentes posteriores é de suma importância, pois a posição deles é de mais difícil acesso a quaisquer intervenções, são eles que exercem a maior atividade mastigatória, recebem maior força e a natureza os dotou com mais de uma raiz, provavelmente para equilibrar as funções para as quais foram destinados. Talvez pelas razões mencionadas, essas regiões são as que apresentam maior comprometimento periodontal, seja em relação à instalação e progressão da doença periodontal, seja quanto ao prognóstico e à complexidade do tratamento. Entretanto, apesar do risco de perda de molares em pacientes mantidos em terapia periodontal de suporte profissional ser duas vezes maior, ainda assim tem sido observado que mesmo molares com envolvimentos de furcação classe III podem responder bem ao tratamento.[1-7]

As repercussões do envolvimento das furcas se fazem sentir a partir do momento em que a bolsa periodontal em progressão atinge a região na qual o tronco radicular divide-se nas raízes, caracterizando a lesão periodontal das furcas[8] (Figura 1). Em 83 crânios secos foi encontrado envolvimento de 26% das furcas em um grupo de 29 a 35 anos de idade e envolvimento de aproximadamente 70% das furcas no grupo acima dessa idade,[9] o que dá uma ideia da importância desse acometimento. Esses dados assumem maior abrangência quando se considera que 42% da população adulta dos Estados Unidos estão afetados por periodontite.[5]

Esses envolvimentos estão associados ao fato de que os dentes posteriores são multirradiculares, apresentando características próprias e específicas, que envolvem todo o mecanismo de subsistência dos próprios dentes, desde o seu comportamento homeostático e envolvimento por doença periodontal até o respectivo tratamento. Não raras vezes pode-se formar uma lesão na furca de um dente multirradicular de origem endodôntica, devido à existência de canais acessórios cavointerradiculares, que põe a câmara pulpar em comunicação direta com o ligamento periodontal da região.[10] Entretanto, essas lesões devem ser consideradas e tratadas essencialmente como de natureza endodôntica, a menos que estejam associadas à presença de bolsa periodontal, ou até que a bolsa periodontal tenha sido responsável pela alteração pulpar, o que parece pouco provável.[11] Isso significa que o problema de mais difícil solução associado às lesões das furcas é representado pelo envolvimento da furca em decorrência da periodontite. O tratamento de dentes multirradiculares com envolvimento de furca ainda é um desafio e um problema não solucionado até os dias de hoje.[12] Os resultados desse comportamento permitem extrapolar que, quando nenhum tratamento preenche os requisitos de êxito ao longo do tempo, é porque nenhum deles está definitivamente correto, justificando novas abordagens para novas pesquisas.

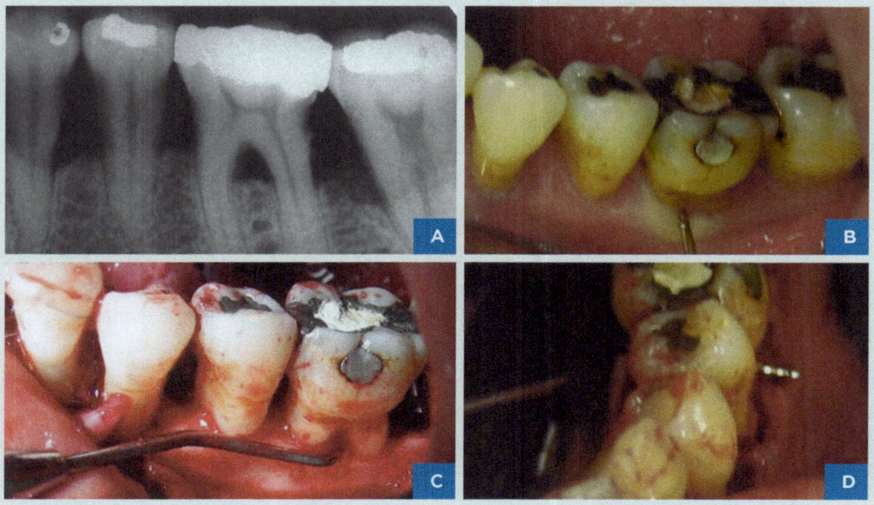

FIGURA 1 Lesão de furca, definida como reabsorção óssea ocorrendo na área de bi ou trifurcação radicular. Em (A), observa-se na imagem radiográfica periapical lesão radiolúcida na área da furca do 36, sugestiva de lesão de furca classe III. A imagem clínica em (B) mostra que a sonda periodontal penetra 8 mm horizontalmente na furca. Após o rebatimento de retalho total, a sonda é introduzida horizontalmente na lesão de furca (C), com emergência na face lingual (D), confirmando lesão de furca classe III, chamada em inglês de "*through-and-through*".

Fonte: Caso tratado na disciplina de Periodontia da FOB-USP pela Profa. Dra. Maria Lúcia Rubo de Rezende.

DEFINIÇÃO E ETIOLOGIA

A Academia Americana de Periodontia definiu a lesão de furca como "a reabsorção patológica do osso na área anatômica de um dente multirradicular onde as raízes divergem".[6]

Os fatores etiológicos primários dos defeitos de furca são acúmulo do biofilme placa dentobacteriana e resposta inflamatória do hospedeiro consequente a este. O grau de envolvimento de furca existente depende de vários fatores predisponentes, incluindo fatores anatômicos e anomalias de desenvolvimento, os quais podem dificultar a higienização e instrumentação e favorecer a progressão da doença.

CARACTERÍSTICAS ANATÔMICAS DE DENTES MULTIRRADICULARES

Os dentes multirradiculares apresentam uma série de características específicas (Figura 2, Quadro 1), que os tornam mais propensos à instalação e progressão da doença periodontal e à dificuldade de tratamento, cujos resultados são de difícil previsibilidade (Quadro 2).

Tronco radicular e morfologia da área de união dos cones radiculares

De modo geral, os dentes apresentam um complexo radicular, a partir da junção cemento-esmalte (JCE) até o ápice radicular, formado pelo tronco radicular e um ou mais cones radiculares (Figura 3). As áreas de furca podem ser divididas em 3 partes correspondentes à área da divisão do tronco radicular, formando as raízes individuais, separadas pela presença de osso alveolar, ao teto da furca, localizado em uma área mais centralizada, e às áreas mais externas imediatamente coronais à separação das raízes, que se apresentam côncavas, estriadas ou sulcadas e podem conter projeções de esmalte.[8] Essas áreas mais externas foram denominadas de áreas de pré-furca.*

A área da bifurcação propriamente dita pode apresentar teto curvilíneo, ora totalmente convexo, ora côncavo no sentido vestibulolingual, dependendo da presença de cristas intermediárias da bifurcação.[14] Nos molares inferiores, a crista percorre a furca mesiodistalmente, enquanto nos molares superiores o faz vestibulolingualmente, podendo haver uma ou mais cristas.[8]

Para os molares superiores, tomando-se por base o 1º molar, a distância média da JCE para a entrada da furca foi de 3,0

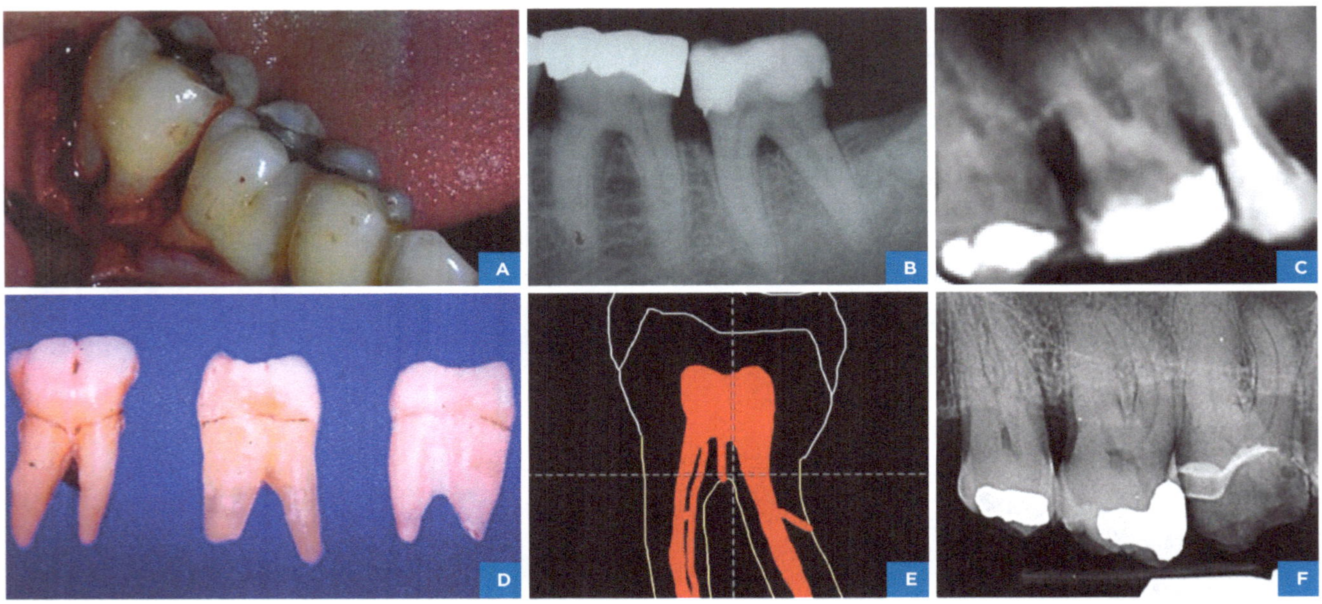

FIGURA 2 Características anatômicas do complexo radicular de dentes multirradiculares de interesse no tratamento de dentes com lesões de furca. Alguns fatores influenciam o desenvolvimento e a progressão das lesões de furca, bem como o seu tratamento. Dentre eles, podemos citar: (A) tronco radicular e morfologia da área de união entre os cones radiculares; (B) grau de separação entre as raízes; (C) forma e comprimento dos cones radiculares em relação ao suporte periodontal; (D) pérolas ou projeções de esmalte; (E) canais cavorradiculares; (F) fulcro dental em relação ao número e distribuição das raízes.

Fonte: Acervo pessoal dos autores.

*Prof. Dr. Antonio Césio de Pádua Lima. Comunicação proferida em aula.

QUADRO 1 Caracterização dos dentes multirradiculares em função da divisão de sua raiz em segmentos individuais.[13]

Tronco radicular: fração única da raiz da junção cemento-esmalte até a bifurcação. Pode ser curto (até 4 mm), (médio de 4 a 6 mm) e longo (acima de 6 mm)
Cones radiculares: frações individualizadas da raiz dividida. A área de união desses cones forma a região da furca

Fonte: Elaborado pelos autores.

QUADRO 2 Características anatômicas do complexo radicular de dentes multirradiculares de interesse no tratamento de dentes com lesões de furca.

1. Tronco radicular e morfologia da área de união entre os cones radiculares
2. Grau de separação entre as raízes
3. Forma e comprimento dos cones radiculares em relação ao suporte periodontal
4. Pérolas ou projeções de esmalte
5. Canais cavointerradiculares
6. Fulcro dental em função do número e distribuição das raízes

Fonte: Elaborado pelos autores.

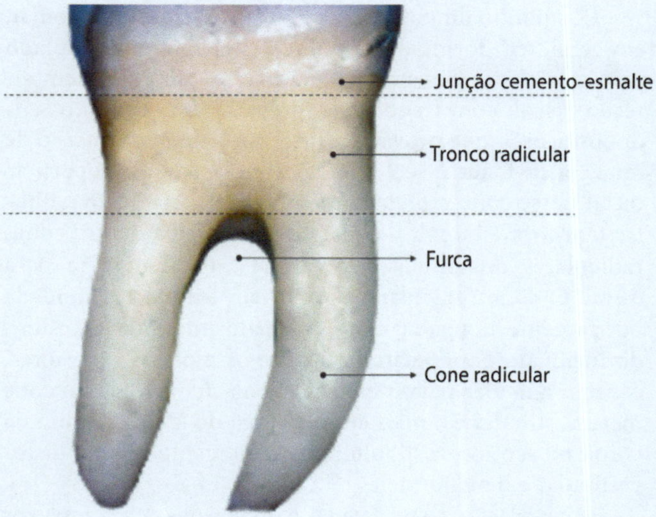

FIGURA 3 Anatomia dos dentes multirradiculares. Nos dentes multirradiculares, o tronco radicular corresponde à fração única da raiz, estendendo-se da junção cemento-esmalte até a furca, enquanto os cones radiculares correspondem às frações individuais da raiz dividida. A área de união dos cones forma a região da furca, cujo teto é o fórnice da furca.[13]

Fonte: Acervo pessoal dos autores.

a 3,6 mm para a mesial, 3,5 a 4,2 mm para a vestibular e 4,8 a 5,0 mm para a distal, ao passo que a distância média da JCE ao ponto de formação dos cones radiculares foi de 5,0 mm para a raiz mesiovestibular e 5,5 mm para a raiz distovestibular.[15] Na maioria dos casos, o teto da furca está localizado coronalmente a todas as separações radiculares, formando uma cúpula côncava entre as raízes.[16] Para o 2º molar, o comprimento do tronco radicular geralmente é mais variável e maior.[15] O teto da furca encontra-se de 0,5 a 1,0 mm coronal às separações das raízes, tornando extremamente difícil a instrumentação desta área em bolsas profundas.[13]

Nos molares inferiores, o tronco radicular do 1º molar é frequentemente menor do que o do 2º molar, estando a entrada da furca vestibular a mais de 3,0 mm da JCE e a lingual a mais de 4,0 mm da JCE, significando que o teto está inclinado de vestibular para lingual,[13] o que é agravado pela inclinação lingual desses dentes, dificultando ainda mais o tratamento.

A área de entrada da furca de molares maxilares e mandibulares apresenta orifício de 1,0 mm ou menos em 81% dos casos, dentre os quais 58% têm 0,75 mm ou menos, o que dificulta a seleção do instrumento de abordagem da furca, sendo recomendado ampliar esse diâmetro por desgaste dental durante o tratamento até viabilizar o uso de curetas.[17,18] Os molares superiores apresentaram diâmetro de 0,75 mm ou menos em 85% das entradas da furca vestibular, em 49% das mesiopalatinas e em 54% das distopalatinas. Nos molares inferiores, foi encontrada entrada da furca com diâmetro de 0,75 mm ou menos em 63% das furcas vestibulares e em 37% das linguais.[17]

Já entre os pré-molares superiores, frequentemente o 1º pré-molar apresenta dois cones radiculares, sendo um vestibular e outro lingual, estando a entrada da furca a uma distância média de 8,0 mm da JCE, podendo alcançar o terço médio ou apical do complexo radicular em vários casos. A largura de entrada da furca é da ordem de 0,7 mm.[13] Comumente a face palatina do cone vestibular apresenta uma concavidade e a face mesial do tronco também se apresenta côncava ou sulcada.[19] A formação de cones radiculares é raramente encontrada no 1º pré-molar inferior.[8]

Para avaliar a prevalência de caracterização dos troncos radiculares, Dababneh *et al.*[20] classificaram os tipos de troncos em A, B e C, de acordo com a relação entre a altura do tronco radicular e o comprimento das raízes. No tipo A, o tronco radicular envolve o terço cervical; no tipo B, até a metade do comprimento da raiz; e no tipo C, mais do que a metade apical da raiz. A prevalência dos troncos radiculares tipos A, B e C foi, respectivamente, de 34,9%, 61,8% e 3,3% para os molares superiores e de 62,5%, 37,5% e 0% para os molares inferiores. Nos molares superiores, houve prevalência do tipo A em, respectivamente, 39,1%, 41,4% e 24,4% dos troncos radiculares vestibular, distal e mesial. O tipo B foi mais prevalente no tronco radicular mesial (75,6%), enquanto o tipo C ocorreu apenas no tronco radicular distal e em 9,8% dos casos. Nos molares inferiores, o tipo A ocorreu em 73,4% no tronco radicular vestibular e em 51,6% no tronco radicular lingual, enquanto para o tipo B esses percentuais foram, respectivamente, 26,6% e 48,4%, não sendo encontrado nenhum tipo C. Os comprimentos médios dos troncos radiculares maxilares foram de 4,9 mm, 4,31 mm e 3,9 mm, respectivamente, para as áreas referentes às furcas mesial, distal e vestibular. Nos molares mandibulares essas medidas foram de 3,7 mm para a furca vestibular e 4,3 mm para a lingual. À medida que a média do comprimento do tronco radicular aumentou, o comprimento médio da raiz diminuiu.

Graus de separação e de divergência entre os cones radiculares e coeficiente de separação dos cones radiculares

O grau de separação entre os cones radiculares corresponde ao ângulo de separação entre eles a partir do teto da furca (Figura 4). A divergência entre os cones radiculares é a distância entre eles, que aumenta para apical. O coeficiente de separação dos cones radiculares é o comprimento do cone radicular em relação ao comprimento do complexo radicular. Nos molares superiores e inferiores, o grau de separação e a divergência entre os cones radiculares diminuem do primeiro ao terceiro molar.[13]

Nos pré-molares superiores, o grau de separação e a divergência entre os cones radiculares vestibular e palatino é tanto maior quanto menor o tronco radicular, porém a situação mesiodistal da furca e a presença de concavidade profunda ou sulco profundo na região longitudinal mediana mesial do tronco radicular, aliadas à presença de dentes vizinhos, dificultam sobremaneira a instrumentação correta da furca, tornando o prognóstico do tratamento dúbio.[8]

Forma e comprimento dos cones radiculares em relação ao suporte periodontal

Normalmente os molares mandibulares apresentam duas raízes, uma mesial e outra distal. A raiz distal apresenta forma elíptica com eixo maior no sentido vestibulolingual, enquanto a raiz mesial tem forma achatada, também com eixo maior no sentido vestibulolingual. A raiz mesial apresenta concavidades mesial e distal, com maior profundidade na sua face radicular distal, sendo ligeiramente curva com inclinação para distal. A raiz distal tem forma longitudinal mais reta e inclinada para distal, paralelamente à raiz dos pré-molares. A conformação da raiz mesial faz com que haja estrutura dental reduzida do conduto radicular para a sua face interna, aumentando o risco de perfuração endodôntica, uma vez que a raiz mesial apresenta-se com dois condutos endodônticos, ao passo que a raiz distal apresenta apenas um.[8,9,13]

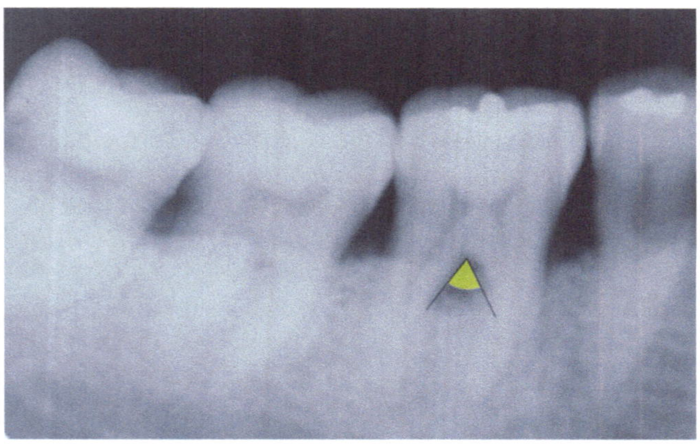

FIGURA 4 Grau de separação entre as raízes. O grau de separação entre as raízes corresponde ao grau de divergência entre os cones radiculares. Quanto maior for o ângulo formado entre os cones radiculares, maior é o grau de separação entre as raízes e melhor a possibilidade de instrumentação da região durante o tratamento.

Fonte: Acervo pessoal dos autores.

Os molares superiores usualmente apresentam 2 cones radiculares vestibulares e um palatino, conferindo ao tronco radicular uma forma trapezoidal de ângulos arredondados, com base maior voltada para vestibular, e apresentando-se côncava nas regiões correspondentes à separação dos cones radiculares. No 1° molar, a concavidade distal do tronco e a separação entre os cones radiculares mesiovestibular e palatino está situada aproximadamente na região central do tronco radicular, enquanto no 2° molar a concavidade mesial do tronco e a separação entre os cones radiculares distovestibular e palatino está deslocada para palatino, criando ameia gengival maior por palatino.[21] Essa disposição de forma e localização da separação dos cones radiculares faz com que a sondagem das respectivas furcas sejam viabilizadas por vestibular na furca distal do 1° molar e por palatino na furca mesial do 2° molar. O mesmo se aplica para a furca mesial do 1° molar.

Longitudinalmente, o cone radicular mesiovestibular, em geral, tem forma de ampulheta, ligeiramente abaulado para mesial, descrevendo uma curvatura para distal em direção apical; com frequência apresenta dois condutos endodônticos, o que provavelmente se reflete na formação de uma concavidade de 0,3 mm de profundidade na superfície distal desse cone radicular. O cone radicular distovestibular tem forma circular e o menor perímetro dentre cones radiculares dos molares superiores, inclinando-se para distal. O cone radicular palatino tem forma arredondada ligeiramente alongada, com eixo maior mesiodistal, estando inclinado para palatino. Dentre os molares superiores, o cone radicular palatino é o mais maciço e longo, o cone mesiovestibular é o mais largo, ocupando 2/3 da largura da coroa no sentido vestibulolingual, enquanto o cone distovestibular é o menor deles.[8,13]

A correlação dessas formas e dimensões dos complexos radiculares mostrou que o cone radicular distovestibular tem significativamente menor área superficial (19%) do que os cones mesiovestibular (25%) e palatino (24%), que se apresentam, por sua vez, com áreas superficiais sem diferenças significativas. Como esperado, a área superficial do tronco radicular foi significativamente maior, representando 32% da área superficial do complexo radicular.[22] Com base nessas interações, Grant, Stern, Listgarten[8] propuseram que a perda de inserção horizontal envolvendo o tronco radicular até o nível da furca (5 mm apical à JCE) resulta em perda de 1/3 do suporte periodontal total do dente.

Nos 1os pré-molares superiores, a região mesial do tronco radicular apresenta uma concavidade ampla e profunda, que vai se aprofundando para apical, até mesclar com a furca. A face interna do cone vestibular apresenta-se côncava, com profundidade ao redor de 0,5 mm ou mais, aparentemente em uma tentativa de bifurcar o cone radicular vestibular. Essa depressão pode se apresentar mais abrupta, sendo denominada sulco vestibular da furca.[8,13]

Aliando-se essas características ao comprimento do tronco radicular e à presença do dente canino, a abordagem terapêutica desses dentes torna-se bastante complexa, resultando em prognóstico de tratamento duvidoso,[8] Assim, dentes de tronco radicular mais curto são mais críticos, viabilizando a possibilidade de preservação do dente com ou sem secção e remoção de um dos cones radiculares.

Pérolas e projeções de esmalte

A presença de projeções de esmalte até as proximidades ou adentrando a furca de dentes multirradiculares tem sido objeto de estudo para avaliar a sua influência na prevalência das bolsas periodontais, sem se dar ênfase à perspectiva de agravamento do quadro destrutivo periodontal. Vários estudos **(Tabela 1)** mostraram projeções de esmalte em direção às furcas, seja em áreas saudáveis, seja em áreas com bolsas periodontais, com resultados obtidos principalmente de dentes extraídos, usando como parâmetro para avaliação a localização do cume da projeção à inserção periodontal, de modo que as extrapolações deduzidas devem ser vistas com certa cautela.

TABELA 1 Prevalência de projeções cervicais de esmalte na região de molares.

Referência	Nº dentes	Prevalência	Grau	Localização	Observações
Masters; Hoskins[23]	474	87/304 MI (28,6%) 28/170 MS (17%)	MI: Grau III: 4,3% MS: Grau III: 4,8%	MI: V > L MS: V > D	Estudo em molares extraídos
Grewe *et al.*[24]	5.240	966/5.240 (18,4%) 421/1.802 MI (23,4%) ▸ 1º molar: 20,4% ▸ 2º molar: 35,5% ▸ 3º molar: 19,7% 545/3438 MS (15,8%) ▸ 1º molar: 8,2% ▸ 2º molar: 23,7% ▸ 3º molar: 15,4%	MI: I – 8,3% II – 2,17% III – 3,37% MS: I – 2,32% II – 1,05% III – 1,33%	MI: V - 64,1% L - 35,9% V- 83,3% L - 16,7% V - 85,7% L - 35% MS: V - 66,7%; M - 5,3%; D - 24,5% V - 74%; M - 15,7%; D - 9,8% V - 70,1%; M - 17,3%; D - 11,8%	Estudo em molares extraídos
Leib *et al.*[25]	270	64/270 (23,7%) 35/138 MI (25,4%) 29/132 MS (21,9%)	MI: I – 78,8% II – 14,9% III – 6,3% MS: I – 70% II – 7,5% III – 22,5%	MI: V - 70,27% L - 29,73% V - 71,43% L - 28,57% V - 100% MS: V - 61,54%; M - 37,5%; D - 13,38% V - 66,7%; M - 0%; D -33,3% V - 88,9%; M - 11,1%; D - 0% Não houve associação significativa entre projeções de esmalte e lesões de furca	

(*Continua*)

TABELA 1 (*Continuação*) Prevalência de projeções cervicais de esmalte na região de molares.

Referência	Nº dentes	Prevalência	Grau	Localização	Observações
Swan, Hurt[26]	2000	661/2000 (32,6%) MI: ▸ 1º molar: 27,5% ▸ 2º molar: 51% ▸ 3º molar: 22,6% MS: ▸ 1º molar: 13,6% ▸ 2º molar: 45,6% ▸ 3º molar: 35,1%	1 - 49% 2 e 3 - 51%	Não informado	6% dos dentes apresentavam lesão de furca 9,6% das superfícies dentárias com projeções de esmalte graus 2 e 3 tinham lesões de furca 6,1% das superfícies dentárias sem projeções de esmalte graus 2 e 3 tinham lesões de furca A diferença entre os grupos foi significativa
Hou; Tsai[27,28]	719	325/719 (45,2%) MI (164/342; 48%): ▸ 1º molar: 73,9% ▸ 2º molar: 51,2% ▸ 3º molar: 13,3% MS (161/377; 42,7%) ▸ 1º molar: 62,3% ▸ 2º molar: 49,3% ▸ 3º molar: 9,5%	MI: 1 - 14,63% 2 - 38,41% 3 - 46,95% MS: 1 - 26,7% 2 - 45,34% 3 - 27,95%	Incluídas apenas furcas vestibulares	Prevalência de projeções cervicais de esmalte de 67,9% nos 78 pacientes incluídos apresentando lesão de furca, sendo de 45,2% em molares. A prevalência de projeções de esmalte em lesões de furca foi de 82,5% e sem lesões de furca foi de 17,5%

MI, molares inferiores; MS, molares superiores; V, vestibular; L, lingual ou palatina; D, distal. Classificação: grau I, incipiente; grau II, até a furca; grau III, invadindo a furca.[23]

Fonte: Elaborada pelos autores.

Masters e Hoskins[23] classificaram as projeções de esmalte em graus:

- **Grau 1:** alteração distinta da disposição da JCE, com esmalte projetando em direção à furca.
- **Grau 2:** a projeção de esmalte alcança a furca, porém não faz contato real com ela.
- **Grau 3:** a projeção de esmalte estende-se para o interior da furca propriamente dita.

As projeções cervicais de esmalte estão presentes em 15,8% a 67,9% dos molares superiores e inferiores, sendo mais prevalentes nos segundos molares inferiores e superiores, seguidas dos primeiros e terceiros molares,[23-27] embora um estudo tenha encontrado maior prevalência nos primeiros molares inferiores, seguido pelos superiores.[28] O grau III é o tipo de projeção de esmalte menos prevalente, tanto nos molares inferiores como nos superiores.[23] Apesar da alta prevalência, as projeções cervicais de esmalte não estavam, de forma geral, associadas com maior destruição periodontal na área da furca.[25] No entanto, outro estudo descobriu que as projeções de esmalte que alcançam ou invadem a área da furca (graus II ou III) estão significativamente associadas com a destruição do suporte periodontal nessa região.[26] Além disso, projeções cervicais de esmalte estão associadas com lesões de furca em molares na presença de inflamação gengival associada à placa.[28]

Na região das projeções cervicais de esmalte, não há inserção de fibras de ligamento gengival ou periodontal, justificando o fato de sua presença ser considerada um fator predisponente à destruição dos tecidos periodontais de suporte nessa região.[29] Considerando que a origem do esmalte advém de células epiteliais do órgão de esmalte, posteriormente convertidas em epitélio reduzido do esmalte e finalmente em epitélio juncional, nada mais racional do que considerar que as projeções cervicais de esmalte estejam revestidas por epitélio juncional, fragilizando o mecanismo homeostático na área em função das suas próprias características anatômicas e de acessibilidade.

Além das projeções cervicais de esmalte, em alguns poucos casos podem ser encontradas "ilhas" isoladas de esmalte em áreas diversas do complexo radicular, usualmente nas proximidades da região cervical, conhecidas como pérolas de esmalte.[23,30] A prevalência de pérolas de esmalte foi de 2,32%[30] a 2,47%[31] (variável na literatura de 1,1% a 9,7%[32]) com maior prevalência nos molares superiores (4,6%), especialmente nos terceiros molares.[31,32] O diâmetro dessas pérolas foi de 0,96 e estavam localizadas a uma distância média de 2,8 mm da JCE, na região de bifurcação ou no sulco de raízes incompletamente separadas.[31] Apesar de serem primariamente constituídas de esmalte, podem apresentar núcleo de dentina e, em raras ocasiões, tecido pulpar, sendo mais observadas em cortes histológicos do que clinicamente.[30,32]

Canais cavorradiculares e foraminas radiculares

A presença de canais cavorradiculares e/ou foraminas no assoalho da câmara pulpar, que se comunicam com a área do ligamento periodontal na região da furca, representa um fator de risco importante na etiopatogenia das lesões de furca.[33,34] Cesconetto *et al.*[10] encontraram forames com diâmetros de 32 a 312 μm em 30% dos assoalhos e 50% das furcas dos primeiros molares inferiores, e 40% e 60% no assoalho e na furca dos segundos molares inferiores, respectivamente.

Essa intercomunicação entre o órgão pulpar e o ligamento periodontal pelos canais cavointerradiculares e foraminas tornam a área permeável às trocas de substâncias e são de difícil distinção durante a abordagem endodôntica. Dessa forma, em casos de necrose pulpar contaminada, mesmo após o tratamento endodôntico, essas comunicações poderiam conter bactérias e atuar como fontes de agentes irritativos (corpo celular e/ou seus produtos) para o ambiente periodontal em cicatrização, afetando a cura da ferida cirúrgica. Portanto, cuidados adicionais podem ser necessários ao se fazer a abordagem periodontal de lesões na furca, visando estabelecer o vedamento adequado não só do conduto radicular, como também da câmara pulpar.

O diagnóstico diferencial entre lesão de furca de origem periodontal, endodôntica ou combinada, inclusive com identificação do estado atual do processo inflamatório, se agudo ou crônico, e do tempo de duração da lesão deve ser cuidadosamente realizado, já que lesões essencialmente de origem endodôntica em geral respondem mais pronta e eficientemente do que aquelas que envolvem o componente periodontal.[35]

Fulcro dental em função do número e da distribuição das raízes

Para o tratamento de lesões de furca, é importante considerar que a formação do complexo radicular apresenta papel peculiar no mecanismo de transmissão e neutralização das forças oclusais, pois o fulcro ou eixo de rotação do movimento do dente no alvéolo desloca-se para fora do complexo, situando-se entre os cones nas imediações da união dos terços cervical e médio do complexo radicular, de modo que as forças são transmitidas para o complexo radicular como um todo.

A distribuição dos cones radiculares permite que a relação oclusal cúspide na fossa transmita principalmente forças de direção axial dentro do padrão de oclusão mutuamente protegida, manifestando-se fisiologicamente quando a relação coroa clínica:raiz clínica é de, no máximo, 1. Se essa proporção for maior do que 1, as forças laterais transmitidas passam a se tornar críticas. Essas inferências são ainda agravadas quando há necessidade de remoção de cones radiculares, mudando o eixo de transmissão das forças oclusais, de tal maneira que efeitos de extremo livre podem passar a se manifestar, comprometendo o mecanismo de neutralização das forças oclusais.

CLASSIFICAÇÃO DAS LESÕES DE FURCA

Existem várias classificações das lesões de furca propostas na literatura, sendo apresentadas a seguir (Tabela 2) as mais frequentemente utilizadas (para revisão, consultar Pilloni & Rojas[12]).

Recentemente, foi proposta uma nova classificação,[5] que procurou aliar os parâmetros das outras classificações, identificando em cada classe as variáveis de perda óssea horizontal e vertical nas diferentes condições presentes nas lesões de furca (Tabela 3).

TABELA 2 Classificação das lesões de furca: revisão da literatura.

Referência	Classificação
Goldman;[36] Goldman & Cohen[37]	**Grau I:** lesão incipiente envolvendo a entrada da furca em forma de pires ("*saucering invasion*"), com penetração da sonda até 1,0 mm ou ligeiramente mais **Grau II:** envolvimento estendendo-se sob o teto da furca em forma de copo ("*cul-de-sac invasion*"), portanto, sem extravasar para o lado oposto **Grau III:** envolvimento completo da furca de lado a lado ("*through-and-through invasion*")
Glickman[38]	**Grau I:** lesão incipiente com envolvimento do ligamento periodontal sem evidência nítida ou radiográfica de perda óssea **Grau II:** destruição óssea em um ou mais aspectos da furca, porém, uma porção do osso alveolar e do ligamento periodontal permanece intacta; as estruturas intactas presentes permitem apenas a penetração parcial da furca com uma sonda de ponta cega **Grau III:** embora a gengiva esteja ocluindo a furca, o osso foi destruído a tal ponto que permite a passagem completa da sonda no sentido vestibulolingual ou mesiodistal **Grau IV:** o periodonto foi destruído a tal ponto que a furca está aberta e exposta e permite a passagem da sonda sem obstrução
Lindhe & Nyman[39] e Hamp, Nyman, Lindhe[40]	**Grau I:** quando a perda horizontal do tecido periodontal de suporte na furca não excede 3,0 mm de penetração **Grau II:** quando a perda horizontal do tecido periodontal de suporte na furca excede 3 mm de penetração, porém não exterioriza no lado oposto **Grau III:** destruição horizontal em túnel do tecido periodontal na furca

(*Continua*)

TABELA 2 (*Continuação*) Classificação das lesões de furca: revisão da literatura.

Referência	Classificação
Ramfjord & Ash[41]	**Classe I:** constitui o envolvimento inicial, não se estendendo mais de 2 mm dentro da furca **Classe II:** inclui envolvimento, estendendo-se mais profundamente que 2 mm, porém sem ultrapassar a furca **Classe III:** compreende o envolvimento em túnel
Tarnow, Fletcher[42]	Provavelmente adotou a classificação horizontal de Lindhe, Nyman[39] em graus I, II e III, acrescentando subclasses baseadas na perda óssea vertical, incluindo: **Subclasse A:** de 0 a 3 mm de perda óssea vertical na furca **Subclasse B:** de 4 a 6 mm de perda óssea vertical na furca **Subclasse C:** para > 7 mm de perda óssea vertical na furca A apresentação da classificação seria, portanto: **Grau IA, B ou C** **Grau IIA, B ou C** **Grau IIIA, B ou C**
Grant, Stern, Listgarten[8]	Classifica a perda óssea horizontal na furca por graus: **Grau I:** envolvimento da entrada da furca **Grau II:** envolvimento estende-se sob o teto da furca sem formar túnel **Grau III:** perda óssea formando túnel na furca Inclui uma subclassificação em classes A, B e C, identificando a profundidade vertical sondável a partir do teto da furca: **A** = 1 a 3 mm **B** = 4 a 6 mm **C** = 7 mm ou mais

Fonte: Elaborada pelos autores.

TABELA 3 Classificação horizontal e vertical dos defeitos de furca, conforme Rasperini *et al.* (2020).

Componente vertical do defeito de furca	Componente horizontal do defeito de furca		
	A	B	C
1	Perda horizontal do suporte periodontal < 3 mm da largura do dente, com perda vertical de inserção/osso estendendo ao 1/3 coronal da raiz	Perda horizontal do suporte periodontal < 3 mm da largura do dente, com perda vertical de inserção/osso estendendo ao 1/3 médio da raiz	Perda horizontal do suporte periodontal < 3 mm da largura do dente, com perda vertical de inserção/osso estendendo ao 1/3 apical da raiz
2	Perda horizontal do suporte periodontal ≥ 3 mm da largura do dente, com perda vertical de inserção/osso estendendo ao 1/3 coronal da raiz	Perda horizontal do suporte periodontal ≥ 3 mm da largura do dente, com perda vertical de inserção/osso estendendo ao 1/3 médio da raiz	Perda horizontal do suporte periodontal ≥ 3 mm da largura do dente, com perda vertical de inserção/osso estendendo ao 1/3 apical da raiz
3	Destruição horizontal em túnel da inserção periodontal, com perda vertical de inserção/osso estendendo ao 1/3 coronal da raiz	Destruição horizontal em túnel da inserção periodontal, com perda vertical de inserção/osso estendendo ao 1/3 médio da raiz	Destruição horizontal em túnel da inserção periodontal, com perda vertical de inserção/osso estendendo ao 1/3 apical da raiz

Observação: para apresentar esta classificação, identificar primeiro o componente horizontal, seguido pelo vertical. Por exemplo: Classe A2, B3, C1 etc.

Fonte: Rasperini *et al.*[5]

Entretanto, a partir da proposta de Glickman[38] e como salientado por Pilloni e Rojas[12] em sua classificação, não foi incluída nesta proposta atual a exposição ou não da área da furca por recessão gengival, da mesma maneira que não se identifica apenas a classe quando não há perda vertical de inserção/osso. Assim, considerando-se as propostas de classificação das lesões de furca descritas na literatura e que incluem sua exposição ou não,[12] os autores deste capítulo propõem a seguinte classificação (Tabela 4):

TABELA 4 Classificação geral das lesões de furca, conforme Sant'Ana, Passanezi.

Componente vertical da lesão de furca	Componente horizontal da lesão de furca		
	A (+/–)	B (+/–)	C (+/–)
	E ou NE	E ou NE	E ou NE
1	Perda horizontal do suporte periodontal ≤ 3 mm no interior da furca e perda vertical de inserção/osso até o 1/3 coronal da raiz, sem ou com defeito ósseo igual (+) ou menor (–) do que 3 mm, com (E) ou sem (NE) exposição da furca à cavidade bucal	Perda horizontal do suporte periodontal ≤ 3 mm no interior da furca e perda vertical de inserção/osso até o 1/3 médio da raiz, sem ou com defeito ósseo igual (+) ou menor (–) do que 3 mm, com (E) ou sem (NE) exposição da furca à cavidade bucal	Perda horizontal do suporte periodontal ≤ 3 mm no interior da furca e perda vertical de inserção/osso até o 1/3 médio da raiz, sem ou com defeito ósseo igual (+) ou menor (–) do que 3 mm, com (E) ou sem (NE) exposição da furca à cavidade bucal
2	Perda horizontal do suporte periodontal ≤ 6 mm no interior da furca e perda vertical de inserção/osso até o 1/3 coronal da raiz, sem ou com defeito ósseo igual (+) ou menor (–) do que 6 mm, com (E) ou sem (NE) exposição da furca à cavidade bucal	Perda horizontal do suporte periodontal ≤ 6 mm no interior da furca e perda vertical de inserção/osso até o 1/3 médio da raiz, sem ou com defeito ósseo igual (+) ou menor (–) do que 6 mm, com (E) ou sem (NE) exposição da furca à cavidade bucal	Perda horizontal do suporte periodontal ≤ 6 mm no interior da furca e perda vertical de inserção/osso até o 1/3 apical da raiz, sem ou com defeito ósseo igual (+) ou menor (–) do que 6 mm, com (E) ou sem (NE) exposição da furca à cavidade bucal
3	Perda horizontal do suporte periodontal, formando túnel no interior da furca e perda vertical de inserção/osso até o 1/3 coronal da raiz, sem ou com defeito ósseo igual (+) ou menor (–) do que 6 mm, com (E) ou sem (NE) exposição da furca à cavidade bucal	Perda horizontal do suporte periodontal, formando túnel no interior da furca e perda vertical de inserção/osso até o 1/3 médio da raiz, sem ou com defeito ósseo igual (+) ou menor (–) do que 6 mm, com (E) ou sem (NE) exposição da furca à cavidade bucal	Perda horizontal do suporte periodontal, formando túnel no interior da furca e perda vertical de inserção/osso até o 1/3 apical da raiz, sem ou com defeito ósseo igual (+) ou menor (-) do que 6 mm, com (E) ou sem (NE) exposição da furca à cavidade bucal

Sinal positivo (+) ou negativo (–) = presença ou ausência de defeito ósseo no septo inter-radicular; a falta do sinal na notação significa que não há defeito ósseo na furca; E e NE = com exposição e sem exposição da furca por recessão gengival. O componente vertical corresponde ao nível vertical da crista óssea, enquanto que o componente horizontal corresponde à profundidade da perda óssea no plano horizontal. Para a classificação correta, identificar primeiramente a classe de acordo com o componente horizontal, seguido do componente vertical, características do tecido ósseo e, ao final, por exposição ou não da furca.

Fonte: Elaborada pelos autores.

FATORES PREDISPONENTES QUE DIFICULTAM O TRATAMENTO DAS LESÕES DE FURCA

No desenvolvimento e na progressão das lesões de furca, vários fatores contribuem para a dificuldade de sua avaliação e tratamento **(Quadro 3)**. Os fatores predisponentes estão associados tanto à dificuldade de higienização quanto à dificuldade de instrumentação e ao processo de cura da ferida cirúrgica periodontal, influenciando a reconstrução da área, seja por meio de procedimentos regenerativos bem como reconstrutivos para restabelecimento das distâncias biológicas do periodonto marginal e incluem:

QUADRO 3 Fatores predisponentes das lesões de furca e que dificultam seu tratamento.

1. Pérolas e projeções cervicais de esmalte
2. Canais cavorradiculares
3. Área da pré-furca e classe A0E/NE
4. Topografia da área envolvida na lesão de furca
5. Dificuldade de higiene – favorecimento do acúmulo de placa dentobacteriana
6. Dificuldade de instrumentação

Fonte: Elaborado pelos autores.

- **Pérolas e projeções cervicais de esmalte:** embora se encontrem isoladas, quando presentes nas proximidades da JCE, excluem a possibilidade de formação da área de inserção conjuntiva. Quando mais afastadas, continuam não albergando fibras de Sharpey, pois, mesmo que se forme cemento sobre elas, provavelmente será do tipo afibrilar, de modo que o conjuntivo irá se apresentar com suas fibras dispostas paralelamente à pérola, sob a forma de adaptação conjuntiva, influenciando a disposição arquitetural dos tecidos marginais, com repercussões diretas na determinação das distâncias biológicas do compartimento periodontal de proteção e interferem no próprio mecanismo de homeostasia periodontal marginal. Com isso, podem tornar o ambiente propício para a formação do biofilme placa dentobacteriana e a disseminação do exsudato inflamatório da doença periodontal infecciosa marginal para os tecidos do compartimento periodontal de sustentação. Dessa forma, quando as projeções cervicais de esmalte invadem a área da furca ou se situam em região na qual a expectativa é a reconstrução das distâncias biológicas do periodonto marginal, elas devem ser removidas, preparando-se a superfície para a possibilidade da deposição de cemento e formação de fibras de Sharpey. Sob o ponto de vista clínico, certamente as pérolas de esmalte também devem ser removidas pelas mesmas razões, seja em procedimentos ressectivos ou regenerativos. Entretanto, deve-se dar atenção à possibilidade de que a pérola possa incluir tecido pulpar, o que poderá inviabilizar a realização de procedimentos regenerativos.

- **Canais cavorradiculares,** bem como canais acessórios desembocando nas imediações da crista óssea, em dentes com tratamento de canal, mesmo bem executado, ou com polpas necróticas contaminadas, podem servir como fonte de alimentação de microrganismos, facilitando e/ou potencializando a instalação e/ou progressão da doença periodontal inflamatória infecciosa marginal. Dessa forma, a dificuldade de contornar essas conexões por obliteração das respectivas fontes torna crítica a possibilidade de realização de procedimentos regenerativos. Em dentes multirradiculares com canais cavo radiculares, após o tratamento endodôntico deve-se esvaziar completamente a câmara pulpar, com exposição ampla e segura do assoalho da câmara e entrada dos condutos radiculares. Por isso, deve-se confeccionar um "êmbolo" de resina acrílica quimicamente ativada bem ajustado ao ambiente vazio criado na câmara pulpar. Durante a confecção desse recurso, evitar que a resina polimerize totalmente dentro do ambiente, pois retenções podem dificultar a sua remoção posterior. Usar a técnica de introdução e saída alternadas do "êmbolo" até a polimerização final da resina. Proceder da mesma maneira em dentes com canais acessórios, confeccionando o "êmbolo" de modo a ultrapassar a entrada no canal acessório, conforme determinado radiográfica e clinicamente. Então, é necessário usar uma mistura de um material resinoso de boa fluidez para canal e 20% de hidróxido de cálcio puro para preencher o vazio criado na área endodôntica, pressionando vigorosamente, várias vezes, com o "êmbolo". Aguardar o tempo necessário para a consolidação do material e, então, realizar a correção periodontal cirúrgica.
- **Área da pré-furca e classe A1E/NE:** a área da pré-furca corresponde a uma concavidade situada nas proximidades da entrada da furca, criando uma zona de dificuldade de higiene oral, que pode ter repercussões no desenvolvimento do sulco gengival, uma vez que o tecido gengival de revestimento da área apresenta a mesma conformação externa, provavelmente implicando que haja alguma variação do volume gengival na área da pré-furca e suas imediações sobre o tronco radicular. Quando a conformação côncava da pré-furca apresentar-se muito acentuada, ela deve ser suavizada, desgastando-se com broca 12 lâminas lisa, seguindo-se aplainamento e alisamento com curetas. No caso de lesão de furca classe A1E/NE, o desgaste do dente deve ser feito no tronco radicular, acompanhando a definição dos cones radiculares, como se fosse fazer a secção dos cones, porém aprofundando-se o desgaste apenas até eliminar o teto da furca invadido. Em seguida, pronunciar a curva parabólica da crista óssea em cada cone radicular, mantendo a crista óssea inter-radicular intacta. Para realização desse desgaste, certifique-se de que não haja comprometimento pulpar em dentes hígidos. Em dentes endodonticamente tratados, se houver comunicação durante o desgaste dental, é necessário avaliar a preservação de espaço adequado para a reconstrução das distâncias biológicas sagradas do compartimento periodontal de proteção, quais sejam, a área de inserção conjuntiva (preferentemente 1,5 mm nessa área) e a área do epitélio juncional (preferentemente 1,5 mm nessa área).
- **Topografia da área envolvida na lesão de furca:** a viabilização do tratamento das lesões de furca está intimamente associada com a topografia da área envolvendo o tronco radicular, com relação às suas características morfológicas, estruturais e dimensionais. É comum encontrar troncos radiculares curtos, que situam as furcas muito próximas da JCE, criando dificuldades para o restabelecimento das distâncias biológicas pela proximidade do assoalho da câmara pulpar com o teto da furca, de modo que nos procedimentos ressectivos é necessário remover tecido ósseo cristal para contornar esse problema. Além disso, os troncos radiculares apresentam concavidades e/ou sulcos que dificultam a instrumentação adequada principalmente da área interproximal, necessária para a criação de ameias gengivais adequadas para o assentamento das papilas gengivais, compatíveis com o estabelecimento de forma convexa com pico único para a gengiva interproximal e viabilizando a diferenciação plena do epitélio da área em ceratinizado. A presença de cristas intermediárias no teto das furcas é fator de risco para o desenvolvimento de arquitetura alterada da crista óssea inter-radicular, dificultando a correção da topografia arquitetural das cristas ósseas como um todo. A sua presença deve ser minuciosamente pesquisada durante o ato cirúrgico, para ser corrigida por desgaste de modo a harmonizar a conformação convexa do teto da furca. Há que se avaliar, também, o nível da divisão do tronco radicular em cones radiculares em relação ao nível da crista óssea marginal, pois, em presença de desníveis acima de 2,0 mm, a harmonização da curva parabólica irá requerer remoção de osso cristal da ordem de 2,0 a 3,0 mm, exatamente nas áreas de maior inserção de fibras do ligamento periodontal, o que pode resultar em sério dano para o suporte periodontal do dente, além do efeito antiestético e de dificuldade de higiene oral. Evidentemente, quanto maior for o tronco radicular, maior será o comprometimento do suporte periodontal para procedimentos ressectivos ósseos e/ou de secção dental.
- **Dificuldade de higienização:** favorecimento do acúmulo do biofilme placa dentobacteriana. Além dos problemas citados para diversas condições, todos os fatores que dificultam a higiene oral devem ser analisados e corrigidos, para levar a bom termo o tratamento instituído. Englobam-se nesse caso as pérolas e projeções cervicais de esmalte, sulcos e concavidades no complexo radicular, possibilidade de acesso aos recursos de higiene oral nos casos de secção de dentes com e sem remoção de cones radiculares, características das ameias gengivais, cujas implicações foram analisadas anteriormente.

- **Dificuldade de instrumentação:** áreas que dificultam a instrumentação relacionadas à composição do complexo radicular incluem sulcos e concavidades do tronco em regiões interproximais de difícil acesso, presença de irregularidades superficiais nos complexos radiculares, como pérolas de esmalte e cristas intermediárias das furcas e grau de separação e divergência dos troncos em cones radiculares. O grau de separação e divergência dos cones radiculares é de tal ordem que a maioria dos autores considera de grande dificuldade a instrumentação pelo fato de que o diâmetro de entrada das furcas é de menor dimensão do que a largura da ponta ativa das curetas, de modo que pode comprometer a instrumentação adequada do teto da furca. Como visto, em linhas gerais, o diâmetro de entrada da furca de molares maxilares e mandibulares é da ordem de ≤ 1,0 mm em 80% dos casos e ≤ 0,75 mm em 58% deles.[17] Esses percentuais parecem de conformidade com os de Matthews & Tabesh[19], que encontraram diâmetro de entrada da furca de ≤ 0,75 mm em 57% dos 1os pré-molares, em 63% dos molares maxilares e em 50% dos molares mandibulares. Nesses casos pode ser necessário ampliar a separação inicialmente com o uso de brocas, seguida pela instrumentação com curetas. A instrumentação também pode ser dificultada pela presença de concavidades ou sulcos nos tetos das furcas, que devem ser arredondados em forma convexa pela instrumentação com uma lima Schluger ou tipo Kerr com diâmetro cerca de 0,8 a 1,0 mm, adequadamente recurvada para acesso à furca.

AVALIAÇÃO DO PROGNÓSTICO E IMPLICAÇÕES PARA O TRATAMENTO

Para a determinação do prognóstico do tratamento das lesões de furca, deve-se avaliar detalhadamente os fatores que dificultam o tratamento e a manutenção dos resultados alcançados **(Quadro 4)**.

QUADRO 4 Fatores para avaliação do prognóstico das lesões de furca.

1. Suporte periodontal remanescente
2. Grau de envolvimento e tipo da perda óssea
3. Nível ósseo interproximal e na furca – necessidade de neoformação óssea em nível coronal à crista presente
4. Comprimento do tronco radicular e localização da furca
5. Seleção da raiz a ser removida: implicações de suporte, endodônticas e de manutenção – relação de proximidade com o dente vizinho
6. Valor estratégico do dente – outras opções terapêuticas
7. Idade do paciente ou tempo de duração da lesão
8. Risco periodontal e para tratamentos futuros

Fonte: Elaborado pelos autores.

Suporte periodontal remanescente

A avaliação do suporte periodontal remanescente é, evidentemente, mais crítica quando o tratamento é realizado por meio de técnica ressectiva com seccionamento dos dentes, com ou sem remoção de cones radiculares. Entretanto, os dados disponíveis para esses cálculos são bastante esparsos na literatura, com pouca confiabilidade para uma avaliação mais segura fundamentada nas áreas superficiais de cada grupo de dentes multirradiculares. Fundamentado na proposta de Gottlieb de que o suporte periodontal de um dente é dado pelo número de fibras do ligamento periodontal inseridas em cemento por unidade de volume, Goldman[37] considerou que, em dentes com raízes cônicas, a perda de 1/3 do suporte periodontal marginal corresponde à perda de metade do suporte periodontal total, mostrando que a forma da raiz é fator de importância nessa análise. Como parâmetro geral, pode-se considerar que 32% do suporte periodontal total dos molares maxilares está localizado 2 mm coronal à furca (tronco radicular) e 2 mm apicais à furca (áreas dos cones radiculares com maior volume), enquanto nos molares mandibulares o tronco radicular contribui com 31% da área de inserção total e os cones radiculares mesial e distal contribuem, respectivamente, com 37% e 32%.[8]

Dessa forma, quando os dentes requerem seccionamento sem remoção de raízes, a condição preexistente deve ser avaliada quanto à capacidade de transmissão e neutralização das forças oclusais, evidenciada pelo grau de mobilidade dental aceitável (sem ocorrência de aumento progressivo) e compatível com a largura do espaço do ligamento periodontal, pela espessura e, em especial, integridade da lâmina dura e pela densidade do esponjoso perialveolar. Quando esses fatores são favoráveis, os procedimentos ressectivos devem ser acompanhados por reconstrução protética com ou sem união das frações separadas dos dentes.

Necessidade de esplintagem

A necessidade de esplintagem ou não dos dentes segue os seguintes parâmetros:

- Relação coroa clínica:raiz clínica < 1.
- Mobilidade dental de até grau 1 (1 mm de deslocamento horizontal), após ajuste oclusal, se necessário; para maior grau de mobilidade, avaliar a possibilidade de esplintagem do dente.
- Quando o tratamento requerer remoção de algum cone radicular, avaliar a área de perda do suporte periodontal correspondente a esse cone em relação à metade da área total do complexo radicular. Até esse nível os cones remanescentes podem ser mantidos sem esplintagem aos dentes vizinhos, porém unidos entre si.
- Quando forem mantidos apenas os cones radiculares vestibulares de molares, eles devem ser proteticamente esplintados aos vizinhos, estabelecendo-se o contato oclusal essencialmente na fossa central, deixando um *clearance* maior entre a vertente triturante da cúspide palatina superior e a vertente triturante da cúspide

vestibular inferior, para evitar proximidade entre essas superfícies durante as excursões mandibulares de balanceio; por sua vez, a relação entre as cúspides vestibulares superiores e inferiores deve respeitar o padrão de desoclusão dos dentes posteriores pelos anteriores.

- Quando forem mantidos os cones radiculares palatinos, o contato oclusal deve ser estabelecido apenas na ponta da cúspide palatina contra a fossa central do inferior, estabelecendo a desoclusão durante quaisquer movimentos mandibulares.
- Quando forem seccionados molares mandibulares, a manutenção individual dos complexos radiculares formados, transformando o molar em pré-molar, é dependente não só de relação coroa clínica:raiz clínica adequada, como também da possibilidade de estabelecer área interproximal compatível com a formação da gengiva interproximal saudável e com a efetividade da higiene oral.
- A remoção de um cone radicular de molares mandibulares requer a complementação de reconstrução protética, unindo a fração remanescente do dente ao dente vizinho, preferentemente contíguo ao cone radicular removido, para evitar o estabelecimento de prótese com extremidade em balanço (efeito "*cantilever*"). Se o dente contíguo mesial estiver em boas condições e o distal à raiz remanescente necessitar de reconstrução protética, pode-se optar por deixar o pôntico em balanço por mesial, porém estabelecendo o contato oclusal o mais próximo possível da raiz remanescente.

Considerações quanto ao tratamento

Quando se realizar seccionamento e remoção da raiz, é de fundamental importância diagnosticar a individualidade dos cones radiculares, principalmente quanto à possibilidade de fusão das raízes na região apical, nem sempre expostas ao ambiente da bolsa, ou interceptáveis radiograficamente.

O seccionamento de raízes e a reconstrução protética devem permitir a eficiência das medidas de higiene oral.

Em quaisquer casos de secção dental, a distância entre os cones radiculares remanescentes deve deixar vão de pelo menos 1,5 mm entre eles, para acomodação da papila gengival. É conveniente nesses casos que se pronuncie a curva óssea parabólica associada a cada cone radicular, produzindo um desnível da crista óssea radicular ao redor de 2,0 a 3,0 mm em relação às cristas ósseas interproximal e inter-radicular.

Quando a furca estiver invadida por lesões periodontais até a classe C3E/NE, pode-se optar pela realização de procedimento regenerativo periodontal, aguardando-se o resultado. Se houver regeneração periodontal apenas na fração vertical do defeito, pode-se proceder à tunelização da furca, associada principalmente à secção dental e reconstrução protética. Esta abordagem terapêutica requer que se tenha distanciamento adequado entre os cones radiculares, para que o septo ósseo tenha volume para comportar osso medular, que pode contribuir para o processo regenerativo. Quando os cones radiculares estão muito próximos, entre eles forma-se apenas osso cortical, com baixa potencialidade regenerativa.

Grau de envolvimento e tipo de perda óssea

É evidente que o grau de envolvimento e o tipo de perda óssea estão envolvidos diretamente com o prognóstico do tratamento, influenciando diretamente a conduta terapêutica a ser adotada. De modo geral, quanto mais fatores precisarem ser corrigidos durante o ato cirúrgico (p. ex., concavidades, sulcos, pérolas de esmalte, cristas intermediárias das furcas, proximidade dos cones radiculares e outros) melhor o prognóstico. Por outro lado, a extensão do envolvimento da furca pode afetar grandemente o prognóstico, uma vez que procedimentos ressectivos diminuem a capacidade de transmissão e neutralização das forças oclusais, o que ainda é agravado se o grau do envolvimento requerer a separação dos cones radiculares.

Considerações quanto ao tratamento

Nos casos em que se realiza terapia ressectiva com separação de raízes é importante avaliar a distância do assoalho da câmara pulpar até o nível da crista óssea inter-radicular, pois é necessário pelo menos 3 mm de estrutura dental saudável disponível nessa área para o restabelecimento das distâncias biológicas periodontais. Da mesma forma, o desgaste dos cones radiculares nessas áreas não deve adentrar a câmara pulpar, o que irá requerer maior remoção de osso cristal na área para restabelecer a área daquelas distâncias.

Nos casos de envolvimentos por perdas ósseas horizontais, principalmente sem formação de túnel, quanto maior for a classe, maior será o risco de insucesso, não só pela redução de fontes de fornecimento de células com potencialidade regenerativa de cemento, osso e ligamento, por falta de ligamento periodontal lateral, como também pela própria dificuldade de preparo adequado do ambiente cirúrgico para responder favoravelmente ao afluxo das células regenerativas.

Nos casos de perdas ósseas verticais formando defeitos ósseos, deve-se avaliar principalmente a possibilidade de que as frações ósseas remanescentes tenham volume adequado para albergarem osso medular, permitindo, assim, melhor expressão do afluxo de células regenerativas nelas presentes. Dessa forma, quanto menor a distância entre as frações ósseas que formam o defeito inter-radicular, melhor o prognóstico de êxito nos procedimentos regenerativos. Resta, ainda, a opção de que, se o êxito for parcial, pode-se recorrer à complementação por procedimentos ressectivos, observados os demais fatores mencionados anteriormente.

Nível ósseo interproximal e na furca (necessidade de neoformação óssea coronalmente à crista óssea existente)

Quando a crista óssea interproximal encontra-se nivelada ou apical à área da furca, a falta de ligamento periodontal coronal à furca provavelmente torna crítica a indicação de procedimentos regenerativos na furca, inclusive por falta de suporte adequado para manter os tecidos moles em nível compatível com o isolamento necessário do campo cirúrgico. Nessas condições, o prognóstico torna-se mais seguro com a realização de procedimentos ressectivos, desde que seja compatível com a preservação de suporte periodontal adequado para a transmissão e neutralização das forças oclusais.

Comprimento do tronco radicular e localização da furca

Pelas razões anteriormente apresentadas, pode-se considerar que, quanto maior o comprimento do tronco radicular, menor a perspectiva de indicação de procedimentos ressectivos, requerendo uma avaliação crítica bem apurada da possibilidade de realização de procedimentos regenerativos. Além disso, a localização da furca envolvida pode ser fundamental para a realização do tratamento quando estiver associada às regiões interproximais, com ou sem a presença de dentes vizinhos, especialmente nos molares superiores, onde a entrada da furca pode se dar por mesial ou distal, além da vestibular. Assim, quando dentes vizinhos estão presentes, a instrumentação adequada da furca para receber procedimentos regenerativos é dificultada pela impossibilidade de reconhecer e contornar a presença de cristas intermediárias, sulcos e depressões nas raízes e até pérolas de esmalte, e inclusive de ter o acesso necessário para a instrumentação do teto da furca. Portanto, nessas situações, procedimentos regenerativos não são indicados.

Nesses casos, quando a furca apresenta tronco curto, o envolvimento não excede penetração de 1,0 mm da furca e o dente pode ser tratado por odontologia reconstrutiva, pode-se proceder ao desgaste da superfície proximal do dente até eliminar o teto da furca na área do envolvimento, complementando a cirurgia por procedimentos ressectivos para adequar a curva parabólica da crista óssea. Todavia, quando o envolvimento da furca é de profundidade maior, exigindo desgaste maior para eliminar o teto do defeito, a superfície proximal do dente ficará com uma concavidade acentuada, impossibilitando a efetividade dos procedimentos de higiene oral. Nessas condições, deve-se estudar a possibilidade de secção dental com remoção de raiz. Essa alternativa de tratamento também pode ser avaliada em casos de formação de lesão da furca em túnel para dentes que apresentam tronco curto, nos quais o suporte periodontal é mais apropriado. Ressalte-se que a tunelização por secção dental e reconstrução protética é mais segura do que a ampliação cirúrgica do túnel com preservação das raízes.

Quando o túnel é vestibulolingual em dentes inferiores, há possibilidade de realizar ampliação do túnel sem secção das raízes, para viabilizar a execução dos procedimentos de higiene oral. Preferencialmente, a tunelização deve ser realizada com a reconstrução protética do dente seccionado. Para os dentes superiores, a tunelização pode ser vestibulopalatina, quando se remove a raiz palatina e se prepara o túnel entre as raizes vestibulares, ou mesiodistal entre a raiz palatina e uma ou as duas raízes vestibulares (caso se extraia uma delas). Nessa programação, também vale a ressalva feita anteriormente para a remoção da raiz palatina e o aproveitamento das vestibulares em função da distribuição das forças oclusais. Além disso, há que se levar em conta a acessibilidade aos procedimentos de higiene oral.

Nos casos em que não hajam dentes vizinhos, essas considerações são válidas, porém aumenta a perspectiva da realização de procedimentos regenerativos, desde que se tenha acesso adequado para diagnosticar e tratar as diversas caracterizações morfológicas e estruturais do teto da furca.

Seleção da raiz a ser removida: implicações de suporte, endodônticas e de manutenção – relação de proximidade com o dente vizinho

Quando o caso exige a remoção de raiz, é importante realizar a avaliação do suporte periodontal de cada uma delas envolvida para optar por qual extrair. Evidentemente será selecionada aquela que apresentar melhor suporte periodontal remanescente, tendo em vista as condições expressas no primeiro tópico desses fatores determinantes do prognóstico. Nesse aspecto, é interessante analisar qual das raízes necessita de menores correções de sua própria estrutura externa e do tecido ósseo para se harmonizar com a reconstrução das distâncias biológicas periodontais. É necessário salientar que quanto maior for o ângulo da fração supra-alveolar da raiz com a crista óssea, menor será a profundidade do sulco gengival, de modo que, em raízes inclinadas para quaisquer dos lados, é conveniente proceder-se à verticalização da superfície radicular implicada, desgastando-a com brocas durante o ato cirúrgico.

Assim, é muito importante a avaliação da estrutura dental disponível desde a superfície dental até o conduto radicular, para não correr o risco de produzir uma perfuração do conduto radicular ou, até mesmo, da câmara pulpar, no momento do preparo cirúrgico dessa superfície para a recomposição das distâncias biológicas periodontais. Esse mesmo risco deve ser avaliado em relação ao preparo protético posterior para reconstrução dental, de modo a deixar estrutura adequada para tanto.

Quando uma das raízes deve ser sacrificada e ambas apresentarem condições semelhantes de suporte periodontal, as características peculiares de cada raiz em si é o que determinará a seleção de qual raiz se deve preservar. No caso dos molares inferiores, em geral a raiz mesial é a selecionada para extração pelo fato de suas características anatômicas apresentarem maiores condições de risco, não só para o tratamento endodôntico, como também para a reconstrução protética. No caso dos molares superiores, quando houver envolvimento da furca vestibular ou do túnel na trifurcação, com comprometimento semelhante entre as raízes vestibulares, as raízes em melhores condições para serem mantidas são a mesiovestibular e a palatina, com o cuidado de ampliar a ameia gengival mesial, para favorecer a higiene oral. Observar que frequentemente a raiz distovestibular mantém relação de proximidade íntima com a raiz mesiovestibular do dente imediatamente posterior ao envolvido. Se o túnel envolver a furca entre as raízes mesiovestibular e palatina, a eleita para remoção é a mesiovestibular. Se envolver a furca entre as raízes distovestibular e palatina, a eleita para remoção é a distovestibular. Com essa programação, elimina-se o envolvimento da furca.

Quando houver comprometimento da furca em túnel mesiodistal em molares superiores com dentes vizinhos, estando as três raízes em condições similares de suporte periodontal, a somatória de suporte periodontal das raízes vestibulares suplantaria o da raiz palatina, porém, ao mesmo tempo, a posição da raiz palatina é mais compatível com a transmissão de forças axiais. Entretanto, a remoção das raízes vestibulares e a preservação da palatina podem requerer a remoção de fração considerável de osso vestibular com a finalidade de evitar a formação de uma plataforma ampla na crista óssea vestibular à raiz palatina, gerando a formação de sulco gengival profundo e criando ambiente propício para formação do biofilme placa dentobacteriana. Dessa forma, a melhor opção é a remoção da raiz palatina e a esplintagem do dente seccionado ao(s) vizinho(s).

Valor estratégico do dente – outras opções terapêuticas

Ao avaliar as diferentes perspectivas terapêuticas de envolvimentos das furcas, é fundamental, de antemão, estabelecer o quão crítica é a permanência do dente com ou sem remoção de raízes, dentro do contexto geral do bem-estar físico e social do paciente, inclusive de comprometimento com o tratamento e de implicações econômicas. Há que se determinar se a preservação do dente dentro das condições mencionadas é necessária para a recuperação satisfatória dos requerimentos de funcionalidade do sistema estomatognático, em todos os seus aspectos de abrangência. Não se deve perder de vista que as possibilidades de substituição de dentes tornaram-se mais efetivas a partir da introdução dos implantes osseointegrados, cuja previsibilidade de resultados com sucesso a longo prazo está bem estabelecida e aceita. Além disso, quando o paciente apresenta dentes vizinhos em condições de receber reconstruções protéticas que substituam eficientemente o dente comprometido, essa é outra opção que poderá ser utilizada, principalmente nos casos em que as condições para reconstrução por prótese sobre implantes osseointegrados envolvem a necessidade de reconstruções ósseas, gerando, dessa forma, maior comprometimento para o paciente e onerando o tratamento.

Idade do paciente ou tempo de duração da lesão

Quando o paciente apresenta idade mais avançada e/ou o tempo de duração da lesão de furca é prolongado, significa que a agressividade da lesão está sendo bem suportada pelo periodonto do paciente, de modo que o tratamento a ser realizado pode incluir menos rigor de correção das características da área, favorecendo a realização de procedimentos mais conservadores. São incluídos nesse caso, por exemplo, os procedimentos de tunelização de furcas, mesmo sem a secção dental e reconstrução protética, pois a indicação sugestiva é de que o paciente não desenvolverá cáries na furca nem terá progressão da perda óssea na furca, uma vez que se forneceram condições mais adequadas para a higiene do local.

Risco periodontal e para tratamentos futuros

Neste contexto, é interessante tecer uma avaliação inicial do estado odontológico geral do paciente, para identificar se o paciente é periodontalmente suscetível ou não, pois, em geral, pacientes não suscetíveis respondem favoravelmente a quaisquer procedimentos. Se os pacientes são diagnosticados como de risco à doença periodontal inflamatória infecciosa marginal, mais precisamente à periodontite, é fundamental estabelecer um programa prévio de avaliação da capacidade do paciente de manter a higiene oral e do nível de cooperação e aceitação do paciente, para levar a bom termo a fase da terapia periodontal de suporte. Em pacientes de alto risco, é importante deixar uma opção de reconstrução *a posteriori* que não leve à anulação total do tratamento instituído, dando-se pleno conhecimento disso para o paciente.

TIPOS DE TRATAMENTO PARA AS LESÕES DE FURCA

Em linhas gerais, os tipos de tratamento indicados para as lesões de furca são apresentados nos **Quadros 5 a 7**, de acordo com o sistema de classificação proposto, de modo a compactar as várias perspectivas terapêuticas. Em todos os tipos de tratamento propostos, há que se levar em consideração os fatores anteriormente mencionados e quais os recursos tecnológicos que cada um deles requer para o sucesso da terapia.

As várias implicações dos fatores apresentados no **Quadro 7** foram devidamente analisadas nos tópicos anteriores, seja envolvendo molares maxilares e mandibulares, seja envolvendo o 1º pré-molar superior, que rotineiramente apresenta cones radiculares vestibular e palatino. Entretanto, o tratamento de 1º pré-molar maxilar é mais crítico por apresentar a furca mesiodistal, por vezes com tronco médio/longo. Além disso, quando o tronco é curto, com frequência há uma concavidade na face palatina do cone radicular vestibular. Tais fatores dificultam a terapêutica regenerativa, por impossibilidade de abordagem periodontal adequada. Por sua vez, o seccionamento do dente criaria desnível acentuado entre a crista óssea inter-radicular e as interdentais, contraindicando sua realização. Em situações peculiares, quando o tronco é curto e há possibilidade de esplintagem com dentes vizinhos, pode-se avaliar a secção dental e preservação de uma das raízes.

QUADRO 5 Tratamento de lesões de furca relativo ao envolvimento horizontal.

Classe 1AE/NE	Procedimento regenerativo ou ressectivo ósseo e odontoplastia
Classe 2A/BE/NE, com ou sem defeito ósseo	Procedimento regenerativo; se houver insucesso, prosseguir com tunelização, ou secção dental com ou sem remoção de raiz e osteotomia, seguido por reconstrução protética; essa norma é aplicável quando houver defeito ósseo na furca
Classe 3A/BCE/NE	Tunelização por secção dental e osteotomia e reconstrução protética em casos de tronco curto e suporte periodontal remanescente compatível; em casos específicos incluindo defeitos ósseos em dentes estratégicos, pode-se optar por procedimento regenerativo; se houver insucesso, prosseguir com o planejamento anterior ou extração

Fonte: Elaborado pelos autores.

QUADRO 6 Tratamento das lesões de furca com perda óssea vertical.
Quando a lesão de furca incorpora perda óssea vertical, em todos os casos pode-se proceder a tratamento regenerativo e, se não for bem-sucedido, tratar como lesão horizontal, conforme descrito no **Quadro 5**
Para a classe 1A, com qualquer defeito ósseo vertical e sem exposição, o tratamento deve ser regenerativo, combinado ou não com ressectivo parcial e odontoplastia para a fração horizontal da classe
Para a classe 3, a partir de perda de inserção B, como o prognóstico periodontal é duvidoso, analisar a perspectiva de extração do dente em função do prognóstico geral do caso

Fonte: Elaborado pelos autores.

QUADRO 7 Tratamento das lesões de furca por secção dental com ou sem remoção de raízes.
Implicações na distribuição de forças oclusais – efeito cantileveriano
Esplintagem com e sem extremo livre mesial ou distal
Aspectos peculiares da abordagem cirúrgica:
▸ Cuidados na separação dos cones radiculares
▸ Reconstrução das distâncias biológicas na área seccionada – osteotomia – IAR

Fonte: Elaborado pelos autores.

APRESENTAÇÃO DE CASOS CLÍNICOS

A ilustração desses diferentes aspectos da abordagem periodontal das lesões de furca envolvendo o tratamento periodontal pode ser analisada pela apresentação dos casos clínicos que se seguem. Serão abordados os tratamentos das furcas mandibulares **(Figuras 5 a 12)** e furcas maxilares **(Figuras 13 a 17)**, de acordo com as diferentes classificações e propostas terapêuticas.

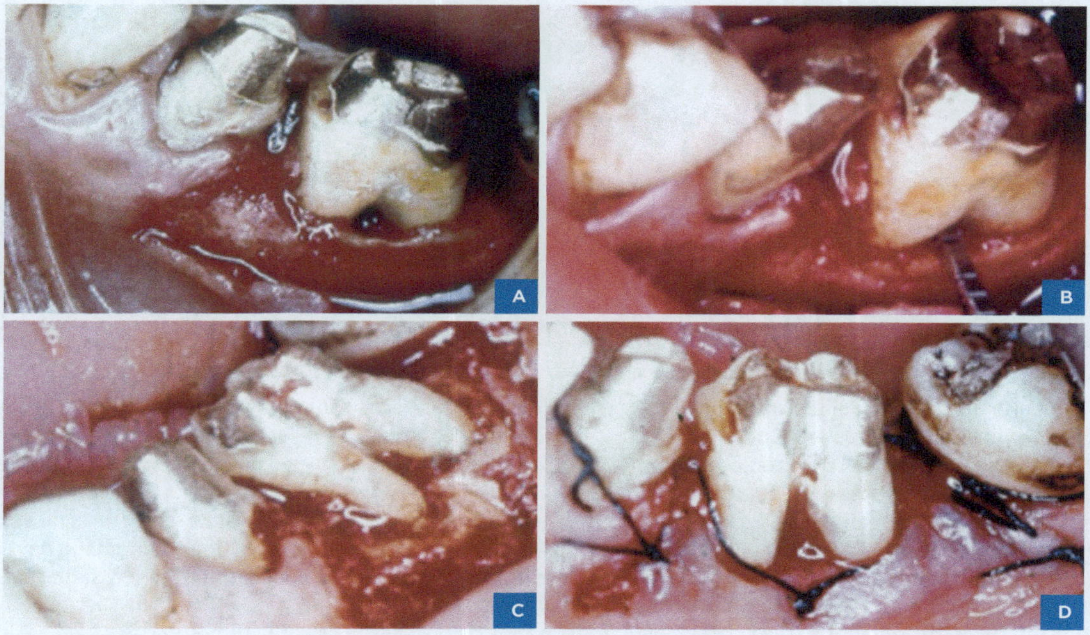

FIGURA 5 Tratamento de lesão de furca classe BNE. (A) Vista clínica vestibular de envolvimento da furca vestibular do 36, que está sendo preparado para receber coroa protética. Em todos os casos de envolvimento protético, o paciente deve estar com o dente inicialmente preparado e com o provisório cimentado temporariamente, pois na maioria das vezes é necessário fazer alguma correção no ângulo entre a superfície radicular e a crista óssea, visando a formação de sulco gengival raso. (B) A exploração horizontal da lesão na bifurcação mostra penetração da sonda de 5,0 mm, sem exteriorizar por lingual e sem perda óssea vertical no septo ósseo inter-radicular. A opção terapêutica deve levar em conta a largura do septo ósseo inter-radicular do lado envolvido. Deve-se avaliar a possibilidade de esculpir sulco vestibular no septo ósseo por osteoplastia no sentido oclusoapical, inclinado para a área da furca, estabelecendo ângulo > 90º, como parte do tratamento IAR (interface alvéolo-restauração). Em dentes hígidos, é importante observar que o desgaste não pode colocar em risco a integridade da polpa, de modo que o desgaste dental deve ser mais limitado. (C) Vista clínica vestibular após osteotomia e osteoplastia, com pronunciamento da curva parabólica nas regiões mesial e distal da raiz, escultura e biselamento do sulco de escape vestibular (*"sluiceway"*) do septo ósseo inter-radicular do 36. Como o retalho foi dividido, é possível visualizar a presença do periósteo recobrindo a superfície óssea na qual não se fez intervenção. (D) Retalho dividido suturado apicalmente e complementação com sutura de ancoragem para manter a margem gengival justaposta à região da furca. Como não havia envolvimento interproximal e lingual, o retalho foi elevado somente por vestibular.

(Continua)

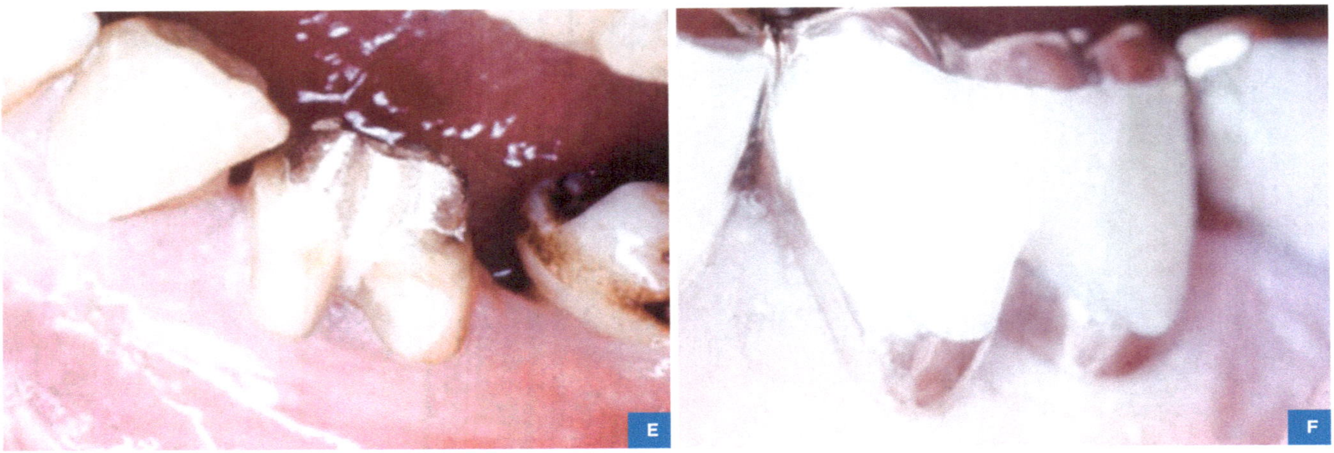

FIGURA 5 (*Continuação*) (E) Vista vestibular do pós-operatório de 2 meses, na qual se evidencia a reconstrução da área, sem evidência de lesão de furca no 36. (F) Evidenciação da reconstrução periodontal com expressão de saúde 1 ano após a instalação da coroa protética metaloplástica. Observe a aparência clínica de maturação dos tecidos e a preservação da curva parabólica marginal de conformidade com o padrão cirúrgico dado à crista óssea. A cinta metálica cervical foi deixada para melhor proteção do material restaurador plástico contra o desgaste da execução dos procedimentos de higiene oral.

Fonte: Acervo pessoal dos autores.

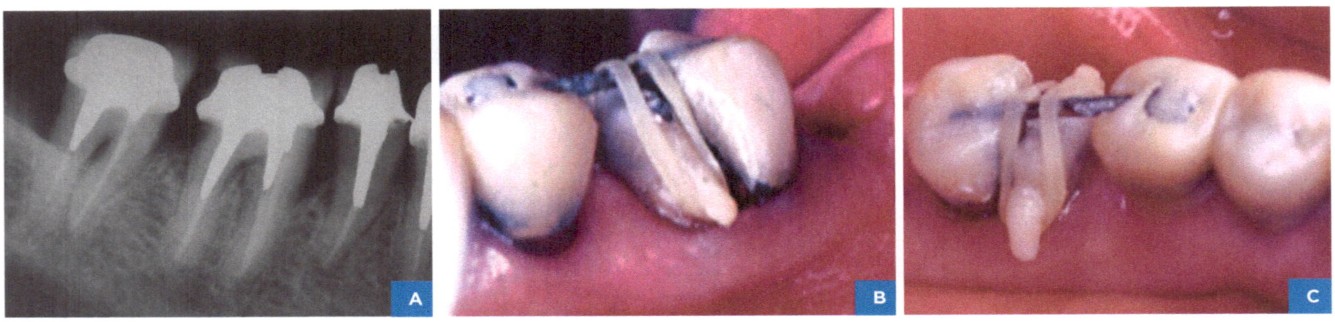

FIGURA 6 Tratamento de lesão de furca mandibular: separação de raízes. Paciente com perda óssea periodontal acentuada na região lingual do 47, com lesão de furca em túnel e raízes muito próximas. O 46 também apresentou lesão de furca lingual classe 2ANE, além de perda óssea vertical na superfície mesial. (A) Imagem radiográfica na qual se destaca o envolvimento periodontal da furca do 47, com perda óssea distal, defeito ósseo angular no septo ósseo mesial do 46, que apresenta tronco curto. O 45 apresenta radiolucidez apical, porém a paciente relata a realização de tratamento endodôntico há mais de 10 anos. A indicação terapêutica foi extração do 17, secção do 46 e tração coronal da sua raiz mesial para eliminação da bolsa periodontal de 7,0 mm de profundidade na região mesial. (B e C) Projeto terapêutico para tração da raiz mesial do 46, após extração do 47, secção dental do 46 (sem cirurgia). Nessa etapa, a paciente já se encontrava com as coroas provisórias em resina acrílica nos dentes 44, 45 e 46. A coroa do 46 foi seccionada e individualizada para cada raiz do dente, sem união. Uma barra metálica foi inserida da distoclusal da coroa provisória do 45 à mesioclusal da raiz distal do 46, passando sobre a oclusal da coroa provisória da raiz mesial do 46, da qual deixou vão livre de 1,0 mm. Dois pinos de resina autopolimerizável foram incrustados na coroa provisória da raiz mesial, um na vestibular cervical e outro na lingual cervical, que serviu como apoio para instalação de um elástico ortodôntico que passou sobre a barra metálica oclusal, de modo que se estabeleceu a força de tração coronal da raiz envolvida. O elástico foi trocado em dias alternados, até que a coroa provisória estabelecesse contato com a barra metálica, sendo mantida, assim, por cerca de 12 dias, para se processar o estímulo neoformador do compartimento periodontal de sustentação. Isso posto, a oclusal da coroa provisória foi desgastada para deixar novo vão livre de 1,0 mm, seguindo-se novo período de tração conforme o mesmo protocolo, até completar a tração total de 5,0 mm. Para eliminação de bolsas periodontais por esse protocolo, a quantidade de tração corresponde à profundidade da bolsa menos 2,0 mm, correspondentes ao sulco gengival clínico.

(Continua)

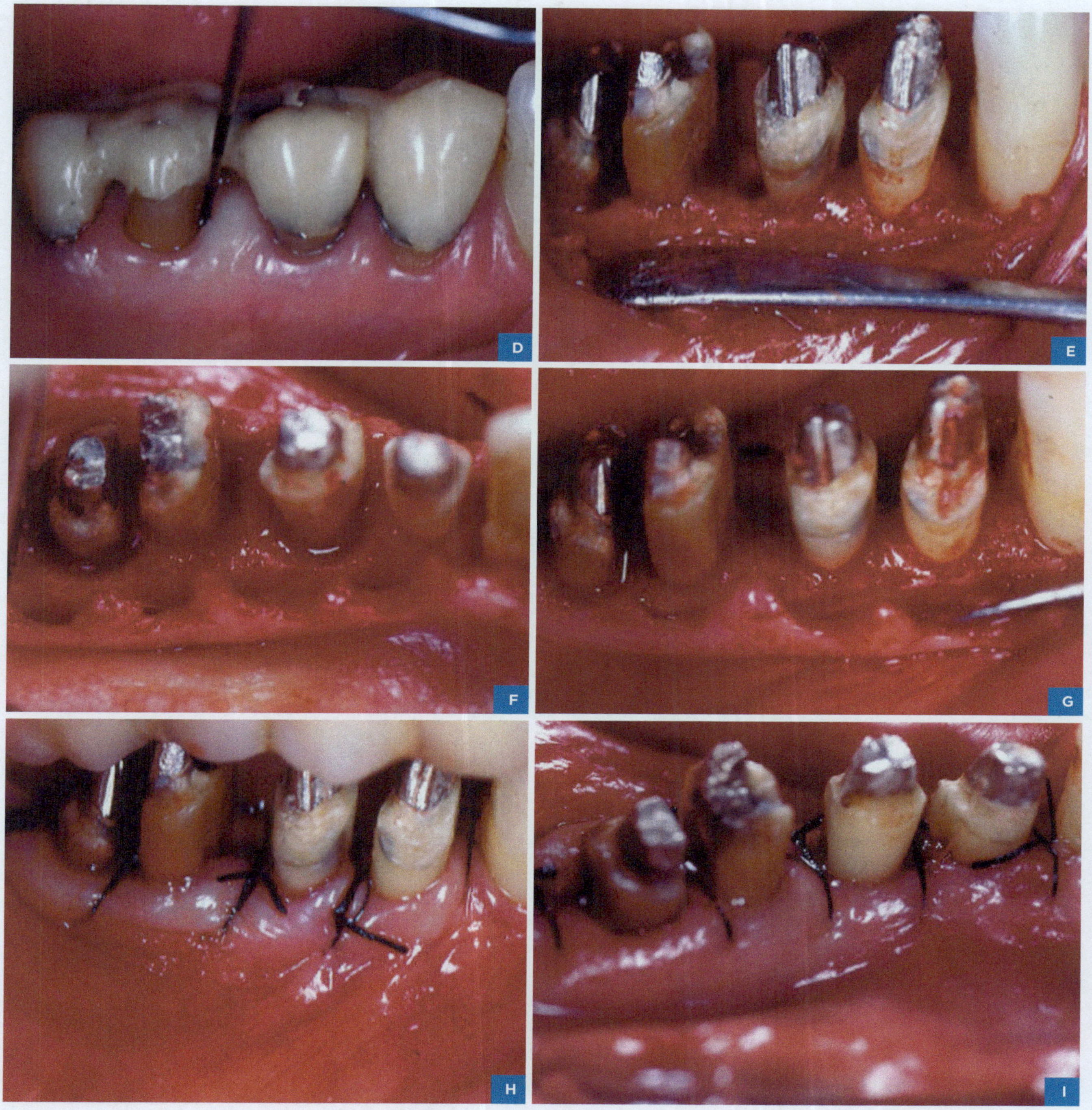

FIGURA 6 (*Continuação*) (D) Imagem clínica após a tração da raiz mesial do 46, mostrando que a profundidade de exploração alcançada do sulco gengival é de 2,0 mm. (E) Exposição do campo cirúrgico por retalho dividido vestibular e gengivectomia lingual 4 meses após o movimento ortodôntico, para correção de bolsas periodontais infraósseas remanescentes, do tipo circunferencial e semicircunferencial. Observe a arquitetura óssea vestibular com pouca curva parabólica da crista óssea. (F) Vista lingual identificando a presença de defeitos ósseos na raiz distal do 46, no 45 e na distal do 43. O defeito inicialmente presente na mesial da raiz mesial do 46 praticamente foi eliminado pelo movimento ortodôntico. (G) Vista clínica após osteotomia para correção da curva parabólica da crista óssea e obtenção das esquírolas ósseas enxertadas nos defeitos ósseos. (H-I) Identificação da sutura simples dos retalhos, aproximando um do outro, sem tensão, de modo a isolar os enxertos ósseos no leito receptor.

(Continua)

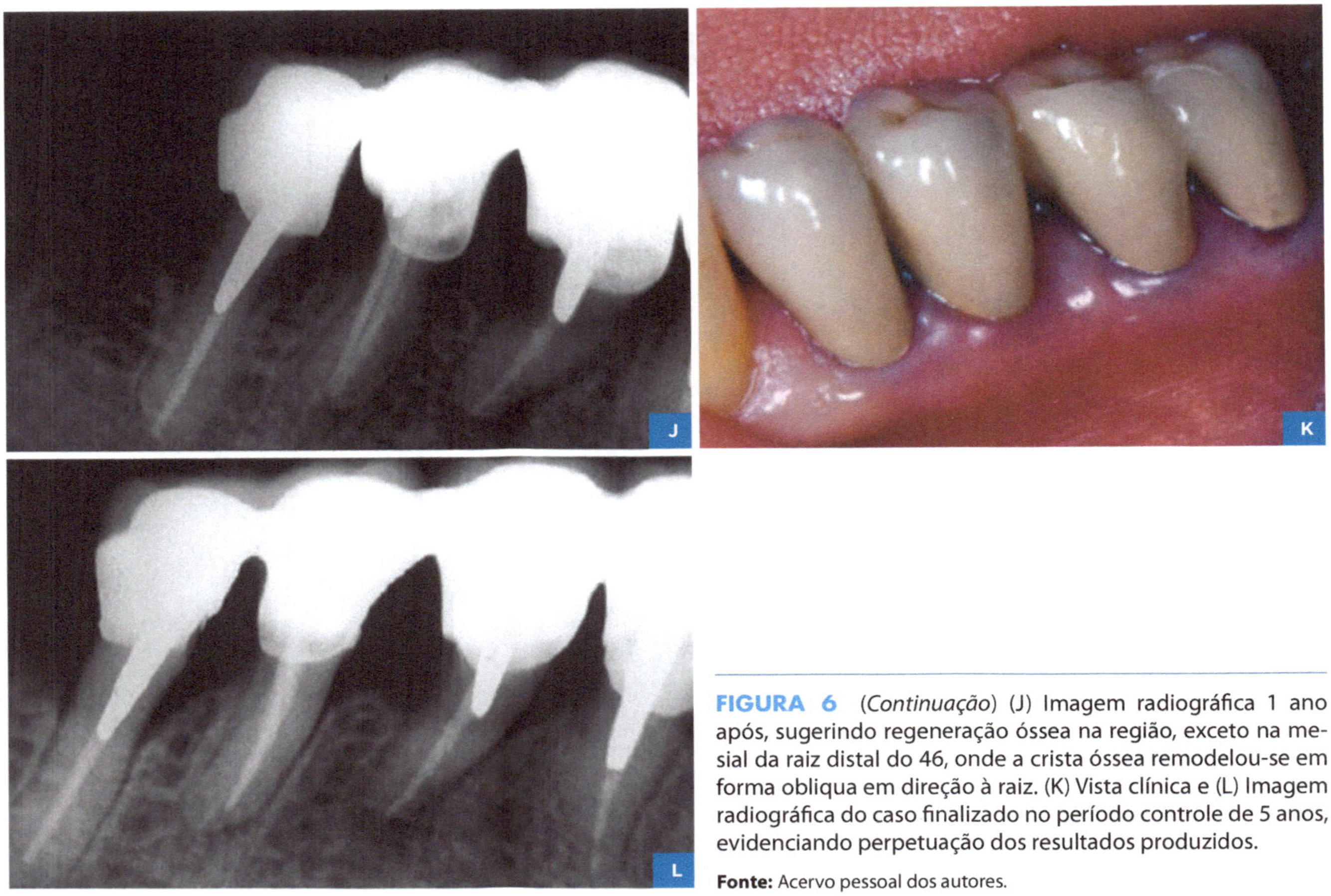

FIGURA 6 (*Continuação*) (J) Imagem radiográfica 1 ano após, sugerindo regeneração óssea na região, exceto na mesial da raiz distal do 46, onde a crista óssea remodelou-se em forma obliqua em direção à raiz. (K) Vista clínica e (L) Imagem radiográfica do caso finalizado no período controle de 5 anos, evidenciando perpetuação dos resultados produzidos.

Fonte: Acervo pessoal dos autores.

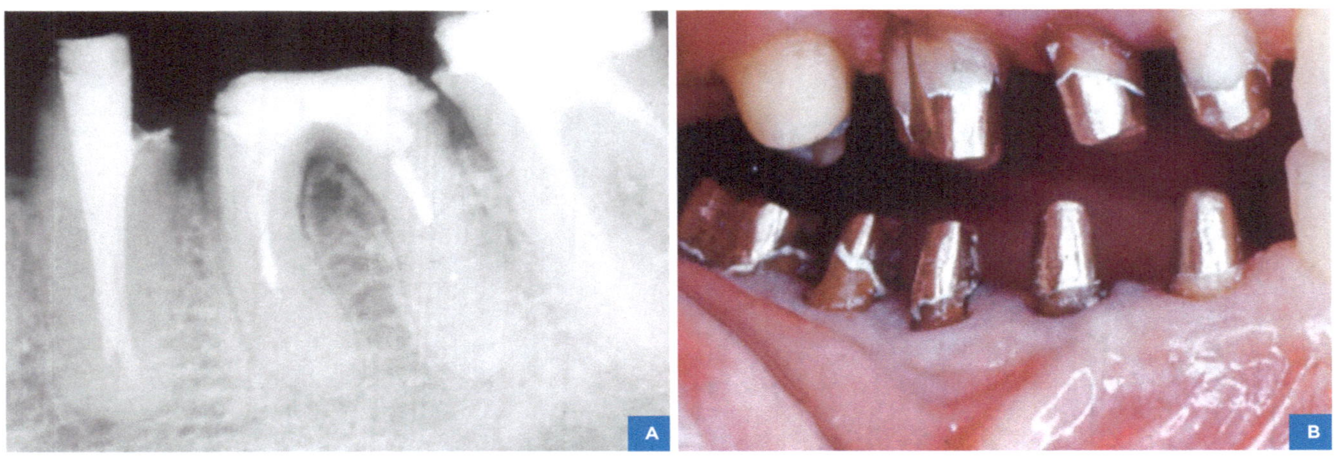

FIGURA 7 Tratamento das lesões de furca por secção dental sem remoção de raízes. (A) Imagem radiográfica indicando que o 36 requer retratamento endodôntico para confecção de núcleos, o tronco curto e a lesão de furca classe 1ANE por lingual. Observe que a pequena fração de estrutura dental disponível do assoalho da câmara pulpar até a furca e a presença de lesão na furca representam um óbice de respeito às distâncias biológicas periodontais mediante a necessidade do tratamento protético, pondo em risco a realização de tratamento periodontal por osteoplastia e odontoplastia, optando-se pela secção dental, sem remoção de raiz, uma vez que o suporte periodontal individual das raízes é compatível com sua manutenção; as distâncias biológicas periodontais foram reconstruídas do assoalho da câmara pulpar ao nível da crista óssea inter-radicular. (B) Vista clínica vestibular 2 meses após a secção dental, que foi feita sem a necessidade de exposição de campo cirúrgico, destacando a adaptação tecidual mediante a confecção de coroas provisórias.

(Continua)

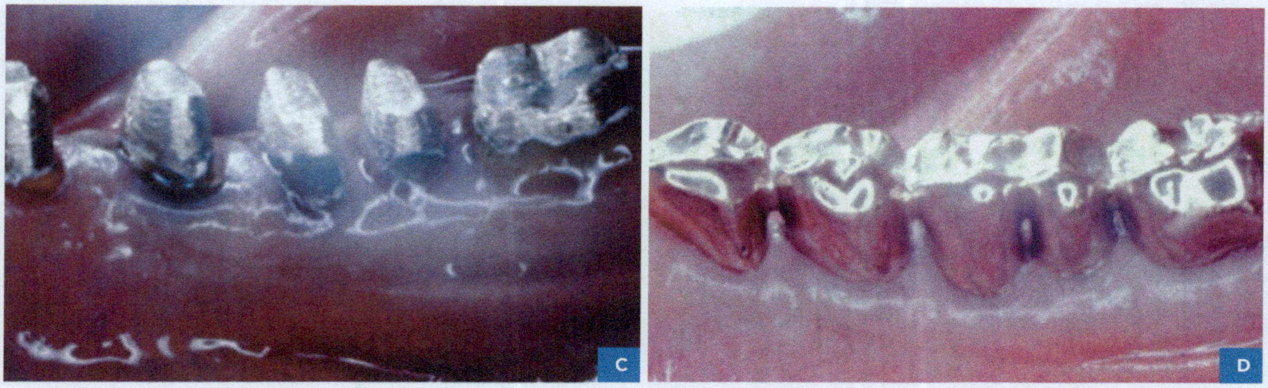

FIGURA 7 (*Continuação*) (C) Vista clínica lingual no mesmo período pós-operatório de 2 meses, ilustrando a adaptação tecidual inicial. (D) Controle pós-operatório após 1 ano, no qual se pode identificar a aparência saudável do tecido de revestimento, caracterizando a aceitação do compartimento periodontal de proteção ao procedimento realizado e às características dos preparos protéticos e respectiva prótese metaloplástica instalada. As ameias gengivais foram mantidas abertas apicalmente às soldas para permitirem acesso fácil aos procedimentos de higiene oral.

Fonte: Acervo pessoal dos autores.

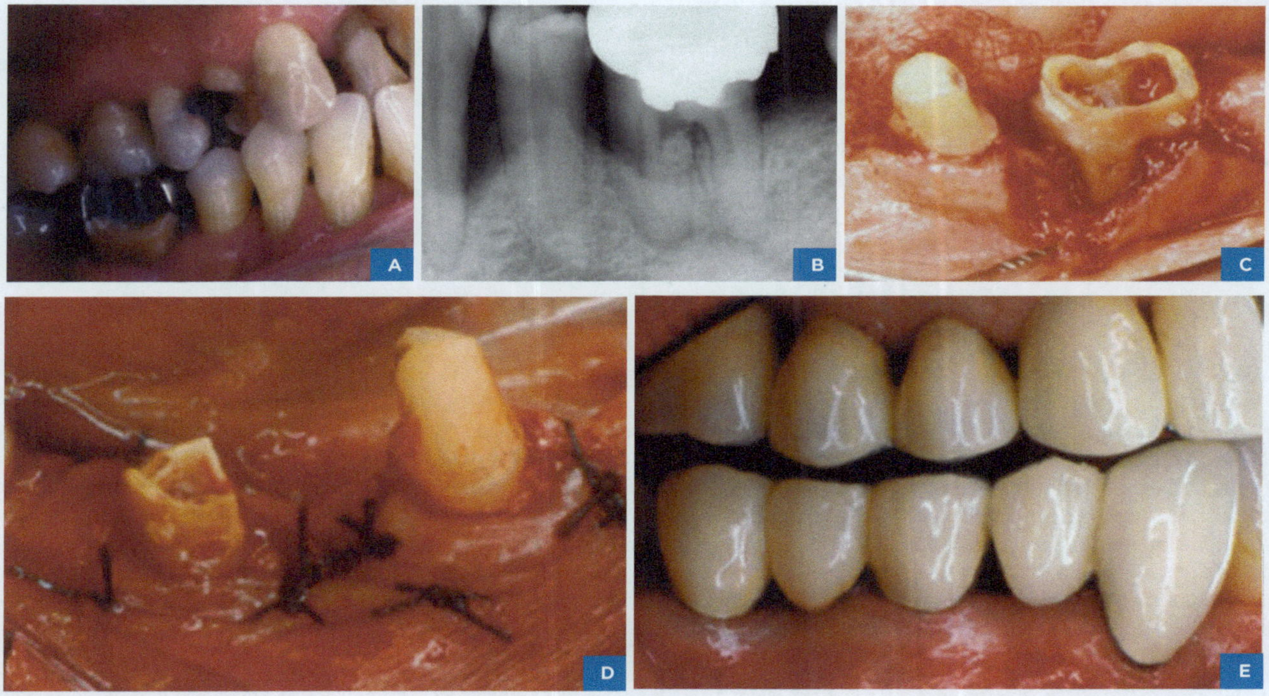

FIGURA 8 Tratamento das lesões de furca por secção dental com remoção de raízes. Paciente com 62 anos de idade, com doença periodontal inflamatória infecciosa marginal avançada, envolvendo toda dentição e requerendo tratamento de reabilitação oral. (A) Vista clínica vestibular do lado esquerdo do paciente (imagem no espelho) na posição de máxima intercuspidação habitual, após raspagem e aplainamento da superfície dental envolvida. (B) Imagem radiográfica da região do 36, com defeito ósseo na mesial e lesão de furca lingual classe A1NE e defeito ósseo na distal do 34. A imagem sugere preparo incorreto da câmara pulpar com iminente perfuração da raiz mesial próximo à furcação. A despeito de não haver tratamento endodôntico, a raiz distal apresenta-se com suporte periodontal adequado para preservação. (C) Após preparo dos dentes para coroas totais e confecção de prótese parcial fixa (PPF) provisória dentro do protocolo de reabilitação oral planejado, incluindo a extração dos dentes indicados como parte do preparo inicial do caso, foi elevado retalho dividido por vestibular e retalho de minigengivectomia interna por lingual, expondo o campo cirúrgico necessário para secção e remoção da raiz mesial do 36. Observe que a lesão na furcação é acompanhada por perda horizontal inclinada para mesial no septo ósseo lingual, continuando-se com um defeito estreito de uma parede óssea na mesial da raiz mesial. (D) Vista clínica vestibular após a remoção da raiz mesial e sutura do retalho dividido no periósteo. (E) Controle clínico e radiográfico do paciente após 1 ano de instalação da prótese fixa metalocerâmica. A imagem em E apresenta a vista por vestibular e a imagem em F apresenta a vista por lingual da área, demonstrando adaptação da margem gengival saudável e estabelecimento de faixa suficiente de gengiva com contorno compatível com saúde dos tecidos.

(Continua)

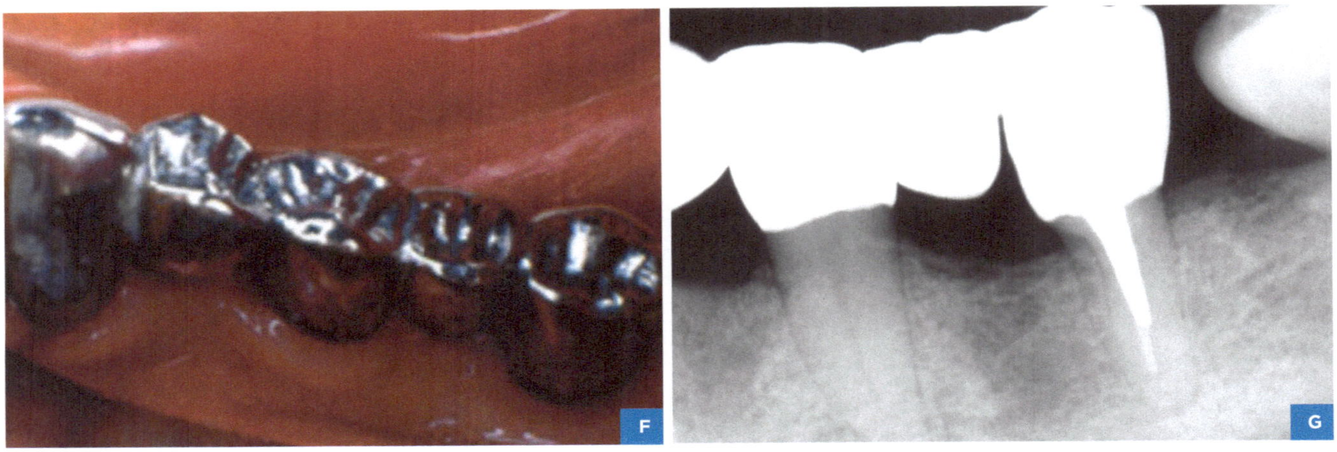

FIGURA 8 (*Continuação*) (F) Controle clínico e radiográfico do paciente após 1 ano de instalação da prótese fixa metalocerâmica. A imagem em E apresenta a vista por vestibular e a imagem em F apresenta a vista por lingual da área, demonstrando adaptação da margem gengival saudável e estabelecimento de faixa suficiente de gengiva com contorno compatível com saúde dos tecidos. A figura em G apresenta a imagem radiográfica da região, observando-se remodelamento ósseo e preservação de altura do tecido ósseo na raiz distal do 36.

Fonte: Acervo pessoal dos autores.

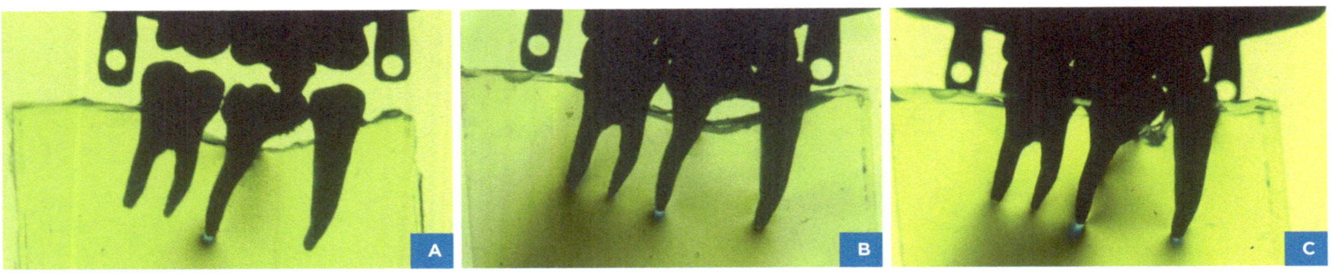

FIGURA 9 Padrões fotoelásticos para visualização da transmissão do estresse oclusal em molares mandibulares com remoção da raiz mesial. (A) Espécime com remoção da raiz mesial e aplicação de força oclusal na fração da coroa deixada em extremo livre ("*cantilever*"). Houve formação de forças laterais na região cervical por mesial da raiz distal e componente apical da transmissão axial da força. (B) Quando o dente seccionado foi unido ao dente mesial vizinho à fração da coroa em extremo livre, a força aplicada resultou em distribuição axial pelos dentes pilares. (C) O mesmo ocorreu quando se uniu o dente seccionado ao dente distal, afastado da fração em extremo livre da coroa do molar. Os resultados permitiram considerar que, quando a raiz remanescente apresenta suporte periodontal adequado, a melhor distribuição de forças é obtida quando se une a fração em extremo livre ao dente vizinho, sendo viável fazê-lo junto ao dente vizinho da raiz remanescente. Dessa forma, a opção mais indicada é eliminar o efeito de extremo livre, porém quando o dente adjacente distal requerer reconstrução e o mesial não, deve-se optar por unir a coroa da raiz remanescente ao dente distal, mantendo a fração mesial da coroa em extremo livre. Nesse caso é conveniente estabelecer o contato oclusal da fração em extremo livre próximo da região oclusal que faceia a superfície mesial da raiz remanescente.

Fonte: Chiapinotto GA. Influência da secção dental com e sem remoção de raiz e antes e após esplintagem na distribuição das tensões internas no periodonto de sustentação no primeiro molar inferior. Tese (Doutorado). Faculdade de Odontologia de Bauru, Universidade de São Paulo, 1983. 111p.

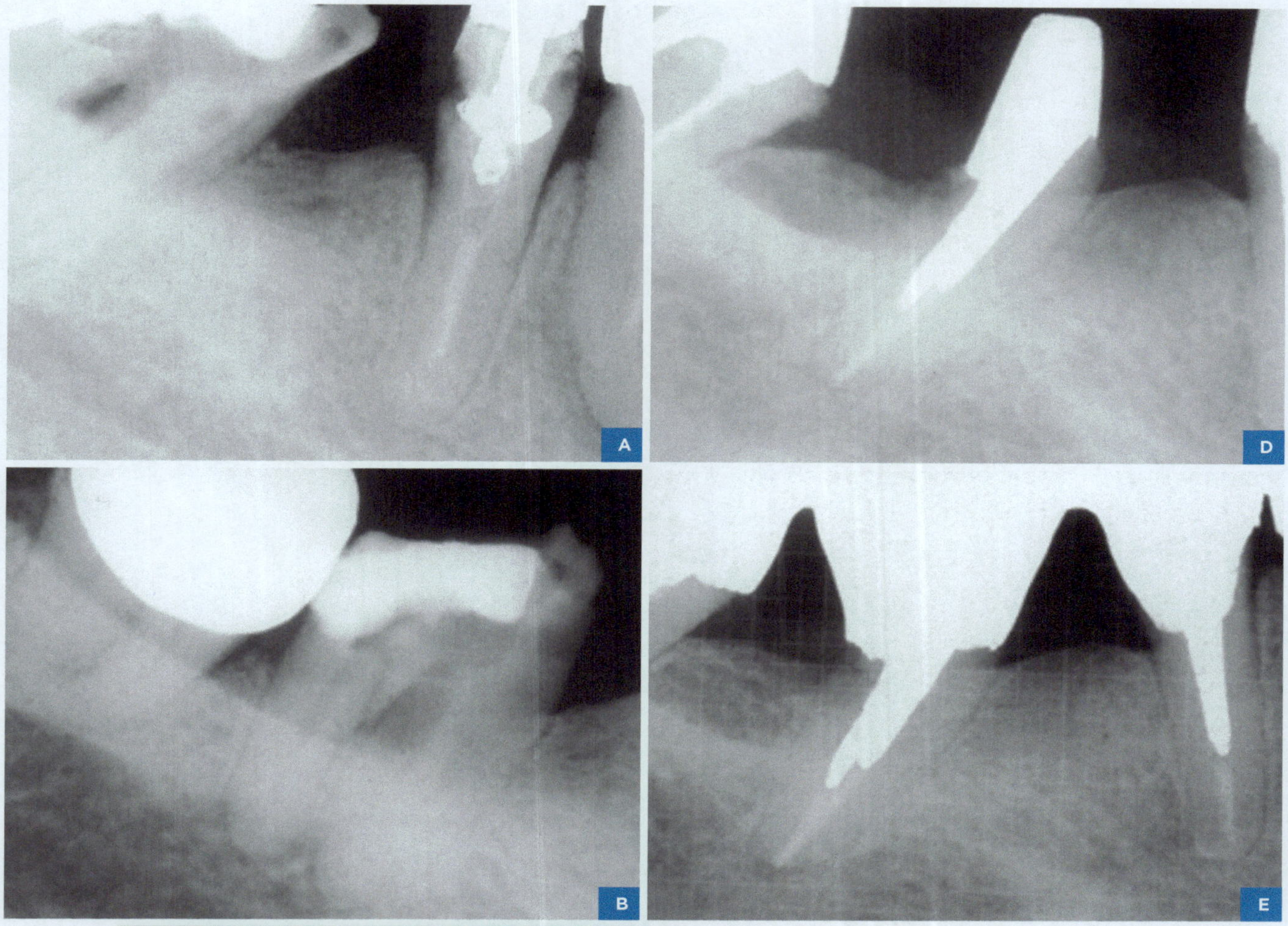

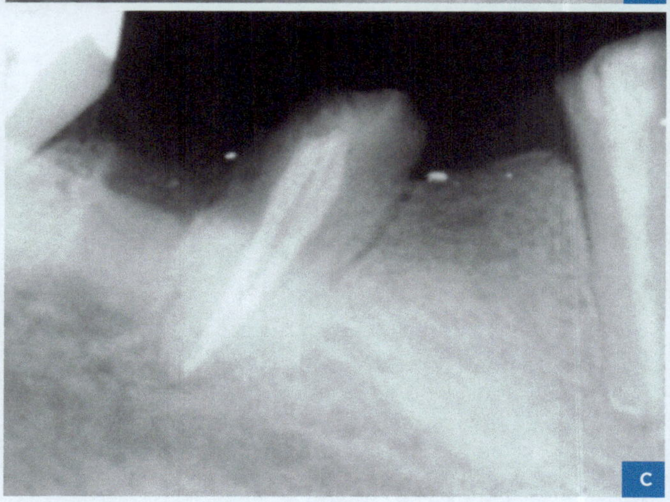

FIGURA 10 Tratamento das lesões de furca por secção dental com remoção de raízes de lesão de furca classe 3ANE. Paciente apresentando envolvimento de furca classe 3ANE no 46, com tronco curto e pequeno grau de divergência entre as raízes, com indicação de tratamento por reabilitação oral, cujo planejamento incluiu a secção do 46 e a remoção de sua raiz distal. (A e B) Imagens iniciais ilustrando o envolvimento de furca em angulações diferentes das exposições radiográficas. Observe em (A) o tronco curto existente e o pequeno grau de separação e de divergência das raízes, que foram predominantes para a indicação de secção do 46 e remoção de sua raiz distal, reforçando o prognóstico de durabilidade dos resultados em longo prazo. (C) Imagem radiográfica após a remoção da raiz distal do 46, permitindo observar que o desgaste da superfície distal da raiz mesial procurou dar continuidade à sua fração intraóssea e estabeleceu ângulo maior que 90° com a crista óssea, favorecendo a formação de sulco gengival raso. (D) Pós-operatório de 1 ano, quando se procedeu à instalação da PPF envolvendo o 47, 46, 45 e 44. Observe a relação coroa clínica:raiz clínica favorável (< 1), implicando em suporte periodontal adequado. (E) Pós-operatório de 1 ano da instalação da prótese, mostrando a compactação do osso medular, preservação da largura essencial mínima do ligamento periodontal e ausência de quaisquer sinais sugestivos de comprometimento periodontal. O paciente mantém higiene oral adequada.

Fonte: Acervo pessoal dos autores.

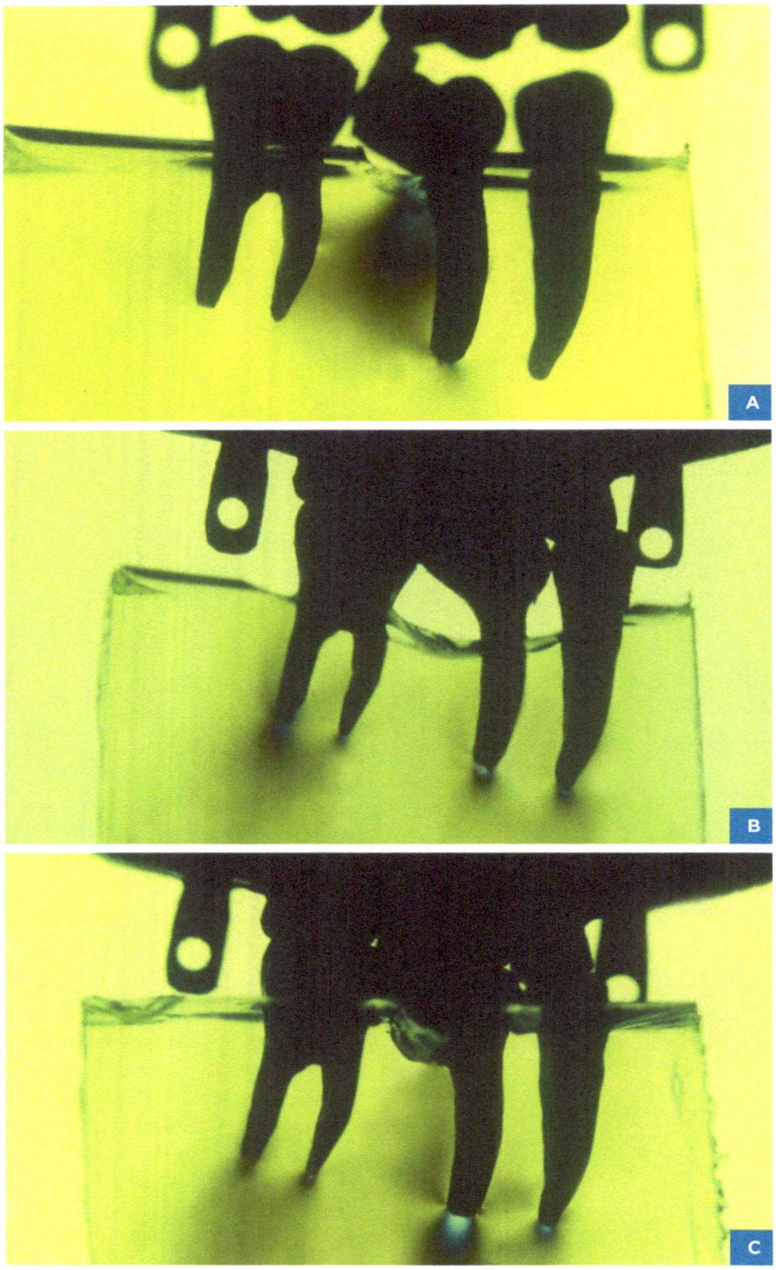

FIGURA 11 Padrões fotoelásticos para visualização da transmissão do estresse oclusal em molares mandibulares com remoção da raiz distal. (A) Espécime com remoção da raiz distal e aplicação de força oclusal na fração da coroa deixada em extremo livre ("*cantilever*"), quando se constatou a formação de forças laterais na cervical distal da raiz mesial, além da componente apical da transmissão axial da força. Quando o dente seccionado foi unido ao dente distal vizinho à fração da coroa em extremo livre, a força aplicada resultou em distribuição axial pelos dentes pilares (B). Resultado semelhante ocorreu quando se uniu o dente seccionado ao dente mesial, afastado da fração em extremo livre da coroa do molar, porém com manifestação de pequenas ondas fotoelásticas na distal da raiz mesial (C). Os resultados permitiram considerar que, quando a raiz remanescente apresenta suporte periodontal adequado, a melhor distribuição de forças é obtida ao se unir a fração em extremo livre ao dente vizinho, sendo viável fazê-lo junto ao dente vizinho da raiz remanescente. Dessa forma, a opção mais indicada é eliminar o efeito de extremo livre, porém quando o dente vizinho mesial requerer reconstrução e o vizinho distal não, deve-se optar por unir a coroa da raiz remanescente ao dente mesial, mantendo a fração distal da coroa em extremo livre. Nesse caso é conveniente estabelecer o contato oclusal da fração em extremo livre próximo da região oclusal que faceia a superfície mesial da raiz remanescente. Para estas situações também é importante avaliar a relação coroa clínica:raiz clínica e o próprio suporte periodontal em função das características morfológicas e dimensionais da raiz remanescente, pois extremos livres distais transmitem mais forças ao compartimento periodontal de sustentação.

Fonte: Chiapinotto GA. Influência da secção dental com e sem remoção de raiz e antes e após esplintagem na distribuição de tensões internas no periodonto de sustentação no primeiro molar inferior. Tese (Doutorado). Faculdade de Odontologia de Bauru, Universidade de São Paulo, 1983. 111p.

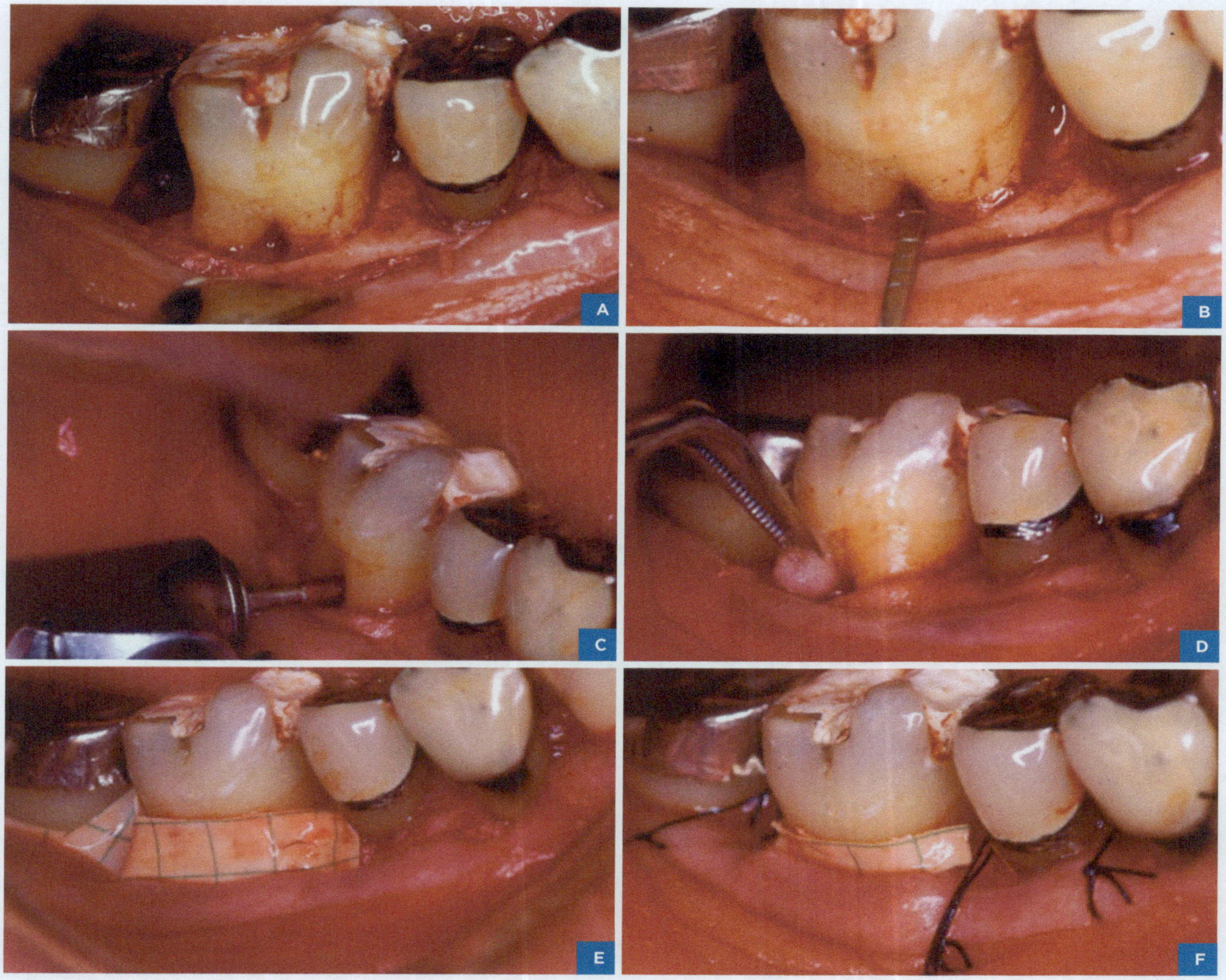

FIGURA 12 Tratamento regenerativo de lesão de furca classe 2ANE, com tronco curto e projeção de esmalte. (A) Exposição do campo cirúrgico envolvendo a furca vestibular do 46 por elevação de retalho total. Observe a destruição óssea horizontal da crista óssea e o tronco curto da furca, com a identificação de projeção de esmalte. (B) Exploração da lesão da furca com sonda periodontal, com penetração horizontal da furca em cerca de 5,0 mm, sem exteriorizar por lingual. Observe que há uma plataforma óssea desde a furca até a tábua óssea vestibular, sugerindo a presença de osso medular na área. (C) Complementação do preparo da raiz com broca diamantada de acabamento em baixa rotação, seguida pela broca de aço 12 lâminas e finalmente aplainamento com curetas. Nesse preparo, a projeção de esmalte foi desgastada. (D) Vista clínica do processo de desmineralização ácida da raiz e osso com ácido cítrico pH 1,0 na forma líquida, aplicado por 3 minutos com bolinha de algodão estéril embebida na solução. Cada bolinha foi esfregada sobre a superfície radicular sem pressão por 30 segundos, sendo substituída por outra por mais 30 segundos até completar 3 minutos de aplicação. Esse procedimento é seguido de irrigação abundante com solução salina. (E) Nesse caso clínico, realizado na fase inicial de desenvolvimento das terapias regenerativas, foi utilizada como barreira física para manipulação das populações celulares uma membrana oclusiva de Millipore®. As membranas oclusivas não podem ser recobertas por tecido gengival, já que não permitem a nutrição tecidual, o que leva a processo de deiscência e necrose. Por isso, a margem da membrana era deixada propositadamente para fora do tecido gengival, permitindo sua remoção sem a necessidade de abertura de retalho, considerando-se que essas membranas não eram reabsorvíveis. Atualmente, as técnicas regenerativas periodontais requerem o fechamento do retalho por primeira intenção, sem exposição da membrana ao meio bucal. (F) Vista clínica após a sutura do retalho, recobrindo o leito cirúrgico e deixando fração coronal exposta da barreira física.

(Continua)

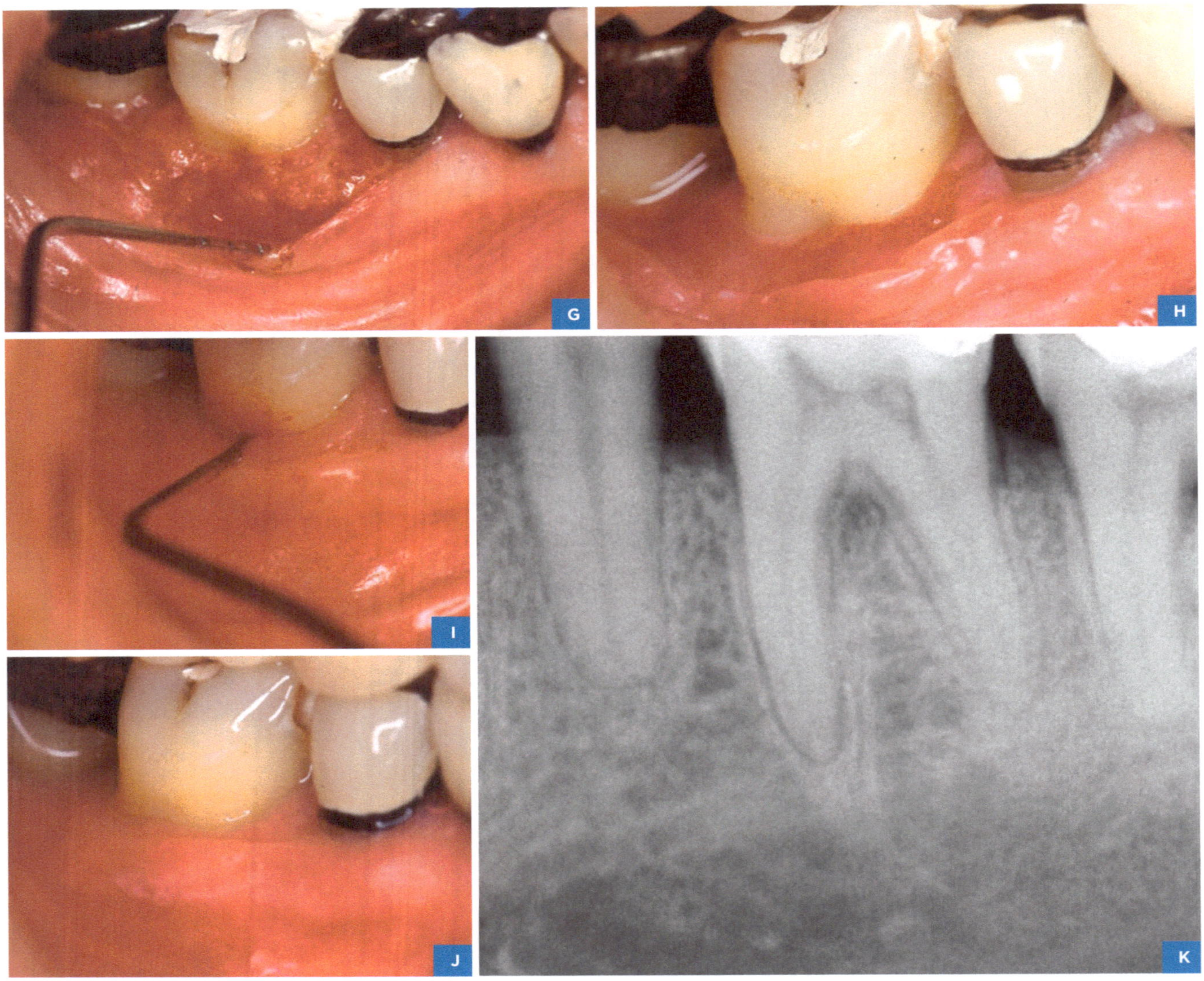

FIGURA 12 (*Continuação*) (G) Vista clínica após 3 semanas, quando se removeu a barreira física, destacando-se o preenchimento da furca e ausência de áreas de exposição óssea. É interessante observar que ainda não houve união do tecido conjuntivo do retalho com o tecido de granulação formado. (H) Pós-operatório de 5 semanas, no qual não mais foi possível separar o retalho do tecido de granulação, estando a imagem desse tecido na área marginal com aparência clínica de se encontrar recoberta por alguma fração de tecido epitelial e a furca isolada. (I) Pós-operatório de 4 meses, ilustrando o nivelamento da margem gengival em relação aos dentes vizinhos e inclusive a falta de penetração da sonda periodontal exploradora, denotando ampla redução da lesão de classe A1 na região da furca tratada. (J) Aparência clínica do tecido em fase mais avançada do processo de cura (6 meses), com estabilização da margem gengival, mantendo o isolamento da furca. (K) Imagem radiográfica sugestiva de resultado regenerativo na região da furca, 1 ano após a realização do procedimento cirírgico.

Fonte: Acervo pessoal dos autores. Caso tratado pela Profa. Dra. Maria Lúcia Rubo de Rezende. Reprodução autorizada pela Editora Artes Médicas.

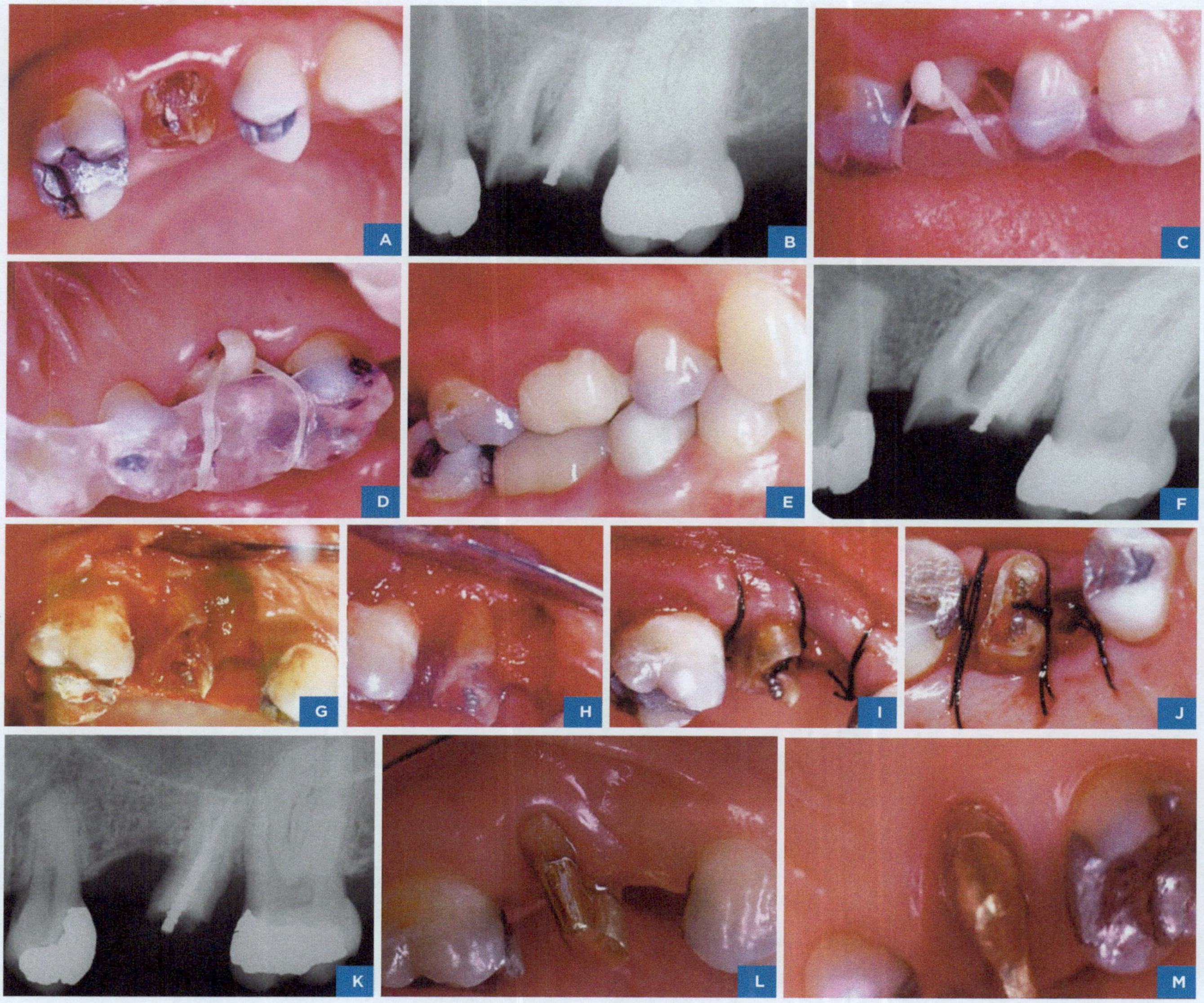

FIGURA 13 Tratamento das furcas maxilares por meio de tração coronal. Paciente compareceu com dor na região do 26 e com a coroa protética correspondente solta. (A) Vista clínica vestibular e oclusal, que evidenciou a presença de abscesso periodontal na região da furca vestibular do 26, no qual se identificou a presença de perfuração no assoalho da câmara pulpar, junto à entrada do conduto mesiovestibular (MV). (B) Imagem radiográfica sugerindo envolvimento da furca do 26 e presença de pino fraturado no canal palatino. O conduto mesiovestibular estava parcialmente obturado, em decorrência de perda do pino do núcleo intracanal. (C e D) Tração coronal do 26 com placa de mordida e elásticos ortodônticos. Realizou-se o preenchimento da câmara pulpar e canal MV com resina autopolimerizável, acrescentando-se um pino vestibular e outro em L, voltados para apical, para preensão do elástico ortodôntico passando sobre a placa de mordida, de vestibular para palatino. Essa placa recobre todos os dentes superiores e é articulada aos inferiores para estabilizar a oclusão durante o procedimento. A tração coronal foi lenta, com movimentos ativos de até 1 mm a cada ativação, realizada por desgaste da superfície oclusal do dente a ser tracionado, intercalados por periodos inativos de 12 dias, até completar 3 mm de movimento do dente em direção coronal. (E) Imobilização do 26 com coroa provisória em resina acrílica unida aos dentes vizinhos, mantida por 4 meses. (F) Imagem radiográfica após 4 meses de imobilização, na qual se observa verticalização das cristas ósseas interproximais (compare com a imagem B), em processo de neoformação periodontal, ocorrido em resposta ao estímulo de tração do movimento coronal do dente. (G) Vista clínica do campo cirúrgico exposto após remoção da raiz mesiovestibular, destacando-se a formação óssea em rampa da distal do 26 em direção à mesial do 27, formando uma bolsa infraóssea de 1 parede óssea. (H) Vista clínica após osteotomia para harmonização da curva parabólica da crista óssea e eliminação do defeito ósseo produzido na distal do 26, além de preparo da superfície mesial da raiz distal para reconstituição das distâncias biológicas e formação de sulco gengival raso, conseguida com aumento do ângulo entre a superfície dental e a crista óssea ("RAI = root alveolar interface" ou IAR - interface osso alveolar/raiz). (I e J) Sutura dos retalhos vestibular (dividido) e palatino (gengivectoma interna). Foi realizada sutura em colchoeiro vertical, permitindo aproximação do retalho. (K) Imagem radiográfica após consolidação do processo de cura da ferida cirúrgica periodontal, definida pela reformação do sulco gengival. Destaca-se a preservação de área radicular suficiente para a reconstituição das distâncias biológicas (área de inserção conjuntiva supracrestal). (L e M) Característica clínica da resposta periodontal ao tratamento efetuado, por vestibular e palatino, após a instalação do núcleo e repreparo protético para coroa total, com término cervical dos preparos posicionados 0,5 mm subgengivalmente. Observe a aparência clínica de saúde periodontal.

(Continua)

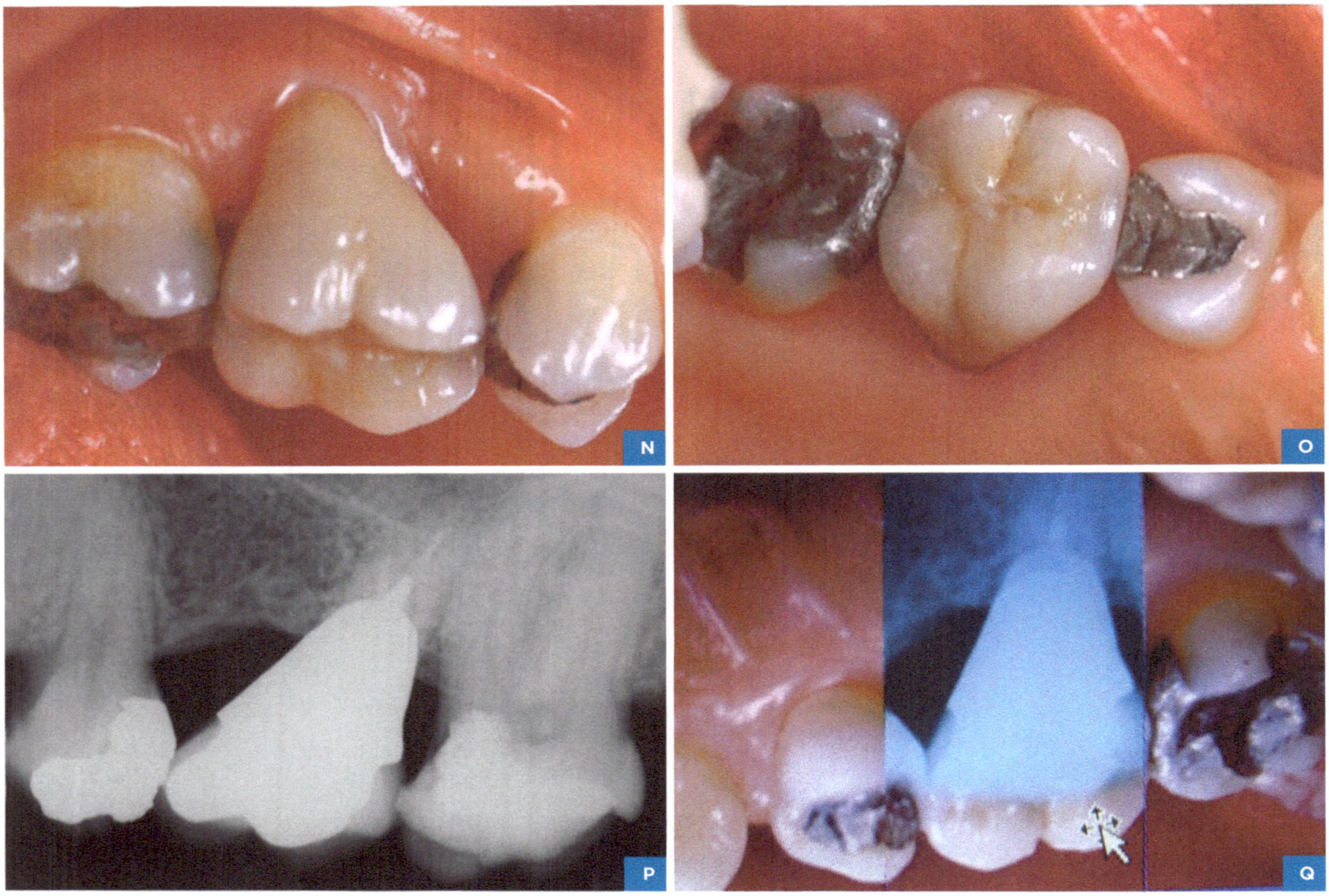

FIGURA 13 (*Continuação*) (N e O) Resultados clínicos após 3 anos de instalação da coroa VMK®, ilustrando a preservação das características de saúde periodontal. (P e Q) Imagem radiográfica sugerindo estabilidade das características morfológicas e estruturais do tecido ósseo, com ilustração da provável relação estabelecida com os dentes vizinhos, como visto em (Q).

Fonte: Passanezi E *et al*. Distâncias Biológicas Periodontais. São Paulo: Artes Médicas, 2011. Reprodução autorizada pela Editora.

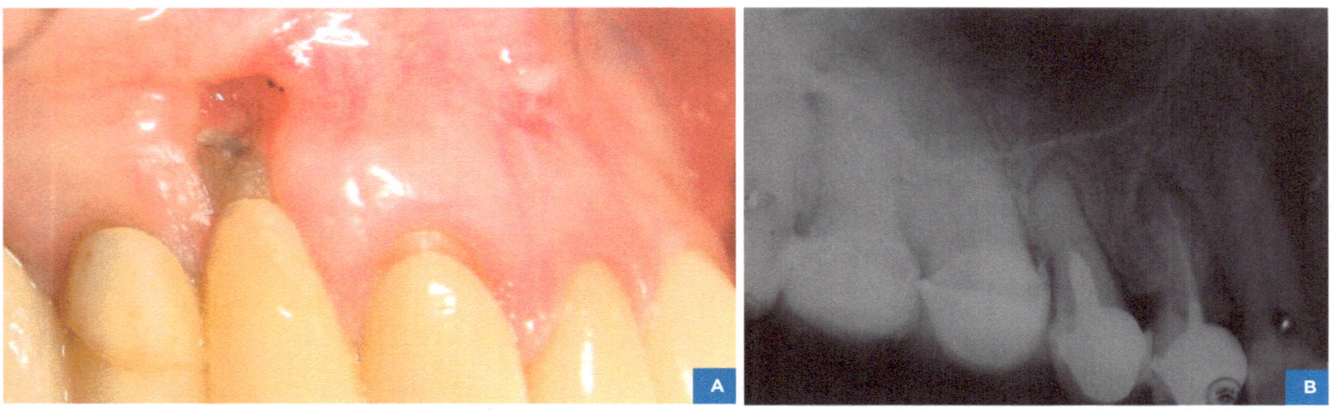

FIGURA 14 Tratamento das furcas maxilares por meio de tração coronal, remoção da raiz vestibular e reconstrução protética. Paciente com indicação para colocação de coroas VMK® nos dentes 14, 15, 16 e 17 apresentou fístula na região mesiovestibular do dente 14 relacionada a insucesso de tratamento endodôntico. (A) Vista vestibular da região, ilustrando a condição inicial do paciente, com fístula próxima à inserção de freio e tumefação próxima à distal do 13. (B) Imagem radiográfica ilustrando a presença de lesão periapical no 14, a qual foi relacionada com a formação de abscesso e a fístula, sendo a paciente encaminhada ao endodontista.

(Continua)

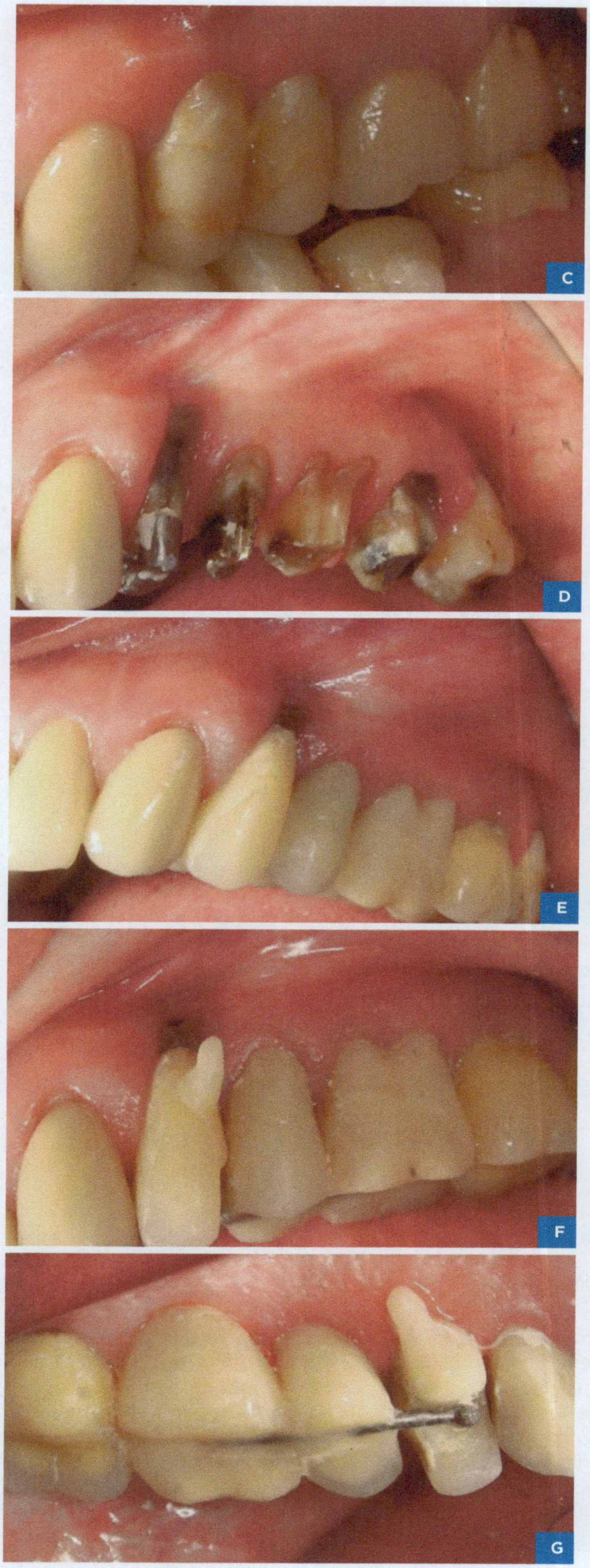

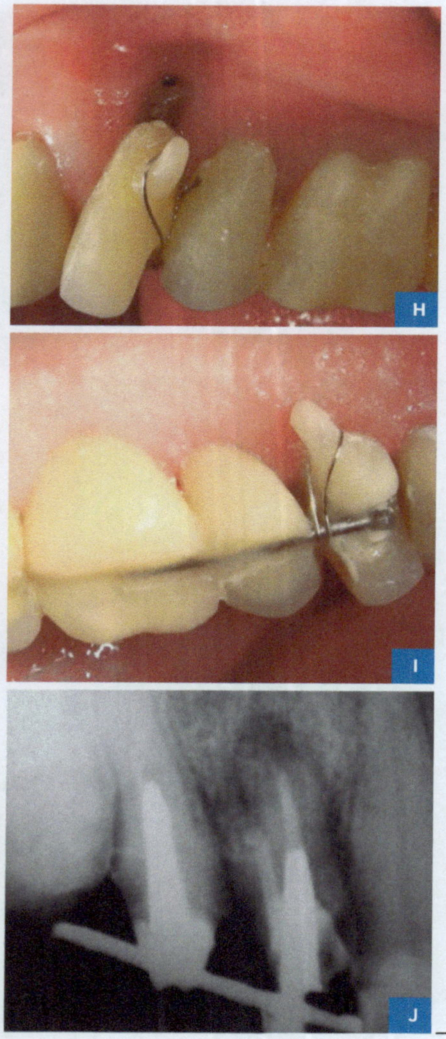

Início da tração coronal lenta do 14 com total programado de 2,5 mm

FIGURA 14 (*Continuação*) (C) Após cirurgia endodôntica com apicectomia da raiz vestibular para acesso e tratamento da raiz palatina, houve recrudescimento do quadro, com exposição do remanescente da raiz vestibular e recessão gengival. Para solucionar o caso, foi planejado estabelecer um protocolo de tração coronal lenta do 14 até posicionar a furca a um nível compatível com a secção do remanescente da raiz vestibular. (D) Vista vestibular dos dentes preparados para coroa total, nos quais foram instaladas as coroas provisórias em resina (E). (F e G) mostram a metodologia usada para tração do 14, assim idealizada porque a paciente não aceitou a placa de mordida. Observe a colocação de pinos de resina nas regiões cervicais medianas vestibular e palatina do 14 e o desgaste na distal da coroa do 14, formando um vão entre o 14 e 15, para evitar travamento do movimento de tração coronal do 14. Uma broca esférica foi incrustada na oclusal do 16 e 15, no sentido anteroposterior, passando sobre a superfície oclusal do 14, desgastada o suficiente para criar o espaço adequado para permitir a tração coronal. (H e I) A tração coronal foi feita retorcendo-se um fio de aço 0,010 polegadas para evitar continuidade do movimento produzido pelo elástico e, ao mesmo tempo, visando ligeira distalização do 14, com a finalidade de liberar o movimento de tração coronal. (J) Imagem radiográfica nas fases iniciais do movimento de tração coronal, sendo possível observar o remanescente da raiz vestibular e sugerindo a presença de tronco curto.

(Continua)

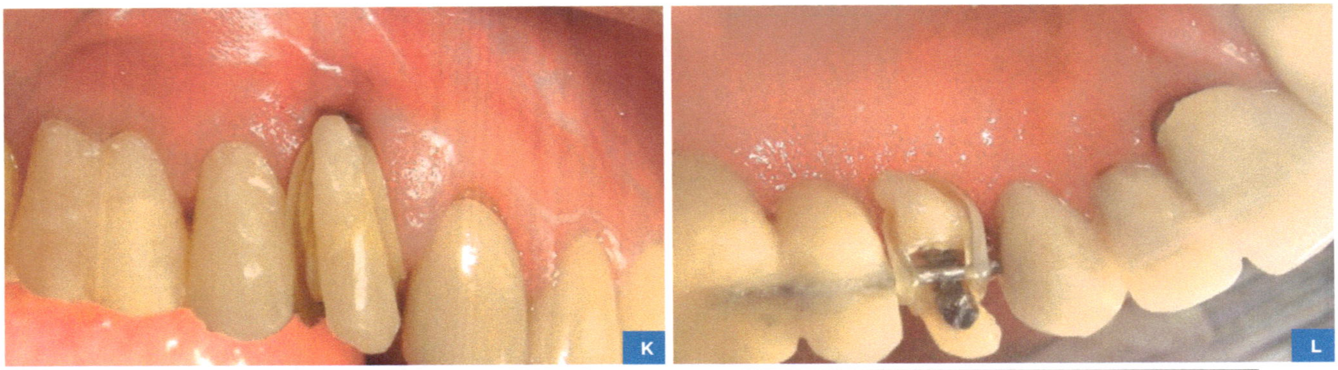

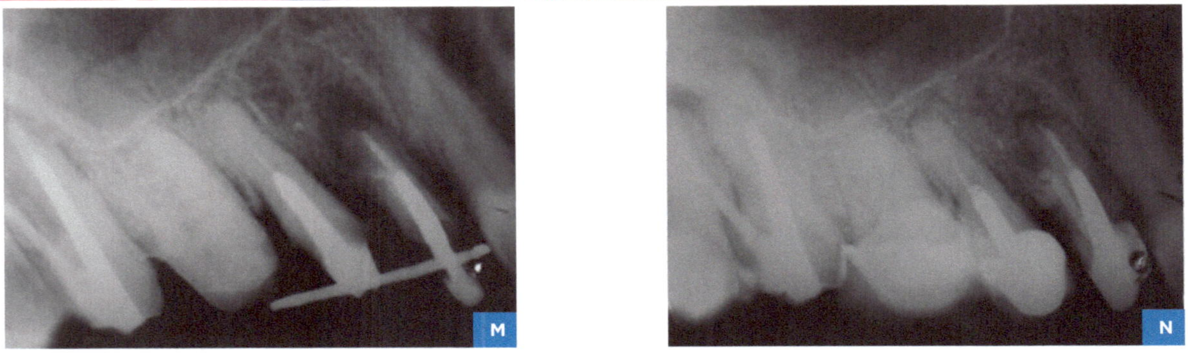

75 dias após início da tração coronal do 14

Imagem radiográfica de 5 meses de imobilização do 14 (com núcleo)

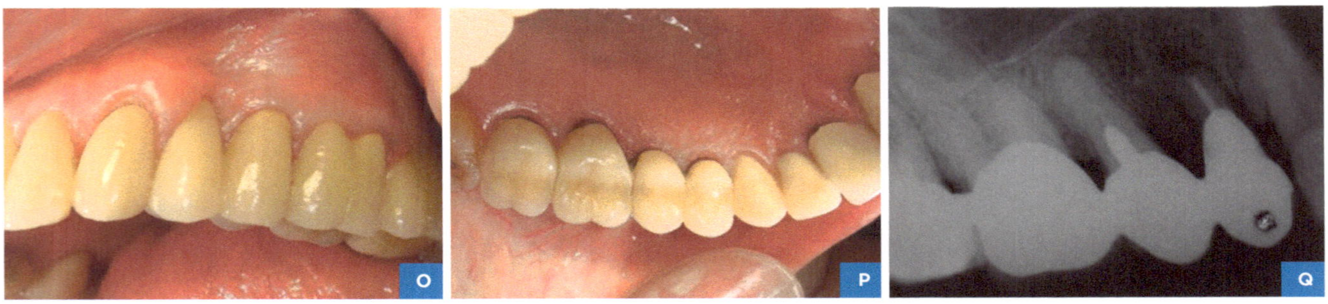

4 meses pós-operatório

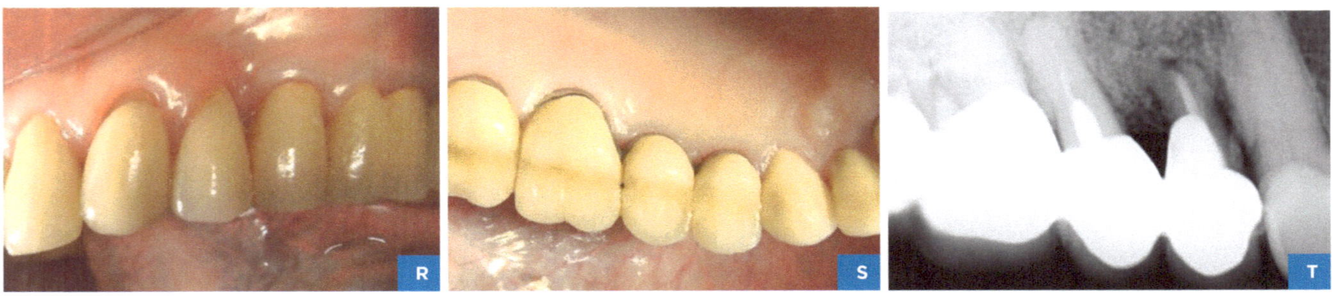

6 anos pós-operatório

FIGURA 14 (*Continuação*) (K e L) Ilustração da alteração do protocolo inicial de tração coronal, usando, a partir deste momento, elástico ortodôntico em lugar do fio de aço. Observe que foram abertos espaços nas superfícies oclusal, mesial e distal da coroa do 14, para acomodar o elástico ortodôntico sem interferir na oclusão. (M) Imagem radiográfica após 75 dias de tração coronal do 14, quando se completou o processo e foi feita a esplintagem com as coroas provisórias dos dentes 15, 16 e 17. (N) Imagem radiográfica após 5 meses de imobilização do 14 e instalação de um núcleo na raiz palatina, ainda sendo possível visualizar alguma radiolucidez óssea na área apical do 14, provavelmente deixada pela tração coronal. Apresentação dos resultados imediatos e após 5,6 anos, para se evidenciar as características saudáveis produzidas pelo movimento de tração coronal e a secção da raiz vestibular do 14, a despeito de encurtamento radiográfico da raiz clínica do dente. Observe a preservação das características teciduais a longo prazo por comparação das figuras (O) com (R), (P) com (S) e (Q) com (T), em caso de paciente com 68 anos de idade que não foi receptiva à proposta de instalação de implante osseointegrado.

Fonte: Acervo pessoal dos autores.

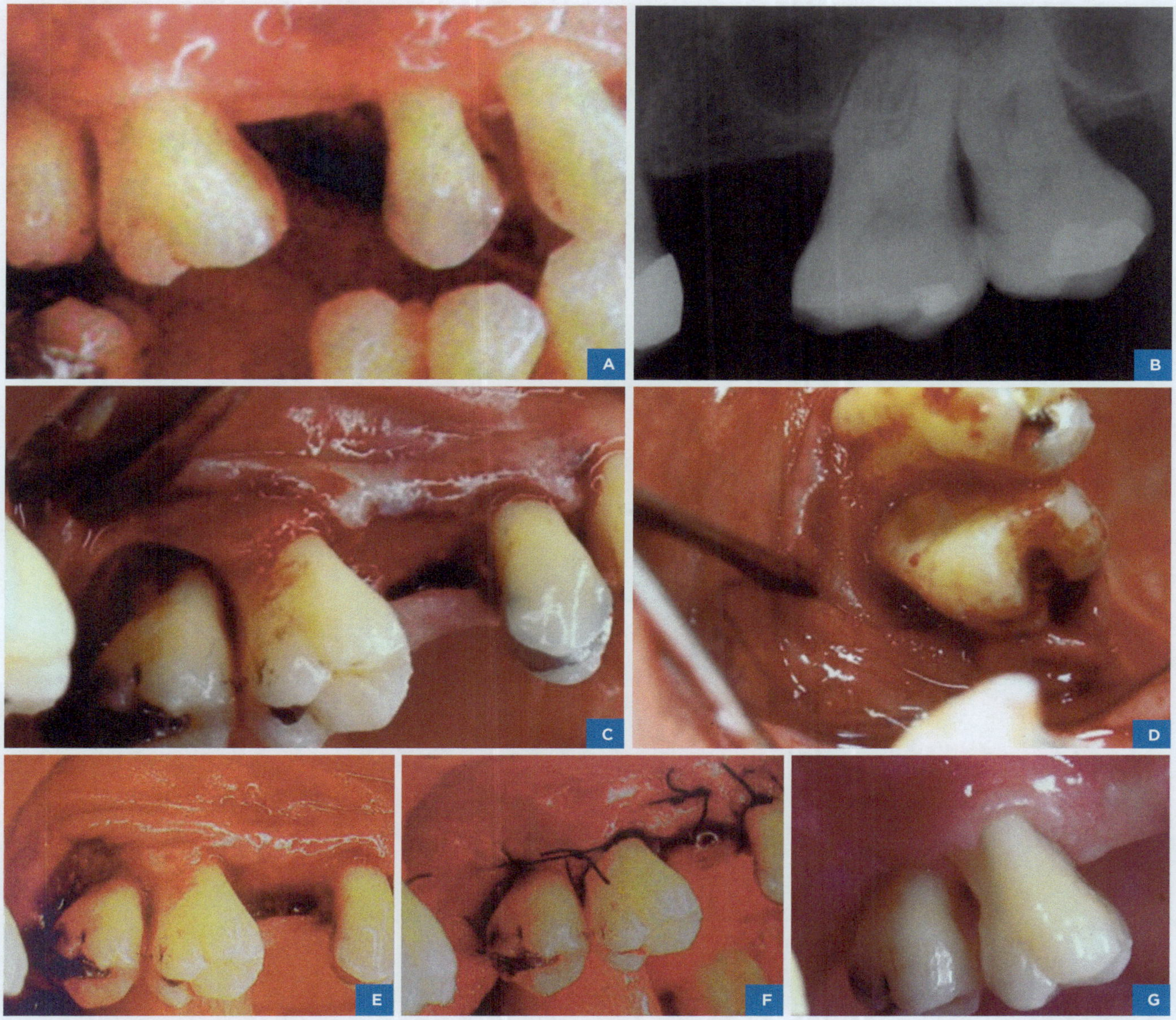

FIGURA 15 Tratamento regenerativo das furcas maxilares. Paciente com 55 anos de idade, com queixa de sangramento gengival, mau hálito e alteração do paladar, procurou tratamento periodontal, sem preocupação com a ausência de dentes, porém almejando corrigir a posição de apinhamento severo nos dentes anteriores superiores. Dentro do planejamento foi incluída a realização de procedimento regenerativo na área dos dentes 26 e 27, com bolsas profundas, da ordem de 7 a 10 mm de profundidade nas regiões mesial, vestibular e distal do 27, porém sem aumento significativo da mobilidade dental, enquadrando-se na classe A2-NE. (A) Vista clínica vestibular da região posterior superior esquerda, após o controle do biofilme, destacando-se o aspecto "saudável" do tecido gengival. (B) Imagem radiográfica sugerindo perda óssea do 27. (C e D) Exposição do campo cirúrgico por elevação de retalho total vestibular e palatino, podendo-se observar a presença de defeito circunferencial envolvendo o 27, após o debridamento do tecido de granulação e nova raspagem e aplainamento da superfície radicular. (E) Vista clínica do preenchimento do defeito ósseo com esquírolas ósseas obtidas da tuberosidade maxilar com o uso de alveolótomo. Procurou-se raspar praticamente os bordos cortante do alveolótomo na superfície óssea, a fim de se obter as menores esquírolas possíveis, de preferência após remover camada superficial do leito doador até iniciar sangramento ósseo. Procurou-se remover o tecido ósseo o mais distal possível, para evitar acesso indevido ao seio maxilar. (F) Sutura dos retalhos envolvendo os dentes, de modo a atuar como ancoragem do tecido mole contra os dentes, procurando vedar amplamente o ambiente cirúrgico interno. (G) Resultado clínico após 3 meses, durante os quais o paciente foi atendido em intervalos máximos de 15 dias, pois a degradação maior de colágeno em formação pelo biofilme parece ocorrer nos dois primeiros meses.

(Continua)

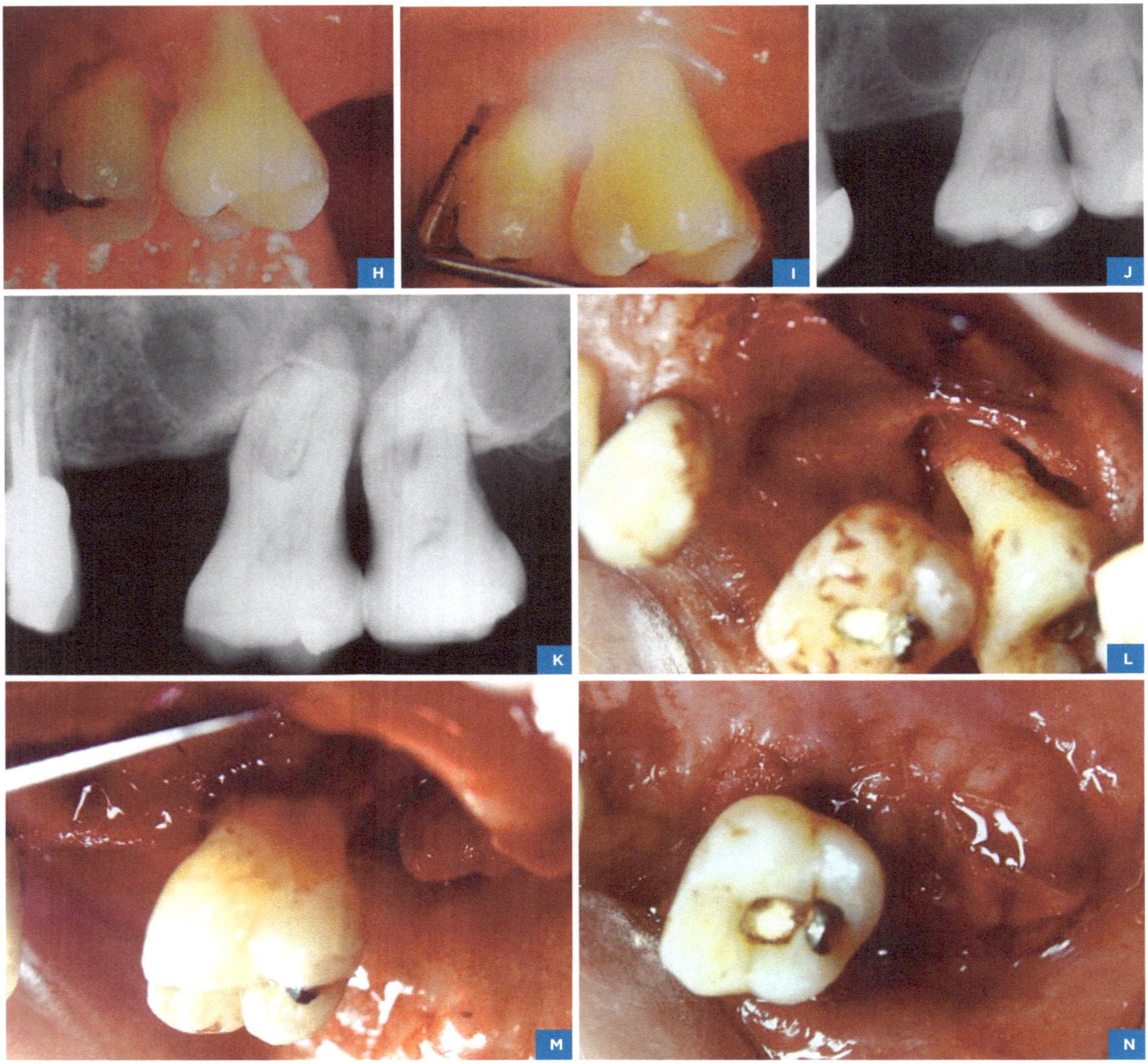

FIGURA 15 (*Continuação*) (H e I) Ilustração clínica da preservação dos resultados após 4 anos, sem penetração significativa da sonda periodontal durante a exploração da área da furca vestibular do 27. (J) Imagem radiográfica do pós-operatório de 4 anos, sugerindo a eliminação do defeito ósseo circunferencial do 27. Após 16 anos, o paciente retornou com inflamação periodontal intensa e dor na área dos dentes 26 e 27. (K) A imagem radiográfica sugeriu perda óssea acentuada envolvendo esses dentes, com profundidades de sondagem de 7 a 12 mm e exposição mesiodistal das furcas de ambos os dentes, porém sem aumento da profundidade de sondagem na vestibular do 26, apesar da perda de inserção (ver imagem H). (L) Após levantamento de retalho total, pode-se observar envolvimento amplo do 27, optando-se por sua extração, enquanto o 26 apresentou lesão em túnel mesiodistal e perda óssea significativa na raiz palatina. Optou-se por secção mesiodistal do 26 e remoção da raiz palatina, já que o tronco radicular era longo, sem envolvimento da furca vestibular. (M) Vista clínica após extração do 27 e remoção da raiz palatina do 26, destacando-se o desgaste compensatório do tronco remanescente de modo a produzir o maior ângulo possível com a crista óssea presente. (N) Vista oclusal após a sutura dos retalhos, produzindo o vedamento do meio cirúrgico interno.

(Continua)

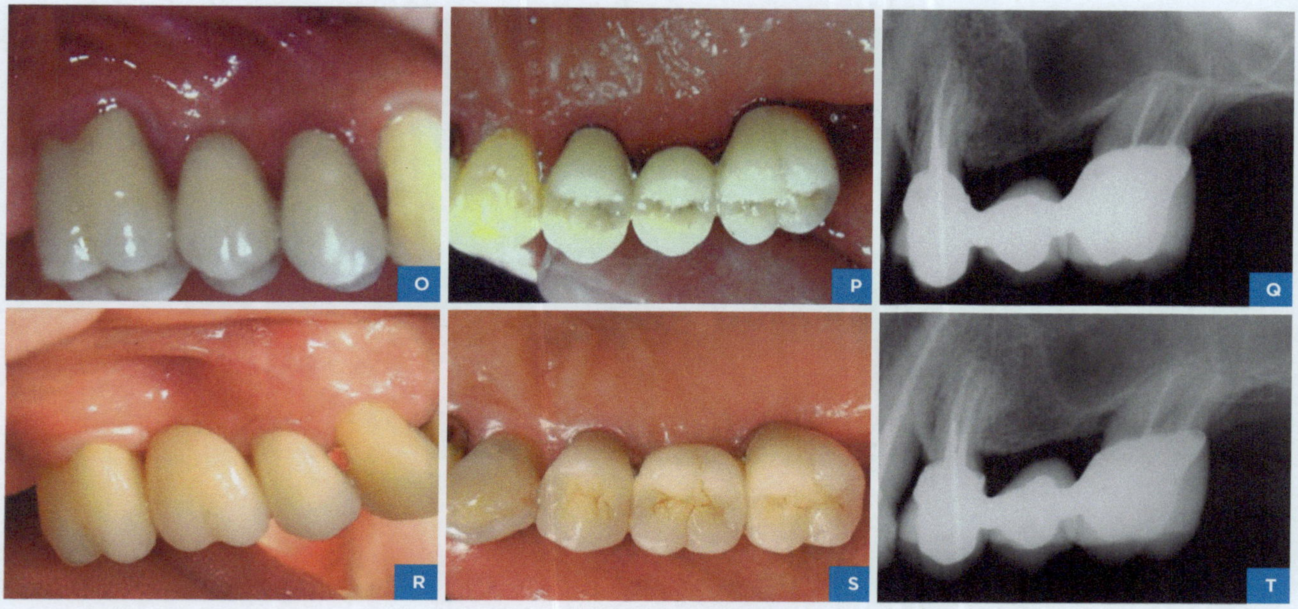

FIGURA 15 (*Continuação*) (O, P e Q) Detalhes dos resultados obtidos e vista da reconstrução protética provisória (O, P), realizada para certificação da funcionalidade do desenho idealizado mediante a perda do suporte periodontal do 26, como sugerido pela relação coroa clínica: raiz clínica > 1. (Q) Um ano depois, o trabalho protético foi refeito, usando um desenho de molar em lugar do 25, com correção da altura das coroas e reconstrução da curva de Spee, melhorando a relação coroa clínica: raiz clínica, conforme apresentado nas imagens (R), (S) e (T) de controle 15 anos após, período no qual se pôde observar a preservação dos resultados obtidos e a adequação da reconstrução protética realizada. Observe a estabilidade clínica dos tecidos, com aparência saudável, sem bolsas periodontais, conforme exame clínico e imagem radiográfica sugestiva de estabilidade de comportamento do compartimento periodontal de sustentação.

Fonte: Acervo pessoal dos autores. Reprodução autorizada pela Editora Artes Médicas.

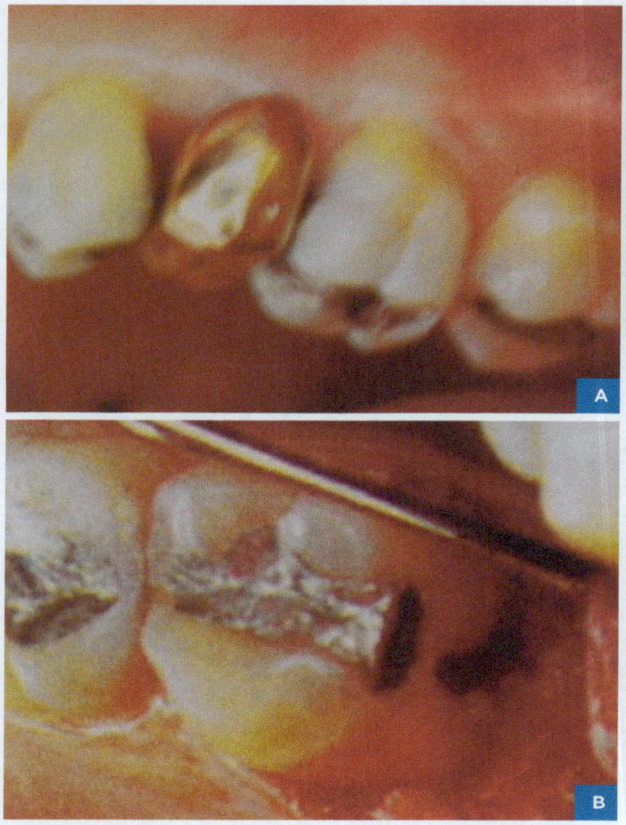

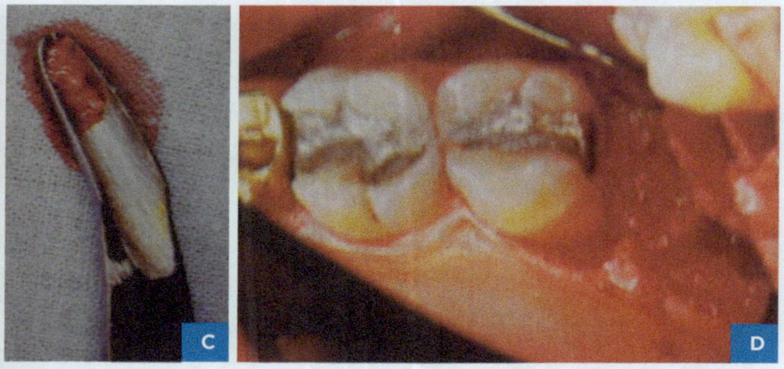

FIGURA 16 Tratamento das furcas maxilares por meio de enxerto ósseo autógeno fresco. (A) Vista clínica vestibular da região posterior superior direita de paciente de 45 anos, apresentando lesão da furca distal do 17, classe A2NE, provavelmente desenvolvida anos antes por extração do 18. Não se trata de paciente suscetível à doença periodontal inflamatória infecciosa marginal. (B) Vista do campo cirúrgico exposto por retalho total, evidenciando a presença da lesão da furca e a extensão distal dos retalhos para acesso à tuberosidade palatina, selecionada como área doadora. (C) Amostra de parte das esquírolas ósseas diminutas removidas da tuberosidade maxilar com alveolótomo, estando as partículas inundadas em sangue medular do próprio leito doador. (D) Lesão de furca preenchida com o enxerto, destacando-se a justaposição do material ao dente e o vedamento total da furca. É importante que as partículas removidas sejam imediatamente enxertadas no leito receptor, na expectativa de que parte das células transplantadas junto com o enxerto possam sobreviver à hipóxia da remoção do leito doador.

(Continua)

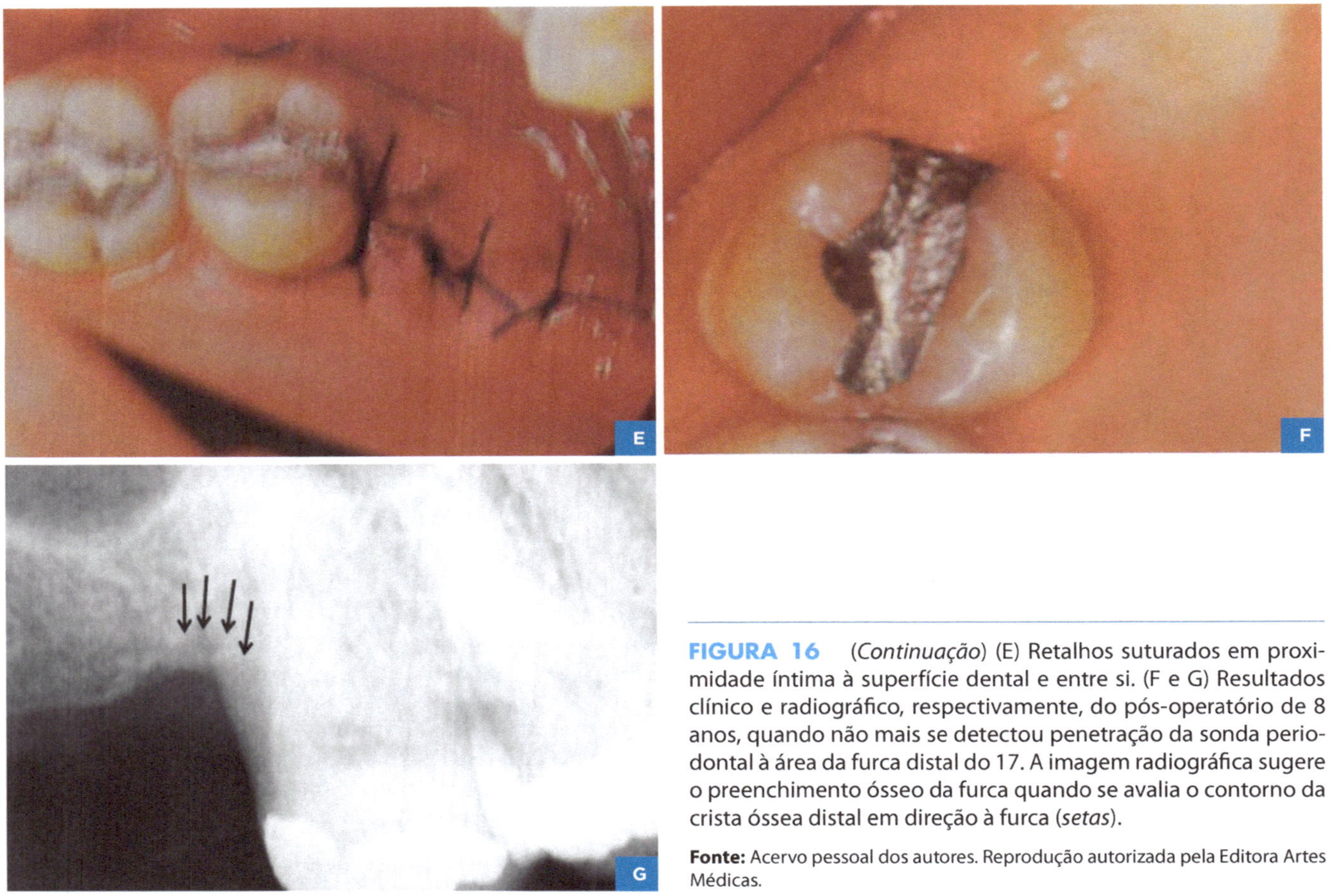

FIGURA 16 (*Continuação*) (E) Retalhos suturados em proximidade íntima à superfície dental e entre si. (F e G) Resultados clínico e radiográfico, respectivamente, do pós-operatório de 8 anos, quando não mais se detectou penetração da sonda periodontal à área da furca distal do 17. A imagem radiográfica sugere o preenchimento ósseo da furca quando se avalia o contorno da crista óssea distal em direção à furca (*setas*).

Fonte: Acervo pessoal dos autores. Reprodução autorizada pela Editora Artes Médicas.

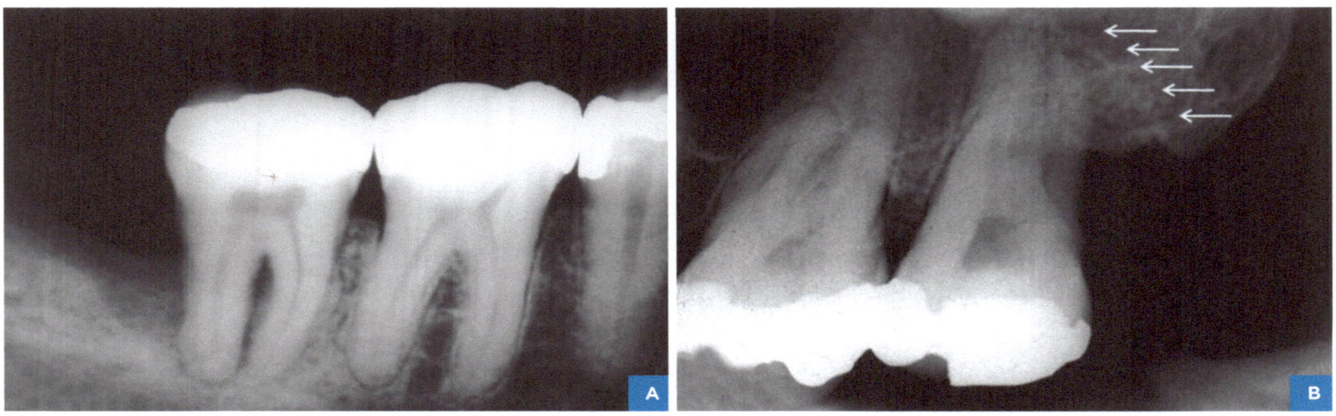

FIGURA 17 Tratamento de lesão de furca associada à comunicação bucosinusal. Paciente apresentou-se com queixa de sensibilidade dolorosa, sangramento e mobilidade acentuada no 37 e 27, após extração do 38 e 28 cerca de 1,5 a 2 anos antes. O exame radiográfico sugeriu perda óssea envolvendo toda a raiz distal do 37, incluindo a furca, e a furca distal do 27 com perda óssea sugestiva até o ápice da raiz distovestibular. O exame clínico demonstrou profundidade de 12 mm na distal de ambos os molares e pouca penetração da sonda nas furcas, devido à proximidade e ao pequeno ângulo de separação entre as raízes envolvidas. Entretanto, a sonda não encontrou resistência na face vestibular do 27, entrando no sulco além da marcação final da sonda. (A e B) As imagens radiográficas são sugestivas da perda óssea acentuada produzida no 37 e no 27, que levou à indicação de extração de ambos.

(Continua)

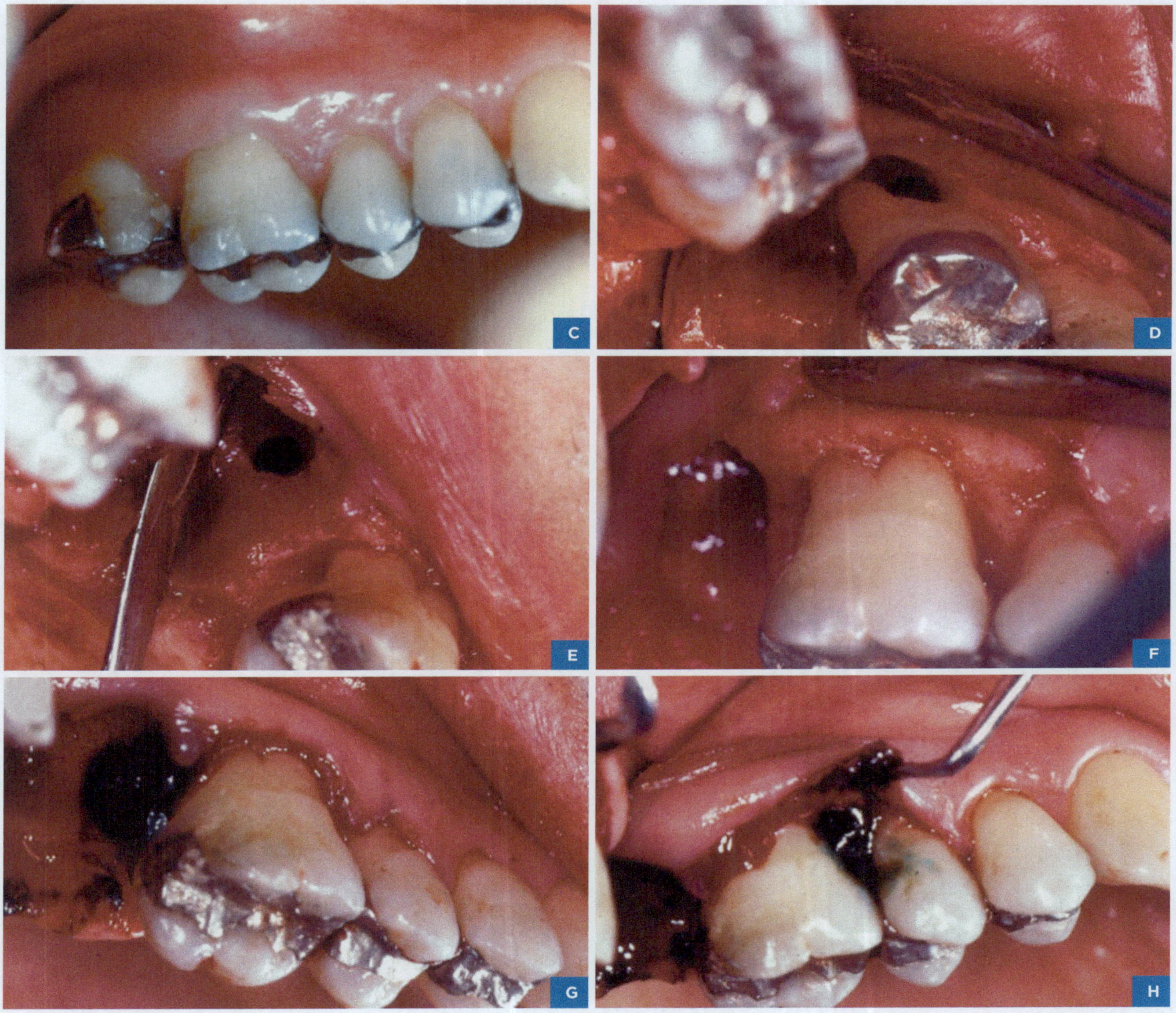

FIGURA 17 (*Continuação*) (C) Vista clínica vestibular da região do 26, destacando-se o aspecto de inflamação gengival na distal, na qual se detectou alguma penetração da sonda periodontal apropriada na furca distal, além de profundidade de 4,0 mm na mesial do dente. Na expectativa da necessidade de algum enxerto ósseo superior, a extração do 37 foi programada 21 dias antes da cirurgia para extração do 27. (D) Exposição do campo cirúrgico posterior superior esquerdo por retalho total e debridamento do tecido de granulação, sendo possível observar a presença de lesão em túnel da furca distal à vestibular do 27 (lesão classe C3+++NE). Observe uma zona circunferencial escura no fundo do defeito ósseo vestibular do 27. (E) Vista clínica após extração do 27, na qual se evidencia lesão na furca distal do 26 classe A1NE e (F) presença de defeito ósseo de 1 parede, raso e estreito, na região mesial do 26. A extração do 27 permitiu identificar formação de comunicação buco-sinusal no fundo da bolsa (por isso, a sonda penetrava inteira no exame de sondagem), correspondente à área circunferencial escura vista em E. (G e H) Nas áreas da furca e do defeito ósseo mesial, foi feita a desmineralização radicular e óssea com ácido fosfórico a 37% por 3 minutos, seguida de irrigação abundante com soro fisiológico. O condicionamento ácido foi feito também nas paredes ósseas do defeito.

(Continua)

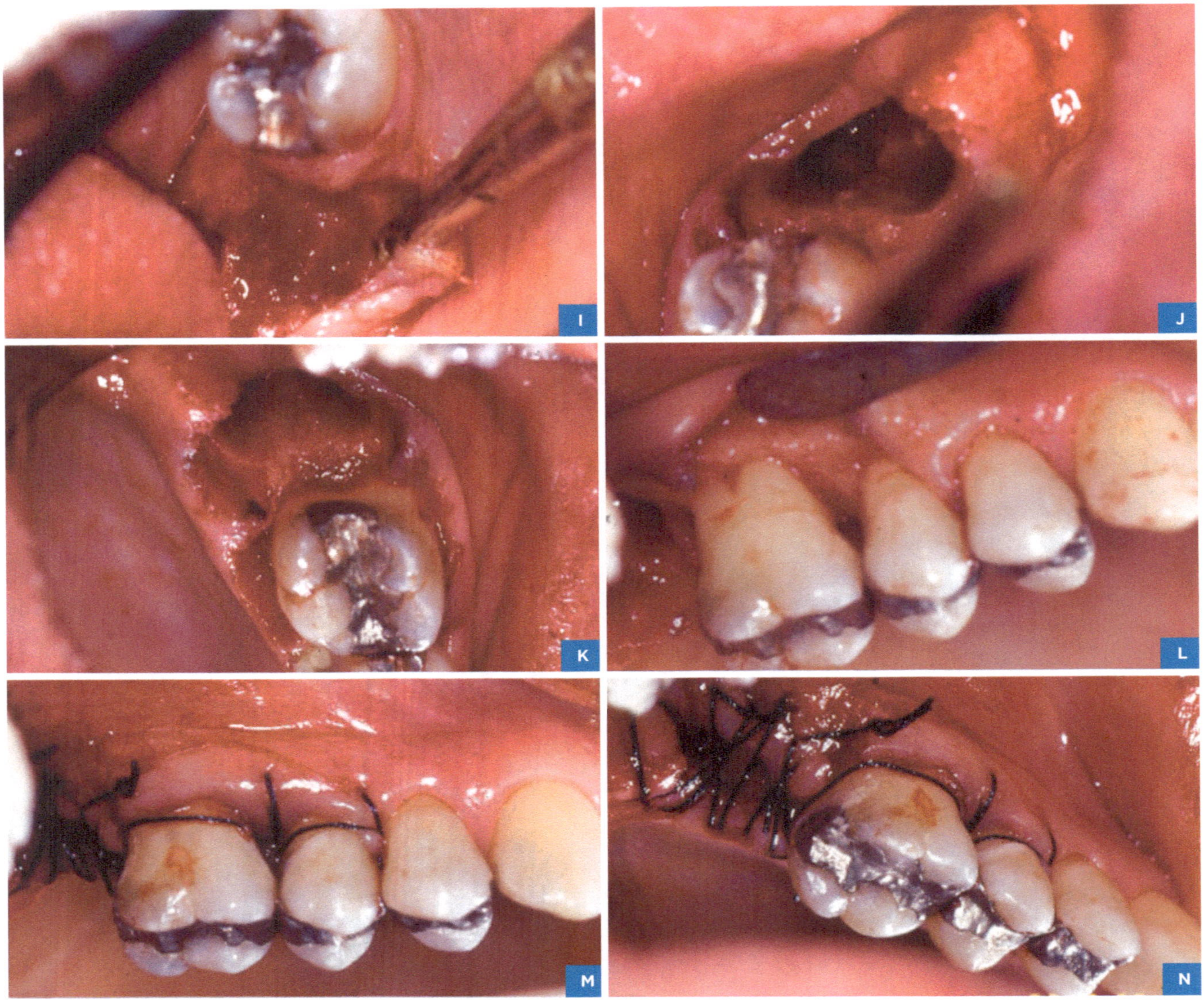

FIGURA 17 (*Continuação*) (I) Vista oclusal da região posterior inferior esquerda, na qual foi processada a extração do 27 cerca de 21 dias antes. A exposição do sítio cirúrgico da área doadora por descolamento rombo de retalho total produziu a separação nítida entre o retalho e o tecido de granulação, que permaneceu no interior do alvéolo, como se pode observar nesta imagem, com a granulação preenchendo o alvéolo de extração do 38. Ressalta-se que a remoção desse tecido é bastante simples, bastando soltá-lo junto às paredes ósseas por curetagem suave. Uma vez destacado, o material deve ser imediatamente conduzido ao leito receptor. (J) Parte da granulação óssea obtida foi enxertada vedando-se a comunicação buco-sinusal. (K e L) Adaptação de outros fragmentos da granulação óssea, um vedando a lesão da furca distal do 26 (K) e o outro vedando o defeito de uma parede óssea na mesial do 26 (L). Observe que não se procurou preencher os defeitos ósseos além do nível ósseo delimitante dos defeitos. (M e N) Vistas clínicas dos sítios cirúrgicos após a sutura dos retalhos, ilustrando o vedamento íntimo dos retalhos contra os dentes. Na região distal do 26, devido à extração do 27, o retalho não permitia o fechamento do alvéolo, pelo que foi feita uma incisão vertical relaxante no retalho vestibular, junto à linha de ângulo distovestibular do dente, seguida por incisão horizontal interna no periósteo da região apical da fração vestibular distal do retalho produzido, aprofundando essa incisão até obter o relaxamento adequado do retalho para fechar o campo cirúrgico distal, isolando o enxerto de granulação óssea realizado, como visto em N. Ressalta-se que não foi feito uso de barreiras físicas pelo fato de se ter empregado granulação óssea, na qual as propriedades quimiotáticas do material parecem estar voltadas para estruturas mesenquimais e/ou ectomesenquimais, excluindo por si só a invaginação epitelial, enquanto o material mantém a osteopromoção e regeneração em si.

(Continua)

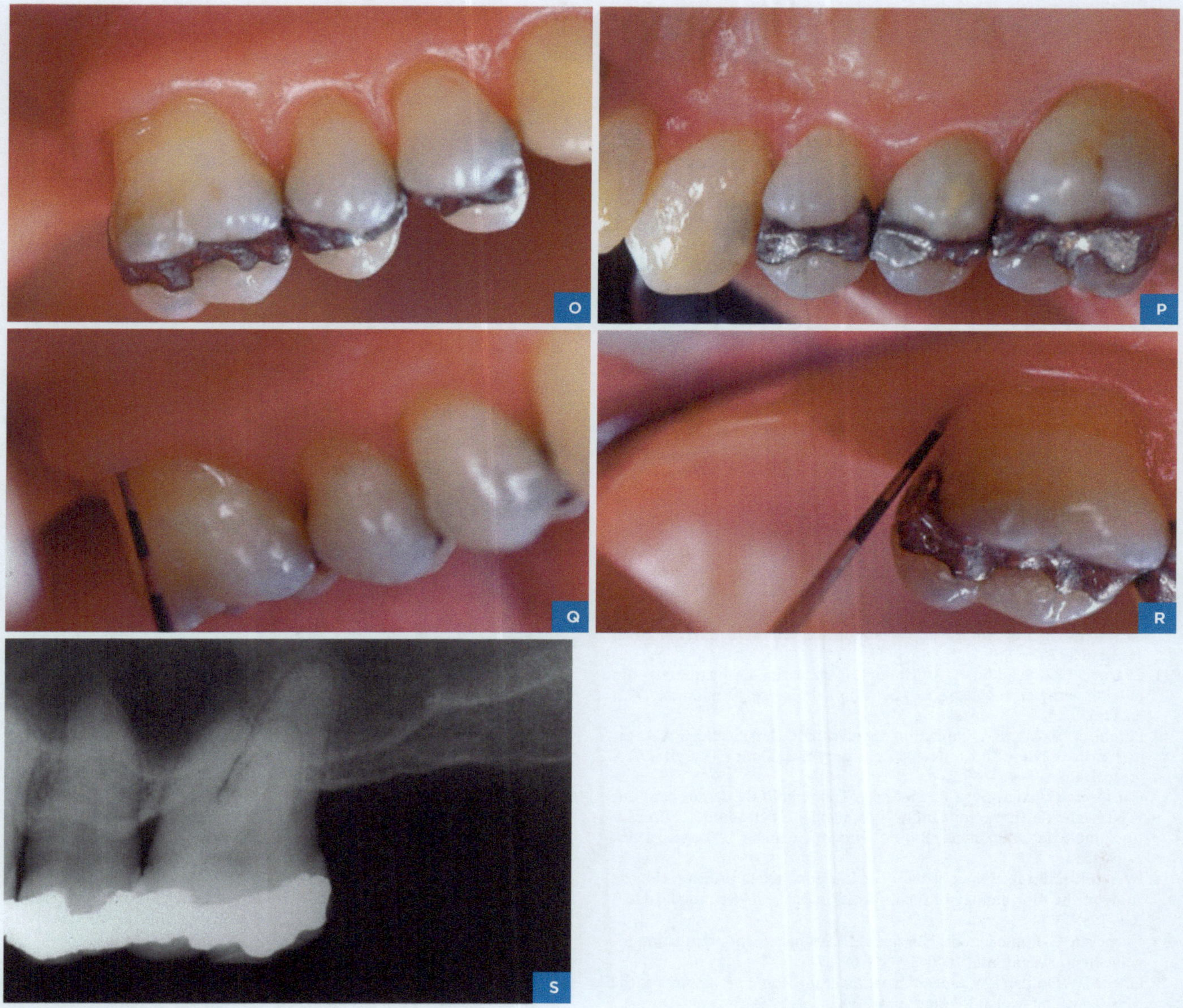

FIGURA 17 (*Continuação*) (O e P) Vistas clínicas dos resultados obtidos após 15 anos, mostrando a saúde periodontal alcançada, a despeito de alguma perda de inserção. Observe a imagem de saúde dos tecidos, mesmo a paciente não comparecendo a controles periódicos anuais como proposto. Evidentemente a efetividade dos procedimentos de higiene oral da paciente só foi possível graças ao fato de não mais haver profundidade de sondagem acima de 2,0 mm no caso. Aliás, esta é a razão pela qual se torna crítica a estabilidade de resultados quando o indivíduo apresenta profundidades de sondagem acima de 2,5 mm, impedindo a efetividade dos meios e métodos de prevenção da formação, evolução, manutenção e ação de placa dentobacteriana. (Q e R) Profundidades de sondagem de aproximadamente 2,0 mm após 15 anos, sem que o paciente comparecesse para os controles periódicos da terapia periodontal de suporte profissional. A imagem radiográfica (S) mostra-se compatível com a eliminação dos defeitos ósseos e a preservação dos resultados produzidos, indicando que também se pode obter a reconstituição das distâncias biológicas por procedimentos periodontais regenerativos.

Fonte: Acervo pessoal dos autores. Reprodução autorizada pela Editora Pedro Primeiro.

REFERÊNCIAS BIBLIOGRÁFICAS

1. Becker W, Berg MRL, Becker BE. Untreated periodontal disease: a longitudinal study. J Periodontol. 1979; 50(5):234-244.
2. Lindhe J, Okamoto H, Yoneyama T, Haffajee A, Socransky SS. Periodontal losses sites in untreated adult subjects. J Clin Periodontol. 1989; 16(10):671-678.
3. Nibali L, Zavattini A, Nagata K, Di Iorio A, Lin G-H, Needleman I, Donos N. Tooth loss in molars with and without furcation involvement - A systematic review and meta-analysis. J Clin Periodontol. 2016; 43:156-166.
4. Papapanou PN, Wennström JL, Gröndahl K. A 10-year retrospective study of periodontal disease progression. J Clin Periodontol. 1989; 16(7):403-411.
5. Rasperini G, Majzoub J, Tavelli L, Limiroli E, Katayama A, Barootchi S *et al.* Management of furcation-involved molars: recommendation for treatment and regeneration. Int J Period Rest Dent. 2020 ;40:e137-e146.
6. Sanz M, Jepsen K, Eickholz P, Jepsen S. Clinical concepts for regenerative therapy in furcations. Periodontology 2000. 2015; 68:308-332.
7. Velasco FG. Procedimentos conservadores no tratamento das lesões de furca. Monografia (Especialização). Piracicaba: Universidade Estadual de Campinas - Faculdade de Odontologia de Piracicaba, 2004. 47 p.
8. Grant DA, Stern IB, Listgarten MA. Periodontics in the tradition of Gottlieb and Orban. 6th ed. St Louis: Mosby, 1988: 921-949.
9. Nevins M, Cappetta EG. Treatment of mandibular furcations. In: Nevins M, Mellonig JT, (Eds.). Periodontal Therapy - Clinical Approaches and Evidence of Success. Quintessence: Chicago, 1998a: 199-215.
10. Cesconetto LDA, Azeredo RA, Siqueira CA, Bissoli NC. Avaliação da presença do canal cavo inter-radicular em molares pelo método da microscopia eletrônica de varredura. Rev Odontol UNESP. 2016; 45(3):165-170.
11. Czarnecki RT, Schilder H. A histological evaluation of the human pulp in teeth with varying degrees of periodontal disease. J Endodon. 1979; 5:242-53.
12. Pilloni A, Rojas MA. Furcation involvement classification: A comprehensive review and a new system proposal. Dent J (Basel). 2018; 6(3):34-45.
13. Carnevale G, Pontoriero R, Lindhe J. Tratamento de dentes com envolvimento de furca. In: Lindhe J. Tratado de Periodontia Clínica e Implantologia Oral. 3a ed., Rio de Janeiro: Guanabara Koogan; 1999. p. 492-513.
14. Everett F, Jump B, Holder T *et al.* The intermediate bifurcation ridge: a study of the morphology of the bifurcation of the lower molar. J Dent Res. 1958; 37(1):162-169.
15. Carnevale G, Pontoriero R, Hurzeler MB. Management of furcation involvement. Periodontol 2000. 1995; 9:69-89.
16. Gher MW, Dunlap RW. Linear Variation of the Root Surface Area of the Maxillary First Molar. J Periodontol. 1985; 56(1):39-43.
17. Bower RC. Furcation morphology relative to periodontal treatment. Furcation entrance architecture. J Periodontol. 1979; 50:23-27.
18. Sims T, Takei HH. Furcation: Involvement and Treatment. In: Newman MG, Takei HH, Klokkevold PR, Carranza FA. Carranza's Clinical Periodontology. 12th ed., Saint Louis: Mosby, 2015.
19. Matthews DC, Tabesh M. Detection of localized tooth-related factors that predispose to periodontal infectious. Periodontology 2000. 2004; 34:136-150.
20. Dababneh R, Samara R, Abul-Ghanam MA, Obeidat L, Shudifat N. Root Trunk: Types and Dimension and their Influence on the Diagnosis and Treatment of Periodontally Involved First Molars. J Royal Med Serv. 2011; 18(1):45-51.
21. Nevins M, Cappetta EG. Treatment of maxillary furcations. In: Nevins M, Mellonig JT., editors. Periodontal Therapy - Clinical Approaches and Evidence of Success. Chicago: Quintessence, 1998b:217-232.
22. Hermann DW, Gher ME, Dunlap RM, Pelleu GB. The Potential Attachment Area of the Maxillary First Molar. J Periodontol. 1983; 54(7):431-434.
23. Masters DH, Hoskins SW. Projection of cervical enamel into molar furcations. J Periodontol 1964; 35(1):49-53.
24. Grewe JM, Meskin LH, Miller T. Cervical enamel projections: prevalence, location and extent; with associated periodontal implications. J Periodontol. 1965; 36:460-465.
25. Leib AM, Berden JK, Sabes WR. Furcation involvements correlated with enamel projection from the cementoenamel junction. J Periodontol. 1967; 38:330.
26. Swan RPI, Hurt WG. Cervical enamel projections as an etiologic factor in furcation involvement. J Am Dent Assoc. 1976; 93:342-345.
27. Hou GL, Tsai CC. Cervical enamel projection and intermediate bifurcational ridge correlated with molar furcation involvements. J Periodontol 1997; 68:687-693.
28. Hou GL, Tsai CC. Relationship between periodontal furcation involvement and molar cervical enamel projections. J Periodontol. 1987; 58(10):715-721.
29. Basaraba N. Furcation invasions. In: Schluger S, Yuodelis R, Page RC, Johnson RH. Periodontal diseases: Basic phenomena, clinical management, and occlusal and restorative relationships. 2nd ed. Philadelphia: Lea Febiger, 1990: 541-559.
30. Darwazeh A, Hamasha AA. Radiographic evidence of enamel pearls in Jordanian dental patients. Oral Surg Oral Med Oral Pathol Oral Radiol Endod. 2000; 89(2):255-258.
31. Risnes S. The prevalence, location and size of enamel pearls on human molars. Scand J Dent Res. 1974; 82:403-12.
32. Moskow BS, Canut PM. Studies on root enamel: enamel pearls. A review of their morphology, localization, nomenclature, occurrence, classification, histogenesis and incidence. J Clin Periodontol. 1990; 17:275-81.
33. Gutmann JL. Prevalence, location and patency of accessory canals in the furcation region of permanent molars. J Periodontol. 1978; 49:21-6.
34. Lowman JV, Burke RS, Pelleu GB. Patent accessory canals: incidence in molar furcation region. Oral Surg Oral Med Oral. 1973; 36(4):580-4.
35. Zehnder M, Gold SI, Hasselgren G. Pathologic interactions in pulpal and periodontal tissues. J Clin Periodontol. 2002; 29(8):663-71.
36. Goldman HM. Therapy of the incipient bifurcation involvement. J Periodontol. 1958; 29:112-116.
37. Goldman HM, Cohen DW. Periodontal therapy. 6th ed. St Louis: Mosby, 1980. p. 1023-1030.
38. Glickman I. Clinical Periodontology: Prevention, Diagnosis, and Treatment of Periodontal Disease in the Practice of General Dentistry. 4th ed. Philadelphia: Saunders, 1972. p. 695-710.
39. Lindhe J, Nyman S. The effect of plaque control and surgical pocket elimination on the establishment and maintenance of periodontal health. A longitudinal study of periodontal therapy in cases of advanced disease. J Clin Periodontol. 1975; 2(2):67-79.
40. Hamp SE, Nyman S, Lindhe J. Periodontal treatment of multirooted teeth. Results after 5 years. J Clin Periodontol. 1975; 2:126-135.
41. Ramfjord SP, Ash MM. Periodontology and Periodontics. Philadelphia: Saunders, 1979: 666-674.
42. Tarnow D, Fletcher P. Classification of the vertical component of furcation involvement. J Periodontol. 1985, 55:283-284.

13 Processos Agudos do Periodonto

Samira Salmeron ▪ Adriana Campos Passanezi Sant'Ana ▪ Euloir Passanezi

INTRODUÇÃO

Os processos agudos do periodonto são condições clínicas de início rápido que acometem os tecidos periodontais ou as estruturas associadas. Caracterizam-se por quadros de dor ou desconforto, destruição tecidual e infecção, podendo ser localizados ou generalizados e com possíveis manifestações sistêmicas.[1]

As lesões agudas do periodonto estão entre as poucas situações clínicas em Periodontia que exigem urgência, na maioria dos casos em virtude da dor apresentada pelo paciente.[2,3] Além disso, a rápida destruição dos tecidos periodontais, que pode ocorrer nessas lesões, enfatiza a importância do rápido diagnóstico e do tratamento.[2-4]

A classificação anterior das doenças periodontais de 1999 dividia os processos agudos do periodonto em doenças periodontais necrosantes e abscesso do periodonto.[5]

Já a classificação atual das doenças e condições periodontais e peri-implantares,[6] publicada em 2018 pela Academia Americana de Periodontia (AAP) e pela Federação Europeia de Periodontia (EFP), considera as doenças periodontais necrosantes dentro das formas de *periodontite* e os abscessos periodontais como *outras condições que afetam o periodonto*. Este capítulo será fundamentado nessa nova classificação.

ABSCESSOS PERIODONTAIS

Os abscessos periodontais representam uma condição de urgência odontológica comum que requer atendimento imediato e pode resultar em rápida destruição do periodonto, com impacto negativo no prognóstico do dente afetado.[2] Além disso, em determinadas circunstâncias, os abscessos do periodonto podem ter consequências sistêmicas severas.[3,7]

Sob esses aspectos, os abscessos periodontais são definidos como uma coleção purulenta localizada, situada no interior da parede gengival da bolsa periodontal, com colapso dos tecidos periodontais e sintomas clínicos facilmente identificáveis.[7] Conforme citado anteriormente, a importância desses abscessos se deve em virtude de três razões distintas: são emergências odontológicas que requerem intervenção imediata; causam rápida destruição dos tecidos periodontais, com efeitos negativos sobre o prognóstico do dente afetado; e podem ter consequências sistêmicas severas.

Assim, os abscessos periodontais representam, aproximadamente, de 7,7 a 14% do total das emergências odontológicas, ficando atrás apenas do abscesso dentoalveolar e da pericoronarite.[2,7] São considerados a maior causa de extração dentária em pacientes que estão em terapia de manutenção periodontal[8,9] e podem estar associados à disseminação sistêmica da infecção localizada.[2] A maioria dos abscessos periodontais afeta pacientes com periodontite (96,3 a 100%) não tratada (7,14 a 81,6%), em terapia de manutenção (11,6 a 60%) ou em terapia ativa (6,6 a 42,9%).[2]

Etiologia

Etiologicamente, os abscessos periodontais podem se desenvolver em bolsas periodontais preexistentes ou em sítios sadios.[2] Nos pacientes com periodontite, os abscessos periodontais **(Figura 1)** podem representar um período de exacerbação da doença, favorecido pela presença de bolsas tortuosas, lesões de furca ou defeitos verticais, nos quais o fechamento marginal da bolsa pode levar à extensão da infecção para os tecidos periodontais ao redor.[10,11] Além disso, mudanças na composição da microbiota subgengival ou diminuição da resposta do hospedeiro também podem resultar na ineficiência em drenar a supuração aumentada.[2]

Já nos pacientes sem periodontite, a formação de abscessos pode ocorrer em virtude de vários fatores, como impacção de corpos estranhos, por exemplo, que obstruem a luz do sulco gengival e atuam como uma agressão física que proporciona a penetração de bactérias no sulco gengival, resultando em um processo inflamatório agudo.

A nova classificação das doenças e condições periodontais e peri-implantares[6] teve como objetivo, dentre outros, sanar alguns problemas relacionados à classificação de 1999.[5] Nesta, os abscessos eram divididos, de acordo com a localização, em:

- **Gengival:** lesão localizada, dolorosa, com rápida expansão da gengiva marginal ou papila interdental, podendo ocorrer em área sem doença periodontal. Pode ser causada por penetração de agentes irritantes no sulco gengival, obliteração da saída do sulco gengival, procedimentos de raspagem e alisamento radicular,

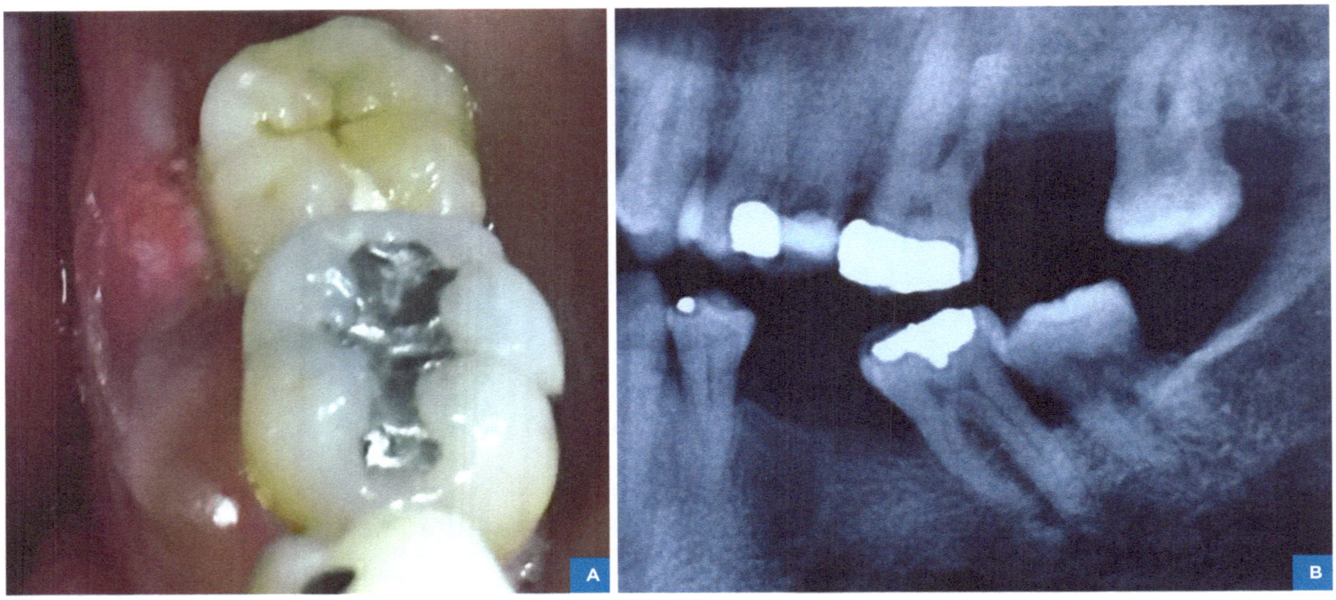

FIGURA 1 Abscesso periodontal em paciente periodontal não tratado. (A) Paciente do sexo masculino, 36 anos de idade, apresentou-se à clínica com abaulamento da gengiva marginal na face lingual dos dentes 36 e 37. (B) A imagem radiográfica sugere restauração metálica (em amálgama), sem comunicação com a polpa e área radiolúcida apical à mesma. Observa-se perda óssea alveolar na face distal do 36 e mesial do 37. A face distal do 37 apresenta área radiolúcida sugestiva de cárie, com possível comunicação pulpar. Note a radiolucidez na face lateral da raiz distal do 36, entre os cones radiculares mesial e distal. O diagnóstico diferencial entre abscesso de origem endodôntica e periodontal se baseia na presença ou ausência de vitalidade pulpar e na presença de bolsas periodontais profundas e/ou cavernosas nessa região. Há sensibilidade à percussão horizontal e vertical. Neste caso, especificamente, o dente respondeu positivamente ao teste de vitalidade pulpar realizado. Quando existir ponto de flutuação, é possível realizar o rastreamento do trajeto da fístula para determinação da origem do abscesso; quando não houver possibilidade de rastreamento da fístula, o diagnóstico se baseia na realização de teste de vitalidade pulpar e na mensuração da profundidade de sondagem. Abscessos endodônticos em dentes saudáveis periodontalmente apresentam localização mais apical, não comunicado com a margem gengival – nestes casos, a profundidade de sondagem é rasa e não há sangramento ou supuração à sondagem. Quando o dente apresenta envolvimento periodontal, a profundidade de sondagem é significativamente aumentada e observa-se sangramento e/ou supuração à sondagem. A doença periodontal apresenta pouca ou nenhuma sintomatologia dolorosa, podendo ser referida pelo paciente quando o dente apresenta abscessos agudos e grande destruição dos tecidos periodontais; no entanto, geralmente os abscessos periodontais são silenciosos, ao contrário dos abscessos endodônticos decorrentes de necrose pulpar, os quais apresentam intensa sintomatologia dolorosa referida pelo paciente. O envolvimento pulpar concomitante ao envolvimento periodontal do dente caracteriza uma lesão endoperiodontal. O prognóstico do tratamento está essencialmente relacionado à origem do problema (endodôntica ou periodontal) e à possibilidade de preservação do dente após o tratamento endodôntico e periodontal.

Fonte: Acervo pessoal dos autores.

excessos marginais de restauração, restaurações estéticas, aparelhos ortodônticos ou em áreas de impacção alimentar. Suas principais características clínicas estão apresentadas na Figura 2.

- **Periodontal:** infecção purulenta envolvendo o periodonto de suporte, com acúmulo de pus localizado na parede mole da bolsa periodontal, resultando em destruição de colágeno e reabsorção óssea. Está associado à periodontite avançada preexistente (Figura 3).
- **Pericoronário:** infecção purulenta dentro do capuz pericoronário de dentes parcialmente irrompidos.

Atualmente, os abscessos do periodonto são classificados de acordo com a etiologia, conforme apresentado na Tabela 1.

Patogênese, aspectos histológicos e microbiota

A iniciação do processo de doença requer alteração na ecologia microbiana ou na capacidade de resposta do hospedeiro que facilite a colonização de microrganismo ou grupo de microrganismos. Mudanças na relação parasita-hospedeiro proporcionadas pela penetração de antígenos ou da própria bactéria nos tecidos periodontais permitem o aumento da resposta imunológica e inflamatória e, assim, a instalação do quadro da doença.

A invasão bacteriana dos tecidos moles ao redor da bolsa periodontal desenvolve um processo inflamatório por meio de fatores quimiotáticos, liberados pelas próprias bactérias, que atraem leucócitos polimorfonucleares (PMN) e outras

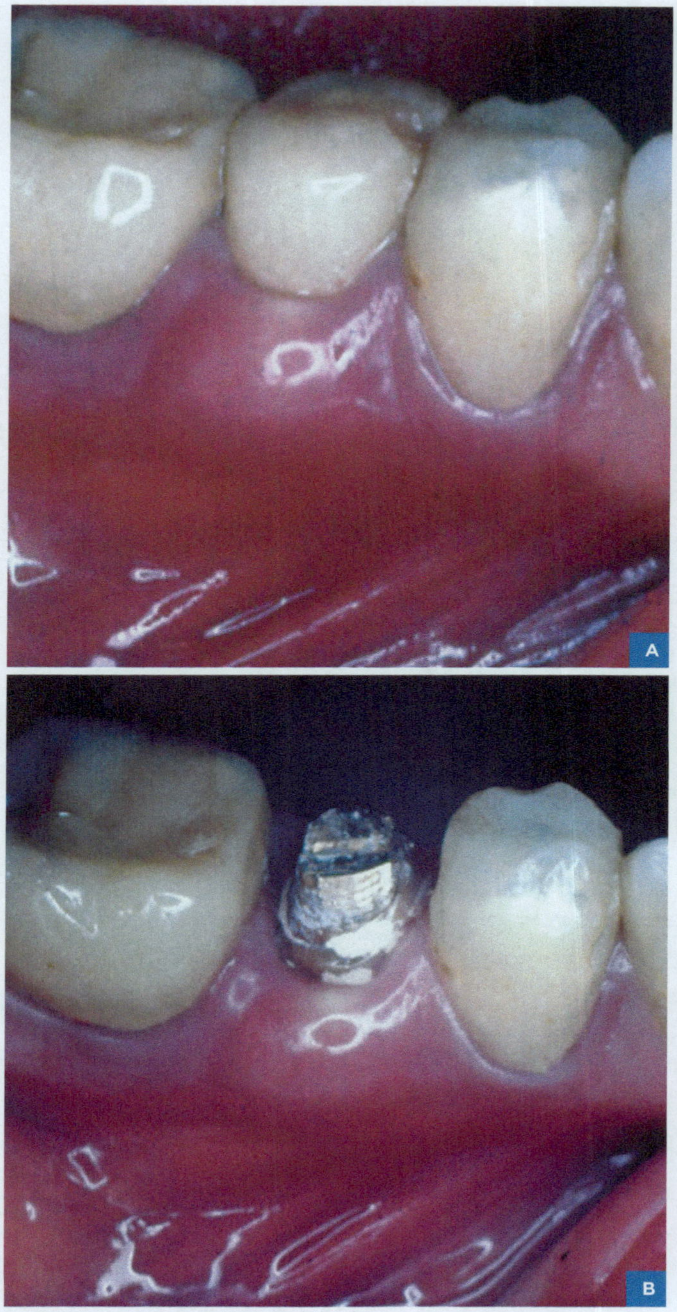

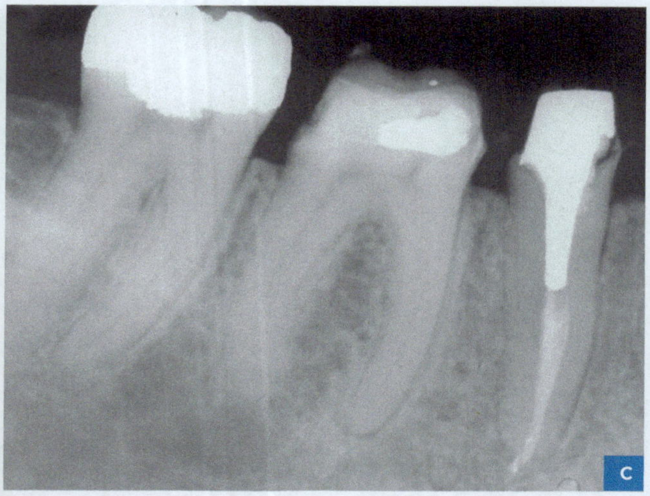

FIGURA 2 Abscesso gengival. O abscesso gengival se caracteriza pelo rápido crescimento associado à sintomatologia dolorosa referida pelo paciente. Na classificação atual, este abscesso é referido como abscesso periodontal em pacientes sem periodontite e sem bolsa preexistente, com condição iatrogênica (excesso de cimento). Apresenta-se de forma localizada, limitada à margem gengival e/ou papila interproximal e pode ocorrer em dentes sem envolvimento periodontal, causado pela existência de corpos estranhos no orifício do sulco gengival, como pele de pipoca, orégano, pedaços de palito de dente quebrado, entre outros. Pode ser causado ainda pela presença de remanescentes de cálculo deixados após a raspagem, adesivos, cimentos ou outros materiais odontológicos. Em (A), observa-se tumefação e ligeira vermelhidão da margem gengival, com presença de superfície lisa e brilhante, característica dos abscessos gengivais. Após a remoção do provisório, em (B) percebe-se o excesso do cimento utilizado para cimentação do provisório, invadindo a região subgengival. Nas primeiras 24 a 48 horas, é possível perceber abaulamento, flutuação, formação de fístula e sensibilidade à percussão. Como usualmente está relacionado a algum agente externo, pode ter resolução espontânea, uma vez que o agente causador pode ser eliminado. O tratamento requer a remoção do agente etiológico por meio de raspagem subgengival ou irrigação da região. Já em (C), observa-se ausência de perda óssea ou invasão do espaço biológico periodontal, sugerindo abscesso de origem gengival.

Fonte: Acervo pessoal dos autores.

células, levando a liberação intensa de citocinas, destruição do tecido conjuntivo, encapsulamento da infecção bacteriana e produção de pus.[2,3]

A evolução clínica dos abscessos se dá em estágios:

- **Estágio I:** caracterizado por dor difusa, pulsátil, sensibilidade à percussão e à palpação, discreta mobilidade, sem sinais clínicos ou radiográficos evidentes e sem exsudação.
- **Estágio II:** características gengivais mais acentuadas, como edema, vermelhidão, aspecto brilhante da margem gengival, perda do padrão casca de laranja, destruição tecidual e possível sinal radiográfico. Abscesso típico, com vermelhidão, exsudação, dor e pericementite.
- **Estágio III:** o processo infeccioso rompe áreas de menor resistência, favorecendo a formação de ponto de flutuação. Pode ocorrer tumefação da face (maxila) ou trismo (mandíbula). Abscesso evoluído, com ponto de flutuação ou fístula recente.
- **Estágio IV:** cronificação, formação de fístula, diminuição da sintomatologia, com aspectos radiográficos evidentes. Dor diminuída, quadro menos aquecido, possível formação de fístula sem exsudação visível e fibrosamento.

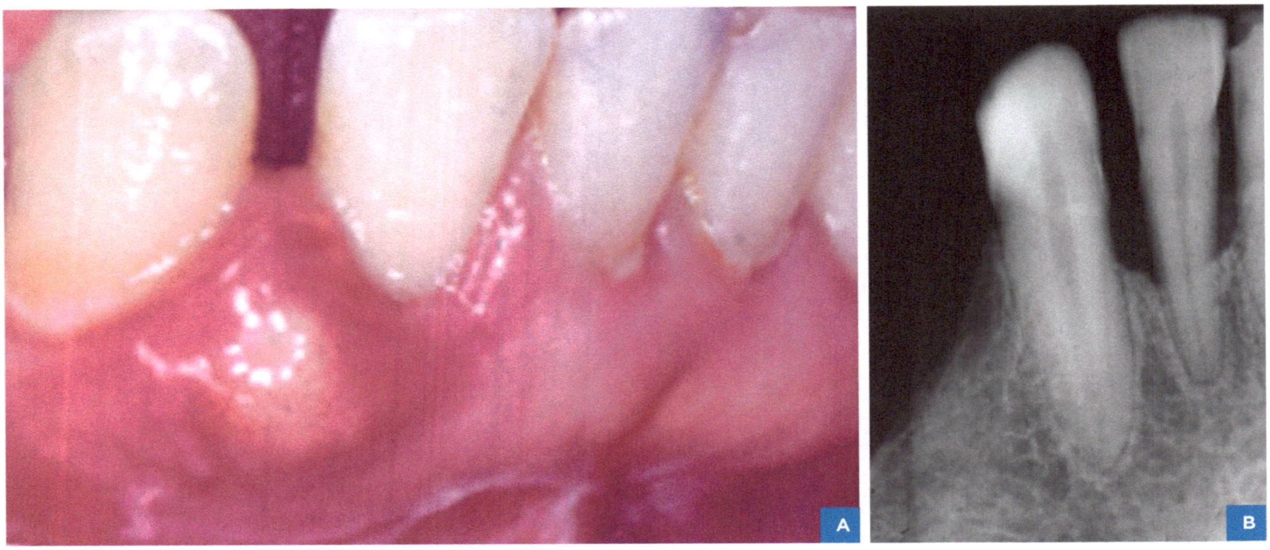

FIGURA 3 Abscesso periodontal. Os abscessos periodontais são hoje classificados como abscesso periodontal em paciente com periodontite (em bolsa periodontal preexistente) ou abscesso periodontal em pacientes sem periodontite. Pode ser resultado da exacerbação aguda da doença não tratada ou em pacientes tratados e que não responderam bem à terapia periodontal ativa ou, ainda, em pacientes em terapia de suporte profissional. É possível ocorrer após raspagem, cirurgia ou uso de antimicrobianos e outros medicamentos. Ocorrem comumente em diabéticos mal controlados ou não diagnosticados e em pacientes HIV-positivos. Clinicamente, manifesta-se por abaulamento do tecido gengival localizado, podendo-se notar em (A) o ponto de flutuação, circundado por halo eritematoso se estendendo à margem gengival do 42. Observa-se o extravasamento de coleção purulenta via sulco gengival do 42 e do 43. Em (B), a imagem radiográfica sugere perda óssea circunferencial no 42 e na mesial do 43, sem evidência de lesões periapicais. Nota-se, ainda, o alargamento do espaço do ligamento periodontal no 42, em decorrência de trauma oclusal secundário.

Fonte: Acervo pessoal dos autores.

TABELA 1 Classificação proposta para os abscessos periodontais de acordo com os fatores etiológicos envolvidos.

Abscesso periodontal em pacientes com periodontite (em bolsa periodontal preexistente)	Exacerbação aguda	Periodontite não tratada	
		Não responsivo à terapia periodontal	
		Terapia periodontal de suporte	
	Após tratamento	Após raspagem	
		Após cirurgia	
		Após medicação	Antimicrobianos sistêmicos
			Outros medicamentos: nifedipina
Abscesso periodontal em pacientes sem periodontite (pode ou não ter bolsa periodontal preexistente)	Impactação		Fio dental, elástico ortodôntico, palito de dente, lençol de borracha, casquinha de pipoca
	Hábitos deletérios		Roer unhas ou morder fios (onicofagia)
	Fatores ortodônticos		Forças ortodônticas inadequadas ou mordida cruzada
	Aumento gengival		
	Alteração da superfície radicular	Alterações anatômicas severas	Dente invaginado, odontodisplasia
		Alterações anatômicas menores	Pérolas de esmalte; dilaceração cementária
		Condições iatrogênicas	Perfurações
		Dano radicular severo	Fissura ou fratura; síndrome do dente rachado
		Reabsorção radicular externa	

Fonte: Adaptada de Herrera *et al.* (2018).[2]

O abscesso é uma coleção purulenta contida por uma cápsula fibrosa (quando já apresenta certa duração), basicamente neutrofílica (neutrófilos vivos e mortos), com bactérias vivas e mortas, produtos da lise bacteriana, células sanguíneas, produtos liberados por neutrófilos, restos celulares, produtos da lise de fibras conjuntivas e da substância fundamental amorfa. Representa uma falência imediata da defesa por rápida destruição tecidual (liberação em massa das enzimas neutrofílicas). Quando há grande quantidade de agentes flogógenos, há um aporte muito grande de neutrófilos na área. Neutrófilos, plaquetas e outras células produzem prostaglandinas, que ativam fenômenos osteoclásticos. O abscesso, mesmo localizado, depois de alguns dias, provoca uma grave destruição óssea. Uma vez formado, o grau de destruição vai depender do crescimento bacteriano dentro do foco, da sua virulência e do pH local, uma vez que ambientes ácidos favorecem a atividade de enzimas lisossomais.[12]

Histologicamente, as lesões dos abscessos periodontais apresentam epitélio oral e lâmina própria normais, infiltrado inflamatório agudo, foco intenso de inflamação, com a presença de neutrófilos e linfócitos em uma área de tecido conjuntivo destruído e necrótico e epitélio da bolsa destruído e ulcerado.[2,3]

Do ponto de vista microbiológico, os abscessos periodontais apresentam composição microbiana similar à encontrada na periodontite,[3,13] e as espécies bacterianas mais prevalentes são *Porphyromonas gingivalis*, *Prevotella intermedia*, *Prevotella melaninogenica*, *Fusobacterium nucleatum*, *Tannerella forsythia*, espécies de *Treponema*, de *Campylobacter*, de *Capnocytophaga* e de *Aggregatibacter actinomycetemcomitans* ou bastonetes entéricos Gram-negativos.[2,14]

Sinais e sintomas

Os sinais e sintomas comuns relatados pelos pacientes com abscessos periodontais variam de leve desconforto à dor severa e sensibilidade à percussão vertical e horizontal e à mastigação. Uma sensação de pressão na gengiva pode ser relatada e o dente pode apresentar mobilidade aumentada e leve extrusão.[13] Também pode haver envolvimento sistêmico com febre, mal-estar e linfadenopatia.[4]

Clinicamente, verifica-se elevação ovoide na gengiva ao longo da face lateral da raiz do dente envolvido,[3] coloração avermelhada, aspecto edematoso com superfície lisa e brilhante do tecido gengival.[7,13] Também há sangramento à sondagem[13] e supuração em 66 a 93% dos casos, sem a presença de fístula na maioria deles.[2]

Radiograficamente, pode-se observar perda óssea e/ou aumento do espaço do ligamento periodontal, com zona radiolúcida difusa, não circunscrita, contornando o aspecto lateral da raiz. Em algumas situações, mediante a sobreposição de estruturas anatômicas nas imagens radiográficas intrabucais, pode-se notar lesão radiolúcida circunscrita no aspecto lateral da raiz **(Figura 4)**.

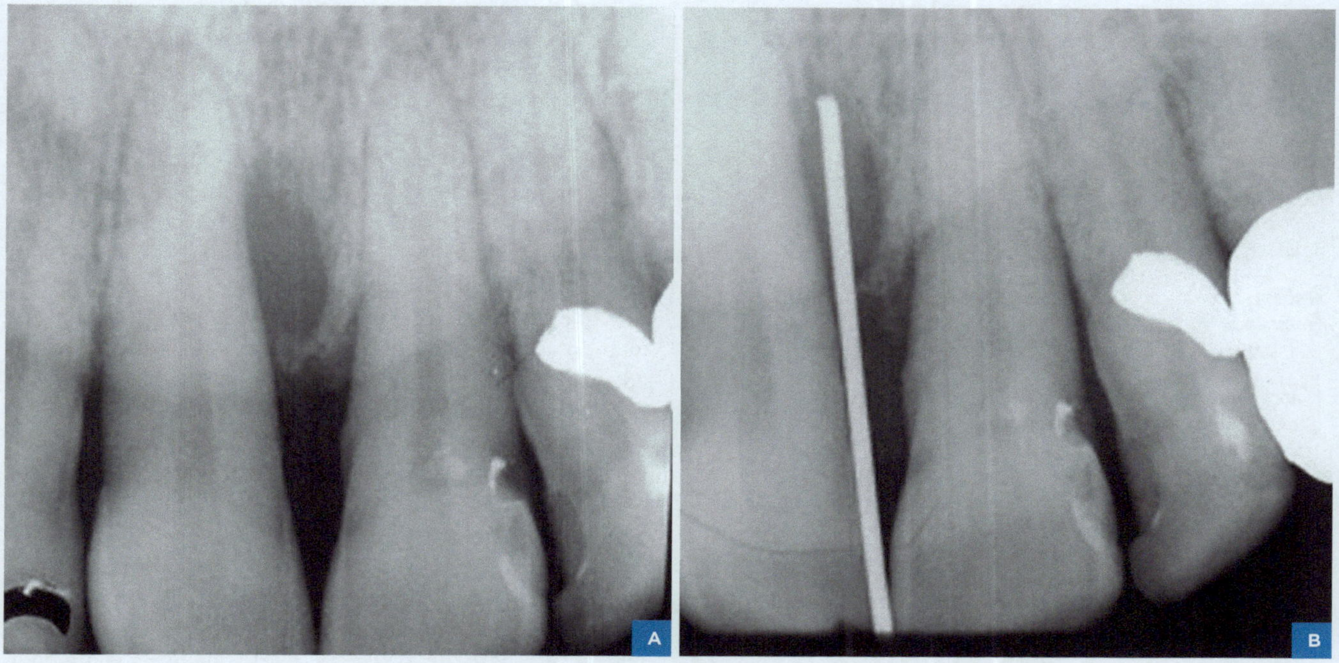

FIGURA 4 Aspecto radiográfico de abscesso periodontal. (A) A presença de abscesso em paciente periodontal (em área de bolsa preexistente) pode se manifestar radiograficamente por lesão radiolúcida circunscrita, não delimitada, na face lateral da superfície radicular. Esta manifestação pode ocorrer quando o abscesso estiver localizado em bolsa infraóssea situada na face proximal por lingual ou por vestibular do dente. Em função da sobreposição das estruturas anatômicas nas imagens radiográficas, o aspecto radiográfico da lesão pode lembrar cisto periodontal lateral. (B) O rastreamento do trajeto do abscesso com cone de guta percha via sulco gengival demonstra a base da bolsa periodontal e "atravessa" a porção mais "coronal" do osso, demonstrando que não se trata de cisto periodontal lateral, mas sim de abscesso localizado em uma das faces proximais.

Fonte: Acervo pessoal dos autores.

Os abscessos periodontais normalmente estão associados à presença de bolsa periodontal profunda (≥ 7 mm), sangramento à sondagem (100%) e aumento na mobilidade dentária (56,4 a 100%), além de perda óssea verificada radiograficamente.[2] Com relação aos grupos de dentes mais frequentemente afetados, a literatura é bastante heterogênea e há estudos que relatam que os molares são os dentes mais acometidos,[13] bem como dentes anteriores[15] ou, até mesmo, uma distribuição semelhante entre os grupos de dentes,[16] também podendo ser mais comum em áreas interproximais[17] e vestibulares.[13,16]

Durante a consulta, a história relatada pelo paciente pode ser importante no sentido de fornecer informações relevantes que auxiliam no estabelecimento do diagnóstico, principalmente nos casos de abscessos associados a tratamentos prévios ou relacionados à impactação de corpo estranho.[2]

Assim, é de fundamental importância a realização do diagnóstico diferencial, mediante a semelhança dos abscessos periodontais com outras condições orais **(Tabela 2)**.

Ressaltamos aqui a importância do diagnóstico diferencial entre o abscesso periodontal e o pulpar **(Figura 5)**, para que se possa estabelecer um correto diagnóstico e instituir a terapia adequada.[18] No abscesso endodôntico, cáries, restaurações ou tratamento endodôntico normalmente estão relacionados, além do teste de vitalidade negativo. Radiograficamente, também podem ser vistas lesões periapicais, perfurações ou fraturas.[19]

TABELA 2 Diagnóstico diferencial nos casos de abscessos periodontais.

Condições orais semelhantes aos abscessos periodontais
Outros abscessos odontogênicos (abscessos dentoalveolares, pericoronarite, abscessos endoperiodontais) ou outras condições agudas (cisto periapical lateral e infecção pós-operatória)
Lesões tumorais: lesões tumorais metastáticas, mixoma odontogênico, linfoma não Hodgkin, carcinoma celular escamoso, carcinoma metastático
Outras lesões orais: granuloma piogênico, osteomielite, queratocisto odontogênico, granuloma eosinofílico
Injúrias gengivais autoinfringidas
Anemia falciforme
Abscessos após procedimentos cirúrgicos

Fonte: Elaborada pelos autores.

Tratamento

O tratamento dos abscessos periodontais de etiologia não relacionada com a preexistência de bolsas periodontais consiste, basicamente, na remoção do corpo estranho ou agente irritante, tendo como consequência o desaparecimento dos sinais e sintomas. Para os abscessos em pacientes com periodontite, a abordagem inicial deve ser realizada com o objetivo de aliviar a dor e paralisar o quadro de infecção, que pode levar à perda de inserção periodontal.

Inicialmente, a conduta deve promover a drenagem da secreção purulenta através da bolsa periodontal com leve raspagem da superfície radicular e debridamento da parede de tecido mole, associados à irrigação com soro fisiológico e/ou clorexidina a 0,12%. O paciente é orientado a fazer bochechos com solução salina morna para facilitar o processo de drenagem da bolsa periodontal a cada 2 horas. No estágio I, é indicado realizar alívio do contato oclusal do dente antagonista para melhorar a sintomatologia.

Entre 24 e 48 horas, o paciente deve ser examinado novamente para repetição do procedimento ou continuação do tratamento da condição crônica. Em alguns casos, quando a drenagem via sulco não surte efeito, pode ser necessária a realização da drenagem cirúrgica, que é feita na papila, com gengivótomo, incisando-a no meio e rebatendo para os lados. Não há necessidade de sutura nem de colocação de cimento cirúrgico. O paciente deve ser orientado a fazer bochechos com água oxigenada (10 volumes, diluída 1:1 em água filtrada) 4 vezes ao dia, durante, no máximo, 3 dias.

O uso de antibióticos é indicado quando o paciente apresenta sintomas de comprometimento sistêmico com quadros de linfadenopatia, febre e mal-estar ou quando, inicialmente, a drenagem adequada da secreção purulenta não pode ser estabelecida. Acerca desse assunto, Irshad *et al.*,[14] em estudo recente, analisaram amostras de abscessos periodontais coletadas de 45 pacientes e verificaram que as espécies bacterianas associadas aos abscessos periodontais (*Fusobacterium* spp., *P. intermedia/nigrescens*, *P. gingivalis*, *C. rectus*, *T. forsythia* e *A. actinomycetemcomitans*) demonstraram algum nível de resistência antimicrobiana à amoxicilina, metronidazol e tetraciclina, mas não à azitromicina.

De modo geral, várias abordagens terapêuticas têm sido propostas, mas ainda não há evidências científicas suficientes para se recomendar uma terapia definitiva para os casos de abscessos periodontais.[3,7] Entretanto, está claro na literatura que a drenagem e o debridamento devem ser realizados quando a condição sistêmica e o acesso ao abscesso forem adequados. Quando a drenagem não puder ser realizada ou houver envolvimento sistêmico evidente, a antibioticoterapia sistêmica deve ser considerada e o medicamento com perfil mais apropriado é o metronidazol, embora azitromicina e amoxicilina associadas ao clavulanato também tenham demonstrado bons resultados clínicos.[3]

É interessante salientar que, durante o abscesso, por se tratar de uma condição aguda, pode haver considerável perda óssea. Entretanto, após o tratamento, há um excelente potencial de reparo, de forma que a velocidade e a efetividade do tratamento do abscesso podem afetar o prognóstico do dente em questão. Após a resolução do abscesso, o tratamento apropriado relacionado à sua etiologia já definida deve ser conduzido com o propósito de resolver a lesão, seja por meio da terapia não cirúrgica, exclusivamente, ou da terapia cirúrgica periodontal.

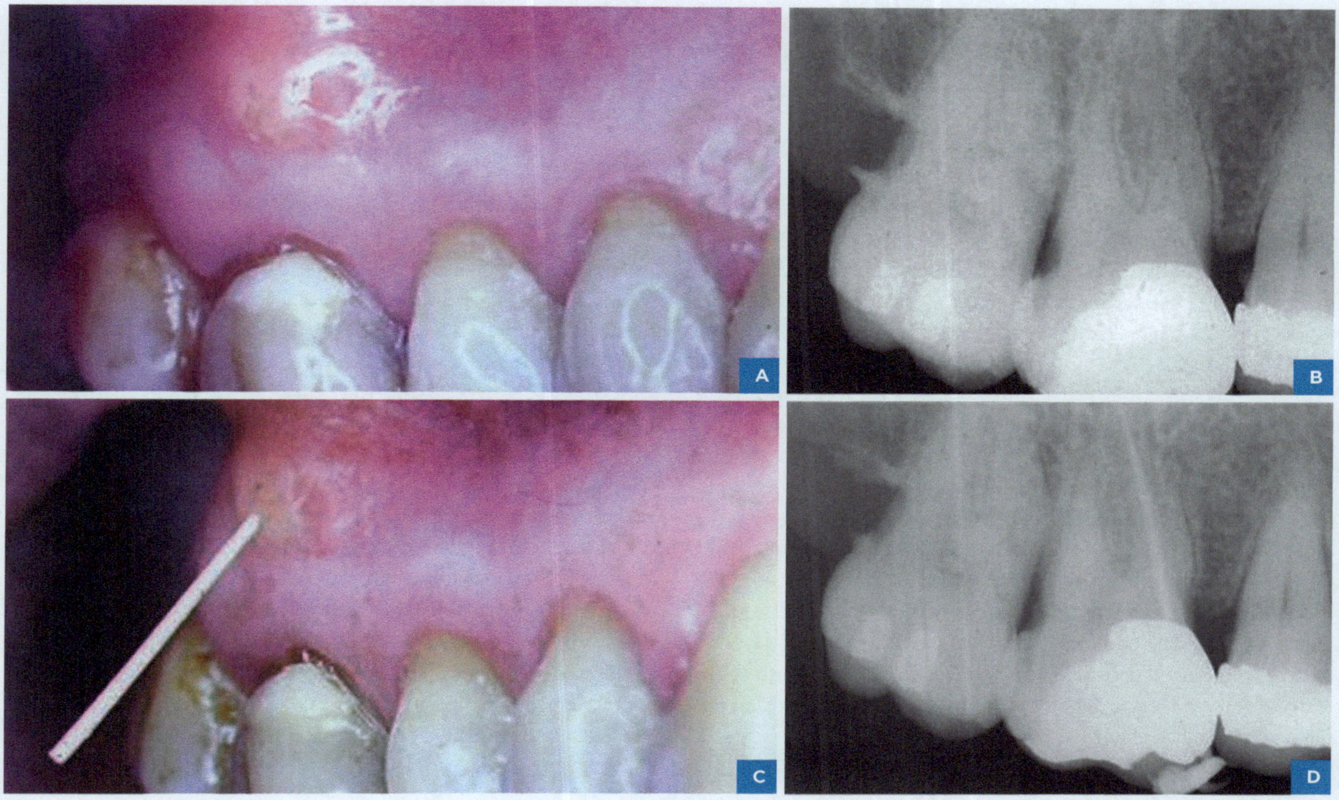

FIGURA 5 Diagnóstico diferencial de abscesso de origem endodôntica ou periodontal. A diferenciação entre as duas condições se baseia em algumas características próprias de abscessos de origem periodontal ou endodôntica. (A) Tumefação da gengiva vestibular do 16, com aspecto liso e brilhante da gengiva e ponto de flutuação fistular. O primeiro aspecto que chama a atenção é a margem gengival com coloração rosa-pálido, sem sinais de inflamação gengival importante. Os abscessos de origem periodontal acometem pacientes com periodontite, em área de bolsa preexistente. Assim, a presença de sulco raso e sem sangramento ou supuração à sondagem é um sinal de que o abscesso pode não ser de origem periodontal. (B) Observa-se na imagem radiográfica integridade de lâmina dura no 16, embora haja diminuição da altura interproximal distal. Nota-se, no 17, além da perda óssea envolvendo a bifurcação distal, a presença de cálculo subgengival (ponta proeminente). Não há lesão periapical evidente nessa imagem. Um fator decisivo na decisão diagnóstica é o teste de vitalidade pulpar negativo. Na presença de cárie distal e restauração metálica extensa, com possível comunicação pulpar e sem permitir identificação clara dos canais radiculares, possivelmente em decorrência de calcificação, como visto na imagem, leva à suspeita de envolvimento endodôntico. Entretanto, é importante esclarecer que a atresia dos canais e a vitalidade pulpar remanescente em um dos condutos podem deixar dúvidas quanto ao teste (positivo ou negativo). (C) O rastreamento da fístula com cone de guta percha permite identificar a origem do abscesso, já que a ponta da guta se encontra no ápice radicular (D), indicando abscesso de origem endodôntica. Outros aspectos importantes a serem considerados são que, nos abscessos de origem periodontal, a dor não é pulsátil, mas constante, e de menor intensidade, quando referida pelo paciente. Da mesma forma, o paciente não relata intensa sintomatologia dolorosa nos testes e na percussão. Costuma-se observar edema generalizado ao redor do dente envolvido, porém a formação de trajeto fistuloso é rara.

Fonte: Acervo pessoal dos autores.

Complicações

A principal complicação dos abscessos periodontais é a perda do dente em casos moderados ou avançados da periodontite ou durante a fase de manutenção, em virtude da rápida destruição dos tecidos periodontais.[8,20] Outra possibilidade de complicações refere-se à disseminação da infecção. A literatura mostra diferentes infecções sistêmicas em partes distintas do corpo em que há suspeita de que a fonte da infecção foi o abscesso periodontal e duas possibilidades são descritas: a disseminação das bactérias durante a terapia (bacteremia) ou bacteremia relacionada com abscesso não tratado.[7]

Considerações clínicas

Conforme visto nos tópicos acima, os abscessos periodontais representam importantes condições clínicas, seja por sua característica de urgência odontológica, seja pelos danos que podem vir a causar no dente afetado, piorando, muitas vezes, uma condição preexistente de destruição dos tecidos periodontais que pode levar à perda do dente, principalmente nos dentes com perda de inserção preexistente moderada ou severa.[3]

Há evidências consideráveis que apontam os abscessos periodontais como a principal causa de extração dentária durante a terapia periodontal de suporte,[8,9,20] com incidência em cerca de 45% dos casos.[20] Da mesma forma, dentes que apresentam repetidos quadros de abscessos periodontais são considerados de prognóstico ruim. Um outro dado interessante mostra que os abscessos periodontais são o principal motivo para extração dentária em dentes com prognóstico duvidoso.[8]

Considerando essas informações, os estudos sugerem que, quando há a presença de abscessos periodontais em pacientes que estão em terapia de manutenção periodontal, o diagnóstico precoce e a realização da terapia adequada são fundamentais para a preservação do dente afetado.[9]

Além disso, uma intervenção rápida e precisa pode prevenir complicações bastante sérias do ponto de vista sistêmico. Conforme comentado anteriormente na subseção *Complicações* deste capítulo, há relatos de casos que descrevem infecções sistêmicas com suspeita de início nos abscessos periodontais.[3] Já foram encontrados patógenos relacionados aos abscessos periodontais em abscesso cerebral[21] ou em infecções nas articulações,[22] por exemplo, e casos reportados de bacteremia resultante de abscessos não tratados, como celulite em pacientes com câncer de mama,[23] fasceíte necrosante cervical,[24] cavernosite necrosante contendo *Peptostreptococcus* spp. e *Fusobacterium* spp.[25] ou uma crise em paciente com anemia falciforme.[26]

PERICORONARITE

Os abscessos pericoronários foram excluídos da categoria de abscessos periodontais,[5] mas a pericoronarite ainda é considerada uma condição aguda do periodonto, em uma categoria separada.[2]

A pericoronarite caracteriza-se pela inflamação da área gengival em volta da coroa de um dente parcialmente irrompido, que pode resultar na formação de abscesso com acúmulo de pus na região do capuz gengival que recobre a coroa desse dente.[3,27] Apesar de poder ocorrer em qualquer dente com essas características, acontece com mais frequência nos terceiros molares inferiores,[27] próximo a tecidos flácidos, base da língua e área da orofaringe, com fácil expansão da lesão para essas áreas.

As causas relacionadas com o desenvolvimento da pericoronarite são proximidade com o ramo da mandíbula, dente parcialmente irrompido, sulco distal profundo, dificuldade de higienização, trauma mecânico sobre o tecido mole pelo dente antagonista e impactação alimentar. Fatores predisponentes relacionados são estresse físico e emocional, além de higiene oral deficiente. O capuz gengival que recobre o dente favorece o acúmulo de detritos e bactérias na área e dificulta a higienização, de modo a promover a instalação da infecção. Além disso, há exacerbação e favorecimento do aumento desse tecido pelo trauma causado pelo dente oposto.[27] A proximidade do ramo da mandíbula propicia a formação de um tecido gorduroso não ceratinizado no local, provocando bolsa falsa. Como não há facilidade de higienizar, o acúmulo de bactérias é maior que o normal.

A microbiota da pericoronarite está associada com o aumento da proporção de patógenos anaeróbicos Gram-negativos. Há, também, o predomínio de *Streptococcus viridans* e presença de *Actinomyces* e *Prevotella*.

Sinais e sintomas

Na fase aguda, a pericoronarite apresenta-se com o tecido gengival da região edemaciado, de coloração avermelhada e sensível ao toque, sangramento, podendo haver exsudação.[1,27] O sulco na distal do dente é aprofundado e a lesão apresenta-se com bastante exsudato inflamatório, e é possível que ocorra secreção purulenta, com drenagem via sulco **(Figura 6)**. A dor, que caracteriza a infecção aguda, passa a predominar e o aumento do exsudato inflamatório faz com que se expanda a dimensão do capuz pericoronário, de modo que, em alguns indivíduos, venha a interferir no fechamento completo da boca, dificultando a mastigação. Com isso, há trauma da gengiva no local, agravando ainda mais o estado da inflamação. O trismo também é um achado frequente, assim como a irradiação da dor.[27]

A infecção pode se estender posteriormente para a área de orofaringe e medialmente para a base da língua, podendo ocorrer linfadenopatia regional e dificuldade de deglutição. Em casos mais graves, nos quais o indivíduo tem dificuldade de se alimentar, pode haver mal-estar, febre, desconforto e dor intensa.[1,27]

Tratamento

O tratamento da pericoronarite envolve o manejo da lesão aguda e a resolução da condição crônica. Na fase aguda, preconiza-se eliminar os restos alimentares e o biofilme do local. A drenagem deve ser realizada levantando levemente o tecido mole sobre a coroa do dente, com sonda periodontal ou cureta. É indicado o uso de curetas para remoção de resíduos de fácil acesso por meio de movimentos leves, de acordo com o limiar do paciente. Irrigação também é importante e pode ser realizada com soro fisiológico, água oxigenada 10 volumes (diluída na proporção de 1:1 com água filtrada) ou clorexidina 0,12%. Deve-se realizar irrigação leve e certificar-se de que essa ação ajudou a limpar a área. Antibioticoterapia sistêmica é indicada quando há sinais de envolvimento sistêmico,[27] como linfadenopatia regional, edema, febre e o indivíduo estiver muito abatido ou apresentar condições sistêmicas importantes. Também é indicada a confecção de um *front-plateau* para evitar que o dente antagonista traumatize ainda mais o local, auxiliando a tirar o paciente da fase aguda. O *front-plateau* pode ser usado por 2 dias **(Figura 7)**.

Alguns cuidados caseiros são recomendados, como higienização do local da melhor maneira possível, bochechos diários com salmoura (água morna e sal), irrigação do local para pacientes habilidosos, alimentação líquida ou pastosa quente, diminuição do fumo e abstenção de álcool. O paciente deve retornar após 24 horas para repetir os cuidados profissionais. Podem ser prescritos analgésicos em casos de queixa de dor. Depois disso, deve-se fazer controles de 24 horas até melhora da condição aguda.

Após a resolução do quadro agudo, há possibilidade de dois tipos de tratamento da condição crônica: exodontia, quando o dente estiver muito próximo ao ramo da mandíbula, e cunha distal, quando o dente estiver a 1 cm do ramo da mandíbula e houver faixa adequada de gengiva ceratinizada na área. Logicamente que o tratamento vai depender da severidade da inflamação, de prováveis complicações sistêmicas e da possibilidade ou não da manutenção do elemento dentário envolvido.

Considerações clínicas

Clinicamente, a presença de dentes parcialmente irrompidos, com capuzes pericoronários e, principalmente, em áreas de terceiros molares inferiores, exige minuciosa análise do caso, pois,

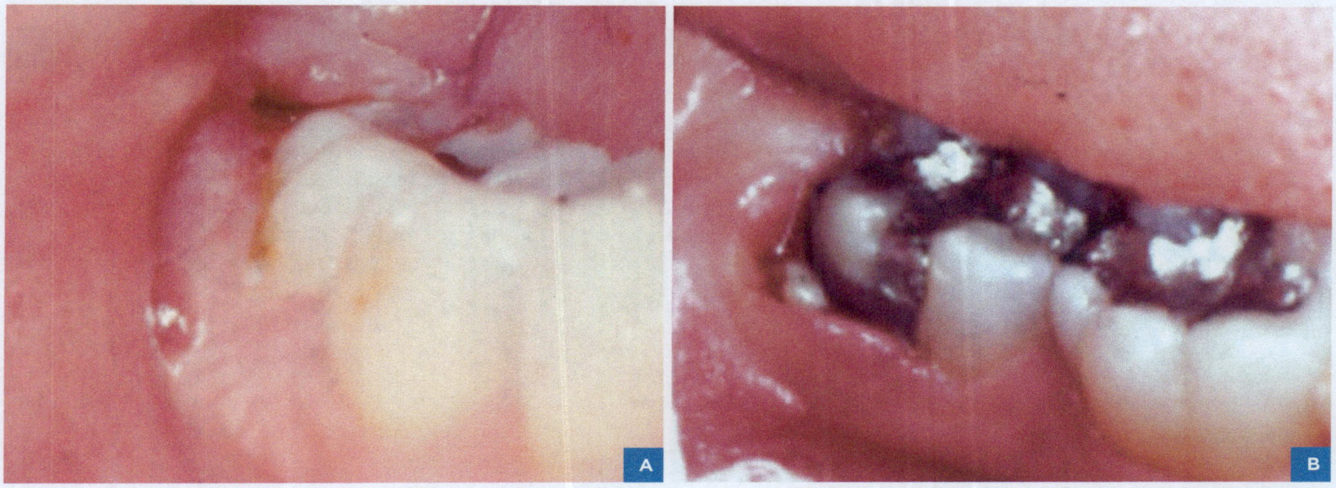

FIGURA 6 Pericoronarite. A pericoronarite pode ser definida como inflamação do tecido gengival que recobre parcial ou totalmente a coroa de dentes parcialmente irrompidos, acometendo especialmente terceiros molares inferiores. O quadro agudo se caracteriza por vermelhidão do capuz pericoronário que recobre a coroa do dente, associada a edema, dor, sangramento da gengiva, limitação do grau de abertura bucal, podendo ocorrer ainda exsudação e reabsorção óssea ativa. (A) Vermelhidão, edema e sangramento do capuz gengival, com formação de sulco distal profundo. O paciente relata dor irradiada para a região de ouvido e garganta e dificuldade de abertura da boca. (B) Além da intensa sintomatologia dolorosa reportada pelo paciente, observa-se vermelhidão, edema, sangramento gengival e formação de abscesso com drenagem via sulco. O quadro agudo é ainda caracterizado por limitação de abertura bucal, linfadenopatia satélite, mal-estar geral e febre baixa, devendo ser tratado primeiramente por limpeza e drenagem suave da região, associadas com antibioticoterapia sistêmica.

Fonte: Acervo pessoal dos autores.

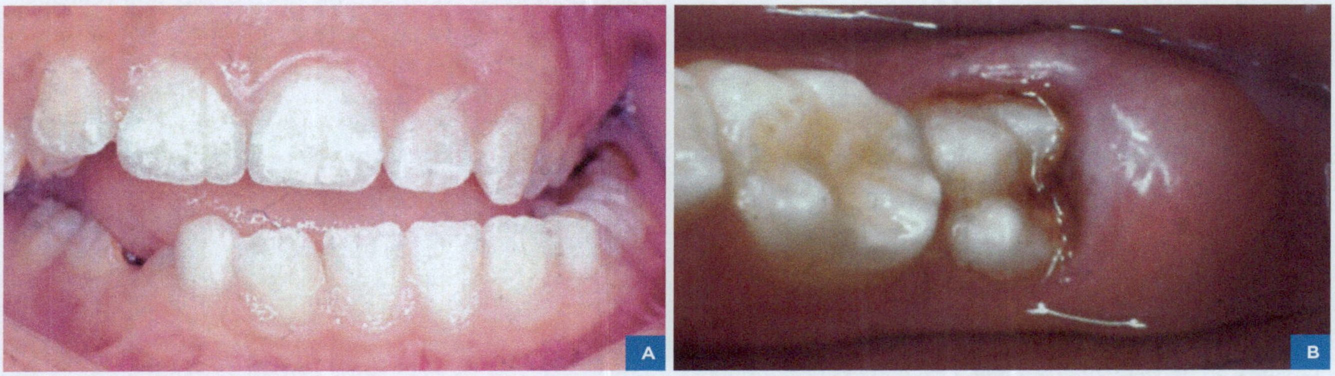

FIGURA 7 Tratamento da pericoronarite. (A) Paciente de 18 anos de idade, sexo feminino, apresentou-se à clínica com queixa de dor intensa na região de ouvido, irradiando para garganta e assoalho da boca. O exame clínico demonstrou limitação de abertura bucal, com desvio da mandíbula no arco de abertura e fechamento. (B) O exame clínico intrabucal demonstrou terceiro molar parcialmente irrompido, com tumefação acentuada da gengiva recobrindo parcialmente o dente, sangramento espontâneo e acúmulo de detritos na região.

(Continua)

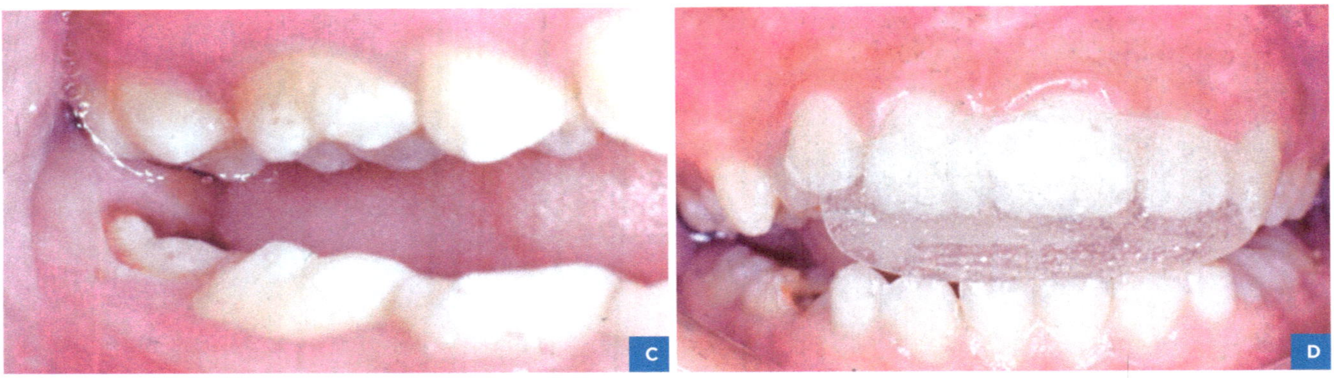

FIGURA 7 *(Continuação)* (C) A tumefação da gengiva é tão acentuada que não permite o contato oclusal entre os dentes, ocorrendo traumatismo da gengiva na área de modo a contribuir para a evolução da doença e intensa sintomatologia dolorosa. (D) Para aliviar o contato traumatizante sobre o tecido, foi confeccionado um *front-plateau* para uso ininterrupto por 48 horas. O tratamento local foi realizado por meio de limpeza cuidadosa da área, associada a antibioticoterapia sistêmica, uso de anti-inflamatório não esteroidal, analgésico e antitérmico. O tratamento definitivo deve ser realizado após o controle da fase aguda da inflamação, por meio de exodontia quando não houver espaço adequado à irrupção do terceiro molar mediante a proximidade com o ramo ascendente da mandíbula ou quando não houver gengiva ceratinizada na distal do terceiro molar.

Fonte: Acervo pessoal dos autores.

mesmo que ainda estejam assintomáticos, já podem representar um quadro crônico da doença. Nessa análise, deve-se levar em consideração o tipo de tecido que recobre parcialmente a coroa do dente, se é mucosa ceratinizada (gengiva) ou mucosa alveolar (não ceratinizada), bem como analisar o espaço existente entre o segundo molar e o ramo ascendente da mandíbula, com o objetivo de verificar se há espaço suficiente para o dente que está irrompendo ou se este permanecerá impactado.

Quando essa análise é feita ainda na fase assintomática (crônica), se houver espaço e o capuz for formado por mucosa ceratinizada, indica-se a remoção cirúrgica, uma vez que o dente irromperá normalmente. Caso não exista espaço, a mucosa na área provavelmente não será ceratinizada e o dente deve ser extraído. Essas duas medidas na fase assintomática servirão como prevenção contra um subsequente envolvimento agudo.

DOENÇAS PERIODONTAIS NECROSANTES

As doenças periodontais necrosantes são doenças microbianas que se manifestam em pacientes com resposta do hospedeiro deprimida. Se caracterizam por necrose e edema do tecido gengival marginal, acompanhadas ou não de necrose óssea, sinais e sintomas característicos. Representam as condições periodontais mais severas relacionadas ao acúmulo de biofilme, que levam à rápida destruição tecidual, e por isso são importantes, mesmo apresentando baixa prevalência.[3] A classificação de 1999 incluía,[5] dentre as doenças periodontais necrosantes, a gengivite ulcerativa necrosante (GUN) e a periodontite ulcerativa necrosante (PUN).

Na classificação atual,[6] as doenças periodontais necrosantes são agrupadas como um subitem dentro das formas de periodontite e são classificadas em gengivite necrosante (GN), periodontite necrosante (PN) e estomatite necrosante (EN). Estudos demostram que as doenças periodontais necrosantes são representadas por diferentes estágios da mesma doença mediante as semelhanças na etiologia, características clínicas e formas de tratamento,[2,3,18] conforme será abordado a seguir.

Etiologia

As doenças periodontais necrosantes são condições infecciosas que, no entanto, para seu desenvolvimento, requerem a presença de fatores predisponentes, como resposta imunológica comprometida.[2,4]

Microbiologia

A etiologia bacteriana das doenças periodontais necrosantes foi demonstrada há algum tempo e a microbiota relacionada com essas condições inclui bactérias espiroquetas e fusiformes.[28] Conforme Rowland,[28] a associação fusoespiroquetal característica das doenças periodontais necrosantes foi descrita pela primeira vez por Plaut (1894) e Vincent (1896-1904). Os principais microrganismos envolvidos nas doenças necrosantes envolvem bacilos fusiformes e espiroquetas de tamanhos pequeno, intermediário e grande. Estudos realizados com culturas identificaram o que foi considerada uma "flora constante" nas doenças periodontais necrosantes, composta por *P. intermedia* e espécies de *Treponema*, *Selenomonas* e *Fusobacterium*.[29] Mais recentemente, gêneros de *Peptostreptococcus* também foram sugeridos como relacionados à etiologia das doenças periodontais necrosantes.[2]

Espiroquetas são encontradas a 300 μm da superfície, e a maior parte das presentes nas zonas mais profundas são morfologicamente diferentes das espécies cultiváveis de *T. microdentium*. Ocorrem em tecidos não necróticos antes de outras espécies bactérias, e podem estar presentes em altas concentrações intercelularmente em epitélio adjacente à lesão ulcerada e no tecido conjuntivo.[30]

Em pacientes HIV-positivos com doenças periodontais necrosantes, a microbiota associada foi a mesma da periodontite em pacientes que não tinham HIV com algumas características específicas, como a presença e invasão de *Candida albicans*, vírus do herpes e espécies superinfecciosas de bactérias.[2]

Resposta do hospedeiro

Outro aspecto importante é o papel do sistema imunológico representado pela função dos leucócitos. Rowland[31] relacionou a função do linfócito durante a inflamação gengival aguda e encontrou redução da resposta mitogênica e aumento dos níveis de interleucina-2 no soro, que representa um estímulo à proporção e propagação da resposta imune para agentes infecciosos, além do aumento de linfócitos-T CD4 circulantes. Isso evidencia a resposta alterada do hospedeiro em pacientes com doenças periodontais necrosantes. A reação imunológica primária é também alterada em decorrência da deficiência quimiotática e fagocitária dos leucócitos, associada à resposta inflamatória secundária alterada por linfócitos que exacerbam o processo de destruição periodontal quanto à atividade celular e à produção de anticorpos.

Fatores predisponentes

Os fatores predisponentes são aqueles que conseguem alterar, de alguma forma, a resposta imune do hospedeiro e desempenham um papel importante na patogênese das doenças periodontais necrosantes.[4] Geralmente, mais de um fator é necessário para desencadear o início da doença, havendo fatores predisponentes locais e sistêmicos, como: infecção pelo vírus da imunodeficiência humana (HIV) e síndrome da imunodeficiência adquirida (AIDS), desnutrição (deficiência de vitamina B e C), doenças debilitantes (p. ex., câncer, desordens gastrointestinais graves, discrasias sanguíneas), estresse, distúrbios psicológicos, privação de sono, tabagismo, etilismo, uso abusivo de medicamentos, higiene oral inadequada, gengivite preexistente e história prévia de doenças periodontais necrosantes, trauma mecânico e aspectos relacionados à idade e etnia, dentre outros.[2]

Nos casos dos pacientes HIV-positivos, as doenças periodontais necrosantes podem ser mais frequentes e apresentar progressão mais rápida com maior risco de evoluírem para as formas mais severas da doença, como periodontite e estomatite necrosantes, com maior tendência à recorrência e baixa resposta à terapia.[2] A gengivite necrosante pode ser o primeiro sinal da infecção por HIV.[32]

Hábitos comportamentais, como consumo de álcool e tabaco, também podem predispor às doenças periodontais necrosantes. O tabagismo incita a liberação de substâncias vasoconstritoras periféricas,[33] e altera a resistência local dos tecidos. A nicotina liberada causa redução do suprimento sanguíneo da gengiva, contribui para a isquemia dos tecidos periodontais e gera uma diminuição local da resistência à agressão bacteriana por alterações locais na atividade das células de defesa.[3] Estudos mostram que a maioria dos pacientes adultos que desenvolvem doenças periodontais necrosantes são fumantes,[34,35] e o consumo do álcool está associado com fatores fisiológicos e psicológicos que favorecem essas condições.[36] Inclusive, estresse psicológico ou situações estressantes e como o indivíduo reage a essas situações podem predispô-lo a doenças periodontais necrosantes em virtude da alteração provocada na sua resposta imune, fazendo com que mude seu comportamento.[2] Assim, o estresse aumenta a atividade adrenocortical, que eleva os níveis de corticosteroides e catecolaminas, altera a produção de anticorpos e o número de células fagocitárias, e também eleva os níveis de epinefrina, modificando a microcirculação da gengiva,[33] o que provoca isquemia gengival.

O acúmulo de placa, que pode ser agravado pela dificuldade de higienização em virtude da presença de dor, também é um fator importante no desenvolvimento das doenças periodontais necrosantes.[36,37] O tecido gengival inflamado representa um meio propício à ação de bactérias em função das alterações circulatórias e degenerativas que apresenta. Áreas de bolsas periodontais ou gengivais criam ambientes favoráveis à proliferação de bactérias anaeróbicas, como os bacilos fusiformes e as espiroquetas.

Parâmetros sociodemográficos associam pessoas jovens, na faixa dos 15 a 34 anos com alto risco de desenvolver doenças periodontais necrosantes na presença de outros fatores predisponentes.[34,36] As crianças de países em desenvolvimento têm alto de risco de desenvolver essas doenças, normalmente associadas à desnutrição e outras infecções.[38,39] A desnutrição, por si só, constitui um fator predisponente, principalmente nos países em desenvolvimento. A deficiência de vitamina C (ácido ascórbico) gera prejuízo na função dos leucócitos PMN e esgotamento dos nutrientes antioxidantes[3] dos tecidos, que são importantes para equilibrar as enzimas destrutivas oxidantes (radicais livre de oxigênio) produzidas pelos fagócitos frente às bactérias, altera a proporção de linfócitos-T auxiliares e supressores, diminui a produção de histamina e altera os hormônios corticosteroides. Com relação à etnia, há indícios de maior predisposição dos caucasianos a desenvolverem essas doenças, mas não há uma comprovação desses dados.[36,40]

Classificação atual

Conforme comentado anteriormente, as doenças periodontais necrosantes, na Classificação de 1999,[5] eram divididas em GUN e PUN. No sistema atual,[6] foi proposta uma classificação levando em consideração a condição predisponente do paciente **(Tabela 3)**.

Patogênese e aspectos histológicos

A lesão periodontal necrosante é um processo inflamatório específico da margem gengival que envolve o epitélio escamoso estratificado ceratinizado e o tecido conjuntivo subjacente.

TABELA 3 Classificação proposta para as doenças periodontais necrosantes.

Categoria	Pacientes	Condições predisponentes	Condições clínicas
Doenças periodontais necrosantes em pacientes comprometidos de forma crônica e severa	Adultos	HIV-positivos/AIDS com contagem de CD4 < 200 e carga viral detectável	GN, PN, EN, Noma Progressão possível
		Outras condições sistêmicas severas (imunossupressão)	
	Crianças	Desnutrição severa	
		Falta de saneamento básico	
		Infecções virais severas	
Doenças periodontais necrosantes em pacientes comprometidos de forma temporária e moderada	Pacientes com gengivite	Fatores não controlados: estresse, nutrição, tabagismo, hábitos	GN generalizada Possível progressão para PN
		Doença periodontal necrosante prévia: crateras residuais	
		Fatores locais: proximidade de raízes, mau posicionamento dentário	GN localizada Possível progressão para PN
		Fatores predisponentes para as doenças periodontais necrosantes (ver seções *Etiologia* e *fatores predisponentes*)	GN Progressão pouco frequente
	Pacientes com periodontite		PN Progressão pouco frequente

GN, gengivite necrosante; PN, periodontite necrosante; EN, estomatite necrosante.

Fonte: Adaptada de Herrera *et al.*[2]

A superfície do epitélio é destruída e substituída por rede de fibrina, células epiteliais necróticas, leucócitos polimorfonucleares – neutrófilos e vários tipos de microrganismos, caracterizados pela invasão fusoepiroquetal.[30]

As lesões nas doenças periodontais necrosantes, microscopicamente, apresentam úlceras no interior do epitélio escamoso estratificado e na camada superficial do tecido conjuntivo gengival, rodeada por uma reação inflamatória aguda inespecífica,[2] pois aparecem em outros quadros de trauma, irritação química ou aplicação de drogas escaróticas.

Quatro regiões são descritas:[41]

- **Zona bacteriana:** mais superficial, consistindo de bactérias variadas, incluindo poucos espiroquetas dos tipos pequeno, médio e grande.
- **Zona rica em neutrófilos:** contém numerosos leucócitos PMN, predominantemente neutrófilos, além de bactérias, incluindo muitas espiroquetas dos três tipos entre os leucócitos.
- **Zona necrótica:** consiste em células desintegradas, remanescentes de fibras colágenas, material fibrilar, numerosas espiroquetas dos tipos médio e grande e pouca quantidade de outros microrganismos.
- **Zona de infiltração de espiroquetas:** área de tecido bem preservado, infiltrado por espiroquetas dos tipos médio e grande, que podem estar presentes em altas concentrações nos espaços intercelulares do epitélio vizinho à área ulcerada e no tecido conjuntivo.

Sinais e sintomas

Os sinais e sintomas das doenças periodontais necrosantes são de especial importância em virtude do diagnóstico dessas condições ser fundamentado, primariamente, nos achados clínicos.[28]

Gengivite necrosante

Antigamente referida como gengivite ulcerativa necrosante aguda ou GUNA, a gengivite necrosante, como hoje é chamada, tem vários sinônimos pelos quais ficou conhecida e foi relatada na literatura como: gengivite ulceromembranosa, gengivite de Vincent ou gengivoestomatite de Vincent, gengivoestomatite necrosante, boca de trincheira, dentre outros nomes.[28,36,37,42]

Com o passar dos anos, o termo "aguda" na sigla GUNA foi removido já que, inicialmente, se referia ao caráter de rápida instalação da doença e não ao real significado da palavra "aguda" e, uma vez que não existe a forma crônica da doença, esse termo não é necessário, ficando estabelecido, portanto, o termo GUN.[5] Recentemente, na atual classificação,[6] também se optou pela eliminação do termo "ulcerativa" porque a ulceração é considerada secundária à necrose.

Na população em geral, os índices de prevalência da GN ficam em torno de 0,51 a 3,3%.[2] Nos militares, a incidência e a prevalência reportadas foram maiores próximo ao final da Segunda Guerra Mundial (3,96 a 20,6%) do que em estudos mais recentes (0,19 a 6,19%).[2] Com relação aos pacientes

HIV-positivos ou com AIDS, houve grande variação nos dados: crianças (2,2 a 5%), adultos HIV-positivos (0,0 a 27,7%) e pacientes HIV-positivos/AIDS (10,1 a 11,1%).[2]

Caracteriza-se por necrose e ulceração das papilas interdentais e da gengiva marginal, sangramento gengival, formação de pseudomembrana, dor e halitose,[36,40] conforme apresentado na **Figura 8**. Há formação de crateras no tecido gengival, e as áreas de ulceração são recobertas por uma camada branco-amarelada ou acinzentada (pseudomembrana), que consiste em uma camada de fibrina e tecido necrótico sem coesão com leucócitos, eritrócitos e bactérias.[3] Uma zona eritematosa bem delineada pode ser encontrada entre a área de necrose e a gengiva não afetada.[3] Dentre os sinais locais, há ulceração da papila e da margem gengival, com formação de crateras, também conhecidas como "papilas invertidas", pseudomembrana acinzentada, eritema linear **(Figura 9)**, sangramento espontâneo ou ao mínimo toque[3] e halitose.

Os sintomas locais são aparecimento repentino, dor corrosiva e irradiada, exacerbação da sintomatologia dolorosa por alimentos condimentados e quentes, salivação viscosa excessiva, gosto metálico e sensação de pressão interdental "em cunha". Sinais e sintomas sistêmicos incluem mal-estar geral,

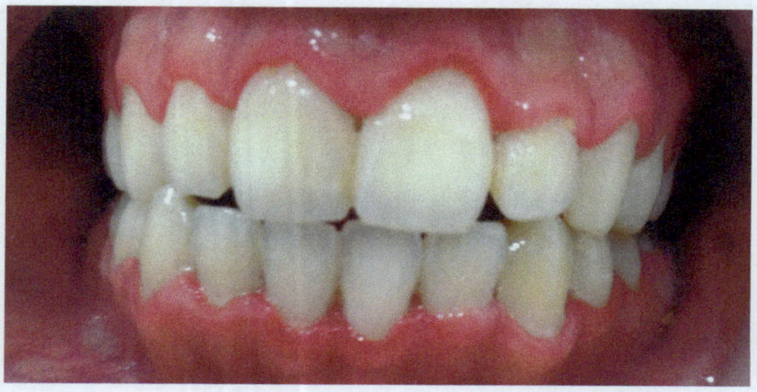

FIGURA 8 Gengivite necrosante. As lesões de gengivite necrosante caracterizam-se por necrose da papila interproximal, estendendo-se para margem gengival. A necrose da papila interproximal leva à constituição de lesão em forma de cratera interproximal. A área necrótica fica recoberta por uma pseudomembrana branco-acinzentada. Observa-se, na margem gengival, a presença de eritema linear. O paciente relata sangramento espontâneo ou ao mínimo toque, de aparecimento repentino, dor corrosiva e irradiada que se torna exacerbada por alimentos condimentados e quentes, sensação de pressão interdental, salivação espessa, mau hálito e gosto metálico na boca.

Fonte: Acervo pessoal dos autores.

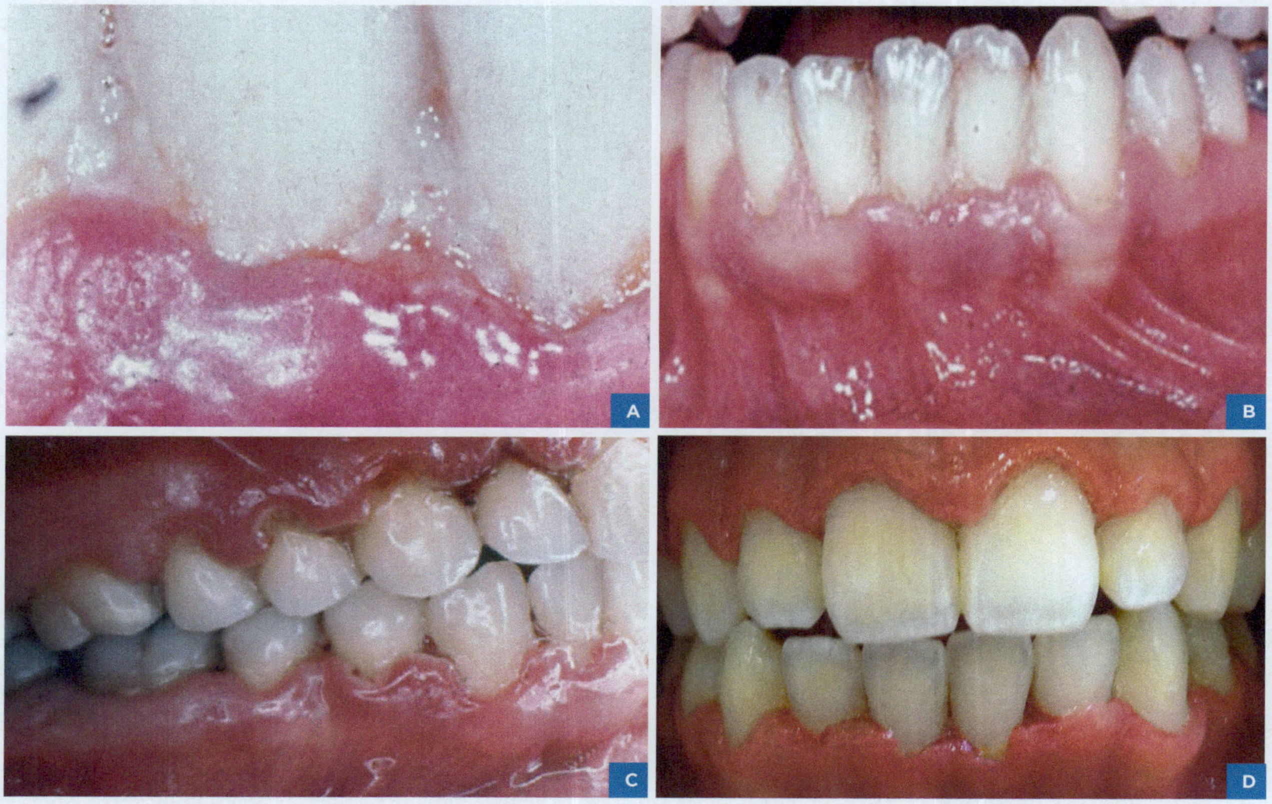

FIGURA 9 Sinais e sintomas da gengivite necrosante (GN). Os sinais e sintomas característicos das lesões de GN incluem: (A) pseudomembrana branco-acinzentada, recobrindo as áreas de necrose de papila e margem gengival; (B) necrose da papila interproximal e margem gengival, que em casos mais avançados formam a característica papila invertida (C); (D) necrose tecidual, que expõe o tecido conjuntivo, formando uma área de eritema linear.

Fonte: Acervo pessoal dos autores.

linfadenopatia satélite, perda do apetite, febre e halitose. Nas crianças, dor e halitose são menos frequentes, enquanto febre, adenopatia e sialorreia são achados frequentes.[38]

Periodontite necrosante

Conhecida anteriormente como periodontite ulcerativa necrosante (PUN),[5] a PN constitui uma evolução da gengivite necrosante e produz destruição não só do periodonto de proteção, mas também do periodonto de sustentação. Na PN, em adição aos sinais e sintomas descritos para a gengivite necrosante, a inserção periodontal e o osso são destruídos, junto com sinais extraorais mais frequentes (**Figura 10**).

Em casos de progressão rápida da doença, principalmente em pacientes severamente imunocomprometidos, pode haver necrose considerável do osso alveolar e até formação de sequestros ósseos.[43] A periodontite necrosante pode resultar de um ou vários episódios de gengivite necrosante (formação de bolsa menos frequente) ou da gengivite necrosante que ocorre em um sítio previamente acometido por periodontite (bolsa periodontal encontrada).

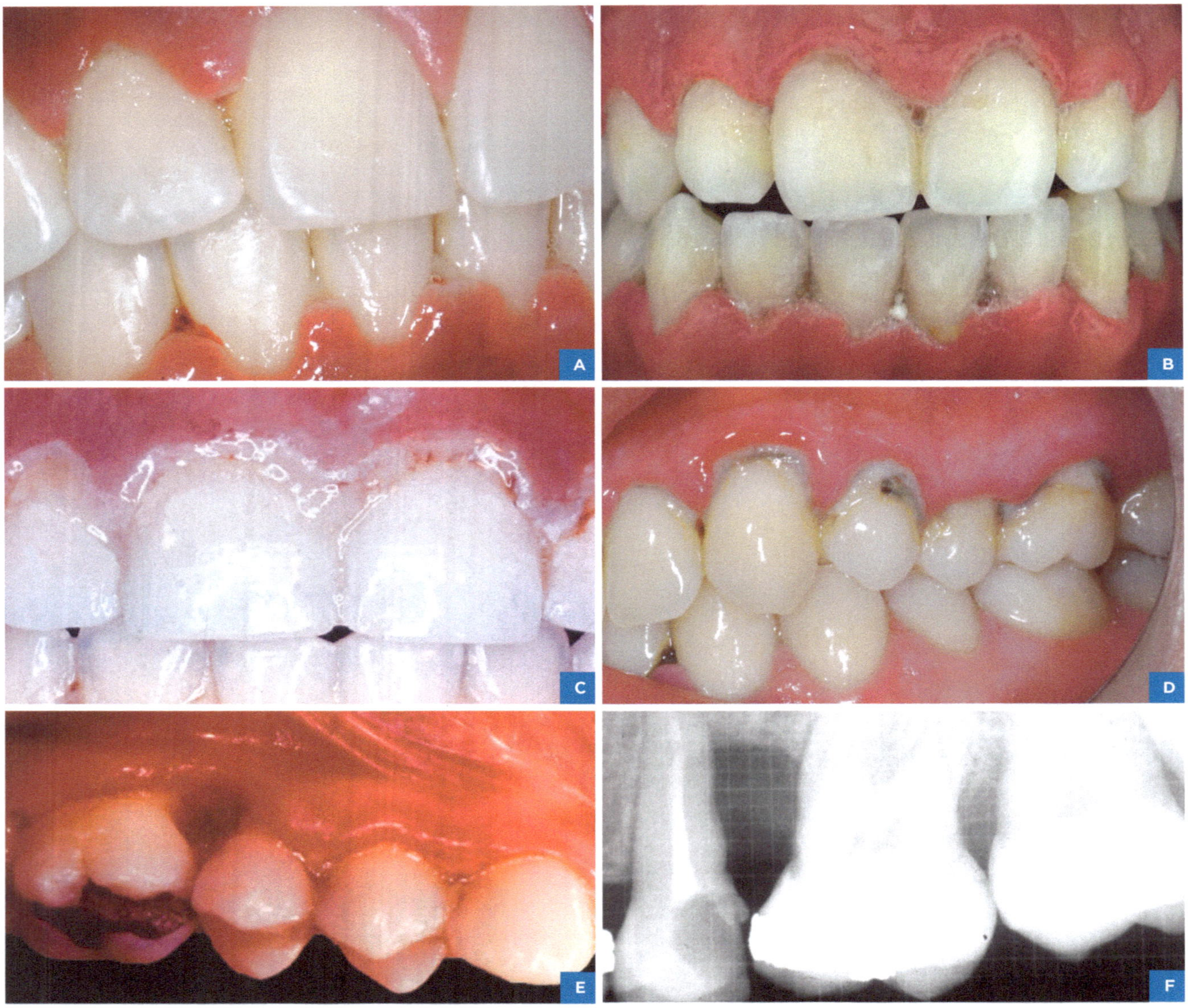

FIGURA 10 Estágios de desenvolvimento de gengivite necrosante (GN) e periodontite necrosante (PN). (A) Estágio 1: necrose da ponta da papila interdental. (B) Estágio 2: necrose de toda a papila. (C) Estágio 3: necrose envolvendo a papila interdental e a gengiva marginal. (D) Estágio 4: necrose estendendo-se para gengiva inserida. (E) Estágio 6: necrose expondo osso alveolar, caracterizando o quadro de PN.[33] (F) Imagem radiográfica periapical do dente em E, notando-se extensa perda de osso de suporte periodontal. Além destes, o estágio 5 apresenta como característica clínica necrose se estendendo para a mucosa bucal ou labial e o estágio 7 se caracteriza por necrose tecidual perfurando a pele da bochecha.[36]

Fonte: Acervo pessoal dos autores.

Estomatite necrosante e Noma

Na estomatite necrosante (EN), a desnudação óssea se estende através da mucosa alveolar com áreas maiores de osteíte e sequestro ósseo em pacientes com comprometimento sistêmico severo como, por exemplo, em pacientes HIV-positivos e com AIDS ou com desnutrição severa.[2] Com relação à Noma, há uma corrente de autores que acreditam que ela e a estomatite necrosante sejam entidades clínicas distintas, enquanto outra corrente sugere que a Noma seja uma progressão da estomatite necrosante que afeta a pele.[3] Trata-se de uma doença gangrenosa destrutiva que afeta os tecidos da face e está associada com altos índices de mortalidade e morbidade,[44] sendo quase exclusivamente observada em países em desenvolvimento, sobretudo em crianças que sofrem de alguma doença sistêmica, incluindo desnutrição severa.[3]

Diagnóstico diferencial

O diagnóstico das doenças periodontais necrosantes é feito, principalmente, sob o ponto de vista clínico,[18,28] correlacionando sinais e sintomas com a história médica do aparecimento do quadro. Entretanto, o diagnóstico diferencial deve sempre ser realizado com doenças vesiculobolhosas, gengivoestomatite herpética primária ou recorrente, manifestações orais que imitam as lesões das doenças periodontais necrosantes e abrasão por escovação.[2] Rowland[28] salienta que, se um desses critérios – necrose interproximal, sangramento e dor – estiver ausente, o diagnóstico de gengivite necrosante não pode ser fechado.

Assim, salienta-se a necessidade do diagnóstico diferencial em relação à gengivoestomatite herpética primária **(Tabela 4)**.

Tratamento

O tratamento das doenças periodontais necrosantes **(Figura 11)** deve ser realizado em etapas, com início na fase aguda, seguido pelo tratamento da condição periodontal preexistente e das sequelas da doença. Em uma última etapa, os pacientes vão para a terapia de manutenção.[4]

Na consulta inicial, recomenda-se realizar raspagem e alisamento radicular e outras orientações que incluem escovação delicada ou uso de enxaguantes caso o paciente não consiga realizar o controle mecânico naquele momento, fazer limpeza com peróxido de hidrogênio (3%) na proporção de 1:1 com água morna a cada 2 a 3 horas, bochechos com clorexidina 0,12% duas vezes ao dia, evitar consumo de álcool e tabaco, evitar atividades físicas e manter-se nutrido e hidratado.

O retorno deve ocorrer entre 24 e 48 horas após a primeira consulta. Novas sessões de raspagem serão realizadas, bem como instruções de higiene oral, e os retornos serão remarcados. A melhora do quadro clínico costuma ocorrer de 4 a 6 dias após a intervenção. Nos casos em que há envolvimento sistêmico, recomenda-se antibioticoterapia, que pode ser realizada com metronidazol (500 mg, 8 em 8 horas, 10 dias), penicilina (500 mg, 8 em 8 horas, 7 dias) ou tetraciclina (250 mg, 6 em 6 horas, 10 dias).

Após resolução da condição aguda, pode ser necessária a realização de cirurgias periodontais para correção dos possíveis defeitos deixados pelas lesões, como as crateras gengivais. Também deve-se realizar o tratamento da condição prévia à instalação das doenças periodontais necrosantes e, em uma última fase do tratamento periodontal, colocar o paciente em terapia de manutenção.

Considerações clínicas

Diagnóstico e tratamento imediatos para as doenças periodontais necrosantes são importantes, uma vez que a inflamação severa se desenvolve prontamente e pode progredir rapidamente, levando a uma perda considerável de tecidos moles e osso alveolar.[4] Portanto, é importante controlar os fatores predisponentes e intervir rapidamente para limitar sua progressão e exacerbação.[3]

TABELA 4 Diferenciação entre gengivite necrosante e gengivoestomatite herpética primária.

Gengivite necrosante	Gengivoestomatite herpética primária
Bactérias (fusoespiroquetas)	Vírus herpes-simples
Condição necrosante	Eritema difuso e lesões vesiculares
15 a 30 anos (incomum em crianças)	Frequente em crianças
Gengiva marginal, papila; outros tecidos raramente afetados	Gengiva; pode incluir mucosa oral e lábios
Crateras da margem gengival, pseudomembrana descamativa, deixando áreas expostas; tecido necrótico e ulcerado; placa branco-amarelada	Vesículas que se rompem, resultando em úlceras esféricas cobertas por fibrina
Pode ocorrer febre moderada	Febre
Duração indefinida	Duração de 7 a 10 dias
Sem imunidade demonstrada	O episódio agudo resulta em algum grau de imunidade
Contágio não observado	Contagiosa

Fonte: Adaptada de Kokkevold e Carranza, 2020; Holmstrup, 2018.[30,45]

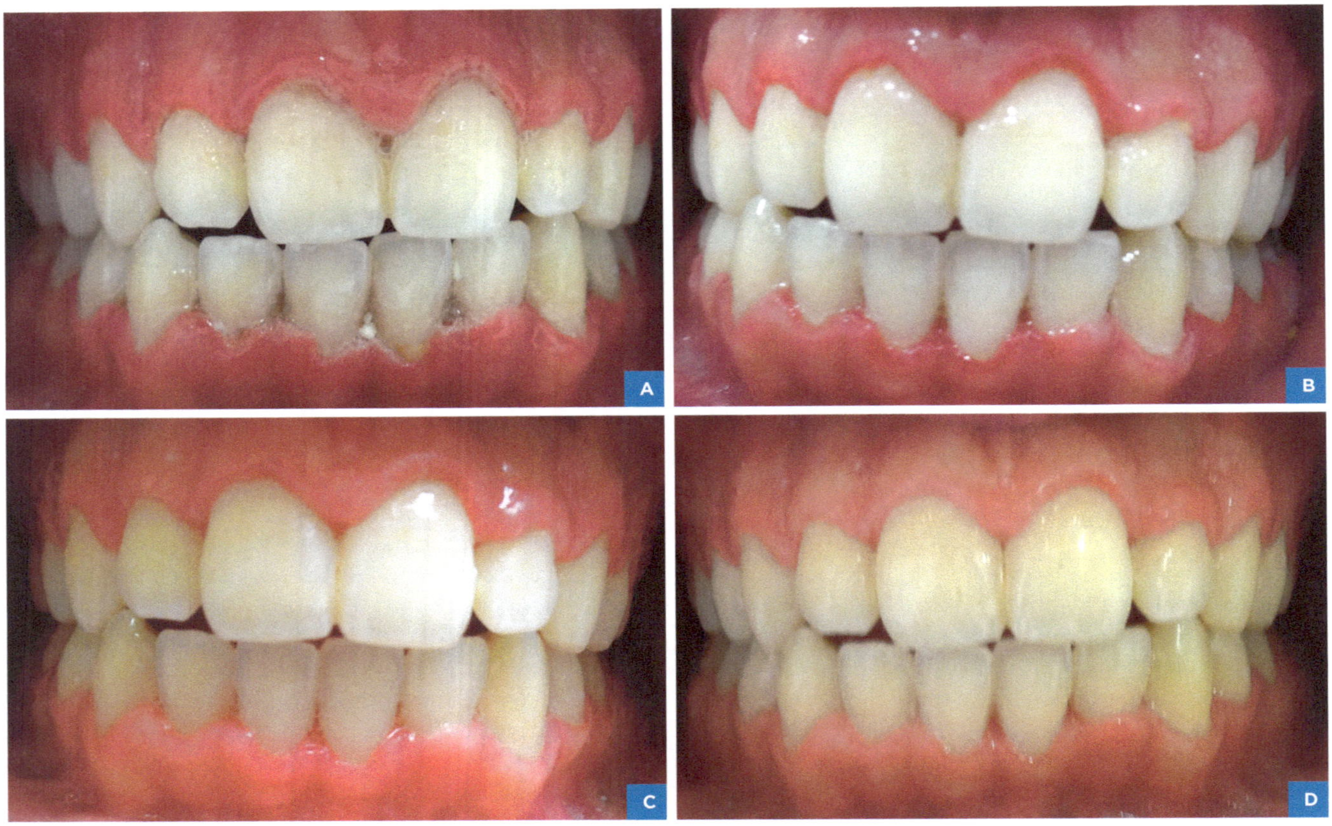

FIGURA 11 Evolução do tratamento da gengivite necrosante (GN). (A) Para pacientes ambulatoriais, na primeira visita realiza-se a remoção cuidadosa da pseudomembrana e raspagem superficial da área, seguida de instruções de higiene bucal e prescrição de bochecho com solução de água oxigenada a 3% (4 a 6 vezes ao dia). Caso o paciente apresente comprometimento sistêmico, pode-se prescrever antibióticos e analgésicos. O retorno do paciente se dá em 24 a 48 horas, dependendo se houver ou não envolvimento sistêmico. (B) Depois de 48 horas, o paciente retorna para dar continuidade ao tratamento por meio de raspagem e alisamento radicular e recebe instrução de higiene oral. Recomenda-se aumentar os intervalos entre os bochechos com peróxido de hidrogênio. (C) Decorridas 72 horas, realiza-se o terceiro atendimento, com raspagem e alisamento radicular e instrução de higiene bucal. Nesse momento, o paciente não realiza mais os bochechos com solução de peróxido de hidrogênio, mas deve receber instruções de higiene bucal visto que a presença de GN é um fator predisponente para a ocorrência de novos episódios. (D) Aspecto da área 21 dias após o início do tratamento, observando-se resolução da inflamação.

Fonte: Acervo pessoal dos autores.

O diagnóstico das doenças periodontais necrosantes é basicamente clínico, logo, estar atento às queixas e aos relatos dos pacientes é de fundamental importância para execução da terapia mais adequada. História de aparecimento repentino, frequentemente após doença debilitante ou infecção respiratória aguda, alterações nos hábitos de vida, trabalho forçado sem repouso adequado e estresse psicológico são indícios importantes.

Pacientes com doenças periodontais necrosantes são frequentemente suscetíveis a futuras recorrências da doença,[32,37] podendo se tornar uma condição crônica com taxa de destruição mais lenta.

REFERÊNCIAS BIBLIOGRÁFICAS

1. American Academy of Periodontology. Parameter on acute periodontal diseases. American Academy of Periodontology. J Periodontol. 2000; 71(Suppl 5):863-6.
2. Herrera D, Retamal-Valdes B, Alonso B, Feres M. Acute periodontal lesions (periodontal abscesses and necrotizing periodontal diseases) and endo-periodontal lesions. J Periodontol. 2018; 89(Suppl 1):S85-S102.
3. Herrera D, Alonso B, de Arriba L, Santa Cruz I, Serrano C, Sanz M. Acute periodontal lesions. Periodontol 2000. 2014; 65(1):149-77.
4. Albandar JM. Aggressive and acute periodontal diseases. Periodontol 2000. 2014; 65(1):7-12.
5. Armitage GC. Development of a classification system for periodontal diseases and conditions. Ann Periodontol. 1999; 4(1):1-6.
6. Caton JG, Armitage G, Berglundh T, Chapple ILC, Jepsen S, Kornman KS *et al.* A new classification scheme for periodontal and peri-implant diseases and conditions - Introduction and key changes from the 1999 classification. J Periodontol. 2018; 89(Suppl 1):S1-S8.

7. Herrera D, Roldan S, Sanz M. The periodontal abscess: a review. J Clin Periodontol. 2000; 27(6):377-86.
8. Chace R, Sr., Low SB. Survival characteristics of periodontally-involved teeth: a 40-year study. J Periodontol. 1993; 64(8):701-5.
9. Silva GL, Soares RV, Zenobio EG. Periodontal abscess during supportive periodontal therapy: a review of the literature. J Contemp Dent Pract. 2008; 9(6):82-91.
10. Kareha MJ, Rosenberg ES, DeHaven H. Therapeutic considerations in the management of a periodontal abscess with an intrabony defect. J Clin Periodontol. 1981; 8(5):375-86.
11. Newman MG, Sims TN. The predominant cultivable microbiota of the periodontal abscess. J Periodontol. 1979; 50(7):350-4.
12. DeWitt GV, Cobb CM, Killoy WJ. The acute periodontal abscess: microbial penetration of the soft tissue wall. Int J Periodontics Restorative Dent. 1985; 5(1):38-51.
13. Herrera D, Roldan S, Gonzalez I, Sanz M. The periodontal abscess (I). Clinical and microbiological findings. J Clin Periodontol. 2000; 27(6):387-94.
14. Irshad M, Alam MK, Alawneh A, Alhadi MA, Alhadi AA, Almunajem YS *et al.* Characterization and antimicrobial susceptibility of pathogens associated with periodontal abscess. Antibiotics (Basel). 2020; 9(10):654.
15. Jaramillo A, Arce RM, Herrera D, Betancourth M, Botero JE, Contreras A. Clinical and microbiological characterization of periodontal abscesses. J Clin Periodontol. 2005; 32(12):1213-8.
16. Chan Y, Tien W. Clinical parameters of periodontal abscess: a case series of 14 abscesses. Malays Dent J. 2010; 31:6-7.
17. Smith RG, Davies RM. Acute lateral periodontal abscesses. Br Dent J. 1986; 161(5):176-8.
18. Corbet EF. Diagnosis of acute periodontal lesions. Periodontol 2000. 2004; 34:204-16.
19. Herrera D, van Winkelhoff A, Sanz M. Abcesso periodontal. In: Lang N, Lindhe J (Eds.). Tratado de Periodontia Clínica e Implantologia Oral. Rio de Janeiro: Guanabara Koogan, 2018.
20. McLeod DE, Lainson PA, Spivey JD. Tooth loss due to periodontal abscess: a retrospective study. J Periodontol. 1997; 68(10):963-6.
21. Gallagher DM, Erickson K, Hollin SA. Fatal brain abscess following periodontal therapy: a case report. Mt Sinai J Med. 1981; 48(2):158-60.
22. Waldman BJ, Mont MA, Hungerford DS. Total knee arthroplasty infections associated with dental procedures. Clin Orthop Relat Res. 1997; (343):164-72.
23. Manian FA. Cellulitis associated with an oral source of infection in breast cancer patients: report of two cases. Scand J Infect Dis. 1997; 29(4):421-2.
24. Chan CH, McGurk M. Cervical necrotising fasciitis – a rare complication of periodontal disease. Br Dent J. 1997; 183(8):293-6.
25. Pearle MS, Wendel EF. Necrotizing cavernositis secondary to periodontal abscess. J Urol. 1993; 149(5):1137-8.
26. Rada RE, Bronny AT, Hasiakos PS. Sickle cell crisis precipitated by periodontal infection: report of two cases. J Am Dent Assoc. 1987; 114(6):799-801.
27. Wadia R, Ide M. Periodontal emergencies in general practice. Prim Dent J. 2017;6(2):46-51.
28. Rowland RW. Necrotizing ulcerative gingivitis. Ann Periodontol. 1999; 4(1):65-73.
29. Loesche WJ, Syed SA, Laughon BE, Stoll J. The bacteriology of acute necrotizing ulcerative gingivitis. J Periodontol. 1982; 53(4):223-30.
30. Klokkevold P, Carranza F. Infecções gengivais agudas. In: Newman M, Takei H, Klokkevold P, Carranza F (Eds.) Periodontia Clínica. 13a ed. Rio de Janeiro: Guanabara Koogan, 2020.
31. Rowland RW. Relationship between race and lymphocyte function during acute gingival inflammation. J Periodontal Res. 1993; 28(6 Pt 2):514-6.
32. Rowland RW, Escobar MR, Friedman RB, Kaplowitz LG. Painful gingivitis may be an early sign of infection with the human immunodeficiency virus. Clin Infect Dis. 1993; 16(2):233-6.
33. Kardachi BJ, Clarke NG. Aetiology of acute necrotising ulcerative gingivitis: a hypothetical explanation. J Periodontol. 1974; 45(11):830-2.
34. Stevens AW, Jr., Cogen RB, Cohen-Cole S, Freeman A. Demographic and clinical data associated with acute necrotizing ulcerative gingivitis in a dental school population (ANUG-demographic and clinical data). J Clin Periodontol. 1984; 11(8):487-93.
35. Shields WD. Acute necrotizing ulcerative gingivitis. A study of some of the contributing factors and their validity in an Army population. J Periodontol. 1977; 48(6):346-9.
36. Horning GM, Cohen ME. Necrotizing ulcerative gingivitis, periodontitis, and stomatitis: clinical staging and predisposing factors. J Periodontol. 1995; 66(11):990-8.
37. Johnson BD, Engel D. Acute necrotizing ulcerative gingivitis. A review of diagnosis, etiology and treatment. J Periodontol. 1986; 57(3):141-50.
38. Jimenez M, Baer PN. Necrotizing ulcerative gingivitis in children: a 9-year clinical study. J Periodontol. 1975; 46(12):715-20.
39. Enwonwu CO, Falkler WA, Jr., Idigbe EO, Afolabi BM, Ibrahim M, Onwujekwe D *et al.* Pathogenesis of cancrum oris (noma): confounding interactions of malnutrition with infection. Am J Trop Med Hyg. 1999; 60(2):223-32.
40. Barnes GP, Bowles WF 3rd, Carter HG. Acute necrotizing ulcerative gingivitis: a survey of 218 cases. J Periodontol. 1973; 44(1):35-42.
41. Listgarten MA. Electron microscopic observations on the bacterial flora of acute necrotizing ulcerative gingivitis. J Periodontol. 1965; 36:328-39.
42. Pickard HM. Historical aspects of Vincent's disease. Proc R Soc Med. 1973; 66(7):695-8.
43. Umeizudike KA, Savage KO, Ayanbadejo PO, Akanmu SA. Severe presentation of necrotizing ulcerative periodontitis in a Nigerian HIV-positive patient: a case report. Med Princ Pract. 2011; 20(4):374-6.
44. Baratti-Mayer D, Pittet B, Montandon D, Bolivar I, Bornand JE, Hugonnet S *et al.* Noma: an "infectious" disease of unknown aetiology. Lancet Infect Dis. 2003; 3(7):419-31.
45. Holmstrup P. Doença Periodontal Necrosante. In: Lang N, Lindhe J (Eds.). Tratado de Periodontia Clínica e Implantologia Oral. 6a ed. Rio de Janeiro: Guanabara Koogan, 2018.

14 Inter-relação Periodôntica – Odontologia Reabilitadora e Restauradora

Carlos Eduardo Francischone ▪ Carlos Eduardo Francischone Júnior ▪ Reinaldo dos Reis Pereira Janson ▪ Ana Carolina Francischone

INTRODUÇÃO

A Periodontia é a Ciência Odontológica que está no centro do tratamento do paciente e apresenta interface direta com todas as demais especialidades. Vale ressaltar que, conforme apresentado no **Capítulo 5**, as etapas do tratamento incluem primeiramente uma fase não cirúrgica, que tem por objetivos básicos a remoção da placa e cálculo e resolução da inflamação, seguida ou não, dependendo dos resultados alcançados, do tratamento cirúrgico e, ao final, dos procedimentos restauradores e reabilitadores. Casos avançados de periodontite levam, algumas vezes, à perda dentária, com a necessidade premente de reabilitação do paciente para recuperação da função mastigatória e estética.

A interface da ciência Periodontia com a Dentística Restauradora e, mais recentemente, com a Implantodontia, é notável, já que a estética branca depende da estética rosa, ou seja, não há possibilidade de existir um resultado reabilitador ou restaurador estético na ausência de tecido marginal saudável. Nos últimos anos, houve aumento significativo na demanda estética por parte dos pacientes, especialmente após o desenvolvimento de novos materiais, novas técnicas e popularização de tratamentos por meio de redes sociais. Aliado a esses fatores, o aumento da expectativa de vida e envelhecimento da população trouxe novos desafios, considerando-se que a prevalência, incidência e gravidade de doença periodontal aumentam proporcionalmente à idade, podendo levar também ao aumento da perda dentária, o que traz implicações diretas na qualidade de vida, com necessidade de tratamentos complexos que envolvem não apenas a Periodontia, mas também outras especialidades odontológicas.

Há uma relação direta entre saúde dos tecidos periodontais e longevidade das restaurações terapêuticas ou protéticas, o que é essencial para preservação de função e estética em longo prazo. Esses aspectos ficam claramente expressos no preparo periodontal do paciente que será submetido a procedimentos restauradores, cujos resultados podem ser acompanhados por longos períodos após o tratamento, assim como nos procedimentos realizados objetivando a instalação de implantes osseointegrados na harmonização do sorriso com saúde, função e estética. O objetivo deste Capítulo é apresentar a interface entre a Periodontia e a Odontologia Reabilitadora e Restauradora por meio da apresentação de casos clínicos e técnicas cirúrgicas desenvolvidas por estas disciplinas no tratamento reabilitador e restaurador integral do paciente.

BREVE HISTÓRICO DO INÍCIO DA IMPLANTOLOGIA NA FACULDADE DE ODONTOLOGIA DE BAURU DA UNIVERSIDADE DE SÃO PAULO

A filosofia do Professor Dr. Waldyr Antonio Janson, assim que retornou de seus estudos nos EUA, por volta de 1970, foi implementar a integração clínica das disciplinas de Periodontia (chefiada pelo Prof. Dr. Euloir Passanezi) e Prótese (chefiada pelo próprio Prof. Dr. Waldyr A. Janson), incluindo não apenas o ensino, mas também unificando a disciplina autônoma de Periodontia com o Departamento de Prótese.

Tanto o Prof. Waldyr como o Prof. Euloir entendiam que os resultados dos tratamentos odontológicos seriam otimizados e os alunos sairiam da faculdade com uma melhor formação profissional. Rapidamente esse conceito se espalhou pelas demais disciplinas clínicas da Faculdade de Odontologia de Bauru da Universidade de São Paulo (FOB-USP), chegando ao Departamento de Dentística, chefiado pelo Prof. Dr. José Mondelli, que viu a importância de a Dentística integrar conhecimentos da Periodontia e da Prótese, e que, com isso, os alunos teriam uma formação inter e multidisciplinar e se tornariam clínicos gerais mais abrangentes e diferenciados.

Nós, que éramos assistentes da Dentística, fizemos o mestrado e o doutorado em Reabilitação Oral, nos quais tivemos a oportunidade de adquirir conhecimentos de Periodontia e Prótese e aplicá-los na Dentística (entendê-la como Odontologia Restauradora e Reabilitadora).

Essa filosofia - de se realizar tratamentos clínicos integrados - introduzida pelos Profs. Waldyr A. Janson e Euloir Passanezi e seguida pelo Prof. José Mondelli, foi um marco histórico nas mudanças das práticas odontológicas no Brasil e, quem sabe, em todo o mundo.

Um dos primeiros casos clínicos que tivemos a oportunidade de realizar integrando procedimentos periodontais e protéticos será apresentado em seguida.

Paciente sofreu um acidente e teve fratura radicular longitudinal do dente 11, apresentando fístulas vestibulares e total perda da tábua óssea vestibular (Figura 1).

Com a exodontia, seguida de sutura (Figura 1A e B), durante o processo de reparo ósseo e gengival, houve a presença de defeitos no volume, no contorno vestibular e no rebordo alveolar (Figura 1C e D).

Para corrigir esses defeitos e ter a possibilidade de realizar a confecção de 1 pôntico estético, na futura prótese fixa de 3 elementos, incluindo o 12 e 21 (na época não havia o recurso do uso de implante, como uma opção para este caso), os Profs. Waldyr A. Janson e Euloir Passanezi planejaram enxerto livre de gengiva para preencher os referidos defeitos (Figura 1E–G) e proporcionar a confecção de 1 pôntico no 11 que tivesse as dimensões e a forma do 21, como mostra o resultado estético satisfatório no pós-operatório imediato (Figura 1H).

O mais interessante nesse caso clínico são os controles a longo prazo (40 anos de preservação), os quais mostram a permanência da prótese fixa e a gengiva do enxerto saudável, estável e com a característica do "*creeping attachment*" (Figura 1I e J). Os enxertos gengivais tornaram-se procedimentos de rotina e indispensáveis, associados aos tratamentos com implantes, pois apresentam alto percentual de sucesso, estabilidade a longo prazo e previsibilidade (Figuras 4 e 6).

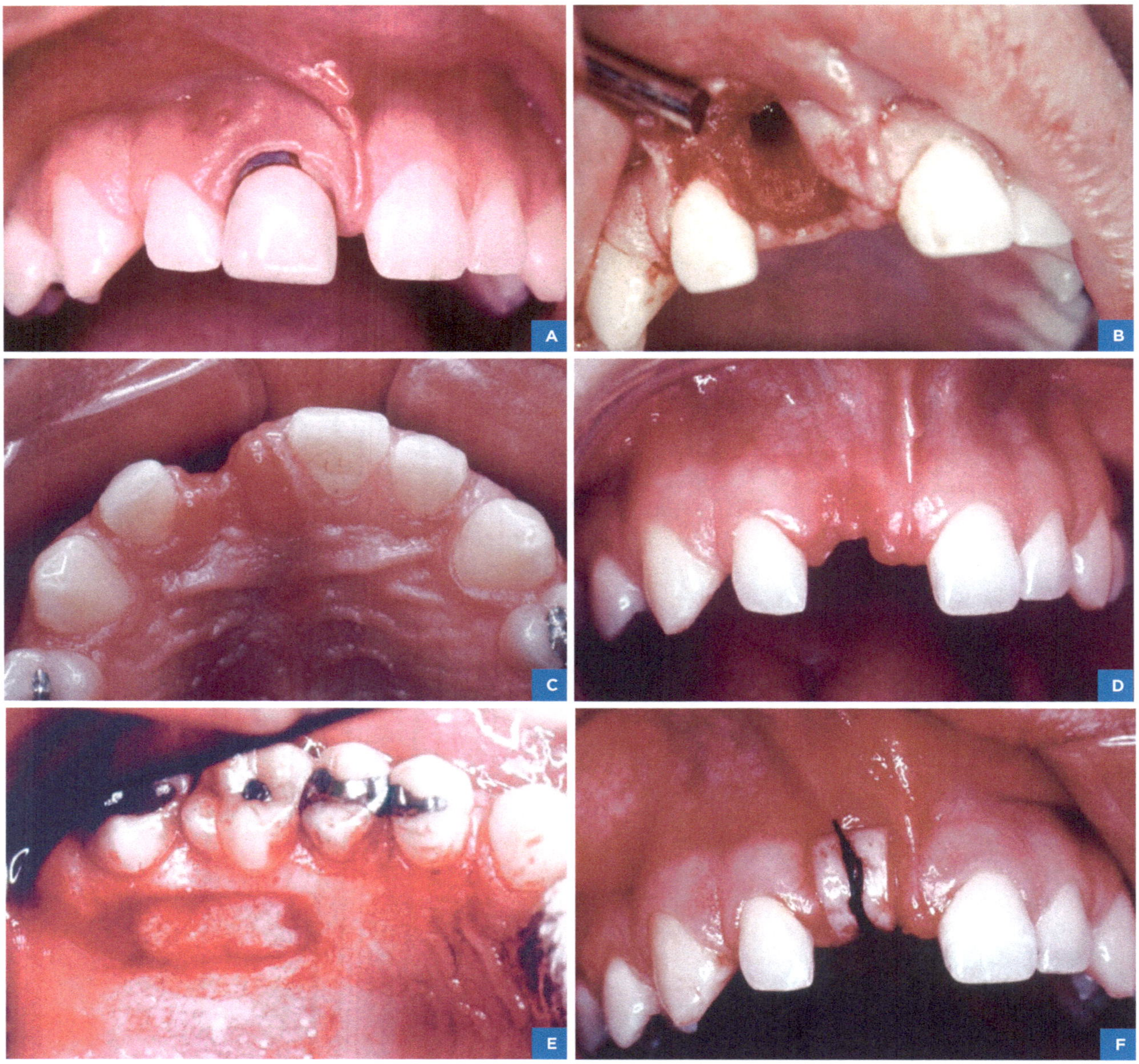

FIGURA 1 Enxerto de tecido conjuntivo com *follow-up* de 40 anos. (A) Fratura radicular do dente 11 e fístula gengival. (B) Alvéolo pós-exodontia do 11, com ausência da tábua óssea vestibular. (C e D) Defeitos dos contornos vestibular e rebordo gengivais. (E) Área palatina doadora do enxerto gengival. (F) Enxerto livre de gengiva assentado e suturado na região do 11.

(Continua)

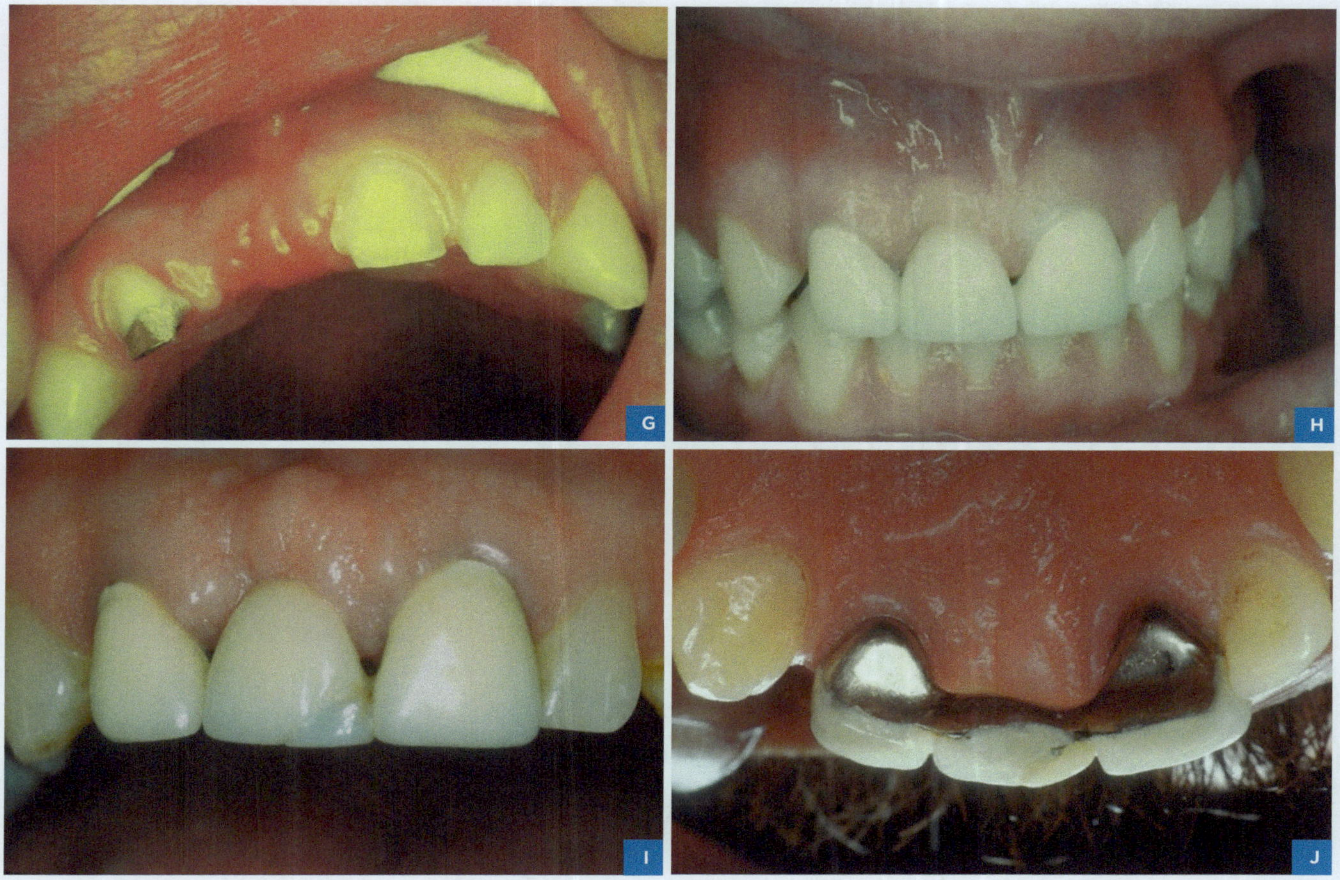

FIGURA 1 (*Continuação*) (G) Rebordo e região gengival, cujos defeitos foram preenchidos com o enxerto gengival. (H) Prótese fixa de 3 elementos instalada. Note pôntico do 11, com tamanho igual ao do dente 21, o que foi possível pela compensação do volume gengival criado pelo enxerto de gengiva. (I) *Follow-up* de 40 anos, o qual mostra estabilidade do tecido gengival em contato com o pôntico do 11, inclusive apresentando o fenômeno biológico de "*creeping attachment*", consistindo no aumento da mucosa ceratinizada da área do enxerto gengival, que ocorre com o passar dos anos. (J) Vista palatina, no controle de 40 anos da prótese parcial fixa (PPF) e do tecido gengival estável.

Fonte: Acervo pessoal dos autores.

A Implantologia chegou na FOB-USP para os planejamentos e as resoluções clínicas integradas em um curso de credenciamento do Sistema Branemark, nos dias 5 a 7 de abril de 1990, ministrado pelos suecos Drs. Lars Cristerson e Pelle Petterson, onde fizeram a primeira cirurgia com implantes osseointegrados **(Figura 2)**.

O mais interessante dessa demonstração clínica é que, além dos registros fotográficos da época, os controles pós-operatórios de longevidade de 25 anos, tanto clínicos como tomográficos, mostram a estabilidade e a saúde dos tecidos gengivais e ósseos ao redor dos implantes osseointegrados **(Figura 3)**.

A evolução e a incorporação da Implantologia nos tratamentos clínicos integrados multi e interdisciplinares

No início do desenvolvimento dos implantes osseointegrados, a proposta principal era criar uma forma de retenção segura para os desdentados totais, especialmente na mandíbula **(Figura 3)**. Depois, evoluiu para as reposições das perdas dentárias parciais e unitárias **(Figuras 4** a **6)**.

Atualmente, pode-se afirmar que a Implantologia é a especialidade odontológica mais dependente da integração com outras especialidades odontológicas, e eventualmente médicas e paramédicas, para alcançar resultados favoráveis funcionais e estéticos **(Figura 5)**. O caso clínico da **Figura 5** representa muito bem os resultados adequados e favoráveis, em um tratamento que foi planejado e executado envolvendo várias especialidades, como: Ortodontia, Periodontia, Cirurgia, Implantologia, Prótese, Oclusão e Dentística. Com essa integração multidisciplinar, não só as diferentes etapas do tratamento se tornam mais simples como os resultados ficam mais previsíveis e satisfatórios funcional e esteticamente.[1,2]

Os procedimentos cirúrgicos também se tornaram menos evasivos e mais conservadores, proporcionam respostas mais

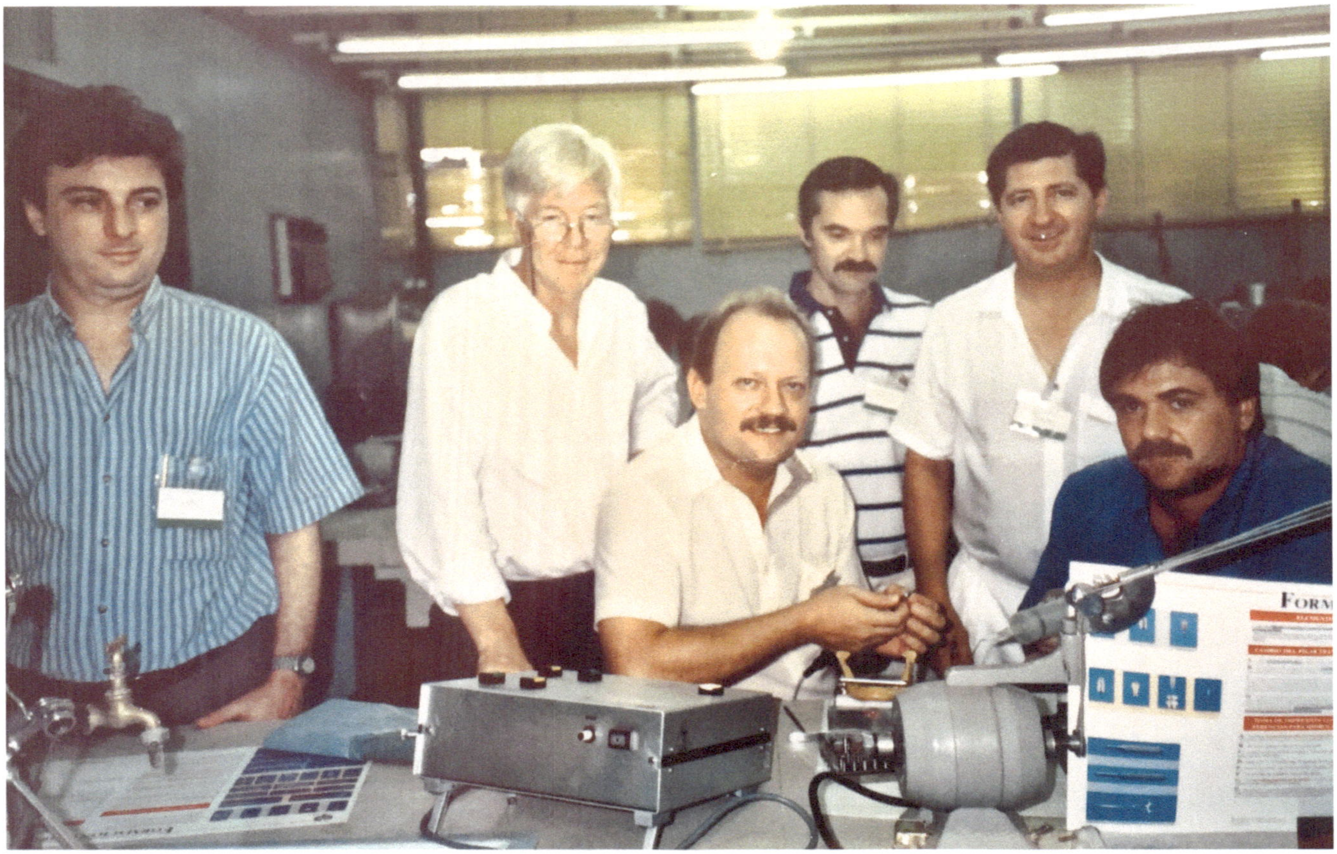

FIGURA 2 Demonstração prática do Sistema de Implantes Branemark sendo realizada pelo Dr. Lars Christerson (segundo da esquerda para à direita, em pé), na presença dos Profs. Drs. Euloir Passanezi e Carlos Eduardo Francischone. Na figura aparecem também Washington Carneiro Guillén e Carlos Espinosa (sentados).

Fonte: Acervo pessoal dos autores

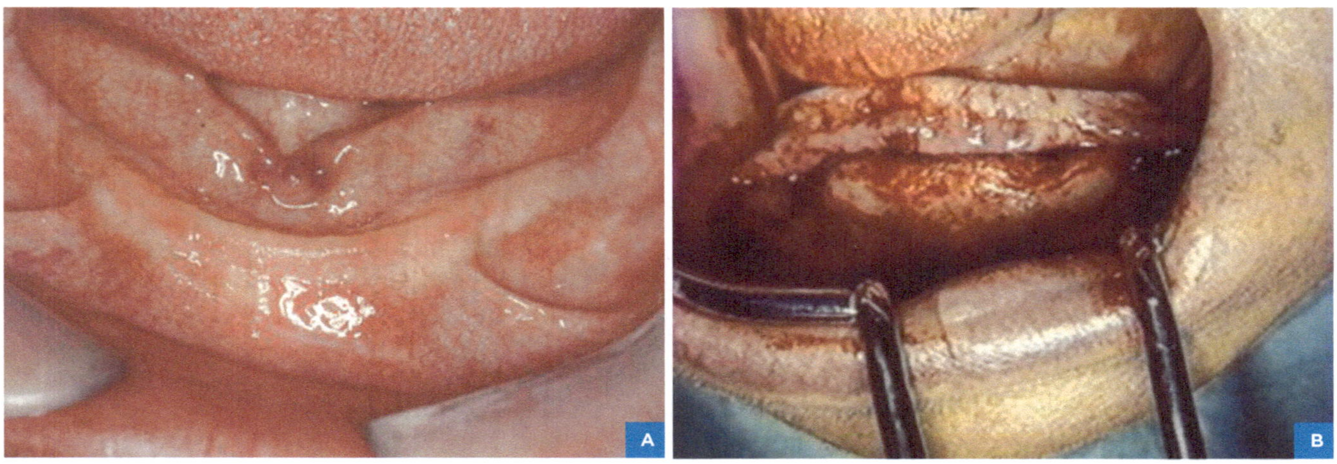

FIGURA 3 Prótese fixa implantorretida com *follow-up* de 25 anos. (A) Mandíbula edêntula. (B) Incisão e descolamento de retalho mucogengival.

(Continua)

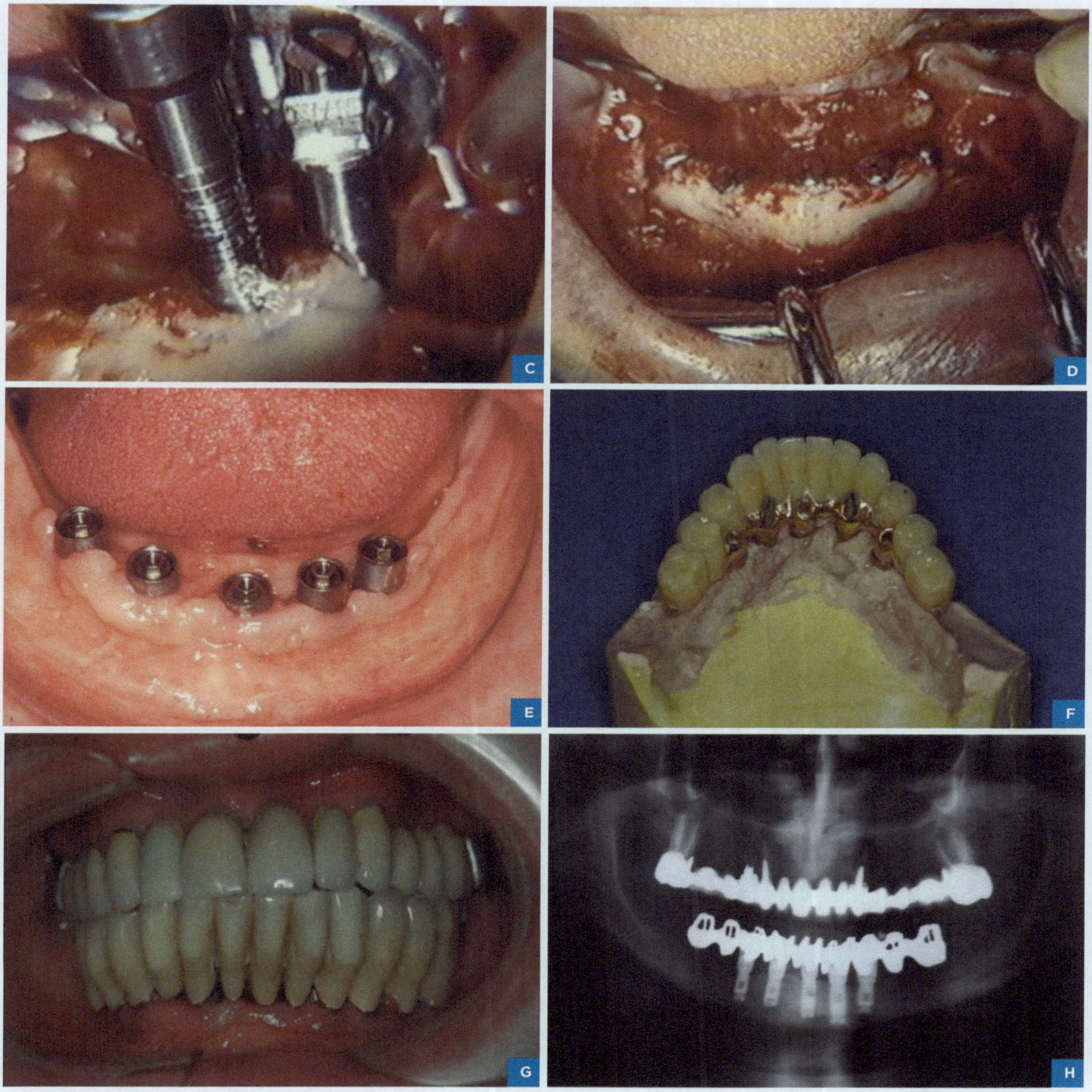

FIGURA 3 (*Continuação*) (C) Implante sendo instalado no tecido ósseo. (D) Implantes instalados na região anterior da mandíbula. (E) Pilares protéticos instalados sobre os implantes, após período de osseointegração. (F) Prótese fixa construída com infraestrutura de ouro e dentes de resina, para ser parafusada sobre os pilares protéticos. Note a presença de *cant'levers* distais, em função dos implantes terem sido instalados na região anterior da mandíbula. (G) Prótese fixa já instalada e em oclusão. (H) Radiografia panorâmica, mostrando os implantes osseointegrados e a prótese fixa parafusada sobre os pilares protéticos. Note os *cant'levers* distais.

(Continua)

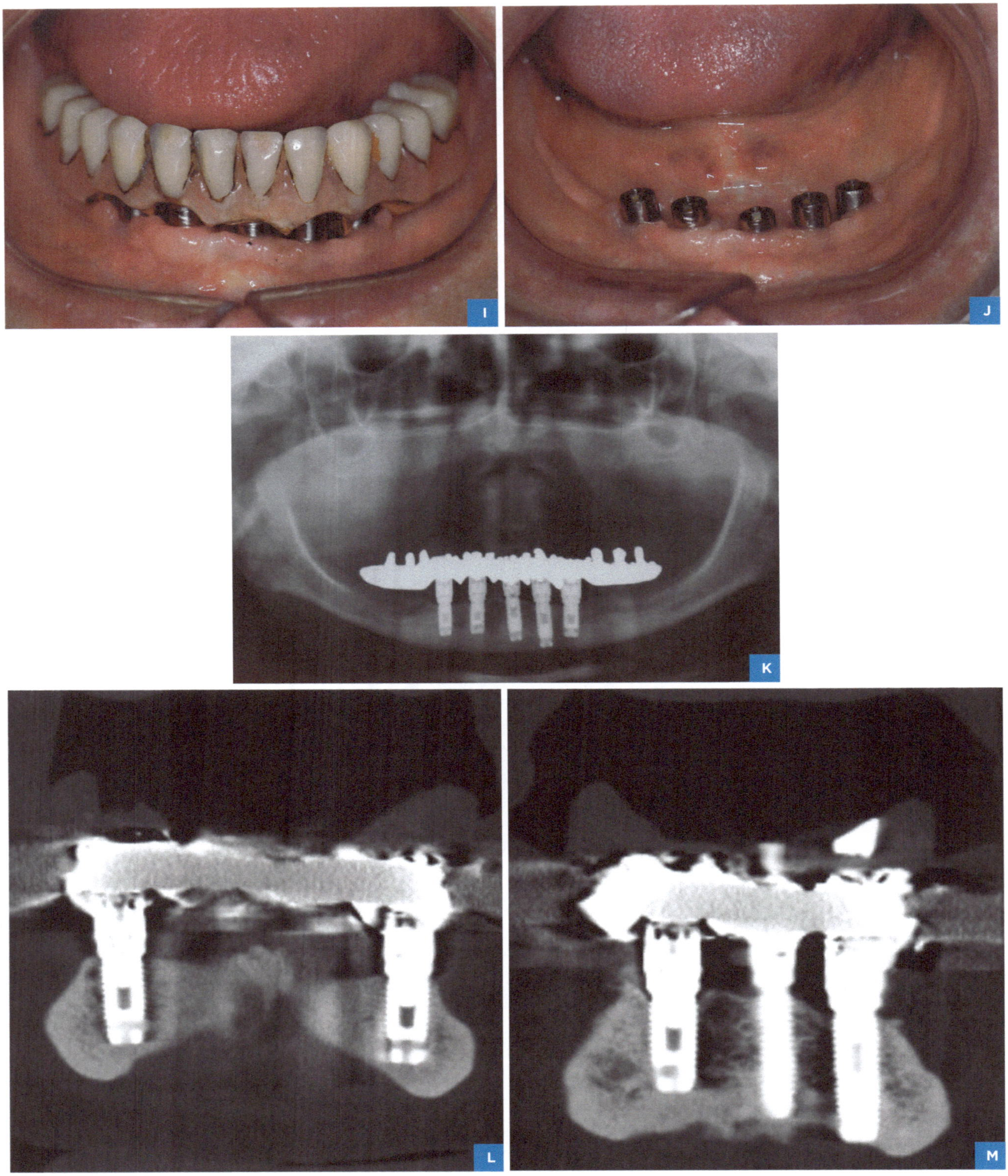

FIGURA 3 (*Continuação*) (I) Controle de 25 anos já com a segunda prótese instalada sobre os implantes. Note desgaste dos dentes de resina e tecido gengival saudável ao redor dos pilares protéticos. (J) Após desparafusamento da prótese fixa, observe a qualidade saudável dos tecidos gengivais ao redor dos pilares protéticos. (K) Radiografia panorâmica que mostra os implantes osseointegrados no controle de 25 anos. Perceba o nível ósseo estável na região cervical ao redor dos implantes, com mínima remodelação óssea perimplantar cervical. (L e M) Controle de 25 anos, mostrando cortes tomográficos dos implantes osseointegrados em íntimo contato com o tecido ósseo.

Fonte: Acervo pessoal dos autores

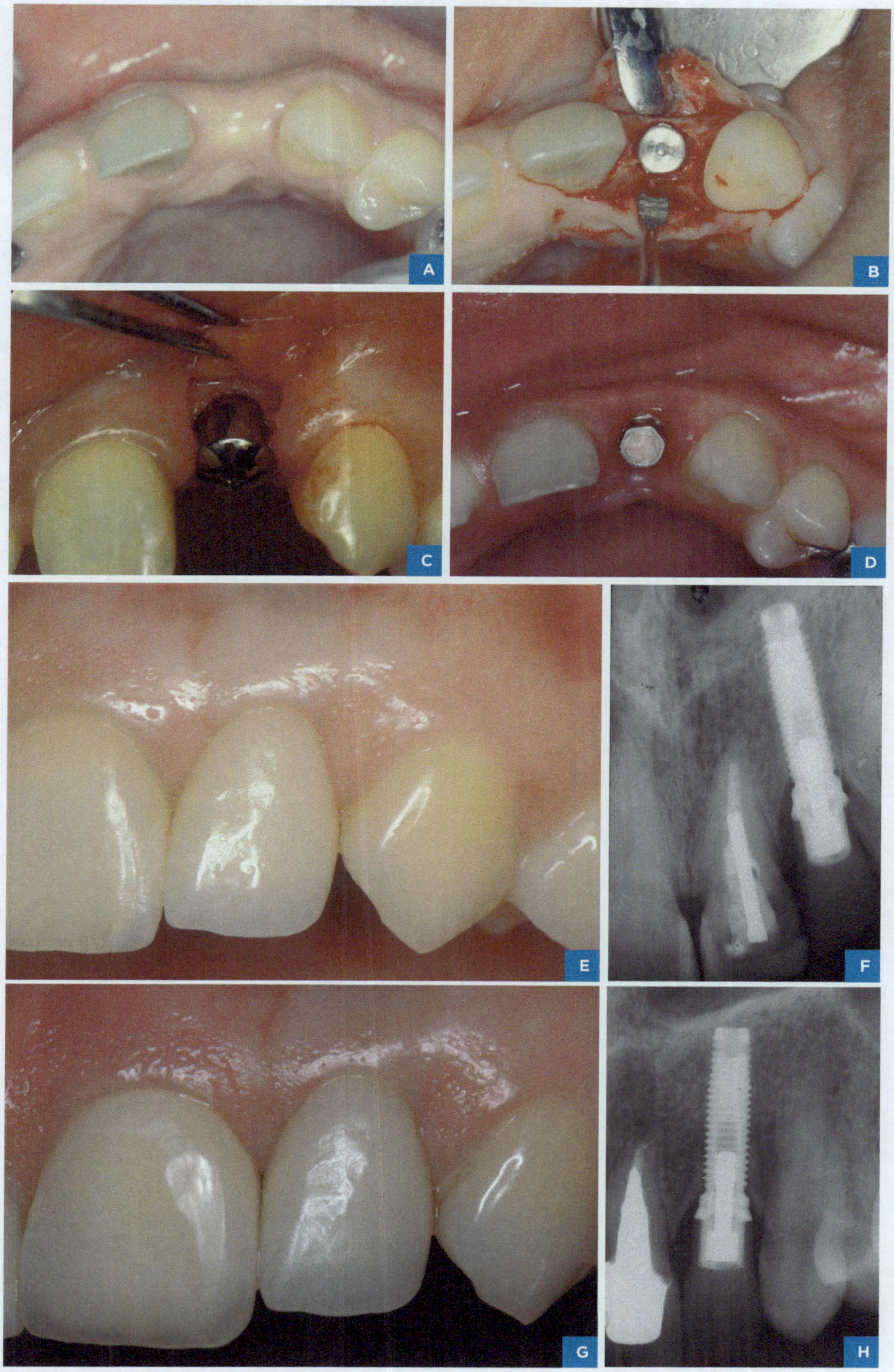

FIGURA 4 Implante unitário com *follow-up* de 24 anos. (A) Vista incisal, que mostra depressão da gengiva vestibular, ocasionada pela perda do dente 22. (B) Fase de instalação do implante. (C) Procedimento de reabertura, com incisão em forma de U, para realização de enxerto gengival pediculado. (D) Pós-operatório de 40 dias, que mostra aumento do volume gengival vestibular. (E) Controle clínico de 1 ano, a qual denota gengiva inserida, papilas e contorno gengival adequados. (F) Radiografia periapical do implante osseointegrado e remodelação óssea perimplantar cervical. (G e H) *Follow-up* de 15 anos, mostrando estabilidades gengival e óssea.

(Continua)

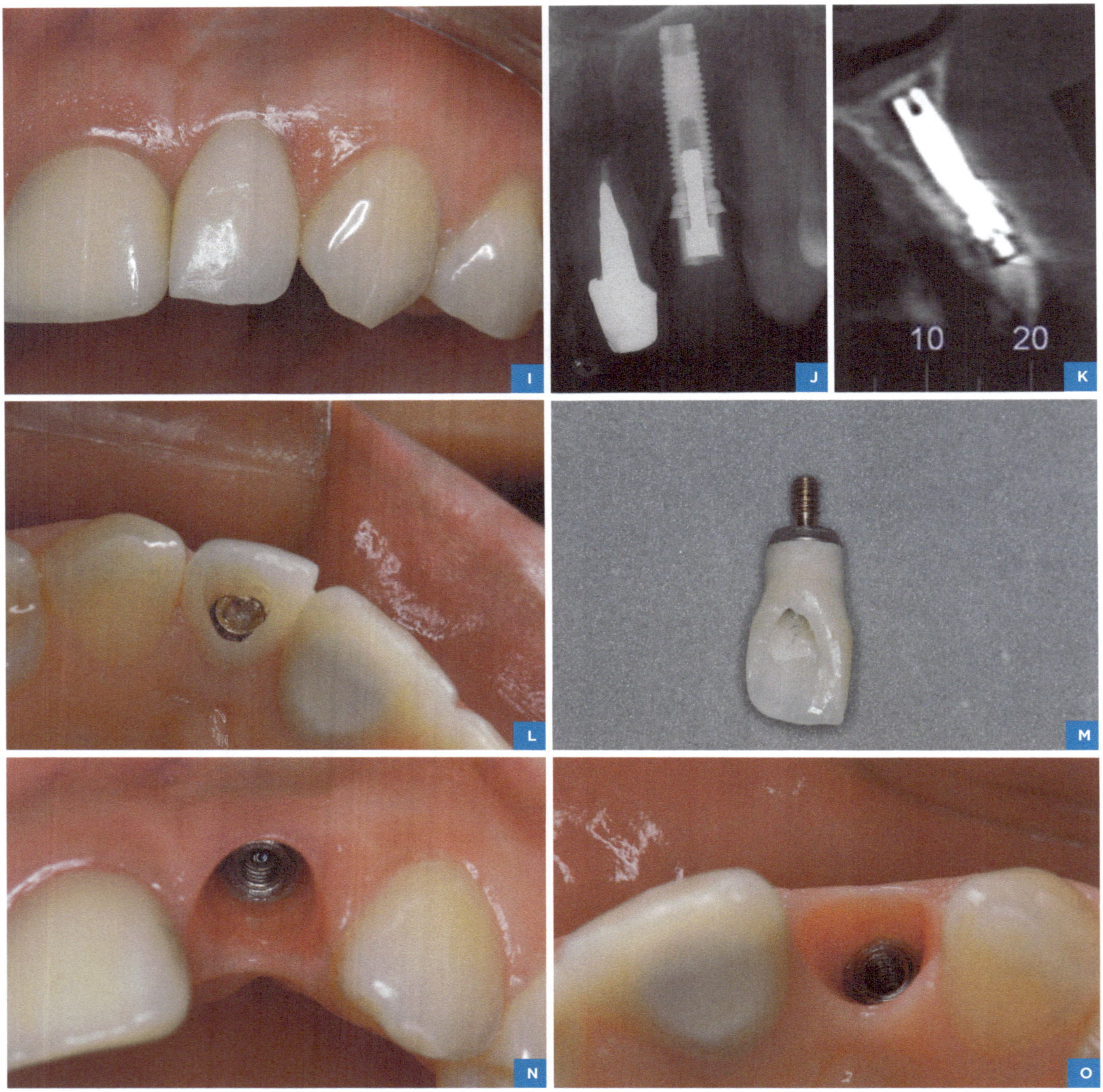

FIGURA 4 (*Continuação*) (I a K) *Follow-up* de 24 anos, com tecidos ósseos e gengivais estáveis (estabilidade terciária), comparáveis com os controles de 1 e 15 anos. (L a O) Coroa e pilar protético removidos no controle de 24 anos, mostrando a ótima resposta biológica da porção interna do tecido gengival perimplantar.

Fonte: Imagens cedidas pela Quintessence Editora.[1]

previsíveis e melhora dos tecidos ósseos e, principalmente, gengivais, com relação a volume e contorno, com reflexos positivos na estética branca (representada pelas coroas) e rósea (representada pelo tecido gengival em forma de arco côncavo regular).

Os enxertos gengivais (Figuras 6, 7 e 9) e ósseos autógenos (Figura 8) e heterógenos (Figuras 10 e 11) também fazem parte desse contexto e aumentam o número de opções para uma melhor viabilidade cirúrgica, visando a instalação de implante na posição ideal, com função e estética adequadas.

Procedimentos cirúrgicos de exodontias sem confecção de retalhos gengivais, técnicas de enxertia para

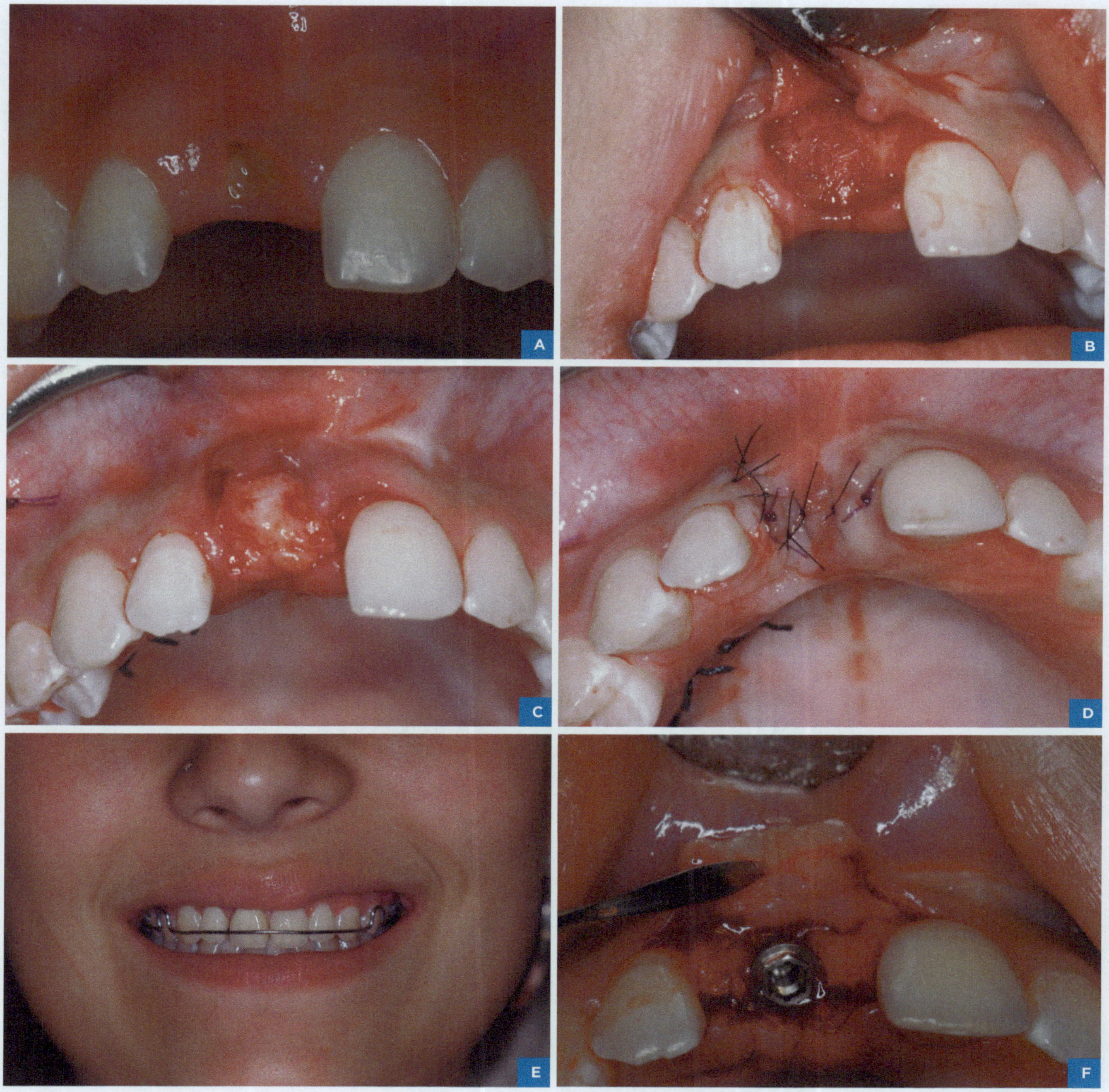

FIGURA 5 Integração multidisciplinar. (A e B) Raiz do dente 11 a ser extraído e respectivo alvéolo preenchido com tecido ósseo autógeno particulado removido do túber. (C e D) Enxerto gengival cobrindo a área alveolar, para facilitar processo de reparo por primeira intenção e melhorar o fenótipo e a espessura gengival. (E) Fase de tratamento ortodôntico, contendo coroa provisória na região do 11. (F) Fase de procedimento cirúrgico de instalação do implante.

(Continua)

preenchimento alveolar e instalação de implantes e provisionalização imediatas, em sessão única de atendimento ao paciente, tornaram-se a primeira opção de tratamento para preservação do volume e contorno ósseo, do contorno gengival e das papilas gengivais,[1-3] como será mostrado no decorrer deste capítulo.

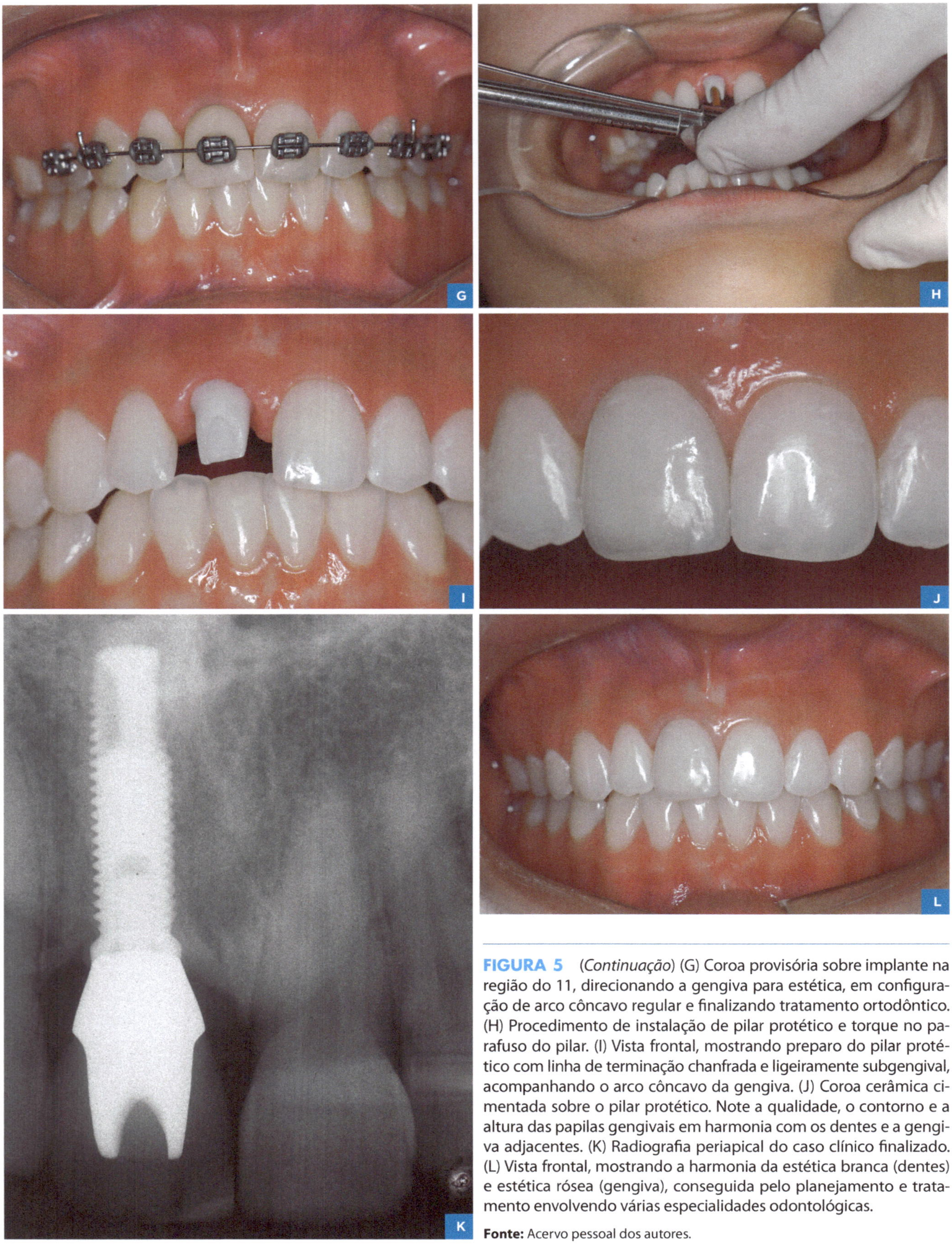

FIGURA 5 (*Continuação*) (G) Coroa provisória sobre implante na região do 11, direcionando a gengiva para estética, em configuração de arco côncavo regular e finalizando tratamento ortodôntico. (H) Procedimento de instalação de pilar protético e torque no parafuso do pilar. (I) Vista frontal, mostrando preparo do pilar protético com linha de terminação chanfrada e ligeiramente subgengival, acompanhando o arco côncavo da gengiva. (J) Coroa cerâmica cimentada sobre o pilar protético. Note a qualidade, o contorno e a altura das papilas gengivais em harmonia com os dentes e a gengiva adjacentes. (K) Radiografia periapical do caso clínico finalizado. (L) Vista frontal, mostrando a harmonia da estética branca (dentes) e estética rósea (gengiva), conseguida pelo planejamento e tratamento envolvendo várias especialidades odontológicas.

Fonte: Acervo pessoal dos autores.

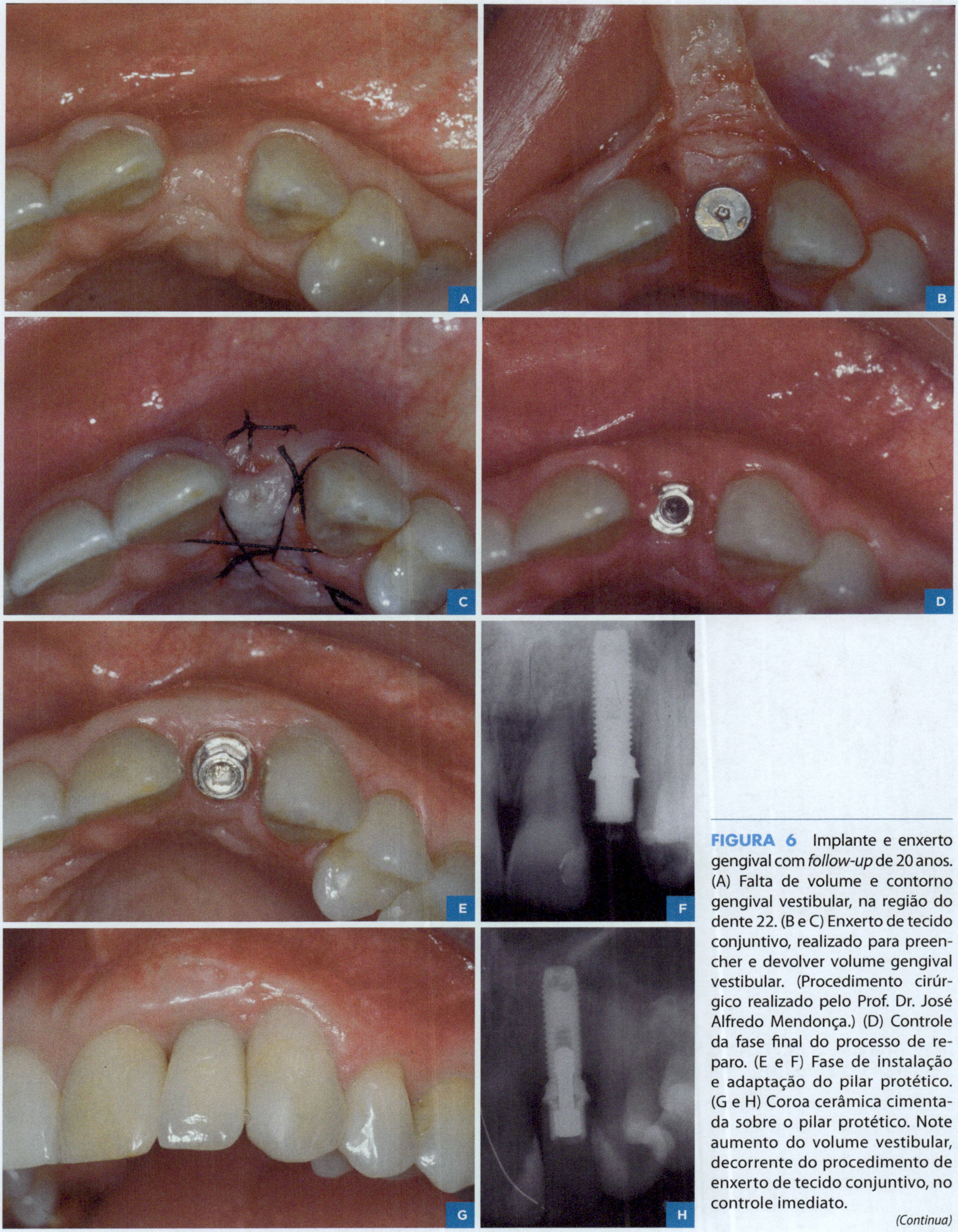

FIGURA 6 Implante e enxerto gengival com *follow-up* de 20 anos. (A) Falta de volume e contorno gengival vestibular, na região do dente 22. (B e C) Enxerto de tecido conjuntivo, realizado para preencher e devolver volume gengival vestibular. (Procedimento cirúrgico realizado pelo Prof. Dr. José Alfredo Mendonça.) (D) Controle da fase final do processo de reparo. (E e F) Fase de instalação e adaptação do pilar protético. (G e H) Coroa cerâmica cimentada sobre o pilar protético. Note aumento do volume vestibular, decorrente do procedimento de enxerto de tecido conjuntivo, no controle imediato.

(Continua)

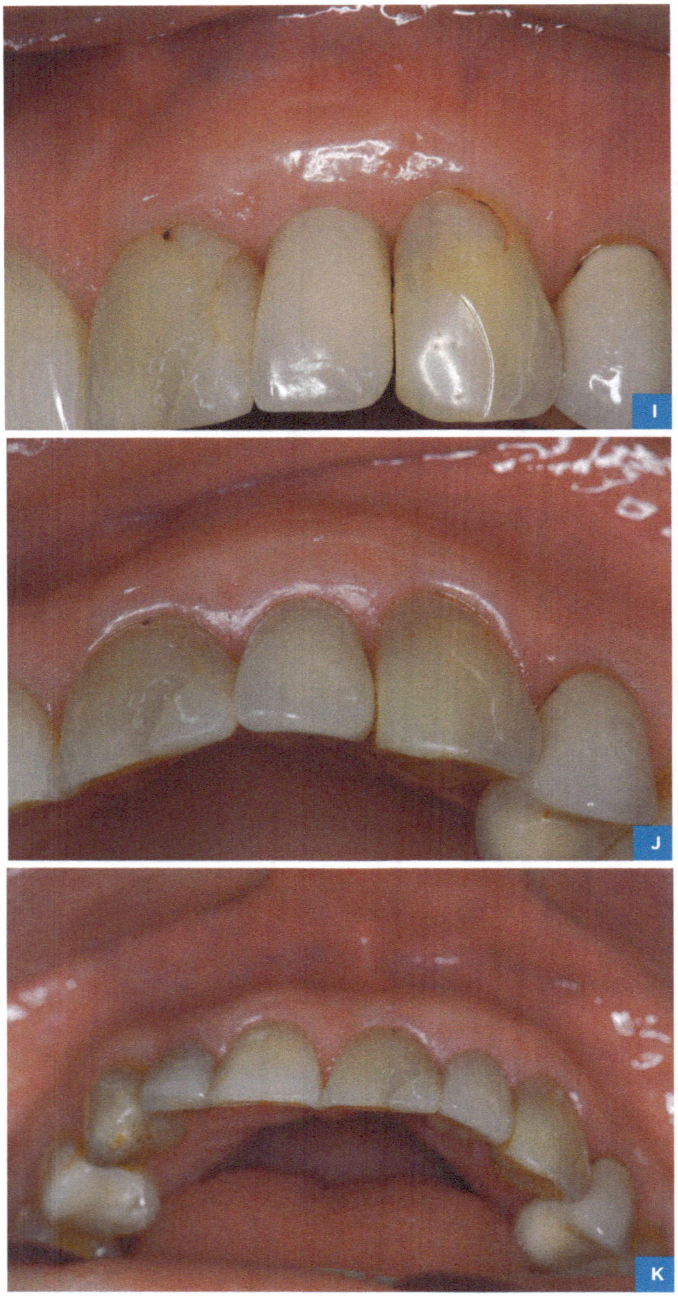

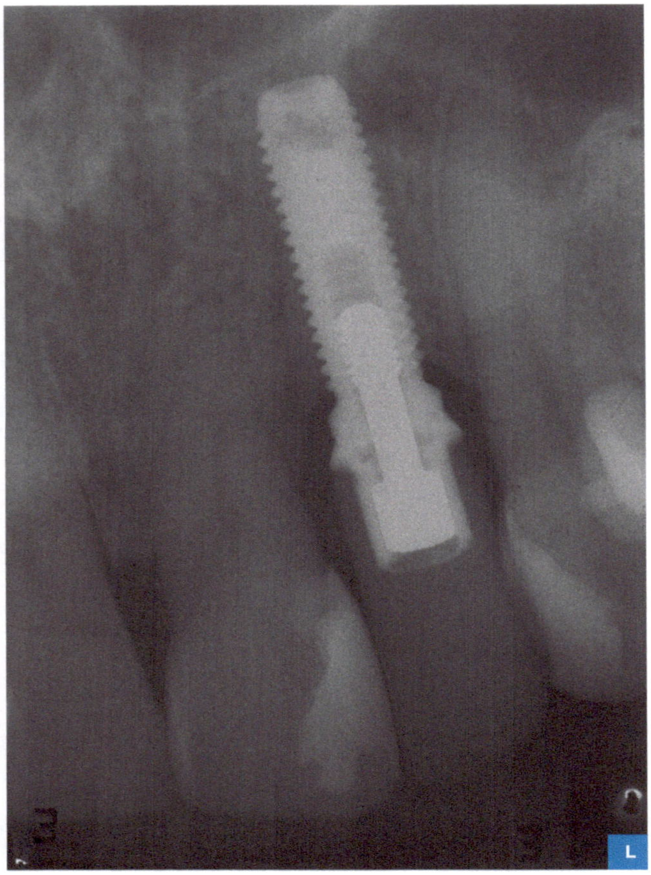

FIGURA 6 (*Continuação*) (I a K) *Follow-up* de 20 anos mostrando a excelência da resposta dos tecidos gengivais perimplantares e ganho do volume gengival vestibular em função do procedimento de enxerto de tecido conjuntivo. (L) Controle de 20 anos, mostrando implante osseointegrado e remodelação óssea perimplantar cervical estável e comparável com a do controle inicial (H).

Fonte: Imagens cedidas pela Quintessence Editora.[1]

IMPLANTES EM ALVÉOLOS FRESCOS E TÉCNICAS DE PREENCHIMENTO ALVEOLAR

Instalação de implantes em alvéolos frescos e preenchimento com enxerto de tecido conjuntivo

A integração da Periodontia, Prótese e Implantologia, a cada dia que passa, se torna mais rotineira em função da alta previsibilidade do tratamento, longevidade e baixa morbidade. O caso clínico da Figura 9 representa bem a utilização de enxerto gengival conjuntivo para preenchimento do espaço deixado entre o implante o dente recém-extraído e provisionalização imediata. As finalidades do enxerto de tecido conjuntivo são: preenchimento de parte do espaço deixado entre o alvéolo pós-exodontia imediata e implante instalado no alvéolo fresco, manutenção do volume e do contorno gengival (cirurgia sem confecção de retalho gengival) e melhoria do fenótipo gengival.[1] O restante do espaço será preenchido naturalmente com coágulo sanguíneo.

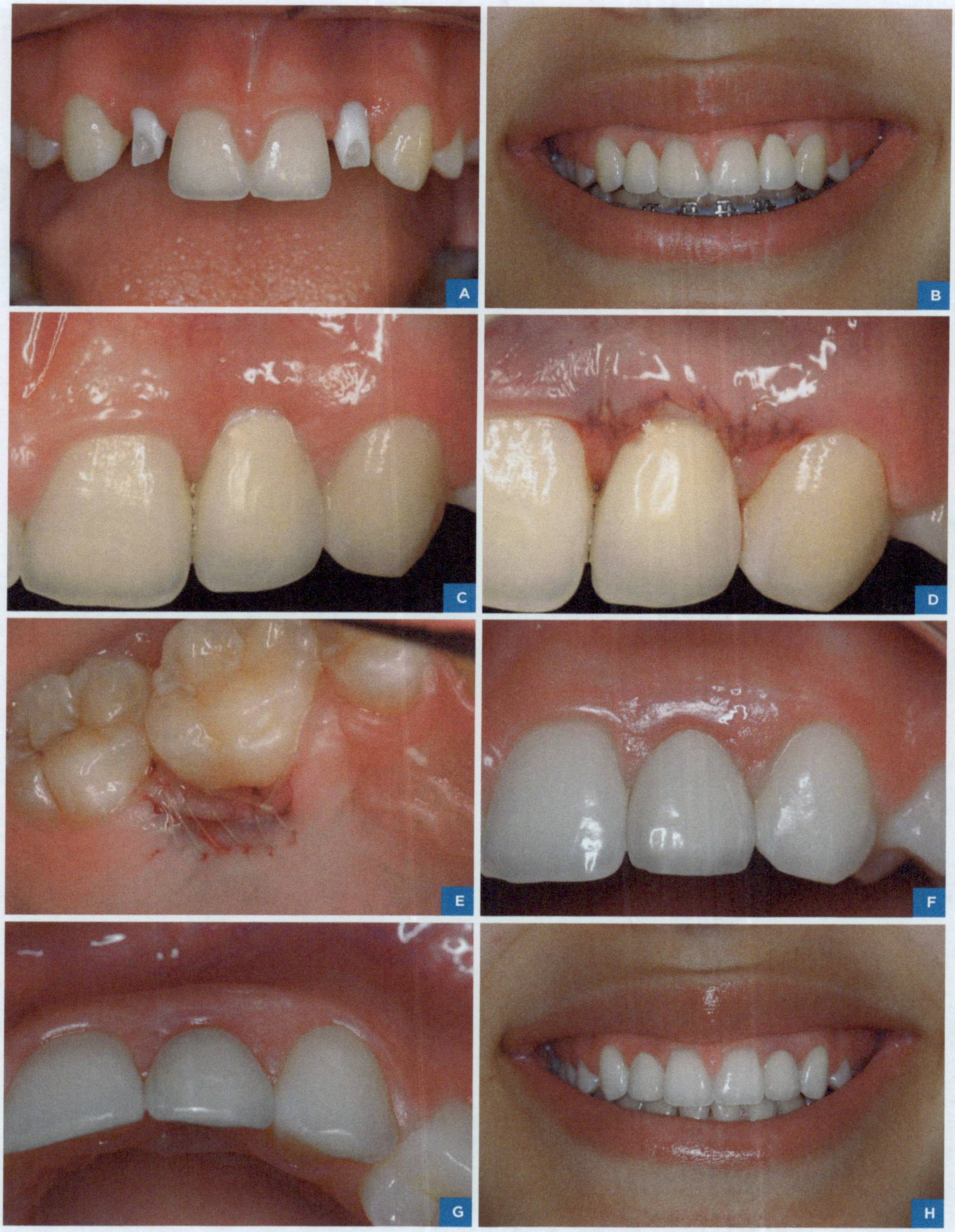

FIGURA 7 Enxerto gengival para correção de contorno vestibular e melhorar fenótipo gengival. (A) Ausência de gengiva inserida, na região vestibulocervical dos pilares protéticos, recessão gengival e volume vestibular deficiente nas áreas dos dentes 12 e 22. (B e C) Coroas provisórias instaladas sobre os pilares protéticos. Note em (C) alteração do contorno vestibular da área do 22 e ausência de gengiva inserida. (D e E) Enxerto de tecido conjuntivo, com técnica cirúrgica auxiliada por microscópio, realizada pelo Dr. Glécio Vaz Campos. (F e G) Pós-operatório de 60 dias, que mostra a regularização do contorno gengival (F), do volume gengival (G) e melhoria do fenótipo com a presença de gengiva inserida. (H) Paciente mostrando a gengiva durante o sorriso; observe a regularização em arco côncavo da gengiva e a transição harmoniosa da estética branca (dentes) e estética rósea (gengiva).

Fonte: Imagens cedidas pela Quintessence Editora.[1]

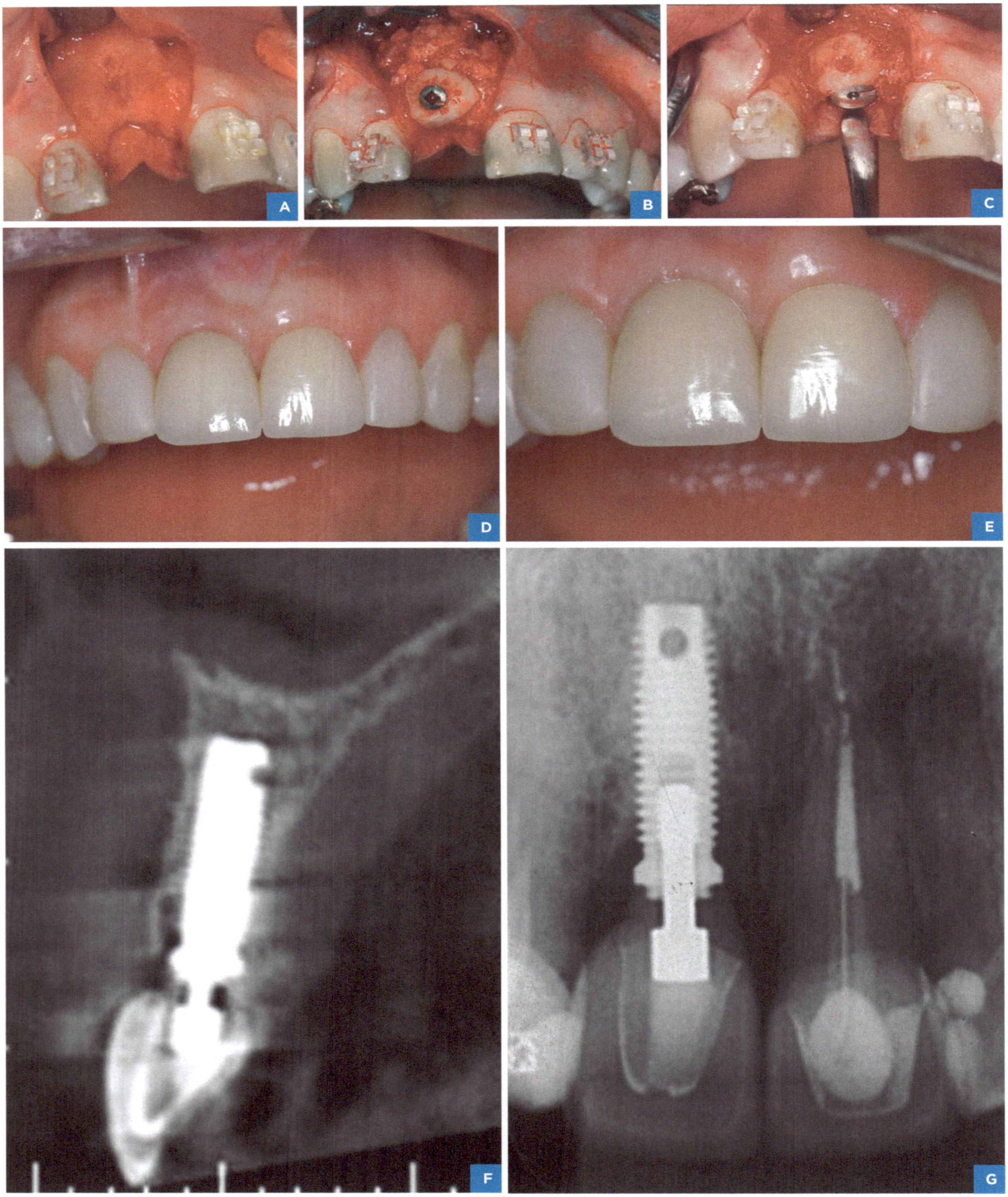

FIGURA 8 Enxerto ósseo autógeno indicado para aumentar a espessura óssea e viabilizar a instalação do implante. (A) Ausência do dente 11 e área óssea remanescente delgada. (B) Enxerto ósseo autógeno em bloco e particulado, utilizado para aumento da espessura óssea visando viabilizar a instalação de implante em posição ideal. (C) Pós-operatório de 4 meses de enxerto ósseo e instalação do implante. (D e E) *Follow-up* de 12 anos mostrando contorno e papilas gengivais em arco côncavo regular e em harmonia com os demais dentes. (F e G) Radiografia periapical e corte tomográfico mostrando implante osseointegrado e tecido ósseo subjacente em condições normais.

Fonte: Imagens cedidas pela Quintessence Editora.[1]

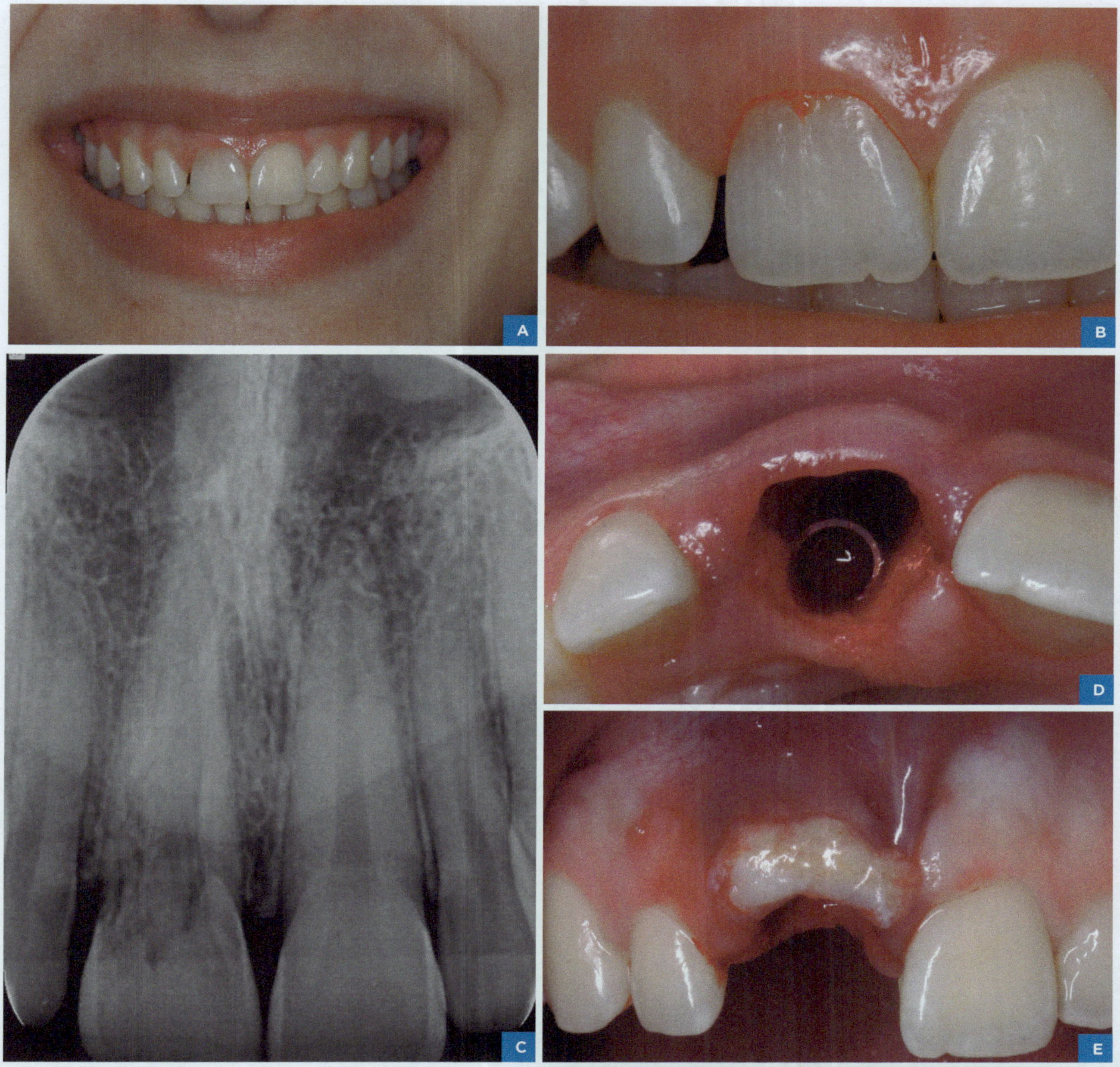

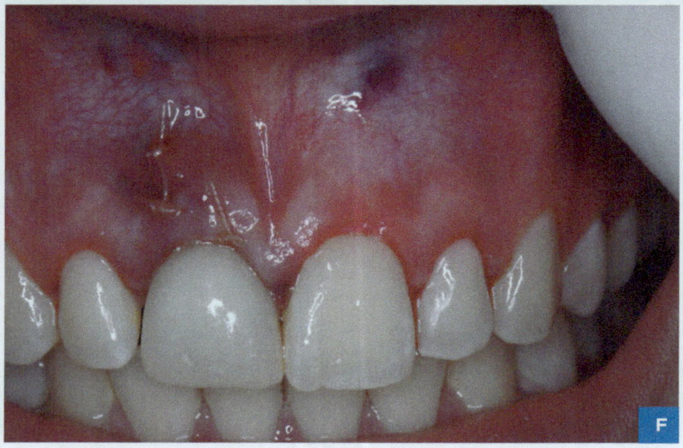

FIGURA 9 Instalação de implante em alvéolo fresco e preenchimento com enxerto de tecido conjuntivo. (A a C) Dente 11 apresentando reabsorção dentinária, o que resultou em sua exodontia. (D) Instalação do implante ancorado às custas da parede óssea palatina, logo após exodontia do 11, sem confecção de retalho. O espaço existente entre o implante e a tábua óssea vestibular será preenchido, em parte, com enxerto de tecido conjuntivo, e o restante do alvéolo será preenchido naturalmente com coágulo sanguíneo e posterior neoformação óssea. (E e F) Mensuração e adequação do enxerto de tecido gengival removido do palato, para ser posicionado, em parte, entre o implante e osso alveolar. Em (F), observe sutura para imobilização do enxerto gengival, instalação imediata da coroa provisória sobre o implante e regularização do contorno gengival dos dentes vizinhos ao implante. A exodontia sem confecção de retalho mucogengival e instalação do implante e provisonalização imediatas (F) preservam o contorno e as papilas gengivais.

(Continua)

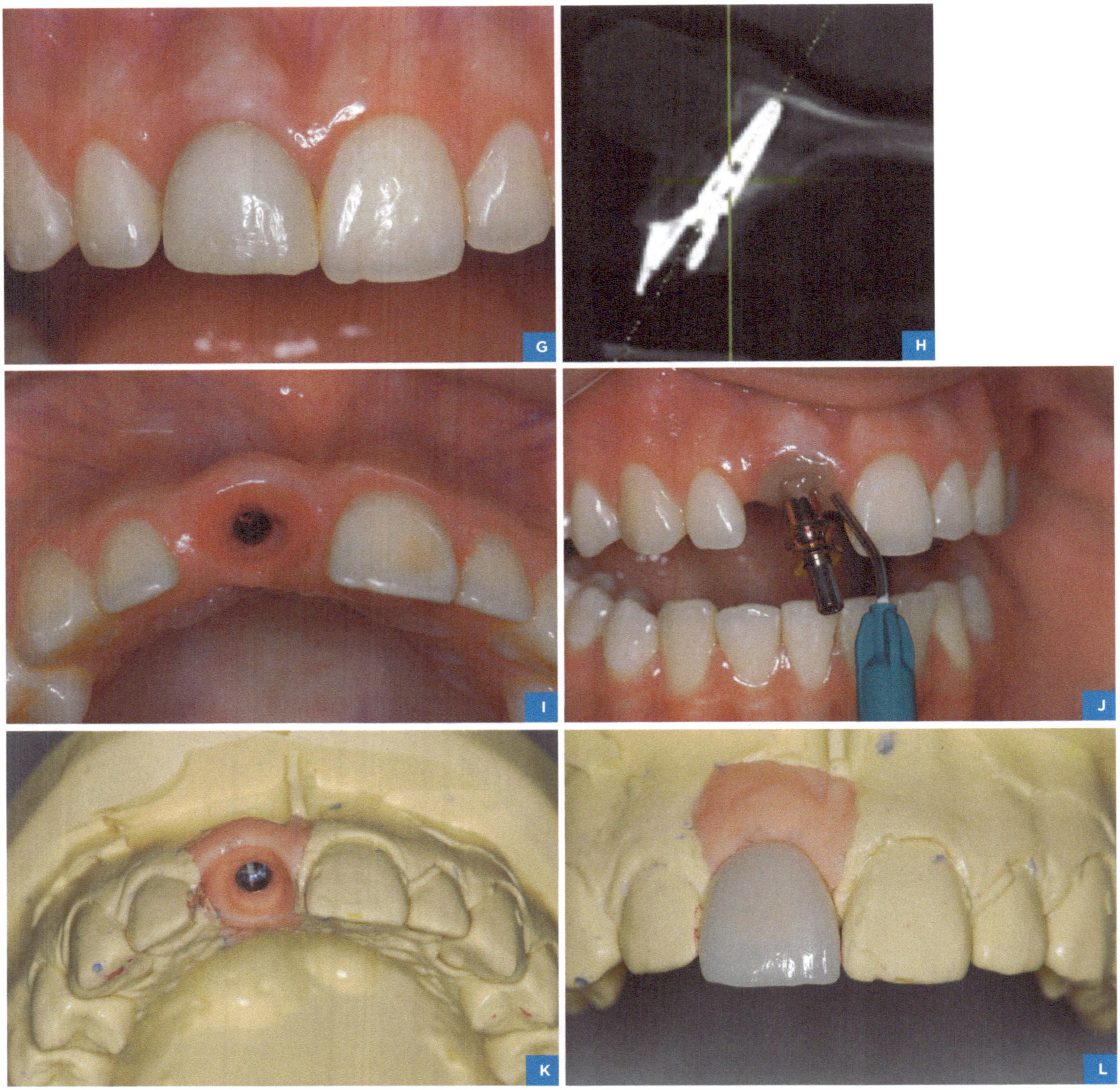

FIGURA 9 (*Continuação*) (G) Controle de 4 meses, com coroa provisória de modo a manter o contorno e as papilas gengivais durante o período para osseointegração do implante. (H) Corte tomográfico mostrando fase de osseointegração do implante e preservação da tábua óssea vestibular. (I) Após remoção da coroa provisória, observe a manutenção do contorno e o volume gengival. (J) Personalização do *transfer* de moldagem do perfil de emergência gengival com resina composta fluida fotopolimerizável. (K e L) Modelos de gesso com análogo de implante e perfil gengival transferido da boca (K), para facilitar confecção da coroa cerâmica (L).

(Continua)

Instalação de implantes em alvéolos frescos e preenchimento alveolar com biomaterial

Uma alternativa para preservação do volume ósseo e gengival logo após a exodontia, a instalação do implante imediato e a provisionalização é o preenchimento do espaço alveolar deixado entre o implante e o alvéolo fresco com biomaterial, de origem sintética ou animal.[1] Este procedimento mantém as características da estética do tecido gengival, em relação ao contorno e principalmente volume **(Figuras 10 e 11)**. O não preenchimento do espaço alveolar frequentemente causa colapso da tábua óssea vestibular e subsequentemente da

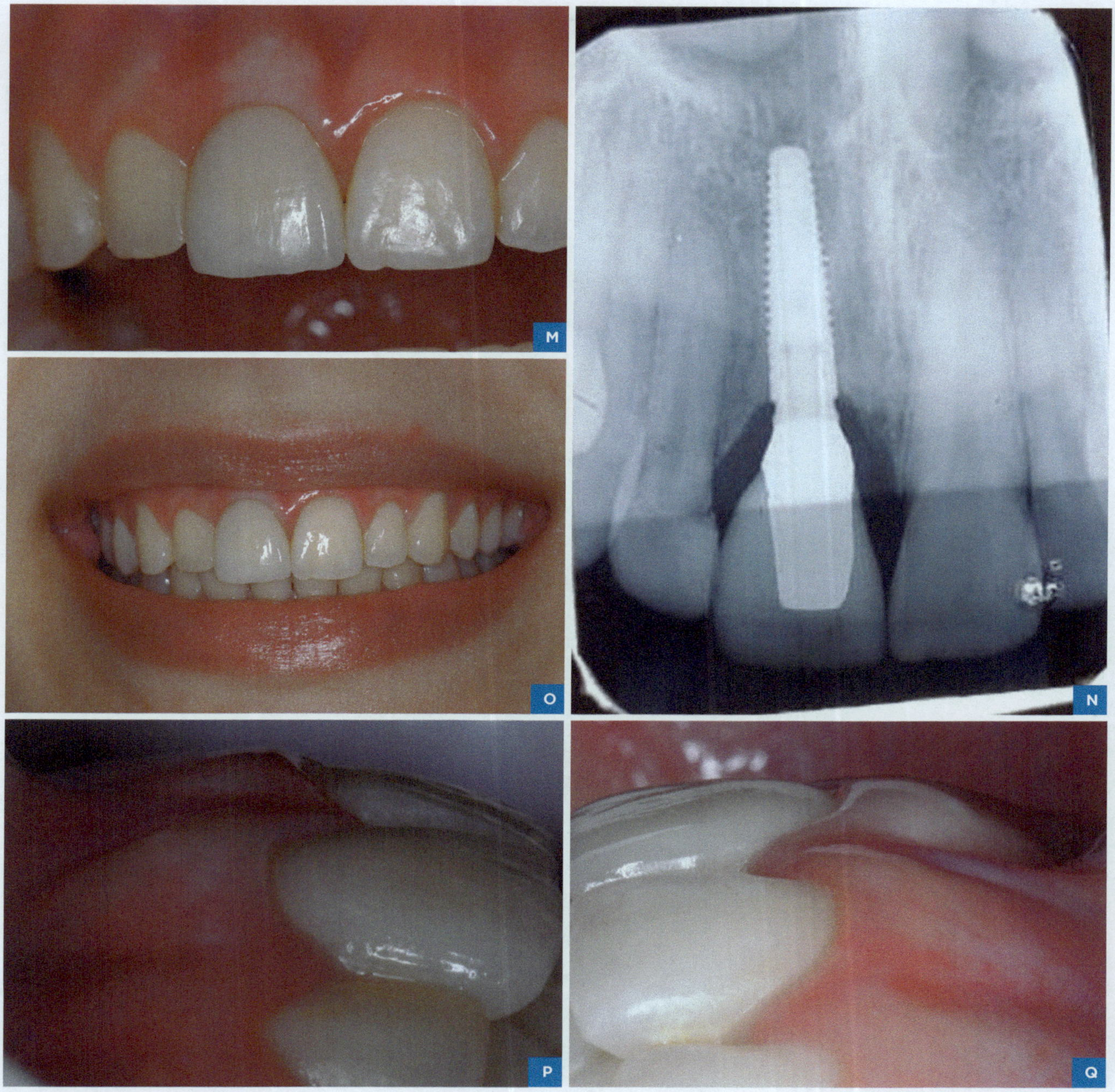

FIGURA 9 (*Continuação*) (M) Coroa cerâmica já instalada sobre o implante. Note qualidade, contorno, volume e harmonia da estética gengival. (N) Radiografia periapical que mostra implante já osseointegrado e prótese instalada. (O a Q) Sorriso alto, que mostra harmonia da estética branca (dentes) e estética rósea (gengiva), com preservação (P e Q) do contorno e papilas gengivais.

Fonte: Procedimentos cirúrgicos realizados pelo Dr. Jorge Luís Saade.

gengiva,[4] de modo a ocasionar efeito estético indesejável da estética rósea representada pela gengiva e sua transição harmoniosa com a estética branca representada pelas coroas protéticas.

Uma variação na técnica de preenchimento alveolar com biomaterial[5] é, em primeiro lugar, preencher o alvéolo com o material de enxertia ao redor do pino direcionador da futura posição do implante e, em seguida, remover o pino guia e instalar o implante no leito cirúrgico já predeterminado (Figura 11).

Instalação de implantes em alvéolos frescos e preenchimento alveolar com enxerto ósseo autógeno

Esta técnica de preenchimento alveolar com enxerto ósseo autógeno, sem a confecção de retalho mucogengival, trouxe

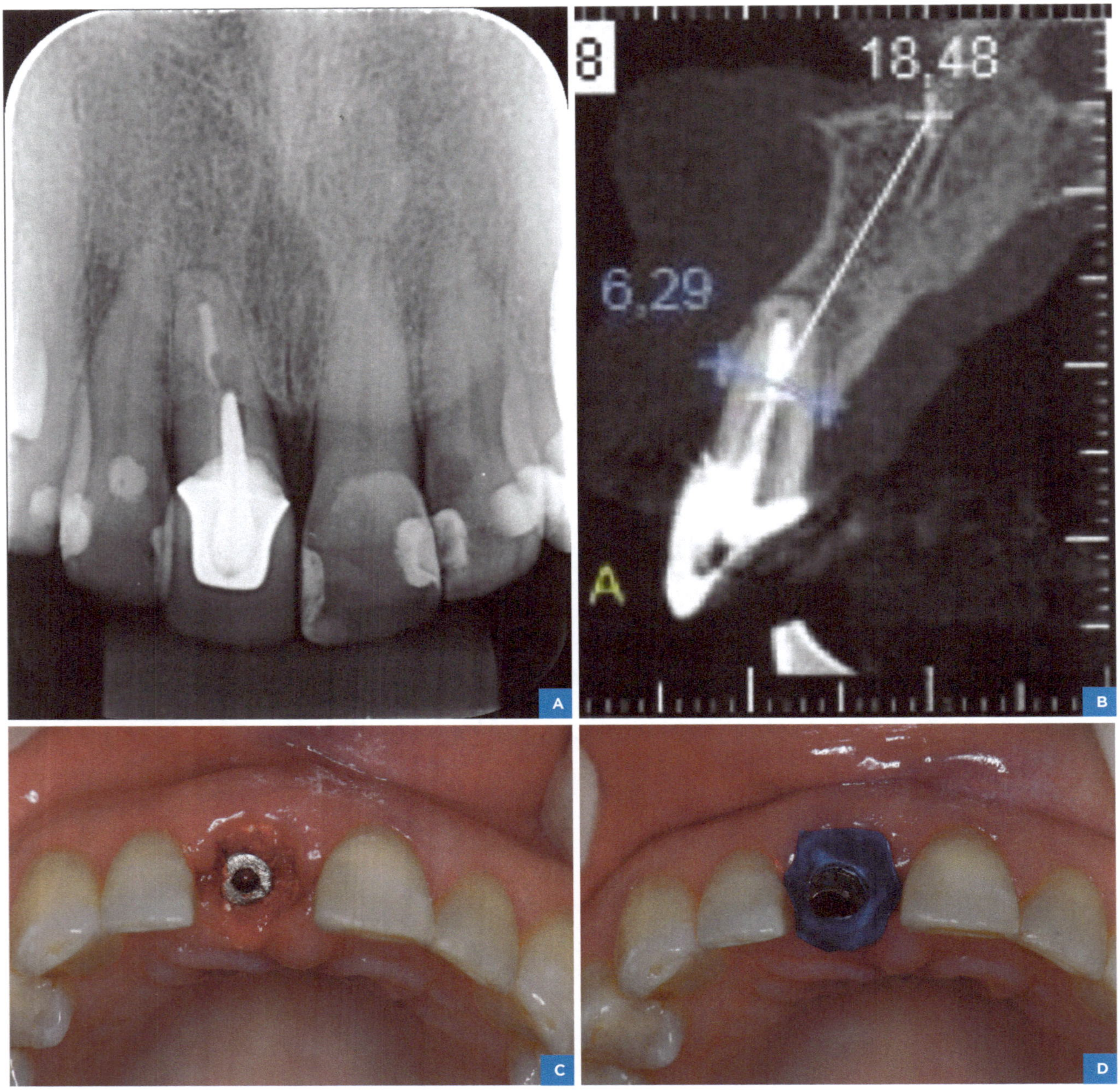

FIGURA 10 Instalação de implante em alvéolo fresco e preenchimento alveolar com biomaterial. (A e B) Dente 11 com fratura radicular, o que torna necessária sua extração. A tomografia (B) mostra boa altura e espessura óssea para instalar implante imediato à exodontia e carga imediata. (C) Implante instalado e o espaço existente entre implante e osso alveolar pós-exodontia, sem retalho mucogengival, foi preenchido com biomaterial. (D) Fase de confecção da provisória direto no implante. Note o dique de borracha adaptado no pilar temporário. A finalidade é isolar o campo cirúrgico e o biomaterial do contato com a resina composta "*flow*", utilizada para unir a coroa provisória ao pilar temporário.

(Continua)

uma nova alternativa para as reconstruções ósseas. Até então, procedia-se a confecção de extensos retalhos mucogengivais e transplante de osso autógeno, geralmente removido da área retromolar, fixado com parafusos no osso remanescente da região afetada (Figura 8), associado ou não às membranas ou barreiras mecânicas. Apesar de ser uma alternativa ainda válida, pode apresentar alguns inconvenientes, como: desconforto pós-operatório, remodelação óssea com previsibilidade mais crítica, complicações e morbidades mais frequentes.[2]

A técnica restauração dentoalveolar imediata (RDI)[6-8] foi introduzida pelo brasileiro e ex-aluno nosso, Dr. José Carlos M. Rosa, em 2010 (Figura 12), mostrando ser segu-

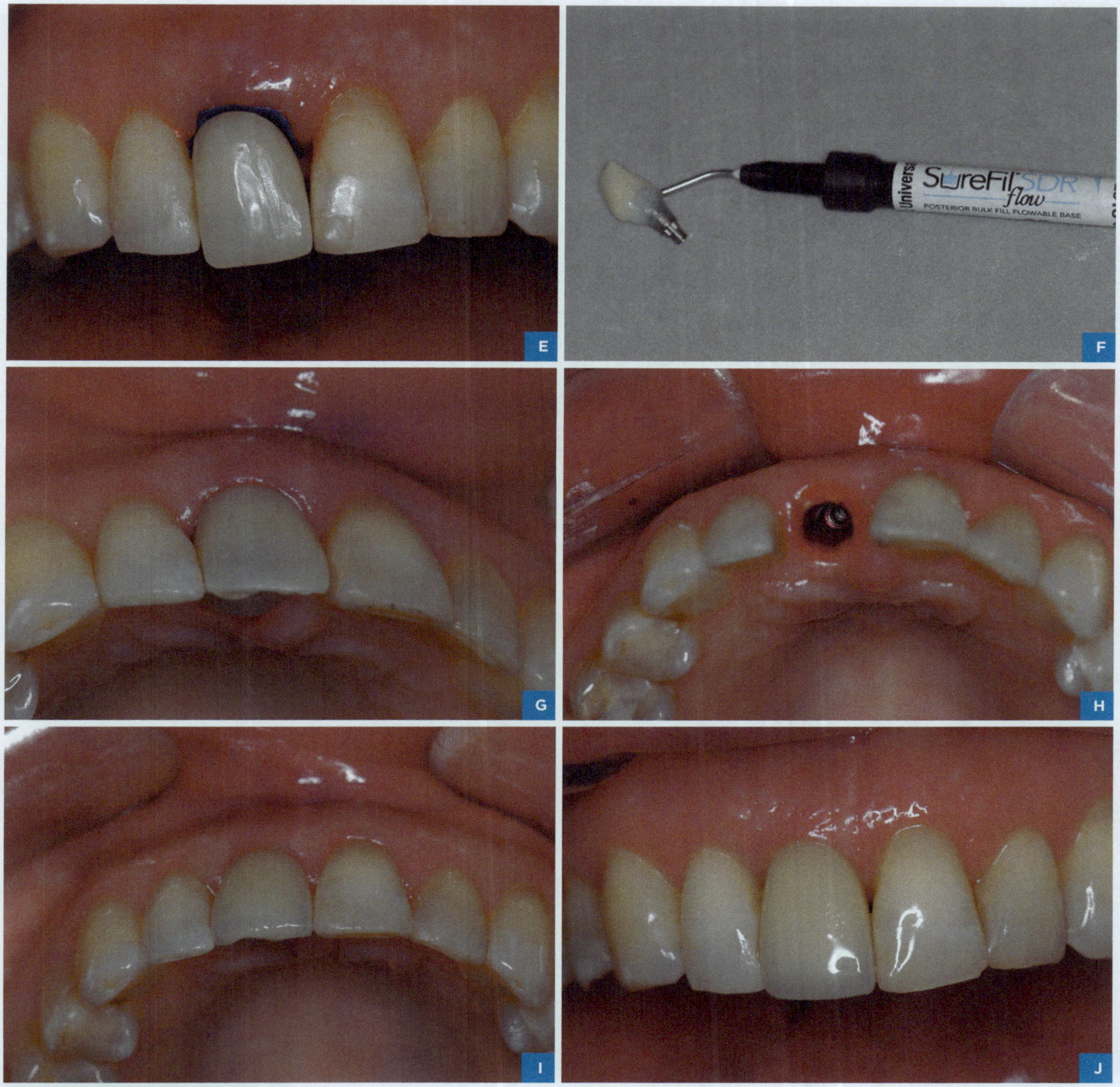

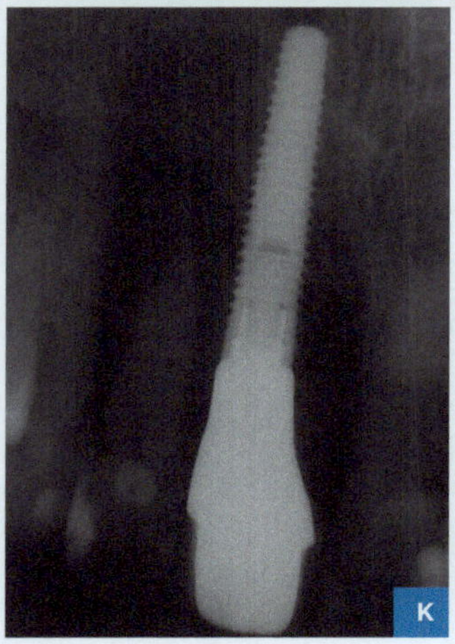

FIGURA 10 (*Continuação*) (E a F) Fase de confecção da provisória direto no implante. Note o dique de borracha adaptado no pilar temporário. A finalidade é isolar o campo cirúrgico e o biomaterial do contato com a resina composta "*flow*", utilizada para unir a coroa provisória ao pilar temporário. (G) Provisória e pilar temporário parafusados diretamente no implante. Note, em (F), volume e contorno gengival estão preservados. (H) Fase de moldagem do implante. Observe a qualidade da gengiva, após período de osseointegração do implante e perfil para prótese. (I a K) Caso clínico finalizado, mostrando volume, contorno e papilas gengivais preservadas e tecido ósseo em íntimo contato com o implante.

Fonte: Caso clínico realizado pelos Profs. Drs. Carlos Eduardo Francischone Junior e Ana Carolina Francischone.

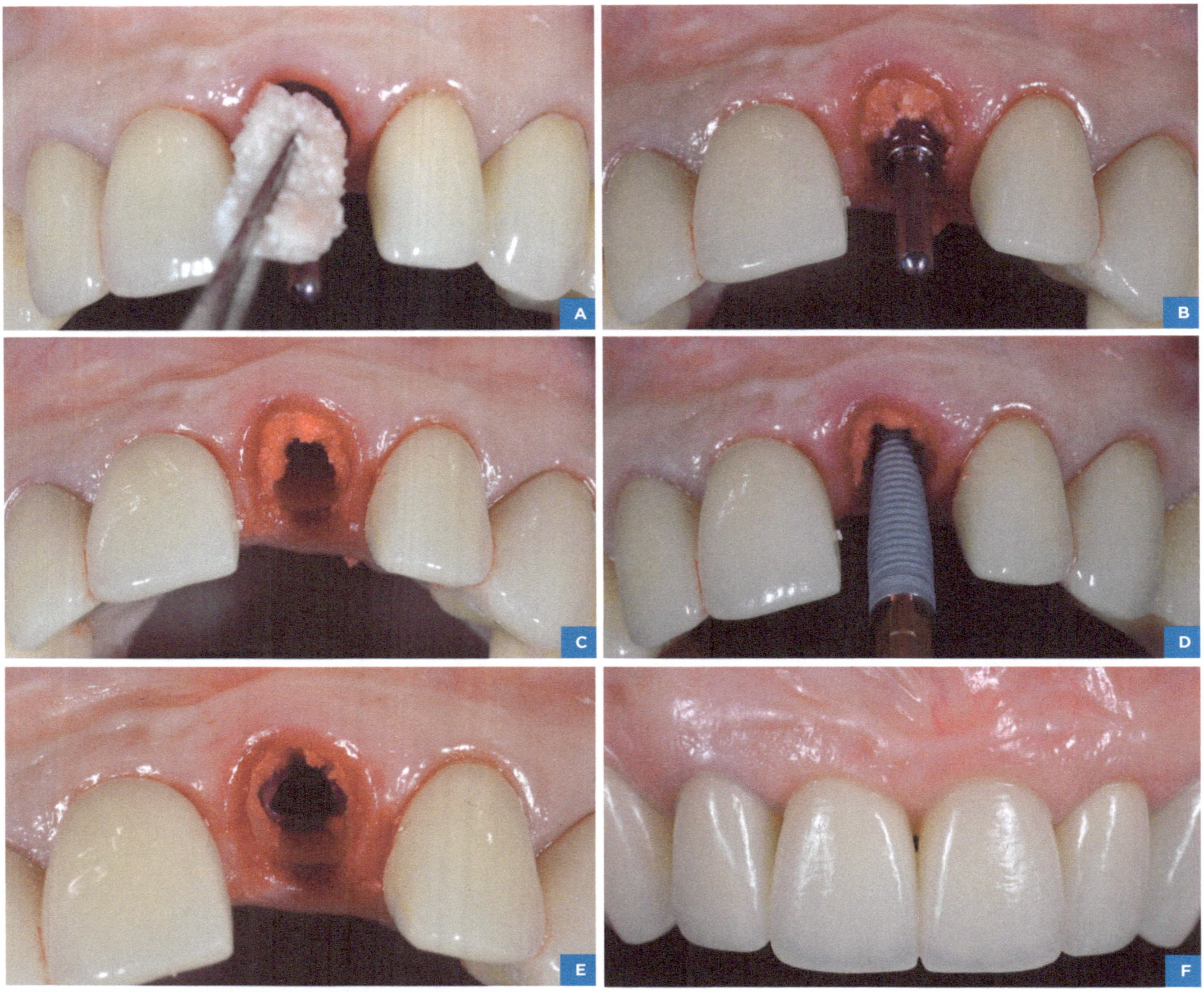

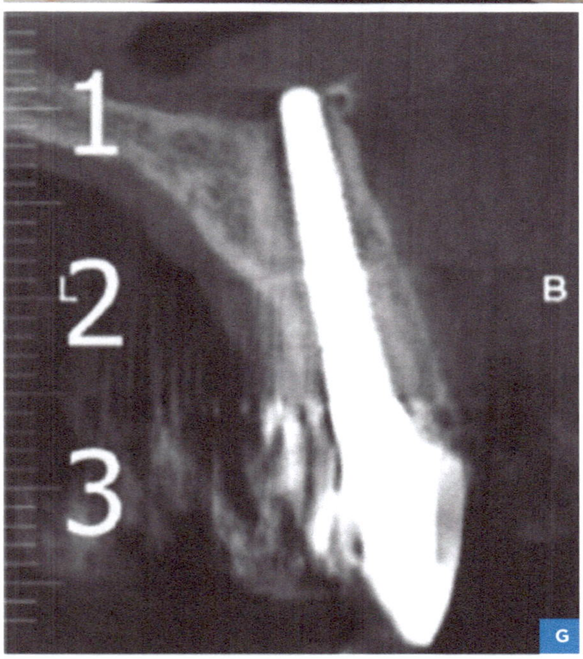

FIGURA 11 Instalação de implante em alvéolo fresco e preenchimento alveolar com biomaterial. (A e B) Alternativa de procedimento transcirúrgico para preenchimento alveolar com biomaterial previamente à instalação do implante. Note, em (B), que o alvéolo cirúrgico já foi realizado e o indicador de direção está em posição para manter espaço durante o preenchimento alveolar que é realizado do ápice para cervical, preenchendo, assim, todo possível espaço entre o alvéolo e o implante a ser instalado em seguida. (C) Pino guia removido, e o biomaterial que preenche o alvéolo permanece estável. Observe o espaço deixado para instalar o implante. (D e E) Fase de instalação do implante. (F e G) Caso clínico finalizado, com preservação do contorno e papilas gengivais.

Fonte: Caso clínico gentilmente cedido pelos Drs. Laércio W. Vasconcelos e Daniel Hiramatsu.

ra, previsível e com estabilidade dos tecidos perimplantares por longos períodos de *follow-up*.[7] Ao se extrair um dente, o suprimento sanguíneo torna-se ausente e a confecção de retalho também prejudica a irrigação sanguínea, pelo descolamento do periósteo. Isso, portanto, pode proporcionar reabsorção óssea e efeitos adversos.[9]

Quando se adota uma abordagem cirúrgica do alvéolo sem a confecção de retalho, torna-se uma alternativa mais segura, previsível e menos invasiva.[6-8] Uma característica peculiar dessa técnica é a utilização protocolar do tecido ósseo retirado do túber da maxila para a enxertia do alvéolo, por apresentar propriedades osseocondutoras, osseoindutoras e osseogênicas,[6] pois é um tecido ósseo corticomedular (Figura 12J a N).

A sequência clínica apresentada na Figura 12 mostra procedimentos cirúrgicos cuidadosos, pouco invasivos, bem como resultados pós-operatórios da estética e da função, e melhor qualidade biológica do enxerto autógeno, por ser o único material que tem propriedades osseocondutoras, osseoindutoras e osseogênicas.

OSSEODENSIFICAÇÃO

Osseodensificação é uma modificação da técnica cirúrgica tradicional de preparação do leito cirúrgico para a instalação de implantes.[10] Possibilita o aumento da densidade óssea, especialmente quando se trata de tecido ósseo macio ou de média ou baixa densidade.[11,12] O tecido ósseo mais compactado ou densificado proporciona maior estabilidade primária do implante, maior possibilidade de indicar carga imediata e menor remodelação óssea peri-implantar cervical.

Esse novo protocolo de preparação óssea (Figura 13) para instalação de implantes requer 1 kit de fresas especiais, girando no sentido horário e no sentido anti-horário (Figura 13D).[13] Com o movimento da fresa no sentido anti-horário, o tecido ósseo, em vez de ser removido, é compactado lateral e apicalmente, o que torna o tecido ósseo mais denso (Figura 13E).[13] Esse detalhe é o que diferencia esta nova técnica da convencional, ao utilizar fresas cortantes atuando no sentido horário.

A técnica da osseodensificação pode ser associada com a RDI em casos de exodontias e instalação de implante e provisionalização imediatas, especialmente quando o osso remanescente é de baixa densidade. A osseodensificação aumenta a estabilidade primária do implante, de modo a permitir carga imediata sobre ele, pelo aumento da densidade óssea. A RDI preenche os espaços existentes entre o alvéolo e o implante, utilizando enxerto ósseo corticomedular removido da tuberosidade (Figura 14).

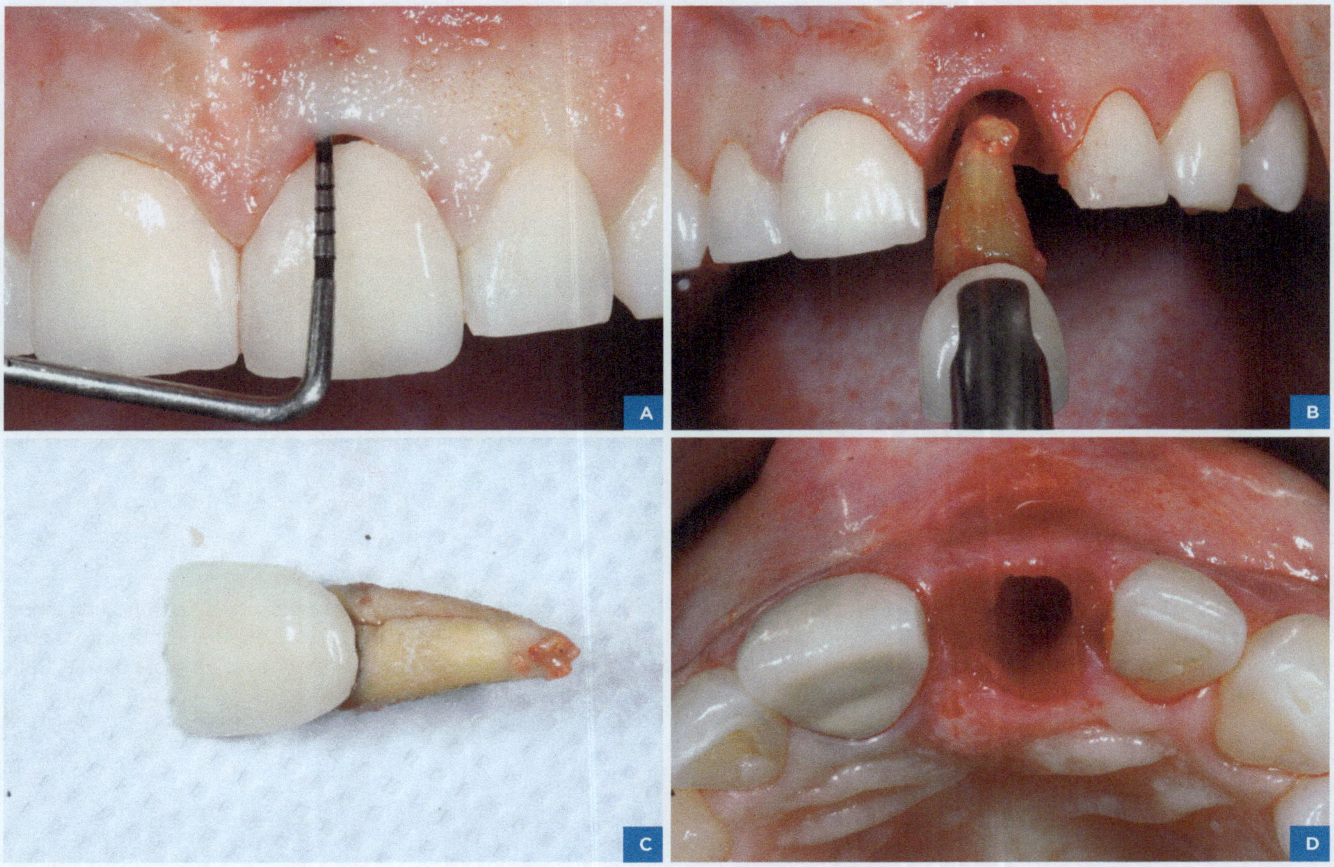

FIGURA 12 Técnica restauração dentoalveolar imediata (RDI) para preenchimento alveolar. (A a D) Fases da exodontia do dente 21, sem confecção de retalho mucogengival.

(Continua)

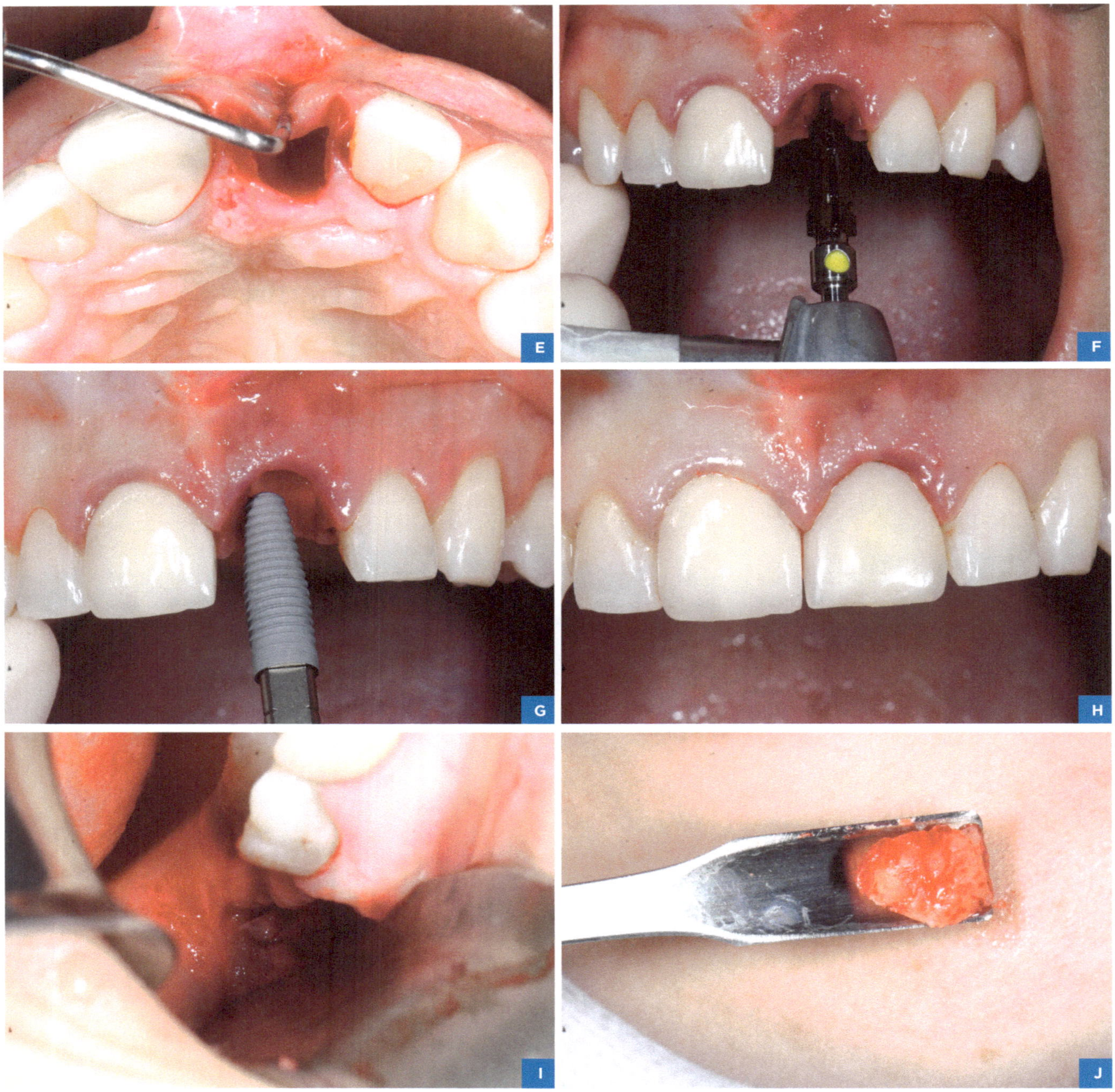

FIGURA 12 (*Continuação*) Em (A), observa-se sonda periodontal pressionando a gengiva vestibular e mostrando ausência da tábua óssea vestibular. (F e G) Fase de instrumentação e instalação do implante. (H) Confecção da provisória diretamente no implante, a qual é realizada previamente à instalação do bloco de enxerto ósseo. (I a K) Remoção do bloco de osso autógeno do túber da maxila, utilizando cinzel especial (J) e escultura do bloco ósseo

(Continua)

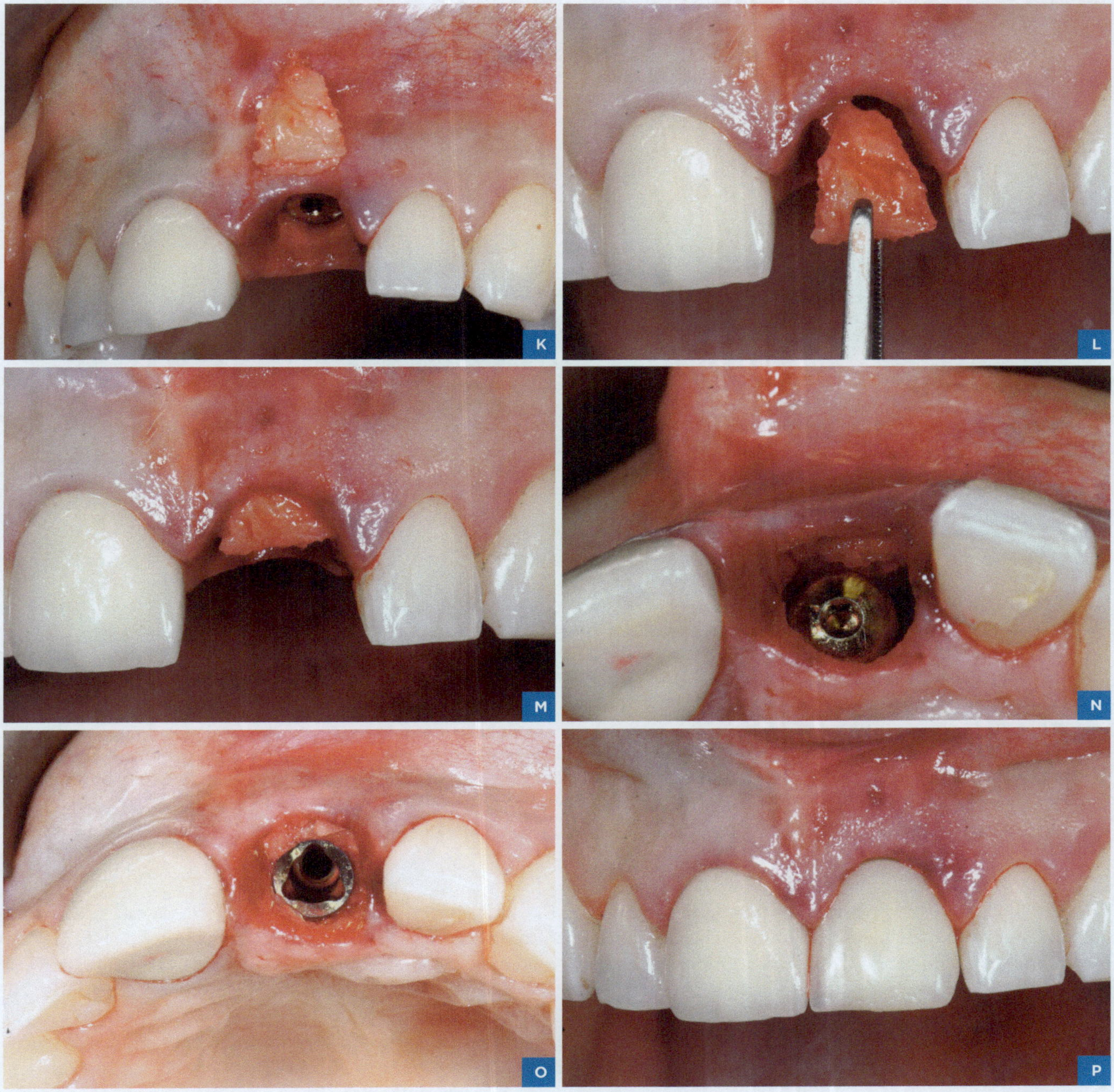

FIGURA 12 (*Continuação*) (K) para recompor a ausência da tábua óssea vestibular. (L a N) Inserção do enxerto ósseo entre o implante e gengiva, recompondo a parede óssea vestibular perdida pela infecção e fístula do dente 11. Esse bloco ósseo será estabilizado e imobilizado pela elasticidade e compreensão da gengiva e pela restauração provisória (curativo estético funcional[1]). (O) Complementação de espaços com remanescente particulado removido do túber. (P) Provisória funcionando como curativo estético funcional, mantendo e protegendo o enxerto ósseo, preservando o contorno e as papilas gengivais e mantendo a estética do paciente.

(Continua)

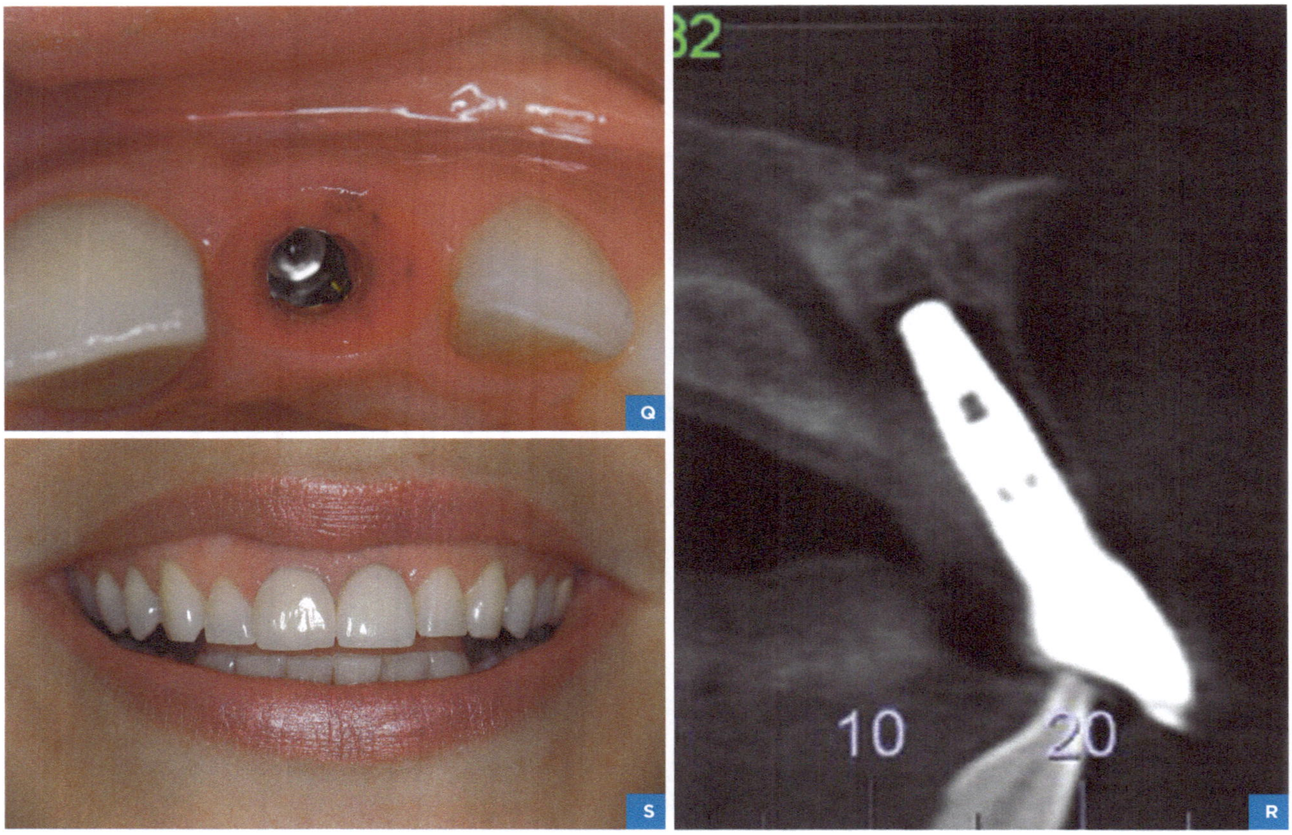

FIGURA 12 (*Continuação*) (Q) Após período para osseointegração do implante, observar a qualidade do tecido gengival e seu volume vestibular, graças à reconstrução da tábua óssea vestibular com enxerto ósseo; em seguida, a moldagem será realizada. (R) Tomografia que mostra a presença da tábua óssea vestibular, reconstruída com enxerto ósseo autógeno removido do túber. (S) Caso finalizado, sorriso alto e harmonia da estética dentogengival.

Fonte: Caso clínico realizado pelos Drs. José Carlos M. Rosa, Carlos Eduardo Francischone Junior e Ariadne P. Rosa.

A RDI, além de preencher os espaços deixados entre o implante e o alvéolo, mantém o volume ósseo e o volume e o contorno do tecido gengival vestibular, proporcionando a estética rósea desejável.

REMODELAÇÃO ÓSSEA PERI-IMPLANTAR CERVICAL

A remodelação óssea peri-implantar cervical é um evento que ocorre inexoravelmente ao redor da área cervical de todos os implantes, independentemente de sua forma, localização, calibre, tipo de conexão pilar protético-implante e sistemas de implantes. Ela é multifatorial, governada por fatores biológicos e mecânicos.[14]

O fator biológico da remodelação óssea está relacionado com a participação do fator de crescimento epitelial (EFG), que promove a remodelação ou o arredondamento do osso cervical ao redor do implante de uma forma biológica e obrigatória.

O EGF está relacionado com o espaço biológico vertical e horizontal, e é um polipeptídio secretado pelas células para regular e estimular o crescimento, a proliferação e a diferenciação, sobretudo, das células epiteliais. Porém, em algumas situações, o EGF apresenta alto poder osteoclastogênico; ora estimula e forma tecido ósseo, ora reabsorve tecido ósseo. Isso pode ocorrer no mecanismo de determinação e adequação do espaço biológico peri-implantar vertical e horizontal, com a formação do epitélio juncional e aderência conjuntiva e, por conseguinte, o sulco gengival perimplantar.[14,15]

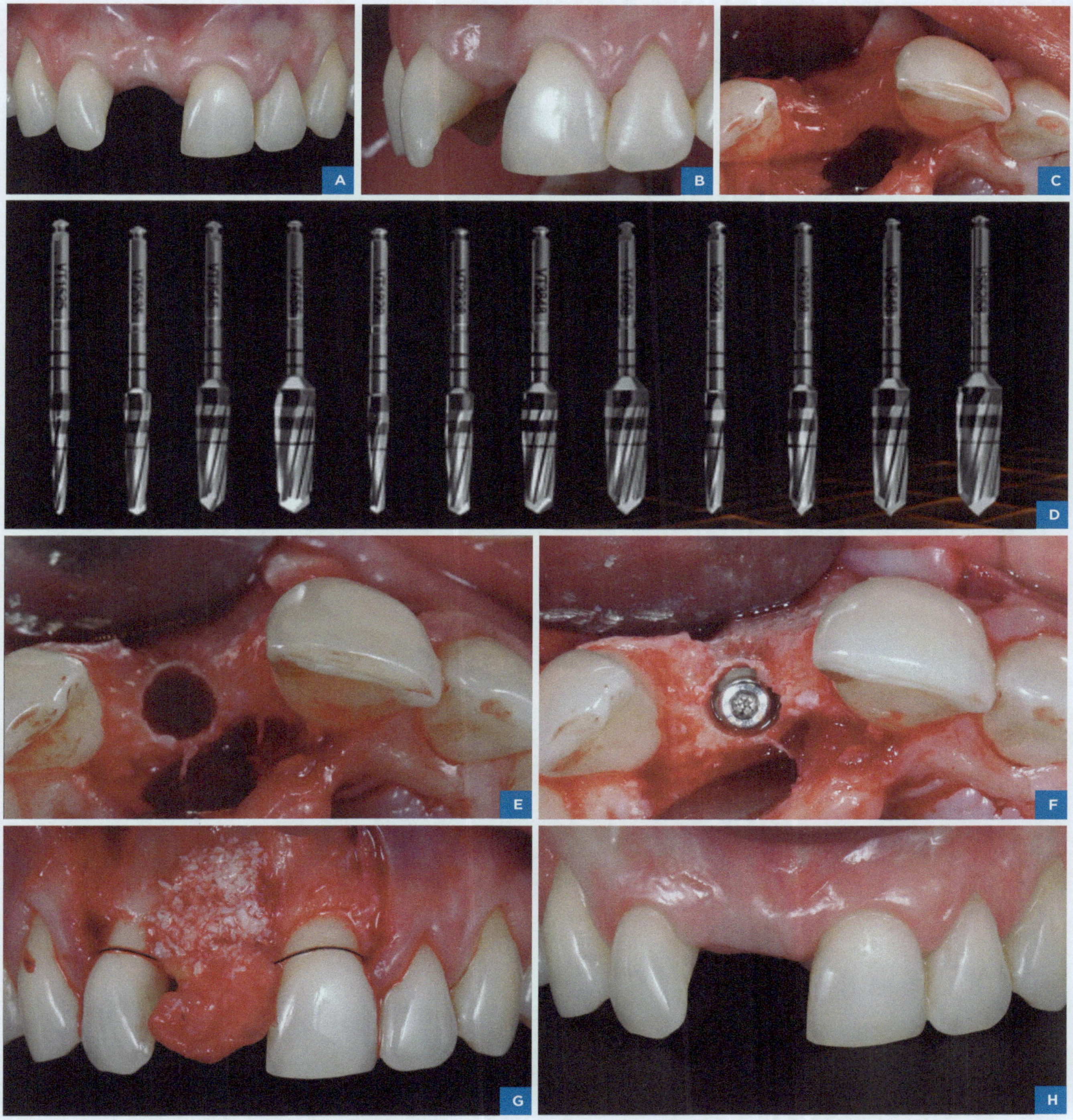

FIGURA 13 Técnica da osseodensificação. (A e B) Ausência do dente 11, com cavidade da área gengival vestibular. (C) Tecido ósseo exposto para início da preparação do leito cirúrgico para instalação do implante. (D) Kit de fresas especiais (Densah® Burs, Versah, EUA), a ser utilizado para a técnica de preparação cirúrgica da osseodensificação. (E) Aspecto do tecido ósseo densificado ou compactado, após utilização de fresa especial, girando no sentido anti-horário. Observar a expansão da tábua óssea vestibular, evitando fenestração. (F) Implante Unitite® (SIN Implant System, São Paulo, Brasil) já instalado. (G e H) Realização de enxerto ósseo com biomaterial e de tecido conjuntivo para recontorno estético vestibular, previamente à fase de confecção e instalação da prótese sobre implante. Tecnologia de brocas Densah preserva e aumenta o osso.

Fonte: Caso clínico gentilmente cedido pelos Profs. Drs. Fernando Hayashi e Fabio Bezerra.

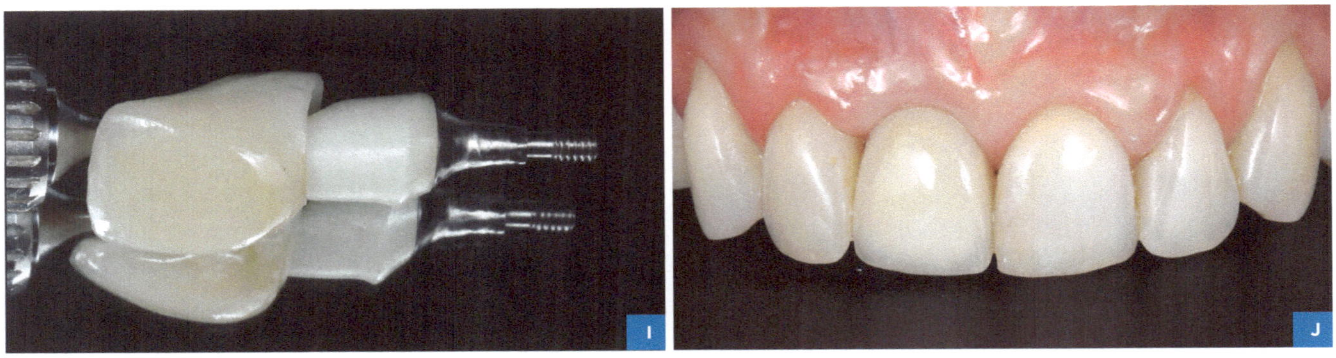

FIGURA 13 (*Continuação*) (I e J) Confecção e instalação da prótese sobre implante na região do 11.

Fonte: Caso clínico gentilmente cedido pelos Profs. Drs. Fernando Hayashi e Fabio Bezerra.

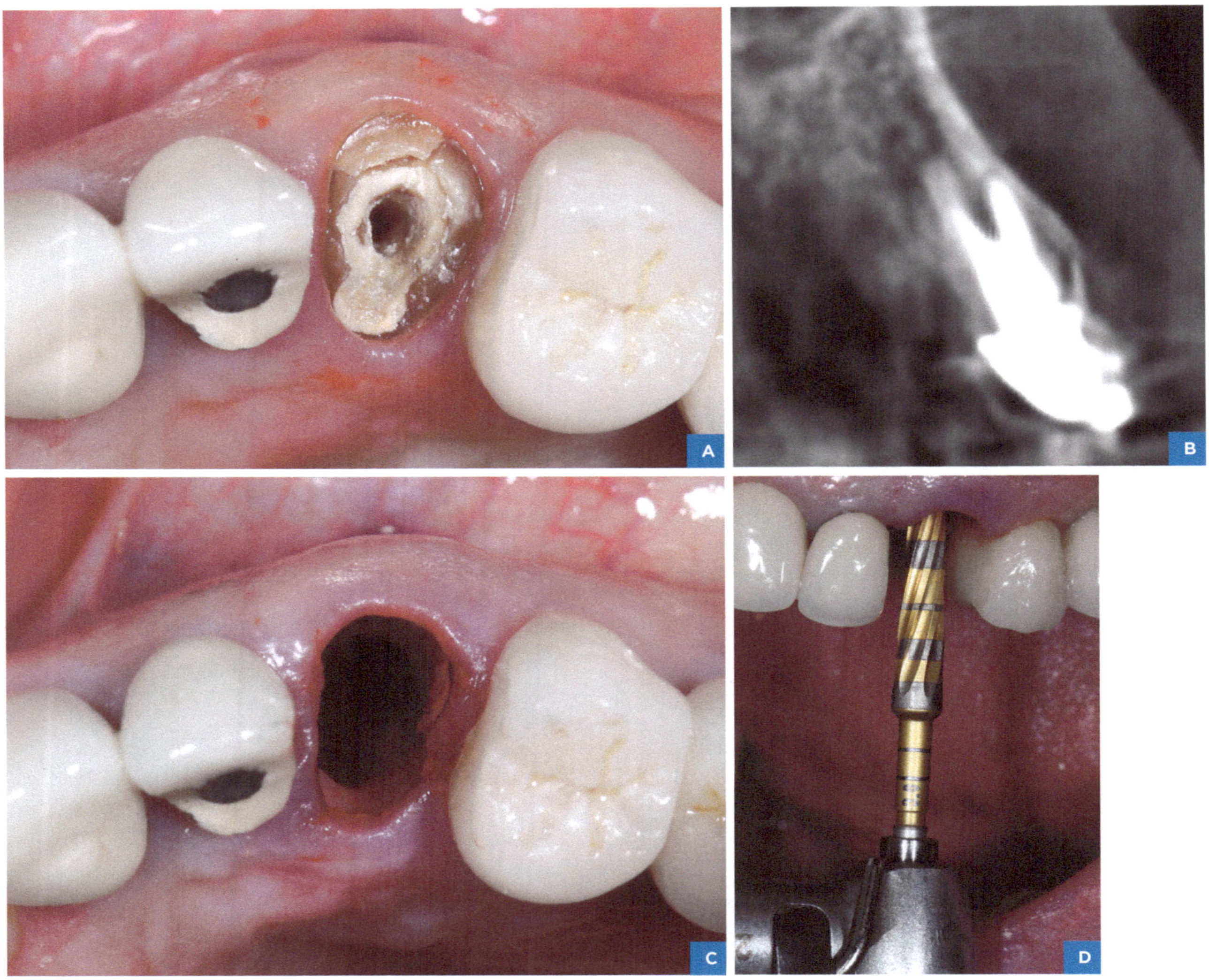

FIGURA 14 Osseodensificação e RDI. (A) Fratura coronária e radicular do dente 23, indicando sua exodontia. (B) Secção tomográfica, mostrando cortical óssea vestibular muito delgada e tecido ósseo de baixa densidade. (C) Exodontia cuidadosa, realizada sem confecção de retalho mucogengival prévio. (D) Fresa especial para osseodensificação, que vai girar em sentido anti-horário com a finalidade de promover melhor densidade do tecido ósseo, em fase de preparação para instalar o implante.

RDI, restauração dentoalveolar imediata.

(Continua)

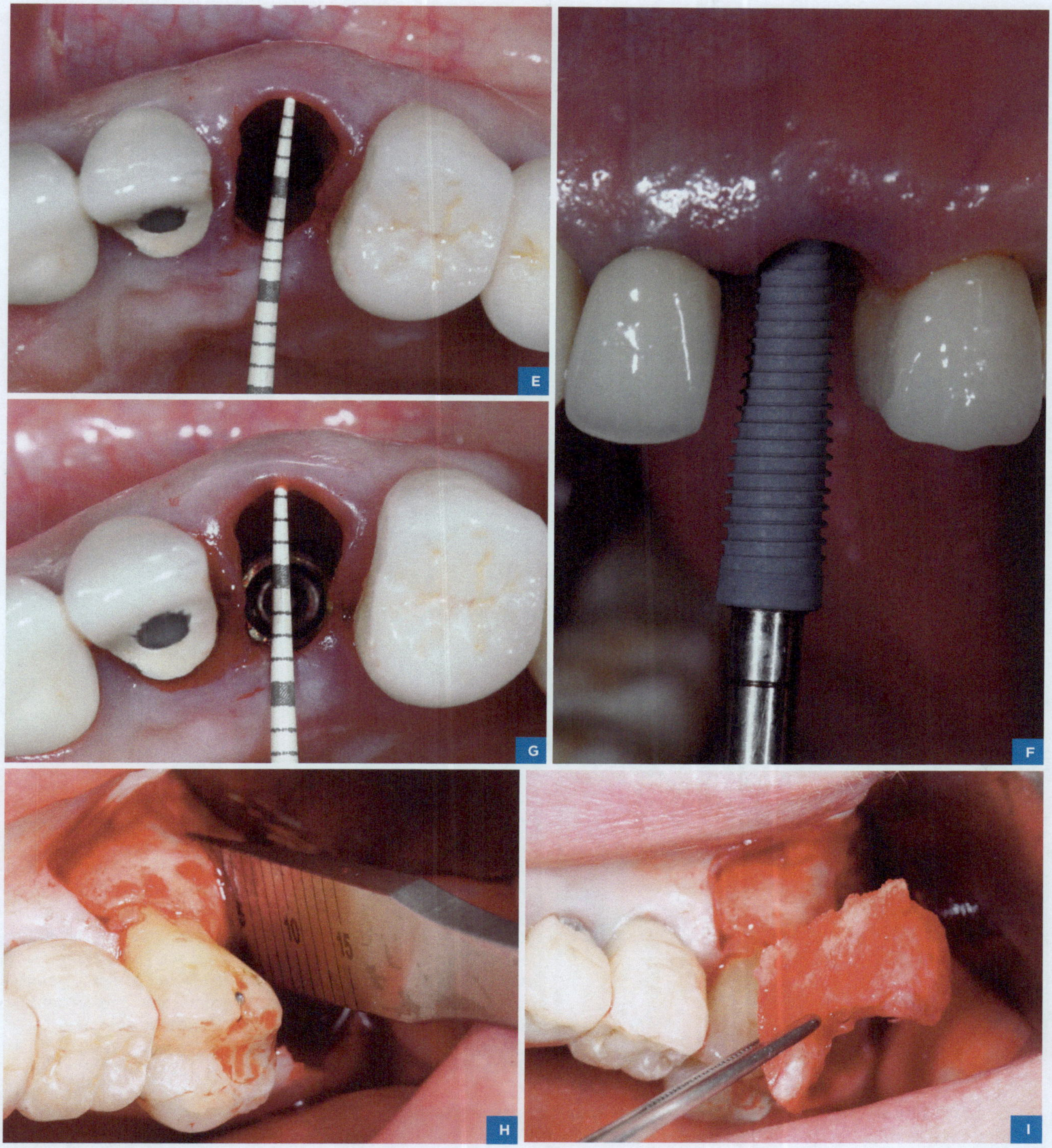

FIGURA 14 (*Continuação*) (E) Sonda periodontal mensurando a largura vestíbulo-palatina do alvéolo, com a finalidade de seleção do diâmetro do implante. É recomendado que exista um espaço entre o implante e a tábua óssea vestibular, de no mínimo 3 mm, para propiciar espaço para inserir o bloco de enxerto ósseo. A sonda periodontal está marcando 7 mm de largura do alvéolo, o que indica um implante de 3,5 mm ou 4,0 mm de diâmetro. (F) Implante sendo instalado. (G a I) Espaço deixado entre o implante e o alvéolo vestibular (A), suficiente para acomodar o bloco de enxerto corticomedular, retirado da tuberosidade (H e I).

(*Continua*)

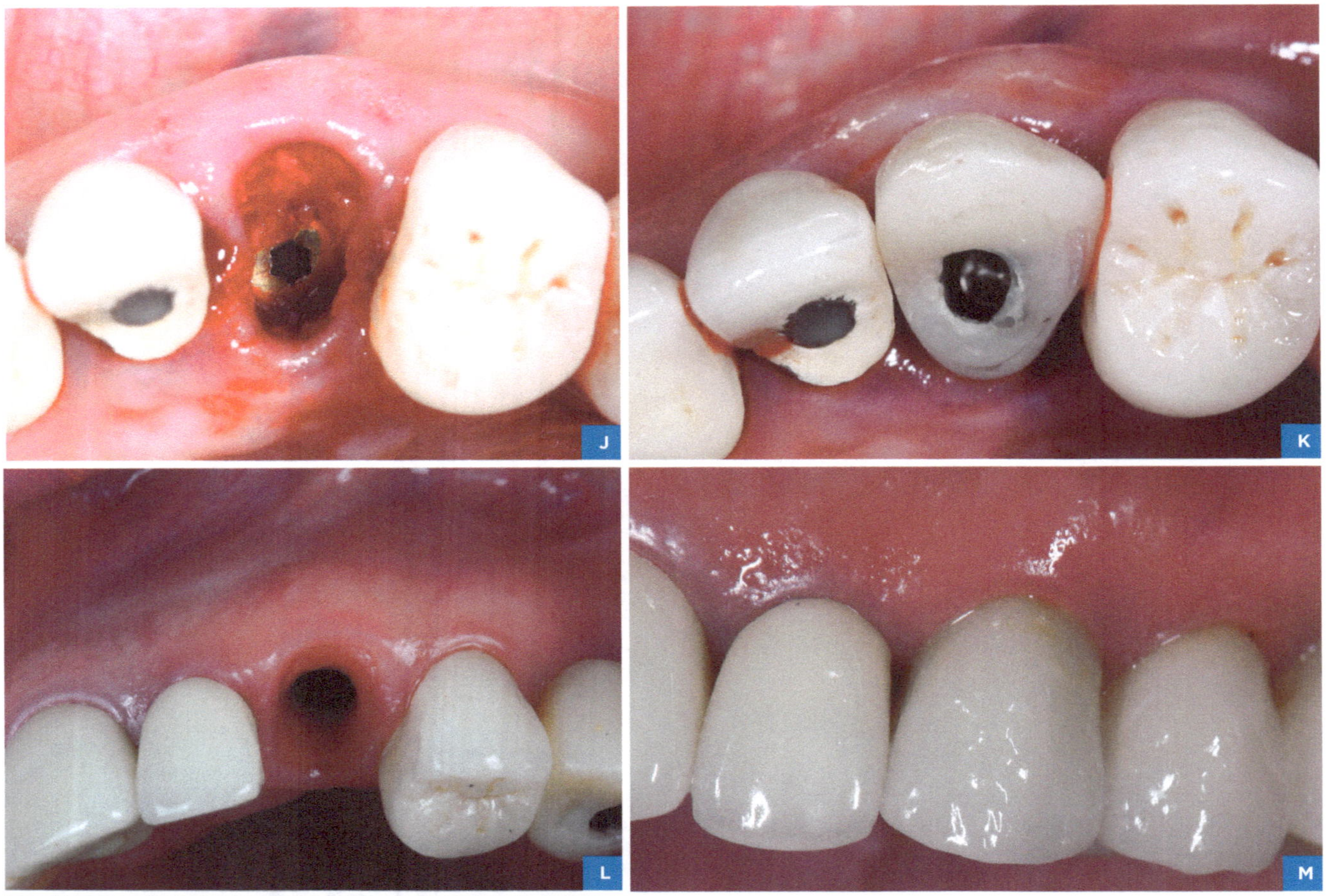

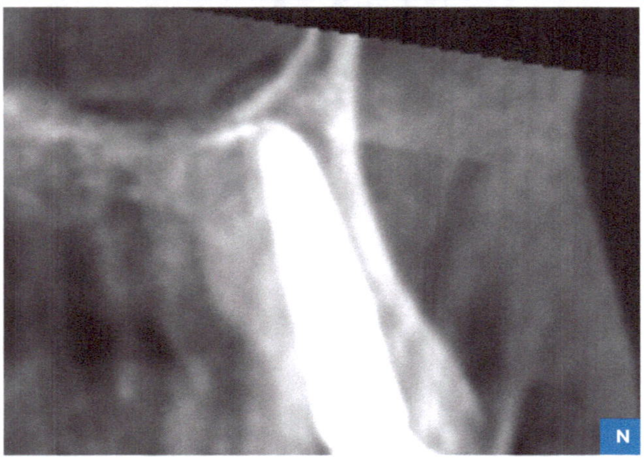

FIGURA 14 (*Continuação*) (J) Bloco de enxerto ósseo corticomedular inserido entre o implante e o alvéolo vestibular e complementação com osso particulado. Observar o volume e o contorno gengival vestibular preservados. (K) Prótese provisória parafusada sobre o implante, logo após sua instalação. (L) Após período de 4 a 6 meses para a osseointegração do implante, procede-se à moldagem para finalização do caso. Observar volume e contorno gengival mantidos. (M) Prótese já instalada sobre o implante, com papilas gengivais e contorno gengival mantidos. (N) Secção tomográfica de 1 ano, mostrando maior densidade óssea ao redor do implante e tábua óssea vestibular estável.
Fonte: Caso clínico gentilmente cedido pelo Dr. José Carlos M. da Rosa.

Os fatores biomecânicos que influenciam na extensão e na profundidade da remodelação óssea peri-implantar cervical estão relacionados com trauma cirúrgico, evolução tecnológica do implante, desenho macroscópico do implante, altura da flange e polimento da cabeça e do pescoço do implante, *minigrooves* cervicais, *microgrooves* nas roscas do implante, microtopografia e nanotopografia da superfície do implante, osteotomia cervical para assentamento do pilar protético, tensões na crista óssea, tipos de conexões implante-pilar protético e de prótese, plataforma expandida do implante ou pilar com diâmetro menor, perfil biológico do pilar protético, sobrecontorno e compressão tecidual pelo pilar protético, posição do implante em relação ao nível ósseo, contaminação da interface implante – pilar protético, biocompatibilidade do pilar protético ou da prótese, polimorfismo fenotípico, estabilidade terciária (ADO'S FACTOR), presença de óxidos metálicos na crista óssea.[14]

As Figuras 15 a 19 expressam diferentes formas de espaço biológico e da remodelação óssea peri-implantar cervical, relacionadas com os fatores biológicos e biomecânicos, que, dependendo da maior ou menor participação, poderão ocasionar maior ou menor remodelação.

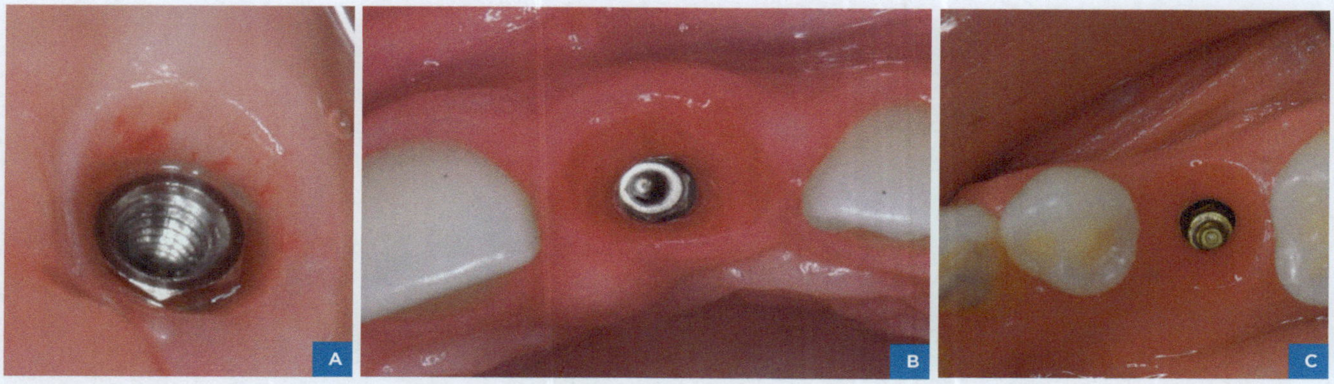

FIGURA 15 Padrões de perfil de emergência para prótese sobre implantes. (A a C) Independentemente do tipo de conexão protética dos implantes, os padrões de estabelecimento dos perfis de emergência para cada prótese podem ser diferentes, porém o estado de saúde gengival é de excelência e o padrão de remodelação óssea peri-implantar cervical poderá ser variável.

Fonte: Acervo pessoal dos autores.

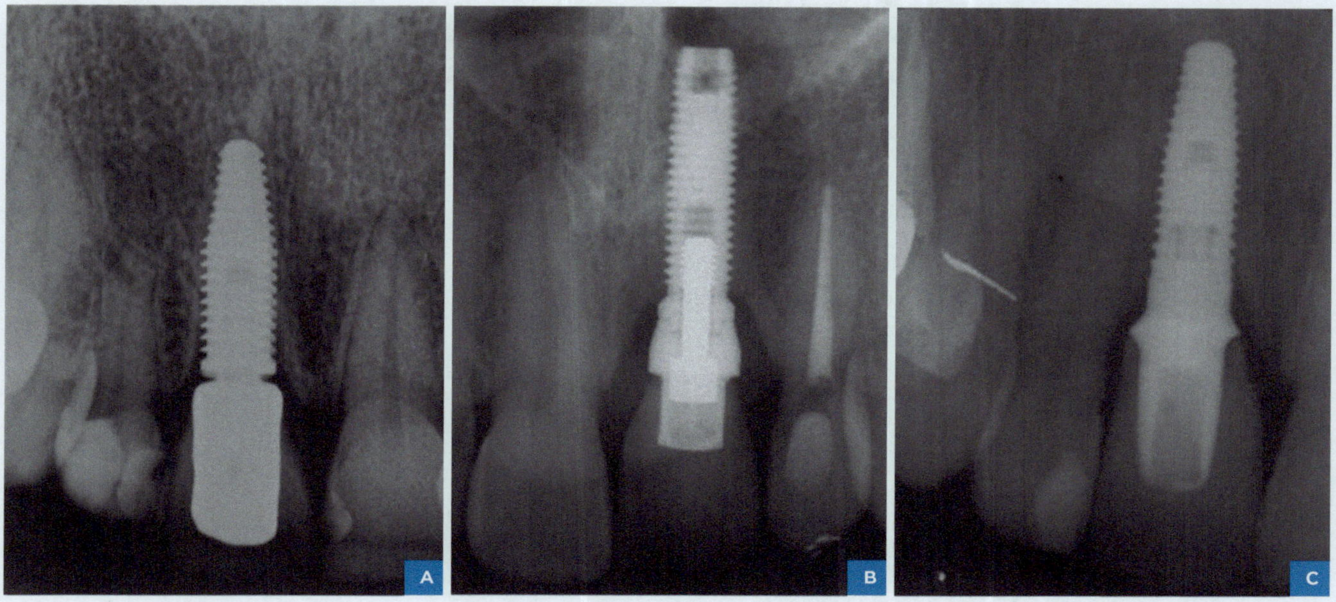

FIGURA 16 Remodelação óssea peri-implantar cervical. (A a C) Os padrões de remodelação óssea peri-implantar cervical estão presentes independentemente dos diferentes tipos de conexões, sejam elas Cone-Morse (A), hexágono externo (B) ou interna (C). Esses padrões estão mais relacionados com a configuração anatomofuncional e o perfil biológico dos pilares protéticos.

Fonte: Acervo pessoal dos autores

De todos os fatores biomecânicos citados, o mais importante deles e que define maior ou menor remodelação óssea peri-implantar cervical é a configuração anatômica e funcional do pilar protético e não o tipo de conexão entre pilar protético e implante.[16] A altura da porção biológica do pilar protético e o seu diâmetro são determinantes na quantidade da remodelação vertical e horizontal (Figura 17).

A porção biológica do pilar protético, denominada perfil biológico,[14] que estará em contato com o tecido gengival (espaço biológico e sulco peri-implantar), deve apresentar configuração de perfil côncavo e diâmetro e extensão menores do que o diâmetro da porção cervical do implante (Figuras 17 a 19), independentemente do tipo de conexão pilar-implante.

Pode-se afirmar que a remodelação óssea peri-implantar cervical é de origem multifatorial e responsável pela determinação e adequação do espaço biológico peri-implantar vertical e horizontal.

ESTABILIDADE TERCIÁRIA

Estão consagrados na literatura odontológica os termos estabilidade primária e secundária.[17,18]

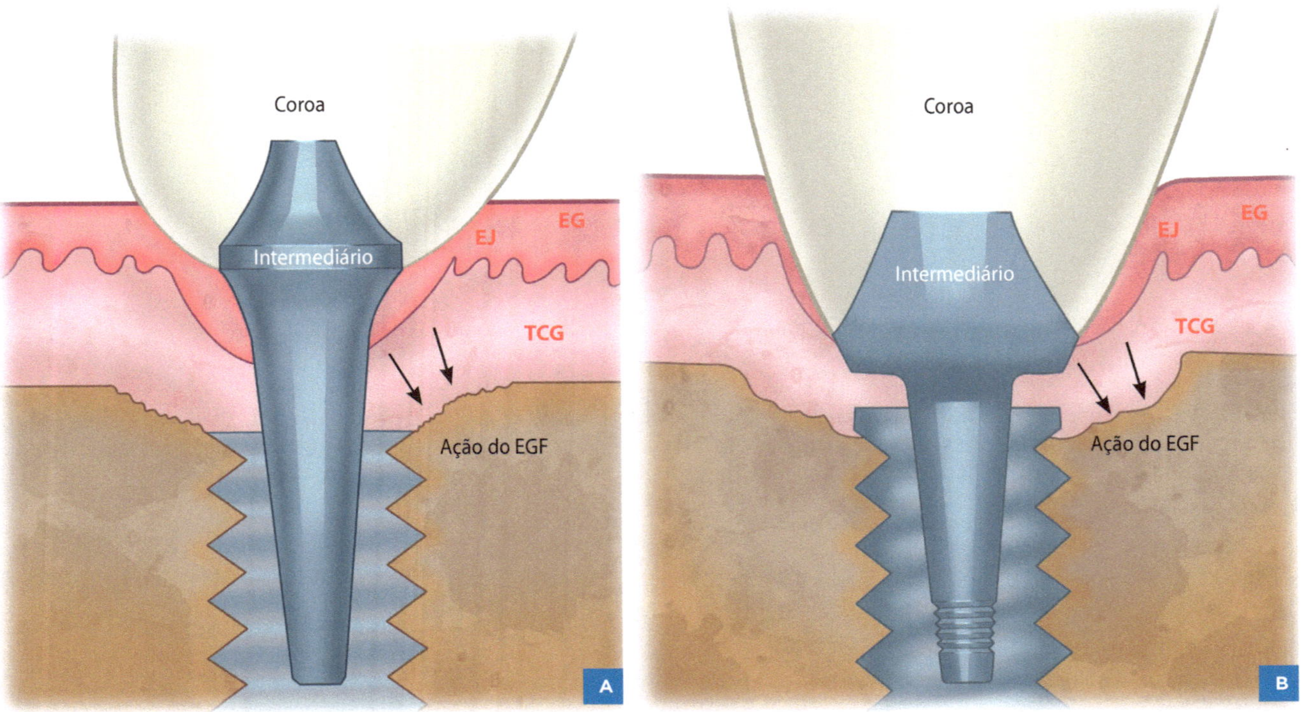

FIGURA 17 Perfil biológico do pilar protético e sua relação com a remodelação óssea peri-implantar cervical. Pilar com perfil biológico longo e diâmetro menor que o do implante (A) promove menor remodelação óssea do que o pilar de perfil biológico curto e diâmetro igual ou maior que o diâmetro do implante (B).

EJ, epitélio juncional; EG, espessura gengival; TC, tecido conjuntivo; EGF, fator de crescimento epitelial.

Fonte: Elaborada pelos autores.

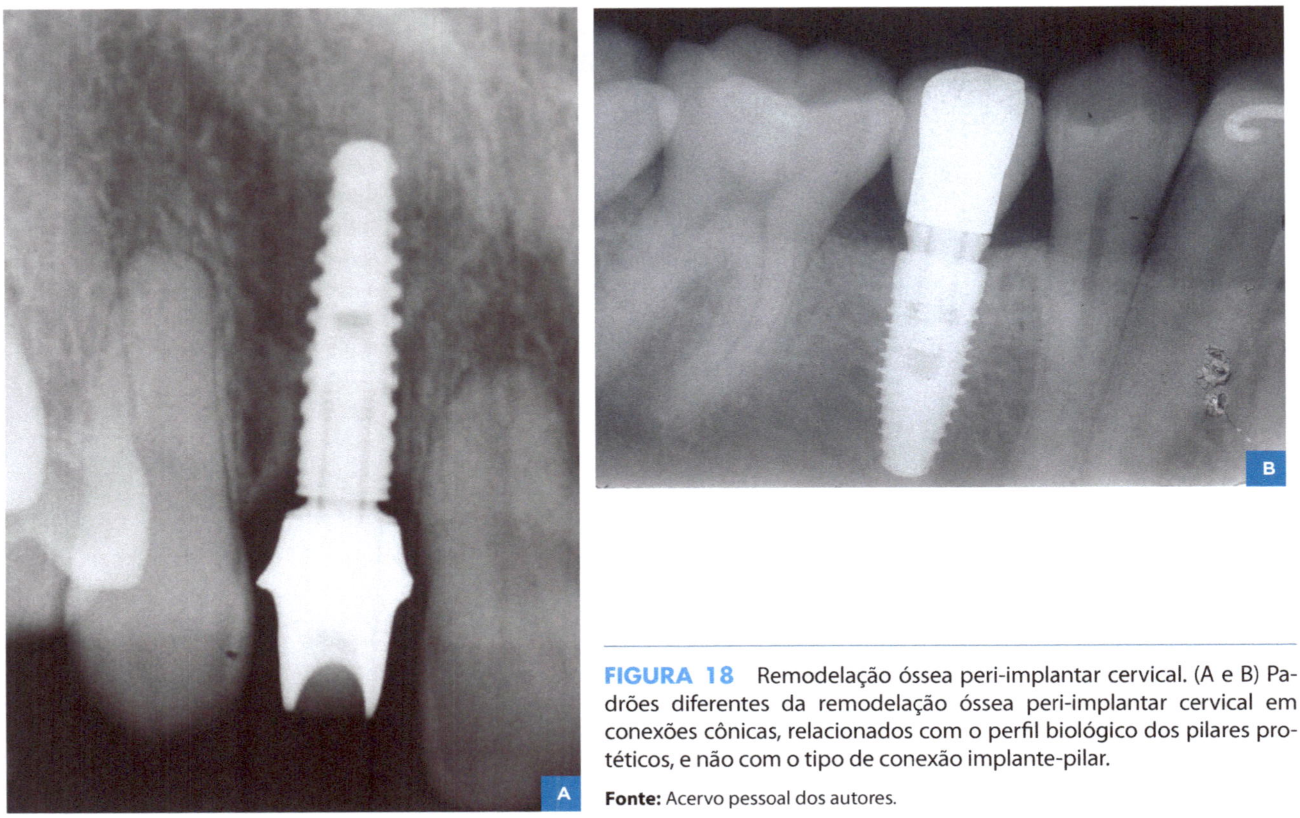

FIGURA 18 Remodelação óssea peri-implantar cervical. (A e B) Padrões diferentes da remodelação óssea peri-implantar cervical em conexões cônicas, relacionados com o perfil biológico dos pilares protéticos, e não com o tipo de conexão implante-pilar.

Fonte: Acervo pessoal dos autores.

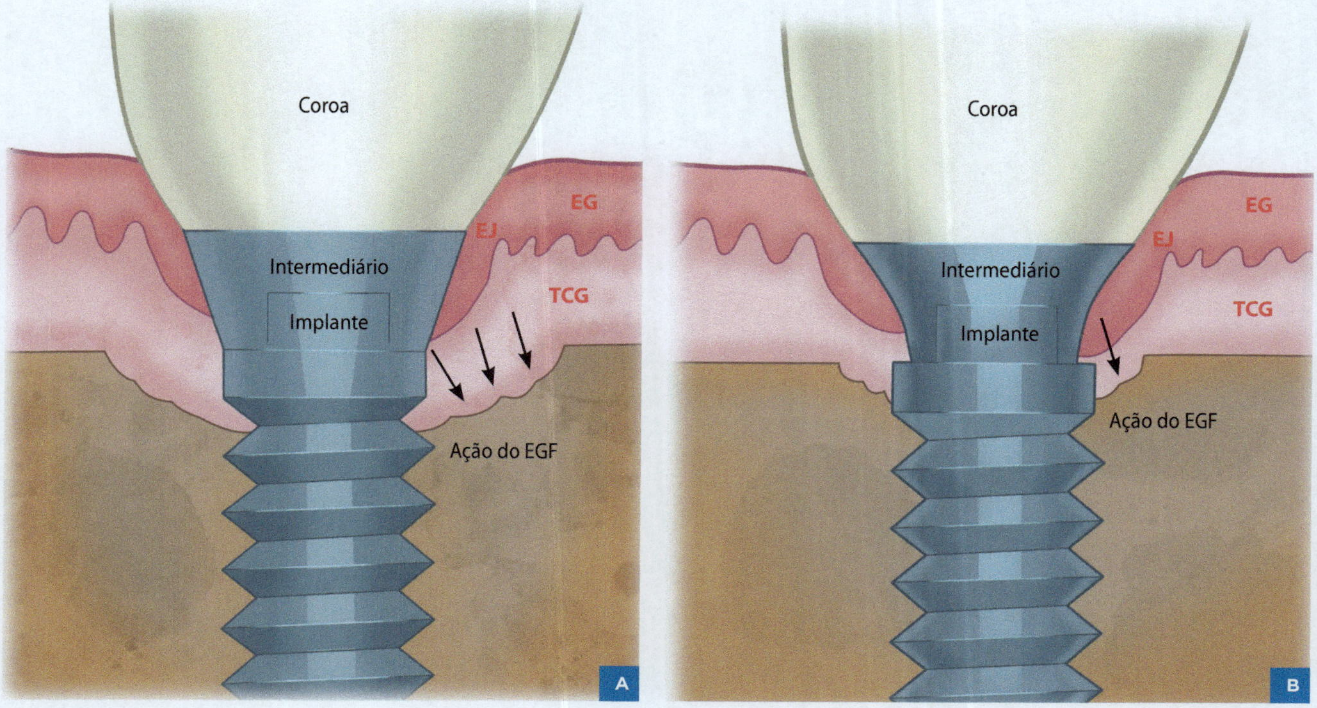

FIGURA 19 Representação esquemática de diferentes padrões de remodelação óssea peri-implantar cervical em um mesmo tipo de conexão. (A) Conexão externa e pilar divergente maior que o diâmetro do implante. A remodelação óssea é maior do que na mesma conexão externa (B), quando o pilar apresenta perfil côncavo e diâmetro menor que o diâmetro do implante.

EG, espessura gengival; EJ, epitélio juncional; EGF, fator de crescimento epitelial; TCG, tumor de células granulares.

Fonte: Elaborada pelos autores

A estabilidade primária é de origem mecânica e relacionada ao ato cirúrgico de instalar e estabilizar o implante no tecido ósseo. Pode ser influenciada por tipo de osso, macrogeometria do implante (*design*) e técnica cirúrgica. É o primeiro sinal de ancoragem do implante no osso.

A estabilidade secundária é de origem biológica e mecânica. É a própria osseointegração do implante no tecido ósseo e depende do processo biológico de osseointegração, da microgeometria do implante (tratamento de superfície), da estabilidade primária e da modulação óssea.

A estabilidade terciária, termo adotado por Francischone[2] em 2008, está relacionada com o momento da instalação da prótese sobre o implante até seu tempo de duração ou longevidade em função na boca.

A estabilidade terciária[1,2] (longevidade da osseointegração e das próteses sobre implantes) refere-se aos fatores determinantes da estabilidade oclusal, da homeostasia dos tecidos peri-implatares e da osseointegração. Está relacionada principalmente com a oclusão e a desoclusão harmoniosas, nas quais vários fatores são referidos como ADO'S FACTOR (**A**justando a **D**imensão e distribuição das tensões **O**clusais e a dissipação para a interface osseointegrada e o tecido ósseo **S**ubjacente). Fatores que atuam individualmente ou em conjunto podem influenciar no sucesso e longevidade da estabilidade terciária,[1,2] como segue:

- Restaurações provisórias com oclusão e contornos adequados.
- Maior número de contatos oclusais em cada dente, simultâneos e de igual intensidade.
- Oclusão mutuamente protegida.
- Guia anterior com mínima desoclusão posterior.
- Desoclusão pelo canino, observando anatomia da concavidade palatina.
- Cúspides baixas (15° de inclinação ou menos).
- Redução da mesa oclusal V-L.
- Oclusão lingualizada.
- Desnecessário uso de aparatologia sofisticada.
- Ajustes oclusais sucessivos à medida que os implantes sejam reconhecidos pelo cérebro (osseopercepção).

A forma funcional que representa os conceitos reportados sobre a estabilidade terciária está principalmente relacionada com a oclusão e a desoclusão harmoniosas e estáveis, chamando a atenção para a presença de contatos oclusais simultâneos e de igual intensidade, desoclusão pelo canino e protrusão com desoclusão pelos dentes anteriores, independentemente se estiverem presentes dentes contra próteses sobre implantes, dentes contra dentes ou implantes contra implantes **(Figuras 20 e 21)**.

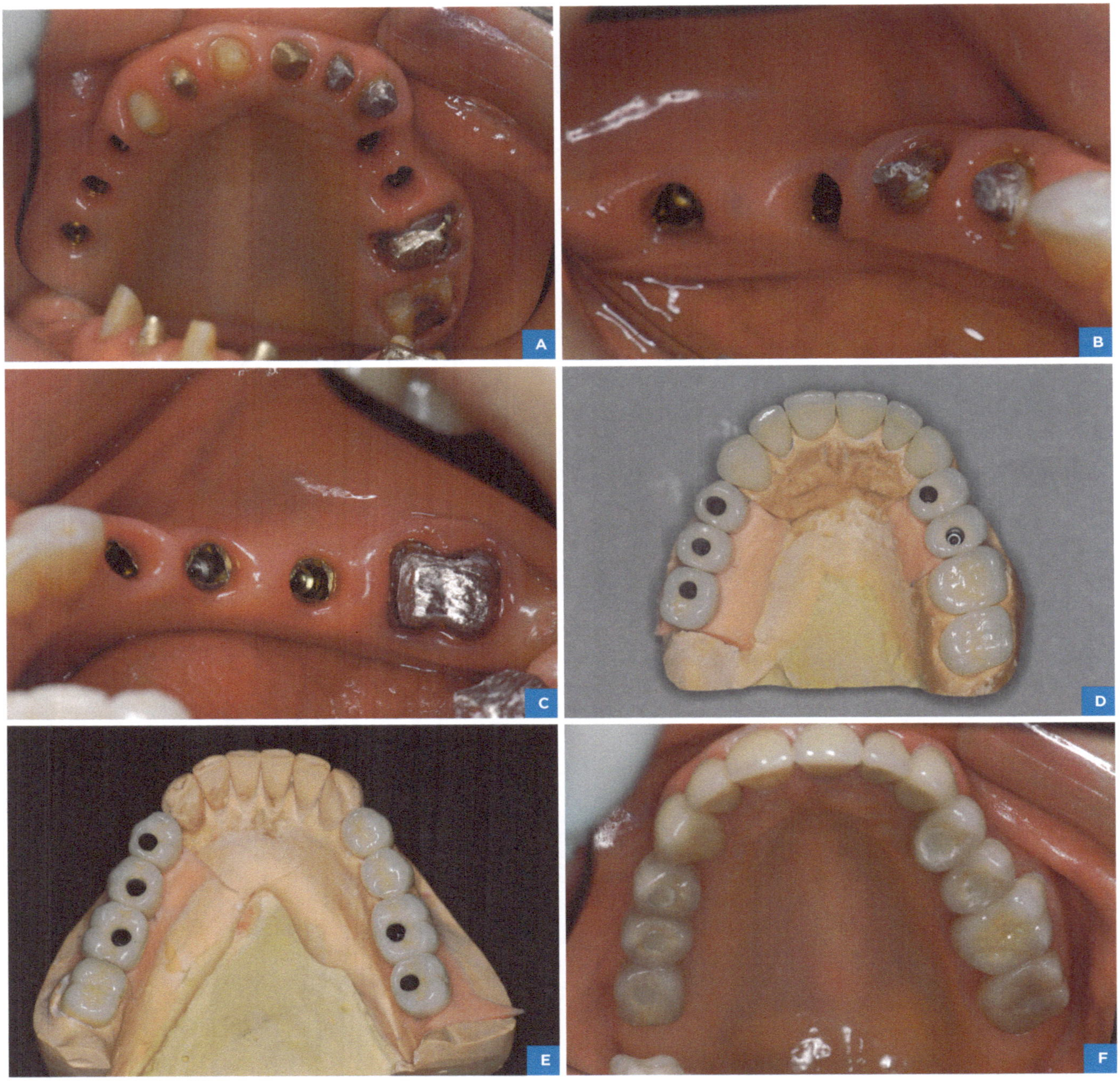

FIGURA 20 Reabilitação oral, sobre dentes e implantes. (A a C) Dentes preparados para coroa totais e implantes instalados para receberem próteses unitárias. (D e E) Modelos nos quais foram confeccionadas próteses unitárias sobre dentes e sobre implantes. (F) Vista oclusal das próteses unitárias já instaladas sobre dentes e implantes.

Fonte: Acervo pessoal dos autores.

A homeostase do sistema estomatognático é dependente do equilíbrio e da estabilidade da oclusão e desoclusão com movimentos harmoniosos.

Na sequência, discutiremos algumas situações clínicas que podem proporcionar certas dificuldades para o profissional finalizar os seus trabalhos de reabilitação oral sobre implantes e/ou associados a dentes naturais.

A questão é: as próteses unitárias e parciais fixas estão sempre em oclusão?

É muito difícil estabelecer normas para alcançar contatos oclusais simultâneos e de igual intensidade, quando se tem próteses sobre implantes e sobre dentes naturais, como também é difícil proceder aos ajustes e refinamentos oclusais em próteses parafusadas diretamente nos implantes, principalmente em conexões cônicas com efeito morse ou não, sejam elas próteses unitárias ou parciais fixas.

Como poderemos conseguir, de forma segura, uma oclusão equilibrada e harmoniosa nessas situações mencionadas?

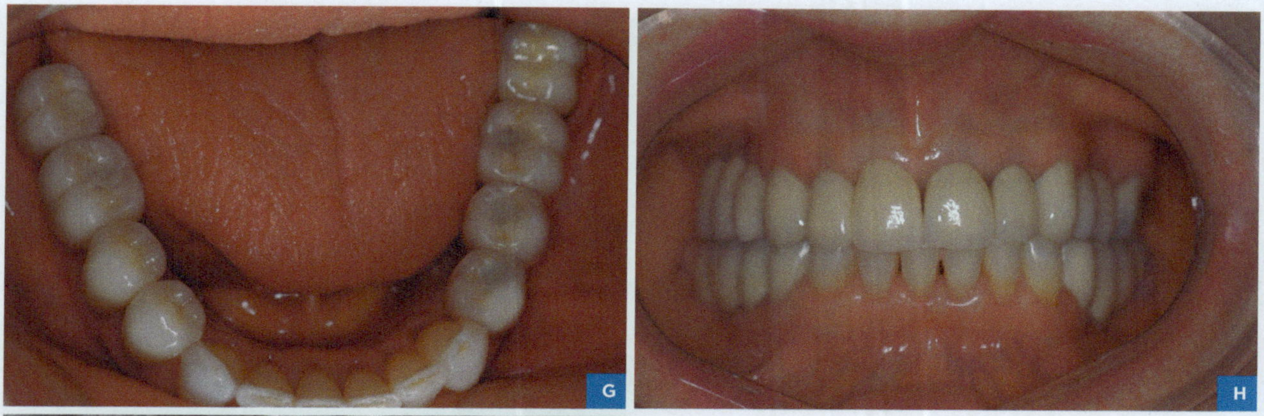

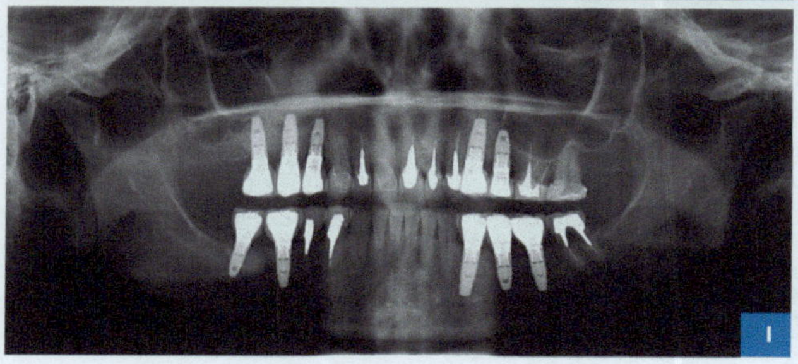

FIGURA 20 (G) Vista oclusal das próteses unitárias já instaladas sobre dentes e implantes. (H e I) Caso concluído com as próteses e dentes em oclusão (H) e radiografia panorâmica final (I).

Fonte: Acervo pessoal dos autores

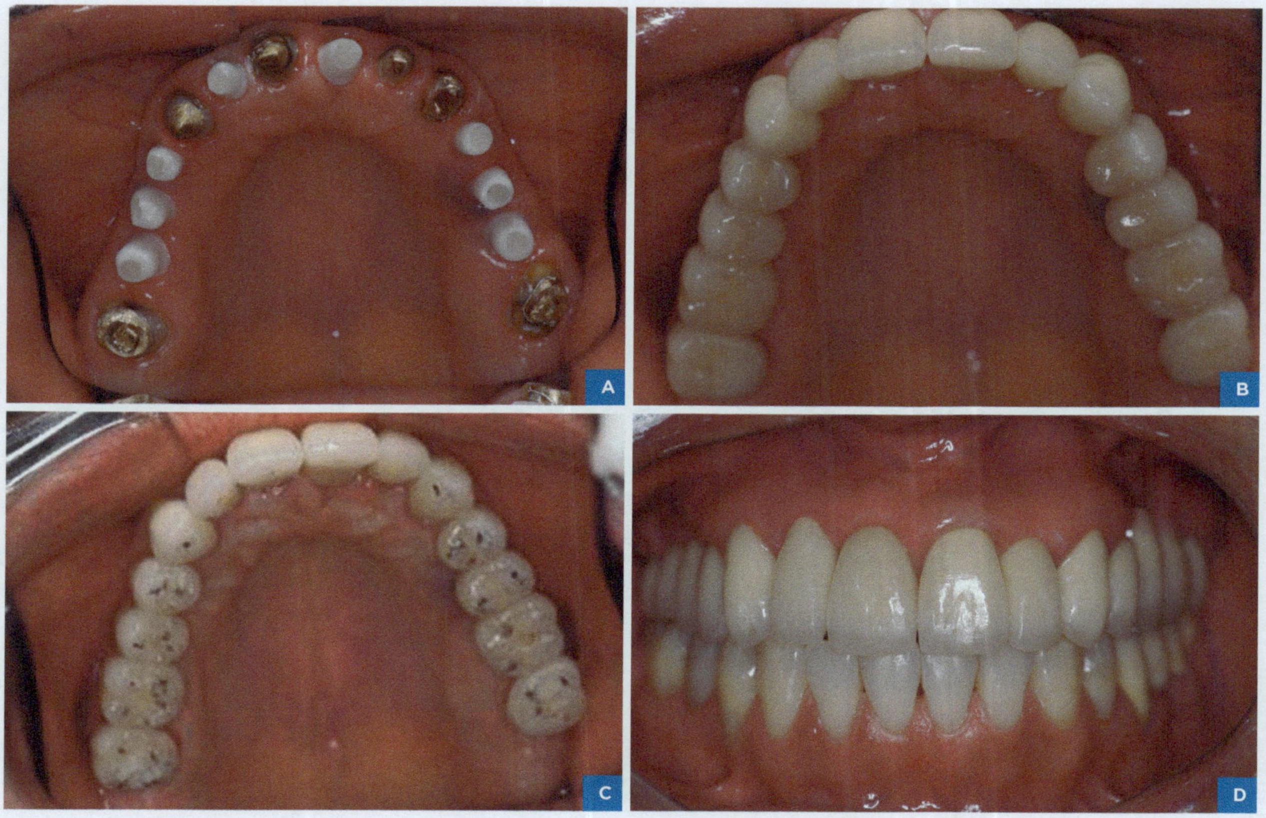

FIGURA 21 Reabilitação oral, sobre dentes e implantes. (A) Vista oclusal dos dentes preparados para receberem coroas e pilares protéticos instalados sobre os implantes. (B) Próteses unitárias instaladas sobre dentes e implantes. (C) Fase de ajuste oclusal mostrando contatos oclusais simultâneos e de igual intensidade, tanto nas próteses sobre dentes como nas próteses sobre implantes. (D) Caso concluído com as próteses e dentes em oclusão.

Fonte: Acervo pessoal dos autores.

A literatura mostra que os implantes de conexão cônica sofrem intrusão de seus pilares-próteses após os torques finais e eventualmente durante os períodos de mastigação, afirmando o fato de essa intrusão melhorar o selamento dos implantes. Porém, será que essa prótese, com a intrusão, não ficará em infraoclusão, podendo causar descompensações oclusais? Existem relatos de que essa intrusão pode variar 4 µm ou mais, bem como trazer danos ou desordens oclusais e articulares importantes.

Fatores que podem determinar a infraoclusão das próteses sobre implantes:

- Tipo de conexão implante-pilar protético.
- Ajuste oclusal pré-torque definitivo, especialmente em próteses parafusadas direto nos implantes de conexões cônicas.
- Erupção tardia dos dentes naturais.
- Insegurança do profissional em provocar contato prematuro.
- Disestesia oclusal.

Observações clínicas têm mostrado porcentagem próxima a 50% das próteses unitárias e parciais fixas sobre implantes em infraoclusão. Esse é um fato preocupante e que merece reflexões e estudos **(Figura 22)**.

Razões para não deixar dentes ou próteses em infraoclusões:

- Violação dos princípios básicos de oclusão.
- Alteração da curva de Spee e Wilson.
- Modificação das relações de contato entre os dentes vizinhos à prótese sobre implante, podendo causar impacção alimentar.
- Deficiência mastigatória.
- Desenvolvimento de interferências oclusais.
- Deslocamento dos côndidos por infraoclusão dos dentes distais, que pode causar desordens da articulação temporomandibular (ATM).
- Atenção especial com a utilização de implantes curtos e extracurtos.

Existem várias maneiras de detectar e demarcar os contatos oclusais, sendo uma das mais utilizadas a lâmina de alumínio "*shim-stock*" de 15 µm de espessura. Pela ultrafina espessura, ao ocluir os dentes, a lâmina ficará presa no primeiro contato interoclusal do paciente. Para demarcação dos contatos interoclusais, pode-se utilizar fitas ou tintas demarcatórias ou interpor um silicone de consistência fluida entre as oclusais dos dentes. Nessas condições, solicita-se ao

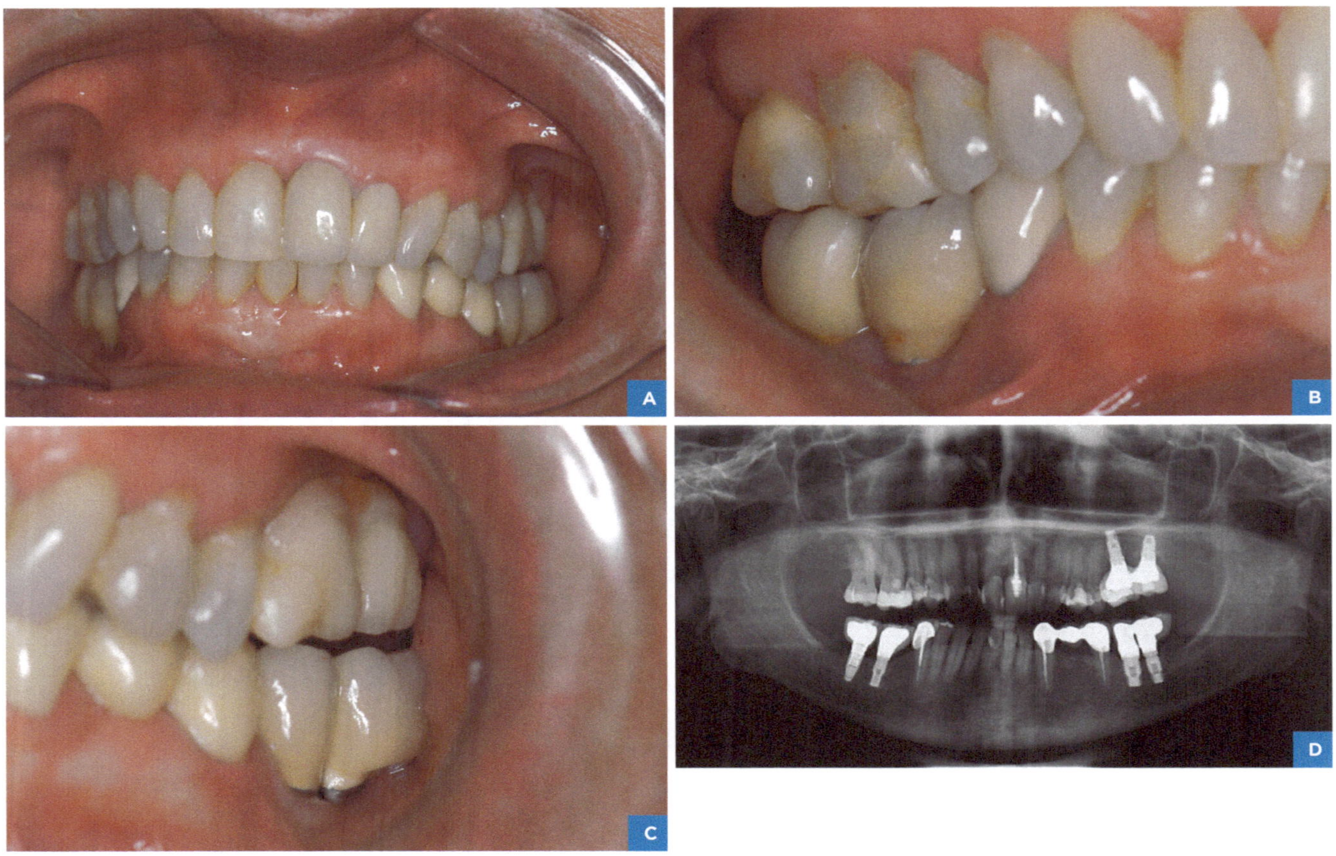

FIGURA 22 Próteses sobre implantes em infraoclusão. (A a C) Vistas frontais e laterais que mostram as próteses sobre implantes em infraoclusão, nas regiões posteriores. (D) Radiografia panorâmica que evidencia implantes e próteses sobre implantes.

(Continua)

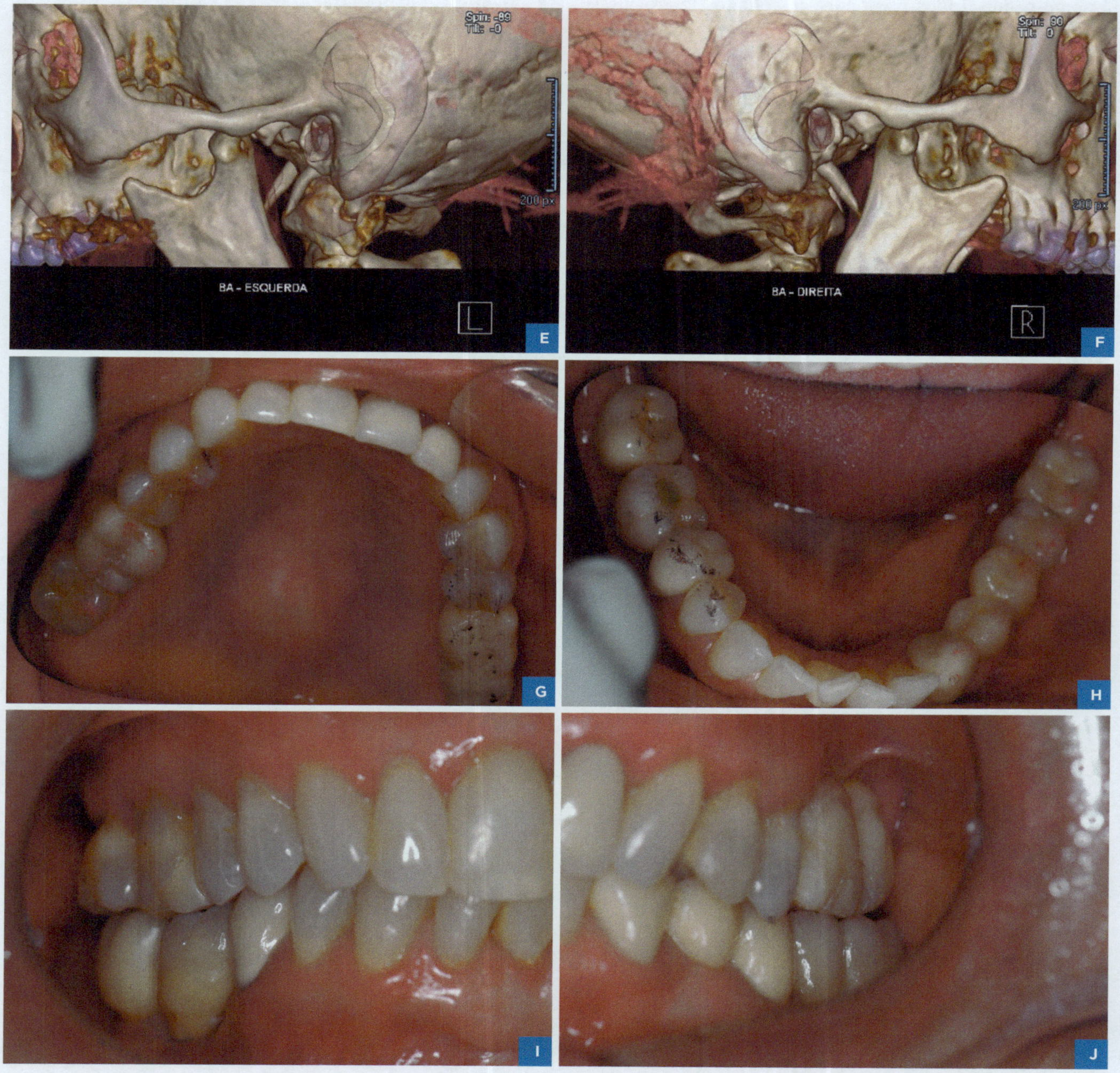

FIGURA 22 (*Continuação*) (E e F) Reconstruções 3D mostrando eminências articulares da articulação temporomandibular (ATM) desgastadas e côndilos da mandíbula ultrapassando seus limites de extensão durante o movimento de protrusão. Paciente apresentava sinais e sintomas de disfunção craniomandibular. (G a J) Tratamento da disfunção foi iniciado, recolocando as próteses sobre implantes em oclusão, aumentando os seus planos oclusais com resina composta, apenas por um determinado período. Observe os contatos oclusais demarcados e recuperados. Os sintomas desapareceram com a devolução da estabilidade oclusal das regiões posteriores em que se localizavam as próteses sobre implantes.

Fonte: Acervo pessoal dos autores.

paciente ocluir. Todos os pontos de contatos interoclusais devem ser de igual aspecto tanto para dentes naturais como para as próteses sobre implantes (Figura 23).

Os maiores cuidados durante os ajustes oclusais deverão ser observados na instalação das próteses parafusadas diretamente nos implantes, principalmente nas conexões cônicas, com ou sem efeito morse.

Deve-se proceder à seguinte sequência clínica para se conseguir estabilidade oclusal em próteses unitárias e parciais fixas sobre implantes (Figura 24):

- Após torque manual, realizar ajuste oclusal inicial grosseiro da prótese.
- Realizar glazeamento ou polimento final da prótese em laboratório.
- Reinstalar a prótese e proceder ao torque final recomendado pelo fabricante; de preferência 2 torques, com intervalo de 5 minutos entre eles.
- Realizar refinamento do ajuste oclusal da prótese.
- Proceder o polimento final em boca.

A compreensão mais profunda da implantologia osseointegrada e das reabilitações orais sobre implantes e/ou dentes requer conhecimento das possibilidades do planejamento e do tratamento inter e multidisciplinar (Figuras 5 e 20). Com isso, procedimentos clínicos poderão ser mais simples, rápidos, menos invasivos e mais previsíveis.

Para concluir, todo este significado poderia ser resumido em uma única frase: "O sorriso é a expressão máxima da felicidade".[2]

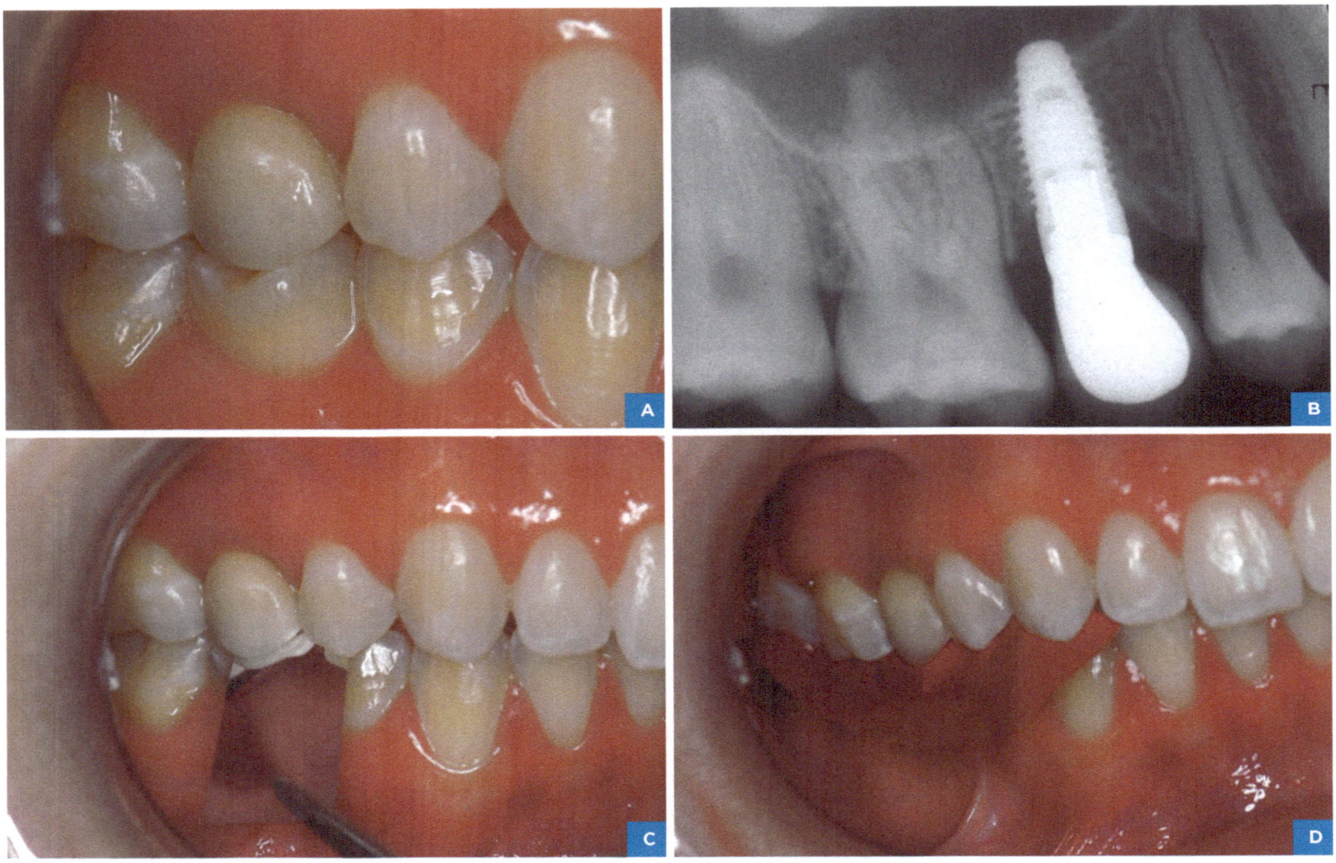

FIGURA 23 Ajuste oclusal em prótese unitária sobre implantes. (A) Prótese sobre implante no 15 em oclusão e (B) radiografia periapical mostrando implante osseointegrado e prótese instalada sobre o implante. (C) Lâmina de alumínio *"shim-stock"* detectando presença de contatos oclusais, quando essa lâmina fica presa ao paciente ocluir. (D) Demarcação dos contatos oclusais para ajustes na prótese até constatada intensidade de demarcação de contatos oclusais de igual intensidade que a dos dentes naturais.

(Continua)

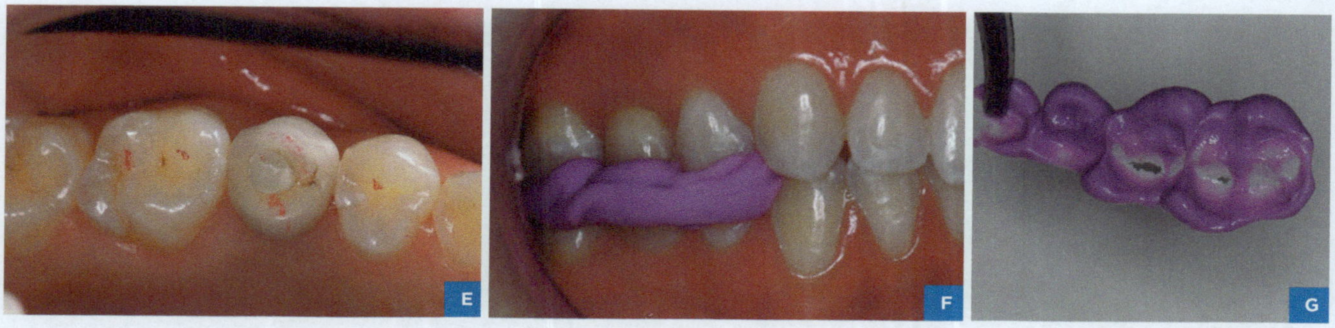

FIGURA 23 (*Continuação*) (E) Pontos de contato interoclusais demarcados pelo carbono. (F) Silicone fluido interposto na oclusal. Solicita-se ao paciente morder para avaliação da presença ou não de contatos oclusais. Note em (G) áreas perfuradas no silicone, o que significa presença de contatos oclusais.

Fonte: Acervo pessoal dos autores.

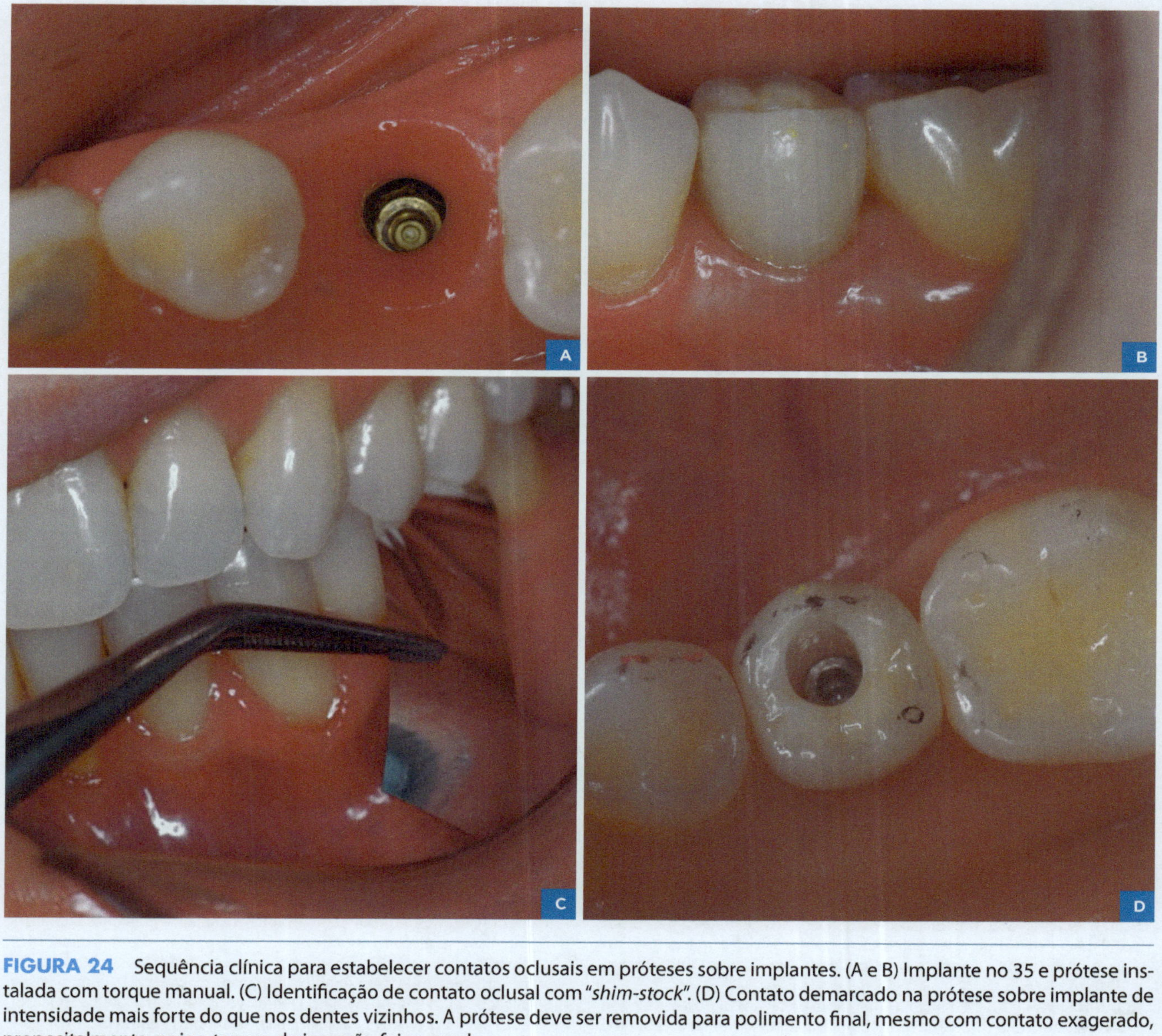

FIGURA 24 Sequência clínica para estabelecer contatos oclusais em próteses sobre implantes. (A e B) Implante no 35 e prótese instalada com torque manual. (C) Identificação de contato oclusal com "*shim-stock*". (D) Contato demarcado na prótese sobre implante de intensidade mais forte do que nos dentes vizinhos. A prótese deve ser removida para polimento final, mesmo com contato exagerado, propositalmente, pois o torque de inserção foi manual.

(*Continua*)

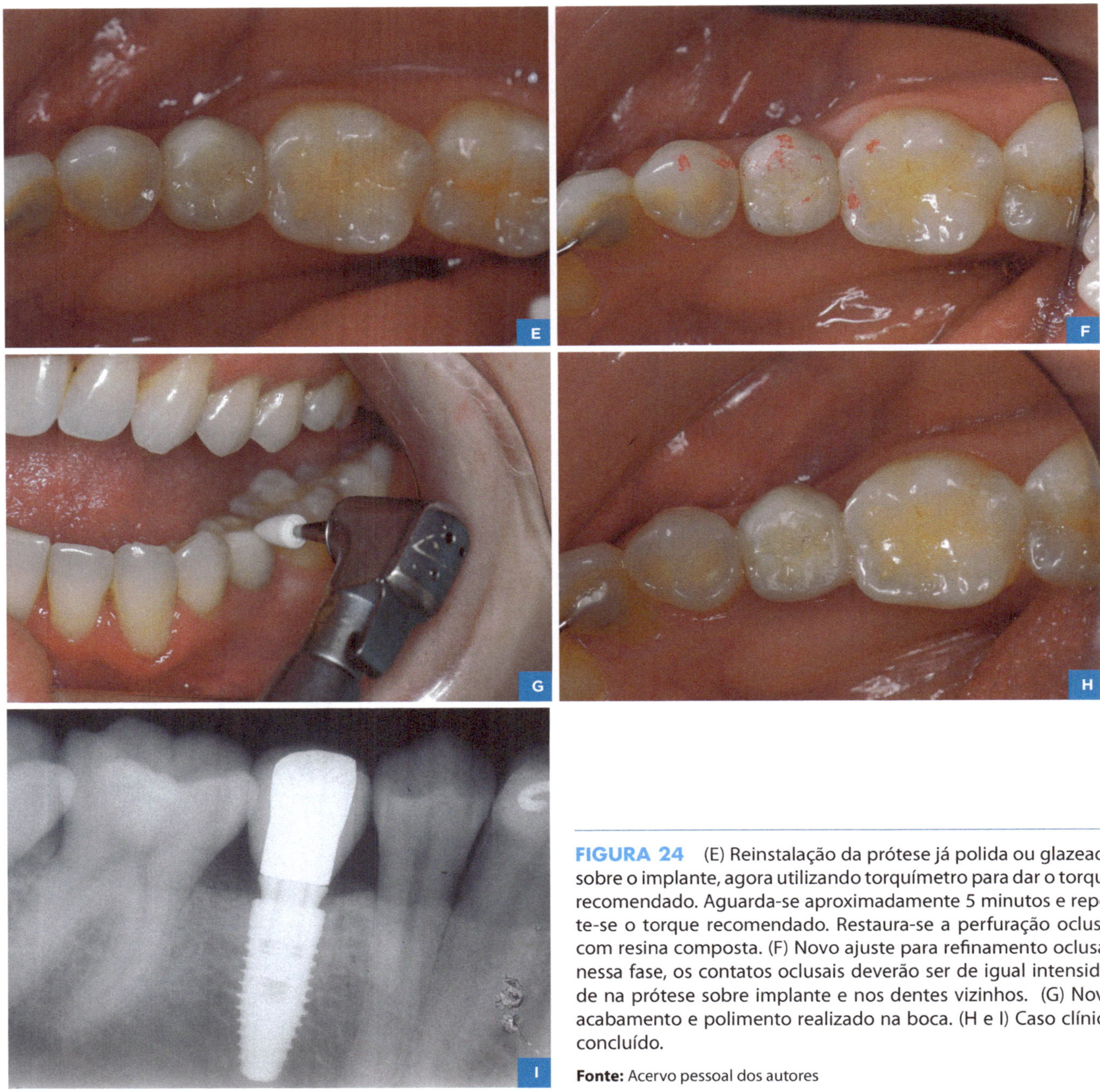

FIGURA 24 (E) Reinstalação da prótese já polida ou glazeada sobre o implante, agora utilizando torquímetro para dar o torque recomendado. Aguarda-se aproximadamente 5 minutos e repete-se o torque recomendado. Restaura-se a perfuração oclusal com resina composta. (F) Novo ajuste para refinamento oclusal; nessa fase, os contatos oclusais deverão ser de igual intensidade na prótese sobre implante e nos dentes vizinhos. (G) Novo acabamento e polimento realizado na boca. (H e I) Caso clínico concluído.

Fonte: Acervo pessoal dos autores

REFERÊNCIAS BIBLIOGRÁFICAS

1. Francischone CE. Osseointegração na clínica multidisciplinar: estética e longevidade. São Paulo: Quintessence, 2016. p. 334.
2. Francischone CE. Osseointegration and multidisciplinary treatment. Chicago: Quintessence, 2008.
3. Francischone CE, Almeida JM, Vasconcelos LW, Francischone Junior CE. Longevidade da osseointegração e tecidos perimplantares na clínica multidisciplinar: estética e longevidade. São Paulo: Quintessence, 2016 p. 29-46.
4. Tan WL, Wong MCM, Lang NP. A systematic review of post-extraction alveolar hard and soft tissue dimensional changes in humans. Clin Oral Impl Res. 2012; 23(Suppl 5):1-21.
5. Vasconcelos LW, Hiramatsu DA, Paleckis LGP, Francischone CE, Vasconcelos RCB, Chaves TG. Implante imediato e preservação de alvéolo com Bio-Oss Collagen® em área estética. Int. J. Oral Maxillofac Implants. 2016. p. 472-479.
6. Rosa JCM. Restauração dentoalveolar imediata – implantes com carga imediata em alvéolos comprometidos. São Paulo: Editora Santos, 2010.
7. Rosa JCM, Rosa ACPO, Francischone CE, Sotto Maior, BS, *et al.* Esthetic outcomes and tissue stability of implant placement in compromized sockets following Immediate Dentoalveolar Restoration Technic: Results of a Prospective case series at 58 months follow up. Int J Periodonts Restorative Dent. 2014; 3:199-208.

8. Rosa ACPO, Rosa JCM, Pereira LAV, Francischone C, Sotto Maior B, *et al.* Guidelines for selecting the implant diameter during implant placement of a fresh extraction socket: a case series. Int J Periodont & Restor. 2016; 36(3):401-407.
9. Tsoukaki M, Kalpidis CD, Sakellari D, Tsalikis L, Mikrogiorgis G, Konstantinidis A, *et al.* Clinical, radiographic, microbiological and immunological outcomes of flapped vs flapess dental implants. A prospective randomized controlled clinical trial. Clin Oral Implants Res. 2013; 24(9):969-976.
10. Huwais S. Fluted osteotome and surgical method for use. 2013. US Patent Application US201/0004918.
11. Huwais S, Meyer E. A novel osseous densification approach in implant osteotomy preparation to increase biomechanical primary stabilty, bone mineral density, and bone-to-implant contact. Int J Oral Maxillofac Implants. 2017;32:27-36.
12. Huwais S, Mazor Z, Ioannou AL, Gluckman H, Neiva R. A multicenter retrospective clinical study with up-to-5-year follow-up utilizing method that enhances bone density and allows for transcretal sinus augmentation through compaction grafting. Int J Oral Maxillofac Implants. 2018;33(6):1305-1311.
13. Pikos MA, Miron RJ. To dril or to densify? Clinical indications for the use of osseodensification. Compend Contin Educ Dente. 2019;40(5):276-281.
14. Francischone CE, Consolaro I, Carvalho RS, Francischone CE, Junior F, *et al.* Terapia estética com implantes osseointegrados: fatores que influenciam na longevidade. In: Fernandes CP. Uma Odontologia de classe mundial. São Paulo: Editora Santos, 2010. p. 23-58.
15. Consolaro A, Carvalho RS, Francischone Junior CE. Mecanismo da saucerização nos implantes osseiontegrados. Dental Press Periodont Implantol. 2010;4(1):37-54.
16. Blanco J, Pico A, Caneiro L, *et al.* Effect of abutment height on interproximal implant bone level in the early healing: A randomized clinical trial. Clin Oral Implants Res. 2018;29(1):108-117. Erratum in: Clin Oral Implants Res. 2020;31(10):1037.
17. Branemark PI, Zarb G, Albrektsson T. Tissue integrated prostheses. Berlin: Quintessence, 1985.
18. Albrektsson T, Zarb G, Worthington P, Eriksson AR. The long-term efficacy of currently used dental implants: a review and proposed criteria of success. Int J Oral Maxillofac Implants. 1986;1(1):11-25.

15 Princípios Periodontais da Reabilitação Oral

Euloir Passanezi ▪ Adriana Campos Passanezi Sant'Ana ▪ Waldyr Antonio Janson (*In Memoriam*)

INTRODUÇÃO

Ao avaliar o indivíduo como uma unidade biológica, não é demais considerar que o bem-estar físico e psicossocial estão relacionados com fatores de expressão da saúde em geral e periodontal em particular, representados essencialmente pelas chamadas distâncias biológicas do periodonto de proteção e pela adaptabilidade às forças oclusais do compartimento periodontal de sustentação. As distâncias biológicas correspondem às áreas do sulco gengival, do epitélio juncional, da inserção conjuntiva gengival (ligamento de Köllicker) e da gengiva,[1] enquanto as áreas de resposta ao estresse funcional correspondem ao ligamento periodontal, cemento e osso alveolar. É a expressão genética desses fatores dentro de características fisiológicas compatíveis com a saúde periodontal que melhor coaduna com a preservação dos dentes a longo prazo.

As distâncias biológicas periodontais marginais envolvem os fatores que conjuntamente determinam a profundidade real do sulco gengival, fundamental para que o indivíduo possa manter o controle do biofilme placa dentobacteriana com índice de placa dentro dos limites de aceitabilidade para a saúde periodontal.[2] Recentemente, como visto no **Capítulo 2**, as distâncias biológicas foram chamadas de área de inserção supracrestal, referindo-se às inserções epiteliais (epitélio juncional) e de tecido conjuntivo (inserção conjuntiva) ao dente, o que não contempla todas as dimensões que compõem as distâncias biológicas sagradas do periodonto marginal. Assim, neste livro, será utilizado o termo distâncias biológicas para se referir às estruturas do periodonto marginal essenciais à homeostasia do periodonto.

O compartimento periodontal de sustentação requer que os trabalhos de reabilitação sejam realizados respeitando-se os princípios de saúde periodontal funcional, com observância dos limites da capacidade de adaptação dos tecidos que o formam. Com isso, é fundamental a reconstituição das distâncias biológicas do periodonto marginal, seguida da terapia reconstrutiva ou reabilitadora baseada nos princípios de transmissão, distribuição e neutralização de forças oclusais. As características das restaurações e próteses devem respeitar a homeostasia periodontal e estética, incluindo nível e contorno da margem gengival e inter-relação dos dentes mandibulares e maxilares, com destaque para o estabelecimento do padrão de máxima intercuspidação oclusal e dos trespasses horizontal e vertical, definidos na dimensão vertical de oclusão (DVO) em relação de oclusão cêntrica (ORC).

De forma geral, pode-se considerar que o estabelecimento de saúde periodontal previamente à odontologia restauradora ou reabilitadora é necessária para:[3]

- Estabelecer margens gengivais estáveis e saudáveis antes do preparo protético ou cavitário.
- Estabelecer altura adequada de coroa dentária para que haja retenção friccional para as coroas protéticas.
- Permitir acesso adequado ao preparo do dente ou preparo cavitário, bem como permitir a realização correta da moldagem e acabamento às margens das restaurações.
- Resolver processos inflamatórios, possivelmente reduzindo a mobilidade dentária e promovendo estabilização da oclusão e mudanças na posição da margem gengival.
- Melhorar o suporte ósseo periodontal de dentes pilares, bem como a quantidade e a qualidade de gengiva ceratinizada, melhorando a estética rosa ao redor de dentes e implantes e permitindo a obtenção de estética ideal.

PRINCÍPIOS PERIODONTAIS BÁSICOS APLICÁVEIS AO COMPARTIMENTO PERIODONTAL DE PROTEÇÃO

Como ponto de partida, no indivíduo saudável, as distâncias biológicas devem ser respeitadas em sua integridade, enquanto nos indivíduos periodontalmente comprometidos, que incluem envolvimentos dessas distâncias, primeiro elas devem ser restabelecidas, para então se proceder à reabilitação oral, terapêutica ou protética.

As implicações da inter-relação da periodontia com a reabilitação oral envolvem tanto o preparo de pacientes periodontalmente saudáveis com necessidades de correções protéticas **(Figura 1)**, quanto o tratamento de pacientes periodontalmente comprometidos requerendo reabilitação protética **(Figuras 2** e **3)**. Em quaisquer dessas situações, o

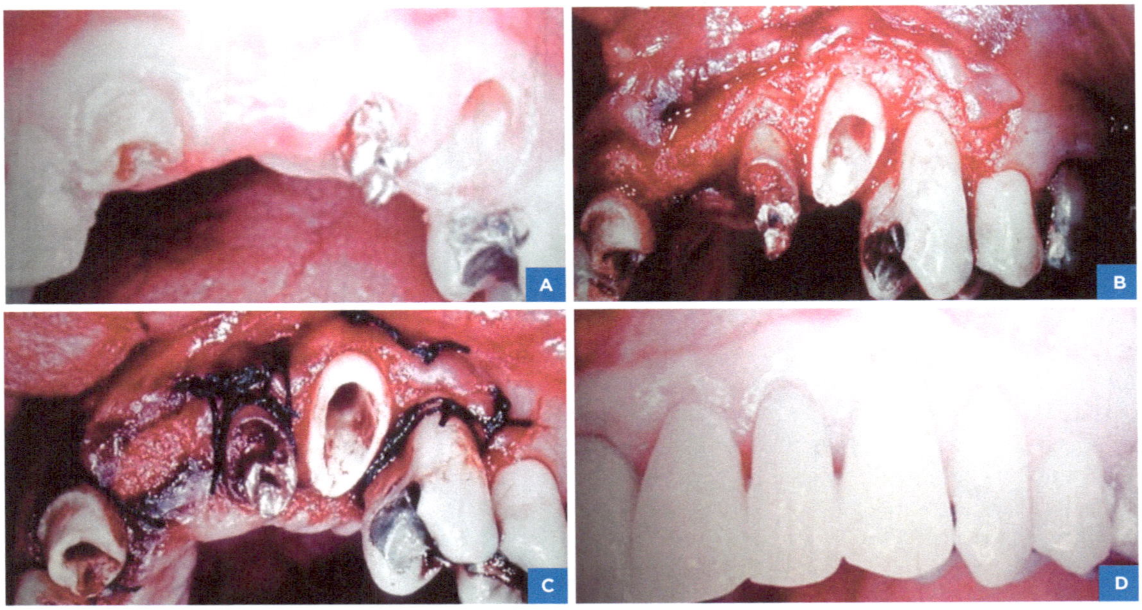

FIGURA 1 Tratamento periodontal das distâncias biológicas em áreas sem bolsas periodontais. (A) Paciente com envolvimento das distâncias biológicas por perda de estrutura dental em área subgengival profunda, requerendo desgaste em direção apical no dente 23 em função da pequena espessura remanescente por alargamento acentuado do canal radicular. (B) Vista vestibular do campo cirúrgico com abordagem por retalho dividido, após osteotomia e exposição das áreas dentais saudáveis para reconstrução das distâncias biológicas voltadas ao dente. (C) Retalho dividido suturado apicalmente, ao nível da crista óssea, visando preservação e aumento da gengiva ceratinizada presente. (D) Vista clínica do resultado final, destacando a saúde clinicamente perceptível e indicando restabelecimento das distâncias biológicas, porém com aumento da coroa clínica real e visual.

Fonte: Reprodução autorizada pela Editora Artes Médicas.

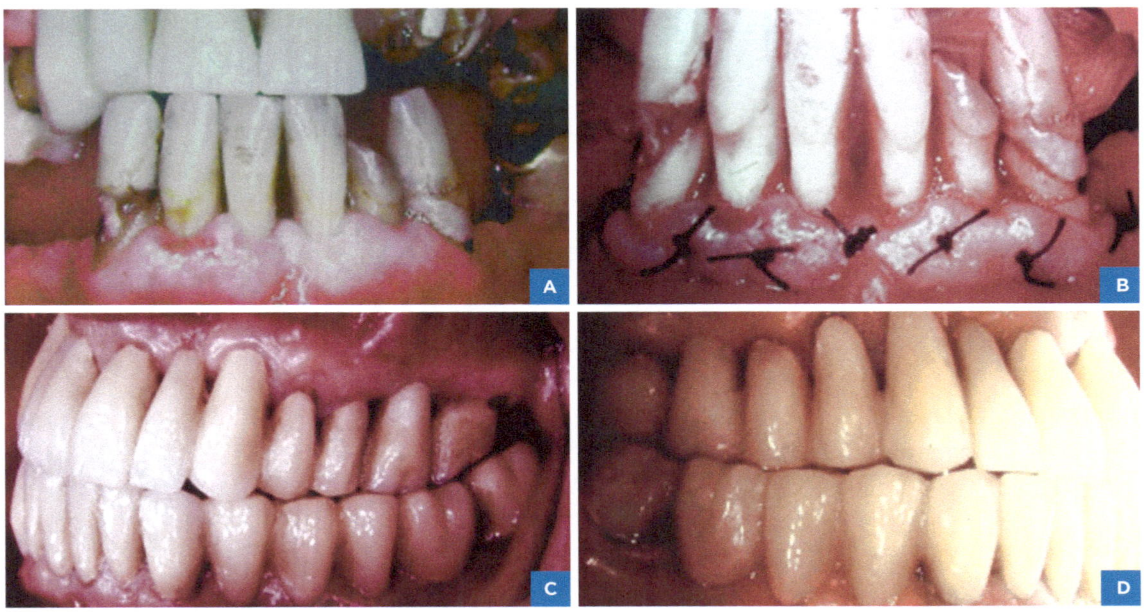

FIGURA 2 Tratamento periodontal das distâncias biológicas em áreas com bolsas periodontais. (A) Vista clínica geral de paciente periodontal com bolsas generalizadas de 4 a 6 mm de profundidade, recessões gengivais difusas e ausência de vários dentes, requerendo tratamento periodontal para reabilitação oral. (B) Vista vestibular após cirurgia periodontal por meio de abordagem por retalho dividido vestibular, gengivectomia interna lingual, osteotomia e sutura do retalho apicalmente ao nível da crista óssea. Esses procedimentos foram realizados em toda a boca do paciente. (C, D) Vistas vestibulares no espelho dos lados direito e esquerdo do paciente, as quais ilustram o resultado clínico do tratamento cirúrgico por eliminação da bolsa periodontal, o que proporciona aumento visível da coroa clínica aparente.

Fonte: Reprodução autorizada pela Editora Artes Médicas.

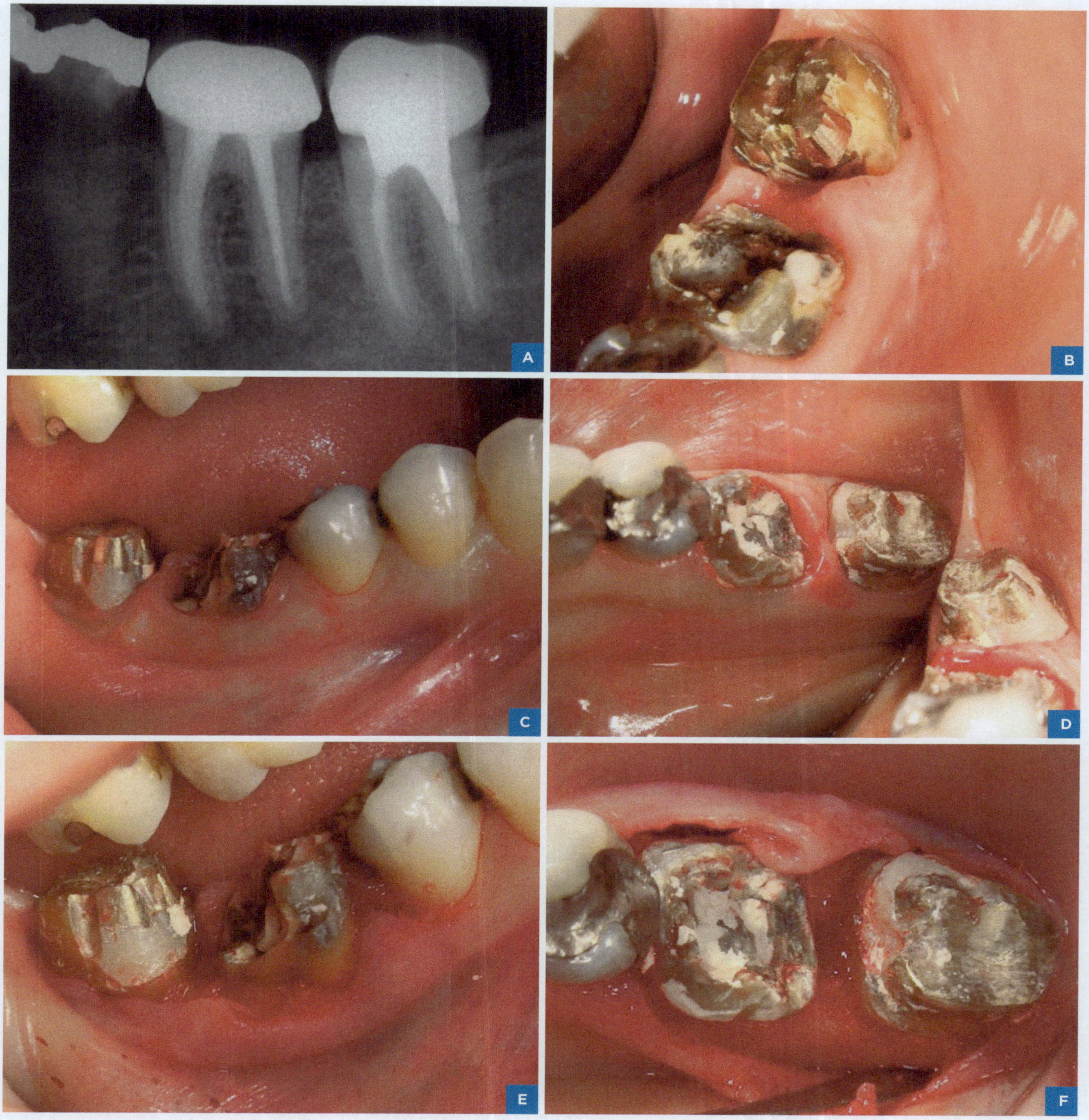

FIGURA 3 Correção de área do col interproximal. Paciente com envolvimento periodontal interproximal em função da reconstrução protética indevida, resultando em acentuação da área de col. (A) Imagem radiográfica inicial que mostra excesso marginal da coroa protética do dente 36 e imagem dental radiolúcida apical ao bordo mesial da coroa do 37. (B) Vista clínica após a remoção das coroas protéticas, a qual ilustra a exacerbação da área de col e a sobre-extensão subgengival do preparo protético. (C, D) Vista clínica vestibular e lingual, respectivamente, mostrando que a simples reconstrução das coroas protéticas em condições adequadas de acabamento e contorno resultou em eliminação da área de col após 3 semanas. (E, F) Vistas vestibular e lingual do campo cirúrgico preparado para procedimento ressectivo, destacando-se a falta de estrutura dental saudável para estabelecimento das distâncias biológicas, cratera óssea rasa e topografia óssea interproximal em plataforma por lingual.

(Continua)

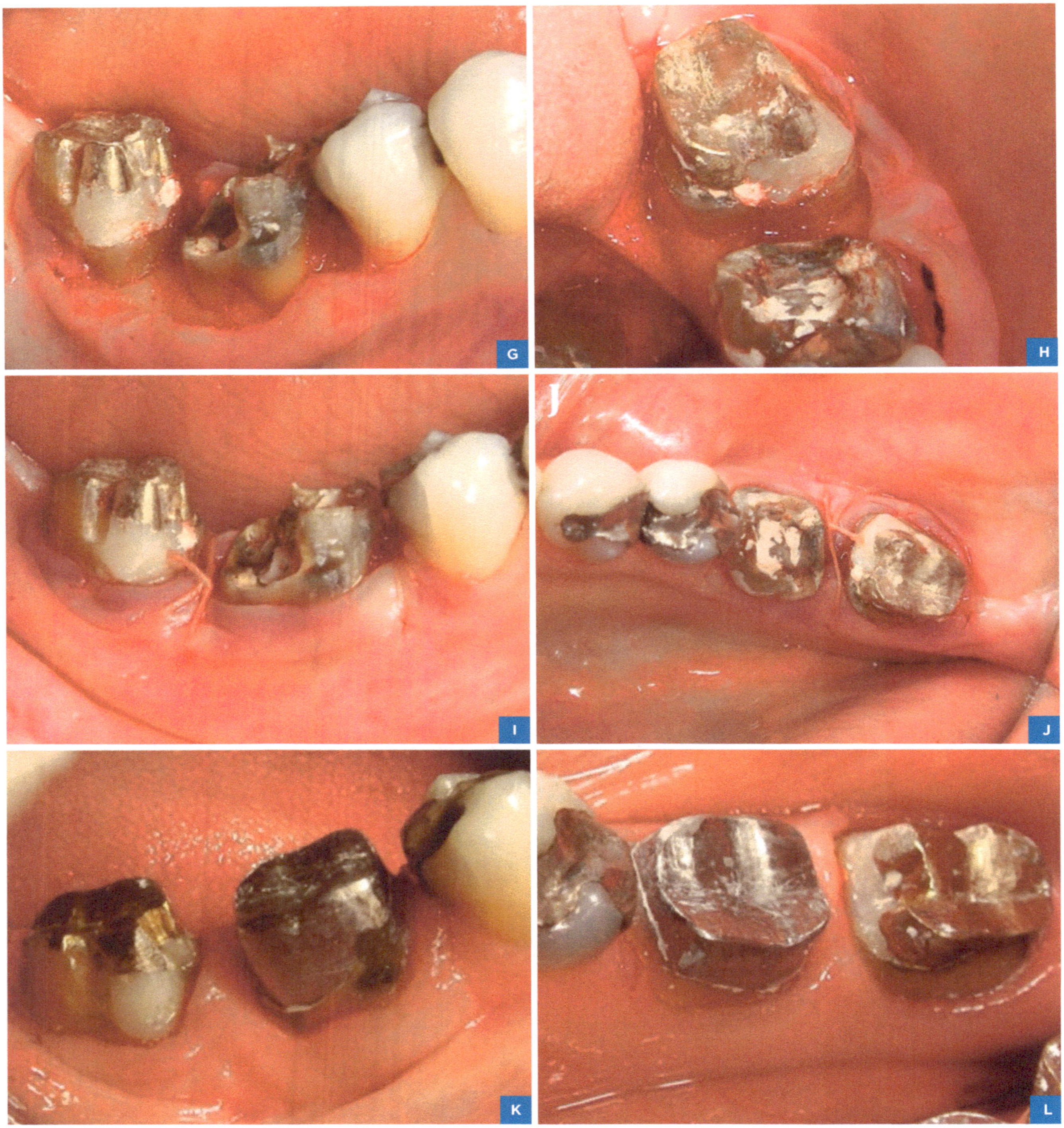

FIGURA 3 (*Continuação*) (G, H) Vistas clínicas vestibular e lingual após osteotomia para correção da arquitetura óssea marginal compatível com as distâncias biológicas, odontoplastia suave interproximal em ambos os dentes para permitir melhor adaptação da papila gengival. (I, J) Nível de sutura dos retalhos, preferencialmente recobrindo toda crista óssea marginal. Para tanto, faz-se a incisão marginal em bisel inverso para separar os retalhos vestibular e lingual nas proximidades do meio das papilas gengivais. (K, L) Resultados obtidos no período de 4 meses pós-operatórios, quando se considerou completa a cicatrização clínica por reformação de sulco gengival compatível com as medidas médias de áreas correlatadas da paciente.

(Continua)

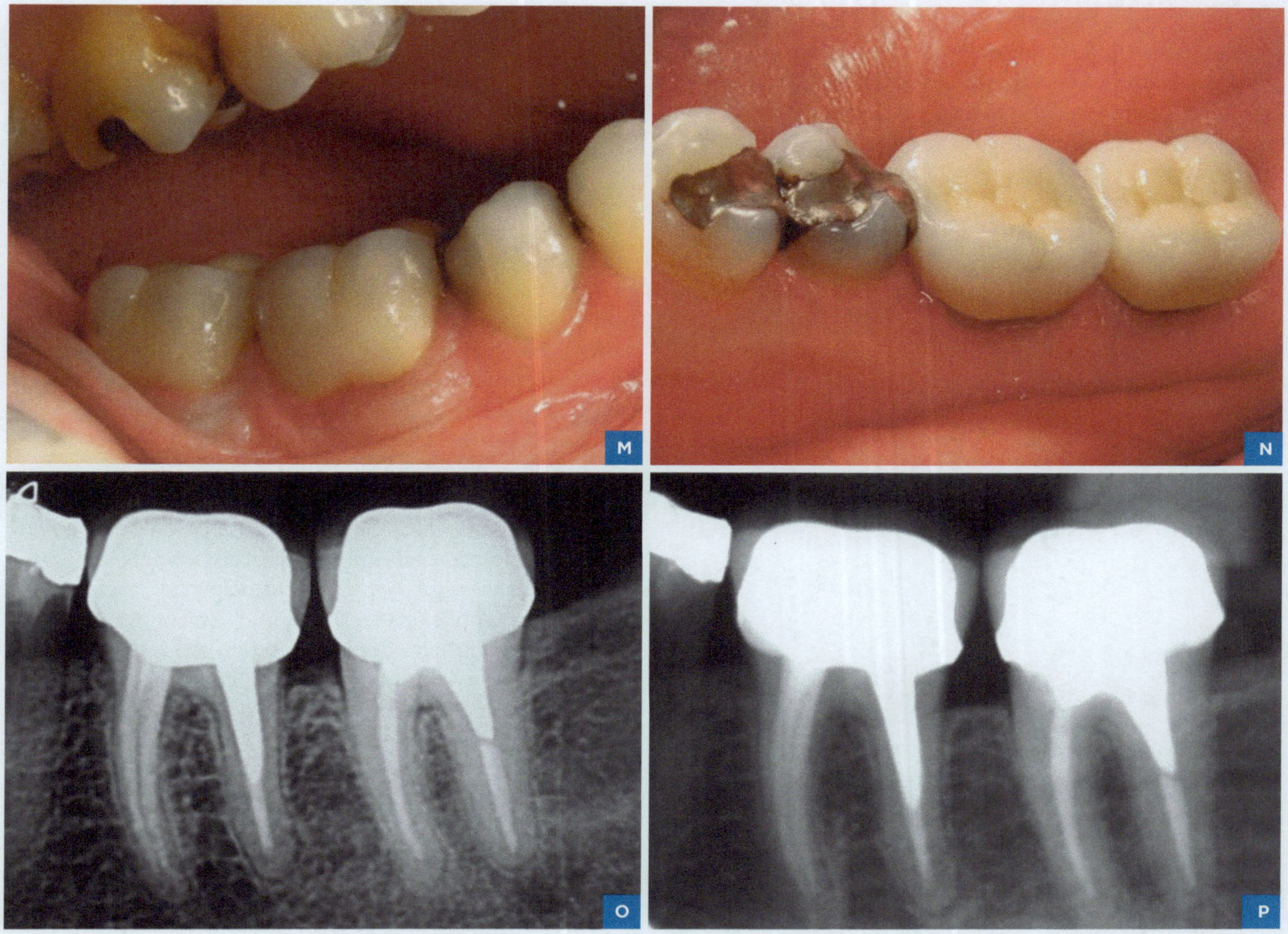

FIGURA 3 (*Continuação*) (M, N) Vistas clínicas vestibular e lingual imediatamente após a instalação das coroas protéticas VMK, cujos términos cervicais encontram-se a cerca de 0,5 mm até o máximo de 0,8 mm na área subgengival. (O) Imagem radiográfica imediatamente após a instalação das coroas protéticas, destacando-se o nível das cristas ósseas interproximais, apesar de ligeira superposição vertical de imagens. (P) Imagem radiográfica 4 anos depois, mostrando a preservação dos resultados por consolidação das distâncias biológicas e adequação das características topográficas da área interproximal de conformidade com os princípios de respeito à área de col, como se pode constatar pela forma, nível e integridade da lâmina dura.

Fonte: Acervo pessoal dos autores.

tratamento periodontal cirúrgico ressectivo resulta em aumento da coroa clínica visual, conduzindo à necessidade de compensações estéticas e de harmonização com os fatores que se relacionam à expressão biológica de saúde periodontal.

Assim, o planejamento periodontal cirúrgico deve levar em consideração a avaliação dos fatores relacionados com o estabelecimento de características estéticas aceitáveis em sítio periodontal saudável, envolvendo nível e contorno da margem gengival, morfologia e volume da gengiva interproximal e adequacidade da quantidade de gengiva, compatíveis com a manifestação de sulco gengival saudável.

Características morfológicas do periodonto marginal

Durante o processo de erupção dental, precocemente se formam fibras conjuntivas gengivais no cemento depositado imediatamente em contato com a junção cemento-esmalte, de modo que essa área de inserção conjuntiva atua como suporte para o epitélio reduzido do esmalte, deslocando-o juntamente com o movimento de erupção dental. Dessa forma, quando o dente alcança o plano oclusal e a formação do compartimento periodontal de proteção é consolidada, a margem gengival acompanha a curva da junção cemento-esmalte, o mesmo ocorrendo com o epitélio juncional, de modo que o fundo do sulco gengival acompanha, harmonicamente, essa conformação. Em função dessas conotações estruturais, a característica estética da margem gengival é traduzida por uma curva parabólica paralela à curva da junção cemento-esmalte, que recobre cerca de 1,5 a 2,5 mm da superfície do esmalte a partir dessa junção.

Dentro dos padrões propostos com relação à estética, tem-se considerado, no planejamento e na execução do tratamento periodontal, que a harmonia é alcançada quando a margem gengival reconstruída acompanha a linha do sorriso do indivíduo, deixando visível pelo menos as gengivas interproximais e o contorno parabólico da margem gengival, ou até cerca de 3 mm de gengiva (Figura 4). Especialmente nos dentes anteriores superiores, tendo como base o zênite gengival (maior pronunciamento da curva gengival), a margem gengival deve ocupar o mesmo plano horizontal de canino a canino, ou estar ligeiramente coronal nos incisivos laterais. Nos incisivos, o zênite vestibular parece estar ligeiramente deslocado para distal em relação ao longo eixo[4] (Figura 5).

A gengiva interproximal deve preencher completamente a região da ameia (Figura 6), ocupando toda a área, com sua ponta localizando-se imediatamente abaixo do ponto de contato entre os dentes, complementando a curva parabólica marginal da gengiva e formando sulco gengival saudável, evitando a manifestação indesejável de triângulo negro nas ameias gengivais.

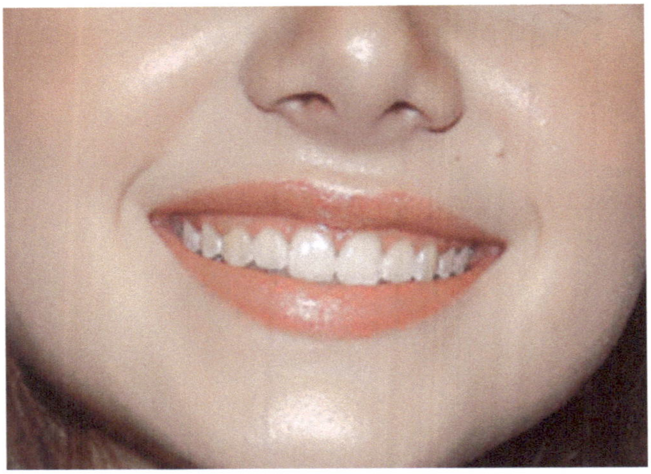

FIGURA 4 Harmonia estética do sorriso. Ao sorrir, o paciente mostra a gengiva interproximal e até 3 mm de gengiva vestibular. O desenho da gengiva marginal acompanha a curva do sorriso do indivíduo.

Fonte: Acervo pessoal dos autores.

Esses aspectos de normalidade devem ser observados após a realização das cirurgias periodontais para eliminação de bolsas ou defeitos ósseos periodontais. Ao mesmo tempo, a correção periodontal cirúrgica ressectiva deve prever que o nível da margem gengival seja compatível com a altura adequada do preparo protético para retenção friccional da coroa. De modo geral e especialmente em casos de reabilitação oral, esses padrões devem ser estabelecidos mediante a manifestação de sulco gengival saudável e raso, o que permite o controle biológico de microbiota compatível com estados de saúde (Figura 7).

Conforme mencionado anteriormente, a curva parabólica da gengiva marginal acompanha o desenho da curvatura da junção cemento-esmalte. Da mesma forma, o sulco gengival segue as características da curva parabólica da gengiva marginal, determinada pela área de inserção conjuntiva. A curva da crista óssea segue os mesmos princípios de conformação da curva parabólica paralela à junção cemento-esmalte. Assim, na cirurgia periodontal ressectiva, deve-se estabelecer primeiro qual é o nível da crista óssea interproximal para depois se realizar a correção da curva parabólica de toda a crista óssea, considerando-se que a gengiva interproximal não seja maior do que 5 mm coronalmente à crista óssea.[5] As imagens ilustrativas das cirurgias ressectivas ósseas estão apresentadas no **Capítulo 8**.

Além disso, tendo presentes os princípios de formação da gengiva interproximal em forma de col,[6] requisitos anatômicos e estruturais podem ser aplicados à cirurgia periodontal para prover ameia gengival com volume apropriado de tecido mole entre as raízes dos dentes adjacentes, permitindo mudar a área interproximal de côncava para convexa (Figura 8). A área do col representa um "vale entre dois picos", onde o vale é representado pela gengiva localizada abaixo do ponto de contato entre os dentes, e os picos, revestidos

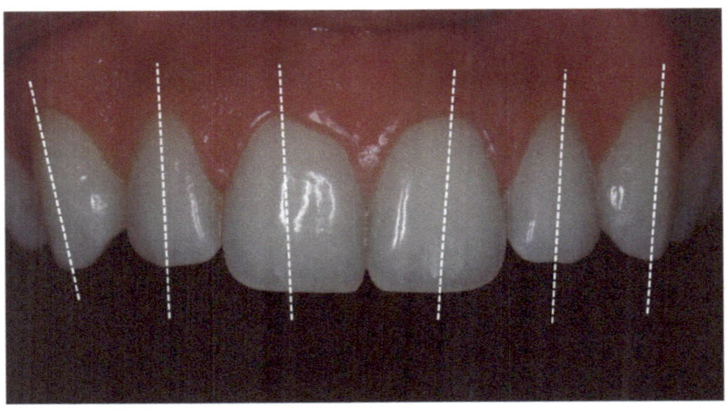

FIGURA 5 Zênite gengival. O zênite gengival, ou seja, o ponto mais alto da curvatura cervical do dente, é ligeiramente deslocado para distal nos dentes anteriores superiores. Estes aspectos devem ser respeitados para reconstrução estética do sorriso.

Fonte: Acervo pessoal dos autores.

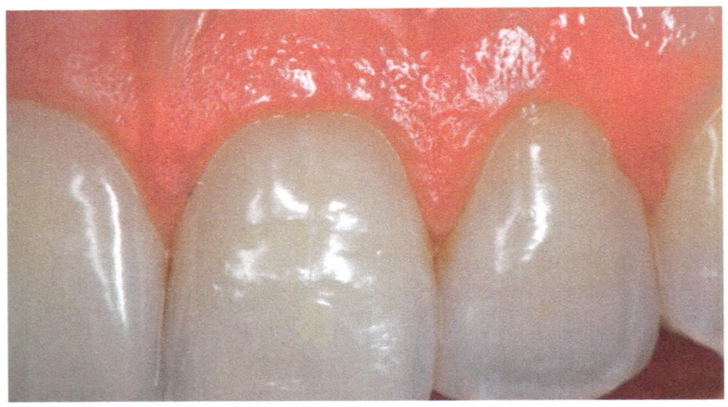

FIGURA 6 Gengiva interproximal. A gengiva ou papila interproximal, revestida por epitélio pavimentoso estratificado ceratinizado, faz parte do periodonto de proteção e ocupa a área da ameia interproximal, estendendo-se coronalmente até o ponto de contato entre os dentes.

Fonte: Acervo pessoal dos autores.

por epitélio pavimentoso estratificado ceratinizado, são representados pela papila interproximal por vestibular e lingual. Quando a relação de contato proximal entre os dentes é ampla, em especial nos dentes posteriores, a gengiva imediatamente em contato com essa região perde a capacidade de ceratinização, tornando-se mais permeável. Embora seja determinada constitucionalmente, não representando uma anormalidade propriamente dita, a conversão da área do col de côncava para convexa por meio da cirurgia periodontal ressectiva constitui um objetivo almejado, pois favorece a formação de sulco gengival raso e a efetividade da higiene interproximal.

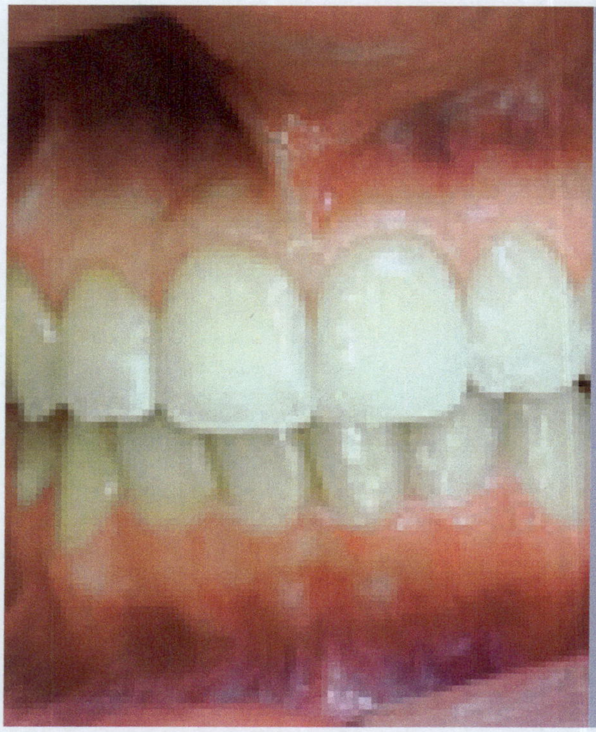

- Qualidade e quantidade de gengiva ceratinizada
- Septo ósseo fino
- Ângulo da crista óssea em relação à superfície radicular
- Curvatura da junção cemento-esmalte
- Proximidade entre dentes adjacentes

FIGURA 7 Fatores associados com a formação de sulco gengival raso.[2,7]

Fonte: Acervo pessoal dos autores.

Os fatores associados com a formação de sulco gengival raso são **(Figura 7)**:[2,7]

- **Quantidade e qualidade de gengiva ceratinizada.** O volume de tecidos moles na área supra-alveolar determina o nível final da margem gengival, de modo que áreas com qualidade e quantidade adequadas relacionam-se com a formação de sulcos gengivais dentro dos limites das distâncias biológicas do periodonto marginal. Em áreas mais volumosas de gengiva ceratinizada, sobrepujando o limite das distâncias biológicas periodontais, o distanciamento da margem gengival da crista óssea produz aumento mais significativo da profundidade do sulco gengival e algum aumento do comprimento do epitélio juncional, tornando mais estável a área de inserção conjuntiva gengival.[8]
- **Septo ósseo fino.** Áreas de septos ósseos delgados, que ocorrem, por exemplo, em dentes proeminentes no arco dental, associam-se com qualidade e quantidade deficientes de gengiva ceratinizada, com diminuição do volume de tecido gengival supra-alveolar necessário para proteger a crista óssea, o que resulta em diminuição crítica da profundidade biológica do sulco gengival. A observação clínica mostra que o sulco gengival pode zerar quando a margem tecidual é formada por mucosa alveolar. Com isso, aumenta o estado de agressividade marginal, ainda que sem a presença de biofilme placa dentobacteriana, e diminui a proteção natural da crista óssea, gerando tendência para a instalação de quadros de recessão gengival.
- **Ângulo da crista óssea em relação à superfície radicular.** Quanto maior a relação angular da crista óssea com a superfície radicular, menor a profundidade do sulco gengival. Quando essa relação for menor e crítica, ela pode ser modificada por desgaste da superfície radicular e/ou da crista óssea, o que aumenta o ângulo entre elas e restabelece, inclusive, a área radicular necessária para as distâncias biológicas. A codificação genômica está predeterminada para restabelecer as distâncias biológicas periodontais, de modo que o desgaste harmonioso da

superfície radicular, ainda que exponha a dentina, não gera maior preocupação. Por vestibular e lingual o desgaste ósseo é feito de modo que a tábua óssea seja afilada gradualmente de apical para coronal, porém sem exagerar no adelgaçamento ósseo. Nas áreas interproximais, a crista óssea deve ser deixada perpendicular a ambas as superfícies radiculares.

- **Curvatura da junção cemento-esmalte.** Quanto maior a curvatura da junção cemento-esmalte, maior é a curva parabólica da crista óssea marginal, aumentando o desnível entre as cristas ósseas nas faces livres e nas proximais, com tendência a produzir maior profundidade do sulco gengival. Em áreas saudáveis, isso ocorre dentro dos limites das distâncias biológicas periodontais. Em áreas de cirurgias ressectivas, que serão submetidas a procedimentos reconstrutivos, a curva pode ser suavizada, porém mantendo-se a crista óssea nas faces livres em nível apical em relação à crista óssea interproximal. Assim, dentes com forma triangular tendem a desenvolver sulcos gengivais mais profundos, ainda que nos limites das distâncias biológicas periodontais.
- **Proximidade entre dentes adjacentes.** Quanto menor for a distância entre dentes contíguos, maior será a tendência de aumentar o volume de tecido gengival interproximal, com aumento também da profundidade do sulco gengival. Consistentemente, ocorre aumento da conformação da área de col interproximal. A viabilização da diminuição da profundidade do sulco gengival e a suavização ou a eliminação da área de col podem ser estabelecidas pelo desgaste das superfícies radiculares contíguas, deixando-as paralelas ou até mesmo divergentes entre si de apical para coronal.

Área do col

- Distância entre as superfícies radiculares de dentes adjacentes
- Largura vestibulolingual do contato proximal
- Posição do ponto ou superfície de contato proximal
- Distância entre a crista óssea e o ponto de contato proximal entre os dentes
- Largura vestibuloingual do septo ósseo interproximal
- Angulação da crista óssea
- Curva parabólica da crista óssea

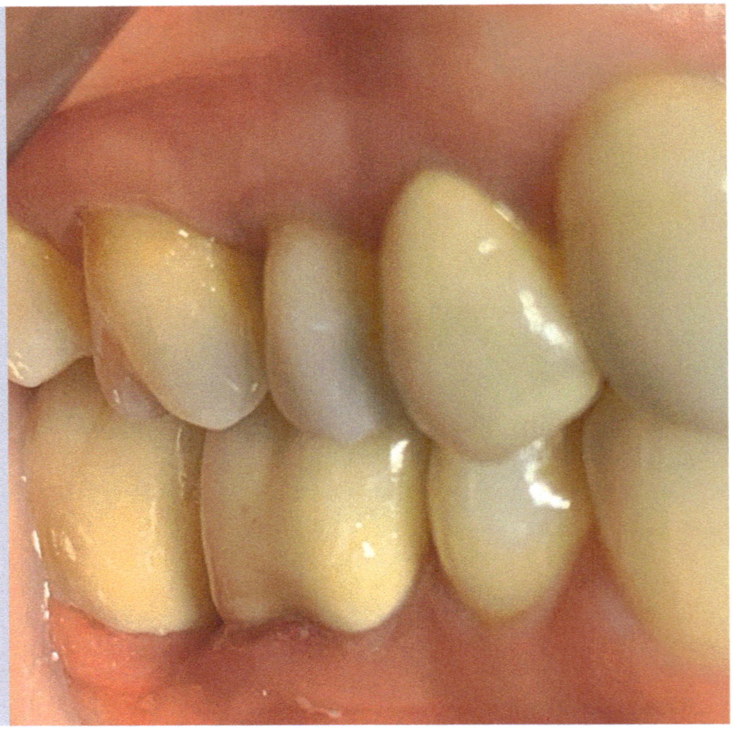

FIGURA 8 Fatores associados com a formação da área do col na gengiva interproximal.[2,7]

Fonte: Acervo pessoal dos autores.

A conformação e a estrutura da gengiva interdental dependem das características da ameia gengival e do grau de justaposição da gengiva aos dentes contíguos nessa área, influenciando as condições propícias para o estabelecimento e a preservação da saúde periodontal. Os fatores envolvidos são (Figura 8):[2,7]

- **Distância entre as superfícies radiculares de dentes adjacentes.** Como o tecido mole tende a ficar próximo ao tecido ósseo que o suporta, quanto maior a distância entre as duas superfícies radiculares contíguas, maior o espaço para acomodação da gengiva, o que diminui a tendência de formação de col. Por isso, áreas de diastemas não apresentam col. Da mesma forma, dentes triangulares desenvolvem menos col do que dentes quadrados ou ovoides.
- **Largura vestibulolingual do contato proximal.** Quanto maior for a largura vestibulolingual da relação de contato proximal entre os dentes, maior será a área existente para acomodação da gengiva contra essa superfície de contato, o que pode levar à formação da área do col.

- **Posição do ponto ou superfície de contato proximal.** Quanto mais central for a região de maior proximidade entre os dentes, maior será a propensão da formação de área de col. Por isso, em cirurgias pode-se ampliar a ameia vestibular ou lingual, deslocando-se a área de maior proximidade entre os dentes para uma das ameias.
- **Distância entre a crista óssea e o ponto de contato proximal entre os dentes.** Quanto menor for a distância da crista óssea à relação de contato proximal entre os dentes, maior será a constrição da gengiva na sua passagem de vestibular para lingual, o que leva à acentuação da área de col.
- **Largura vestibulolingual do septo ósseo interproximal.** Quanto maior for a largura vestibulolingual do septo ósseo interproximal, maior será a área para adaptação da gengiva, propiciando espaço suficiente para a formação do vale ou da planície entre os picos gengivais vestibular e lingual, estabelecendo-se a área de col.
- **Angulação da crista óssea.** A formação de ângulos obtusos entre as tábuas ósseas vestibular ou lingual e proximal permite melhor acomodação gengival sobre o osso, minimizando a formação de área de col. Quanto menor for a extensão vestibulolingual da crista óssea interproximal, menor será a chance de formação de área do col acentuada.
- **Curva parabólica da crista óssea.** Quanto maior for o raio da curva parabólica mesiodistal da crista óssea, menor será a tendência de formar área de col.

Para que isso ocorra, a distância entre dentes vizinhos ao nível da crista óssea interproximal deve ser de aproximadamente 2 mm, acomodando o volume adequado de gengiva interproximal. Quando os dentes se encontram muito próximos, os princípios cirúrgicos para tanto incluem o desgaste proximal dos dentes contíguos a partir do nível ósseo em direção coronal até que se tenha a distância ideal de 2 mm entre as raízes, podendo-se deixar, em casos extremos, a distância mínima de 1 mm **(Quadro 1)**.[9] Se necessário, quando os dentes apresentam-se excessivamente próximos, o desgaste de suas faces proximais pode formar até mesmo um chanfrado na superfície dental,[10] pois a partir do nível ósseo o ligamento periodontal envia cementoblastos para recompor a área de inserção conjuntiva de 1 a 2 mm.[11,12] O fator que limita a quantidade de desgaste dental é a localização da parede lateral do conduto radicular, seja com polpa dental íntegra, obturado ou núcleo protético, para evitar seu comprometimento.

Para minimizar a formação de col, as ameias linguais ou palatinas podem ser ampliadas, de modo a deslocar o ponto de maior proximidade entre as raízes para o lado vestibular, acomodando a gengiva interproximal mais para lingual e/ou palatino e favorecendo a reconstrução estética. O alisamento da superfície dentária desgastada deve ser obtido por meio do uso de broca cilíndrica longa de 12 lâminas com extremidade ogival, pois a união do novo cemento com a superfície desgastada é mecanicamente mais firme nessas condições.[11] Coronalmente a essa área, deve-se deixar superfície radicular disponível para a inserção conjuntiva e mais uma faixa de 1 a 1,5 mm para adaptação do epitélio juncional, independentemente da natureza da superfície radicular (dentina, cemento ou esmalte), desde que ela se encontre lisa e dura, compatíveis biologicamente com saúde **(Figura 9)**.

QUADRO 1 Interface alveolar-restaurativa (IAR).
Área da superfície radicular, que está localizada, após a cirurgia, entre a crista óssea alveolar apicalmente e a margem gengival livre coronalmente
As estruturas existentes na IAR incluem: cemento. fibras de Sharpey, fibras colágenas, sulco gengival, epitélio sulcular e margem da restauração
A cirurgia periodontal ressectiva é realizada para eliminação de defeitos ósseos e criar parabólica que seja refletida no contorno da margem gengival após a cicatrização e na margem da restauração
A correção do tecido ósseo reposiciona a margem alveolar apicalmente conforme se estabelece a arquitetura marginal em curva parabólica

Fonte: Elaborado pelos autores.

Como parte da osteotomia da área, após a correção da curva parabólica marginal, procede-se à escultura dos sulcos de escape interproximais nas superfícies ósseas externas, de modo a diminuir a largura vestibulolingual dos septos ósseos interproximais, porém sem ultrapassar as linhas de ângulos vestibuloproximais de dentes vizinhos. Essa caracterização favorece a formação de convexidade da gengiva interproximal e, como a crista óssea interproximal ficará deslocada em direção apical, a gengiva interproximal perderá o contato íntimo com a superfícies dentais que formam a relação de contato proximal entre os dentes.

Embora essa correção permita que a gengiva interproximal se torne ceratinizada, as condições resultantes do tratamento periodontal também devem viabilizar condições de reabilitação oral, que não favoreçam somente a homeostasia periodontal marginal, como também atendam aos requisitos de estética, fonética e função, ao mesmo tempo impedindo a expelição de gotículas de Pflug **(Figura 10)**. Na eventualidade de a cirurgia periodontal ressectiva ou regenerativa resultar na formação de triângulo negro interproximal **(Figura 11)**, principalmente em áreas estéticas, a sua correção pode ser feita por enxerto livre autógeno subepitelial de tecido conjuntivo gengival associado ou não a procedimentos de reanatomização da coroa dentária ou movimentação ortodôntica para inclinação das raízes dos dentes, visando oferecer as condições apropriadas para a criação ou preservação de papila interproximal **(Figura 12)**.

Em função dessas características específicas das áreas interproximais para acomodação das gengivas interproximais, o sulco gengival clínico nas áreas proximais pode ultrapassar suavemente os 2 mm até o máximo de 3 mm, desde que os demais parâmetros periodontais de saúde estejam preenchidos.

Para prover condições de realizar a cirurgia ressectiva, respeitando-se as implicações de preparo da superfície dental que permitam restabelecer as condições periodontais compatíveis

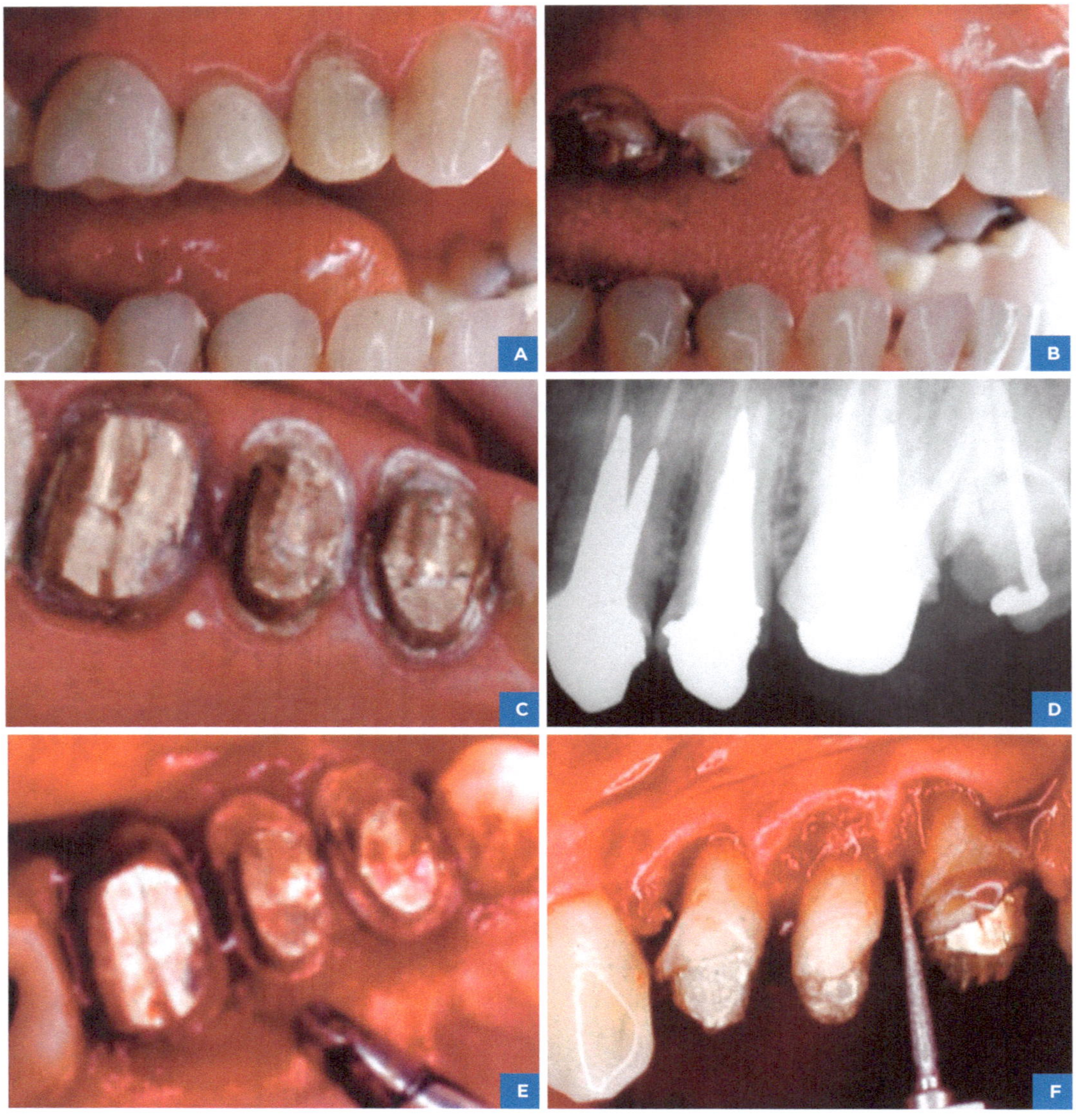

FIGURA 9 Tratamento da interface alveolar restaurativa (IAR). Ênfase na região interproximal, visando ao provimento de ameia gengival com volume adequado para a conformação da gengiva interproximal. (A) Vista vestibular de caso clínico de reconstrução protética dos dentes posteriores superiores esquerdos em paciente sem doença periodontal inflamatória infecciosa marginal, portando coroas totais provisórias curtas em resina acrílica. (B) Vista clínica com exposição dos preparos para coroas totais metalocerâmicas, com pouca altura para retenção friccional e proximidade íntima entre as superfícies proximais dos dentes, o que gera falta de volume nas ameias gengivais para albergar a papila gengival de forma fisiológica. (C) Vista oclusal da região, de modo a mostrar a proximidade entre os dentes, com pronunciamento da área de col. Compare com B e veja que a zona de proximidade entre as raízes se estende subgengivalmente, o que gera comprometimento das distâncias biológicas periodontais e resposta inflamatória marginal, com sangramento gengival à exploração. (D) Imagem radiográfica da região assinalada, a qual mostra que a proximidade entre os dentes se prolonga até os níveis das cristas ósseas interproximais. O dente 27, por solicitação da paciente, foi deixado de lado no planejamento inicial do trabalho. (E) Vista oclusal do campo cirúrgico após elevação de retalho dividido por vestibular e gengivectomia interna por palatino, seguido de remoção do tecido de granulação na região intermediária. Pode-se observar a proximidade acentuada entre os dentes, inclusive com contato interproximal entre os dentes 23-24 e 24-25. (F) Desgaste das superfícies interproximais dos dentes, iniciando com broca diamantada de diâmetro compatível com a necessidade do caso. Observe que o desgaste deve ser feito até o nível da crista óssea, para se produzir o distanciamento de 1,0 a 2,0 mm entre as raízes no nível das cristas ósseas. Portanto, o nível das cristas ósseas deve ser preestabelecido pela osteotomia necessária na área. A quantidade de desgaste dental é limitada pelo volume do órgão dental, de modo que não se deixe menos do que cerca de 1,0 mm de estrutura dental entre a área do desgaste e o conduto radicular. Em áreas com estrutura dental disponível, pode-se realizar o desgaste até mesmo além do nivelamento com o ligamento periodontal, formando ligeiro chanfrado com o dente.[10] Quando o espaço entre os dentes permitir, pode-se usar uma broca diamantada cilíndrica longa de 2,0 mm de diâmetro e extremidade ativa em cúpula ogival. Para completar o desgaste deve-se usar brocas correspondentes de aço de doze lâminas, prosseguindo o alisamento com curetas periodontais, que devem fazer a raspagem no sentido horizontal, uma vez que as estrias deixadas pelas brocas ocorrem nesse mesmo sentido.

(Continua)

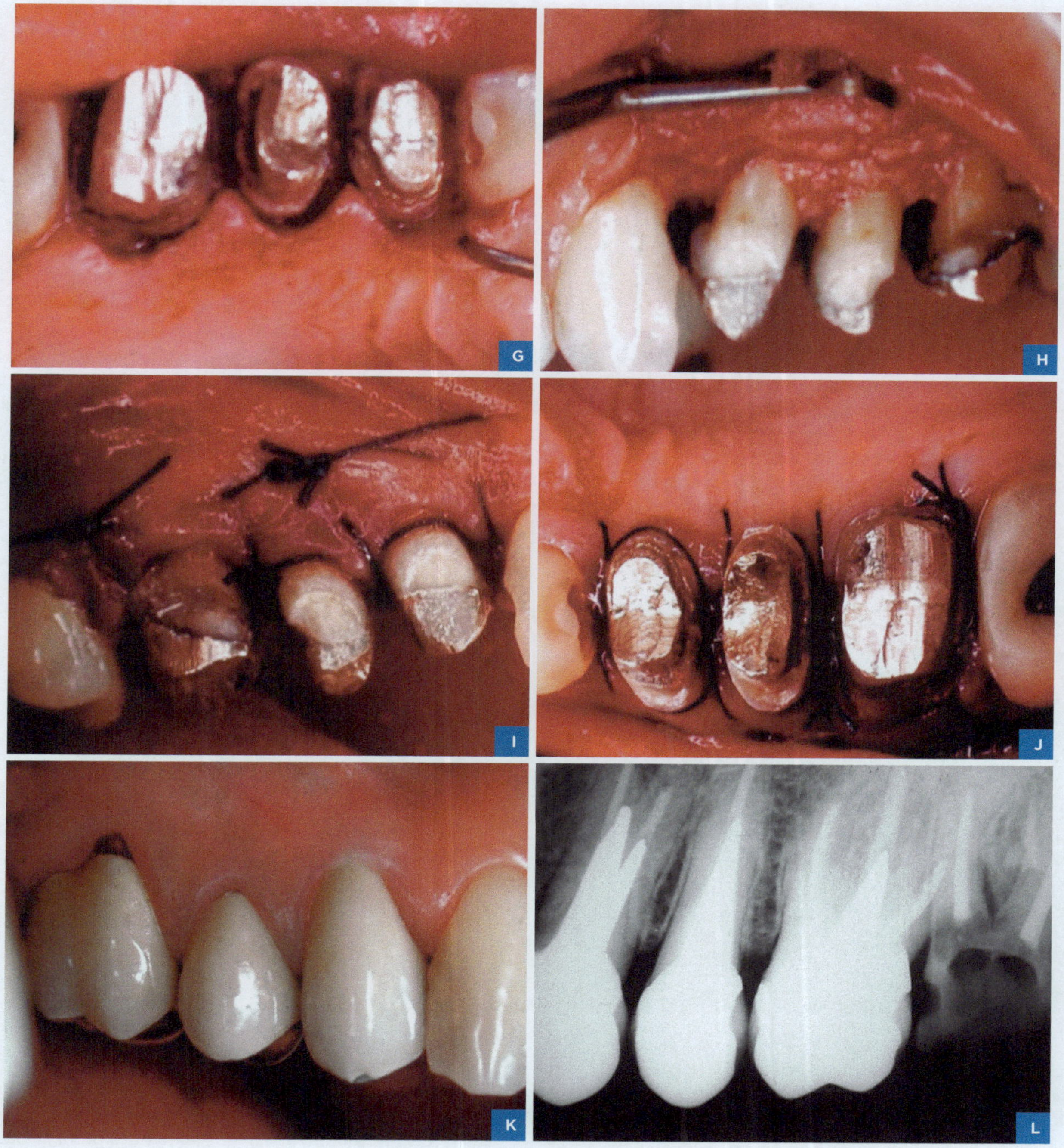

FIGURA 9 (*Continuação*) (G) Vista oclusal após o desgaste dental, a qual mostra a abertura das ameias gengivais, para permitir o assentamento das papilas gengivais. (H) Vista vestibular após o desgaste e a complementação da osteotomia, o que possibilita o aumento área dental necessária à retenção friccional dos preparos e adequar a curva parabólica marginal da crista óssea do rebordo, de modo a reconstituir as distâncias biológicas periodontais. (I, J) Vistas clínicas vestibular e oclusal da área cirúrgica após a sutura dos retalhos, o que evidencia o posicionamento do retalho dividido por vestibular e as adaptações interproximal e palatina possibilitadas pela realização de gengivectomia interna por palatino. (K, L) Resultados clínico e radiográfico, respectivamente, após 18 anos de uso da reconstrução protética realizada, destacando-se a saúde periodontal marginal, a despeito de alguma recessão gengival na área da raiz mesial do 27, e a estabilidade posicional da crista óssea, o que indica que a osteotomia não produziu perda óssea marginal adicional. Observe em K a adaptação das papilas gengivais em resposta ao provimento de ameias gengivais adequadas entre as superfícies dentais desgastadas, de modo que é aceitável considerar que o próprio organismo provê as células necessárias para restabelecimento das distâncias biológicas periodontais, desde que seja propiciado o ambiente necessário para tanto.

Fonte: Reprodução autorizada pela Editora Artes Médicas.

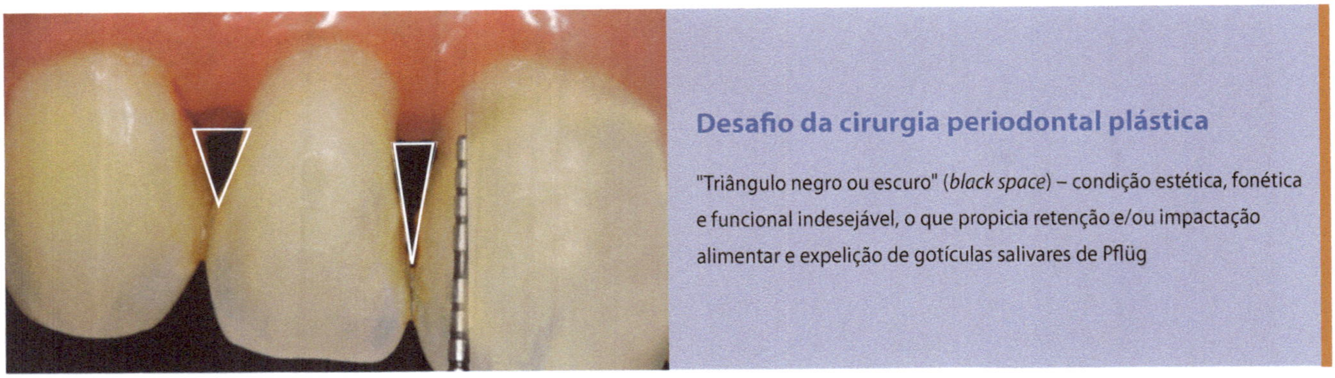

FIGURA 10 Triângulo negro ou *black space*. A ausência ou deficiência de papila interproximal, cujo vértice fica localizado abaixo do ponto de contato e a base corresponde à embrasura, leva ao aparecimento de um triângulo negro ou escuro, conhecido como *black space*, que proporciona consequências estéticas e funcionais desagradáveis, como expelir gotas de saliva durante a fonação, acúmulo de alimentos, dificuldade de fonação e aspecto desagradável do sorriso. A altura da papila interproximal varia de acordo com o espaço da ameia interproximal existente, tamanho e forma do ponto de contato e altura da crista óssea interproximal. Quanto maior for a distância da base do ponto de contato entre dois dentes adjacentes e a crista óssea alveolar, menor será a probabilidade de existência de papila preenchendo todo o espaço interproximal. No sentido horizontal, quanto maior for a distância entre as raízes de dentes adjacentes, menor será a probabilidade de papila preenchendo toda a ameia interproximal.

Fonte: Acervo pessoal dos autores.

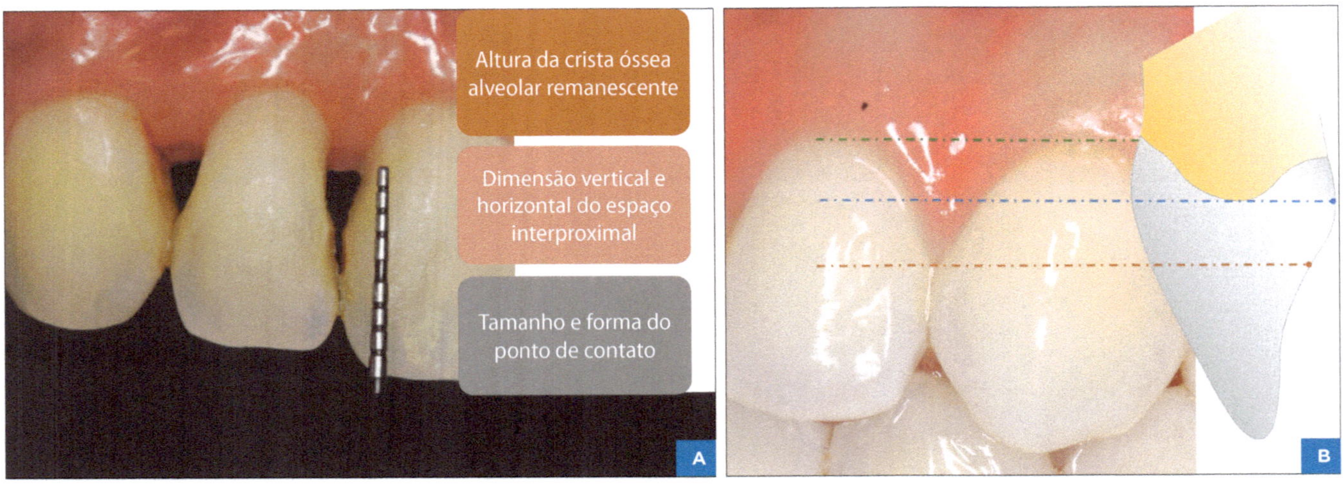

FIGURA 11 Classificação da deficiência de papila interpoximal. (A) A existência de papila interproximal é dependente da altura da crista óssea remanescente, da largura e altura do espaço interproximal e do tamanho e forma do ponto de contato. A distância entre o ponto de contato interproximal e a crista óssea alveolar é determinante para a presença ou ausência de papila interproximal e para sua criação. Quando a distância entre o ponto de contato e a crista óssea alveolar é maior do que 5 mm, aumenta a probabilidade de deficiência ou ausência de papila. Quando a distância horizontal entre as raízes de dois dentes adjacentes é maior do que 3,5 mm, também aumenta a probabilidade de deficiência ou ausência de papila. As Figuras B a E ilustram a classificação da deficiência de papila interproximal, proposta por Nordland e Tarnow (Nordland WP, Tarnow DP. A classification system for loss of papillary height. J Periodontol. 1998; 69(10):1124-6). A linha verde representa o ponto mais apical da junção cemento-esmalte na face vestibular. A linha azul representa o ponto mais coronal da junção cemento-esmalte na face interproximal. A linha laranja representa a altura do ponto de contato interproximal. (B) Papila normal: a ponta da papila interproximal localiza-se imediatamente abaixo do ponto de contato interproximal, preenchendo todo o espaço da embrasura.

(Continua)

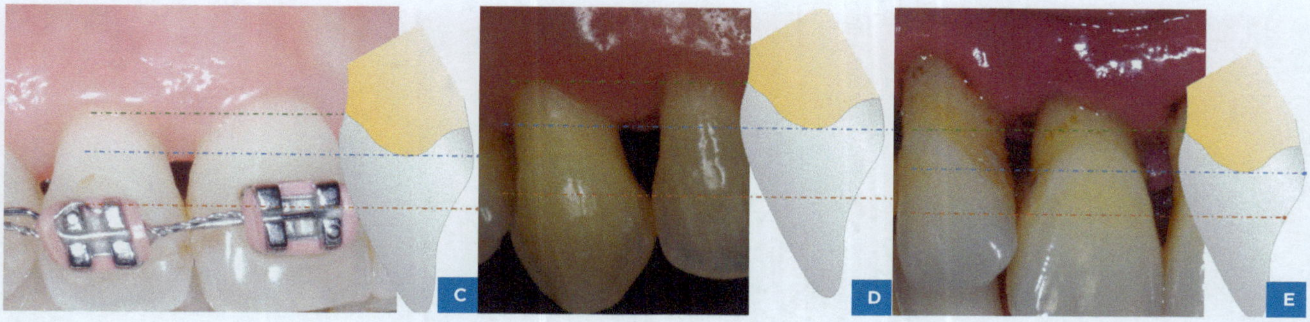

FIGURA 11 (*Continuação*) (C) Classe I: a ponta da papila localiza-se entre o ponto de contato interproximal e a porção mais coronal da junção cemento-esmalte interproximal. (D) Classe II: a ponta da papila fica no nível ou apical à junção cemento-esmalte interproximal, mas coronal à extensão apical da junção cemento-esmalte vestibular. (E) Classe III: a ponta da papila fica no nível ou apical à junção cemento-esmalte vestibular.

Fonte: Acervo pessoal dos autores.

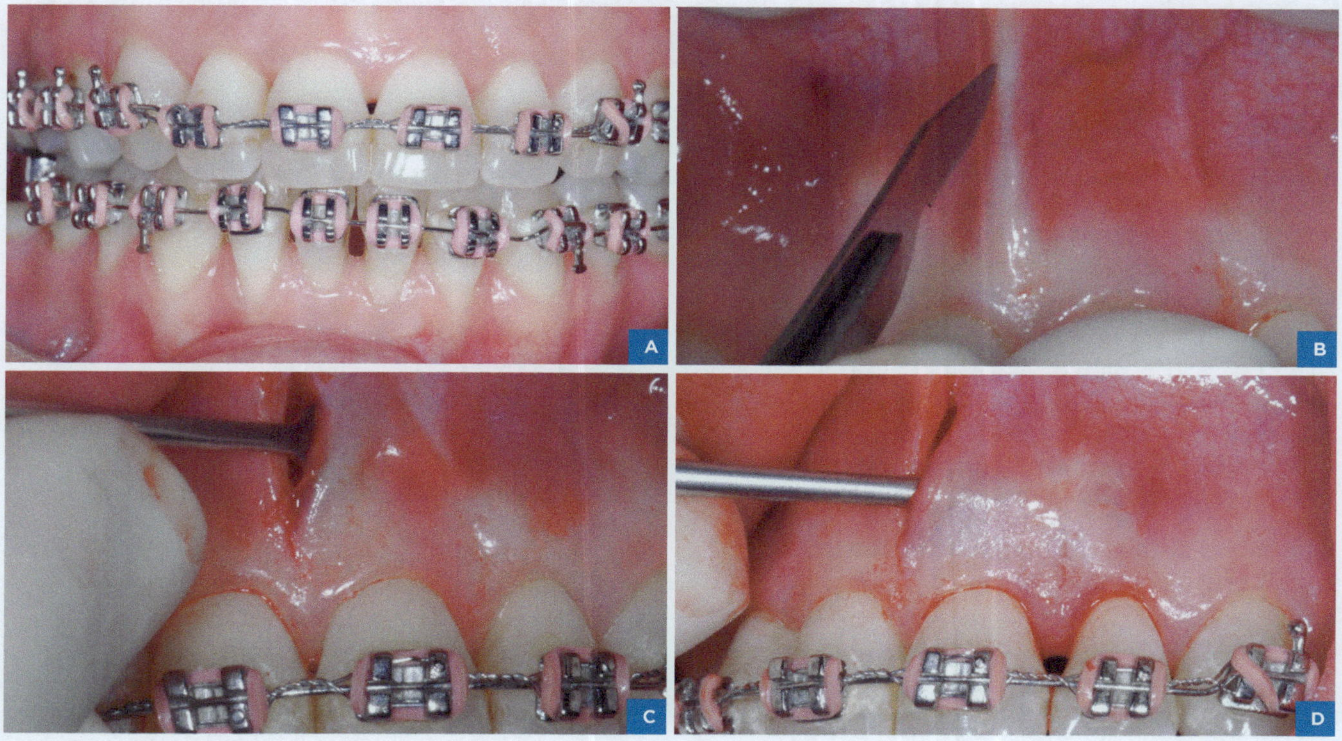

FIGURA 12 Tratamento da deficiência de papila interproximal entre dentes naturais por meio de enxerto de conjuntivo subepitelial. (A) A paciente compareceu à clínica de Periodontia com queixa estética e funcional relacionada aos triângulos negros existentes na região anterior superior, com passagem de ar, saliva e comida através deles. A paciente encontrava-se ainda em tratamento ortodôntico para alinhamento e nivelamento dos dentes. O tratamento foi realizado por meio de enxerto de conjuntivo subepitelial pela técnica VISTA, *"Vestibular Incision Subperiosteal Tunnel Access"* (Zadeh HH. Minimally invasive treatment of maxillary anterior gingival recession defects by vestibular incision subperiosteal tunnel access and platelet-derived growth factor BB. Int J Periodontics Restorative Dent. 2011; 31:653-660). (B) A incisão inicial foi realizada na região do freio labial superior, com lâmina de bisturi nº 15C, perpendicular ao longo eixo do dente, incluindo a incisão no periósteo, o que permitiu a confecção de túnel subperiosteal, de modo a expor a tábua óssea vestibular e deiscências radiculares. (C) O túnel foi criado com auxílio de elevador de periósteo, introduzido através da incisão inicial abaixo do periósteo, podendo ser utilizado instrumento para tunelização (D).

(Continua)

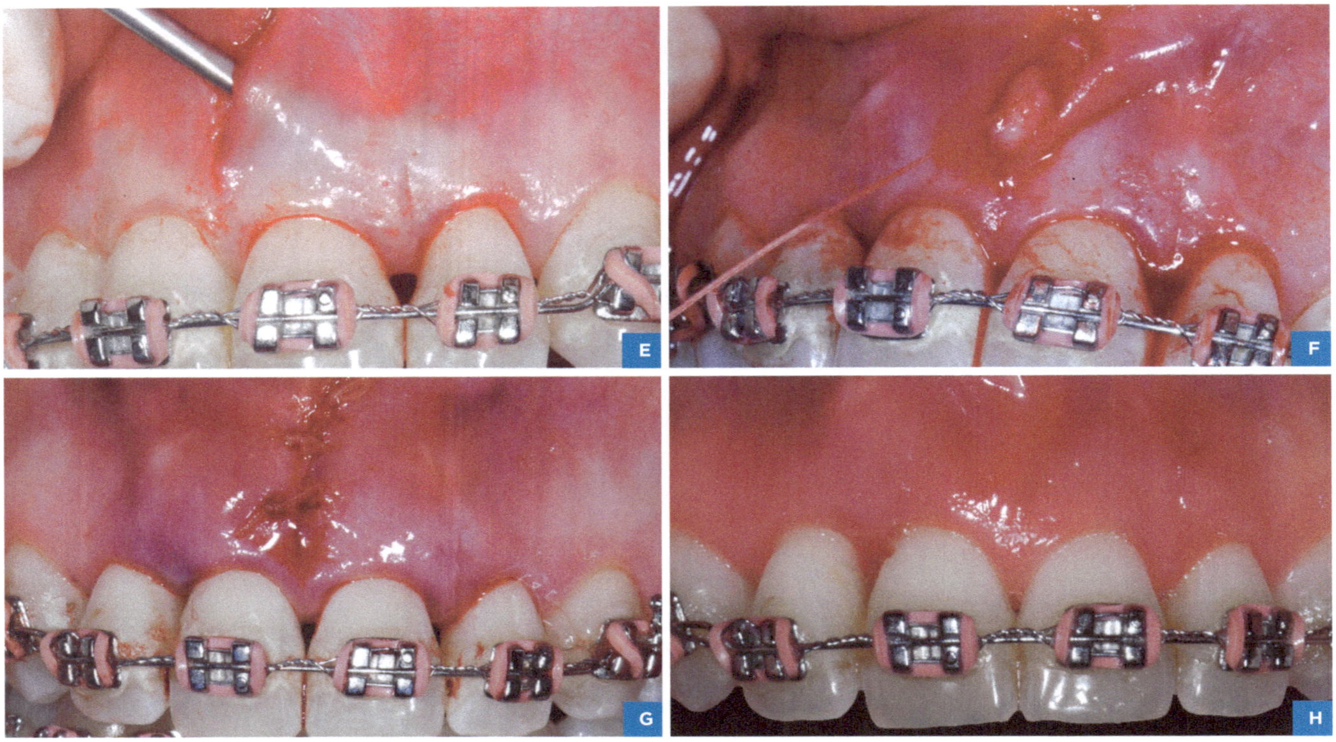

FIGURA 12 (*Continuação*) (E) O túnel se estende um ou dois dentes além daqueles, o que requer tratamento para aumentar a mobilidade do retalho e permite seu deslocamento para coronal no momento da sutura. O descolamento do túnel se estende além da junção mucogengival e através do sulco gengival dos dentes em tratamento. Na região interproximal, o túnel é confeccionado abaixo de cada papila sob o espaço da embrasura, porém sem incisar a papila. (F) O enxerto de conjuntivo é obtido da região lateral do palato e introduzido sob o túnel criado. (G) Uma vez posicionado o enxerto, a incisão inicial é suturada com fio 4-0 (Vycril®, Johnson & Johnson). (H) Imagem pós-operatória de 3 meses, a qual mostra a recuperação da papila obtida.

Fonte: Acervo pessoal dos autores.

com a formação de sulco gengival raso e respeitando-se as características estéticas e funcionais, é necessário que os dentes estejam prévia e temporariamente preparados, com coroas provisórias instaladas, pois o desgaste deles pode ser necessário durante a realização do procedimento periodontal cirúrgico.

Distâncias biológicas do periodonto: considerações para tratamento

Especificamente nos casos de pacientes que requeiram procedimentos de reabilitação oral, está implícito no tratamento de bolsas periodontais o restabelecimento das distâncias biológicas do periodonto marginal, com expressão de sulco gengival raso. Ao fim de anos de pesquisas, Waerhaug[13] concluiu que a eliminação cirúrgica de bolsas periodontais acima de 3 mm de profundidade clínica é a melhor terapêutica para obter resultados compatíveis com a higiene oral adequada. Entretanto, 2 anos depois, em simpósio para discutir a eficácia dos procedimentos terapêuticos periodontais, o próprio autor enfatizou que não se consegue manter a higiene oral em áreas com sulcos gengivais acima de 2 a 2,5 mm de profundidade.[14]

Portanto, o objetivo final básico de quaisquer cirurgias periodontais para pacientes de reabilitação oral, com ou sem bolsas periodontais, deve estar voltado para o restabelecimento ou a preservação das distâncias biológicas do compartimento periodontal de proteção e da capacitação funcional do compartimento periodontal de sustentação (Quadro 2).

As distâncias biológicas podem ser definidas como:[1]

- Profundidade do sulco gengival.
- Comprimento do epitélio juncional.
- Comprimento da área de inserção conjuntiva.
- Quantidade de gengiva ceratinizada.

A profundidade clínica do sulco gengival deve ficar entre 1 e 2 mm, enquanto o sulco gengival histológico varia em comprimento de 0,2 a 0,8 mm, com média de 0,5 mm (Figura 13).[2,15]

O epitélio juncional corresponde à estrutura geneticamente codificada para estabelecer a união íntima da gengiva com a superfície dental saudável, seja ela esmalte, cemento ou dentina, com o propósito de manter a inviolabilidade do meio interno. A sua extremidade coronal corresponde ao fundo do sulco gengival, enquanto a sua extremidade apical está em contato direto com a área de inserção conjuntiva. Essa determinação genética corresponde à extensão aproximada de 1 a 1,5 mm (Figura 13).

QUADRO 2 Características biológicas fundamentais do periodonto de proteção e de sustentação.

O compartimento periodontal de proteção encerra a única área do organismo humano na qual o epitélio perde a sua continuidade e experimenta mecanismo de adaptação ao dente para preservar a sua função primária de isolar o contato direto entre os meios interno e externo. Daí ressalta a importância das distâncias biológicas do periodonto marginal	O compartimento periodontal de sustentação tem a característica única de envolver uma articulação com três estruturas teciduais diferentes (cemento, ligamento periodontal e osso), requerendo um mecanismo de sinalização que permita a interação sincronizada e ampla entre as diferentes células envolvidas no remodelamento e homeostasia desse compartimento, sob influência dos estímulos emanados das forças oclusais. Daí quaisquer procedimentos que envolvam a superfície oclusal induzem uma resposta saudável ou deletéria do compartimento periodontal de sustentação

Fonte: Elaborado pelos autores.

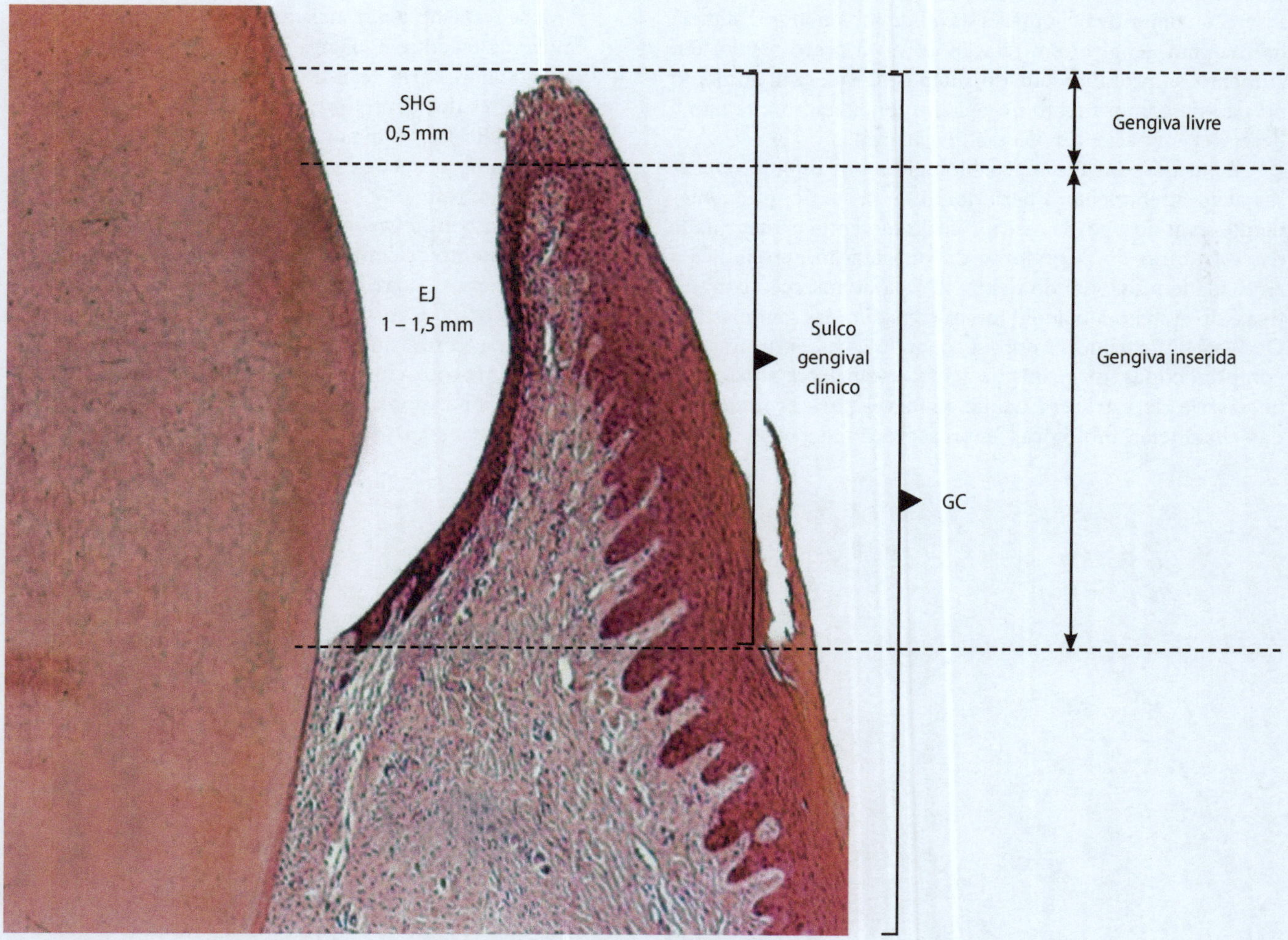

FIGURA 13 Distâncias biológicas do periodonto marginal. As distâncias biológicas são constituídas pelo sulco gengival histológico (SGH), com média de 0,5 mm, o qual corresponde ao meio externo; epitélio juncional (EJ), com comprimento de 1,5 a 2,0 mm, que, juntamente com o sulco gengival histológico, forma o sulco gengival clínico (GC); área de inserção conjuntiva, com aproximadamente 1,2 mm de extensão. Adicionalmente, a gengiva ceratinizada e mucosa alveolar fazem parte das distâncias biológicas periodontais por determinarem a profundidade e a amplitude do sulco e participarem da homeostasia do periodonto marginal.[16]

Fonte: Reprodução autorizada pela Editora Artes Médicas.

A área de inserção conjuntiva (Figura 13) corresponde à fração de cemento presente da extremidade apical do epitélio juncional até o nível da crista óssea, no qual estão inseridas as fibras de Sharpey em continuação às fibras conjuntivas principais dos ligamentos gengival e periodontal.

O relacionamento topográfico e funcional entre o epitélio juncional e a área de inserção conjuntiva é tão íntimo que as duas estruturas compõem a junção dentogengival. Dentre elas, a área de inserção conjuntiva é mais estável, enquanto o epitélio juncional apresenta maior variabilidade.[17,18] Por sua vez, a quantidade de gengiva ceratinizada é o fator que controla as medidas do epitélio juncional, da área de inserção conjuntiva e do sulco gengival.[3] Assim, como a área de inserção conjuntiva é a mais estável delas, a maior distância da margem gengival em relação ao nível ósseo resulta em aumento da profundidade do sulco gengival, com aumento ou não de comprimento do epitélio juncional, o que não é desejável em pacientes de reabilitação oral.

A invasão das distâncias biológicas por diferentes causas afeta diretamente o periodonto de proteção, frequentemente levando à perda óssea, comprometendo a integridade das estruturas do periodonto de sustentação e prejudica a capacidade funcional do dente. A área de inserção conjuntiva e do epitélio juncional foram consideradas sagradas por De Waal e Castellucci[19] porque, quando essas estruturas são comprometidas, o organismo tenta restabelecer a extensão necessária de estrutura dental saudável para acomodação das distâncias biológicas e preservação da estabilidade da crista óssea. Essas implicações periodontais devem ser respeitadas quando a indicação da abordagem cirúrgica periodontal estiver associada a necessidades protéticas e/ou periodontais (Figuras 1 a 3).

As necessidades protéticas estão associadas fundamentalmente a:

- Aumento da coroa clínica para prover retenção friccional aos preparos cavitário (Figura 3).
- Desgaste da superfície radicular interproximal necessário para prover volume da ameia gengival compatível com a acomodação da gengiva interproximal, sem formação de espaço negro (Figura 9); em implantes osseointegrados, deve-se respeitar a distância mínima de 2,0 mm entre os implantes ou entre implantes e dentes.
- Quando necessário, realizar desgaste radicular nas superfícies livres dos dentes (vestibular e lingual ou palatina) para estabelecer o maior ângulo possível da superfície dental com a crista óssea, favorecendo a formação de sulco gengival raso.
- Propiciar condições interproximais espaciais para estabelecimento de contornos apropriados das reconstruções protéticas, ao redor de dentes naturais ou implantes (Figura 14).
- Permitir a correlação positiva do tamanho da coroa clínica aparente com a linha do sorriso do paciente, de modo a prover a harmonia estética determinada pelo nível da margem gengival.[6]

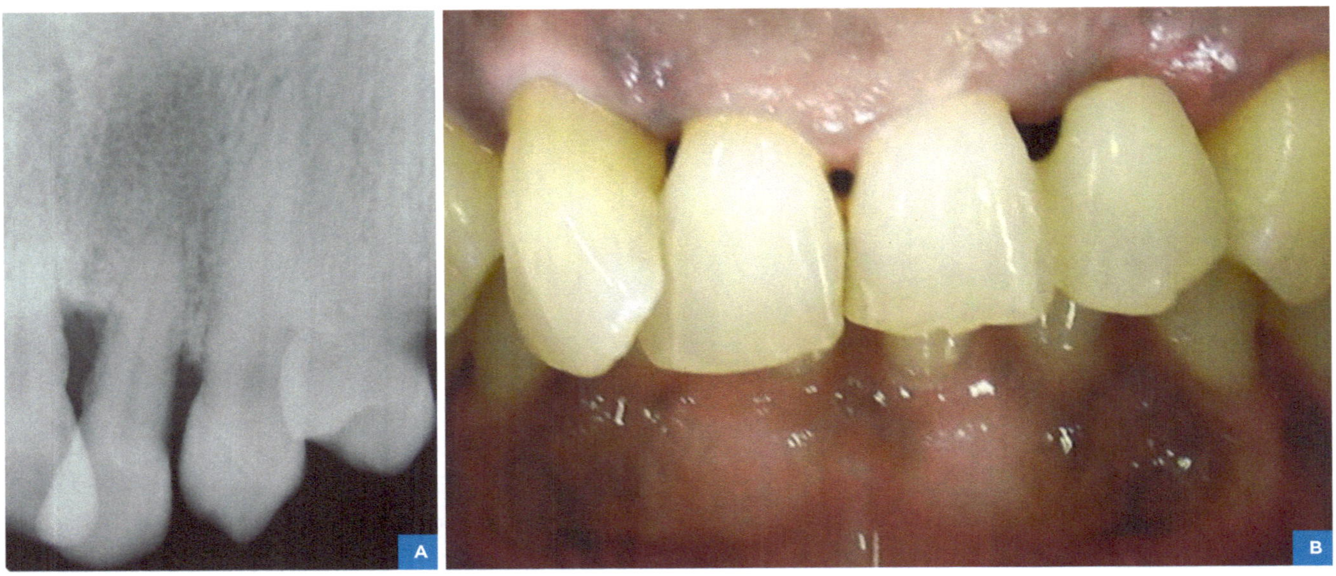

FIGURA 14 Criação de papila interproximal entre dente e implante por meio de enxerto de tecido conjuntivo subepitelial. Paciente do sexo feminino, 50 anos de idade, com dentes mal posicionados, apresentou-se para tratamento periodontal. Após o exame inicial, constatou-se a necessidade de exodontia do dente 22 em decorrência de periodontite avançada associada à recessão gengival, com perda de inserção avançada, sem possibilidade de tratamento dos pontos de vista estético e funcional. (A) Imagem radiográfica de paciente com vestibuloversão do 22 e apinhamento sobre a distovestibular do 21, cuja indicação terapêutica foi a extração devido à perda óssea periodontal acentuada relacionada à periodontite avançada. (B) Vista clínica vestibular, ilustrando a qual o efeito antiestético após preparo periodontal inicial, que incluiu a extração do 22, resultando na formação do triângulo negro.

(Continua)

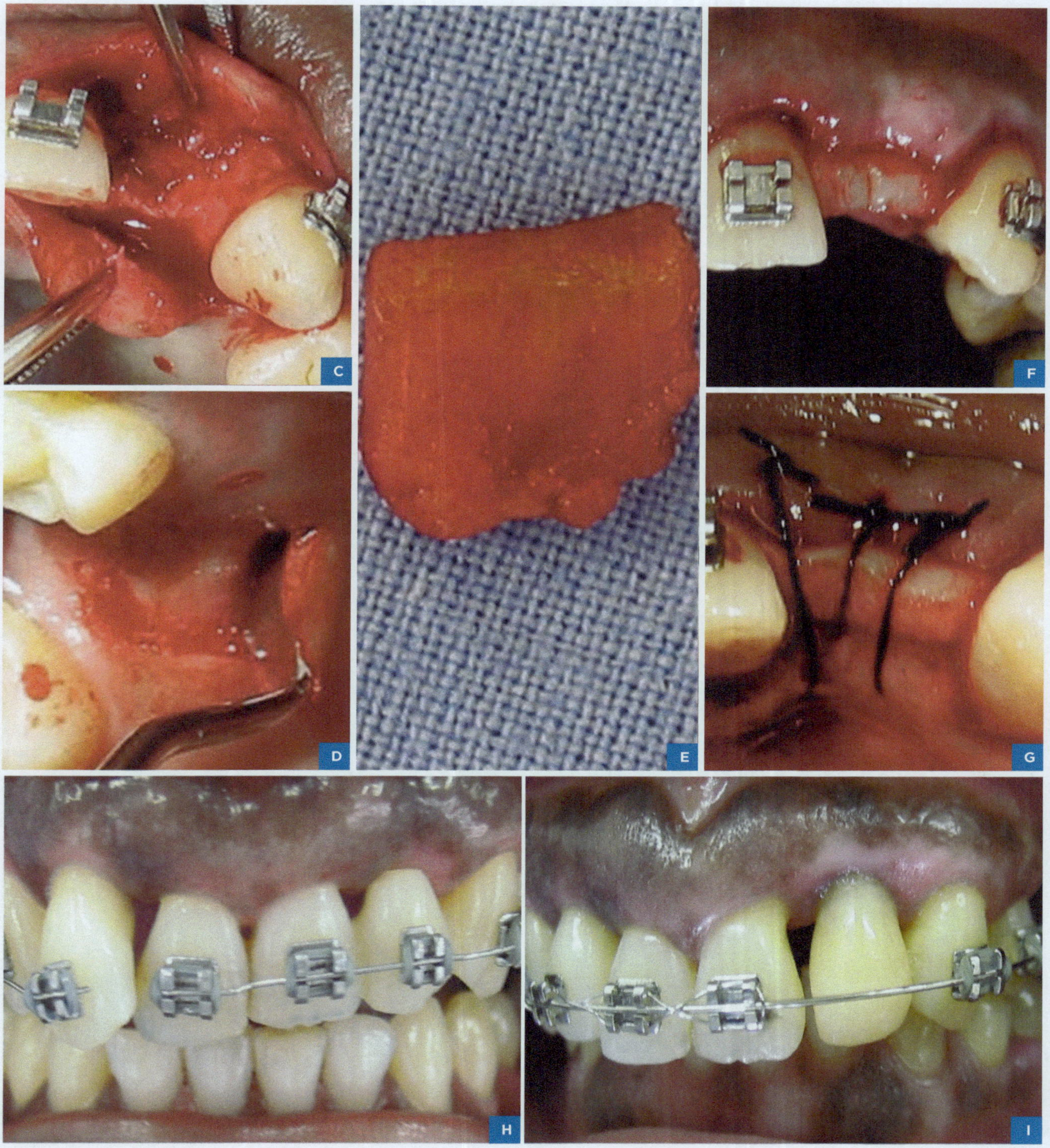

FIGURA 14 (*Continuação*) (C) Vista do campo cirúrgico exposto, a qual ilustra que houve formação de depressão vestibular e recessão do tecido sobre o rebordo na área do 22, requerendo aumento de volume tecidual. (D) Área doadora exposta por levantamento de retalho dividido, para obtenção do enxerto de tecido conjuntivo convencional, contém a fração epitelial na margem e estende-se em direção apical subepitelialmente, de modo a permitir a obtenção do fragmento de tecido com volume adequado para a reconstrução da área de indicação. (E) Fragmento tecidual usado como enxerto, o que torna possível distinguir seu bordo epitelizado. (F) Vista vestibular mostrando a adaptação do enxerto ao leito receptor e a altura do rebordo em relação aos dentes vizinhos. (G) Vista oclusal da sutura dos retalhos, recobrindo o enxerto por vestibular e palatino. (H) Início do movimento ortodôntico para alinhamento dos dentes e recontorno gengival. (I) Resultado após instalação de coroa provisória sobre o implante osseointegrado no 22, destacando-se o efeito antiestético do triângulo negro.

(Continua)

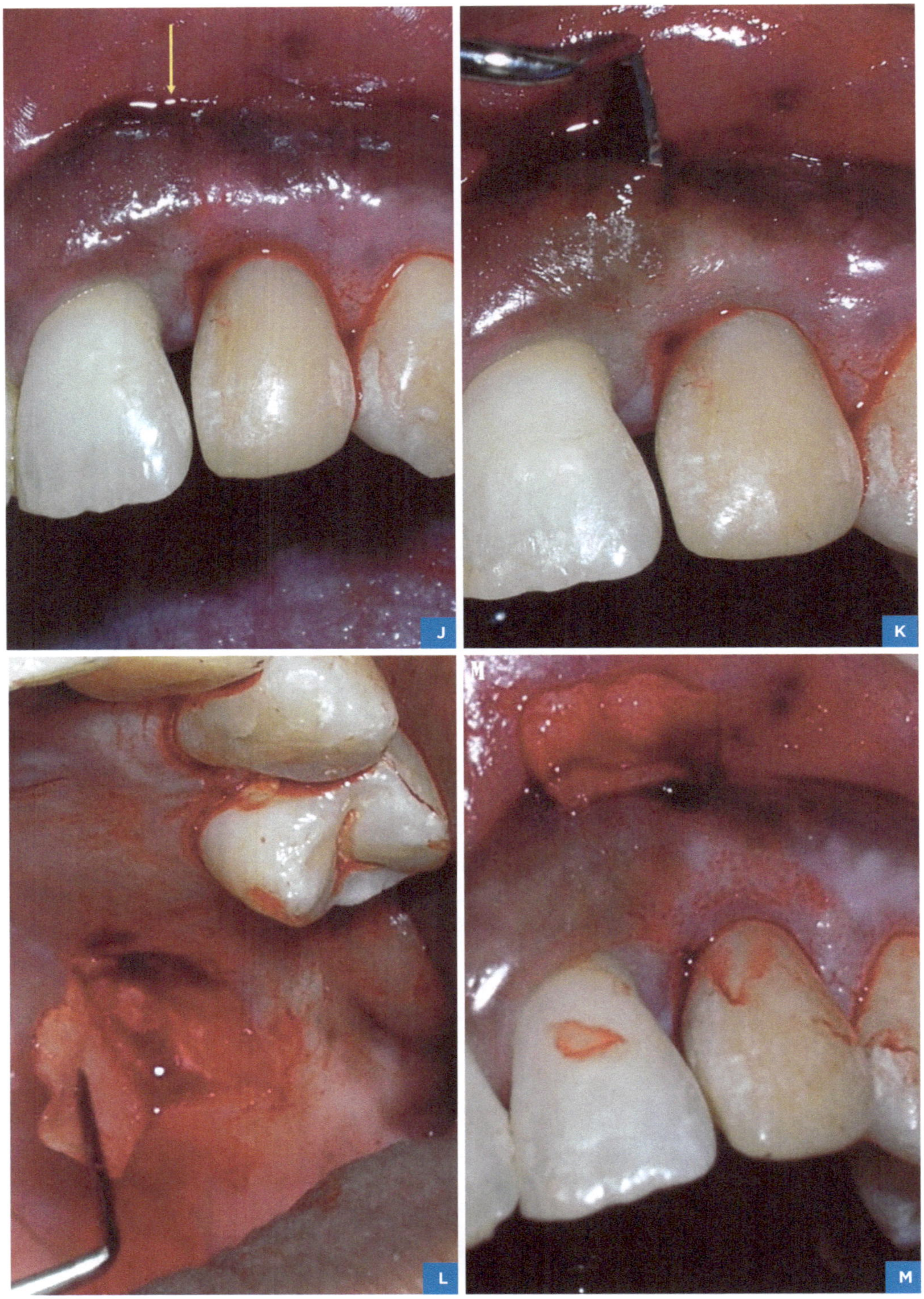

FIGURA 14 (*Continuação*) (J) Demarcação da incisão horizontal apical feita cerca de 2,0 mm coronal à junção mucogengival, ainda sobre a tábua óssea vestibular, visando à confecção de um retalho de espessura dividida para coronal. (K) Realização do retalho de espessura dividida a partir da incisão horizontal apical em direção coronal até atingir o nível da crista óssea interproximal; deste ponto em diante, a incisão deve se continuar horizontalmente em direção para palatino, cruzando a papila sem perfurar o tecido gengival proximal e/ou palatino. (L) Sítio doador, após elevar um retalho dividido com espessura por volta de 0,5 mm, determinada em função da espessura total do tecido até a superfície óssea, e remover o enxerto de tecido conjuntivo. (M) Posicionamento do enxerto de conjuntivo na entrada do túnel preparado no leito receptor. Nessa posição, insere-se o fio de sutura na região da papila a ser preenchida e apreende-se o enxerto com o fio.

(Continua)

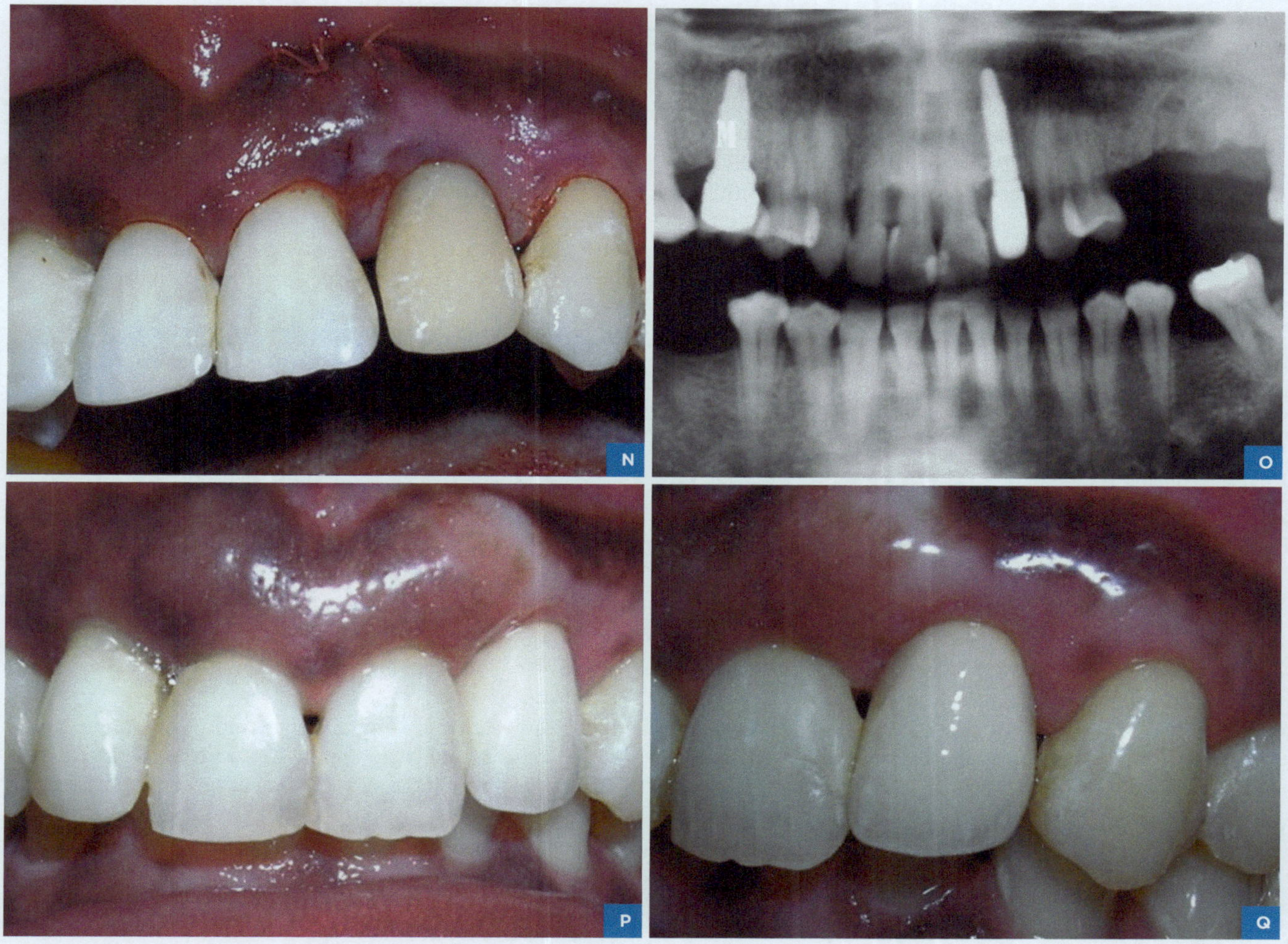

FIGURA 14 (*Continuação*) (N) Vista vestibular da sutura da incisão horizontal apical. (O) Imagem radiográfica, que ilustra o posicionamento do implante em relação ao nível ósseo e ao distanciamento dos dentes vizinhos, com evidências de perda óssea vertical do rebordo alveolar. (P, Q) Vistas frontal e vestibular do pós-operatório de 8 meses, as quais mostram os resultados estéticos alcançados.

Fonte: Acervo pessoal dos autores.

As necessidades periodontais estão ligadas essencialmente ao tratamento das bolsas periodontais e/ou à cirurgia periodontal plástica reconstrutiva, visando harmonizar as distâncias biológicas do compartimento periodontal de proteção com as características próprias da reabilitação oral, desde que o suporte periodontal remanescente seja compatível com a distribuição e neutralização das forças oclusais.

Quando a reconstrução protética requer aumento da coroa clínica por comprometimento das distâncias biológicas em áreas periodontalmente saudáveis ou quando o tratamento periodontal envolve a realização de procedimentos ressectivos, pode ocorrer comprometimento estético associado ao aumento da coroa clínica real e aparente dos dentes, uma vez que usualmente se realiza retalho dividido por vestibular, gengivectomia interna por palatino, osteotomia para regularização de curva parabólica da crista óssea e, finalmente, sutura do retalho posicionado apicalmente. O nível de sutura do retalho se baseia na quantidade de gengiva do retalho, que deverá recobrir de 1 a 2 mm de raiz quando houver faixa maior do que 3 mm de gengiva ceratinizada no retalho, ou recobrir de 0,5 a 1 mm da raiz quando essa faixa for inferior a 3 mm (porém não menor do que 1 mm). Todavia, quando o caso requerer a complementação protética de reabilitação oral, deve-se considerar a necessidade de existência de faixa mais ampla de gengiva ceratinizada, podendo-se associar o procedimento à cirurgia para aumento da altura e espessura da gengiva ceratinizada (modificação do fenótipo gengival).[6,20]

Esse problema pode ser contornado por meio de:

- Desgaste incisal/oclusal dos dentes envolvidos em consonância com a quantidade necessária de deslocamento apical da margem gengival.
- Tração coronal prévia do(s) dente(s) envolvido(s), seguida pela cirurgia periodontal corretiva, incluindo harmonização

da curva parabólica da crista óssea e reposicionamento da margem gengival. Nessas condições, a tração coronal pode resultar em redução ou eliminação da bolsa periodontal, além de possibilitar que a regularização do contorno ósseo e as características periodontais alteradas pelo movimento extrusivo ou irregularidades anatômicas relacionadas à bolsa sejam corrigidas de forma limitada ao dente envolvido (Quadro 3).

QUADRO 3 Indicações para tração coronal rápida e tração coronal lenta.

Tração coronal rápida	Tração coronal lenta
Comprometimento das distâncias biológicas por envolvimento dentário (p. ex., fraturas, cáries subgengivais, trepanação endodôntica, entre outros)	Comprometimento das distâncias biológicas por envolvimento periodontal (p. ex., bolsas periodontais supra e infraósseas) associado ou não com comprometimentos estético e biológico (ex: recessão gengival; faixa insuficiente de gengiva)

Fonte: Elaborado pelos autores.

A decisão para a indicação direta de cirurgia periodontal corretiva ou tração coronal dos dentes envolvidos seguida por correção cirúrgica é feita por análise dos trespasses vertical e horizontal dos dentes anteriores, de canino a canino, correlacionando-os com a harmonia estética definida pelo nível da margem gengival.

Racionalização da tomada de decisão clínica para tratamento das bolsas periodontais por meio de cirurgia ressectiva ou tração coronal lenta

Quando o trespasse vertical é excessivo, como ocorre usualmente em situações nas quais a linha do sorriso deixa muita margem gengival exposta, é necessário correlacionar a extensão de deslocamento apical do retalho necessária para eliminar a bolsa periodontal com a quantidade de desgaste do trespasse vertical para o provimento de condições estéticas, sem perda da guia anterior. Quando o deslocamento apical do retalho e o desgaste redutor do trespasse vertical são equivalentes, sem produzir perda da guia, a cirurgia periodontal ressectiva direta é o procedimento indicado.

O resultado definitivo da cicatrização da cirurgia periodontal ressectiva é confirmado pelo restabelecimento de sulco gengival variável de 1 a 2 mm, em média, e determinado pela repetição da medida clínica da profundidade de sondagem em 2 mensurações mensais, independente do tempo de pós-operatório.[1,6] A profundidade de sondagem final deve ser compatível com aquela apresentada de forma geral em dentes saudáveis do paciente. Em linhas gerais, o período de cicatrização final é menos prolongado quanto mais coronal o retalho for suturado.

Em áreas nas quais a relação dos trespasses horizontal e vertical não permite a redução do trespasse vertical sem perda da guia anterior, a eliminação da bolsa periodontal por procedimento cirúrgico ressectivo resultaria em sério comprometimento estético por aumento da coroa clínica aparente e ampliação das ameias gengivais, formando o triângulo negro indesejável e de difícil correção. Essas condições certamente apresentam repercussões antiestéticas, dificuldades fonéticas, expelição de gotículas de Pflug e dificuldade de higiene oral (Figura 10).

Nesses casos, a partir da introdução da extrusão ortodôntica dos dentes para tratamento das distâncias biológicas sugerida por Passanezi *et al.*,[21] a indicação de tratamento inicialmente é a tração coronal lenta dos dentes envolvidos, com a finalidade de levar a crista óssea e a junção dentogengival mais para coronal, ao mesmo tempo criando trespasse vertical (Quadro 4).

QUADRO 4 Metodologia da tração coronal lenta.

Espaço para movimentação ativa de 0,5 a 1 mm
Período entre ativações: 8 a 12 dias (sem movimentos ativos no período)
Período de contenção: 4 meses
Correção da arquitetura óssea por meio de osteotomia e posicionamento apical do retalho
Reabilitação funcional e estética

Fonte: Elaborado pelos autores.

O deslocamento coronal das estruturas ocorre porque as fibras do ligamento periodontal produzem tração óssea principalmente nas cristas ósseas e na região apical, o que estimula a neoformação óssea nessas áreas e, com isso, desloca o epitélio juncional para coronal. Este processo resulta em diminuição da bolsa periodontal e aumento da gengiva, tanto maior quanto mais a tração coronal ultrapasse o limite de eliminação da bolsa periodontal.

A tração coronal lenta é conseguida em etapas de movimentação ativa limitada de 0,5 a 1 mm, intercalada por períodos de repouso de 8 a 12 dias, para acomodação das fibras do ligamento periodontal e efetivação do estímulo neoformativo transmitido ao osso (Quadro 3).

Para calcular quanto o dente deve ser tracionado para coronal, toma-se como base a profundidade da bolsa e a relação coroa clínica:raiz clínica a ser estabelecida, considerando-se ainda a produção de nível da margem gengival esteticamente harmônico. Neste sentido, pode-se aceitar que a subtração de 3 mm da profundidade de sondagem periodontal equivale à eliminação da bolsa, já que 2 a 3 mm é a profundidade normal do sulco gengival clínico. Se ainda assim o fator estético requerer maior movimento coronal dos dentes para estabelecer coroa clínica aparente em harmonia estética com a linha do sorriso, neste caso, então, deve-se avaliar se o suporte periodontal remanescente será suficiente para o estabelecimento de relação coroa clínica:raiz clínica dentro dos limites de neutralização das forças oclusais, levando-se em conta o número de dentes pilares necessários e quantos planos de estabilização estão disponíveis para implantação do polígono de sustentação de Roy.

A cirurgia periodontal ressectiva para correção da arquitetura óssea, complementar à tração coronal lenta quando indicado para recontornar a curva parabólica do tecido ósseo e adequar as ameias gengivais, deverá ser realizada após a consolidação da nova posição dental, definida depois de 4 meses de contenção dos dentes tracionados.

A indicação dessa metodologia combinada também pode ser aplicada no tratamento de bolsas infraósseas, com ou sem envolvimento das distâncias biológicas por comprometimento do dente. A área de inserção conjuntiva e do epitélio juncional foram consideradas sagradas por de Waal e Castellucci[19] porque seu comprometimento resulta na tentativa do próprio organismo de restabelecer essas dimensões, deixando extensão de estrutura dental saudável para fora do tecido ósseo compatível com a soma dessas dimensões por meio de reabsorção do tecido ósseo. Esta perda óssea pode ser acompanhada ou não de migração apical da margem gengival. Quando a margem gengival migra apicalmente, tem-se o desenvolvimento de recessão gengival e perda de inserção. Se a margem do dente não migra apicalmente, observa-se a formação de bolsas periodontais.[1,5,6,19,22]

Em áreas de bolsas infraósseas, a reconstituição das distâncias biológicas por meio de técnicas ressectivas requer a remoção de osso em altura e espessura nos dentes envolvidos e em seus adjacentes, já que a curva parabólica do tecido ósseo deve ser restabelecida, o que pode prejudicar a estética do caso em função do desnivelamento da margem gengival e desarmonia da margem gengival com a linha do sorriso. Assim, a tração coronal lenta para eliminação da bolsa periodontal, complementada por correção cirúrgica da arquitetura óssea limitada ao dente envolvido, representa uma excelente opção terapêutica para sobrepujar as desvantagens da correção cirúrgica do comprometimento das distâncias biológicas.

A extensão da tração coronal é determinada pelo nível ósseo compatível com a reconstrução da curva parabólica da crista óssea, em nível adequado para permitir sutura do retalho, de acordo com os requisitos necessários para a reconstrução ideal da coroa, dos pontos de vista estético e funcional. As **Figuras 15 a 17** ilustram o tratamento periodontal de dentes por meio de tração coronal lenta, enquanto a **Figura 18** demonstra a exodontia por meio de tração coronal lenta, visando à reconstrução tridimensional de osso e evitando a comunicação bucosinusal por meio da bolsa periodontal. É importante enfatizar novamente que a relação coroa clínica:raiz clínica final deve ser compatível com o mecanismo de transmissão e neutralização das forças oclusais. Caso contrário, a tração coronal do(s) dente(s) e a cirurgia periodontal ressectiva não estão indicadas.

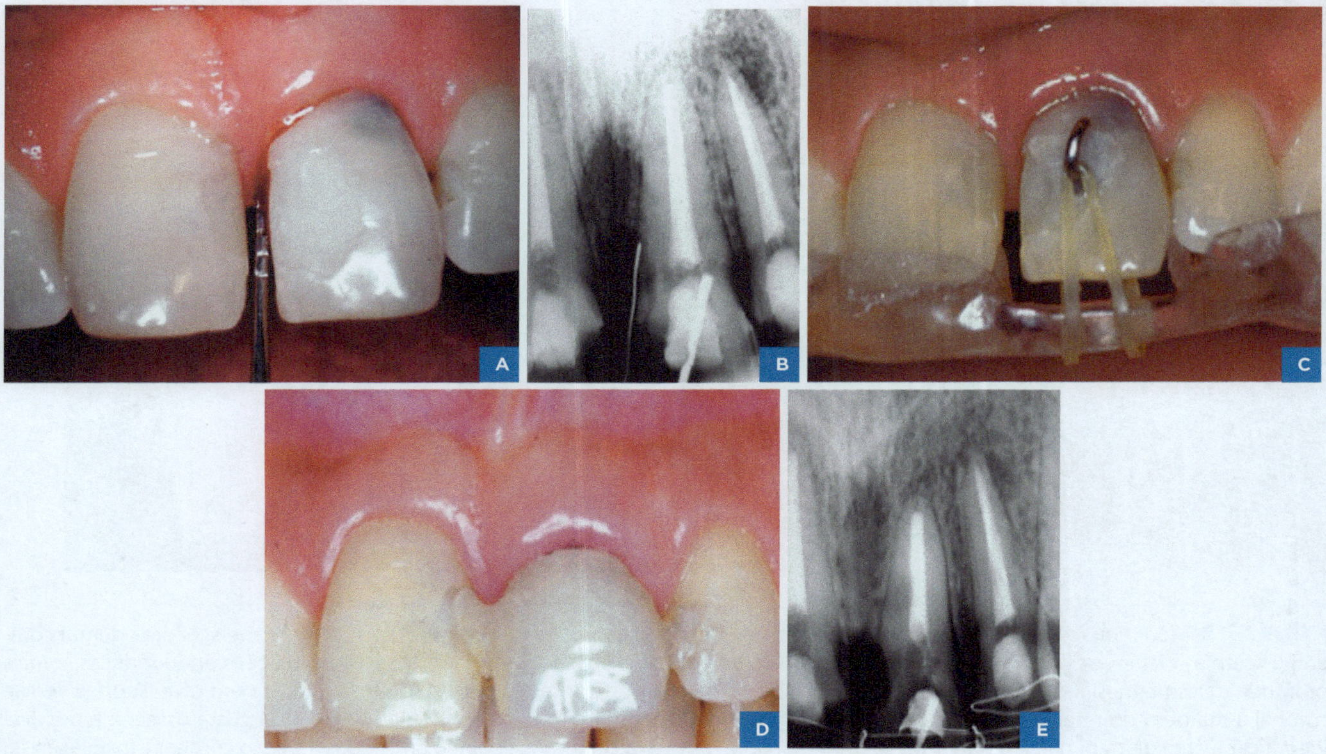

FIGURA 15 Tração coronal lenta – Caso 1. Paciente com 21 anos de idade, estudante de Odontologia, com queixa de sangramento gengival na região do dente 21. (A) Vista clínica vestibular evidenciando a presença de bolsa periodontal de 7,0 mm de profundidade na mesial do 21; nenhuma outra área na boca da paciente esteve acometida por bolsas periodontais. (B) Imagem radiográfica na qual se pode identificar perda óssea marginal restrita à mesial do 21, o que formou um defeito ósseo, como evidenciado pela introdução de um fio de aço ortodôntico na região. (C) Apresentação da metodologia usada para tração coronal do 21; o fio de aço em forma de gancho por vestibular e palatino trespassou o dente em área restaurada com resina e que seria posteriormente reconstruída proteticamente. (D) Dente tracionado, trazendo consigo todo o complexo periodontal marginal, como sugerido pelo nível coronal da margem gengival do 21. (E) Imagem radiográfica após a tração coronal, a qual ilustra o desaparecimento do defeito ósseo periodontal na mesial do 21 e com evidências de neoformação óssea na distal deste mesmo dente.

(Continua)

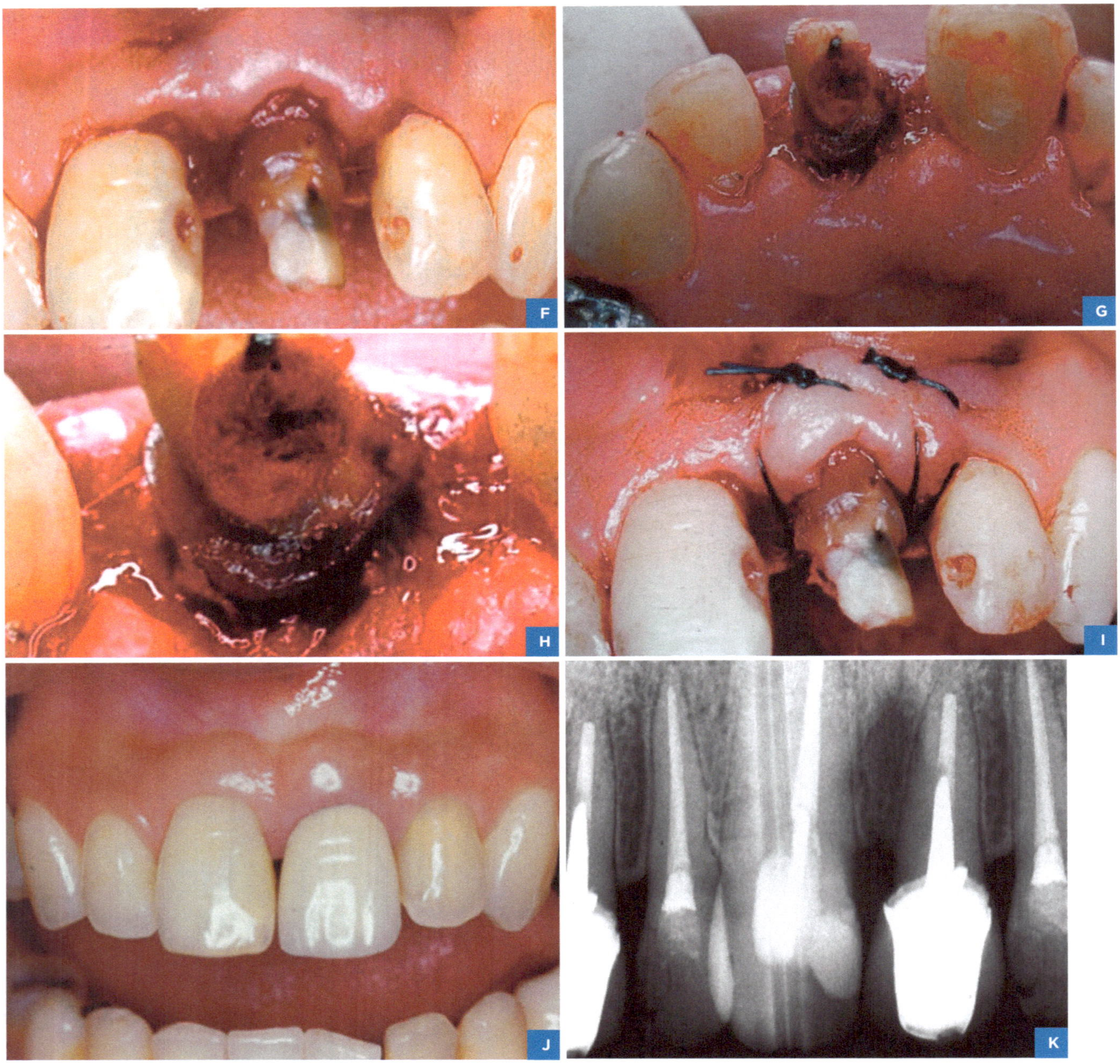

FIGURA 15 (*Continuação*) (F, G) Vistas clínicas gerais vestibular e palatina após correção óssea para restabelecer área dental compatível com as distâncias biológicas periodontais, o que torna possível observar algumas das seis perfurações endodônticas, a mais profunda delas na mesial do 21. (H) Aumento de G, para evidenciar melhor que a perfuração ficou situada em nível supra-alveolar, coronal à margem do retalho. (I) Retalhos suturados posicionados apicalmente por vestibular, próximos à crista óssea, e é possível identificar a área da trepanação endodôntica na mesial do 21. (J) Vista clínica vestibular 6 anos após a tração coronal e instalação da coroa total metalocerâmica. Observe o nível da margem gengival do 21 ligeiramente coronal ao da margem gengival do 11, estando a gengiva com aparência clínica saudável, sem sangramento gengival nem profundidade aumentada de sulco gengival em relação ao padrão geral da paciente. (K) Imagem radiográfica de 6 anos pós-operatórios, exibindo a perpetuação dos resultados alcançados em função do restabelecimento das distâncias biológicas periodontais.

Fonte: Reprodução autorizada pela Editora Artes Médicas.

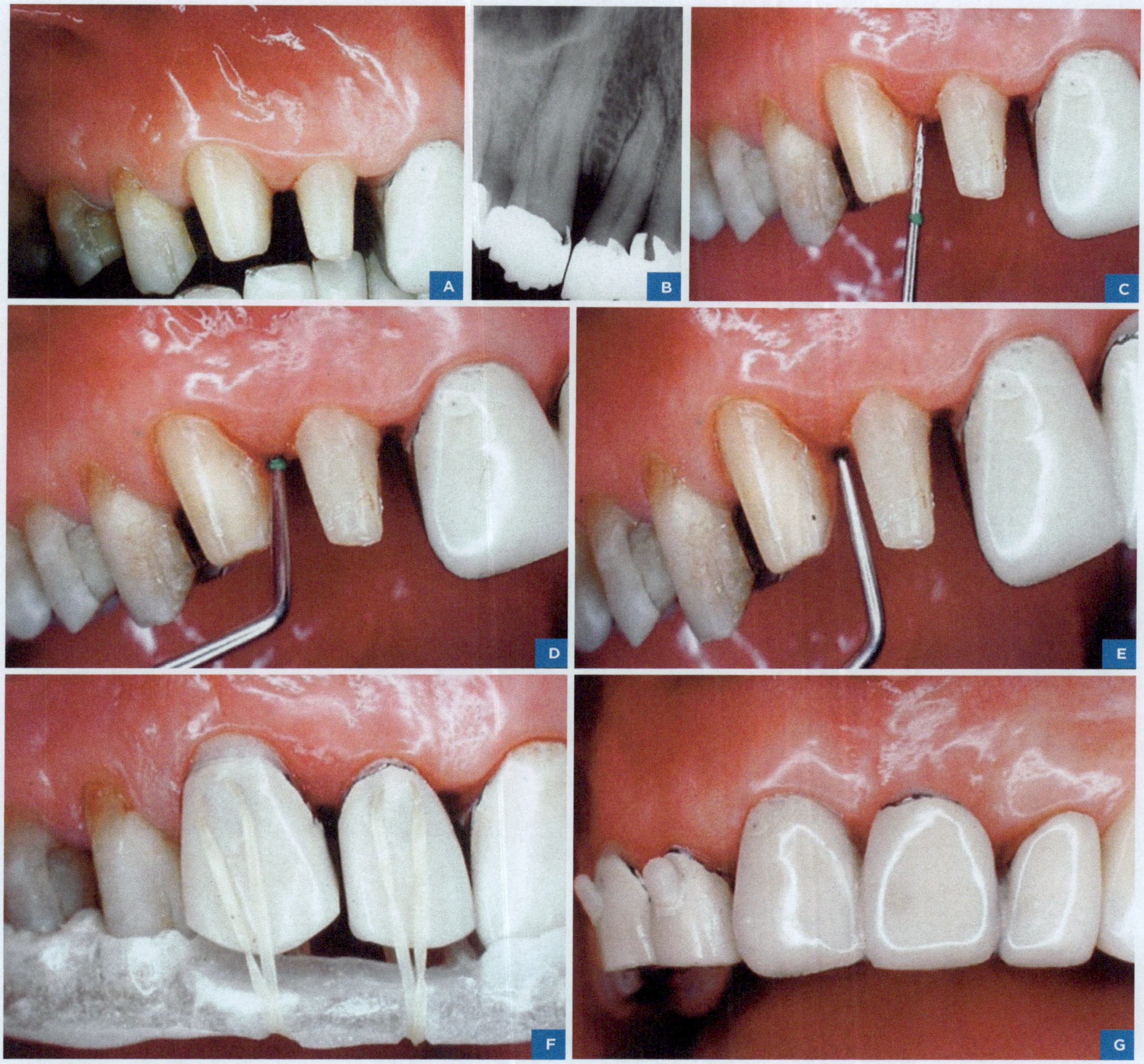

FIGURA 16 Tração coronal lenta – Caso 2. Paciente com bolsas periodontais supraósseas de 7 mm de profundidade na mesial do dente 13 e distal do 12, provavelmente de origem iatrogênica. (A) Imagem clínica após a remoção das coroas protéticas que o paciente apresentava e adequação provisória delas para uso durante o tratamento, destacando a aparência de envolvimento inflamatório periodontal de alguma relevância entre os dentes em questão. (B) Imagem radiográfica do sítio, mostrando perda óssea horizontal em área sem contato proximal entre as coroas protéticas. (C a E) Imagens clínicas demonstrando a profundidade das bolsas de 7 mm na mesial do 13 (D) e distal do 12 (E), conforme realçado pela marcação verde na sonda usada, calibrada com paquímetro exatamente a 7 mm da sua ponta. (F) Metodologia usada para tração coronal lenta do 13 e do 12, construída diretamente na boca do paciente com resina acrílica incolor de polimerização rápida. Para dar suporte ao elástico ortodôntico foram inseridos pinos de resina de rápida polimerização nas regiões vestibular e palatina, próximos ao bordo cervical central das coroas provisórias. (G) Vista clínica frontal após a tração dos dentes, mostrando o deslocamento da margem gengival dos dentes, destacável quando se compara as imagens F e G. Os dentes foram tracionados cerca de 5,0 mm, considerando que 2,0 mm é a profundidade clínica média do sulco gengival normal.

(Continua)

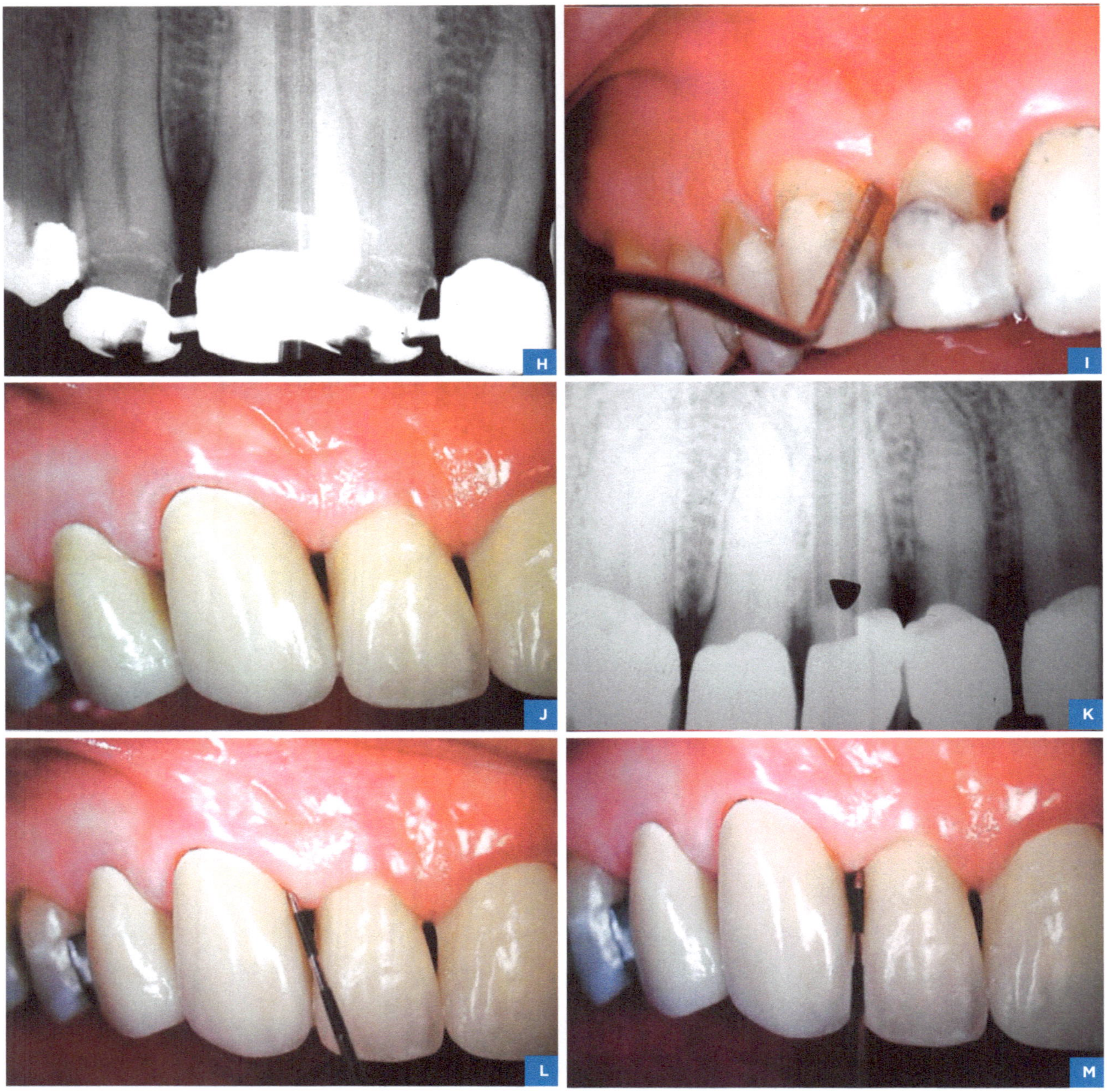

FIGURA 16 (*Continuação*) (H) Imagens radiográficas em dois ângulos, executado com o mesmo filme, dobrado e com interposição de uma lâmina de chumbo entre as partes; a análise das imagens, associada ao exame clínico, sugeriu que a crista óssea foi deslocada coronalmente. (I) Vista clínica após a cicatrização da ferida cirúrgica, executada mediante retalho dividido por vestibular e gengivectomia interna palatina, acompanhada por osteotomia marginal para recomposição da curva óssea parabólica em nível compatível com os demais dentes; observe o nível geral da margem gengival e a reformação da profundidade clínica normal do sulco gengival. (J) Período pós-operatório de 8 anos, mostrando ligeira recessão gengival, como se atesta pela exposição do ligeiro bordo cervical metálico das coroas metalocerâmicas do 13 e do 14. (K) Imagens radiográficas em dois ângulos no mesmo filme para ilustrar como o nível da crista óssea foi preservado e mantém-se estável ao longo de 8 anos. (L, M) Profundidades biológicas dos sulcos gengivais das áreas afetadas restabelecidas e estáveis, de modo a indicar que o restabelecimento das distâncias biológicas periodontais é requisito fundamental para a expressão da saúde.

Fonte: Reprodução autorizada pela Editora Artes Médicas.

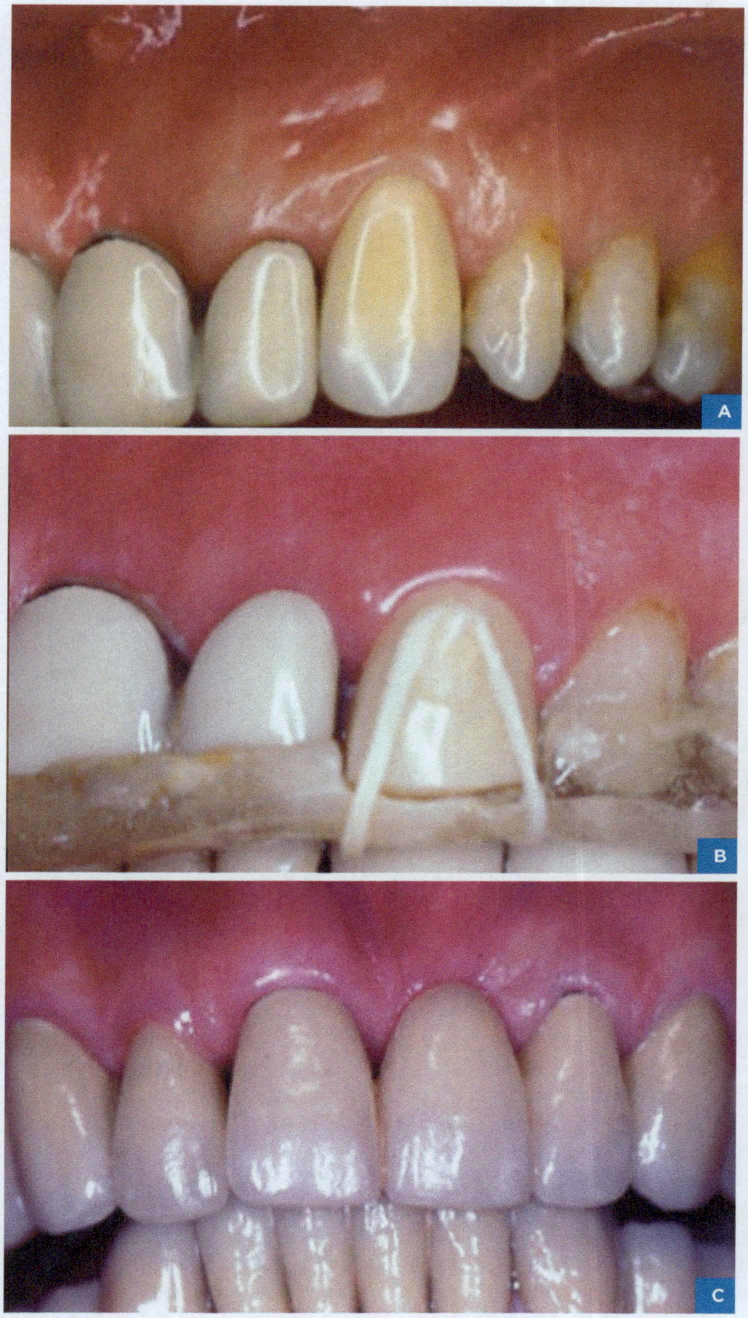

FIGURA 17 Tração coronal lenta para tratamento de recessão gengival. O mesmo paciente do caso anterior reivindicou nivelar o tamanho do dente 23 com os demais dentes vizinhos, pois a recessão gengival o incomodava esteticamente. O planejamento foi a tração coronal lenta, visando reformar as distâncias biológicas periodontais em nível compatível com as expectativas do paciente, partindo do princípio biológico de que essas distâncias acompanham o movimento da tração coronal, principalmente quando o movimento é feito lentamente. (A) Vista clínica vestibular inicial, exibindo o desnível da margem gengival do 23 em relação aos demais, destacando-se que o plano oclusal se apresenta razoavelmente regular. (B) Vista clínica após o movimento ortodôntico de tração coronal lenta, executado com o auxílio de placa de mordida e elástico ortodôntico. Para cada etapa de movimento ortodôntico lento, deixou-se espaço disponível de 0,5 mm como vão livre entre a incisal da coroa provisória e a placa de mordida na região do dente em questão. Uma vez alcançado o contato com a placa, deixou-se período de intermitência de 12 dias, após o qual foi executada nova etapa do movimento lento de 0,5 mm, nova etapa de intermitência de 12 dias e assim por diante, até completar o nivelamento das margens gengivais. A arquitetura óssea foi remodelada por cirurgia periodontal ressectiva. (C) Após a reformação da profundidade considerada constitucional do sulco gengival de conformidade com o padrão geral inicial e final do paciente, foi completada a reconstrução reabilitadora do paciente, apresentada no período de 2 anos pós-operatórios. Observe que a reconstrução foi feita com base nas curvas de Monson e na altura do plano oclusal em harmonia com a guia anterior do paciente, a fim de produzir a desoclusão dos dentes posteriores durante as excursões mandibulares.

Fonte: Reprodução autorizada pela Editora Artes Médicas.

Racionalização da reconstituição das distâncias biológicas por meio de tração coronal rápida

Entre as causas de invasão das distâncias biológicas pode-se mencionar, também, todo e qualquer comprometimento do dente que ultrapasse a área de sulco gengival histológico apresentado na **Figura 13**, como lesões de cáries, fratura dental, preparos protéticos e terapêuticos intrassulculares profundos, ou que envolvam diretamente a área de inserção conjuntiva, como perfuração endodôntica cervical e reabsorção externa ou interna na área cervical.

Esses envolvimentos podem ser tratados por meio de tração coronal rápida, que tem por objetivo posicionar de 2 a 3 mm de estrutura dental saudável coronal à crista óssea para recuperação das distâncias biológicas (1,0 a 1,5 mm de área de inserção conjuntiva e 1,0 a 1,5 mm de epitélio juncional). A tração coronal rápida é feita por meio de movimentos ativos livres de 2 a 3 mm, seguidos por etapas sem movimento ativo durante 3 a 5 dias, até expor a fração necessária de estrutura dental saudável **(Quadro 5)**.

A extensão de movimentação coronal necessária é calculada mediante localização da margem apical do comprometimento em relação à crista óssea. Por exemplo, se a invasão da distância biológica se deu 2 mm apicalmente à crista óssea, a extensão total do movimento deverá incluir

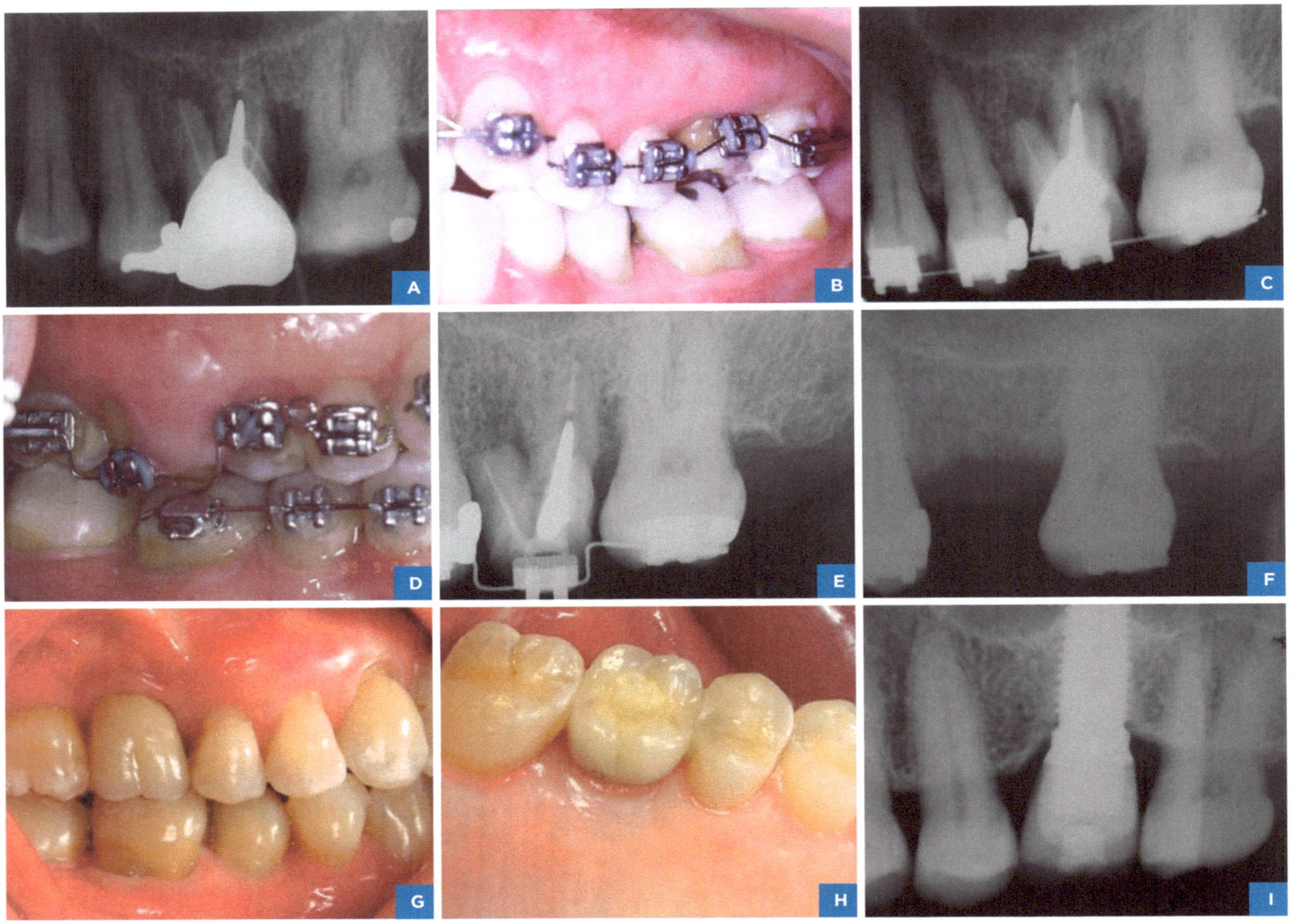

FIGURA 18 Exodontia por meio de tração coronal lenta. Tração coronal para prevenção de extensão alveolar do seio maxilar após extração dental. (A) Imagem radiográfica inicial de envolvimento endodôntico-periodontal associado ao dente 26, de modo a ilustrar a perda óssea extensa na distal da raiz distovestibular, atingir a bifurcação distal e exteriorizar na bifurcação mesial, como mostrado pela imagem do fio radiopaco introduzido pela bifurcação distal e exteriorizado na mesial. Observe, também, a proximidade dos ápices radiculares ao assoalho do seio maxilar. (B) Vista clínica que evidencia o aparelho ortodôntico fixo utilizado, o qual se estendeu por vários dentes para distribuir a força lateral resultante do movimento. (C) Imagem radiográfica após alguma extensão de movimento realizada, que mostra distanciamento inicial dos ápices radiculares em relação ao assoalho do seio maxilar. (D) Vista clínica vestibular ao final do movimento, destacando-se a movimentação conjunta da margem gengival do 26, que se encontra nivelada ao plano oclusal do 25; o mesmo não ocorreu na região distal, provavelmente pela presença de uma bolsa periodontal com 10 mm de profundidade. (E) Imagem radiográfica ao final do movimento, a qual sugere não só o distanciamento dos ápices radiculares do 26 ao assoalho do seio maxilar, como também remodelamento ósseo dos defeitos endodôntico-periodontais inicialmente presentes. (F) Imagem radiográfica da consolidação óssea pós-extração dental, ilustrando a preservação topográfica do assoalho do seio maxilar. Optou-se por esse procedimento e não por enxerto ósseo por considerar que o osso originado pelo próprio indivíduo encerra melhores propriedades que aquele resultante de quaisquer tipos de enxertos ósseos. (G, H) Vistas clínicas vestibular e palatina da reconstrução da área pela coroa metalocerâmica sobre implante osseointegrado em substituição ao 26. (I) Imagem radiográfica obtida após 9 anos de uso efetivo da coroa, que demonstra a manutenção da posição do assoalho do seio, com alguma elevação ao redor do implante por ter sido realizado enxerto de osso liofilizado para levantamento de seio maxilar na fase de instalação do implante de 5,0 mm de diâmetro por 13 mm de comprimento.

Fonte: Reprodução autorizada pela Editora Artes Médicas.

QUADRO 5 Metodologia da tração coronal rápida.
Espaço para movimentação ativa de 2 a 3 mm
Período entre ativações: 3 a 5 dias (sem movimentos ativos no período)
Período de contenção: 4 meses
Correção da arquitetura óssea e reconstituição das distâncias biológicas
Reabilitação funcional e estética

Fonte: Elaborado pelos autores.

2 mm para se atingir o nível da crista óssea e mais 2 a 3 mm para promover a reconstituição das distâncias biológicas em nível adequado.

A escolha entre 2 ou 3 mm depende do suporte periodontal remanescente, já que a proporção máxima desejável coroa clínica:raiz clínica é de 1. Uma vez alcançada a posição desejada, o(s) dente(s) em questão deve(m) ficar estabilizado(s) durante 4 meses, o que permite a estabilização do(s) dente(s) na nova posição, sem risco de relapso ortodôntico. Depois desse período, pode-se realizar cirurgia periodontal para correção da arquitetura óssea, se necessário, e proceder-se à reabilitação protética ou confecção da restauração após a reformação biológica do sulco gengival. Essa modalidade de tratamento está apresentada nas **Figuras 19** e **20**.

Aumento estético de coroa clínica

Além disso, é importante chamar a atenção especificamente para casos de pacientes periodontalmente saudáveis que necessitam procedimentos de reabilitação oral, seja por deficiências na formação dos dentes, seja por erupção passiva alterada, com a finalidade de correções estéticas, funcionais, fonéticas e de efetividade mastigatória, como ocorre em presença de coroas de comprimento reduzido ou com formas bizarras.

Quando o comprimento da coroa clínica dos dentes envolve apenas excesso de gengiva recobrindo maior fração do esmalte cervical, há área de inserção conjuntiva normal, pois esta é mais estável (aproximadamente 1 mm). Assim, o aumento da profundidade de sondagem se dá por aumento do comprimento do epitélio juncional, com impacto negativo na efetividade das medidas de higiene oral,[13,23] o que favorece a proliferação bacteriana.[24] A correção dessas condições se dá por meio de gengivoplastia, já que a crista óssea se encontra em posição adequada para o estabelecimento da área de inserção conjuntiva. A **Figura 21** ilustra o tratamento clássico dessas condições.

Quando ocorre erupção passiva e ativa alteradas, ou seja, quando a crista óssea marginal se encontrar muito próxima (a menos de 1 mm) da margem gengival, não há espaço suficiente para acomodação da área de inserção conjuntiva, e é necessária a realização de osteotomia e osteoplastia e do posicionamento apical do retalho, conforme apresentado na **Figura 22**.

Altura e espessura de gengiva ceratinizada

Com certa frequência, são observados casos de exposição radicular antiestética na área cervical e/ou da cinta metálica em curtos períodos após a confecção de restaurações ou instalação de coroas protéticas. Há maior tendência de se observar essas condições na presença de quantidade insuficiente e/ou qualidade inadequada (fenótipo gengival fino) de gengiva ceratinizada, considerando-se que a quantidade de gengiva ceratinizada inferior a 2 mm é crítica para a homeostasia do periodonto marginal.[25,26] Adicionalmente, em áreas de reconstrução protética, foi proposto mínimo de 5 mm de gengiva ceratinizada para a preservação da saúde gengival.[4,27]

Por outro lado, outros autores consideram que a quantidade ou qualidade de gengiva ceratinizada não é significante, desde que a área seja mantida sob rigoroso controle de placa.[14,28-30] Apesar disso, em estudo longitudinal de 6 anos de acompanhamento, Kennedy *et al.*[25] observaram que, em pacientes irregularmente mantidos, houve inflamação e recessão gengival nos sítios de menor quantidade e/ou pior qualidade de gengiva ceratinizada. Esses achados podem ser justificados pela alteração dos mecanismos homeostáticos do periodonto marginal em áreas que apresentam quantidade insuficiente de gengiva ceratinizada (< 2 mm), mesmo em condições fisiológicas de pacientes saudáveis periodontalmente.[31]

Assim, os princípios periodontais devem ser rigorosamente aplicados em pacientes que requerem tratamento reabilitador, estando indicada a criação ou aumento da faixa de gengiva ceratinizada nessas situações, por meio de enxerto gengival livre (**Figuras 23** e **24**) ou enxerto de tecido conjuntivo subepitelial associado ao deslize coronal do retalho **(Figura 25)**.

A definição da quantidade de gengiva adequada quando se envolve reabilitação oral é difícil. Conforme já mencionado, o mínimo de 5 mm de gengiva ceratinizada seria recomendado em dentes pilares protéticos,[27] enquanto dentes que não são pilares protéticos podem expressar saúde gengival com faixa mínima de gengiva ceratinizada.

A margem apical de enxertos autógenos livres de gengiva se desloca coronalmente durante a fase de cicatrização, enquanto a margem coronal do enxerto sofre um crescimento coronal, chamado de *creeping attachment*,[32] que continua ocorrendo por anos após a cirurgia,[33] o que dificulta ou até mesmo impede a determinação prévia da quantidade de gengiva que se obterá **(Figura 23)**. Por outro lado, nas fases iniciais da cicatrização, ocorre contração do enxerto, dependente da necessidade funcional da área, podendo se esperar perda de 20 a 30% do volume de tecido enxertado.[34] Diante do exposto, pode-se considerar que a altura máxima do enxerto gengival livre deve ser de 7 mm, o que resulta, após a contração do enxerto, em faixa de gengiva ceratinizada de 5 mm de altura ao redor do dente.

De forma geral, a cirurgia de enxerto gengival livre segue os princípios amplamente discutidos na literatura.[6,12,35-39]

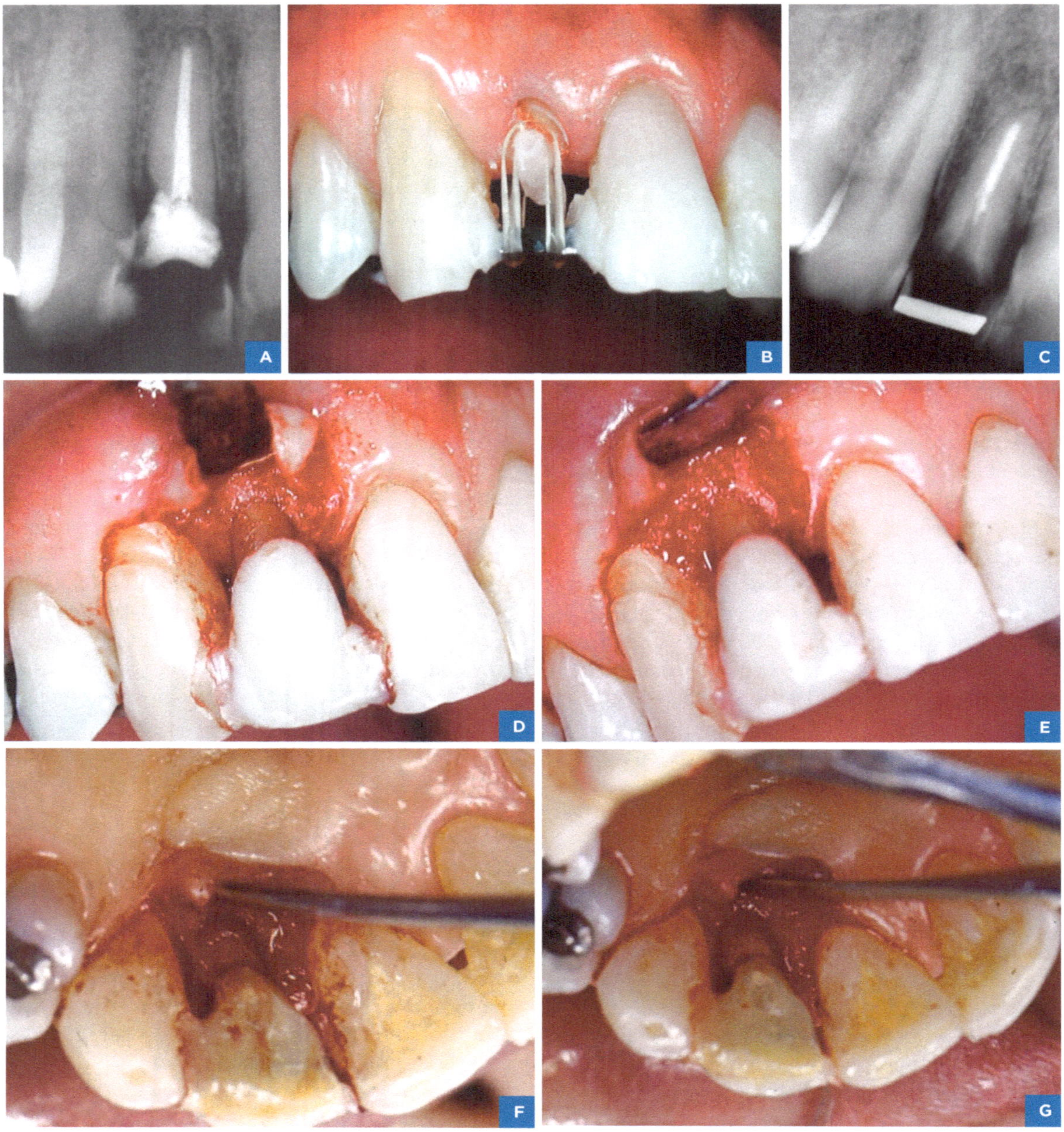

FIGURA 19 Tração coronal rápida para reconstituição das distâncias biológicas – Caso 1. (A) Imagem radiográfica do dente 12, após fratura transversal oblíqua para distal em paciente sem outros envolvimentos por doença periodontal inflamatória infecciosa marginal. Embora a fratura tenha se processado em nível apical à crista óssea por distal, a imagem revela remanescente radicular compatível com a preservação do dente, porém requerendo exposição de estrutura radicular saudável para reconstituição das distâncias biológicas periodontais. (B) Vista clínica vestibular da aparatologia empregada para tracionar o dente para coronal e expor a faixa de estrutura dental saudável, necessária à reconstrução da área de inserção conjuntiva e do epitélio juncional: um pino para ancoragem do elástico ortodôntico foi fixado ao 12 e 13 com resina adesiva, enquanto uma fração adequada do canal foi preenchida com resina autopolimerizável de cor vermelha, sobre a qual se uniu resina autopolimerizável cor 62, com uma extensão em forma de pino para vestibular e outra para lingual, deixando vão livre de 5,0 mm até o pino fixado aos dentes. Desse modo, foi possível enlaçar um elástico ortodôntico no pino lingual, passá-lo sobre o pino preso aos dentes e, então, enlaçar o elástico no pino vestibular, para ativar, assim, a força de tração coronal no 12. (C) Imagem radiográfica 4 meses após a movimentação e imobilização do 12, a qual ilustra que a fração necessária do dente foi exteriorizada extra-alveolarmente, a despeito de ligeira neoformação óssea marginal em resposta à extrusão. (D) Vista clínica vestibular do leito cirúrgico exposto antes da osteotomia e (E) após a osteotomia, de modo a acentuar a curva parabólica da crista óssea, em nível compatível com a arquitetura geral. (F) Vista clínica palatina do leito cirúrgico exposto antes da osteotomia, que mostra a exposição da superfície radicular exposta pela extrusão ortodôntica do 12. (G) Vista clínica após a osteotomia, para regularizar a curva parabólica em harmonia com os dentes vizinhos e com a reconstrução das distâncias biológicas periodontais do 12.

(Continua)

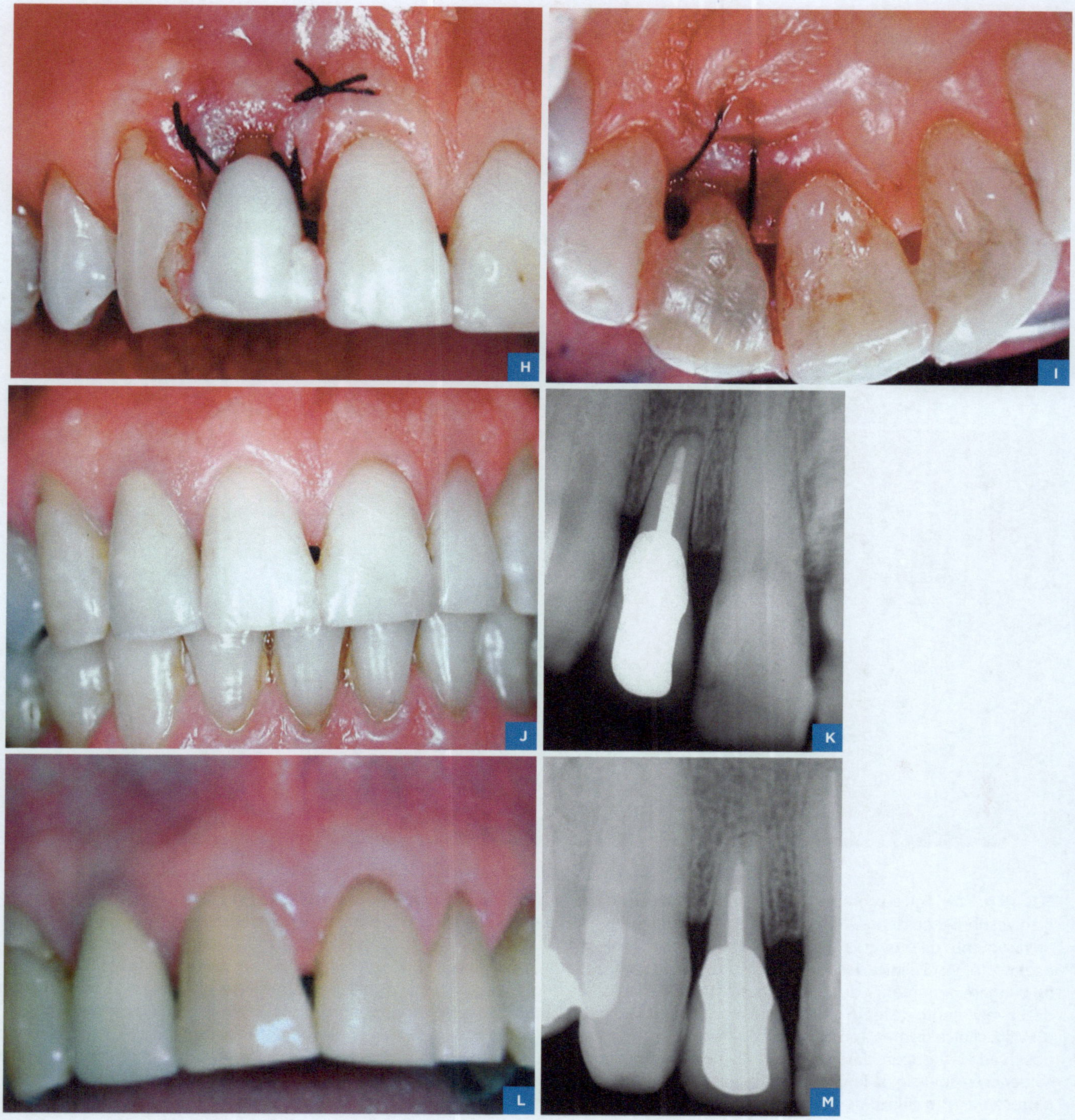

FIGURA 19 (*Continuação*) (H, I) Sutura dos retalhos com reposicionamento apical por vestibular, recobrindo a fração do dente necessária à reconstrução das distâncias biológicas periodontais. (J, K) Resultados clínico e radiográfico, respectivamente, no período de 3 anos pós-operatórios, com evidência nítida da harmonia funcional e estética do paciente. (L, M) Resultados clínico e radiográfico após 22 anos de controle, confirmando a validade da terapêutica periodontal de reconstrução das distâncias biológicas para consolidação da condição fisiológica e homeostática, tanto do compartimento periodontal de proteção quanto do compartimento periodontal de sustentação. Observe que a documentação final foi feita antes de quaisquer procedimentos de controle profissional e, inclusive, é possível distinguir a variação de cores das coroas dentais naturais, provavelmente processada em função da impregnação por pigmentos da dieta alimentar.

Fonte: Reprodução autorizada pela Editora Artes Médicas.

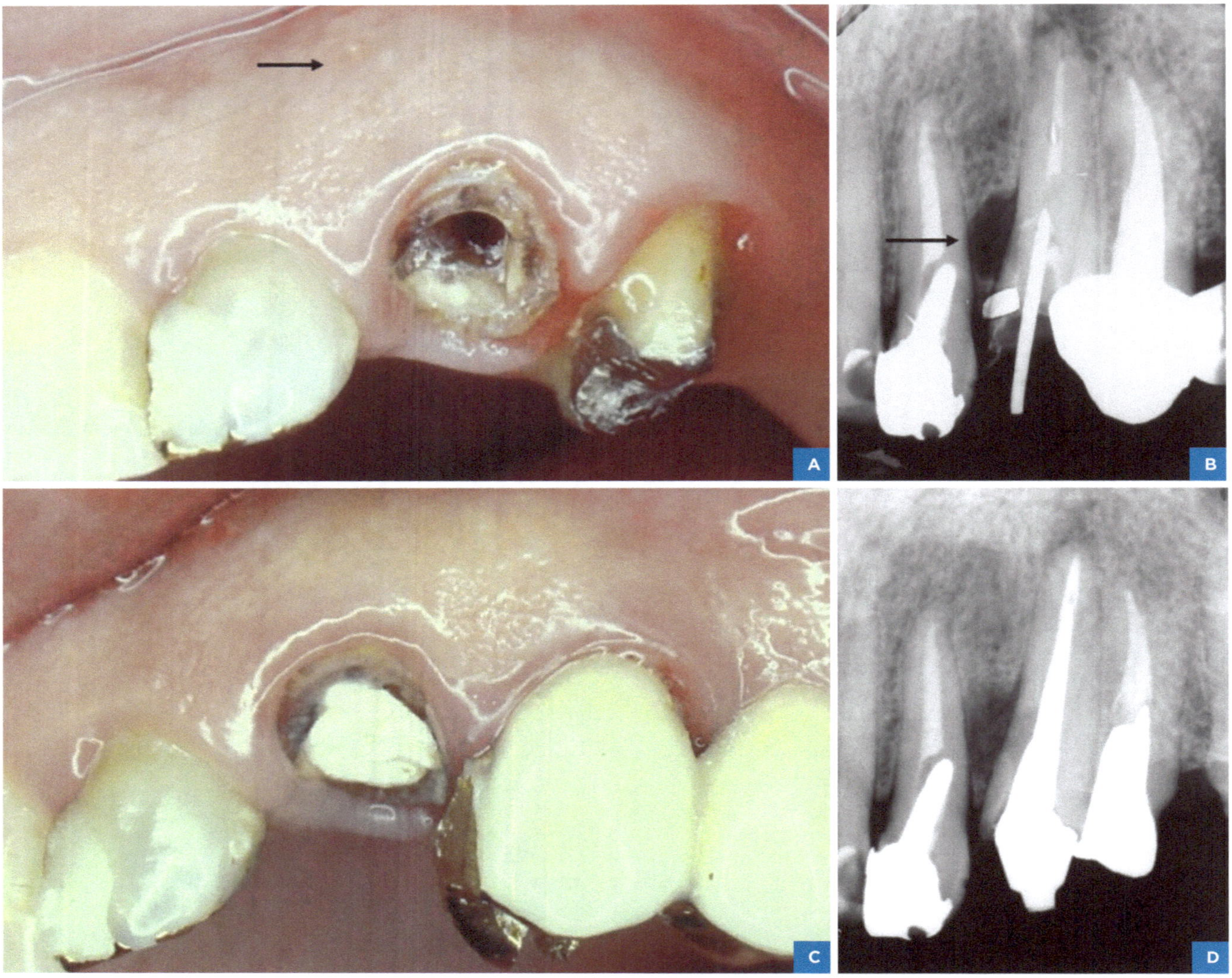

FIGURA 20 Tração coronal rápida para reconstituição das distâncias biológicas – Caso 2. Paciente apresentou-se com fístula na região vestibular do dente 23, próximo à junção mucogengival, relatando episódios de aumento da tumefação da área, seguido por extravasamento de pus, quando a sensação dolorosa era aliviada. O dente 23 encontrava-se sem a coroa instalada anos antes, conforme o relato. (A) Vista clínica vestibular, após a remoção da prótese fixa nos dentes 24, 25 e 26, com a indicação da área da fístula pela seta. (B) Imagem radiográfica do 23, que mostra lesão periapical de origem endodôntica e perfuração mesial da raiz, de modo a ocasionar o desenvolvimento de lesão periodontal óssea extensa ao redor (seta), com envolvimento próximo às distâncias biológicas periodontais. (C) Vista clínica da área após 6 meses de tratamento endodôntico para resolução das lesões endodônticas periapicais e laterais, tendo observado o desaparecimento da fístula mesiovestibular. (D) Imagem radiográfica após 6 meses sob tratamento endodôntico, a qual evidencia resolução da lesão apical e persistência da lesão periodontal ao nível da trepanação. O núcleo confeccionado para viabilizar o procedimento clínico de tração coronal foi temporariamente cimentado com pasta zincoenólica, visando melhor proteção da área

(Continua)

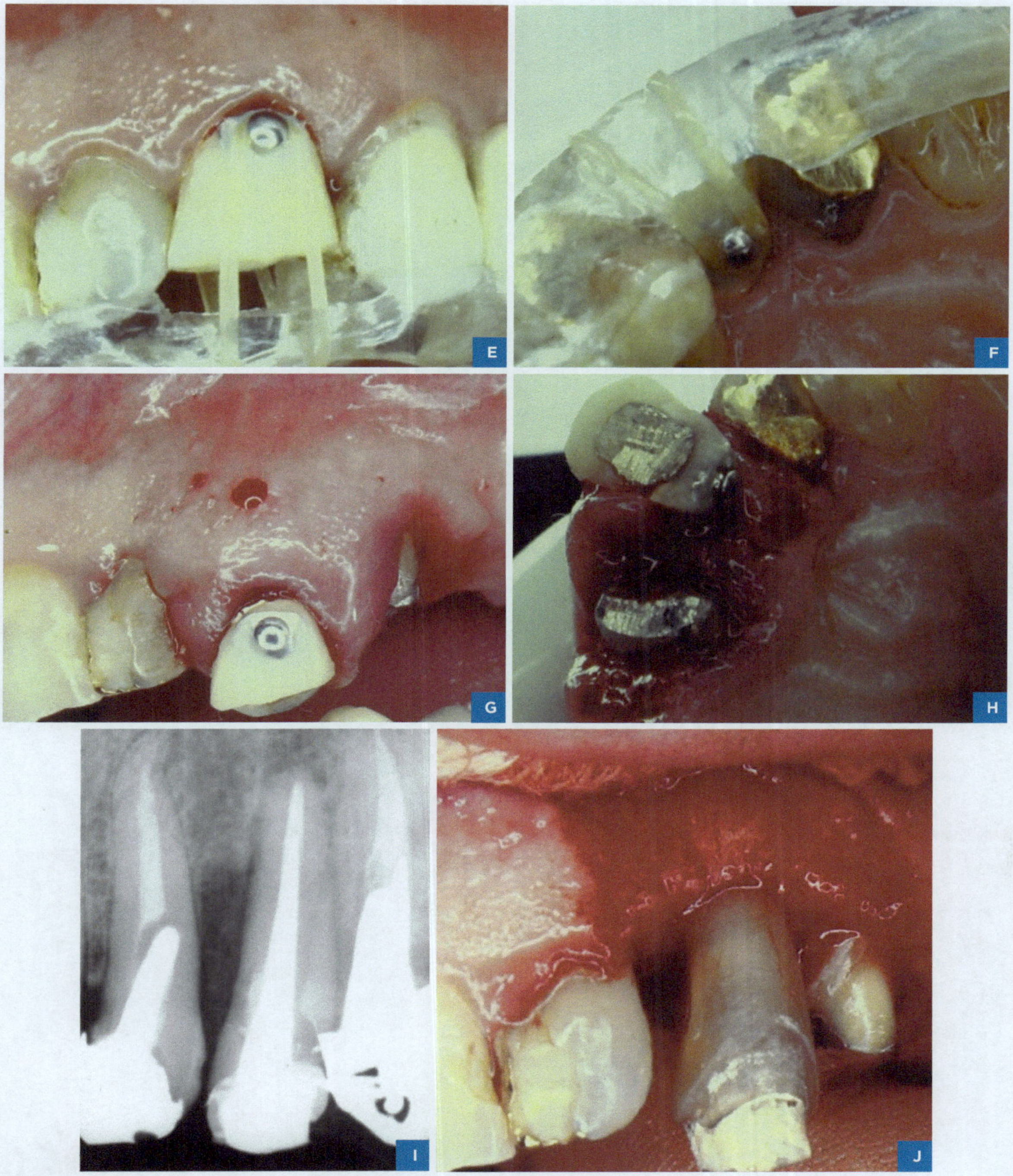

FIGURA 20 (*Continuação*) (E, F) Vistas clínicas vestibular e palatina da aparatologia ortodôntica destinada à tração coronal do 23 para exposição da trepanação; na época, o alto risco de perda da crista óssea mesial do 23 por necrose isquêmica em resposta à cirurgia endodôntica para obturação lateral da trepanação levou ao planejamento de tração coronal rápida, visando expor a trepanação em nível supra-alveolar; a placa de mordida foi utilizada como recurso para a tração por representar o meio mais seguro de controle exato do movimento necessário, ao mesmo tempo evitando quaisquer tensões nos demais dentes do próprio arco dental e do oponente. (G, H) Vistas clínicas vestibular e palatina após 13 mm de tração coronal do 23, as quais mostram como a margem gengival acompanha toda extensão do movimento, porém a união mucogengival permanece estável, o que aumenta a faixa de gengiva ceratinizada. O deslocamento coronal da gengiva levou à impossibilidade de imobilização imediata do 23 por união à prótese fixa provisória do 24 ao 26. (I) Imagem radiográfica pré-cirúrgica, para sugerir a exteriorização da trepanação, porém ainda evidenciando remanescente da lesão endodôntica lateral. A mobilidade dental manifestou-se bastante acentuada neste momento, porém a necessidade de imobilização do dente foi imperativa para se realizar cirurgia periodontal imediata com esse propósito. (J) Vista vestibular da exposição do campo cirúrgico por retalho dividido.

(Continua)

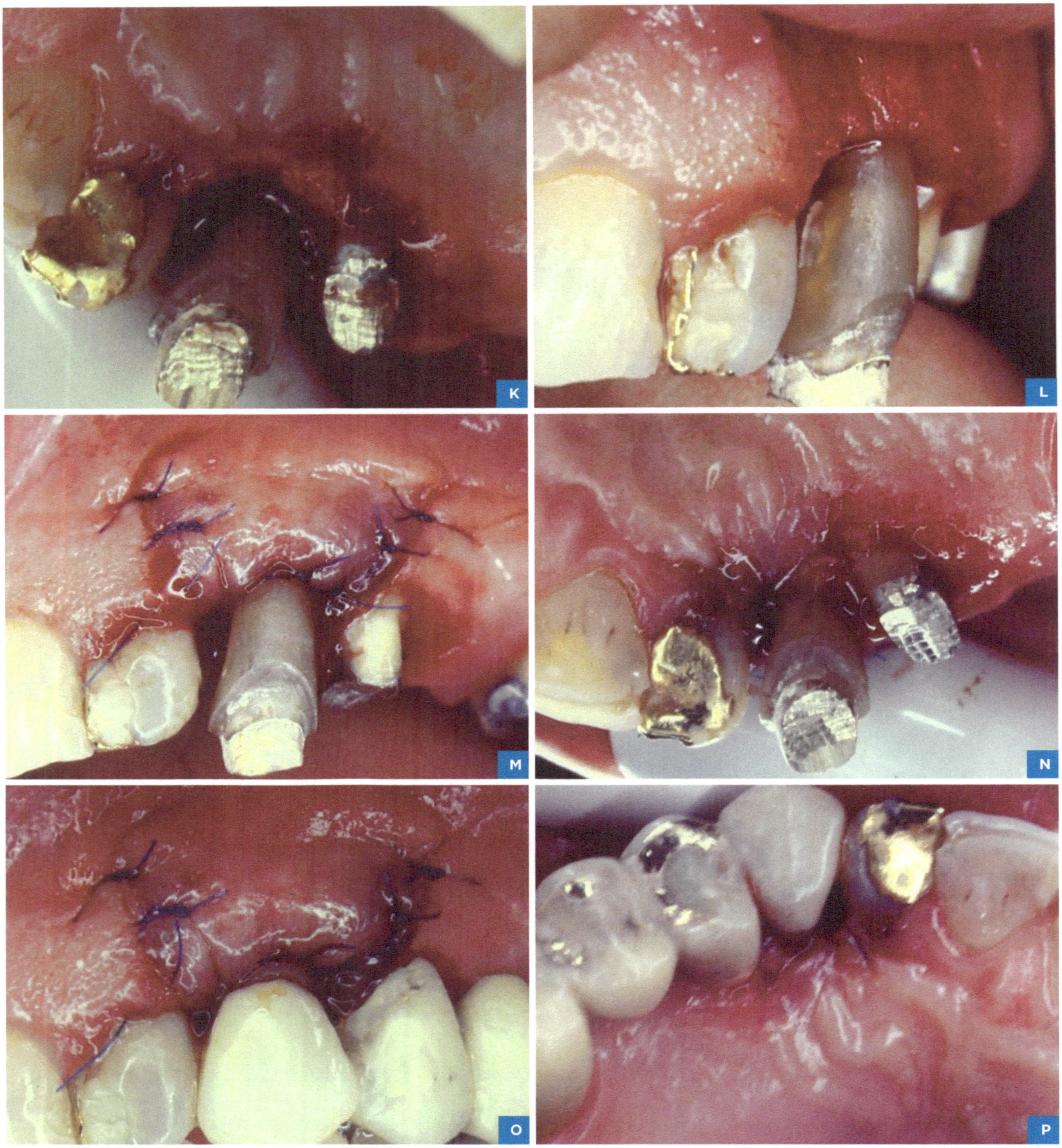

FIGURA 20 (*Continuação*) (K) Exposição do campo cirúrgico por gengivectomia interna, cujo bisel marginal de acesso foi delineado a cerca de 2 mm coronal à crista óssea presente. (L) Após debridamento da área foi possível identificar a trepanação completamente exposta, em nível compatível com o restabelecimento das distâncias biológicas periodontais; a análise apurada da região periodontalmente afetada pela trepanação mostrou a presença de tecido consistente e depressível, não sangrante, tratando-se provavelmente de tecido de granulação em fase de regeneração periodontal. (M a P) Vistas clínicas vestibular e palatina após a sutura dos retalhos, antes e após a colocação de prótese fixa provisória, unindo todos os elementos protéticos, visando a estabilização do 23. Os retalhos foram suturados de modo a recobrir toda a crista óssea e cerca de 1,0 mm da superfície dental exposta, levando-se em consideração que o próprio organismo se incumbe de completar a formação dos tecidos marginais para reconstituição das distâncias biológicas periodontais.

(Continua)

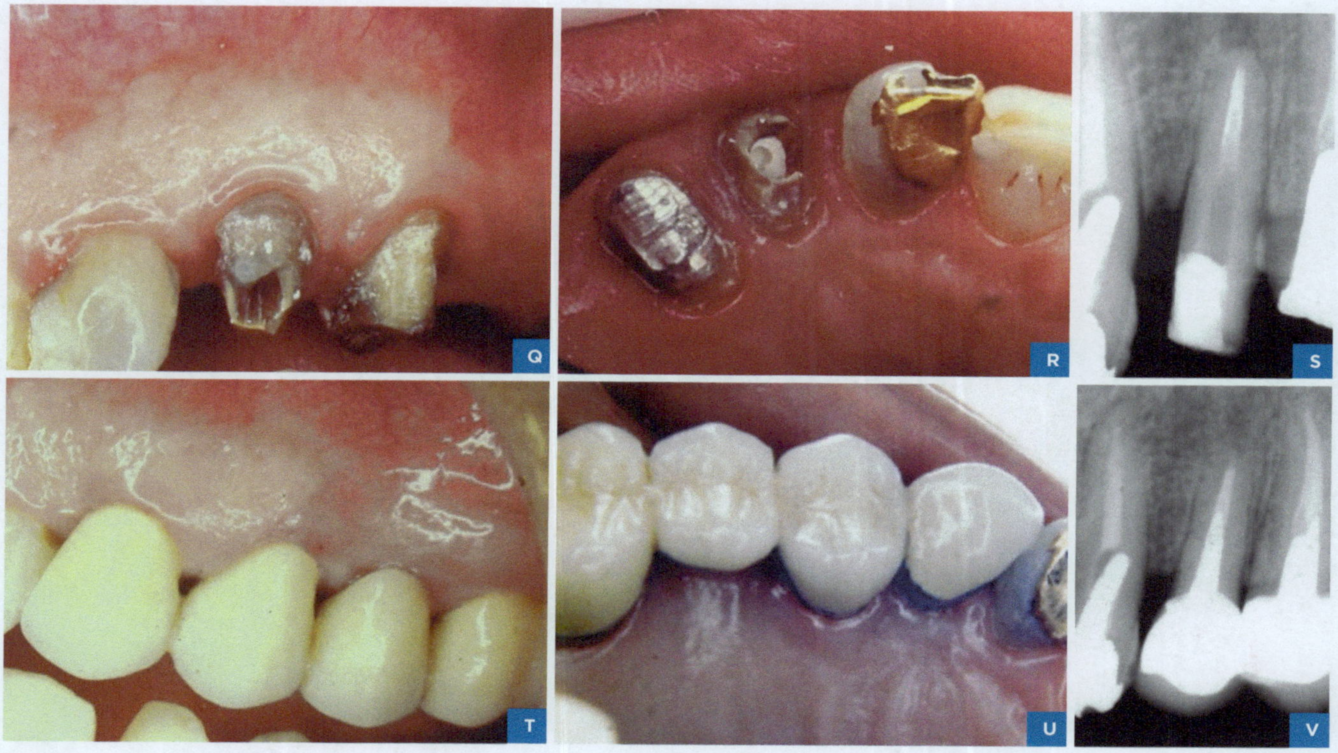

FIGURA 20 (*Continuação*) (Q, R) Vistas clínicas vestibular e oclusopalatina da área cicatrizada no período de 4 meses pós-operatórios, que denotam estabilização da margem gengival. (S) Remodelação periodontal processada na área da lesão endodôntica lateral, com reconstituição de estrutura dental extra-alveolar saudável, necessária e suficiente para o estabelecimento das distâncias biológicas periodontais. (T, U) Vistas clínicas após 1 ano de instalação da prótese fixa, unindo 23, 24 e 26, tendo o 25 como pôntico. (V) Imagem radiográfica desse período, comprovando-se o restabelecimento de condições periodontais compatíveis com os objetivos propostos de tratamento reabilitador. Embora na atualidade se possa contar com o tratamento por extração e instalação de implante osseointegrado, não se pode deixar de considerar que a permanência do dente é mais saudável do que a do implante, mesmo porque a presença de dentes permite controle melhor e mais preciso das forças aplicadas e dos movimentos mandibulares funcionais, e oferece, assim, melhores condições de comportamento fisiológico do sistema estomatognático como um todo. Além disso, em função da componente anterior das forças da mastigação e da força de erupção dental ativa e contínua, durante o correr da vida são processadas mudanças fisiológicas na posição dos dentes, o que não ocorre com os implantes. Desse modo, com alguma frequência, o movimento mesial fisiológico dos dentes produz diastemas entre dentes e implantes e a erupção dental produz desníveis da margem gengival entre dentes e implantes. Parte dessas observações foram bem marcantes quando se instalaram implantes em pessoas de pouca idade, sem definição da dimensão vertical de oclusão (DVO) final, de modo a gerar grande disparidade de níveis entre dentes e implantes, quer em relação ao plano oclusal, quer em relação às topografias óssea e gengival marginais.

Fonte: Reprodução autorizada pela Editora Artes Médicas.

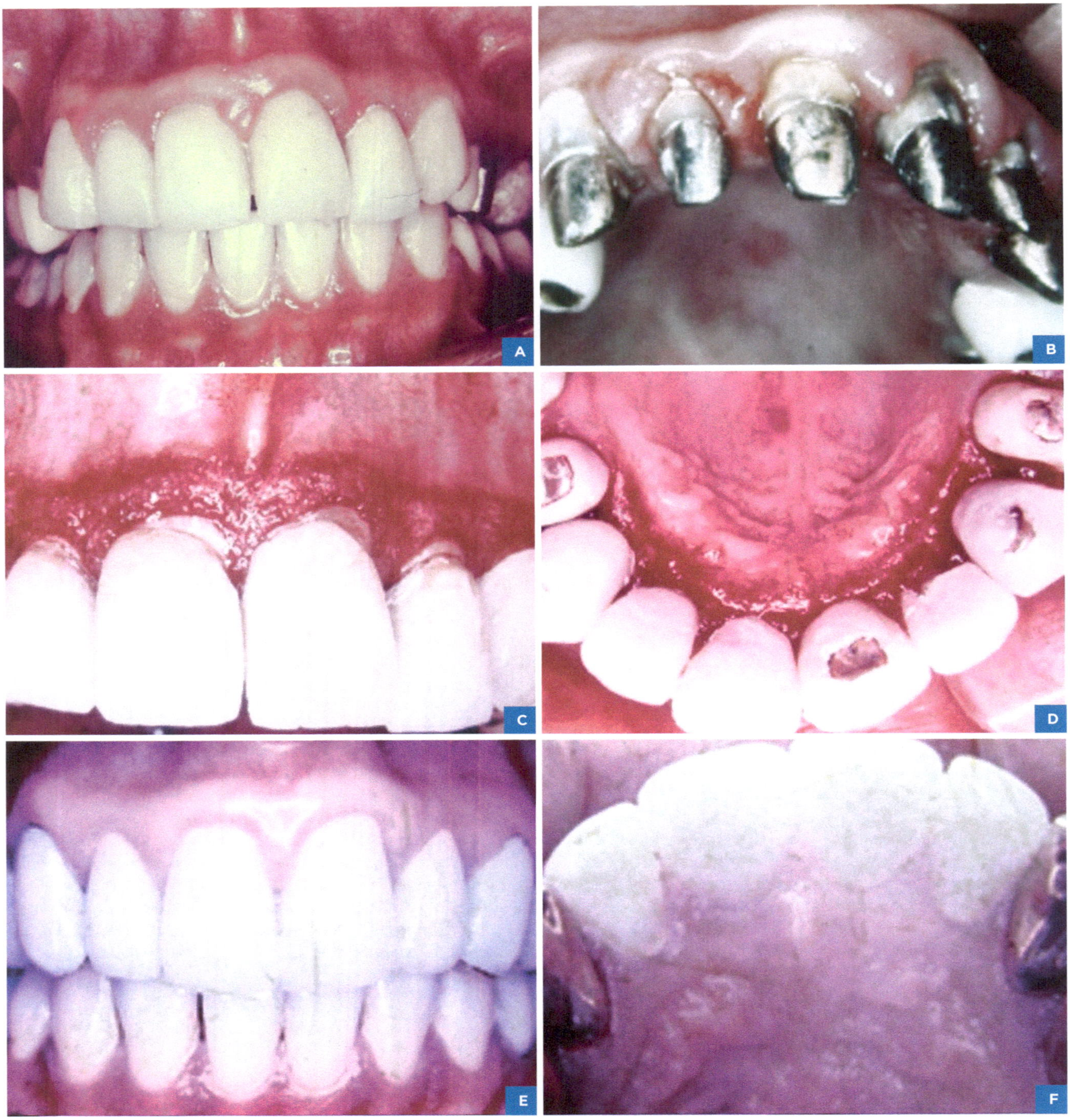

FIGURA 21 Gengivectomia e gengivoplastia. Paciente em tratamento de reconstrução protética dos dentes anteriores, cuja resposta gengival representou sério óbice para que o profissional levasse a efeito o tratamento. (A, B) Características alteradas do tecido gengival em resposta aos preparos protéticos e coroas provisórias instaladas. É possível identificar falta de contorno adequado das coroas provisórias, com inadequação das relações de contatos proximais entre elas, chegando a produzir até a formação de área de col em dentes anteriores. (C, D) Vistas clínicas vestibular e palatina, respectivamente, após a realização de gengivoplastia para correção da forma e características arquiteturais correlatas, o que torna possível observar a desadaptação das coroas protéticas aos términos cervicais dos preparos protéticos. Os resultados clínicos finais mostram a resposta saudável oferecida quando se analisam as vistas clínicas vestibulares anterior (E) e palatina (F) *(Continuação)*

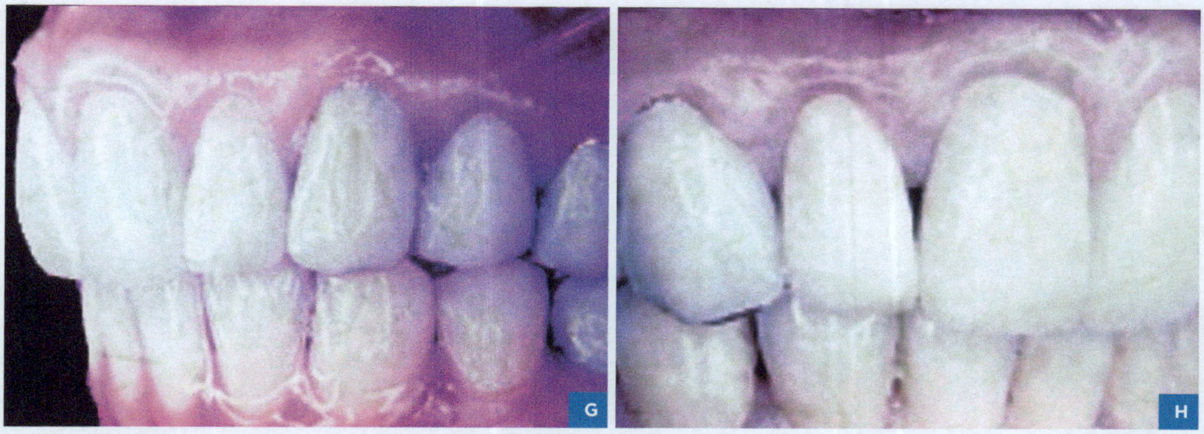

FIGURA 21 (*Continuação*) laterais direita (G) e esquerda (H), nas quais se pode destacar a característica morfológica geral saudável do tecido, o que ilustra a influência do respeito às distâncias biológicas periodontais e características das ameias gengivais.

Fonte: Acervo pessoal dos autores.

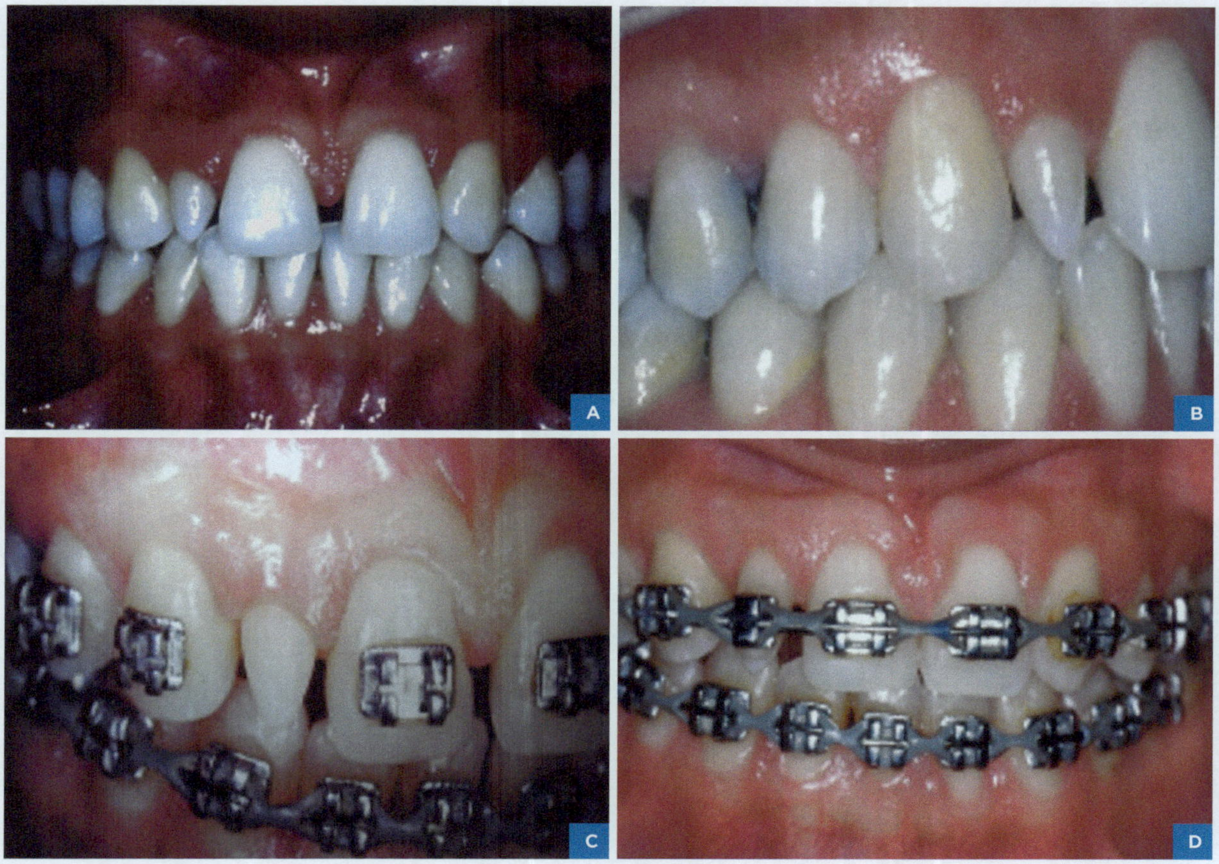

FIGURA 22 Aumento de coroa clínica por meio de cirurgia periodontal ressectiva. (A, B) Imagem inicial do caso clínico de paciente do sexo feminino, que apresenta incisivo lateral direito conoide, agenesia do dente 22 e diastema entre os incisivos centrais superiores, com presença de freio vestibular aberrante, ultrapassando o espaço proximal até alcançar o palato. A sondagem óssea do 12, sob anestesia local, revelou proximidade da crista óssea alveolar à junção cemento-esmalte, em posição mais coronal do que nos dentes vizinhos. (C, D) Movimentação ortodôntica realizada, já se evidenciando em D o provimento de espaço para a realização de odontologia reconstrutiva do 12 e fechamento dos diastemas anteriores. (Tratamento ortodôntico realizado pelo Ms. Dr. Marcos dos Reis Pereira Janson.) Foi realizada cirurgia periodontal ressectiva por meio de retalho dividido em vestibular e gengivectomia interna por palatino.

(Continua)

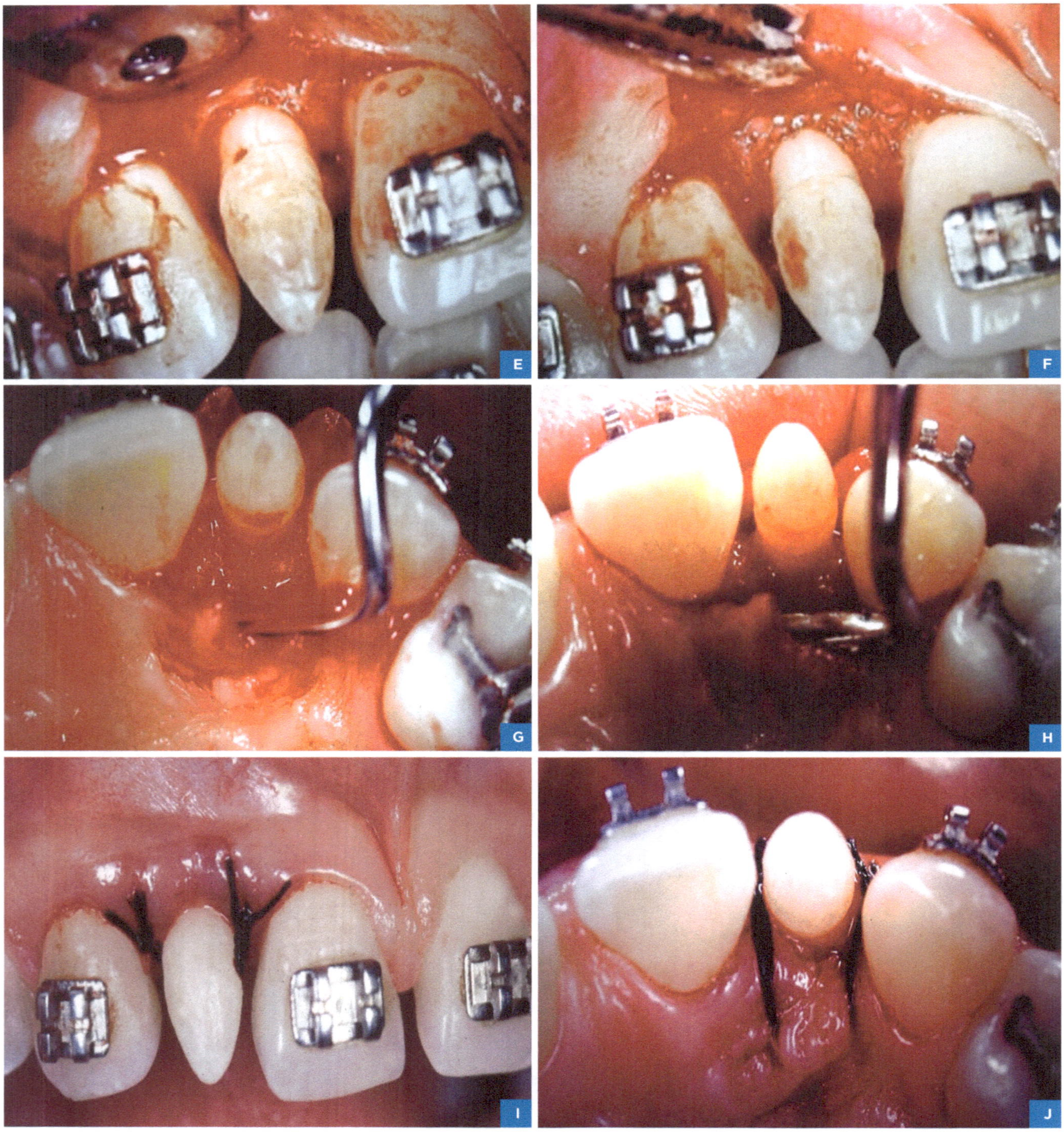

FIGURA 22 (*Continuação*) (E) Imagem clínica do campo cirúrgico exposto, a qual mostra espessamento marginal da crista óssea, pequena curvatura marginal da crista óssea, mesclagem pobre da tábua óssea vestibular com a crista óssea interproximal, além de algum grau de inclinação do septo ósseo interproximal distal em direção ao 13. (F) Após osteotomia suave, foi possível acentuar a curva parabólica da crista óssea na área radicular do 12, fazer a mesclagem da tábua óssea mesial e distal do 12 com as respectivas cristas ósseas proximais e harmonizar o nível da crista óssea entre os dentes envolvidos na área. (G, H) Seguiu-se as mesmas diretrizes, com a finalidade de prover condições para que as distâncias biológicas periodontais se distribuíssem harmonicamente com os dentes vizinhos, de modo a estabelecer condições operatórias para a reconstrução do 12, em conformidade com princípios de estética. (I, J) Posicionamento apical do retalho dividido em vestibular, o qual foi suturado ao retalho palatino, fechando-se a ferida cirúrgica por primeira intenção.

(*Continua*)

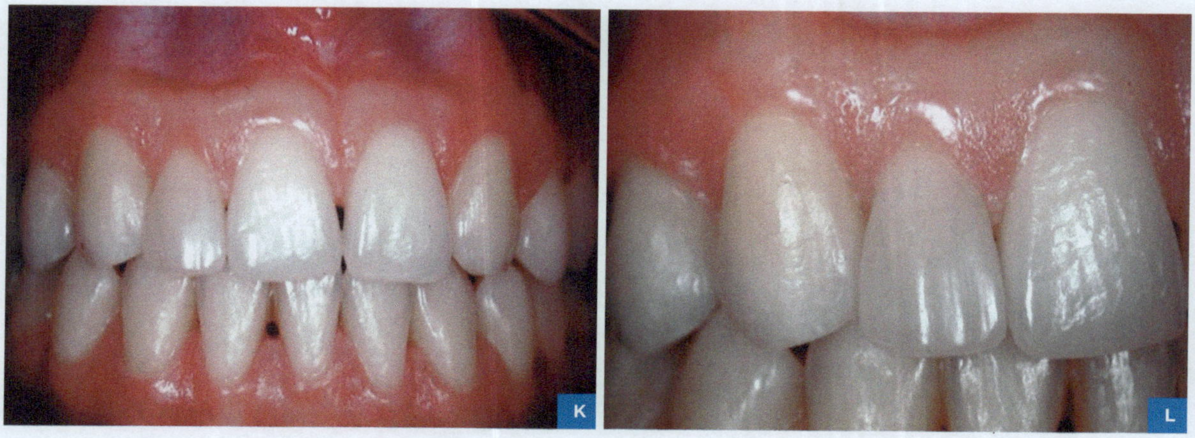

FIGURA 22 (*Continuação*) (K) Vista anterior vestibular geral após 3 anos para visualização do quadro resultante, com melhor harmonia das características gengivais de saúde periodontal e atendimento aos anseios da paciente. (L) Pode-se visualizar em maior aumento as características de saúde alcançadas com o posicionamento apical das distâncias biológicas do dente 12, em harmonia com a sua mesclagem à disposição nos dentes vizinhos.

Fonte: Reprodução autorizada pela Editora Artes Médicas. Odontologia Restauradora Reconstrutiva executada pelo Prof. Dr. Mário Honorato, do Departamento de Dentística Restauradora da Faculdade de Odontologia de Bauru, USP.

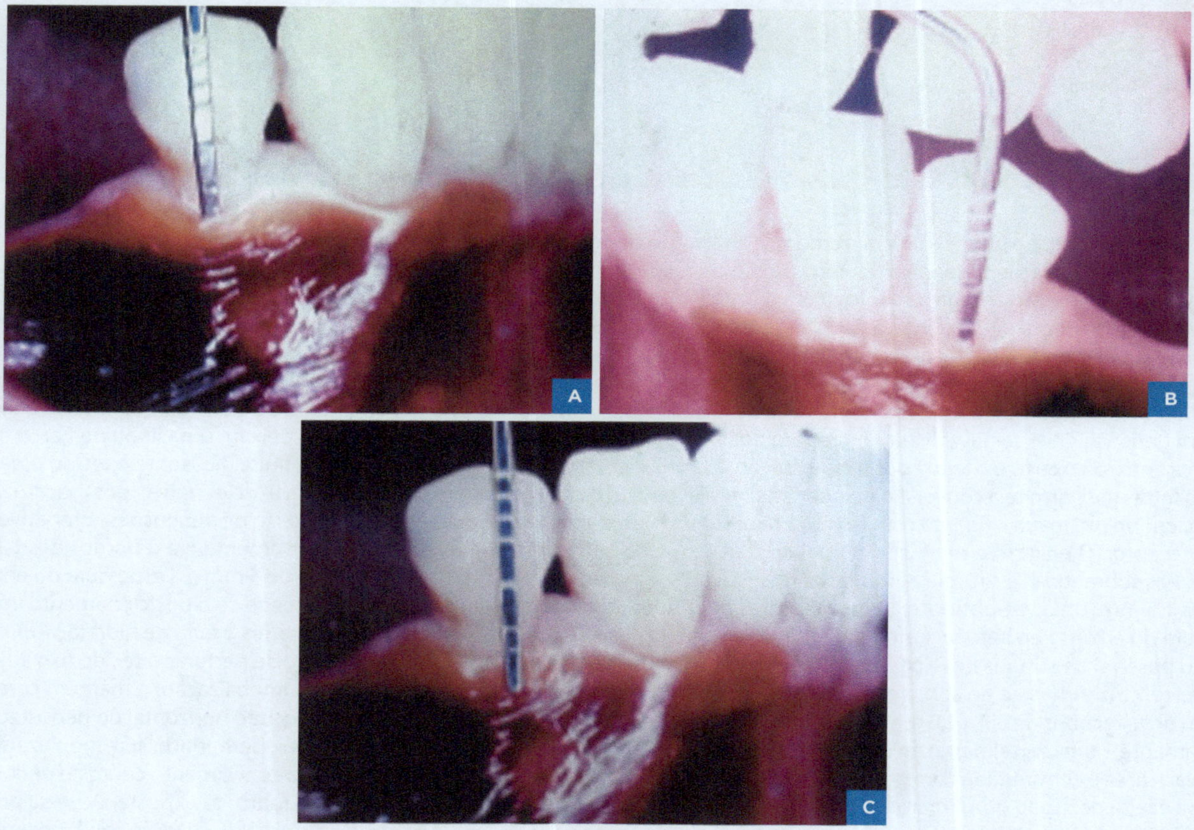

FIGURA 23 Aumento da faixa de gengiva ceratinizada por meio de enxerto gengival livre. (A) Imagem inicial de caso clínico demonstrando a existência de faixa mínima de gengiva ceratinizada ao redor do 44. A profundidade de sondagem na área é de 2 mm. Para melhor demarcação da faixa de gengiva ceratinizada, foi utilizada solução de Schiller, à base de iodo, a qual é absorvida pela mucosa alveolar, que apresenta características de mobilidade e permeabilidade, enquanto a gengiva ceratinizada apresenta características de imobilidade e impermeabilidade, não absorvendo a solução aplicada. (B) Situação semelhante se observa no dente 34, o qual também apresenta estreita faixa de gengiva ceratinizada, embora a profundidade de sondagem se encontre dentro dos padrões de normalidade. (C) O dente 44 apresenta recessão gengival de 1 mm, o que resulta em perda de inserção de 3 mm na área.

(Continua)

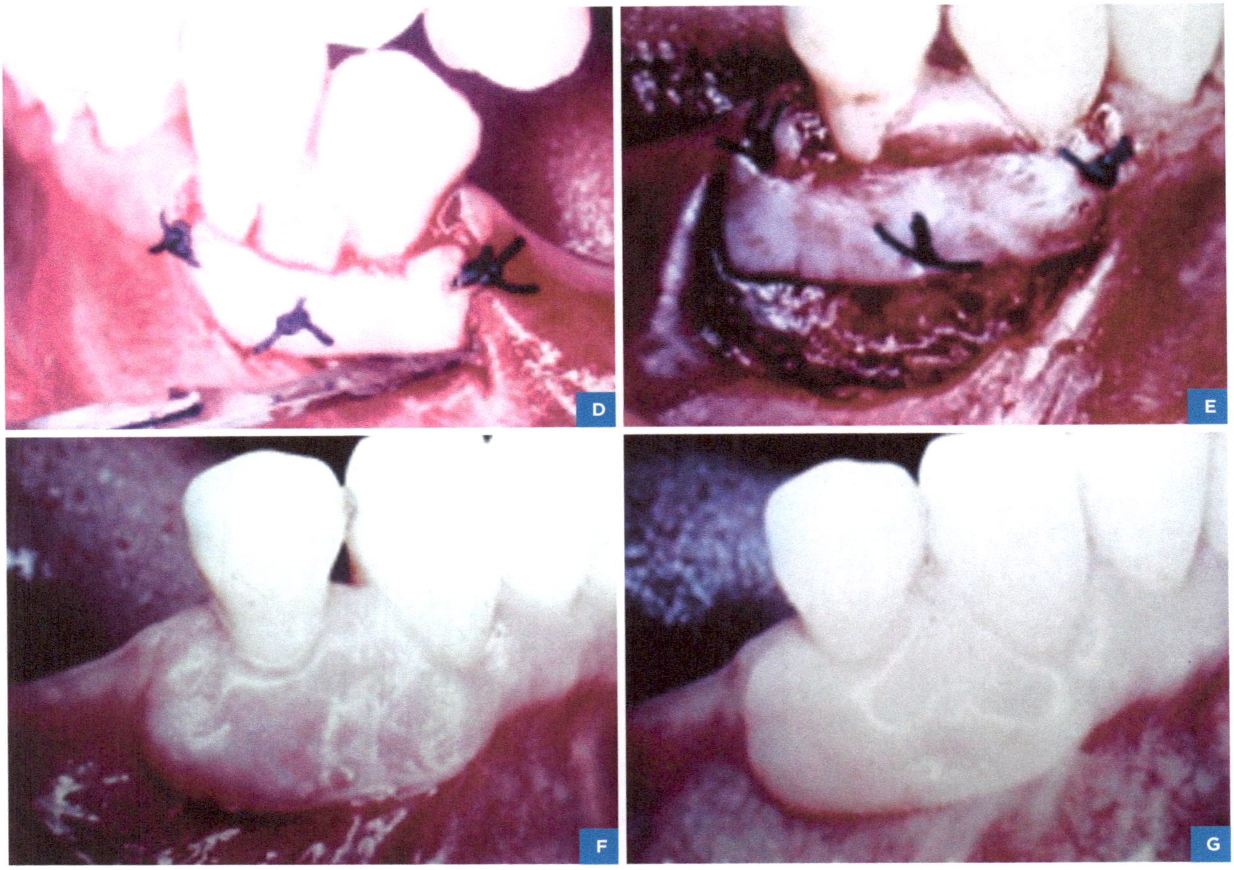

FIGURA 23 (*Continuação*) (D-E) Para aumentar a faixa de gengiva ceratinizada, foi realizado enxerto gengival livre com incisão marginal, ou seja, a margem gengival foi removida e o enxerto foi posicionado e estabilizado no leito receptor por meio de suturas simples. O procedimento cirúrgico se inicia com o preparo do leito receptor. As dimensões do leito receptor são definidas em função da quantidade inadequada de gengiva. São feitas incisões verticais relaxantes nas extremidades do leito receptor, unidas por incisão horizontal a partir do fundo do sulco gengival em direção apical. O retalho é dividido bem próximo ao periósteo, o que permite a movimentação da margem gengival sem tensão. O enxerto é removido da área doadora e imediatamente suturado ao leito receptor, reduzindo-se o tempo que o enxerto permanece sem nutrição e, consequentemente, diminuindo o risco de necrose do enxerto. A margem gengival deve ser envolvida no preparo do leito receptor, já que incisões submarginais deixam uma linha demarcatória antiestética entre o enxerto e o leito após a cicatrização. É fundamental que fique apenas periósteo "finíssimo" sobre o tecido ósseo, pois este é o fator que permite a conversão do periósteo móvel de mucosa alveolar para periósteo imóvel de gengiva após a cicatrização. É confeccionado um mapa cirúrgico com folha de papel alumínio esterilizada para obtenção de enxerto de dimensões compatíveis com o leito receptor. O enxerto é removido do palato duro próximo à margem gengival ou, alternativamente, de rebordos desdentados ou de áreas submetidas à cirurgia periodontal ressectiva. A extensão apical máxima do enxerto é de 5 mm e a espessura do enxerto é de 1,0 a 1,5 mm. Uma vez obtido, os remanescentes de gordura do enxerto são removidos e procede-se o posicionamento imediato e a sutura do enxerto ao leito receptor, diminuindo o risco de necrose celular do enxerto por isquemia e falta de hidratação. O menor número possível de suturas deve passar pelo enxerto no momento de sua estabilização, devendo-se perfurar o tecido fixo adjacente ao enxerto, cruzando-se o fio sobre o enxerto quantas vezes forem necessárias para permitir sua imobilização. A margem coronal do enxerto deve recobrir de 0,5 a 1,0 mm a superfície radicular exposta. Em seguida, realiza-se uma incisão horizontal no periósteo, aproximadamente 1 mm apicalmente ao enxerto, procedimento denominado fenestração do periósteo, permitindo sua imobilização pós-cirurgia. A área é comprimida com gaze embebida em soro fisiológico e posteriormente protegida com cimento cirúrgico periodontal. A sutura é feita de modo que a margem coronal do enxerto recubra de 0,5 a 1,0 mm da superfície radicular exposta. Deve-se proceder à incisão horizontal apical do periósteo, cerca de 1,0 mm apicalmente ao enxerto. Para evitar excesso de coágulo sob o enxerto, com gaze embebida em soro fisiológico, deve-se fazer compressão sobre toda superfície do enxerto contra o leito receptor durante 3 a 5 min na dependência do sangramento presente, e, finalmente, proceder à aposição de cimento cirúrgico para proteção do campo cirúrgico. (D) Observe que foi realizada a escarificação do periósteo apicalmente à margem apical do enxerto, com o objetivo de impedir a mobilidade do enxerto após a cicatrização. (F) Nos primeiros 6 meses após a cirurgia, observa-se aumento significativo da faixa de gengiva ceratinizada obtido com a cirurgia. Note que a recessão gengival não foi reduzida, pois a cirurgia visava primariamente o aumento da faixa de gengiva ceratinizada. (G) Um ano após o procedimento, observe a maturação do tecido gengival e a migração coronal da margem coronal do enxerto (*creeping attachment*), o que resultou em recobrimento radicular completo secundariamente.

Fonte: Pellicano, 1976.[32] Figuras E e G reproduzidas com autorização da Editora Artes Médicas.

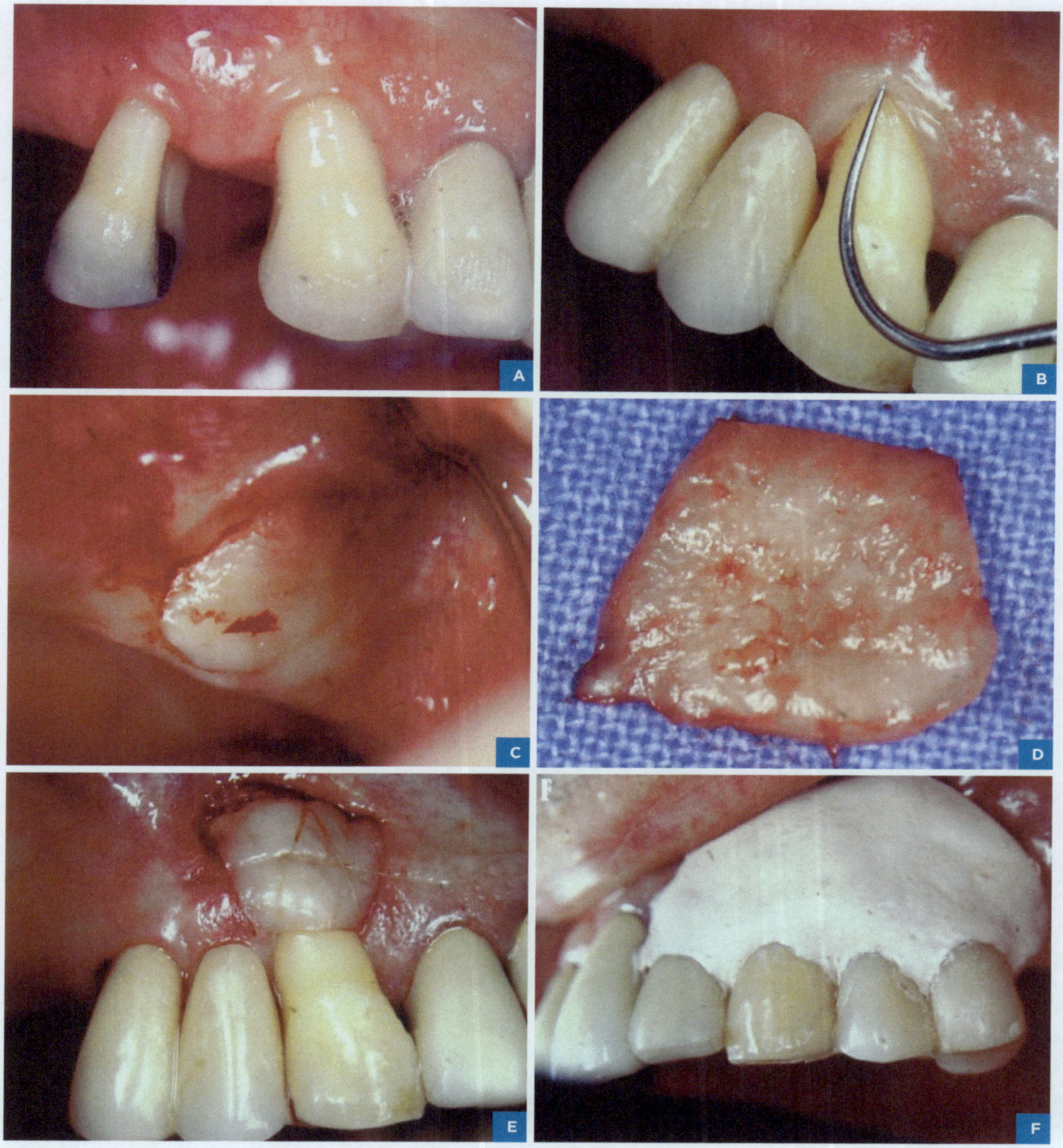

FIGURA 24 Reconstituição das distâncias biológicas por enxerto autógeno livre de gengiva. (A) Vista clínica vestibular inicial, destacando a falta de gengiva no dente 13, eleito como pilar de prótese fixa a ser instalada envolvendo o 14, suficientemente deslocado para distal a ponto de permitir a colocação de um pôntico intermediário e um cantilever no lugar do 1º molar ausente. Não há outros dentes posteriores desse lado e o 14 passou a fazer o papel de 15. (B) Ao explorar com uma sonda clínica, não há penetração significativa e se produz deformação da margem gengival em função da fragilidade tecidual, o que caracteriza situação crítica para a proteção ao tecido ósseo marginal, com indicação para criação de gengiva; o 15 foi preparado para coroa total e está reconstruído com uma coroa provisória à qual se fixou um pôntico, também apoiado por palatino no 13. (C) Área doadora na mucosa mastigatória posterior do mesmo lado, envolvendo parte da área vestibular e da crista do rebordo mucoso, que possibilitou a obtenção do fragmento de tecido ceratinizado observado em (D), com espessura de 1,0 a 1,5 mm e isento de remanescentes de gordura. O tecido removido do leito receptor foi suturado ao leito cirúrgico da área doadora. (E) Enxerto livre autógeno de gengiva suturado sobre leito com espessura mínima de periósteo, necessária para permitir a sua conversão de periósteo móvel de mucosa alveolar em periósteo rígido de gengiva, proporcionando imobilidade à margem gengival. (F) Imagem da proteção da ferida cirúrgica por cimento cirúrgico, normalmente usado em todas as cirurgias periodontais.

(Continua)

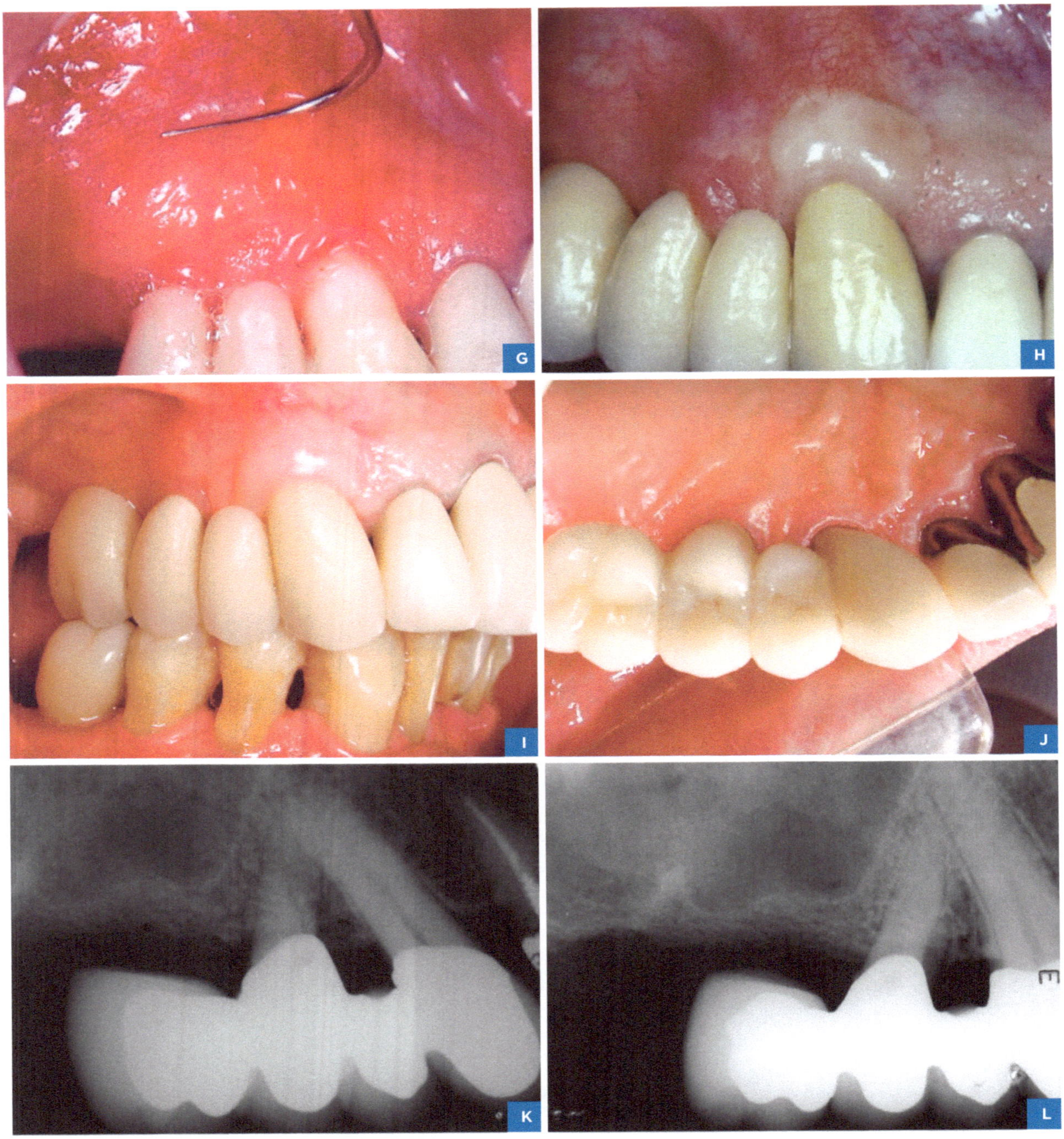

FIGURA 24 (*Continuação*) (G) Caracterização clínica da cura da ferida após 15 dias, identificando a extensão oclusoapical abrangida. (H) Vista clínica vestibular mostrando a criação de gengiva ceratinizada, já com a prótese fixa envolvendo os dentes 13, 14, 15 e 16 e instalada cerca de 3 meses após a cirurgia, quando ficou definida a profundidade clínica do sulco gengival da área enxertada. Observe a perda significativa da dimensão oclusoapical do enxerto, apesar do ganho evidente de gengiva. É interessante esperar 20% de contração secundária da cicatrização do enxerto, sob influência da própria demanda funcional da área. Desse modo, sabendo-se que 5,0 mm de gengiva são necessários em áreas protéticas,[1] para criação de gengiva essencialmente pelo enxerto, a altura máxima deste não deve exceder 7,0 mm. Comparando com G, observe em (H) a perda processada na largura oclusoapical do enxerto, produzida por deslocamento coronal da base, apical ao enxerto, durante o período de cura da ferida cirúrgica, provavelmente sob forte influência da tensão produzida por inserções musculares e freios. (I, J) Persistência do resultado após 20 anos de uso da prótese fixa instalada, e é possível observar nas imagens radiográficas (K, L) a preservação das estruturas do compartimento periodontal de sustentação, o que indica a adequação do relacionamento oclusal de contatos cúspide na fossa em ORC na DVO e padrão oclusal com proteção mútua. As imagens radiográficas em dois ângulos mostram que se tratava do 14 distalizado para a área do 15.

ORC, relação de oclusão cêntrica; DVO, dimensão vertical de oclusão.

Fonte: Reprodução autorizada pela Editora Artes Médicas.

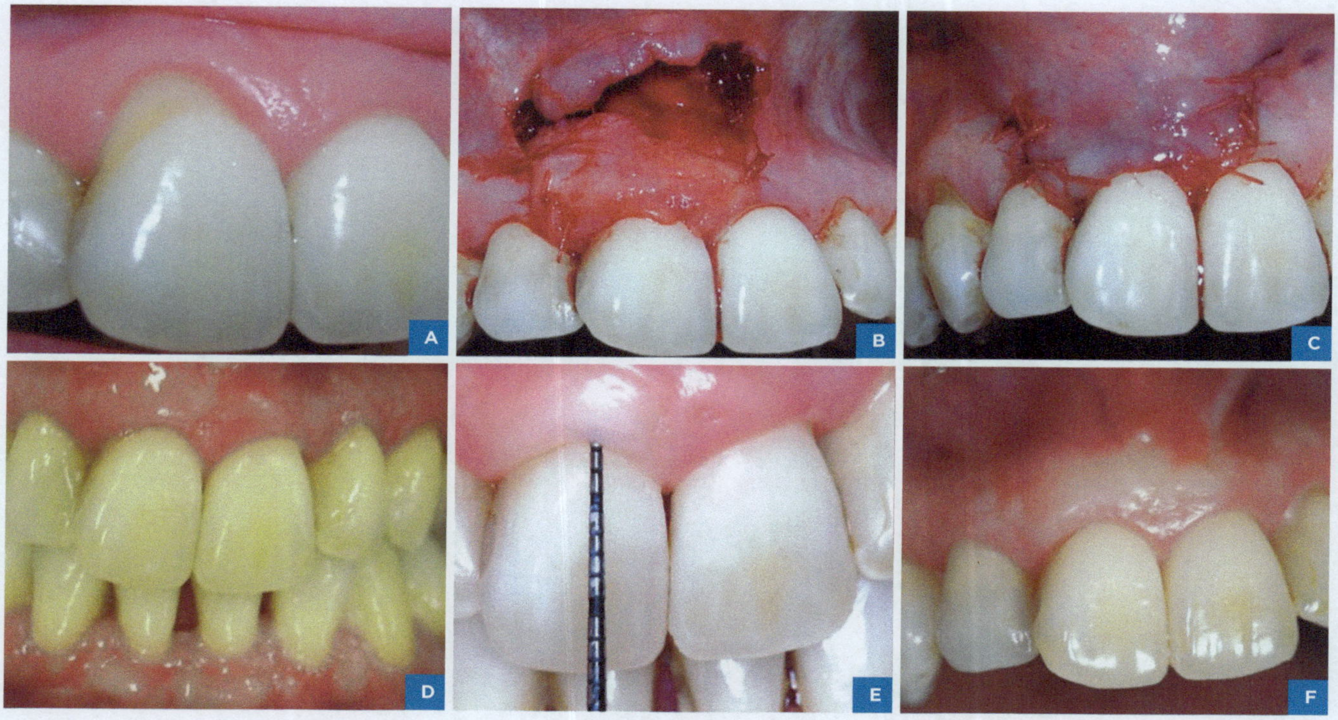

FIGURA 25 Reconstituição das distâncias biológicas por meio de enxerto de conjuntivo subepitelial. (A) Paciente do sexo feminino, 45 anos de idade, procurou atendimento na clínica de Periodontia para correção estética do sorriso decorrente de recessão gengival existente no dente 11, que apresenta giroversão. (B) Após elevação de retalho dividido, com duas incisões relaxantes verticais, divergentes para apical, unidas por incisão horizontal envolvendo a margem gengival, foi obtido enxerto de conjuntivo do palato na região de 2º PM e 1º M superior direito, com dimensões compatíveis com o leito receptor. O enxerto foi estabilizado ao leito por meio de sutura com fio absorvível 4-0 (Vycril®, Johnson & Johnson). (C) O retalho trapezoidal é deslocado coronalmente e estabilizado em posição coronal. Idealmente, o retalho deve ser posicionado 2 mm sobre esmalte. (D) Imagem clínica após 1 ano da cirurgia, a qual demonstra recobrimento radicular completo. (E) Imagem clínica após 6 anos de acompanhamento, observando-se a formação de sulco gengival raso, sem sangramento à sondagem, com boa qualidade do tecido gengival marginal. (F) Imagem clínica da área após 8 anos de acompanhamento, que evidencia a estabilidade dos resultados e a reconstituição das distâncias biológicas.

Fonte: Acervo pessoal dos autores.

O sucesso dos enxertos de tecido mole para aumento ou criação da faixa de gengiva ceratinizada é alcançado quando se obtém a quantidade planejada de gengiva, suficiente para manter a margem gengival imóvel. Além disso, tendo em vista os requisitos estéticos, o tecido enxertado deve apresentar boa mescla de cor, volume e textura superficial com os tecidos adjacentes e uniformidade de união com o leito receptor. Assim, a área doadora selecionada deve apresentar características compatíveis com o leito receptor, sem a presença de rugas palatinas, por exemplo. Para tanto, podem ser utilizados enxerto gengival livre (conjuntivo + epitélio) ou enxerto de tecido conjuntivo subepitelial.

Quando se objetiva o aumento ou a criação de gengiva ceratinizada, o enxerto gengival livre apresenta resultados mais satisfatórios do que o enxerto de tecido conjuntivo apenas,[40] embora apresente como principal desvantagem a pior mescla de cor com os tecidos adjacentes. Assim, quando houver necessidade de criação de gengiva ceratinizada na região anterior superior com envolvimento estético, deve-se considerar a possibilidade de utilização de enxerto de conjuntivo subepitelial associado ao deslize coronal do retalho ou de deslize lateral de retalho, quando houver faixa de gengiva ceratinizada apicalmente à área da recessão. Caso haja ausência de gengiva ceratinizada, recomenda-se o tratamento por meio de enxerto gengival livre.

Aumento de volume do rebordo desdentado

Outra aplicação dos enxertos de tecido conjuntivo subepitelial é para aumento de volume de rebordo desdentado em áreas de pônticos[41] ou de próteses sobre implantes, visando à obtenção de harmonia estética do rebordo (Figura 26).

Recessão gengival

A recessão gengival pode ser definida como a migração apical da margem gengival causada por diferentes condições ou patologias, está associada com perda de inserção clínica e pode acometer as faces livres ou interproximais dos dentes.[42] Sua etiologia é multifatorial, apresentando fatores predisponentes e precipitantes. Os fatores predisponentes primários da recessão gengival são: septo ósseo fino, falta de gengiva

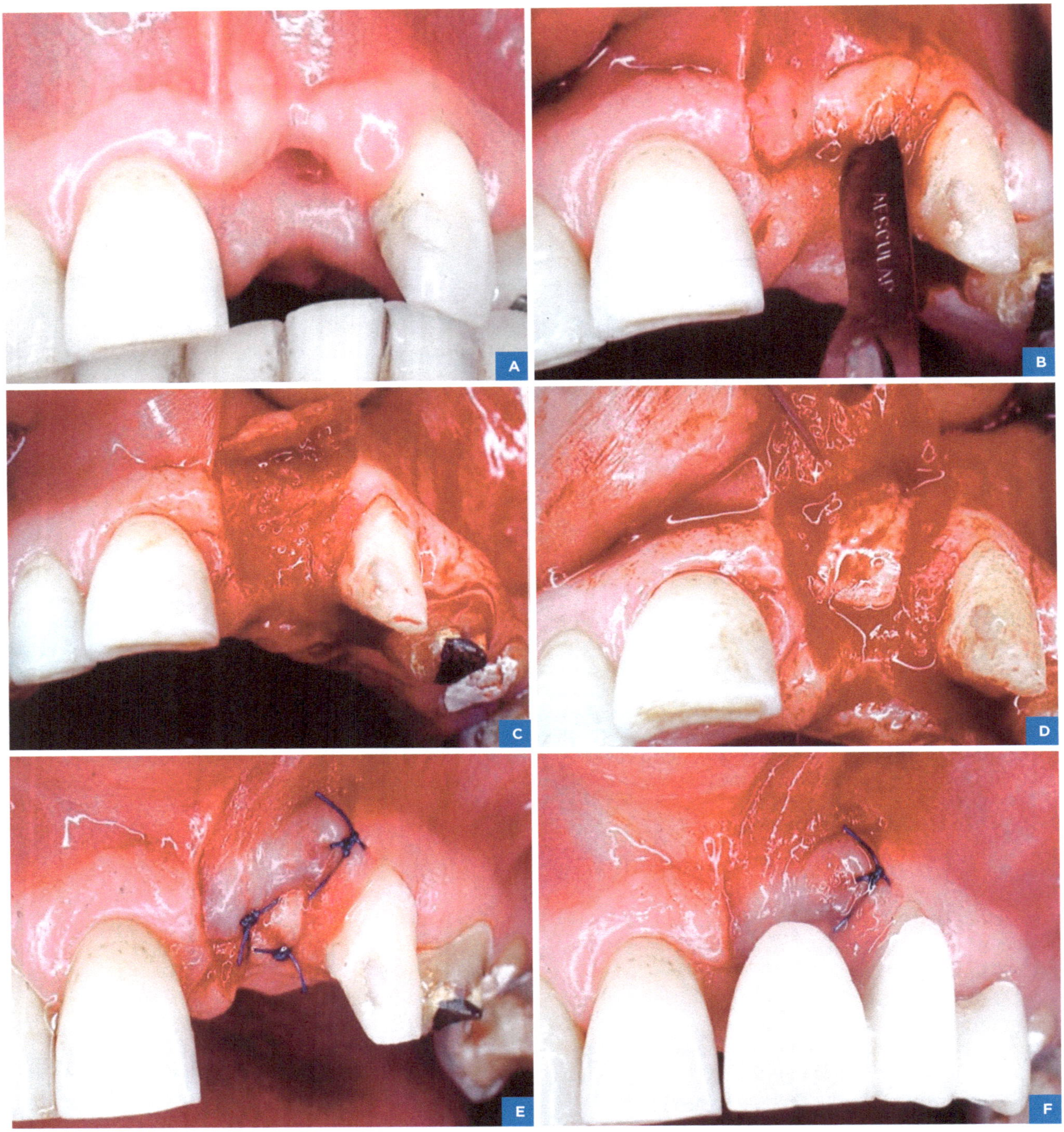

FIGURA 26 Enxerto autógeno de conjuntivo gengival para reconstrução de defeito de rebordo resultante de extração dental. (A) Vista clínica vestibular do defeito no rebordo por extração do dente 21 com fratura da tábua óssea vestibular. Observe que o 22 encontra-se com recessão gengival suave. (B) Confecção de retalho dividido por vestibular, com duas incisões verticais relaxantes, situadas na porção mais proeminente do rebordo, uma por mesial e outra por distal. A lâmina do bisturi inicia a divisão do retalho por incisão horizontal, que uniu os bordos coronais das incisões verticais relaxantes, prosseguindo a divisão do retalho para apical até ultrapassar a base do defeito do rebordo, em área de mucosa alveolar, para promover a elevação sem tensão do retalho. Note que a divisão do retalho iniciou na fração vestibular do tecido mole, situada mais apicalmente do que a margem coronal do tecido por palatino, de modo que, após a elevação do retalho dividido, foi necessário escarificar o tecido epitelial dessa área epitelizada, como visto em (C). Em (D), pode-se visualizar a fração de tecido conjuntivo obtido do palato da região dos dentes 24 e 25, com espessura em torno de 1,5 mm, posicionado ao leito receptor. (E, F) Retalho suturado, recobrindo o enxerto e imobilizando-o ao leito receptor. Observe em (E) a reconstrução topográfica do rebordo e em (F) a adaptação da coroa provisória, que não deve ficar pressionando o tecido.

(Continua)

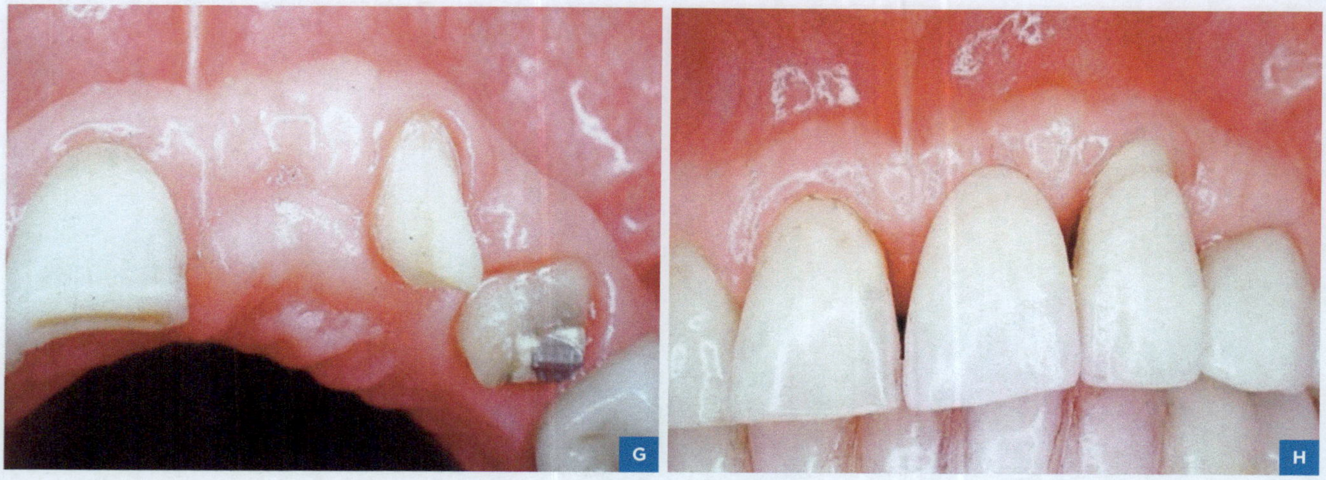

FIGURA 26 (*Continuação*) (G) Resultado arquitetural obtido, o qual favorece a reconstrução reabilitadora da área, conforme observado em (H). Por imposição do paciente, o 22 não recebeu nenhum tratamento adicional, tendo-se optado pela realização do contorno de deflexão dupla na coroa protética. A opção de substituição por implante osseointegrado também não foi aceita pelo paciente por razões estritamente pessoais.

Fonte: Reprodução autorizada pela Editora Artes Médicas.

ceratinizada e fenótipo gengival fino **(Figura 27)**. Dentre os fatores precipitantes, citam-se: inserção alta de freios e bridas, mal posicionamento dentário, padrão de erupção, direção dos movimentos ortodônticos, posicionamento subgengival de restaurações, trauma de escovação e inflamação relacionada ao biofilme placa dentobacteriana.[43]

As recessões podem ocorrer em dentes unitários ou em múltiplos dentes adjacentes. Diferentes técnicas cirúrgicas foram propostas para o recobrimento radicular, incluindo enxerto gengival livre,[44] deslize lateral de retalho,[45] deslize coronal de retalho[46] e enxerto de conjuntivo subepitelial associado ao deslize coronal de retalho.[47]

A redução da profundidade de recessões gengivais unitárias ou múltiplas adjacentes é maior quando se utiliza o enxerto de tecido conjuntivo subepitelial associado ao deslize coronal de retalho,[48] com média de recobrimento de 86,97% (64,5% a 99,3%). O deslize coronal de retalho apenas resulta em recobrimento radicular médio de 75,20% (41,80% a 96,6%), matriz dérmica acelular associada ao deslize coronal de retalho em recobrimento médio de 79,36% (50% a 97,10%) e proteína derivada do esmalte associada ao deslize coronal de retalho leva ao recobrimento médio de 90,25% (80% a 95,1%), observando-se uma crescente melhora nos resultados gerais obtidos nos dias atuais comparativamente àqueles aferidos quando as técnicas foram propostas inicialmente.[49]

Diferentes fatores podem influenciar o resultado do tratamento. Dentre eles, a remoção precoce da sutura (< 10 dias após a cirurgia) foi considerada um fator que afeta negativamente o recobrimento radicular de recessões unitárias tratadas por deslize coronal de retalho.[26] Adicionalmente, a espessura do retalho (> 0,8 mm),[50] pouca tensão na sutura (≤ 0,4 g)[48] e posição pós-cirúrgica da margem gengival (1,5 a 2 mm)[51,52] estão associados à obtenção de resultados mais satisfatórios de recobrimento radicular completo. Os retalhos envelopados ou tunelizados reduzem o trauma e desconforto pós-operatório, o que melhora o recobrimento completo e a estética, por reduzir a formação de cicatriz.[49]

A seleção da área doadora é essencial para a obtenção de resultados mais satisfatórios, e indica-se a obtenção do enxerto da região localizada entre a face distal do canino e a região média do segundo molar ou tuberosidade da maxila. Os enxertos podem ser obtidos por meio de diferentes técnicas, como porta de alçapão, incisão linear, bisturi de lâmina dupla ou enxerto desepitelizado. O aumento da espessura gengival obtido por enxertos autógenos ou por substitutos de tecido mole favorece o recobrimento radicular completo[49] e os resultados obtidos com as cirurgias periodontais regenerativas. Quando a espessura gengival inicial é maior do que 0,8 mm em defeitos de recessão múltiplos e adjacentes, não é necessária a associação entre deslize coronal de retalho e enxertos de tecido mole, e pode ser utilizado apenas o deslize coronal de retalho para obtenção de resultados satisfatórios esteticamente.[53]

Diante disso, pode-se inferir que, quando o tratamento protético de reabilitação oral envolver dentes com recessão gengival, usualmente há insuficiência de gengiva sobre área de septo ósseo fino, que pode ser resolvida por enxertos de tecido mole ou por meio de tração coronal lenta, desde que exista suporte periodontal remanescente adequado. A terapia apresenta como vantagem o fato de que a porção de raiz que ficará no nível da crista óssea tem volume menor (considerando-se que o diâmetro da raiz diminui de cervical para apical), consequentemente obtendo-se septo ósseo

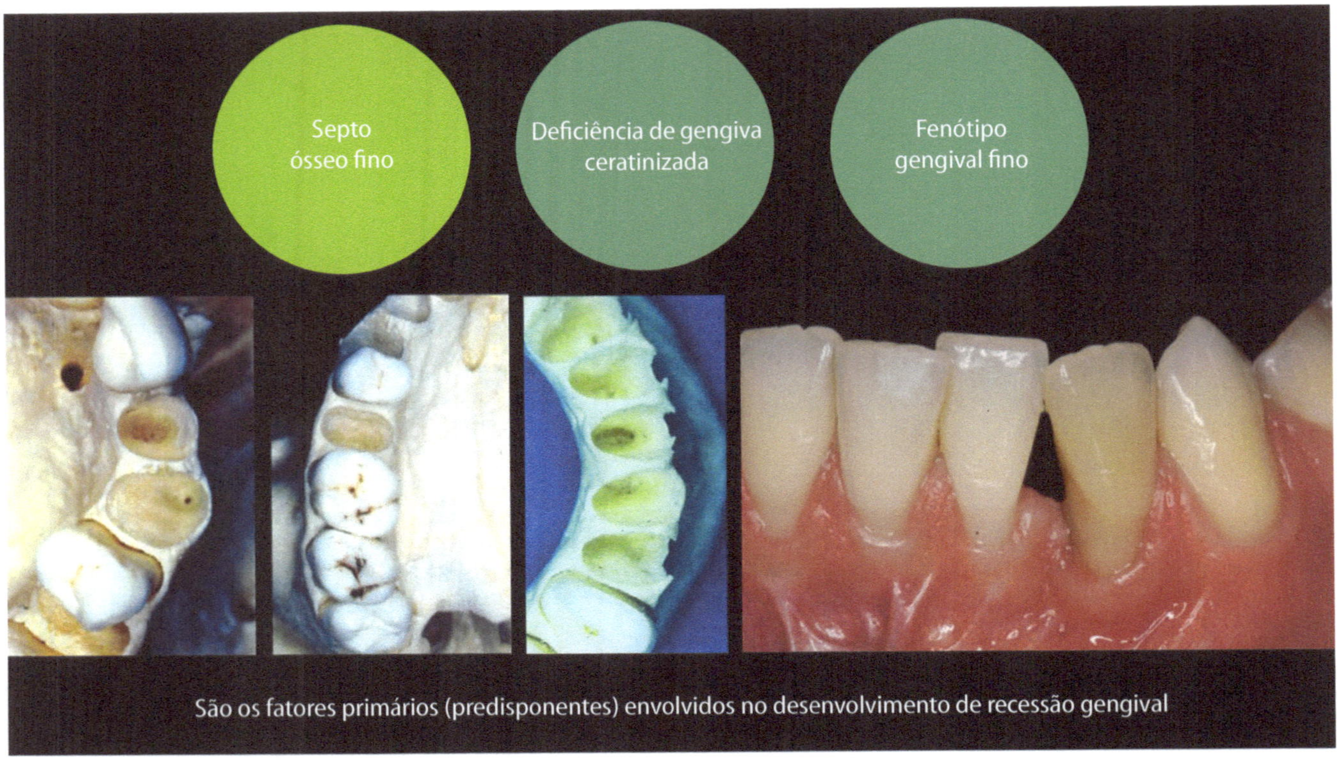

FIGURA 27 Fatores predisponentes da recessão gengival. A ausência de gengiva ceratinizada, fenótipo fino e espessura fina da tábua óssea vestibular são os fatores primários envolvidos no desenvolvimento das recessões gengivais.

Fonte: Acervo pessoal dos autores.

mais espesso na face vestibular. De qualquer forma, se após o tracionamento não houver gengiva ceratinizada suficiente, pode-se proceder aos enxertos de tecido mole para sua obtenção.

Quando não comporta a possibilidade de tração coronal, porém a distribuição das forças oclusais pode ser contemplada por si ou pela união de dentes pilares suficientes, o recobrimento radicular pode então ser feito por meio de enxertos de tecido mole ou deslize coronal ou lateral de retalho, obtendo-se, nesses casos, adaptação conjuntiva e epitelial. Por isso, os melhores resultados dessas terapias são observados em pacientes de baixo risco periodontal. Em pacientes de alto risco, a melhor opção de tratamento é por meio de deslize lateral de retalho osteoperióstico e desmineralização da raiz[54,55] (Figura 28).

PRINCÍPIOS PERIODONTAIS BÁSICOS APLICÁVEIS AO COMPARTIMENTO PERIODONTAL DE SUSTENTAÇÃO

O compartimento periodontal de sustentação tem por função a manutenção do dente em estado de suspensão no processo ou osso alveolar (Figura 29). Essa estruturação tecidual permite que o conjunto todo fique, em sua essência, agregado ao osso basal esquelético da mandíbula e da maxila, integrando parte do conjunto do sistema estomatognático.

Para exercer as várias funções desse sistema, a natureza criou a mandíbula como único osso móvel do crânio, de modo que as estruturas ósseas envolvidas sejam contempladas em seus requisitos fisiológicos e homeostáticos, para preservação do arcabouço esquelético (Capítulo 16).

Nesse sentido, especificamente em relação ao compartimento periodontal de sustentação, esses requisitos fisiológicos e homeostáticos estão diretamente ligados à transmissão e neutralização das forças que incidem através dos dentes, com ênfase especial à oclusão dental.

O princípio básico da oclusão repousa no controle neuromuscular coordenado pelo ligamento periodontal, que guia a mandíbula em nível subconsciente para alcançar a posição de máxima intercuspidação, na qual se estabelecem contatos oclusais do tipo cúspide na fossa, que estabilizam a mandíbula conforme a musculatura force a penetração dos dentes no bolo alimentar. É essa estabilidade mandibular imposta pelo engrenamento dental que determina a formação dos reflexos condicionados condutores do movimento mandibular para que os movimentos subsequentes de mastigação ocorram, inequivocamente, na mesma posição oclusal. Portanto, em sua essência, a oclusão dental funciona por um mecanismo de retroalimentação (*biofeedback*) do estímulo, coordenado pela captação do estímulo por proprioceptores existentes no ligamento periodontal. É por essa razão que não se pensa para levar os dentes à

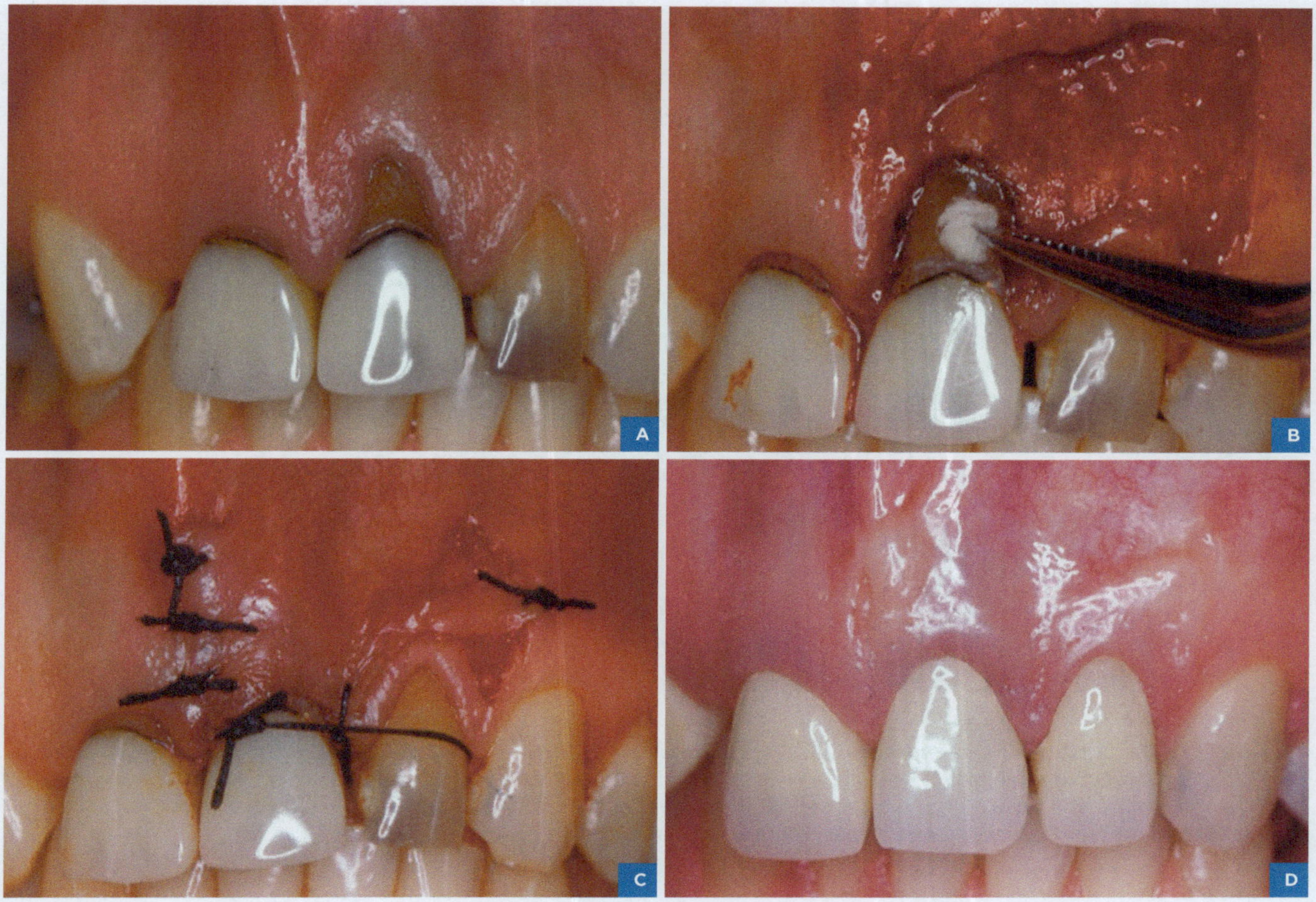

FIGURA 28 Recobrimento radicular por deslize lateral de retalho osteoperióstico ativado e desmineralização da raiz. (A) Vista vestibular anterior de paciente com indicação de reconstrução das coroas dos dentes 11, 21 e 22, de modo a apresentar recessão gengival extensa na vestibular do 21. Observe que o tecido gengival da área do 21 encontra-se espessado e com pontuações superficiais por ter sido submetido 14 dias antes à agressão do periósteo, englobando cerca de 5 mm em toda volta do defeito. A agressão foi feita por perfurações com agulha para anestesia, introduzida até penetrar na área subperióstica, quando se realizou movimento de ligeiro descolamento do periósteo. (B) Fase cirúrgica propriamente dita, na qual foi elevado retalho dividido a partir de incisão vertical relaxante na mesial do 23, prosseguindo a divisão do retalho até alcançar o septo ósseo mesial do 22, a partir do qual o retalho foi levantado por divulsão com cinzel de Ochsenbein #1, de modo a incluir todo o tecido mole sobre o osso, transportando, assim, o periósteo ativado, que contém células em atividade proliferativa e sintetizadora de substância mineralizante. Ainda se pode notar que o profissional encontra-se fazendo a desmineralização superficial da raiz com ácido fosfórico a 37% durante 3 minutos, após completada a raspagem da raiz com curetas. (C) Retalho suturado mediante deslize lateral, de modo que o periósteo ativado repousou sobre a raiz, ficando a vestibular do 22 recoberta por uma fração excedente deslizada do retalho dividido e suturada junto ao bordo da incisão relaxante do 23. (D) Observe o recobrimento da raiz obtido, em conformidade com o planejamento realizado e possibilitando o término da reconstrução protética com a construção das coroas definitivas em substituição às coroas provisórias instaladas. Veja, também, que não houve prejuízo para a posição da margem gengival do 22 (para maiores detalhes da técnica, consulte Bosco).[54]

Fonte: Reprodução autorizada pela Editora Artes Médicas.

máxima intercuspidação dental: simplesmente está inscrito no sistema neuromuscular como posicionar a mandíbula em movimento no espaço para chegar à máxima intercuspidação.

A posição mandibular de máxima intercuspidação oclusal ideal é determinada quando os côndilos mandibulares ficam apoiados em posição de relação cêntrica (RC) nas respectivas articulações temporomandibulares, de modo que a mandíbula fica estável nessa posição, resistindo às forças de deslocamentos condilares em reação à força de penetração cuspídica no bolo alimentar. Contanto que os côndilos mandibulares assentem em RC nas respectivas fossas mandibulares (cavidades glenoides) dos ossos temporais, têm-se a estabilidade ortopédica da mandíbula contra o crânio.[56] Nessas condições, quando se produz força máxima de trituração do bolo alimentar na órbita funcional terminal,[57] as forças transmitidas pelos dentes são essencialmente de direção axial. Essa posição oclusal é conhecida como oclusão de relação cêntrica (ORC).

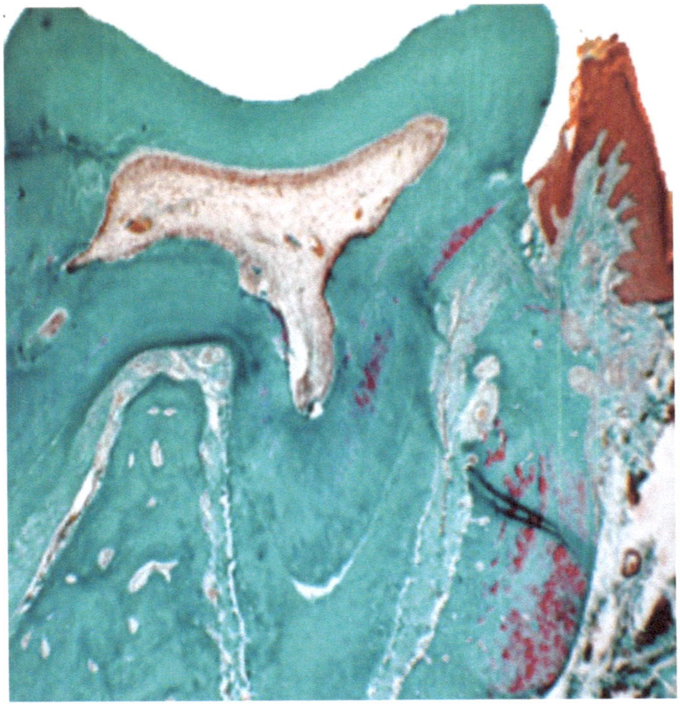

FIGURA 29 Mecanismo de fixação do dente ao alvéolo para agregar-se ao osso esquelético. Cortes histológicos que ilustram a fixação do dente no alvéolo por meio de intermediação pelo ligamento periodontal, cujas fibras estão incluídas na estrutura do cemento e do osso alveolar próprio sob a forma de fibras de Sharpey, seja em animais de laboratório, seja em seres humanos (Seabra EG. Tese (Doutorado). Bauru: Faculdade de Odontologia de Bauru da Universidade de São Paulo (FOB-USP); 1990.

Fonte: Acervo pessoal dos autores.

Quando o indivíduo desenvolve a máxima intercuspidação com os côndilos assentados fora da RC nas respectivas fossas mandibulares dos temporais, como ocorre na maioria dos casos, tem-se a posição de máxima intercuspidação habitual (PMIH). Em consequência da instabilidade mandibular gerada, o compartimento periodontal de sustentação fica também sujeito a forças laterais potencialmente destrutivas. Essa posição é desenvolvida porque, ao longo do tempo, alterações são processadas nos contatos oclusais, nas posições dos dentes, nos contatos proximais, nas características das superfícies oclusais tratadas, sendo, enfim, geradas condições de instabilidade oclusal da mandíbula, que, por sua vez, desestabilizam a posição dos côndilos em RC, deslocando-os dessa posição para que seja alcançada estabilidade oclusal em nova posição de máxima intercuspidação com eixo de rotação condilar fora da RC.

Em realidade, durante o fechamento mandibular nessas condições, não são apresentadas, conscientemente, prematuridades no arco de fechamento mandibular, pois o reflexo condicionado gerado por proprioceptores do ligamento periodontal gradua a posição condilar fora de cêntrica, mas diretamente na posição de máxima intercuspidação habitual. O eixo de rotação descrito é habitual, e não esquelético. Portanto, em momento nenhum da vida do indivíduo, nem mesmo após estabelecer a oclusão terapêutica em cêntrica, haverá coincidência entre ORC e PMIH, posto que a PMIH somente ocorre quando os côndilos estão fora de RC. Isso significa que não é a repetição dos contatos ao longo do tempo que determina a PMIH, mas, sim, o fato da máxima intercuspidação oclusal ocorrer quando os côndilos estão fora da RC nas respectivas fossas mandibulares. Da mesma forma, se a máxima intercuspidação oclusal ocorre com os côndilos em RC e se mantém ao longo do tempo, essa máxima intercuspidação continua sendo ORC e não PMIH.

Embora a ORC seja a posição ideal, na maioria das vezes os indivíduos desenvolvem a PMIH, com alguma instabilidade sendo gerada ao exercer a pressão máxima de fechamento, pois os côndilos estão "folgados" nas fossas, de modo que alguma força lateral é transmitida aos dentes. Por essa razão, a natureza produziu a superfície de contato oclusal nos dentes posteriores com maior amplitude, portando cúspides, fossas, cristas e sulcos, que colidem entre si em paradas cêntricas na DVO. Essa é a condição que permite melhor transmissão das forças axiais nos dentes posteriores, bem toleradas pelo compartimento periodontal de sustentação, ao mesmo tempo em que se obtém maior efetividade mastigatória. É exatamente na DVO que a musculatura atua dentro dos seus limites fisiológicos por harmonizarem a força mastigatória com o comprimento de ação das fibras musculares, de modo que nessa posição tem-se a compatibilização das forças de intrusão e extrusão dos dentes. As paradas cêntricas na DVO nos dentes posteriores são importantes para evitar contato firme nos dentes anteriores na máxima intercuspidação, para não se originarem forças laterais abusivas nos dentes anteriores, principalmente superiores. Nesses dentes, o contato oclusal na DVO gera forças laterais de direção vestibular, que não são bem toleradas.

Essas considerações ilustram que a articulação da mandíbula contra o crânio deve ser considerada tripla e não dupla, pois envolvem as duas articulações temporomandibulares e a oclusão dental.[58]

De acordo com esses princípios, as reconstruções que envolvem as superfícies oclusais dos dentes, interferindo no padrão oclusal, devem ser feitas na posição de estabilidade ortopédica da mandíbula contra a maxila, correspondente à ORC. Também implica que, em reconstruções parciais, nas quais o padrão oclusal geral não é envolvido, a PMIH do paciente pode ser reproduzida, desde que não haja sintomatologia de oclusão traumatogênica.

Ainda que os contatos oclusais sejam compatíveis com a homeostasia do compartimento periodontal de sustentação, há que se considerar também a estabilidade posicional dos próprios dentes no decorrer da vida. Nesse sentido, é amplamente aceito que os dentes apresentem movimentação fisiológica mesial com o tempo, concomitantemente com o desgaste oclusal e proximal dos dentes por atrição produzida pelos contatos oclusais e movimentação dos dentes durante o uso. Para que essas alterações não se reflitam desfavoravelmente no mecanismo de transmissão e neutralização das forças oclusais nem resultem em processos de impacção alimentar por perda da relação de contato proximal, a natureza estabeleceu a força de erupção ativa permanente e a componente anterior das forças da mastigação, aliada à força de atração proximal entre os dentes.[58,59] Mesmo com esses fatores potencialmente produtores de instabilidade dental, os contatos oclusais de cúspides contra vertentes usualmente conduzem os dentes à posição cúspide na fossa, porém são acompanhados por encurtamento do arco dental, em torno de 10,5 a 11,6 mm ao longo do tempo.[59]

Dentro desse comportamento, os contatos oclusais ao longo do tempo geram desgastes das superfícies oclusais por atrição, requerendo correções na posição vertical dos dentes, para preservar a DVO. Para tanto, a natureza desenhou o ligamento periodontal com estruturação adequada para manter a força de erupção ativa, graças ao processo de renovação das fibras oblíquas desse ligamento. Enquanto essas fibras encurtam em sua renovação, gerando forças de erupção ativa, as demais fibras do ligamento geram forças de tração coronal nas cristas ósseas e nas áreas ósseas apicais, de modo que as condições estruturais gerais do compartimento periodontal de sustentação são preservadas, ao mesmo tempo em que é mantida a relação oclusal cúspide na fossa na DVO.

Por sua vez, durante a função oclusal, os dentes experimentam movimentos oclusoapicais e vestibulolinguais que produzem atrição proximal, transformando o ponto de contato proximal em superfície ou relação de contato proximal. Dessa forma, para que a integridade da relação de contato proximal não rompa o mecanismo de transmissão e neutralização das forças oclusais e, ao mesmo tempo, proteja a gengiva interproximal contra processos de impacção alimentar, existem dois mecanismos compensatórios de estabelecimento do efeito de ferulização mesiodistal natural, que mantêm o alinhamento dental no arco: a componente anterior das forças da mastigação e a força de atração proximal entre os dentes.[60]

A componente anterior das forças da mastigação é formada pela decomposição da força aplicada aos dentes na máxima intercuspidação, em função do eixo de rotação da mandíbula estar situado superiormente ao plano oclusal, de modo que a direção e o sentido de aplicação da força oclusal é para cima e para frente. A força de atração proximal entre dentes contíguos é gerada e mantida pelas fibras transeptais, que experimentam encurtamento em seu processo de renovação.[61]

Para manter a integridade do mecanismo de alinhamento mesiodistal natural do arco dental, o desgaste interproximal processado nos dentes vizinhos deve resultar em uma superfície de contato proximal perpendicular ao alinhamento mesiodistal dos dentes, com base na linha que passa pelo sulco oclusal mesiodistal de desenvolvimento, tangenciando, pois, a relação de contato proximal. Dessa maneira, ao finalizar uma restauração proximal, deve-se forçar a passagem do fio dental, que deverá se manter reto, sem dobras, ao romper a resistência do contato, estando perpendicular ao sulco oclusal de desenvolvimento mesiodistal.[58,62]

Em caso de reconstruções protéticas, a maneira segura de alcançar esse objetivo consiste em desgastar suavemente a superfície proximal do(s) dente(s) vizinhos nos modelos de trabalho em gesso, perpendicularmente aos sulcos de desenvolvimento mesiodistais. Em restaurações terapêuticas, deve-se instalar a matriz para reconstrução do contorno proximal da restauração, respeitando esses requisitos. Para tanto, atarraxar o parafuso de aperto da matriz ao dente até que seja restabelecido o contorno adequado, visto com espelho intrabucal. Em seguida, calçar a matriz na área cervical com cunhas, tomando o cuidado para que a cunha fique sob pressão suficiente para manter o selamento cervical, ao mesmo tempo produzindo ligeiro afastamento entre os dentes, para compensar a espessura da matriz. Quando o contorno periférico de um dente invade o do vizinho em função da cavidade proximal presente em um ou nos dois dentes envolvidos, primeiro o espaçamento deve ser restabelecido por interposição de um elástico ortodôntico, para então proceder à restauração propriamente dita.[58,62]

A não observância dessas precauções pode gerar a formação de planos inclinados nas regiões interproximais, que resultarão na decomposição da componente anterior das forças oclusais, gerando forças vestibulolinguais, que poderão produzir apinhamento dental. Por outro lado, a restauração incorreta da relação de contato proximal, deslocada mais para apical do que o natural, pode gerar componentes verticais, que ajudam a desestabilizar o plano oclusal em caso de falta de dentes antagonistas.[57,58,62]

Apesar da importância das forças axiais relacionadas ao arco de fechamento mandibular, forças laterais são transmitidas aos dentes pelo simples fato da função mandibular do ser humano ser feita em forma de gota d'água. Seja a atividade funcional normal ou o desenvolvimento de atividades parafuncionais, ambas as situações envolvem movimentos mandibulares excursivos, que podem gerar forças laterais lesivas ao compartimento periodontal de sustentação.

As forças laterais que incidem nos dentes do compartimento periodontal de sustentação são consideradas mais críticas porque apenas 1/3 das fibras do ligamento periodontal está destinado a suportá-las, de modo que se torna baixo o limiar de tolerância das forças laterais.

Para harmonizar essa situação, o padrão oclusal que melhor protege as estruturas do compartimento periodontal de sustentação contra forças laterais é o de proteção (desoclusão) pelo canino, dentro do esquema geral de oclusão com proteção mútua.[10] Significa que na posição de máxima intercuspidação, cêntrica ou habitual, os dentes posteriores sujeitos às forças de direção axial protegem os anteriores contra as forças laterais, enquanto nas excursões mandibulares de lateralidade os caninos, que melhor assimilam as forças laterais, protegem os posteriores contra as forças laterais, e nas excursões mandibulares anteroposteriores, os dentes anteriores, em geral, produzem a desoclusão dos posteriores (Figura 30).

Quando o suporte periodontal dos caninos não for compatível com o padrão de desoclusão dos dentes posteriores nas excursões laterais, a desoclusão deverá seguir o padrão de função em grupo com desoclusão progressiva, pelo qual o maior número de dentes posteriores do lado de trabalho

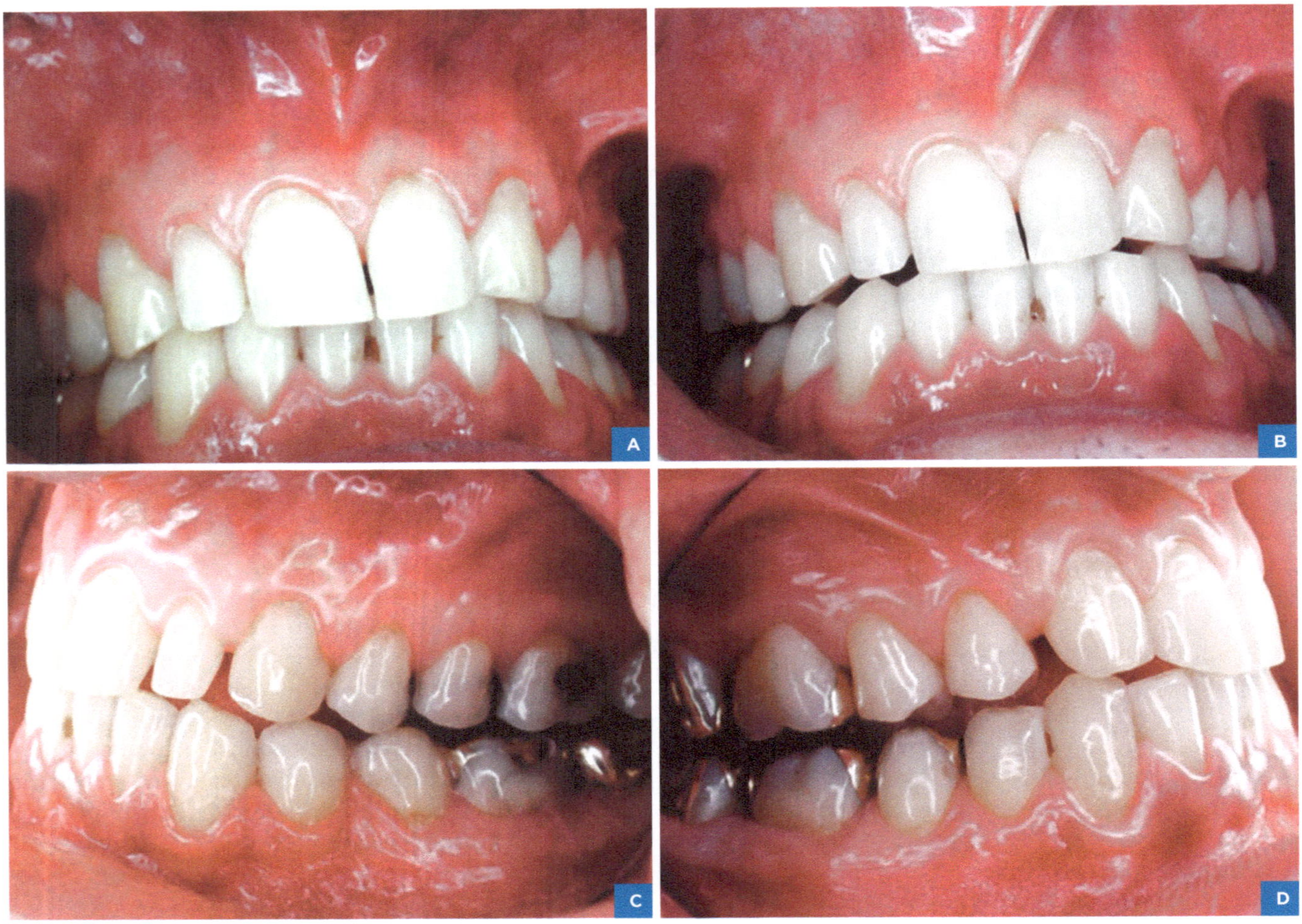

FIGURA 30 Padrão oclusal de proteção mútua. (A) Posição de máxima intercuspidação na DVO, na qual os contatos oclusais estabilizam a mandíbula contra a maxila ao se exercer a pressão máxima de fechamento, sem que se produzam contatos firmes entre os dentes anteriores. Com isso, forças axiais predominam nos dentes posteriores e impedem que sejam geradas forças laterais significativas nos dentes anteriores. (B) Posição protrusiva da mandíbula, produzindo a desoclusão dos dentes posteriores de ambos os lados pelos dentes anteriores se processando nas excursões de lateralidades direita (C) e esquerda (D), nas quais a desoclusão é processada pelos caninos direito e esquerdo, respectivamente. Dessa forma, durante as excursões funcionais da mandíbula, os dentes anteriores protegem os posteriores, principalmente por apresentarem capacidade discriminatória de forças mais apurada e atuarem com braço de alavanca de resistência maior que os dentes posteriores.

DVO, dimensão vertical de oclusão.

Fonte: Acervo pessoal dos autores.

mantém contato no primeiro 1/2 mm da excursão lateral e, a partir desse nível, a cada 1/2 mm elimina-se o contato excursional do dente imediatamente mesial e assim por diante até que no final da excursão toquem os caninos entre si. Nas excursões de lateralidade, seja para proteção pelo canino ou função em grupo, os dentes do lado de balanceio não devem se tocar, pois esse contato pode levar à formação de uma alavanca de classe I, pela qual o(s) dente(s) ficará(ão) sujeito(s) à ação dos músculos elevadores dos lados de trabalho e balanceio.[63]

Quando o indivíduo apresenta condições oclusais não condizentes com a transmissão e neutralização das forças oclusais, é estabelecida a chamada oclusão traumatogênica, que induz quadros de alterações degenerativas genericamente designadas de trauma oclusal. Na medida em que essas alterações estão associadas ao excesso de força transmitida em área do compartimento periodontal de sustentação suficiente para resistir à força normal da mastigação, o quadro é denominado trauma oclusal primário **(Figura 31)**. Por sua vez, quando as alterações ocorrem em áreas nas quais houve alguma perda prévia de estruturas do compartimento periodontal de sustentação por outras razões, resultando na falta de estruturas de suporte adequadas para resistirem às forças oclusais de magnitude normal na mastigação, o quadro é computado como trauma oclusal secundário[58] **(Figura 32)**.

Paralelamente a essas observações, vale mencionar que no tratamento das bolsas periodontais, quando indicado, o ajuste oclusal e/ou a esplintagem de dentes redirecionam as forças transmitidas e reduzem a mobilidade para níveis fisiológicos, permitindo aumentar a quantidade de regeneração óssea e conjuntiva.[64] Assim, como repercussão clínica, primeiro deve-se restabelecer o comportamento fisiológico da oclusão e, depois, realizar o tratamento cirúrgico proposto.

No caso de trauma oclusal primário, o ajuste oclusal, aliado ao tratamento da bolsa periodontal, seja ressectivo ou regenerativo, resulta em suporte periodontal adequado para responder positivamente às forças oclusais normais, de modo que a reabilitação oral pode ser realizada seguindo os padrões de respeito à ORC na DVO e oclusão mutuamente protegida.

No caso de trauma oclusal secundário, mesmo que se faça o ajuste oclusal, redirecionando as forças oclusais com vistas ao mecanismo de transmissão e neutralização das forças

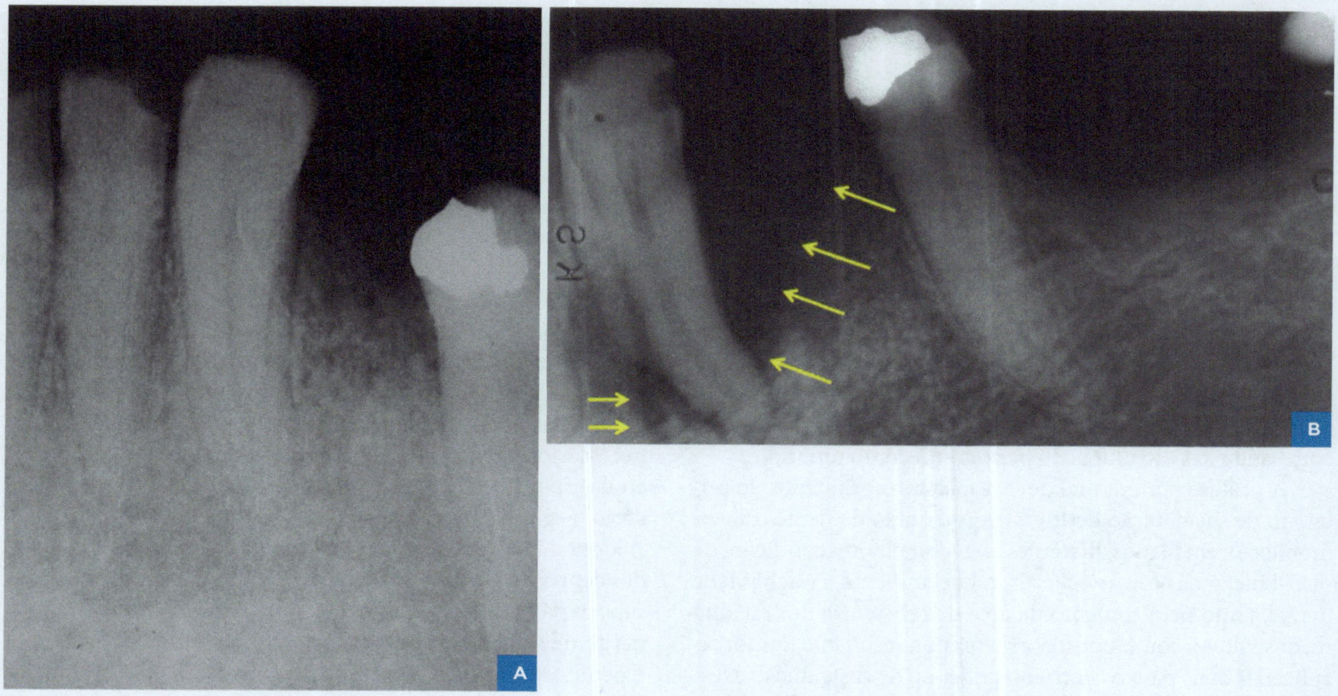

FIGURA 31 Trauma oclusal primário. (A) Imagem radiográfica inicial da região do dente 43 de paciente programado para receber prótese parcial removível, que ilustra densidade óssea e largura do ligamento periodontal normais. (B) Imagem radiográfica da mesma área 4 anos após instalação da PPR, a qual evidencia desaparecimento da lâmina dura com alargamento do espaço do ligamento periodontal em forma de funil desde a crista óssea até o terço apical da raiz por distal e mesial do 43 (setas). Clinicamente, essas alterações repercutiram em mobilidade grau 3. Na ausência de bolsa periodontal, optou-se pelo diagnóstico de trauma oclusal primário puro e não adaptação à demanda funcional, pois, seguramente, alterações degenerativas são as responsáveis pelo quadro presente. Um ano após ajuste oclusal, pode-se observar a recuperação do periodonto de sustentação pela reorganização da matriz óssea característica do trauma oclusal puro. É relevante o restabelecimento da densidade óssea e a reconstituição da largura do ligamento periodontal ao longo de toda área previamente envolvida pelo trauma oclusal, inclusive com recomposição total da crista óssea distal do 43. A mobilidade clínica voltou ao grau normal.

Fonte: Reprodução autorizada pela Editora Artes Médicas.

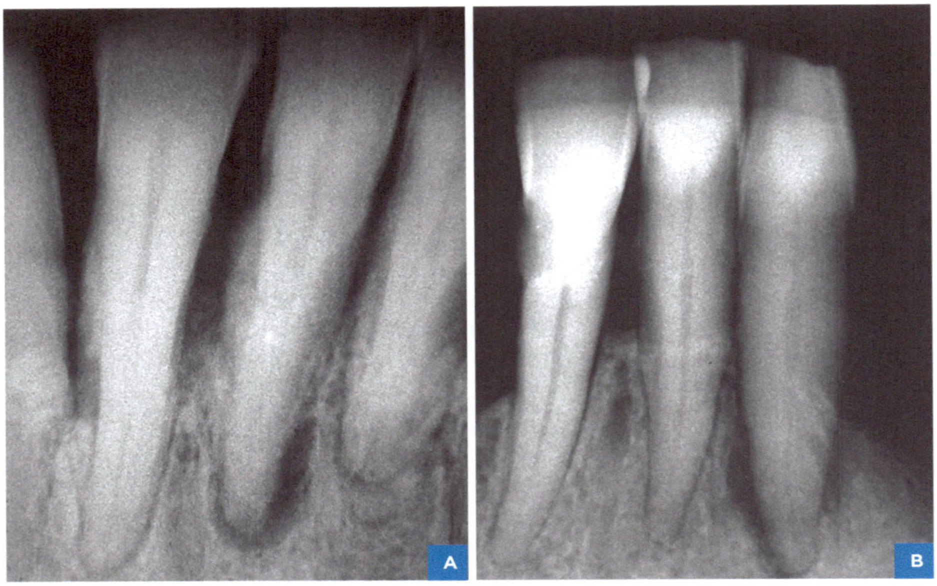

FIGURA 32 Trauma oclusal secundário. (A, B) Imagens radiográficas condizentes com a caracterização de trauma oclusal secundário em função do alargamento acentuado do espaço do ligamento periodontal, com ampliação da aparência de relógio de areia do alvéolo, desaparecimento da lâmina dura, radiopacidade normal da imagem do órgão pulpar, perda óssea marginal acentuada e relação coroa clínica:raiz clínica desfavorável. O diagnóstico foi clinicamente embasado pela resposta positiva aos testes de vitalidade pulpar e pelo excesso de mobilidade dental, o que gerou desconforto aos pacientes.

Fonte: Acervo pessoal dos autores.

oclusais normais, esse objetivo não é alcançado mesmo com procedimentos cirúrgicos regenerativos, pois o que caracteriza o trauma oclusal secundário é exatamente a impossibilidade de recuperar as estruturas do compartimento periodontal de sustentação para resistir às forças normais da mastigação. Nesses casos, o tratamento de reabilitação oral deve incluir a esplintagem dos dentes envolvidos, caracterizando a prótese periodontal. A despeito disso, quaisquer reconstruções odontológicas estão sujeitas aos princípios periodontais para saúde das estruturas do periodonto como um todo.

A prótese periodontal deve respeitar os princípios do polígono de sustentação de Roy,[65] pois a união de dentes que se mobilizam em planos diferentes oferece melhores condições de distribuição das forças oclusais, o que aumenta a estabilidade dental, tanto pelo aumento da área de resistência do trabalho reconstrutivo, como por incorporarem a resultante das forças aplicadas mais para o centro do polígono de sustentação. Nessas condições, quanto maior for o número de dentes esplintados, mais confiável serão os resultados da reabilitação.[66] Nos casos de próteses fixas parciais com elementos intermediários livres, aumenta-se o efeito de ferulização mesiodistal relativo à transmissão da componente anterior das forças da mastigação pela relação de contato proximal dos dentes.

Como os dentes em trauma secundário apresentam suporte periodontal reduzido que não pode ser recuperado, a esplintagem não tem como objetivo a diminuição da mobilidade dental individual ao longo do tempo, mas, sim, que ela seja preservada coletivamente, de modo a manter os dentes em função. Portanto, o objetivo da esplintagem não é a diminuição da mobilidade dentária ao longo do tempo, conforme anteriormente proposto.[23,67,68]

Embora não se tenha um padrão seguro para avaliar a partir do quanto de perda do suporte periodontal está indicada a esplintagem dos dentes, alguma orientação emana da relação coroa clínica:raiz clínica, definida pelo nível da crista óssea.[69,70] exatamente porque essa relação foi introduzida com a finalidade de calcular o suporte periodontal dos dentes, para estabelecer, assim, uma base para calcular o número de dentes necessários em esplintagem de dentes para reabilitação oral e/ou dispersão de forças em dentes em trauma oclusal secundário. Segundo a lei de Ante, "a área total da membrana periodontal dos dentes pilares deve equalizar ou exceder aquela dos dentes a serem substituídos". Em outras palavras, cada dente suportaria o dobro da carga a que foi destinado, de modo que a perda de metade do suporte periodontal ainda permite que o dente responda à altura individualmente.

Por outro lado, o suporte periodontal de um dente é dado pelo número de fibras do ligamento periodontal inseridas por unidade de volume da raiz.[7] Assim, a perda óssea marginal envolvendo metade da raiz clínica em dentes com raízes cilíndricas ainda permite suportar a força oclusal normal individualmente, porém exige dobrar o número de dentes pilares em reabilitações protéticas, ao mesmo tempo analisando a necessidade de empregar os princípios do polígono de sustentação de Roy. Já em dentes com raízes cônicas, a perda de 1/3 da altura óssea marginal corresponde à perda de 1/2 do suporte periodontal do dente, o que torna mais crítico o uso desses dentes como pilares de próteses fixas e requer aumentar significativamente o número de dentes pilares e dos planos de mobilização dental. Clinicamente, pode-se considerar como aceitável a relação coroa clínica:raiz clínica com valor máximo 1 (um), pois significa que o braço de alavanca dental extra-alveolar (braço de potência) é igual ao braço de alavanca dental intra-alveolar (braço de resistência). Idealmente, porém, a relação coroa clínica:raiz clínica deve ser menor do que 1. A análise desses parâmetros é que determinará a necessidade ou não de esplintagem e o número de pilares envolvidos (**Quadro 6** e **Figuras 33** e **34**).

QUADRO 6 Efeito da distribuição das forças oclusais a longo prazo, em resposta à esplintagem dos dentes.
Quando os dentes presentes não apresentam suporte periodontal adequado para que a reconstrução reabilitadora seja compatível com a distribuição e neutralização das forças oclusais, a esplintagem dos dentes pode ser uma opção viável, respeitando-se os princípios do polígono de sustentação de Roy
Dentro dessa perspectiva, quanto maior for o número de planos de mobilização dental que possa ser usado, maior a distribuição das forças oclusais
Por dedução, o polígono de sustentação de Roy apresenta capacidade máxima de distribuição de forças quando se apresenta com o perímetro fechado
Essas circunstâncias são manifestadas quando todos os dentes da prótese são unidos entre si em arco e, ao mesmo tempo, os dentes posteriores do lado direito são unidos aos do lado esquerdo por um sistema de barra e encaixe semirrígido
Esse protocolo de união permite que, ao se exercer a função oclusal de um lado, todos os dentes da prótese reabilitadora atuem na neutralização das forças oclusais geradas

Fonte: Elaborado pelos autores.

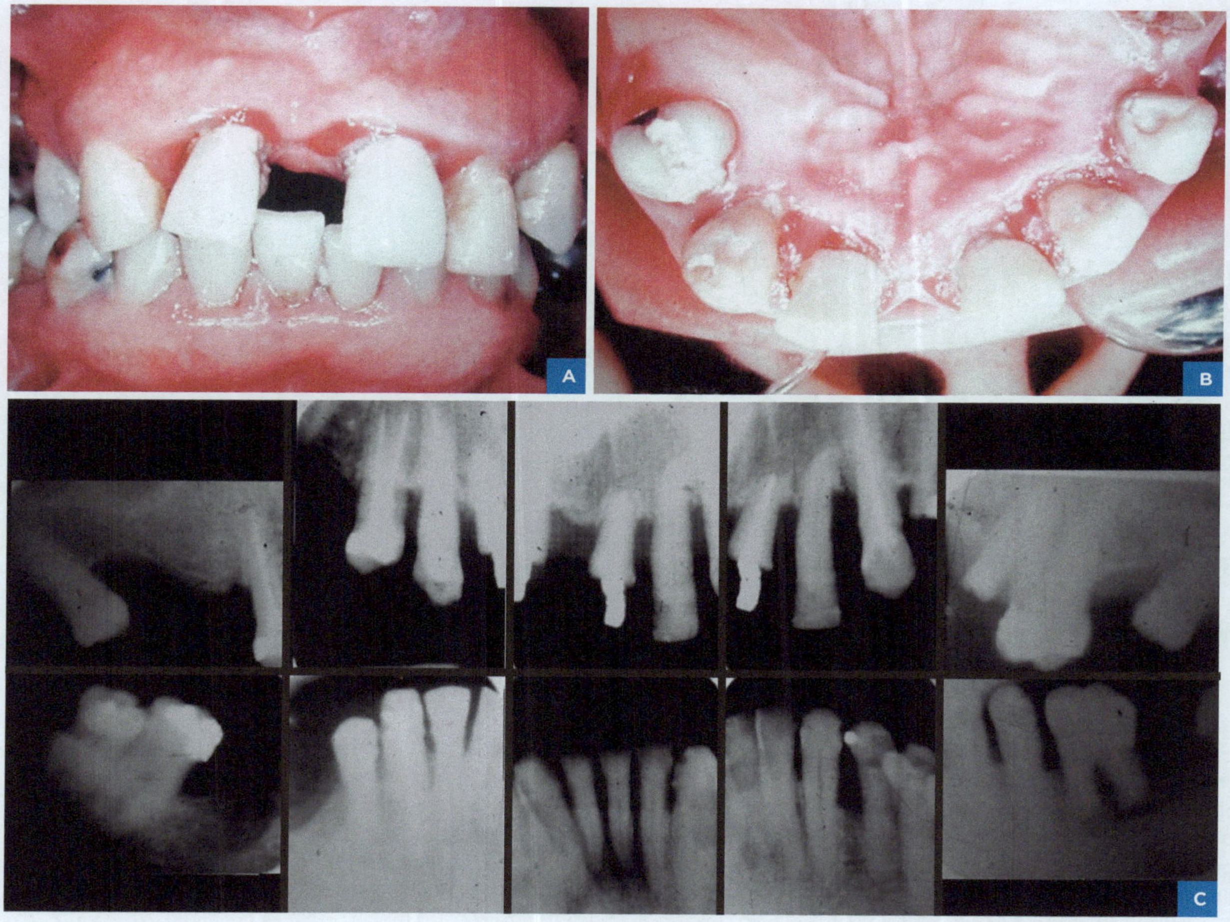

FIGURA 33 Efeitos da esplintagem dos dentes, da eliminação das bolsas por cirurgia óssea ressectiva e da higiene oral em reabilitação oral. (A, B) Vistas clínicas frontal e palatina, respectivamente, de paciente com bolsas periodontais avançadas generalizadas, alguma recessão gengival, ausência de dentes e desalinhamento dos presentes, falta de estabilidade oclusal e inconsistência da DVO, porém com pequeno aumento da mobilidade dental clínica. Observe a aparência da resposta inflamatória do tecido gengival, edemaciado, hiperêmico e com alterações morfológicas pertinentes à presença das bolsas periodontais associadas à periodontite. A paciente relatou a ocorrência de sangramento gengival espontâneo e provocado. (C) Imagens radiográficas gerais, que ressaltam a perda óssea periodontal marginal extensa, produzindo variação significativa da relação coroa clínica:raiz clínica, responsável por parte significativa do ligeiro aumento da mobilidade dental.

(Continua)

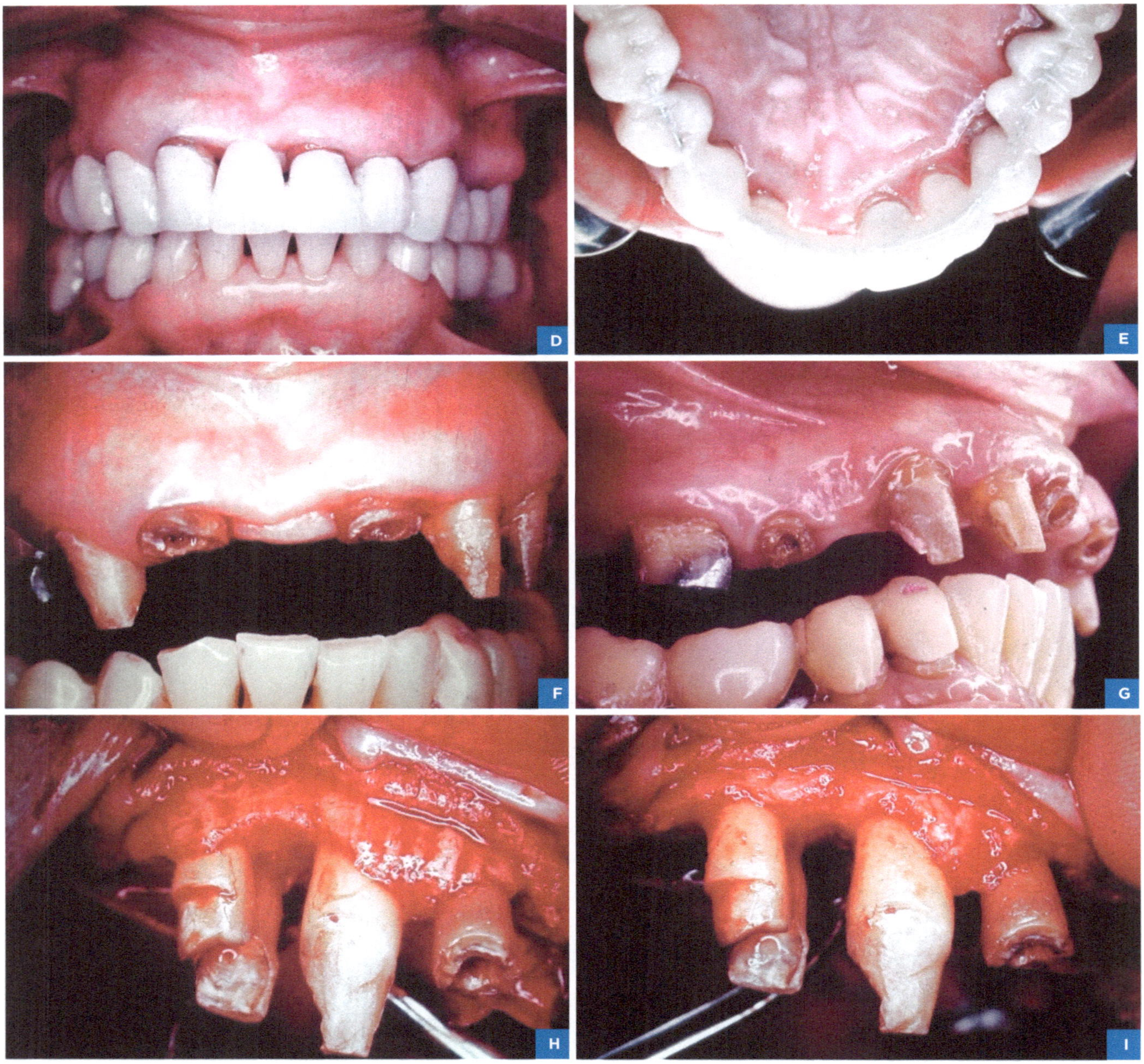

FIGURA 33 (*Continuação*) (D, E) Vistas clínicas anterior e palatina após o preparo inicial, que envolveu controle do fator bacteriano, movimentos menores dos dentes, capacitação em higiene oral, preparo dos dentes e instalação de prótese fixa provisória, de modo a prover ORC na DVO e relacionamento interproximal permissível à higiene. Observe a mudança geral produzida nas características morfológicas e de aparência relativamente firme e "saudável" do tecido gengival, melhor assentado aos dentes e com diminuição expressiva do sangramento gengival. (F, G) Vistas clínicas frontal e lateral esquerda (no espelho), respectivamente, para ilustrar o nível dos preparos junto à margem gengival, de modo geral, após a remoção da prótese parcial fixa, o que permite melhor visualização da resposta gengival aos procedimentos realizados no preparo inicial do caso. Certamente os procedimentos de preparo inicial conduziram a condições teciduais que facilitam a realização dos procedimentos cirúrgicos e favorecem a cicatrização dos tecidos. (H, I) Após a elevação de retalho dividido vestibular e gengivectomia interna palatina, o sítio cirúrgico foi devidamente debridado, permitindo visualizar as características indesejáveis das cristas ósseas, produzidas pelo processo evolutivo da periodontite. Observe em (H) a reversão da arquitetura óssea normal, estando o nível da crista óssea interproximal entre o 13 e 14, apicalmente localizada em relação às cristas ósseas radiculares desses dentes, sem que tenha ocorrido formação de defeitos ósseos.

(*Continua*)

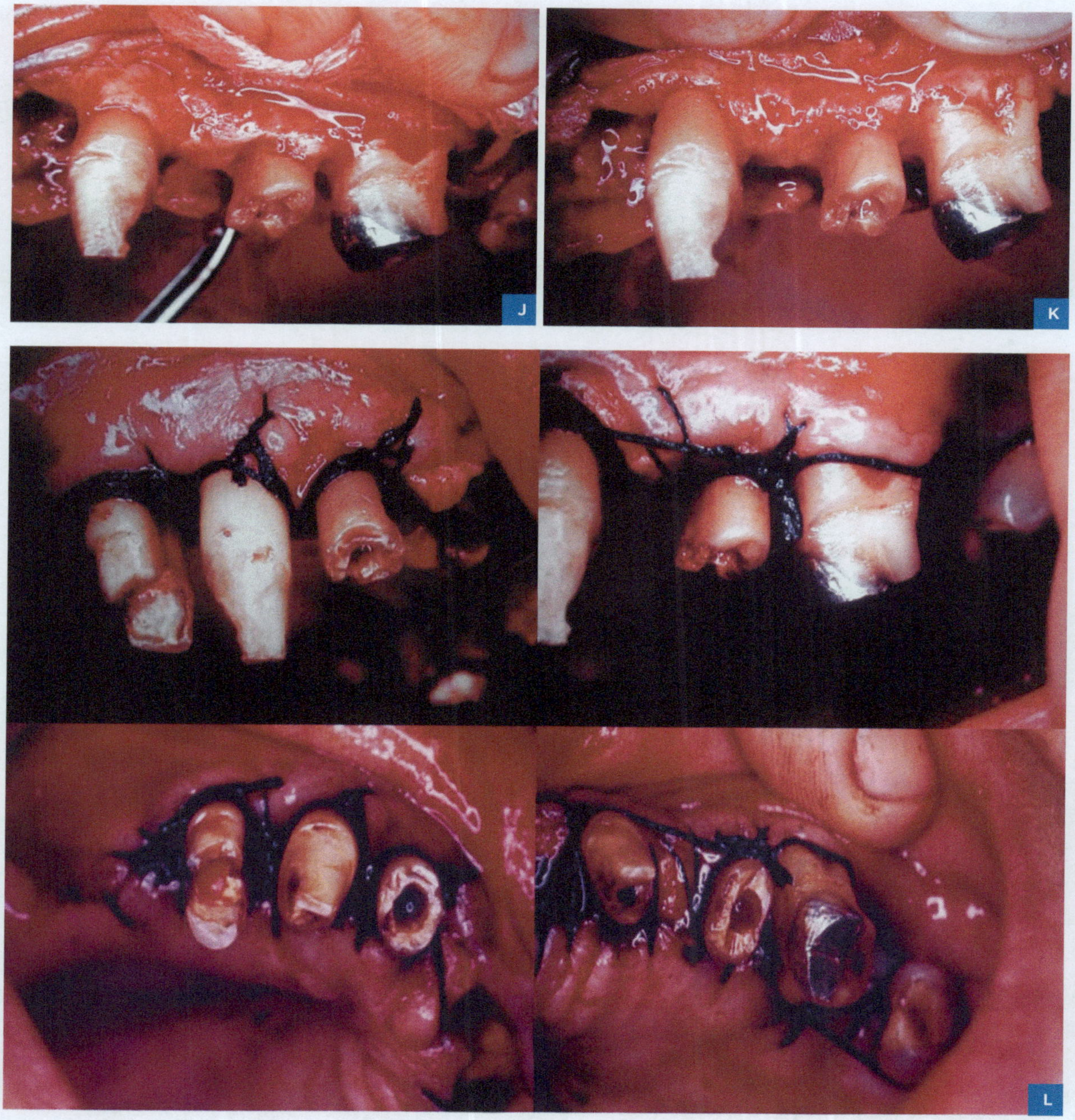

FIGURA 33 (*Continuação*) (J) Após a elevação de retalho dividido vestibular e gengivectomia interna palatina, o sítio cirúrgico foi devidamente debridado, o que permite visualizar as características indesejáveis das cristas ósseas, produzidas pelo processo evolutivo da periodontite, observa-se a presença de perda óssea vertical suave na mesial do 25 e maior na mesial do 26 formando defeitos ósseos, porém, sem envolvimento de bifurcações. I e K correspondem, respectivamente, às áreas cirúrgicas H e I após a osteotomia, nas quais foram restabelecidas, de forma moderada, a curva parabólica da crista óssea geral, posicionando as cristas ósseas proximais em nível ligeiramente coronal em relação às cristas ósseas radiculares. (L) Evidenciação do nível de sutura dos retalhos, situados junto às cristas ósseas, com exposição parcial das cristas ósseas interproximais, tendo presente os princípios vigentes à época da realização dos procedimentos, segundo os quais não há perda óssea significativa interproximal e, ao mesmo tempo, para fora da crista óssea o organismo restabelece as distâncias biológicas periodontais dentro de níveis geneticamente determinados. O 22 foi extraído no momento da cirurgia, em função da sua mobilidade extrema.

(Continua)

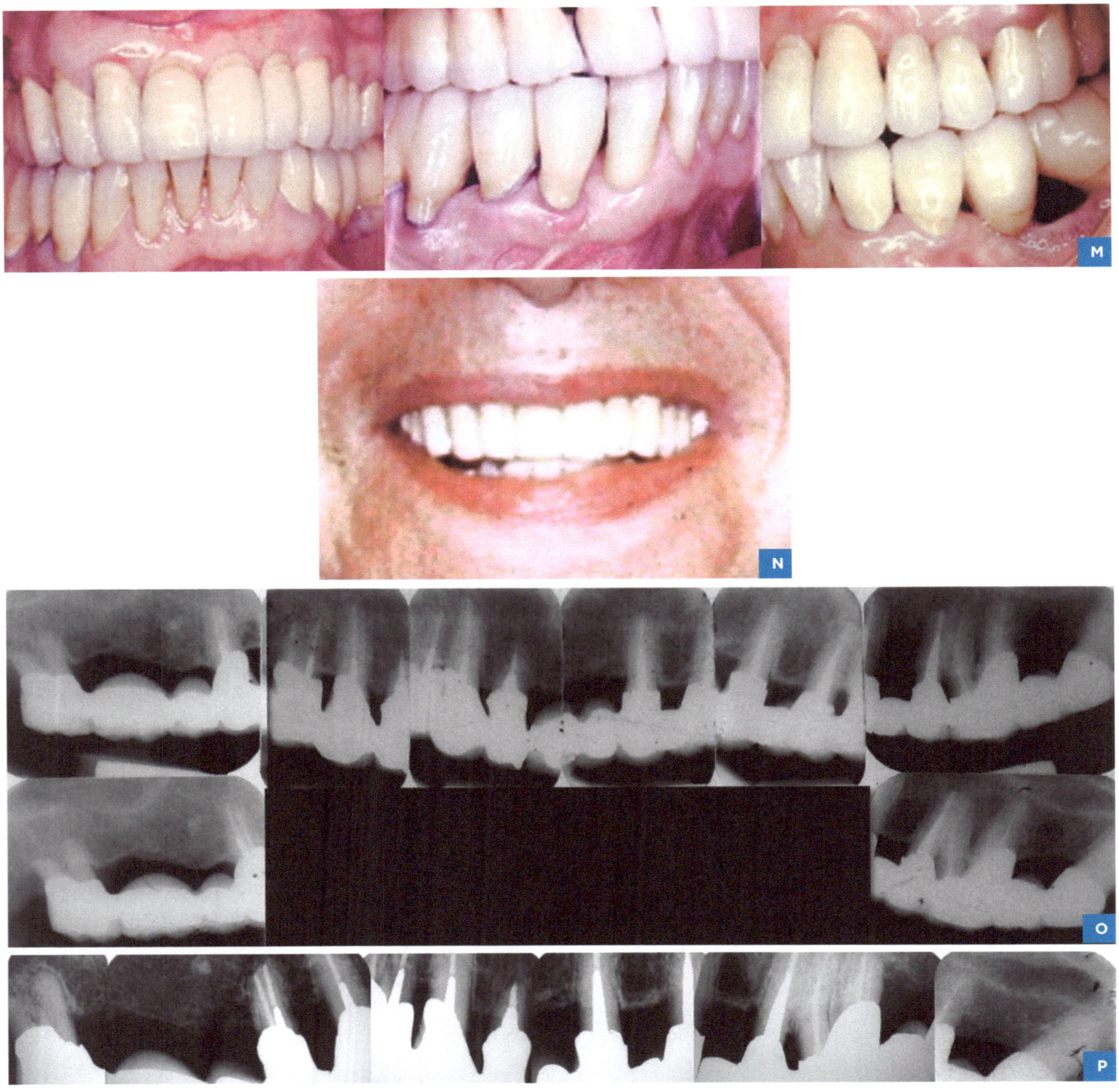

FIGURA 33 (*Continuação*) (M) Paciente periodontalmente suscetível inicialmente, apresenta efeito estético almejado (N) 1 ano após tratamento periodontal cirúrgico ressectivo e instalação da reabilitação oral. Em linhas gerais, a paciente passou a exercer todas as atividades funcionais do sistema estomatognático dentro dos limites de comportamento fisiológico e homeostático dos órgãos e tecidos envolvidos. (O) Imagens radiográficas 1 ano após a cirurgia periodontal e imediatamente após a instalação da prótese reabilitadora, sendo sugestivo observar o nível da crista óssea geral e as relações coroa clínica:raiz clínica nas várias regiões dentais. (P) Imagens radiográficas no período de 15 anos após instalação da prótese reabilitadora, que ilustram a estabilidade das cristas ósseas produzidas cirurgicamente, preservando a relação coroa clínica:raiz clínica. Esse efeito de preservação da relação é o que se espera da esplintagem entre os dentes em trauma oclusal secundário, e não a reversão para a relação normal coroa clínica:raiz clínica nos casos em que não há perspectiva de regeneração periodontal suficiente. Os resultados enaltecem a importância do restabelecimento das distâncias biológicas periodontais, de modo a propiciar condições para que se processe a homeostasia periodontal do sulco gengival, controlando o número de bactérias presentes, que parece ser o principal fator relacionado com o aumento do potencial patogênico bacteriano em fases iniciais da instalação e progressão da doença periodontal inflamatória infecciosa marginal.

Fonte: Reprodução autorizada pela Editora Artes Médicas.

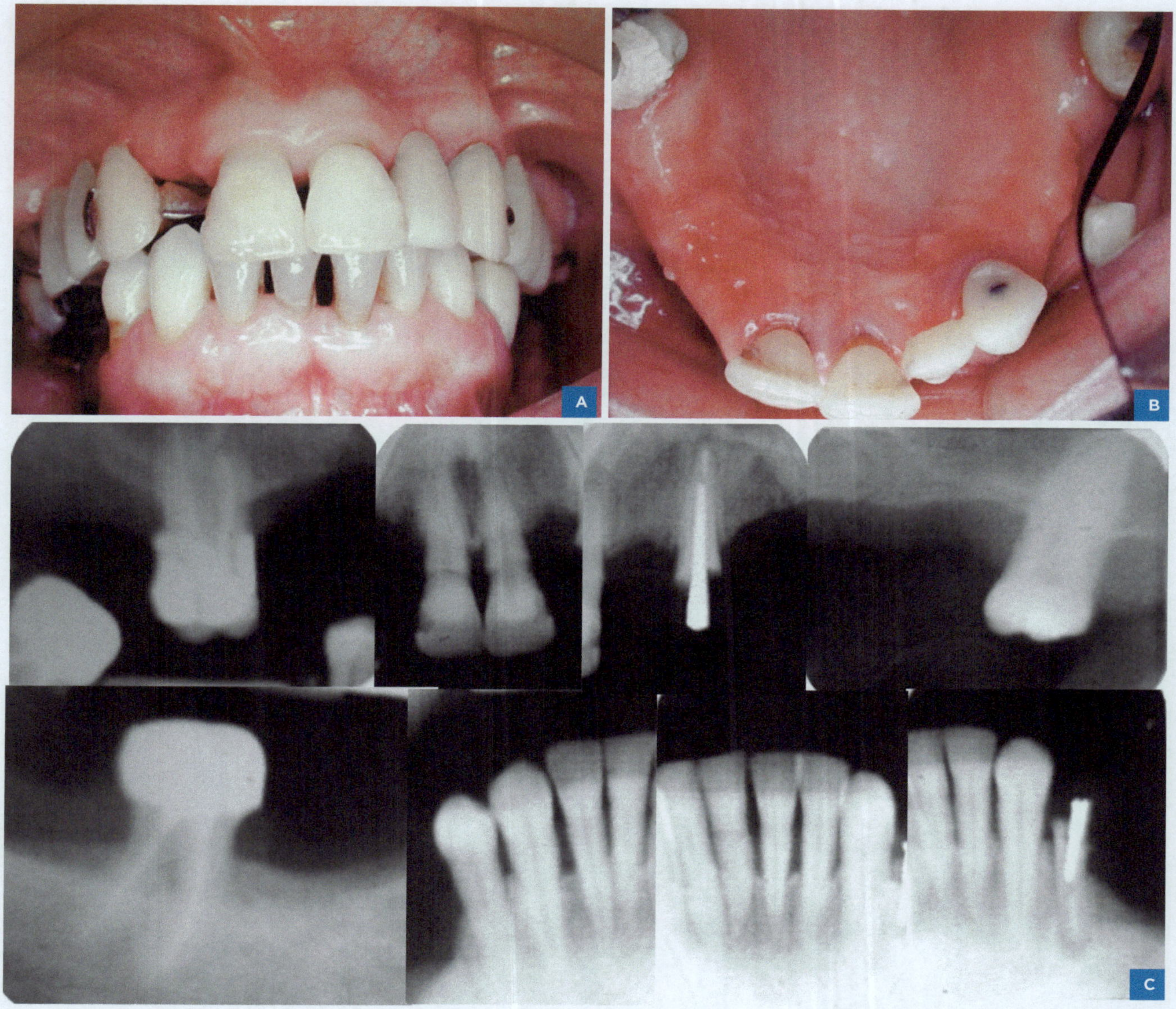

FIGURA 34 Prótese periodontal. Paciente com 55 anos de idade, portadora dos dentes 16, 11, 21,23 e 27, suportando uma prótese parcial removível, responsável pela perda do 12, o que provocou a desestabilização da prótese. A idade da paciente e a condição periodontal com baixo índice de placa, pouca recessão associada a pequena perda óssea cristal e profundidade suavemente aumentada do sulco gengival clínico, sem mobilidade evidente dos dentes, em coerência com os sinais evidenciados nas imagens radiográficas, levaram a planejar o tratamento conforme o princípio do polígono de sustentação de Roy, projetando a distribuição máxima do estresse oclusal por fechamento do polígono e unindo os segmentos posteriores por uma barra palatina com encaixes de precisão instalados nos pônticos. (A) Vista clínica vestibular inicial, com a prótese parcial removível posicionada, o que torna possível observar a falta do 12 e a condição periodontal visual, razoavelmente indicativa de que a paciente não é suscetível à doença periodontal inflamatória infecciosa. (B) Vista palatina oclusal, na qual se identifica que as margens gengivais apresentam nivelamento junto ao colo dos dentes, o que caracteriza a condição periodontal pouco envolvida desses dentes, tendo presente a profundidade rasa de exploração dos sulcos gengivais, pequeno sangramento à exploração e mobilidade dental dentro dos limites de normalidade. Pode-se identificar, ainda, áreas de mucosa com aspectos de irritação tecidual, certamente por causa da compressão do tecido pela prótese parcial removível. (C) Imagens radiográficas gerais, nas quais se pode identificar alguma perda óssea marginal, processada ao longo dos anos provavelmente em função de fatores de natureza iatrogênica. A despeito das características favoráveis de comportamento do compartimento periodontal de sustentação dos dentes individuais, a relação coro clínica:raiz clínica encontra-se dentro de limites críticos, de modo a indicar a necessidade de esplintagem dos dentes.

(Continua)

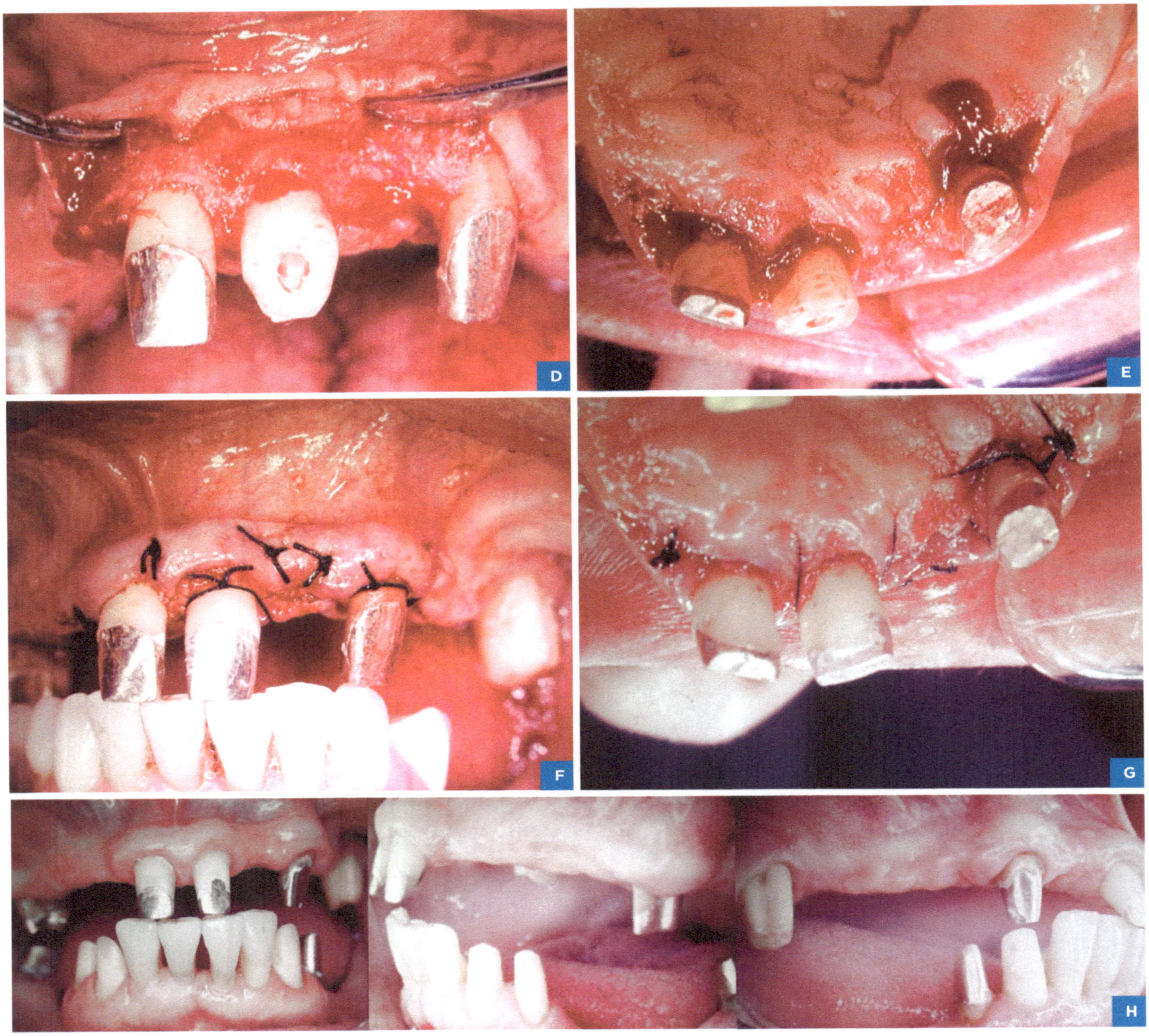

FIGURA 34 (*Continuação*) (D a G) Imagens ilustrativas do procedimento cirúrgico ressectivo para restabelecimento das distâncias biológicas periodontais, com sutura do retalho posicionado apicalmente e harmonização dos preparos protéticos para coroas totais, em conformidade com os requisitos da reabilitação oral (H). Os preparos protéticos para coroas totais tiveram os términos cervicais realizados para se situarem a aproximadamente 0,5 mm subgengivalmente, conforme uso de brocas diamantadas e lisas de aço com 12 lâminas, especialmente calibradas para esse fim.

(*Continua*)

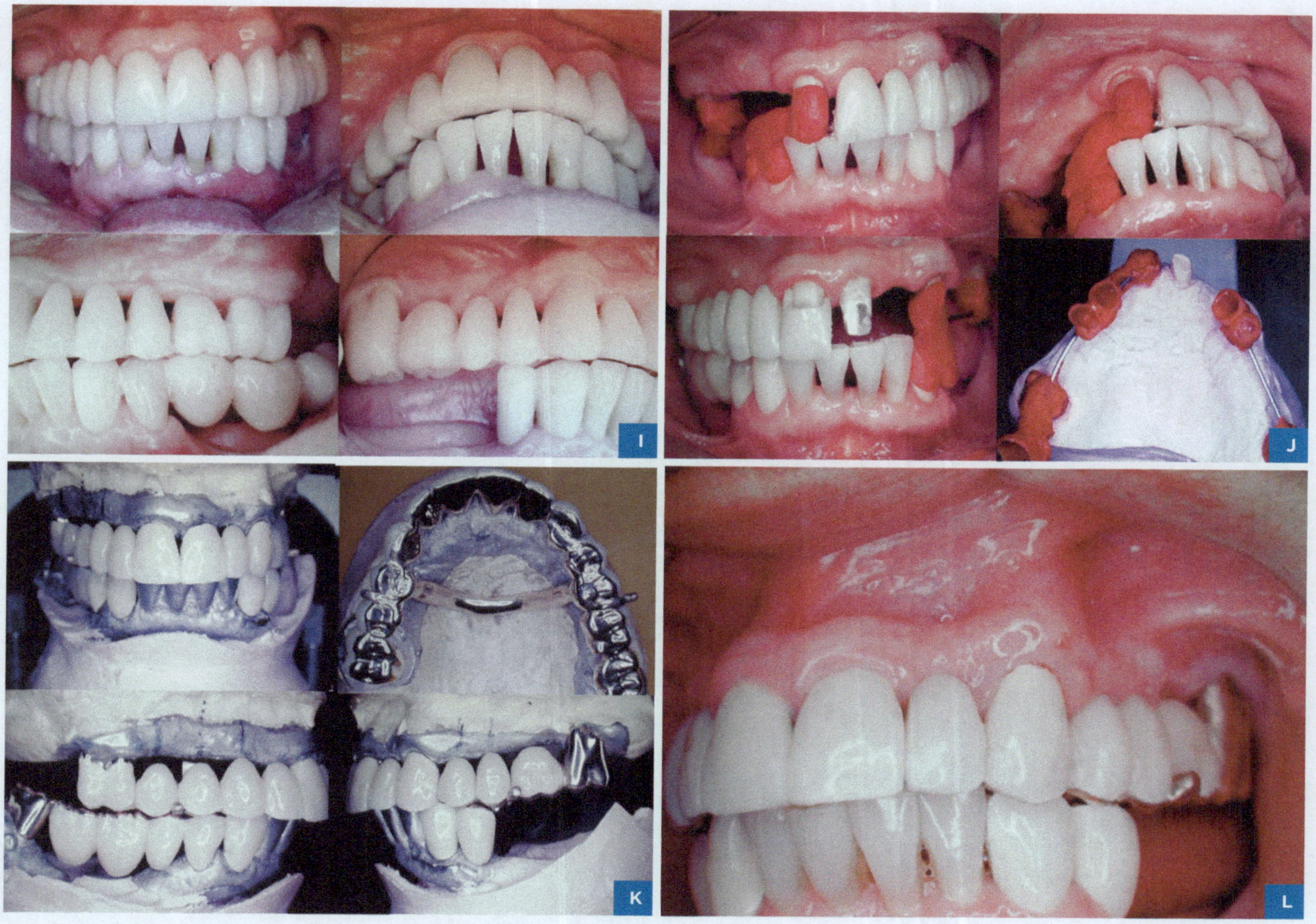

FIGURA 34 (*Continuação*) (I, J) Vista clínica após restabelecimento de sulco gengival saudável e estável, quando se harmonizou os preparos protéticos para coroas totais de conformidade com os requisitos da reabilitação oral. Caracterização clínica do padrão oclusal estabelecido, a qual destaca a máxima intercuspidação feita em ORC, incluindo o estabelecimento de um contato cêntrico entre o 23 e o 33 por aumento do cíngulo do 23, para melhor estabilizar a mandíbula no lado com extremo livre. (J) Registro cúspide na fossa da RC na DVO para montagem do modelo inferior em articulador, no qual o modelo superior foi montado por transporte com arco facial. Esse protocolo de registro é importante nos articuladores semiajustáveis por eliminar o erro da relação oclusal a ser estabelecida na localização das cúspides nas fossas nos modelos de trabalho no articulador, erro esse introduzido quando o registro incorpora aumento da DVO. Assim, minimiza-se a necessidade de ajustes oclusais na prótese ao se fazer a prova na boca do paciente. Para realizar o procedimento, previamente se constroem casquetes de adaptação aos dentes preparados nos modelos de trabalho, unindo-os rigidamente entre si, por exemplo, por meio de fio de aço ortodôntico de 1 mm de diâmetro. Nas regiões em que não há dentes antagonistas, pode-se confeccionar um pino cônico da própria resina, usualmente no conjunto inferior, enquanto no superior antagonista se estabelece uma plataforma, que fica próxima ao cone inferior, porém sem contatá-lo na DVO. Onde houver dentes, a cúspide do dente antagonista funciona como cone, também não fazendo contato com a plataforma em resina, assentada nos dentes antagonistas. Pode-se observar que o registro foi feito em um hemiarco de cada vez, usando a prótese provisória, estabelecida em ORC e devidamente separada, como referência para o registro. Este é feito agregando-se resina autopolimerizável na fase plástica à plataforma pré-fabricada e, então, mantendo-se o paciente na ORC definida pelos provisórios. Um agente isolante deve ser usado para evitar a incorporação da resina em fase plástica à resina pré-polimerizada contendo o cone em forma de cúspide. Após realizar o registro de um lado, remove-se todo o conjunto da boca do paciente e realiza-se o registro do lado oposto, seguindo o mesmo critério. Completados os registros, deve-se colocá-los no paciente e verificar se os encaixes dos cones nas "fossas" ocorrem simultaneamente, confirmando a justeza do registro. Em seguida, encaixar os registros nos modelos de trabalho onde foram feitos, adaptar o modelo inferior ao registro e proceder à montagem do modelo de trabalho inferior em RC, estando o pino incisal graduado em zero, para manter os ramos do articulador paralelos entre si. (K) Próteses fixas metaloplásticas reabilitadoras, montadas em modelos de gesso e liga de baixa fusão (*metal melotte*), para refinamento oclusal e acabamento, possível evidenciar a localização da barra palatina estabilizadora, acoplada a encaixes de precisão instalados nos pônticos dos dentes 14 e 25. Observe a proeminência do cíngulo do 23 e o padrão oclusal na ORC, respectivamente dos lados direito e esquerdo. Em função do quadro crítico tratado, optou-se por manter as próteses provisoriamente cimentadas por um período de tempo observacional, durante o qual a paciente se queixou de sentir dor e inchaço do tecido na região do 23, cerca de 2 meses após o uso da prótese e após mastigar "gelo". (L) Vista clínica da relação de máxima intercuspidação na região do 23, que foi esculpida com cíngulo proeminente para manter contato em ORC, somando-se, assim, na manutenção da DVO.

(Continua)

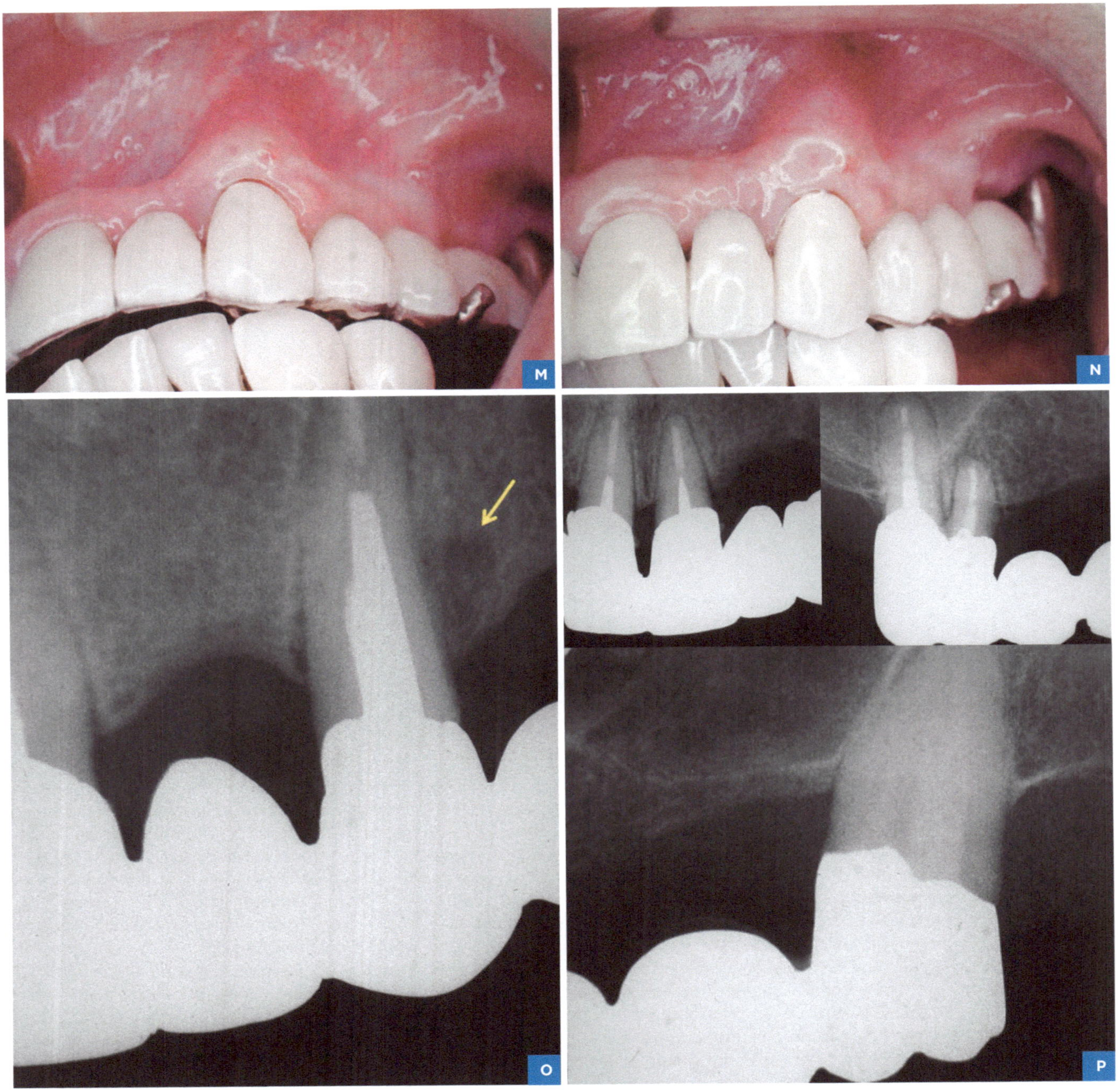

FIGURA 34 (*Continuação*) (M) Padrão de desoclusão pelo canino, tendo presente o esquema projetado em conformidade com o polígono de sustentação de Roy, de modo que se poderia considerar que as excursões mandibulares são exercidas mediante o padrão de função em grupo, ainda que tecnicamente estejam no esquema de proteção mútua. (N) Vista ampliada da região vestibular do 23, a qual evidencia a presença de tumefação do tecido gengival e da mucosa alveolar, com formação de fístula na distovestibular do 23. (O) Formação de uma zona radiolúcida (seta) correspondente à região da fístula, além de alterações nas características da lâmina dura e da largura essencial mínima do ligamento periodontal, indicando possível fratura do 23, confirmada pelo exame clínico de elevação de um minirretalho gengival. (P) Imagens radiográficas dos dentes remanescentes no período de 28 anos pós-operatórios, confirmando o efeito estabilizador gerado pela aplicação dos princípios do polígono de sustentação de Roy, tendo sido mantida em função durante 28 anos de uso ininterrupto, sem quaisquer outras intercorrências. Pode-se visualizar algum alargamento da largura essencial mínima do ligamento periodontal, porém circundada por condensação do esponjoso perialveolar, caracterizando quadro de hiperfunção. Ressalta-se a preservação da altura das cristas ósseas, ilustrando como o respeito às distâncias biológicas periodontais e à homeostasia do compartimento periodontal de sustentação são essenciais para a preservação da saúde periodontal.

RC, relação cêntrica; DVO, dimensão vertical oclusão; ORC, relação de oclusão cêntrica

Fonte: Reprodução autorizada pela Editora Napoleão e Artes Médicas.

Resultados promissores de reabilitações orais envolvendo aplicação desses princípios em pacientes periodontais foram apresentados em diferentes publicações.[58,71,72 79,80]

REQUERIMENTOS BIOTECNOLÓGICOS DE ODONTOLOGIA RECONSTRUTIVA EM CONSONÂNCIA COM OS PRINCÍPIOS PERIODONTAIS

Para que as características de saúde periodontal alcançadas sejam preservadas a longo prazo, é necessário que o trabalho reconstrutivo colocado respeite os princípios biológicos de comportamento periodontal saudável. Completado o tratamento periodontal, o paciente encontra-se com a reconstrução provisória do trabalho planejado de reabilitação oral, o que requer a finalização dos preparos para dar prosseguimento ao tratamento.

Nesse sentido, existem requisitos de comportamento biológico periodontal que devem ser respeitados para a reconstrução terapêutica ou protética. Evidentemente o alcance desses objetivos deve estar em conformidade com os requisitos biotecnológicos da reabilitação oral. Portanto, o preparo dos dentes, especificamente para coroas totais, deve englobar uma série de detalhes, de modo a produzir retenção friccional das coroas, aliada à reconstrução estética, e preencher os requisitos de resistência dos materiais e de funcionalidade. Para alcançá-los, em linhas gerais, os preparos devem envolver desgastes de 1,5 a 2,0 mm de espessura em toda a periferia dos preparos, terminando em zero nas margens cervicais. A técnica de preparo dos dentes usa o preparo em perfil, com a variação de que os sulcos de referência para o preparo são horizontais e não verticais.[2]

Em quaisquer tipos de restaurações, é fundamental respeitar o meio interno, devendo-se intervir essencialmente na região correspondente ao meio externo, ou seja, até o limite do fundo do sulco gengival histológico, pois apenas dessa região para apical há união biológica ao dente, representada pelo epitélio juncional. Assim, a margem cervical do preparo deve terminar preferentemente em chanfrado profundo, situado a 0,5 mm na região intrassulcular.

Isso é conseguido terminando o preparo com uma broca de extremidade em ponta ogival envolvendo exatamente 0,5 mm de extensão. Nessa região, a infraestrutura metálica deve ter espessura de 0,1 a 0,2 mm, situando-se, dessa forma, no sulco gengival biológico por volta de 0,3 a 0,4 mm além da margem gengival. Nas demais áreas, a infraestrutura metálica deve ter preferentemente 0,5 mm de espessura, e é tolerável haver interposição de áreas com 0,3 mm. Por palatino e lingual, a infraestrutura pode ter uma cinta cervical de maior altura e espessura, por não comprometer a estética e favorecer a estabilidade da estrutura metálica. Nessas condições, não há alterações significativas na microbiota do sulco gengival,[73] no índice de placa, no índice gengival e na profundidade de sondagem em pacientes mantidos por 9 anos.[74]

A invasão das distâncias biológicas ou da área de inserção supracrestal viola o selamento biológico do meio interno, propiciando via de acesso para entrada de bactérias e seus produtos, o que resulta em inflamação gengival e perda de inserção[75] e na formação de bolsas periodontais ou recessão gengival.[76]

Vários requisitos de qualidade associados às restaurações podem ser contemplados quando se estende o preparo do dente até 0,5 mm subgengivalmente:

- **Estético:** é viabilizado porque o preparo ultrapassa 0,5 mm da margem gengival, enquanto a cinta metálica da infraestrutura pode ter de 0,1 a 0,2 mm, de modo que a reconstrução estética (porcelana ou similar) terá 0,3 a 0,4 mm ainda na área intra-sulcular.
- **Resistência à tração:** o envolvimento de toda altura dental disponível para o preparo favorece a retenção friccional das coroas.
- **Risco de sensibilidade radicular:** o risco de produzir sensibilização do dente é diminuído, pois as margens dos preparos não mantêm contato com fluidos bucais, produtos alimentícios, ou a ação de meios de higiene oral.
- **Menor risco de desenvolvimento de lesões de cáries ou de abrasão cervical na raiz**, pois as margens cervicais das coroas não estão expostas ao ambiente supragengival.
- **Melhor prevenção da formação do biofilme placa dentobacteriana**, uma vez que o material restaurador em si é menos propício à agregação bacteriana.

Para avaliar clinicamente a adequacidade da extensão da margem cervical da infraestrutura, durante a sua prova não deve ser provocada isquemia gengival. Como a espessura da margem cervical da coroa é de apenas 0,1 a 0,2 mm, o risco de excesso de contorno subgengival é desprezível.

Outra implicação importante da localização intrassulcular do término dos preparos reconstrutivos refere-se à qualidade do trabalho, pois a adaptação e o acabamento cervical das coroas não produziram diferenças significativas na formação do biofilme placa dentobacteriana, na profundidade do sulco gengival e no contorno da gengiva, a ponto de afetar a saúde gengival de dentes com términos cervicais dos preparos metade intrassulcular e metade supragengival.[77] Em suma, a resposta homeostática da gengiva marginal é mais apropriada quanto melhor for o polimento da restauração e menor for a linha de cimento estabelecida na margem gengival.[28,67,77]

No que diz respeito à linha de cimento, a desadaptação marginal das coroas considerada apropriada é da ordem de 30 a 50 μm, de modo que não se configura razoável a proposta de que o cimento será dissolvido por fluidos dispersos no ambiente pelo fato de que o fluido deveria ter (e não tem) tensão superficial extremamente baixa para vencer a resistência de vão tão diminuto dessa natureza. Além disso, a área de desadaptação não representa um espaço vazio porque está preenchida pelo material de cimentação. A bem da verdade, as propostas de desadaptação preconizadas parecem girar ao redor de 200 μm. Além disso, o sobrecontorno das restaurações favorece mais a formação do biofilme de placa dentobacteriana sub e supragengival do que o subcontorno, conforme demonstrado em diferentes estudos.[67,78-80]

Durante a prova da coroa terminada, o contorno deve ser configurado de maneira a não produzir isquemia gengival, porém deve estar presente junto à margem das restaurações para exercer o efeito de proteção cervical para a gengiva e sulco gengival durante o escoamento do bolo alimentar.

Em função desses envolvimentos, com pequenas adaptações às propostas de Reeves[75] e Page e Halpern,[78] é de se aceitar que alterações no comportamento homeostático do sulco gengival, mediante a instalação de trabalhos de reabilitação oral, estão, genericamente, associadas a:

- Margens cervicais preparadas além do fundo do sulco gengival histológico.
- Falta de restabelecimento dos comprometimentos das distâncias biológicas sagradas.
- Perfil de emergência sem efeito protetor da margem gengival e do sulco gengival.
- Falta de polimento adequado e desadaptação acima de 50 μm das margens cervicais intrassulculares das reconstruções.
- Margens gengivais intrassulculares das restaurações estabelecidas em áreas com quantidade insuficiente de gengiva.

A observância desses princípios é fundamental para que a qualidade das reconstruções respeite os princípios genéticos de resposta periodontal homeostática, indispensável para a preservação dos resultados a longo prazo (**Quadro 7** e **Figuras 35** e **36**).

Em relação ao fator oclusal, como enunciado, os casos de reabilitação oral devem ser reconstruídos em ORC, de modo que os modelos de trabalho devem ser montados em articulador semiajustável, mediante o posicionamento do modelo superior com transferência feita pelo arco facial e do modelo inferior com o registro da posição dental, estando o eixo de rotação em RC. Esse registro deve ser feito preferentemente do tipo cúspide na fossa, que não incorpora aumento da DVO, de modo que se minimiza a influência da localização aproximada do eixo de rotação. A função do arco facial é localizar a posição dos dentes superiores no espaço em relação ao plano horizontal e a posição dos côndilos nas fossas mandibulares (eixo de rotação mandibular), enquanto o registro da posição dos dentes inferiores em RC na DVO, ou o mais próximo possível da DVO, permite estabelecer a relação correta dos dentes inferiores com os superiores no arco de fechamento esquelético, de modo que se pode estabelecer a reconstrução oclusal em ORC. Com esse tipo de montagem, são minimizados os erros advindos dos fatores determinantes da morfologia oclusal das restaurações, restringindo sobremaneira o ajuste final na boca do paciente, pois resulta em maior precisão do contato cúspide na fossa, a partir do qual se estabelece o padrão de desoclusão. O padrão oclusal a ser definido depende do relacionamento entre os dentes superiores e inferiores, e pode ser cúspide na fossa ou cúspide nas cristas marginais, porém deve estabelecer, idealmente, a relação interoclusal de oclusão mutuamente protegida.[58]

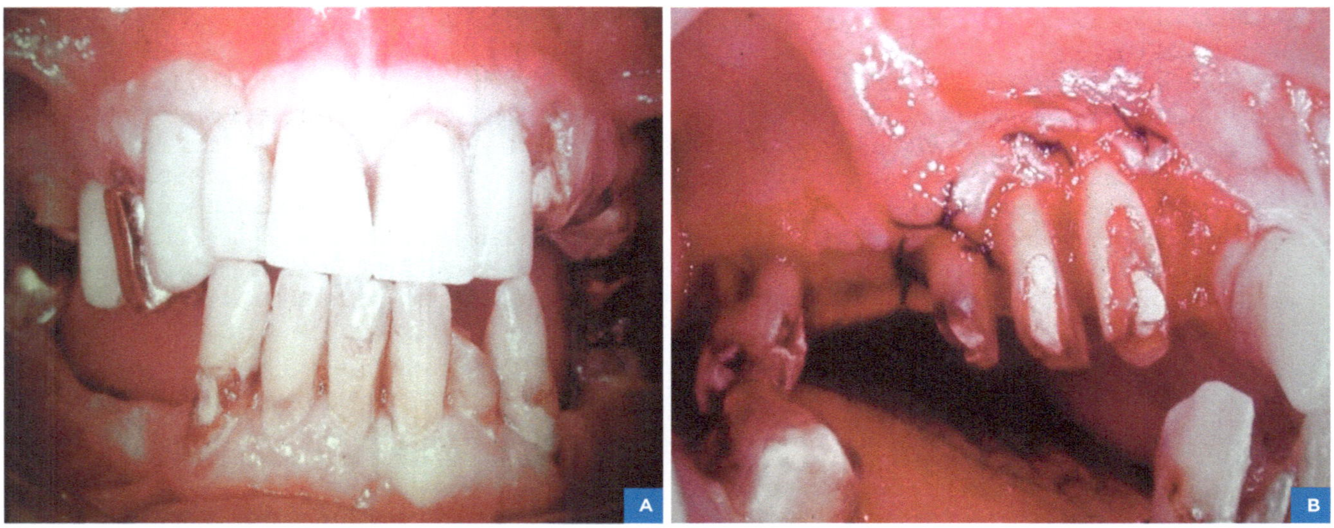

FIGURA 35 Resposta gengival à colocação de coroas totais sobre preparos com términos cervicais subgengivais restritos essencialmente à área do sulco gengival histológico. Paciente com 48 anos de idade, queixando-se de ter passado grande parte da existência em consultórios odontológicos, chegando ao ponto de lhe sugerirem a instalação de dentaduras completas convencionais em função da condição atual atingida. (A) Quadro geral ilustrando a ausência de vários dentes, falta de estabilidade oclusal e de guia anterior, DVO indefinida, recessão gengival acompanhando áreas de perdas de inserção e com bolsas periodontais moderadas. (B) Ilustração do protocolo de tratamento periodontal para eliminação cirúrgica das bolsas periodontais em todas as áreas necessárias, constante de retalho dividido em vestibular, gengivectomia interna palatina ou lingual, osteotomia e sutura dos retalhos em nível apical, compatível com o restabelecimento das distâncias biológicas perioodontais.

(Continua)

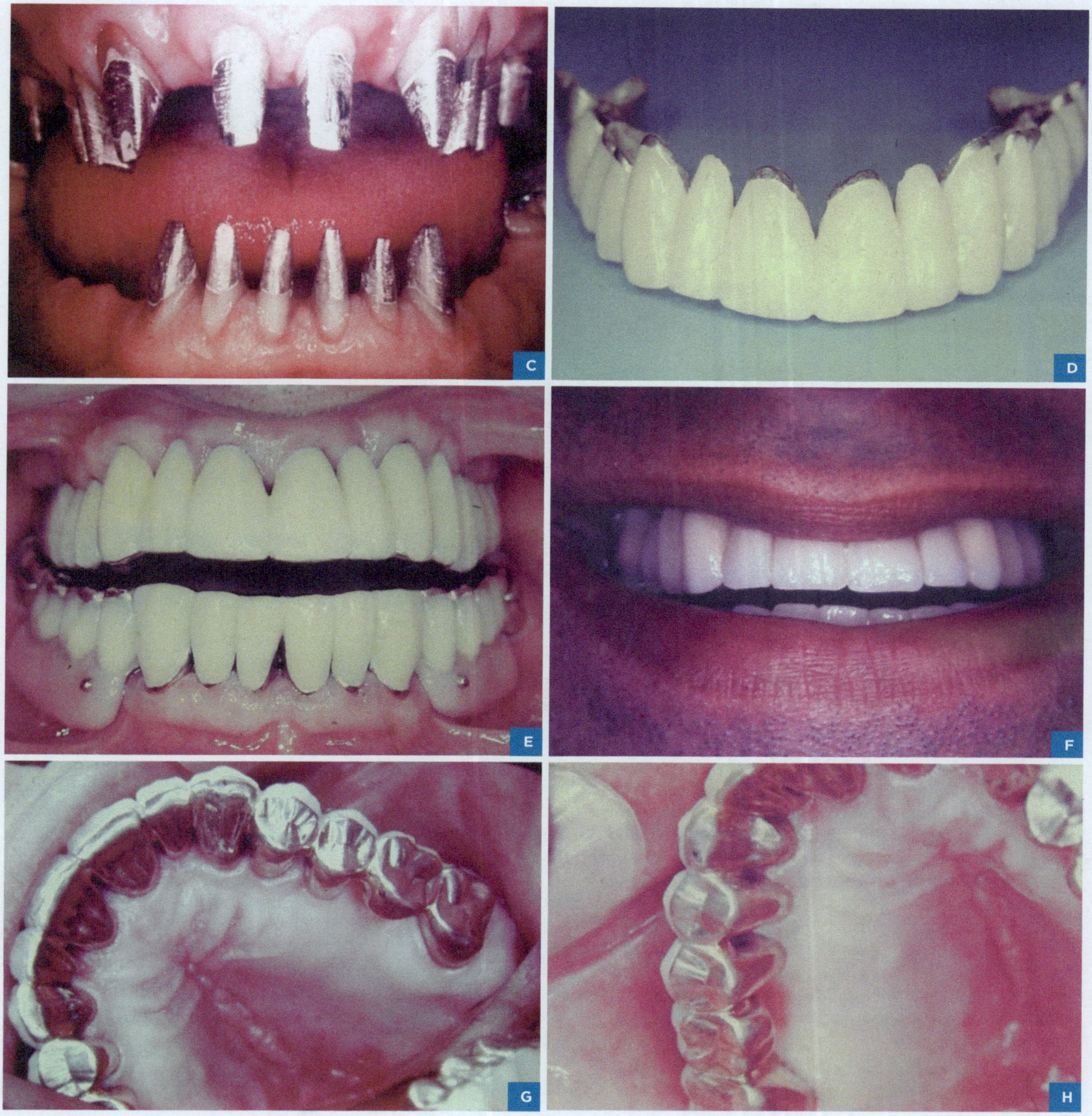

FIGURA 35 (*Continuação*) (C) Quadro clínico geral após a cicatrização dos tecidos e preparo dos dentes para receber coroas totais metaloplásticas, com términos cervicais a 0,5 mm na área subgengival, para albergar a cinta metálica cervical de ouro. (D) Vista geral da prótese fixa superior confeccionada, que foi cimentada provisoriamente por se estar testando o uso de reconstrução estética com material à base de resina de rápida polimerização térmica, esculpida e polimerizada diretamente sobre a estrutura metálica. (E) Vista clínica geral após instalação das próteses reabilitadoras no paciente, nas quais os términos cervicais encontram-se a 0,5 mm no interior do sulco gengival, significando que se respeitou a profundidade biológica do sulco gengival, sem invasão das distâncias biológicas periodontais sagradas. (F) Aparência estética do paciente ao sorriso, mostrando que quaisquer aumentos produzidos na altura dos dentes em consequência da osteotomia não resultaram em prejuízo da condição estética. (G, H) Vistas clínicas das áreas palatinas, as quais evidenciam que todos os términos cervicais das coroas se encontram no interior do sulco gengival.

(*Continua*)

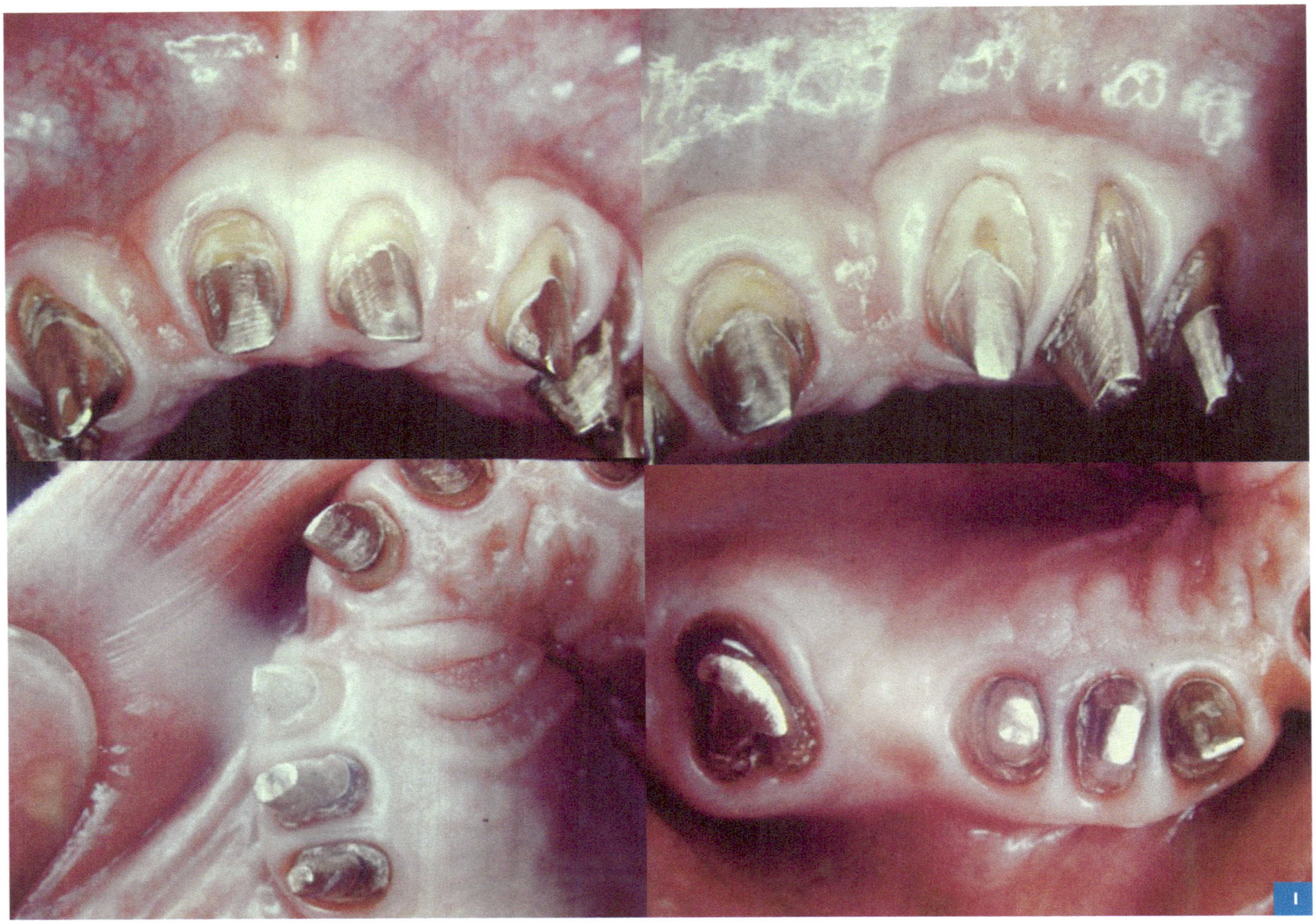

FIGURA 35 (*Continuação*) (I) Resposta gengival à colocação de coroas totais sobre preparos com términos cervicais subgengivais restritos essencialmente à área do sulco gengival histológico. Observe que, em quaisquer das áreas visualizadas nesta série I de vistas clínicas do sulco gengival, em nenhum deles se evidenciam sinais de incompatibilidade da localização subgengival das reconstruções protéticas com a saúde periodontal, perfeitamente mantida em período de 2 anos, sem qualquer necessidade de intervenções odontológicas. As áreas demarcadas na mucosa do rebordo, referentes aos pônticos dos dentes 12 e 22, são decorrentes do aumento de volume que se produz em áreas com essas características, pela falta de estimulação direta da mucosa. A resposta saudável do compartimento periodontal de proteção foi creditada ao respeito às distâncias biológicas periodontais e aos requisitos biotecnológicos das reconstruções odontológicas em geral, tanto no que diz respeito às características técnicas das reconstruções em si (tipo de material, polimento e adaptação), quanto às características biológicas envolvidas (forma das restaurações, nível dos preparos cervicais, reconstrução interproximal, falta ou excesso de contorno, linha de cimento). Por sua vez, o comportamento saudável do órgão mastigatório, com preservação dos níveis produzidos nos procedimentos ressectivos empregados, é indicativo de restabelecimento do mecanismo de transmissão e neutralização das forças oclusais, indicando o valor da reconstrução do padrão oclusal em ORC e oclusão mutuamente protegida.

DVO, dimensão vertical de oclusão; ORC, relação de oclusão cêntrica.

Fonte: Reprodução autorizada pela Editora Artes Médicas.

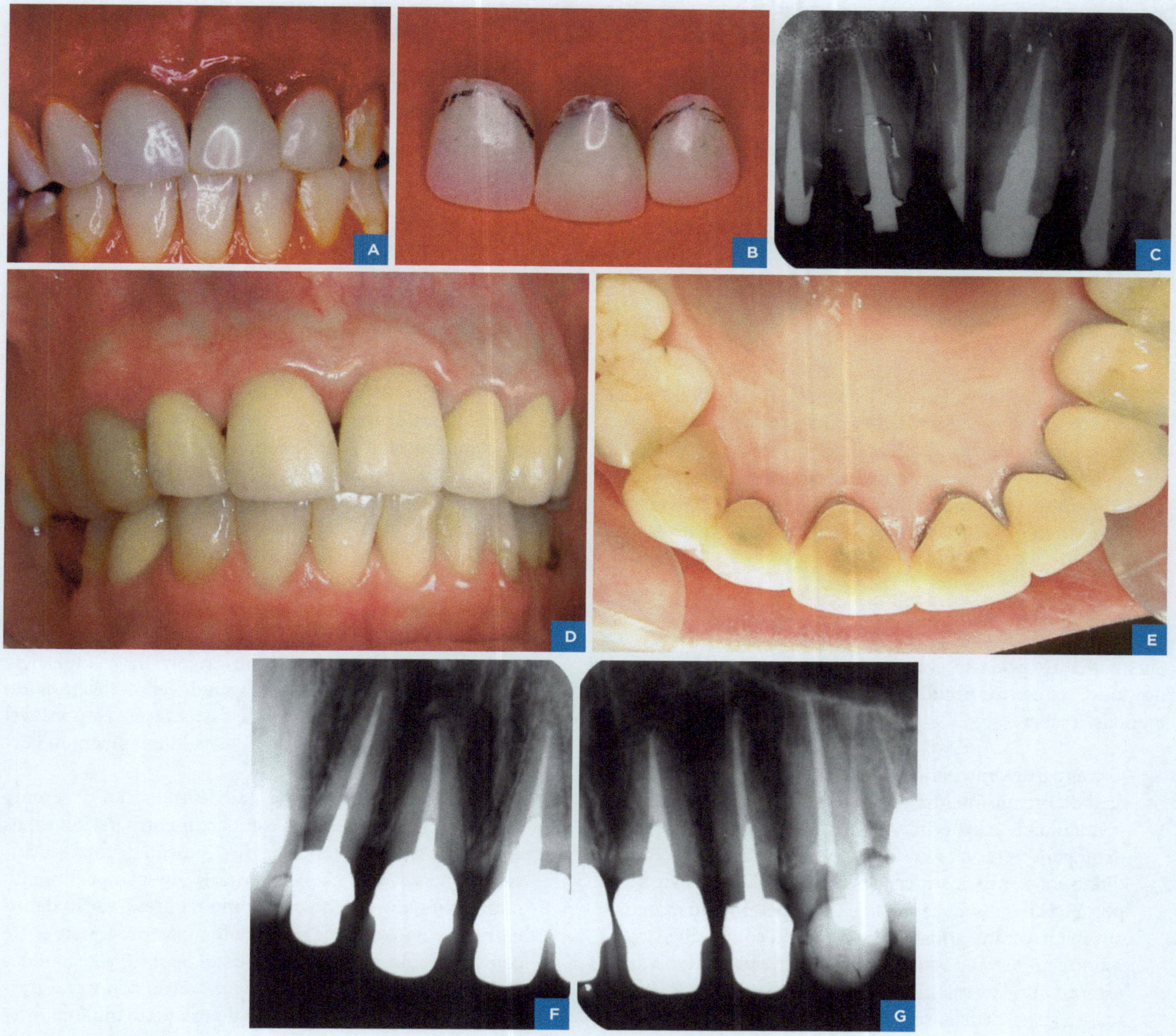

FIGURA 36 Resposta gengival à colocação de términos cervicais de coroas totais no interior do sulco gengival histológico. Paciente com 28 anos de idade apresentou-se com queixa de sangramento gengival e coloração alterada do tecido gengival na região dos dentes anteriores superiores, após a instalação de coroas totais em resina nos quatro incisivos. A condição gerou desconforto psicológico de tal ordem que, apesar de ter sido sempre risonha, passou a ter vergonha de sorrir com espontaneidade. A justificativa apresentada pelo profissional que a atendeu era de que se tratava de alergia à resina acrílica. (A) Vista clínica vestibular da região anterior superior afetada, destacando-se a intensa inflamação gengival presente, com alteração nítida da cor do tecido gengival, e sangramento espontâneo e/ou ao menor toque. (B) Delineamento a lápis das áreas subgengivais envolvidas pelas coroas, com profundidades acima dos limites permissíveis, além de contorno inadequado das coroas. (C) A despeito de algumas rasuras, as imagens radiográficas ilustram a ocorrência de pequena perda óssea horizontal em áreas cujos preparos encontravam-se mais profundos no sulco gengival. A indicação terapêutica formulada foi o tracionamento coronal rápida dos quatro dentes envolvidos, imobilização por 4 meses e correção cirúrgica dos envolvimentos resultantes por procedimentos periodontais ressectivos, para se proceder, então, à reconstrução protética dos dentes após a formação do sulco gengival constitucional da paciente. (D, E) Vistas clínicas vestibular e palatina das respostas dos tecidos e estabilidade dos resultados após 22 anos de uso das coroas protéticas metalocerâmicas instaladas, todas elas com términos cervicais intrassulculares. Certamente esses resultados foram alcançados graças ao restabelecimento das distâncias biológicas periodontais, tanto no que diz respeito aos dentes em si, como na manifestação de quantidade adequada de gengiva. Ressalta-se que a paciente seguiu protocolo de terapia periodontal de suporte de uma vez por ano, determinada pelo comportamento clínico e biológico avaliado ao longo do tempo. (F, G) Estabilização dos níveis das cristas ósseas interproximais após 22 anos, compatível com as distâncias biológicas periodontais.

Fonte: Reprodução autorizada pela Editora Artes Médicas.

QUADRO 7 Objetivos gerais do tratamento periodontal.

Em função dos comprometimentos e resultados a curto e longo prazos apresentados, podem ser destacados cinco objetivos fundamentais e principais no tratamento periodontal:

- Preservar ou restabelecer a homeostasia do compartimento periodontal de proteção, para que possa prevenir perda do suporte periodontal
- Preservar ou restabelecer a homeostasia do compartimento periodontal de sustentação, para que possa manter a estabilidade do suporte periodontal e, consequentemente, a manutenção do dente a longo prazo.
- Propiciar bem-estar físico, social, psicossomático e trabalhista, reintegrando o indivíduo à sociedade e à vida
- Propiciar o restabelecimento e a preservação do comportamento fisiológico e homeostático periodontal e do sistema estomatognático como um todo, contribuindo para a preservação da vida
- Produzir "*restitutio ad integrum*"

Fonte: Elaborado pelos autores.

Levando em consideração os aspectos abordados neste capítulo, pode-se ver, claramente, que o respeito às estruturas periodontais é de fundamental importância na existência e na preservação da dentição natural ao longo do tempo, ao mesmo tempo sendo o elemento biológico que rege o comportamento integrado e saudável de todo o sistema estomatognático.

CONSIDERAÇÕES FINAIS

Sucintamente, pode-se considerar que o periodonto, como um todo, reúne três peculiaridades biológicas básicas fundamentais, a saber:

- O compartimento periodontal de proteção encerra a única área do organismo humano na qual o epitélio perde a sua continuidade e experimenta mecanismo de adaptação ao dente para preservar a sua função primária de isolar o contato direto entre os meios interno e externo. Daí ressalta-se a importância das distâncias biológicas do periodonto marginal em manter a integridade fisiológica do sulco gengival, de modo a preservar o equilíbrio entre a agressividade do meio externo, fundamentalmente de bactérias e/ou seus produtos, e a resposta defensiva do meio externo, expressando-se como o comportamento homeostático do compartimento periodontal de proteção.
- O compartimento periodontal de sustentação tem a característica única de envolver uma articulação com três estruturas teciduais diferentes (cemento, ligamento periodontal e osso), o que requer um mecanismo de sinalização que permita a interação sincronizada e ampla entre as diferentes células envolvidas no remodelamento e homeostasia desse compartimento, sob influência dos estímulos emanados das forças oclusais. Desse modo, quaisquer procedimentos que envolvam a superfície oclusal induzem uma resposta saudável ou deletéria do compartimento periodontal de sustentação, responsável pela própria preservação do dente a longo prazo ou permanentemente.
- O compartimento periodontal de transição apresenta funções inerentes aos dois compartimentos periodontais anteriores, atuando tanto na distribuição de forças oclusais, participando na homeostasia do compartimento periodontal de sustentação, como na preservação da integridade das relações de contatos interproximais entre os dentes e do alinhamento dental, assim protegendo o compartimento periodontal de proteção contra a agressão bacteriana e disseminação do exsudato inflamatório.

REFERÊNCIAS BIBLIOGRÁFICAS

1. Maynard JG Jr, Wilson RD. Physiologic dimensions of the periodontium significant to the restorative dentist. J Periodontol. 1979; 50(4): 170-174.
2. Passanezi E, Sant'Ana ACP, Rezende MLR, Greghi SLA, Janson WA. Distâncias biológicas periodontais. São Paulo: Artes Médicas, 2011.
3. Melnick PR. Preparation of the periodontium for Restorative Dentistry. In: Newman MG *et al.* Carranza's Clinical Periodontology, 12th ed. St Louis: Elsevier, 2015. p. 649-651.
4. Mattos C, Santana RB. A quantitative evaluation of the spacial displacement of the gingival zenith in the maxillary anterior dentition. J Periodontol. 2008; 79(10):1880-1885.
5. Tarnow DP, Magner AW, Fletcher P. The effect of the distance from the contact point to the crest of bone on the presence or absence of the interproximal dental papilla. J Periodontol. 1992; 63:995-996.
6. Passanezi E, Janson WA, Campos Jr A, Sant'Ana ACP. Planejamento periodontal tendo em vista tratamentos estético e protético. In: Gonçalves EAN, Feller C. Atualização na Clínica Odontológica: a prática da clínica geral. São Paulo: Artes Médicas, 1998. p. 481-540.
7. Goldman HM. Anatomy and histology. Part 2: Attachment apparatus (Dentoalveolar unit). In: Goldman HM, Cohen DW. (ed.). Periodontal Therapy. 6th ed. Saint Louis: Mosby, 1980. p. 33-62.
8. Mendonça JAG. Avaliação e análise das distâncias biológicas do periodonto mediante nova metodologia [tese]. Bauru: Faculdade de Odontologia de Bauru da Universidade de São Paulo (FOB-USP); 2001.
9. Ross SE, Gargiulo A. The surgical management of the restorative alveolar interface. Int J Periodontics Rest Dent. 1982; 2(3):8-31.
10. Di Febo G, Carnevale G, STerrantino SF. Treatment of a case of advanced periodontitis: clinical procedures utilizing the "combined preparation" technique. Int J Periodontics Rest Dent. 1985; 5(1):53-62.
11. Persson PA. The regeneration of the marginal periodontium after flap operation. An experimental study on dogs. Acta Odontol Scand. 1962; 20:43-80.
12. Ruben MP, Goldman HM, Janson W. Biologic considerations fundamental to successful employment of laterally repositioned pedicle flaps and free autogenous gingival grafts in periodontal therapy. In: Stahl S. Pe-

riodontal Surgery: Biologic basis and technique. Springfield: Thomas, 1976. p. 235-282.

13. Waerhaug J. Healing of the dento-epithelial junction following subgingival plaque control. II. As observed on extracted teeth. J Periodontol. 1978; 49(3):119-34.
14. Waerhaug J. In: Shanley D. (Ed.). Efficacy of Treatment Procedures in Periodontics. Chicago: Quintessence; 1980. p. 145.
15. Carmichael RP, Apse P, Zarb GA, McCulloch CAG. Biological, Microbiological and Clinical Aspects of the Peri-Implant Mucosa. In: Albrektsson T, Zarb GA. The Branemark Osseointegrated Implant. Chicago: Quintessence, 1989. p. 39-78.
16. Lang NP, Löe H. The relationship between the width of keratinized gingiva and gingival health. J Periodontol. 1972; 43(10):623-627.
17. Gargiulo AW, Wentz FM, Orban B. Dimensions and relations of the dentogingival junction in humans. J Periodontol. 1961; 32(7):261-267.
18. Marino NR, Orban BJ, Wentz FM. Repair of the dentogingival junction following surgical intervention. J Periodontol. 1959; 30:180-190.
19. De Waal H, Castellucci G. The importance of restorative margin placement to the biologic width and periodontal health. Part I. Int J Periodontics Rest Dent. 1993; 13:461-471.
20. Wilson RD, Maynard G. Intracrevicular restorative dentistry. Int J Periodontics Rest Dent. 1981; 1(4):34-49.
21. Passanezi E, Alves MEAF, Janson WA, Nahás D. Solução não cirúrgica para problema protético periodontal (nota prévia). Estomatol Cult. 1974; 8:287.
22. Néder JE. Tração coronal: implicações biológicas e clínicas após 23 anos de estudo retrospectivo [dissertação]. Bauru: Faculdade de Odontologia de Bauru da Universidade de São Paulo (FOB-USP); 1996.
23. Waerhaug J. Justification for splinting in periodontal therapy. J Prosth Dent. 1969; 22:201-208.
24. Box HK. Necrotic gingivitis. Toronto: University of Toronto Press, 1930.
25. Kennedy JE, Bird WC, Palcanis KG, Dorfman HS. A Longitudinal evaluation of varying widths of attached gingival. J Clin Periodontol. 1985; 12(8):667-75.
26. Tatakis DN, Chambrone L. The effect of suturing protocols on coronally advanced flap root-coverage outcomes: a meta-analysis. J Periodontol. 2016; 87:148-155.
27. Wennstrom, JL. Lack of association between width of attached gingiva and development of soft tissue recession. A 5-year longitudinal study. J Clin Periodontol. 1987; 14:181-184.
28. Karlsen K. Gingival reactions to dental restorations. Acta Odont Scand. 1970; 28:895-904.
29. Wennström J, Lindhe J, Nyman S. The role of keratinized gingival in plaque-associated gingivitis in dogs. J Clin Periodontol. 1982; 9:75-85.
30. Wennstrom J, Lindhe J. Role of attached gingiva for maintenance of periodontal health. Healing following excisional and grafting procedures in dogs. J Clin Periodontol. 1983; 10:206-221.
31. Lagos MLP, Sant'Ana ACP, Greghi SLA, Passanezi E. Keratinized gingiva determines a homeostatic behavior of gingival sulcus through transudation of gingival crevice fluid. Int J Dent. 2011:953135.
32. Pellicano MA. Efeito da escarificação óssea na manutenção do nível apical de enxertos livres autógenos de gengiva [dissertação]. Bauru: Faculdade de Odontologia de Bauru da Universidade de São Paulo (FOB-USP); 1976.
33. Agudio G, Cortellini P, Buti J, Pini Prato GP. Periodontal conditions of sites treated with gingival-augmentation surgery compared to untreated contralateral homologous sites: an 18- to 35-year long term study. J Periodontol. 2016; 87:1371-1378.
34. Macêdo PS. Efeito da ativação do periósteo do leito receptor na estabilidade dimensional de enxertos autógenos livres de gengiva em seres humanos (Estudo clínico biométrico) [dissertação]. Bauru: Faculdade de Odontologia de Bauru da Universidade de São Paulo (FOB-USP); 1986.
35. Bhaskar SN, Beasley JD, Cutright DE, Perez B. Free mucosal grafts in miniature swine and man. J Periodontol. 1971; 42(6):322-330.
36. Edel A. Clinical evaluation of free connective tissue grafts used to increase the width of keratinized gingiva. J Clin Periodontol. 1974; 1(4):185-96.
37. Isenberg GA. The gingival autograft. In: Stahl SS. Periodontal surgery: Biologic basis and technique. Springfield: Thomas, 1976. p. 295-320.
38. Soehren SE, Allen AL, Cutright DE, Seibert JS. Clinic and biologic studies of donor tissues utilized for free graft of masticatory mucosa. J Periodontol. 1973; 44(12): 727-741.
39. Sullivan HC, Atkins JH. Free autogenous gingival grafts. I. Principles of successful grafting. Periodontics. 1968; 6(3):121-129.
40. Alves MEAF. Estudo comparativo de aspectos clínicos e histológicos, em seres humanos, entre os enxertos autógenos conjuntivo-epiteliais e conjuntivos de mucosa mastigatória, na cavidade oral [tese]. Bauru: Faculdade de Odontologia de Bauru da Universidade de São Paulo (FOB-USP); 1978.
41. Langer B, Calagna L. The subepithelial connective tissue graft. J Prosthet Dent. 1980; 44(4):363-367.
42. Jepsen S, Caton JG, Albandar JM, Bissada NF, Bouchard P, Cortellini P *et al.* Peridontal manifestations and developmental and acquired conditions: Consensus report of workgroup 3 of the 2017 World Workshop on the classification of periodontal and peri-implant diseases and conditions. J Periodontol. 2018; 89(Suppl 1):S237-S248.
43. Cortellini P, Bissada NF. Mucogingival conditions in the natural dentition: narrative review, case definitions and diagnostic considerations. J Clin Periodontol. 2018; 45(S20):S190-S198.
44. Miller PD Jr. Root coverage using the free soft tissue autograft following citric acid application. Part 1. Technique. Int J Periodontics Restorative Dent. 1982; 2(1):65-70.
45. Grupe HE, Warren Jr RF. Repair of gingival defects by a sliding flap operation. J Periodontol 1956; 27(2):92-95.
46. Zucchelli G, De Sanctis M. Treatment of multiple recession-type defects in patients with esthetic demands. J Periodontol. 2000; 71:1506-1514.
47. Langer B, Langer L. Subephithelial connective tissue graft technique for root coverage. J Periodontol. 1985; 56:715-720.
48. Chambrone L, Ortega MAS, Sukekava F, Rotundo R, Kalemaj Z, Buti J, Pini Prato GP. Root coverage procedures for treating single and multiple recession-type defects: An updated Cochrane systematic review. J Periodontol. 2019; 90:1399-1422.
49. Chambrone L, Pini Prato GP. Clinical insights about the evolution of root coverage procedures: the flap, the graft, and the surgery. J Periodontol. 2019; 90:9-15.
50. Baldi C, Pini-Prato G, Pagliaro U, Nieri M, Saletta D, Muzzi L *et al.* Coronally advanced flap procedure for root coverage. Is flap thickness a relevant predictor to achieve root coverage? A 19-case series. J Periodontol. 1999; 70:1077-1084.
51. Pini Prato G, Pagliaro U, Baldi C, Nieri M, Saletta D, Cairo F *et al.* Coronally advanced flap procedure for root coverage. Flap with tension versus flap without tension: a randomized controlled clinical study. J Periodontol. 2000; 71:188-201.
52. Pini Prato GP, Baldi C, Nieri M, Franseschi D, Cortellini P, Clauser C *et al.* Coronally advanced flap: the post-surgical position of the gingival margin is an important factor for achieving complete root coverage. J Periodontol. 2005; 76:713-722.
53. Cairo F, Cortellini P, Pilloni A, Nieri M, Cincinelli S, Amunni F *et al.* Clinical efficacy of coronally advanced flap with or without connective tissue graft for the treatment of multiple adjacent gingival recessions in the aesthetic area: a randomized controlled clinical trial. J Clin Periodontol. 2016; 43:849-856.
54. Bosco AF. Posicionamento lateral de retalho osteoperióstico com periósteo ativado, no recobrimento de raízes expostas, tratadas ou não "in situ" com ácido fosfórico. Estudo morfológico comparativo em cães [tese]. Bauru: Faculdade de Odontologia de Bauru da Universidade de São Paulo (FOB-USP); 1984.
55. Passanezi E, Alves MEAF, Janson WA, Ruben MP. Periosteal activation and root demineralization associated with the horizontal sliding flap. J Periodontol. 1979; 50(8):384-386.
56. McDevitt MJ. Masticatory system disorders. In: Newman MG, Takei HH, Klokkevold PR, Carranza FA. (eds.) Carranza's Clinical Periodontology. 10th ed. Philadelphia, PA: Elsevier, 2006; 480-493.
57. Glickman I. Clinical Periodontology. 4th ed., Philadelphia: Saunders, 1972; p. 328-343; p. 827-851.
58. Passanezi E, Sant'ana ACP. Papel da oclusão traumatogênica em periodontia e implantologia. In: Tunes U, Raap G (Org.). Atualização em periodontia e Implantologia. São Paulo: Artes Médicas, 1999. p. 40-80.
59. Moss JP. A review of the theories of approximal migration of teeth. In: Poole DFG, Stack MV. The eruption and occlusion of teeth. Colston Papers, n. 27; London-Boston: Butterworths, 1976. p. 205-12.
60. Parula N, Moreyra Bernan LE, Carrer AO. Tecnica de Operatória Dental. 4a ed. Buenos Aires: Mundi, 1968. p. 79-92.
61. Moss JP, Picton DCA. The effect on approximal drift of cheek teeth of dividing mandibular molars of adult monkey (Macaca irus). Arch Oral Biol. 1974; 19(12):1211-1214.
62. Passanezi E, Campos Jr A. Por que as gengivas inflamam ao redor de coroas protéticas? In: Todescan FF, Bottino MA. (Ed.) Atualização na clínica odontológica. A prática da clínica geral. São Paulo: Artes Médicas; 1996. p. 543-576.
63. Passanezi E. Diagnóstico diferencial e terapêutica oclusal da síndrome dor-disfunção miofacial [tese]. Bauru: Faculdade de Odontologia de Bauru da Universidade de São Paulo (FOB-USP); 1979.
64. Fleszar TJ, Knowles JW, Morrison EC, Burgett FG, Nissle RR, Ramfjord SP. Tooth mobility and periodontal disease. J Clin Periodontol. 1980; 7(6):495-505.

65. Grant DA, Stern IB, Listgarten MA. Periodontics in the tradition of Gottlieb and Orban. St. Louis: Mosby, 1988.
66. Vogel RJ, Deasy MJ. Tooth mobility: etiology and rationale of therapy. N Y St Dent J. 1977; 43(3):159-161.
67. Ramfjord SP. Periodontal aspects of restorative dentistry. J Oral Rehab. 1974; 1:107-126.
68. Renggli HH. Splinting of teeth – an objective assessment. Helv Odont Acta. 1971; 15:129-131.
69. Amsterdam M, Abrams L. Periodontal prosthesis. In.: Goldman HM, Cohen DW. Periodontal therapy. 6th ed. St. Louis: Mosby, 1980. p. 1121-154.
70. Ante IH. The fundamental principles of abutment. Michigan D Soc Bull. 1926; 8: 14-23.
71. Lindhe J, Nyman S. The role of occlusion in periodontal disease and the biological rationale for splinting in the treatment of periodontitis. Oral Sci Rev. 1977; 10:11-43.
72. Nevins M, Kim DM. Classical versus contemporary treatment planning for aggressive periodontal disease. J Periodontol. 2010; 81:767-775.
73. Lang NP, Kiel RA, Anderhalden K. Clinical and microbiological effects of subgingival restorations with overhanging or clinically perfect margins. J Clin Periodontol. 1983; 10:563-578.
74. Carnevale G, Di Febo G, Fuzzi M. A retrospective analysis of the perio-prosthetic aspect of teeth re-prepared during periodontal surgery. J Clin Periodontol. 1990; 17(5):313-316.
75. Reeves WG. Restorative margin placement and periodontal health. J Prosth Dent. 1991; 66:733-736.
76. Tarnow D, Stahl SS, Magner A, Zamzok J. Human gingival attachment responses to subgingival crowns placement. Marginal remodelling. J Clin Periodontol. 1986; 13(6):563-569.
77. Richter WA, Ueno H. Relationship of crown margin placement to gingival inflammation. J Prosth Dent. 1973; 30:156-561.
78. Page L, Halpern BG. Restorative Dentistry. Interactions with Periodontics. Dent Clin N Amer. 1993; 37:457-463.
79. Perel ML. Axial crown contours. J Prosth Dent. 1971; 25(6):642-649.
80. Wunderlich RC, Caffesse RG. Periodontal aspects of porcelain restorations. Dent Clin N Amer. 1985; 29:693-703.

16 Oclusão em Periodontia

Euloir Passanezi ▪ Adriana Campos Passanezi Sant'Ana ▪ Waldyr Antonio Janson (*In Memoriam*)

INTRODUÇÃO

O papel do trauma de oclusão em Periodontia é um assunto controverso há muitos anos. Os principais pontos de divergência se referem à associação entre trauma de oclusão e desordens temporomandibulares e ao papel do trauma na iniciação e progressão da doença periodontal inflamatória, e esta última foi abordada em revisão de literatura recente.[1] Apesar disso, ainda não há consenso na literatura quanto ao papel do trauma de oclusão no periodonto.

DEFINIÇÕES

A nova classificação das doenças e condições periodontais e peri-implantares considera forças oclusais traumáticas na categoria *Outras condições afetando o periodonto*, subdividido em trauma oclusal primário, secundário e associado às forças ortodônticas.[2] Segundo esse consenso, o trauma oclusal é definido como a lesão ao periodonto causada por forças oclusais que excedem a capacidade reparativa do aparato de inserção periodontal, e pode resultar em trauma oclusal e/ou desgaste dentário excessivo. O termo oclusão traumatogênica é utilizado para definir as condições que geram as forças oclusais excessivas. A proposta da nova classificação foi substituir o termo força oclusal excessiva por força oclusal traumática, que significa qualquer força oclusal que resulte em dano aos dentes e/ou ao periodonto. O trauma oclusal primário é definido como o dano que resulta em mudanças teciduais causadas pela incidência de forças oclusais excessivas ou traumáticas sobre dente(s) com periodonto íntegro, sem perda de inserção ou óssea. O trauma oclusal secundário é o dano que resulta em mudanças teciduais causadas pela incidência de forças oclusais normais ou excessivas sobre dente(s) com periodonto reduzido por perda de inserção e óssea. O frêmito é um movimento palpável ou visível do dente quando está sujeito às forças oclusais. Já o bruxismo é o hábito de ranger os dentes, gerando forças que podem prejudicar os dentes e o periodonto. Por sua vez, lesões cervicais não cariosas (LCNC) são aquelas que envolvem a perda de tecido dental no terço cervical das coroas e superfícies radiculares subjacentes por meio de alterações não relacionadas à cárie.

TRAUMA OCLUSAL AGUDO E CRÔNICO

O trauma oclusal pode ser classificado em agudo ou crônico.

O trauma agudo resulta de força oclusal repentina, como, por exemplo, quando uma restauração interfere ou altera a direção das forças oclusais. Geralmente apresenta sinais e sintomas evidentes, incluindo dor de dente, sensibilidade à percussão e aumento da mobilidade dentária. Se o dente mudar de posição ou se o contato for aliviado por ajuste ou desgaste oclusal, ocorre cura da lesão e remissão dos sinais e sintomas clínicos. Quando não resolvido ou não tratado, ocorre agravamento da lesão, resultando em formação de abscesso ou cronificação do trauma.[3,4]

O trauma crônico é mais comum e se desenvolve a partir de mudanças graduais produzidas por vários fatores, incluindo desgaste, hábitos parafuncionais, restaurações ou movimentação dentária, dentre outros.

DIAGNÓSTICO

O diagnóstico do trauma oclusal baseia-se na avaliação dos sinais e sintomas da lesão. Os principais sinais e sintomas clínicos e radiográficos foram resumidos nos **Quadros 1** e **2**.[3-7]

QUADRO 1 Sinais e sintomas clínicos de trauma oclusal.
▸ Mobilidade dentária
▸ Migração dentária
▸ Dor de dente ou desconforto na mastigação ou percussão
▸ Fadiga dos músculos da mastigação e/ou disfunção de articulação temporomandibular (ATM)
▸ Presença de facetas de desgaste além daquelas esperadas para idade do paciente ou tipo de dieta
▸ Trincas de esmalte ou fraturas na interface coroa:raiz
▸ Frêmito

Fonte: Elaborado pelos autores.

QUADRO 2 Sinais e sintomas radiográficos de trauma oclusal.

Alargamento do espaço do ligamento periodontal
Aumento da espessura da lâmina dura no aspecto lateral da raiz e nas regiões apical e de furca, desde que tenha ocorrido adaptação
Perda da integridade ou radiolucidez da lâmina dura ao redor do defeito ósseo vertical
Radiolucidez na região das furcas ou ápice de dentes vitais
Defeitos ósseos verticais, especialmente no nível coronal do septo interdental, em forma de túnel
Condensação do osso alveolar após o alargamento do ligamento periodontal
Reabsorção radicular

Fonte: Elaborado pelos autores.

CARACTERÍSTICAS DO TRAUMA PRIMÁRIO E SECUNDÁRIO

O trauma oclusal pode ser causado por forças oclusais excessivas ou pela capacidade reduzida do periodonto de absorver as forças oclusais ou ambos.[3] Diante disso, atualmente as forças oclusais traumáticas são definidas como qualquer tipo de força oclusal que resulte em dano ao periodonto.[2,8]

O trauma oclusal primário é aquele em que forças oclusais excessivas incidem sobre dentes com suporte periodontal normal,[5] não sendo capaz de iniciar a formação da bolsa periodontal ou de levar à perda de inserção conjuntiva[9] (**Figuras 1** a **4**).

O trauma oclusal secundário é aquele em que forças oclusais excessivas ou fisiológicas incidem sobre dentes com perda de suporte periodontal, com reduzida capacidade de absorção e distribuição das forças oclusais.[5] Desenvolve-se quando a capacidade adaptativa dos tecidos periodontais de

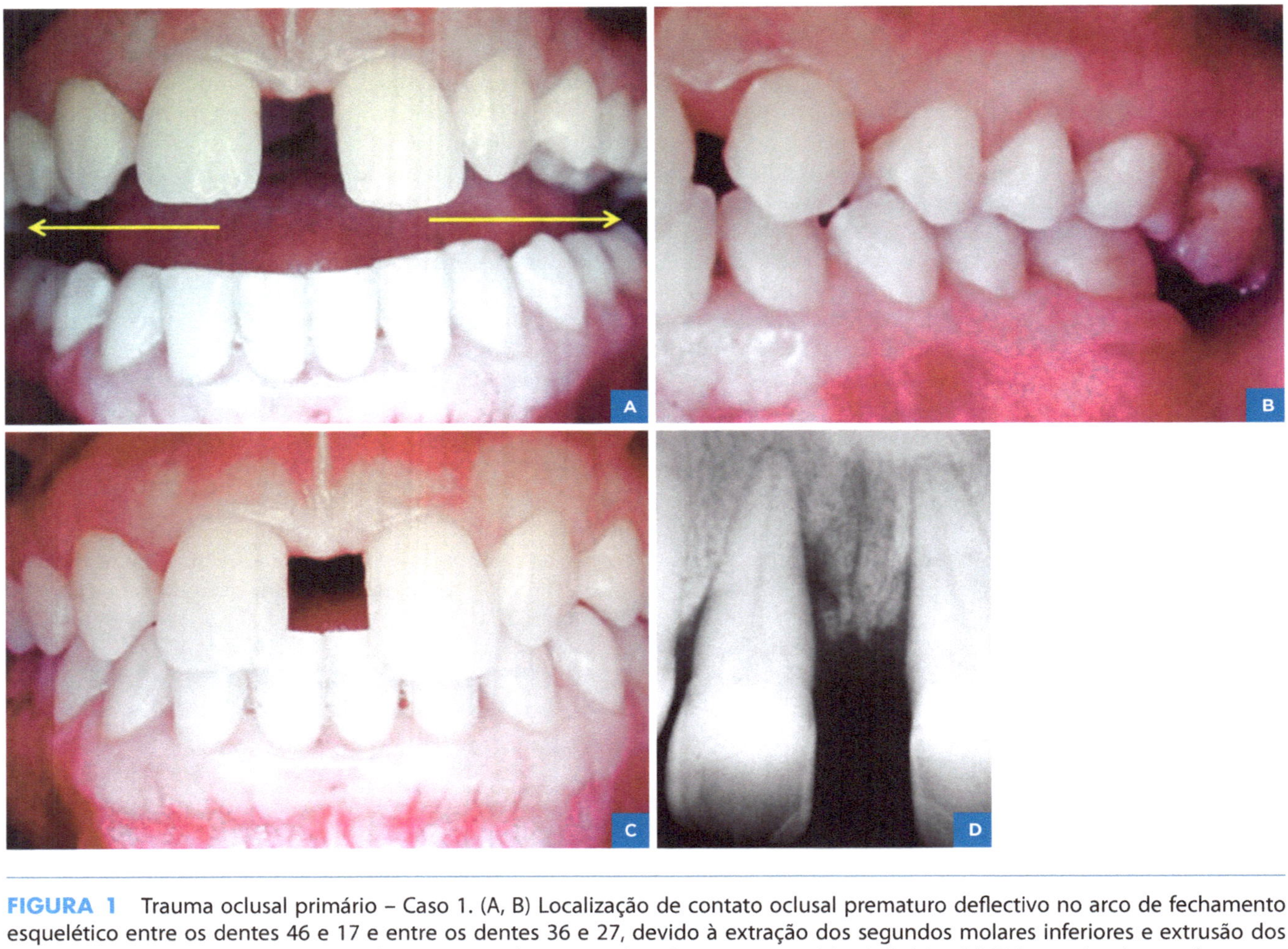

FIGURA 1 Trauma oclusal primário – Caso 1. (A, B) Localização de contato oclusal prematuro deflectivo no arco de fechamento esquelético entre os dentes 46 e 17 e entre os dentes 36 e 27, devido à extração dos segundos molares inferiores e extrusão dos segundos molares superiores. (C) Condicionamento da posição de máxima intercuspidação habitual (MIH) com desvio para frente, resultando em contato acentuado entre dentes anteriores. (D) Houve desenvolvimento de quadro típico de trauma oclusal, com alargamento amplo do espaço do ligamento periodontal, perda da integridade e esfumaçamento da lâmina dura. Na imagem radiográfica, o ligamento periodontal parece estar em contato direto com os próprios espaços medulares. Clinicamente, os dentes apresentaram mobilidade grau 2, porém não se detectou a presença de bolsas periodontais.

Fonte: Reprodução autorizada pela Editora Artes Médicas.

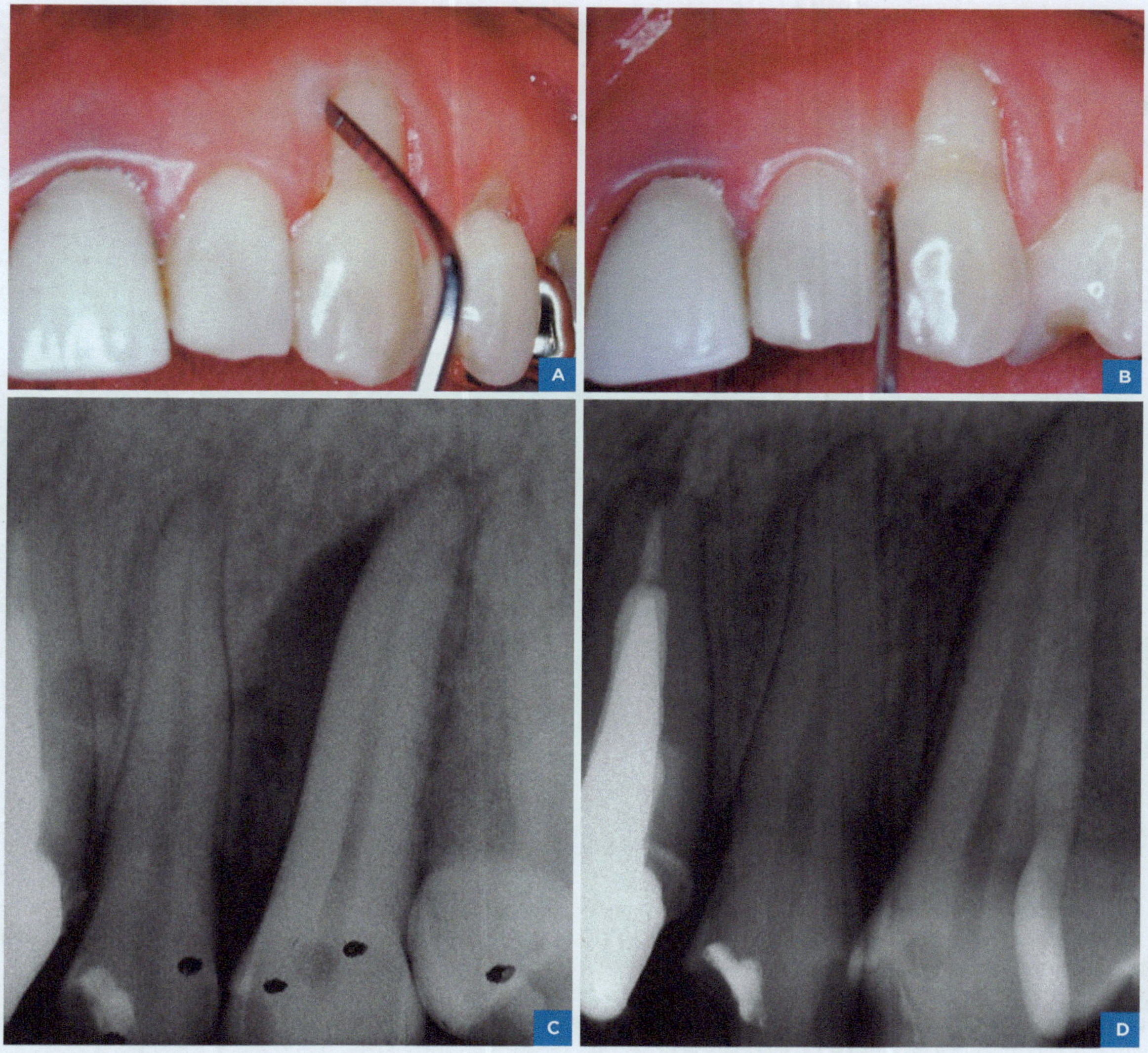

FIGURA 2 Trauma oclusal primário – Caso 2. Paciente compareceu para tratamento de bruxismo, previamente diagnosticado. (A, B) O exame clínico demonstrou mobilidade e recessões vestibulares acentuadas dos caninos superiores, sem bolsas periodontais. (C) A imagem radiográfica ilustra a lesão degenerativa do trauma oclusal, com extensa área radiolúcida ao redor do canino, desde a crista óssea até a região apical, não se identificando a presença de lâmina dura. A área radiolúcida foi diagnosticada como se tratando da matriz óssea componente da lesão trauma oclusal. A paciente foi submetida a controle profissional e pessoal do biofilme de placa e, em seguida, submetida a ajuste oclusal. (D) Imagem radiográfica que denota a recuperação do compartimento periodontal de sustentação 45 dias após o ajuste oclusal, com redução da mobilidade dentária clinicamente observada.

Fonte: Reprodução autorizada pela Editora Artes Médicas.

suportarem as forças oclusais é prejudicada devido à perda de suporte periodontal (Figuras 5 a 7) por processos destrutivos inflamatórios relacionados ao biofilme de placa. Do ponto de vista histopatológico, no entanto, não existem diferenças entre trauma oclusal primário e secundário.

Assim, pode-se considerar que o trauma se instala quando a magnitude das forças ultrapassa a capacidade adaptativa dos tecidos de suporte periodontal dos dentes (trauma oclusal primário) ou quando esta capacidade adaptativa estiver tão reduzida que mesmo forças de magnitude fisiológica não possam ser bem toleradas pelos tecidos periodontais de suporte remanescentes (trauma oclusal secundário).

Fisiologicamente, os dentes apresentam mobilidade clínica suave, compatível com a intrusão do dente no alvéolo durante a mastigação, amortecidos pela área do ligamento periodontal. A movimentação do dente no alvéolo e seu grau de mobilidade são primariamente dependentes da altura do osso alveolar. Na presença de perda óssea, há deslocamento apical do fulcro (ou eixo de rotação do dente no alvéolo), diminuindo a resistência dos tecidos à incidência de forças. O fulcro se localiza na interface entre os terços médio e apical da raiz em dentes unirradiculares e no meio do osso inter-radicular de dentes multirradiculares (Figura 8).

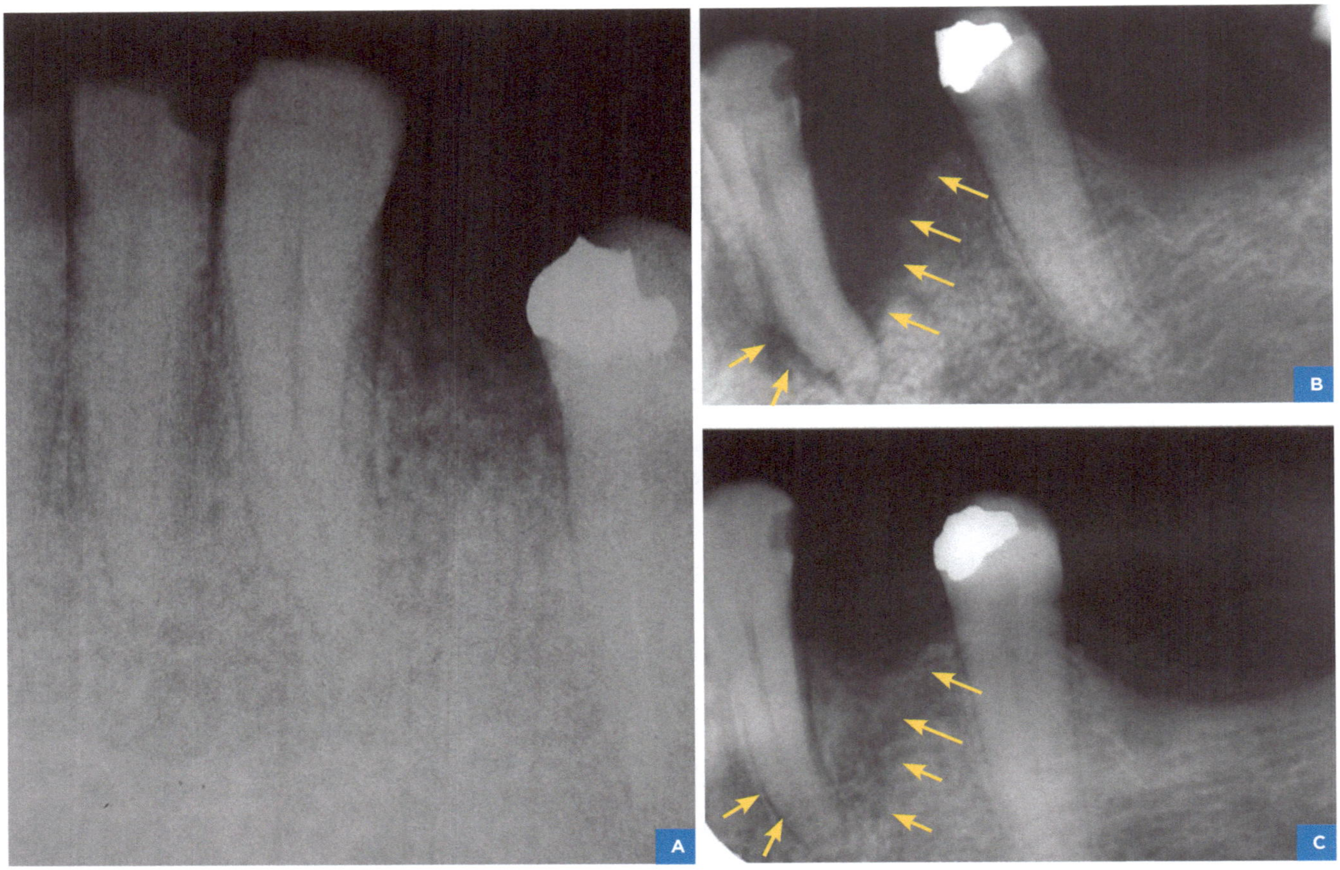

FIGURA 3 Trauma oclusal primário – Caso 3. (A) Imagem radiográfica inicial da região do dente 43 de paciente programado para receber prótese parcial removível, ilustrando densidade óssea e largura do ligamento periodontal normais. (B) Imagem radiográfica da mesma área 4 anos após instalação da prótese parcial removível, evidenciando desaparecimento da lâmina dura com alargamento do espaço do ligamento periodontal em forma de funil desde a crista óssea até o terço apical da raiz por distal e mesial do 43 (setas). Clinicamente, essas alterações repercutiram em mobilidade dentária grau 3. Na ausência de bolsa periodontal, foi diagnosticado trauma oclusal primário. (C) Um ano após ajuste oclusal pode-se observar a recuperação dos tecidos periodontais de suporte, com restabelecimento da densidade óssea e reconstituição da largura do espaço do ligamento periodontal ao longo de toda área previamente envolvida pelo trauma oclusal, inclusive com recomposição total da crista óssea distal do 43, acompanhada de redução da mobilidade dentária.

Fonte: Reprodução autorizada pela Editora Artes Médicas.

A crista óssea é o fator que delimita a proporção entre coroa clínica: raiz clínica, sendo que a coroa clínica é representada pela porção do dente que se localiza coronalmente à crista óssea alveolar, enquanto a raiz clínica é representada pela porção radicular localizada no interior do alvéolo[4,10,11] **(Figura 9)**.

Idealmente, a proporção coroa clínica:raiz clínica deve ser < 1, implicando que a porção de raiz inserida no alvéolo dentário deve ser maior do que a porção extra-alveolar da coroa clínica. Quando há perda óssea e de inserção periodontal, essa proporção pode se alterar, ficando > 1, o que amplifica os efeitos das forças laterais incidentes sobre o periodonto. Adicionalmente, a diminuição do suporte periodontal pode alterar a capacidade discriminatória das forças de mastigação pelos tecidos periodontais, prejudicando a eficiência mastigatória.[12-14] O dente é capaz de suportar o dobro da carga correspondente à altura remanescente do ligamento periodontal (lei de Ante), o que corresponde à perda de metade da altura óssea alveolar em dentes com raízes cilíndricas e 1/3 em dentes com raízes cônicas.[15,16] Assim, o diagnóstico do trauma oclusal secundário deve se basear em sinais e sintomas clínicos para determinar se a perda óssea presente resulta em diminuição da capacidade de adaptação dos tecidos.[4] Muitas vezes, o diagnóstico final pode ficar na dependência dos resultados do tratamento envolvendo ajuste oclusal e estabilização temporária ou permanente dos dentes móveis, com consequente regeneração dos tecidos periodontais **(Figuras 2** a **4)**.

O principal sinal clínico do trauma é a mobilidade dentária, que deve ser avaliada pela extensão do movimento do dente no alvéolo, estabilidade ao longo do tempo, eficiência funcional e conforto à mastigação. Quando a mobilidade for maior do que 1 ou progressiva ou quando afetar significativamente o conforto mastigatório, a condição clínica é considerada traumatogênica e o quadro é definido como trauma secundário.

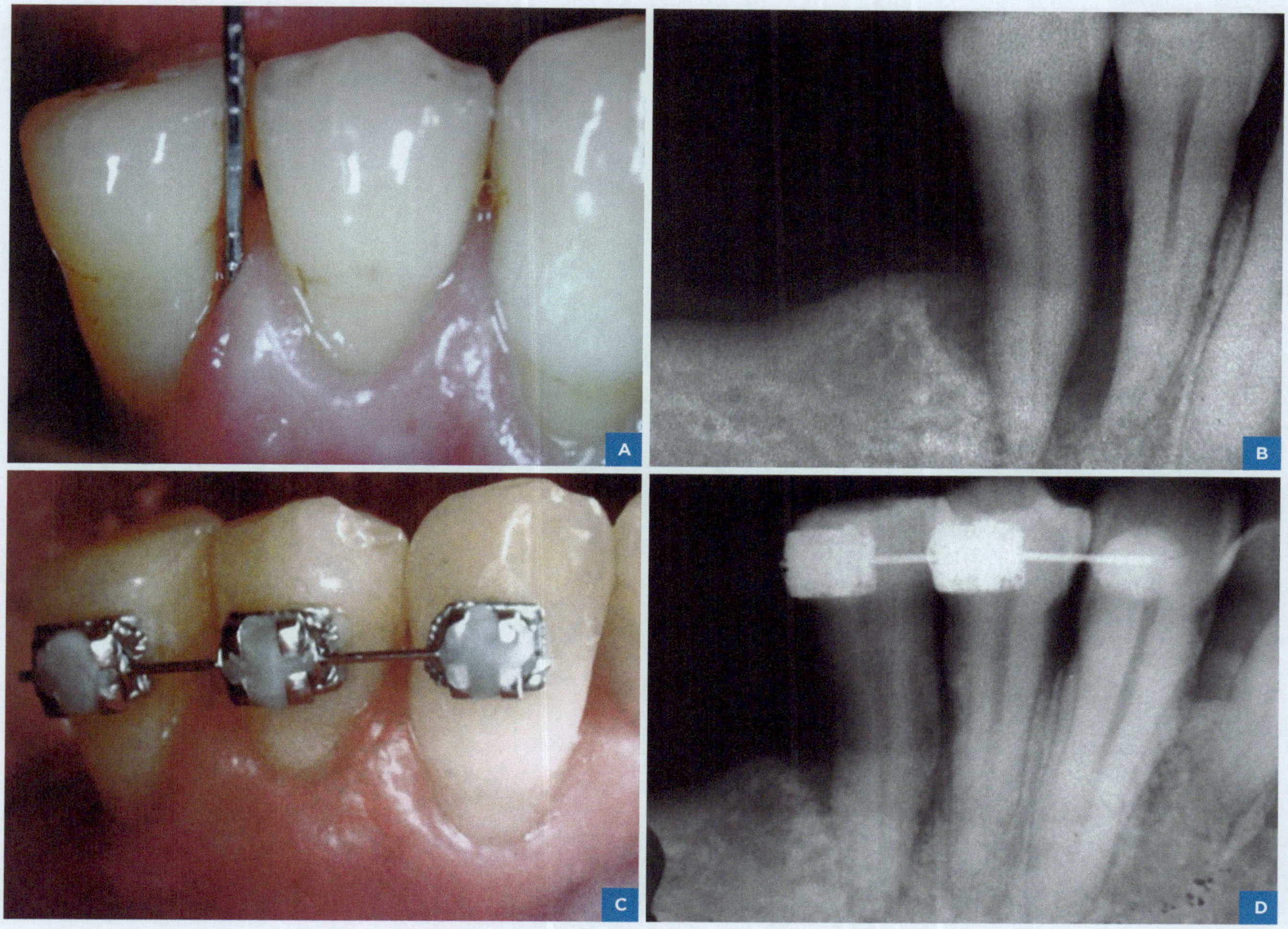

FIGURA 4 Trauma oclusal primário – Caso 4. Paciente de 48 anos de idade, com bolsa periodontal rasa no 45, sangramento à sondagem, recessão gengival de 2 mm na face proximal e 4 mm na vestibular e mobilidade grau 3 relacionada à interferência oclusal no lado de balanceio entre as vertentes internas das cúspides de contenção cêntrica dos dentes 45 e 15. As facetas de atrição oclusal indicam que o paciente é portador de bruxismo excêntrico. (A) Perda de inserção de 4 mm e profundidade de sondagem de 2 mm na mesial do 45, com perda de inserção de 6 mm nos demais sítios, sem bolsas periodontais, mas com recessão gengival acentuada em todos os dentes. (B) A radiografia inicial sugere extensa perda óssea, não compatível com as características da bolsa periodontal, pois a perda óssea mostra envolvimento que atinge desde a crista óssea até o ápice radicular por mesial do 45. Por distal da raiz, observa-se extensa destruição periodontal, sugerindo reabsorção óssea horizontal até o nível do terço médio da raiz na distal, progredindo para apical em forma vertical até próximo ao terço apical. Observe a perda de integridade e esfumaçamento da lâmina dura e alargamento do espaço do ligamento periodontal no terço apical da raiz. A análise conjunta de (A) e (B) sugere a coexistência de trauma oclusal e periodontite crônica como duas entidades patológicas distintas, de modo que suas progressões não ocorreram simultaneamente a ponto de formarem um quadro associado. (C) Vista clínica da mesma área 4 meses após o controle da inflamação provocada pelo biofilme de placa, seguido de ajuste oclusal e contenção dos dentes móveis. Observe a aparência clínica saudável do tecido gengival, mostrando reconformação da margem gengival em curva parabólica em função de aparente "*creeping attachment*". (D) Imagem radiográfica no pós-operatório de 4 meses, indicando reconstrução parcial do compartimento periodontal de sustentação. Com a remoção da contenção, detectou-se mobilidade grau 1, associada à perda de inserção e não à persistência do trauma oclusal, sem necessidade de reconfecção da contenção.

(Continua)

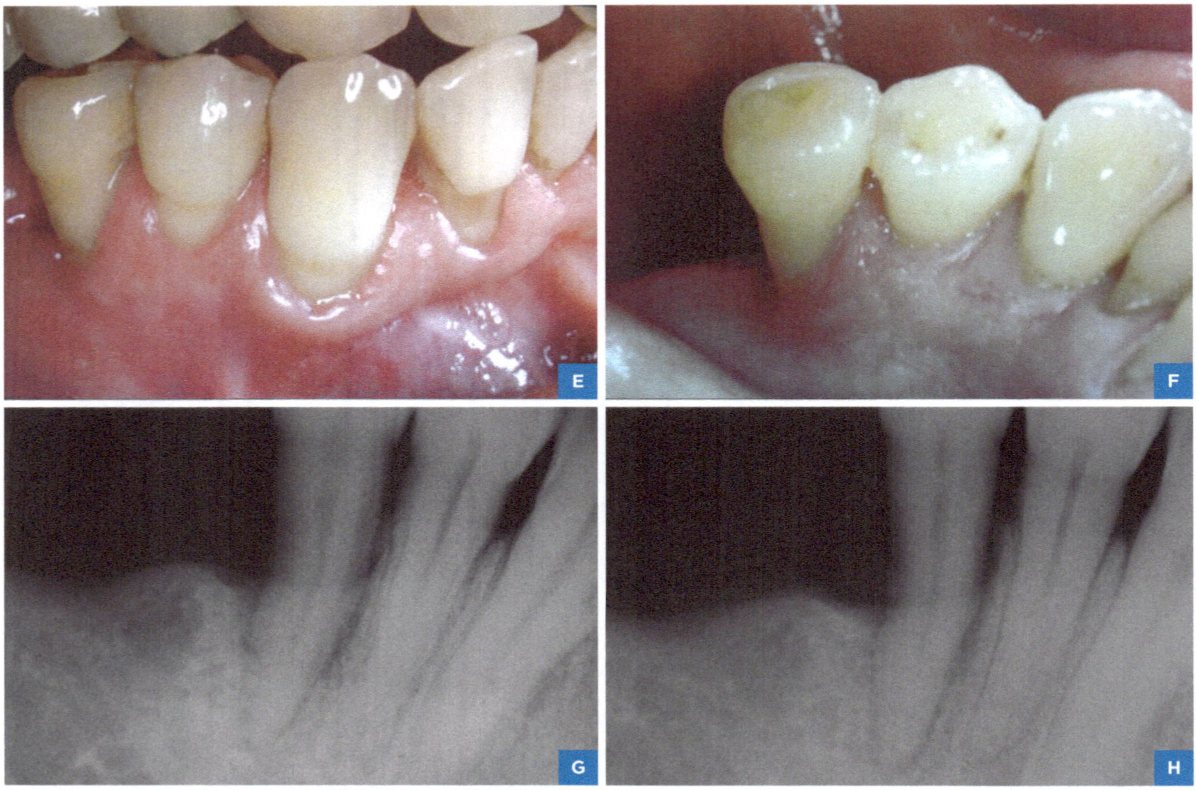

FIGURA 4 (*Continuação*) (E, F) Vistas clínicas vestibular e lingual, respectivamente, evidenciando os resultados alcançados ao longo de 8 anos de acompanhamento, com estabilidade do quadro mesmo em paciente com pobre *compliance*. (G, H) Imagens radiográficas em dois ângulos horizontais e verticais diferentes no período de 8 anos pós-operatórios, ilustrando preservação dos resultados produzidos, o que confirma o diagnóstico de trauma oclusal primário. A mobilidade grau 1 persistente estava associada à perda de inserção e óssea em decorrência da periodontite, com remodelamento e leve ampliação do espaço do ligamento periodontal. Não foi realizada cirurgia porque as bolsas periodontais reduziram após o controle do biofilme.

Fonte: Reprodução autorizada pela Editora Artes Médicas.

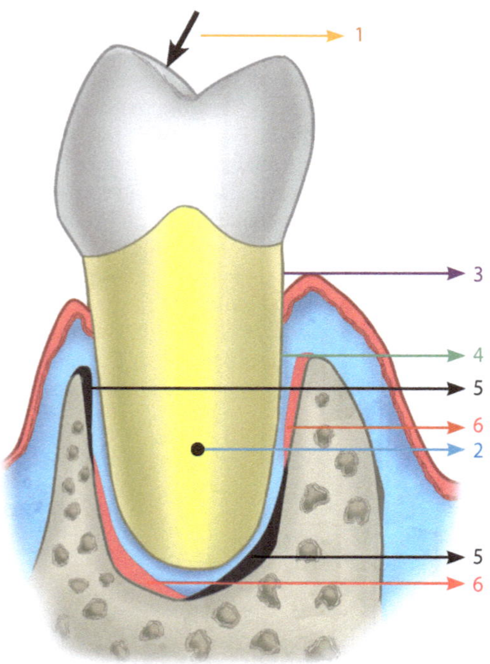

FIGURA 5 Características relacionadas com a instalação de trauma oclusal secundário. A distância 3↔4 representa 1/3 de perda óssea marginal, correspondente à perda de metade do suporte periodontal em dentes com raízes cônicas, a partir das quais as forças oclusais normais podem adquirir características traumatogênicas para o compartimento periodontal de sustentação, requerendo a esplintagem dos dentes. 1. Força oclusal lateral incidindo na vertente triturante de molar inferior; 2. Centro geométrico de rotação do dente (fulcro) deslocado para apical no alvéolo reduzido; 3. Nível original da crista óssea intacta; 4. Nível da crista óssea após perda óssea marginal, resultando em suporte periodontal incapaz de resistir à força oclusal normal; 5. Áreas de pressão com redução da largura essencial mínima do ligamento periodontal; 6. Áreas de tração com aumento da largura essencial mínima do ligamento periodontal.

Fonte: Elaborada pelos autores.

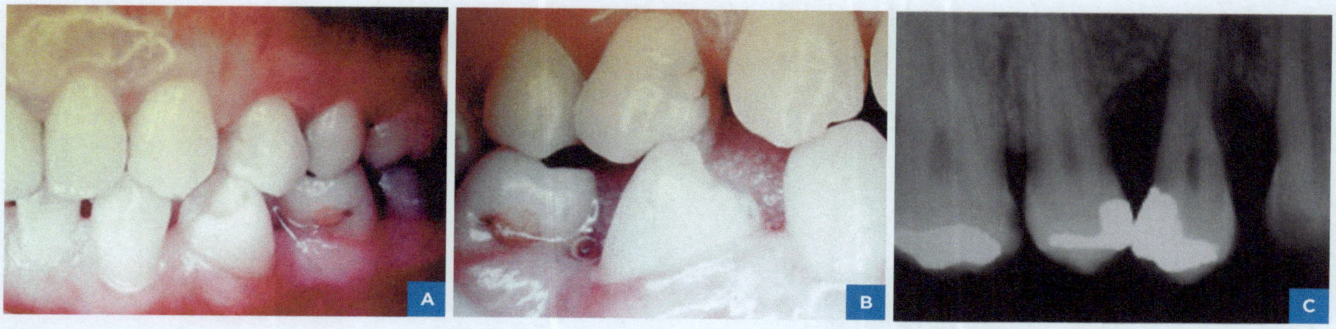

FIGURA 6 Trauma oclusal secundário – Caso 1. Paciente com 45 anos de idade compareceu para exame clínico periodontal, queixando-se de mobilidade acentuada e desconfortável no dente 14, relatando ainda sangramento gengival na área ao escovar os dentes. (A) Posição de máxima intercuspidação habitual direita (imagem no espelho), em que a ponta da cúspide do 44 oclui na fossa mesial central do 14. Observe a boa condição periodontal geral da paciente. (B) Manipulação da paciente em RC. Contato da vertente lisa vestibular do 44 contra a vertente triturante mesial do 14, de onde a mandíbula desliza para anterior até alcançar a posição de MIH, levando ao deslocamento acentuado do 14 para distal. (C) Perda óssea em funil característica da lesão de trauma. A profundidade de sondagem era de 6 mm na mesial e 7 mm na distal, sem evidências de periodontite em outros dentes da cavidade bucal.

RC, relação cêntrica; MIH, máxima intercuspidação habitual.

Fonte: Acervo pessoal dos autores.

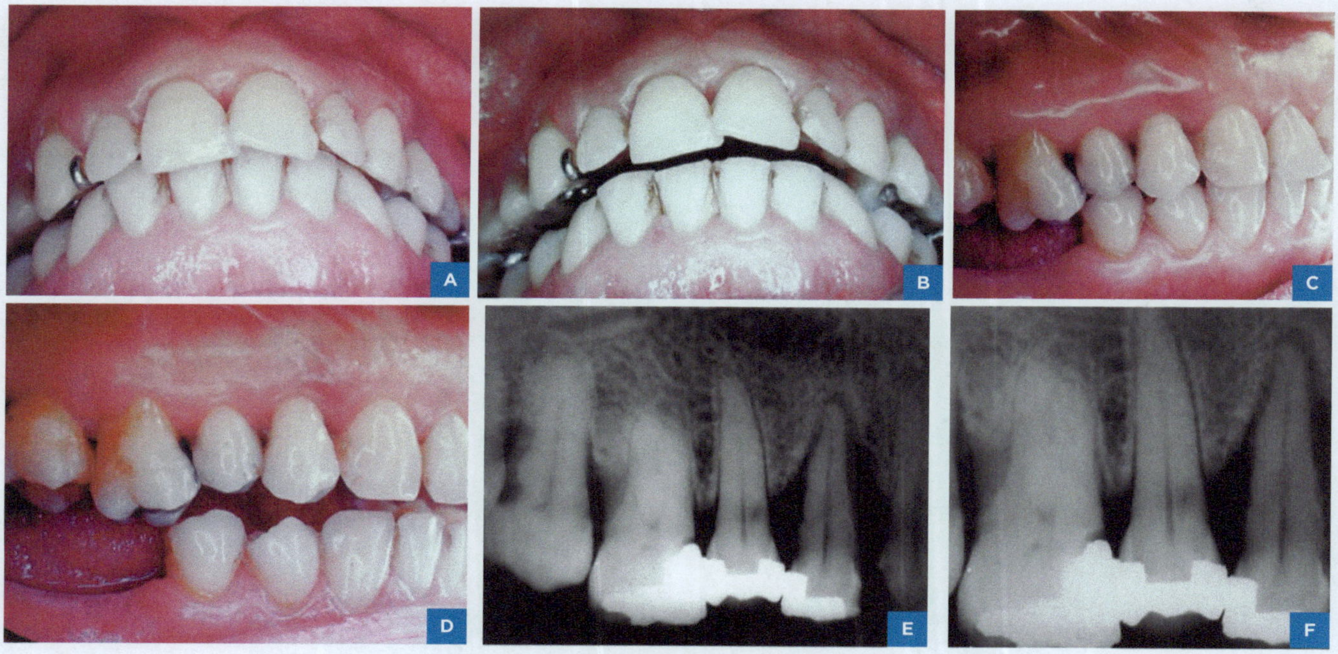

FIGURA 7 Trauma oclusal secundário – Caso 2. Paciente com 48 anos de idade, com bolsas profundas, principalmente em dentes posteriores, perda dentária parcial, utilizando prótese parcial removível unilateral, confeccionada sem preparo prévio para reconstrução do plano oclusal no arco de fechamento esquelético da mandíbula e em posição de MIH. (A) Vista frontal da posição de MIH. (B) Vista frontal do aumento da dimensão vertical de oclusal produzido pela prematuridade de contato em RC. (C) Vista lateral (no espelho) da posição de MIH. (D) Vista lateral (no espelho) da prematuridade de contato em RC, causando aumento da DVO e instabilidade da posição da mandíbula. Note o contato entre as vertentes mesial do 25 e distal do 35. No deslize para anterior de RC para MIH, a cúspide vestibular do dente 34 entrou em contato com a vertente triturante vestibular do 24, o que promoveu seu deslocamento acentuado para vestibular, com mobilidade grau 3. A profundidade de sondagem do 24 foi de 10 mm por mesial e 7 mm por distal. (E) Imagem radiográfica que evidencia sinais do trauma oclusal, observando-se defeito ósseo em forma de funil, acompanhado pelo alargamento do espaço do ligamento periodontal, perda da integridade e esfumaçamento da lâmina dura do dente em trauma. Nos dentes adjacentes, esses sinais radiográficos estavam ausentes. As demais áreas de bolsas não apresentaram esses sinais, indicando a associação das lesões de periodontite com o trauma oclusal ativos. (F) Imagem ampliada de E.

MIH, máxima intercuspidação habitual; RC, relação cêntrica; DVO, dimensão vertical de oclusão.

Fonte: Acervo pessoal dos autores.

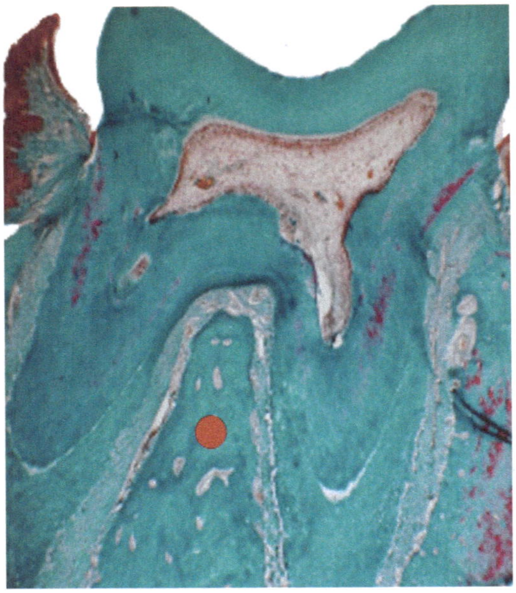

FIGURA 8 Eixo de rotação (fulcro) do dente no alvéolo. Em dentes unirradiculares, o eixo de rotação (círculo vermelho cheio) se localiza entre os terços médio e apical da raiz. Em dentes multirradiculares, como demonstrado nessa Figura, o eixo de rotação (círculo vermelho cheio) se localiza no meio do osso inter-radicular.

Fonte: Acervo pessoal dos autores.

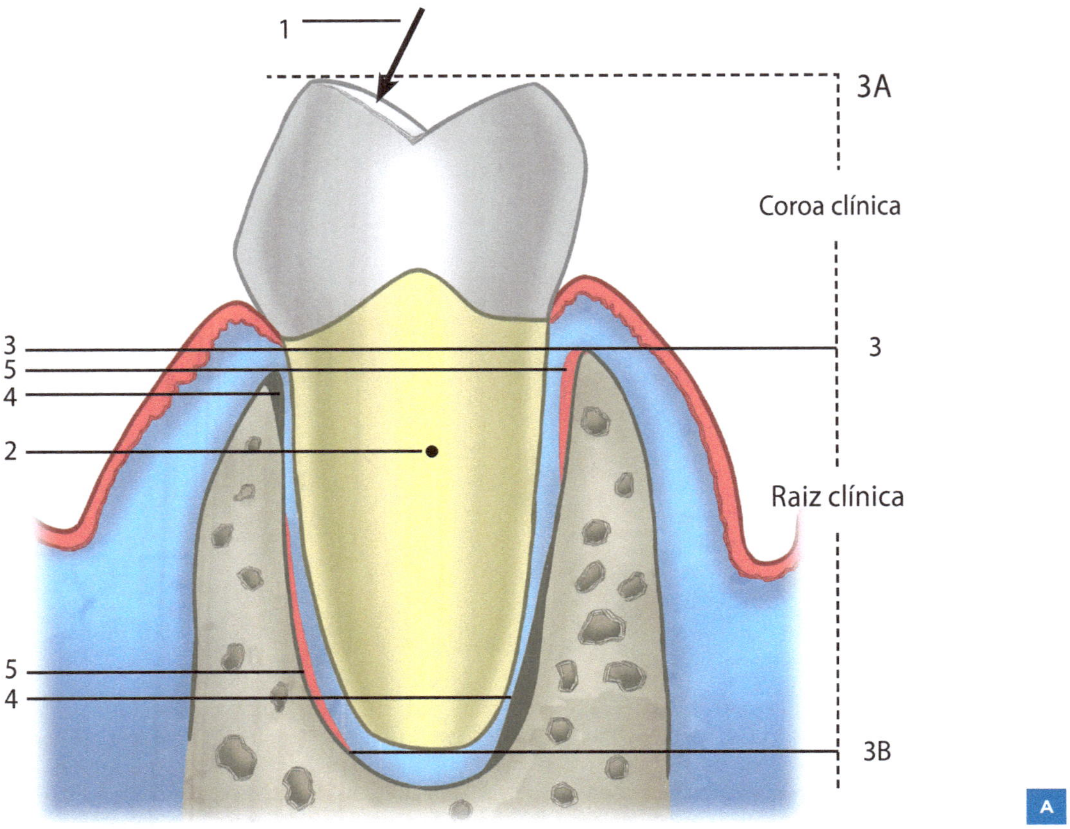

FIGURA 9 Influência da direção lateral de forças oclusais [1] no compartimento periodontal de sustentação. (A) Mecanismo de alavanca funcional do dente no alvéolo, cujo braço de potência extra-alveolar representa a coroa clínica e o braço de resistência intra-alveolar representa a raiz clínica, definindo a relação coroa clínica:raiz clínica (3↔3A/3↔3B). Esta relação está realmente associada com o mecanismo de transmissão e neutralização de forças oclusais. [2] é o centro geométrico do dente no alvéolo, que atua como fulcro do movimento rotacional que o dente experimenta no alvéolo mediante a aplicação de componentes laterais de forças oclusais, gerando duas áreas de pressão [4] no sentido da força lateral e duas de tração [5] no sentido oposto, as quais são diametralmente opostas nas regiões cervical e apical da raiz. Quando a relação coroa:raiz clínica é igual ou menor que 1 e a força ultrapassa a capacidade de adaptação das estruturas periodontais, tornando-se traumatogênica, estabelece-se o trauma oclusal primário.

(Continua)

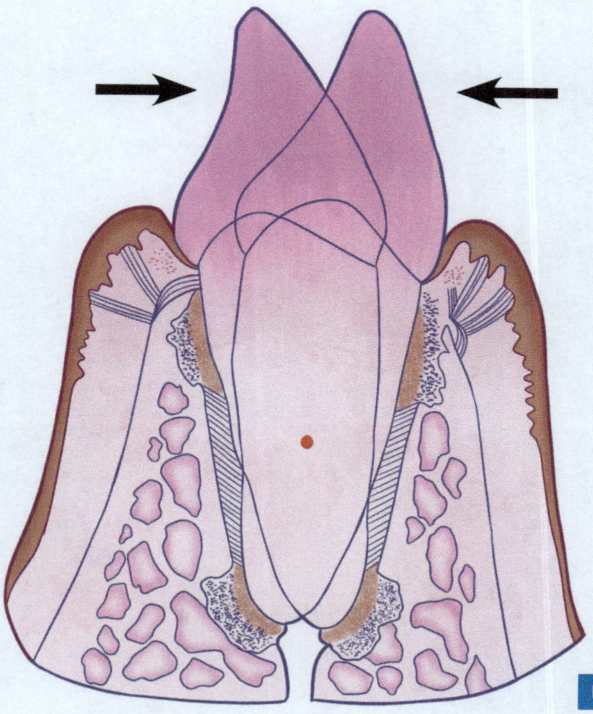

B

FIGURA 9 (*Continuação*) (B) Características do movimento dental provocado por forças alternadas (*jiggling*) ou de balanço, alternando de lado no sentido horizontal e criando áreas alternadas de pressão e tração no mesmo sítio, dependendo da direção das forças. Apenas com aplicação de forças desse tipo se consegue a reprodução das lesões de trauma oclusal em animais experimentais.

Fonte: Elaborada pelos autores.

FORÇAS TRAUMATOGÊNICAS

Os fatores que podem transformar a força oclusal em traumatogênica incluem intensidade, direção, duração e frequência da força aplicada, isolados ou em combinação, que ultrapassem a capacidade de adaptação dos tecidos.[1,4,16]

Direção

A transmissão das forças oclusais deve ser feita idealmente no sentido do longo eixo do dente, quando são bem toleradas e dissipadas pelos tecidos periodontais nos ápices radiculares, considerando-se que as fibras oblíquas do ligamento periodontal neutralizam a transmissão de forças para o tecido ósseo, em um mecanismo hidráulico de sustentação dos dentes no alvéolo e, portanto, um pouco diferentes em dentes uni e multirradiculares.

Em dentes com raízes cônicas, quando o dente é intruído, uma secção de maior diâmetro da raiz é deslocada para apical em direção a uma secção de menor diâmetro do alvéolo, produzindo compressão das estruturas periodontais relacionadas. Isso pode gerar um aumento da demanda funcional desses dentes quando são utilizados como pilares protéticos e, por essa razão, no planejamento protético, essa é uma situação de restrição que deve ser considerada.[11]

Forças axiais são transmitidas quando a posição dos dentes está alinhada com o sentido de transmissão da força e quando a mandíbula está estabilizada contra a maxila e, por consequência, contra o crânio. Isso significa que os côndilos devem estar assentados nas cavidades glenoides (fossas mandibulares) respectivas em sua posição mais superior (relação cêntrica – RC) ao mesmo tempo que os dentes estabelecem o maior número de contatos oclusais possíveis (posição de máxima intercuspidação oclusal). Quando essas situações ideais acontecem simultaneamente, estabelece-se a oclusão de relação cêntrica (ORC).[17] Deste modo, a articulação da mandíbula contra o crânio é tripla e não dupla, já que deve existir, idealmente, o correto assentamento das articulações temporomandibulares (ATMs) bilateralmente na fossa articular, de forma simultânea ao estabelecimento do maior número possível de contatos dentários na PMIH.

Entretanto, apenas uma pequena parcela da população apresenta ORC. A maioria das pessoas possui oclusão em MIH funcional e estável, sem que os côndilos estejam em RC. Assim, a estabilidade da mandíbula não pode ser estabelecida completamente, gerando a formação de forças laterais que nem sempre serão nocivas, dependendo da capacidade de adaptação individual e dos fatores relacionados às características da força. Por isso, é possível que a oclusão em MIH leve à alteração funcional dos músculos da mastigação, que podem ou não ultrapassar a capacidade de adaptação muscular, resultando ou não em alterações musculares e/ou articulares.[17,18]

As prematuridades de contato oclusal ocorrem em posição de RC, aumentando a dimensão vertical de oclusão sem que se estabeleça o maior número de contatos dentários possível na posição de MIH. Registros realizados em articulador semiajustável podem ilustrar essas situações (**Figuras 10** e **11**), capazes de gerar incidência de forças não axiais sobre o periodonto. Quando o paciente é manipulado em relação cêntrica e apresenta contato prematuro, ocorre um aumento de altura da oclusão em relação cêntrica relativamente à altura da oclusão em MIH, gerando o deslize mandibular em cêntrica (**Figura 10**).

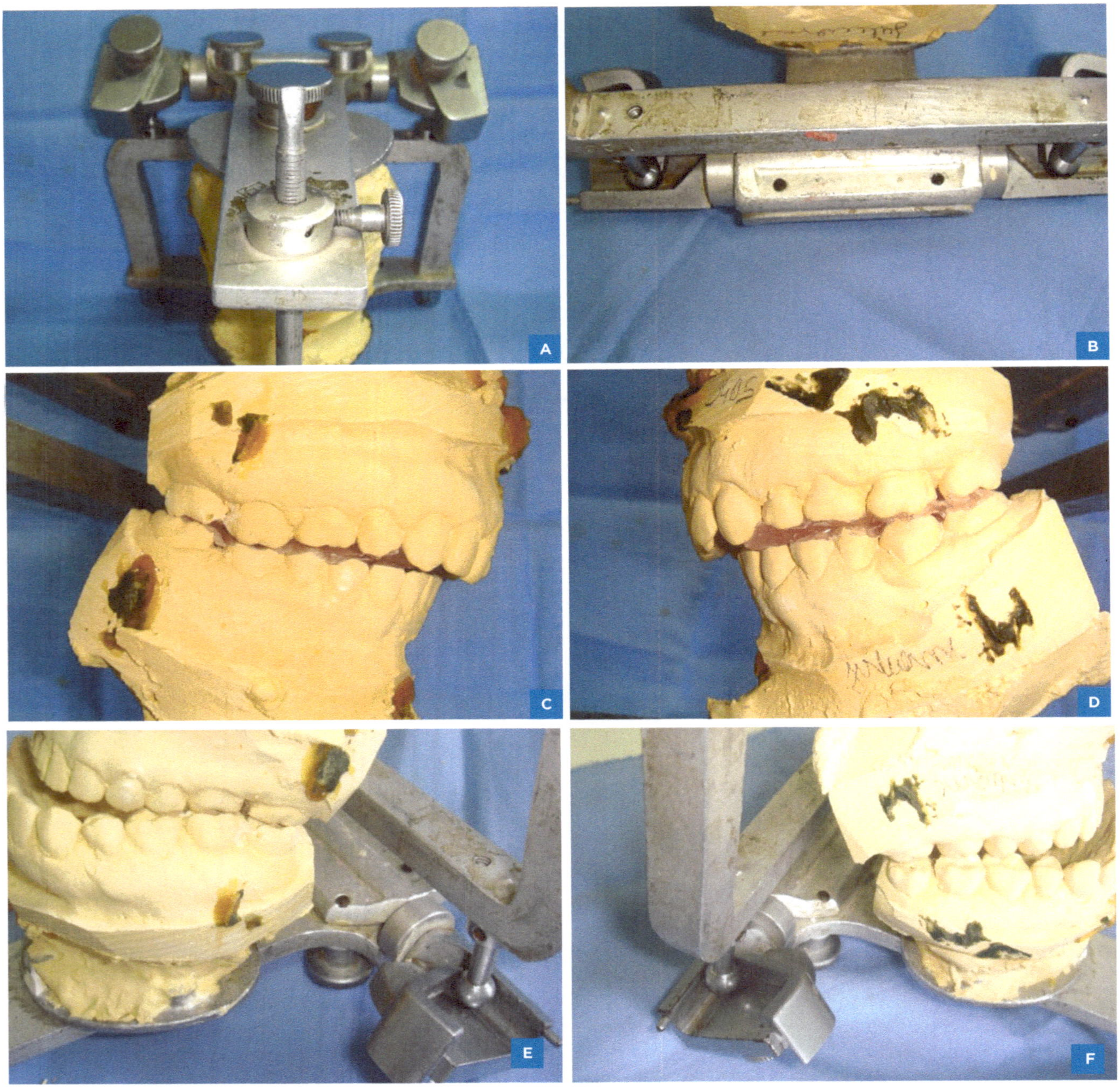

FIGURA 10 Representação da oclusão em RC e em MIH em articulador semiajustável. (A, B) Modelos em RC: as guias condilares são graduadas em 30º e as guias do Bennett em menos de zero. Os côndilos ficam travados contra as paredes medial, anterior e posterior das cavidades articulares do articulador. (C, D) Tomada dos registros em cêntrica, cuja espessura deve ser compensada na graduação do pino incisal para a montagem. (E, F) Relação oclusal após a remoção do registro.

(Continua)

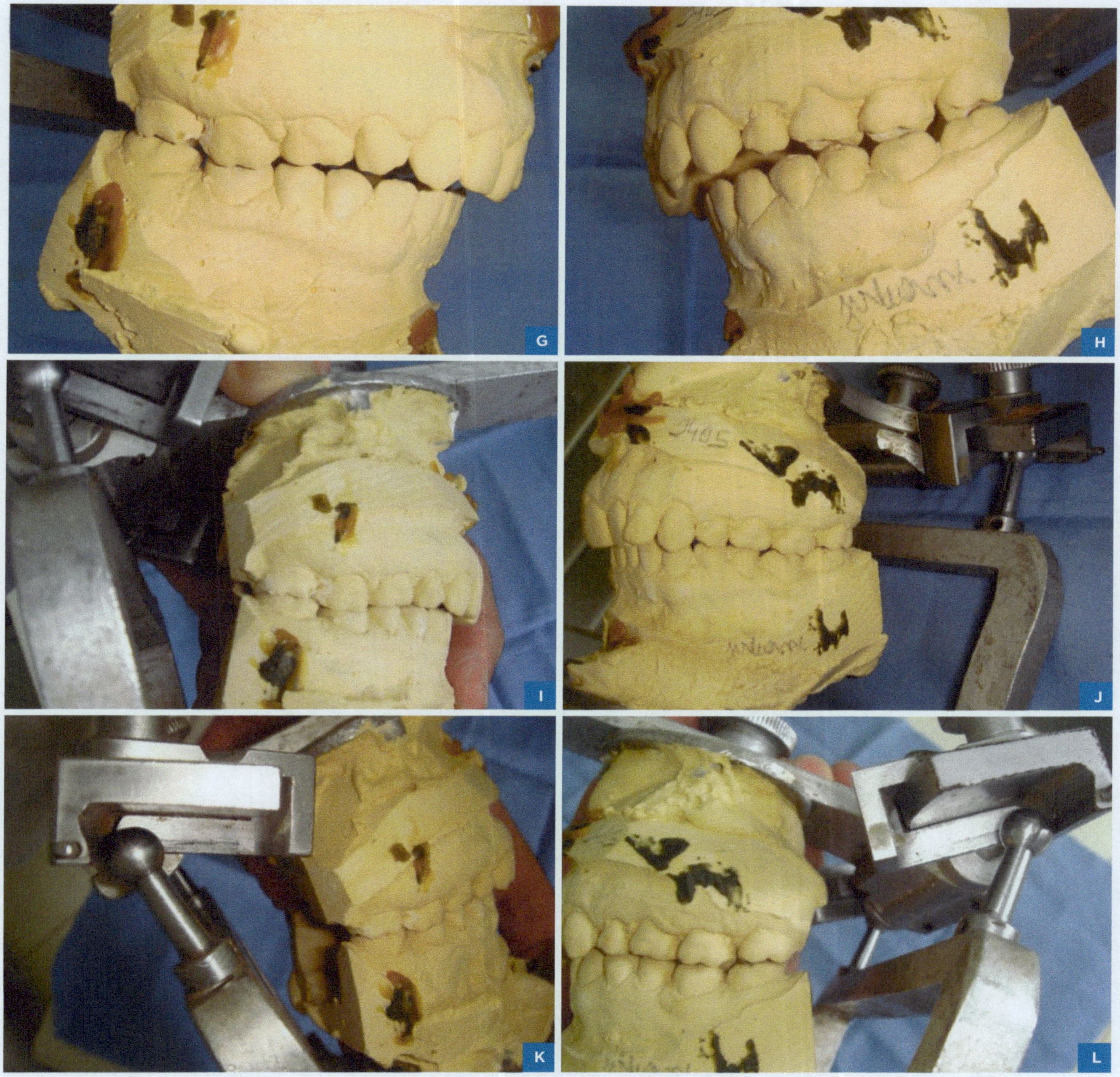

FIGURA 10 (*Continuação*) (G, H) Vista vestibular das imagens apresentadas em E e F. Arco de fechamento esquelético, com os côndilos travados em cêntrica no articulador. Observe a mudança no padrão oclusal, com aumento significativo da DVO, sem que os dentes anteriores se encontrem no plano oclusal. (I, J) Deslocamento do modelo inferior para a PMIH, que expressa a DVO do paciente, observada pela relação entre os dentes anteriores. (K, L) O deslocamento do modelo inferior para a PMIH desaloja os côndilos das fossas. Em consequência, na mastigação, há tendência de os côndilos pressionarem o disco articular, produzindo forças laterais nos dentes.

(Continua)

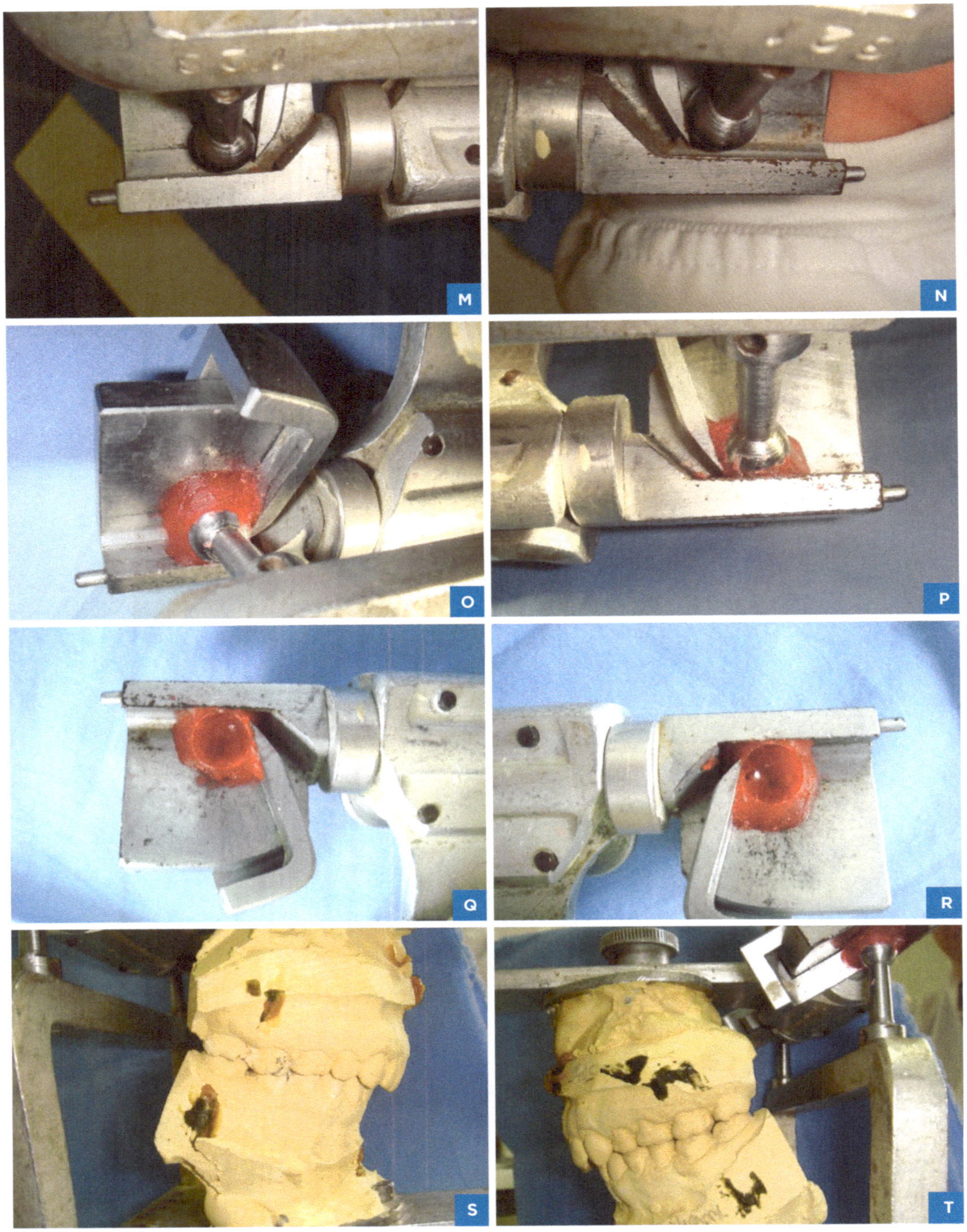

FIGURA 10 (*Continuação*) (M, N) Deslocamento dos côndilos das paredes posteriores da fossa articular. Esses diferentes posicionamentos dos côndilos nas fossas em RC e MIH indicam que, para chegar em MIH, o deslocamento do côndilo é multidirecional de tal forma que, mesmo após o ajuste oclusal, não há coincidência de ORC e MIH. (O, P) Para reproduzir o eixo de rotação mandibular habitual na mesma montagem, os modelos foram mantidos em MIH e os vãos entre os côndilos e as cavidades foram preenchidos com resina acrílica autopolimerizável, reproduzindo o eixo de rotação mandibular habitual, onde se processa o arco de fechamento mandibular habitual. (Q, R) As cavidades articulares são reproduzidas no articulador em MIH. (S, T) Modelos ocluindo em MIH utilizando o eixo de rotação mandibular habitual, sem contato prematuro até que essa posição seja alcançada. O movimento da mandíbula é coordenado pela propriocepção do ligamento periodontal, portanto, o fechamento habitual é estabelecido em MIH. Quando se estabelece ORC por ajuste oclusal ou reabilitação, o arco de fechamento habitual deixa de existir pela instalação do arco de fechamento da relação cêntrica, cinemático ou esquelético.

RC, relação cêntrica; PMIH, posição de máxima intercuspidação habitual; DVO, dimensão vertical de oclusão; ORC, oclusão de relação cêntrica.

Fonte: Acervo pessoal dos autores.

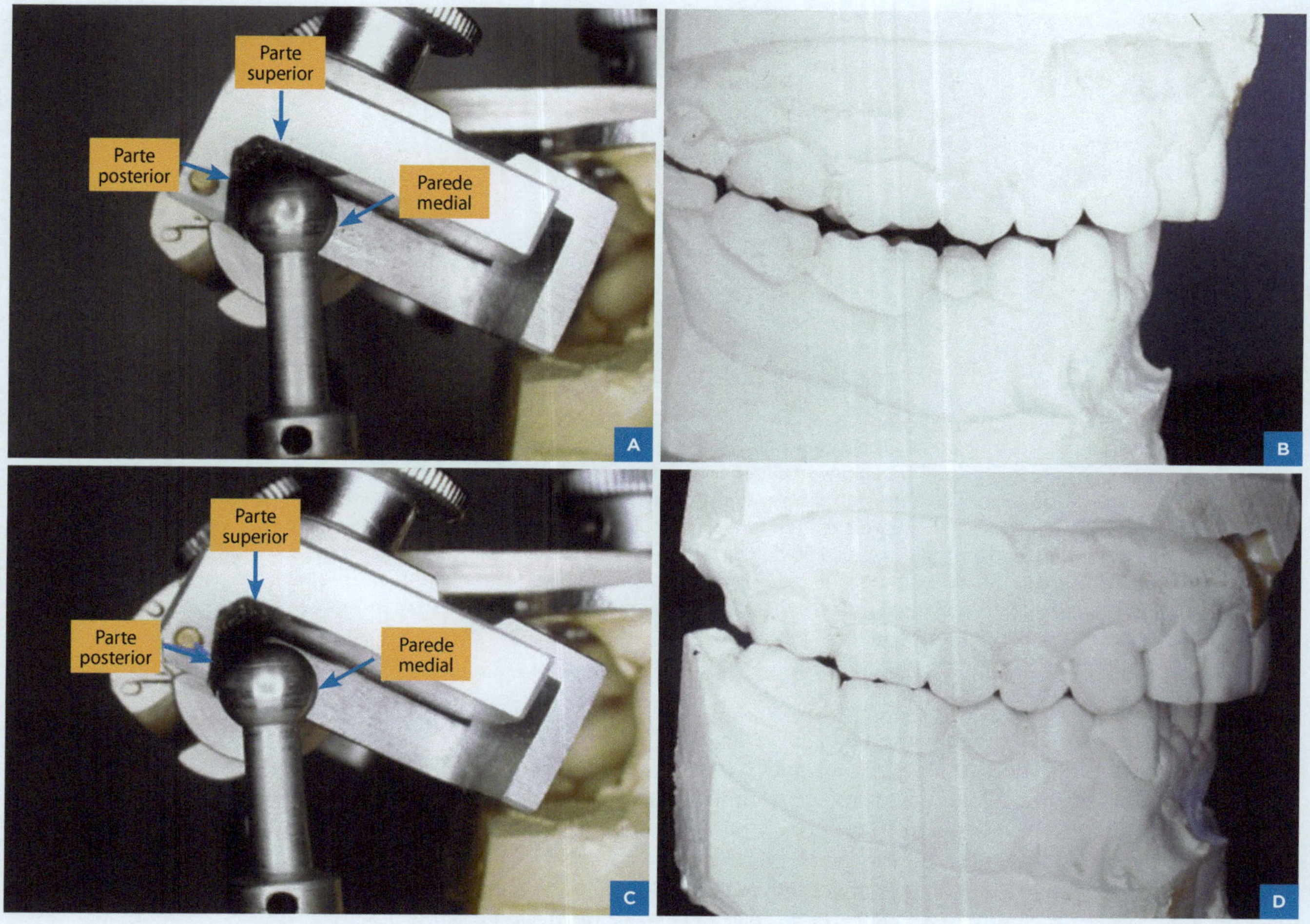

FIGURA 11 Relação do côndilo na fossa e relação dentária reproduzidas em articulador. (A) Côndilo em RC por apoio nas paredes superior, posterior e medial das fossas glenoides do articulador, que ocorre simultaneamente nos lados direito e esquerdo. (B) Presença de contato oclusal prematuro no arco de fechamento com os côndilos nas fossas respectivas, como demonstrado em A, evidenciando que a MIH não é estabelecida simultaneamente à RC. A dimensão vertical em RC é maior do que a dimensão vertical de oclusão, estabelecida em MIH. Observe o espaço entre os dentes superiores e inferiores. (C) Posição do côndilo na fossa quando o modelo inferior é posicionado em MIH. Observe que o côndilo perde o apoio nas paredes da fossa, determinando um eixo de rotação habitual de fechamento da mandíbula. (D) Posição de máxima intercuspidação habitual, na dimensão vertical de oclusão. O eixo de rotação do arco de fechamento é aquele visto em C. Nesta posição, portanto, não há contatos prematuros. Entretanto, os côndilos não estão estáveis nas fossas. Nesta situação, durante a mastigação ou atividades parafuncionais, pode haver a incidência de forças lesivas nas ATMs, no sistema neuromuscular ou no periodonto.

RC, relação cêntrica; MIH, máxima intercuspidação habitual; ATM, articulação temporomandibular.

Fonte: Reprodução autorizada pela Editora Artes Médicas.

Conforme já mencionado, a posição estável dos dentes é estabelecida quando há o maior número de contatos dentários possível, estando associada com contatos firmes da cúspide na fossa. Na presença de prematuridades oclusais no arco de fechamento da mandíbula (contatos prematuros deflectivos), esta relação é perdida, criando-se forças laterais que podem funcionar como um movimento ortodôntico, tentando restabelecer a estabilidade dentária e gerando o desenvolvimento da posição de MIH. Durante os movimentos excursivos da mandíbula, os contatos oclusais ocorrem fora da relação cúspide na fossa e, por essa razão, são chamados de interferências oclusais.[4] Quando as interferências oclusais se manifestam, não há mudança na posição dos dentes ou da mandíbula, persistindo o efeito lateral das forças.

A estabilidade oclusal e da mandíbula pode ser conseguida pela neutralização do movimento dentário por meio do somatório nulo das forças laterais, ou seja, a resultante das forças deve ser neutra. Isso inclui também outras variáveis, como integridade dos pontos de contato proximais **(Figura 12)**, estabelecimento de oclusão funcional normal, congruência dos arcos dentais na zona neutra e ausência de hábitos parafuncionais.

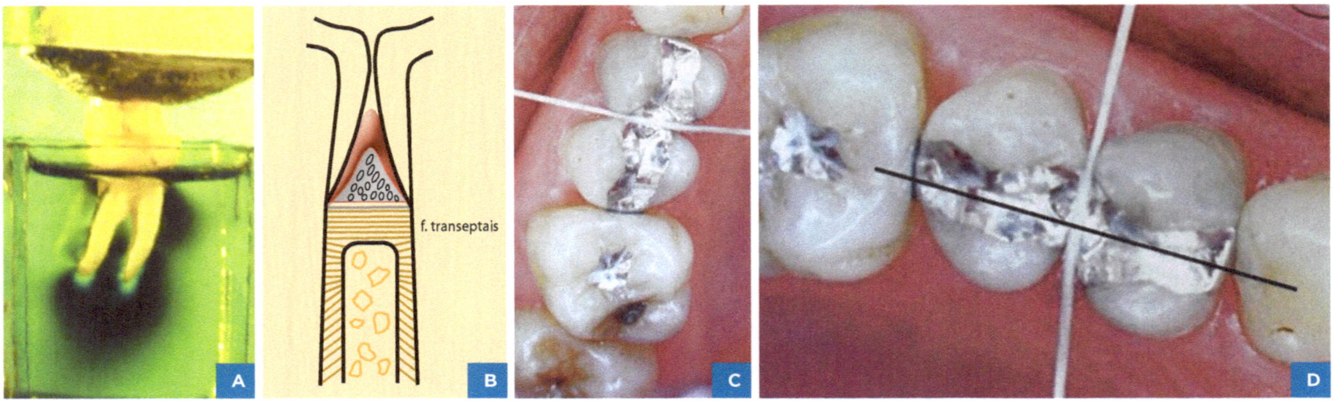

FIGURA 12 Padrão de distribuição das forças oclusais axiais no sentido mesiodistal. (A) Padrão fotoelástico de distribuição do estresse a forças axiais em 1º molares. Além da concentração do estresse nos ápices radiculares, observe que também há concentração na região cervical mesial da raiz, caracterizando a componente anterior das forças da mastigação, que produz migração dos dentes para mesial, encurtando o arco dental em até 1 cm em longo prazo. (B) Ilustração da disposição das fibras transeptais, que mantêm o alinhamento dos dentes no arco e preserva a relação de contato proximal, coordenando a movimentação mesial dos dentes ao longo da vida. (C, D) Para preservar intacto esse mecanismo, é importante restabelecer adequadamente as relações de contatos proximais nas restaurações. Para isso, deve-se observar que as restaurações proximais apresentem sua tangente perpendicular ao alinhamento mesiodistal dos dentes, o que pode ser observado passando-se o fio dental entre os dentes sem que este precise ser dobrado.

Fonte: Acervo pessoal dos autores. Imagens A e C reproduzidas com autorização da Editora Artes Médicas.

Quando ocorre a incidência de forças não axiais (lateral ou horizontal ou de torque ou rotacional), o movimento de rotação dos dentes ao redor do fulcro resulta no estabelecimento de dois tipos de situações: compressão nas regiões cervical e apical no mesmo sentido de aplicação das forças e tração no sentido oposto,[3] resultando no desenvolvimento de braço de força intra-alveolar e braço de resistência extra-alveolar (Figura 9). Embora as alterações teciduais sejam mais críticas nas áreas de pressão do que de tensão, não existe diferença na profundidade das bolsas periodontais entre as duas áreas.[3]

A direção das forças oclusais transmitidas é o fator oclusal mais relevante no desenvolvimento da lesão combinada de trauma oclusal mais periodontite, como demonstrado em diferentes estudos.[19-23] Nestes casos, a resistência às forças laterais é oferecida por um menor número fibras do ligamento periodontal, resultando em aumento das áreas de tensão, especialmente próximo à crista óssea, o que pode tornar a força traumatogênica por ultrapassar a capacidade de resistência dos tecidos. Quando o dente apresenta perda óssea maior do que 2,5 mm, já se observa a progressão das alterações periodontais relacionadas ao trauma,[24] podendo envolver também, além do terço apical, o terço médio das raízes.[25]

Os resultados da incidência de forças não axiais no periodonto foram investigados em estudos de elemento finito e fotoelasticidade[24-28] e demonstram a distribuição das tensões internas das forças não axiais sobre o periodonto, como demonstrado nas Figura 13. Forças axiais são produzidas quando se têm contatos oclusais bem distribuídos nos padrões oclusais um dente-contra-dois dentes, cúspide-contra-cristas marginais ou cúspide-contra-fossa, desde que os côndilos estejam adequadamente posicionados na fossa articular. Nas duas situações, a dissipação das forças é apical, sem gerar tensões internas laterais.

Intensidade

Os efeitos de forças excessivas não axiais nos lados de pressão e tensão são dependentes da intensidade da força (Tabela 1). Quando a intensidade das forças ultrapassa a capacidade de resistência dos tecidos periodontais ou quando o suporte periodontal remanescente é incapaz de suportar forças oclusais fisiológicas, a lesão se desenvolve.

As alterações periodontais causadas por oclusão traumatogênica ocorrem essencialmente nas áreas de pressão do ligamento periodontal, sem formação de bolsa se não houver inflamação relacionada ao acúmulo de biofilme de placa.[19,29]

Quando as forças oclusais são de baixa ou moderada potencialidade traumatogênica, não ocorrem alterações degenerativas maiores nos componentes do ligamento periodontal, porém há desorganização das fibras do ligamento periodontal em contato com o tecido ósseo. Isso leva ao processo de reabsorção frontal do osso alveolar em direção ao osso medular, produzindo alargamento imediato do espaço do ligamento periodontal para neutralizar o efeito de compressão do ligamento, ocasionado pelo deslocamento do dente em função da força aplicada,[30] o que pode ser observado clinicamente por meio de mobilidade dentária após 24 a 48 horas. O deslocamento é maior nas áreas mais distantes do fulcro e, portanto, as alterações são maiores na região cervical, o que caracteriza a formação dos defeitos ósseos em forma de funil. No ápice, tem-se a maior extensão do braço de resistência, de modo que as forças oclusais são transmitidas com menor intensidade. Em cães, forças traumatogênicas de grande magnitude levaram à formação de bolsas infraósseas apenas quando foram capazes de produzir intrusão dos dentes.[31,32]

Nessa situação, as alterações isquêmicas são causadas por hipóxia no ligamento periodontal,[33] não resultando em necrose celular total ou desagregação dos demais compo-

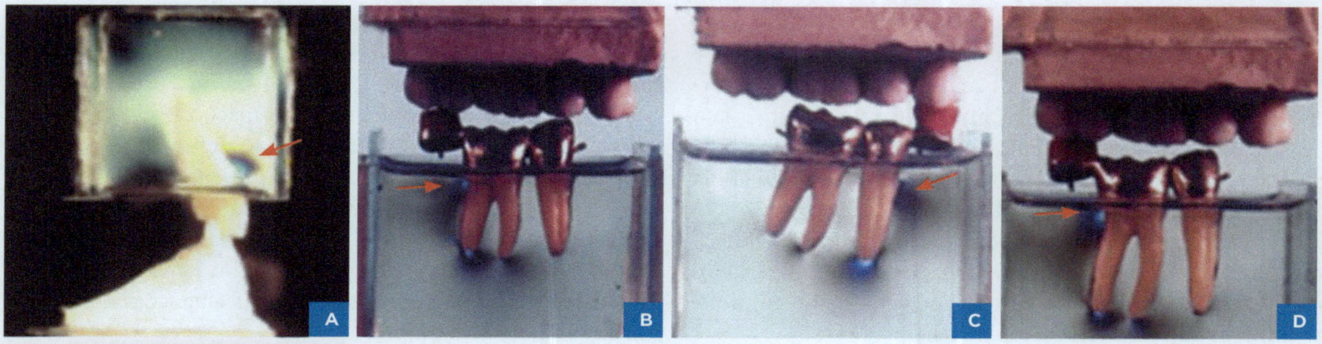

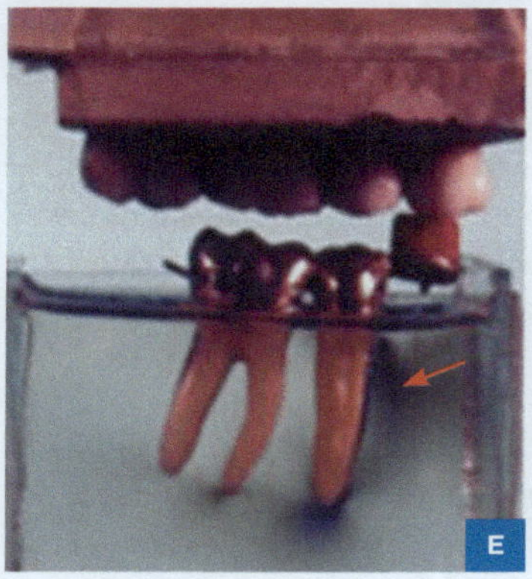

FIGURA 13 Distribuição das forças não axiais em modelo de fotoelasticidade. Com a incidência de forças laterais, observa-se que a força se concentra na região cervical (setas vermelhas) dos dentes uni e multirradiculares, apresentando raízes curtas ou longas. Essa observação se deve à proximidade com o braço de potência do mecanismo de alavanca formado pelo dente no alvéolo. Dessa forma, ocorre a desorganização dos tecidos periodontais (zona de codestruição óssea), que resulta na associação da periodontite com trauma de oclusão. Em modelos de laboratório, a identificação dessas áreas de tensão coincide com os achados histológicos do trauma em seres humanos e outros modelos animais.[28]

Fonte: (A) Abadia Abad CD, Passanezi E. Distribuição das forças oclusais no suporte periodontal do incisivo central superior em função da confecção de uma plataforma palatina horizontal para contato das bordas incisais dos inferiores [dissertação]. Bauru: Faculdade de Odontologia de Bauru da Universidade de São Paulo (FOB-USP); 1982. (B a E) Asckar EM, Passanezi E. Distribuição periodontal das tensões internas produzidas por forças oclusais exercidas em próteses parciais fixas de extremo-livre [tese]. Bauru: Faculdade de Odontologia de Bauru da Universidade de São Paulo (FOB-USP); 1977.[27]

TABELA 1 Efeitos de forças excessivas nos lados de pressão e tensão.

Lado	Tipo de Força	Efeitos
Pressão	Excessivas leves	Reabsorção óssea Alargamento do espaço de ligamento periodontal Proliferação e diminuição no tamanho dos vasos sanguíneos
	Muito excessivas	Compressão e hialinização das fibras do ligamento periodontal Necrose de ligamento periodontal Estagnação e ruptura dos vasos sanguíneos Reabsorção de osso alveolar a partir dos espaços medulares e ligamento periodontal (reabsorção à distância) Reabsorção radicular
Tensão	Excessivas leves	Aumento do comprimento das fibras de ligamento periodontal Aposição de osso alveolar Alargamento dos vasos sanguíneos
	Muito excessivas	Alargamento do ligamento periodontal Trombose Hemorragia Ruptura das fibras de ligamento periodontal Reabsorção óssea alveolar Alargamento do espaço do ligamento periodontal

Fonte: Elaborada pelos autores.

nentes, podendo ser revertida pela proliferação de vasos sanguíneos no tecido alterado.[34] Como os cementoblastos não apresentam receptores superficiais para mediadores inflamatórios, não se observam alterações significativas em sua organização,[35] preservando-se a integridade do cemento.

Quando as forças que atuam sobre os dentes são de grande intensidade, observa-se o desenvolvimento de alterações degenerativas isquêmicas mais acentuadas nas áreas de compressão, resultando em hemorragia, trombose, necrose celular e hialinização do ligamento periodontal. Consequentemente, não ocorre reabsorção frontal do osso alveolar próprio.[36]

No entanto, através dos forames alveolares, ocorre a comunicação entre o ligamento periodontal e os espaços medulares, produzindo-se aumento da pressão hidrostática nos espaços medulares intra-alveolares, o que estimula o processo de reabsorção óssea interna em direção à área de compressão do ligamento periodontal, onde ocorreu necrose celular. Com isso, a hialinização do ligamento periodontal, que acontece em aproximadamente 5 dias em seres humanos quando forças de 50 a 70 cN são aplicadas, impede o aumento imediato e gradual da mobilidade dental,[37] a qual será preservada até que a reabsorção óssea interna nos espaços medulares atinja a área do ligamento periodontal, o que pode levar de 72 a 96 horas. Uma vez concluída essa reabsorção, produz-se aumento abrupto e bem evidente da mobilidade dental. Em períodos mais longos, o aumento da mobilidade dental também pode ser influenciado pela reabsorção do dente.

O monitoramento da sensibilidade dolorosa do paciente durante a movimentação ortodôntica, a cada 24 e 48 horas, permite identificar se as forças aplicadas são bem toleradas ou podem ser lesivas ao periodonto. Quando a sensibilidade dolorosa é tolerável e a mobilidade dentária aumentar gradualmente nesse período, há indicação de forças que podem ser toleradas pelo organismo. Por outro lado, quando houver sensibilidade dolorosa acentuada nos dentes sem aumento perceptível da mobilidade clínica, é sugestivo da incidência de forças traumatogênicas de maior intensidade, com risco de reabsorção do dente.

As alterações degenerativas produzidas no ligamento periodontal incluem o desaparecimento dos cementoblastos e a exposição da superfície do cemento, que se torna disponível à ação de cementoclastos, o que pode explicar os processos de reabsorção radicular associados ao trauma oclusal.

Um dos principais sinais aos processos degenerativos associados à incidência de forças traumatogênicas é o alargamento do espaço do ligamento periodontal e esfumaçamento ou desaparecimento da lâmina dura, observados em imagens radiográficas intrabucais (**Figura 14**). Tais processos subsidiam quando o alargamento do espaço do ligamento periodontal permite o deslocamento do dente no alvéolo, em mecanismo adaptativo, como será apresentado a seguir.

No lado de tração, o aumento da mobilidade dentária pode exceder a capacidade de distensão das fibras do ligamento periodontal, levando à sua ruptura ou mesmo à remoção de fragmentos do cemento, acarretando as alterações destrutivas observadas no lado de pressão.[3,38]

Quando o alargamento do espaço do ligamento periodontal for suficiente para aliviar a compressão contra o osso sem que o dente tenha mudado de posição, ocorre reconstituição do periodonto de sustentação, com reformação das fibras de Sharpey do ligamento periodontal. Para compensar o alargamento do espaço, há aumento do número e densidade de fibras do ligamento periodontal, além de espessamento da lâmina dura, podendo haver formação óssea em ricochete (*buttressing bone formation*).[10] Por outro lado, quando o alargamento do espaço do ligamento periodontal permitir o deslocamento do dente para fugir das forças ofensivas, ocorre um mecanismo adaptativo.

Duração e frequência

A resposta do osso alveolar às forças é também influenciada pela duração e frequência das forças oclusais.[3]

O mecanismo que regula as funções dinâmicas do periodonto de sustentação é coordenado pelos proprioceptores do

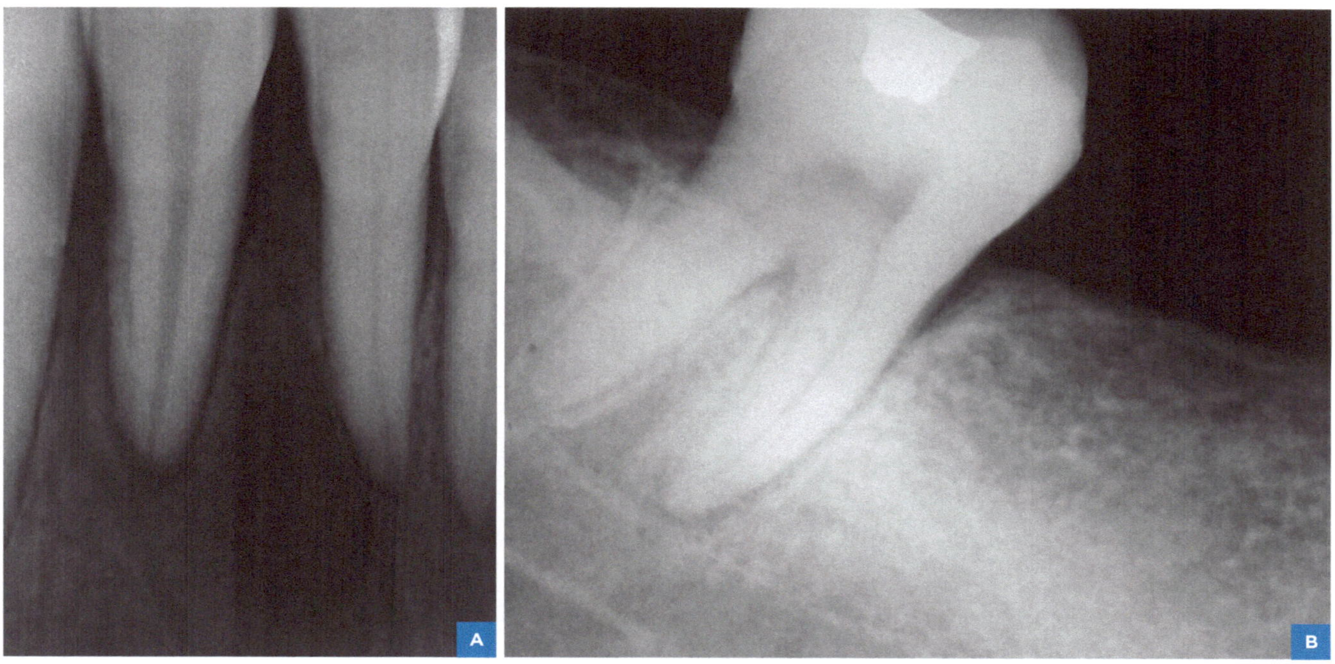

FIGURA 14 Alargamento do espaço do ligamento periodontal observado em imagens radiográficas intrabucais. (A) Alargamento do espaço do ligamento periodontal causado por atividade osteoclástica do tecido ósseo ao redor do dente 41 e (B) ao redor do 47, observando-se áreas de perda da integridade e esfumaçamento da lâmina dura. Clinicamente, não se observa a formação de bolsas periodontais. Ocorre também aumento da mobilidade clínica dos dentes, relacionadas ao trauma oclusal primário.

Fonte: Acervo pessoal dos autores.

ligamento periodontal, estabelecendo um reflexo condicionado inconsciente pelo qual a mandíbula realiza o movimento no arco de fechamento habitual, levando à posição de maior número de contatos oclusais que proporcionam a estabilização da mandíbula e fugindo das prematuridades de contato.[39]

Isso significa que, para que as forças sejam traumatogênicas, o contato oclusal prematuro e/ou interferência oclusal deve ocorrer com determinada frequência e duração, já que contatos apenas ocasionais não geram alterações permanentes. Por essa razão, o bruxismo, quando existe principalmente em indivíduos com baixo limiar de adaptação às forças oclusais, pode estar associado a prematuridades oclusais[39,40] e pode ser tratado por meio de ajuste oclusal.[40-42] Os sinais de bruxismo podem se manifestar sob a forma de facetas de desgaste em indivíduos que apresentam capacidade de adaptação às forças adequada ou sob a forma de trauma oclusal em pacientes de risco periodontal.

Quanto mais frequente for a aplicação de forças intermitentes, mais prejudicial é a força aos tecidos periodontais.[3]

ESTÁGIOS DA RESPOSTA TECIDUAL ÀS FORÇAS TRAUMATOGÊNICAS

O trauma oclusal se desenvolve quando a intensidade das forças ultrapassa a capacidade de resistência dos tecidos periodontais, seja porque as forças são excessivas (trauma primário) ou porque a altura reduzida do osso alveolar de suporte seja significativa a ponto de diminuir a capacidade adaptativa e de resistência dos tecidos periodontais de suporte (trauma secundário). Apesar dessas diferenças, as características histopatológicas das lesões são semelhantes.[43]

As alterações dos tecidos periodontais produzidas pelas forças oclusais traumatogênicas foram descritas recentemente em diversos artigos da literatura e revistas.[1] A existência de oclusão traumatogênica pode levar a alterações destrutivas, adaptação e remodelamento do periodonto de sustentação ou à mudança de posição dos dentes envolvidos ou da mandíbula, fugindo do contato prematuro. Assim, a resposta dos tecidos periodontais às forças traumatogênicas se desenvolvem em três estágios diferentes:

- **Destruição tecidual ativa:** esse estágio se caracteriza pelos sinais e sintomas clínicos e histopatológicos clássicos do trauma oclusal, indicando que os tecidos não conseguem resistir à ação das forças, podendo perdurar por longos períodos.
- **Adaptação tecidual:** os tecidos periodontais se reorganizam, restaurando quase que completamente as características biológicas relacionadas ao comportamento homeostático e à capacidade de resistência dos tecidos periodontais de suporte, mesmo com aumento do espaço do ligamento periodontal, dependendo da mudança de posição do dente.
- **Remodelação tecidual:** remodelação da estrutura, arquitetura e função dos tecidos periodontais de suporte, com reorientação funcional das fibras de ligamento periodontal e do trabeculado ósseo, de acordo com o que é necessário para a função da área por alargamento do espaço do ligamento periodontal[44] ou pela nova distribuição das forças oclusais. Ocorre quando o estágio de adaptação não é alcançado ou quando o dente muda de posição para evitar a incidência da força agressiva.

Adaptação

Na presença de forças traumatogênicas, observa-se alargamento de moderado a severo do espaço do ligamento periodontal, acompanhado por esfumaçamento ou perda de integridade da lâmina dura, conforme anteriormente demonstrado **(Figura 14)**. A quantidade de alargamento do espaço do ligamento periodontal depende do grau de deslocamento do dente causada pelo contato prematuro, já que, ao se deslocar, o dente se afasta da força nociva, mediado por reabsorção óssea osteoclástica estimulada pela liberação de citocinas e mediadores inflamatórios,[45] os quais serão apresentados a seguir. Como resultado, tem-se a formação de defeito ósseo em forma de funil, sem, no entanto, observar-se formação de bolsa periodontal.[9,44]

O alargamento do espaço do ligamento periodontal provoca aumento do espaço do alvéolo, ampliando a mobilidade do dente, o que pode acarretar ruptura das fibras do ligamento periodontal e clivagem do cemento quando da incidência de forças tensionais produzidas por interferências oclusais majoritariamente.[3,6] O dente que apresenta a interferência oclusal não consegue fugir da força ofensiva, já que o grau de deslocamento do dente é correspondente à extensão do contato oclusal durante o movimento excursivo, levando ao desenvolvimento de trauma crônico, de longa duração.

Contatos dentários estáveis são estabelecidos em MIH, caracterizada especialmente por contato do tipo cúspide-fossa. Esses contatos são perdidos nos movimentos excursionais, dando lugar a um contato oclusal do tipo cúspide-vertente triturante ou vertente triturante-vertente triturante, que ocorre antes que a dimensão vertical de oclusão seja alcançada. Essa posição é instável e resulta em contato prematuro deflectivo no segmento cêntrico do arco de fechamento mandibular. A diferença entre a posição do primeiro contato oclusal no movimento excursivo e a posição de MIH é chamada de "deslize em cêntrica".[39]

O deslocamento lateral do dente causado por contatos prematuros deflectivos cessa a partir do momento que o espaço do ligamento se alarga, resultando em mobilidade dentária e estabelecimento de nova relação cúspide-fossa em MIH.[3] Quando as forças traumatogênicas são geradas no arco de fechamento da mandíbula ou no arco habitual, como quando se realiza uma restauração com contato prematuro, por exemplo, as mudanças oclusais geradas levam o sistema neuromuscular mastigatório a compensar esse desequilíbrio, o que produz uma nova relação oclusal que foge da força ofensiva. Assim, diferentes posições de MIH podem ser produzidas ao longo da vida.

Esses achados sugerem que a adaptação periodontal à oclusão traumatogênica envolve o alargamento do espaço do ligamento periodontal e/ou mudança de posição do dente para outra do tipo cúspide-fossa ou cúspide-vertente triturante.

Nesse estágio, tem-se a formação de cemento, ligamento periodontal e tecido ósseo[3] para preservação do dente.

Remodelação

Essa fase ocorre quando o dente não é capaz de se adaptar, fugindo da força ofensiva, de tal forma que as estruturas periodontais precisam se remodelar para superá-las. Estudos realizados em animais[46,47] demonstraram que a vestibularização dos dentes resulta em defeitos de deiscência óssea que não são acompanhados necessariamente por destruição da inserção conjuntiva na ausência de biofilme de placa, resultando na reformação dos tecidos periodontais quando o dente é novamente lingualizado. Isso pode ser observado com forças de balanço, as quais deixam sobre as áreas de deiscência uma fina camada de tecido mole que, se removida, impede a reformação de osso alveolar. O reparo e o remodelamento do compartimento periodontal de sustentação podem estar associados à remineralização da matriz óssea orgânica deixada intacta após a perda da matriz inorgânica em casos de forças ortodônticas.

MECANISMOS MOLECULARES DA REABSORÇÃO ÓSSEA MEDIADA PELA APLICAÇÃO DE FORÇAS

A incidência de forças de baixa potencialidade traumatogênica rapidamente produzem mudanças circulatórias nas áreas de compressão do ligamento periodontal,[37,48] de modo a induzir a agregação plaquetária e a liberação de citocinas e prostaglandinas, como IL-1 e COX-2, que ativam osteoclastos.[49,50] Durante a movimentação ortodôntica, foram observados aumentos significativos nos níveis de IL-1 e prostaglandina E_2 (PGE_2), retornando aos níveis normais em 7 dias.

O estímulo mecânico nos dentes gera formação de proteínas livres no ligamento periodontal, promove a liberação de histamina por degranulação de mastócitos e de neuropeptídios por terminações nervosas livres, resultando em vasodilatação e aumento da permeabilidade vascular de células endoteliais. Esses eventos favorecem a saída de leucócitos dos vasos sanguíneos através das junções intercelulares, o que leva à formação de infiltrado inflamatório no tecido conjuntivo gengival 90 minutos após a aplicação das forças.[45] O pH ácido da área favorece a atração e acúmulo de osteoclastos sobre as superfícies ósseas mineralizadas desprotegidas por ação de enzimas do exsudato inflamatório, que iniciam o processo de reabsorção óssea a uma taxa de 100 μm/dia.[51]

A participação dos osteoclastos na reabsorção óssea induzida pelo trauma tem sido relacionada à expressão de RANKL e/ou osteopontina (OPN). Em ratos, a distribuição de células expressando RANKL após a injeção de lipopolissacarídeos associados ao trauma oclusal foi maior do que aquela observada em dentes não sujeitos ao trauma oclusal.[52] Houve expressão aumentada de OPN induzida pela oclusão traumatogênica em camundongos, o que está relacionado ao aumento do número de osteoclastos ativados. Além disso, ocorreu inibição da aposição óssea em resposta às forças oclusais, o que mantém o estado fisiológico de oclusão, sendo este um importante mecanismo para controle da altura oclusal, que pode trabalhar em sinergia com a reabsorção óssea mediada por RANKL.[53] No entanto, o papel do RANKL e da OPN na reabsorção relacionada ao trauma ainda não foi esclarecido completamente.

Para a preservação da saúde, o mecanismo homestático do periodonto de sustentação requer a ação coordenada das diferentes linhagens celulares que o compõe, podendo ser parcialmente mediada por periostina, molécula-chave expressa pela ativação de TGF-β após aplicação da força oclusal,[54] além de interações integrina-matriz controlada pela produção de citocinas e fatores de crescimento expressos pelas próprias células do ligamento periodontal. A manutenção da capacidade fisiológica depende também da rede de fibras oxitalânicas, que atua como amortecedor hidrodinâmico na neutralização das forças oclusais. A mineralização e coesão nas áreas de transmissão de forças é mediada pela expressão de OPN e sialoproteína óssea pelas células do ligamento periodontal, e a oclusão representa o principal fator que determina o comportamento homeostático do periodonto de sustentação.[50]

EFEITOS DO TRAUMA OCLUSAL NOS TECIDOS PERIODONTAIS

Perspectivas históricas

As primeiras evidências da participação do trauma oclusal na etiologia das doenças periodontais foram descritas no início do século passado,[55] sendo inicialmente descrito a formação de fissuras de Stillman,[56] em forma de V, e os festões de McCall, em forma de boia salva-vidas, na margem gengival, associados ao trauma oclusal.

Os primeiros estudos investigando o papel do trauma oclusal nos tecidos periodontais foram realizados em modelos animais[57] e em cadáveres humanos[58] e sugeriram que o trauma oclusal estaria associado ao desenvolvimento de alterações degenerativas e à formação de bolsas periodontais infraósseas.

A associação entre trauma de oclusão e formação das bolsas periodontais foi contestada por outros autores, pois bolsas periodontais são observadas em áreas que apresentam acúmulo de placa,[59-61] mesmo que não estejam sujeitas à incidência de forças traumatogênicas.[38,50,62] Estudos em animais demonstraram que, na ausência do biofilme, o trauma oclusal não resulta em desenvolvimento de gengivite e periodontite.[9,63]

O trauma leva à desorganização dos tecidos periodontais, prejudicando sua função reparativa normal, o que poderia contribuir para o aprofundamento das bolsas periodontais existentes e a disseminação do exsudato inflamatório aos tecidos adjacentes.[58,64]

Assim, o trauma oclusal não resulta no desenvolvimento de gengivite e periodontite, mas está associado ao aprofundamento das bolsas periodontais[38,64] decorrentes da difusão do exsudato inflamatório em áreas que apresentam alterações degenerativas relacionadas à oclusão traumatogênica.[4,28,29,44,64-72] Os tecidos gengivais marginais não são afetados pelo trauma,[9,63,73-77] pois as alterações em vasos sanguíneos relacionadas ao trauma oclusal não são observadas nesses tecidos, já que a principal fonte de suprimento sanguíneo gengival são os vasos sanguíneos supraperiósticos.[73]

Essas áreas agem como zonas de codestruição óssea, favorecem a disseminação do exsudato inflamatório diretamente para a área do ligamento periodontal, e levam ao aprofundamento das bolsas periodontais – supra ou infraósseas –, dependendo da existência de outras variáveis, especialmente espessura do septo ósseo e distribuição das trabéculas ósseas medulares e vasos sanguíneos. Quanto mais fino for o septo ósseo, mais provável é o desenvolvimento de perda óssea horizontal; por outro lado, quanto mais espesso for o septo ósseo, maior é a probabilidade de desenvolvimento de perda óssea vertical, associada à presença do biofilme de placa bacteriana.[1] Assim, o desenvolvimento de bolsas infraósseas não é exclusivo do trauma oclusal,[78] está relacionado à doença periodontal inflamatória e é agravado pelo trauma oclusal.

Além disso, a periodontite causada pelo biofilme de placa bacteriana resulta em perda óssea e perda de inserção, as quais podem ocorrer mais rapidamente na presença do trauma em função da difusão apical facilitada do exsudato inflamatório.[4,19,21,22,26,29,44,66,68-71,79-81]

De forma geral, esses achados sugerem que a oclusão traumatogênica não inicia a inflamação periodontal,[82] restando a controvérsia se a oclusão agravaria os quadros de periodontite ou se o sucesso da terapêutica periodontal estaria associado à eliminação das discrepâncias oclusais ou não.

Análise crítica da literatura

Deve-se levar em consideração que a maioria dos estudos investigando o papel do trauma sobre os tecidos periodontais foi realizada em cadáveres e em modelos animais, cuja oclusão está direcionada não apenas à mastigação como também ao ataque e defesa, respondendo bem a diferentes estímulos oclusais. O envelope do movimento mandibular dos animais é diferente daquele observado em seres humanos, sem a incidência de forças laterais, mas apenas axiais. Portanto, para reproduzir em animais o trauma oclusal observado em seres humanos, é necessária a adição de forças de direções e sentidos alternados para expressão do trauma. Adicionalmente, a doença periodontal não ocorre naturalmente em macacos e, em cães, se manifesta em idade mais avançada do que aquelas apresentadas pelos animais utilizados em experimentos.

Em seres humanos, a progressão da doença periodontal é lenta e ocorre em ciclos de exacerbação aguda separados por longos períodos de remissão espontânea, o que não pode ser reproduzido em estudos em animais.[83] Assim, os resultados dos estudos *in vitro* e *in vivo* em animais não devem ser diretamente extrapolados para seres humanos,[50] o que também pode explicar a falta de consenso na literatura. Por sua vez, a realização de ensaios clínicos randomizados em seres humanos esbarra em barreiras éticas que impedem sua realização, o que reforça a necessidade de condução de trabalhos clínicos observacionais bem delineados para melhor esclarecer o papel da oclusão traumatogênica em Periodontia, Implantodontia, Ortodontia e Reabilitação Oral.

Dentes em trauma oclusal apresentam alargamento do espaço do ligamento periodontal em resposta à força traumatogênica, o que leva ao desaparecimento do trauma, já que o dente muda de posição para fugir da condição traumatogênica,[23] com aumento da mobilidade clínica do dente.[77] Quando isso acontece, a lesão combinada de periodontite e trauma oclusal deixa de existir.[45] Na ausência de placa, a bolsa periodontal não se forma porque a oclusão traumatogênica não produz alterações na área de inserção conjuntiva da gengiva.[69,3,73-77]

Em função da falta de consenso sobre o papel da oclusão em Odontologia e mais especificamente em Periodontia, Leib[84] lançou a questão de ser arguível se a oclusão foi deixada amplamente de lado na educação de modo que influenciou negativamente a pesquisa ou se as controvérsias sobre a relevância da pesquisa influenciaram o currículo. É preciso compreender e aceitar, de imediato, que a oclusão é, essencialmente, o fator responsável pela execução e efetividade da principal função dinâmica do sistema estomatognático: a mastigação, preparando o bolo alimentar para a deglutição e o adequado aproveitamento específico dos seus nutrientes. São esses que irão conferir as condições necessárias e suficientes para que as diferentes células, órgãos e tecidos possam executar suas funções e manter a saúde do organismo ao longo da vida.[85] Portanto, na sua essência, a oclusão é o principal fator responsável pela criação da própria ciência Odontologia, e não reconhecer a sua participação efetiva em todos os ramos da Odontologia é negar a própria Odontologia **(Quadro 3)**.

QUADRO 3 Conceito de oclusão.

"Bem-vindos ao maravilhoso mundo da oclusão"	"Oclusão são as relações estáticas e 'funcionais' dos dentes e é básica para todos os aspectos da odontologia" (Okeson, 2020),[86] envolvendo a integração harmônica com a articulação temporomandibular e o sistema neuromuscular (Passanezi, Sant'Ana, 2019)[1] e todos os demais integrantes do sistema estomatogático

Fonte: Elaborado pelos autores.

Como bem proferido em curso de Gnatologia e Periodontia ministrado por Ruben e Schneider (1979)[†]: "*todos nós temos olhos para olhar, porém apenas enxergamos aquilo que conhecemos*", o que significa que é preciso conhecer oclusão para associá-la aos seus diferentes envolvimentos dentro do sistema estomatognático.

PAPEL DO TRAUMA OCLUSAL NAS DOENÇAS PERIODONTAIS

A função primária dos tecidos periodontais de suporte ou sustentação é a manutenção do dente em estado de suspensão no alvéolo, funcionalmente ativo e estável **(Figura 29** do

† Ruben PH, Schneider AR. Curso de Gnatologia e Periodontia. I Encontro Internacional da Sociedade Paranaense de Prótese Dentária. Curitiba-PR/BR, 1979.

Capítulo 15), de forma tão crítica que o comprometimento avançado dos tecidos periodontais de suporte determina se o dente pode ou não ser mantido na boca do indivíduo. Quando as forças oclusais são transmitidas fora dos padrões adequados para gerarem as respostas fisiológicas que regem o comportamento homeostático do periodonto de sustentação, a oclusão é considerada traumatogênica, e o seu efeito deletério nos tecidos é chamado de *trauma oclusal*.

Conforme já mencionado, o trauma oclusal não é agente etiológico da periodontite, mas seu papel nas doenças periodontais ainda é controverso. Embora a Academia Americana de Periodontia, em conjunto com a Federação Europeia de Periodontologia, mantenha o trauma oclusal primário e secundário na categoria *Outras condições afetando o periodonto*, o consenso dos grupos sugere, a partir de revisão sistemática da literatura realizada especificamente para essa investigação,[2] que não existem, até o momento, evidências robustas de que forças traumatogênicas ou trauma oclusal causariam perda de inserção clínica, acelerariam a progressão da periodontite ou o desenvolvimento de recessões gengivais em seres humanos.[8] Segundo esse consenso, existem evidências limitadas em estudos realizados em animais e em seres humanos que sugerem que o trauma oclusal causa inflamação nos tecidos periodontais de suporte e acelera a taxa de perda óssea em modelos animais.

A realização de estudos clínicos randomizados e controlados para investigar o papel de trauma oclusal nas doenças periodontais em seres humanos é limitada em função dos impedimentos éticos envolvidos nesse tipo de estudo e, portanto, as evidências científicas existentes se baseiam essencialmente em estudos experimentais realizados *in vitro* (p. ex., estudos de fotoelasticidade e elemento finito) e *in vivo* em modelos animais, conforme discorrido anteriormente. Em seres humanos, as evidências se baseiam em estudos realizados em cadáveres e estudos observacionais e retrospectivos que avaliam o papel do trauma oclusal na progressão das doenças periodontais ou o papel do tratamento do trauma nos desfechos da terapia periodontal.

A eliminação da matriz inorgânica do tecido ósseo causada pelas forças traumatogênicas leva à desorganização e fragilidade dos tecidos, facilitando a disseminação apical do exsudato inflamatório relacionado ao biofilme de placa, atingindo a região do ligamento periodontal.[44,65,66]

A doença periodontal progride em surtos de agudização separados por períodos longos de estabilização ou quiescência, quando não ocorre destruição ativa dos tecidos periodontais. Quando a disseminação apical do exsudato inflamatório periodontal ocorre simultaneamente às alterações degenerativas inflamatórias causadas no ligamento periodontal e na zona de codestruição óssea,[44,64,68,69] estabelece-se a associação entre periodontite e trauma de oclusão (**Figuras 15** e **16**), a qual pode ser chamada de lesão combinada de periodontite + trauma de oclusão.[45]

É justamente essa combinação que pode explicar as controvérsias observadas na literatura: quando o trauma oclusal estiver no estágio de adaptação ou remodelamento e a periodontite estiver na fase de destruição ativa ou quando o trauma oclusal estiver no estágio destrutivo e a periodontite na fase de remissão, a lesão combinada (periodontite mais trauma oclusal) não se desenvolve.[45]

A interação entre forças laterais e inflamação gengival requer longo período para produzir uma lesão infraóssea,[87] o que também é crítico para o desenvolvimento da lesão combinada de periodontite mais trauma oclusal, já que os processos destrutivos periodontais relacionados à inflamação desenvolvem-se de forma aguda em curto período, enquanto a fase de adaptação do trauma ocorre em longos períodos de tempo.[9,62,63,76,77] Os estágios de progressão do trauma oclusal e da periodontite são, portanto, variáveis, e é necessária a existência das duas lesões em estágio destrutivo para o estabelecimento da lesão combinada.[45]

Papel do trauma na formação e progressão das bolsas periodontais

A maioria dos estudos sugere que forças traumatogênicas não levam à formação de bolsas periodontais na ausência de inflamação relacionada à presença do biofilme de placa, mas facilitam a dispersão do exsudato inflamatório em direção à área do ligamento periodontal,[29,36,38,44,64,69] em decorrência da reabsorção de matriz inorgânica do osso alveolar na região cervical. O resultado é o desenvolvimento de bolsas supra ou infraósseas mais profundas em dentes traumatizados do que em dentes não traumatizados.[22,31,78]

Esses achados se baseiam em estudos histológicos realizados em modelos animais (cães, macacos e ratos). A indução experimental de periodontite nos animais superposta ao trauma oclusal induzido por forças de balanço resultou em aumento da mobilidade dentária já existente em decorrência da periodontite, bem como em maior perda óssea do que aquela observada em dentes não submetidos ao trauma de oclusal. Os grupos submetidos ou não ao trauma mostraram inflamação gengival antes da introdução das forças traumatogênicas, o que sugere que a disseminação apical desse exsudato inflamatório facilitada pelo trauma agrava a condição periodontal já deteriorada pela periodontite inflamatória. A análise histológica dos espécimes demonstrou que a fase inicial demonstrava atividade resorptiva intensa, resultando em perda óssea na região cervical, caracterizada por ilhotas de osso circundados por tecido conjuntivo frouxo, altamente vascularizado e celularizado.[9]

Achados semelhantes foram observados em cães na presença de forças ortodônticas de inclinação dos dentes: na presença da placa houve formação de bolsas infra ósseas em 4/5 animais, porém na ausência da placa isso não foi observado.[19] Os resultados dos estudos realizados em modelos animais sugeriram que o trauma oclusal não inicia a formação das bolsas periodontais,[9] mas favorece sua progressão,[31] podendo-se observar a formação de bolsas mais profundas, de profundidades desiguais ou conversão de bolsas supra em infraósseas na presença do trauma.[45]

Em seres humanos, a profundidade de sondagem média foi duas vezes maior em dentes fora de oclusão e três vezes maior em dentes submetidos a forças excessivas do que em áreas de oclusão normal.[58] Dentes com prematuridades de contato em cêntrica apresentam bolsas periodontais quase 1 mm (em média) mais profundas do que dentes sem pre-

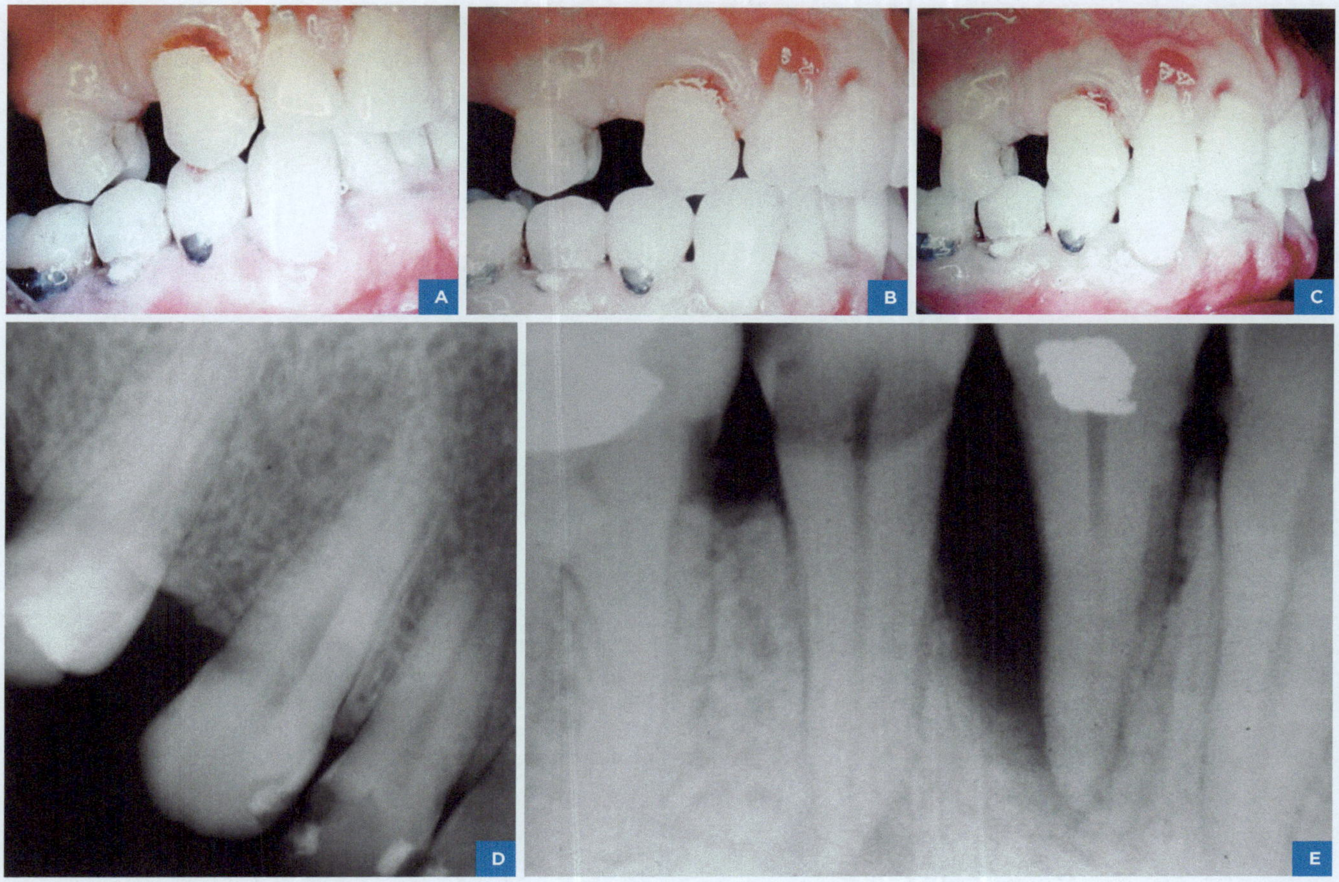

FIGURA 15 Lesão combinada de periodontite mais trauma de oclusão. Caso 1. Paciente com 37 anos de idade, com bolsa periodontal de 12 mm de profundidade na distal do dente 44, inflamação gengival nos dentes superiores e recessão gengival no 12, 11 e 21. (A) Contato prematuro deflectivo em RC entre a superfície palatina do 13 e a vertente lisa vestibular do 44. (B) Desoclusão no lado de trabalho feita pelo contato inicial entre o 13 e o 44, 13 com o 43 e 12 com 43 na sequência do movimento de lateralidade. Houve deslocamento do 44 para lingual em todas as situações, permitindo o contato dos demais dentes. (C) Posição de MIH e DVO. (D) Características radiográficas de normalidade do canino superior, cujas morfologia e estrutura são desenhadas para suportar melhor as forças nos movimentos de lateralidade. (E) Reabsorção óssea em funil no pré-molar, se estendendo até o ápice radicular.

RC, relação cêntrica; MIH, máxima intercuspidação habitual; DVO, dimensão vertical de oclusão

Fonte: Reprodução autorizada pela Editora Artes Médicas.

maturidades oclusais, enquanto dentes com contato nos posteriores durante a protrusão têm bolsas cerca de 0,5 mm mais profundas do que dentes posteriores que não se tocam durante os movimentos protrusivos e são de 1 a 1,1 mm mais profundas quando há contato entre dentes no lado de balanceio durante os movimentos de lateralidade.[88]

As **Figuras 1 a 4** representam casos clínicos de trauma oclusal primário em que não foram observadas alterações significativas na área das distâncias biológicas do periodonto de proteção, apesar da perda óssea em altura. Os achados clínicos ao longo dos anos demonstraram que não há sangramento à sondagem ou aumento da profundidade de sondagem em casos de trauma oclusal primário, pois as alterações vasculares observadas na área do ligamento não são observadas no compartimento gengival, o qual é nutrido principalmente por vasos supraperiósticos,[74] que não são comprimidos pelo deslocamento do dente.

Portanto, pode-se concluir que as alterações produzidas pela oclusão traumatogênica não resultam na formação de bolsas periodontais,[3,9,10,19,23,29,30,38,48,62,89,90] mas podem afetar sua progressão em decorrência da migração apical do exsudato inflamatório associado ao biofilme em decorrência das alterações degenerativas do periodonto.[21,22] Ainda não se sabe como e em qual estágio da doença periodontal o trauma atua, mas a influência do trauma na progressão da periodontite e o tipo de bolsa influenciada pela velocidade de propagação do exsudato inflamatório nas áreas afetas pelo trauma é bem conhecida.[26,19,21,22,91]

Embora inicialmente tenha sido sugerido que o trauma oclusal estaria associado ao desenvolvimento de bolsas infra ósseas,[58] o tipo de bolsa que se forma depende da espessura do septo ósseo, e observa-se a formação de defeitos infraósseos ou verticais na presença de septos ósseos espessos e horizontais ou supraósseos na presença de septos ósseos

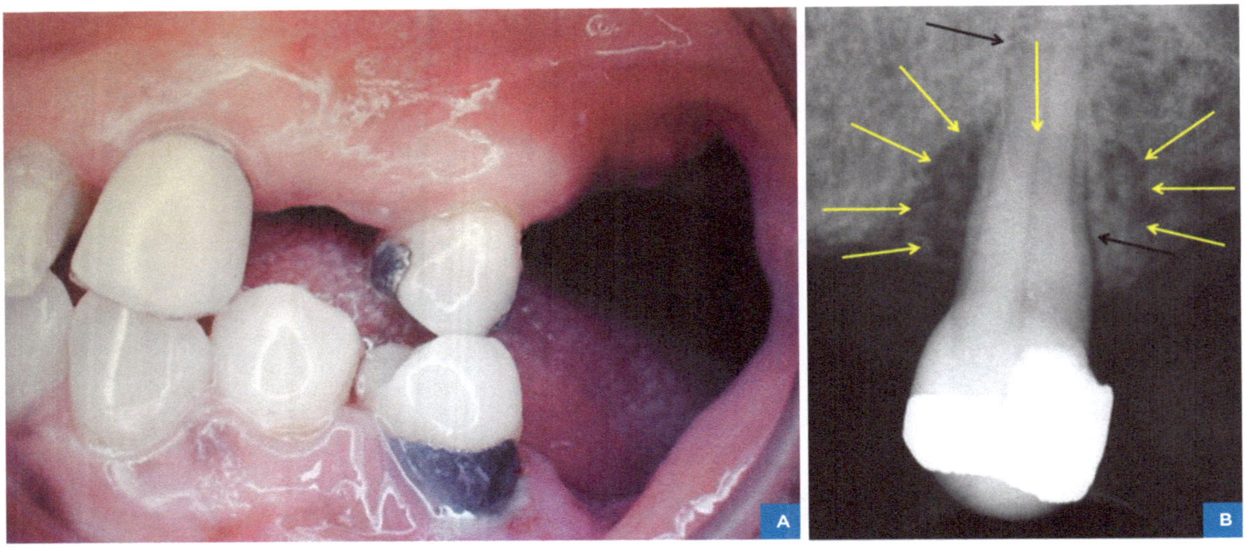

FIGURA 16 Lesão combinada de periodontite mais trauma de oclusão. Caso 2. (A) Posição de MIH – vista vestibular. O paciente apresentava bolsa periodontal infraóssea no 25 com 8 mm de profundidade de sondagem por mesial, 6 mm por palatino e distopalatino e mobilidade de grau 1. O relacionamento oclusal sugere transmissão de força lateral de vestibular para palatino no dente 24 e de lingual para vestibular no 35, no qual se detectou bolsa periodontal mesial e vestibular de 4 mm e mobilidade grau 2. Nos demais dentes não foram encontradas evidências clínicas de bolsas periodontais, apesar de algum grau de inflamação marginal leve. (B) Radiografia intrabucal da região do 25 evidenciando a perda vertical na mesial e distal do dente (setas amarelas). Além disso, a imagem sugere também perda de integridade da lâmina dura e alargamento do espaço do ligamento periodontal na metade coronal da distal da raiz do 25 (setas pretas).

MIH, máxima intercuspidação habitual.

Fonte: Acervo pessoal dos autores.

finos. Nesse último caso, as bolsas associadas ao trauma oclusal são mais profundas do que aquelas existentes em dentes não submetidos ao trauma, sugerindo que bolsas infraósseas ou de profundidades de sondagem distintas devem ser vistas como sinais suspeitos, mas não patognomônicos, de trauma oclusal **(Figuras 6, 7, 15** e **16)**.

Papel do trauma na perda de inserção e na perda óssea alveolar

Estudos realizados em animais demonstraram que o trauma oclusal resulta em perda óssea alveolar aumentada em pacientes com periodontite quando comparada com aquela observada em dentes com periodontite mas não sujeitos ao trauma de oclusão,[9] mesmo na presença de outros fatores de risco, como diabetes *mellitus*[92] ou fumo.[93]

As alterações na morfologia do osso alveolar são reversíveis quando as forças são removidas ou quando o dente se adapta às mesmas, mudando de posição, observando-se diminuição da distância da crista óssea à junção cemento-esmalte, com redução concomitante da mobilidade clínica na ausência de inflamação periodontal relacionada ao biofilme de placa. Esse achado sugere que o trauma oclusal primário não resulta em perda de inserção periodontal.

No entanto, quando o trauma oclusal se sobrepõe à doença periodontal inflamatória, observa-se maior mobilidade clínica, perda de inserção e infiltrado inflamatório mais extenso do que em dentes não submetidos ao trauma oclusal,[94] não permitindo a reversão das alterações na morfologia óssea por meio da eliminação das forças traumatogênicas, resultando em persistência da mobilidade clínica dos dentes e inflamação gengival.[9,20] O trauma oclusal secundário, portanto, ocorre com frequência em pacientes com comprometimento periodontal e está correlacionado com a severidade da perda de inserção.[95]

Diferentes estudos sugeriram que a oclusão traumatogênica leva à perda de inserção periodontal por meio da progressão da bolsa periodontal e do aumento da perda óssea.[4,19,21,22,26,44,66,68,70,71,95] Nem sempre dentes com prematuridades de contato ou interferências oclusais apresentam piores condições periodontais do que dentes sem essas condições, dependendo da capacidade de adaptação de cada indivíduo. No entanto, dentes que apresentam mobilidade clínica e alargamento do espaço do ligamento periodontal têm maior profundidade de sondagem, perda de inserção e menor altura de osso alveolar remanescente.[96]

Esses achados sugerem que o trauma oclusal aumenta o efeito destrutivo progressivo associado à doença periodontal inflamatória **(Figura 17)**.

Associação entre trauma oclusal e abfração

A abfração é um termo utilizado para definir defeitos em forma de cunha que ocorrem no nível da junção cemento-esmalte, possivelmente causado por flexão e fadiga do esmalte e da dentina, podendo ser categorizada como uma lesão cervical não cariosa (LCNC). No entanto, até o presente momento, não existem evidências incontestáveis da existência de abfração.[8]

A associação entre o trauma oclusal e a ocorrência de LCNC de diferentes naturezas ou recessão gengival, que também está associada às LCNCs, permanece controversa na literatura. Embora não tenha sido relatada associação entre prematuridade de contato e LCNC ou perda de inserção, dentes com lesões do tipo abfração apresentaram maior perda de inserção do que aqueles sem esse tipo de lesão.[97] Estudo *in vitro* no qual forças oclusais controladas de 5 KgF foram aplicadas no sentido axial por até 1 milhão de vezes em pré-molares humanos extraídos e mantidos sob hidratação demonstrou a formação de LCNC na face vestibular das raízes, com tendência de progressão para apical, o que poderia favorecer a perda de inserção no sítio afetado.[98]

Estudos mais recentes realizados em pacientes demonstraram associação significativa entre LCNC, recessão gengival e facetas de desgaste e o trauma oclusal.[99-101] Vale salientar que, com a migração apical da margem gengival, ocorre exposição da área da junção cemento-esmalte à cavidade oral, o que pode contribuir para o desenvolvimento de LCNC por diminuição

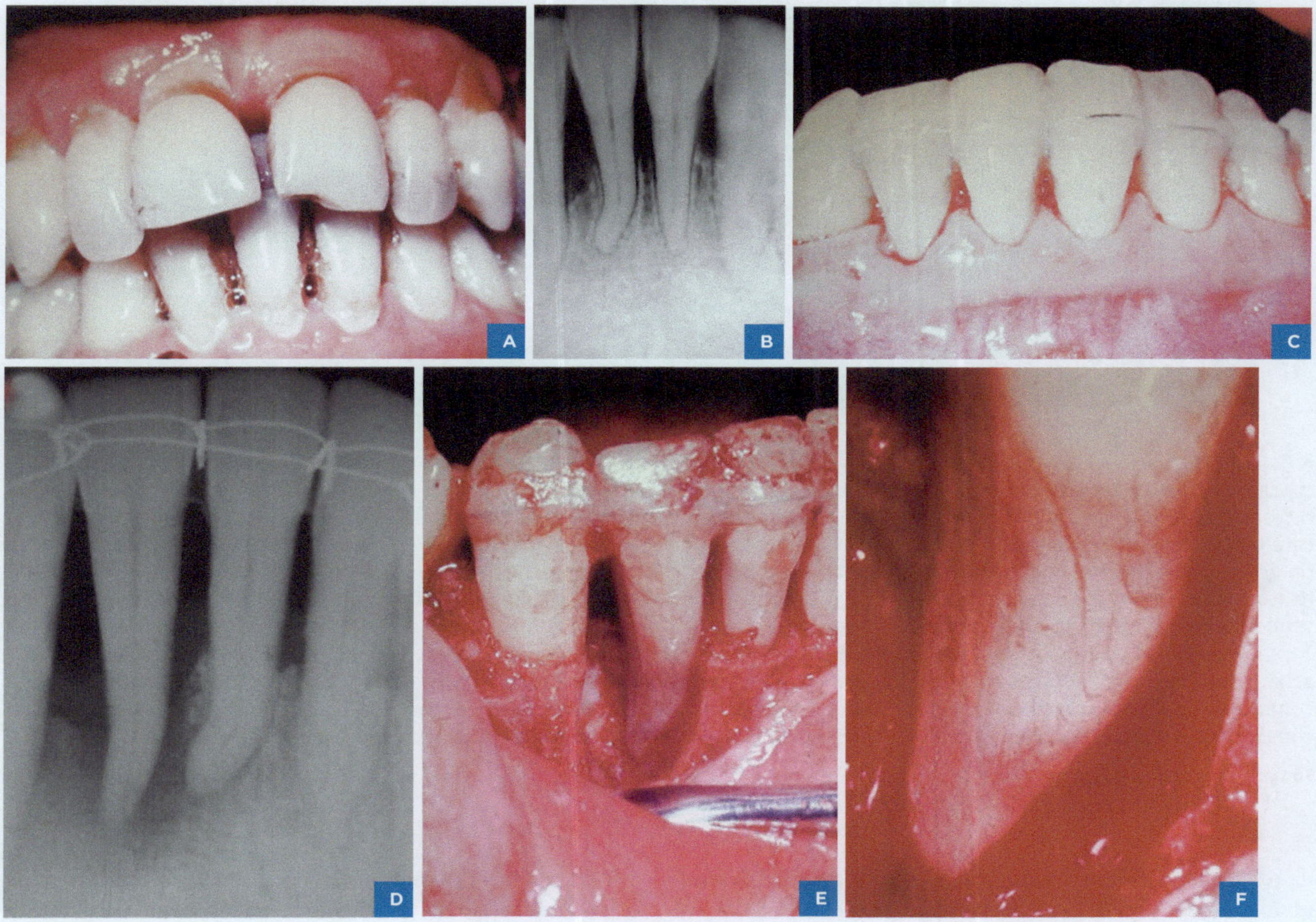

FIGURA 17 Influência do trauma oclusal na perda óssea e de inserção periodontal. Paciente com 65 anos de idade procurou atendimento periodontal por sentir que os dentes estavam "amolecendo", dificultando a mastigação normal. (A) O exame clínico evidenciou quadro de periodontite associado à recessão gengival, fraturas de esmalte e diastema entre os incisivos centrais superiores. (B) Imagem radiográfica sugerindo perda óssea vertical na mesial do dente 42 e perda óssea horizontal nas demais áreas. Clinicamente, a profundidade de sondagem foi de 4 mm na mesial do 42 e 3 mm nas demais áreas, com mobilidade de grau 2. Havia interferência oclusal do 42 contra o 12 e o 11 no movimento protrusivo. Foi realizado tratamento por meio de raspagem e alisamento radicular e instrução de higiene oral. O paciente não compareceu às visitas de retorno agendadas pelo período de 1 ano. (C) Após esse período, foi realizado novo controle do biofilme e contenção dos dentes móveis, já que houve acentuação da mobilidade clínica do 42 para grau 3. (D) Imagem radiográfica de 12 meses após o primeiro tratamento, evidenciando progressão da perda óssea até o ápice do dente, de aproximadamente 6 mm no período considerado. O quadro foi diagnosticado como lesão combinada de trauma oclusal secundário. (E) Caracterização clínica da perda óssea produzida pelo trauma oclusal sobreposto à periodontite, com formação de defeito ósseo vertical acentuado, em forma de funil, após exposição do campo cirúrgico. Note que não há o mesmo tipo de lesão nos demais dentes. (F) Imagem em maior aumento de (E), caracterizando a perda óssea associada ao trauma oclusal e à periodontite.

Fonte: Acervo pessoal dos autores.

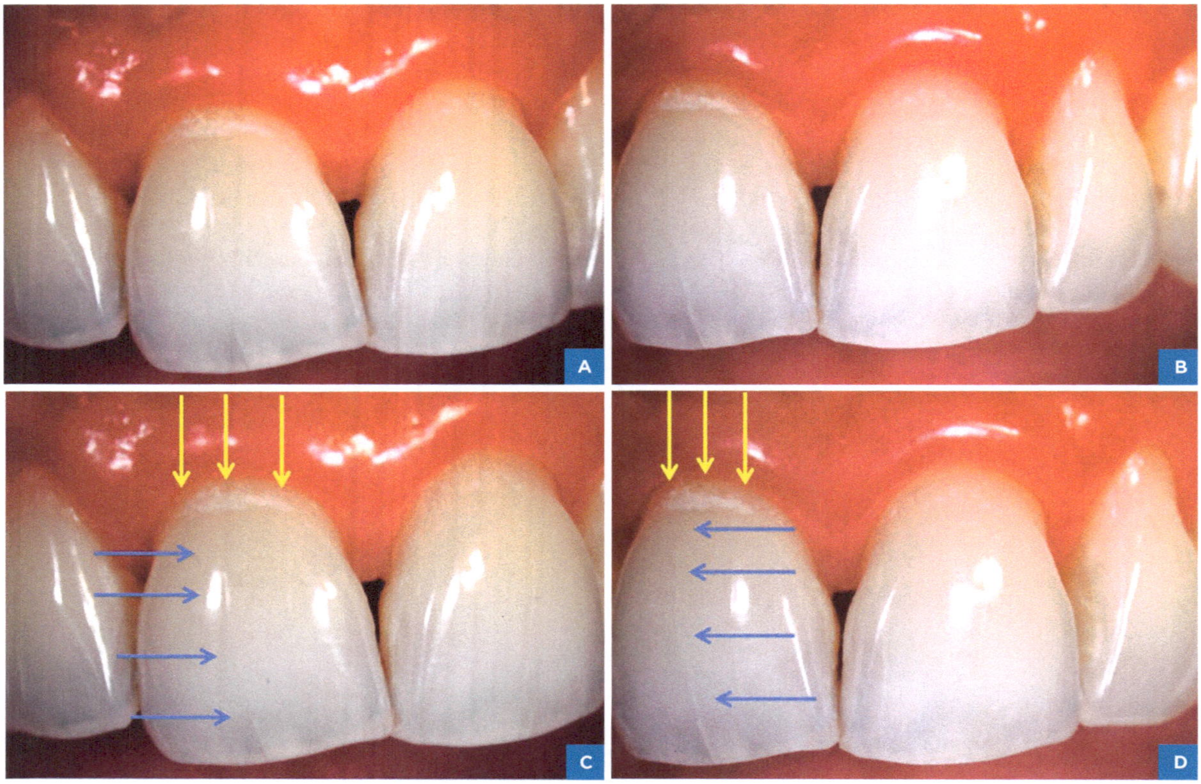

FIGURA 18 Lesões cervicais não cariosas. Paciente com 45 anos de idade com bruxismo, apresentando áreas de atrição incisal e trincas verticais no esmalte dos incisivos centrais. (A, B) Recessões gengivais generalizadas com preservação das curvaturas cervicais de esmalte, sem fratura dos prismas de esmalte locais. Pode-se observar manchas brancas na cervical dos dentes, imediatamente apical à junção cemento-esmalte, decorrente de desmineralização ácida por ingestão rotineira de sucos de frutas ácidas. Observe o início do desenvolvimento de LCNC de erosão e abrasão, estando associada com hipersensibilidade dentinária. Adicionalmente, a paciente relatou utilizar escovas de cerdas médias posicionadas perpendicularmente ao longo eixo dentário, com movimentos realizados no sentido anteroposterior. (C, D) As setas azuis destacam a formação de trinca vertical de esmalte. Observe o desgaste inicisal no dente 11, causado pelo bruxismo. As setas amarelas destacam a desmineralização imediatamente apical à junção cemento-esmalte. Esses achados indicam que a abfração de fato não existe, já que deveria ocorrer essencialmente em dentes apresentando prematuridades de contato e não apenas em dentes proeminentes, que experimentam ação abrasiva e desmineralizante da escovação traumatogênica e consumo de substâncias ácidas. A distribuição generalizada das recessões também indica que não se trata de abfração.

Fonte: Acervo pessoal dos autores.

da resistência à erosão ácida, predispondo os dentes à desmineralização da superfície radicular na região (Figura 18).

Associação entre trauma oclusal e recessão gengival

Embora não existam ensaios clínicos controlados evidenciando o papel do trauma no desenvolvimento de recessões gengivais,[2] diferentes estudos demonstraram que dentes com recessão gengival, em sua maioria, apresentavam interferências oclusais ou prematuridades de contato em cêntrica.[100-102]

Outra evidência de que o trauma estaria associado com o desenvolvimento de recessões gengivais surgiu de relatos de caso clínico em que a eliminação do trauma por ajuste oclusal resultou em remissão da recessão gengival.[103,104]

A matriz óssea desmineralizada durante a fase destrutiva do trauma não resiste adequadamente aos estímulos agressivos do biofilme de placa ou escovação traumatogênica, e pode levar à destruição do tecido ósseo e do ligamento periodontal, com risco aumentado de desenvolvimento de recessões gengivais se o tecido gengival for fino, faixa estreita de gengiva ceratinizada e pouca espessura do septo ósseo vestibular.

Não existem evidências da associação entre trauma oclusal e quantidade de gengiva ceratinizada,[88] bem como não existem evidências científicas robustas, com base em revisões sistemáticas da literatura, que associem o trauma oclusal ao desenvolvimento de recessões gengivais.[8]

Associação entre trauma oclusal e reabsorção radicular

A reabsorção radicular em dentes permanentes é um processo patológico que resulta em destruição radicular, com manifestações clínicas e radiográficas,[105] e pode ocorrer em dentes com destruição periodontal avançada e naqueles sujeitos a forças traumatogênicas, incluindo as decorrentes das movimentações ortodônticas.[106]

O achado clínico mais frequente é a reabsorção radicular localizada no terço apical, porém outras áreas da raiz também podem ser afetadas. A movimentação ortodôntica de dentes apresentando destruição periodontal avançada, mesmo que em níveis fisiológicos, pode se tornar traumatogênica em função da perda de suporte periodontal e da diminuição da capacidade de resistência dos tecidos periodontais à incidência delas. Além disso, as forças traumatogênicas podem agravar a condição periodontal e aumentar a profundidade e extensão das reabsorções radiculares, conforme apresentado na **Figura 19**.

Influência do trauma oclusal na função mastigatória

O aumento da mobilidade dentária em decorrência do trauma oclusal é uma condição patológica, que pode ser reduzida ou eliminada após o controle do fator etiológico. No entanto, em casos de mobilidade adaptativa, não há possibilidade de redução ou eliminação da mobilidade dentária devido à existência de outros fatores que não podem ser controlados, como relação coroa:raiz clínica, raízes curtas e diminuição da altura óssea decorrente de procedimentos cirúrgicos.

Embora registros eletromiográficos obtidos para avaliar a capacidade do periodonto reduzido em resistir às forças oclusais tivessem sugerido que não existe diferença significante em relação ao periodonto de altura normal,[107] outros estudos sugeriram que o suporte periodontal reduzido afeta negativamente a capacidade mastigatória e a área de contato oclusal,[12] o que resulta em elevada força de preensão sobre os incisivos centrais.[13] Em pacientes com perda de inserção severa, mesmo forças oclusais de pequena magnitude foram associadas a risco aumentado de progressão da doença periodontal.[108]

O **Quadro 4** apresenta um resumo das evidências do impacto do trauma oclusal nos tecidos periodontais.

QUADRO 4 Impacto do trauma oclusal nos tecidos periodontais.
Aprofundamento das bolsas periodontais[31,106,109,110]
Baías de reabsorção ou trincas no cemento cervical[97,98,111]
Aumento da mobilidade dentária[3,43,109,112]
Aceleração da perda de inserção[79,94,110,113]
Perda óssea alveolar[9,46,47,92,93]
Alargamento do espaço do ligamento periodontal[3,30,48,114]
Reabsorção radicular[115-119]
Recessão gengival[102-104]
Bruxismo[120]

Fonte: Elaborado pelos autores.

TRATAMENTO

O tratamento da oclusão traumatogênica depende de características específicas da lesão, seja trauma primário ou secundário, estando ou não associado à periodontite. Embora o trauma de oclusão possa ocorrer simultaneamente à periodontite, as duas condições devem ser tratadas especificamente.

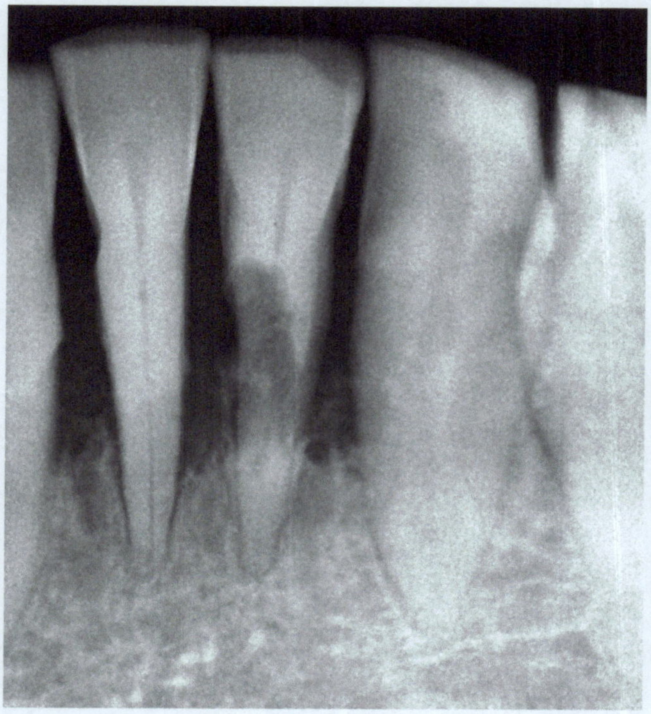

FIGURA 19 Reabsorção radicular externa. Observe a extensa área de reabsorção externa da raiz do dente 31, estendendo-se da área cervical até a interface entre os terços médio e apical. Perda óssea acentuada e bolsas periodontais profundas, de 7 a 9 mm, são observadas. O dente apresentava-se com vitalidade pulpar, apesar da mineralização da polpa sugerida pela imagem radiográfica. Clinicamente, o dente apresentava faceta de desgaste na incisal por distal, com deslize anterior realizado apenas sobre esse dente nos movimentos protrusivos da mandíbula e parafunção relatada pelo paciente na posição de topo a topo. No 41, a imagem é compatível com lesão combinada de periodontite mais trauma oclusal, com aumento da largura do espaço do ligamento periodontal, perda da integridade da lâmina dura e mobilidade clínica acentuada.

Fonte: Acervo pessoal dos autores.

Os objetivos do tratamento do trauma oclusal são:[5]

- Eliminação ou redução da mobilidade dentária.
- Estabelecimento ou manutenção de posição de MIH estável e reprodutível.
- Obtenção de função mastigatória eficiente e oclusão confortável e compatível com as funções de fonação e estética.
- Eliminação ou modificação de hábitos parafuncionais.

O tratamento do trauma oclusal pode ser realizado em qualquer fase da terapia periodontal, preferencialmente de 30 a 45 dias antes da terapia periodontal cirúrgica, com o objetivo de restabelecer o potencial de reparação dos tecidos periodontais de sustentação e favorecer os resultados da terapia periodontal regenerativa,[121] e é direcionada para a **eliminação ou redução das forças excessivas** por meio de ajuste oclusal seletivo, controle dos hábitos parafuncionais, estabilização temporária ou permanente dos dentes móveis, movimentação ortodôntica e reconstrução oclusal por meio de restaurações ou próteses e exodontia de dentes condenados.

A manutenção da estabilidade oclusal e da saúde periodontal está associada com a transmissão axial das forças oclusais. Geralmente, o padrão oclusal relacionado a este princípio é aquele que permite a estabilização máxima da mandíbula contra a maxila, sem deslize, simultaneamente à posição estável dos côndilos nas fossas glenoides,[17] ou seja, ORC.

A posição de MIH, por sua vez, é adquirida ao longo do tempo por mudanças como consequência de cáries, exodontias, restaurações, problemas ortodônticos, dentre outros, sem que os côndilos estejam necessariamente assentados em sua posição mais superior na fossa articular. Embora a ORC seja uma condição ideal, nem sempre a posição de MIH com prematuridades de contato em cêntrica ou interferências oclusais é uma oclusão patológica (**Figura 20**). O critério que determina se a oclusão é traumática é a produção da lesão periodontal, e não está relacionada ao tipo de oclusão

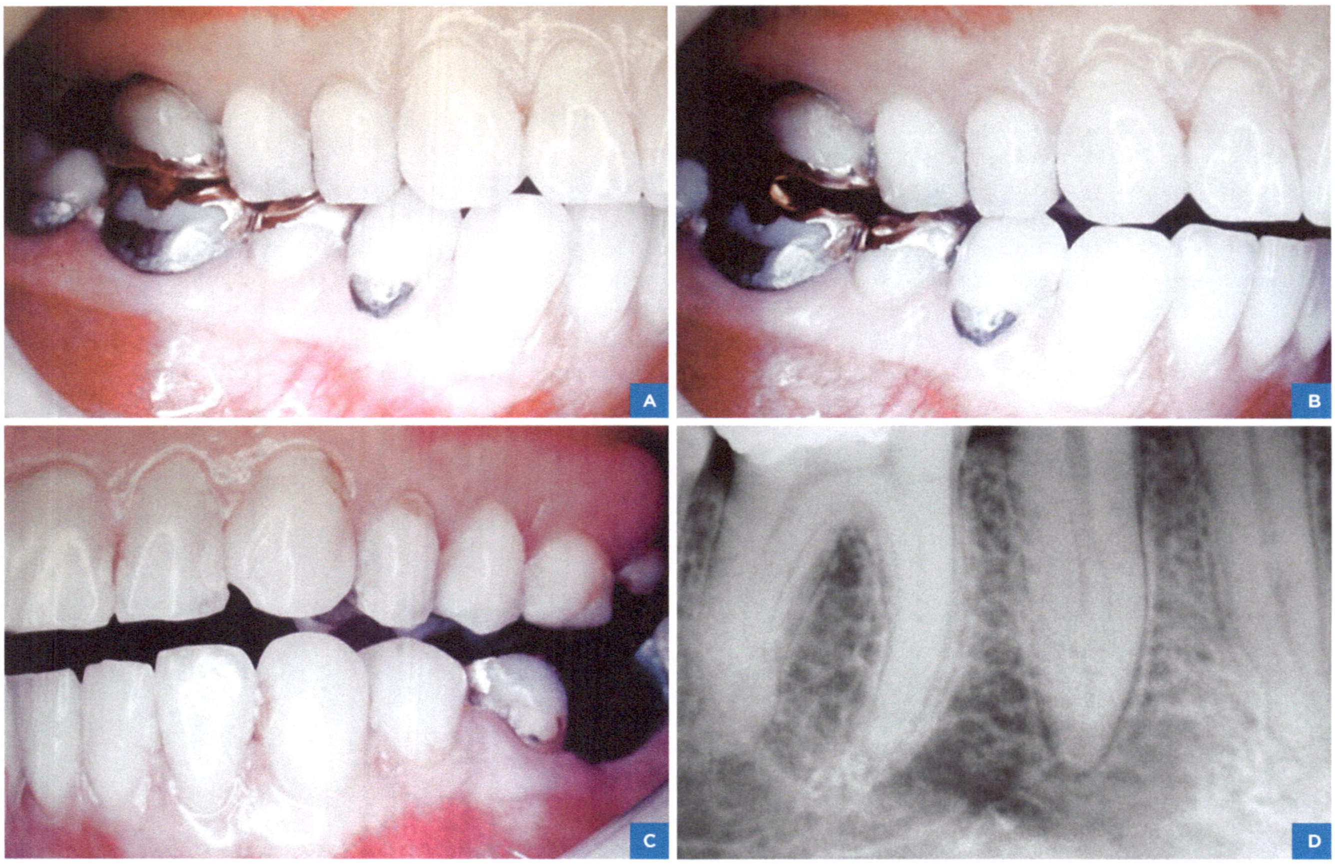

FIGURA 20 Oclusão em posição de MIH. (A) Posição de MIH. (B) Contato prematuro deflectivo entre os primeiros molares superior e inferior em RC, resultando em aumento da DVO e falta de estabilidade oclusal. (C) No lado oposto, a prematuridade de contato resultou em nítido afastamento entre os dentes superiores e inferiores. (D) Imagem radiográfica denotando que, apesar da existência de prematuridade oclusal, não existem sinais de oclusão traumatogênica. Esses achados sugerem a participação de outros fatores para estabelecer oclusão traumatogênica e, assim, os casos devem ser avaliados individualmente para determinação deste potencial e de seu tratamento.

MIH, máxima intercuspidação habitual; RC, relação cêntrica; DVO, dimensão vertical de oclusão

Fonte: Acervo pessoal dos autores.

dentária, podendo haver dentição estética e anatomicamente aceitável, mas funcionalmente prejudicial.[3]

O tratamento do trauma oclusal primário envolve ajuste oclusal, e promove a distribuição adequada das forças oclusais principalmente no sentido axial, o que pode ser conseguido por meio de ajuste oclusal seletivo, obtendo-se idealmente ORC (**Figura 21**). A redistribuição das forças oclusais restaura a capacidade regenerativa ou reparativa dos tecidos periodontais, proporcionando recomposição da matriz inorgânica do tecido sobre a matriz orgânica preservada, além da reconstituição de ligamento periodontal funcional,[46,47] conforme apresentado nas **Figuras 2 a 4**.

A diferenciação entre trauma oclusal primário e secundário se baseia nos sinais e sintomas clínicos e radiográficos e, algumas vezes, só pode ser determinada após o tratamento. O principal sinal clínico do trauma oclusal é o aumento da mobilidade dentária, a qual pode estar relacionada à perda óssea e de inserção e ser agravada pelo trauma. Considera-se patológicas as mobilidades progressivas e aquelas que, mesmo estáveis, interferem na função mastigatória ou no conforto do paciente, devendo ser tratadas por meio de redirecionamento e redistribuição das forças oclusais através de estabilização dos dentes.[78] Existem diferentes formas de se promover estabilização temporária ou definitiva dos dentes móveis, conforme apresentado no **Capítulo 6**.

Os sinais de estabilização ou resolução das lesões de trauma oclusal são:[122]

- Redução ou ausência de mobilidade dentária (quando persistente, deve permitir a função sem risco de danos adicionais e estar relacionada à perda de inserção).
- Estabilização da posição do dente.
- Redução ou remissão dos sinais radiográficos.
- Alívio da sintomatologia dolorosa e melhora do conforto do paciente.
- Alívio de contatos prematuros, frêmitos e interferências oclusais.
- Estabelecimento de oclusão funcional e estável.

No trauma oclusal secundário, a redução do suporte periodontal requer a distribuição das forças por grupos de dentes, além de permitir a incidência de forças em sentido mais axial. Assim, o tratamento do trauma secundário não envolve apenas o ajuste oclusal, mas também a esplintagem dos dentes definitivamente, seguindo os princípios do polígono de Roy para redistribuição das forças oclusais[10] por grupos de dentes em diferentes planos de mobilização, de modo a permitir a neutralização adequada das forças. Adicionalmente, o tratamento da inflamação periodontal deve ser realizado independentemente do ajuste oclusal, e as duas terapias são necessárias para a resolução dos casos. Assim, para o tratamento do trauma oclusal secundário, o ajuste oclusal tem como objetivo o redirecionamento das forças oclusais no sentido axial predominantemente, minimizando o efeito das forças laterais. Como nos casos de trauma secundário, o suporte periodontal está severamente comprometido, resultando em mobilidade dentária persistente ou progressiva, o que impossibilita a função oclusal e/ou causando desconforto ao paciente e restringe a eficácia da função mastigatória. Também é indicada esplintagem dos dentes para redistribuição das forças oclusais, possibilitando a reconstituição dos tecidos periodontais de suporte (**Figuras 22** e **23**).

Efeitos da terapia oclusal no tratamento periodontal

A presença de discrepâncias e interferências oclusais está associada com bolsas mais profundas, maior mobilidade dentária e pior prognóstico quando comparados com dentes sem discrepâncias e interferências ou em dentes nos quais a terapia oclusal foi realizada,[83,88,109,112] demonstrando que a terapia oclusal é importante para o restabelecimento das condições periodontais associadas à saúde, já que, após 1 ano de tratamento periodontal regenerativo de dentes sob trauma oclusal não tratado previamente à cirurgia, houve aumento significativo da profundidade de sondagem.[109,112] Por outro lado, o redirecionamento das forças oclusais e a redução da mobilidade dentária antes da cirurgia periodontal regenerativa resultam em maior ganho de inserção e de altura óssea em lesões combinadas de periodontite mais trauma oclusal a longo prazo.[121,123] Os resultados da terapia oclusal no tratamento periodontal estão ilustrados na **Figura 24**.

Considerações sobre o controle do trauma oclusal em implantes osseointegrados

A participação da oclusão traumatogênica na osseointegração também deve ser considerada, a despeito de não haver ligamento periodontal, com incidência das forças oclusais diretamente sobre o tecido ósseo.

A sobrecarga mastigatória em implantes pode ser definida como a aplicação de forças funcionais ou parafuncionais além do limiar que os implantes ou seus componentes podem resistir.[124] Estudo realizado em cães demonstrou que a incidência de forças traumatogênicas na ausência de inflamação relacionada ao biofilme não produziu mudanças significativas na profundidade de sondagem, na perda óssea e no contato osso-implante quando comparada a implantes não submetidos à carga.[125] Por outro lado, estudos realizados em macacos demonstraram que a sobrecarga mastigatória levou à perda de osseointegração mesmo quando o controle de placa foi realizado.[126-128] A falta de consenso pode estar relacionada à dificuldade de se quantificar a magnitude e direção das forças oclusais em implantes do ponto de vista clínico, bem como à indeterminação das cargas mastigatórias máximas para atividades inconscientes, como o bruxismo noturno, já que a percepção das forças é limitada em implantes osseointegrados comparativamente a dentes naturais.[45]

Em casos de sobrecarga mastigatória, ou seja, ação de forças que ultrapassam o limiar de tolerância do tecido ósseo peri-implantar, a lesão do trauma pode se manifestar na área cervical dos implantes, com o desenvolvimento de lesões em forma de funil (**Figura 25**).

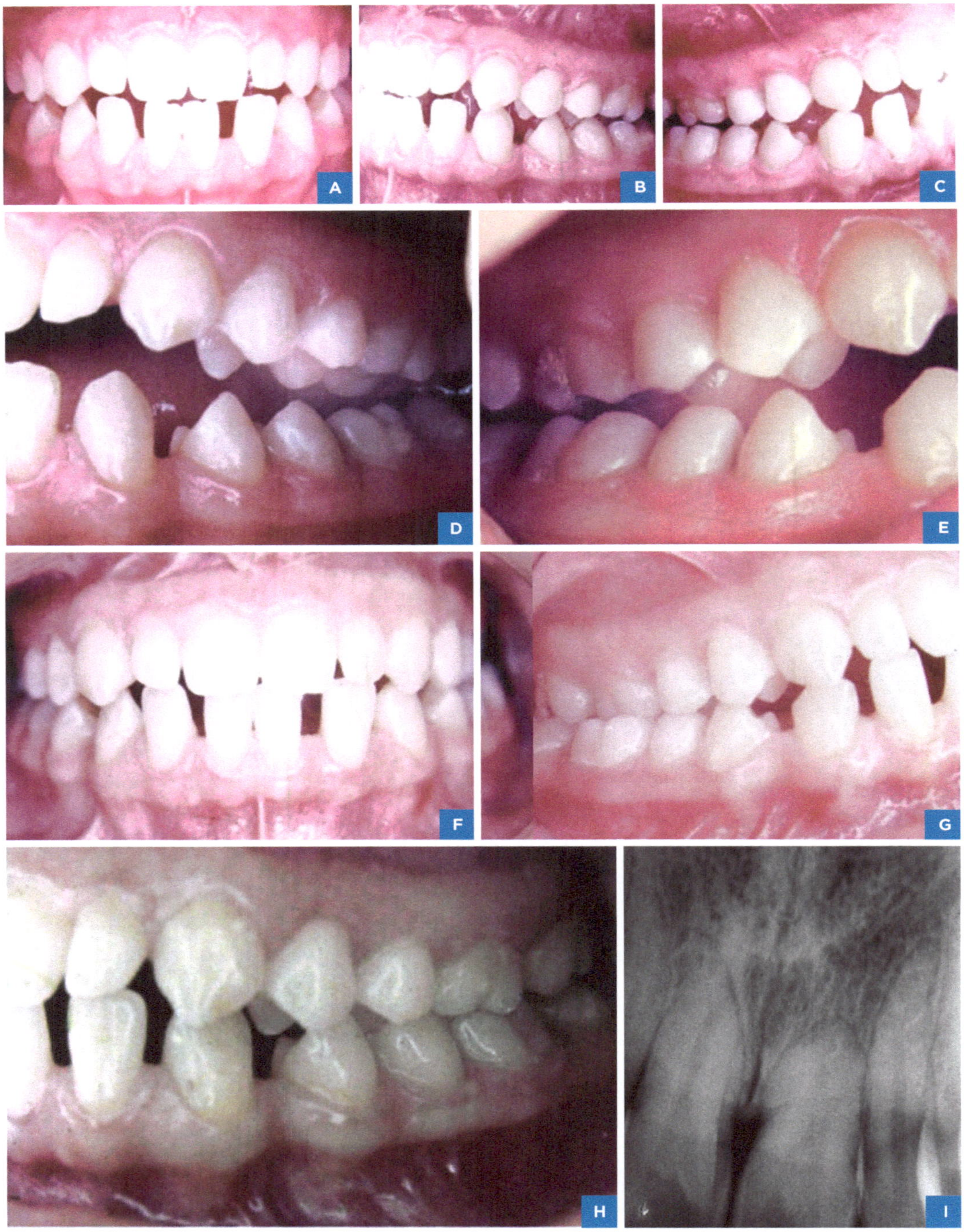

FIGURA 21 Redirecionamento das forças oclusais por ajuste oclusal seletivo. Paciente com 28 anos de idade, com mobilidade grau 2 nos incisivos centrais e queixando-se de desconforto à mastigação e dor na região da articulação temporomandibular, além de não apresentar uma posição bem definida de máxima intercuspidação habitual (MIH). (A a C) Posição de MIH alcançada pela paciente, na qual se observa visível desarmonia oclusal, com contato firme entre os incisivos centrais superiores e inferiores. (D, E) Contato prematuro deflectivo no arco de fechamento esquelético, obtida por manipulação da mandíbula em RC pelo profissional, o que evidencia a instabilidade mandibular marcante. (F a H) Posição de oclusão de relação cêntrica (ORC), obtida por ajuste oclusal para restabelecer a estabilidade ortopédica da mandíbula contra a maxila, distribuindo contatos estáveis nos dentes posteriores e instituindo as guias incisiva e canina para a desoclusão dos dentes posteriores nas excursões mandibulares funcionais, gerando conforto para o paciente durante a função oclusal. A mobilidade clínica dos incisivos centrais voltou ao nível normal. (I) Imagem radiográfica intrabucal evidenciando integridade da lâmina dura e largura normal do espaço do ligamento periodontal, após 3 meses da complementação do ajuste oclusal.

RC, relação cêntrica; ORC, oclusão em relação cêntrica.

Fonte: Acervo pessoal dos autores.

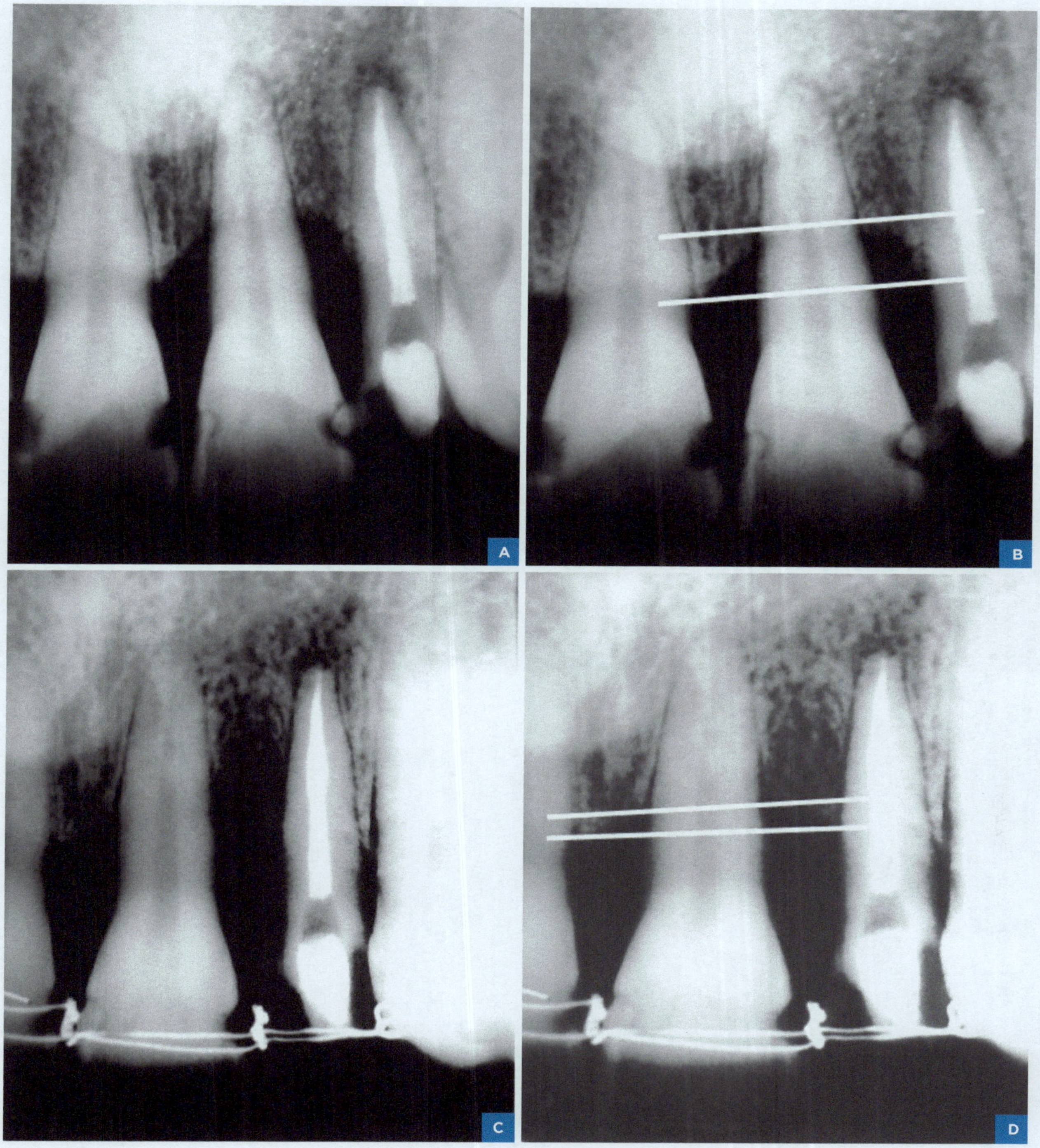

FIGURA 22 Estabilização de dentes móveis para redistribuição das forças oclusais. Caso clínico de paciente com 35 anos de idade, apresentando perda óssea vertical no dente 21, com bolsa periodontal proximal de 4 mm de profundidade e mobilidade grau 2, sem maiores envolvimentos periodontais no restante da boca. Após controle profissional e pessoal do biofilme placa dentobacteriana por raspagem e alisamento radicular, o paciente foi submetido à contenção dos dentes anteriores e controle da oclusão. (A) Imagem radiográfica inicial, sugerindo perda óssea vertical em forma de funil relacionada ao 22, com esfumaçamento da lâmina dura e ligeiro alargamento do espaço do ligamento periodontal, indicativos de trauma oclusal. (B) Ampliação da imagem de (A). Foram traçados dois segmentos de reta, sendo o mais apical correspondente à base do defeito ósseo e o mais coronal correspondente à crista óssea remanescente. (C) Imagem radiográfica 6 meses após, podendo-se identificar a reformação de osso. (D) Observe nessa imagem ampliada de (C) que a distância entre os dois segmentos de reta correspondentes à base do defeito e à crista alveolar remanescente diminuiu quando comparada a (B), comprovando a redução da profundidade do defeito pelo ganho de altura óssea. (Caso tratado no curso de Pós-Graduação em Periodontia da Faculdade de Odontologia de Bauru - USP). Reimpresso com autorização da Editora Artes Médicas.

Fonte: Figuras A e C reproduzidas com autorização da Editora Pedro Primeiro.

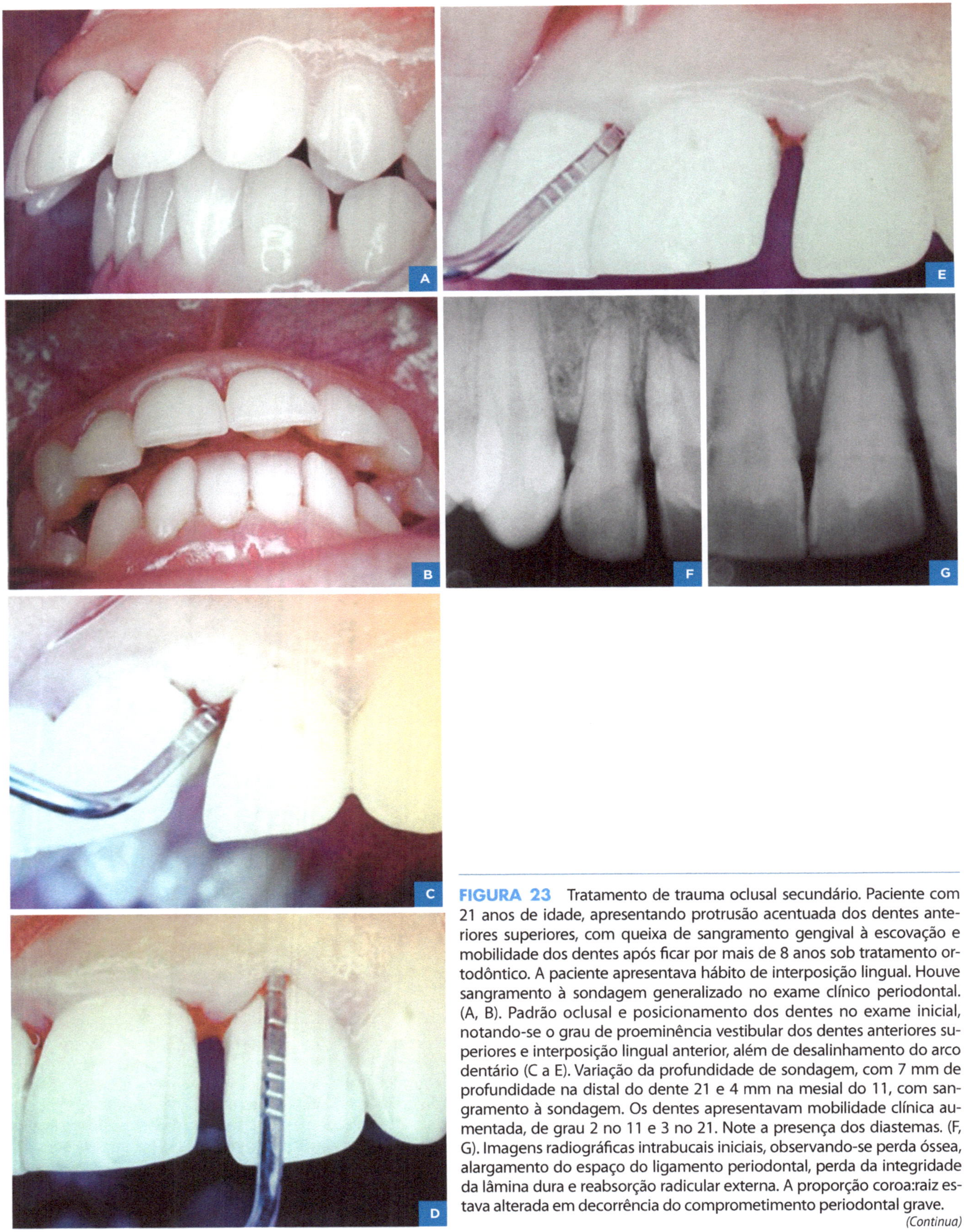

FIGURA 23 Tratamento de trauma oclusal secundário. Paciente com 21 anos de idade, apresentando protrusão acentuada dos dentes anteriores superiores, com queixa de sangramento gengival à escovação e mobilidade dos dentes após ficar por mais de 8 anos sob tratamento ortodôntico. A paciente apresentava hábito de interposição lingual. Houve sangramento à sondagem generalizado no exame clínico periodontal. (A, B). Padrão oclusal e posicionamento dos dentes no exame inicial, notando-se o grau de proeminência vestibular dos dentes anteriores superiores e interposição lingual anterior, além de desalinhamento do arco dentário (C a E). Variação da profundidade de sondagem, com 7 mm de profundidade na distal do dente 21 e 4 mm na mesial do 11, com sangramento à sondagem. Os dentes apresentavam mobilidade clínica aumentada, de grau 2 no 11 e 3 no 21. Note a presença dos diastemas. (F, G). Imagens radiográficas intrabucais iniciais, observando-se perda óssea, alargamento do espaço do ligamento periodontal, perda da integridade da lâmina dura e reabsorção radicular externa. A proporção coroa:raiz estava alterada em decorrência do comprometimento periodontal grave.

(Continua)

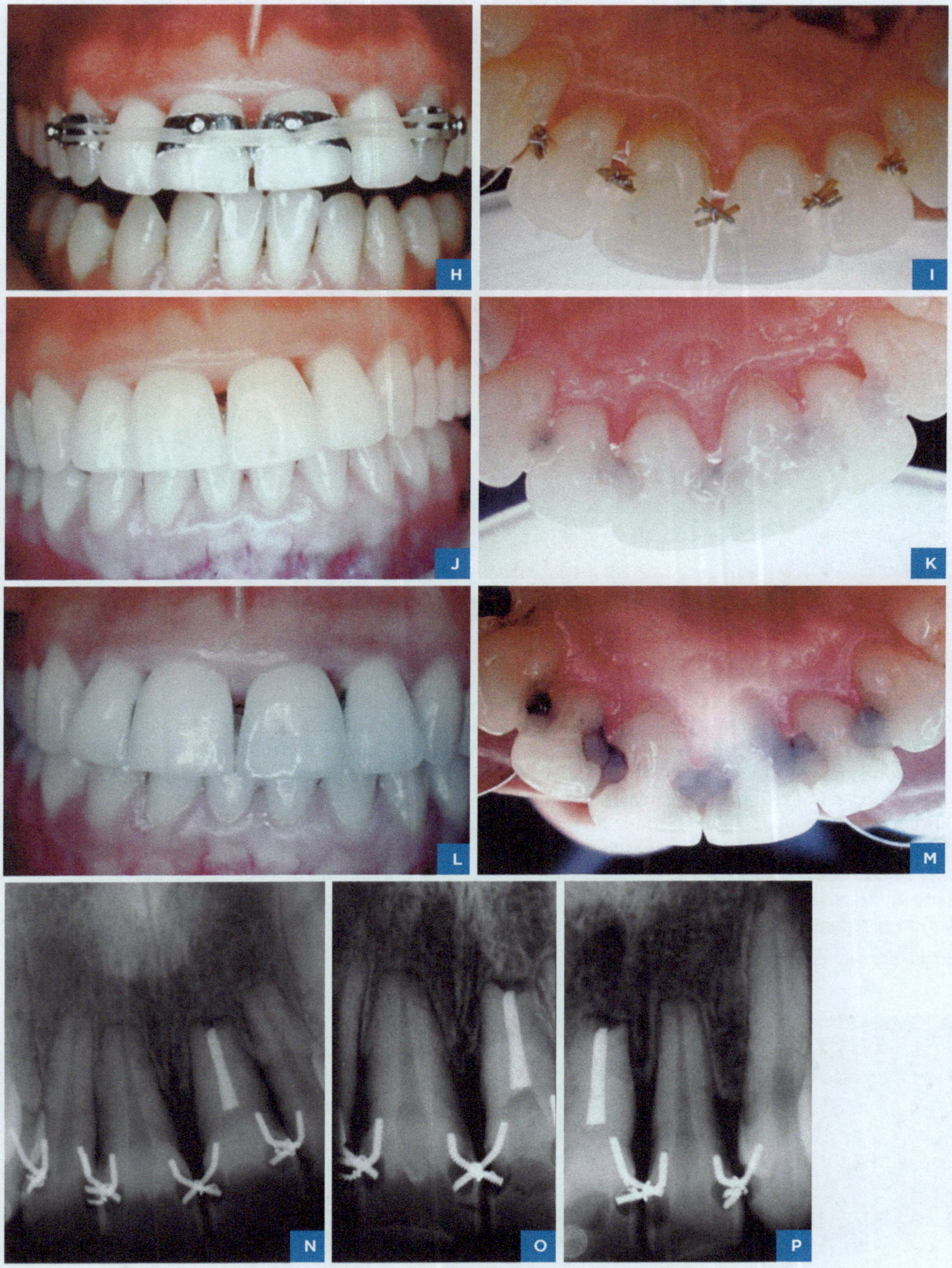

FIGURA 23 (*Continuação*) (H) O tratamento inicial consistiu em raspagem e alisamento radicular e retrusão dos dentes anteriores superiores por movimentação ortodôntica, visando o alinhamento do arco sem diastemas. (I) Preparo de cavidades proximais nos dentes anteriores superiores (13 a 23) e posicionamento de pinos de retenção, entrelaçados por meio de fio ortodôntico. (J, K) Confecção de esplintagem por meio de restaurações das cavidades em resina, 30 dias após sua confecção, observando-se melhora do aspecto clínico da gengiva e ausência de sangramento à sondagem. (L, M) Vista vestibular e palatina, respectivamente, 3 anos após o tratamento. A paciente não realizou a terapia periodontal de manutenção programada e, apesar disso, houve preservação das condições de saúde gengival, com redução da profundidade de sondagem. (N a P) Imagens radiográficas intrabucais, nas quais pode-se observar a recuperação dos tecidos periodontais. Foi necessário realizar tratamento endodôntico do 21. Houve remodelamento das áreas de reabsorção radicular e reconstituição dos tecidos periodontais, conforme sugerido pela integridade da lâmina dura e largura normal do espaço do ligamento periodontal.

Fonte: Reprodução autorizada pela Editora Artes Médicas.

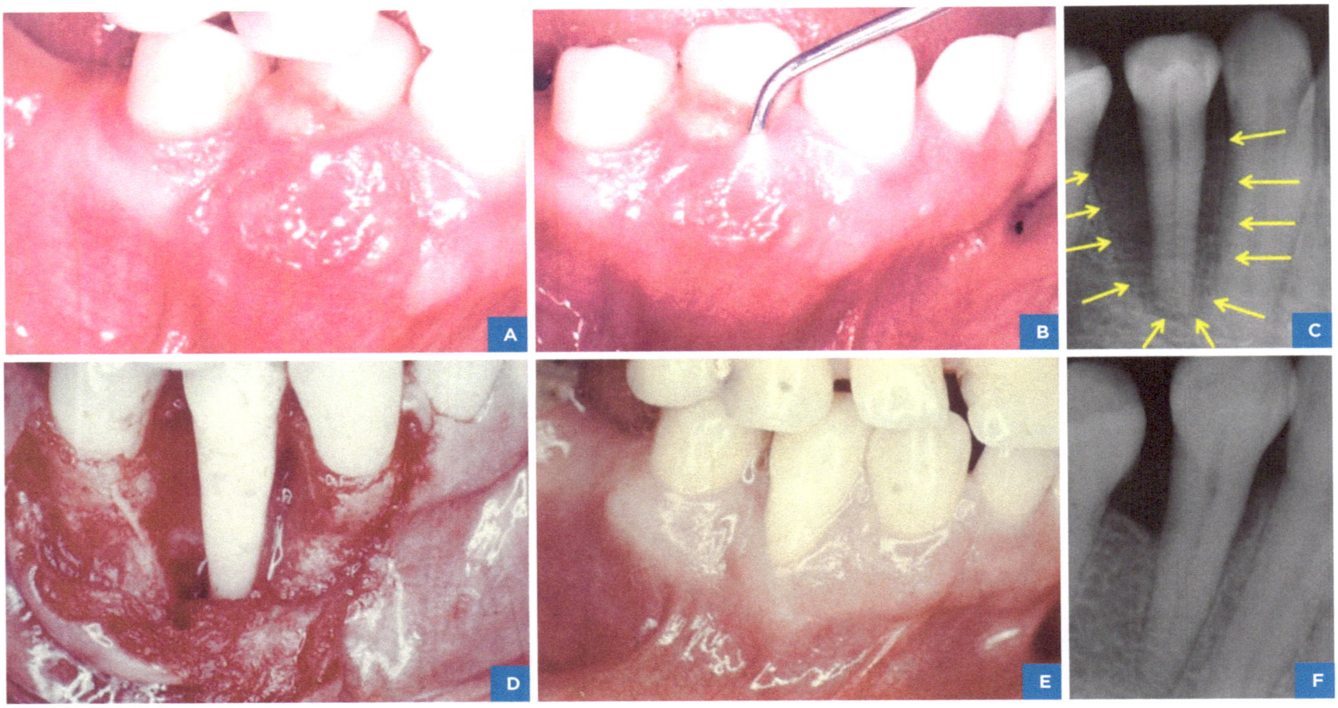

FIGURA 24 Tratamento do trauma oclusal. Paciente com abscesso periodontal supurado, mobilidade grau 3 no dente 44 e profundidade de sondagem acentuadamente aumentada. A manipulação em cêntrica demonstrou prematuridade de contato entre o 13 e o 44, com deslize para lingual para alcançar a posição de máxima intercuspidação habitual (MIH). Sem alterações periodontais nos demais dentes. (A) Posição de MIH, evidenciando-se tumefação, edema e supuração na região do 44, se estendendo até o vestíbulo. (B) Exame periodontal de sondagem do 44, que evidencia a penetração da ponta ativa da sonda de 10 mm por completo, ultrapassando a última marcação em aproximadamente 5 mm. (C) Imagem radiográfica sugestiva de defeito ósseo vertical acentuado circunscrevendo a raiz do 44, conforme ilustrado pelas setas amarelas delimitando a área radiolúcida. (D) Exposição com campo cirúrgico, onde é possível visualizar a perda óssea vertical, destruindo o septo ósseo vestibular e envolvendo os septos ósseos interproximais do 44, com preservação do nível ósseo dos dentes adjacentes. Previamente à cirurgia, a paciente foi submetida a tratamento periodontal não cirúrgico por meio de raspagem e alisamento radicular, instrução de higiene e ajuste oclusal por desgaste seletivo. (E) Imagens clínica e (F) radiográfica da área após 2 anos, observando-se reconstituição dos tecidos periodontais marginais e de suporte e sinais clínicos compatíveis com saúde gengival.

Fonte: Acervo pessoal dos autores.

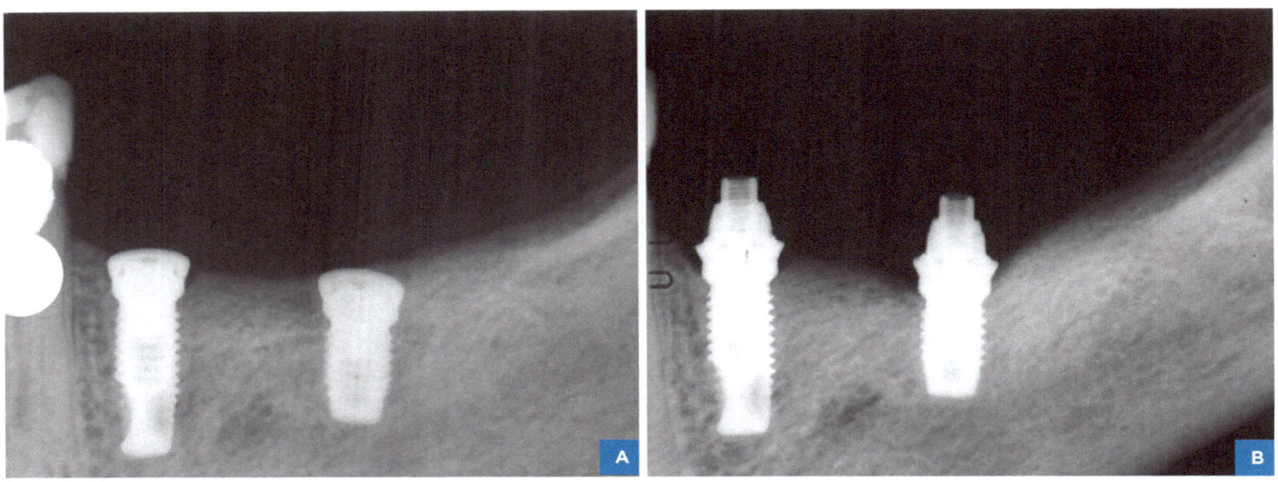

FIGURA 25 Trauma oclusal em implantes osseointegrados. (A) Imagem radiográfica após a osseointegração de implantes instalados em paciente com 62 anos de idade. (B) Imagem radiográfica obtida durante a prova de intermediários protéticos. Observar a nivelação da plataforma dos implantes em relação à crista óssea.

(Continua)

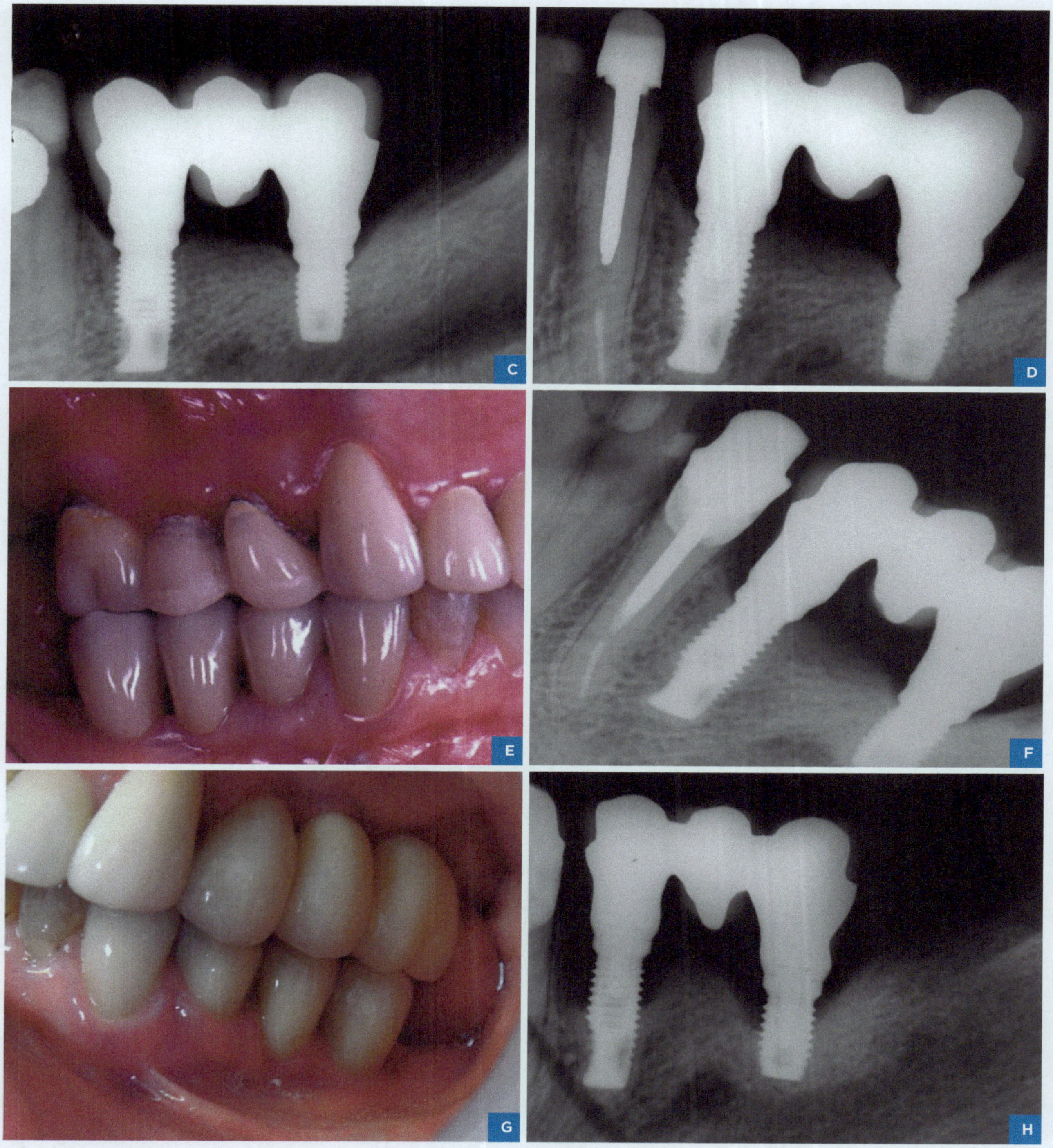

FIGURA 25 (*Continuação*) (C) Imagem radiográfica após instalação da prótese fixa sobre implantes de três elementos sobre dois implantes. Observe ausência de tratamento endodôntico do 33. (D) Imagem radiográfica da área após 2 anos da instalação da prótese sobre implantes. (E) Imagem clínica da área após 5 anos de instalação da prótese. (F) Imagem radiográfica da área após 5 anos de instalação da prótese. (G) Imagem clínica da área após 6 anos do último controle. Neste período, a paciente apresentou distúrbio psicológico grave, tendo se ausentado do acompanhamento odontológico, desenvolvendo bruxismo noturno de duração indeterminada. Observe a inflamação gengival ao redor dos implantes, com sangramento à sondagem e relato de sangramento espontâneo pela paciente. (H) Imagem radiográfica sugerindo extensa perda óssea marginal nos dois implantes, com características de defeitos ósseos em funil, envolvendo desde a crista óssea até a 6ª rosca do implante na região do dente 34 e a 4ª rosca do implante na região do 36. Nesta etapa, foi realizada raspagem com curetas plásticas, a prótese sobre implantes foi removida e realizou-se desinfecção com clorexidina a 0,2%, além de refinamento da máxima intercuspidação em ORC por meio de ajuste oclusal seletivo.

(*Continua*)

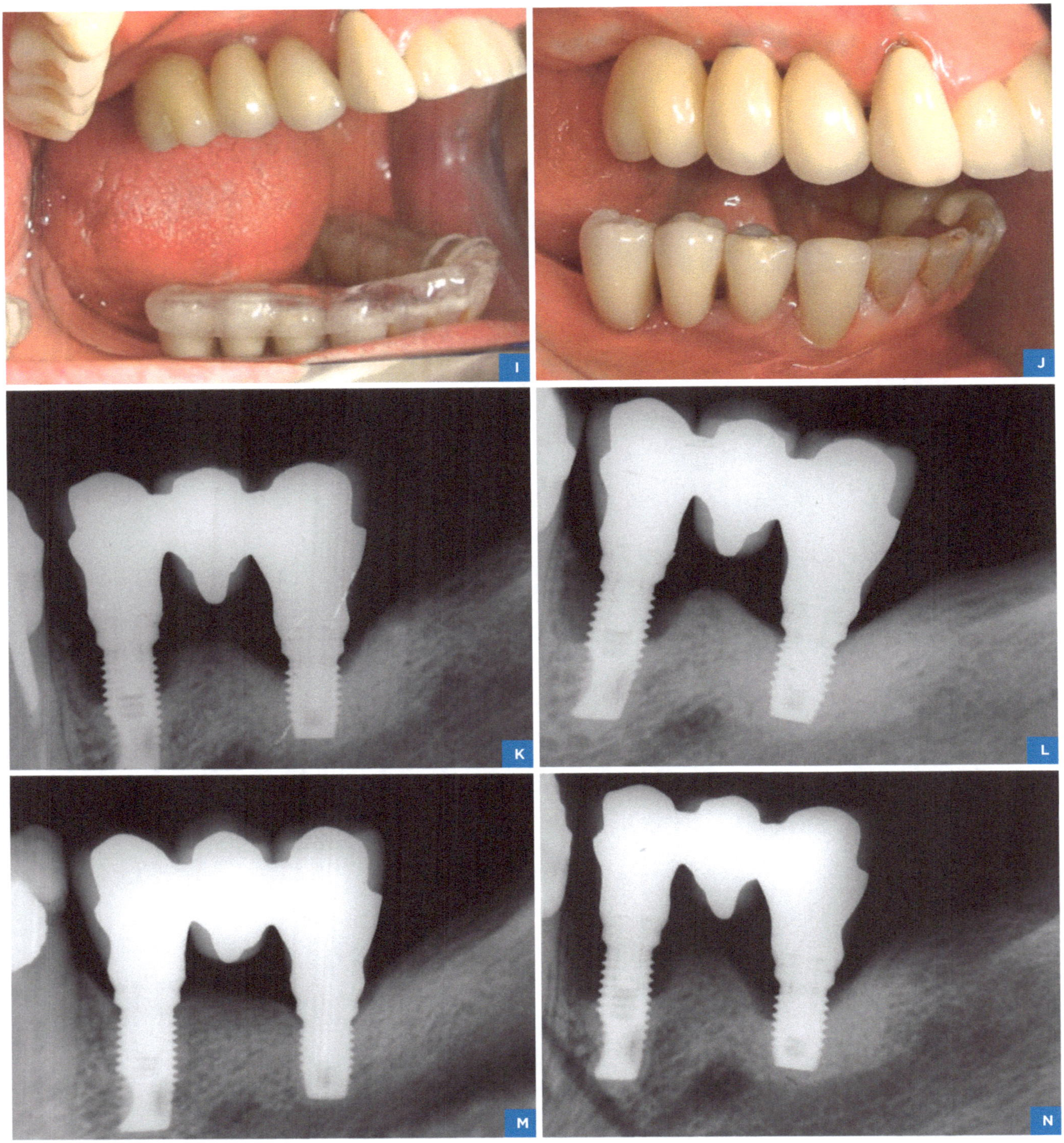

FIGURA 25 (*Continuação*) (I) Placa de mordida instalada para tração coronal do 43 (observe o elástico colocado no lado oposto) em função da invasão da distância biológica e recessão gengival extensa. (J) Vista clínica da área 5 meses após, ilustrando o controle da inflamação dos tecidos moles peri-implantares, não mais sendo relatada a ocorrência de sangramento gengival pela paciente. (K) Imagem radiográfica cerca de 6 meses após instalação da placa de mordida, o que sugere recuperação parcial dos defeitos, especialmente no 36. (L) Imagem radiográfica de controle aos 10 meses, demonstrando o fechamento do defeito quase completo no 36 e parcial no 34, sem que outros procedimentos terapêuticos tenham sido realizados. (M) Imagem radiográfica após 2 anos, destacando-se o nível da osseointegração junto à plataforma dos implantes. (N) Aproximadamente 10 anos e meio depois, a imagem radiográfica revela a formação de defeitos ósseos marginais em funil ao redor das áreas cervicais dos dois implantes.

(Continua)

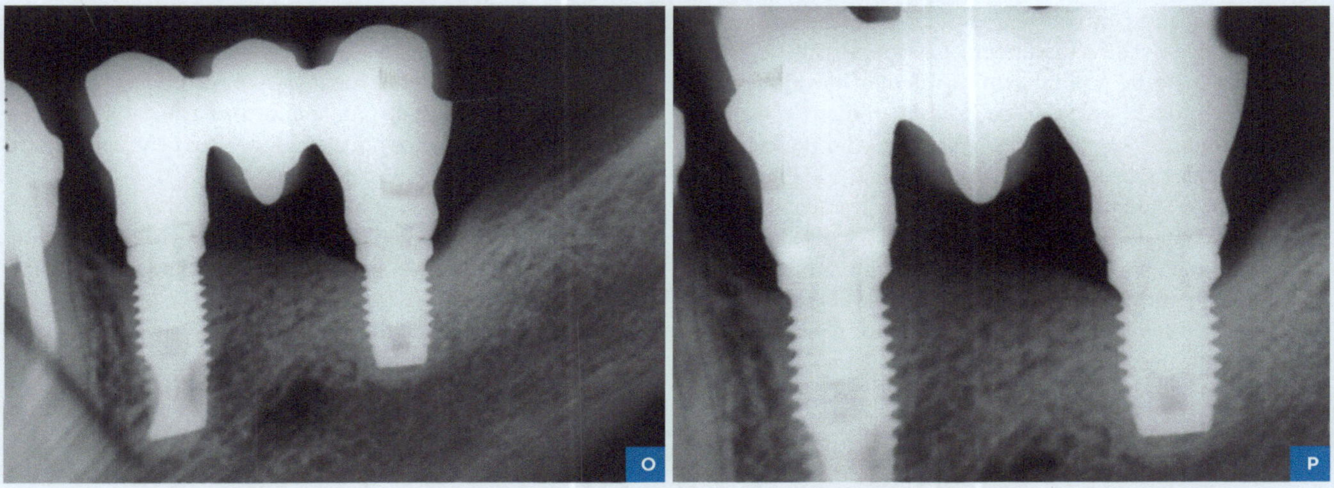

FIGURA 25 (*Continuação*) (O) Imagem radiográfica após 3 anos e 10 meses de controle do processo inflamatório peri-implantar e terapia oclusal, mostrando regeneração total dos defeitos ósseos. (P) Imagem radiográfica ampliada de (O), para melhor visualização.

ORC, oclusão em relação cêntrica.

Fonte: Passanezi E, Sant'Ana ACP, Damante CA. Occlusal trauma and mucositis or peri-implantitis? JADA 2017; 148(2): 106-112. Reprodução autorizada pelo JADA.

CONSIDERAÇÕES FINAIS

Na Periodontia, a prevenção, o tratamento e a manutenção da saúde dos tecidos periodontais de suporte – os principais componentes biológicos responsáveis pela manutenção do dente –, são fundamentais. A homeostasia do periodonto de sustentação depende da distribuição e neutralização das forças mecânicas aplicadas.[50]

Dois fatores principais podem desafiar a integridade dos tecidos periodontais de sustentação: biofilme de placa e oclusão dental. O biofilme de placa afeta primeiramente a integridade das estruturas do periodonto de proteção, cuja principal função é proteger o periodonto de sustentação. Por sua vez, o principal fator homeostático do periodonto de sustentação é a oclusão, que gera as forças mecânicas funcionais e parafuncionais, cujas transmissão e neutralização estão diretamente associadas à preservação de osso alveolar e à preservação da dentição natural.

Para que isso ocorra, a mandíbula deve se manter estável contra a maxila, estabelecendo-se idealmente o maior número de contatos dentários possíveis (MIH), simultaneamente ao posicionamento do côndilo em sua posição mais superior na cavidade glenoide (posição de RC), estabelecendo-se a oclusão em relação cêntrica (ORC), minimizando a formação de forças laterais ou não axiais. Por isso, a oclusão dentária não pode ser excluída da articulação da mandíbula ao crânio, formando uma articulação tripla envolvendo as duas ATMs e a oclusão dentária.

Na posição de MIH, alcança-se a dimensão vertical de oclusal e o máximo de componentes axiais das forças oclusais, que são mais bem toleradas. Nos dentes anteriores, não devem existir contatos íntimos entre os dentes na MIH pela possibilidade de estabelecimento de forças laterais. Porém, nas excursões mandibulares funcionais (lateralidade e protrusão), não deve haver contato íntimo entre os dentes posteriores para evitar a geração de forças laterais, especialmente em áreas em que a musculatura exerça maior força, aumentando o efeito das forças laterais quanto mais para posterior estiver o contato oclusal. Isso não acontece nos dentes anteriores, nos quais o braço de resistência do mecanismo de alavanca mandibular é maior e a força transmitida é menor.

A proporção coroa clínica:raiz clínica é mais favorável nos caninos do que nos molares, e o comprimento da raiz do canino é cerca de duas vezes maior do que a do segundo molar, ainda com o canino ocupando uma região de maior densidade óssea. Adicionalmente, a capacidade discriminatória das forças é maior nos dentes anteriores do que nos posteriores. Assim, a oclusão dentária deve ser estabelecida no padrão de oclusão mutuamente protegida.[1,39,41]

Quando as forças oclusais ultrapassam a capacidade de adaptação dos tecidos periodontais de suporte, pode haver agravamento da periodontite por aceleração da disseminação apical do exsudato inflamatório, comprometendo os tecidos periodontais de sustentação. Nesse sentido, deve-se levar em conta que pelo menos metade do suporte é necessário para assimilação adequada das forças oclusais, ressaltando-se a importância de se considerar a coroa clínica e a raiz clínica como as frações dentárias supra e infraósseas, respectivamente, tendo-se por referência a altura da crista óssea alveolar remanescente por representar a altura do suporte ósseo periodontal.[4,16]

Portanto, para a identificação do trauma primário e secundário, deve-se considerar a seguinte proporção coroa clínica:raiz clínica: quando essa relação for ≤ 1, o trauma oclusal é primário; quando a proporção for > 1, o trauma é secundário. Embora as duas lesões sejam similares do ponto de vista histopatológico, o tratamento do trauma primário visa o restabelecimento da direção das forças por meio de ajuste oclusal, enquanto o tratamento do trauma secundário requer, além do redirecionamento das forças, sua redistribuição por meio de esplintagem dos dentes móveis segundo os princípios do polígono de Roy. Além disso, o trauma secundário requer o tratamento da inflamação periodontal visando a preservação de suporte periodontal adequado.

Deve-se ressaltar que o tratamento do trauma requer o ajuste oclusal em RC, idealmente restabelecendo a oclusão em ORC de forma a permitir a estabilização da mandíbula contra a maxila com os côndilos assentados na fossa glenoide coincidente com o maior número de contatos dentários possível, minimizando a incidência de forças laterais (**Figuras 26** a **28**). A **Figura 26** demonstra as diferenças das posições de MIH e RC, a **Figura 27** ilustra a utilização de *front plateau* para diagnóstico e a **Figura 28** demonstra a sequência de ajuste oclusal realizado, em protocolo minucioso e crítico, envolvendo uma série de passos clínicos e laboratoriais, com montagem dos modelos em articulador em cêntrica, para se alcançarem resultados satisfatórios.

Não existe consenso na literatura quanto à instalação e progressão do quadro combinado de periodontite mais trauma oclusal em decorrência das implicações éticas e metodológicas que envolvem esse tipo de investigação. No entanto, são apresentados casos clínicos de lesões combinadas de trauma e periodontite em sítios isolados de pacientes que não apresentam periodontite ou gengivite,

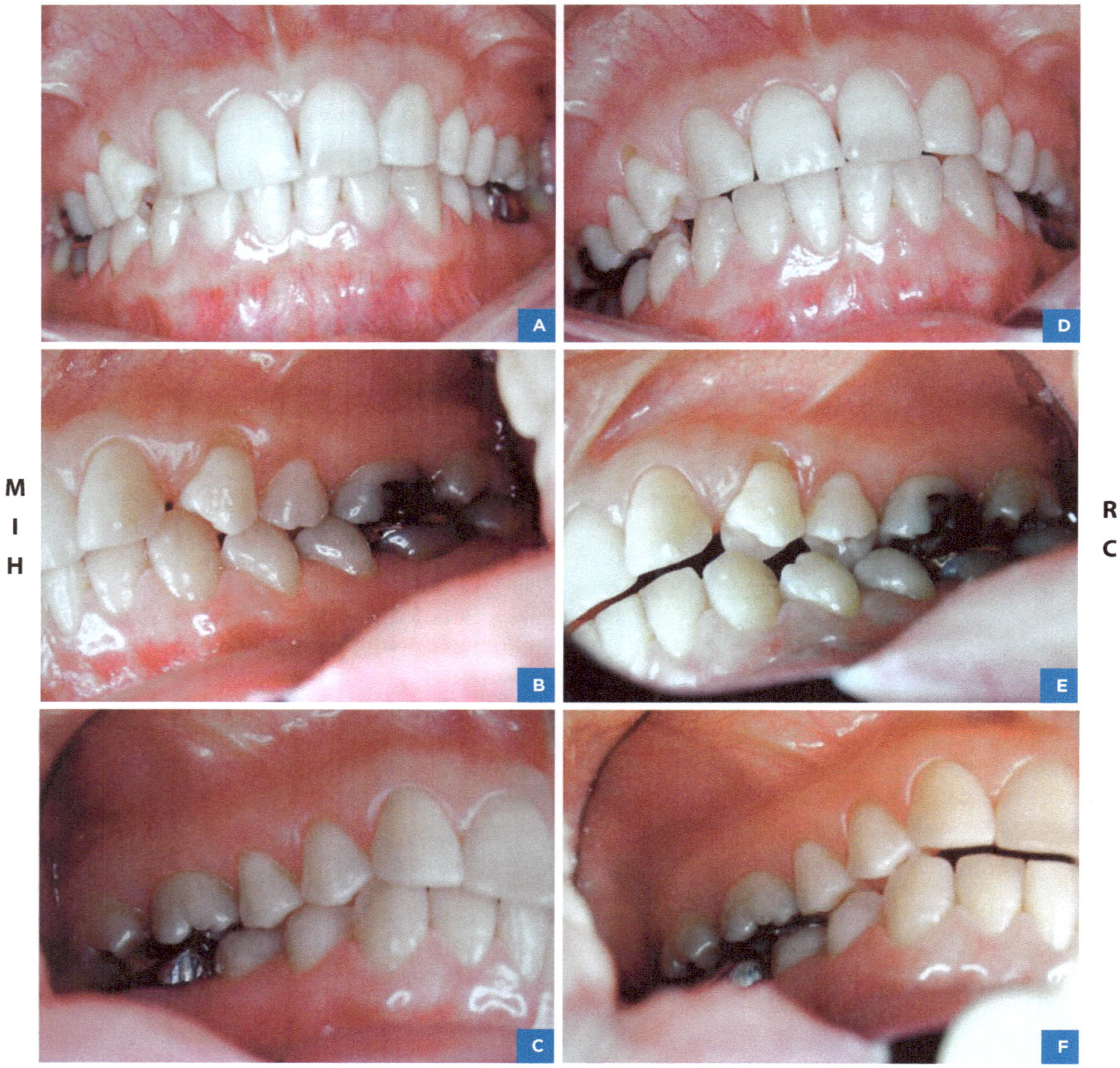

FIGURA 26 Contatos oclusais em posição de MIH e RC. Paciente de 28 anos de idade apresentou queixa de bruxismo, cansaço muscular ao acordar, sensibilidade dolorosa à palpação do plexo do pterigoideo bilateral e ausência do dente 12, com mesialização do 13 e diastema entre o 13 e o 14. (A a C) Posição de MIH. (D a F) Posição de RC, ilustrando a prematuridade oclusal entre o 14 e 43. Observe também recessão gengival associada à LCNC no dente 14 (A,B,D,E).

MIH, máxima intercuspidação habitual; RC, relação cêntrica.

Fonte: Acervo pessoal dos autores.

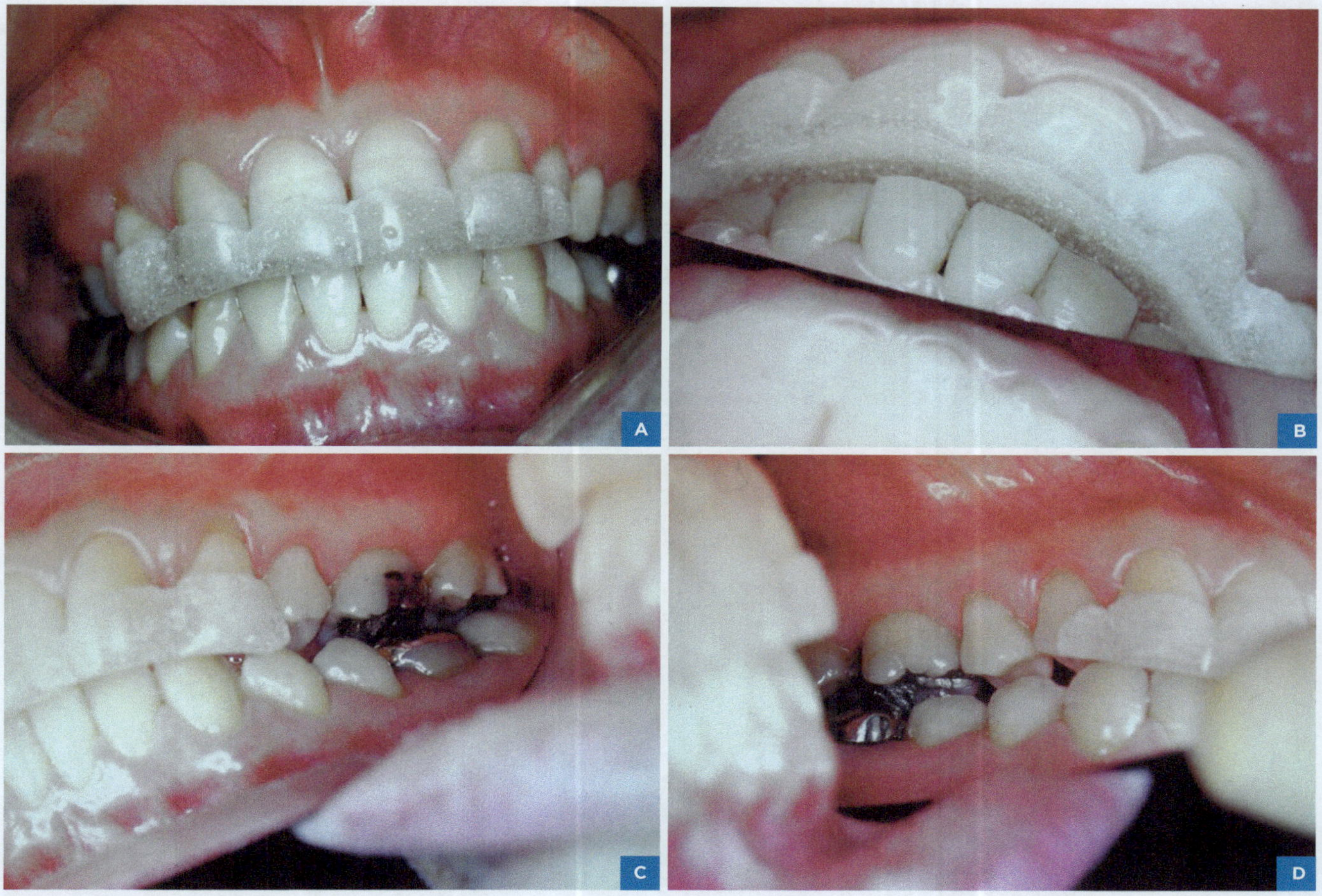

FIGURA 27 *Front plateau*. Confeccionado em resina acrílica de rápida polimerização para alívio da sintomatologia dolorosa do paciente, de modo a permitir a correta montagem dos modelos no articulador. (A) Extensão da resina na área expulsiva das faces vestibulares, recobrindo de canino a canino. (B) Relação incisal dos dentes anteriores inferiores com a plataforma palatina do *front plateau*. (C, D) Vistas laterais, demonstrando a necessária ausência de contato entre os dentes posteriores.

Fonte: Acervo pessoal dos autores.

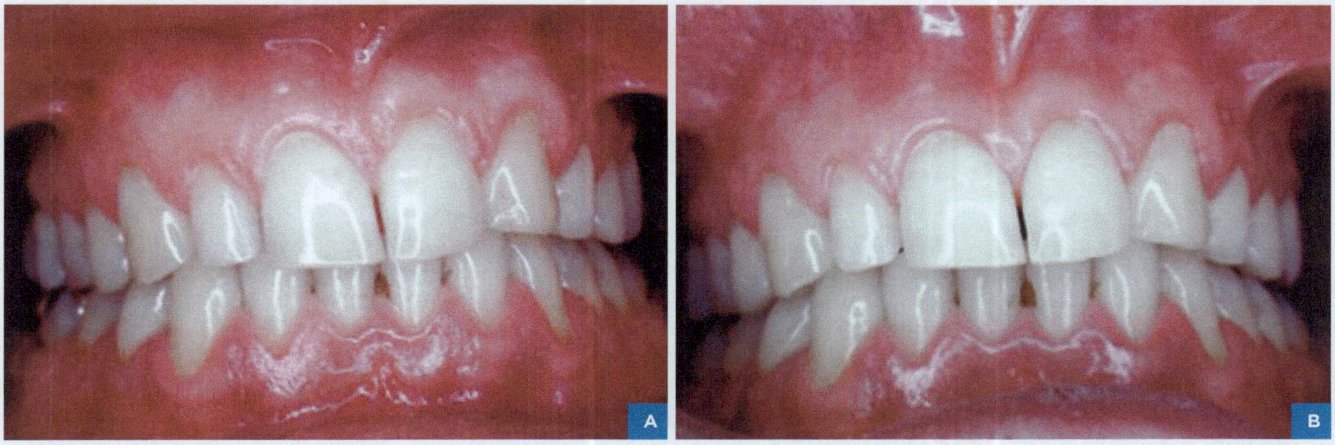

FIGURA 28 Ajuste oclusal seletivo. Paciente de 30 anos com atrição em quase todos os dentes em decorrência de bruxismo. (A) Posição de MIH e DVO. (B) Prematuridade oclusal na manipulação do paciente em RC, com desvio anterior da mandíbula para alcançar a MIH na DVO. Observe ligeira diminuição no trespasse vertical anterior devido aumento da DV produzido pelo contato prematuro defletivo.

(Continua)

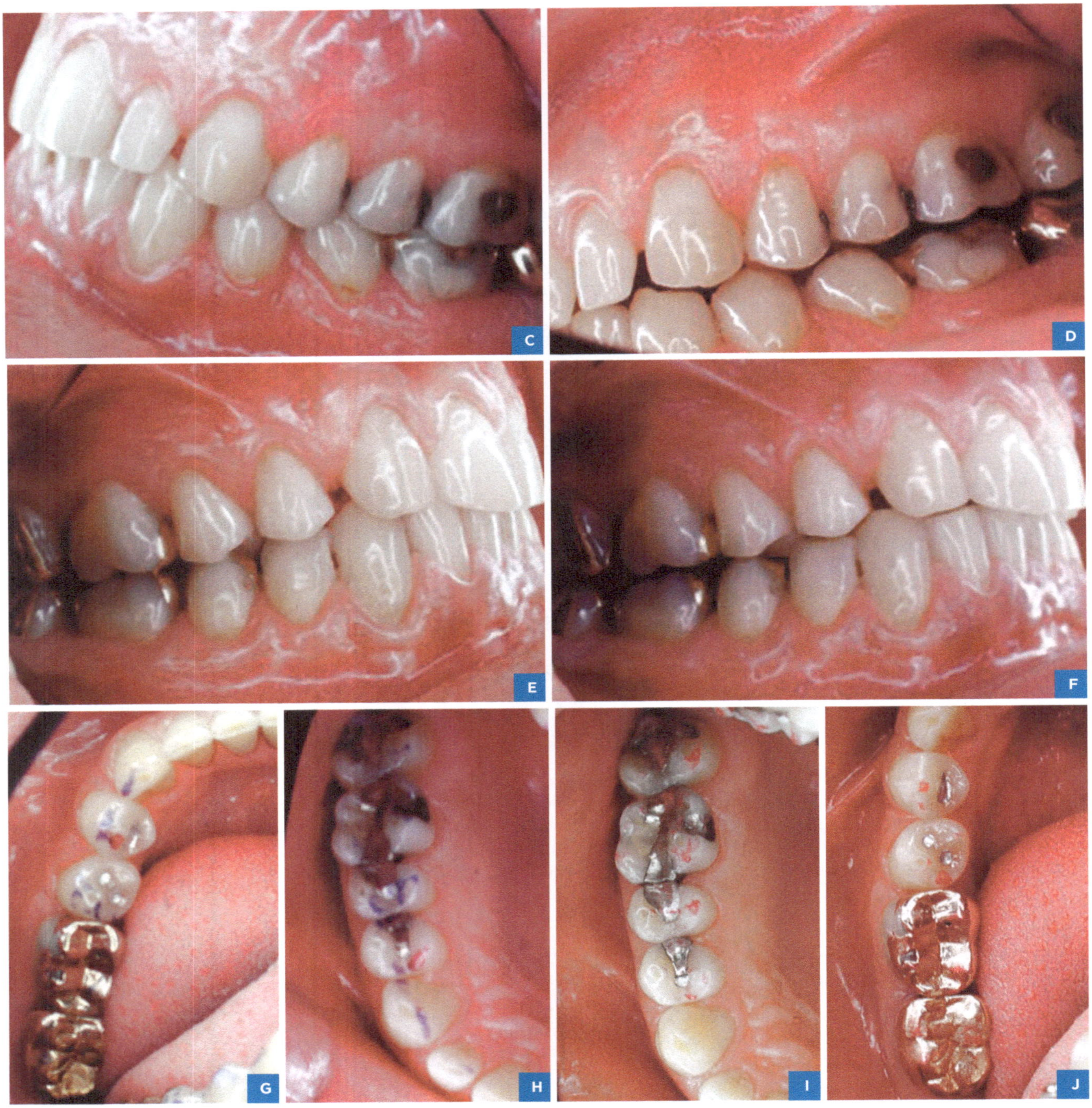

FIGURA 28 (*Continuação*) (C) Posição de MIH do lado direito, demonstrando padrão oclusal do tipo 1 dente *versus* 2 dentes ou cúspide *verus* crista marginal (ameia). (D) Contato prematuro defletivo entre primeiros pré-molares do lado direito, produzindo DV aumentada em relação à DVO. Observe o grau de separação entre os dentes. (E) Posição de MIH estabelecida no padrão oclusal do tipo dente a dente ou cúspide na fossa no lado esquerdo. (F) Posicionamento levemente distalizado dos dentes inferiores em relação aos superiores comparativamente à MIH quando da manipulação do paciente em RC por meio de manipulação bilateral de Dawson. Não se observam prematuridades de contato. (G) Contato prematuro defletivo (em vermelho) na vertente distal da cúspide vestibular do 44. (H) Contato prematuro defletivo (em vermelho) na vertente mesial da cúspide palatina do 14. Esses pontos de contato prematuro são responsáveis pela ausência de estabilidade em cêntrica, produzindo desvio mandibular para anterior. As marcas em azul correspondem aos contatos oclusais em MIH. (I, J) Contatos oclusais obtidos após o ajuste oclusal realizado conforme regras padronizadas, mostrando sua distribuição e centralização nos dentes posteriores antagonistas do lado direito do paciente.

(Continua)

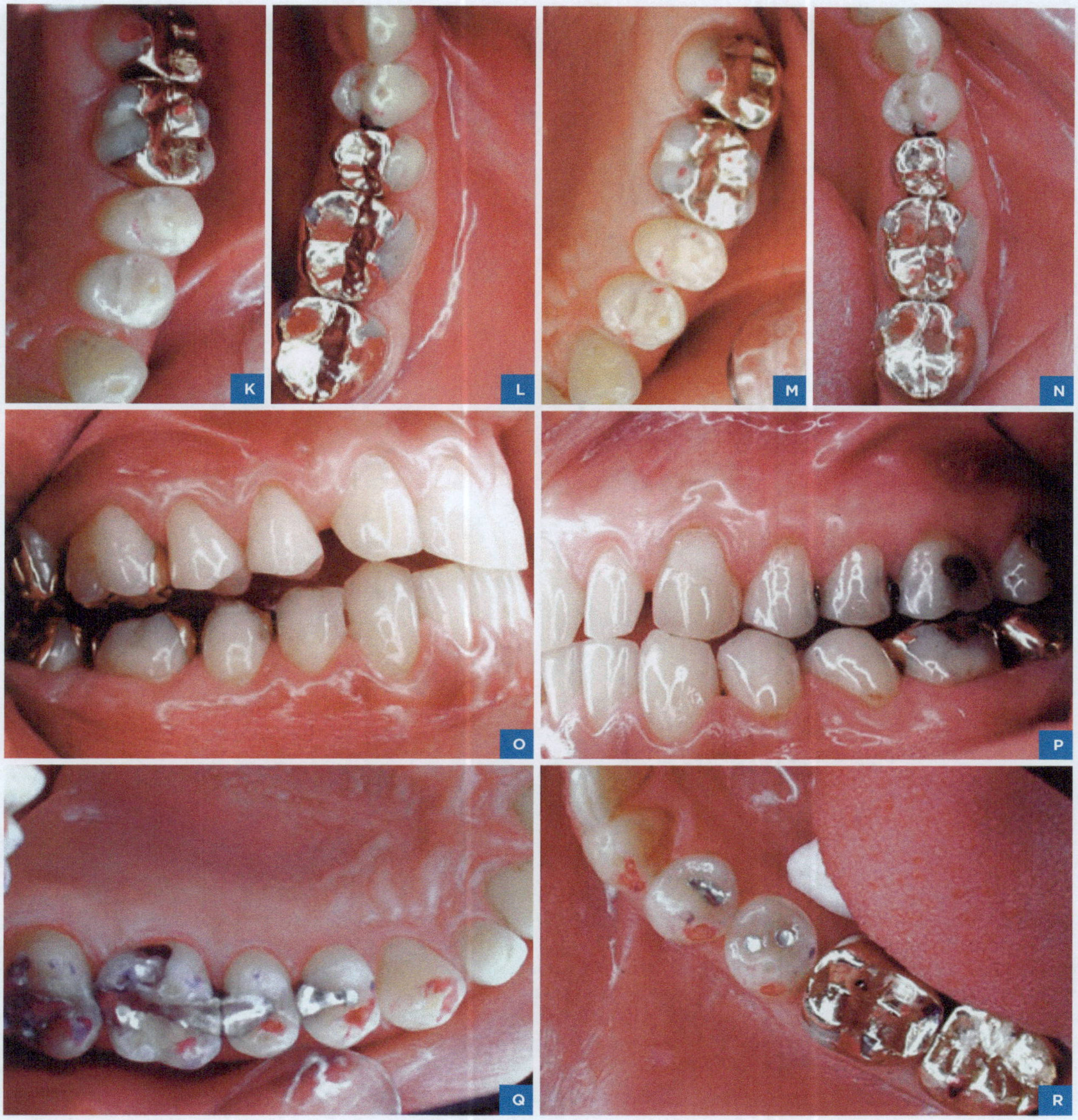

FIGURA 28 (*Continuação*) (K) Identificação dos contatos prematuros na vertente lisa da cúspide palatina do 27 e vertente triturante da cúspide distovestibular do 26. (L) Contatos prematuros na vertente triturante da cúspide mesiolingual do 37 e vertente lisa da cúspide mediana vestibular do 36. Esses contatos foram produzidos após o primeiro ajuste oclusal realizado no lado direito e são capazes de desviar a mandíbula para anterior para alcançar a MIH. (M) Padrão oclusal obtido com a distribuição e centralização dos contatos oclusais na DVO nos dentes superiores e (N) nos dentes inferiores após o ajuste oclusal. A finalização do ajuste oclusal foi determinada por ausência de desvio da mandíbula para anterior de RC para MIH na DVO. (O) Desoclusão no lado de balanceio durante o movimento de lateralidade, não havendo contato entre os dentes. (P) Lado de trabalho, com contato estabelecido entre os caninos em sua posição final. (Q, R) Durante o movimento de lateralidade, o padrão de função em grupo com desoclusão progressiva do no lado de trabalho foi utilizado. Neste caso, no primeiro milímetro de excursão lateral a partir da ORC ocorre contato entre a maioria dos dentes de canino para trás no lado de trabalho. A partir daí, a cada 0,5 mm de excursão, o último dente sai de contato progressivamente até que, ao final, haja contato apenas entre os caninos. Observe que as marcas em vermelho gradualmente diminuem em extensão de posterior para anterior. Os ajustes excursionais são feitos marcando primeiro as interferências oclusais em vermelho e depois os contatos em ORC em azul.

(Continua)

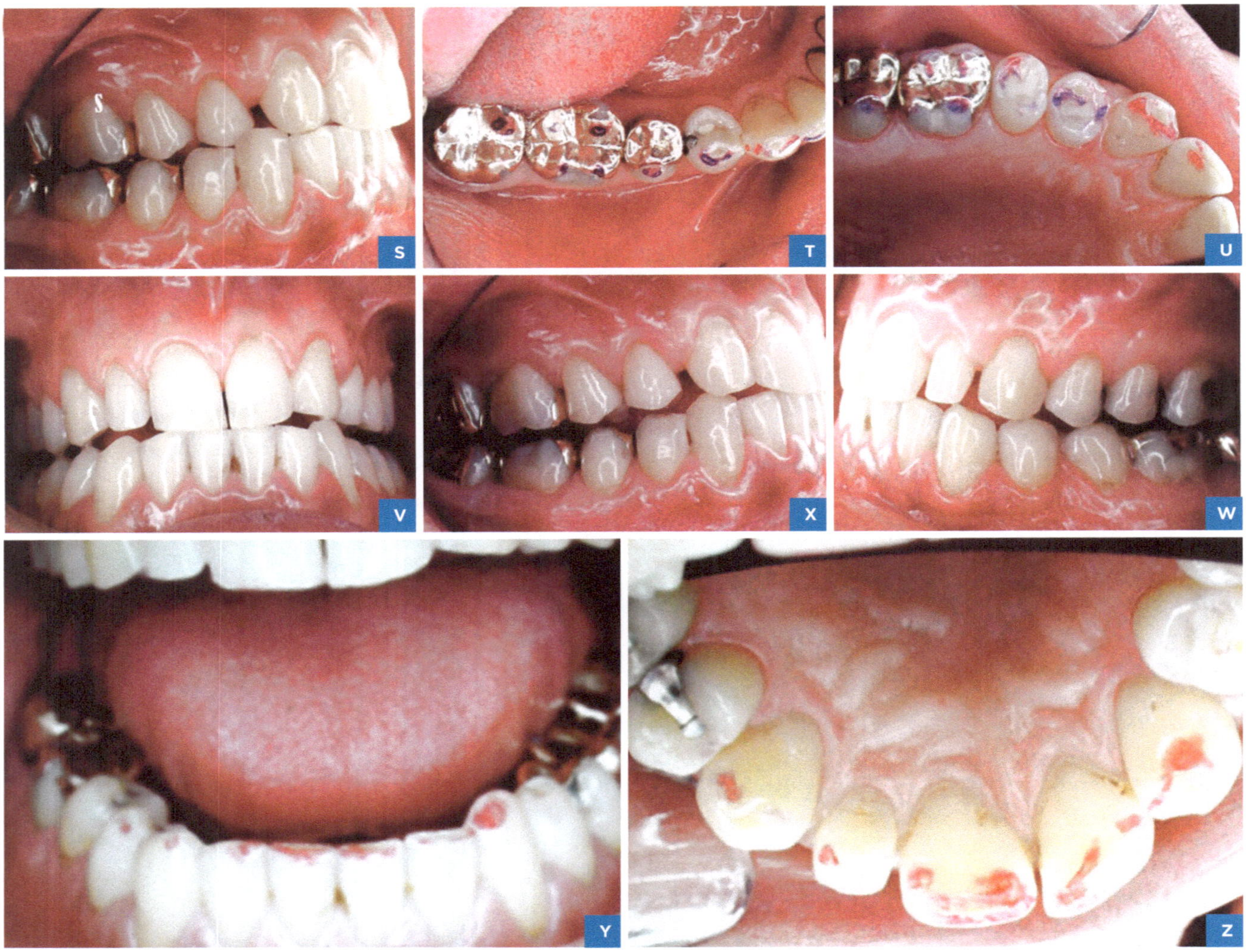

FIGURA 28 (*Continuação*) (S) Padrão oclusal no lado de trabalho esquerdo, quando também se adotou função em grupo progressiva. (T) Marcação dos contatos em ORC em azul e da lateralidade em vermelho, mostrando a gradual remoção do contato de distal para mesial nos dentes inferiores e (U) nos dentes superiores, até obter a posição final no lado de trabalho com contato entre os caninos. (V) No movimento final de protrusão, topo a topo, foram produzidos contatos dos incisivos centrais superiores com os inferiores e dos caninos superiores com os inferiores de ambos os lados. (W, X) Os dentes posteriores de ambos os lados ficam desocluídos durante o movimento protrusivo. (Y) Contatos produzidos nos dentes inferiores e (Z) nos dentes superiores durante o movimento de protrusão. Durante o movimento, deve-se ter a distribuição plena dos contatos oclusais, mas, ao final do movimento, deve tocar pelo menos dois dentes.

MIH, máxima intercuspidação habitual; RC, relação cêntrica; ORC, oclusão em relação cêntrica; DVO, dimensão vertical de oclusão

Fonte: Acervo pessoal dos autores.

nos quais não se observa acúmulo de biofilme, exceto nos sítios que apresentam as lesões de trauma, o que pode sugerir que o trauma, de alguma forma, possa influenciar a formação do biofilme. Estudo recente realizado *in vitro* sugeriu que o desafio microbiano e as forças ortodônticas influenciam a sinalização de quimiocinas por células e tecidos periodontais e, consequentemente, forças mecânicas poderiam agravar a infecção periodontal por estimular o recrutamento de células imunoinflamatórias em ratos e em seres humanos.[129,130] As forças mecânicas modulam a resposta inflamatória dos tecidos periodontais à doença periodontal por estimular o aumento da expressão de diversos mediadores e receptores pró-inflamatórios, o que leva ao aumento da reabsorção óssea.[131]

A análise dos casos clínicos tratados ao longo dos anos com resultados satisfatórios permite concluir que a combinação das duas lesões ocorre quando ambas estiverem em períodos de atividade. O exsudato inflamatório se dissemina apicalmente com mais facilidade na presença das alterações degenerativas pela oclusão traumatogênica (zona de codestruição), de modo a acarretar o aprofundamento das bolsas e/ou à conversão de bolsas supraósseas em infraósseas.

REFERÊNCIAS BIBLIOGRÁFICAS

1. Passanezi E, Sant'Ana ACP. Role of occlusion in periodontal disease. Periodontology 2000. 2019; 79:129-150.
2. Fan J, Caton JG. Occlusal trauma and excessive occlusal forces: Narrative review, case definitions, and diagnostic considerations. J Periodontol. 2018; 89(Suppl 1): S214-S222.
3. Carranza FA. Periodontal responses to external forces. In: Newman MG, Takei HH, Klokkevold PR, Carranza FA, editors. Carranza's Clinical Periodontology. 12th ed. Saint Louis: Elsevier, 2015; 300-308.
4. Glickman I. Clinical Periodontology. 4th ed. Philadelphia: Saunders, 1972; 328-343, 432-439, 890-953.
5. American Academy of Periodontology. Parameter on occlusal traumatism in patients with chronic periodontitis. J Periodontol. 2000; 71(Suppl 5): 873-875.
6. Hine MK. Periodontal traumatism. J Dent Res. 1962; 41(Suppl 1):290-297.
7. Ramfjord SP, Ash Jr. MM. Significance of Occlusion in the etiology and treatment of early, moderate and advanced periodontitis. J Periodontol. 1981; 52(9):511-517.
8. Jepsen S, Caton GJ, Albandar JM, Bissada NF, Bouchard P, Cortellini P, *et al.* Periodontal manifestations of systemic diseases and developmental and acquired conditions: consensus report of workgroup 3 of the 2017 World workshop on the classification of periodontal and peri-implant diseases and conditions. J Periodontol. 2018; 89(Suppl. 1):S237-S248.
9. Polson AM, Meitner SW, Zander HA. Trauma and progression of marginal periodontitis in squirrel monkeys. III. Adaption of interproximal alveolar bone to repetitive injury. J Periodont Res. 1976; 11:279-89.
10. Grant DA, Stern IB, Listgarten MA. Periodontics. 6th ed. Saint Louis: Mosby, 1988; 479-509.
11. Shillingburg HT, Hobo S, Whitsett LD. Fundamentos de prótese fixa. 1977. São Paulo: Quintessence, 1986. p. 13-45.
12. Alkan A, Keskiner I, Arici S, Sato S. The effect of periodontitis on biting abilities. J Periodontol. 2006; 77:1442-1445.
13. Johansson AS, Svensson KG, Trulsson M. Impaired masticatory behavior in subjects with reduced periodontal tissue support. J Periodontol. 2006; 77:1491-1497.
14. Williams WN, Low SB, Cooper WR, Cornell CE. The effect of periodontal bone loss on bite force discrimination. J Periodontol. 1987; 58:236-239.
15. Bueso Montoya JI. Distribuição de forces em dentes sob trauma oclusal secundário antes e após esplintagem [dissertação]. Bauru: Faculdade de Odontologia de Bauru da Universidade de São Paulo (FOB-USP); 1979.
16. Goldman HM, Cohen DW. Periodontal therapy. 6th ed. Saint Louis: Mosby, 1980; p. 239-261.
17. McDevitt MJ. Masticatory system disorders that influence the periodontium. In: Newman MG, Takei HH, Klokkevold PR, Carranza FA, editors. Carranza's Clinical Periodontology. 12th ed. Philadelphia: Elsevier, 2015. p. 345-349.
18. Dawson PE. Position paper. In: Celenza FV, Nasedkin JN (Eds.). Occlusion - The state of the art. Chicago: Quintessence, 1978. p. 47-55.
19. Ericsson I. The effects of plaque and physical stress on periodontal tissues. J Clin Periodontol. 1986; 13:918-922.
20. Lindhe J, Ericsson I. The influence of trauma from occlusion on reduced but health periodontal tissues in dogs. J Clin Periodontol. 1976; 3:110-122.
21. Lindhe J, Svanberg G. Influence of trauma from occlusion on progression of experimental periodontitis in the beagle dog. J Clin Periodontol. 1974; 1:3-14.
22. Nyman S, Lindhe J, Ericsson I. The effect of progressive tooth mobility on destructive periodontitis in the dog. J Clin Periodontol. 1978; 5:213-225.
23. Wentz FM, Jarabak J, Orban B. Experimental occlusal trauma imitating cuspal interferences. J Periodontol. 1958; 29:117-127.
24. Geramy A, Faghihi S. Secondary trauma from occlusion: Three-dimensional analysis using the finite element method. Quintessence Int. 2004; 35:835-843.
25. Poiate IAVP, Vasconcelos AB, Santana RB, Poiate Jr E. Three-dimensional stress distribution in the human periodontal ligament in masticatory, parafunctional, and trauma loads: finite element analysis. J Periodontol. 2009; 80:1859-1867.
26. Alves RV, Sallum EA, Sallum WA, Lopes JCA. The relation between occlusal trauma and periodontal disease. J Bras Clin Odontol Int. 2004; 8:330-333.
27. Asckar EM, Passanezi E. Distribuição periodontal das tensões internas produzidas por forças oclusais exercidas em próteses parciais fixas de extremo-livre [tese]. Bauru: Faculdade de Odontologia de Bauru da Universidade de São Paulo (FOB-USP); 1977.
28. Glickman I, Roeber FW, Brion M, Pameijer JH. Photoelastic analysis of internal stresses in the periodontium created by occlusal forces. J Periodontol. 1970; 41:30-35.
29. Glickman I, Smulow JB. Adaptive alterations in the periodontium of the rhesus monkey in chronic trauma from occlusion. J Periodontol. 1968; 39:101-105.
30. Abrams L, Potashnick SR, Rosenberg ES, Evian CI. Role of occlusion in periodontal therapy. In: Rose LF, Mealey BL, Genco RJ, Cohen DW (Eds.) Periodontics: Medicine, Surgery, and Implants. Saint Louis: Elsevier, 2004. p. 745-771.
31. Ericsson I, Lindhe J. Effect of long-standing jiggling on experimental marginal periodontitis in the beagle dog. J Clin Periodontol. 1982; 9:497-503.
32. Ericsson L, Lindhe J. Lack of significance of increased tooth mobility in experimental periodontitis. J Periodontol. 1984; 55:447-452.
33. Shapiro IM, Golub, EE, Haselgrove, J, Chance B, Frasca P. Initiation of endochondral calcification is related to changes in the redox state of hyperthrofic chondrocytes. Science. 1982; 217:950-952.
34. Tuncay OC, Ho D, Barker MK. Oxygen tension regulates osteoblast function. Am J Orthod Dentofac Orthop. 1994; 105:457-463.
35. Consolaro A. Biologia do movimento dental: princípios básicos aplicados à clínica. In: Interlandi S. Ortodontia – base para iniciação. 4th ed. São Paulo: Artes Médicas, 1999. p. 435-449.
36. Gildenhuys R, Ricci G, Ruben MP. The occlusal traumatic lesion. In: Ruben MP, Goldman HM, Selvig K, *et al.* Periodontal disease: a didactic and pictorial review. Boston: Boston University School of Graduate Dentistry Press, 1975. p. 217-235.
37. Böhl M, Kuijpers-Jagtman AM. Hyalinization during orthodontic tooth movement: a systematic review on tissue reactions. Eur J Orthod. 2009; 31:30-36.
38. Bhaskar SN, Orban B. Experimental occlusal trauma. J Periodontol. 1955; 26:270-284.
39. Guichet NF. Occlusion: A teaching manual. 2nd ed. Anaheim: Denar, 1977. p. 1-7, 51-54.
40. Ramfjord SP. Bruxism, a clinical and electromyographic study. J Am Dent Assoc. 1961; 62:21-44.
41. Passanezi E. Diagnóstico diferencial e terapêutica oclusal da síndrome dor-disfunção miofacial [tese]. Bauru: Faculdade de Odontologia de Bauru da Universidade de São Paulo (FOB-USP); 1979.
42. Ramfjord SP. Dysfunctional temporomandibular joint and muscle pain. J Prosth Dent. 1961; 11:353-374.
43. Davies SJ, Gray RJM, Linden GJ, James JA. Occlusal considerations in periodontics. Brit Dent J. 2001; 191:597-604.
44. Glickman I, Smulow JB. The combined effects of inflammation and trauma from occlusion in periodontitis. Int Dent J. 1969; 19:393-407.
45. Passanezi E, Sant'Ana ACP, Damante CA. Occlusal trauma and mucositis or peri-implantitis? J Am Dent Assoc. 2017; 148(2):106-112.
46. Karring T, Nyman S, Thilander B, Magnusson I. Bone regeneration in orthodontically produced alveolar bone dehiscences. J Period Res. 1982; 17:309-315.
47. Nyman S, Karring T, Bergenholtz G. Bone regeneration in alveolar bone dehiscences produced by jiggling forces. J Periodontal Res. 1982; 17:316-322.
48. Dotto CA, Carranza FA Jr, Cabrini RL, Itoiz ME. Vascular changes in experimental trauma from occlusion. J Periodontol. 1967; 38:183-188.
49. Hausmann E. Potential pathways for bone resorption in human periodontal disease. J Periodontol 1974; 45:338-343.
50. McCulloch CAG, Lekic P, McKee MD. Role of physical forces in regulating the form and function of the periodontal ligament. Periodontol 2000. 2000; 24:56-72.
51. Albrektsson T. Bone Tissue Response. In: Bränemark PI, Zarb GA, Albrektsson T. Tissue integrated prostheses. Osseointegration in clinical dentistry. Chicago: Quintessence, 1985. p. 129-143.
52. Yoshinaga Y, Ukai T, Abe Y, Hara Y. Expression of receptor activator of nuclear factor kappa B ligand relates to inflammatory bone resorption, with or without occlusal trauma, in rats. J Periodontal Res. 2007; 42:402-409.

53. Walker CG, Ito Y, Dangaria S, Luan X, Diekwisch TGH. RANKL, Osteopontin, and Osteoclast Homeostasis in a Hyper-Occlusion Mouse Model. Eur J Oral Sci. 2008; 116:312-318.
54. Rios HF, Ma D, Xie Y, Giannobile WV, Bonewald LF, Conway SJ, Feng JQ. Periostin is essential for the integrity and function of the periodontal ligament during occlusal loading in mice. J Periodontol. 2008; 79:1480-1490.
55. Karolyi M. Beobachtungen über Pyorrhea alveolaris. Oesterrungar. Vrtlschr Zahnheilk 1901; 17:279.
56. Stillman PR. Early clinical evidences of diseases in the gingiva and pericementum. J Dent Res. 1921; 3:25-31.
57. Stones HH. An experimental investigation into the association of traumatic occlusion with periodontal disease. Proc Roy Soc Med (Sec Odont). 1938; 31:479-495.
58. Erausquin R, Carranza FA. Primeros hallazgos paradentosicos. Rev Odontol. 1939; 27:485-513.
59. Waerhaug J. Subgingival plaque and loss of attachment in periodontosis as observed in autopsy material. J. Periodontol. 1976; 47:636-642.
60. Waerhaug J. The angular bone defect and its relationship to trauma from occlusion and downgrowth of subgingival plaque. J Clin Periodontol. 1979; 6:61-82.
61. Waerhaug J. The infrabony pocket and its relationship to trauma from occlusion and subgingival plaque. J Periodontol. 1979; 50:355-365.
62. Comar MD, Kollar JA, Gargiulo AW. Local irritation and occlusal trauma as co-factors in the periodontal disease process. J Periodontol. 1969; 40(4):193-200.
63. Polson AM, Zander HA. Effect of periodontal trauma upon intrabony pockets. J Periodontol. 1983; 54:586-591.
64. Glickman I, Weiss L. Role of trauma from occlusion in initiation of periodontal pocket formation in experimental animals. J Periodontol. 1955; 26:14-20.
65. Glickman I. Tissue metabolism and periodontal disease. J Periodontol. 1951; 22:41-46.
66. Glickman I. Inflammation and trauma from occlusion, co-destructive factors in chronic periodontal disease. J Periodontol. 1963; 34:5-10.
67. Glickman I, Carranza Jr. FA. Glickman's Clinical Periodontology. 5th ed. Philadelphia: Saunders, 1979. p. 275-93, 455-88.
68. Glickman I, Smulow JB. Alterations in the pathway of gingival inflammation to the underlying tissues induced by excessive occlusal forces. J Periodontol. 1962; 33:7-13.
69. Glickman I, Smulow JB. Buttressing bone formation in the periodontium. J Periodontol. 1965; 36:365-370.
70. Glickman I, Smulow JB. Effect of excessive occlusal forces upon the pathway of gingival inflammation in humans. J Periodontol. 1965; 36:141-147.
71. Glickman I, Smulow JB. Further observations on the effects of trauma from occlusion. J Periodontol. 1967; 38:280-293.
72. Glickman I, Stein R, Smulow JB. The effect of increased functional forces upon the periodontium of splinted and non-splinted teeth. J Periodontol. 1961; 32:290-300.
73. Gaengler P, Merte K. Effects of force application on periodontal blood circulation. A vital microscopic study in rats. J Periodont Res. 1983; 18:86-92.
74. Goldman HM. Gingival vascular supply in induced occlusal traumatism. Oral Surg Oral Med Oral Path. 1956; 9:939-941.
75. Meitner SW. Co-destructive factors of marginal periodontitis and repetitive mechanical injury. J Dent Res. 1975; 54(Special Issue):C78-85.
76. Polson AM. Trauma and progression of marginal periodontitis in squirrel monkeys. II. Co-destructive factors of periodontitis and mechanically produced injury. J Periodont Res. 1974; 9:108-113.
77. Polson A. The relative importance of plaque and occlusion in periodontal disease. J Clin Periodontol. 1986; 13:923-927.
78. Lindhe J, Nyman S. Terapia Oclusal. In: Lindhe J, Karring T, Lang NP (Eds.) Tratado de Periodontia Clínica e Implantologia Oral. Rio de Janeiro: Guanabara Koogan, 1999. p. 514-525.
79. Branschofsky M, Beikler T, Schäfer R, Flemming TF, Lang H. Secondary trauma from occlusion and periodontitis. Quintessence Int. 2011; 42:515-522.
80. Macapanpan, Weinman J. The influence of injury to the periodontal membrane on the spread of gingival inflammation. J Dent Res. 1954; 33:263-272.
81. Pihlstrom BL, Anderson KA, Aeppli D, Schaffer EM. Association between signs of trauma from occlusion and periodontitis. J Periodontol. 1986; 57(1):1-6.
82. Deas DE, Mealey BL. Is there an association between occlusion and periodontal destruction? J Am Dent Assoc. 2006: 137:1381-1389.
83. Harrel SK, Nunn ME, Hallmon WW. Is there an association between occlusion and periodontal destruction? Yes - occlusal forces can contribute to periodontal destruction. J Am Dent Assoc. 2006; 137:1380-1392.
84. Leib A. Letters to the Editor: Whatever happened to occlusion? J Periodontol. 2007; 78(7):1182-1184.
85. Pereira LJ, Gazolla CM, Magalhães IB, Ramos-Jorge ML, Marques LS, Gameiro GH, *et al.* Treatment of chronic periodontitis and its impact on mastication. J Periodontol. 2011; 82:243-250.
86. Okeson JP. Management of Temporomandibular Disorders and Occlusion. 8th ed. St. Louis: Elsevier, 2020. 514p.
87. Heijl J, Rifkin BR, Zander HA. Conversion of chronic gingivitis to periodontitis in squirrel monkeys. J. Periodontol. 1976; 47:710-716.
88. Harrel SK, Nunn ME. The effect of occlusal discrepancies on gingival width. J Periodontol. 2004; 75:98-105.
89. Albertini G, Bechelli D, Capusotto A. The importance of diagnosis and muldisciplinary treatment of periodontal trauma from occlusion. Rev Asoc Odont Argent. 2007; 95:157-171.
90. Lindhe J, Nyman S, Ericsson I. Trauma from Occlusion. In: Lindhe J, editor. Textbook of Clinical Periodontology. 2nd ed. Copenhagen: Munksgaard, 1990. p. 219-34.
91. Ericsson I, Lindhe J. Effect of longstanding jiggling on experimental marginal periodontitis in the beagle dog. J Clin Periodontol. 1982; 9:497-503.
92. Diniz CKO, Corrêa MG, Casati MZ, Nociti Jr FH, Ruiz KG, Ambrosano GMB, Sallum EA. Diabetes mellitus may increase bone loss after occlusal trauma and experimental periodontitis. J Periodontol. 2012; 83(10):1297-1303.
93. Campos MLG, Correa MG, Nociti Jr FH, Casati MZ, Sallum EA, Sallum AW. Cigarette smoke inhalation increases the alveolar bone loss caused by primary occlusal trauma in a rat model. J Periodontal Res. 2014; 49:179-185.
94. Nakatsu S, Yoshinaga Y, Kuramoto A, Nagano F, Ichimura I, Oshino K, Youshimura A, Yano Y, Hara Y. Occlusal trauma accelerates attachment loss at the onset of experimental periodontitis in rats. J Periodontal Res. 2014; 49:314-322.
95. Branschofsky M, Beikler T, Schäfer R, Flemming TF, Lang H. Secondary trauma from occlusion and periodontitis. Quintessence Int. 2011; 42:515-522.
96. Pihlstrom BL, Anderson KA, Aeppli D, Schaffer EM. Association between signs of trauma from occlusion and periodontitis. J Periodontol. 1986; 57:1-6.
97. Reyes E, Hildebolt C, Langenwalter E, Miley D. Abfractions and attachment loss in teeth with premature contacts in centric relation: clinical observations. J Periodontol. 2009; 80:1955-1962.
98. Noma N, Kakigawa H, Kozono Y, Yokota M. Cementum crack formation by repeated loading in vitro. J Periodontol. 2007; 78:764-769.
99. Brandini DA, Trevisan CL, Panzarini SR, Pedrini D. Clinical evaluation of the association between noncarious cervical lesions and occlusal forces. J Prosthet Dent. 2012; 108:298-303.
100. Kleber BM, Schenk HJ. Beiträge zur Atiologie der gingivalen Rezessionen [Etiology of gingival recessions]. Dtsch Zahnarztl Z. 1989; 44(11):845-848.
101. Teixeira DNR, Zeola LF, Machado AC, Gomes RR, Souza PG, Mendes DC, *et al.* Relationship between noncarious cervical lesions, cervical dentin hypersensitivity, gingival recession, and associated risk factors: A cross-sectional study. J Dent. 2018; 76:93-97.
102. Krishna Prasad D, Sridhar Shetty N, Solomon EG. The influence of occlusal trauma on gingival recession and gingival clefts. Indian Prosthodont Soc. 2013; 13:7-12.
103. Solnit A, Curnette DC. Occlusal Correction. Principles and Practice. Chicago: Quintessence, 1988. p. 365-381.
104. Solnit A, Stambaugh RV. Treatment of gingival defects by occlusal therapy. Int J Periodontics Rest Dent. 1983; 3:38-55.
105. Crespo Vázquez E, Crespo Abelleira A, Suárez Quintanilla JM, Rodriguez Cobos MA. Correlation between occlusal contact and root resorption in teeth with periodontal disease. J Periodont Res. 2011; 46:82-88.
106. Sottosanti JS. A possible relationship between occlusion, root resorption, and the progression of periodontal disease. J West Soc Periodontol Periodontal Abstr. 1977; 25:69-74.
107. Fernandes CP, Psarras V, Freitas LB, Ahlgren J. Jaw-closing muscles: electromyographic activity of human subjects with reduced periodontal support. J Oral Rehabilit. 1994; 21:165-175.
108. Takeuchi N, Ekuni D, Yamamoto T, Morita M. Relationship between the prognosis of periodontitis and occlusal force during the maintenance phase-a cohort study. J Periodontal Res. 2010; 45:612-617.

109. Harrel SK, Nunn ME. The effect of occlusal discrepancies on periodontitis. II. Relationship of occlusal treatment to the progression of periodontal disease. J Periodontol. 2001; 72:495-505.
110. Bernhardt O, Gesch D, Look JO, Hodges JS, Schwahn C, Mack F, *et al.* The influence of dynamic occlusal interferences on probing depth and attachment level: results of the study of Health in Pomerania (SHIP). J Periodontol. 2006; 77:506-516.
111. Sottosanti JS. A possible relationship between occlusion, root resorption, and the progression of periodontal disease. J West Soc Periodontol Periodontal Abstr. 1977; 25:69-74.
112. Nunn ME, Harrel SK. The effect of occlusal discrepancies on periodontitis. I. Relationship of initial occlusal discrepancies to initial clinical parameters. J Periodontol. 2001; 72:485-494.
113. Kaufman H, Carranza FA, Endres B, Newman MG, Murphy N. The influence of trauma from occlusion on the bacterial repopulation of periodontal pockets in dogs. J Periodontol. 1984; 55:86-92.
114. Dotto CA, Carranza FA, Itoiz ME. Efectos mediatos del trauma experimental en ratas [Remote effects of experimental trauma in rats]. Rev Asoc Odontol Argent. 1966; 54(2):48-51.
115. Kurol J, Owman-Moll P. Hyalinization and root resorption during early orthodontic tooth movement in adolescents. Angle Orthod. 1998; 68:161-165.
116. Cakmak F, Turk T, Karadeniz EI Elekdag-Turk S, Darendeliler MA. Physical properties of root cementum: Part 24. Root resorption of the first premolars after 4 weeks of occlusal trauma. Am J Orthod Dentofacial Orthop. 2014; 145:617-625.
117. Consolaro A. Force distribution is more important than its intensity! Dental Press J Orthod. 2014; 19:5-7.
118. Crespo Vázquez E, Crespo Abelleira A, Suárez Quintanilla JM, Rodriguez Cobos MA. Correlation between occlusal contact and root resorption in teeth with periodontal disease. J Periodont Res. 2011; 46:82-88.
119. Seifi M, Jessri M, Vahid-Dastjerdi E. Identification of a novel root resorptive function of osteopontin gene. J Dent. 2008; 5:142-149.
120. Budtz-Jorgensen E. Bruxism and trauma from occlusion: an experimental model in Macaca monkeys. J Clin Periodontol. 1980; 7:149-162.
121. Burgett F, Ramfjord S, Nissle R, Morrison E, Charbeneau T, Caffesse R. A randomized trial of occlusal adjustment in the treatment of periodontitis patients. J Clin Periodontol. 1992; 19:381-387.
122. American Academy of Periodontology. Comprehensive Periodontal Therapy: A Statement by the American Academy of Periodontology. J Periodontol. 2011; 82:943-949.
123. Fleszar TJ, Knowles JW, Morrison EC, Burgett FG, Nissle RR, Ramfjord SP. Tooth mobility and periodontal disease. J Clin Periodontol. 1980; 7:495-505.
124. Fu JH, Hsu YT, Wang HL. Identifying occlusal overload and how to deal with it to avoid marginal bone loss around implants. Eur J Oral Implantol. 2012; 5(Suppl):S91-S93.
125. Heitz-Mayfield LJ, Schmid B, Weigel C, *et al.* Does excessive occlusal load affect osseointegration? An experimental study in the dog. Clin Oral Implants Res. 2004; 15(3):259-268.
126. Isidor F. Loss of osseointegration caused by occlusal load of oral implants: a clinical and radiographic study in monkeys. Clin Oral Implants Res. 1996; 7(2):143-152.
127. Isidor F. Histological evaluation of peri-implant bone at implants subjected to occlusal overload or plaque accumulation. Clin Oral Implants Res. 1997; 8(1):1-9.
128. Isidor F. Clinical probing and radiographic assessment in relation to the histologic bone level at oral implants in monkeys. Clin Oral Implants Res. 1997; 8(4):255-264.
129. Rath-Deschner B, Memmert S, Damanaki A, Nokhbehsaim M, Eick S, Cirelli JA, Götz W, *et al.* CXCL1, CCL2, and CCL5 modulation by microbial and biomechanical signals in periodontal cells and tissues-in vitro and in vivo studies. Clin Oral Investig. 2020; 24(10):3661-3670.
130. Rath-Deschner B, Memmert S, Damanaki A, de Molon RS, Nokhbehsaim M, Eick S, Kirschneck C, *et al.* CXCL5, CXCL8, and CXCL10 regulation by bacteria and mechanical forces in periodontium. Ann Anat. 2021; 234:151648.
131. Nogueira AV, de Molon RS, Nokhbehsaim M, Deschner J, Cirelli JA. Contribution of biomechanical forces to inflammation-induced bone resorption. J Clin Periodontol. 2017; 44(1):31-41.

17 Medicina Periodontal

Adriana Campos Passanezi Sant'Ana ▪ Euloir Passanezi

INTRODUÇÃO

A Medicina Periodontal pode ser definida como o ramo que investiga a relação bidirecional entre doença periodontal e doenças sistêmicas, incluindo o diagnóstico e o estabelecimento de estratégias de tratamento que reconheçam essa associação. A incidência dessas condições tem aumentado significativamente nos últimos 20 anos,[1] já tendo sido identificado que pelo menos 57 doenças sistêmicas diferentes foram associadas com doença periodontal. Dentre estas, as principais são doenças cardiovasculares, diabetes tipo 2, artrite reumatoide, doença renal crônica, obesidade, síndrome metabólica, prematuridade de parto e baixo peso ao nascer e doença pulmonar obstrutiva crônica, além de outras como algumas formas de câncer e mal de Alzheimer.[2]

A doença periodontal inflamatória é a forma mais comum de doença crônica não transmissível ao redor do mundo. Segundo a Federação Europeia de Periodontologia,[2] 8 de cada 10 pessoas acima de 35 anos de idade apresentam algum tipo de problema periodontal, com possível perda dentária e impacto na qualidade de vida e na saúde sistêmica. Diferentes microrganismos com alto grau de patogenicidade, organizados em colônias resistentes à ação de antibióticos e outras substâncias e com capacidade de intercomunicação, estão implicados na etiologia das doenças periodontais. Bactérias pertencentes aos complexos laranja e vermelho são capazes de causar doenças ou lesões distantes da cavidade oral por meio de mecanismos metastáticos relacionados às suas translocações ou de suas toxinas através de vasos sanguíneos. Outro mecanismo de associação é a indução de respostas imune e inflamatória tanto local quanto sistemicamente. Assim, as infecções focais orais são aquelas que ocorrem em diferentes locais do corpo humano, tendo como origem bactérias e seus produtos naturalmente originários da cavidade oral.

A Organização Mundial da Saúde (OMS), em conjunto com a Associação Internacional de Pesquisa Odontológica (IADR) e a Federação Dentária Internacional (FDI), estabeleceu como meta para 2020 a redução da perda dentária e o aumento do número de idosos que preservam dentição natural e funcional.[2] Além desses objetivos, estão as evidências de 100 anos de pesquisa do impacto da doença periodontal na saúde sistêmica.[1] Nos últimos 30 anos, muito mais do que essa associação, as pesquisas têm demonstrado que os cuidados periodontais podem auxiliar no diagnóstico e controle de grande parte dessas condições sistêmicas.[2]

DIABETES *MELLITUS*

O diabetes *mellitus* (DM) pode ser definido como um grupo heterogêneo de distúrbios metabólicos que se caracteriza pela elevação dos níveis sanguíneos de glicose associados a defeitos na produção ou na ação da insulina ou ambos. A hiperglicemia pode ser causada por deficiência na secreção de insulina, decorrente de disfunção das células β-pancreáticas ou por resistência à ação da insulina no fígado e nos músculos ou por combinação de ambas, estando frequentemente associada com dislipidemia.[3]

Existem quatro grandes grupos de DM, de acordo com a etiologia **(Figura 1)**. O diagnóstico deve ser determinado pelo médico e se baseia em achados clínicos e laboratoriais, que também deve identificar casos de intolerância à glicose e glicemia de jejum alterada **(Figura 2)**. Os sinais e sintomas clássicos do DM tipo 1 são a tríade poliúria, polidipsia, polifagia, além de visão turva, sudorese noturna, fadiga e perda de peso repentina. Os principais sinais e sintomas do DM tipo 2 são visão turva, infecção bacteriana ou prurido na pele, fadiga, dormência ou formigamento das extremidades, irritabilidade, xerostomia, noctúria e perda de peso inexplicável.

Existem cinco complicações clássicas do DM: retinopatia, nefropatia, neuropatia sensorial, doenças macro e microvasculares e dificuldade na cicatrização de feridas. A associação bidirecional entre DM e periodontite foi descrita pela primeira vez por Löe,[4] em 1993, que considerou a doença periodontal (DP) como a 6ª complicação do diabetes. Demonstrou-se que pacientes com DM apresentavam maior incidência, prevalência ou severidade de, pelo menos, um dos parâmetros periodontais comparativamente a não diabéticos da mesma faixa etária. Por outro lado, pacientes com periodontite demonstraram níveis mais elevados de glicose sanguínea e maior tendência ao desenvolvimento de diabetes.[1,5,6] Além disso, diabéticos com periodontite apresentam maior frequência de outras complicações diabéticas, como proteinúria, acidente vascular cerebral (AVC), infarto, isquesmia vascular transitória, angina e claudicação intermitente do que diabéticos sem periodontite.[1,7] Crian-

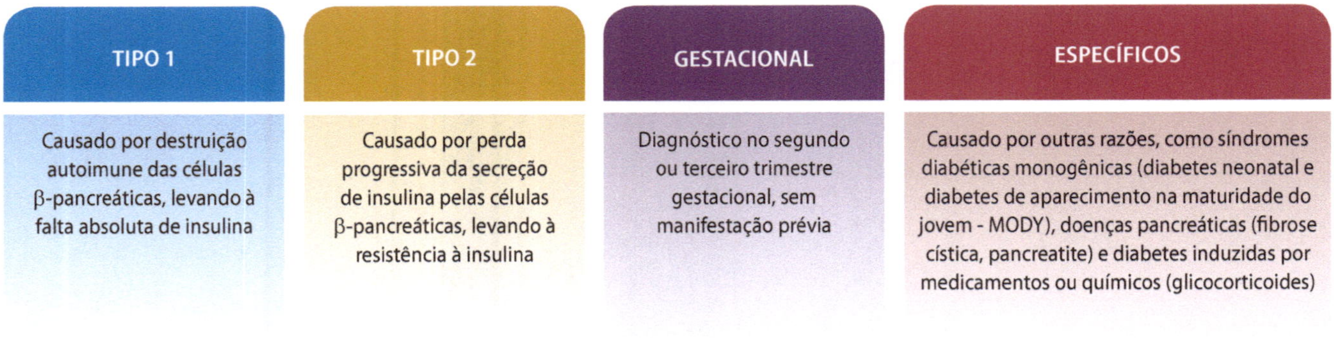

FIGURA 1 Classificação do diabetes.

Fonte: American Diabetes Association. Classification and diagnosis of diabetes: standards of medical care in diabetes. Diabetes Care 2018; 31(Suppl 1): S13-S27.

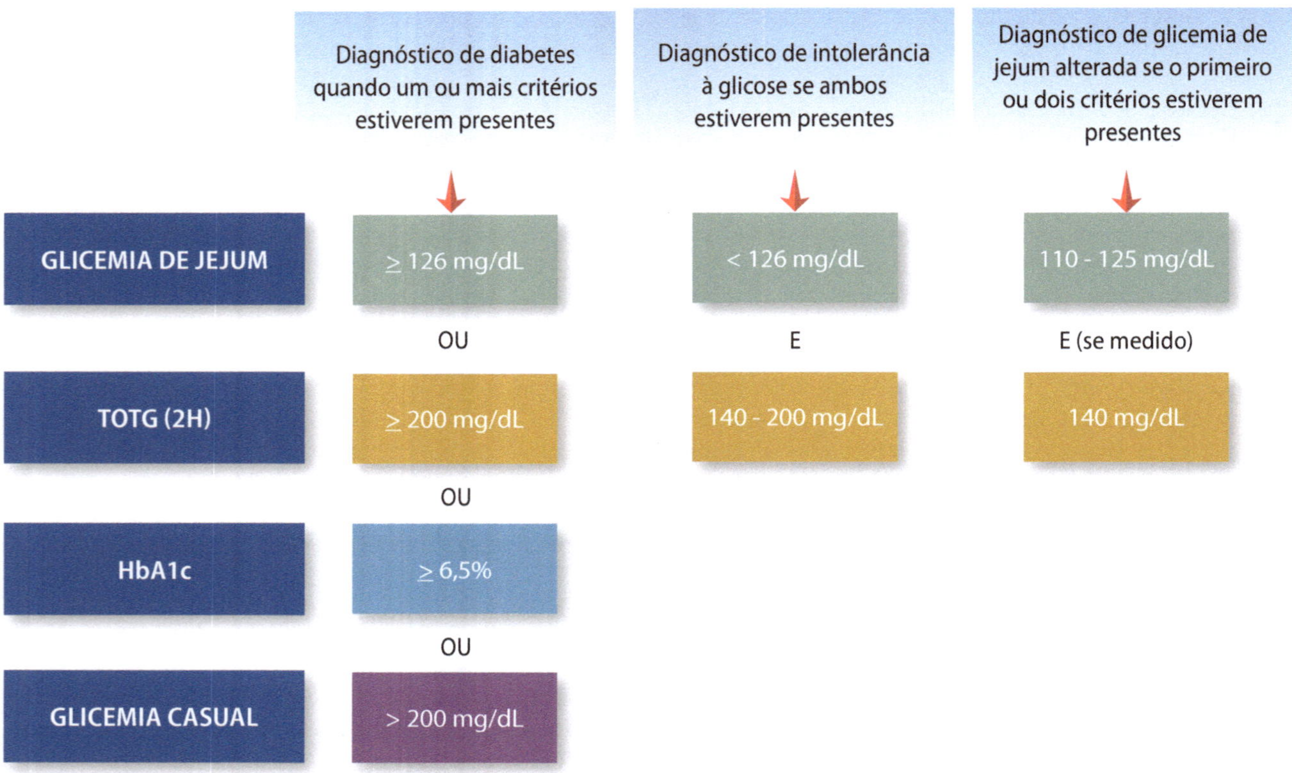

FIGURA 2 Critérios diagnósticos de diabetes, intolerância à glicose e glicemia de jejum alterada.

TOTG, teste de tolerância oral à glicose; HbA1c, hemoglobina glicada.

Fonte: Adaptada de IDF, 2019.[8]

ças gestadas em mães com diabetes gestacional apresentam consequências da hiperglicemia, que consistem, dentre outras, em obesidade, hipertensão e doenças renais crônicas.[8]

As complicações agudas do DM incluem a cetoacidose diabética, estado glicêmico hiperosmolar e hipoglicemia. Essas condições podem levar a risco de óbito e se manifestar durante o atendimento odontológico. As principais características relacionadas a essas condições estão descritas na Tabela 1.

Em termos epidemiológicos, os tipos mais prevalentes de diabetes são o 1 e o 2. Na América do Sul, em 2019, 32 milhões de pessoas foram diagnosticadas como diabéticas, estimando-se prevalência de 49 milhões de pessoas em 2045. Isso representa aumento de 55% na sua incidência para o período considerado.[8]

O diabetes tipo 1 afeta principalmente crianças e adolescentes, com pico de incidência entre 10 e 14 anos, acometendo de 5 a 10% dos pacientes com diabetes. O diabetes tipo 2

TABELA 1 Complicações agudas do diabetes.

	Cetoacidose diabética	Estado hiperglicêmico hiperosmolar	Hipoglicemia
Definição	Anormalidade metabólica caracterizada por hiperglicemia e acidose metabólica como resultado de produção aumentada de corpos cetônicos, com manifestações neurológicas	Anormalidade metabólica caracterizada por hiperglicemia severa na ausência de cetoacidose significativa, com hiperosmolaridade, desidratação secundária à deficiência de insulina e glicosúria massiva, levando à perda excessiva de água	Redução nos níveis de glicemia sanguínea resultante de excesso terapêutico relativo ou absoluto de insulina e comprometimento da contrarregulação de glicose
Fatores de risco	Estresse fisiológico (infecções, traumas, infarto do miocárdio, cirurgia) ou psicológico e pobre cooperação com o tratamento, em diabéticos tipo 1 Raramente se manifesta em diabetes tipo 2, estando associada com estresse severo	Maior risco em idosos, especialmente em acamados ou dependentes de cuidados. Os fatores precipitantes são infecções, pobre *compliance* com a insulinoterapia, uso de medicamentos que alteram o metabolismo de carboidratos (corticoesteroides, agentes simpatomiméticos, bloqueadores beta-adrenérgicos e excesso de diuréticos), agravado por insuficiência renal e falência cardíaca congestiva	Pular ou atrasar refeições, excesso de insulina, exercícios físicos ou aumento da intensidade de exercícios sem ajuste das doses medicamentosas, consumo de álcool, ansiedade, estresse, falta de reconhecimento dos sinais e sintomas, histórico de episódios hipoglicêmicos, inconsciência hipoglicêmica, longa duração de doença (bem controlada)
Sinais e sintomas	Precedida por: poliúria, polidipsia, fadiga, náusea, vômito, depressão sensorial e coma. O paciente apresenta hiperventilação (respiração de Kussmaul), sinais de desidratação, hálito cetônico, hipotensão, taquicardia e hipotermia	Aparecimento mais insidioso, caracterizado por fraqueza, poliúria, polidipsia e perda de peso persistente por vários dias. O paciente apresenta desidratação profunda, sinais neurológicos focais, confusão mental, letargia, convulsão e coma	Confusão mental, tremedeira, agitação, ansiedade, variação súbita de humor, sudorese fria, tontura, taquicardia, hipotensão, sensação de morte, convulsão, desmaio
Tratamento	Requer hospitalização e administração de insulina de ação rápida e reposição hidroeletrolítica. Prevenção requer reconhecimento precoce dos sinais e sintomas e depende do *compliance* do paciente	Requer hospitalização e hidratação intensa, com reposição de eletrólitos e pequenas doses de insulina	Em pacientes conscientes, administração de 15 a 20 g de carboidrato por via oral: 1 copo de suco de frutas ou refrigerante ou 3 a 4 colheres de chá de açúcar, bala ou pedaço de bolo. Em pacientes inconscientes ou incapazes de comer, administrar por via endovenosa 30 a 40 ml de dextrose 50% em água ou 1 mg de glucagon ou, ainda, administração subcutânea ou intramuscular de 1 mg de glucagon

Fonte: Elaborada pelos autores.

afeta milhares de pessoas no mundo, estimando-se que, em 2030, 552 milhões de pessoas serão afetadas. Sua prevalência é de aproximadamente 85 a 90% do total de casos de diabetes. Apresenta forte componente genético e é influenciada por fatores de risco ambientais ou adquiridos **(Figura 3)**, especialmente obesidade e sedentarismo.[3]

Existem também vários sinais e sintomas do diabetes na cavidade oral **(Figura 4)**, incluindo tumefação das glândulas parótidas, diminuição do fluxo salivar, aumento da viscosidade salivar e dos níveis de glicose na saliva, alteração do paladar, cárie dentária, hálito cetônico, abscessos periodontais múltiplos e/ou recorrentes, hiperplasia gengival granulomatosa, síndrome da ardência bucal, alteração do paladar, língua fissurada e candidíase.

Várias evidências apontam para a relação bidirecional entre periodontite e diabetes **(Figura 5)**. O diabetes mal controlado, determinado por níveis de hemoglobina glicada (HbA1c) ≥ 7%, aumentam significativamente o risco de progressão da doença periodontal relativamente a não diabéticos. Embora a resposta à terapia periodontal de diabéticos bem controlados (HbA1c < 7%) seja satisfatória, o risco de progressão da doença periodontal nesses pacientes é aumentado, sendo portanto considerado um modificador de grau na nova classificação das doenças e condições periodontais e peri-implantares.

Impacto do diabetes na periodontite

O impacto do diabetes na doença periodontal é reconhecido há muitos anos **(Figura 6)**. Diabéticos apresentam maior prevalência e severidade de doença periodontal do que não diabéticos e sua duração está positivamente correlacionada com maior gravidade de doença periodontal.[6,9] A periodontite, assim como outras complicações do diabetes, está associada com níveis elevados e persistentes de glicemia sanguínea.[10]

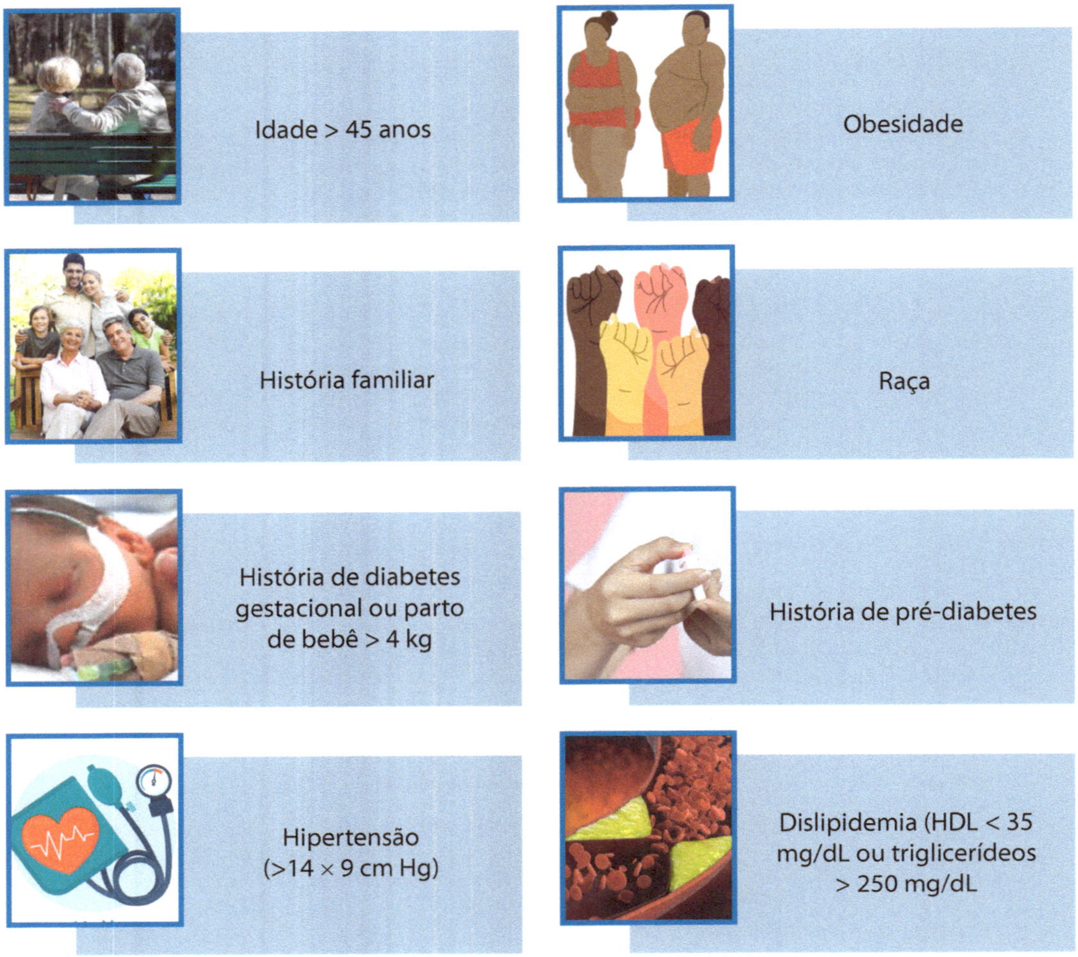

FIGURA 3 Fatores de risco para diabetes tipo 2. O fator de risco primário é a idade > 45 anos. O risco aumenta quando está associado aos demais fatores.

Fonte: Elaborada pelo autores.

Pode-se observar periodontite mais severa em diabéticos mal controlados do que em bem controlados, os quais respondem favoravelmente à terapia periodontal.[11,12] A hiperglicemia está correlacionada com a severidade de doença periodontal de forma geral, observando-se maior sangramento à sondagem em crianças com diabetes tipo 1 do que em crianças não diabéticas da mesma faixa etária, com aumento do índice de sangramento correlacionado com aumento dos níveis de HbA1c.[10] A hiperglicemia também está associada com piores condições periodontais em pacientes não diabéticos.[13] Assim, considera-se que a hiperglicemia (em diabéticos e não diabéticos) é um fator de risco para doença periodontal.

Impacto da periodontite no diabetes

Por ser uma condição infecciosa e inflamatória, a doença periodontal contribui para inflamação sistêmica, elevando a concentração de açúcar no sangue assim como outros tipos de infecção.[10] Existem várias evidências que sugerem o impacto da periodontite no controle ou desenvolvimento do diabetes (Figura 7).

A doença periodontal severa pode dificultar o controle metabólico do paciente diabético,[14] aumentar o risco de desenvolvimento de pré-diabetes e diabetes[15,16] e, ainda, estar associada com maiores desfechos fatais e não fatais de outras complicações diabéticas,[7] elevando o risco de morte por complicações cardíacas ou renais em 3,2 vezes em casos de periodontite severa.[17]

Em não diabéticos, a periodontite está associada com aumento dos níveis de glicemia sanguínea e resistência à insulina,[2] que cresce linearmente a cada milímetro de aumento na profundidade de sondagem, independentemente da perda de inserção.[18] Em estudo prospectivo envolvendo 2.793 pessoas não diabéticas no início do estudo, observou-se que houve aumento de 5 vezes nos níveis de HbA1c em pacientes com periodontite comparado com indivíduos saudáveis periodontalmente.[19]

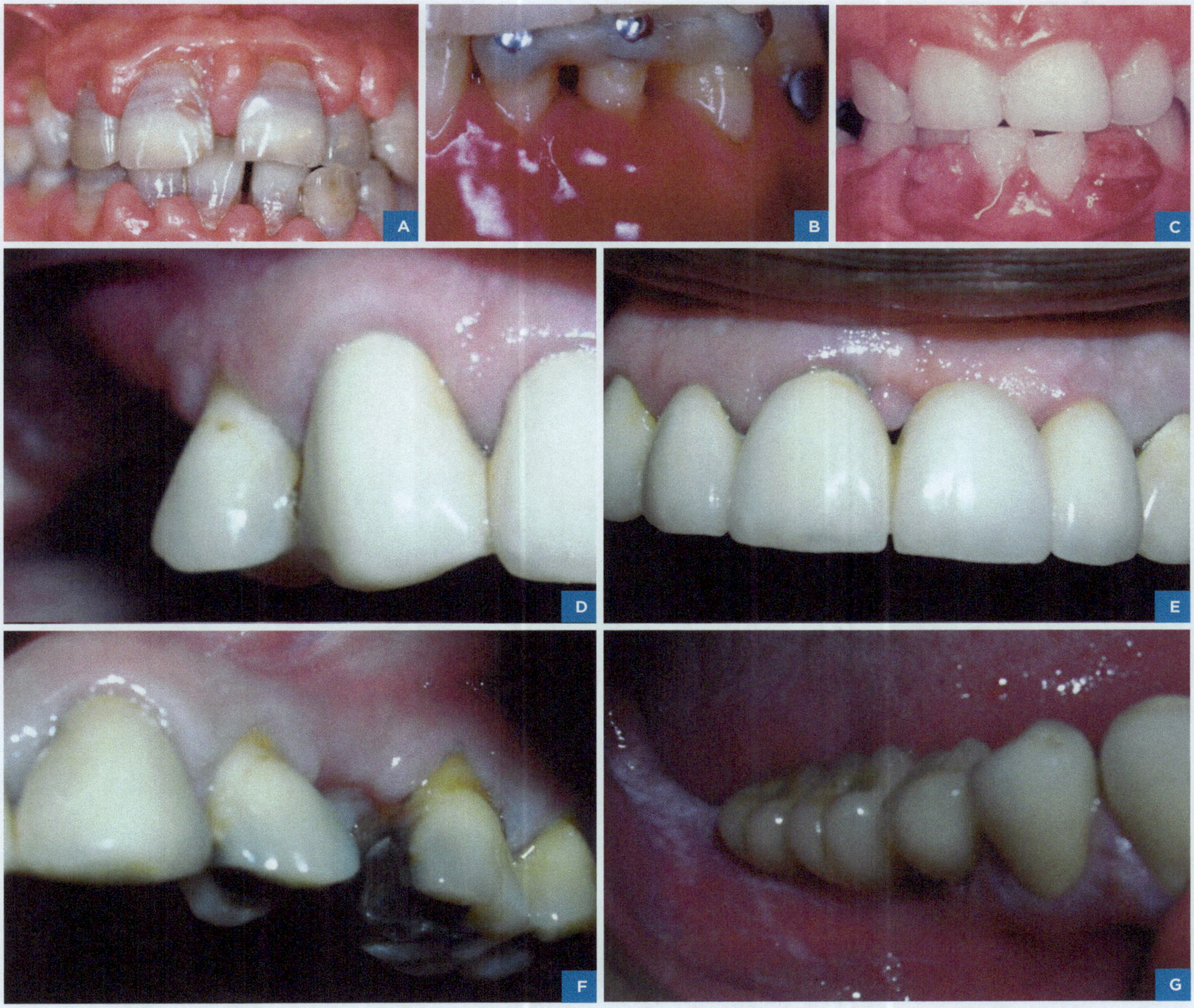

FIGURA 4 Sinais e sintomas de diabetes *mellitus* na cavidade bucal. (A) Hiperplasia gengival inflamatória com severa alteração de forma e contorno da gengiva em paciente do sexo masculino, diabético tipo 2, fumante. O fumo, especialmente superior a 10 cigarros/dia, aumenta o risco de doença periodontal e leva à maior dificuldade de cicatrização dos tecidos periodontais. O tratamento da doença periodontal neste paciente deve ser realizado inicialmente por meio de raspagem e alisamento radicular supra e subgengival, polimento e orientação de higiene bucal. O tratamento cirúrgico poderá ser indicado na existência de bolsas residuais > 3 mm após a finalização do tratamento periodontal ativo para eliminação dos defeitos ósseos e/ou correção da morfologia gengival. (B) Abscesso periodontal agudo em mulher diabética tipo 2, 61 anos de idade, com pobre controle glicêmico. Caracteristicamente, pode-se observar a ocorrência de múltiplos abscessos simultaneamente ou de abscesso recidivante em diabéticos mal controlados ou não diagnosticados. Neste caso, a paciente apresentava doença periodontal avançada, com ocorrência de abscesso agudo após pico hiperglicêmico. O tratamento consistiu na drenagem do abscesso via sulco gengival, raspagem sub e supragengival, polimento dental, instrução de higiene bucal e administração sistêmica de antibiótico (doxiciclina 100 mg, 1 vez ao dia, durante 14 dias). Em decorrência da perda óssea se estendendo ao ápice radicular, o dente foi extraído após melhora do controle glicêmico, seguido de reabilitação bucal por meio de prótese fixa. (C) Abscessos periodontais múltiplos observados em paciente diabética, com pobre controle glicêmico, levando à edema, alteração de forma e contorno do tecido gengival, hiperplasia gengival, aspecto granulomatoso da gengiva marginal. (D-I) Periodontite generalizada e líquen plano em mulher diabética tipo 2, com controle glicêmico irregular. Observe perda dos dentes posteriores no hemiarco superior direito (D) em decorrência de periodontite avançada, pobre adaptação da prótese e inflamação gengival na região anterior superior (E), raiz residual do dente 25 e recessão gengival no 24 e no 26 (F), líquen plano na região posterior inferior direita (G),

(Continua)

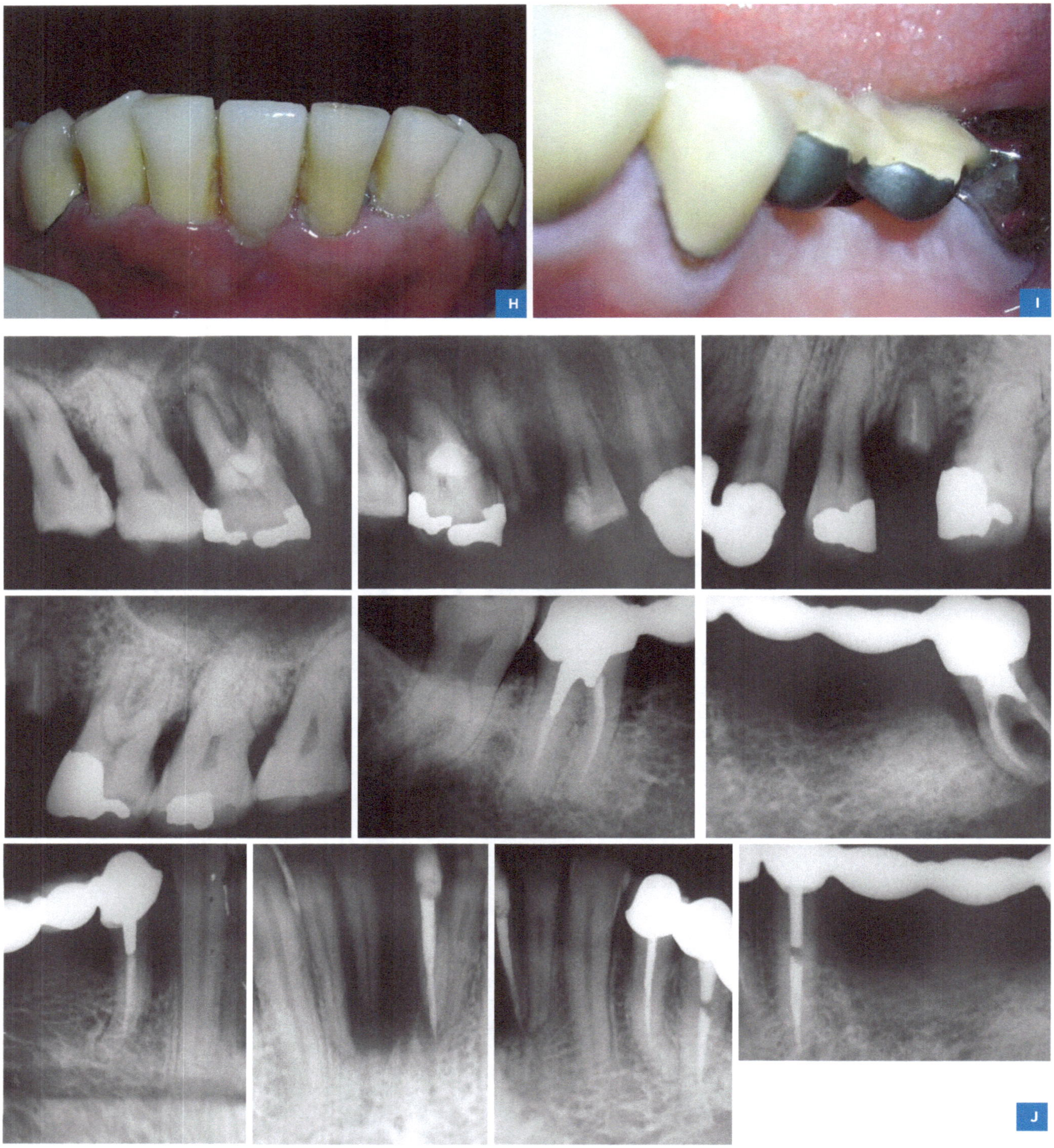

FIGURA 4 (*Continuação*) acúmulo de placa e cálculo e inflamação gengival moderada na região anterior inferior (H), fratura da porcelana no hemiarco posterior inferior direito (I). (J) Série radiográfica periapical sugerindo perda óssea periodontal de moderada a avançada, com abscesso crônico na região anterior inferior, lesões de furca nos dentes 16 a 18, 26 a 28 e 36. O diabetes *mellitus* é um fator de risco conhecido para gengivite e periodontite, observando-se maior prevalência e severidade de doença periodontal, especialmente em diabéticos com pobre controle glicêmico. O paciente diabético apresenta, dentre suas comorbidades, atraso na cicatrização. Assim, não é recomendado o tratamento periodontal cirúrgico em pessoas com níveis glicêmicos > 180 mg/dL. Por outro lado, a inflamação periodontal generalizada representa um risco para o controle glicêmico do paciente, devendo-se realizar, simultaneamente, o tratamento médico do diabetes e o tratamento odontológico da doença periodontal.

Fonte: Acervo pessoal dos autores.

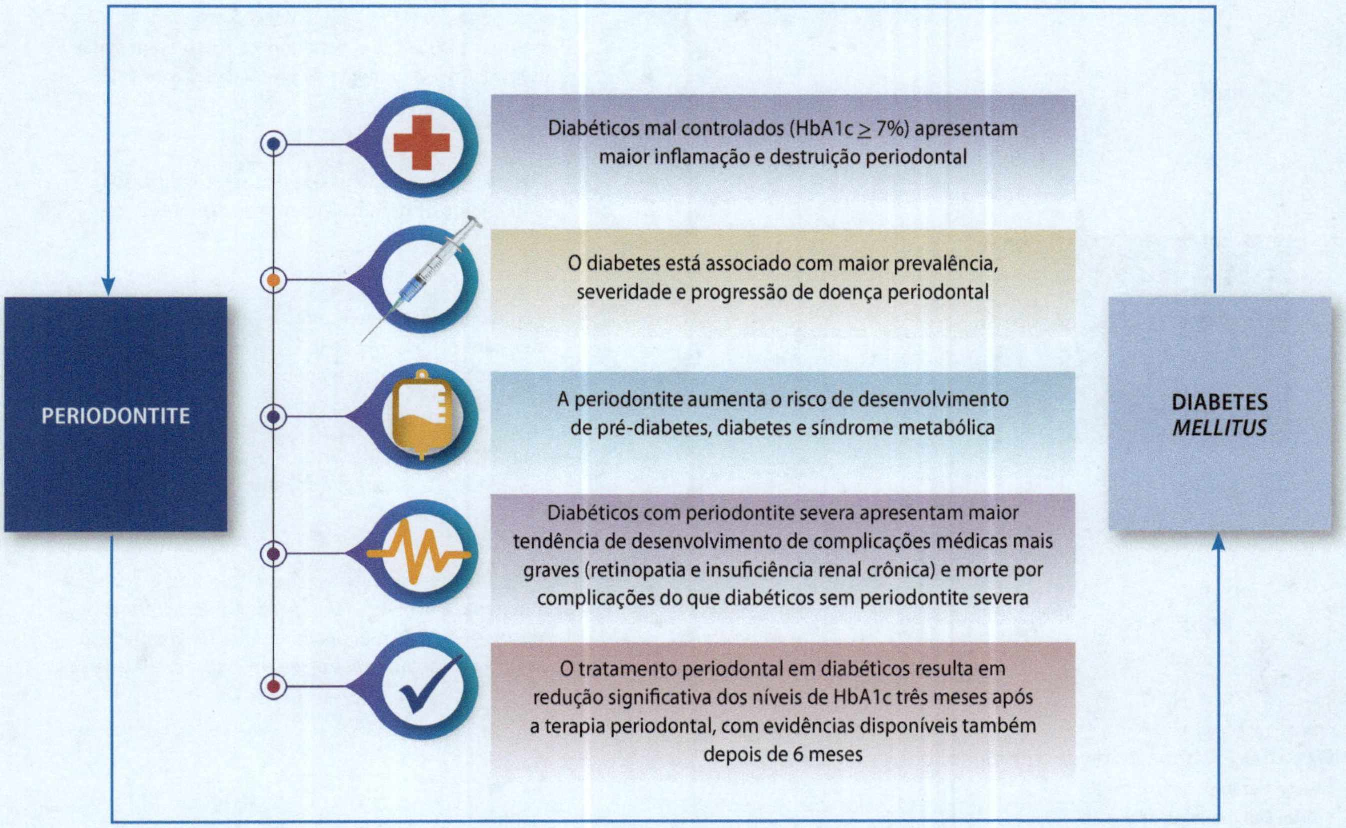
PERIODONTITE
Diabéticos mal controlados (HbA1c ≥ 7%) apresentam maior inflamação e destruição periodontal
O diabetes está associado com maior prevalência, severidade e progressão de doença periodontal
A periodontite aumenta o risco de desenvolvimento de pré-diabetes, diabetes e síndrome metabólica
Diabéticos com periodontite severa apresentam maior tendência de desenvolvimento de complicações médicas mais graves (retinopatia e insuficiência renal crônica) e morte por complicações do que diabéticos sem periodontite severa
O tratamento periodontal em diabéticos resulta em redução significativa dos níveis de HbA1c três meses após a terapia periodontal, com evidências disponíveis também depois de 6 meses
DIABETES *MELLITUS*

FIGURA 5 Relação bidirecional entre diabetes *mellitus* e doença periodontal.
HbA1c, hemoglobina glicada.
Fonte: Elaborada pelos autores.

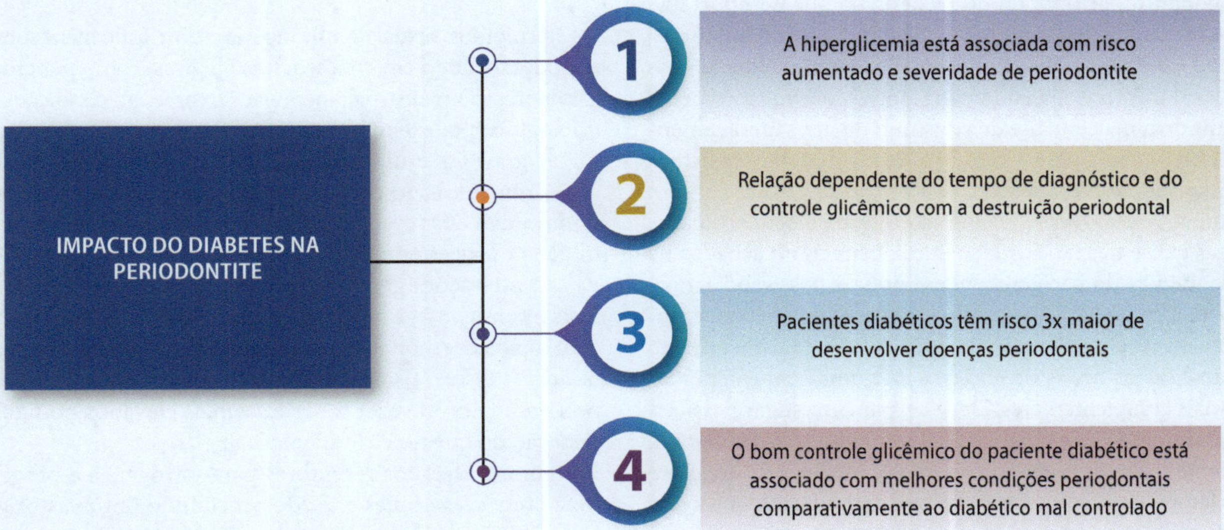

FIGURA 6 Impacto do diabetes na doença periodontal.
Fonte: Elaborada pelos autores.

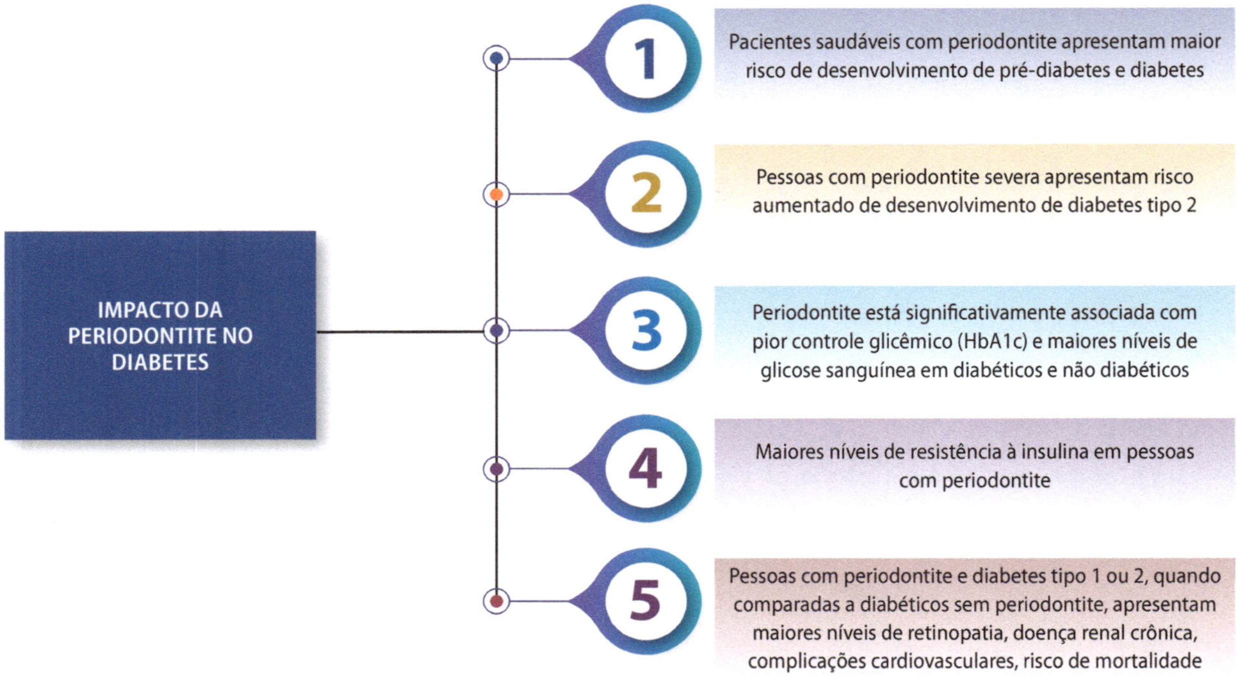
IMPACTO DA PERIODONTITE NO DIABETES
1
Pacientes saudáveis com periodontite apresentam maior risco de desenvolvimento de pré-diabetes e diabetes
2
Pessoas com periodontite severa apresentam risco aumentado de desenvolvimento de diabetes tipo 2
3
Periodontite está significativamente associada com pior controle glicêmico (HbA1c) e maiores níveis de glicose sanguínea em diabéticos e não diabéticos
4
Maiores níveis de resistência à insulina em pessoas com periodontite
5
Pessoas com periodontite e diabetes tipo 1 ou 2, quando comparadas a diabéticos sem periodontite, apresentam maiores níveis de retinopatia, doença renal crônica, complicações cardiovasculares, risco de mortalidade

FIGURA 7 Impacto da doença periodontal no diabetes.
HbA1c, hemoglobina glicada.
Fonte: Elaborada pelos autores.

Tratamento periodontal no paciente diabético

O tratamento periodontal pode ser realizado com segurança no paciente diabético, desde que ele esteja bem controlado. Quando bem-sucedido, o tratamento resulta em estabilização do quadro periodontal do paciente, o que é importante para reduzir os níveis circulantes de citocinas inflamatórias, podendo contribuir significativamente para a redução dos níveis de HbA1c e glicemia sanguínea, consequentemente diminuindo a necessidade de consumo de mais medicamentos e contribuindo para a redução da morbidade e mortalidade associados ao diabetes.[10]

Muitas vezes, o paciente não sabe que é diabético. Sinais e sintomas existentes na cavidade bucal, bem como achados na história médica do paciente, podem indicar possível diagnóstico de diabetes. Caso o paciente saiba que é diabético, é importante investigar a duração da doença, os medicamentos em uso e analisar os níveis de glicemia sanguínea em exames laboratoriais complementares. Deve-se, para investigar possíveis sinais e sintomas, examinar cuidadosamente a cavidade oral. O paciente deve ser orientado quanto às medidas de higiene e outros fatores de risco de forma individualizada. Pacientes diabéticos sem periodontite devem ser avaliados periodicamente e instruídos quanto aos fatores de risco e cuidados preventivos, e aqueles que apresentarem fatores de risco para o desenvolvimento de diabetes deverão ser encaminhados ao médico para diagnóstico e manejo adequado. Por sua vez, pacientes diabéticos devem ser tratados periodontalmente. Todos os esforços devem ser feitos para diminuir os níveis glicêmicos, melhorando o controle do diabetes e, consequentemente, prevenindo suas complicações. Esse benefício é estendido também para não diabéticos com hiperglicemia e pré-diabéticos.

EVENTOS ADVERSOS DA GRAVIDEZ

Os hormônios sexuais femininos exercem influência sobre o periodonto, tanto em condições fisiológicas, como puberdade, gravidez, ciclo menstrual, menopausa, como em condições não fisiológicas (por exemplo, uso de contraceptivos hormonais).[20]

A gravidez é um processo fisiológico no qual ocorrem várias mudanças no corpo da mulher associadas ao aumento significativo dos níveis dos hormônios sexuais femininos (estrógeno e progesterona), afetando, também, o tecido gengival.

As alterações gengivais podem se manifestar de forma mais intensa no 2º e no 8º mês gestacional, coincidentemente com o pico hormonal,[5,21] ou se agravar com o avanço da gestação.[22-24] Os níveis de estrógeno e progesterona estão, respectivamente, 30 vezes e 10 vezes mais elevados no final da gestação do que no ciclo menstrual.[25]

Foram descritos receptores para estrógenos e progesterona em várias células e tecidos, incluindo fibroblastos gengivais.[20,26] Correlacionado à elevação dos níveis hormonais no sangue e ligação dos hormônios aos seus receptores no tecido gengival, há aumento gradual da prevalência, extensão e gravidade da inflamação gengival ao longo da gravidez, independentemente da quantidade de biofilme acumulado.[27]

As principais alterações que acometem o periodonto durante a gestação são a gengivite da gravidez **(Figura 8A)** e o granuloma gravídico (Figura 8B), caracterizados por eritema, edema, hiperplasia gengival e sangramento espontâneo ou à sondagem,[5,21,23] aumento da profundidade de sondagem,[5,28,29] aumento do fluxo de fluido gengival[21] e da mobilidade dentária.[5,21,29] Essas alterações não estão diretamente correlacionadas com a quantidade de biofilme presente,[5,21,23,29] mas são resultantes de resposta inflamatória exacerbada à agressão bacteriana.[30] A gengivite da gravidez acomete cerca de 1/3 das gestantes, enquanto a prevalência de granuloma gravídico é menor, variando de 0,2% a 9,6%.[27]

Apesar dessas evidências, parece existir pouco efeito das alterações hormonais sobre o periodonto de sustentação, e este ainda é um ponto que requer maior investigação, pois tomadas radiográficas devem ser evitadas neste período. Apesar disso, existe alguma evidência de maior perda de inserção em gestantes comparativamente a mulheres não gestantes da mesma faixa etária.[31]

A inflamação dos tecidos periodontais marginais é maior no 2º e 3º trimestres gestacionais, mesmo que não haja alteração no índice de placa, e começa a reduzir a partir do 9º mês de gestação, com a queda dos níveis de hormônios sexuais femininos, passando a existir correlação entre a quantidade de biofilme e o grau de inflamação gengival.[5,29] No entanto, o tratamento da inflamação deve ser realizado durante a gestação, preferencialmente no segundo trimestre gestacional, podendo incluir o tratamento cirúrgico do granuloma gravídico quando este afeta função, estética e saúde emocional da gestante (Figura 9).

Na gravidez, ocorre uma conversão da resposta inflamatória baseada em células T *helper* (Th) 1 e 17 para Th2 e T reguladora para viabilizar a gestação. Qualquer mecanismo que interfira nessa resposta pode resultar em desfechos adversos da gravidez.[27] Nos últimos 30 anos, diferentes estudos sugeriram que a doença periodontal está associada com prematuridade de parto, baixo peso ao nascer, aborto, pré-eclâmpsia ou eclâmpsia.[32-38] Mais recentemente, outros estudos têm investigado o impacto da doença periodontal em outros eventos adversos da gravidez, como diabetes gestacional e aborto.[27]

Os conceitos de prematuridade de parto e baixo peso ao nascer são definidos pela OMS (Figura 10). Crianças nascidas prematuras ou de baixo peso representam grande problema de saúde pública, pois apresentam maior taxa de mortalidade e problemas respiratórios, neurológicos, cognitivos, intelectuais, cardiovasculares e metabólicos a longo prazo.[27]

Os eventos adversos da gravidez estão, de forma geral, associados com vários fatores de risco gerais, incluindo fatores comportamentais, psicossociais, sociodemográficos, médicos, biológicos, idade, peso materno e ganho de peso durante a gestação, muitos dos quais em combinação e associados à doença periodontal. Além disso, estão associados com elevação dos níveis de mediadores inflamatórios, local e sistemicamente, originando principalmente de infecções ascendentes da vagina ou cérvix ou por disseminação hematogênica de infecções distantes do trato geniturinário, incluindo infecções pulmonares e a própria doença periodontal, que pode servir ainda como reservatório para translocação de bactérias e seus produtos para a unidade feto-placentária.[27]

Assim, três mecanismos principais explicam a associação entre doença periodontal e eventos adversos da gravidez:

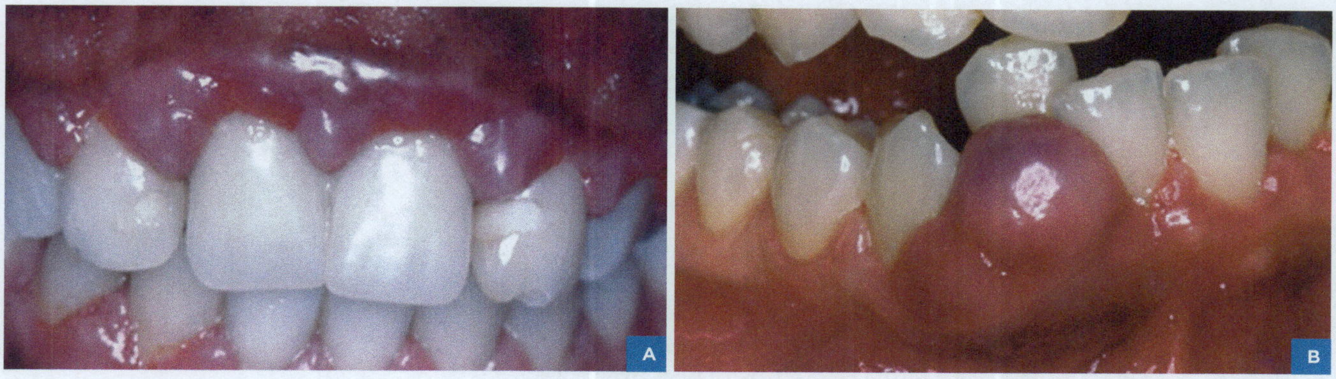

FIGURA 8 Doenças gengivais durante a gestação. (A) Gengivite da gravidez: caracteriza-se pelo aparecimento durante a gestação e representa uma resposta inflamatória exacerbada da gengiva à presença da placa bacteriana. A severidade da inflamação gengival não está diretamente correlacionada à quantidade de biofilme de placa presente. Pode se manifestar de forma suave a severa, com vermelhidão da margem gengival, alteração de contorno do tecido gengival, perda do padrão casca de laranja, sangramento à sondagem ou espontâneo, porém sem perda de inserção e perda óssea. A condição se agrava durante a gestação, atingindo seu pico no 1º e 3º trimestre gestacionais e melhora após o parto. Acomete de 30 a 100% das mulheres grávidas, dependendo da população estudada. (B) Granuloma gravídico: tumor de base pediculada ou séssil que se desenvolve na gengiva marginal durante a gestação, como resposta inflamatória acentuada da gengiva à presença de placa na margem gengival. É mais prevalente na maxila, em regiões interproximais. O quadro histopatológico é compatível com granuloma piogênico. Existe a tendência de reduzir espontaneamente após o parto, porém quando interferir com a função ou trouxer prejuízo estético e emocional significantes à gestante, pode ser removido cirurgicamente durante a gestação, no 2º trimestre gestacional (Figura 9).

Fonte: Acervo pessoal dos autores.

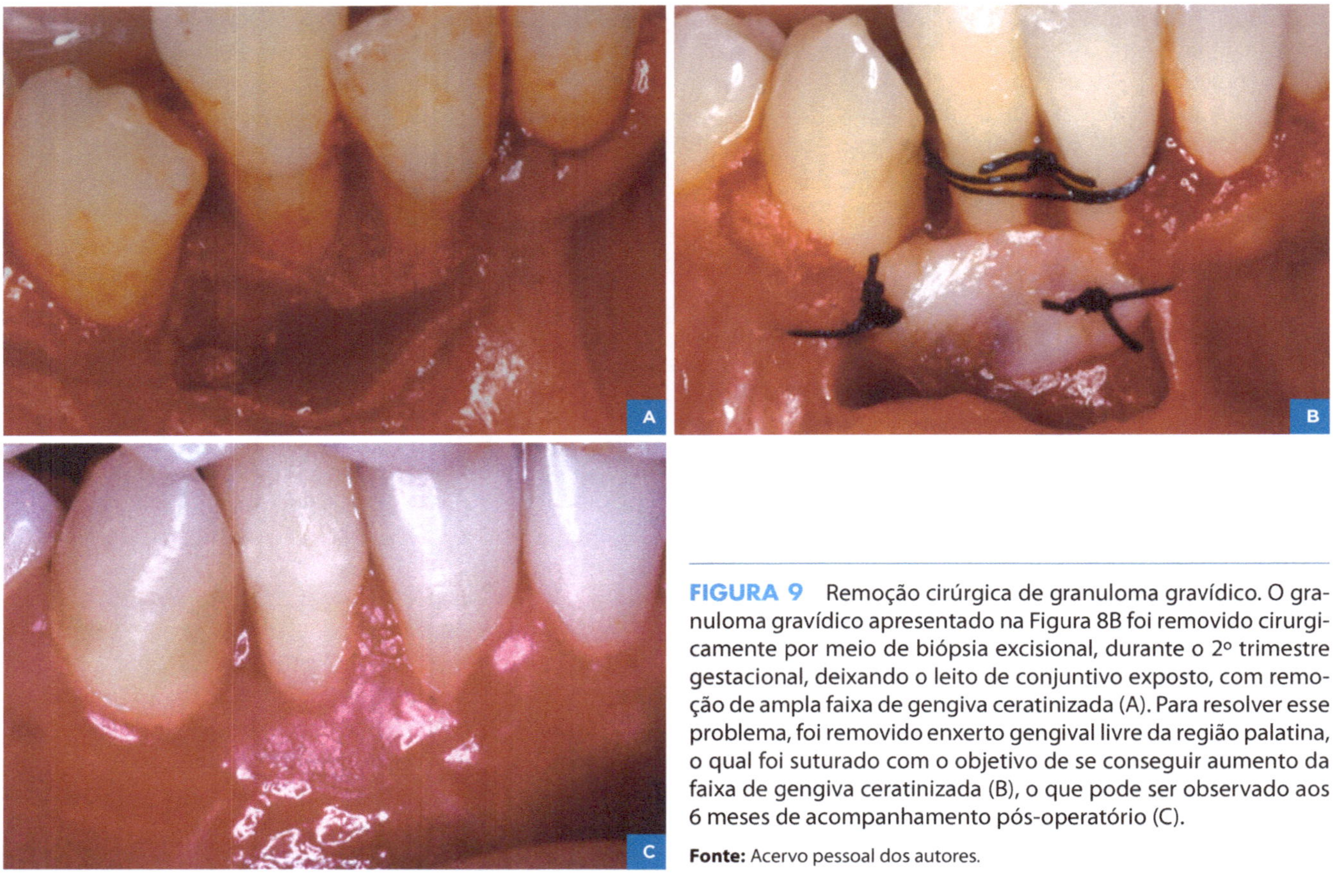

FIGURA 9 Remoção cirúrgica de granuloma gravídico. O granuloma gravídico apresentado na Figura 8B foi removido cirurgicamente por meio de biópsia excisional, durante o 2º trimestre gestacional, deixando o leito de conjuntivo exposto, com remoção de ampla faixa de gengiva ceratinizada (A). Para resolver esse problema, foi removido enxerto gengival livre da região palatina, o qual foi suturado com o objetivo de se conseguir aumento da faixa de gengiva ceratinizada (B), o que pode ser observado aos 6 meses de acompanhamento pós-operatório (C).

Fonte: Acervo pessoal dos autores.

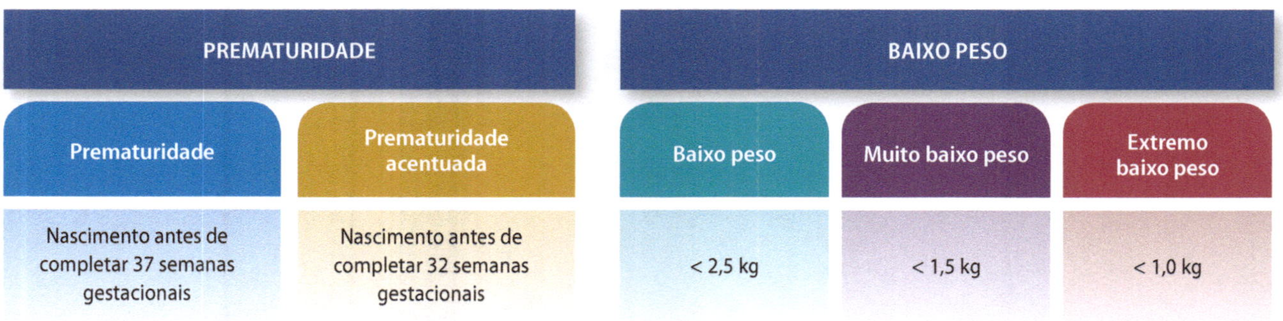

FIGURA 10 Conceitos de prematuridade de parto e baixo peso ao nascer (OMS).

Fonte: Organização Mundial da Saúde (OMS).

- Translocação de bactérias e seus produtos para a unidade feto-placentária (via direta).
- Aumento dos níveis de mediadores inflamatórios (PGE_2, TNF-α, IL-1β) localmente, com disseminação via hematogênica, afetando a unidade feto-placentária.
- Indução da produção de citocinas (IL-6) e proteínas de fase aguda (proteína C reativa) pelo fígado, com impacto na unidade feto-placentária (via indireta).

A translocação de bactérias e seus produtos para a unidade feto-placentária induz neste local respostas imunoinflamatórias, levando a vários eventos adversos da gravidez. Essas respostas são dependentes do tempo e da gravidade da exposição. Exposições menores podem induzir hipercontração uterina, dilatação cervical e ruptura de membrana, e levam a parto prematuro. Já a restrição de crescimento fetal e a prematuridade acentuada estão associadas com exposições maiores ou mais precoces.[37] Infecções e reações inflamatórias no útero podem induzir aborto ou prematuridade de parto em decorrência da contração uterina e ruptura de membrana, a qual pode ser degradada por metaloproteinases de matriz em resposta às citocinas inflamatórias, como TNF-alfa e IL-1.[27]

Os principais fatores que sugeriram a exposição da unidade fetoplacentária a infecções bucais foram a existência de níveis elevados de microrganismos e seus produtos no fluido amniótico, cordão umbilical, aspirados respiratórios do neonato, placenta, membranas fetais, titulação de anticorpos maternos contra microrganismos orais no soro materno e no sangue do cordão umbilical (IgM) e presença de marcadores inflamatórios no soro materno, cordão umbilical e líquido amniótico, incluindo IL-6, TNF-α, proteína C reativa, PGE_2, dentre outros.[37]

As principais bactérias periodontopatogênicas associadas com desfechos adversos da gravidez são *F. nucleatum, C. rectus, P. gengivais* e *Bergeyella* sp.[37] Em seres humanos, foram detectadas *F. nucleatum, P. gingivalis* e outras bactérias no líquido amniótico de casos de prematuridade de parto[39,40] e, em casos de morte do neonato, também se encontram nos tecidos neonatais.

Foram encontrados também anticorpos IgM contra *F. nucleatum* e *P. gingivalis* no cordão umbilical de bebês prematuros, com presença de anticorpos IgM contra essas bactérias no sangue. Cerca de 1/3 dos fetos apresentaram anticorpos IgM contra bactérias orais, sendo a IgM contra *C. rectus* o melhor previsor para o desenvolvimento de desfechos adversos da gravidez.[37]

A translocação de bactérias da boca para a unidade feto-placentária é facilitada pelo aumento da permeabilidade vascular, inflamação e sangramento gengival, o que é confirmado pela presença de bactérias orais na unidade feto-placentária, que apresenta uma microbiota única, mesmo em gestações clinicamente saudáveis, embora gestantes com periodontite apresentem maiores níveis de patógenos periodontais na placenta do que gestantes sem periodontite.[27]

Os parâmetros periodontais que definem o risco de ocorrência de eventos adversos da gravidez ainda são controversos, já que diferentes definições de doença periodontal foram utilizadas nas investigações realizadas. Ainda, existe grande heterogeneidade entre os estudos em relação ao momento em que o exame periodontal é realizado, bem como no treinamento e calibração dos examinadores e número de sítios avaliados, levando a resultados divergentes na literatura.[27] São necessárias pelo menos duas avaliações da gestante: uma no início da gestação e outra mais próxima ao parto. Pode-se investigar, além das medidas clínicas, a composição microbiana e os marcadores inflamatórios existentes, quando possível.

A terapia periodontal é segura e resulta em melhores condições periodontais da gestante, devendo ser realizado tratamento periodontal não cirúrgico e instrução de higiene bucal, podendo incluir também, em alguns casos, o uso de antibioticoterapia sistêmica, visando a resolução da inflamação. Em ensaio clínico, gestantes participantes de programa público de cuidados pré-natal submetidas a tratamento periodontal não cirúrgico composto por raspagem e alisamento radicular, instrução de higiene bucal e profilaxia profissional, no segundo trimestre gestacional, apresentaram estabilidade do quadro periodontal, enquanto gestantes que não receberam a intervenção periodontal apresentaram piora do quadro periodontal. Além disso, o tratamento durante a gestação estava associado com diminuição do risco de desenvolvimento de eventos adversos da gravidez em cerca de 13,5 vezes, com taxa de desenvolvimento de efeitos adversos da gravidez de 47,05% no grupo não tratado, comparativamente a 6,25% no grupo que recebeu tratamento periodontal.[41]

Sugere-se que tratamentos odontológicos eletivos devem ser evitados durante o 1º trimestre gestacional. Portanto, é importante identificar o estágio da gravidez e realizar avaliação periodontal minuciosa para determinar a condição periodontal da paciente, estabelecendo-se, a partir daí, a estratégia de tratamento mais adequada.

Em gestantes saudáveis periodontalmente, recomenda-se orientação de cuidados preventivos com a saúde oral tanto da mãe quanto, futuramente, do bebê, além da aferição da pressão arterial. Um importante componente da educação em saúde bucal deve ser o treinamento e a motivação na autoavaliação periodontal e práticas de higiene bucal, com ênfase especial na higienização das áreas interproximais. A paciente deve ser agendada para reavaliação em período mais próximo ao parto.

Em gestantes com gengivite, deve-se realizar as mesmas medidas de promoção de saúde, relativamente ao exame da paciente, educação em saúde bucal e orientação quanto às técnicas de higiene. Além disso, a gestante deve sofrer intervenção profissional para tratamento da gengivite, com o objetivo de reduzir a carga bacteriana e os sinais de inflamação. Após o restabelecimento das condições de saúde gengival, a paciente deverá ser colocada em terapia de manutenção e, caso haja recidiva, o tratamento deverá ser realizado novamente.

Em gestantes com periodontite, o mesmo protocolo de exame, educação em saúde bucal e orientação de higiene deverá ser seguido. Adicionalmente, deve-se realizar tratamento periodontal não cirúrgico com raspagem subgengival para reduzir a microbiota e eliminar os sinais clínicos de inflamação. No entanto, tratamentos mais complexos ou cirúrgicos devem ser evitados nesse período. Após o parto, a paciente deverá ser reavaliada para dar continuidade ao tratamento ativo ou ao tratamento periodontal de suporte.

DOENÇAS CARDIOVASCULARES

Endocardite infecciosa

A endocardite infecciosa é uma infecção que ocorre na superfície do endocárdio ou de próteses intracardíacas e tem como lesão característica vegetação composta por aglomerado de plaquetas, fibrina, microrganismos e células inflamatórias.[42]

O diagnóstico é definido por:

- **Endocardite infecciosa definida:** quando dois critérios maiores ou um critério maior e três menores ou cinco critérios menores ou microrganismo identificado em peça cirúrgica forem identificados (Tabela 2).

- **Endocardite infecciosa possível:** achados compatíveis com endocardite infecciosa, porém não preenchem os critérios de endocardite definida ou descartada.
- **Endocardite infecciosa descartada:** diagnóstico alternativo estabelecido que explica os achados de endocardite infecciosa, resolução das manifestações com antibioticoterapia por quatro dias ou menos, ausência da evidência patológica de endocardite infecciosa durante cirurgia ou necropsia ou incapacidade de preencher os critérios clínicos para possível endocardite.

As lesões de endocardite podem ser classificadas em:[42]

- **Aguda:** intensa toxicidade e progride no período de dias a semanas, com destruição da valva cardíaca e infecção metastática.
- **Subaguda:** evolui de semanas a meses, com toxicidade discreta, febre e raramente causa infecções metastáticas.

A endocardite infecciosa é mais prevalente em homens, e em 70 a 75% dos casos está relacionada à história prévia de cardiopatias. A incidência de endocardite em válvulas nativas é de 1,7 a 6,2/100.000 pessoas ao ano (Tabela 2).[42]

O uso de antibioticoterapia profilática em procedimentos odontológicos invasivos só é recomendado atualmente para casos de alto risco à endocardite infecciosa, conforme sugerido pela Associação Americana do Coração (AHA – American Heart Association) (Tabela 3), restrito a pequeno número de casos, pois diferentes estudos sugeriram que a bacteremia resultante de atividades diárias como escovação e uso do fio dental, é mais importante do que aquelas associadas com procedimentos odontológicos. A manutenção de bom padrão de higiene bucal e visitas regulares ao dentista podem reduzir o risco de endocardite infecciosa.

Com exceção dessas condições de alto risco, não há indicação para profilaxia antibiótica com procedimentos odontológicos invasivos. São considerados procedimentos odontológicos invasivos todos aqueles que promovem sangramento ou risco de sangramento. Portanto, procedimentos cirúrgicos, endodônticos, cirurgia parendodôntica, tratamento periodontal não cirúrgico ou cirúrgico e cimentação de coroas protéticas com término subgengival requerem profilaxia antibiótica nas condições previstas. Não é necessário realizar profilaxia antibiótica nos seguintes casos: realização de anestesia de rotina em tecidos não infectados, tomada radiográfica, colocação de próteses removíveis ou aparelhos ortodônticos, ajuste de aparelhos ortodônticos, colocação de bráquetes, esfoliação de dentes decíduos e sangramento decorrente de trauma aos lábios ou à mucosa.

O regime de profilaxia antibiótica recomendado pela AHA está apresentado na Tabela 4. Já os sinais clínicos que caracterizam os quadros de endocardite infecciosa estão apresentados na Tabela 5. Os sinais e sintomas clássicos incluem bacteremia ou fungemia persistente e presença de murmúrio cardíaco associado com disfunção vascular, que pode ser identificado por exames complementares de ecocardiografia transtorácica ou transesofageana.[43]

Doenças cardiovasculares

A periodontite e as doenças cardiovasculares (DCV) são doenças crônicas não transmissíveis amplamente distribuídas, cuja prevalência aumenta com a idade. Diversas evidências mostram associação entre as duas condições, estando a periodontite relacionada a risco aumentado de infarto do miocárdio, falência cardíaca e AVC.[2] As DCVs, englobando doenças coronarianas, cerebrovasculares e vasculares periféricas, ocasionaram 17,9 milhões de mortes no mundo, o que representa 1/3 de todas as causas de morte.[44]

Os principais fatores de risco para as DCVs são: tabagismo, dislipidemia (níveis elevados de triglicerídeos e LDL – *low density lipoprotein* – e baixos níveis de HDL – *high density lipoprotein*), idade, sexo, baixo nível de instrução, hipertensão e

TABELA 2 Critérios diagnósticos clínicos de Duke para endocardite infecciosa.

Critérios maiores
▸ Duas hemoculturas positivas com microrganismos típicos de endocardite, obtidas em intervalos > 12 h (*S. viridans*, *S. bovis*, grupo HACEK, *S. aureus*, Enterococos)
▸ Três hemoculturas positivas com microrganismos compatíveis com endocardite
▸ Evidência sorológica de *Coxiella burnetii* (ou uma hemocultura positiva)
▸ Evidência ecocardiográfica de comprometimento endocárdico:
• Massa intracardíaca oscilante em valva cardíaca, em estruturas de sustentação, no trajeto de jatos de regurgitação ou em material implantado sem outra explicação anatômica
• Abscesso cardíaco
• Nova deiscência de prótese valvar
• Nova insuficiência valvar
Critérios menores
▸ Cardiopatia predisponente
▸ Abuso de drogas intravenosas
▸ Febre ≥ 38 ºC
▸ Fenômenos vasculares:
• Embolia arterial
• Embolia pulmonar séptica
• Aneurisma micótico
• Hemorragia intracraniana
• Petéquias conjuntivais
• Lesões de Janeway
▸ Fenômenos imunológicos:
• Glomerulonefrite por deposição de imunocomplexos
• Nódulos de Osler
• Manchas de Roth
• Fator reumatoide positivo
▸ Evidência microbiológica de infecção compatível com endocardite, porém sem preencher os critérios maiores
▸ Ecocardiograma com lesões sugestivas de vegetação que não preencham os requisitos como critérios maiores

Fonte: Adaptada de Li, 2000.[43]

TABELA 3 Fatores de alto risco à endocardite infecciosa, que requerem o uso de profilaxia antibiótica prévia a procedimentos odontológicos invasivos.

Válvulas cardíacas protéticas, incluindo próteses instaladas por cateter e homoenxertos
Material protético utilizado para reparo da válvula cardíaca
Endocardite prévia História prévia de endocardite infecciosa (EI) é um dos principais fatores de risco predisponentes ao desenvolvimento de novo episódio de EI.[42]
Doença cardíaca congênita (DCC), apenas nas seguintes situações: ▸ DCC cianótica não reparada, incluindo ***shunts*** e condutos paliativos ▸ Defeitos cardíacos congênitos reparados completamente com materiais ou acessórios protéticos, seja colocado por cirurgia ou intervenção por cateter, durante os seis primeiros meses após o procedimento ▸ DCC reparada com ***shunts*** residuais ou regurgitação valvular no sítio ou adjacente ao sítio de adesivo ou acessório protético (que inibe a endotelização)
Transplantados cardíacos com regurgitação de válvula mediante válvula estruturalmente anormal

Fonte: American Heart Association (AHA), 2021. Com exceção dessas condições, não há indicação para profilaxia antibiótica com procedimentos odontológicos invasivos.

TABELA 4 Regimes de profilaxia antibiótica recomendados para procedimentos odontológicos.

Medicamento	Regime (30 a 60 minutos antes do atendimento)		Situação
	Adultos	Crianças	
Amoxicilina	2 g	50 mg/kg	Via oral
Ampicilina ou	2 g IM ou IV	50 mg/kg IM ou IV	Incapaz de tomar por via oral
Cefazolin ou ceftriaxona	1 g IM ou IV	50 mg/kg IM ou IV	
Cefalexina* ou	2 g	50 mg/kg	Alérgicos à penicilina ou ampicilina capazes de receber medicação por via oral
Clindamicina ou	600 mg	20 mg/kg	
Azitromicina ou claritromicina	500 mg	15 mg/kg	
Cefazolin ou ceftriaxona ou	1 g IM ou IV	50 mg/kg IM ou IV	Alérgicos à penicilina ou ampicilina incapazes de receber medicação por via oral
Clindamicina	600 mg IM ou IV	20 mg/kg IM ou IV	

IM, intramuscular; IV, intravenoso.
*No lugar das cefalexinas, podem ser utilizadas doses adultas ou pediátricas equivalentes de cefalosporinas de primeira ou segunda gerações. As cefalosporinas não podem ser utilizadas em pacientes com história de anafilaxia, angioedema ou urticária com penicilinas ou ampicilinas.
Fonte: American Heart Association (AHA), 2021.

TABELA 5 Sinais e sintomas clínicos da endocardite infecciosa.

▸ Febre (ausente em pacientes com insuficiência renal ou cardíaca, debilidade grave ou uso prévio de antibiótico)
▸ Anorexia (forma subaguda)
▸ Perda de peso (forma subaguda)
▸ Adnamia (forma subaguda)
▸ Sudorese noturna (forma subaguda)
▸ Sopro cardíaco preexistente
▸ Petéquias na pele, conjuntiva e mucosa oral
▸ Esplenomegalia
▸ Lesões periféricas (manchas de Janeway e nódulos de Osler)

Fonte: Kalil Filho, 2004.[42]

metabolismo alterado da glicose, estando este especialmente correlacionado com dietas ricas em gorduras saturadas, sal e açúcar refinado, contribuindo para obesidade e diabetes tipo 2.

A aterosclerose é uma doença progressiva, na qual ocorre acúmulo de cristais de colesterol na parede das artérias elásticas de médio e grande porte, podendo causar infarto do miocárdio e acidentes cerebrovasculares.[46] Embora os principais fatores de risco para a aterosclerose estejam relacionados ao tabagismo, dislipidemia, diabetes, obesidade, histórico familiar e hipertensão, descobriu-se que processos infecciosos e inflamatórios, de forma geral, contribuem para o desenvolvimento ou para a ruptura das placas ateroscleróticas, por meio de infiltração de células inflamatórias nas paredes das artérias[46] ou por invasão das placas ateroscleróticas por bactérias, inclusive patógenos periodontais.[47] Assim, a doença periodontal, como condição infecciosa e inflamatória crônica, está associada a risco aumentado de desenvolvimento de doenças cardiovasculares, de forma geral.[46,48]

Vários mecanismos biológicos estão envolvidos no processo de formação da placa aterosclerótica, e um deles é disparado por processos inflamatórios. A invasão da parede das artérias de médio e grande porte por bactérias ou produtos inflamatórios decorrentes do processo infeccioso induz aumento na secreção de citocinas inflamatórias e moléculas de adesão vascular, de modo a favorecer a hipercoagulação sanguínea. As citocinas pró-inflamatórias, especialmente IL-1, IL-6 e TNF-α, inibem a ação da lipoproteína lipase, e a lipemia é uma característica das infecções crônicas.[48]

A doença periodontal predispõe o desenvolvimento de doenças vasculares em decorrência da grande quantidade de bactérias Gram-negativas, da elevação local e sistêmica de diferentes citocinas inflamatórias e da resposta inflamatória.[48]

Pacientes periodontais podem apresentar níveis elevados de colesterol total, LDL, triglicerídeos, VLDL, LDL oxidado e fosfolipase A2, além de redução significativa dos níveis de HDL, podendo ser este um dos fatores que justificam a associação entre periodontite e DCVs.[45]

As duas condições – periodontite e DCVs – ocorrem mais frequentemente em homens, com baixos níveis de instrução e socioeconômico, alto nível de stress e baixa sociabilidade, estando ainda relacionada ao envelhecimento.[46] Isso resulta em disfunção endotelial confirmada em exames cardiológicos e de imagem.[45,49] Como consequência desta e de outras condições, observa-se risco aumentado de desenvolvimento de doenças coronarianas na presença de periodontite, especialmente na forma mais severa, podendo variar dependendo da população estudada e das definições de casos de periodontite.[45,50]

Da mesma forma, existem várias evidências da associação entre periodontite e doenças cerebrovasculares, em especial AVC isquêmico,[45] doenças vasculares periféricas (DVP)[45,51] e fibrilação atrial.[45,52,53]

Plausabilidade biológica da associação entre periodontite e DCVs

Similarmente às demais associações com periodontite descritas para as condições anteriores, a associação entre periodontite e DCVs pode ser explicada por mecanismos diretos ou indiretos. Os mecanismos diretos envolvem a translocação de bactérias e seus produtos por via hematogênica para sítios distantes da cavidade bucal. Os mecanismos indiretos envolvem o aumento dos níveis séricos de diferentes marcadores de inflamação que também estão associados ao aumento do risco cardíaco, como PCR, IL-6 e anticorpos anticardiolipina.

Mecanismos diretos

Diferentes estudos sugerem que bactérias orais podem se disseminar através da corrente sanguínea em episódios de bacteremia transitória **(Figura 11)**, os quais podem ocorrer após eventos cotidianos, como escovação, uso do fio dental, mastigação e deglutição ou, ainda, após intervenção odontológica, como raspagem, polimento dental e sondagem.[54] O risco é maior em pacientes que apresentam mais inflamação gengival e, especialmente, bolsas periodontais mais profundas, nas quais existe maior quantidade de microrganismos mais patogênicos.[45,55]

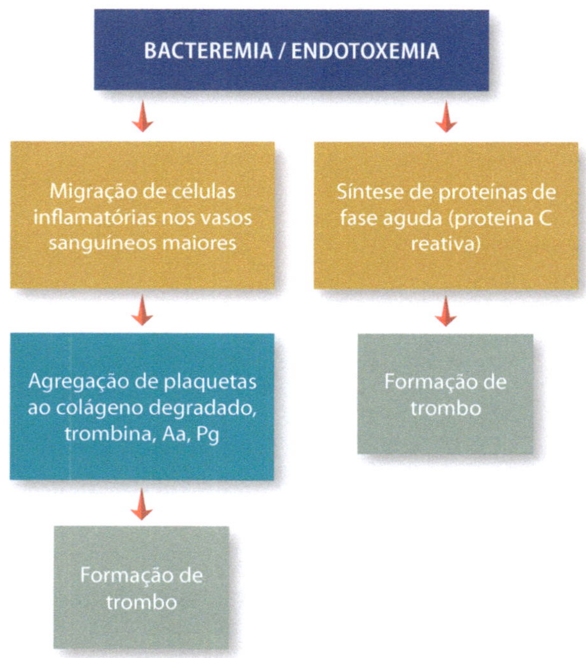

FIGURA 11 Plausabilidade biológica da associação entre periodontite e DCVs: mecanismos diretos. Os efeitos diretos da periodontite no desenvolvimento das doenças cardiovasculares (DCVs) podem ser explicados pela translocação de bactérias (bacteremia) ou seus produtos (endotoxemia) por via hematogênica para sítios distantes da cavidade bucal. Alguns patógenos, como a *P. gingivalis*, apresentam a capacidade de invadir endotélio, provocando agregação plaquetária na parede dos vasos sanguíneos, levando ao desenvolvimento de trombo oclusivo de vasos sanguíneos. Outro mecanismo de ação seria a indução de resposta inflamatória de fase aguda, induzindo também a aterogênese.

Fonte: Elaborada pelos autores.

A translocação de bactérias por via hematogênica pode resultar em invasão da placa aterosclerótica por bactérias orais, como *P. gingivalis*, *T. denticola*, *T. forsythia* e *F. nucleatum*, promovendo sua instabilidade e ruptura.[54,55]

Estudos realizados por esta equipe de pesquisa demonstraram maior prevalência de doença periodontal em pacientes internados em ambiente hospitalar em decorrência de AVC do que em pacientes controle sistemicamente saudáveis (95% *vs.* 28,3%), com maiores níveis de *P. gingivalis* quantificados em amostras de placa subgengival obtidas do primeiro grupo, especialmente em pacientes apresentando bolsas periodontais profundas, com *odds ratio* de 48,06% (95% CI: 5,97; 387,72; $p < 0,05$).[56]

A análise histológica de amostras de placa ateromatosa obtidas de 24 pacientes submetidos à endarterectomia demonstrou presença de *P. gingivalis* (75% das amostras), *T. denticola* (58,3%), *F. nucleatum* (37,5%), *P. intermedia* (33,3%), *A. actinomycetencomitans* (20,8%) e *P. nigrescens* (0,4%),[57] sugerindo que os patógenos periodontais têm capacidade de invadir a parede das artérias, exercendo possível papel significativo no desenvolvimento ou na ruptura das placas ateroscleróticas, conforme também demonstrado em outros estudos realizados em animais e em seres humanos.[54]

Estudos revistos por Herrera *et al.*[54] também demonstraram a presença de *P. gingivalis* e *A. actinomycetencomitans* vivos em tecido ateromatoso, implicando essas bactérias nos mecanismos patogênicos possíveis da associação entre doenças periodontais e DCVs.

Essas bactérias apresentam diferentes fatores de virulência capazes de promover invasão do endotélio, como, por exemplo, as fímbrias exibidas pela *P. gingivalis*.[45,58]

Deshpande *et al.*,[59] em 1998, demonstraram que a *P. gingivalis* pode invadir células endoteliais cardíacas fetais bovinas, bem como células da aorta bovina e da veia umbilical em seres humanos, conforme analisado por microscopia eletrônica de transmissão. A invasão de células da artéria coronária pode iniciar ou exacerbar a resposta inflamatória na aterosclerose. Além da *P. gingivalis*, outros microrganismos têm a capacidade de invadir células endoteliais aórticas, como *E. corrodens* e *P. intermedia*, os quais contribuem para a aterogenese.[60]

Mecanismos indiretos

A associação entre periodontite e DCV pode ser explicada por meio de dois mecanismos biológicos plausíveis: inflamação sistêmica ou mimetismo.[55]

Mimetismo molecular

Tem se considerado que o mimetismo molecular pode ser o possível mecanismo que explica a associação entre doença periodontal e aterosclerose. Pode ocorrer quando uma sequência de similaridades entre autopeptídeos e peptídeos exógenos produzem ativação cruzada de células T ou B autorreativas, que podem levar à destruição tecidual patológica ou a reações de autoimunidade. Conforme revisto por Lockhart *et al.*,[61] autoanticorpos de reação cruzada contra LPS bacterianos periodontais e proteínas *heat shock* (HSP) foram identificados, aumentando a morbidade e mortalidade por DCVs ateroscleróticas. Nessa proposta, o dano endotelial poderia ser maior em função da resposta imune às HSPs bacterianas. Anticorpos contra as bactérias têm reação cruzada com células endoteliais cardíacas, resultando em dano aos tecidos cardíacos no processo de inflamação periodontal.

Inflamação sistêmica

Recentemente, diferentes estudos demonstraram que processos inflamatórios, de forma geral, estão relacionados à patogênese da aterosclerose e podem explicar a associação entre doenças periodontais e DCVs.[46,48,62] Vários ensaios clínicos relataram níveis sistêmicos elevados de mediadores inflamatórios em pacientes com periodontite comparativamente a pacientes saudáveis periodontalmente. Esses níveis são significativamente reduzidos após o tratamento periodontal.[62]

Em 2013, a Academia Americana de Periodontia e a Federação Europeia de Periodontologia realizaram um consenso mundial para avaliar a associação causal entre periodontite e DCVs. A revisão das evidências científicas até então existentes sugeriram associação entre as duas condições bem como efeito benéfico do tratamento periodontal na redução dos marcadores de risco às doenças cardiovasculares,[63] como a proteína C reativa e IL-6.[18]

Neutrófilos periféricos de pacientes com periodontite liberam níveis aumentados de IL-1β, IL-8, IL-6 e TNF-α quando estimulados por patógenos periodontais, estimulando resposta inflamatória aguda.[45]

Outro importante marcador de DCV que se encontra mais elevado em pacientes com periodontite é o fibrinogênio, o qual se apresenta ainda mais elevado na presença de periodontite e DCV simultaneamente. Além disso, marcadores de ativação plaquetária também parecem estar mais elevados em pacientes periodontais.[45]

Patógenos periodontais, como *P. gingivalis*, *T. forsythia*, *A. actinomycetencomitans* e *F. nucleatum* são capazes de gerar anticorpos que têm reação cruzada com proteínas *heat shock* humanas, ativando a produção de citocinas e promovendo ativação de monócitos e células endoteliais. Neutrófilos periféricos de pacientes com periodontite produzem níveis aumentados de espécies de oxigênio reativo, quando estimuladas e não estimuladas.[45]

Alguns indivíduos apresentam um traço hiper-inflamatório na resposta a estímulos, que se manifesta pela produção excessiva de citocinas pró-inflamatórias e mediadores lipídicos por monócitos e outros tipos celulares. Esse traço hiper-inflamatório pode ser induzido por fatores genéticos, ambientais e comportamentais, e são fatores de risco comuns tanto às DCVs quanto à periodontite.[46]

Estudos epidemiológicos

Diferentes estudos longitudinais demonstraram a associação entre doença periodontal e DCVs. Os primeiros estudos[22,64] investigaram a associação entre condições de saúde bucal e DCV em homens ≤ 50 anos e sugeriram que, de forma geral, piores condições de saúde bucal foram observadas em pacientes com DCCs do que naqueles sistemicamente saudáveis, mesmo após o controle de outras variáveis de risco, como idade, níveis de colesterol total, HDL, triglicerídeos, peptídeo C, hipertensão, diabetes e tabagismo.

Posteriormente, foi realizado um estudo maior,[64] envolvendo 88 homens ≤ 60 anos e 12 mulheres ≤ 65 anos submetidos à angiografia coronariana. Utilizando o índice dentário, não foi encontrada associação entre DCC e infecção de origem odontológica, porém em homens houve associação entre índice dentário, idade, níveis de triglicerídeos e ateromatose coronariana grave, mesmo após a exclusão de outras variáveis de risco.

O acompanhamento longitudinal de pacientes com história de infarto do miocárdio mostrou que o aumento de 1 unidade no índice dentário representa um risco 1, 2 vez maior de novo evento cardiovascular.[65] Evidências também demonstraram associação independente da condição de saúde bucal com AVC, especialmente com o componente periodontal do índice.[66]

Em amostra populacional representativa da população norte-americana acompanhada por 14 anos,[67] observou-se que indivíduos com doença periodontal mais grave apresentavam risco 25% maior de desenvolvimento de DCC. Nesse sentido, há associação positiva entre DCC e perda dentária > 10 dentes[68] e perda óssea.[69]

Esses estudos iniciais sugeriram associação entre doença periodontal e DCVs. Quando a gravidade da exposição está relacionada com a incidência da doença, esta informação é importante para estabelecer a condição estudada como causa. Esse efeito "dose-resposta" ou "gradiente biológico" pode indicar que, se o fator é de importância causal, o risco de desenvolvimento da doença deve estar relacionado à exposição ao fator.[46]

Alguns indivíduos apresentam trato monocítico hipersecretório, o qual, quando estimulado por lipopolissacarídeos bacterianos, secreta quantidades significativamente maiores de citocinas, contribuindo para maior degradação tecidual.[46]

O LDL que se acumula na parede dos vasos sanguíneos reage com espécies reativas de oxigênio, formando o LDL oxidado. Macrófagos tentam fagocitar o LDL oxidado, formando as chamadas células espumosas, características das lesões ateroscleróticas, decorrentes do acúmulo de gordura em seu citoplasma. Conforme a lesão progride, ocorre proliferação de células musculares lisas da camada média na camada íntima, formando uma cápsula fibrosa que começa a obliterar a luz dos vasos sanguíneos. A invasão dessa placa por bactérias provoca sua instabilidade, podendo levar à ruptura e, consequentemente, ao desenvolvimento de eventos cardiovasculares fatais e não fatais. Geralmente, essas lesões estão relacionadas com processos infecciosos e inflamatórios graves.[48]

Tratamento periodontal

Considerando-se o papel central das bactérias na patogênese da periodontite, o objetivo primário do tratamento é remover os fatores etiológicos locais que contribuem para o desenvolvimento e a progressão da doença periodontal. A instrumentação mecânica de bolsas supra e subgengivais promove desorganização do biofilme que dispara a resposta imunoinflamatória. Considerando-se ainda que bolsas periodontais abrigam maior quantidade de patógenos mais virulentos, a eliminação de bolsas periodontais > 3 mm tem como um de seus objetivos a prevenção de doenças sistêmicas.[62]

Quando o paciente apresenta doença periodontal e DCVs, as duas condições devem ser tratadas de forma independente, embora estejam associadas. Isso significa que o paciente deve ser encaminhado ao médico para controle das condições sistêmicas, estabelecendo-se contato multiprofissional médico-dentista para comunicação de questões relativas ao tratamento do paciente, como o uso de medicamentos e possíveis interações medicamentosas.

O tratamento das condições cardiológicas envolve mudanças de estilo de vida, especialmente com relação à cessão do tabagismo, orientação de dieta saudável e adoção de hábitos de atividade física regulares, com a realização de 30 minutos diários de exercícios físicos para manutenção do peso ideal, já que a obesidade central ou visceral é considerada um fator de risco importante para distúrbios metabólicos e DCVs.[62]

Efeitos do tratamento periodontal nos eventos cardiovasculares

Infarto do miocárdio

Estudo de larga escala demonstrou que o risco de infarto agudo do miocárdio foi maior em pacientes com periodontite do que em pacientes saudáveis.[70] Outros estudos revistos por Orlandi *et al.*[62] também sugeriram que o risco de infarto do miocárdio é maior em pacientes com periodontite e que esta pode aumentar o risco cardiovascular futuro em estratégias de prevenção secundárias. De acordo com essa revisão, apenas um estudo investigou os efeitos do tratamento periodontal na prevenção do infarto do miocárdio. O tratamento periodontal foi realizado por raspagem e alisamento radicular de boca toda, instrução de higiene bucal e orientação de consultar o cirurgião-dentista. Os pacientes foram acompanhados por 6 a 25 anos. Foram observados 5 eventos cardiovasculares no grupo teste e 7 no grupo controle, sem diferenças significativas entre eles. Outro estudo demonstrou maior incidência de eventos cardiovasculares em pacientes que escovam os dentes menos de uma vez por dia, comparada com pacientes que escovam duas vezes por dia, sugerindo que o padrão de higiene bucal ruim está correlacionado com maior risco cardiovascular. Quanto mais grave é a periodontite, maior é o risco cardiovascular, que pode ser reduzido pelo tratamento periodontal.

AVC isquêmico

Ainda não existem evidências suficientes para determinar os efeitos da terapia periodontal na prevenção do AVC, embora a periodontite seja um fator de risco independente, associado com incidência e reincidência de AVC isquêmico. Alguns estudos sugeriram que os efeitos benéficos do tratamento periodontal são observados melhor em pacientes mais jovens e que a maior gravidade da doença periodontal está associada com maior risco de desenvolvimento de eventos isquêmicos vasculares cerebrais. O tratamento periodontal reduz o risco de AVC isquêmico quando realizado regularmente, mesmo após o ajuste de outras variáveis de risco.[62]

Hipertensão

A hipertensão é um fator de risco importante para DCVs e representa aumento persistente da pressão arterial sistólica > 130 mmHg e/ou diastólica ≥ 80 mmHg, afetando de 30 a 45% da população mundial. A hipertensão arterial está associada com piores condições periodontais. O tratamento periodontal não cirúrgico isolado ou associado com antibioticoterapia sistêmica pode reduzir a pressão arterial sistólica ou diastólica, contribuindo para redução da incidência e mortalidade por DCVs.[62]

Evento cardiovascular agudo

Eventos cardiovasculares agudos podem ocorrer abruptamente após a ruptura da placa e trombose, levando à obliteração da luz dos vasos sanguíneos. Algumas condições favorecem a ocorrência de infarto agudo do miocárdio ou AVC isquêmico, como realização de exercícios físicos de alta intensidade, estresse emocional intenso e infecções respiratórias, podendo estar associadas com processos infecciosos e inflamatórios intensos, como doenças pulmonares ou infecções urinárias. Quando o tratamento periodontal é realizado, em função da bacteremia transitória que ocorre, pode-se observar elevação significativa de PCR, IL-6, selectina E e fator de von Willebrandt nas primeiras 24 horas após a terapia, indicando resposta inflamatória aguda e prejuízo temporário da função endotelial.[71,72] Assim, o tratamento periodontal pode ser considerado um risco agudo de eventos cardiovasculares agudos – infarto do miocárdio e AVC isquêmico – nas primeiras 4 semanas após o tratamento. Pela melhora da função endotelial que ocorre progressivamente dentro de 12 meses após a terapia, no entanto, pode-se considerar que o tratamento periodontal tem efeito cardioprotetor a longo prazo.[62,73]

Efeitos do tratamento periodontal em marcadores de risco cardiovascular

Rigidez arterial

A rigidez das artérias de grande porte está associada com hipertensão sistólica, DCC, AVC isquêmico, falência cardíaca e fibrilação atrial e, por isso, é utilizada como estratificação de risco cardiovascular. É medida pela velocidade de pulsação. Alguns estudos investigaram os efeitos do tratamento periodontal na frequência de pulsação e observaram melhora da mesma seis meses após o tratamento periodontal de pacientes hipertensos.[1,44,48,62,63,74] Esses achados não são consensuais, pois, conforme revisto por Orlandi *et al.*,[62] outros estudos não mostraram melhora na frequência de pulsação após a terapia periodontal.

Perfil lipídico

Os níveis plasmáticos de LDL e triglicerídeos podem estar aumentados em pacientes com periodontite, assim como pode se observar redução dos níveis de HDL. Existem poucos estudos investigando o impacto da terapia periodontal no perfil lipídico. Alguns sugerem melhora dos níveis de HDL e redução dos níveis de LDL até 6 meses após a terapia periodontal, outros não relatam impacto significativo do tratamento periodontal no perfil lipídico dos pacientes. Os estudos que demonstraram influência positiva do tratamento periodontal no perfil lipídico envolveram pacientes com ou sem obesidade e com ou sem tratamento sistêmico com estatinas, o que pode introduzir um fator de confusão. No entanto, a maioria dos estudos revistos por Orlandi *et al.*[62] demonstraram impacto positivo da terapia periodontal no perfil lipídico.

Proteína C reativa

Os níveis séricos de proteína C reativa ultrassensível (PCR-us), um marcador de resposta de fase aguda do fígado que está intimamente relacionado ao risco cardiovascular, estão aumentados sistemicamente em pacientes com periodontite e podem ser reduzidos três meses após a terapia periodontal não cirúrgica. Outros estudos também revistos por Orlandi *et al.*[62] não mostraram redução significativa dos níveis séricos de proteína C reativa após o tratamento periodontal comparativamente aos controles, o que pode ser explicado pelo fato de que a PCR é um marcador inespecífico de processos inflamatórios de diferentes naturezas, podendo mostrar aumento ou redução dos níveis influenciado por diferentes processos inflamatórios, mesmo de baixos gradientes.

Interleucina -6

Assim como a PCR-us, os níveis plasmáticos de IL-6 estão elevados em pacientes com processos inflamatórios. Esta citocina, também sintetizada no fígado, está envolvida na proliferação e ativação de linfócitos T, diferenciação de linfócitos B e regulação da resposta de fase aguda. É impactada por diferentes condições sistêmicas, como metabolismo de lipídeos, resistência à insulina, atividade mitocondrial sistema neuroendócrino, comportamento neuropsicológico e doenças sistêmicas inflamatórias, como DCVs e artrite reumatoide.[62] Embora os níveis plasmáticos de IL-6 possam estar aumentados na presença da doença periodontal, as poucas evidências existentes parecem não indicar efeito significativo da terapia periodontal na redução desses níveis.

Espessura da carótida

Alguns estudos investigaram a associação entre doença periodontal e espessura da carótida em exames de imagem e demonstraram maior espessura da camada íntima da carótida em indivíduos com pior condição periodontal. A espessura da carótida está relacionada com maior rigidez arterial, níveis de colesterol e triglicerídeos, aumento de pressão arterial e risco elevado de eventos cardiovasculares. A terapia periodontal tem efeito cardiovascular protetor, pois o tratamento periodontal não cirúrgico resulta em redução da espessura da camada íntima da carótida após 12 meses da terapia periodontal, mais evidente quando o paciente é submetido a acompanhamento profissional regular.[62]

Função endotelial

Um dos mecanismos que explica a associação entre doença periodontal e DCVs é o impacto da doença periodontal nas funções endoteliais. Desse modo, a terapia periodontal tem efeito benéfico e protetor cardiovascular ao promover melhora da função endotelial comprometida em processos inflamatórios, incluindo periodontite generalizada de moderada a grave.[62]

REFERÊNCIAS BIBLIOGRÁFICAS

1. Beck JD, Papapanou PN, Philips KH, Offenbacher S. Periodontal Medicine: 100 Years of Progress. J Dent Res. 2019; 98(10):1053-1062.
2. European Federation of Periodontology. Dossier on Periodontal Disease. 2020. Disponível em: https://www.efp. org/fileadmin/uploads/efp/Documents/Campaigns/Gum_health_day/Publications/EFP_Dossier_on_Periodontal_Disease_2020.pdf. Acessado em: 02/07/2020.
3. Mealey BL, Ocampo GL. Diabetes mellitus and periodontal disease. Periodontol 2000. 2007; 44:127-153.
4. Löe H. Periodontal disease. The sixth complication of diabetes mellitus. Diabetes Care. 1993; 16(1):329-334.
5. Löe H. Periodontal changes in pregnancy. J Periodontol. 1965; 36(3): 209-217.
6. Nelson RG, Shlossman M, Budding LM, Pettitt DJ, Saad MF, Genco RJ, Knowler WC. Periodontal disease and NIDDM in Pima Indians. Diabetes Care. 1990; 13(8):836-840.
7. Thorstensson H, Kuylenstiema J, Hugoson A. Medical status and complications in relation to periodontal disease experience in insulin-dependent diabetics. J Clin Periodontol. 1996; 23(3):194-202.
8. International Diabetes Federation. Diabetes Atlas, 9a ed.; 2019. Disponível em: https://diabetesatlas.org/upload/resources/material/20200302_133351_IDFATLAS9e-final-web.pdf. Acessado em: 23 de julho de 2020.
9. Hugoson A, Thorstensson H, Faltt H, Kuylenstierna J. Periodontal conditions in insulin-dependent diabetics. J Clin Periodontol. 1989; 16(4):215-223.
10. Borgnakke WS. Hyperglycemia/diabetes mellitus and periodontal infection adversely affect each other. In: Genco RJ, Williams RC. Periodontal disease and overall health: a clinician's guide. 2nd ed. Yardley: Colgate; 2014. p. 99-122.
11. Chen L, Wei B, Li J, Liu F, Xuan D, Xie B, Zhang J. Association of periodontal parameters with metabolic level and systemic inflammatory markers in patients with type 2 diabetes. J Periodontol. 2010; 81:364-71.
12. Costa FO, Miranda Cota LO, Pereira Lages EJ, Soares Dutra Oliveira AM, Dutra Oliveira PA, Cyrino RM, Medeiros Lorentz TC, Cortelli SC, Cortelli JR. Progression of periodontitis and tooth loss associated with glycemic control in individuals undergoing periodontal maintenance therapy: a 5- year follow-up study. J Periodontol. 2013; 84:595-605.
13. Lal S, Cheng B, Kaplan S, Softness B, Greenberg E, Goland RS *et al.* Gingival bleeding in 6- to 13-year-old children with diabetes mellitus. Pediatr Dent. 2007; 29:426-430.
14. Taylor GW, Burt BA, Becker MP, Genco RJ, Shlossman M, Knowler WC *et al.* Severe periodontitis and risk for poor glycemic control in patients with non-insulin-dependent diabetes mellitus. J Periodontol. 1996; 67(10 Suppl):1085-1093.
15. Morita T, Yamazaki Y, Mita A, Takada K, Seto M, Nishinoue N *et al.* A cohort study on the association between periodontal disease and the development of metabolic syndrome. J Periodontol. 2010; 81(4):512-519.
16. Saito T, Shimazaki Y, Kiyohara Y, Kato I, Kubo M, Iida M *et al.* The severity of periodontal disease is associated with the development of glucose intolerance in non-diabetics: the Hisayama study. J Dent Res. 2004; 83(6):485-490.
17. Saremi A, Nelson RG, Tulloch-Reid M, Hanson RL, Sievers ML, Taylor GW *et al.* Periodontal disease and mortality in type 2 diabetes. Diabetes Care. 2005; 28(1):27-32.
18. Demmer RT, Squillaro A, Papapanou PN, Rosenbaum M, Friedewald WT, Jacobs DR, Jr. *et al.* Periodontal infection, systemic inflammation, and insulin resistance: results from the continuous National Health and Nutrition Examination Survey (NHANES) 1999-2004. Diabetes Care. 2012; 35:2235-2242.
19. Demmer RT, Desvarieux M, Holtfreter B, Jacobs DR, Jr., Wallaschofski H, Nauck M *et al.* Periodontal status and A1c change: longitudinal results from the study of health in Pomerania (SHIP). Diabetes Care. 2010; 33:1037-1043.
20. Güncü GM, Tözüm TF, Çaglayan F. Effects of sex endogenous hormones on periodontium – Review of literature. Aust Dent J. 2005; 50(3): 138-145.
21. Löe H, Silness J. Periodontal disease in pregnancy. I. Prevalence and severity. Acta Odontol Scand. 1963; 21:533-551.
22. Mattila K, Nieminen M, Valtonen V, Rasi V, Kesäniemi Y, Syrjälä S *et al.* Association between dental health and acute myocardial infarction. Br Med J. 1989; 298:779-782.
23. Tilakaratne A, Soory M, Ranasinghe AW, Corea SM, Ekanayake SL, de Silva M. Periodontal disease status during pregnancy and 3 months post-partum in a rural population of Sri-Lankan women. J Clin Periodontol. 2000; 27(10):787-792.
24. Yalcin F, Eskinazi E, Soydinc M, Basegmez C, Issever H, Isic G *et al.* The effect of sociocultural status on periodontal conditions in pregnancy. J Periodontol. 2002; 73(2):178-82.
25. Amar S, Chung KM. Influence of hormonal variation on the periodontium in women. Periodontol 2000. 1994; 6:79-87.
26. Vittek J, Hernandez MR, Wenk EJ, Rappaport SC, Southren AL. Specific estrogen receptors in human gingiva. J Clin Endocrinol Metab. 1982; 54(3):608-612.
27. Bobetsis YA, Graziani F, Gürsoy M, Madianos PN. Periodontal disease and adverse pregnancy outcomes. Periodontology 2000. 2020; 83:154-174.
28. Moore S, Ide M, Wilson RF, Coward PY, Borkowska E, Baylis R *et al.* Periodontal health of London women during early pregnancy. Br Dent J. 2001; 191(10):570-573.
29. Raber-Durlacher JE, van Steenbergen TM, van der Velden U, de Graaf J, Abraham-Inpijn L. Experimental gingivitis during pregnancy and postpartum: clinical, endocrinological and microbiological aspects. J Clin Periodontol. 1994; 21(8):549-558.
30. Klokkevold PR, Mealey BL, Carranza FA. Influence of systemic diseases and alterations in the periodontium. In: Newman MG, Takei HH, Carranza FA. Carranza's clinical periodontology. 9th ed. Chicago: WB Saunders; 2002. p. 182-193.
31. Machuca G, Khoshfeiz O, Lacalle JR, Machuca C, Bullón P. The influence of general health and socio-cultural variables on the periodontal condition of pregnant women. J Periodontol. 1999; 70(7):779-785.
32. Barros SP, Offenbacher S. Adverse pregnancy effects. In: Genco RJ, Williams RC. Periodontal disease and overall health: a clinician's guide. 2nd ed. Yardley: Colgate; 2014. p. 152-175.
33. Dörtbudak O, Eberhardt R, Ulm M, Persson GR. Periodontitis, a marker of risk in pregnancy for preterm birth. J Clin Periodontol. 2005; 32(1):45-52.
34. Gursoy M, Graziani F. Biological mechanisms between periodontal diseases and pregnancy complications, 2017. Disponível em: https://www.efp.org/fileadmin/uploads/efp/Documents/Campaigns/Oral_Health_and_Pregnancy/Reports/narrative-biological-mechanisms-7-6.pdf. Acessado em: 02/07/2020.
35. Michalowicz BS, Durand R. Maternal periodontal disease and spontaneous preterm birth. Periodontol 2000. 2007; 44:103-112.
36. Offenbacher S, Boggess KA, Murtha AP, Jared HL, Lieff S, McKaig RG *et al.* Progressive periodontal disease and the risk of very preterm delivery. Obstetr Gynecol. 2006; 107(1):29-36.
37. Sanz M, Kornman K, and on behalf of working group 3 of the joint EFP/AAP workshop. Periodontitis and adverse pregnancy outcomes: consensus report of the Joint EFP/AAP Workshop on Periodontitis and Systemic Diseases. J Periodontol. 2013; 84(4 Suppl.):S164-S169.
38. Williams CECS, Davenport ES, Sterne JAC, Sivapathasundaram V, Fearne JM, Curtis MA. Mechanisms of risk in preterm low-birth weight infants. Periodontol 2000. 2000; 23:142-150.

39. Dasanayake AP, Boyd D, Madianos PN, Offenbacher S, Hills E. The association between *Porphyromonas gingivalis*-specific maternal serum IgG and low birth weight. J Periodontol. 2001; 72(11):1441-1447.
40. Lin D, Moss K, Beck JD, Hefti A, Offenbacher S. Persistently high levels of periodontopathogens associated with preterm pregnancy outcome. J Periodontol. 2007; 78(5):833-841.
41. Sant'Ana ACP, Campos MR de, Passanezi SC, Rezende MLR, Greghi SLA, Passanezi E. Periodontal treatment during pregnancy decreases the rate of adverse pregnancy outcomes: a controlled clinical trial. J Applied Oral Sci. 2011; 19(2):130-136.
42. Kalil Filho R, Borges FA. Considerações cardiológicas sobre o paciente com doença periodontal. In: Brunetti MC. Periodontia Médica: uma abordagem integrada. São Paulo: Senac; 2004. p. 199-216.
43. Rose LF, Mealey BL, Genco RJ, Cohen W. Periodontal medicine. Ontario: BC Decker; 2000.
44. Sanz M, del Castillo AM, Jepsen S, Gonzales-Juanatey JR, D'Aiuto F, Bouchard P *et al.* Periodontitis and cardiovascular diseases: consensus report. J Clin Periodontol. 2019.
45. Li JS, Sexton DJ, Mick Nettles R, Fowler Jr. VG, Ryan T *et al.* Proposed modifications to the Duke criteria for the diagnosis of infective endocarditis. Clin Infect Dis. 2000; 30:633-638. https://www.msdmanuals.com/pt/. Acesso em: 21 de janeiro de 2021.
46. Beck JD, Slade G, Offenbacher S. Oral disease, cardiovascular disease and systemic inflammation. Periodontol 2000. 2000; 23:110-120.
47. Aimetti M, Romano F, Nessi F. Microbiologic analysis of periodontal pockets and carotid atheromatous plaques in advanced chronic periodontitis patients. J Periodontol. 2007; 78:1718-1723.
48. Kinane DF, Lowe GDO. How periodontal disease may contribute to cardiovascular disease. Periodontol 2000. 2000; 23:121-126.
49. de Boer SP, Cheng JM, Range H, Garcia-Garcia HM, Heo JH, Akkerhuis KM *et al.* Antibodies to periodontal pathogens are associated with coronary plaque remodeling but not with vulnerability or burden. Atherosclerosis. 2014; 237:84-91.
50. Dietrich T, Sharma P, Walter C, Weston P, Beck J. The epidemiological evidence behind the association between periodontitis and incident atherosclerotic cardiovascular disease. J Clin Periodontol. 2013;40:S70-84
51. Yang S, Zhao L, Cai C, Shi Q, Wen N, Xu J. Association between periodontitis and peripheral artery disease: A systematic review and meta-analysis. BMC Cardiovasc Disord. 2018; 18:141.
52. Chen DY, Lin CH, Chen YM, Chen HH. Risk of atrial fibrillation or flutter associated with periodontitis: A nationwide, population-based cohort study. PLoS ONE. 2016; 11:e0165601.
53. Chen TT, D'Aiuto F, Yeh YC, Lai MS, Chien KL, Tu YK. Risk of myocardial infarction and ischemic stroke after dental treatments. J Dent Res. 2019; 98:157-163.
54. Herrera D, Molina A, Buhlin K, Klinge B. Periodontal diseases and association with atherosclerotic disease. Periodontol 2000. 2020; 83:66-89.
55. Schenkein HA, Papapanou PN, Genco RJ, Sanz M. Mechanisms underlying the association between periodontitis and atherosclerotic disease. Periodontol 2000. 2020; 83: 90-106.
56. Ghizoni JS. Avaliação e correlação da doença periodontal com acidente vascular cerebral por meio da identificação e quantificação da *Porphyromonas gingivalis* e *Aggregatibacter actinomycetencomitans* por PCR convencional e PCR em tempo real [dissertação]. Bauru: Faculdade de Odontologia de Bauru da Universidade de São Paulo; 2007.
57. Ghizoni JS. Identificação de bactérias periodontopatogênicas em placas ateromatosas de carótidas humanas [tese]. Bauru: Faculdade de Odontologia de Bauru da Universidade de São Paulo; 2012.
58. Yang J, Wu J, Liu Y, Huang J, Lu Z, Xie L *et al. Porphyromonas gingivalis* infection reduces regulatory T cells in infected atherosclerosis patients. PLoS ONE. 2014; 9:e86599.
59. Deshpande RG, Kahn MB, Genco CA. Invasion of aortic and heart endotelial cells by *Porphyromonas gingivalis.* Infect Immun. 1998; 66(11):5337-5343.
60. Dorn BR, Dunn WA, Progulske-Fox A. Invasion of human coronary artery cells by periodontal pathogens. Infect Immun. 1999; 67(11):5792-5798.
61. Lockhart PB, Bolger AF, Papapanou PN, Osinbowale O, Trevisan M, Levinson ME *et al.* American Heart Association Rheumatic Fever, Endocarditis, and Kawasaki Disease Committee of the Council on Cardiovascular Disease in the Young, Council on Epidemiology and Prevention, Council on Peripheral Vascular Disease, and Council on Clinical Cardiology. Periodontal disease and atherosclerotic vascular disease: does the evidence support an independent association? A scientific statement from the American Heart Association. Circulation. 2012; 125(20):2520-2544.
62. Orlandi M, Graziani F, D'Aiuto F. Periodontal therapy and cardiovascular risk. Periodontol 2000. 2020; 83:107-124.
63. D'Aiuto F, Orlandi M, Gunsolley JC. Evidence that periodontal treatment improves biomarkers and CVD outcomes. J Clin Periodontol. 2013; 40(Suppl 14):S85-105.
64. Mattila K, Valle MS, Nieminen MS, Valtonen VV, Hietaniemi KL. Dental infections and coronary atherosclerosis. Atherosclerosis. 1993; 103:205-211.
65. Mattila KJ, Valtonen VV, Nieminen M, Huttunen JK. Dental infection and the risk of new coronary events: prospective study of patients with documented coronary artery disease. Clin Infect Dis. 1995; 20:588-592.
66. Grau AJ, Buggle F, Siegler C. Association between acute cerebrovascular ischemia and chronic and recurrent infection. Stroke. 1997; 28: 1724-1729.
67. DeStefano F, Anda RF, Kahn HS, Williamson DF, Russell CM. Dental disease and risk of coronary heart disease and mortality. BMJ. 1993; 306:688-691.
68. Joshipura KJ, Rimm EB, Douglass CW, Trichopoulos D, Ascherio A, Willett WC. Poor oral health and coronary heart disease. J Dent Res. 1996; 75:1631-1636.
69. Beck JD, Offenbacher, S, Williams RW, Gibbs P and Garcia RAR. Periodontitis: a risk factor for coronary heart disease? Ann Periodontol. 1998; 3:126-141.
70. Ryden L, Buhlin K, Ekstrand E, de Faire U, Gustafsson A, Holmer J *et al.* Periodontitis increases the risk of a first myocardial infarction: a report from the PAROKRANK Study. Circulation. 2016; 133(6):576-583.
71. Eickholz P, Siegelin Y, Scharf S, Schacher B, Oremek GM, Sauer-Eppel H *et al.* Non-surgical periodontal therapy decreases serum elastase levels in aggressive but not in chronic periodontitis. J Clin Periodontol. 2013; 40(4):327-333.
72. Tonetti MS, D'Aiuto F, Nibali L, Donald A, Storry C, Parkar M *et al.* Treatment of periodontitis and endothelial function. N Engl J Med. 2007; 356(9):911-920.
73. Offenbacher S, Beck JD. A perspective on the potential cardioprotective benefits of periodontal therapy. Am Heart J. 2005; 149(6):950-954.
74. Paquette DW, Brodala N, Nichols TC. Cardiovascular disease, inflammation and periodontal infection. Periodontol 2000. 2007; 44:113-126.

18 Laser em Periodontia

Carla Andreotti Damante ▪ Matheus Völz Cardoso

INTRODUÇÃO

A aplicação dos lasers como tratamento principal ou adjuvante em Periodontia vem ganhando popularidade.[1] Nos últimos 10 anos, houve um aumento de 60% no número de pesquisas e artigos publicados na base PubMed a respeito dos efeitos do laser em tratamentos periodontais.

Laser é um acrônimo que significa amplificação da luz por emissão estimulada de radiação (*Light Amplification Stimulated Emission of Radiation*). Essa luz, com propriedades específicas que permitem seu uso de forma terapêutica, tem bases na teoria da emissão estimulada de radiação proposta por Einstein em 1916. O raio laser é formado por fótons (partículas de energia) que se propagam no espaço na forma de ondas. Suas propriedades são: cor única, ou seja, um comprimento de onda específico (monocromaticidade), ondas que caminham em fase no tempo e espaço (coerência) e feixe reto ou direcionado que não sofre distorção (colimação). Dentro do espectro eletromagnético, os lasers de uso odontológico estão no espectro vermelho visível (630 a 660 nm) e espectro infravermelho (790 a 2940 nm). Por isso, seu uso é bastante seguro, uma vez que tais comprimentos de onda se encontram distantes das radiações ionizantes ultravioleta e raios X (< 300 nm).

É importante ressaltar que cada comprimento de onda interage com componentes específicos dos tecidos humanos, sendo esse conhecimento fundamental para a correta indicação de terapias e de cada tipo de laser em função do efeito desejado. Dessa forma, lasers em baixa intensidade com comprimentos de onda de 635 a 830 nm interagem com as mitocôndrias e cromóforos (partículas fotossensíveis). Os diodos de alta (808 a 940 nm) e Nd:YAG (1.064 nm) absorvidos por melanina e hemoglobina são lasers de penetração profunda, indicados para cirurgias de tecidos moles. Certo cuidado deve ser tomado quando esses lasers forem utilizados próximos a tecidos duros (raiz e osso) para evitar danos térmicos.[2] Já os lasers de Er:YAG (2.940 nm) e Er,Cr:YSGG (2.780 nm) são absorvidos pela água e hidroxiapatita, além de possuírem irrigação com água em sua peça de mão. Sua penetração é muito superficial, sem risco de aumento de temperatura, fazendo com que sejam muito seguros para utilização em Periodontia e tratamento de peri-implantite.

Em Periodontia, o laser pode ser aplicado em diversas terapias como agente principal ou adjuvante ao tratamento convencional. Os lasers de baixa intensidade são utilizados na fotobiomodulação, acelerando o metabolismo celular, e agem como anti-inflamatório, bloqueando o potencial de membranas relacionado à dor. O laser vermelho em baixa intensidade, quando associado a um corante azul, na terapia fotodinâmica antimicrobiana, gera reações fotoquímicas capazes de matar diversos tipos de micro-organismos. Os lasers de alta intensidade, agindo pelo calor, podem ser utilizados para cirurgias periodontais de tecidos duros e moles, bem como descontaminação de implantes.

FOTOBIOMODULAÇÃO

A fotobiomodulação[3] é uma terapia aplicada com lasers na faixa de 635 a 808 nm (vermelhos e infravermelhos), em baixa intensidade (< 500 mW), com efeitos anti-inflamatórios, analgésicos e de aceleração da cicatrização de feridas. Antigamente era chamada de terapia com laser em baixa intensidade (LILT – *low intensity laser therapy*).[3] Nessa terapia, não há aumento de temperatura porque os efeitos do laser são fotoquímicos nas células. Um resumo dos principais efeitos dessa terapia é apresentado a seguir:[4]

- O laser é absorvido por cromóforos ou fotorreceptores das células. Um dos principais cromóforos é o citrocromo C oxidase da mitocôndria, responsável pelo transporte de oxigênio. Com o estímulo do laser há aumento da produção de ATP na mitocôndria e na célula.
- A produção e liberação do óxido nítrico aumentam com a fotobiomodulação, gerando vasodilatação.
- O efeito anti-inflamatório do laser se dá pela inibição da prostaglandina E2 e outros mediadores. Quando há inflamação, a terapia exerce ação anti-inflamatória. Na ausência de inflamação, há estímulo de mediadores pró-inflamatórios responsáveis pela remodelação dos tecidos e das funções celulares.
- Efeito antioxidante ao reativar a enzima superóxido dismutase, a qual combate radicais livres e costuma estar desativada em processos inflamatórios e doenças crônicas.

Com relação à redução e eliminação de dor, diversos mecanismos de ação do laser foram descritos, entre eles: bloqueio da transmissão do impulso da dor na membrana dos neurônios, ação anti-inflamatória de mediadores relacionados à dor (prostaglandina E2), aumento do ATP reequilibrando funções de células neuronais, equilíbrio das camadas lipídicas e proteicas da membrana das células nervosas danificadas (regeneração nervosa), estímulo, síntese e liberação de beta endorfinas.[5]

Para fotobiomodulação, é utilizado o laser vermelho para irradiação de tecidos superficiais e o laser infravermelho para áreas mais profundas, como nervos, articulações e tecido ósseo. Usualmente, com lasers de 100 mW de potência, são utilizadas energias entre 1 e 6 J, sendo as mais baixas com efeito regenerativo e as mais altas, de bloqueio da dor. Tecidos de metabolismo rápido, como epitélio e conjuntivo, devem ser irradiados diariamente ou a cada 48 horas. O tecido ósseo, de metabolismo médio, deve ser irradiado a cada 72 horas. E o tecido nervoso, cujo metabolismo é bastante lento, deve ser irradiado semanalmente. Todos esses protocolos são bastante variáveis e podem ser adaptados para cada caso específico.

Os aparelhos de laser têm sido aprimorados ao longo dos anos, e conforme a evolução da tecnologia, também são modificados os protocolos de aplicação. Nos primeiros estudos de nosso grupo de pesquisa, a fotobiomodulação foi aplicada para aceleração da cicatrização após gengivoplastias em um modelo de boca dividida.[6,7] A avaliação por fotografias[7] e a análise histológica[6] não mostraram diferenças entre os lados e todos os pacientes tiveram um excelente pós-operatório. Naquela época, o laser atingia apenas 15 mW, o que, em comparação aos 100 mW dos aparelhos atuais, era uma potência extremamente baixa.

Estudos em níveis celular e molecular, com cultura de células, puderam explicar mais detalhadamente o mecanismo de ação da fotobiomodulação na cicatrização de feridas. Entre eles, a produção de fatores de crescimento envolvidos na cicatrização, como o FGF-beta, que foi aumentado 1,5 vez mais pelo laser infravermelho em fibroblastos gengivais humanos.[8] Também houve estímulo da produção de IGF-I em fibroblastos cultivados em situação de subnutrição, após irradiação com laser infravermelho.[9]

Em osteoblastos, o LED e o laser vermelho aumentaram o crescimento celular em 3,6 e 10 vezes, respectivamente.[10] Vale a pena ressaltar que o estímulo ocorreu com energias muito baixas de 0,12 a 0,2 J, uma vez que, em cultura, as células são irradiadas diretamente, sem ter que atravessar as camadas de diferentes tecidos. Por outro lado, energias mais altas de 3,6 a 6 J não estimularam o crescimento nem o metabolismo de osteoblastos.[11] Tal efeito confirma a teoria da dose/resposta bifásica da fotobiomodulação, na qual altas energias podem não exercer efeito ou até causar inibição no crescimento celular e na atividade mitocondrial, enquanto energias mais baixas provocam um estímulo positivo.[12,13] Energias bastante baixas (0,08 a 0,16 J) entregues diretamente em cultura de osteoblastos, além de aumentarem a viabilidade celular, promoveram maior atividade de fosfatase alcalina e de MMP-2 em eventos relacionados à mineralização da matriz óssea.[14] Outro efeito bastante positivo observado em células ósseas foi a capacidade do laser vermelho e do LED induzirem mineralização óssea, por si só, sem a necessidade de meio osteogênico (indutor de mineralização).[15] Além disso, houve uma soma de efeitos na aplicação de laser e LED combinada com o meio osteogênico. Os efeitos do LED e laser na proliferação, migração e fase secretória de osteoblastos apresentaram caráter dose-dependente.[15]

Clinicamente, é possível observar os efeitos positivos da fotobiomodulação na cicatrização de feridas. No recobrimento radicular de recessões unitárias, a irradiação com laser vermelho no pós-operatório imediato e a cada 48 horas (8 sessões) promoveu 65% de recobrimento completo *versus* 35% no grupo não irradiado.[16] O mesmo protocolo, aplicado na área doadora do palato, promoveu feridas significantemente menores após 14 e 45 dias.[17] Tais estudos confirmam a aceleração na cicatrização de feridas e remodelação do tecido pela fotobiomodulação. Um efeito comumente observado nesses estudos de recobrimento radicular é a aceleração da maturação tecidual, resultando em diminuição de tecido cicatricial, principalmente em técnicas com incisões relaxantes verticais.[16] Estudo recente de nosso grupo mostrou que a fotobiomodulação promoveu redução da sensibilidade dentinária após cirurgias de recobrimento de recessões múltiplas. Além disso, houve menor índice de cicatrizes no pós-operatório, o que refletiu na percepção positiva da estética pelo paciente.[18] É importante ressaltar que esses efeitos são observados a curto prazo (6 meses), um período mais crítico para a qualidade de vida do paciente. A longo prazo (2 anos ou mais), já não se observam mais os efeitos adicionais e as diferenças entre os grupos irradiados ou não.[19]

A **Figura 1** mostra um caso de recobrimento de recessões múltiplas com aplicação da fotobiomodulação para aceleração da cicatrização.

Há poucos relatos clínicos sobre fotobiomodulação para regeneração óssea. Um estudo de regeneração de lesões de furca mostrou que, após 6 meses, o laser promoveu melhoras em parâmetros clínicos, como profundidade de sondagem (PS), nível clínico de inserção (NCI) e profundidade horizontal de furca, e aumento da fosfatase alcalina, enzima envolvida em eventos de mineralização.[21] Em alvéolos preenchidos com osso alógeno e membrana de colágeno, a fotobiomodulação por 21 dias com um novo aparelho de irradiação extrabucal (Osseopulse® – Starfish medical – Canadá) promoveu regeneração óssea mais rápida. A análise histológica mostrou que a maturação óssea do grupo irradiado aos 60 dias era compatível com o controle aos 120 dias.[22]

Com relação à diminuição da dor no pós-operatório, uma revisão sistemática com metanálise mostrou que a fotobiomodulação, após cirurgias periodontais, reduz a dor de forma significativa.[23] Em cirurgias de retalho de Widman modificado, o laser promoveu menor edema tecidual, menor sintomatologia dolorosa e menor ingestão de analgésicos.[24]

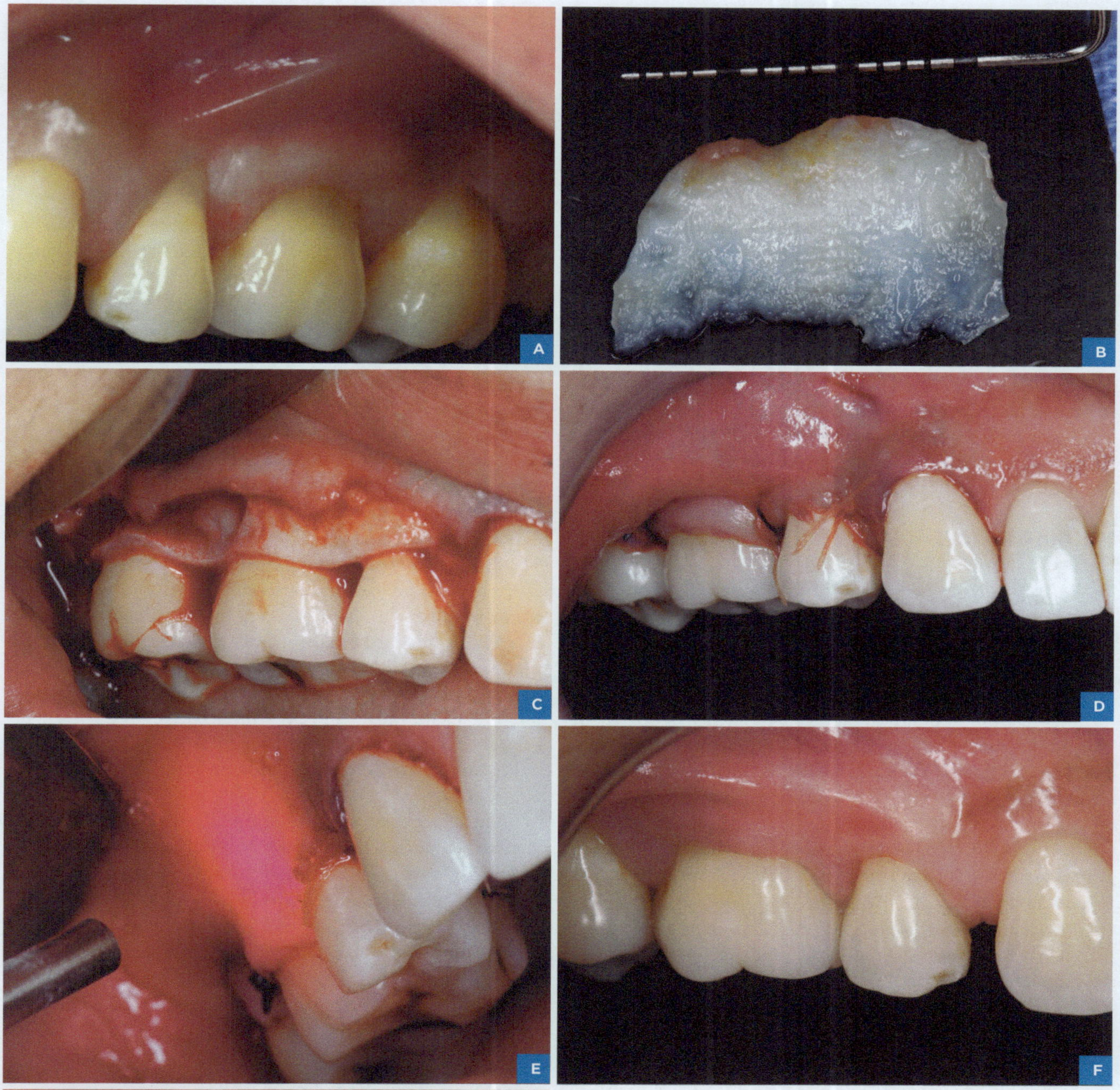

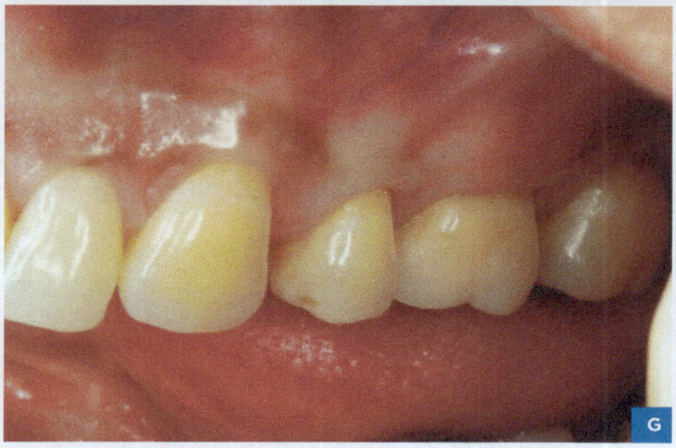

FIGURA 1 (A) Recessão múltipla nos dentes 15, 16 e 17 (RT1 de Cairo *et al.*[20] A+ sem degrau cervical e com a junção cemento-esmalte [JCE] íntegra). (B) Enxerto conjuntivo subepitelial retirado do palato pela da técnica que utiliza bisturi de lâminas paralelas (1,0 mm). (C) Enxerto em posição para sutura. (D) Sutura do retalho. (E) Aplicação do laser vermelho (660 nm) para fotobiomodulação (1 J por 10 segundos em 5 pontos para cada dente, totalizando 8 aplicações no intervalo de 14 dias de pós-operatório[15]). (F) Pós-operatório de 6 meses. (G) Pós-operatório de 12 meses. Note o grau de recobrimento radicular e a maturação dos tecidos moles.

Fonte: Acervo pessoal dos autores.

No tratamento não cirúrgico de doença periodontal, o laser pode ser utilizado como adjuvante à terapia de raspagem e alisamento radicular com o intuito de acelerar a cicatrização de feridas, mas com resultados bastante controversos na literatura. Apesar da ausência de efeitos clínicos (melhora dos parâmetros periodontais), em nível molecular existem efeitos benéficos do laser nas fases iniciais do processo cicatricial com papel modulador no aumento e na diminuição de fatores de crescimento (VEGF, EGF) no fluido gengival.[25]

Efeitos positivos foram encontrados em pacientes diabéticos tipo 2. Esses resultados estão de acordo com a teoria na qual pacientes com problemas sistêmicos, ou lesões que não cicatrizam com tratamentos convencionais, respondem melhor ou positivamente, ao estímulo do laser.[26] A combinação de terapias (raspagem + laser), em pacientes diabéticos tipo 2, promoveu redução na porcentagem de bolsas moderadas (5 a 6 mm) até 6 meses após o tratamento.[27] Redução de PS, NCI e inflamação gengival foi observada até 6 meses, bem como redução na IL-1beta.[28]

TERAPIA FOTODINÂMICA ANTIMICROBIANA (aPDT)

A terapia fotodinâmica antimicrobiana (do inglês: *Antimicrobial Photodynamic Therapy* – aPDT)[3] consiste na combinação entre a irradiação com laser e um corante ou fotossensibilizador (FS) com o espectro de absorção ideal desse laser para gerar uma reação fotoquímica. Nessa reação ocorre a liberação de espécies reativas de oxigênio, como oxigênio singleto ($^1O_2$), ânion superóxido (O_2^-), peróxido de hidrogênio (H_2O_2), radical hidroxila (OH^-), os quais provocam danos em componentes celulares de microrganismos, gerando sua morte. Entre os danos estão: aumento de permeabilidade a íons, lise de membranas, perda de infectividade viral, inibição da respiração e replicação, quebra de fitas de DNA.

Os fotossensibilizadores (FS) mais comumente utilizados são o azul de toluidina, azul de metileno e cloreto de fenotiazina, todos em combinação com lasers vermelhos (632 a 660 nm). Outras combinações de FS e lasers/LEDs existem em nível experimental, porém serão discutidas apenas as mais comuns neste tópico.

A concentração dos FS ainda é um tema bastante controverso (10 mg/ml × 100 µg/ml). Muitos estudos na literatura utilizam altas concentrações de 10 mg/ml e obtêm resultados vantajosos no tratamento adjuvante à raspagem,[29,30] incluindo a possibilidade de essa terapia substituir antibióticos.[31] Um estudo de nosso grupo mostrou que tanto o azul de metileno quanto a toluidina, sozinhos na concentração de 10 mg/ml, são bactericidas para *A. actinomycetemcomitans* em cultura, sem necessidade de ativação por laser ou LED.[32] Por outro lado, em um estudo em animais para o tratamento de periodontite induzida por ligadura, aPDT com menores concentrações (100 µg/ml) de metileno e toluidina mostraram maior redução da perda óssea.[33] Existe uma tendência de agregação nos corantes azuis conforme o aumento de sua concentração, o que significa diminuição da reação fotodinâmica. Há a formação de um "escudo óptico", onde o líquido reage com a luz apenas em sua superfície.[34] A solução de diluição do corante também contribui para isso. Soluções salinas diminuem significantemente a efetividade fotodinâmica do corante em relação ao diluído em água.[35] Diante de tantas variáveis, ainda há necessidade de mais estudos para resolução desse ponto tão controverso.

As vantagens da aPDT são sua aplicação local, ausência de efeitos adversos sistêmicos, como ocorre com o uso de antibióticos e antifúngicos, ausência de resistência bacteriana ao oxigênio singleto, além de o corante possuir moléculas muito menores que as dos medicamentos, possibilitando maior penetração em biofilmes. Não existe relato de contraindicações da terapia, uma vez que o corante é atóxico. O manchamento de mucosas e restaurações pode ocorrer momentaneamente, mas com o passar do tempo, desaparece e pode ser removido de restaurações com profilaxia.

Evidências científicas da superioridade do uso dessa terapia como adjuvante ao tratamento convencional têm sido bastante controversas na literatura, tanto nos resultados de ensaios clínicos randomizados, quanto nas conclusões de diversas revisões sistemáticas com e sem metanálise. Até o ano de 2015, haviam poucas revisões sistemáticas a respeito do assunto, sendo que todas mostraram ganhos adicionais na profundidade de sondagem e nível clínico de inserção a curto prazo (3 meses).[36-39] Dessas, apenas duas não recomendavam a terapia devido à ausência de evidências científicas suficientes.[37,38] Nos últimos 5 anos, o número de revisões sistemáticas sobre o tratamento adjuvante de aPDT em periodontite aumentou cerca de 7 vezes, porém ainda com resultados controversos.

Entre as mais relevantes estão as revisões que demonstraram benefícios significantes na redução da profundidade de sondagem e ganho de inserção no tratamento da periodontite crônica em curto prazo (3 e 6 meses)[40,41] e em bolsas residuais na terapia periodontal de suporte.[42] Porém, revisões da Academia Americana de Periodontia[43] e da Federação Europeia de Periodontia[44] ainda não fazem uma recomendação do seu uso devido à heterogeneidade dos desenhos de estudo. Ou seja, após 10 anos das primeiras revisões sistemáticas, o assunto ainda é controverso e a diversidade de parâmetros entre os estudos é muito grande.

Ainda assim, trabalhos recentes do nosso grupo de pesquisa têm demonstrado resultados positivos da aPDT em pacientes com comprometimento sistêmico. A aPDT com o corante azul de metileno (100 µg/ml) como adjuvante ao tratamento periodontal de pacientes com síndrome de Down mostrou maior redução no nível clínico de inserção a longo prazo (até 12 meses).[45]

Em pacientes diabéticos tipo 1, a aPDT melhorou a condição periodontal a curto prazo (até 3 meses), sendo que, em pacientes sistemicamente saudáveis, o benefício se prolongou até 6 meses. Esse estudo mostra a importância de individualizar as consultas de retorno dos pacientes, de acordo com sua condição sistêmica. Idealmente, em pacientes diabéticos, a terapia deve ser repetida a cada 3 meses.[46]

Uma nova proposta do nosso grupo de pesquisa é utilizar o corante de aPDT como agente de desmineralização radicular ou biomodificação radicular em cirurgias periodontais. A ideia surgiu ao observar os resultados do tratamento de manchas negras em coroas dentárias com aPDT (toluidina – 10 mg/ml).[47] O tratamento foi bastante efetivo em impedir a recidiva das manchas por mais de 7 meses, uma vez que, após profilaxia profissional, a recidiva ocorria em 15 dias. Porém, como efeito colateral, observaram-se manchas brancas no esmalte e o paciente queixou-se de sensibilidade dentinária, a qual foi rapidamente resolvida com aplicação de flúor.[47] A partir daí, a possibilidade de o corante ter pH ácido e causar desmineralização foi tema de vários estudos.

O azul de metileno diluído em água deionizada possui pH neutro, enquanto o azul de toluidina O apresenta pH entre 3 e 5. Dados fornecidos pelo fabricante (Sigma-Aldrich) confirmam que o azul de toluidina diluído em água apresenta pH 2,8 a 25 °C. O azul de toluidina (100 µg/ml) em pH 4 foi capaz de causar perda de dureza em dentina bovina em 71% e desgaste superficial (12 µm), sem diferenças significantes ao ácido cítrico com tetraciclina (pH1).[48] Essa desmineralização superficial, em dentes humanos, favoreceu a adesão de fibroblastos e osteoblastos.[49] Clinicamente, em um período de 12 meses, o recobrimento radicular completo por enxerto de conjuntivo subepitelial em raízes tratadas com aPDT (toluidina – 100 µg/ml) foi de 70%, número significantemente maior que em raízes tratadas apenas com raspagem (30%).[50] Em tratamento regenerativo de lesões de furca mandibulares classe II (osso bovino Bio-Oss® collagen e membrana BioGuide®), a aPDT como agente de condicionamento da furca não mostrou resultados adicionais comparados ao da raspagem apenas.[51]

O espectro de absorção do azul de metileno é em 660 nm, comprimento de onda vermelho presente nos lasers comercializados no Brasil. Já para o azul de toluidina, o pico de absorção é 635 nm. Ao utilizar o azul de toluidina com um laser de 660 nm, a reação fotodinâmica existe, porém sua efetividade é reduzida.[52]

Com base nos princípios descritos anteriormente, sugerimos que, para tratamentos em campo fechado, o azul de metileno é o mais indicado. Seu pH é neutro, o pico de absorção em 660 nm promove uma reação fotodinâmica efetiva com o laser de 660 nm. Já em cirurgias periodontais, o azul de toluidina é indicado quando se deseja um efeito adicional de desmineralização superficial do cemento, porém com reação fotodinâmica reduzida. A **Figura 2** resume essa indicação.

Clinicamente, a aPDT deve ser realizada imediatamente após raspagem e alisamento radicular da boca toda. Irriga-se a bolsa com o fotossensibilizador e aguarda-se um período de pré-irradiação de 1 minuto para que o corante faça uma ligação iônica com a parede dos microrganismos. Em seguida, aplica-se o laser (vermelho 660 nm) com fibra óptica no interior da bolsa ou pela forma transgengival, que consiste em colocar a ponta do laser em contato com a margem gengival. A potência recomendada atualmente é de 100 mW, fixa na maioria dos lasers do mercado nacional, e a energia total pode variar de 8 a 9 J. O procedimento deve ser repetido mais duas vezes nas bolsas médias e profundas, totalizando 3 sessões.[45,46]

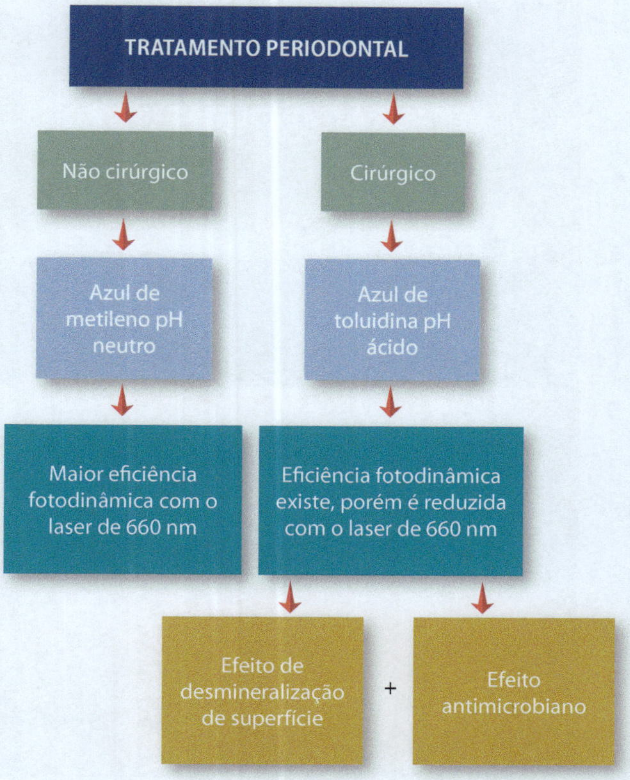

FIGURA 2 Árvore de decisão para utilização de fotossensibilizadores para aPDT no tratamento periodontal cirúrgico e não cirúrgico.

Fonte: Elaborada pelos autores.

O caso clínico da **Figura 3** mostra a aplicação do azul de toluidina com pH ácido para biomodificação radicular em cirurgia de recobrimento radicular de recessões múltiplas. Nesse caso, o fotossensibilizador é aplicado com pincel ou bolinhas de gaze sobre a raiz exposta. O fotossensibilizador é responsável pelo efeito de desmineralização, porém seguimos todos os passos convencionais da aPDT pelo efeito fotodinâmico e também nos tecidos ao redor (papilas e margem gengival), pelo efeito residual de fotobioestimulação do laser vermelho que não reagiu com o corante.

LASERS CIRÚRGICOS

Os lasers cirúrgicos agem pelo calor, vaporizando tecidos moles e promovendo ablação dos tecidos duros e remoção do substrato aquecido por microexplosões, gerando uma superfície rugosa.

Os lasers de alta intensidade possuem diferentes comprimentos de onda, cada um interagindo especificamente com componentes dos tecidos duros e moles. Conforme

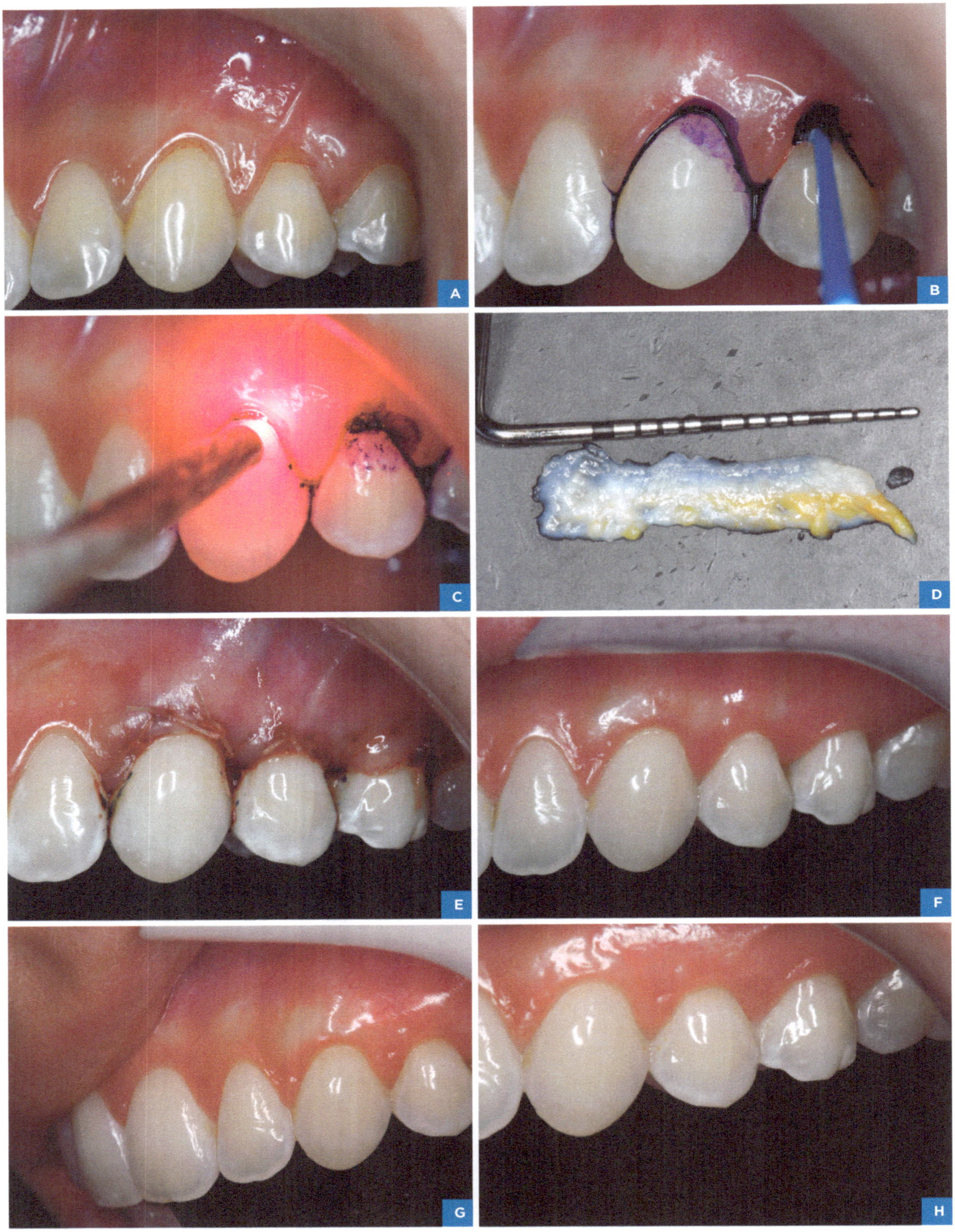

FIGURA 3 (A) Recessões múltiplas nos dentes 23 e 24 (RT1 de Cairo *et al.*[20] A+ sem degrau cervical e com a junção cemento-esmalte [JCE] íntegra). (B) Aplicação do fotossensibilizador azul de toluidina O (10 mg/ml). (C) Irradiação (90 segundos) com laser vermelho 660 nm após 1 minuto de tempo de pré-irradiação. (D) Enxerto conjuntivo subepitelial removido do palato. (E) Sutura do retalho. (F) Pós-operatório de 3 meses. (G) Pós-operatório de 6 meses. (H) Pós-operatório de 1 ano. Note o recobrimento completo das recessões.

Fonte: Acervo pessoal dos autores.

mencionado na introdução desse capítulo, os diodos de alta intensidade (808 a 940 nm) e Nd:YAG (1.064 nm) são absorvidos por melanina e hemoglobina, indicados para cirurgias de tecidos moles. Não devem ser utilizados em tecidos duros nem ser direcionados à coroa dental, com risco de dano térmico. Existem algumas exceções, nas quais o laser de Nd:YAG pode ser utilizado no tratamento de sensibilidade dentinária, causando fusão e ressolidificação da dentina, a fim de obliterar mecanicamente os túbulos dentinários.[53]

As vantagens da cirurgia de tecidos moles com laser (diodo e Nd:YAG) são a coagulação imediata dos vasos sanguíneos, promovendo um campo cirúrgico limpo, redução ou eliminação bacteriana na área irradiada e, em muitos casos, dispensa necessidade de suturas. Também promove redução da morbidade e dor.[54] No Brasil, são fabricados lasers diodos de alta intensidade, aproximadamente seis vezes mais caros que um laser de baixa intensidade. Dependendo da frequência de uso, há um equilíbrio de seu custo-benefício. A **Figura 4** ilustra o aspecto do tecido coagulado, em campo cirúrgico limpo, em uma cirurgia de frenectomia com laser diodo de alta intensidade.

Os lasers Er:YAG e Er,Cr:YSGG possuem a vantagem de refrigeração por água e podem ser utilizados para osteotomia, remoção de cálculo e condicionamento radicular. Também podem ser utilizados em tecidos moles, porém não promovem coagulação marcante nos tecidos como os lasers diodos e neodímio. Raízes irradiadas com Er:YAG apresentam uma superfície levemente rugosa **(Figura 5)**, com excelente biocompatibilidade e ausência de resposta inflamatória marcante.[1,55] A rugosidade de superfície é atrativa para adesão de fibroblastos gengivais humanos e apresenta maior porcentagem de cálcio quando tratada com Er:YAG.[56]

O tratamento adjuvante da doença periodontal com lasers de alta intensidade ainda é um assunto controverso na literatura e as revisões sistemáticas atuais não fazem recomendação de seu uso.[57] Uma revisão da Academia Americana de Periodontia afirma que a terapia cirúrgica com laser de Er:YAG promove melhoras significantes na redução da profundidade de sondagem e ganhos de inserção, porém alerta para ganhos relativamente pequenos de menos de 1mm.[58]

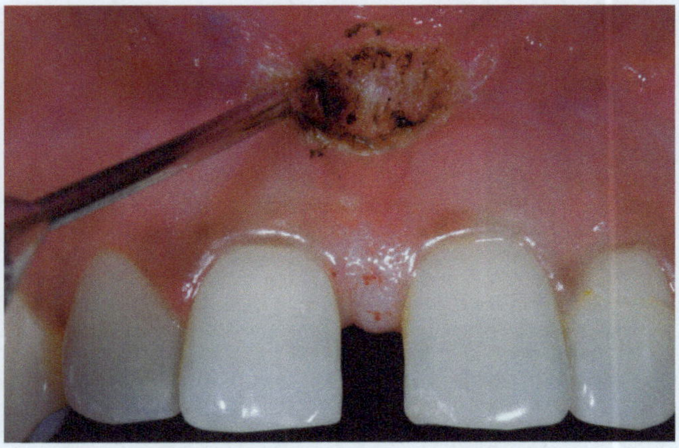

FIGURA 4 Frenectomia realizada com laser diodo de alta intensidade (Theralase Surgery® – DMC equipamentos, São Carlos – Brasil): 808 nm, 1,2 W, 20 pps, 126 J. Observe a coagulação do tecido e dos vasos em toda a área irradiada. A ferida cirúrgica não necessita de suturas e há cicatrização por segunda intenção.

Fonte: Cardoso (2016).[54]

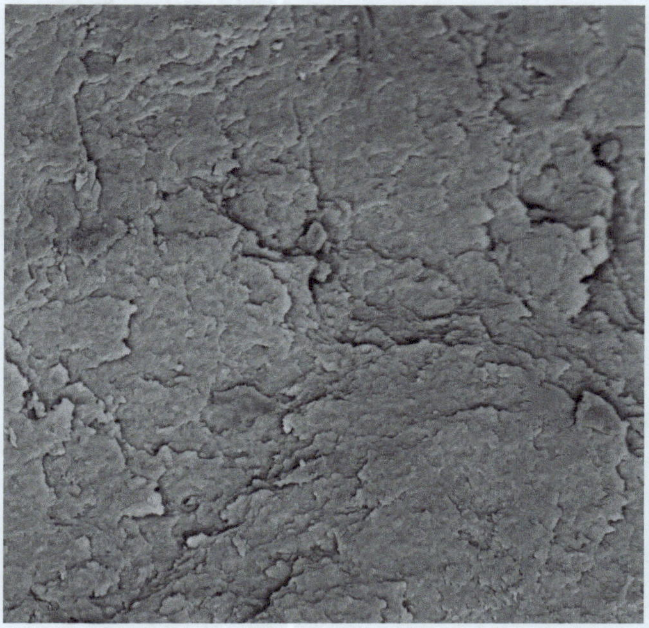

FIGURA 5 Microscopia eletrônica de varredura de raiz humana extraída por doença periodontal e tratada com laser Er:YAG. Note a superfície rugosa promovida pela ablação a laser.

Fonte: Acervo pessoal dos autores.

Para o tratamento de peri-implantite, os lasers de érbio são uma alternativa interessante, uma vez que não danificam a superfície do implante e são capazes de descontaminar a superfície tratada irregular dos implantes. As revisões sistemáticas costumam comparar o tratamento com laser, jatos abrasivos e curetas. Apesar de concluírem não poder fazer uma recomendação do uso do laser no tratamento de peri-implantite, uma subanálise, individualizando os tipos de laser, mostrou que o Er:YAG, em substituição à terapia mecânica, promoveu benefícios adicionais a curto prazo. Há redução da profundidade de sondagem em até 6 meses.[59] Uma revisão com metanálise mais atual mostrou que os lasers como adjuvantes à terapia não cirúrgica convencional promoveram maior redução de sangramento à sondagem (21%).[60]

Apesar de alguns resultados positivos modestos quando usados no tratamento de periodontite e peri-implantite, os lasers de Er:YAG importados possuem altíssimo custo, desequilibrando a proporção custo-benefício.

CONSIDERAÇÕES FINAIS

Os lasers são ferramentas versáteis para o dia a dia do consultório odontológico. Os de baixa intensidade são indicados em vários protocolos de tratamento, o que proporciona retorno financeiro bastante rápido ao investimento feito no aparelho. Em relação ao tratamento periodontal, a laserterapia, em geral, pode otimizar os resultados dos tratamentos convencionais, com a vantagem da melhora na qualidade de vida dos pacientes. Recomendamos, principalmente, a terapia fotodinâmica antimicrobiana como adjuvante aos tratamentos de raspagem e alisamento radicular e a fotobiomodulação no pós-operatório de cirurgias periodontais.

REFERÊNCIAS BIBLIOGRÁFICAS

1. Passanezi E, Damante CA, de Rezende ML, Greghi SL. Lasers in periodontal therapy. Periodontol 2000. 2015; 67(1):268-91.
2. Mizutani K, Aoki A, Coluzzi D, Yukna R, Wang CY, Pavlic V *et al.* Lasers in minimally invasive periodontal and peri-implant therapy. Periodontol 2000. 2016; 71(1):185-212.
3. Anders JJ, Lanzafame RJ, Arany PR. Low-level light/laser therapy versus photobiomodulation therapy. Photomed Laser Surg. 2015; 33(4):183-4.
4. Hamblin MR. Mechanisms and applications of the anti-inflammatory effects of photobiomodulation. AIMS Biophys. 2017; 4(3):337-361. doi: 10.3934/biophy.2017.3.337.
5. Garcia VG, Theodoro LH, Buchaim RL. Lasers no tratamento de lesões do tecido nervoso. In: Garcia VG, Theodoro LH. Lasers na odontologia: uma visão clínica baseada em evidências científicas. São Paulo: Santos Publicações; 2020. p. 212-13.
6. Damante CA, Greghi SL, Sant'Ana AC, Passanezi E, Taga R. Histomorphometric study of the healing of human oral mucosa after gingivoplasty and low-level laser therapy. Lasers Surg Med. 2004; 35(5):377-84. doi: 10.1002/lsm.20111.
7. Damante CA, Greghi SL, Sant'ana AC, Passanezi E. Clinical evaluation of the effects of low-intensity laser (GaAlAs) on wound healing after gingivoplasty in humans. J Appl Oral Sci. 2004; 12(2):133-6. doi: 10.1590/s1678-77572004000200010.
8. Damante CA, De Micheli G, Miyagi SP, Feist IS, Marques MM. Effect of laser phototherapy on the release of fibroblast growth factors by human gingival fibroblasts. Lasers Med Sci. 2009; 24(6):885-91. doi: 10.1007/s10103-008-0582-y.
9. Karam PSBH, Cunha PO, Ferreira R, Figueiredo CM, Sant'Ana ACP, Rezende MLR *et al.* Stimulation of growth factors secretion by low intensity laser and LED. In: Longo L. Laser Florence 2013: Guidelines on laser medicine world - dermatology/plastic surgery, neurology, dentistry. Bologna: Medimond, 2013. p. 9-13.
10. Pagin MT, de Oliveira FA, Oliveira RC, Sant'Ana AC, de Rezende ML, Greghi SL *et al.* Laser and light-emitting diode effects on pre-osteoblast growth and differentiation. Lasers Med Sci. 2014; 29(1):55-9. doi: 10.1007/s10103-012-1238-5. *Erratum in*: Lasers Med Sci. 2013; 31(5):225-9. PMID: 23179312.
11. Pacheco PS, de Oliveira FA, Oliveira RC, Sant'ana AC, de Rezende ML, Greghi SL *et al.* Laser phototherapy at high energy densities do not stimulate pre-osteoblast growth and differentiation. Photomed Laser Surg. 2013; 31(5):225-9. doi: 10.1089/pho.2012.3434. *Erratum in*: Photomed Laser Surg. 2013; 31(5):225-9. PMID: 23639292.
12. Tsai SR, Hamblin MR. Biological effects and medical applications of infrared radiation. J Photochem Photobiol B. 2017; 170:197-207. doi: 10.1016/j.jphotobiol.2017.04.014. Epub 2017 Apr 13. PMID: 28441605; PMCID: PMC5505738.
13. Flores Luna GL, de Andrade ALM, Brassolatti P, Bossini PS, Anibal FF, Parizotto NA *et al.* Biphasic dose/response of photobiomodulation therapy on culture of human fibroblasts. Photobiomodul Photomed Laser Surg. 2020; 38(7):413-418. doi: 10.1089/photob.2019.4729.
14. Oliveira FA, Matos AA, Matsuda SS, Buzalaf MA, Bagnato VS, Machado MA *et al.* Low level laser therapy modulates viability, alkaline phosphatase and matrix metalloproteinase-2 activities of osteoblasts. J Photochem Photobiol B. 2017; 169:35-40. doi: 10.1016/j.jphotobiol.2017.02.020.
15. Cardoso MV, do Vale Placa R, Sant'Ana ACP, Greghi SLA, Zangrando MSR, de Rezende MLR *et al.* Laser and LED photobiomodulation effects in osteogenic or regular medium on rat calvaria osteoblasts obtained by newly forming bone technique. Lasers Med Sci. 2020:8. doi: 10.1007/s10103-020-03056-5.
16. Fernandes-Dias SB, de Marco AC, Santamaria M Jr, Kerbauy WD, Jardini MA, Santamaria MP. Connective tissue graft associated or not with low laser therapy to treat gingival recession: randomized clinical trial. J Clin Periodontol. 2015; 42(1):54-61. doi: 10.1111/jcpe.12328.
17. Dias SB, Fonseca MV, Dos Santos NC, Mathias IF, Martinho FC, Junior MS *et al.* Effect of GaAIAs low-level laser therapy on the healing of human palate mucosa after connective tissue graft harvesting: randomized clinical trial. Lasers Med Sci. 2015; 30(6):1695-702. doi: 10.1007/s10103-014-1685-2.
18. Cardoso MV, Zangrando MSR, Sant'Ana ACP, Greghi SLA, Damante CA. Efeitos da fotobiomodulação e terapia fotodinâmica antimicrobiana no recobrimento de recessões múltiplas. Brazilian Oral Research. 2020; 34(Suppl. 2):73.
19. Santamaria MP, Fernandes-Dias SB, Araújo CF, Lucas da Silva Neves F, Mathias IF, Rebelato Bechara Andere NM *et al.* 2-Year assessment of tissue biostimulation with low-level laser on the outcomes of connective tissue graft in the treatment of single gingival recession: a randomized clinical trial. J Periodontol. 2017; 88(4):320-328. doi: 10.1902/jop.2016.160391.
20. Cairo F, Nieri M, Cincinelli S, Mervelt J, Pagliaro U. The interproximal clinical attachment level to classify gingival recessions and predict root coverage outcomes: an explorative and reliability study. J Clin Periodontol. 2011; 38(7):661-6.
21. Doğan GE, Aksoy H, Demir T, Laloğlu E, Özyıldırım E, Sağlam E *et al.* Clinical and biochemical comparison of guided tissue regeneration versus guided tissue regeneration plus low-level laser therapy in the treatment of class II furcation defects: A clinical study. J Cosmet Laser Ther. 2016; 18(2):98-104. doi: 10.3109/14764172.2015.1114637.
22. Monea A, Beresescu G, Boeriu S, Tibor M, Popsor S, Antonescu DM. Bone healing after low-level laser application in extraction sockets grafted with allograft material and covered with a resorbable collagen dressing: a pilot histological evaluation. BMC Oral Health. 2015; 15:134. doi: 10.1186/s12903-015-0122-7. *Erratum in:* BMC Oral Health. 2016; 16:16. Boeriu, Sorin [added].
23. Mikami R, Mizutani K, Sasaki Y, Iwata T, Aoki A. Patient-reported outcomes of laser-assisted pain control following non-surgical and surgical periodontal therapy: A systematic review and meta-analysis. PLoS One. 2020; 15(9):e0238659. doi: 10.1371/journal.pone.0238659.
24. Sanz-Moliner JD, Nart J, Cohen RE, Ciancio SG. The effect of an 810-nm diode laser on postoperative pain and tissue response after modified Widman flap surgery: a pilot study in humans. J Periodontol. 2013; 84(2):152-8. doi: 10.1902/jop.2012.110660.
25. Angiero F, Ugolini A, Cattoni F, Bova F, Blasi S, Gallo F *et al.* Evaluation of bradykinin, VEGF, and EGF biomarkers in gingival crevicular fluid and comparison of PhotoBioModulation with conventional techniques in periodontitis: a split-mouth randomized clinical trial. Lasers Med Sci. 2020; 35(4):965-970. doi: 10.1007/s10103-019-02919-w.
26. Karu TI. A suitable model for wound healing: how many times are we to stumble over the same block? Lasers Surg Med. 1999; 25(4):283-4. doi: 10.1002/(sici)1096-9101(1999)25:4<283::aid-lsm1>3.0.co;2-3.
27. Castro dos Santos N, Andere NMRB, Miguel MMV, Dos Santos LM, Santamaria M Jr, Mathias IF *et al.* Photobiomodulation for the treatment of periodontal pockets in patients with type 2 diabetes: 1-year results of a randomized clinical trial. Lasers Med Sci. 2019; 34(9):1897-1904. doi: 10.1007/s10103-019-02799-0.
28. Özberk SS, Gündoğar H, Özkaya M, Taner İL, Erciyas K. The effect of photobiomodulation therapy on nonsurgical periodontal treatment in patients with type 2 diabetes mellitus: a randomized controlled, single-blind, split-mouth clinical trial. Lasers Med Sci. 2020; 35(2):497-504. doi: 10.1007/s10103-019-02897-z.
29. Lulic M, Leiggener Görög I, Salvi GE, Ramseier CA, Mattheos N, Lang NP. One-year outcomes of repeated adjunctive photodynamic therapy during periodontal maintenance: a proof-of-principle randomized-controlled clinical trial. J Clin Periodontol. 2009; 36(8):661-6. doi: 10.1111/j.1600-051X.2009.01432.x.
30. Alwaeli HA, Al-Khateeb SN, Al-Sadi A. Long-term clinical effect of adjunctive antimicrobial photodynamic therapy in periodontal treat-

ment: a randomized clinical trial. Lasers Med Sci. 2015; 30(2):801-7. doi: 10.1007/s10103-013-1426-y.

31. Ramos UD, Ayub LG, Reino DM, Grisi MF, Taba M Jr, Souza SL *et al.* Antimicrobial photodynamic therapy as an alternative to systemic antibiotics: results from a double-blind, randomized, placebo-controlled, clinical study on type 2 diabetics. J Clin Periodontol. 2016; 43(2):147-55. doi: 10.1111/jcpe.12498.
32. Valle LA, Lopes MMR, Zangrando MSR, Sant'Ana ACP, Greghi SLA, de Rezende MLR *et al.* Blue photosensitizers for aPDT eliminate Aggregatibacter actinomycetemcomitans in the absence of light: An in vitro study. J Photochem Photobiol B. 2019; 194:56-60. doi: 10.1016/j.jphotobiol.2019.03.005.
33. Garcia VG, Longo M, Gualberto Júnior EC, Bosco AF, Nagata MJ, Ervolino E *et al.* Effect of the concentration of phenothiazine photosensitizers in antimicrobial photodynamic therapy on bone loss and the immune inflammatory response of induced periodontitis in rats. J Periodontal Res. 2014; 49(5):584-94. doi: 10.1111/jre.12138.
34. Garcez AS, Hamblin MR. Methylene blue and hydrogen peroxide for photodynamic inactivation in root canal – a new protocol for use in endodontics. Eur Endod J. 2017; 2(1):29. doi: 10.5152/eej.2017.17023.
35. Núñez SC, Garcez AS, Kato IT, Yoshimura TM, Gomes L, Baptista MS *et al.* Effects of ionic strength on the antimicrobial photodynamic efficiency of methylene blue. Photochem Photobiol Sci. 2014; 13(3):595-602. doi: 10.1039/c3pp50325a.
36. Atieh MA. Photodynamic therapy as an adjunctive treatment for chronic periodontitis: a meta-analysis. Lasers Med Sci. 2010; 25(4):605-13. doi: 10.1007/s10103-009-0744-6.
37. Azarpazhooh A, Shah PS, Tenenbaum HC, Goldberg MB. The effect of photodynamic therapy for periodontitis: a systematic review and meta-analysis. J Periodontol. 2010; 81(1):4-14. doi: 10.1902/jop.2009.090285.
38. Sgolastra F, Petrucci A, Gatto R, Marzo G, Monaco A. Photodynamic therapy in the treatment of chronic periodontitis: a systematic review and meta-analysis. Lasers Med Sci. 2013a; 28(2):669-82. doi: 10.1007/s10103-011-1002-2.
39. Sgolastra F, Petrucci A, Severino M, Graziani F, Gatto R, Monaco A. Adjunctive photodynamic therapy to non-surgical treatment of chronic periodontitis: a systematic review and meta-analysis. J Clin Periodontol. 2013b; 40(5):514-26. doi: 10.1111/jcpe.12094.
40. Azaripour A, Dittrich S, Van Noorden CJF, Willershausen B. Efficacy of photodynamic therapy as adjunct treatment of chronic periodontitis: a systematic review and meta-analysis. Lasers Med Sci. 2018; 33(2):407-423. doi: 10.1007/s10103-017-2383-7.
41. Xue D, Tang L, Bai Y, Ding Q, Wang P, Zhao Y. Clinical efficacy of photodynamic therapy adjunctive to scaling and root planing in the treatment of chronic periodontitis: A systematic review and meta-analysis. Photodiagnosis Photodyn Ther. 2017; 18:119-127. doi: 10.1016/j.pdpdt.2017.01.183.
42. Xue D, Zhao Y. Clinical effectiveness of adjunctive antimicrobial photodynamic therapy for residual pockets during supportive periodontal therapy: A systematic review and meta-analysis. Photodiagnosis Photodyn Ther. 2017b; 17:127-133. doi: 10.1016/j.pdpdt.2016.11.011.
43. Chambrone L, Wang HL, Romanos GE. Antimicrobial photodynamic therapy for the treatment of periodontitis and peri-implantitis: An American Academy of Periodontology best evidence review. J Periodontol. 2018; 89(7):783-803. doi: 10.1902/jop.2017.170172.
44. Salvi GE, Stähli A, Schmidt JC, Ramseier CA, Sculean A, Walter C. Adjunctive laser or antimicrobial photodynamic therapy to non-surgical mechanical instrumentation in patients with untreated periodontitis: A systematic review and meta-analysis. J Clin Periodontol. 2020; 47(Suppl. 22):176-198. doi: 10.1111/jcpe.13236.
45. Ferreira R. Doença periodontal e síndrome de Down: análise das habilidades cognitivas dos pacientes e tratamento adjuvante não cirúrgico por terapia fotodinâmica antimicrobiana [Tese de Doutorado]. Bauru: Faculdade de Odontologia de Bauru da Universidade de São Paulo; 2019. 141 p.
46. Cunha PO. Efeito adjuvante da terapia fotodinâmica antimicrobiana no tratamento periodontal, *status* salivar, controle glicêmico e qualidade de vida relacionada a saúde oral de pacientes com Diabetes *Mellitus* tipo 1 [Tese de Doutorado]. Bauru: Faculdade de Odontologia de Bauru da Universidade de São Paulo; 2019. 104 p.
47. Pessoa L, Galvão V, Damante C, Sant'Ana AC. Removal of black stains from teeth by photodynamic therapy: clinical and microbiological analysis. BMJ Case Rep. 2015. doi: 10.1136/bcr-2015-212276.
48. Damante CA, Ducati P, Ferreira R, Salmeron S, Zangrando MSR, de Rezende MLR *et al. In vitro* evaluation of adhesion/proliferation of human gingival fibroblasts on demineralized root surfaces by toluidine blue O in antimicrobial photodynamic therapy. Photodiagnosis Photodyn Ther. 2016; 13:303-307. doi: 10.1016/j.pdpdt.2015.08.009.
49. Ferreira R, de Toledo Barros RT, Karam PSBH, Sant'Ana ACP, Greghi SLA, de Rezende MLR *et al.* Comparison of the effect of root surface modification with citric acid, EDTA, and aPDT on adhesion and proliferation of human gingival fibroblasts and osteoblasts: an in vitro study. Lasers Med Sci. 2018; 33(3):533-538. doi: 10.1007/s10103-017-2395-3.
50. Damante CA, Karam PSBH, Ferreira R, Rezende MLR, Greghi SLA, Sant'Ana ACP *et al.* Root surface demineralization by citric acid/tetracycline gel and aPDT associated to subepithelial connective tissue graft improves root coverage outcomes. A 12-month preliminary randomized clinical trial. J Photochem Photobiol B. 2019; 197:111528. doi: 10.1016/j.jphotobiol.2019.111528.
51. Valle LA. Terapia fotodinâmica antimicrobiana para biomodificação radicular em procedimentos regenerativos de lesões de furca classe II: Ensaio clínico randomizado de 12 meses [Tese de Doutorado]. Bauru: Faculdade de Odontologia de Bauru da Universidade de São Paulo; 2020. 228 p.
52. Damante, CA. Desenvolvimento e testes in vitro de um novo corante para terapia fotodinâmica em Periodontia [Tese Livre Docência]. Bauru: Faculdade de Odontologia de Bauru da Universidade de São Paulo; 2015. 101 p.
53. Lopes AO, de Paula Eduardo C, Aranha ACC. Evaluation of different treatment protocols for dentin hypersensitivity: an 18-month randomized clinical trial. Lasers Med Sci. 2017; 32(5):1023-1030. doi: 10.1007/s10103-017-2203-0.
54. Cardoso MV, Karam PSBH, Zangrando MSR, de Resende MLR, Sant'Ana ACP, Damante CA. Vantagens da frenectomia labial por laser de diodo de alta intensidade. InPerio. 2016; 1(3):564-70.
55. Franco EJ, Greghi SLA, Assis GF. Comparative evaluation of radicular periodontal therapies with conventional and Er: YAG lasers as from the rats' subcutaneous tissue reaction. Rev Intern Period Clínica 2004; 1:60-65.
56. Karam PSBH, Ferreira R, Oliveira RC, Greghi SLA, de Rezende MLR, Sant'Ana ACP *et al.* Stimulation of human gingival fibroblasts viability and growth by roots treated with high intensity lasers, photodynamic therapy and citric acid. Arch Oral Biol. 2017; 81:1-6.
57. Sanz-Sánchez I, Montero E, Citterio F, Romano F, Molina A, Aimetti M. Efficacy of access flap procedures compared to subgingival debridement in the treatment of periodontitis. A systematic review and meta-analysis. J Clin Periodontol. 2020; 47(Suppl. 22):282-302. doi: 10.1111/jcpe.13259. PMID: 31970821.
58. Chambrone L, Ramos UD, Reynolds MA. Infrared lasers for the treatment of moderate to severe periodontitis: An American Academy of Periodontology best evidence review. J Periodontol. 2018; 89(7):743-765. doi: 10.1902/jop.2017.160504.
59. Yan M, Liu M, Wang M, Yin F, Xia H. The effects of Er:YAG on the treatment of peri-implantitis: a meta-analysis of randomized controlled trials. Lasers Med Sci. 2015; 30(7):1843-53. doi: 10.1007/s10103-014-1692-3.
60. Lin GH, Suárez López Del Amo F, Wang HL. Laser therapy for treatment of peri-implant mucositis and peri-implantitis: An American Academy of Periodontology best evidence review. J Periodontol. 2018; 89(7):766-782. doi: 10.1902/jop.2017.160483.

19 Terapia por Implantes

Samira Salmeron ▪ Vitor de Toledo Stuani ▪ Euloir Passanezi ▪ Adriana Campos Passanezi Sant'Ana

INTRODUÇÃO

Os implantes osseointegrados se estabeleceram, ao longo do tempo, como uma excelente opção de tratamento reabilitador. Sem dúvida, atualmente, representam um divisor de águas na Odontologia, proporcionando uma evolução no tratamento de pacientes edêntulos parciais ou totais com impacto significativo na qualidade de vida deles. Nesse sentido, este capítulo tem como objetivo contextualizar o surgimento dessa modalidade de terapia e apresentar a técnica cirúrgica em detalhes. Os tópicos abordam conceitos clássicos, embasados pela literatura atual, e focam nos implantes de titânio.

OSSEOINTEGRAÇÃO

O surgimento dos implantes dentários só foi possível em virtude da descoberta da osseointegração. Esta descoberta foi realizada ao acaso pelo médico ortopedista sueco Pen-Ingvar Bränemark durante seus experimentos relacionados com microvascularização dos ossos longos em coelhos, em 1962.[1] Em 1965, esse conceito foi aplicado na Odontologia com o aparecimento dos implantes dentários osseointegrados.[2]

O termo *osseointegração* significa *os* = osso e *integration* = estado de estar combinado como um todo, e foi definido pelo próprio Bränemark como o contato direto entre implante e osso em nível microscópico.[3] Mais tarde, Albrektsson *et al.*[4] apresentaram nova definição para osseointegração: conexão estrutural e funcional direta entre osso vivo e a superfície do implante sob carga funcional, em nível de microscopia óptica **(Figura 1)**. Clinicamente, pode ser definida como a manutenção estável do implante em função no osso.[5]

Ao longo do tempo, várias possibilidades e tentativas de explicar o mecanismo biológico envolvido na osseointegração foram propostos. Inicialmente, esse processo foi visto como um fenômeno de cicatrização de feridas simples que ocorre em função das supostas reações teciduais favoráveis, possivelmente até envolvendo algum tipo de adesão química.[6] Com o avanço nas pesquisas, observou-se que o titânio está longe de ser um material bioinerte, pelo contrário, tem a capacidade de provocar uma resposta imune quando está em contato com os tecidos,[7] verificada por vários pesquisadores.[8,9] Nesse sentido, a osseointegração poderia ser apenas uma reação de corpo estranho em que os tecidos visam incorporar o titânio ao osso como forma de proteção para os tecidos adjacentes.[7]

Com base nesses novos conceitos, foi proposta uma definição mais atual para a osseointegração: reação do tipo corpo estranho em que o osso na interface é formado como uma reação de defesa para proteger o implante dos tecidos.[1]

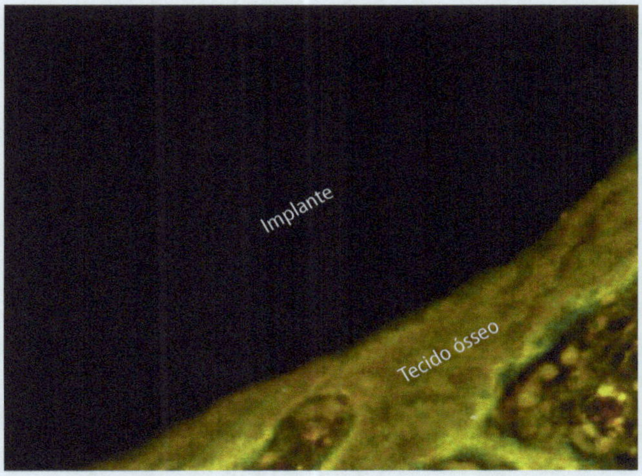

FIGURA 1 Osseointegração. Imagem de microscopia confocal a laser demonstrando a união entre osso vital e a superfície do implante.

Fonte: Imagem originalmente obtida para a tese de Doutorado em Periodontia pela Faculdade de Odontologia de Bauru da Universidade de São Paulo (FOB-USP) de autoria de Evandro Lourenço de Toledo Jr. (1999). Lourenço Jr., ET. Estudo metodológico de avaliação do crescimento ósseo ao redor de implantes osseointegrados através de microscopia confocal de varredura a laser e torque de remoção [tese]. Bauru: FOB-USP; 1999.

Biologia da osseointegração

A osseointegração representa um processo dinâmico tanto no seu estabelecimento quanto na sua manutenção,[10] e a estabilidade primária ou mecânica é um dos pré-requisitos para que se alcance sucesso.[11,12] A camada superficial de óxidos que se forma sobre o implante de titânio por causa da reação de oxidação é que permite a osseointegração.[11,13]

A sequência de instalação de um implante dentário começa pelo preparo do alvéolo cirúrgico no tecido ósseo. Já a preparação cirúrgica resulta em rompimento dos vasos sanguíneos e danos reversíveis ao tecido ósseo, seguidos de uma resposta inflamatória aguda, importante na cascata de cicatrização que levará à ancoragem do implante ao osso.[8]

Imediatamente, e em até vários meses depois, ocorre uma série de eventos celulares e moleculares nos quais os tecidos hospedeiros integram biologicamente o material aloplástico na estrutura óssea.[12] Enquanto o osso cortical tem a função de suportar a carga de torção e proporcionar maior estabilidade inicial, o osso esponjoso é mais rico em canais vasculares e, portanto, facilita o fornecimento de células mesenquimais progenitoras. Nesse sentido, o processo complexo e dinâmico da osseointegração pode ocorrer por meio da osteogênese de contato, na qual a superfície do implante é povoada por células ósseas, após a fixação, para formar novo osso, ou pela osteogênese a distância, na qual a formação óssea é precedida pela osteoclastogênese do tecido já existente.[14]

O estágio inflamatório é a primeira etapa da osseointegração e dura entre 1 e 3 dias.[15] Neste momento, identifica-se a área de contato que promove uma estabilidade inicial. Como o implante não tem a forma exata do tecido ósseo preparado pelas fresas, há também a formação do hematoma em cavidade fechada, ou seja, com o coágulo preenchendo o espaço entre a rosca e o implante. Depois, encontra-se o osso danificado e desorganizado pelo trauma térmico e mecânico inevitável e reversível durante a instrumentação. Após a região de osso desorganizado, localiza-se o tecido ósseo ileso. Após estágio inflamatório, estabelece-se o estágio reparativo, que pode durar até 2 semanas. Nesta etapa, há formação de novo osso na região na qual havia hematoma, logo, o osso danificado se revasculariza e se remodela. A última fase é a remodelação e pode durar de meses até anos.[15] Neste estágio, há ausência de qualquer outro tipo de tecido interposto entre osso e implante e não se individualizam mais as estruturas destacadas no estágio inflamatório.[16]

Para Guglielmotti *et al.*,[17] a osteogênese ocorre em todas as fases da vida mediante a remodelação e a reparação ósseas. Logo, propõem que a osseointegração pode ser descrita como a etapa final de uma cascata de processos que envolve a cicatrização óssea ao redor dos implantes.

Conforme comentado anteriormente, nos últimos anos, as pesquisas têm focado no papel dos osteoblastos e osteoclastos na osseointegração.[16] Há evidências crescentes de que a osseointegração é, de fato, um processo conduzido pela resposta imunológica, contando com vias inflamatórias vantajosas, que promovem a formação óssea como parte da resposta do hospedeiro aos implantes bioativos e reduzem a resposta negativa dos tecidos.[18,19]

Os implantes de titânio não são considerados bioinertes, portanto, têm a capacidade de conduzir a resposta inflamatória. A principal resposta envolvida na osteoimunologia é a imunidade inata do hospedeiro, em particular, a cascata do sistema complemento e a ativação de macrófagos. Os macrófagos são as principais células relacionadas com a resposta imune aos biomateriais, controlando a inflamação, a cicatrização e, até mesmo, a resposta a diferentes estímulos a longo prazo.[16]

De maneira geral, o titânio é bem tolerado pelo corpo desde que o implante esteja íntegro, mecanicamente estável e não infectado. A cicatrização nos implantes de titânio pode ocorrer por meio da osseointegração, que é o resultado desejado, ou formação de uma cápsula fibrosa pela inflamação crônica, o que representa falha do implante. Assim, a osseointegração pode ser considerada uma reação de corpo estranho limitada, sem que ocorra inflamação crônica. Normalmente, a fase aguda da inflamação tem resolução em menos de uma semana, contudo, se persistir por mais de 3 semanas, é comum estar relacionada à infecção ou à falha do implante.[20]

Os eventos relacionados à resposta inflamatória ao implante podem ser resumidos em oito etapas:

1. Exudação.
2. Adsorção das proteínas à superfície.
3. Desenvolvimento de matriz provisória transitória à base de sangue.
4. Recrutamento de células da resposta imune inata (leucócitos, plaquetas, sistema complemento e coagulação).
5. Migração de neutrófilos.
6. Substituição de monócitos e diferenciação em macrófagos; e reação de corpo estranho.
7. Produção de espécies reativas de oxigênio (ROS).
8. Fusão de monócitos/macrófagos para formar as células gigantes de corpo estranho ou apoptose.[20]

FATORES-CHAVE PARA A OSSEOINTEGRAÇÃO

O sucesso da osseointegração depende de vários fatores: material, desenho do implante, características de superfície, qualidade do tecido ósseo e técnica cirúrgica empregada **(Figura 2)**.[11,21]

Material do implante

Os implantes são classificados quanto ao material em implantes metálicos, cerâmicos e de carbono **(Figura 3)** ou de polímeros e compósitos. Dentre os materiais mais frequentemente utilizados para a confecção dos implantes odontológicos estão: o titânio comercialmente puro e as ligas de titânio.

O titânio comercialmente puro (Ti c.p.) é o melhor material para fixação óssea propriamente dita, pois exige grande força de remoção ao torque em ensaios laboratoriais. Além disso, apresenta resistência à corrosão, o que evita a formação de radicais livres.[22] Dos 12 tipos de titânio encontrados na natureza e classificados de acordo com a pureza, aqueles que podem ser utilizados com segurança e confiabilidade na fabricação dos implantes odontológicos são os de graus I a IV, também referidos como comercialmente puros (Ti c.p.), ou ainda aqueles fabricados em ligas de titânio com alumínio e vanádio (Ti_6Al_4V – Ti c.p. grau V).[23]

A camada de óxidos que se forma na superfície dos implantes é dependente do material do qual o implante foi confeccionado. Assim, implantes de titânio c.p. apresentam óxidos de titânio em sua superfície, enquanto implantes confeccionados de ligas de titânio apresentam em sua superfície, além dos óxidos de titânio, outros tipos de óxidos. A interface

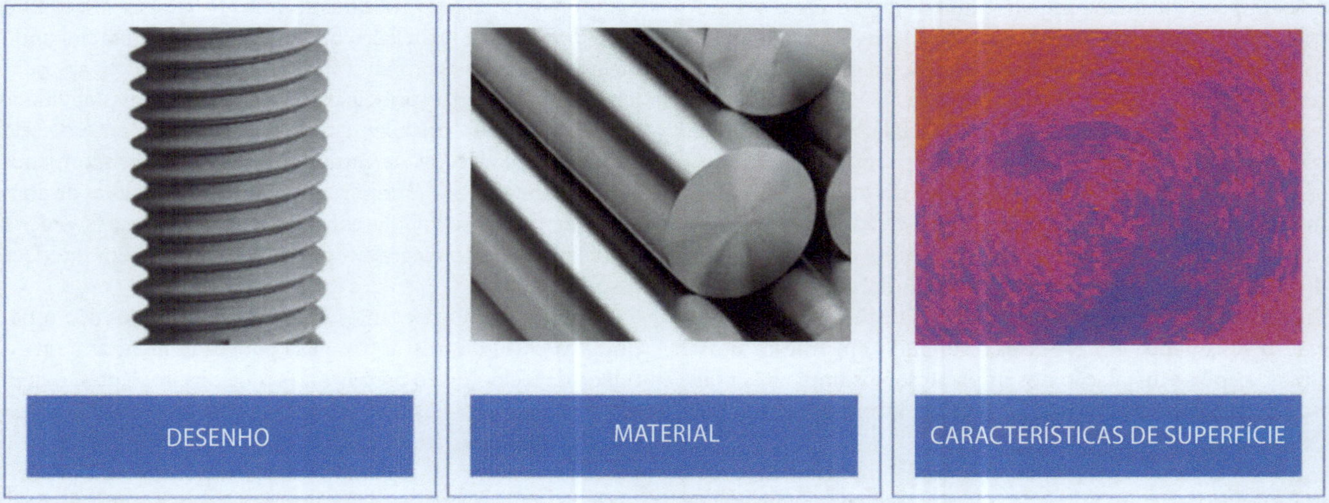

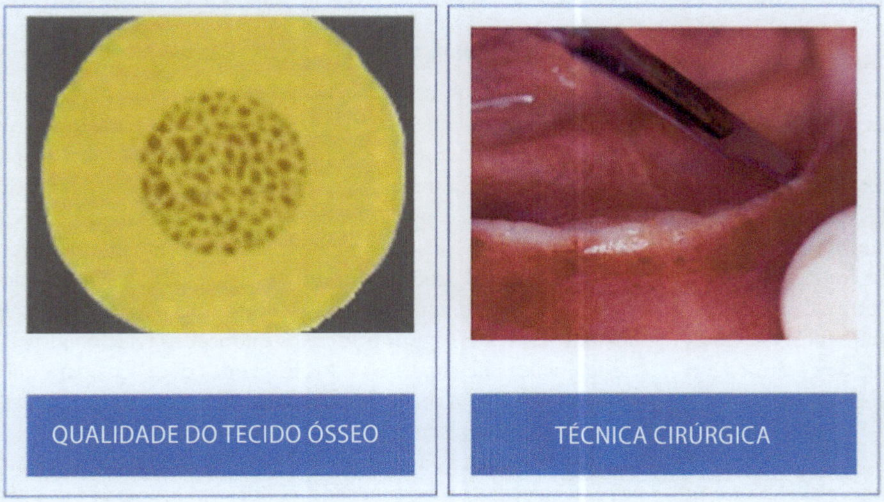

FIGURA 2 Fatores-chave para a osseointegração. Segundo Albrektsson *et al.*,[6] os cinco fatores-chave da osseointegração estão relacionados ao desenho do implante, material do implante, características de superfície, características do tecido ósseo e técnica cirúrgica. Portanto, o sucesso da osseointegração depende das características do implante, das condições do paciente e da técnica cirúrgica.

Fonte: Elaborada pelos autores.

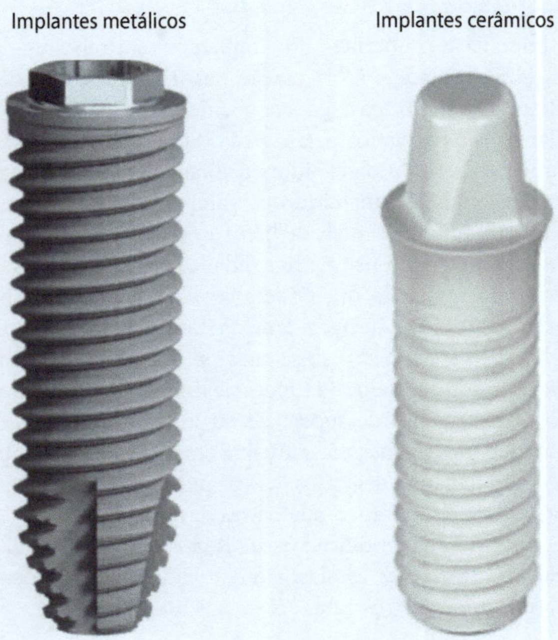

FIGURA 3 Materiais dos implantes. A maioria dos implantes utilizados na prática clínica são classificados como metálicos, e são compostos por titânio comercialmente puro ou ligas de titânio. Mais recentemente, foi proposto o uso de implantes cerâmicos, especialmente aqueles confeccionados em zircônia, que têm como vantagens principais a existência de módulo de elasticidade próximo ao do tecido ósseo, baixa condução térmica e estética otimizada.

Fonte: Acervo pessoal dos autores.

osso-implante é mediada pela camada de óxidos e é a responsável pelo fenômeno da osseointegração. Essa camada se forma superficialmente logo após o processamento do material e possui de 15 a 50 μm de espessura.[23]

Os implantes cerâmicos são materiais não poliméricos, inorgânicos, fabricados pela compactação e sinterização em altas temperaturas. Podem ser divididos em óxidos metálicos ou outros compostos, como zircônia e safira. Há muitos anos, alguns implantes de titânio comercialmente disponíveis apresentavam revestimento de cerâmica de hidroxiapatita para favorecer a osseointegração. Inicialmente, esse revestimento era espesso, resultando em fratura dessa camada após a instalação dos implantes. Nos implantes mais novos, a camada de cerâmica é bem fina, diminuindo o risco de fratura da mesma.[23]

Mais recentemente, foram propostos implantes de zircônia. Esse material foi utilizado inicialmente para a fabricação de intermediários protéticos e posteriormente utilizado para a confecção do implante em si. O aumento da rugosidade superficial dos implantes de zircônia resulta em valores de torque de remoção próximos aos implantes de titânio de rugosidade similar.[23] As vantagens dos implantes cerâmicos são a semelhança química ao tecido ósseo, excelente biocompatibilidade, boa adesão com os tecidos moles e duros, pequena condutividade térmica e elétrica, módulo de elasticidade próximo ao do tecido ósseo e semelhança de cor com o tecido ósseo. Suas desvantagens são variabilidade química e estrutural, baixa tensão mecânica e força de cisalhamento sob carga de fadiga, baixa adesão entre o revestimento de cerâmica e o substrato e estabilidade mecânica variável sob carga.

Desenho do implante

Quanto à geometria, os implantes podem ser classificados em: endósseos, subperiostais e transmandibulares. Os implantes endósseos podem ser subclassificados em: laminados, cilíndricos, agulhados, parafuso cilíndrico ou parafuso cônico.[24] A maior parte dos implantes utilizados na prática clínica atual são do tipo cônico, podendo também ser encontrados implantes cilíndricos com roscas ou, menos comumente, sem roscas.

Os implantes cilíndricos sem roscas são inseridos no leito receptor sob pressão, alcançando estabilidade primária pelo contato justo do implante no leito. Esses implantes apresentam como desvantagem a impossibilidade de se controlar precisamente a profundidade de assentamento dos implantes, bem como a impossibilidade de uso em sítios de extração imediata ou com carga imediata. Outro tipo de implante que é assentado por pressão tem o formato cônico com roscas, utilizando geometria de superfície sinterizada de poros abertos, o que favorece o crescimento vascular e ósseo necessário à osseointegração. O travamento tridimensional do implante no tecido ósseo favorece a transferência do estresse gerado pela incidência de forças axiais e não axiais e são particularmente utilizados em ossos tipos III e IV e de curto comprimento (≤ 7 mm).[25]

A presença de roscas nos implantes em forma de parafusos cônicos e cilíndricos proporciona maior área de contato entre o implante e o tecido ósseo, permitindo melhor vedamento marginal na área de recobrimento pelos tecidos moles, evitando a invaginação epitelial e/ou conjuntiva e proporcionando melhor estabilidade primária.[5,26] Os implantes cônicos apresentam como vantagens principais proporcionar boa estabilidade primária em osso medular, em áreas de levantamento de seio maxilar e em alvéolos de extração frescos, requerendo menos espaço na região apical para sua acomodação em áreas de concavidade vestibular.[24] O desenho cônico do implante favorece a qualidade de osseointegração, pois proporciona maior interface osso-implante.[27,28]

Outros fatores relevantes a serem considerados são o padrão e o passo das roscas, os quais podem influenciar a quantidade de tecido ósseo presente ao redor dos implantes, o grau de aposição óssea e as características microgeométricas,[29,30] especialmente após períodos mais longos de cicatrização, já que a fixação mecânica do implante é o fator primordial nos primeiros estágios da cicatrização dos implantes após sua instalação.

Características e tipos de superfície

Ao longo dos anos, estabeleceu-se que as propriedades das superfícies dos implantes são um fator importante para se alcançar e manter a osseointegração.[4] Neste sentido, há uma busca contínua por melhores e mais eficazes tipos de superfícies por meio das pesquisas que aliam conhecimentos biológico e técnico específicos. Conseguir superfícies biologicamente atrativas que favoreçam os processos de diferenciação celular, acelerando a osseointegração, é o foco dos estudos atuais.[20] Assim, é importante entender alguns princípios e conceitos relacionados às características de superfícies dos implantes dentários para que se possa escolher a melhor opção para cada caso, dentre tantas possibilidades apresentadas e disponíveis no mercado.

De modo geral, as propriedades de superfície dos implantes osseointegrados podem ser divididas em topográficas, químicas, mecânicas e físicas.[31] Os aspectos mais importantes das principais propriedades são abordados a seguir.

Topografia de superfície: rugosidade superficial

A topografia de superfície dos implantes está relacionada ao grau de rugosidade e à orientação das irregularidades de superfície.[2] Os parâmetros de rugosidade de superfície dos implantes são regulados pela norma ISO 4287, com base nos parâmetros de rugosidade bidimensionais (R) e seus derivados tridimensionais (S), incluindo os valores de Ra e Sa (desvio médio aritmético), os quais definem a rugosidade dos implantes. A **Figura 4** demonstra a rugosidade superficial de diferentes tipos de implantes, que podem ser classificados em quatro tipos de acordo com a rugosidade de superfície **(Tabela 1)**.

Após o advento dos implantes preconizados por Brånemark e sua equipe, todos de superfície lisa, surgiram os implantes com tratamento de superfície ou implantes de superfície rugosa que, atualmente, constituem a era moderna dos implantes dentários osseointegrados.[31] Buscando acelerar o processo de osseointegração e aumentar a área de contato osso-implante é que surgiram as modificações na rugosidade superficial realizadas em diferentes escalas geométricas, com variações nas escalas de micrômetros e nanômetros **(Quadro 1)**.[31]

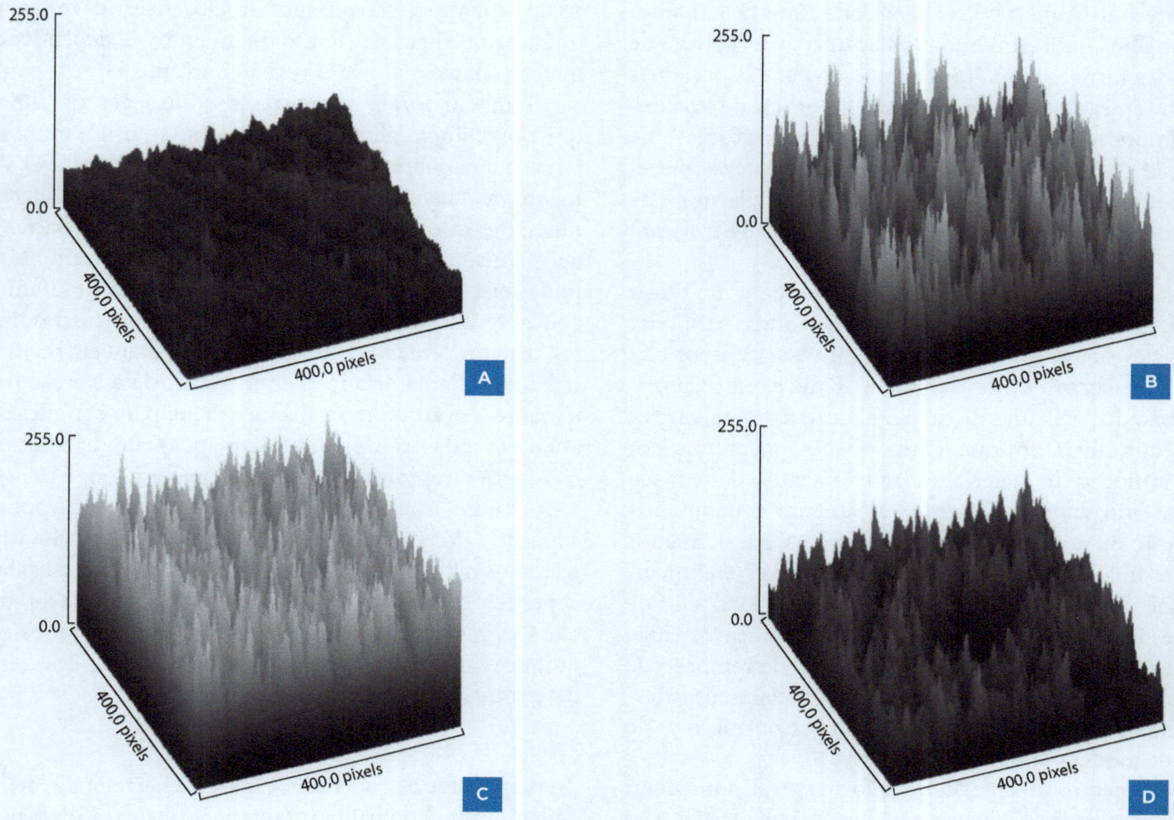

FIGURA 4 Características de rugosidade superficial produzidas por diferentes métodos de tratamento. (A) Implante usinado. (B) Implante jateado. (C) Implante jateado e condicionado em ácido. (D) Implante jateado, condicionado em ácido e submerso em solução de cloreto de sódio sob proteção de nitrogênio líquido. As superfícies dos implantes foram analisadas por meio de microscopia eletrônica de varredura. As imagens obtidas foram utilizadas para análise topográfica no *software* ImageJ® (National Institutes of Health, NIH, Estados Unidos).

Fonte: Os resultados completos do estudo podem ser encontrados no artigo: Martinez MAF, Balderrama IF, Karam PSBH *et al*. Surface roughness of titanium disks influences the adhesion, proliferation and differentiation of osteogenic properties derived from human. Int J Implant Dent. 2020; 6:46.

TABELA 1 Classificação dos implantes osseointegrados quanto à rugosidade de superficial.

Classificação	Rugosidade (Sa)	Uso	Benefícios/Riscos
Liso	0,0 a 0,4 μm	Intermediários protéticos; alguns implantes	Não é indicado para osseointegração
Minimamente rugoso	0,5 a 1,0 μm	Implantes usinados	Índices mais elevados de insucesso em osso tipo IV
Moderadamente rugoso	1,0 a 2,0 μm	Implantes jateados e tratados por ácido ou duplo ácido	Taxas de sucesso/sobrevivência mais elevadas (> 95%), inclusive em osso tipo IV
Rugosos	> 2,0 μm	Plasma-*spray* de titânio, revestimento por HA	Maior incidência de peri-implantite; possibilidade de fratura do revestimento de HA

Fonte: Adaptada de Albrektsson e Wennerberg, 2004.[33]

QUADRO 1 Escalas de rugosidade superficial.

Escala macrométrica: características topográficas na faixa dos milímetros a décimos de mícrons. Essa escala está diretamente relacionada com a geometria dos implantes, como parafusos com roscas e tratamentos de superfície macroporosos, resultando em rugosidades superficiais > 10 μm

Escala micrométrica: características de rugosidade superficial na faixa de 1 a 10 μm. Essa faixa de rugosidade maximiza o travamento entre o osso mineralizado e a superfície do implante

Escala nanométrica: características de rugosidade superficial < 1 μm. Exerce papel importante na adsorção de proteínas, na adesão de osteoblastos e na taxa de osseointegração

Fonte: Elaborado pelos autores.

Em nível micrométrico, a rugosidade superficial parece garantir melhor imbricamento biomecânico, e a rugosidade nanométrica fornece mais sítios de adesão para as proteínas iniciais que entrarão em contato com a superfície do implante e são importantes para dar continuidade ao processo de cicatrização do tecido ósseo.[31] Embora os osteoblastos prefiram superfícies rugosas, há necessidade de se discutir esse aspecto considerando que rápida osseointegração e inflamação estão estritamente relacionadas.[32]

Diferentes técnicas podem ser utilizadas para modificar a rugosidade dos implantes.[23] Ao longo dos anos, para criar as superfícies rugosas, os implantes foram tratados por técnicas aditivas, com *spray* de plasma de titânio e hidroxiapatita ou adesão de partículas de titânio e hidroxiapatita, ou por técnicas subtrativas, em que a rugosidade é alcançada por meio da remoção de material ou reorganização da camada superficial utilizando jateamento, jateamento e ataque ácido, oxidação ou ataque ácido isoladamente. Os tratamentos aditivos resultam em superfície de perfil convexo, enquanto os tratamentos subtrativos, por removerem partículas da superfície do implante, resultam em perfil côncavo. Hoje, predominam os tratamentos de superfície pela remoção de materiais e reorganização da camada superficial mais externa dos implantes, produzindo superfícies isotrópicas e de rugosidade moderada.[31]

Os tratamentos de superfície, de forma geral, aumentam a rugosidade superficial, favorecendo a adesão e proliferação de células osteoblásticas. O uso de substâncias ácidas para o tratamento da superfície dos implantes não aumenta significativamente os valores de rugosidade, agindo por meio da remoção de pequenas quantidades de material e criando depressões superficiais. O tratamento ácido resulta em aumento da superfície osso-implante, melhorando a qualidade da osseointegração, especialmente em osso de má qualidade e em áreas enxertadas. O tratamento ácido de implantes jateados suaviza os picos agudos criados pelo jateamento e favorecem a adesão de células osteoblásticas e aposição óssea. Em decorrência da osteogênese acelerada, permite carga rápida e altas taxas de sobrevivência. A modificação nas características de superfícies dos implantes de hibrofóbicas para hidrofílicas foi proposta por meio da submersão em solução de cloreto de sódio sob proteção de nitrogênio, resultando em superfície limpa e sem alterações dos parâmetros de rugosidade superficial, o que leva à osteogênese direta e osseointegração acelerada.[23]

Composição química da superfície

Imediatamente após a fabricação do implante, o titânio sofre oxidação, formando uma camada passiva de óxidos superficiais, protegendo-o contra a corrosão. A camada superficial de óxidos é hidrofílica e não rejeitada pelo sistema de defesa do hospedeiro.[24] A composição química da camada de óxidos depende diretamente do material empregado, de características de manufatura, do tratamento de superfície, da limpeza e dos métodos de esterilização, e são essas características que determinam a qualidade da osseointegração.[34] Assim, a composição química da superfície dos implantes de titânio c.p. e ligas de titânio difere entre si, dependendo do material que compõe o corpo do implante.

Também foram propostas modificações na superfície que possibilitem alcançar uma adesão química entre o material que recobre a superfície do implante e o osso. Atualmente, as chamadas superfícies bioativas são aquelas que melhoraram e aceleraram o processo de cicatrização óssea após a instalação do implante.[31] O comportamento bioativo pode ser conseguido no titânio ou nas ligas de titânio pela aplicação de um revestimento sobre a superfície dos implantes, com propriedades bioativas que resultam em melhora na resposta inflamatória inicial mediada pela adsorção de proteínas, e a ação química da superfície, para ser eficaz, deve atuar em todas as proteínas plasmáticas com ligantes potenciais para receptores de leucócitos, por um longo período.[20]

Estudos mostram íons que podem ser incorporados à superfície dos implantes como Ca, P, Sr, F, NaOH e Mg, entretanto, quase toda técnica de modificação de rugosidade de superfície também altera a característica química da superfície. Dessa forma, é possível melhorar tanto as propriedades químicas como topográficas das superfícies, selecionando determinadas técnicas de fabricação.[31]

Propriedades físico-químicas

A energia livre de superfície, também chamada de molhabilidade, é um parâmetro importante para a formação de película de biomoléculas na superfície de titânio. É medida por meio da avaliação do ângulo que uma gota padronizada forma ao ser gotejada sobre a superfície do implante. A partir desse ângulo, pode-se definir se a superfície do implante é hidrofóbica (ângulo de contato > 90º) ou hidrofílica (ângulo de contato < 90º).[35] Diferentes procedimentos podem produzir uma superfície hidrofílica, na qual uma gota de água ou sangue irão imediatamente se espalhar e molhá-la.[31]

A hidrofilidade é uma propriedade física importante e representa a afinidade de um material pela água. O titânio, por si só, é normalmente hidrofílico. Entretanto, a maioria das superfícies de implantes comerciais comuns são hidrofóbicas em virtude das técnicas de fabricação e contaminação por carbono ou materiais de embalagem.[31] As superfícies hidrofílicas favorecem a adesão, proliferação, diferenciação celular e mineralização óssea nos estágios iniciais, acelerando a osseointegração.[36]

Superfícies multifuncionais

Atualmente, a demanda clínica está levando ao desenvolvimento de superfícies multifuncionais capazes de fornecerem, simultaneamente, uma resposta específica à colonização por diferentes células e agentes infecciosos. Este tem sido o foco das pesquisas, o complexo sistema de múltiplos estímulos biológicos e resposta da superfície, uma vez que superfícies antibacterianas, capazes de evitar a formação do biofilme, são críticas para o contato osso/implante. Até o momento, várias estratégias têm sido sugeridas para combinar os efeitos de uma superfície bioativa à ação antibacteriana com resultados promissores, mas sem maiores esclarecimentos acerca do assunto. Sem dúvida, conseguir uma superfície multifuncional capaz de modular a inflamação e promover osteogênese para uma osseointegração fisiológica e, também, combater infecção e evitar inflamação crônica, está entre os maiores desafios das pesquisas com biomateriais.

Qualidade do tecido ósseo

A quantidade e a qualidade do tecido ósseo no sítio de implantação são fatores determinantes para a viabilização do tratamento por implantes. Diversas metodologias podem ser aplicadas para avaliar essas características, porém a utilização de tomografias computadorizadas tem se mostrado a alternativa mais prática para inspecionar o tecido ósseo previamente à cirurgia.

A qualidade do tecido ósseo foi avaliada primeiramente por Lekholm e Zarb,[37] e foi posteriormente adaptada por Resnik *et al.*[39] **(Figura 5)**. Esta se baseia em observações macroscópicas das características da cortical e trabeculado ósseo, organizando os achados em uma escala variável de D1 a D5, na qual D5 corresponde a osso de menor densidade, constituído por um tecido imaturo parcialmente mineralizado e com amplos espaços intertrabeculares, típico em áreas de enxertia.

Quanto à forma, Lekholm e Zarb[37] classificaram o tecido ósseo em cinco tipos, conforme apresentado na **Figura 6**. Os tipos A e B permitem a instalação do implante em posição adequada dos pontos de vista estético e funcional. O tipo C pode requerer a realização de enxerto ósseo e/ou de tecido mole para melhorar o contorno estético concomitantemente à cirurgia de instalação do implante. Por sua vez, o tipo D requer a realização de procedimentos avançados de reconstrução de rebordo para a instalação de implantes em posição adequada à confecção da prótese. Já o tipo E, por representar reabsorção avançada do osso basal, não permite a instalação de implantes a menos que seja possível a realização de enxerto ósseo para a reconstrução do rebordo previamente à instalação dos implantes.

A forma e a qualidade ósseas irão determinar a técnica cirúrgica, o diâmetro das brocas e a escolha do tipo de implante a ser utilizado, tanto em relação ao diâmetro e ao comprimento como quanto ao tratamento de superfície e à macrogeometria. Os melhores resultados são obtidos com os ossos tipo II e III e formatos A e B. O osso tipo I é muito denso, gerando maior calor no preparo cirúrgico, enquanto o tipo IV apresenta pouca quantidade de osso cortical para estabilização dos implantes, se constituindo em osso poroso, no qual é observado maior número de perda dos implantes. O formato A geralmente implica em

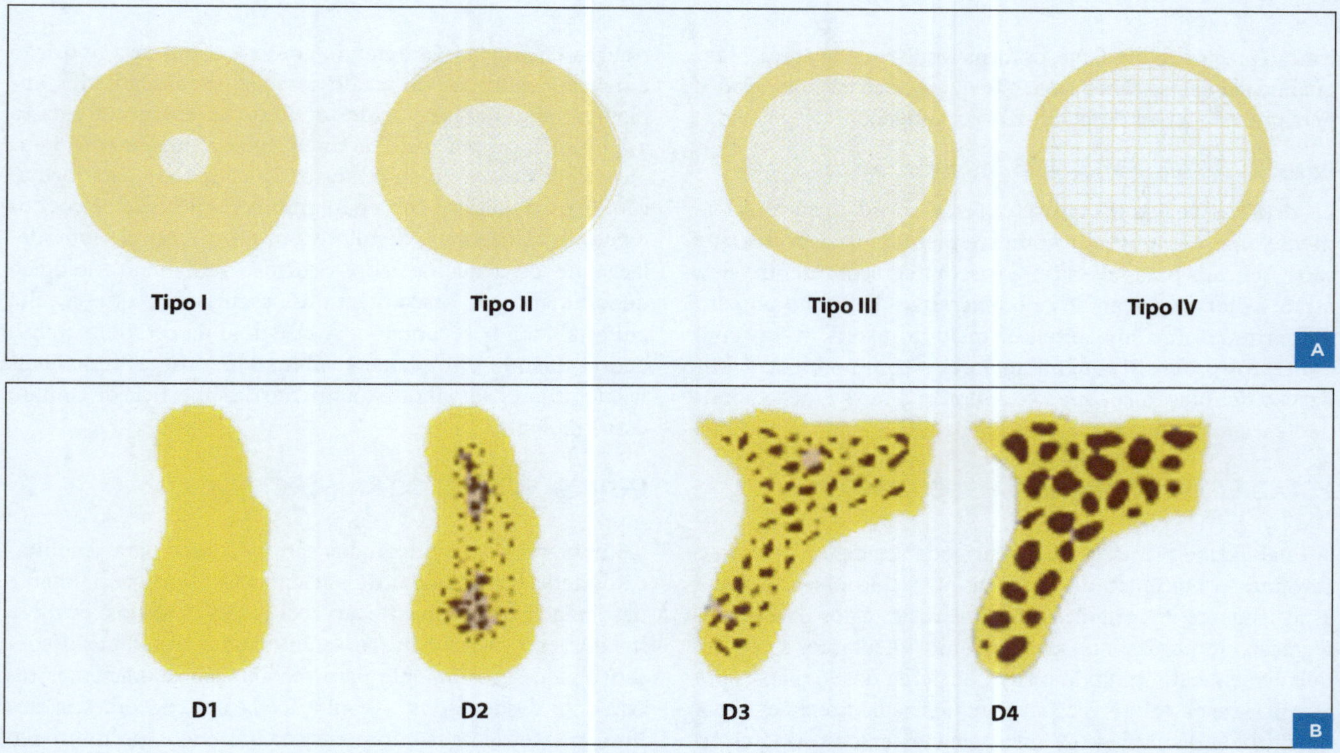

FIGURA 5 Quantidade de tecido ósseo. (A) Classificação de Lekholm & Zarb[37]: o osso tipo I é composto por espessa camada de cortical e estreita camada de osso medular denso; o osso tipo II é composto por boas camadas de cortical e de osso medular denso; por sua vez, o tipo III é composto por estreita camada de cortical e espessa camada de osso medular denso; já o osso tipo IV é composto por espessa camada de osso medular pouco denso e fina camada de osso cortical, e é o pior tipo para a osseointegração. (B) Classificação de Resnik e Misch.[38,39]

Fonte: Elaborada pelos autores.

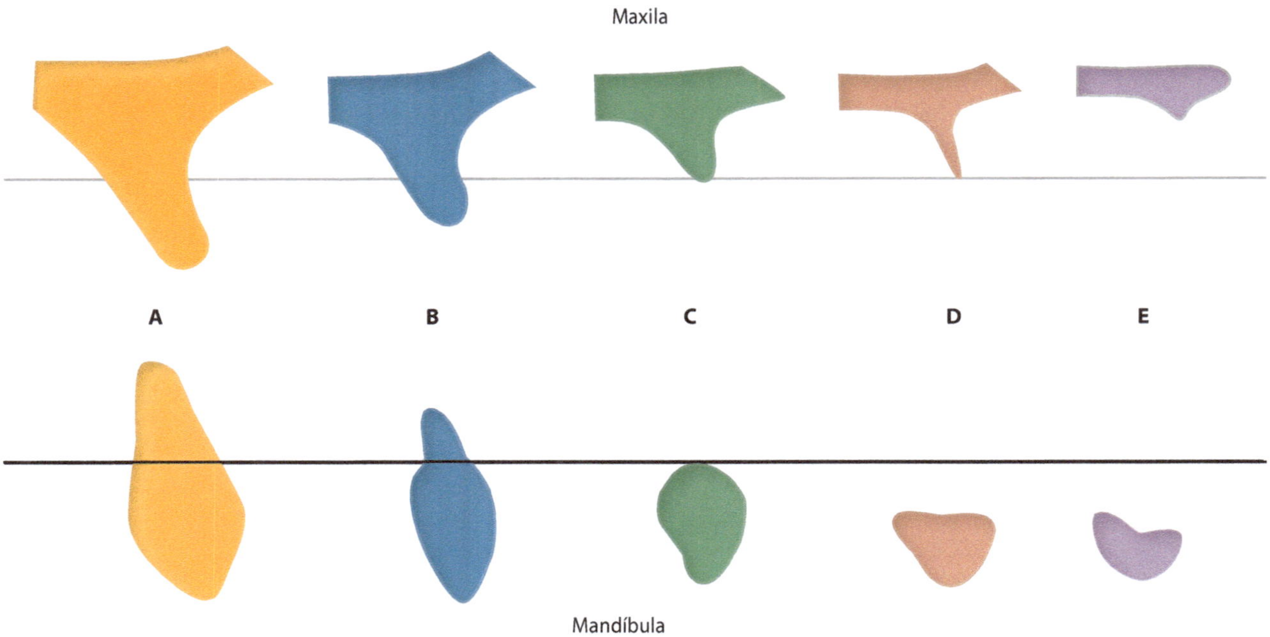

FIGURA 6 Quantidade de tecido ósseo. Classificação de Lekholm e Zarb.[37] A maxila e a mandíbula estão representadas, respectivamente, na metade superior e inferior da imagem. (A) Maior parte do rebordo alveolar presente. (B) Reabsorção moderada do rebordo alveolar. (C) Reabsorção avançada do rebordo alveolar residual. (D) Reabsorção inicial de osso basal. (E) Reabsorção acentuada de osso basal.

Fonte: Elaborada pelos autores.

fixação precisa do implante, os formatos D e E não apresentam quantidade de osso adequada, e frequentemente são indicados para procedimentos de enxerto ósseo autógeno.

Fatores relacionados à técnica cirúrgica

Os detalhes de técnica cirúrgica serão abordados posteriormente, mas é importante compreender alguns aspectos que são essenciais para favorecer a osseointegração. Dentre eles, estão: evitar a geração de calor excessivo durante o preparo da perfuração do implante por meio do uso de fresas com diâmetros progressivamente maiores e com bom corte; utilização de rotação adequada do motor; e refrigeração abundante e constante com soro fisiológico.[11]

ESTABILIDADE PRIMÁRIA E SECUNDÁRIA

A estabilidade primária ou inicial pode ser definida como o travamento mecânico do implante no tecido ósseo, o que é especialmente importante nos primeiros estágios da osseointegração, minimizando sua micromovimentação e, consequentemente, diminuindo o risco de perda dos implantes por ausência de osseointegração.[37] É influenciada diretamente por qualidade e quantidade de osso remanescente no sítio cirúrgico, macrogeometria do implante, características de superfície do implante e dimensões do preparo durante a cirurgia.[11] Regula a distribuição de forças aplicadas ao tecido ósseo em contato com o implante.[40]

Nos estágios iniciais da osseointegração, ocorre reabsorção do tecido ósseo voltado para o implante em decorrência do trauma cirúrgico. No entanto, conforme ocorre a aposição e o remodelamento do tecido ósseo, a estabilidade dos implantes vai gradualmente deixando de ser mecânica e passa a ser biológica, por meio da osteogênese. Inicialmente, tem-se a deposição de osso imaturo, caracterizado pela formação de osso imaturo contendo grande número de osteócitos e padrão trabecular irregular. Com o processo de remodelação do osso neoformado, ocorre o fenômeno biológico denominado de osseointegração secundária, que resulta em estabilidade secundária. A fase final da osseointegração ocorre quando o implante é submetido a cargas funcionais fisiológicas, observando-se aumento da superfície de contato osso-implante.[14]

INDICAÇÕES E CONTRAINDICAÇÕES

Os implantes osseointegrados são indicados para reabilitação estética e funcional de pacientes total ou parcialmente desdentados, em substituição aos dentes perdidos. Embora inicialmente os implantes osseointegrados tivessem sido desenvolvidos estritamente para reabilitação de pacientes totalmente desdentados, a evolução da macrogeometria dos implantes e de seus componentes protéticos permitiu seu uso para tratamento de pacientes parcialmente desdentados com altos índices de sucesso e satisfação estética.

Originalmente, a reabilitação protética sobre implantes de pacientes totalmente desdentados era realizada por meio da instalação de 4 a 6 implantes posicionados na região anterior da mandíbula ou da maxila, com cantilever distal bilate-

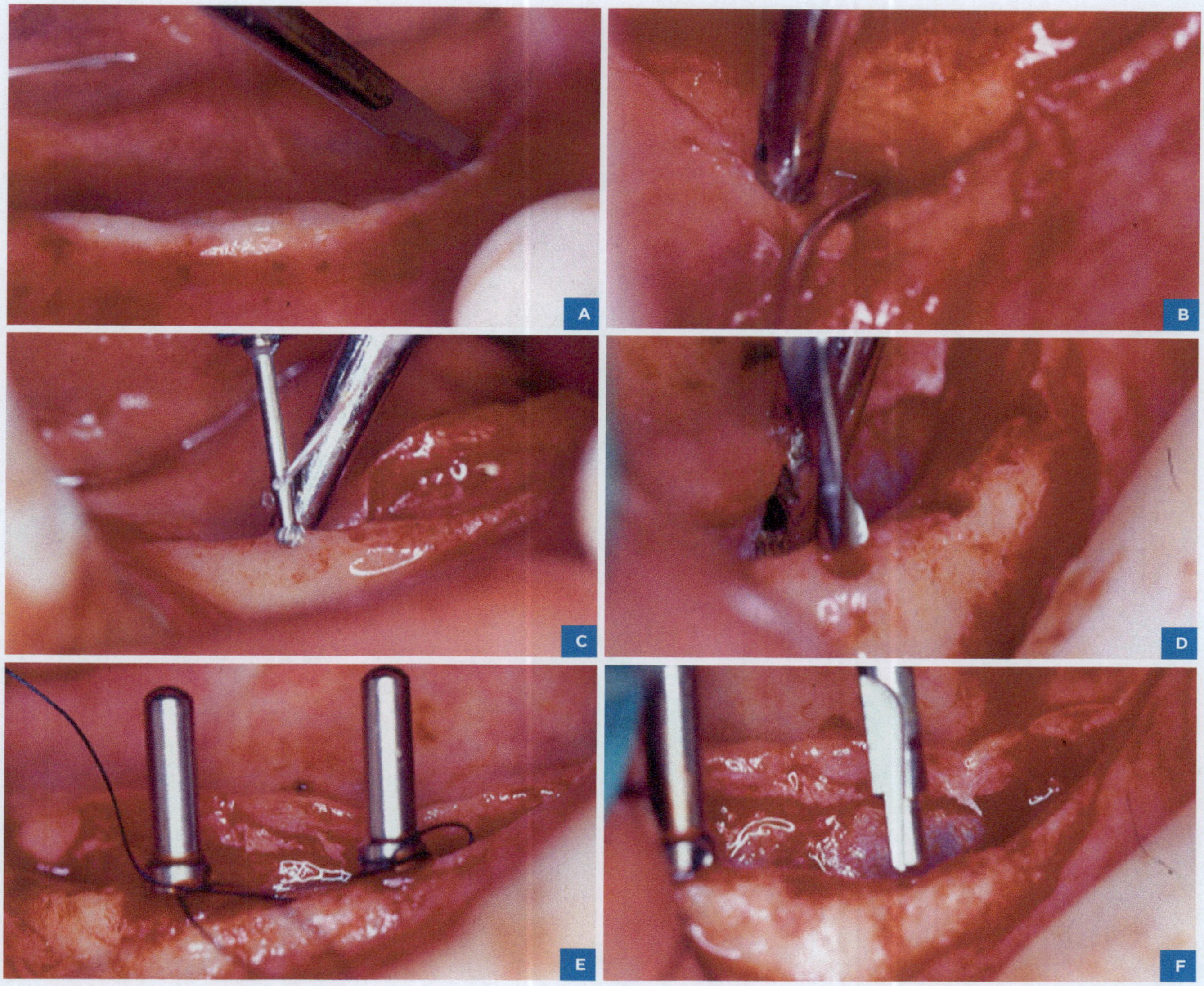

FIGURA 7 Técnica clássica para instalação de implantes *ad modum Bränemark* e reabilitação oral por meio de prótese fixa tipo protocolo sobre implantes. (A) Incisão inicial na crista do rebordo desdentado, um pouco deslocada para lingual, permitindo descolamento de retalho total. (B) Após descolamento de retalho total, o forame mentoniano é localizado. Vale salientar que o nervo pode fazer um *loop* para anterior antes de emergir pelo forame, com extensão de até 10 mm. (C) A primeira broca a ser utilizada tem por objetivo delimitar o local de instalação de implante, e, neste sistema, é de forma esférica. (D) A segunda broca a ser utilizada, nesse sistema, é a cilíndrica de 2 mm. Essa broca apresenta marcações em sua extensão correspondente aos comprimentos dos implantes (7, 10, 11.5, 13 e 15 mm) e é utilizada para iniciar a perfuração no comprimento e posicionamento planejados. Durante todo o procedimento, é utilizada alta velocidade do motor de implantes (aproximadamente 1200 rpm), sob irrigação constante e abundante com soro fisiológico. (E) Após a realização das perfurações com a broca de 2 mm, a posição e o paralelismo entre as perfurações foram analisados por meio da utilização dos pinos guia de posicionamento. (F) A perfuração começa a ser alargada com a broca piloto, que tem uma porção mais estreita (2 mm) e outra mais larga (3 mm). Quando há erro de angulação dos implantes, o problema deve ser corrigido com essa broca.

(Continua)

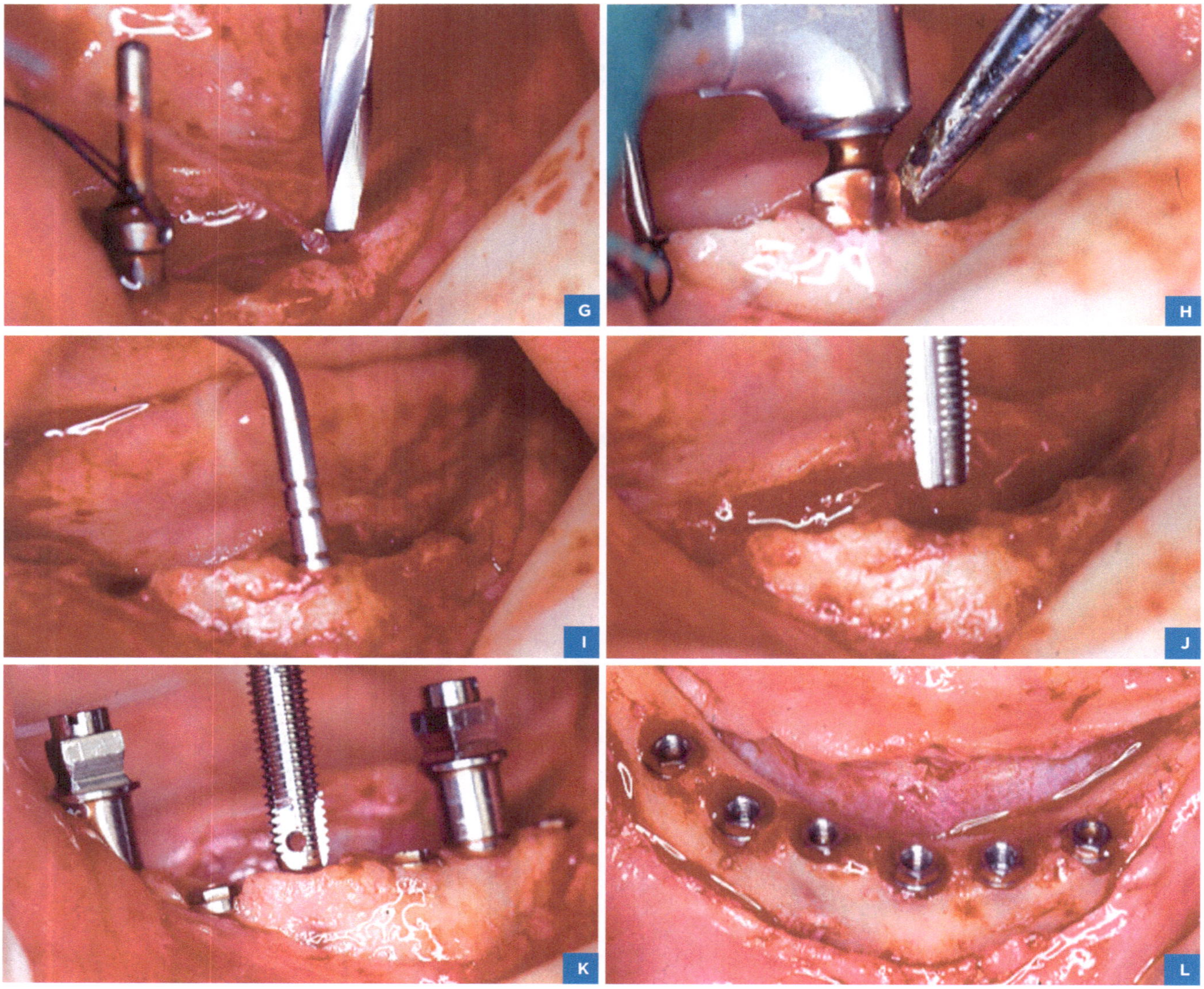

FIGURA 7 (*Continuação*) (G) Com a perfuração ampliada para 3 mm, o pino guia de posicionamento é invertido e sua porção mais larga (3 mm) é introduzida no interior da perfuração, o que permite a observação do paralelismo para utilização da broca de 3,0 ou 3,2 mm. Essa broca também tem marcações correspondentes aos comprimentos dos implantes. O preparo deve ser feito até o comprimento desejado, tomando-se o cuidado de aprofundar a broca o suficiente para "esconder" a marca correspondente ao comprimento planejado do implante. (H) Na técnica clássica, utilizava-se também a broca formadora de bisel (não mais utilizada ou, pelo menos, raramente utilizada), visando criar espaço necessário para acomodação do parafuso de recobrimento. Esse procedimento não deve ser realizado sobretudo em osso pouco denso, sob o risco de levar à instabilidade e à perda dos implantes nos estágios iniciais da osseointegração. (I) Conferência do comprimento da perfuração com régua existente no kit cirúrgico para instalação dos implantes. (J) Broca formadora de rosca. Como os primeiros implantes não eram auto-rosqueáveis, era necessário utilizar uma broca específica para se criar as roscas no tecido ósseo e, posteriormente, instalar os implantes, "parafusando-o" ao osso. (K) Os implantes são instalados nas perfurações preparadas em baixa rotação (aproximadamente 20 a 50 rpm) com auxílio do transportador, que era montado manualmente para preensão dos implantes. (L) Implantes instalados na região anterior da mandíbula, pré-forames mentonianos. A distância entre o centro de dois implantes adjacentes deve ser de 7 mm, o que permite a confecção da prótese com área entre os implantes suficiente para adequada higienização.

(Continua)

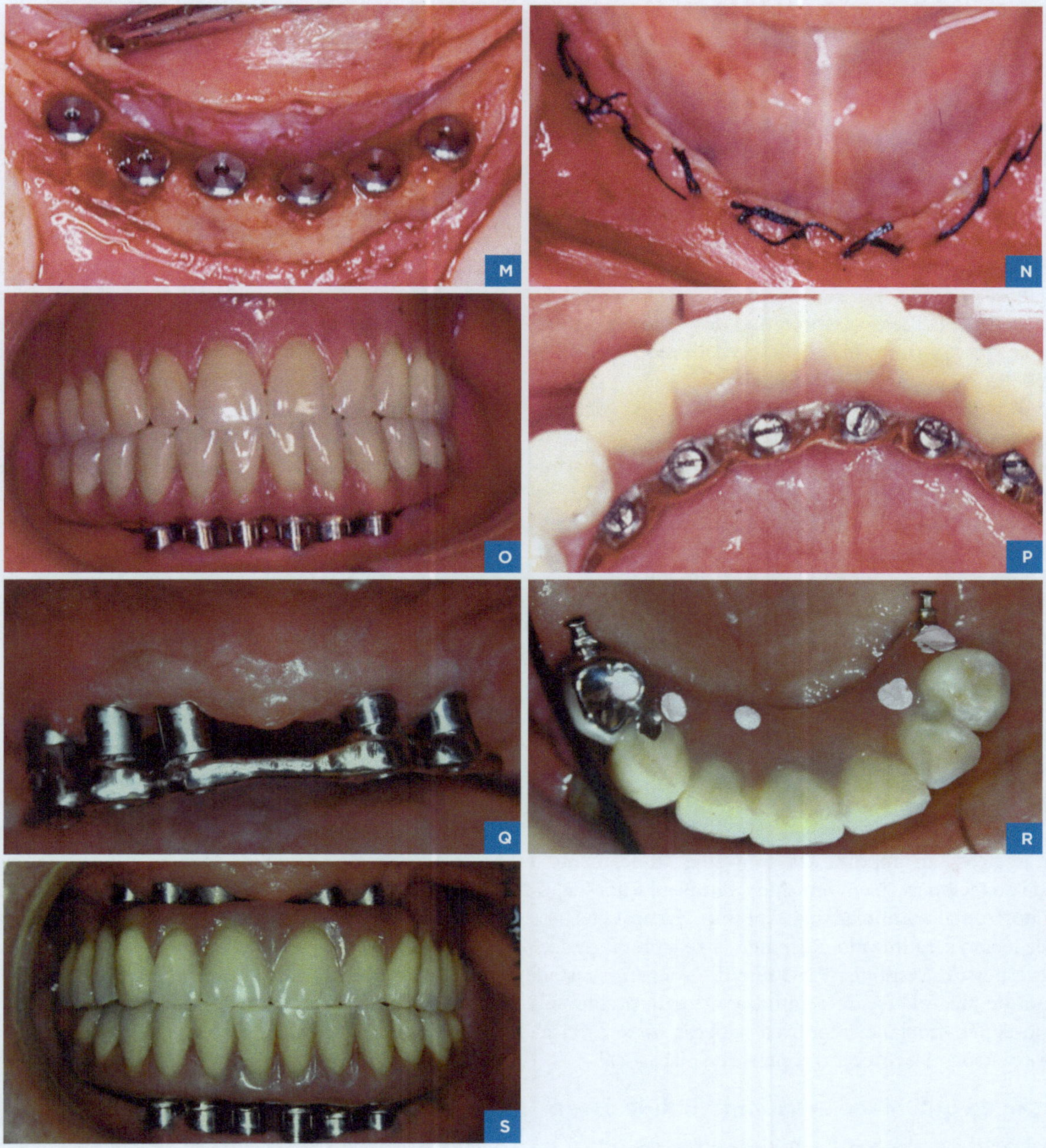

FIGURA 7 (*Continuação*) (M) Os parafusos de recobrimento são rosqueados aos implantes, impedindo a invaginação de osso ou gengiva em seu interior durante a fase de osseointegração. Observe que os implantes são instalados no centro do rebordo. (N) O retalho é suturado com fechamento por primeira intenção, sem tensão. O período necessário para a osseointegração com implantes usinados ou com implantes hidrofóbicos é de, aproximadamente, 4 meses para a mandíbula e 6 meses para a maxila. Após esse período, os implantes são expostos por meio de uma segunda cirurgia. Nesta, os parafusos de recobrimento são removidos, a imobilidade clínica dos implantes, quando analisados individualmente, é avaliada e, para condicionamento da gengiva ao redor dos implantes, é utilizado um intermediário de cicatrização. De 15 a 30 dias após a reabertura e exposição dos implantes, dá-se início à reabilitação protética. (O) Nesta figura, observa-se a prótese tipo protocolo inferior, onde os 6 implantes instalados na região anterior da mandíbula são pilares protéticos suportando uma área de cantilever distal de 20 mm, aproximadamente. Nesse tipo de prótese, originalmente, eram utilizados intermediários protéticos do tipo padrão ou *standard* e a distância de 7 mm de centro a centro entre implantes adjacentes. (P) Vista lingual da área, mostrando o posicionamento dos parafusos de retenção protética localizados por lingual dos dentes anteriores inferiores. (Q) No arco superior, foram instalados 5 implantes e, sobre estes, foi confeccionada a infraestrutura protética, substituindo os 6 dentes anteriores. A barra de união entre os implantes tem uma extensão distal bilateral para inserção da prótese parcial removível posterior. (R) Vista por palatino da prótese anterior superior instalada. Os orifícios de acesso foram temporariamente obliterados com guta-percha branca. Observe os encaixes da prótese em substituição aos dentes posteriores. (S) Imagem do caso finalizado com próteses protocolo inferior, anterior superior fixa sobre implantes e removível posterior com encaixe.

Fonte: Caso clínico tratado pelos Profs. Drs. Waldyr Antonio Janson e Euloir Passanezi.

ral se estendendo até 10 mm de cada lado na maxila e 20 mm na mandíbula,[11] elevando a potência de mastigação para níveis semelhantes àqueles observados na dentição natural.[41] A abordagem clássica de instalação dos implantes e reabilitação protética de pacientes desdentados totais está ilustrada na **Figura 7**.

Com a evolução tecnológica, novos componentes protéticos foram disponibilizados comercialmente, de modo a permitir a reabilitação de pacientes parcialmente desdentados e dentes unitários (**Figura 8**). Nesses casos, a instalação de implantes proporciona a substituição do dente perdido sem necessidade de desgaste protético dos dentes adjacentes para confecção de prótese fixa, preservando-se a integridade deles.

As contraindicações para o tratamento com implantes osseointegrados são pouco frequentes, podendo ser classificadas em absolutas ou relativas. As contraindicações absolutas são: radioterapia de alta dose, distúrbios psiquiátricos graves, discrasias sanguíneas severas e doenças terminais. As contraindicações relativas, mais frequentes, são aquelas que, uma vez controladas, permitem a instalação dos implantes e incluem: diabetes mal controlado, doenças metabólicas ósseas, radioterapia, terapia com bisfosfonatos, doenças imunes, etilismo, fatores locais, deficiência de altura ou espessura óssea, doença periodontal não tratada e hábitos parafuncionais.[11]

PLANEJAMENTO

Avaliação da qualidade do tecido mole

Três parâmetros são importantes ao avaliar clinicamente a qualidade do tecido mole em um sítio de implantação: sua espessura horizontal vestibular, sua espessura vertical crestal e a faixa de tecido ceratinizado. Recomenda-se a presença de ≥ 2 mm de espessura vestibular,[42] ≥ 3 mm de espessura crestal[43] e ≥ 2 mm de faixa de tecido ceratinizado[44] para preservar a homeostasia peri-implantar, controlar a perda óssea cervical, prevenir recessões e favorecer o controle de placa local.

Avaliação da qualidade e disponibilidade óssea

Adicionalmente à avaliação da densidade óssea, discorrida anteriormente, as dimensões do osso no sítio de implantação devem ser minuciosamente avaliadas. Além da necessidade de o sítio comportar o implante em si, deve-se considerar uma margem de segurança para que toda a superfície do implante esteja circundada por tecido ósseo viável e estável ao fim da cirurgia e ao longo da cicatrização. Para isso, quatro parâmetros devem ser observados: a altura, a largura, o comprimento e a angulação óssea disponível. Uma vez que esses parâmetros necessitam de uma avaliação tridimensional, o uso de radiografias panorâmicas mostra-se limitado e, portanto, contraindicado.

A altura óssea é definida pela distância entre a crista óssea e o ponto mais apical limitado por outra estrutura anatômica, como a base da mandíbula ou o assoalho do seio maxilar. Pode ser adequadamente avaliada, tridimensionalmente, em tomografias computadorizadas de feixe cônico, nas quais é possível avaliar tanto a altura e espessura do rebordo ósseo remanescente quanto a relação do futuro implante com estruturas anatômicas nobres, como nervo alveolar inferior e seio maxilar (**Figura 9**).

Além de determinar o comprimento do implante que será utilizado, também é importante avaliar a presença de defeitos ósseos verticais e como eles podem impactar nas dimensões da prótese. É recomendado que o implante fique a uma distância mínima de 2 mm de estruturas anatômicas importantes, como o canal mandibular, reduzindo a probabilidade de complicações cirúrgicas. Além disso, a porção mais intraóssea do implante deve ser posicionada aproximadamente 3 mm apicalmente à posição projetada para a posição da "junção cemento-esmalte" protética, e pode também ser tomada como referência à junção cemento-esmalte dos dentes vizinhos ou ao nível da margem gengival. Esta altura é fundamental para permitir um perfil de emergência adequado de modo a prover espaço suficiente para acomodar o tecido mole. Além disso, a maior espessura tecidual conseguida na face vestibular permite mascarar a coloração do metal dos componentes protéticos.

Em alturas reduzidas, uma abordagem que pode ser indicada é a bicorticalização, a qual consiste na estabilização do implante em duas corticais ósseas, uma na região cervical e outra na apical,[45] favorecendo a ancoragem inicial do implante. Esta técnica pode ser bem empregada em sítios de pouca densidade óssea, como nos molares superiores, porém não é necessária em áreas mais densas. Além disso, não é recomendado seu uso em áreas de estruturas nobres, como o canal mandibular.

A utilização de implantes longos influencia principalmente sua estabilidade primária por aumentar a área de contato entre osso e implante, em especial nos casos de implantação pós-extração. No entanto, decorrida a osseointegração, a maior parte do estresse gerado durante a mastigação será dissipado na região crestal, e faz com que o comprimento do implante não exerça mais tanta influência quanto seu diâmetro.

A largura óssea é determinada pela distância entre as corticais ósseas vestibular e lingual/palatina ao longo do rebordo. Geralmente, os rebordos apresentam uma geometria cuja base tende a ser mais espessa que a crista, o que garante suporte apical para a fixação do implante. No entanto, em alguns casos, há a necessidade da realização de regularizações ósseas ou enxertias. Para a seleção do diâmetro do implante, é importante destacar que o desenho de muitos implantes possui diâmetro ligeiramente maior em sua plataforma do que no restante de seu corpo. Por isso, essa medida cervical deve ser considerada no planejamento, visto que o valor informado na embalagem muitas vezes corresponde ao diâmetro do corpo do implante, e não o da plataforma. Além disso, deve haver ao menos 1 mm de tecido ósseo remanescente nas faces vestibular e lingual/palatina.

Já o comprimento do sítio de implantação limita-se mesiodistalmente pela presença de dentes ou implantes adjacentes. De modo geral, deve ser preservada uma margem de tecido ósseo de 1,5 mm entre dente e implante, e de 3 mm entre implantes. Estes valores devem ser computados junto ao diâmetro dos implantes, e a soma deve ser inferior ao comprimento disponível no sítio. Em regiões posteriores, incidem maiores forças mastigatórias. Pelo fato de o estresse ser igual à força dividida pela área funcional na qual ela é aplicada, o uso de implantes com maior diâmetro tem o potencial de reduzir o estresse transmitido para a região de crista óssea. Para isso, tanto a espessura quanto o comprimento do tecido ósseo devem comportar maiores diâmetros de implantes.

Outro ponto que deve ser considerado é a angulação do osso. Naturalmente, a angulação do tecido ósseo acompanha o longo eixo dentário, porém essa angulação costuma ser alterada após a exodontia. Desse modo, a remodelação alveolar nos dentes anteriores, em especial na tábua óssea vestibular,

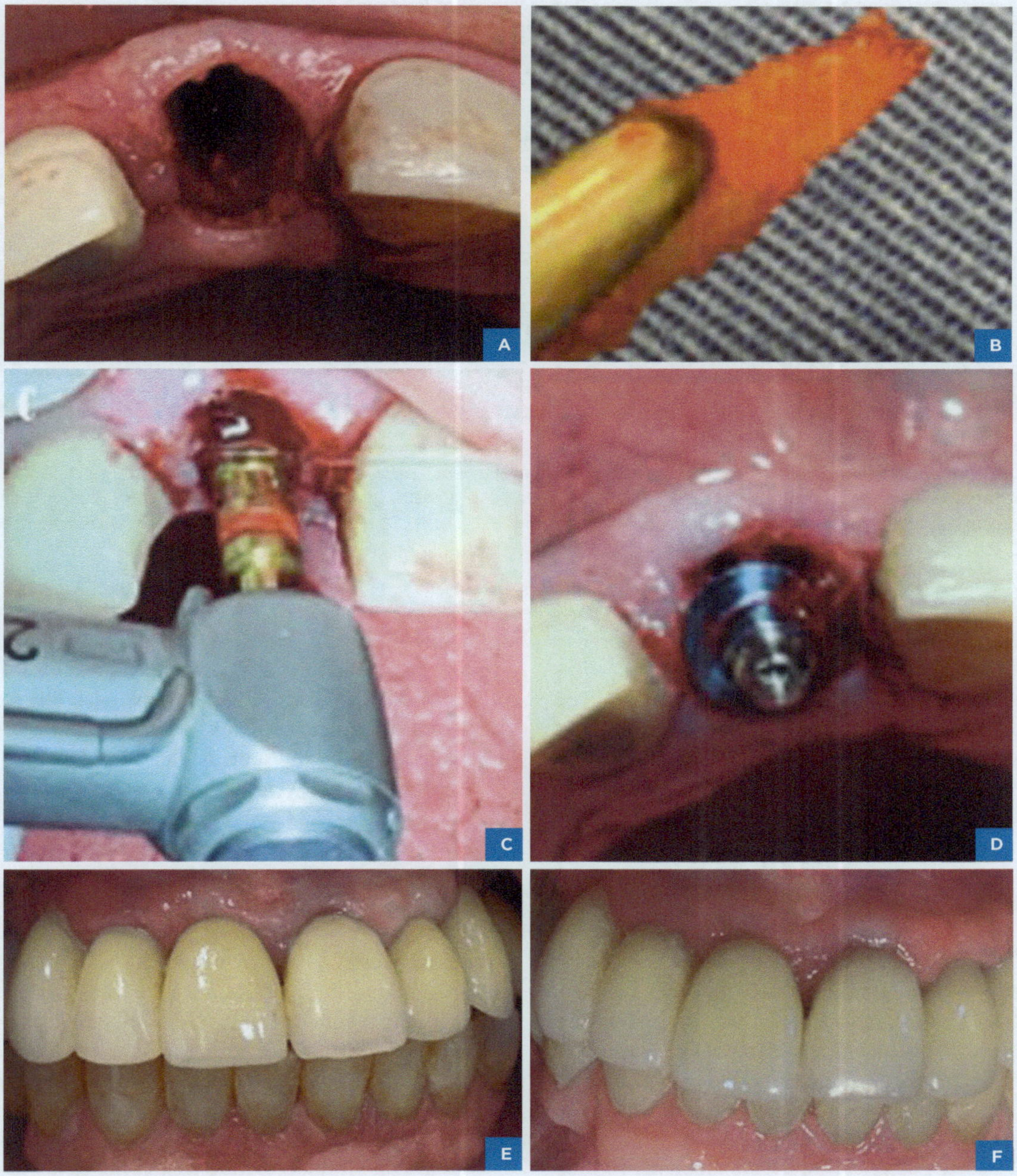

FIGURA 8 Instalação de implante unitário após exodontia (Estágio 1). (A) Extração atraumática do dente mostrado em (B), decorrente de falha endodôntica e instalação do implante no alvéolo fresco (C, D), sem rebatimento de retalho para preservar ao máximo as dimensões do alvéolo. (E) Instalação da coroa de porcelana no dente 11 e de implante com provisionalização imediata no dente 21. (F) Acompanhamento de um ano da instalação da coroa de porcelana do 11, notando-se arquitetura gengival normal e harmônica. Note também a fase final da reabilitação do implante do dente 21.

Fonte: Acervo pessoal dos autores.

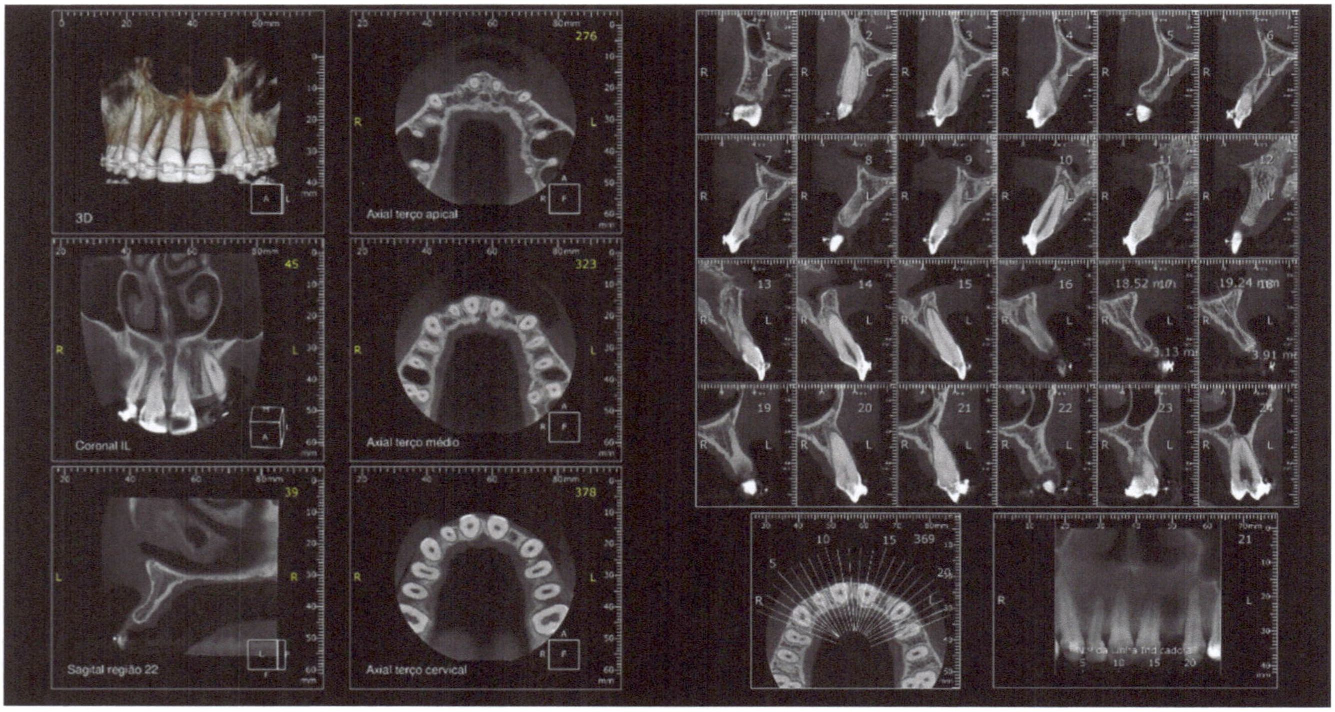

FIGURA 9 Tomografia computadorizada de feixe cônico para planejamento dos implantes. Os cortes de reconstrução da imagem de tomografia computadorizada permitem avaliar altura e espessura óssea residuais na área de interesse (região de incisivo lateral superior, ausente em decorrência de agenesia), estando localizada entre os cortes 15 a 20. A análise da tomografia permite determinar, além da altura e espessura óssea, também a relação com estruturas anatômicas nobres e inclinação do implante.

Fonte: Acervo pessoal dos autores.

pode levar a uma deficiência tecidual que impossibilite a instalação do implante com correta angulação. Nos dentes posteriores inferiores, a presença da fossa submandibular também pode influenciar a angulação do implante no sentido vestibulolingual. Essas angulações podem ser problemáticas ao afetar negativamente a dissipação de forças do implante para o osso. Por isso, em implantes de maior diâmetro, uma angulação de até 25° pode ser tolerada. Já nos mais estreitos, esse valor reduz para 20°, visto que sua menor superfície implica em menor dissipação do estresse na crista óssea.[39]

Seleção dos implantes

Para acomodação adequada da coroa protética sem prejuízo para os tecidos moles e duros adjacentes, é necessário respeitar a distância mínima de 7 mm entre o centro de dois implantes adjacentes ou entre o centro do implante e do dente adjacente.

O volume das coroas e raízes dos dentes naturais são diferentes dependendo do tipo dentário, e é maior no sentido mesiodistal nos dentes posteriores (aproximadamente 10 mm em molares) do que nos anteriores (de 3 a 5 mm nos incisivos inferiores).[46] Assim, a determinação do diâmetro do implante deve considerar não apenas o volume do tecido ósseo remanescente como também o tipo de dente a ser substituído.

O diâmetro e o comprimento dos implantes variam de acordo com a marca comercial. De maneira geral, os implantes podem ser categorizados segundo o diâmetro da plataforma em regulares (3,8 a 4,3 mm), estreitos (≤ 3,5 mm) ou largos (> 4,5 mm). Os implantes de diâmetro estreito são indicados para substituição de incisivos laterais superiores e incisivos inferiores, enquanto os implantes de plataforma larga são indicados para substituição de molares. Os implantes estreitos são ainda classificados em três categorias:

- Mini-implantes (diâmetro < 2,5 mm).
- Implantes com diâmetro de 2,5 a < 3,3 mm.
- Implantes com diâmetro de 3,3 a 3,5 mm.

A taxa média de sobrevivência desses implantes foi de, respectivamente, 94,7 ± 5%, 97,3% ± 5% e 97,7 ± 2,3%.[47]

O comprimento dos implantes também varia de acordo com a marca. Os implantes convencionais têm comprimento variável de 7 a 18 mm. Os implantes curtos são aqueles de comprimento ≤ 6 mm, apresentando taxa de sobrevivência variável de 86,7% a 100%, em períodos de acompanhamento de 1 a 5 anos. Os implantes mais curtos, incluindo os de 7 mm de comprimento, apresentam taxas de falha mais altas do que os implantes convencionais.[47]

Os implantes cônicos apresentam pequenas diferenças clínicas, radiográficas ou centradas no paciente em relação aos implantes cilíndricos. O consumo de alguns inibidores seletivos de serotonina está associado a maior risco de falha dos implantes.

Os implantes também variam de acordo com o tipo de conexão protética: conexão externa, localizada na plataforma do implante na forma de hexágono; conexão interna, que pode ser subdividida em hexágono interno, octógno interno e conexão cônica interna ou *cone*-morse.[46] Os primeiros implantes se caracterizavam pelo desenho em hexágono externo, ainda existente em diversos sistemas de implantes, desenhados para proporcionar capacidade de reversibilidade e sistema antirrotacional. No entanto, esse tipo de conexão apresenta algumas desvantagens, como a existência de *microgap* na interface implante-intermediário, risco aumentado de micromovimentações pela baixa altura do hexágono ou pela baixa resistência às forças mastigatórias, o que facilita o afrouxamento dos parafusos de conexão protética.[48]

A conexão interna foi desenvolvida para aumentar e melhorar a área de contato entre implante e intermediário, de modo a reduzir ou eliminar complicações mecânicas e favorecer maior estabilidade dos implantes e distribuição de forças.[49]

Posicionamento do implante

Para o sucesso do tratamento reabilitador, é fundamental ter em mente o posicionamento correto e a quantidade de implantes recomendados para cada caso. Isso demanda que o planejamento protético e o cirúrgico estejam em sintonia. O posicionamento ideal das próteses é que determina a posição e o número de implantes, e não o contrário. Por esse motivo, o enceramento diagnóstico é uma ferramenta preciosa na elaboração e condução do plano de tratamento.

A utilização de pônticos e cantilevers deve ser muito bem planejada. Na possibilidade de instalação de apenas um implante, este deve suportar apenas uma coroa. Já na utilização de pônticos, não deve haver mais do que dois elementos suspensos entre os implantes. Cantilevers, por sua vez, devem ser evitados. No entanto, próteses implanto-suportadas com cantilever distal são comuns no segmento posterior em decorrência da falta de recursos quantitativos e qualitativos do tecido ósseo, criando a necessidade do uso desse modelo protético. Contudo, visto que cantilevers aumentam o nível de estresse sobre o implante, esse recurso deve ser usado com cautela. Os pontos mais fracos no *design* do cantiléver são sua localização, o tamanho do pôntico e a intensidade da força de oclusão mastigatória. Como essas forças tendem a serem maiores em cantilevers distais, os cantilevers mesiais são mais vantajosos.

Cada arco pode ser dividido em cinco segmentos: um anterior, dois caninos e dois posteriores. Quando a reabilitação se estende para mais de um desses segmentos, é recomendável que pelo menos um implante seja instalado em cada setor. A região de canino e primeiro molar são posições-chaves na reabilitação, e devem ser utilizadas como área de implantação sempre que possível na substituição de múltiplos elementos. Os implantes não devem ser instalados na linha média da maxila ou da mandíbula, pois podem comprometer a estética, gerar incômodo tátil ao paciente e expandir a sutura palatina.

O uso de implantes e dentes como pilares de uma mesma prótese é possível, porém deve ser evitado, pois há risco de sobrecarga na região do implante pela ausência da microarticulação que o dente possui por causa do ligamento periodontal.[50]

Por fim, o longo eixo do implante deve idealmente se posicionar na região do síngulo nos dentes anteriores e no centro da face oclusal dos dentes posteriores. Além disso, o longo eixo dos dentes posteriores deve incidir na cúspide de contenção cêntrica dos dentes da arcada oposta, ou seja, as cúspides vestibulares dos inferiores e as palatinas dos superiores.

TÉCNICAS PARA INSTALAÇÃO DE IMPLANTES

Diferentes métodos podem ser utilizados para a instalação de implantes a partir da incorporação gradativa de ferramentas digitais. Denomina-se "mão livre" a técnica clássica em que o posicionamento do implante é totalmente baseado na familiaridade do cirurgião com os exames radiográficos e o enceramento do caso, e o sítio de osteotomia não é precisamente determinado pelo guia cirúrgico. Deste modo, é possível dizer que o guia orienta qual é a posição de implantação adequada, mas a posição final do implante pode ser alterada durante o curso da cirurgia e é altamente dependente da habilidade e da experiência do profissional.

Já as cirurgias guiadas são aquelas que fazem uso de planejamento digital para transcrever com precisão o posicionamento do implante de um ambiente virtual para o clínico. Esse planejamento é elaborado utilizando dados obtidos com tomografias computadorizadas e escaneamentos intra ou extraorais. A partir disso, um guia cirúrgico é projetado e produzido em impressora 3D. Diferentes tipos de guias podem ser confeccionados, podendo ser suportados por dentes, mucosa, osso ou mini-implantes.

Por fim, a cirurgia navegada constitui uma modalidade cirúrgica em que o posicionamento das fresas e do implante é capturado em tempo real a partir do rastreamento da posição do contra-ângulo, que é reproduzido em uma imagem dinâmica de um corte tomográfico. Com isso, o profissional conta com a precisão de saber a posição planejada para a implantação e, ao mesmo tempo, dispõe do dinamismo para promover modificações intencionais transcirúrgicas.

TIPOS DE ABORDAGEM PARA IMPLANTAÇÃO

Segundo a classificação atualizada de Gallucci *et al.*,[51] as diferentes abordagens para instalação de implantes podem ser agrupadas de acordo com o momento da implantação (1, 2, 3 e 4) e do carregamento do implante (A, B e C), em:

- **Tipo 1 (imediato):** o implante é instalado em alvéolo fresco, ou seja, no mesmo dia em que foi realizada a extração (**Figura 10**). Inicialmente, pensou-se que a abordagem tipo 1 pudesse inibir a remodelação do alvéolo pós-extração, preservando os contornos teciduais. No entanto, fortes evidências indicam que não há esse potencial.[52] Independentemente do procedimento adotado, a tábua óssea vestibular está sujeita invariavelmente a um processo de atrofia ao longo da cicatrização do alvéolo, que pode ser mais ou menos pronunciado. Assim, um dos maiores contratempos do tipo 1 é que essa remodelação pode levar à perda cervical da cobertura óssea vestibular, levando a complicações estéticas, como o escurecimento gengival marginal decorrente da cor do metal observável através da mucosa peri-implantar. No entanto, em rebordos mais espessos, quando há maior espessura da tábua óssea vestibular e *gap* de 2 mm entre a tábua vestibular e a superfície do implante, as reabsorções ósseas no sentido horizontal e vertical são mínimas. Outras limitações da técnica são a dificuldade de estabilização do implante pelo limitado volume de osso remanescente e a necessidade de lidar com eventuais patologias periapicais. As principais vantagens são a agilização do tratamento e a redução de cirurgias.

- **Tipo 2 (precoce):** o implante é instalado após a cicatrização do tecido mole, que ocorre entre 3 e 8 semanas após a extração. Uma das técnicas do tipo 2 consiste na implantação em área de tecido ósseo em neoformação.[53] Este procedimento consiste em preservar o alvéolo pós-extração com uma membrana colágena, de modo a permitir a formação do tecido ósseo em neoformação sem a invaginação do tecido conjuntivo para o interior do alvéolo. Após 21 dias, a área é novamente acessada para a instalação do implante. A vantagem desse procedimento é fazer uso da grande quantidade de células osteogênicas e de fatores de crescimento presentes no tecido ósseo em neoformação para favorecer a osseointegração. Além disso, a utilização da membrana colágena faz com que o descolamento entre a mucosa e o osso subjacente seja mais fácil. A abordagem tipo 2 apresenta vantagens quanto à resolução de processos infecciosos apicais e periodontais no sítio de implantação. A presença de tecido mole cicatrizado proporciona melhor

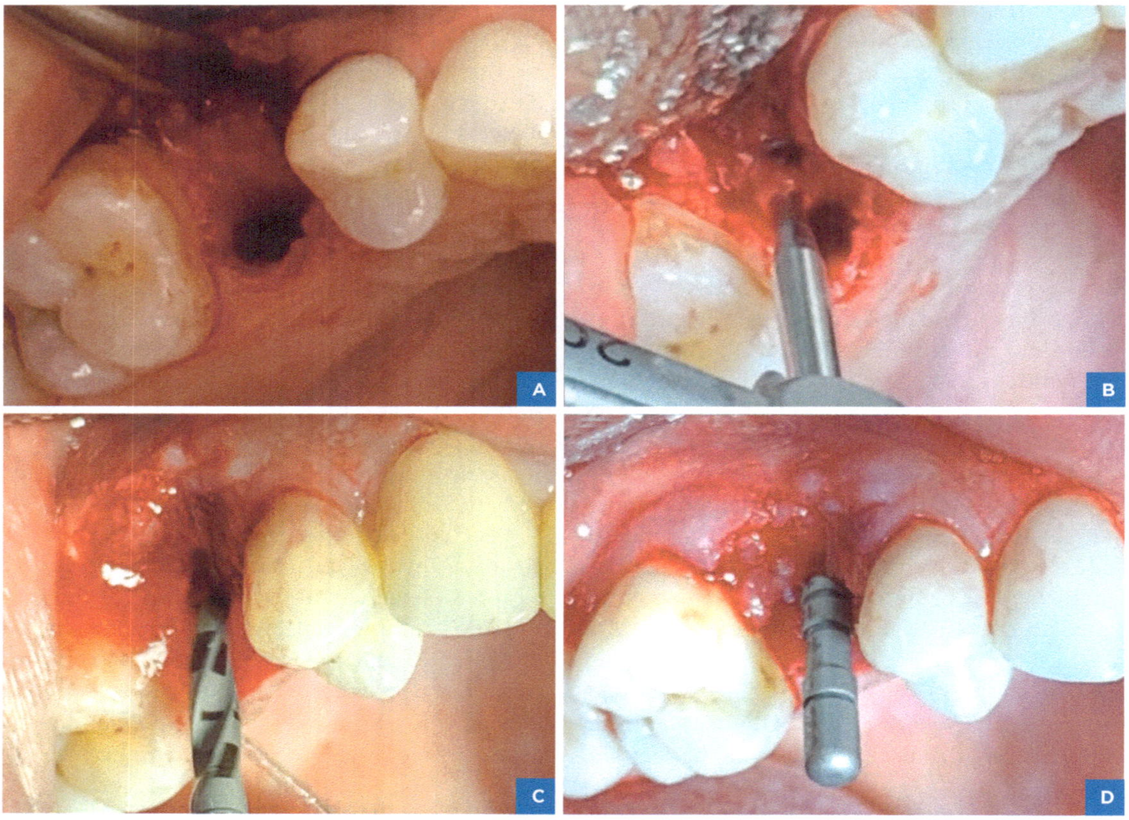

FIGURA 10 Instalação de implante tipo 1 – imediato. (A) Imagem do alvéolo de extração após exodontia de dente decíduo por agenesia do permanente. (B) Após confecção de retalho envelopado e descolamento de retalho total, deu-se início à confecção da perfuração com a broca inicial. O sítio de eleição foi o septo ósseo vestibular ao alvéolo de extração, considerando-se que havia volume adequado de osso para a instalação do implante em posição proteticamente favorável, conforme previamente avaliado em imagem de tomografia computadorizada. (C) Utilização da broca helicoidal de 2 mm de diâmetro para preparo da perfuração. (D) Após a primeira fresagem, o guia de posicionamento é utilizado para conferir o paralelismo do implante em relação aos dentes adjacentes e ao posicionamento vestibulolingual.

(Continua)

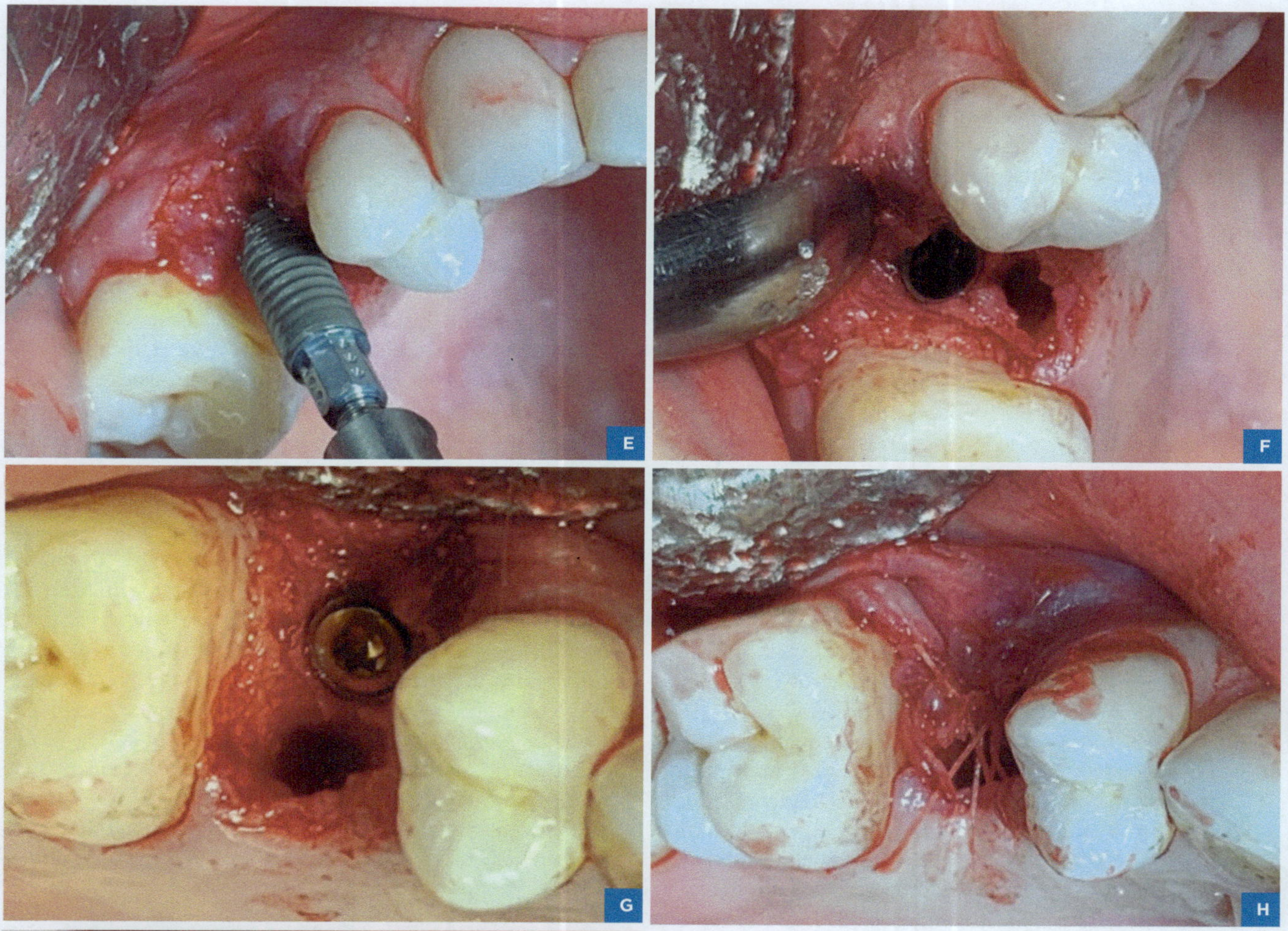

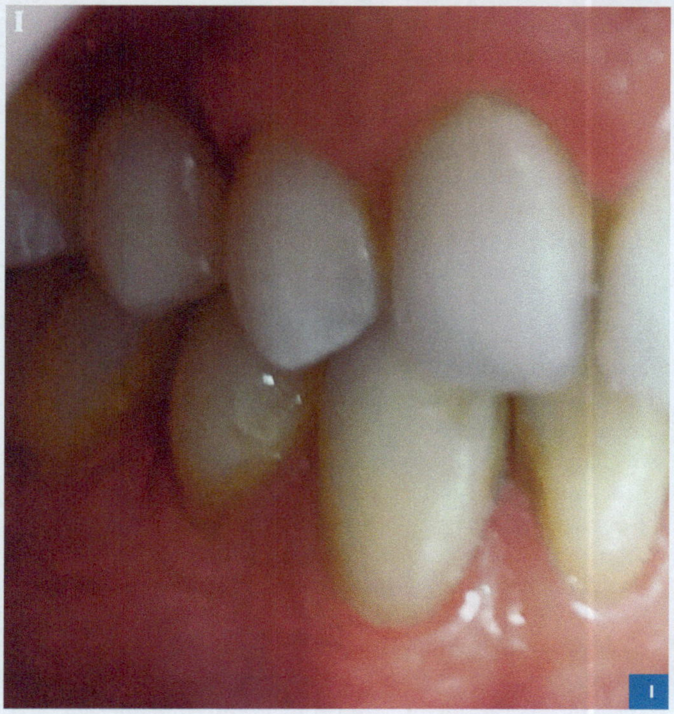

FIGURA 10 (*Continuação*) (E) Após a fresagem final, o implante é instalado na perfuração preparada. (F) Como o implante é do tipo conexão interna, ele deve ser instalado em posição ligeiramente subcrestal. (G) Instalação do parafuso de recobrimento. Observe a espessura óssea vestibular ao implante instalado. (H) Aproximação dos retalhos vestibular e lingual e sutura com fio reabsorvível 4-0. (I) Após 30 dias, o implante foi reaberto e deu-se início à fase de reabilitação protética, finalizada com a instalação de prótese de cerâmica sobre o implante instalado. Observe a naturalidade do contorno gengival.

Fonte: Cirurgia executada pelo Prof. Dr. Eduardo Sant'Ana, reabilitação protética executada pela Profa. Dra. Adriana Campos Passanezi Sant'Ana.

manipulação e estabilização e utilização da máxima capacidade regenerativa do tecido ósseo em neoformação. Como desvantagem, pode-se citar um tratamento mais longo que o implante imediato, a necessidade de um novo procedimento cirúrgico, a dificuldade de implantação em um remanescente ósseo muitas vezes reduzido, a possibilidade de aderência entre a mucosa e o tecido conjuntivo provisório do alvéolo e consideráveis alterações volumétricas nos tecidos duro e mole.

- **Tipo 3 (precoce):** o implante é instalado após a cicatrização parcial ou completa do tecido ósseo, 12 a 16 semanas após a extração. O tipo 3 é bem empregado em situações em que não há remanescente ósseo suficiente para a ancoragem do implante e é necessário aguardar o preenchimento ósseo do alvéolo. Após o tempo de espera, o cenário clínico encontrado contará com a presença de mucosa madura de fácil manuseio, crista óssea mineralizada e tecido ósseo parcialmente maduro no interior do alvéolo. Como desvantagem, pode-se citar maior tempo de espera, a realização de um novo procedimento cirúrgico e maior perda de volume dos tecidos duro e mole.
- **Tipo 4 (tardio):** o tipo 4 é caracterizado pela implantação em um rebordo completamente cicatrizado, normalmente > 6 meses após a extração dentária (**Figura 8**). Por esse motivo, tanto o tecido mole quanto o ósseo se encontrarão em alto grau de maturação, de modo a facilitar a manipulação e estabilização do implante. Além disso, com a estabilização do processo de remodelação alveolar, a crista óssea não está mais sujeita a grandes modificações. No entanto, o processo de remodelação pode ter levado a impactos indesejados nessas estruturas, e muitas vezes é necessária a realização de enxertias para recuperar as proporções tridimensionais. Somando-se a isso, o tipo 4 corresponde ao maior tempo de espera entre exodontia e implantação. Atualmente, essa abordagem é restrita a sítios de extrações antigas ou de grandes reconstruções, sendo preferível a realização dos tipos anteriores em áreas de exodontia recente.

Quanto ao momento de instalação das próteses, a classificação é:

- **A (carregamento imediato):** os implantes são conectados a um componente protético, no máximo, 1 semana após a implantação (**Figura 11**).
- **B (carregamento precoce):** as próteses são instaladas entre 1 e 2 semanas após a implantação.
- **C (carregamento convencional):** os implantes são mantidos por > 2 meses sem carga durante o período de cicatrização.

TÉCNICA CIRÚRGICA

Tipos de retalho

De modo geral, três diferentes abordagens podem ser utilizadas: *flapless* (sem retalho), retalho com envelope ou com relaxantes. O acesso *flapless* consiste no não rebatimento de retalho em implantes tipo 1 ou na remoção do tecido mole crestal restrito à área da osteotomia nos implantes tipo 2, 3 e 4. Essa técnica é vantajosa por gerar o mínimo de perturbação possível ao tecido mole, osso e periósteo, preservando sua vascularização. No entanto, o acesso e a visualização limitados fazem com que essa técnica seja contraindicada em casos que necessitem de enxertia. Além disso, é recomendado que seu uso esteja associado a técnicas de cirurgia guiada.

A técnica do envelope consiste na realização de uma incisão levemente palatinizada/lingualizada sobre o rebordo, conectada a incisões intrasulculares nos dentes vizinhos e seguida pelo rebatimento do retalho em espessura total. A principal vantagem dessa técnica é a ausência de cicatrizes decorrentes das incisões relaxantes. No entanto, ela é contraindicada em casos que necessitem de enxertias ósseas maiores por causa da pouca mobilidade conseguida no retalho.

Por fim, as técnicas que fazem uso de incisões relaxantes podem ser realizadas com ou sem preservação de papila. Isso será determinado ao optar por realizar a incisão relaxante 1 mm aquém da margem gengival do dente vizinho, ou incluir as papilas no retalho ao estender a incisão crestal horizontal a incisões intrassulculares nos dentes vizinhos, complementadas por incisões verticais iniciadas nas faces dentárias mais afastadas do sítio cirúrgico. Em ambos os casos, podem ser utilizadas uma ou duas incisões relaxantes, e elas são sempre divergentes no sentido apical. Além disso, deve-se evitar a realização de incisões relaxantes em áreas de proeminência óssea, a fim de evitar tensão sobre o retalho.

Fresagem e implantação

Embora cada empresa recomende a técnica de fresagem ideal para seu sistema, todas compartilham de alguns princípios. Um dos principais cuidados na técnica de fresagem é evitar o superaquecimento ósseo, pois temperaturas acima de 40 °C durante 7 minutos ou 47 °C por 1 minuto podem levar à necrose de células ósseas.[11,54] Para evitar essa complicação, algumas abordagens devem ser adotadas, como o uso de fresas com bom poder de corte, fresagem intermitente, irrigação abundante com solução salina e velocidade e torque adequados. Assim, recomenda-se o uso de velocidades entre 1.500 e 2.000 rpm para ossos D1 e D2, e de aproximadamente 1.000 rpm para ossos D3 e D4, aplicando torque de inserção entre 35 e 45 N/cm.[55]

A maioria dos sistemas inicia o processo de osteotomia ao utilizar uma broca guia com aproximadamente 1,5 mm de diâmetro, podendo ser uma fresa com ponta ativa ou uma broca esférica. A função da broca guia é perfurar a cortical e estabelecer o eixo de osteotomia para fresas seguintes. Na sequência do processo de fresagem, são utilizadas fresas helicoidais com diâmetro progressivo até se obter a amplitude desejada do alvéolo cirúrgico. A primeira fresa helicoidal costuma ter aproximadamente 2 mm de diâmetro e recomenda-se que, em um primeiro momento, uma perfuração com apenas metade do comprimento do implante seja preparada. Essa manobra permite que seja verificada a posição e a angulação da osteotomia por meio de um paralelômetro.

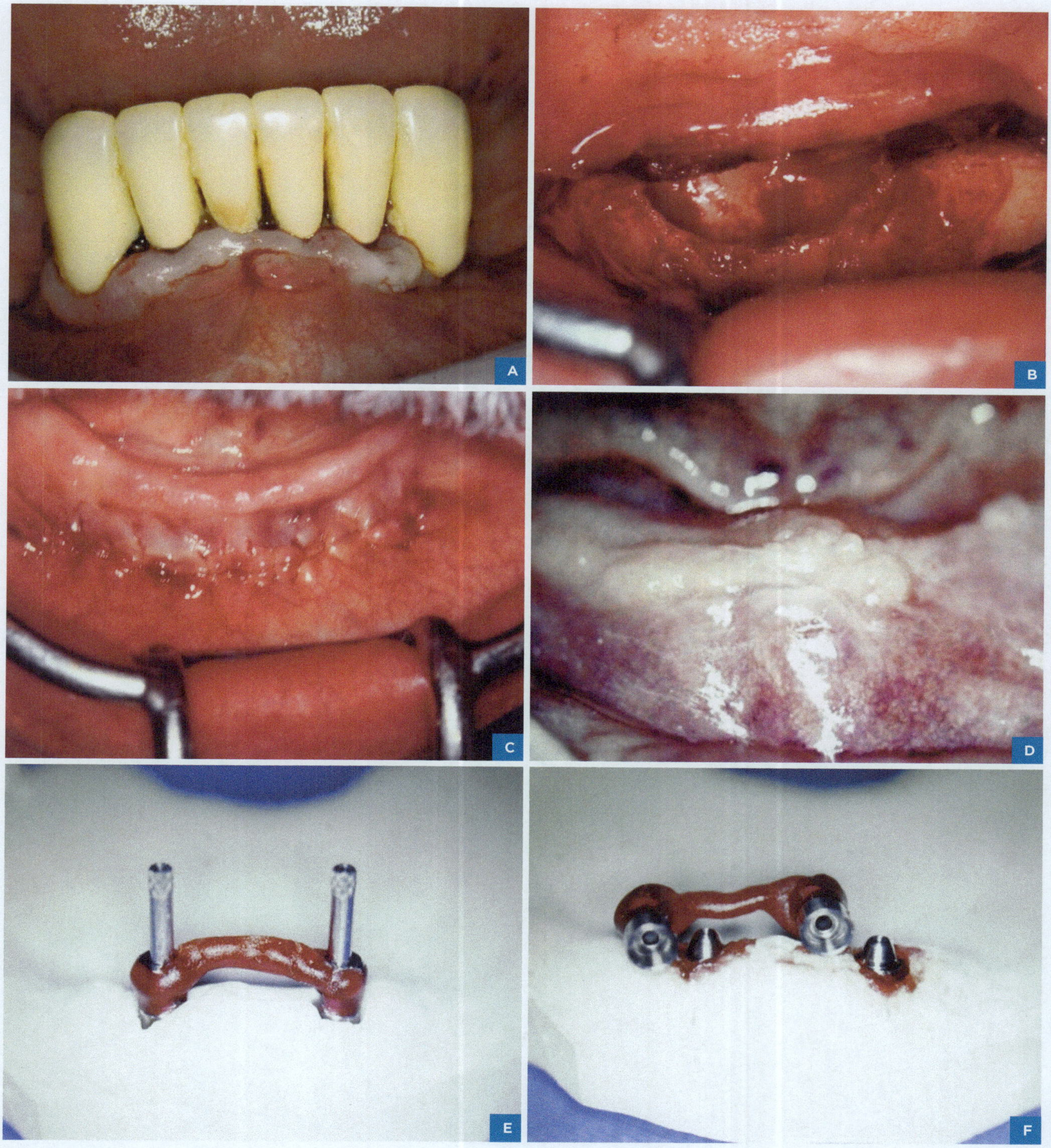

FIGURA 11 Carregamento imediato e provisória dos implantes. (A) O paciente buscou tratamento periodontal dos dentes anteriores inferiores, suporte de prótese removível com encaixe de precisão. Entretanto, os dentes apresentavam periodontite avançada, estando indicada sua extração. (B) Rebordo alveolar após a exodontia, no qual pode se notar a perda óssea avançada. (C) Sutura contínua para fechamento do retalho por primeira intenção com fio absorvível 5-0. (D) Área anterior inferior totalmente cicatrizada após a exodontia. (E) Nos modelos de gesso, foi planejado o posicionamento dos implantes e a confecção de uma prótese provisória do tipo sobredentadura, a ser utilizada pelo paciente provisoriamente até finalizar o período de osseointegração. (F) Réplica dos intermediários posicionados no modelo, com os transferidores utilizados como guia de posicionamento dos implantes.

(Continua)

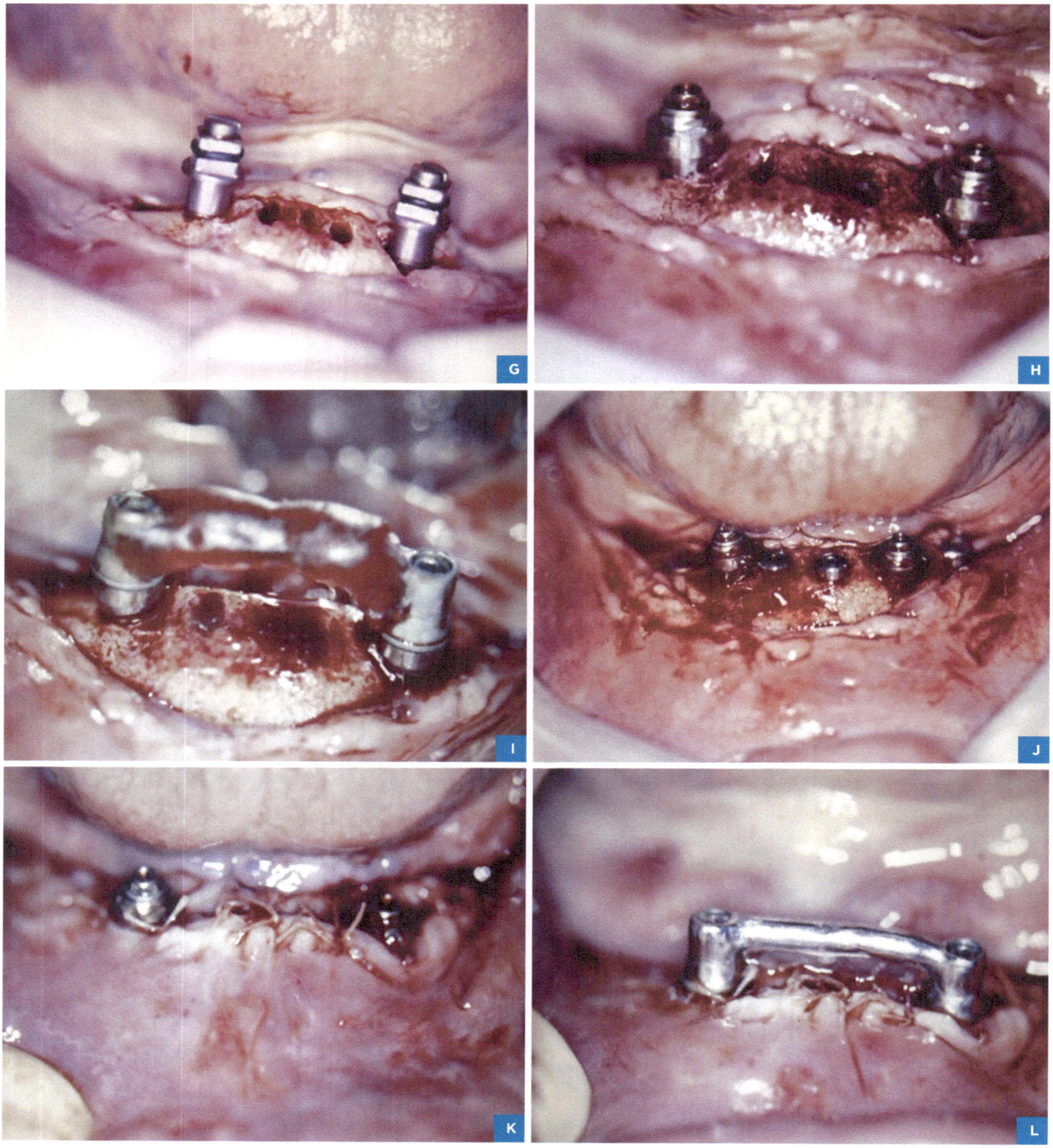

FIGURA 11 (*Continuação*) (G) Implantes instalados e preparo das perfurações dos demais implantes, que permaneceram submersos durante toda a fase de osseointegração. (H) Posicionamento dos intermediários sobre os implantes instalados. (I) Infraestrutura da barra da sobredentadura posicionada sobre os implantes instalados; a área de solda foi unida com resina acrílica autopolimerizável e enviada ao laboratório para solda e finalização da barra. (J) Foram instalados seis implantes, e em quatro deles foram parafusados os parafusos de recobrimento. (K) Sutura do retalho, deixando os intermediários de conexão protética expostos à cavidade bucal. (L) A solda da barra foi provada em boca no dia seguinte à cirurgia para avaliação da adaptação.

(*Continua*)

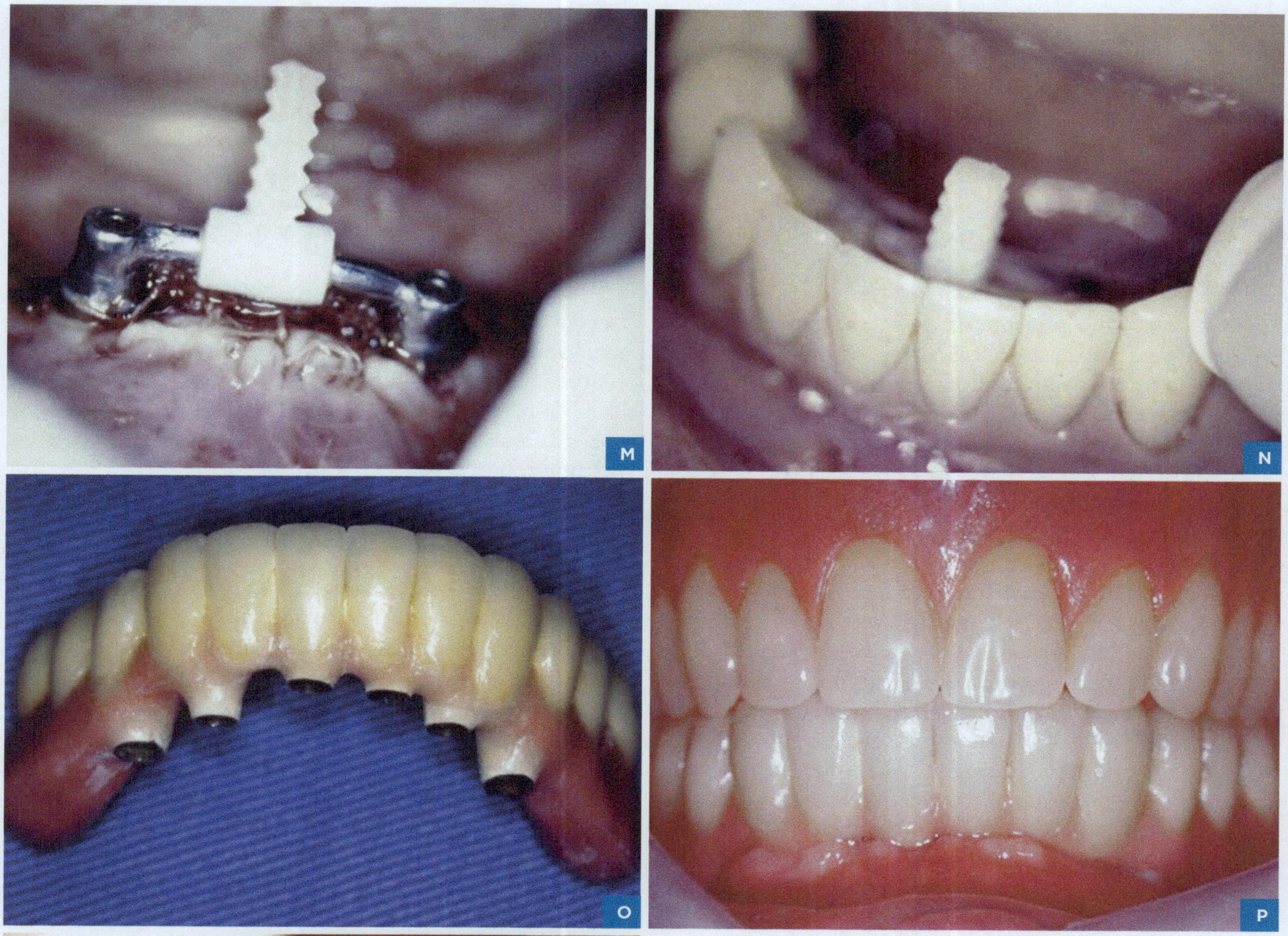

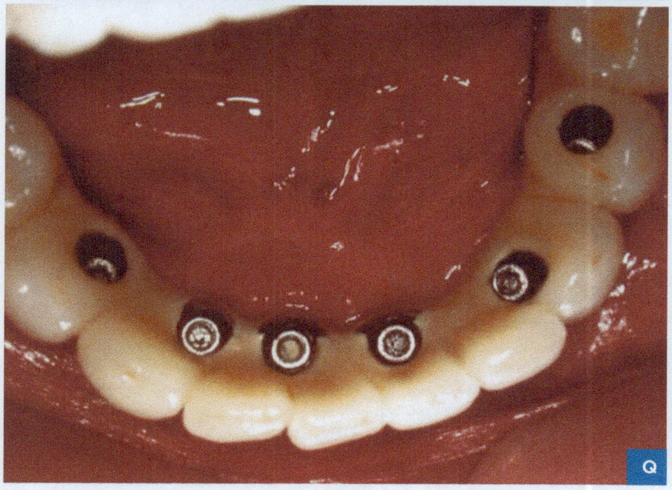

FIGURA 11 (*Continuação*) (M) Clipe da sobredentadura posicionado em boca para captura. (N) A prótese total foi posicionada em boca para captura do clipe. (O) Após o período de osseointegração, os implantes foram expostos e deu-se prosseguimento à confecção de prótese fixa metalocerâmica sobre implantes. (P) Prótese fixa instalada. (Q) Vista oclusal dos orifícios de acesso aos parafusos de conexão protética.

Fonte: Caso clínico executado pelo Prof. Dr. Euloir Passanezi.

Caso sejam necessárias correções, isso pode ser facilmente conseguido durante a osteotomia relativa ao restante do comprimento do implante. Durante a troca de uma fresa helicoidal para a seguinte, alguns sistemas preconizam o uso de brocas-piloto, que têm por finalidade ampliar a abertura do alvéolo cirúrgico para facilitar a penetração de uma fresa de maior diâmetro. Normalmente, a última fresa helicoidal utilizada terá cerca de 1 mm a menos que o diâmetro do implante, porém esse valor pode ser menor ou maior dependendo da densidade óssea encontrada. Ao fim do preparo, fresas do tipo *countersink* (em português chama-se broca formadora de bisel) podem ser utilizadas para dar acabamento à porção cervical do preparo. Em ossos mais densos, o macho de rosca (ou broca formadora de rosca) pode ser utilizado para preparar roscas internas, permitindo a instalação dos implantes e minimizando a geração de calor na interface.

Antes da implantação, o alvéolo cirúrgico deve ser lavado para remover detritos da osteotomia. Em seguida, o implante pode ser instalado utilizando o contra-ângulo, a chave digital ou a catraca. Caso a inserção do implante esteja alcançando valores de torque superiores a 60 N/cm, é recomendado que ele seja removido em 1 a 2 mm e reinserido. Caso a manobra seja insuficiente, será necessário retirar o implante e retomar a osteotomia para produzir um leve alargamento do alvéolo cirúrgico.

Fechamento do sítio cirúrgico

Após a instalação do implante, o profissional pode optar pelo uso de um tapa-implante e o fechamento primário da ferida, ou pelo uso de um componente transmucoso, podendo este ser um cicatrizador ou um componente protético. O julgamento da técnica adequada a cada caso caberá ao cirurgião, pois não há diferenças na sobrevida e no aspecto clínico conseguidos com as diferentes abordagens.[56]

Quando a primeira abordagem é escolhida, temos o que é chamado de "cirurgia em duas etapas". Isso porque uma cirurgia adicional de reabertura será necessária para, futuramente, instalar o componente transmucoso. A principal vantagem dessa abordagem é afastar possíveis perturbações externas, como sobrecargas ou infecções, do sítio de implantação durante o processo de cicatrização, o que é importante principalmente nos implantes em que não foi possível conseguir uma boa estabilidade primária. Por outro lado, a necessidade de uma segunda cirurgia e maior tempo de cicatrização podem comprometer sua indicação.

Por sua vez, a segunda abordagem é denominada "cirurgia em uma etapa", justamente por não demandar de um procedimento cirúrgico adicional. Ao fim da cirurgia, o retalho é suturado ao redor de um cicatrizador ou componente protético, o que permite a formação do perfil mucoso peri-implantar em paralelo ao processo de osseointegração. Com isso, o tempo do tratamento é reduzido. Este tipo de abordagem é indicado apenas para pacientes que não apresentam hábitos parafuncionais e implantes que demonstraram excelente estabilidade primária, e valores por volta dos 45 N/cm são os mais seguros.[57]

Independentemente da abordagem escolhida, suturas devem ser feitas para estabilização do tecido mole. O mais indicado é o uso de fios não reabsorvíveis monofilamentados 3-0, 4-0 ou 5-0 com secção de 3/8 ou 1/2. Tanto suturas contínuas quanto isoladas podem ser utilizadas, e as mais recorrentes são o ponto simples, os cochoeiros horizontal e vertical, a sutura suspensória e a sutura festonada.

Tempo de cicatrização

Diferentes tempos de cicatrização são observados conforme o tipo de superfície de cada implante. Por isso, as recomendações do fabricante devem ser seguidas para determinar a melhor hora para a aplicação de carga. De modo geral, recomenda-se um período de 3 a 4 meses em casos de osso mais denso e 5 a 6 meses para osso menos denso.[11] Quanto ao tratamento de superfície, os fabricantes recomendam período de 3 a 6 meses para os implantes hidrofóbicos e de 21 a 60 dias para os implantes hidrofílicos, devendo-se aguardar o período de osseointegração indicado pelo fabricante para colocar o implante em função mastigatória.

REFERÊNCIAS BIBLIOGRÁFICAS

1. Albrektsson T, Chrcanovic B, Jacobsson M, Wennerberg A *et al.* Osseointegration of implants – a biological and clinical overview. JSM Dent Surg. 2017; 2:1-6.
2. Albrektsson T, Wennerberg A. The impact of oral implants – past and future, 1966-2042. J Cand Dent Assoc. 2005; 71(5):327.
3. Brånemark PI, Hansson BO, Adell R, Breine U, Lindström J, Hallén O *et al.* Osseointegrated implants in the treatment of the edentulous jaw. Experience from a 10-year period. Scand J Plast Reconstr Surg Suppl. 1977; 16:1-132.
4. Albrektsson T, Brånemark PI, Hansson HA, Lindström J. Osseointegrated titanium implants. Requirements for ensuring a long-lasting, direct bone-to-implant anchorage in man. Acta Orthop Scand. 1981; 52(2):155-170.
5. Albrektsson T, Zarb GA. Current interpretations of the osseointegrated response: clinical significance. Int J Prosthodont. 1993; 6(2):95-105.
6. Albrektsson TT, Bränemark PI, Hanson HA, Kasemo B, Larsson K, Lundström I *et al.* The interface zone of inorganic implants in bone. Ann Biomed Eng. 1983; 11:1-41.
7. Donath K, Laass M, Gunzl HJ. The histopathology of different foreign-body reactions in oral soft tissue and bone tissue. Virchows Arch a Pathol Anat Histopathol. 1992; 420(2):131-137.
8. Albrektsson T, Dahlin C, Jemt T, Sennerby L, Turri A, Wennerberg A *et al.* Is marginal bone loss around oral implants the result of a provoked foreign body reaction? Clin Implant Dent Relat Res. 2014; 16(2):155-165.
9. Anderson JM, Rodriguez A, Chang DT. Foreign body reaction to biomaterials. Semin Immunol. 2008; 20(2):86-100.
10. Berglundh T, Abrahamsson I, Lang NP, Lindhe J *et al.* De novo alveolar bone formation adjacente to endosseous implants. Clin Oral Implants Res. 2003; 14(3):251-262.
11. Hobo S, Ichida E, Garcia LT. Osseointegration and occlusal rehabilitation. Tokyo: Quintessence, 1990.
12. Insua A, Monje A, Wang HL, Miron RJ *et al.* Basis of bone metabolism around dental implants during osseointegration and peri-implant bone loss. J Biomed Mater Res A. 2017; 105(7):2075-2089.
13. Jayesh RS, Dhinakarsamy V. Osseointegration. J Pharm Biollied Sci. 2015; 7(Suppl. 1):S226-S229.
14. Davies JE. Understanding peri-implant endosseous healing. J Dent Educ. 2003; 67(8):932-949.
15. Lee JWY, Bance ML. Physiology of Osseointegration. Otolaryngol Clin North Am. 2019; 52(2):231-242.
16. Bränemark PI. Osseointegration and its experimental background. J Prosthet Dent. 1983; 50(3):399-410.
17. Guglielmotti MB, Olmedo DG, Cabrini RL. Research on implants and osseointegration. Periodontol 2000. 2019; 79(1):178-189.
18. Miron RJ, Bosshardt DD. OsteoMacs: Key players around bone biomaterials. Biomaterials. 2016; 82:1-19.
19. Thalji G, Cooper LF. Molecular assessment of osseointegration in vitro: a review of current literature. Int J Oral Maxillofac Implants. 2014; 29(2):e171-199.
20. Spriano S, Yamaguchi S, Baino F, Ferraris S. A critical review of multifunctional titanium surfaces: New frontiers for improving osseointegration and host response, avoiding bacteria contamination. Acta Biomater. 2018; 79:1-22.

21. Albrektsson T. On long-term maintenance of the osseointegrated response. Aust Prosth J. 1993; 7(Suppl):15-24.
22. Johansson C, Albrektsson T. A removal torque and histomorphometric study of commercially pure niobium and titanium implants in rabbit bone. Clin Oral Impl Res. 1991; 2:24-9.
23. Wennerberg A, Albrektsson T. On implant surfaces: a review of current knowledge and opinions. Int J Oral Maxillofacial Implants. 2009; 24:63-74.
24. Fiorellini J, Wada K, Stathopoulou P, Klokkevold PR. Periimplant anatomy, biology and function. In: Newman MG, Takei HH, Klokkevold PR, Carranza FA. Carranza's Clinical Periodontology. St. Louis: Elsevier, 2015. p. 684-692.
25. Deporter D. Dental implant design and optimal treatment outcomes. Int J Periodontics Rest Dent. 2009; 29:625-633.
26. Carlsson L, Rostlund T, Albrektsson B, Albrektsson T, Albrektsson P, Bränemark PI *et al.* Osseointegration of titanium implants. Acta Orthop Scand. 1986; 57:285-9.
27. Elias CN, Rocha FA, Nascimento AL, Coelho PG. Influence of implant shape, surface morphology, surgical technique and bone quality on the primary stability of dental implants. J Mech Behav Biomed Mater. 2012; 16:169-180.
28. Javed F, Romanos GE. The role of primary stability for successful immediate loading of dental implants. A literature review. J Dent. 2010; 38:612-620.
29. Cardoso MV, Vandamme K, Chaudhari A, De Rycker J, van Meerbeek B, Naert I *et al.* Dental implant macrodesign features can impact the dynamics of osseointegration. Clin Implant Dent Relat Res. 2015; 17(4):639-645.
30. Naves MM, Menezes HHM, Magalhães D *et al.* Effect of macrogeometry on the surface topography of dental implants. Int J Oral Maxillofac Implants. 2015; 30:789-799.
31. Albrektsson T, Wennerberg A. On osseointegration in relation to implant surfaces. Clin Implant Dent Relat Res. 2019; 21(Suppl 1):4-7.
32. Vitkov L, Krautgartner WD, Obermayer A, Stoiber W, Hannig M, Klappacher M *et al.* The initial inflammatory response to bioactive implants is characterized by NETosis. PLoS One. 2015; 10(3). e0121359.
33. Albrektsson T, Wennerberg A. Oral implant surfaces: Part 1- Review focusing on topographic and chemical properties of different surfaces and in vivo responses to them. Int J Prosthod. 2004; 17:536-543.
34. Smith DC. Surface characterization of implant materials: biological implications. In: Davis JE. The bone-biomaterial interface. Toronto: University of Toronto Press. 1990; 3-17.
35. Elias CN, Mattos FR. Tratamentos das superfícies dos implantes para melhorar a qualidade e a osseointegração. In: Carvalho PSP. Osseointegração, visão contemporânea da Implantodontia. São Paulo: Quintessence, 2009. p. 1-20.
36. Lang NP, Salvi GE, Huynh-Ba G, Ivanovski S, Donos N, Bosshardt DD *et al.* Early osseointegration to hydrophilic and hydrophobic implant surfaces in humans. Clin Oral Impl Res. 2011; 22(4):349-356.
37. Lekholm U, Zarb GA. Patient selection and preparation. In: Bränemark PI, Zarb GA, Albrektsson T (Eds.). Tissue integrated prosthesis: osseointegration in clinical dentistry. Chicago: Quintessence, 1985. p. 199-209.
38. Resnik RR, Misch CE. Bone Density: A Key Determinant for Treatment Planning. In: Resnik RR. Misch's contemporary implant dentistry. Elsevier, 2020. p. 450-466.
39. Misch CE, Resnik RR. Available bone and dental implant treatment plans. In: Resnik RR. Misch's contemporary implant dentistry. Elsevier, 2020. p. 415-435.
40. Petrie CS, Williams JL. Comparative evaluation of implant designs: influence of diameter, length, and taper on strains in the alveolar crest. Clin Oral Implants Res. 2005; 16:48-94.
41. Haraldson T. Masticatory muscle function in patients rehabilitated with OIB. Swed Dent J. 1985; 28(Suppl):137-142.
42. Suárez-López Del Amo F, Lin GH, Monje A, Galindo-Moreno P, Wang HL *et al.* Influence of Soft Tissue Thickness on Peri-Implant Marginal Bone Loss: A Systematic Review and Meta-Analysis. J Periodontol. 2016; 87(6):690-699.
43. Linkevičius T. Vertical soft tissue thickness. In: Linkevičius T. Zero bone loss concept. Batavia, IL: Quintessence Publishing Co. Inc., 2019. p. 43-66.
44. Lang NP, Löe H. The relationship between the width of keratinized gingiva and gingival health. J Periodontol. 1972; 43:623-627.
45. Ivanoff CJ, Sennerby L, Lekholm U. Influence of mono- and bi-cortical anchorage on the integration oftitanium implants. A study in the rabbit tibia. Int J Oral Maxillofac Surg. 1996; 25:229-235.
46. Pallacci P, Ericsson I. Implant placement philosophy. In: Pallaci P (Ed.) Esthetic and implant dentistry: soft and hard tissue management. Carol Stream: Quintessence, 2001. p. 69-88.
47. Jung, RE, Al-Nawas, B, Araujo, M *et al.* Group 1 ITI Consensus Report: The influence of implant length and design and medications on clinical and patient-reported outcomes. Clin Oral Impl Res. 2018; 29(Suppl. 16): 69-77.
48. Almeida EO, Freitas AC, Bonfante EA, Marotta L, Silva NRFA, Coelho PG *et al.* Mechanical testing of implant-supported anterior crowns with different implant/abutment connections. Int J Oral Maxillofac Implants. 2013; 28:103-108.
49. Finger IM, Castellon P, Block M, Elian N. The evolution of external and internal implant/abutment connections. Pract Proced Aesthet Dent. 2003; 15(8):625-632.
50. Naert I, Quirynen M, van Steenberghe D, Darius P *et al.* A six-year prosthodontic study of 509 consecutively inserted implants for the treatment of partial edentulism. J Prosthet Dent. 1992; 67:236-245.
51. Gallucci GO, Hamilton A, Zhou W, Buser D, Chen S *et al.* Implant placement and loading protocols in partially edentulous patients: A systematic review. Clin Oral Implants Res. 2018; 29 (Suppl 16): 106-134.
52. Botticelli D, Berglundh T, Lindhe J. Hard-tissue alterations following immediate implant placement in extraction sites. J Clin Periodontol. 2004; 31:820-828.
53. Ferraz BFR, Stuani VT, Passanezi E, Damante C, Greghi S, Rezende ML *et al.* Implant placement on bone granulation tissue: a case series. J Osseointegr. 2019; 11(2):85-91
54. Eriksson RA, Adell R. Temperatures during drilling for the placement of implants using the osseointegration technique. J Oral Maxillofac Surg. 1986; 44(1):4-7.
55. Resnik RR. Implant placement surgical protocol. In: Resnik RR. Misch's contemporary implant dentistry. Elsevier, 2020. p. 644-669.
56. Cecchinato D, Olsson C, Lindhe J. Submerged or non-submerged healing of endosseous implants to be used in the rehabilitation of partially dentate patients. J Clin Periodontol. 2004; 31:299-308.
57. Douglas de Oliveira DW, Lages FS, Lanza LA, Gomes AM, Queiroz TP, Costa FO *et al.* Dental Implants with Immediate Loading Using Insertion Torque of 30 Ncm: A Systematic Review. Implant Dent. 2016; 25(5):675-683.

20 Tratamento de Doenças e Condições Peri-Implantares

Maria Lúcia Rubo de Rezende ▪ Marinelle Ribeiro de Campos

INTRODUÇÃO

Ao longo das últimas décadas, a reabilitação oral por meio de implantes osseointegrados tornou-se prática rotineira na clínica odontológica e está bem estabelecida como uma opção de tratamento altamente previsível. Apesar das altas taxas de sucesso, o crescimento gradativo do número de indivíduos reabilitados com esta modalidade de terapia contribuiu para o aumento da ocorrência de complicações nos tecidos ao redor dos implantes, denominadas coletivamente de doenças peri-implantares. Estima-se que sua prevalência seja em cerca de 20% dos pacientes tratados e 10% do total de implantes instalados,[1] mas uma grande variabilidade de dados pode ser encontrada nas publicações considerando as diferenças na população estudada, a metodologia de avaliação e a micro e macroestrutura dos implantes.

A Academia Americana de Periodontia, em conjunto com a Federação Europeia de Periodontia, desenvolveu, em 2017, uma nova classificação para doenças e condições peri-implantares, apresentadas a seguir:[2]

1. Saúde peri-implantar.
2. Mucosite peri-implantar.
3. Peri-implantite.
4. Deficiências peri-implantares de tecido mole e duro.

O objetivo da nova classificação é revisar os aspectos relevantes envolvidos na saúde e na doença de sítios peri-implantares, assim como deformidades associadas aos implantes dentários. Também havia o intuito de desenvolver uma classificação que fosse aceita mundialmente e estabelecer parâmetros a serem utilizados não somente no tratamento de pacientes, mas também em estudos clínico-epidemiológicos.

A saúde peri-implantar caracteriza-se pela ausência de inflamação, edema, sangramento à sondagem leve, eritema gengival e, supuração, aumento da profundidade de sondagem (comparada com visitas prévias) e de perda óssea (além da remodelação fisiológica, previamente descrita).[2] Não existe um valor de profundidade de sondagem compatível com saúde peri-implantar. Esta também pode ocorrer ao redor de implantes com suporte ósseo reduzido, como consequência de tratamento.[2]

A mucosite peri-implantar é um processo inflamatório confinado nos tecidos moles ao redor do implante, sem perda óssea (além da remodelação óssea fisiológica). Seus sinais clínicos são presença de sangramento à sondagem, eritema gengival e edema. A supuração nem sempre ocorre. O aumento da profundidade de sondagem é frequente pela presença de edema, e leva à diminuição da resistência à sondagem ao redor do implante. Na mucosite peri-implantar, a lesão inflamatória localiza-se lateralmente ao epitélio juncional, não atingindo a zona de tecido conjuntivo supra ósseo.[2]

Estudos experimentais realizados em seres humanos e animais sugerem que o biofilme de placa bacteriana é o fator etiológico da mucosite peri-implantar.[3,4] De forma semelhante à gengivite, a lesão de mucosite é reversível quando métodos de higiene oral são reinstituídos. Embora possam ser notadas diferenças entre doenças periodontais e peri-implantares quanto aos aspectos microbiológicos e imunológicos, o tratamento de ambas converge para a eliminação do biofilme, e este é seu principal objetivo.[5]

De modo semelhante à progressão de gengivite para periodontite, acredita-se que a peri-implantite é precedida por mucosite, mas as condições histopatológicas e clínicas envolvidas nesse processo ainda não foram bem estabelecidas. Assim como na periodontite, as lesões de peri-implantite estabelecidas são caracterizadas por intenso infiltrado inflamatório contendo linfócitos T e B, neutrófilos e macrófagos. Um estudo com biópsias de tecido peri-implantares, em resposta ao biofilme bacteriano por 21 dias, demonstrou a presença de células B e T localizadas lateralmente à barreira epitelial.[6] Contudo, as lesões de peri-implantite ocupam maior volume e contêm maior número de células inflamatórias em comparação a lesões periodontais, além de estarem mais próximas ou em contato direto com o tecido ósseo, podendo se estender aos espaços medulares, o que não é visto nas lesões periodontais.[7] Além disso, embora citocinas com potencial para atrair osteoclastos sejam encontradas em ambas as lesões, a IL-1α parece ser mais prevalente em lesões de peri-implantite, ao passo que o TNF-α é a citocina mais comum na periodontite crônica.[8]

Evidências atuais em relação ao perfil microbiológico associado às doenças peri-implantares demonstram que não existem diferenças entre os quadros de periodontite e peri-implantite e que não se pode traçar um perfil bacteriano específico associado aos implantes em casos de saúde, peri-mucosite ou, até mesmo, peri-implantite. Uma revisão sistemática que analisou a evidência de um perfil microbiológico específico para peri-implantite apresentada por Pérez-Chaparro *et al.*[9] concluiu que existe evidência moderada para a presença de bactérias do complexo vermelho e alguma evidência de associação de *Prevotella intermedia* e *Campylobacter rectus* na etiologia da peri-implantite.

Entre os fatores/indicadores de risco para a instalação da peri-implantite estão incluídos histórico de periodontite, periodontite não tratada, tabagismo, diabetes, cuidados insuficientes de manutenção, falhas na execução da reabilitação protética, excesso de cimento e relação entre a cabeça/plataforma do implante e o nível ósseo.[10] Verifica-se também que pacientes que não visitam o dentista regularmente para manutenção apresentam risco maior para o desenvolvimento de doenças peri-implantares, assim como para perda do implante.

Existe uma ampla variedade de protocolos de tratamento para as doenças peri-implantares, tanto cirúrgicos como não cirúrgicos, os quais envolvem diferentes técnicas de descontaminação das superfícies dos implantes e diferentes posicionamentos em relação ao uso de antibióticos administrados de forma local e sistêmica. Entretanto, não existe consenso, atualmente, quanto a um protocolo ideal de tratamento. Este capítulo pretende apresentar as abordagens mais aceitas de tratamento, visando orientar o clínico na tomada de decisão terapêutica com base em evidências científicas.

TRATAMENTO DA MUCOSITE PERI-IMPLANTAR

Embora reversível após o tratamento, a completa resolução da mucosite peri-implantar pode não acontecer em todos os casos[3] e, se deixada sem tratamento, pode evoluir para peri-implantite, com perda irreversível das estruturas de suporte do implante.

O tratamento da mucosite peri-implantar consiste em métodos essencialmente não cirúrgicos. A abordagem inicial deve ter como objetivo o rompimento do biofilme bacteriano sem alterar a superfície dos intermediários protéticos e/ou do próprio implante, quando expostos ao meio bucal. A remoção profissional do biofilme pode ser realizada por meio de raspadores de plástico ou titânio, ultrassom com pontas de plástico ou teflon, jatos abrasivos ou laser, métodos estes que podem ou não ser complementados pelo uso de agentes químicos antimicrobianos e antissépticos.[11]

Estudos em seres humanos que avaliaram o uso de diferentes agentes antimicrobianos como coadjuvantes no tratamento da mucosite peri-implantar demonstraram benefícios dos bochechos com óleos essenciais[12] e da irrigação do sulco feita pelo próprio paciente com clorexidina a 0,12%.[13] Todavia, o uso de dispositivos de liberação local de antibióticos, antibióticos sistêmicos, ácidos, lasers em diferentes modalidades de aplicação e irrigação profissional do sulco com clorexidina não demonstrou efeito significante na melhora do sangramento e da profundidade de sondagem em casos de mucosite peri-implantar.[14] Sob esse aspecto, o emprego de terapia fotodinâmica (PDT) parece oferecer vantagens em relação ao uso de antibióticos, pois, além de apresentar comprovadamente efeito antimicrobiano, não gera resistência bacteriana como eles.[15]

É importante enfatizar o papel essencial do cirurgião-dentista na instrução e educação dos pacientes em relação aos hábitos de higiene bucal diária. Torna-se imprescindível que se desenvolva um protocolo de suporte individual, específico para cada paciente, com o intuito de prevenir a evolução de mucosite peri-implantar para peri-implantite.

TRATAMENTO DA PERI-IMPLANTITE

O mercado de implantes dentários segue em ascensão não só no Brasil, mas como em todo mundo. É um mercado altamente lucrativo, com milhões de implantes sendo colocados anualmente. Por causa deste fato, as doenças peri-implantares têm crescido significantemente. Alguns estudos demonstram a prevalência de peri-implantite variando de menos que 5%[16] até 47,1%,[17] e levam em conta diferentes graus de severidade. Por isso, é imprescindível que o profissional odontológico esteja apto não só a diagnosticar as doenças peri-implantares, mas também a se familiarizar com o tratamento específico de cada condição clínica.

Peri-implantite e periodontite são processos patológicos que, de certa forma, compartilham algumas características clínicas, etiológicas e patogênicas. Por isso, estratégias de tratamento da periodontite vêm sendo aplicadas no tratamento da peri-implantite. Na ausência de dados clínicos ou radiográficos anteriores, o diagnóstico de peri-implantite pode ser feito com base nos seguintes parâmetros:[18] presença de sangramento e/ou supuração à sondagem leve; profundidade de sondagem $\geq$ 6 mm; nível ósseo > 3 mm apical à porção mais coronal da parte intraóssea do implante. Outras características clínicas, como vermelhidão e edema dos tecidos moles, podem ocorrer, mas nem sempre estão presentes.

O principal objetivo do tratamento da peri-implantite, além de eliminar infecção, é a interrupção da progressão da perda óssea e a reosseointegração, que significa a integração do osso regenerado à superfície do implante previamente exposta à doença,[19] com restauração da função. Para o cumprimento desses objetivos é fundamental o restabelecimento de medidas eficientes de higiene oral, debridamento dos defeitos ósseos, uso de um método eficiente de descontaminação das superfícies dos implantes, procedimentos ósseos reconstrutivos e um programa de manutenção adequado às necessidades de cada paciente.[20]

Embora existam propostas não cirúrgicas para o tratamento da peri-implantite, as evidências científicas apontam para a superioridade do tratamento cirúrgico na melhora dos parâmetros clínicos e nas taxas de sobrevivência dos implantes.[21] Isso se deve principalmente ao melhor acesso às superfícies contaminadas do implante proporcionado pela elevação de um retalho.

Antibióticos sistêmicos foram testados sem sucesso como alternativa ao tratamento cirúrgico, em grande parte porque a antibioticoterapia pode controlar a fase aguda, mas não consegue eliminar a infecção causada pelo biofilme.[22] Entretanto, nos casos em que o acesso é difícil ou o paciente não pode sofrer intervenção cirúrgica, o uso local de preparados contendo doxiciclina ou minociclina de liberação lenta pode ser recomendado como adjunto à terapia não cirúrgica.[20]

Em linhas gerais, em um defeito ósseo raso, a recomendação mais favorável é o tratamento ósseo ressectivo, enquanto em defeitos mais profundos e contidos, o processo de regeneração óssea seria mais indicado.[23]

Antes de estabelecer um plano para o tratamento cirúrgico, é fundamental identificar o padrão da perda óssea das lesões, que geralmente se apresentam como uma combinação entre perda óssea horizontal e um componente vertical. As lesões de peri-implantite foram assim classificadas:[4]

- **Classe I:** defeito circunferencial de quatro paredes remanescentes.
- **Classe II:** defeito circunferencial combinado com perda óssea supra-alveolar.
- **Classe III:** defeito circunferencial combinado com deiscência vestibular.

A severidade da peri-implantite também pode ser classificada com base na porcentagem de perda óssea marginal radiográfica em:[24]

- **Leve:** profundidade de sondagem ≤ 4 mm, sangramento e/ou supuração à sondagem suave, perda óssea < 25% do comprimento do implante.
- **Moderada:** profundidade de sondagem ≥ 6 mm, sangramento e/ou supuração à sondagem suave, perda óssea entre 25 e 50% do comprimento do implante.
- **Severa:** profundidade de sondagem ≥ 8 mm, sangramento e/ou supuração à sondagem suave, perda óssea > 50% do comprimento do implante.

Um protocolo conhecido pela sigla em inglês CIST (*Cumulative Interceptive Supportive Therapy*) foi desenvolvido por Lang *et al.*,[25] com o objetivo de prevenir e tratatar a peri-implantite em implantes previamente osseointegrados. Esse protocolo inclui quatro pontos principais: presença de biofilme bacteriano, presença ou ausência de sangramento à sondagem, presença ou ausência de supuração, profundidade de sondagem aumentada e evidência e extensão da perda óssea alveolar (avaliada por meio radiográfico). Os autores recomendaram o monitoramento contínuo de fatores sistêmicos e locais relacionados ao implante, como biofilme bacteriano, cálculo dentário, profundidade de sondagem, presença de sangramento à sondagem e supuração e avaliação radiográfica, quando indicada. Esse protocolo amplamente utilizado inclui quatro modalidades de tratamento: (a) debridamento mecânico; (b) tratamento antisséptico; (c) tratamento com antibióticos; (d) cirurgia ressectiva ou regenerativa.

Entre as técnicas cirúrgicas para o tratamento da peri-implantite identificam-se as ressectivas e as regenerativas. As técnicas cirúrgicas ainda podem ser aumentativas (enxertos e regeneração tecidual guiada para defeitos ósseos com componente vertical) e não aumentativas (retalhos de acesso e posicionamento apical do retalho para casos em que o padrão de perda óssea marginal predominante é o horizontal). A decisão quanto à escolha de uma delas ou de sua combinação depende das características dos defeitos e da demanda estética de cada caso. Os parâmetros principais para a tomada de decisão incluem o padrão da perda óssea e sua severidade. Dessa forma, se a perda óssea marginal radiográfica for leve (< 25%), deve ser tratada de maneira semelhante à mucosite peri-implantar; se for moderada (entre 25% e 50%), técnicas regenerativas devem ser consideradas, dependendo da morfologia do defeito e da quantidade de paredes remanescentes; se a perda óssea marginal for severa (> 50%) e o implante apresentar mobilidade, a remoção deste pode ser a única alternativa previsível de tratamento.[26]

Cirurgia ressectiva

Quando a perda óssea marginal peri-implantar assume padrão horizontal, com eventual exposição de roscas do implante e em áreas onde não há demanda estética significante, é indicado o tratamento cirúrgico da peri-implantite por meio da redução ou eliminação da bolsa peri-implantar. Essa técnica ressectiva é considerada não aumentativa e consiste da execução de: incisão em bisel inverso marginalmente ao colo do implante; dissecção e elevação de retalho mucoso com ou sem incisões relaxantes; recontorno do osso marginal com brocas e/ou cinzéis; modificação (se necessário) da superfície do implante com brocas diamantadas ou carbide (implantoplastia) sob profusa irrigação, na tentativa de deixá-la lisa e polida sem superaquecer o metal; e posicionamento apical do retalho com suturas no periósteo.[27]

Taxas mais altas de sobrevivência dos implantes e resultados clínicos e radiográficos superiores foram relacionados à associação da implantoplastia com cirurgia ressectiva em comparação à cirurgia isoladamente.[28] Por outro lado, a ocorrência de recessão do tecido marginal é maior quando a implantoplastia é realizada, o que reforça sua contraindicação em áreas onde a estética é preponderante.

Cirurgias regenerativas

As técnicas cirúrgicas regenerativas têm o objetivo de tratar os defeitos ósseos causados pela progressão da peri-implantite, por meio da sua reconstrução, de forma a, idealmente, alcançar a reosseointegração. Vários protocolos foram propostos e estes têm como pré-requisito comum o fato de que a cirurgia regenerativa ser precedida de uma fase não cirúrgica de controle profissional e pessoal do biofilme, de forma semelhante à descrita para o tratamento da mucosite peri-implantar.

Enxertos ósseos autógenos e substitutos ósseos associados ou não ao uso de membranas integram os procedimentos envolvidos nas técnicas regenerativas, cujo potencial de cicatrização depende da morfologia dos defeitos ósseos, do número de paredes residuais, do ângulo do defeito, bem como de sua forma e profundidade. Os defeitos circunferenciais têm maior potencial para regeneração e os de duas paredes são desfavoráveis para procedimentos regenerativos, por não permitirem a manutenção do material de enxerto.[29]

As opções de materiais de enxerto ósseo são muito variadas e incluem autoenxertos, aloenxertos, enxertos aloplásticos, xenoenxertos, barreiras oclusivas celulares, uma variedade de fatores de crescimento, células-tronco, grânulos de titânio, entre outros, usados isoladamente ou em associação entre si e com antibióticos.[30] O enxerto ósseo autógeno permanece como padrão-ouro entre os materiais de preenchimento em técnicas regenerativas, por alcançar taxas de reosseointegração mais altas. Entre os demais biomateriais, os resultados são inconclusivos com relação à superioridade de um sobre o outro.[31]

Membranas reabsorvíveis e não reabsorvíveis têm sido empregadas em procedimentos regenerativos de defeitos ósseos peri-implantares, tanto de forma isolada (para manter um espaço sob o retalho para formação e organização do coágulo) como recobrindo materiais de preenchimento ósseo. Seu uso, no entanto, é controverso. Um estudo de cinco anos de acompanhamento, após o emprego de membranas no tratamento de peri-implantite, demonstrou melhora nos resultados apenas quando em associação com materiais de preenchimento ósseo.[32] Por outro lado, há dados sugerindo que parece não haver melhora significativa no processo de cicatrização relacionado ao uso de membranas, uma vez que frequentemente elas se tornam expostas durante o período cicatricial e precisam ser removidas precocemente, prejudicando o resultado final.[20]

A técnica cirúrgica regenerativa propriamente dita consiste na realização de: incisão em bisel inverso na mucosa peri-implantar (se possível com a prótese desinstalada), para remoção do colarinho tecidual ao redor do implante; incisões relaxantes (facultativas, mas seu uso é recomendado para dar mobilidade ao retalho), já que materiais de preenchimento ósseo poderão ser empregados; retalho mucoperióstico (ou de espessura total); total debridamento do defeito para remoção do tecido de granulação, com curetas metálicas ou de teflon, tomando-se o cuidado para não danificar a superfície do implante nesse procedimento; adoção de medida de descontaminação da superfície do implante (abordadas em sequência); perfurações nas paredes ósseas do defeito com brocas carbide esféricas de pequeno diâmetro, para proporcionar acesso dos elementos osteopromotores presentes nos espaços medulares ao ambiente a ser regenerado; preenchimento do defeito com o material de escolha (coágulo ou enxerto); e sutura do retalho sem tensão sobre a área. Alguns pesquisadores recomendam manter os implantes recobertos pelo retalho durante todo o período cicatricial para permitir uma cicatrização não perturbada e reduzir o risco de infecção,[33] mas não existem dados comparando resultados de implantes que foram ou não deixados submersos durante a cicatrização.

Quanto aos cuidados pós-operatórios, são escassos os dados a respeito da conveniência da antibioticoterapia sistêmica no tratamento cirúrgico da peri-implantite, e seu emprego geralmente está associado à expectativa de reduzir e prevenir infecção futura. Uma publicação de consenso[34] recomendou o uso de antibióticos sistêmicos com base no conceito "*better safe than sorry*" (melhor prevenir do que remediar, em uma versão para a língua portuguesa). A medicação pós-operatória mais frequentemente recomendada inclui amoxicilina (500 mg) em associação com metronidazol (500 mg), 3 vezes ao dia, por 7 dias, e bochechos com clorexidina a 0,12%, 2 vezes ao dia, por 15 dias.

Métodos de descontaminação das superfícies dos implantes

Inúmeros são os métodos propostos para descontaminação das superfícies dos implantes durante os procedimentos cirúrgicos regenerativos. Esses métodos incluem: aplicação de substâncias químicas, como ácido etileno-diamino-tetracético (EDTA) a 24%, clorexidina a 0,12% ou 0,2%, solução de cloreto de sódio, iodo, peróxido de hidrogênio, gaze ou bolinhas de algodão embebidas em soro fisiológico, cloreto de cetilpiridínio a 0,05%, delmopinol, ácido fosfórico a 35%, ácido cítrico, jato de água em alta pressão, cloraminas e cloridrato de tetraciclina, todos seguidos de lavagem profusa com solução fisiológica estéril; e meios físicos, como uso de escovas rotatórias de titânio, ultrassom, jatos abrasivos, implantoplastia, lasers e PDT.

Geralmente, meios químicos e físicos são usados em associação, mas nenhum deles é capaz de eliminar completamente a contaminação.[35] Provavelmente, isso se deve à dificuldade inerente da limpeza mecânica da superfície do implante, cuja presença de roscas frequentemente associada a uma superfície rugosa não permite a supressão da microbiota.

Uma proposta de descontaminação potencialmente eficiente da superfície de implantes contaminados por biofilme foi feita por Salmeron *et al.*[36] Os autores verificaram que implantes contaminados deixados submersos no tecido subcutâneo de animais tornaram-se encapsulados por tecido conjuntivo no decorrer do processo de reparo, indicando que o próprio sistema imunológico acaba por "esterilizar" a superfície do implante dentro de um período de 30 dias. Especularam que se implantes acometidos por peri-implantite fossem descontaminados por meio de quaisquer dos métodos existentes e deixados submersos no tecido por 30 a 40 dias antes do procedimento regenerativo, haveria a expectativa de melhores resultados clínicos. Entretanto, nenhum estudo foi, até o momento, dirigido para testar essa hipótese.

Embora a descontaminação de implantes seja considerada um fator crítico do tratamento cirúrgico, os dados clínicos, radiográficos e microbiológicos existentes são insuficientes para eleger um método específico, não havendo superioridade de um protocolo particular sobre outro. Mas, pela sua disponibilidade, eficiência e segurança, o peróxido de hidrogênio aplicado por 2 minutos na superfície do implante tem sido a substância mais amplamente usada para a descontaminação química.[20]

Fatores que interferem no resultado do tratamento

A presença de uma faixa de mucosa ceratinizada parece favorecer a saúde dos tecidos peri-implantares. Melhores índices de sangramento estão presentes em regiões onde existe mucosa ceratinizada, assim como é observada maior facilidade na remoção de placa pelo paciente, menor recessão da mucosa e níveis ósseos marginais mais estáveis ao longo do tempo.[37] Por essa razão, métodos de aumento da faixa de mucosa ceratinizada devem ser considerados no plano de tratamento, tanto antes como depois da instalação de implantes em áreas de mucosa alveolar.

O tipo de superfície dos implantes também pode influenciar o resultado da terapia. Uma recente revisão de literatura comprovou que implantes de superfície usinada são mais fáceis de descontaminar do que os de superfície rugosa.[24] Por outro lado, implantes rugosos têm maior potencial de reosseointegração, desde que haja paredes ósseas residuais nas proximidades do implante.[19]

A posição supramucosa das margens das restaurações favorece redução maior nas profundidades de sondagem depois do tratamento da mucosite em comparação à posição submucosa.[38] Outros fatores a serem considerados são experiência do operador, configuração do defeito, profundidade de sondagem inicial, tabagismo e controle ineficiente de placa durante o período de acompanhamento.[27]

Prognóstico

O tratamento não cirúrgico pode resultar em melhora significante, mas limitada, dos parâmetros clínicos. Estima-se que possa ocorrer redução de 0,4 mm na profundidade de sondagem apenas com a terapia mecânica, 0,7 mm com lasers e até 0,8 mm com antimicrobianos de liberação local.[24]

Quanto ao tratamento cirúrgico, pode-se esperar a resolução da lesão, com eliminação do sangramento à sondagem e profundidade de sondagem < 5 mm em cerca de 75% dos casos.[34] Verifica-se que as técnicas aumentativas possuem melhor prognóstico do que as não aumentativas quanto a esses parâmetros[31] e os resultados podem ser mantidos até cinco anos depois do tratamento, desde que os pacientes possuam alto padrão de higiene oral e sejam mantidos em um programa de terapia de suporte. Por outro lado, somente cerca de 50% dos pacientes tratados por técnicas ressectivas não tiveram sinais de peri-implantite depois de dois anos.[39]

O preenchimento radiográfico dos defeitos varia entre 57%,[18] e 93,3%,[40] e há evidências, a partir de estudos em animais e seres humanos, de que a reosseointegração pode ocorrer.[41] Apesar das altas taxas de sucesso, entretanto, há relatos de casos de perda de implante, recorrência e progressão da doença.[31]

PERI-IMPLANTITE RETRÓGRADA

Outra causa possível, porém menos observada, que tem sido associada a falhas e remoção dos implantes dentários é conhecida como peri-implantite retrógrada, descrita pela primeira vez por McAllister *et al.*[42] como um processo inflamatório-infeccioso dos tecidos ao redor do ápice dos implantes dentários, que se assemelha radiograficamente a um lesão endodôntica.

Comparada com outras complicações peri-implantares, a peri-implantite retrógrada possui prevalência bem inferior. Segundo Reiser e Nevins,[43] de 3.800 implantes avaliados, somente 0,26% apresentaram lesões periapicais. Outro estudo realizado por Quirynen *et al.*,[44] revelou que de 539 implantes observados somente 1,6% dos implantes na região da maxila apresentou peri-implante retrógrada, enquanto a prevalência da mesma na região mandibular foi de 2,7%.

Entre as possíveis causas associadas à peri-implantite retrógrada, pode-se citar o superaquecimento do osso (durante instalação do implante dentário),[45] infecções preexistentes (como lesões endodônticas),[46] partículas de raízes dentárias residuais, corpos estranhos na região, contaminação do implante durante procedimento cirúrgico[47] e, finalmente, sobrecarga do implante dentário.[48] De acordo com Ramanauskaite *et al.*,[49] *a causa mais comumente associada a lesões periapicais dos implantes está associada a lesões periapicais localizadas em dentes adjacentes ou a infecção residual associada previamente ao dente.*

Acredita-se que esse processo periapical infeccioso desenvolve-se pouco tempo depois da instalação do implante dentário (média de 26,07 semanas),[49] enquanto a região coronal do mesmo cicatriza e osseointegra normalmente. Foi sugerido também que, se não tratado esse processo infeccioso, ele pode atingir e causar desvitalização dos dentes adjacentes.[50]

Comparada com peri-implantite marginal, cuja composição microbiológica se assemelha à periodontite, na peri-implantite retrógrada as bactérias associadas são semelhantes às encontradas em lesões endodônticas.[42] Além disso, enquanto a peri-implantite marginal pode ser detectada clinicamente durante as visitas de rotina (sinais e sintomas já apresentados neste capítulo), a detecção da peri-implantite retrógrada normalmente é baseada em sintomas relatados por achados radiográficos. Uma revisão sistemática demonstrou que todos os casos avaliados de peri-implantite retrógrada apresentaram radioluscência na região apical dos implantes e a maioria dos casos apresentou fístula, com maior prevalência na maxila, região na qual também foram detectadas patologias periapicais prévias.[49]

É importante ressaltar que, até o presente momento, o tratamento da peri-implantite retrógrada é empírico e não tem um protocolo definido. Entre as técnicas cirúrgicas para o seu manejo, pode-se citar a terapia regenerativa (45,2% dos casos) ou a remoção do implante (35,7%). Ramanauskaite *et al.*[49] sugeriram uma árvore de decisão para o tratamento da peri-implantite retrógrada **(Figura 1)**.

PREVENÇÃO E MANUTENÇÃO

O tratamento de suporte é fundamental para o sucesso do tratamento das doenças peri-implantares. Quando é mantido

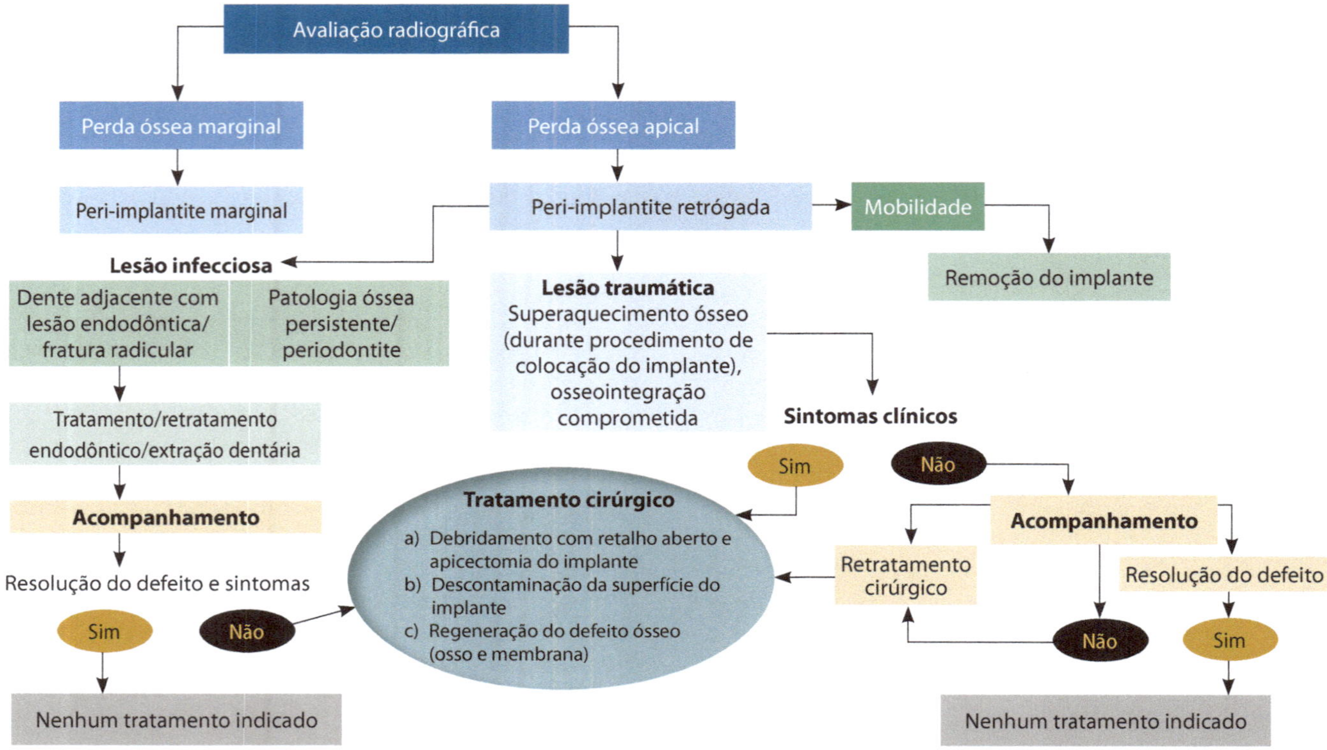

FIGURA 1 Árvore de decisão para o tratamento da peri-implantite retrógada.
Fonte: Adaptada de Ramanauskaite *et al.*, 2016.[49]

alto padrão de higiene oral, com consultas de manutenção a cada seis meses, a saúde peri-implantar pode ser mantida até 5 a 10 anos depois do tratamento, com baixas taxas de progressão da doença.[19] Por outro lado, é comum a ocorrência de mucosite peri-implantar em pacientes que não aderem a programa de suporte e manutenção, com prevalência de 48% durante um período de observação de 9 a 14 anos.[51]

Não existe um padrão específico de frequência em consultas de retorno para cada paciente. Evidências demonstraram que a terapia periodontal de suporte é de extrema importância para saúde e estabilidade do implante. Até o momento não existe um tempo ideal recomendado. De acordo com Monje *et al.*,[52] o intervalo de 5 a 6 meses pode representar um período compatível com saúde peri-implantar.

A seguir, serão descritos alguns relatos clínicos representativos da aplicação das medidas terapêuticas das doenças peri-implantares.

CASO 1

Uma paciente do sexo feminino (ASA tipo II) com 70 anos de idade compareceu à Clínica de Periodontia da Faculdade de Odontologia da Universidade Detroit Mercy, Michigan, EUA, para tratamento de manutenção periodontal (controle de três meses). A paciente reportou como queixa principal um leve gosto metálico ao redor do implante na região do dente 21. Durante o exame clínico, foi detectada a presença de leve supuração, sangramento à sondagem, com inflamação clínica na região vestibular do implante. Nenhuma perda óssea foi detectada no exame radiográfico (Figura 2). O diagnóstico de mucosite peri-implantar foi estabelecido e o implante foi tratado não cirurgicamente, seguindo o protocolo CIST. Primeiramente, a área foi debridada com cureta plástica e de titânio, seguida por aparelho ultrassônico com ponta de borracha (Figura 3). Microesferas de Arestin® (minociclina HCL) de 1 mg foram colocadas subgengivalmente. A paciente foi instruída a retornar a cada três meses para monitoramento.

CASO 2

Um paciente do sexo masculino de 56 anos de idade apresentou-se em um consultório particular relatando sintomatologia dolorosa acompanhada de sangramento espontâneo e coleção purulenta na região inferior esquerda ao redor dos implantes (44 a 46), colocados e restaurados 10 anos antes. A história médica revelou hipertensão arterial crônica controlada por medicamentos, cirurgia ortognática para correção de deformidades faciais esqueléticas e tumor benigno de supra-adrenal tratado por meio de ressecção cirúrgica, aproximadamente um ano antes do aparecimento dos sintomas clínicos de peri-implantite. Após o tratamento do tumor, o paciente apresentou redução significativa dos níveis séricos de cortisol e normalização da pressão arterial, deixando de fazer uso dos medicamentos anti-hipertensivos. O exame

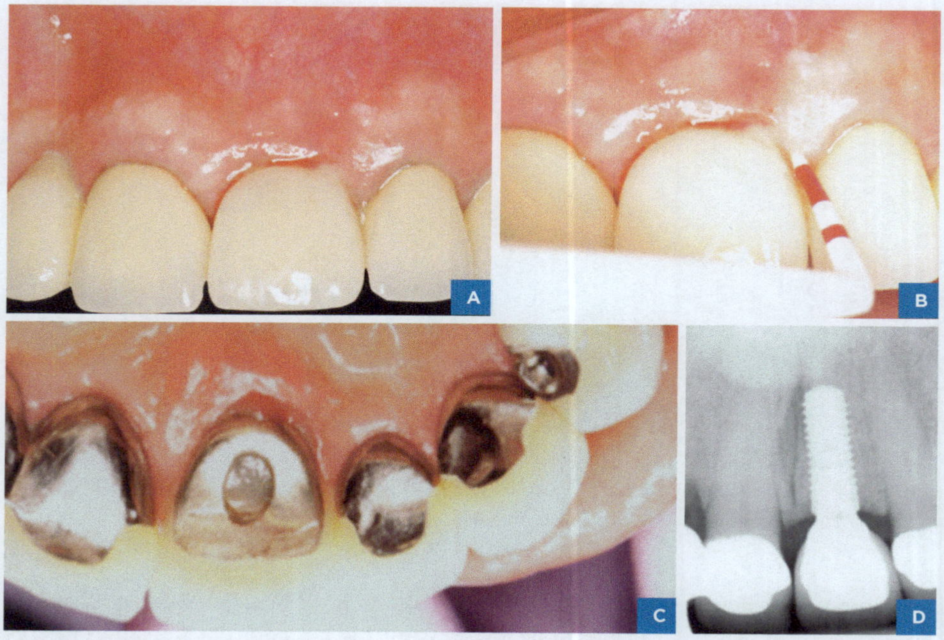

FIGURA 2 Paciente com perimucosite. (A) Inflamação gengival exacerbada na região do implante 21. (B) Exsudato purulento e sangramento à sondagem por vestibular. (C) Os mesmos sinais clínicos são vistos na região palatina. (D) A radiografia inicial mostra ausência de perda óssea ao redor do implante.

Fonte: Acervo pessoal dos autores.

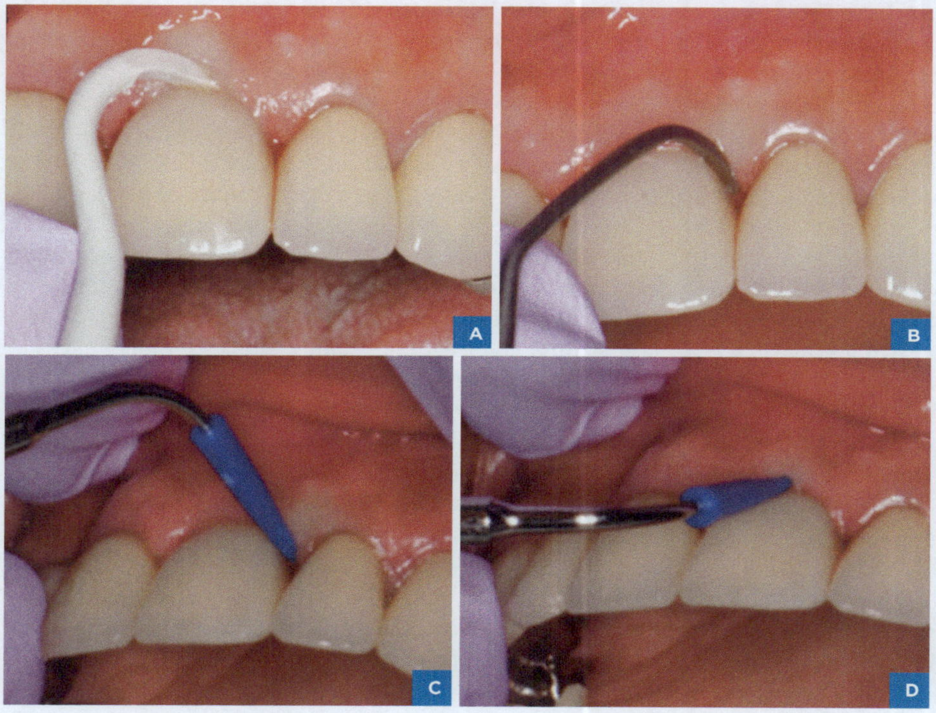

FIGURA 3 Tratamento inicial. (A) Debridamento do sulco peri-implantar com cureta de plástico. (B) Debridamento do sulco peri-implantar com cureta de titânio. (C e D) Debridamento com aparelho ultrassônico, o qual possui pontas revestidas com dispositivos de borracha.

Fonte: Acervo pessoal dos autores.

clínico evidenciou presença moderada de placa bacteriana, supuração, sangramento à sondagem e sinais clínicos de inflamação da mucosa peri-implantar (Figura 4A), com deficiência de mucosa ceratinizada nos sítios relacionados aos implantes. A radiografia panorâmica revelou perda óssea vertical envolvendo os implantes nas regiões do 44, 45 e 46 (Figura 4B), contribuindo para a determinação do diagnóstico de peri-implantite.

O tratamento inicial consistiu em raspagem subgengival com curetas plásticas (HuFriedy, USA), seguida de irrigação subgengival com solução de clorexidina 0,12% e reforço nas medidas de instrução de higiene oral. Foram prescritos antibiótico (amoxicilina 500 mg, t.i.d., 7 dias) e anti-inflamatório não esteroidal (nimesulida 100 mg, b.i.d., 3 dias) como métodos adjuntos sistêmicos. Houve melhora significativa da área 14 dias após o tratamento de descontaminação das superfícies, com redução da profundidade de sondagem. No entanto, como houve persistência de sangramento gengival no implante correspondente ao dente 45, foi realizado novamente o procedimento de descontaminação clínica da área por meio de raspagem e irrigação subgengival com solução de clorexidina. O paciente foi acompanhado por mais dois

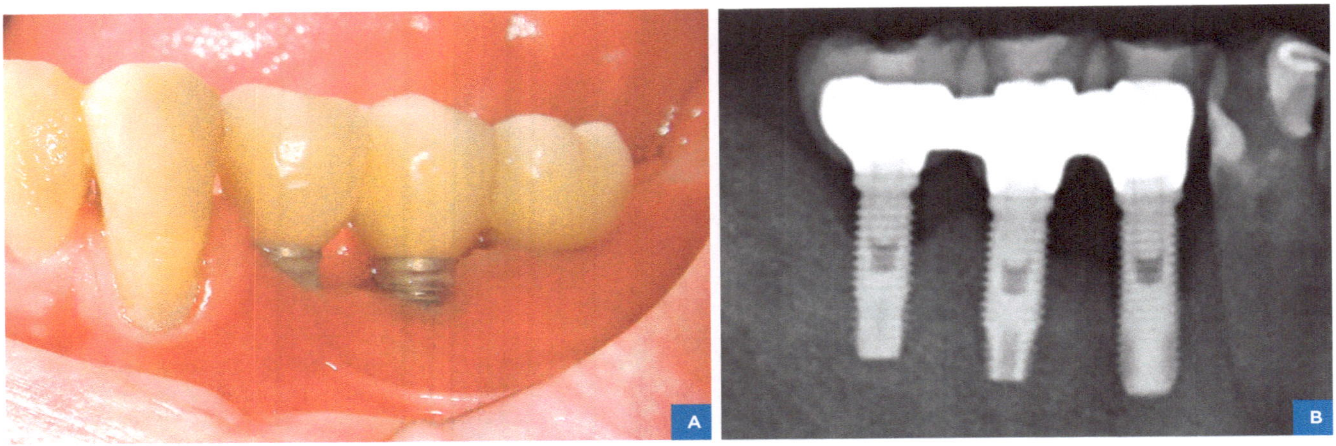

FIGURA 4 Paciente com peri-implantite. (A) Placa bacteriana e inflamação gengival exacerbada na região dos implantes 44, 45 e 46 (visão espelhada). (B) Radiografia demonstrando perda óssea ao redor dos implantes 44 a 46.

Fonte: Acervo pessoal dos autores.

meses até a realização de cirurgia para tratamento dos defeitos residuais ao redor dos implantes.

Para o procedimento cirúrgico, as coroas protéticas foram removidas (Figura 5A). A área dos defeitos ao redor dos implantes foi exposta por um retalho total. Após remoção completa do tecido de granulação, pôde-se observar um defeito circunferencial bem demarcado ao redor de toda extensão do implante 44, além de defeitos ao redor dos implantes instalados nas regiões 45 e 46 (Figura 5B). Então foi realizada limpeza com escova metálica de titânio ao redor dos implantes, seguida por irrigação com peróxido de hidrogênio por 30 segundos, soro fisiológico, clorexidina a 0,12% (30 segundos) e irrigação final com soro fisiológico. Após a desinfecção, o defeito ósseo circunferencial foi tratado com enxerto ósseo bovino (BioOss, Geistlich®) e membrana de L-PRF, obtida em centrífuga Intra-Lock®, com rotação de 2.300 rpm, durante 12 minutos, a partir da coleta de sangue do paciente (Figura 5C e D). O retalho foi suturado por primeira intenção e a prótese do paciente foi reinstalada ao final da cirurgia (Figura 5E). A medicação pós-operatória consistiu em anti-inflamatórios e analgésicos para alívio da sintomatologia dolorosa, se necessário.

Oito meses após a terapia cirúrgica houve ausência de sangramento à sondagem e supuração e estabilidade da profundidade de sondagem (Figura 6A). Radiograficamente, porém, não houve preenchimento dos componentes verticais dos defeitos existentes nos implantes da região do 44 e do 46, com ligeira melhora do quadro do implante na região do 45 (Figura 6B). Os implantes permaneceram estáveis durante 4 anos após o tratamento cirúrgico. No entanto, o paciente apresenta pobre *compliance,* se ausentando das consultas de retorno por mais de um ano e com controle de placa deficiente, levando à exfoliação dos implantes do 44 e do 46 após 6 anos do tratamento.

Caso 3

Um paciente de 61 anos, ASA tipo I, do sexo masculino, apresentou-se à Clínica de Periodontia da Faculdade de Odontologia da Universidade Detroit Mercy, Michigan, EUA, com queixa principal de leve desconforto ao redor dos implantes nas regiões 12, 11 e 21 instalados 10 anos antes em um consultório particular. O paciente relatou a presença de fístula recorrente na região dos implantes e que antibióticos foram prescritos, com resolução temporária (Figura 7A).

Exame clínico, radiografias e tomografia computadorizada foram realizados para fins diagnósticos (Figura 7B-D). O exame periodontal revelou profundidade de sondagem de 2 a 4 mm em todos os seis sítios de cada implante (12, 11 e 21), ausência de sangramento à sondagem, ausência de supuração e de mobilidade. As radiografias não demonstraram perda óssea. O exame oclusal não revelou interferência ou contato prematuro. Com base nos dados clínicos e radiográficos, o diagnóstico de peri-implantite retrógrada foi estabelecido.

Durante o procedimento cirúrgico, para melhor acesso às lesões, incisões foram realizadas na região da mucosa alveolar vestibular para levantamento de retalho total. Notou-se a presença de fenestrações ósseas associadas aos implantes 11 e 21, que foram ampliadas por meio de uma broca carbide, para remoção total de tecido de granulação (Figura 8A). O tecido removido foi enviado para análise histopatológica, revelando-se mais tarde consistente com granuloma piogênico.

A região dos implantes afetada foi cuidadosamente amputada por meio de brocas, (Figura 8B) com irrigação salina constante, na tentativa de minimizar o aquecimento deles e, consequentemente, dos tecidos circundantes. As cavidades ósseas residuais foram tratadas com solução de clindamicina (300 mg/2 mL) por 3 minutos. Em seguida, uma membrana de colágeno foi colocada na região palatina dos defeitos (BioMend® Extend, Zimmer Dental, Carlsbad, CA), antes que o preenchimento total das cavidades ósseas fosse realizado com enxerto de matriz óssea desmineralizada (Accell®, Keystone Dental, Burlington, MA). A cavidade óssea ao redor dos implantes 11 e 21 foi preenchida com osso desmineralizado (Figura 8C). Uma segunda membrana (DynaMatrix®, Keystone

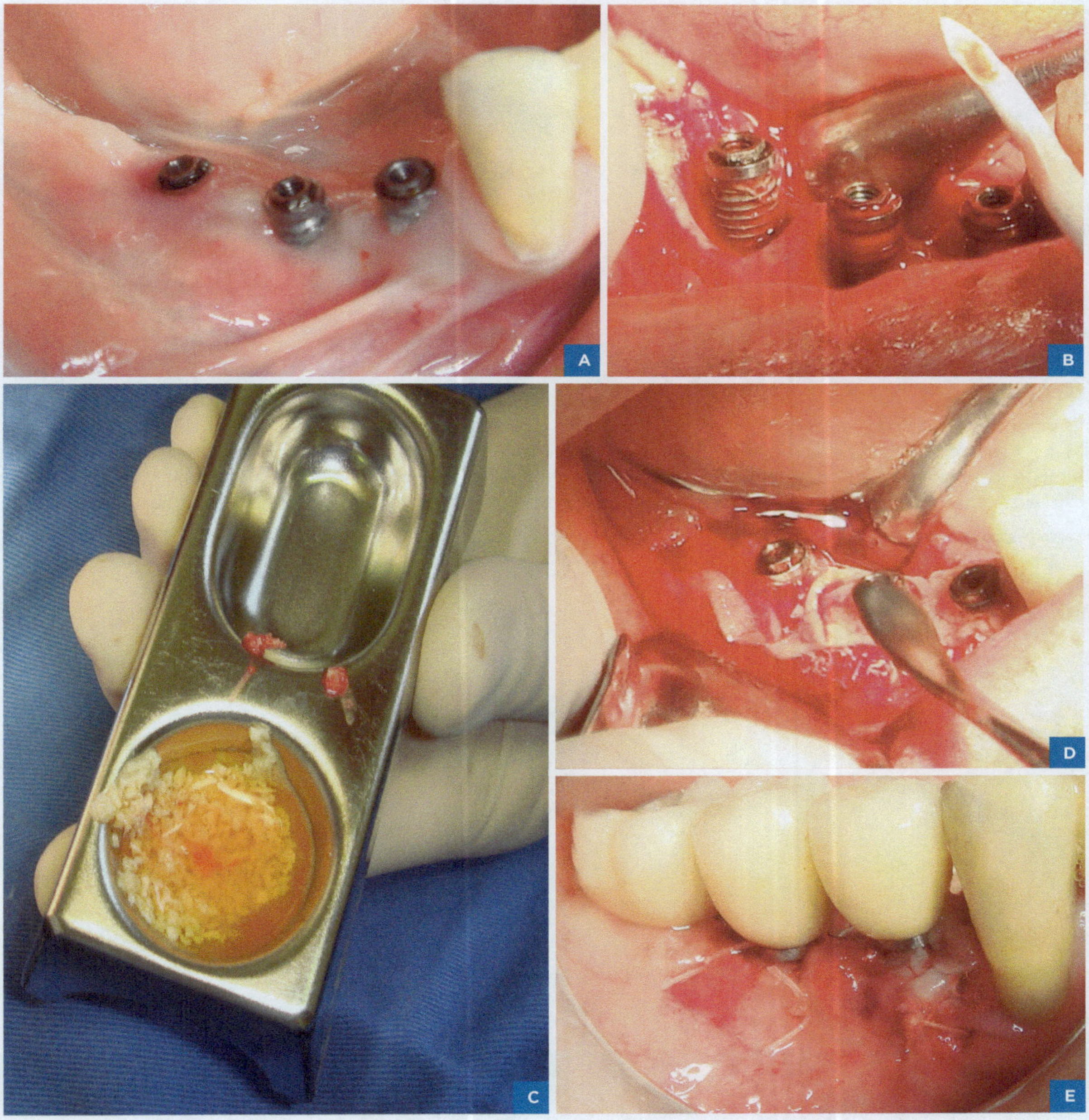

FIGURA 5 Tratamento cirúrgico da peri-implantite. (A) Remoção das próteses. (B) Defeitos peri-implantares expostos após elevação de retalho total e debridamento do tecido de granulação. Notam-se defeitos circunferenciais bem demarcados ao redor de toda a extensão dos implantes. (C) Enxerto ósseo (BioOss®, Geistlich) preparado para preencher os defeitos. (D) Defeitos preenchidos com o enxerto ósseo recoberto por membrana de L-PRF. (E) Sutura com fio reabsorvível.

Fonte: Acervo pessoal dos autores.

Dental) foi colocada na região, recobrindo o enxerto por vestibular **(Figura 8D)**, e suturas simples foram realizadas. Azitromicina 250 mg, ibuprofeno 600 mg e bochecho com clorexidina foram prescritos ao paciente. Nenhuma intercorrência pós-operatória foi observada. Aos seis meses pós-operatórios, o paciente não reportou nenhum desconforto ou presença de sintomatologia. Clinicamente, não foi detectada inflamação ou infecção.

O exame radiográfico após um ano sugere a resolução das lesões ao redor do implante 11 e 21 **(Figura 9)**. Pode-se observar também que a lesão associada ao implante 21 mostra maiores mudanças radiográficas, já que era de menor diâmetro em comparação com a lesão do implante 11. Clinicamente não foi detectada presença de nenhuma fístula recorrente. A profundidade de sondagem dos implantes 12, 11 e 21 estava nos limites de compatibilidade com saúde peri-implantar. O nível da crista óssea permaneceu estável e os implantes mostraram-se sem mobilidade.

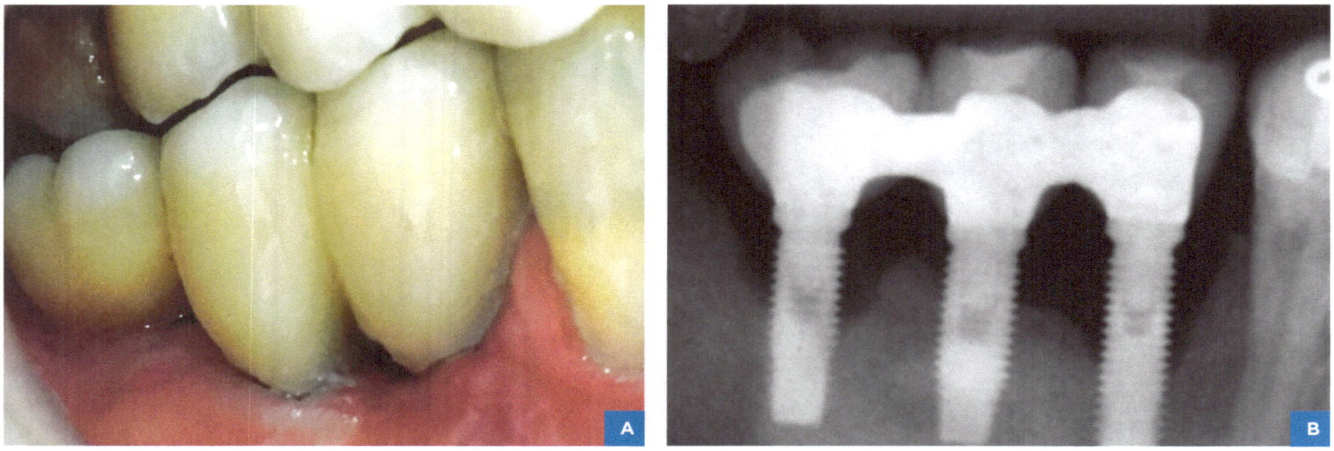

FIGURA 6 Aspecto clínico (A) e radiográfico (B) 8 meses após o tratamento cirúrgico da peri-implantite. Observe que não houve preenchimento ósseo dos defeitos dos implantes da região do dente 44 e do 46, com ligeira melhora do 45. Após 5 anos da cirurgia, houve exfoliação dos implantes do 44 e 46, com estabilidade do implante do 45, embora não tenha havido reosseointegração.

Fonte: Acervo pessoal dos autores.

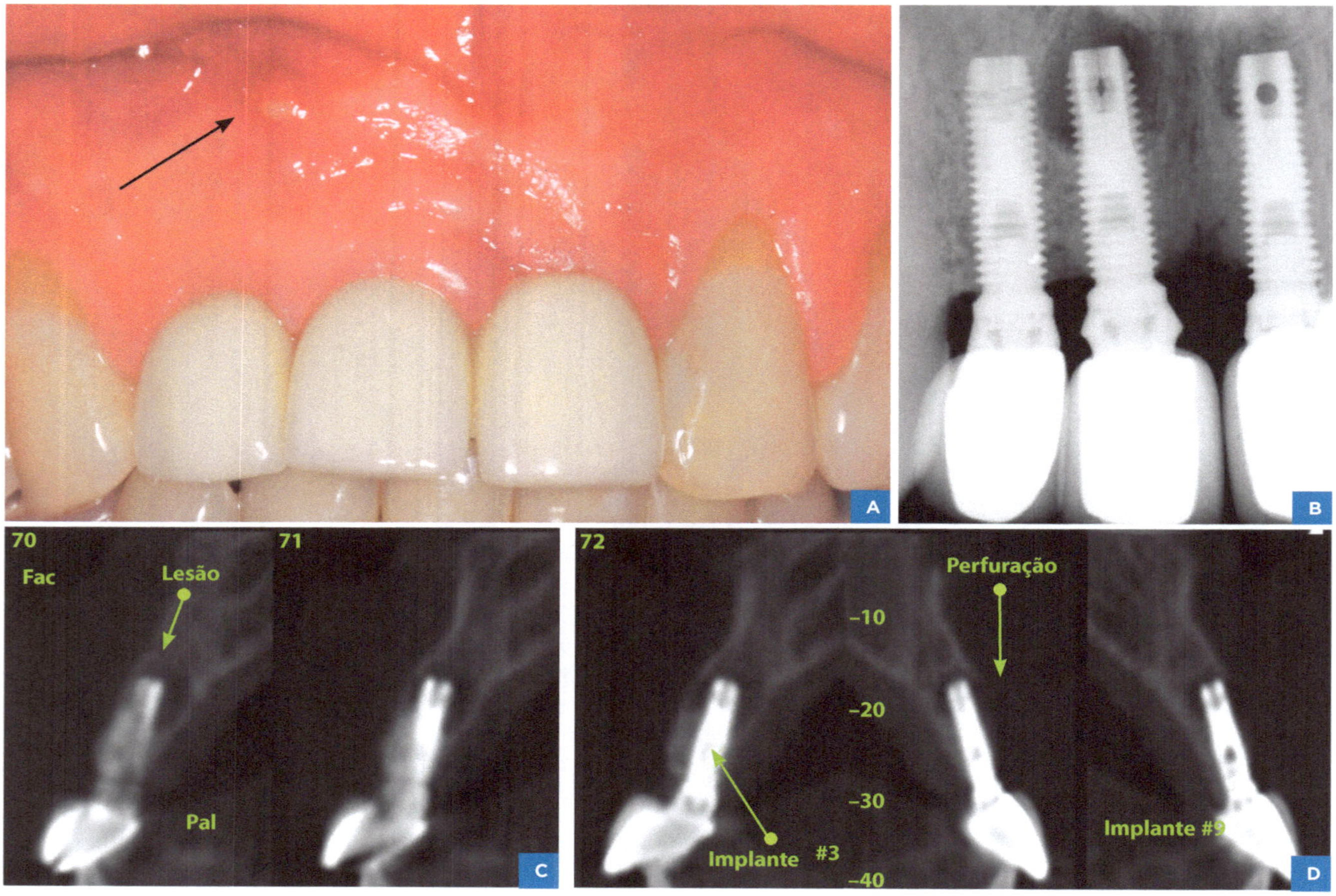

FIGURA 7 Paciente com peri-implantite retrógrada. (A) Presença de fístula na região apical entre os implantes 12 e 11. (B) Radiografia periapical que mostra imagem radiolúcida sugestiva de lesão periapical nos implantes 11 e 21 e discrepância marginal das coroas implantossuportadas. (C e D) Extensão vestíbulo-palatina da destruição óssea nas imagens de tomografia computadorizada. Nota-se a proximidade do implante 11 com o canal nasopalatino e a perfuração da tábua óssea palatina, além da lesão envolvendo toda a região apical do implante e cerca de 50% da extensão do implante (região palatina). Além disso, observa-se que o implante na região 21 mostra uma lesão periapical de menor extensão, também com perfuração da tábua óssea vestibular.

Fonte: Acervo pessoal dos autores.

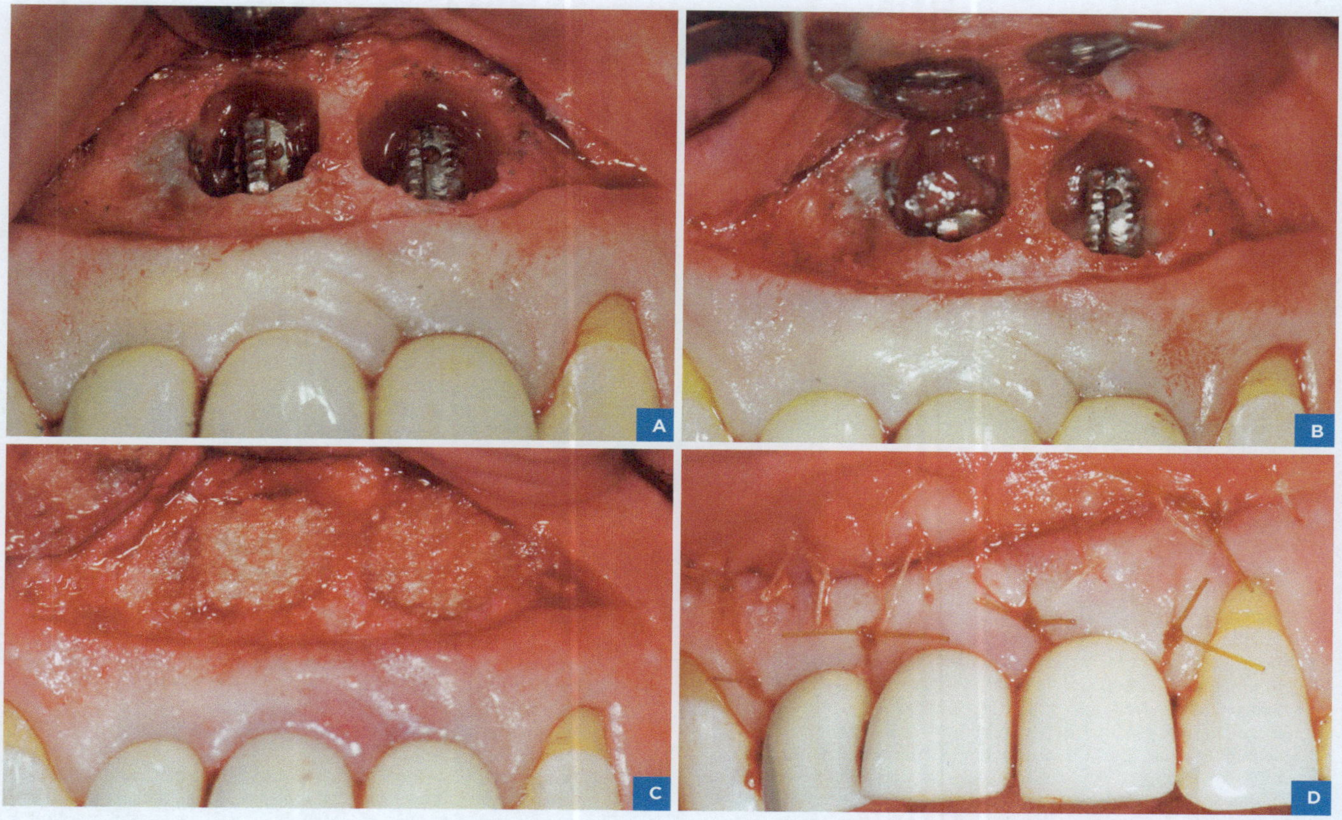

FIGURA 8 Tratamento cirúrgico da peri-implantite retrógrada. (A) Acesso à região apical dos implantes por meio da elevação de um retalho total, com ampliação das fenestrações vestibulares para remoção total do tecido de granulação presente nos defeitos. (B) Amputação da região comprometida dos implantes. (C) Preenchimento total das cavidades ósseas com enxerto de matriz óssea desmineralizada (Accell®, Keystone Dental, Burlington, MA). (D) Sutura da região com fio reabsorvível.

Fonte: Acervo pessoal dos autores.

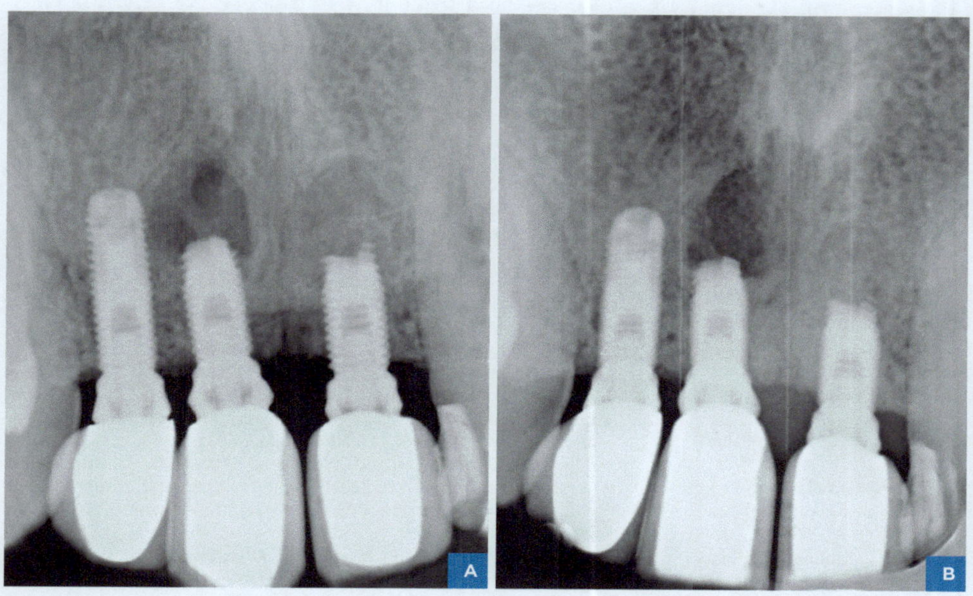

FIGURA 9 (A) Tomada radiográfica imediatamente após a cirurgia regenerativa. (B) Tomada radiográfica um ano depois, sugerindo mudanças na densidade e na maturação óssea.

Fonte: Acervo pessoal dos autores.

REFERÊNCIAS BIBLIOGRÁFICAS

1. Lee CT, Huang YW, Zhu L, Weltman R. Prevalences of peri-implantitis and peri-implant mucositis: systematic review and meta-analysis. J Dent. 2017; 62:1–12.
2. Berglundh T, Armitage G, Araujo MG, Ávila-Ortiz G, Blanco J, Camargo PM *et al.* Periimplant diseases and conditions: consensus report of workgroup 4 of the 2017 World Workshop on the Classification of Periodontal and Peri-Implant Diseases and Conditions. J Clin Periodontol. 2018; 45(Suppl 20):S286-91.
3. Schwarz F, Becker K, Sager M. Efficacy of professionally administered plaque removal with or without adjunctive measures for the treatment of peri-implant mucositis. A systematic review and meta-analysis. J Clin Periodontol. 2015;42 (Suppl 16):S202–S213.
4. Lang NP, Berglundh T. Periimplant diseases: Where are we now? Consensus of the seventh European Workshop on Periodontology. J Clin Periodontol. 2011; 38:178-181.
5. Renvert S, Polyzois IN. Clinical approaches to treat peri-implant mucositis and peri-implantitis. Periodontol 2000. 2015; 68:369-404.
6. Zitzmann NU, Abrahamsson I, Berglundh T, Lindhe J. Soft tissue reactions to plaque formation at implant abutments with different surface topography. An experimental study in dogs. J Clin Periodontol. 2002; 29:456-461.
7. Carcuac O, Berglindh T. Composition of human periimplantitis and periodontitis lesions. J Dent Res. 2014; 93:1083-1088.
8. Konttinen YT, Lappalainen R, Laine P, Kitti U, Santavirta S, Teronen O. Immunohistochemical evaluation of inflammatory mediators in failing implants. Int J Periodontics Restorative Dent. 2006; 26:135-141.
9. Pérez-Chaparro PJ, Duarte PM, Shibli JA, Montenegro S, Heluy SL, Figueiredo LC *et al.* The current weight of evidence of the microbiologic profile associated with peri-implantitis: A systematic review. J Periodontol. 2016 Nov; 87(11):1295-1304. doi: 10.1902/jop.2016.160184.
10. Renvert S, Quirynen M. Risk indicators for peri- implantitis. A narrative review. Clin Oral Implants Res. 2015; 26(Suppl 11):15-44.
11. Salvi GE, Ramseier CA. Efficacy of patient-administered mechanical and/or chemical plaque control protocols in the management of peri-implant mucositis. A systematic review. J Clin Periodontol. 2015; 42(Suppl 16):S187-S201.
12. Ciancio SG, Lauciello F, Shibly O, Vitello M, Mather M. The effect of an antiseptic mouthrinse on implant maintenance: plaque and peri-implant gingival tissues. J Periodontol. 1995; 66:962-965.
13. Felo A, Shibly O, Ciancio SG, Lauciello FR, Ho A. Effects of subgingival chlorhexidine irrigation on peri-implant maintenance. Am J Dent. 1997; 10:107-110.
14. Albaker AM, ArRejaie AS, Alrabiah M, Abduljabbar T. Effect of photodynamic and laser therapy in the treatment of peri-implant mucositis: A systematic review. Photodiagnosis Photodyn Ther. 2018; 21:147-152.
15. Schwarz F, Bieling K, Nuesry E, Sculean A, Becker J. Clinical and histological healing pattern of peri-implantitis lesions following non surgical treatment with an Er:YAG laser. Lasers Surg Med. 2006; 38:663-871.
16. Albrektsson T, Buser D, Chen ST, Cochran D, DeBruyn H, Jemt T *et al.* Statements from the Estepona consensus meeting on peri-implantitis, February 2-4, 2012. Clin Implant Dent Relat Res. 2012; 14:781-782.
17. Koldsland OC, Scheie AA, Aass AM. Prevalence of peri-implantitis related to severity of the disease with different degrees of bone loss. J Periodontol. 2010; 8:231-238.
18. Renvert S, Hirooka H, Polyzois I, Kelekis-Cholakis A, Wang HL. Diagnosis and non-surgical treatment of peri-implant diseases and maintenance care of patients with dental implants - Consensus report of working group 3. Int Dent J. 2019; 69(Suppl 2)12-17.
19. Klinge B, Klinge A, Bertl K, Stavropoulos A. Peri-implant diseases. Eur J Oral Sci. 2018; 126(Suppl 1)88-94.
20. Renvert S, Polyzois I. Treatment of pathologic peri-implant pockets. Periodontol 2000. 2018; 76:180-190.
21. Faggion CM, Chambrone L, Listil S, Tu Y-K. Network meta-analysis for evaluating interventions in implant dentistry: the case of peri-implantitis treatment. Clin Implant Dent Relat Res. 2013; 15:576-588.
22. Costerton JW, Montanaro L, Arciola CR. Biofilm in implant infections: its production and regulation. Int J Artif Organs. 2005; 28:1062-1068.
23. Chan HL, Lin GH, Suarez F, MacEachern M, Wang HL. Surgical management of peri-implantitis: a systematic review and meta-analysis of treatment outcomes. J Periodontol. 2014; 85:1027-1041.
24. Al-Sabbagh M, Shaddox LM. Is Peri-implantitis curable? Dent Clin North Am. 2019; 63:547-566.
25. Lang NP, Wilson TG, Corbet EF. Biological complications with dental implants: their prevention, diagnosis and treatment. Clin Oral Implants Res. 2000; 11(Suppl 1)146-155.
26. Sinjab K, Garaicoa-Pazmino C, Wang HL. Decision making for management of periimplant diseases. Implant Dent. 2018; 27:276-281.
27. Keeve PL, Koo KT, Ramanauskaite A, Romanos G, Schwarz F, Sculean A *et al.* Surgical treatment of periimplantitis with non-augmentative techniques. Implant Dent. 2019; 28:177-186.
28. Romeo E, Ghisolfi M, Murgolo N, Chiapasco M, Lops D, Vogel G. Therapy of peri-implantitis with resective surgery. A 3-year clinical trial on rough screw-shaped oral implants. Part I: Clinical outcome. Clin Oral Implants Res. 2005; 16: 9-18.
29. Schwarz F, Sahm N, Schwarz K, Becker J. Impact of defect configuration on the clinical outcome following surgical regenerative therapy of peri-implantitis. J Clin Periodontol. 2010; 37:449-455.
30. Madi M, Htet M, Zakaria O, Alagl A, Kasugai S. Re-osseointegration of dental implants after periimplantitis treatments: A systematic review. Implant Dent. 2018; 27:101-110.
31. Ramanauskaite A, Obreja K, Sader R, Khoury F, Romanos G, Koo KT *et al.* Surgical treatment of periimplantitis with augmentative techniques. Implant Dent. 2019; 28:187-209.
32. Roos-Jansåker AM, Persson GR, Lindahl C, Renvert S. Surgical treatment of peri-implantitis using a bone substitute with or without a resorbable membrane: A 5-year follow-up. J Clin Periodontol. 2014; 41:1108-1114.
33. Roos-Jansåker AM, Renvert H, Lindahl C, Renvert S. Submerged healing following surgical treatment of peri-implantitis: a case series. J Clin Periodontol. 2007; 34:723–727.
34. Heitz-Mayfield LJA, Mombelli A. The therapy of periimplantitis: a systematic review. Int J Oral Maxillofac Implants. 2014; 29(Suppl): 325-345.
35. Louropoulou A, Slot DE, van der Weijden F. The effects of mechanical instruments on contaminated titanium dental implant surfaces: a systematic review. Clin Oral Implants Res. 2014; 25:1149-1160.
36. Salmeron S, Rezende ML, Consolaro A, Sant'ana AC, Damante CA, Greghi SL, Passanezi E. Laser therapy as an effective method for implant surface decontamination: a histomorphometric study in rats. J Periodontol. 2013; 84:641-649.
37. Sculean A, Romanos G, Schwarz F, Ramanauskaite A, Keeve PL, Khoury F *et al.* Soft-tissue management as part of the surgical treatment of periimplantitis: A narrative review. Implant Dent. 2019; 28(2)210-216.
38. Heitz-Mayfield LJ, Salvi GE, Botticelli D, Mombelli A, Faddy M, Lang NP. Anti-infective treatment of peri-implant mucositis: a randomized controlled clinical trial. Clin Oral Implants Res. 2011; 22(3):237-241.
39. Romeo E, Lops D, Chiapasco M, Ghisolfi M, Vogel G. Therapy of periimplantitis with resective surgery. A 3-year clinical trial on rough screw shaped oral implants. Part II: radiographic outcome. Clin Oral Implants Res. 2007; 18:179-187.
40. Matarasso S, Iorio Siciliano V, Aglietta M, Andreuccetti G, Salvi GE. Clinical and radiographic outcomes of a combined resective and regenerative approach in the treatment of peri-implantitis: A prospective case series. Clin Oral Implants Res. 2014; 25:761-767.
41. Renvert S, Polyzois J, Maguire R. Re-osseointegration on previously contaminated surfaces: a systematic review. Clin Oral Implants Res. 2009; 20:216-227.
42. McAllister BS, Masters D, Meffert RM. Treatment of implants demonstrating periapical radiolucencies. Pract Periodontics Aesthet Dent. 1992; 4:37-41.
43. Reiser GM, Nevins M. The implant periapical lesion: etiology, prevention, and treatment. Compend Contin Educ Dent. 1995; 16:768-772.
44. Quirynen M, Vogels R, Alsaadi G, Naert I, Steenberghe Dl. Predisposing conditions for retrograde peri-implantitis, and treatment suggestions. Clin Oral Implants Res. 2005; 16:599-608.
45. Augustin G, Davila S, Udiljak T, Vedrina DS, Bagatin D. Determination of spatial distribution of increase in bone temperature during drilling by infrared thermography: Preliminary report. Arch Orthop Trauma Surg. 2009; 129:703-709.
46. Peñarrocha Diago M, Boronat López A, Lamas Pelayo J. Update in dental implant periapical surgery. Med Oral Patol Oral Cir Bucal. 2006; 11:429-32.
47. Piattelli A, Scarano A, Piattelli M, Podda G. Implant periapical lesions: clinical, histologic, and histochemical aspects: A case report. Int J Periodontics Restorative Dent. 1998; 18:181-187.

48. Jalbout ZN, Tarnow DP. The implant periapical lesion: Four case reports and review of the literature. Pract Proced Aesthet Dent. 2001; 13:107-112.
49. Ramanauskaite A, Juodzbalys G, Tözüm TF. Apical/Retrograde Periimplantitis/implant periapical lesion: etiology, risk factors, and treatment options: A systematic review. Implant Dent. 2016; 25:684-697.
50. Sussman HI. Periapical implant pathology. J Oral Implantol. 1998; 24:133-138.
51. Roos-Jansåker A-M, Lindahl C, Renvert H, Renvert S. Nine- to fourteen-year follow-up of implant treatment. Part II: presence of periimplant lesions. J Clin Periodontol. 2006; 33:290-295.
52. Monje A, Galindo-Moreno P, Tözüm TF, Suárez-López del Amo F, Wang HL. Into the Paradigm of Local Factors as Contributors for Peri-implant Disease: Short Communication. Int J Oral Maxillofac Implants. 2016 Mar-Apr; 31(2):288-292. doi: 10.11607/jomi.4265. PMID: 27004275.

21 Manejo de Tecidos Moles ao Redor de Implantes

Adriana Campos Passanezi Sant'Ana ▪ Euloir Passanezi

INTRODUÇÃO

A reabilitação de pacientes parcialmente ou totalmente desdentados foi otimizada a partir da introdução dos implantes osseointegrados. Nos últimos anos, grande ênfase tem sido dada à resolução estética dos casos clínicos, com reconstrução dos tecidos moles e duros peri-implantares visando ao posicionamento ótimo dos implantes e, consequentemente, à ótima resolução estética e funcional dos casos clínicos.

A saúde dos tecidos peri-implantares é influenciada pela presença de faixa adequada de tecido ceratinizado ao redor dos implantes, tanto em altura (largura) quanto em espessura. Quando essa faixa for < 2 mm em altura (largura), pode-se observar piores condições de saúde dos tecidos peri-implantares, como maior taxa de sangramento à sondagem e sinais clínicos de inflamação.[1] Por outro lado, na presença de faixa mais ampla de mucosa ceratinizada, os procedimentos de moldagem são facilitados, há maior resistência dos tecidos às forças mastigatórias e aos procedimentos de higiene bucal, menor incidência de inflamação gengival, resistência à recessão, melhor estética rosa e maior resistência à dissipação apical do exsudato inflamatório.[2]

A instalação de implantes em áreas com pouca espessura de tecido mole resulta em maior reabsorção da crista óssea alveolar e posição mais apical da margem de tecido mole. Além disso, a ausência de altura suficiente de tecido ceratinizado pode resultar em maior grau de recessão gengival.[3]

As recessões de tecido mole ao redor de implantes (Figura 1) podem estar relacionadas a vários fatores, incluindo, além do fenótipo gengival fino e da ausência ou insuficiência de mucosa ceratinizada, a existência de tábua óssea vestibular fina, vestibularização do implante e angulação da conexão protética.

O aumento de volume de tecido mole ao redor de implantes pode ser realizado em diferentes estágios da terapia por implantes:

- Antes.
- Durante sua instalação.
- Durante a fase de reabertura dos implantes.
- Na fase de reabilitação protética ou após a instalação da prótese.[4]

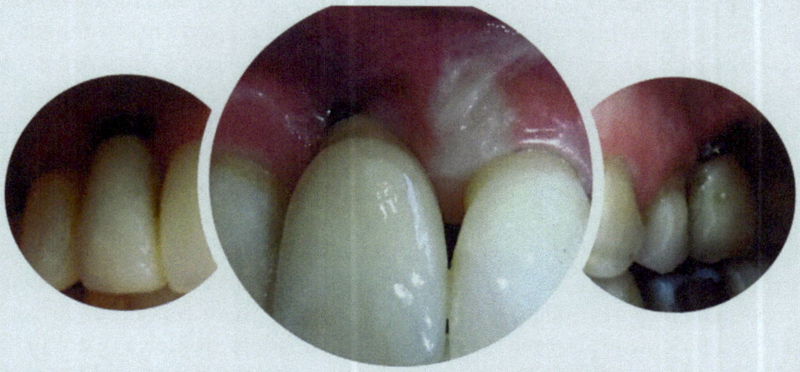

FIGURA 1 Recessão de tecido mole ao redor de implantes. A recessão gengival ao redor de dentes é definida como a migração apical da margem gengival abaixo da JCE. No entanto, não há uma referência padrão ao redor dos implantes para se definir o que é posição normal da gengival e o que é recessão tecidual. Alguns autores utilizam a posição do tecido mole no momento de instalação das próteses como referência para se determinar a ocorrência de migração apical da margem tecidual ao redor das próteses. Outra forma de se determinar a existência desse tipo de defeito é pela discrepância de altura da coroa do implante em relação aos dentes naturais ou coroas protéticas adjacentes e, ainda, pela exposição da cinta metálica ou interface implante-intermediário, conforme observado nessa figura. Assim, os defeitos de deiscência ou "recessão" ao redor de implantes podem ser definidos como migração apical da margem de tecido mole da coroa protética implantossuportada em relação ao dente natural homólogo, com ou sem exposição da parte metálica do implante.[5]

Fonte: Acervo pessoal dos autores.

A previsibilidade e sucesso do tratamento é maior quando o manejo dos tecidos é realizado preferencialmente nos três primeiros estágios descritos, enquanto o manejo após a instalação da reabilitação protética é menos previsível por representar uma condição curativa ou reparativa, como, por exemplo, tratamento de recessão de tecido mole após a instalação dos implantes, resultando em exposição da cinta cervical metálica.

O objetivo deste capítulo é apresentar os aspectos biológicos relacionados às deficiências de tecido mole ao redor de implantes e suas formas de tratamento.

A IMPORTÂNCIA DO TECIDO CERATINIZADO AO REDOR DE IMPLANTES

A necessidade da presença de uma faixa suficiente de tecido ceratinizado ao redor dos implantes tem sido discutida na literatura nos últimos anos, com evidências de que a presença de uma faixa adequada de gengiva pode proporcionar maior estabilidade de tecidos moles e duros, menor acúmulo de placa, recessão tecidual e incidência de mucosite peri-implantar.[2,6-8]

Maior altura e espessura de tecido mole favorece a preservação da saúde dos tecidos peri-implantares ao longo do tempo, resultando em menores índices de sangramento à sondagem e menor perda óssea marginal.[1,7,9,10] Especialmente considerando-se a região estética (anterior superior), o ganho de volume de tecido mole está associado com menor perda óssea ao longo do tempo, embora não existam diferenças significativas nos parâmetros de sangramento à sondagem, acúmulo de placa e profundidade de sondagem entre sítios enxertados e não enxertados.[11] A estabilidade da estética rosa também está associada com faixa mais ampla e maior espessura da gengiva ao redor dos implantes.[12]

Por outro lado, na ausência de faixa suficiente de gengiva ceratinizada, há maior probabilidade de progressão da perda de inserção e maior dificuldade de higienização por parte do paciente,[13] visto que a área apresenta sensibilidade dolorosa à escovação, facilitando acúmulo de placa, inflamação tecidual, recessão da mucosa peri-implantar e perda de inserção.[6]

A deficiência de tecido ceratinizado ao redor dos implantes ainda é agravada pela existência de faixa estreita de gengiva ceratinizada e recessão gengival previamente à exodontia. Adicionalmente, após a exodontia, ocorre diminuição de altura e espessura do rebordo desdentado, que é agravada pelo deslocamento coronal da junção mucogengival, reduzindo a faixa de tecido ceratinizado existente à vestibular dos futuros implantes.[14]

A mucosa peri-implantar apresenta resposta inflamatória menos eficaz do que a gengiva ao redor do dente, favorecendo a destruição mais rápida dos tecidos peri-implantares.[15,16] Por isso, na ausência de altura e espessura adequadas de tecido ceratinizado ao redor de implantes (< 2 mm), recomenda-se a realização de enxertos autógenos ou de substitutos de tecido mole,[2] pois altura e espessura adequadas de tecido ceratinizado têm efeito protetor na saúde peri-implantar.[8,13]

ENXERTOS AUTÓGENOS DE TECIDO MOLE

Os enxertos autógenos de tecido mole são usados na maioria dos procedimentos estéticos realizados ao redor de dentes naturais ou implantes. Podem ser obtidos do palato anterior, lateral ou da tuberosidade da maxila, e são classificados de acordo com a presença ou ausência de epitélio em enxertos gengivais livres (EGL) ou enxertos de tecido conjuntivo subepitelial (ECS).

Os ECS são considerados ideais para a reconstrução de tecido mole, podendo atuar como matriz tecidual que mantém o espaço e permite o influxo de fibroblastos, resultando na formação de novo tecido conjuntivo integrado aos tecidos adjacentes.[17]

Vários sítios doadores de enxertos de tecidos moles autógenos livres foram descritos na literatura, sendo os principais o palato e a tuberosidade da maxila. Os enxertos autógenos livres de mucosa mastigatórias podem ser epitelizados (sob a forma de EGL) ou desepitelizados (ECS).

Anatomia da área doadora

A mucosa mastigatória do palato é composta por três camadas teciduais: epitélio, tecido conjuntivo subepitelial e submucosa. A espessura da mucosa mastigatória é maior na região de pré-molares, considerada o sítio doador de escolha para os enxertos livres espessos, como aqueles utilizados para o fechamento dos alvéolos de extração. A espessura diminui em direção distal, a partir do primeiro molar, nas áreas correspondentes às raízes palatinas, aumentando novamente na região mais posterior. Na tuberosidade da maxila, a espessura da mucosa é maior, mas apresenta menor comprimento do que o aspecto lateral do palato em pacientes dentados.[17]

A estrutura da mucosa mastigatória é semelhante à da gengiva. O tecido conjuntivo subepitelial apresenta principalmente fibras colágenas, sem fibras elásticas. Em direção à ráfia palatina, observam-se maiores quantidades de tecido gorduroso e glândulas salivares menores, não sendo considerada área viável de sítio doador. A submucosa palatina apresenta principalmente fibras colágenas e poucas fibras elásticas que unem o conjuntivo com o periósteo. Assim, a região doadora de eleição para os ECS é o palato lateral, próximo à margem gengival palatina dos dentes superiores a partir da região de pré-molares.[17]

O principal reparo anatômico a ser respeitado na coleta dos enxertos de mucosa mastigatória é a artéria palatina maior (APM), cujo forame se encontra próximo aos ápices das raízes dos segundos e terceiros molares, na junção entre os seguimentos vertical e horizontal do osso palatino. O forame palatino maior localiza-se usualmente entre o 2º e 3º molares (66,6%), estando situado distalmente aos segundos molares em 19,1% dos casos e distalmente aos 3º molares em 14,3% dos casos.[18] Geralmente, a artéria corre a partir do 2º molar em direção ao canino, com distância variável de 7 a 17 mm a partir da junção cemento-esmalte (JCE) na face palatina dos dentes posteriores, estando localizada, em média, a 12 mm da margem gengival na região de caninos e a 14 mm na região de molares.[2,17] A altura média da abóbada palatina é de 14,9 mm em homens e 12,7 mm em mulheres.[19] A distância média entre o forame palatino maior e a JCE no 2º ou 3º molares é de 14,5 ± 2,4 mm, com altura média da abóboda palatina de 14,1 ± 2,5 mm. A distância vertical média entre o feixe neurovascular palatino maior e a JCE é de 13,1 ± 2 mm na altura do 1º molar e de 12,2 ± 2 mm na região de pré-molares.[18]

Tendo em vista essas considerações anatômicas, para remover os enxertos do palato com segurança, a incisão deve se estender até a borda mesial do 2º molar, e não mais do que 10 mm apicalmente à JCE na face palatina dos dentes posteriores superiores. Considerando-se que a incisão horizontal deve ser realizada 2 mm apical à margem gengival, a extensão ocluso-apical da incisão deve ser de 8 mm, ou seja, aproximadamente o tamanho da lâmina 15.[2,17]

A espessura do tecido na área doadora também é importante para definir escolhas durante o tratamento. Observa-se maior espessura de tecido na região da tuberosidade da maxila, podendo variar entre 3,8 e 5,7 mm. Na região do palato, a mucosa é mais fina na região da raiz palatina do 1º molar e aumenta em espessura na região de pré-molares,[20] mas apresentando grande variabilidade dependendo da localização mais próxima ou distante da margem gengival. Em média, o palato tem 2,9 mm de espessura na região de pré-molares, de 6 a 10 mm apical à margem gengival, enquanto na região de molares a espessura é de 2,1 a 2,2 mm.[2]

TIPOS DE ENXERTO

Dois sítios principais podem ser utilizados como leito doador para os enxertos autógenos visando a correção de deficiências de tecido mole ao redor de implantes: tuberosidade da maxila ou palato lateral (região de caninos e pré-molares até a mesial do 2º molar). Os enxertos removidos do palato podem conter epitélio e tecido conjuntivo (EGL) ou apenas tecido conjuntivo (ECS) **(Figura 2)**. Os enxertos removidos da tuberosidade da maxila podem, da mesma forma, conter epitélio e tecido conjuntivo, apenas tecido conjuntivo ou, ainda, fragmento de tecido ósseo associado ao tecido conjuntivo e epitélio.

Enxerto gengival livre

O EGL é o enxerto de tecido mole obtido do palato contendo epitélio e tecido conjuntivo **(Figura 2A)**, tendo sido introduzido primariamente com o objetivo de criar ou aumentar a faixa de gengiva ceratinizada e, posteriormente, utilizado para recobrimento radicular. O EGL é obtido da face lateral do palato, na região posterior às rugas palatinas e limitada à mesial do 2º molar, considerando-se a preservação das estruturas anatômicas da região. Suas principais desvantagens são: pobre mescla de cor com os tecidos adjacentes, risco de necrose do enxerto e maior morbidade pós-operatória associada ao leito doador. Sua principal vantagem é a possibilidade de criação e aumento significativo da faixa de gengiva ceratinizada,[8] sendo indicado para criação de tecido ceratinizado e aumento de espessura gengival, inclusive previamente à instalação dos implantes, bem como para aprofundamento de vestíbulo.

Enxerto de conjuntivo subepitelial

O ECS foi proposto na década de 1980 primeiramente para aumento de rebordo em áreas de pôntico e, posteriormente, para recobrimento radicular. Atualmente, é considerado padrão-ouro para o tratamento de recessões ao redor de dentes ou implantes, aumento de espessura gengival, aumento de volume de tecido mole em áreas de rebordo ou ao redor de implantes e reconstrução de papila interproximal.[8] Diferentemente do EGL, o ECS não contém epitélio **(Figura 2B)** e, portanto, a mescla de cor com os tecidos adjacentes é mais favorável. O aumento de espessura do tecido gengival resulta em migração coronal da margem gengival e estabilidade da posição dos tecidos ao longo do tempo. O ECS é altamente recomendado para o tratamento de defeitos de deiscência de tecido mole ao redor dos implantes, a despeito da largura ou espessura da mucosa ceratinizada.[8]

O potencial de indução de ceratinização do epitélio depende do tecido conjuntivo da lâmina própria, sendo maior quando se obtém o tecido conjuntivo imediatamente abaixo do epitélio.[21] O estímulo indutor não fica confinado apenas às camadas mais superficiais, mas pode se originar também a partir de porções profundas da lâmina própria, influenciando a diferenciação do epitélio e o tipo da interface epitélio-conjuntivo.[22]

O ECS obtido por técnica de incisão única, lâmina dupla ou porta de alçapão apresenta caracteristicamente maior quantidade de tecido gorduroso e glandular do que os enxertos que contêm epitélio e conjuntivo,[23-25] os quais podem agir como barreira para a difusão plasmática e vascularização do enxerto nas fases iniciais de cicatrização, diminuindo sua capacidade de induzir a ceratinização do epitélio.[8] Além disso, quanto mais para anterior for obtido o enxerto, menor a quantidade de tecido fibroso denso existente e, portanto, menos denso é o enxerto.

Indicações

Os enxertos de tecido mole ou substitutos de tecido mole são indicados para:

- Correção de deficiências de altura e/ou espessura do rebordo desdentado previamente à instalação dos implantes.
- Aumento de altura (largura) da faixa de tecido ceratinizado em áreas apresentando ausência ou insuficiência de tecido (≤ 2 mm).
- Aumento da espessura gengival ao redor de implantes (< 2 mm).

A tomada de decisão quanto ao tipo de enxerto a ser realizado deve levar em consideração aspectos relacionados ao objetivo primário da cirurgia, tamanho do defeito e queixa do paciente. Quando o objetivo primário do tratamento é a

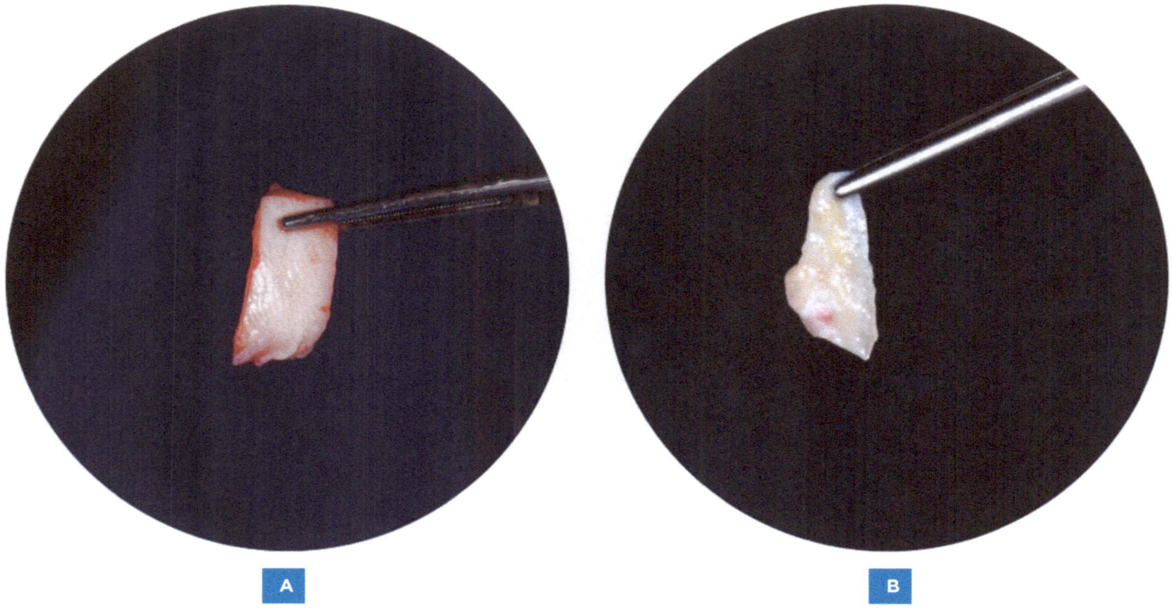

FIGURA 2 (A) Enxerto gengival livre (EGL) e (B) enxerto de tecido conjuntivo subepitelial (ECS). O EGL é obtido do palato lateral por meio da técnica de porta de alçapão descrita por Edel *et al.*[26] e tem por característica apresentar uma camada de epitélio e uma camada de tecido conjuntivo, enquanto o ECS também é obtido do palato, porém não contém o epitélio.

Fonte: Acervo pessoal dos autores.

criação ou o aumento da faixa de gengiva ceratinizada, sugere-se a realização de EGL primeiramente, podendo utilizar também o enxerto de conjuntivo obtido de área imediatamente subjacente ao epitélio, pois a indução da ceratinização do epitélio é realizada por células existentes na camada subepitelial, enquanto as áreas mais profundas, de submucosa, apresentam maior quantidade de tecido glandular e gordura, não permitindo a indução da ceratinização do epitélio.[2] Assim, quando o objetivo primário do tratamento for a criação ou o aumento da faixa de tecido ceratinizado, pode-se realizar ECS pela técnica do enxerto desepitelizado, que é removido da área imediatamente abaixo do epitélio.[27]

Quando o objetivo primário da cirurgia for o aumento de espessura da gengiva ao redor de implantes, o procedimento cirúrgico de eleição é o ECS removido do palato. Alternativamente, quando se deseja reduzir a morbidade pós-operatória e de acordo com o paciente, pode-se utilizar substitutos de tecido mole visando ao aumento de espessura do tecido gengival ao redor de implantes.

Quando o objetivo primário da cirurgia é o aumento de tecido mole em altura e espessura previamente ou durante a instalação do implante, especialmente em grandes defeitos de rebordo, pode-se utilizar enxertos de conjuntivo obtidos do palato ou da tuberosidade maxilar. Os enxertos obtidos da tuberosidade da maxila são maiores, mais espessos, apresentando maior quantidade de lâmina própria e menor quantidade de submucosa do que o enxerto obtido do palato, com menor morbidade associada. No entanto, devido à tendência de hiperplasia do tecido, não pode ser utilizado em áreas estéticas.[28] Os enxertos obtidos da tuberosidade da maxila são maiores, mais espessos, apresentando maior quantidade de lâmina própria e menor quantidade de submucosa do que o enxerto obtido do palato, com menor morbidade associada.[8]

Contraindicações

Os enxertos autógenos de tecido mole são contraindicados, de forma geral, quando houver condições médicas relevantes que contraindiquem o tratamento cirúrgico. Em especial, a realização dos enxertos autógenos de tecido mole não é indicada nas seguintes condições:

- Desordens autoimunes ou distúrbios de colágeno (p. ex., líquen plano, pênfigo, penfigoide).
- Diabetes mal controlado.
- Uso crônico de corticoides.
- Fumo pesado (> 20 cigarros/dia).
- Hipertensão arterial não controlada.

Técnica de obtenção do enxerto

Existem diferentes técnicas de obtenção dos ECS: porta de alçapão, incisão única, incisões paralelas com lâmina dupla e desepitelizado. As três primeiras técnicas permitem cicatrização por primeira intenção, enquanto a última apresenta como desvantagem a cicatrização por segunda intenção, com maior morbidade pós-operatória. As vantagens de se utilizar enxerto desepitelizado incluem facilidade de obtenção e existência de tecido conjuntivo denso, contendo maior quantidade de lâmina própria, maior capacidade de indução de ceratinização do epitélio e menor contração pós-operatória. As principais desvantagens são cicatrização por segunda intenção e maior morbidade pós-operatória.[8]

As técnicas cirúrgicas de remoção do enxerto variam com relação à posição leito doador, ao número e tipo de incisões realizadas e ao desenho do retalho para se ter acesso à obtenção do enxerto **(Figura 3)**:

- Na técnica da porta de alçapão,[26] são realizadas duas incisões verticais unidas por uma incisão horizontal realizadas no epitélio, que é separado do conjuntivo subjacente por meio de divisão do retalho e rebatido em direção ao centro do palato, dando acesso ao conjuntivo subjacente. A remoção do ECS é conseguida por meio da realização de quatro incisões, sendo duas verticais unidas por duas incisões horizontais, dividindo-se o retalho acima do periósteo. Após a remoção, o retalho epitelial é reposicionado e suturado por primeira intenção **(Figura 3A)**.
- Na técnica da lâmina dupla, o bisturi, que apresenta distância de 1,5 a 2,0 mm entre as duas lâminas, é utilizado para remover o ECS de maneira uniforme, contendo uma pequena parte de epitélio em uma de suas extremidades, a qual deve ser removida ou deixada exposta na margem dos defeitos a serem corrigidos **(Figura 3B)**.
- A técnica da incisão linear foi elaborada por Hurzeler e Weng,[24] que propuseram a realização de apenas uma única incisão horizontal, seguida de divisão interna do retalho, permitindo a remoção do ECS com preservação da integridade do epitélio e fechamento da ferida por primeira intenção. Para a remoção do enxerto da região mais anterior do palato, a incisão começa na borda mesial do primeiro molar até a região de incisivo lateral, sendo realizada 2 mm apicalmente à margem gengival, com 1 a 1,5 mm de profundidade. Todas as demais incisões são realizadas abaixo da superfície da mucosa. A lâmina do bisturi é posicionada inicialmente perpendicular à superfície do palato e, para obter um enxerto de espessura mais uniforme, deve ser posteriormente angulada, aumentando o ângulo da lâmina em relação à superfície do palato. A extensão apical da incisão não deve ser maior do que 10 mm a partir da JCE dos dentes posteriores **(Figura 3C)**.
- Na técnica do enxerto desepitelizado,[27] o tecido doador é removido do palato contendo conjuntivo e epitélio, o qual é removido posteriormente na mesa de trabalho. Para tanto, são realizadas duas incisões horizontais e duas verticais com dimensões compatíveis à área a ser enxertada, perpendicular à superfície da mucosa e com 1 a 1,5 mm de profundidade. O enxerto é removido com espessura aproximadamente 0,5 mm maior do que o necessário, já que o epitélio é removido posteriormente **(Figura 3D)**.

O enxerto pode ser obtido contendo ou não periósteo, e a decisão depende essencialmente da quantidade de tecido disponível no palato. A preservação do periósteo sobre o osso tem as vantagens principais de proteger o tecido ósseo subjacente e dar nutrição adequada ao epitélio sobrejacente nas técnicas onde ele é preservado. Os enxertos contendo periósteo, por outro lado, são mais estáveis mecanicamente.[8]

Para remoção do enxerto da tuberosidade, o procedimento é similar à técnica da cunha distal. São realizadas duas incisões perpendiculares à superfície do tecido, convergentes, e com profundidade de 1 a 1,5 mm na distal do último molar. A incisão em bisel interno é estendida até a mesial do último

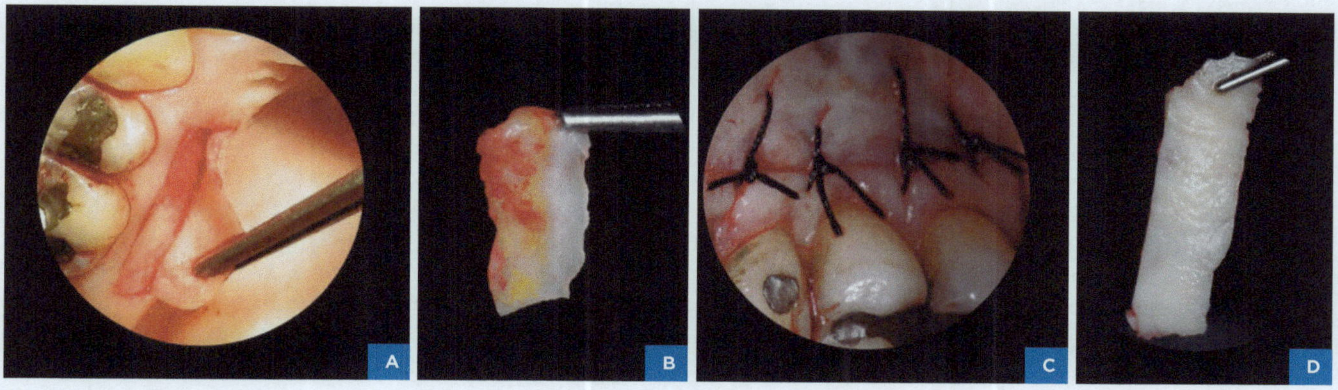

FIGURA 3 Técnicas de remoção do enxerto de tecido conjuntivo subepitelial. (A) Técnica da porta de alçapão, descrita por Edel em 1974. Nessa técnica, são realizadas duas incisões verticais no epitélio, unidas por uma incisão horizontal. Após a divisão, o retalho é rebatido em direção ao centro do palato, permitindo o acesso ao tecido conjuntivo subjacente. (B) Técnica de obtenção do enxerto por bisturi de lâmina dupla, permitindo a obtenção de enxerto de espessura uniforme, contendo, em uma de suas extremidades, uma faixa de epitélio, que pode ser removida ou preservada e utilizada para aumento de faixa de gengiva ceratinizada, permanecendo exposta à cavidade bucal. (C) Na técnica da incisão linear, as incisões verticais são suprimidas, considerando-se que sua realização pode interromper a vascularização do palato que vem a partir da artéria palatina maior em direção anterior, levando à necrose superficial do epitélio e ao aumento da morbidade pós-operatória. (D) A técnica do enxerto desepitelizado preconiza que o enxerto seja removido juntamente com o epitélio, o qual, por sua vez, é removido na mesa cirúrgica com auxílio de bisturi. A vantagem dessa técnica é permitir a obtenção de tecido conjuntivo imediatamente subepitelial, com maior potencial de indução da ceratinização.

Fonte: Acervo pessoal dos autores.

molar. A lâmina do bisturi fica paralela à superfície vestibular ou palatina para se conseguir remover o enxerto o mais uniforme possível. Realiza-se então uma incisão supraperiosteal para se obter o enxerto. A área doadora é fechada por sutura em colchoeiro vertical e suturas simples, quando necessário.

Substitutos de tecido mole

Atualmente, existem disponíveis no mercado diferentes materiais alógenos e xenógenos que podem ser utilizados como substitutos de tecido mole visando ao aumento de espessura e/ou altura de tecido mole ao redor de dentes naturais e de implantes, com resultados satisfatórios dos pontos de vista histológicos e clínicos **(Figura 4)**. Os substitutos alógenos não estão disponíveis comercialmente no Brasil, sendo o principal existente no mercado estrangeiro o AlloDerm®, que é uma matriz de tecido conjuntivo acelular sem anexos de pele obtida a partir de cadáveres humanos.[17]

Os substitutos de tecido mole são utilizados, de forma geral, para aumentar a espessura do tecido e diminuir o risco de desenvolvimento de recessão de tecido mole em implantes imediatos ou na segunda cirurgia.[28,29]

Basicamente, existem três tipos de substitutos de tecido mole de acordo com a origem: alógenos, xenógenos e aloplásticos. Os substitutos dérmicos alógenos foram propostos na literatura no final dos anos 1980, sendo a matriz dérmica acelular (MDA) seu principal representante. Esse material contém fibras colágenas tipos I e III e fibras elásticas, que podem ser degradadas e substituídas pelo tecido do hospedeiro durante a fase de cicatrização. Vários estudos investigaram a efetividade da MDA para o recobrimento radicular em associação com deslize coronal de retalho ou para aumento de volume de rebordo, observando-se menor eficácia da mesma quando comparada com o ECS.[8]

Também podem ser utilizados concentrados plaquetários autólogos, como plasma rico em fibrina (PRF), ou em plaquetas (PRP) ou ainda fatores de crescimento recombinantes humanos (sintéticos), com resultados também inferiores àqueles observados com o ECS.[8]

Nos últimos anos, matrizes teciduais de origem xenogênica foram introduzidas comercialmente para serem utilizadas como substitutos de tecido mole no recobrimento radicular e na criação ou no aumento da faixa de gengiva ceratinizada. Essas matrizes apresentam como principais vantagens a redução da morbidade pós-operatória e da duração da cirurgia, já que não há leito doador. Os resultados descritos na literatura sugerem bom potencial para aumento da espessura do tecido, embora com menor percentual de recobrimento radicular comparativamente ao ECS.

Existem matrizes indicadas para o aumento de espessura dos tecidos moles ao redor de dentes e implantes e nas áreas de pônticos ou para recobrimento radicular, devendo permanecer protegidas pelo retalho durante a cicatrização (Geistlich Fibro-Gide®), enquanto outras estão destinadas para aumento da faixa de gengiva ceratinizada ao redor de dentes e de implantes e para o recobrimento radicular (Geistlich Mucograft®; Straumann Mucoderm®), podendo permanecer expostas ou não à cavidade bucal, ou ainda promovendo o selamento dos alvéolos de extração (Geistlich Mucograft Seal®). Assim como para os enxertos autógenos, a escolha do substituto de tecido mole se baseia no objetivo primário da cirurgia a ser realizada e nas indicações e contraindicações de uso de cada biomaterial.

MANEJO DE TECIDOS MOLES ANTES E DURANTE A INSTALAÇÃO DE IMPLANTES

Idealmente, o manejo dos tecidos moles deve ocorrer antes da instalação do implante para que, no momento de sua instalação, condições ideais estéticas e funcionais existam no leito receptor dos implantes. Idealmente, o posicionamento ótimo dos implantes começa com o planejamento da exodontia, a qual deve ser realizada de forma minimamente invasiva para reduzir a reabsorção da tábua óssea vestibular e a perda de volume de tecido observada após a exodontia.[14]

Existem diferentes abordagens terapêuticas visando a preservação de tecidos nos futuros sítios implantares, variando desde "sepultamento" de raízes, extração ortodôntica de dentes condenados, reconstrução tridimensional do rebordo previamente até exodontia e preenchimento dos alvéolos com osso bovino inorgânico imediatamente após a exodontia. Adicionalmente, quando é necessária a reconstrução do rebordo ósseo para possibilitar o posicionamento ideal dos implantes, os enxertos autógenos de tecido mole podem ser associados aos enxertos de tecido duro, favorecendo o ganho de volume de gengiva ao redor dos implantes.

Também é possível a manipulação dos tecidos moles durante a cirurgia de instalação dos implantes, preparando a área para a posterior reabilitação protética. O posicionamento dos implantes deve ser determinado, idealmente, pelo planejamento protético, prevendo o direcionamento das forças da mastigação no longo eixo do implante. Esse planejamento é facilitado pelo uso de *softwares* de planejamento digital com base em imagens fotográficas, escaneamento digital da cavidade bucal e em imagens de tomografia computadorizada de feixe cônico, permitindo a impressão de guia cirúrgico que possibilita o posicionamento preciso do implante na posição planejada.

O planejamento dos casos deve considerar que a distância entre a superfície do implante e o contorno externo da tábua óssea vestibular influencia, a longo prazo, a estabilidade dos tecidos moles que circundam o implante. Quando o implante é instalado muito próximo da tábua óssea vestibular, resultando em distância entre a superfície do implante e a tábua óssea < 2 mm, ocorre maior reabsorção da tábua vestibular, que é naturalmente mais fina, com consequente estabelecimento da margem gengival ao redor do implante mais apical à cinta do implante.[30-33]

Embora o planejamento digital seja a condição ideal para a otimização da estética e função dos implantes, métodos convencionais de planejamento também podem ser utilizados. Nesses casos, o planejamento se baseia em imagens de tomografia computadorizada e enceramento diagnóstico dos casos para confecção dos guias cirúrgicos. O implante deve ser posicionado dentro do envelope ósseo, respeitando-se a distância de 2 mm

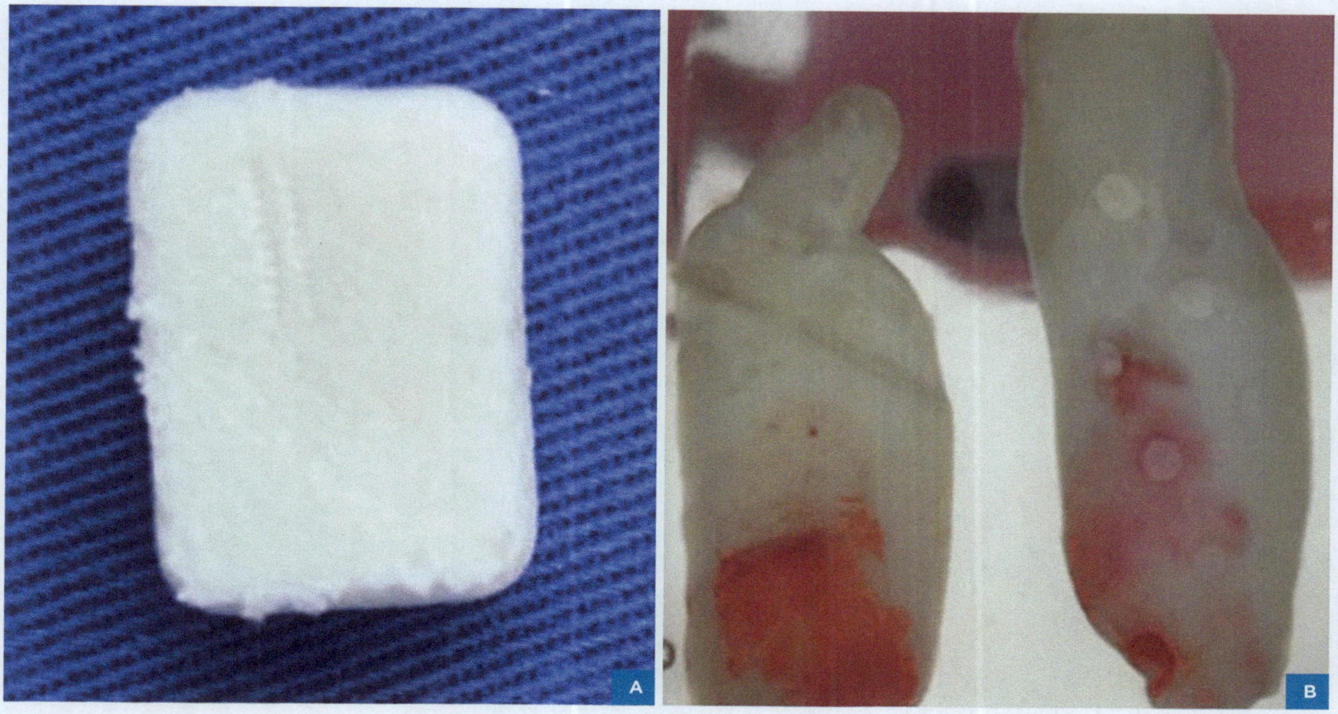

FIGURA 4 Substitutos de tecido mole. (A) Substituto xenógeno de tecido mole (FibroGide®, Geistlich, Brasil), que pode ser utilizado para aumento de volume de tecido mole ao redor de implantes. (B) Substituto autólogo de tecido mole (membrana de L-PRF), que pode ser utilizada em procedimentos de regeneração de tecidos moles e tecidos duros peri-implantares.

Fonte: Acervo pessoal dos autores.

entre a superfície do implante e a tábua óssea vestibular, com distância mínima da face lateral do implante ao dente adjacente de 1,5 mm e da face lateral de um implante a outro de 3 mm.

Aumento de tecido mole do rebordo desdentado

Os defeitos de rebordo podem ser classificados em:[34]

- **Classe I:** deficiência de tecido em espessura.
- **Classe II:** deficiência de tecido em altura.
- **Classe III:** deficiência de tecido em altura e espessura.

As técnicas cirúrgicas para aumento de tecido mole são classificadas em:[35]

- ***Onlay*:** enxertos de tecido mole (EGL) são posicionados sobre o rebordo desdentado.
- ***Inlay* ou interposicional:** enxertos de tecido mole (ECS) **(Figura 5)** ou substitutos de tecido mole são utilizados para corrigir defeitos de rebordo em altura ou espessura, sendo posicionados sobre o leito de periósteo e tecido conjuntivo e abaixo do retalho contendo tecido conjuntivo e periósteo.
- **Combinação *onlay-inlay*:** utilizados para aumento horizontal e vertical do tecido simultaneamente. Para tanto, obtém-se o ECS pela técnica da incisão linear ou por bisturi de lâmina dupla, preservando-se uma pequena faixa de gengiva ceratinizada que deverá ser posicionada na superfície crestal do defeito, exposta à cavidade bucal. A porção do enxerto contendo conjuntivo é posicionada no interior do retalho envelopado realizado.
- **Técnica do rolo:** técnica de retalho pediculado, que é rotacionado do palato para o rebordo desdentado. Duas incisões paralelas são feitas na área edêntula em direção ao palato, sendo conectadas por uma incisão horizontal. O retalho é dividido e, na área receptora, é preparado um envelope por meio de divisão de tecido conjuntivo supraperiosteal. O retalho do palato é girado para dentro do envelope e suturado. Nas técnicas modificadas, é utilizado apenas o conjuntivo contendo submucosa e periósteo, visando diminuir a morbidade do sítio doador.
- **Retalhos envelopados e ECS:** os retalhos envelopados foram desenvolvidos para o tratamento de deformidades de classe I e envolvem o uso de ECS obtido do palato ou da tuberosidade da maxila, sendo estes suturados no periósteo.

MANIPULAÇÃO DOS TECIDOS MOLES DURANTE A 2ª FASE CIRÚRGICA

Após a instalação dos implantes, ocorre remodelação dos tecidos em decorrência do próprio trauma cirúrgico, observando-se, em algumas situações, contração do tecido gengival.

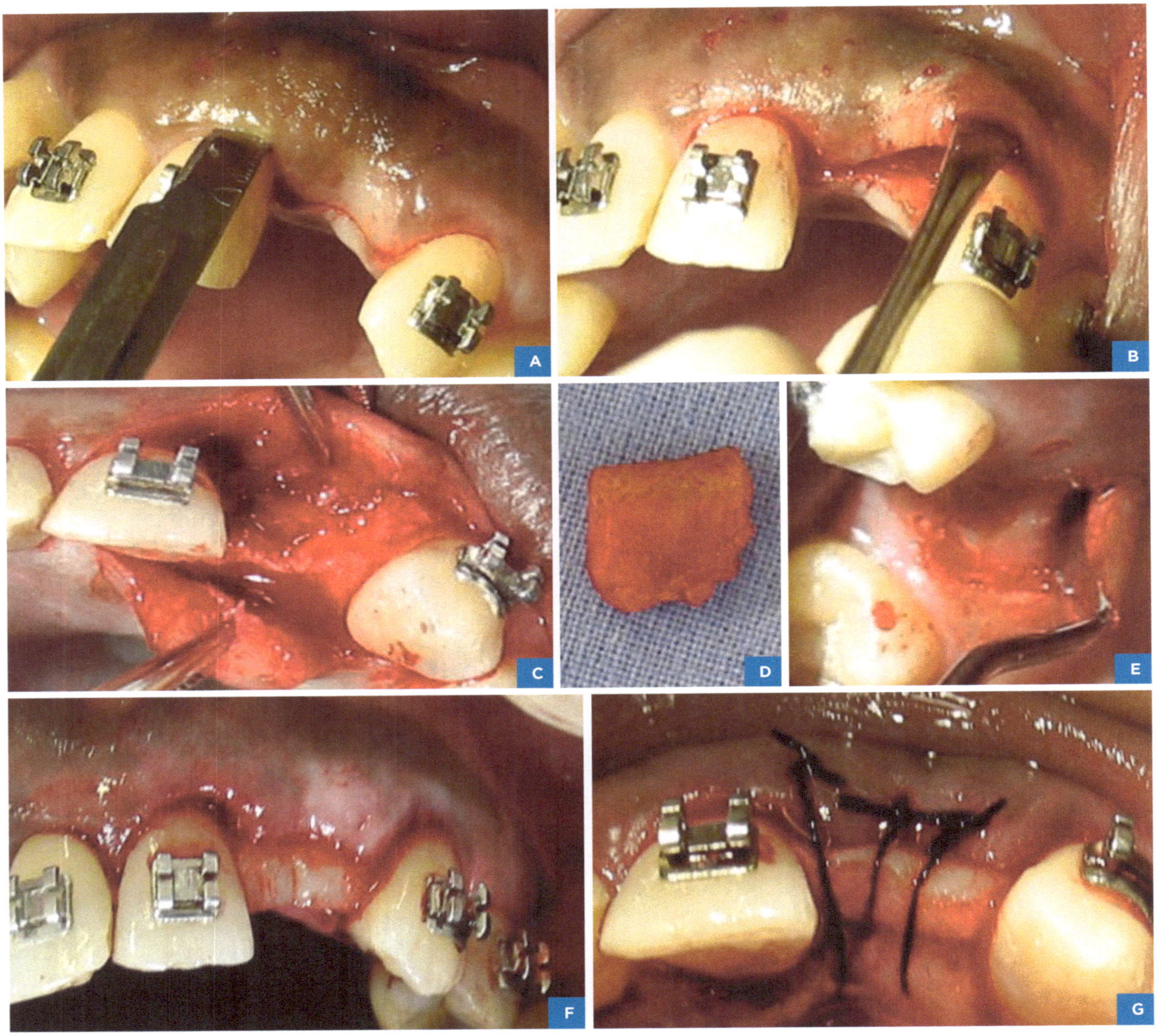

FIGURA 5 Aumento de volume de tecido mole do rebordo desdentado previamente à instalação do implante. (A) Incisão inicial envolvendo os dois dentes adjacentes ao rebordo desdentado. (B) Descolamento do retalho. (C) Exposição da crista óssea alveolar. (D) Enxerto de conjuntivo subepitelial (ECS) contendo faixa de tecido epitelial obtido do palato (E). (F) O enxerto de conjuntivo é colocado no interior do retalho envelopado, deixando-se a porção contendo epitélio exposta à cavidade bucal, visando ao aumento de altura do tecido ceratinizado. (G) Vista oclusal do enxerto interposicional (*inlay*) suturado.

Fonte: Acervo pessoal dos autores.

Quando procedimentos de enxerto ósseo são realizados simultaneamente à instalação dos implantes, é necessário o deslocamento coronal do retalho, que traz como consequência, em algumas situações, o deslocamento da mucosa alveolar para a margem gengival do futuro implante reabilitado proteticamente. Portanto, é necessário, nessas situações, criar uma faixa suficiente de gengiva na face vestibular do implante, permitindo a obtenção de estética mais satisfatória, bem como preservação da saúde dos tecidos peri-implantares ao longo dos anos.

Diferentes técnicas foram propostas para correção das deficiências de tecido mole ao redor dos implantes durante a 2ª fase cirúrgica ou fase de reabertura, envolvendo a realização de EGL para aumento da faixa de gengiva ceratinizada (Figura 6), ECS para ganho de espessura e altura de tecido ceratinizado (Figura 7), posicionamento apical de retalho para aumentar a faixa de gengiva ceratinizada (Figura 8) e técnicas de preservação ou criação de papila, as quais também podem ser realizadas na fase de provisório (Figura 9). A escolha da técnica deve considerar as características do defeito

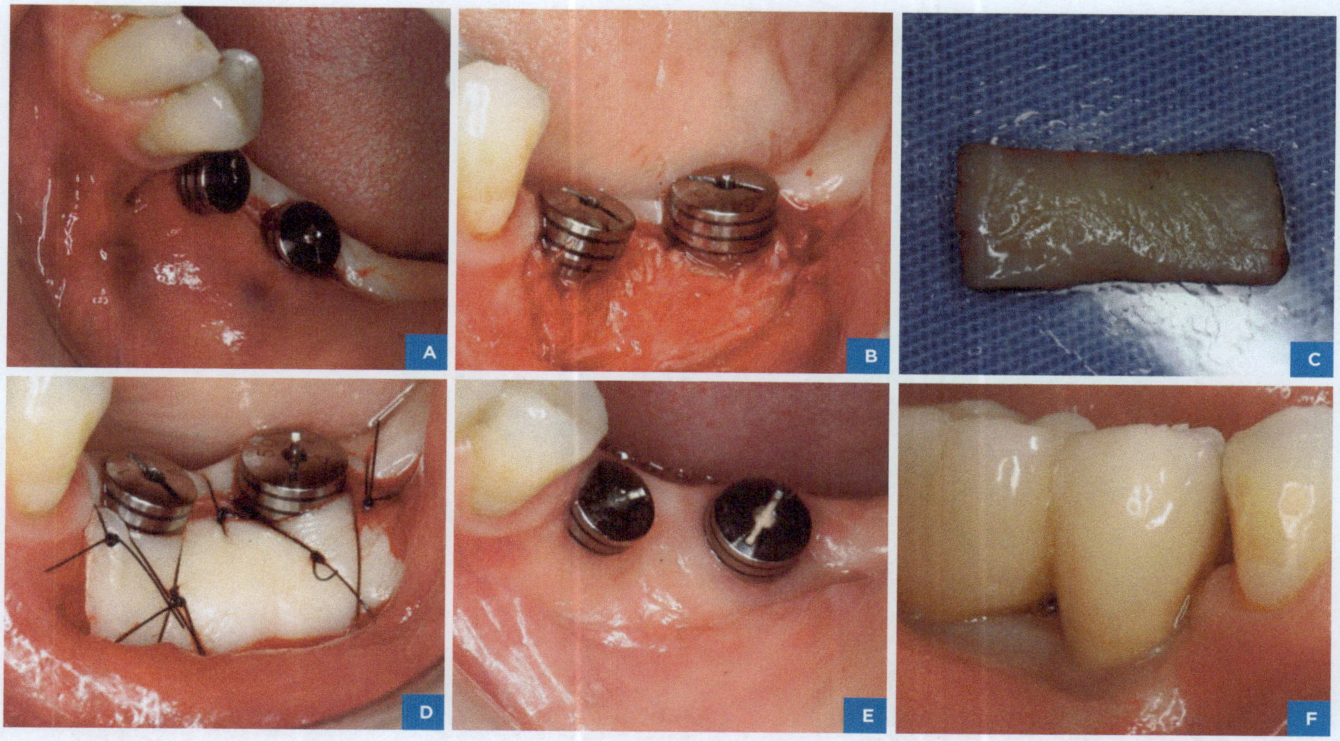

FIGURA 6 Enxerto gengival livre (EGL) para criação de tecido ceratinizado ao redor de implantes. (A) Imagem da área no momento da cirurgia de reabertura dos implantes, imediatamente após a instalação do intermediário de cicatrização, na qual pode-se observar a ausência de tecido ceratinizado na face vestibular aos implantes instalados. (B) Preparo do leito receptor, com remoção do tecido epitelial por meio de divisão do retalho, preservando-se uma camada de tecido conjuntivo sobre o periósteo. (C) EGL coletado do palato. (D) Sutura do EGL no leito receptor por meio de suturas suspensórias ancoradas no periósteo apical ao enxerto. (E) Vista clínica da área após a cicatrização, denotando a criação da faixa suficiente de tecido ceratinizado, o que está associado com menor acúmulo de placa, inflamação, sangramento à sondagem e sintomatologia dolorosa ao mastigar ou escovar os dentes e maior estabilidade do tecido ósseo em longo prazo. (F) Prótese metalocerâmica instalada sobre os implantes.

Fonte: Caso clínico tratado pela P. G. Andréia de Souza Pereira na clínica de Procedimentos Periodontais Complexos, sob a supervisão dos Profs. Drs. Sebastião Luiz Aguiar Greghi e Adriana Campos Passanezi Sant'Ana.

a ser tratado, a experiência do operador e a disponibilidade de tecido doador.[4]

Proposta por Palacci,[4] a técnica de preservação de papila é uma modificação da técnica clássica de reabertura dos implantes (2º estágio cirúrgico). A técnica preconiza primeiramente a identificação dos parafusos de recobrimento através da mucosa. A incisão horizontal inicial é realizada por palatino/lingual dos parafusos de recobrimento. Nas extremidades da incisão inicial são realizadas incisões relaxantes oblíquas direcionadas para vestibular e divergentes para apical. Rebate-se retalho total em direção vestibular, permitindo acesso aos implantes e parafusos de recobrimento, os quais são removidos com chave apropriada. Os intermediários de cicatrização de tamanho adequado são parafusados nos implantes. Incisões semilunares são realizadas no retalho vestibular em direção a cada intermediário instalado, iniciando-se pela porção distal do implante mais distal até o implante mais mesial. Os pedículos semilunares são girados em 90º em direção ao lado palatino, preenchendo o espaço interproximal. O retalho é, então, suturado sem tensão. Primeiramente, é realizada sutura vestibular no nível da incisão relaxante e, em seguida, são realizadas suturas em colchoeiro de vestibular para lingual e voltando para vestibular, passando sobre os pedículos, estabilizando-os na área interproximal e adaptando-os ao osso subjacente, o que minimiza o risco de ruptura dos mesmos. Os procedimentos para reabilitação protética devem começar 2 a 6 semanas após a segunda cirurgia.[4]

Vários fatores devem ser considerados para se realizar esse tipo de procedimento, incluindo: espaço desdentado, espaço entre os implantes, tipo de cicatrizador, deslocamento geométrico dos pedículos, dentre outros. Os tecidos devem ser manuseados com cuidado para evitar trauma e prejuízo à cicatrização. As incisões semilunares no tecido já descolado são de difícil confecção, uma vez que os retalhos já estão descolados, podendo ser realizadas com auxílio de lâmina de bisturi número 15C ou com tesoura para tecidos.

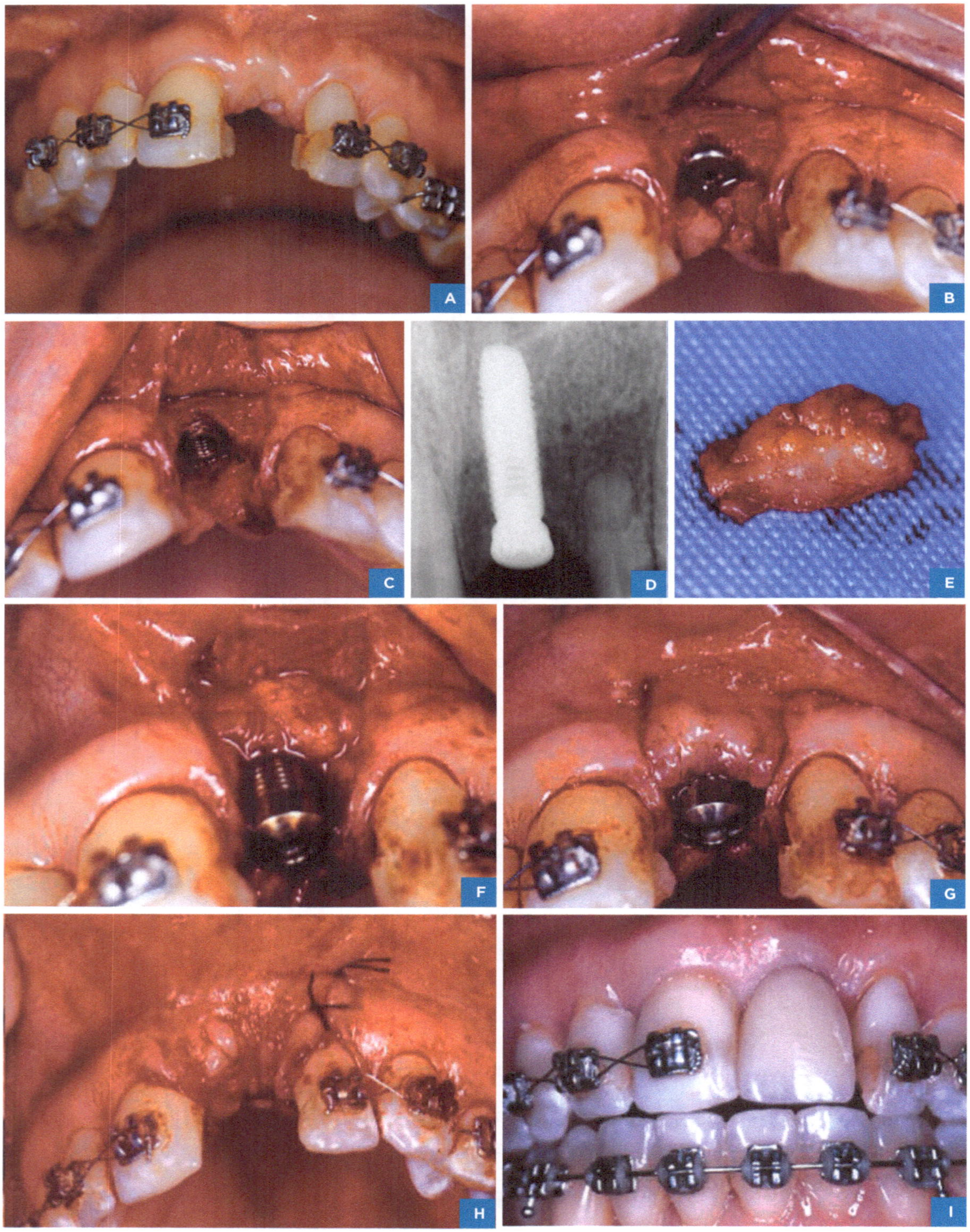

FIGURA 7 Enxerto de conjuntivo subepitelial (ECS) para aumento de espessura da gengiva ao redor de implantes. (A) Vista inicial da área seis meses após a instalação do implante. Note a deficiência de contorno de tecido mole. (B) Exposição do implante. (C) Remoção do parafuso de recobrimento. (D) Imagem radiográfica do implante no momento da reabertura. (E) ECS obtido do palato. (F) Instalação do intermediário de cicatrização e posicionamento do enxerto de conjuntivo na vestibular do implante. (G) Posicionamento do retalho sobre o ECS, deixando cerca de 2 mm do intermediário exposto à cavidade bucal. (H) Sutura do retalho. (I) Prótese provisória instalada. Note o contorno gengival compatível com o incisivo central homólogo.

Fonte: Caso conduzido pelo Prof. Dr. Euloir Passanezi.

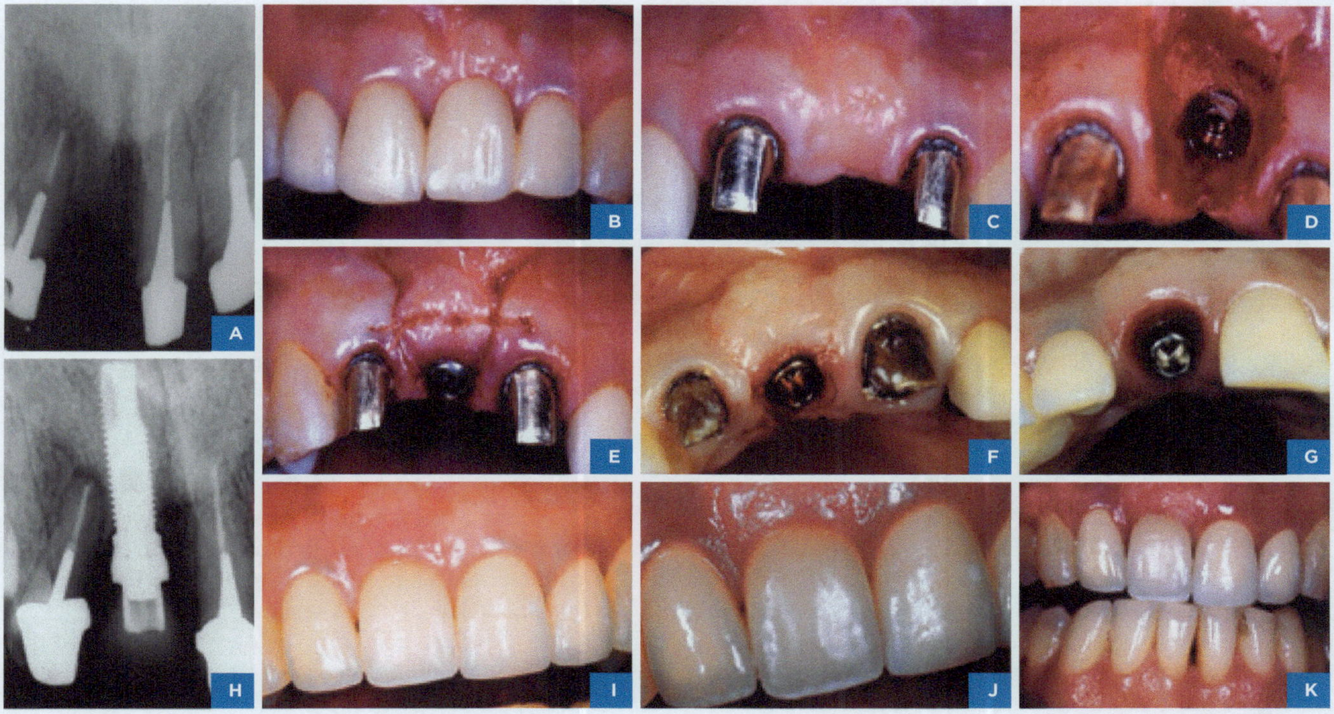

FIGURA 8 Posicionamento apical de retalho para aumento da faixa de tecido ceratinizado ao redor dos implantes. (A) Imagem radiográfica periapical da área previamente à instalação de implantes. (B) Provisório fixo em resina de 3 elementos, com o dente 21 em pôntico suspenso. A paciente desejava a realização de implante e a reabilitação protética por meio de elementos isolados. (C) Após a remoção do provisório, observa-se a área do pôntico 6 meses após a instalação do implante. (D) Exposição do implante por meio de retalho trapezoidal e retalho total. (E) Após a instalação do intermediário de cicatrização, o retalho é deslizado apicalmente e suturado. (F) Observe o aumento de altura e espessura de tecido ceratinizado obtido. (G) O condicionamento gengival é feito com o coroa provisória, reproduzindo as características do dente natural anteriormente existente. (H) Imagem radiográfica do implante instalado, sem sinais de radiolucidez peri-implantar. (I) Vista clínica da área após a instalação do provisório. (J) Coroa metalocerâmica instalada. (K) Reprodução da guia protrusiva estabelecida.

Fonte: Reprodução autorizada pela Editora Artes Médicas.

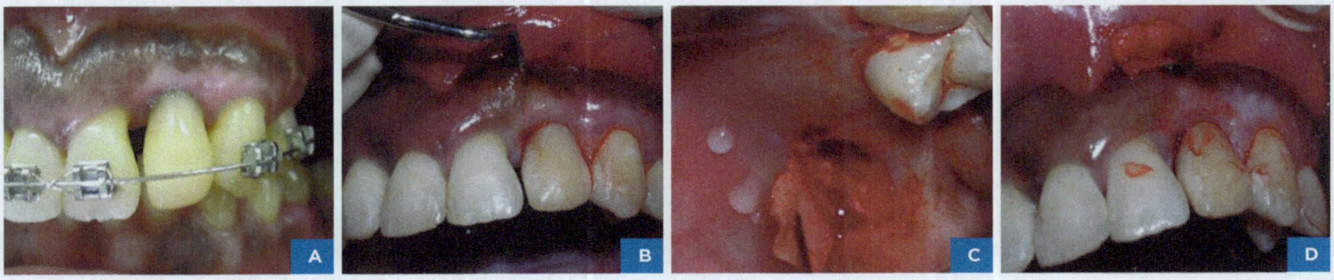

FIGURA 9 Criação de papila interproximal. (A) Após instalação do implante, reabertura do retalho e instalação da coroa provisória, observa-se deficiência de contorno do tecido gengival e do dente. (B) Para corrigir a deficiência, foi realizado enxerto de conjuntivo através de incisão na região da mucosa alveolar em direção à papila interproximal, criado com auxílio de gengivótomo de Orban. (C) Área doadora do palato, acessada pela técnica da porta de alçapão. (D) Posicionamento do enxerto na entrada do túnel criado, de onde foi deslocado coronalmente.

(Continua)

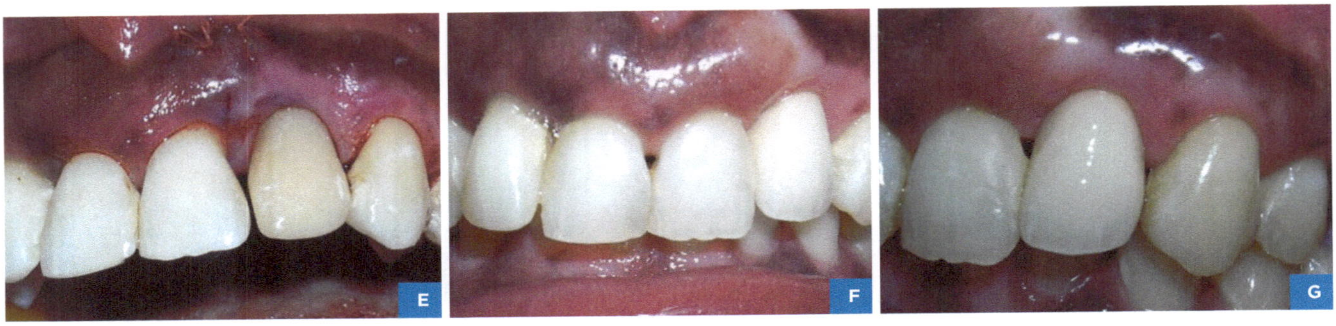

FIGURA 9 (*Continuação*) (E) Preenchimento da papila com o enxerto de conjuntivo subepitelial (ECS) e sutura do retalho apical. (F) Imagem frontal da área após a instalação do provisório. (G) Vista da área após a instalação da prótese definitiva de porcelana, denotando o fechamento do *black space*.

Fonte: Acervo pessoal dos autores.

MANIPULAÇÃO DOS TECIDOS MOLES APÓS A INSTALAÇÃO DAS PRÓTESES

Após instalação dos implantes e conexão dos intermediários, ocorre uma mudança no nível da margem de tecido mole e na altura da papila interproximal. Diferentes estudos demonstraram deslocamento apical da margem da mucosa ao redor dos implantes, que é maior entre mulheres, na região da mandíbula, atingindo mais a superfície lingual do que a vestibular e em sítios que apresentaram, inicialmente, maior profundidade de sondagem.[36]

Os defeitos de deiscência da margem tecidual peri-implantar ocorrem geralmente nos três primeiros meses após a instalação do implante, com recessão média de 1,05 mm depois de 1 ano.[37]

A recessão da mucosa vestibular é uma complicação comum associada ao posicionamento dos implantes imediatamente após a extração dos dentes, mesmo quando combinada com enxertos ósseos e substitutos ósseos. O risco de ocorrência de deiscência é de menos de 10% na presença de biótipo espesso e integridade da tábua óssea vestibular.[5]

As causas das deiscências de tecido mole ao redor dos implantes incluem fatores predisponentes ou anatômicos e fatores precipitantes ou patológicos (Quadro 1).

O principal fator associado ao deslocamento apical da margem gengival ao redor de implantes é o posicionamento tridimensional incorreto do implante, influenciando o processo de remodelação dos tecidos moles e duros ao redor dos implantes.[38]

A presença de biótipo fino é o principal fator que determina o nível da margem gengival ao redor dos implantes. Sítios com biótipo gengival espesso têm menor tendência de desenvolvimento de recessão tecidual e maior estabilidade do nível da margem gengival ao redor de implantes do que sítios com biótipo fino. A migração da margem gengival ao redor de implantes é progressiva, aumentando com o tempo, o que sugere um processo dinâmico, que pode continuar até aproximadamente 12 meses após a instalação dos implantes.[5]

Diferentemente dos dentes naturais, o tecido mole ao redor dos implantes não está inserido no implante ou no intermediário, não sendo possível estabelecer uma quantidade mínima de gengiva ao redor do implante como sendo suficiente para prevenir a migração apical da margem gengival. Sugere-se uma espessura mínima de 2 mm de tecido mole para prevenir a ocorrência de defeitos do tipo deiscência ou recessão de tecido mole ao redor dos implantes e mascarar a transparência do metal do implante e seus componentes através da gengiva.[5]

Além da espessura, a altura da faixa de gengiva ceratinizada também pode influenciar sua estabilidade. Pacientes com bom grau de higiene, mas pouca quantidade de gengiva ceratinizada (< 2 mm), tendem a apresentar maior acúmulo de placa e recessão tecidual do que pacientes com faixa mais ampla de gengiva, além de maior inflamação e perda de inserção.[5,7,29,39]

Quanto maior for a distância entre o ponto de contato entre os dentes e a crista óssea alveolar e entre o ponto de contato interproximal e a primeira interface rosca do implante-tecido ósseo, maior é o risco de desenvolvimento de recessão. Esses fatores, associados com tábua óssea vestibular fina (< 2 mm),

QUADRO 1 Fatores predisponentes e precipitantes das deiscências de tecido mole ao redor de implantes.

Fatores predisponentes	Fatores precipitantes
Vestibularização dos implantes	Inflamação relacionada ao acúmulo de biofilme
Defeitos de deiscência ou fenestração óssea	Perfil de emergência da prótese incorreto
Biótipo gengival fino	Trauma de escovação ou relacionado ao uso incorreto do fio dental
Quantidade insuficiente de gengiva ceratinizada	—
Inserção aberrante de freios e inserções musculares	—

Fonte: Elaborado pelos autores.

aumentam o risco de recessão tecidual ao redor de implantes. Além desses, outros fatores também podem influenciar a ocorrência de recessão tecidual, como maior diâmetro ao redor dos implantes e hábito de fumar.[5]

Técnicas cirúrgicas

Diferentes técnicas cirúrgicas e reabilitadoras foram propostas para o tratamento de deiscências de tecido mole ao redor dos implantes, comprometendo a estética. Até os dias atuais, não há protocolo ou técnica de tratamento que seja mais efetiva ou previsível, podendo incluir:[5]

- Posicionamento coronal de retalho associado a ECS ou MDA.
- Retalho envelopado ou técnicas de tunelização com ECS ou matriz colágena xenógena.
- EGL.
- Retalhos pediculados.
- Regeneração óssea guiada.

CONCLUSÕES

A manipulação dos tecidos moles deve iniciar pelo planejamento da extração, permitindo a preservação ou criação de tecidos moles e duros que favoreçam o posicionamento ideal do implante, conforme determinado pelo planejamento protético.

A manipulação dos tecidos moles pode ser realizada previamente ou durante a instalação dos implantes, no 2º estágio cirúrgico ou na fase de reabilitação protética.

Previamente à instalação dos implantes, a manipulação dos tecidos moles é realizada para melhorar o contorno de tecido mole do sítio onde o implante será instalado, podendo ser realizado aumento de gengiva em altura e/ou espessura por meio de ECS, enxerto da tuberosidade da maxila ou substitutos de tecido mole. Nessa fase, a regeneração de tecidos moles pode ser combinada à regeneração de tecidos duros, favorecendo a instalação do implante em posição ideal.

Durante a instalação dos implantes, a manipulação dos tecidos moles é realizada para melhorar o contorno de tecido mole, aumentando sua espessura e, consequentemente, resultando em maior estabilidade do tecido ósseo peri-implantar.

Durante a 2ª etapa cirúrgica, a manipulação dos tecidos moles é realizada para aumentar a altura e espessura do tecido ceratinizado por meio de EGL, ECS, uso de substitutos de tecido mole, aprofundamento de vestíbulo ou posicionamento apical de retalho. Dependendo do volume de tecido mole a ser regenerado, a tuberosidade da maxila pode ser uma alternativa de área doadora, já que seu volume é maior do que aquele existente no palato. Outro procedimento realizado durante a segunda etapa cirúrgica é a preservação ou criação de papila interproximal, perdida com o processo de destruição periodontal e com a exodontia.

Na fase de reabilitação protética ou após a instalação das próteses, a manipulação dos tecidos moles é realizada para o tratamento de defeitos de deiscência ou fenestração ao redor de implantes, para mascarar a transparência do metal através da gengiva e para aumentar a faixa de mucosa ceratinizada, facilitando a realização adequada das medidas de higiene e, consequentemente, reduzindo o acúmulo de placa e a inflamação dos tecidos.

REFERÊNCIAS BIBLIOGRÁFICAS

1. Nemcovsky CE, Moses O, Artzi Z. Interproximal papillae reconstruction in maxillary implants. J Periodontol. 2000;71(2):308-314.
2. Chackartchi T, Romanos GE, Sculean A. Soft tissue-related complications and management around dental implants. Periodontol 2000. 2019;81(1):124-138.
3. Bengazi F, Botticelli D, Favero V, Perini A, Urbizo Velez J, Lang NP. Influence of presence or absence of keratinized mucosa on the alveolar bony crest level as it relates to different buccal marginal bone thicknesses. An experimental study in dogs. Clin Oral Implant Res. 2014;25:1065-1071.
4. Palacci P. Peri-implant soft tissue augmentation procedures. In: Palacci P, Ericsson I. Esthetic Implant Dentistry. Soft and hard tissue management. Carol Stream: Quintessence, 2001. p. 159-202.
5. Mazzotti C, Stefanini M, Felice P, Bentivogli V, Mounssif I, Zucchelli, G. Soft-tissue dehiscence coverage at peri-implant sites. Periodontol 2000. 2018;77:256-272.
6. Lin GH, Chan HL, Wang HL. The significance of keratinized mucosa on implant health: a systematic review. J Periodontol. 2013;84:1755-1767.
7. Roccuzzo M, Grasso G, Dalmasso P. Keratinized mucosa around implants in partially edentulous posterior mandible: 10-year results of a prospective comparative study. Clin Oral Implants Res. 2016;7:491-496.
8. Zucchelli G, Tavelli L, McGuire MK et al. Autogenous soft tissue grafting for periodontal and peri-implant plastic surgical reconstruction. J Periodontol. 2020;91:9-16.
9. Giannobile WV, Jung RE, Schwarz F. Osteology Foundation Consensus Report part 1: Effects of soft tissue augmentation procedures on the maintenance of peri-implant soft tissue health. Clin Oral Implants Res. 2018;29(Suppl 15):7-10.
10. Oh SL, Masri RM, Williams DA, Ji C, Romberg E. Free gingival grafts for implants exhibiting lack of keratinized mucosa: a prospective controlled randomized clinical study. J Clin Periodontol. 2017;44:195-203.
11. Thoma DS, Naenni N, Figuero E et al. Effects of soft tissue augmentation procedures on peri-implant health or disease: A systematic review and meta-analysis. Clin Oral Implant Res. 2018;29(Suppl 15):32-49.
12. Fu JH, Lee A, Wang HL. Influence of tissue biotype on implant esthetics. Int J Oral Maxillofac Implants. 2011;26:499-508.
13. Perussolo J, Souza AB, Matarazzo F, Oliveira RP, Araujo MG. Influence of the keratinized mucosa on the stability of peri-implant tissues and brushing discomfort: a 4-year follow-up study. Clin Oral Implants Res. 2018;29:1177-1185.
14. Araújo MG, Sukekava F, Wennstrom JL, Lindhe J. Ridge alterations following implant placement in fresh extraction sockets: an experimental study in the dog. J Clin Periodontol. 2005;32:645-652.
15. Lindhe J, Berglundh T, Ericsson I, Liljenberg B, Marinello C. Experimental breakdown of peri-implant and periodontal tissues. A study in the beagle dog. Clin Oral Implant Res. 1992;3:9-16.
16. Zitzmann NU, Berglundh T, Marinello CP, Lindhe J. Experimental peri-implant mucositis in man. J Clin Periodontol. 2001;28:517-523.
17. Zuhr O, Hürzeler M. Plastic-esthetic periodontal and implant surgery. A microsurgical approach. Berlin: Quintessenz-Verlag, 2012.
18. Fu JH, Hasso DG, Yeh CY, Leong DJ, Chan HL, Wang HL. The accuracy of identifying the greater palatine neurovascular bundle: a cadaver study. J Periodontol. 2011;82:1000-1006.

19. Reiser GM, Bruno JF, Mahan PE, Larkin LH. The subepithelial connective tissue graft palatal donor site: anatomic considerations for surgeons. Int J Periodontics Restorative Dent. 1996;16:130-137.
20. Studer SP, Allen EP, Rees TC, Kouba A. The thickness of masticatory mucosa in the human hard palate and tuberosity as potential donor sites for ridge augmentation procedures. J Periodontol. 1997;68: 145-151.
21. Sculean A, Gruber R, Bosshardt DD. Soft tissue wound healing around teeth and dental implants. J Clin Periodontol. 2014;41(Suppl 15):S6-S22.
22. Bernimoulin JP, Schroeder HE. Changes in the differentiation pattern of oral mucosal epithelium following heterotopic connective tissue transplantation in man. Pathol Res Pract. 1980;166: 290-312.
23. Bertl K, Pifl M, Hirtler L et al. Relative composition of fibrous connective and fatty/glandular tissue in connective tissue grafts depends on the harvesting technique but not the donor site of the hard palate. J Periodontol. 2015;86:1331-1339.
24. Hurzeler MB, Weng D. A single-incision technique to harvest subepithelial connective tissue grafts from the palate. Int J Periodontics Restorative Dent. 1999; 19:279-287.
25. Zucchelli G, Mele M, Stefanini M et al. Patient morbidity and root coverage outcome after subepithelial connective tissue and de-epithelialized grafts: a comparative randomized-controlled clinical trial. J Clin Periodontol. 2010;37:728-738.
26. Edel A. Clinical evaluation of free connective tissue grafts used to increase the width of keratinised gingiva. J Clin Periodontol. 1974;1:185-196.
27. Bosco AF, Bosco JM. An alternative technique to the harvesting of a connective tissue graft from a thin palate: enhanced wound healing. Int J Periodontics Restorative Dent. 2007;27:133-139.
28. Cairo F, Barbato L, Tonelli P, Batalocco G, Pagavino G, Nieri M. Xenogeneic collagen matrix versus connective tissue graft for buccal soft tissue augmentation at implant site. A randomized, controlled clinical trial. J Clin Periodontol. 2017;44:769-776.
29. Zuiderveld EG, Meijer HJA, den Hartog L, Vissink A, Raghoebar. GM. Effect of connective tissue grafting on peri-implant tissue in single immediate implant sites: a RCT. J Clin Periodontol. 2018;45:253-264.
30. Araújo MG, Linder E, Lindhe J. Bio-Oss collagen in the buccal gap at immediate implants: a 6-month study in the dog. Clin Oral Implant Res. 2011;22:1-8.
31. Caneva M, Botticelli D, Rossi F, Cardoso LC, Pantani F, Lang NP. Influence of implants with different sizes and configurations installed immediately into extraction sockets on peri-implant hard and soft tissues: an experimental study in dogs. Clin Oral Implant Res. 2012;23:396-401.
32. Chen ST, Darby IB, Reynolds EC. A prospective clinical study of non-submerged immediate implants: clinical outcomes and esthetic results. Clin Oral Implant Res. 2007;18:552-562.
33. Chen ST, Darby IB, Reynolds EC, Clement JG. Immediate implant placement postextraction without flap elevation. J Periodontol. 2009;80:163-172.
34. Seibert JS. Reconstruction of deformed, partially edentulous ridges, using full thickness onlay grafts. Part I. Technique and wound healing. Compend Contin Educ Dent. 1983;4:437-453.
35. Marzadori M, Stefanini M, Mazzotti C, Ganz S, Sharma P, Zucchelli, G. Soft-tissue augmentation procedures in edentulous esthetic areas. Periodontol 2000. 2018;77:111-122.
36. Bengazi F, Wennstrom JL, Lekholm U. Recession of the soft tissue margin at oral implants. A 2-year longitudinal prospective study. Clin Oral Implants Res. 1996;7:303-310.
37. Small PN, Tarnow DP. Gingival recession around implants: a 1-year longitudinal prospective study. Int J Oral Maxillofac Implants. 2000;15:527-532.
38. Cardaropoli G, Lekholm U, Wennstrom JL. Tissue alterations at implant-supported single-tooth replacements: a 1-year prospective clinical study. Clin Oral Implants Res. 2006;17:165-171.
39. Zigdon H, Machtei EE. The dimensions of keratinized mucosa around implants affect clinical and immunological parameters. Clin Oral Implants Res. 2008;19:387-392.

22 Manejo de Tecidos Duros ao Redor de Implantes

Eduardo Sant'Ana ▪ Mario Taba Júnior ▪ Paulo Esteves Pinto Faria
▪ Adriana Campos Passanezi Sant'Ana ▪ Euloir Passanezi

INTRODUÇÃO

Um dos aspectos mais críticos para a confecção de prótese sobre implantes com ótima qualidade estética e funcional é o posicionamento do implante em posição ideal do ponto de vista protético, com perfil de emergência natural. Implantes instalados em posições desfavoráveis proteticamente apresentam comprometimentos funcionais e estéticos que podem levar ao insucesso do tratamento.[1]

Após a perda do dente, ocorre reabsorção progressiva do processo alveolar ao longo do tempo, que ocorre de forma mais acentuada nos dez primeiros anos. Na região anterior da maxila, observa-se reabsorção óssea horizontal e vertical, porém mais acentuada no sentido anteroposterior, resultando em perda de espessura adequada para a instalação de implantes. Na região posterior de maxila, observa-se reabsorção óssea nos sentidos horizontal e vertical, agravada ainda pela expansão do seio maxilar. Na mandíbula, observa-se reabsorção do processo alveolar em altura e espessura após a perda dentária. Na região posterior de mandíbula, a reabsorção é maior no sentido vertical do que no horizontal, o que resulta em perda de altura óssea e, consequentemente, proximidade acentuada com o nervo alveolar inferior.[2] A reabsorção óssea na maxila é mais rápida do que a observada na mandíbula, e pode chegar a 70%. Em média, a reabsorção óssea em altura varia de 0,23 a 0,40 mm/ano.

Fatores como perda óssea periodontal, recessão gengival e uso de próteses removíveis por longos períodos agravam a condição e levam a deficiências de tecido mole que prejudicam a reabilitação estética do paciente.[1] Este capítulo apresenta uma revisão quantos aos procedimentos cirúrgicos para corrigir ou preservar defeitos ósseos no rebordo, permitindo o posicionamento ótimo dos implantes.

CLASSIFICAÇÃO DOS DEFEITOS DE REBORDO

Diferentes autores classificaram os defeitos de rebordo alveolar após a exodontia. A classificação mais utilizada na literatura foi proposta em 1983 por Seibert,[3] baseada na morfologia dos defeitos de rebordo e seus componentes verticais e horizontais:

- **Classe I:** perda de tecido vestibulolingual, com altura normal do rebordo na dimensão apicocoronal (perda em espessura).
- **Classe II:** perda de tecido no sentido apicocoronal, com dimensão vestibulolingual do rebordo normal (perda em altura).
- **Classe III:** combinação de perdas nos sentidos apicocoronal e vestibulolingual (perda em altura e espessura).

Allen,[4] em 1985, incluiu um critério de severidade na classificação dos defeitos de rebordo:

- **Leve:** < 3 mm.
- **Moderado:** 3 a 6 mm.
- **Severo:** > 6 mm.

De acordo com o proposto em 1988 por Cawood e Howell,[2] os defeitos de rebordo podem ser classificados em:

- **Classe I:** dentados.
- **Classe II:** imediatamente após a extração.
- **Classe III:** rebordo de forma bem arredondada, adequado em altura e espessura.
- **Classe IV:** rebordo em ponta de faca, adequado em altura e inadequado em espessura.
- **Classe V:** rebordo achatado, inadequado em altura e espessura.
- **Classe VI:** rebordo côncavo, com perda evidente de osso basal.

Jensen[5] propôs em 1989 uma classificação dos sítios receptores dos implantes, diferentemente das demais propostas, que consideraram a classificação para o arco dentário (maxila ou mandíbula) como um todo. Foram considerados volume ósseo existente, proximidade com estruturas nobres, densidade óssea, presença de doenças ou desordens e *compliance* do paciente. Em resumo, essa classificação categoriza o sítio do implante em quatro tipos:

- **Classe A:** ≥ 10 mm de altura e ≥ 6 mm de espessura óssea remanescente, de modo a permitir a instalação do implante em posição ideal.
- **Classe B:** 7 a 10 mm de altura e ≥ 4 mm de espessura óssea, que permite a instalação do implante com ligeira inclinação em relação ao plano oclusal (≤ 15°).

- **Classe C:** ≤ 7 mm de altura ou < 4 mm de espessura óssea, de modo a tornar necessária a realização de procedimentos de reconstrução óssea para a instalação do implante, que deve ficar ≥ 50% ancorado em osso nativo. A densidade óssea é pobre.
- **Classe D:** ausência de processo alveolar ou perda severa de osso basal, o que requer reconstrução óssea extensa antes da instalação do implante, que fica < 50% ancorado em osso nativo. A qualidade do tecido ósseo é pobre.

Tinti e Parma-Benfenati[6] propuseram em 2003 uma classificação clínica dos defeitos ósseos segundo o posicionamento de implantes, considerando-se cinco tipos fundamentais de defeitos: pós-extração, fenestração, deiscência, defeitos horizontais e verticais de rebordo. Dependendo dos defeitos existentes, foram propostas diferentes formas de tratamento.

Já Benic e Hammerle[7] estabeleceram em 2014 uma classificação para os defeitos ósseos horizontais, na qual indicaram a forma de tratamento:

- **Classe 0:** rebordo com deficiência de contorno e volume ósseo suficiente para o posicionamento tradicional dos implantes em posição proteticamente ideal e dentro do envelope ósseo, mas com indicação de aumento de volume ósseo para melhora da área. Podem ser observados quando os implantes são instalados em rebordo cicatrizado (tipo 4).
- **Classe 1:** defeito intra-alveolar entre a superfície dos implantes e as paredes ósseas intactas. Pode ser observado quando implantes imediatos são instalados (posicionamento tipo 1) e em alguns casos de instalação precoce (tipo 2), quando as paredes remanescentes do alvéolo pós-extração ainda são perceptíveis. O manejo clínico desses defeitos pode ser conduzido de diferentes formas, conforme apresentado na **Tabela 1**.
- **Classe 2:** deiscência peri-implantar, na qual a estabilidade de volume da área a ser tratada é conseguida pelas paredes ósseas adjacentes, especialmente defeitos de deiscência, os quais podem ser tratados de forma geral por meio de regeneração óssea guiada, utilizando enxertos ósseos particulados e membranas reabsorvíveis.
- **Classe 3:** defeitos de deiscência, nos quais a estabilidade de volume da área a ser tratada não pode ser dada pelas paredes ósseas adjacentes, o que torna necessário o uso de suporte para os tecidos moles, como, por exemplo, membranas de politetrafluoretileno expandido (e-PTFE) reforçadas com titânio combinado com substituto ósseo particulado.
- **Classe 4:** defeitos horizontais caracterizados por espessura reduzida do rebordo, impedindo a estabilidade dos implantes na posição proteticamente adequada. Nessas situações, é necessária uma abordagem em estágios para aumento da espessura óssea previamente à instalação dos implantes. Podem ser utilizados enxertos ósseos em bloco, sozinhos ou combinados com substitutos ósseos e/ou membranas colágenas.
- **Classe 5:** defeitos verticais caracterizados por deficiência de altura óssea. Nesta situação, estão indicados procedimentos avançados para aumento da altura óssea quando esta for insuficiente para a instalação de implantes ou quando a reabilitação estética dos tecidos moles ao redor dos implantes não puder ser obtida. O tratamento é realizado em etapas, sendo necessário primeiramente o aumento do rebordo e posterior instalação do implante. Semelhante ao tratamento dos defeitos ósseos horizontais, podem ser utilizados enxertos ósseos em bloco sozinhos ou combinados com substitutos ósseos e/ou membranas de colágeno.

DEFEITOS ÓSSEOS HORIZONTAIS

Além das classificações dos defeitos ósseos e suas respectivas formas de tratamento citadas anteriormente, recentemente uma nova proposta de classificação dos defeitos horizontais ("*horizontal alveolar change*" – HAC) foi publicada na literatura, com base na morfologia do osso residual em imagens de tomografia computadorizada:[8]

- **HAC 1:** reabsorção óssea leve, sem necessidade de reconstrução óssea em função da possibilidade de posicionamento do implante em posição proteticamente ideal. Existe osso medular entre as tábuas ósseas vestibular e lingual/palatina e a possibilidade de uma simples abordagem cirúrgica, com instalação imediata do implante.
- **HAC 2:** leve reabsorção óssea, com necessidade de pequena reconstrução óssea, que pode ser feita com o uso de

TABELA 1 Indicação de regeneração óssea guiada para defeitos Classe 1.

Sítios não estéticos	
DDH < 1 a 2 mm	Sem regeneração óssea guiada
DDH > 1 a 2 mm	Substituto ósseo enxertado no componente intra-alveolar do defeito, recoberto com membrana reabsorvível
Sítios estéticos	
–	Substituto ósseo enxertado no componente intra-alveolar do defeito e sobre a parede óssea vestibular, recoberto com membrana absorvível (sobrecontorno)

DDH, dimensão do defeito horizontal.
Fonte: Benic, Hämmerle, 2014.[7]

biomateriais osteocondutores em função da presença de osso medular entre as tábuas ósseas vestibular e lingual/palatina. Também há possibilidade de uma única abordagem cirúrgica, com posicionamento imediato do implante.

- HAC 3: reabsorção óssea moderada, com presença de osso medular entre as tábuas ósseas vestibular e lingual/palatina, o que requer uso de biomateriais osteocondutores para reconstrução do rebordo. Nesses casos, é necessário abordagem cirúrgica em duas etapas, e a instalação do implante é realizada após a realização do enxerto ósseo.
- HAC 4: reabsorção óssea severa, sem osso medular residual entre as tábuas ósseas vestibular e lingual/palatina, o que requer o uso de material osteocondutor, osteoindutor e osteogênico, como enxerto autógeno associado a fatores de diferenciação óssea, para reconstrução do rebordo previamente à instalação dos implantes.

CONSIDERAÇÕES GERAIS

Diferentes técnicas cirúrgicas foram propostas para aumento de rebordo visando a instalação de implantes. As técnicas *onlay* são aquelas em que o enxerto é posicionado sobre o rebordo desdentado e pode ser utilizada para aumento de rebordo nos sentidos vertical e horizontal. Já as técnicas *inlay* são aquelas em que o enxerto é posicionado no "interior" do leito receptor, como nas técnicas de levantamento de seio. Os enxertos interposicionais são aqueles posicionados entre dois fragmentos ósseos, como a interposição de enxertos em *gaps* de áreas de osteotomia.

A manipulação de tecidos duros pode ser realizada em diferentes momentos: antes, durante ou depois da instalação dos implantes. Vale ressaltar que a reconstrução tridimensional do rebordo previamente à instalação dos implantes é considerada ideal, pois permite a instalação do implante em posição proteticamente ideal.

PRESERVAÇÃO DE REBORDO

Os procedimentos de preservação de rebordo têm por objetivo preservar o volume de rebordo dentro do envelope existentes no momento da extração.[9] De acordo com Lang *et al.*,[10] a redução média da espessura do rebordo é de 3,8 mm e da altura é de 1,24 mm, seis meses após a extração do dente. Revisão sistemática recente mostrou maior reabsorção horizontal da tábua óssea em dentes não molares do que em molares. Além disso, a reabsorção óssea horizontal é maior em tábuas vestibulares finas (≤ 1 mm) do que espessas (> 1 mm) e, em média, é de 2,73 mm para dentes não molares e de 2,38 mm para molares.[11]

A reabsorção vertical é maior no centro da face vestibular do que na face lingual em dentes não molares e menor em molares do que em outros dentes, e também é influenciada pela espessura da tábua óssea vestibular, que pode ser utilizada como um fator previsor da extensão da reabsorção óssea pós-extração em sítios não molares.[11]

Estudo realizado em cães demonstrou que as maiores alterações dimensionais do tecido ósseo ocorreram durante as primeiras 8 semanas após a extração dos dentes, com acentuada atividade osteoclástica, o que levou à reabsorção da crista óssea marginal vestibular e lingual. A perda de altura foi mais acentuada por vestibular e acompanhada por diminuição da espessura. O processo de reabsorção das paredes ósseas ocorreu em duas fases sobrepostas. Na primeira, houve reabsorção do osso alveolar marginal, substituído por osso imaturo. Como a tábua óssea vestibular é composta apenas por osso alveolar marginal, a reabsorção óssea horizontal e vertical é mais acentuada nesta face do que na superfície lingual. A fase 2 incluiu reabsorção óssea a partir das superfícies externas de ambas as paredes ósseas.[12]

O alvéolo de extração é ocupado primeiramente por coágulo, o qual é substituído por tecido de granulação, matriz conjuntiva provisória e osso imaturo. Este é subsequentemente substituído por osso lamelar e medular e, durante o processo de remodelação, ocorre perda de 30% do osso alveolar marginal.[13]

Assim, é necessário manter o envelope de tecidos moles e duros existentes e manter a estabilidade do rebordo para otimizar os resultados do tratamento dos pontos de vista estético e funcional, bem como simplificar os procedimentos terapêuticos por criar volume adequado tanto de tecido mole para a instalação de implantes quanto de tecido ósseo para otimizar seu posicionamento.[14]

As **contraindicações** para os procedimentos de preservação de rebordo são:[9]

- Infecções no sítio de tratamento que não podem ser cuidadas durante a cirurgia.
- Pacientes irradiados na região de tratamento.
- Pacientes fazendo uso de bisfosfonatos.

As **indicações** da preservação de rebordo incluem:[9]

- Posicionamento do implante posteriormente à extração dos dentes quando a implantação imediata ou precoce não puder ser realizada, no ponto em que não for possível alcançar estabilidade primária do implante e em adolescentes.
- Correção do contorno do rebordo para o tratamento protético convencional.
- Redução da necessidade de levantamento de seio maxilar.

Técnicas para preservação de rebordo

Diferentes métodos terapêuticos foram propostos para a preservação de rebordo, visando minimizar a reabsorção das tábuas ósseas vestibular em altura e espessura, de modo a otimizar a instalação de implantes.

Instalação imediata de implantes (Estágio 1)

A instalação de implantes em alvéolos frescos, imediatamente após a extração, foi proposta para minimizar a perda óssea após a extração dos dentes, bem como para reduzir o tempo de tratamento.[15,16]

Estudos realizados em animais demonstraram alterações acentuadas do tecido ósseo após a extração dos dentes com instalação imediata de implantes. O *gap* marginal presente entre o implante e as paredes ósseas do alvéolo fresco desapareceram após o preenchimento ósseo do defeito e a reabsorção óssea marginal, acompanhados por redução de altura e espessura óssea das tábuas vestibular e lingual. A perda foi maior em molares do que em pré-molares, e pode ocorrer inclusive perda óssea marginal ao redor dos implantes na tábua óssea vestibular.[17]

Outros estudos também demonstraram que a instalação imediata de implantes não impede a reabsorção óssea marginal.[14] Pelo contrário, foi observado, em estudo realizado em cães, que houve redução de 62% da espessura óssea em sítios tratados pela instalação imediata de implantes, o que não ocorreu em alvéolos cicatrizados espontaneamente, sugerindo que a instalação imediata de implantes pode atrapalhar o remodelamento ósseo vertical do alvéolo e levar à maior reabsorção horizontal no aspecto mais coronal da crista óssea vestibular.[18]

Perda de espessura de 35 a 55% está associada ao posicionamento imediato de implantes após a extração dentária,[19,20] embora clinicamente a taxa de sobrevivência de implantes imediatos seja de 98,4% após 2 anos.[10]

Desse modo, se a instalação imediata de implantes após a extração do dente for planejada, deve-se realizar o preenchimento do *gap* entre o implante e a tábua óssea vestibular com biomaterial para reduzir a perda de dimensão do alvéolo decorrente da reabsorção do osso alveolar, como será apresentado a seguir.

Enxertos ósseos autógenos

A realização de enxertos autógenos foi proposta para preenchimento dos alvéolos de extração. Em mandíbulas de *mini-pig*, tanto o osso autógeno quanto o osso bovino inorgânico e o fosfato tricálcio resultaram na formação de novo osso, porém com atraso na cicatrização quando se comparou os substitutos ósseos como osso autógeno.[21] Araújo e Lindhe[22] utilizaram enxerto ósseo autógeno obtido da tábua óssea vestibular ou osso bovino inorgânico em alvéolos de extração, e observaram que a maioria dos fragmentos de osso autógeno foi reabsorvida durante a fase de cicatrização, não resultando em benefício adicional para a preservação de alvéolos pós-extração.

Osso bovino inorgânico

O osso bovino mineralizado atualmente é considerado o padrão-ouro para a preservação de alvéolo. Sítios de extração de cães enxertados com Bio-Oss® Collagen demostraram preservação das dimensões do rebordo após a extração. Já os sítios não tratados foram selados por ponte de tecido duro, e as porções centrais e apicais foram preenchidas com cerca de 61% de osso medular e 39% de osso mineralizado, com invaginação da área crestal por tecido mole de aproximadamente 0,8 ± 0,3 mm. Os sítios tratados com esponja de colágeno também foram recobertos por ponte de tecido duro e preenchidos com 38% de osso medular e 62% de osso mineralizado, com menor invaginação tecidual coronal (0,6 ± 0,1 mm). Já nos sítios tratados com Bio-Oss® Collagen, o biomaterial ocupou uma porção substancial do volume de tecidual. Cerca de 85% da periferia das partículas estava em contato direto com osso mineralizado neoformado. O osso neoformado constituía-se por 47% de osso imaturo e 26% de osso medular, com reduzida invaginação tecidual coronal (0,1 ± 0,1 mm), de modo a sugerir que a adição de osso bovino inorgânico e colágeno diminuiu a contração da ferida cirúrgica.[23]

A preservação de alvéolo com osso xenógeno recoberto por membrana colágena foi avaliada em 10 pacientes por período de acompanhamento de 4 meses, quando foram obtidas amostras da área tratada para avaliação histológica. Os resultados demonstraram que esse tipo de tratamento permitiu preservar cerca de 85% das dimensões iniciais do rebordo, o que possibilitou o posicionamento adequado dos implantes. Histologicamente, houve formação de novo osso em todos os sítios tratados, com permanência de cerca de 25% de partículas não vitais residuais do enxerto ósseo.[24] Achados semelhantes foram descritos posteriormente em 2009 por Araújo e Lindhe[22], e demonstraram que o Bio-Oss® Collagen não inibiu o processo de modelação e remodelação óssea após a extração do dente, mas promoveu a formação de novo osso, particularmente na região cortical, de modo a manter as dimensões do rebordo.

Na **Figura 1** está apresentado caso clínico no qual foi realizada preservação de alvéolo por meio da instalação imediata de implante, concomitantemente ao preenchimento do defeito com osso bovino mineralizado (Bio-Oss®, Geistlich, Suíça).

Regeneração óssea guiada

Outra possível técnica para preservação do alvéolo está relacionada com a extração do dente minimamente traumática[25,26] e realização de procedimentos de regeneração óssea guiada por meio do uso de barreiras de membrana, que impedem a invaginação de tecidos moles para o interior do alvéolo de extração e permitem a ocupação da ferida cirúrgica por células comprometidas com a formação de novo osso,[27] podendo estar associada com o preenchimento do alvéolo com substitutos ósseos.[28,29]

As membranas absorvíveis e não absorvíveis porosas não podem ficar expostas à cavidade bucal e exigem o deslocamento do retalho para coronal com a finalidade de recobrir a membrana e promover fechamento do retalho por primeira intenção, o que requer a realização de incisões relaxantes verticais e/ou incisões de liberação do periósteo.[30]

Membranas de colágeno nativo de origem xenógena (suína ou bovina) são amplamente utilizadas para preservação de rebordo, pois previnem a invaginação de tecidos moles para o interior do alvéolo e favorecem a proliferação de vasos sanguíneos e formação de novo osso.[31]

Também podem ser utilizadas membranas de alta densidade, bioinertes e de pouca ou nenhuma porosidade. Essas membranas ficam expostas à cavidade bucal, pois a alta densidade e baixíssima porosidade impedem a invasão bacteriana ao meio interno.[32,33] Outra vantagem dessas membranas rígidas é a preservação da altura de gengiva ceratinizada, já que não é necessário o deslize coronal de retalho para fechamento deste por primeira intenção,[34,35] de modo a facilitar sua remoção sem necessidade de outra intervenção cirúrgica.[36]

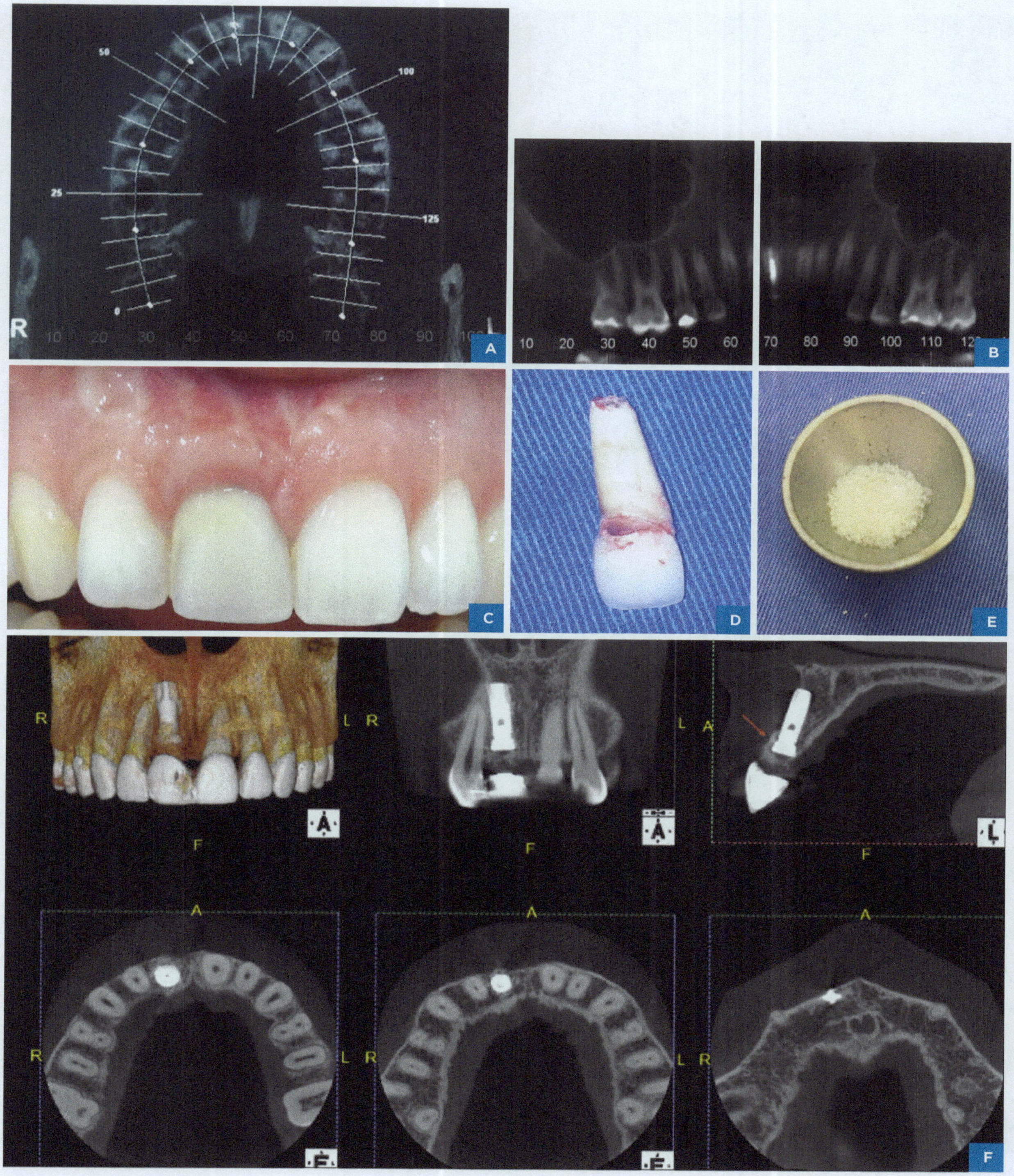

FIGURA 1 Extração e instalação imediata de implante. Paciente foi encaminhada para atendimento com queixa de supuração recorrente no incisivo central superior direito. A paciente relatou ter sofrido um acidente quando criança, com avulsão e reimplantação do dente. Decorridos alguns anos após o tratamento endodôntico, houve reagudização do abscesso e foi realizada cirurgia parendodôntica para retratamento. (A, B) Observa-se a imagem de tomografia computadorizada que a paciente trouxe para o exame inicial, pela qual não foi possível a identificação da causa do abscesso. (C) O exame clínico demonstrava leve alteração de contorno da gengiva marginal, além da existência de trincas de cemento, com a extração do dente planejada. (D) Observa-se o dente extraído, as trincas cervicais de cemento. A coroa do dente foi separada da raiz após a exodontia e utilizada para confecção do provisório adesivo. (E) Para preencher o *gap* entre o implante e a parede vestibular do alvéolo, foi utilizado osso bovino mineralizado. (F) As imagens de tomografia computadorizada obtidas 9 meses após a exodontia demonstraram maior densidade óssea na região cervical por vestibular (seta vermelha), correspondente à área enxertada.

(Continua)

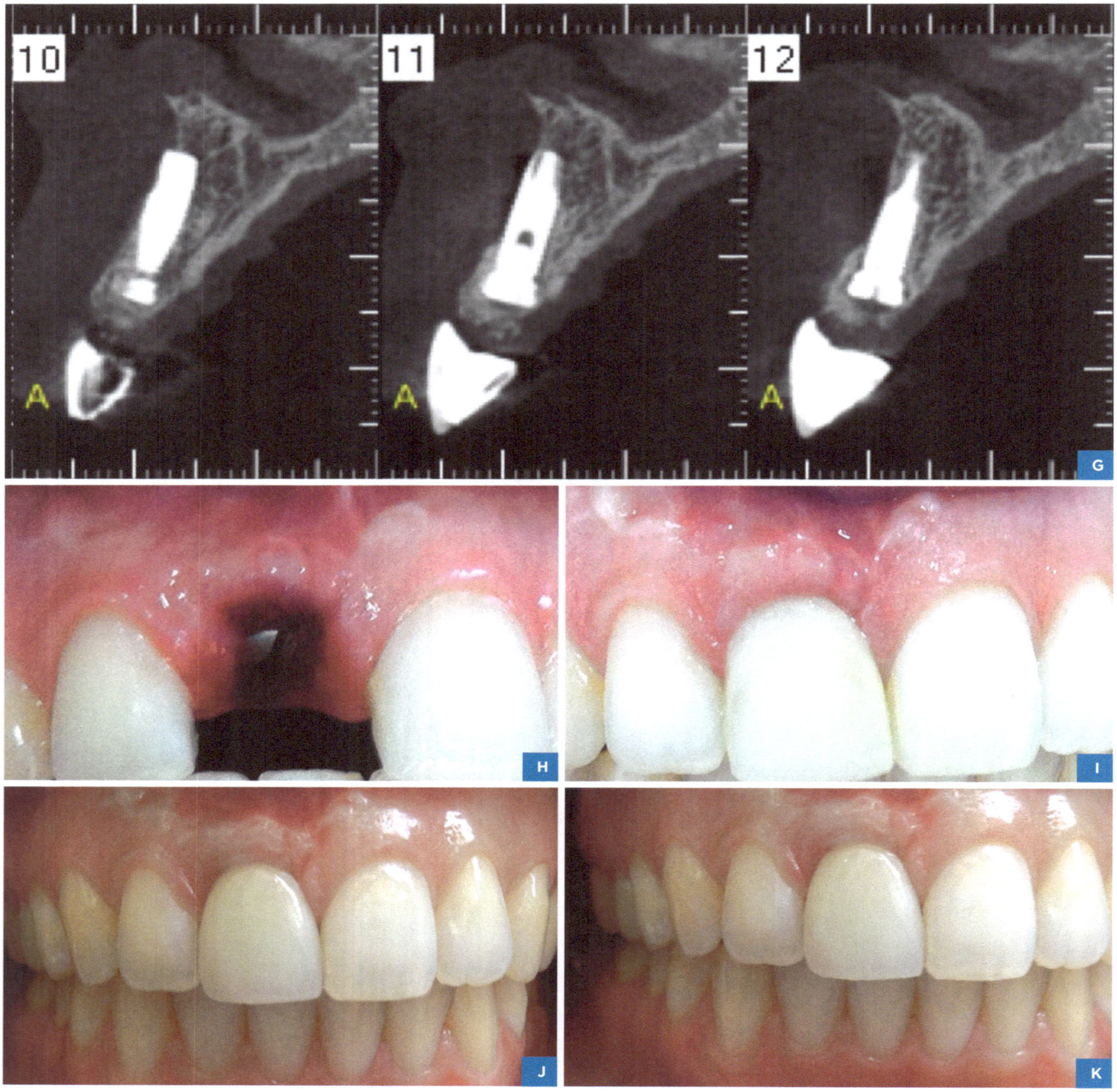

FIGURA 1 (*Continuação*) (G) As imagens de tomografia computadorizada obtidas 9 meses após a exodontia demonstraram maior densidade óssea na região cervical por vestibular, correspondente à área enxertada. (H) Foi realizada cirurgia para reabertura e (I) confecção de prótese provisória em resina. (J) Prótese metalocerâmica sobre implantes instalada. (K) Controle pós-operatório de 2 anos.

Fonte: Acervo pessoal dos autores. Caso operado por Prof. Dr. Eduardo Sant'Ana. Reabilitação protética conduzida pela Profa. Dra. Adriana Campos Passanezi Sant'Ana. Laboratório de Prótese: Adalberto Santo, Bauru, São Paulo.

Um guia para a tomada de decisão quanto à técnica de preservação de rebordo foi proposto em 2018 por Jung *et al.*[37] e está apresentada na Figura 2.

O procedimento de preservação de alvéolo com mistura de osso autógeno e alógeno particulado está ilustrado na Figura 24 do Capítulo 6. A Figura 3 ilustra caso de preservação de rebordo realizado por meio de enxerto bovino mineralizado e membrana colágena de origem bovina.

Aumento de rebordo

Os procedimentos de aumento de rebordo têm por objetivo aumentar o volume ósseo além do envelope esquelético exis-

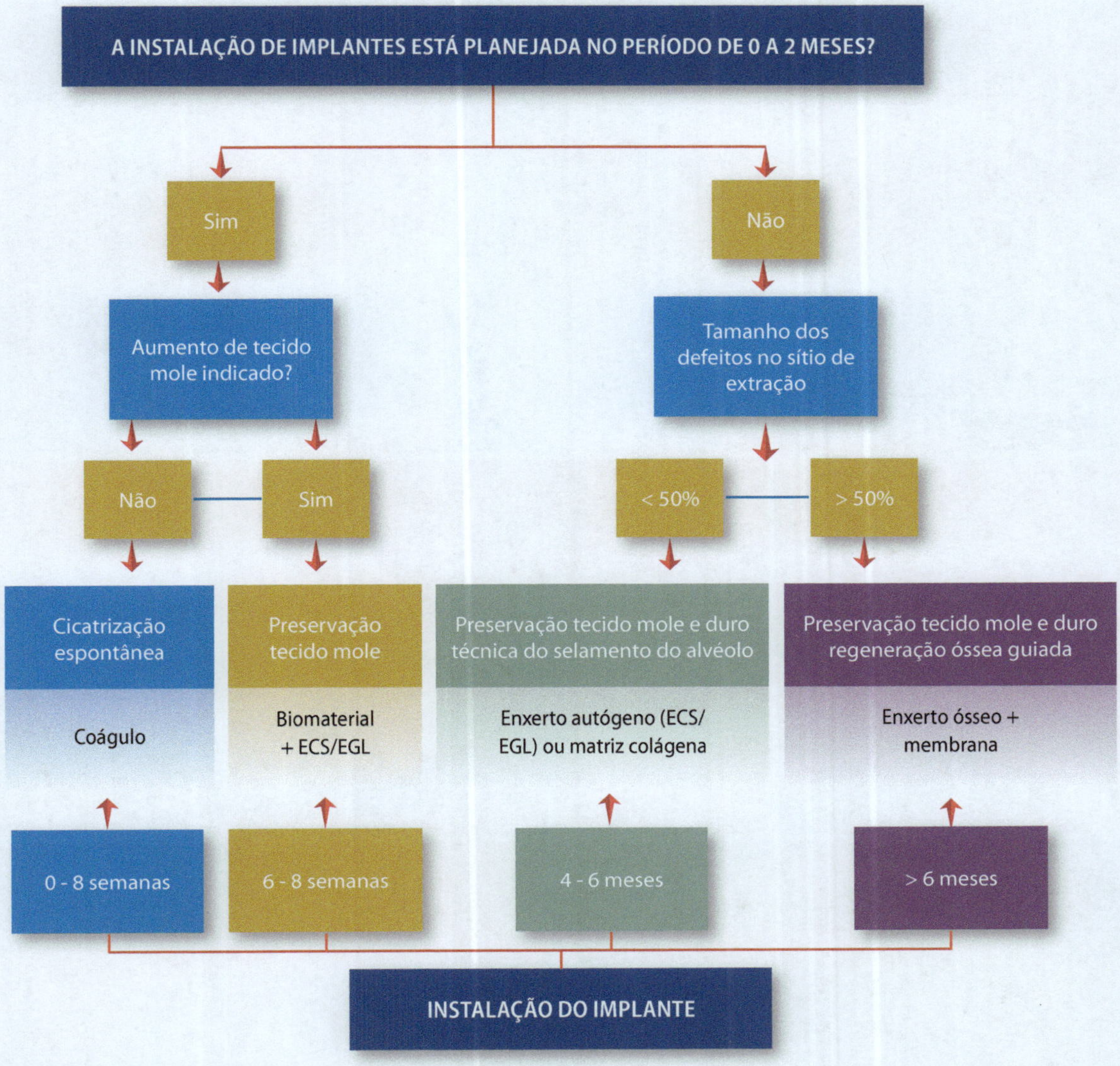

FIGURA 2 Árvore de decisão da preservação de alvéolo proposta por Jung.
ECS, enxerto de tecido conjuntivo subepitelial; EGL, enxerto gengival livre.
Fonte: Jung, *et al.*, 2018.[37]

tente no momento da extração.[9] Estima-se que 69,7% dos sítios não molares e 45,9% dos sítios molares necessitem de procedimentos de aumento de rebordo.[11] Os procedimentos realizados para aumento de rebordo alveolar são semelhantes aos descritos para a preservação de rebordo, com exceção da implantação imediata de implante e do uso de membranas densas ou rígidas, pois nesta situação ocorre perda da tábua óssea vestibular, que deverá ser reconstruída previamente à instalação dos implantes. Essa reconstrução, imediatamente após a extração do dente, pode ser feita por meio de enxertos ósseos autógenos, alógenos, xenógenos ou materiais aloplásticos, associados ou não ao uso de barreiras de membrana para regeneração óssea guiada, utilizados sob forma de bloco ou particulada.

A **Figura 4** ilustra caso de aumento de rebordo imediatamente após a exodontia de paciente apresentando periodontite avançada, com perda óssea circunferencial se estendendo até o terço apical da raiz.

REGENERAÇÃO ÓSSEA GUIADA

A regeneração óssea guiada (ROG) é uma técnica que envolve a manipulação de células e tecidos que ocupam a área da ferida cirúrgica por meio da interposição de uma barreira de membrana. Em 1994, Schenk *et al.*[38] demonstraram em modelos animais que defeitos criados por meio da extração do dente recobertos por membranas cicatrizavam de forma semelhante à formação de osso após a extração do dente. O coágulo sanguíneo formado era reabsorvido e substituído por osso imaturo e proliferação de novos vasos sanguíneos a partir das paredes do defeito. Para melhorar o suprimento sanguíneo e a migração

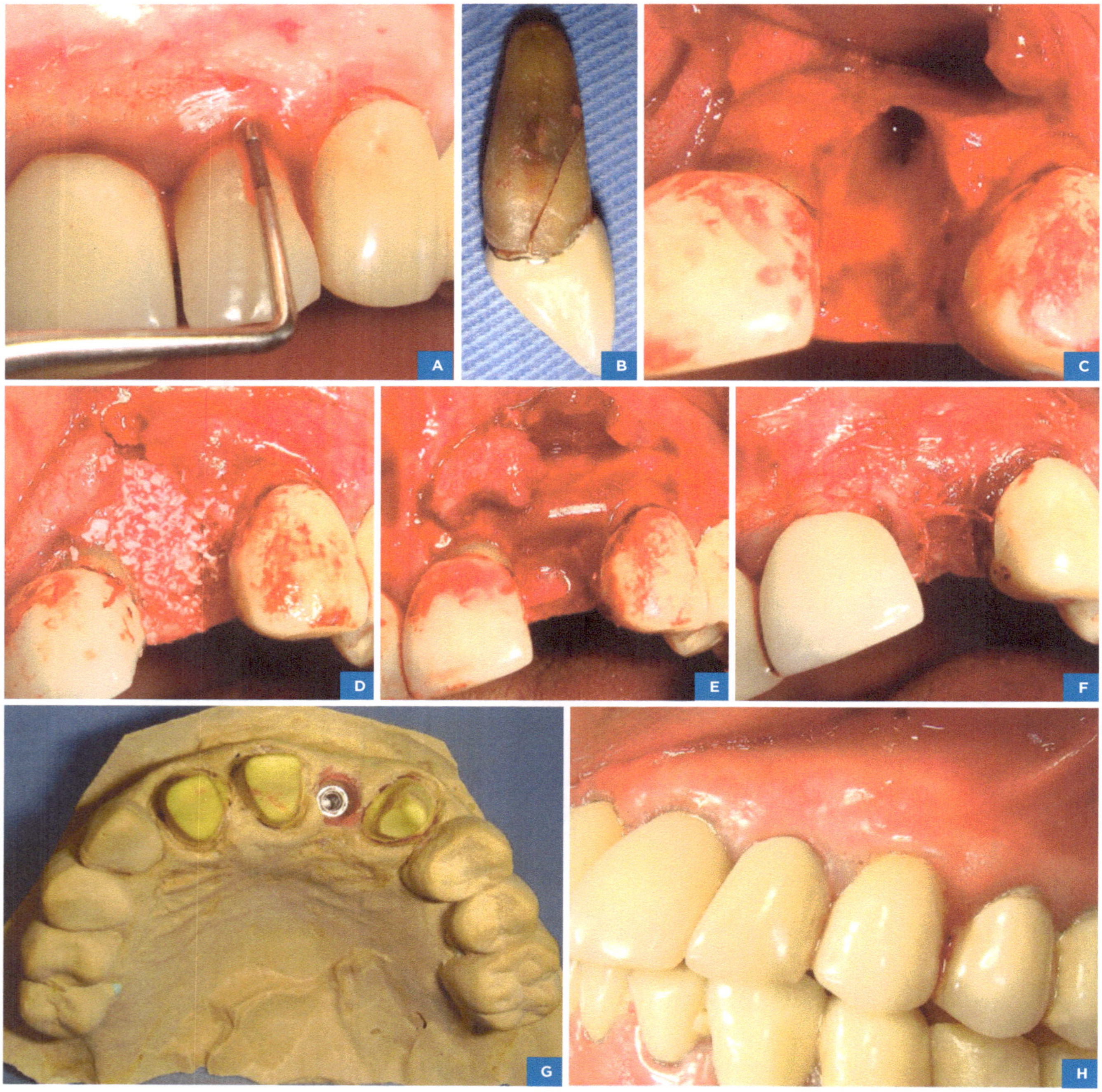

FIGURA 3 Preservação de alvéolo por meio de ROG e preenchimento do alvéolo com osso bovino inorgânico. (A) Vista inicial do caso demonstrando profundidade de sondagem aumentada e sangramento gengival no dente 22. A paciente apresentava sintomatologia dolorosa, especialmente à mastigação, e mobilidade do dente em decorrência de fratura longitudinal da raiz. (B) Dente 22 extraído, no qual pode-se observar a fratura radicular se estendendo até o terço médio. (C) Vista oclusal do alvéolo, em que nota-se a persistência das paredes ósseas e reabsorção parcial da tábua óssea vestibular, apesar da fratura radicular. (D) O alvéolo foi preenchido com osso bovino inorgânico, o qual foi posicionado de forma a não apenas preencher o alvéolo como também reconstruir o rebordo. Por tratar-se de osso bovino inorgânico, não é recomendado realizar compactação das partículas ósseas, permitindo a proliferação de células e vasos sanguíneos entre as partículas. (E) O enxerto foi protegido por membrana colágena de origem bovina, recortada de forma a ultrapassar as margens do defeito em aproximadamente 2 mm. (F) Fechamento do retalho por primeira intenção por meio de sutura com fio reabsorvível 4-0. (G) Modelo de gesso obtido após a transferência do implante demonstrando o seu posicionamento e o perfil de tecido mole ao redor. (H) Imagem clínica da área após a instalação de coroas metalocerâmicas sobre os dentes 11, 21 e 23 e sobre implante no 22, com harmonia da margem gengival e papilas interproximais.

Fonte: Acervo pessoal dos autores. Caso clínico tratado pelo Prof. Dr. Euloir Passanezi.

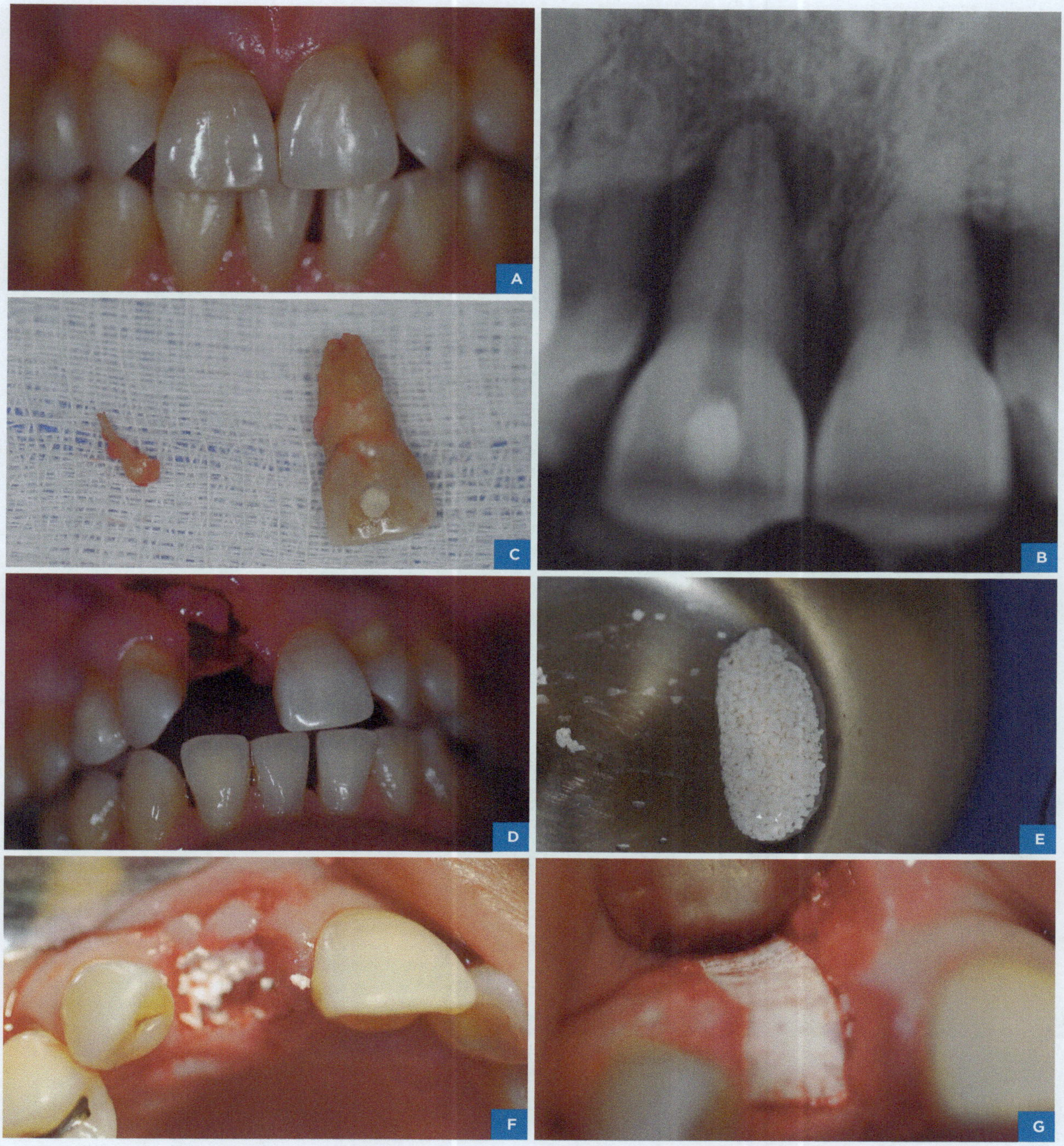

FIGURA 4 Aumento de rebordo após exodontia. (A) Vista inicial do caso clínico. Paciente diagnosticada com periodontite estágio III grau B generalizada, portadora de prolapso de válvula cardíaca tratada e hipertensão arterial, apresentou supuração e mobilidade do dente 11. Além de bolsa periodontal de 8 mm de profundidade, o exame clínico demonstrou recessão da margem gengival, com perda de inserção clínica de 10 mm no dente, ao qual foi determinado prognóstico 'sem esperança', e foi indicado para extração. (B) A imagem radiográfica periapical mostra perda óssea circunferencial, localizada no terço apical e lesão radiolúcida difusa envolvendo o ápice dentário. Previamente à cirurgia foi realizado o esvaziamento do canal radicular para drenagem do abscesso e colocação de curativo de demora visando a descontaminação da área. Note também a perda óssea envolvendo o dente 21, o qual a paciente optou por não extrair nesse momento. (C) Imagem do dente extraído, em que pode-se observar fratura da raiz em bisel, com lasca de cemento, as quais não foram diagnosticadas na imagem radiográfica, o que tornou esta a causa do abscesso. (D) Vista frontal da área após a extração do dente. (E) Osso bovino mineralizado hidratado com soro fisiológico para reconstrução do rebordo. (F) O alvéolo foi preenchido com o biomaterial. (G) Após a colocação do enxerto, a área foi protegida com membrana colágena de origem bovina (GenDerm®, Baumer, Taubaté, Brasil). A membrana foi recortada de forma a ultrapassar as bordas do defeito em 1 a 2 mm e posicionada abaixo do retalho palatino para estabilização, visto que ela não permite sutura por ser friável.

(Continua)

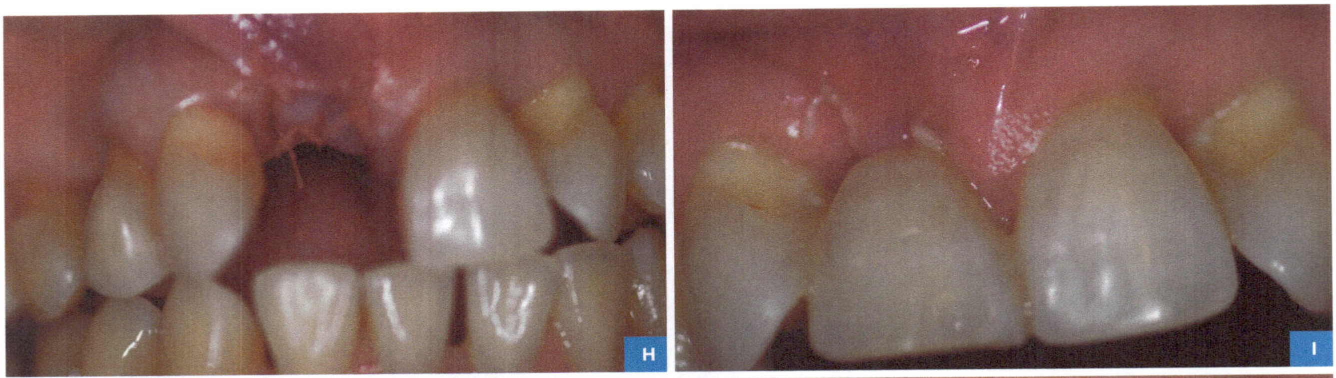

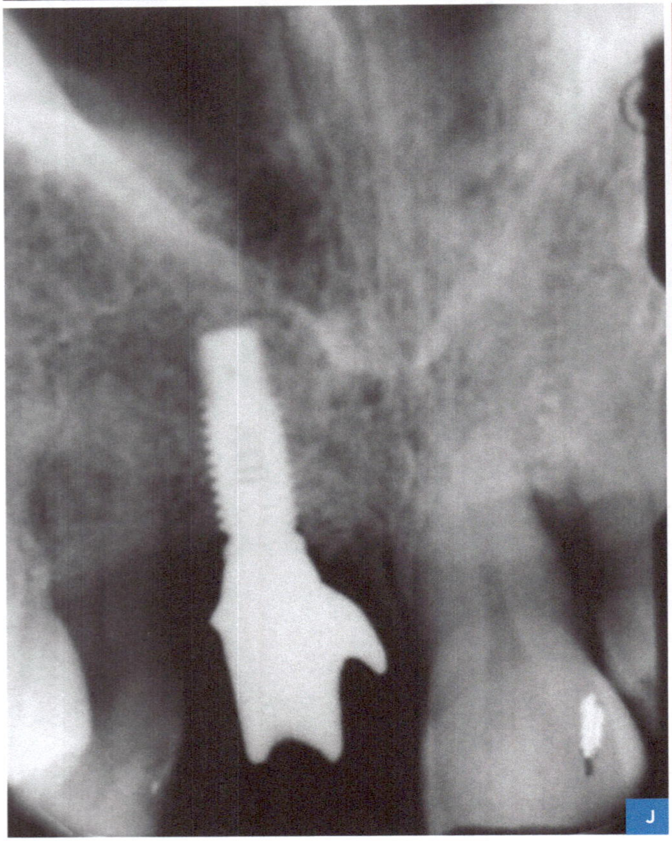

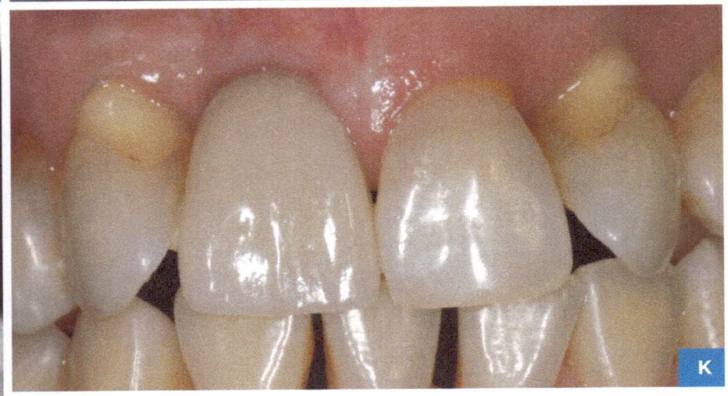

FIGURA 4 (*Continuação*) (H) Os retalhos foram fechados por primeira intenção com fio reabsorvível (Vycril® 4-0, Johnson & Johnson, Brasil) por meio de sutura modificada de Gottlow. (I) Imagem da área após uma semana demonstrando que a cicatrização ocorreu satisfatoriamente, sem intercorrências. (J) Imagem radiográfica periapical da região durante a prova da infraestrutura. O implante foi instalado um ano após a cirurgia pela técnica dos dois estágios. Seis meses após a instalação, a área foi reaberta para confecção da prótese sobre implantes. (K) Vista clínica da coroa metalo-cerâmica sobre implantes, 6 meses após a instalação.

Fonte: Acervo pessoal dos autores. Caso clínico conduzido na Clínica Integrada II do curso de graduação em Odontologia da Faculdade de Odontologia de Bauru da Universidade de São Paulo (FOB-USP). Enxerto ósseo realizado pela Profa. Dra. Adriana Campos Passanezi Sant'Ana; implante instalado pela Profa. Dra. Maria Lúcia Rubo de Rezende; reabilitação protética supervisionada pelo Prof. Dr. José Henrique Rubo.

celular à área da ferida cirúrgica, devem ser criadas perfurações da cortical no leito receptor. O osso imaturo é substituído por osso lamelar maduro e remodelação óssea subsequente. Essa técnica foi denominada regeneração óssea guiada ao se considerar que visa a formação de novo osso exclusivamente.

Membranas para regeneração óssea guiada

Para a realização da ROG, as barreiras de membrana são os componentes essenciais. Diferentes tipos de membranas estão disponíveis comercialmente, e suas principais características são biocompatibilidade, oclusão celular, integração tecidual, facilidade de manuseio clínico, capacidade de criação e preservação do espaço e propriedades físicas e mecânicas adequadas.

A primeira geração de barreiras era de natureza não reabsorvível e constituída de politetrafluoretileno (PTFE) ou PTFE expandido (e-PTFE). Eram comercializadas em diferentes formatos e tamanhos, podendo ser utilizadas para tratamento de dentes, implantes e defeitos de rebordo. O princípio da ROG é o mesmo da regeneração tecidual guiada (RTG), ou seja, impedir o aporte de células não desejáveis e permitir o povoamento das feridas cirúrgicas por células comprometidas, com a formação de novo tecido que possui as mesmas características estruturais, morfológicas e funcionais daqueles originalmente presentes. A principal desvantagem das membranas não reabsorvíveis é a necessidade de cirurgia para remoção. Adicionalmente, pode ocorrer exposição precoce da membrana à cavidade bucal e deiscência de tecido mole, de modo a comprometer a regeneração tecidual.

Uma vez expostas à cavidade bucal, as membranas porosas se tornam contaminadas e devem ser removidas.

Foi desenvolvida uma segunda geração de membranas reabsorvíveis de diferentes origens e as mais utilizadas são as de colágeno e matrizes extracelular de origem bovina ou suína e de poliésteres como ácido polilático (PLA), poliglicólico (PGA) ou policaprolactona (PCL). Além de não precisar de uma segunda etapa cirúrgica para remoção, as membranas absorvíveis dificilmente sofrem exposição à cavidade bucal. As desvantagens ou complicações associadas ao uso delas referem-se especialmente ao tempo de degradação da membrana e à maior dificuldade de manuseio delas comparativamente às membranas de PTFE.

O tempo de degradação dependende da sua composição e das reações cruzadas incorporadas nas membranas, as quais resultam em menor biocompatibilidade, pobre integração tecidual e vascularização.[39] Além disso, dependendo do processo de reabsorção da membrana, pode ocorrer também degradação da matriz óssea neoformada. As membranas de colágeno nativo apresentam degradação mais rápida, por atividade de macrófagos e leucócitos polimorfonucleares, o que pode limitar a quantidade de osso neoformado em virtude da rápida reabsorção. Outra desvantagem é a maior dificuldade de manuseio, pois elas são mais maleáveis e menos eficientes na criação e manutenção do espaço, e para isso, é necessário a associação com enxertos ósseos, parafusos de sustentação ou telas de titânio. São indicadas para reconstrução de rebordos atróficos nos procedimentos de ROG para o tratamento de deficiências verticais e horizontais de rebordo, levantamento de seio maxilar e em sítios de extração.

Diferentes estudos clínicos demonstraram que a ROG é um procedimento previsível e bem-sucedido para aumento de espessura de rebordos atróficos, e podem ser utilizadas membranas não reabsorvíveis ou reabsorvíveis. Embora o aumento de espessura de rebordo tenha resultados clínicos superiores, o ganho de altura óssea por meio de ROG também foi proposto com desfechos favoráveis, principalmente quando associada com enxertos ósseos.[40]

A **Figura 5** ilustra procedimento de preservação de alvéolo por meio de ROG, seguido de aumento de rebordo por meio de enxerto alógeno e uso de barreira de membrana com reforço de titânio.

A bioativação das membranas visando melhorar o sucesso da terapia regenerativa também foi proposta por meio da adição de fatores de crescimento ao enxerto ósseo ou à própria membrana, como rhPDGF-BB, amelogenina ou fibrina rica em plaquetas na forma líquida (iPRF) ou plasma rico em plaquetas (PRP).[40]

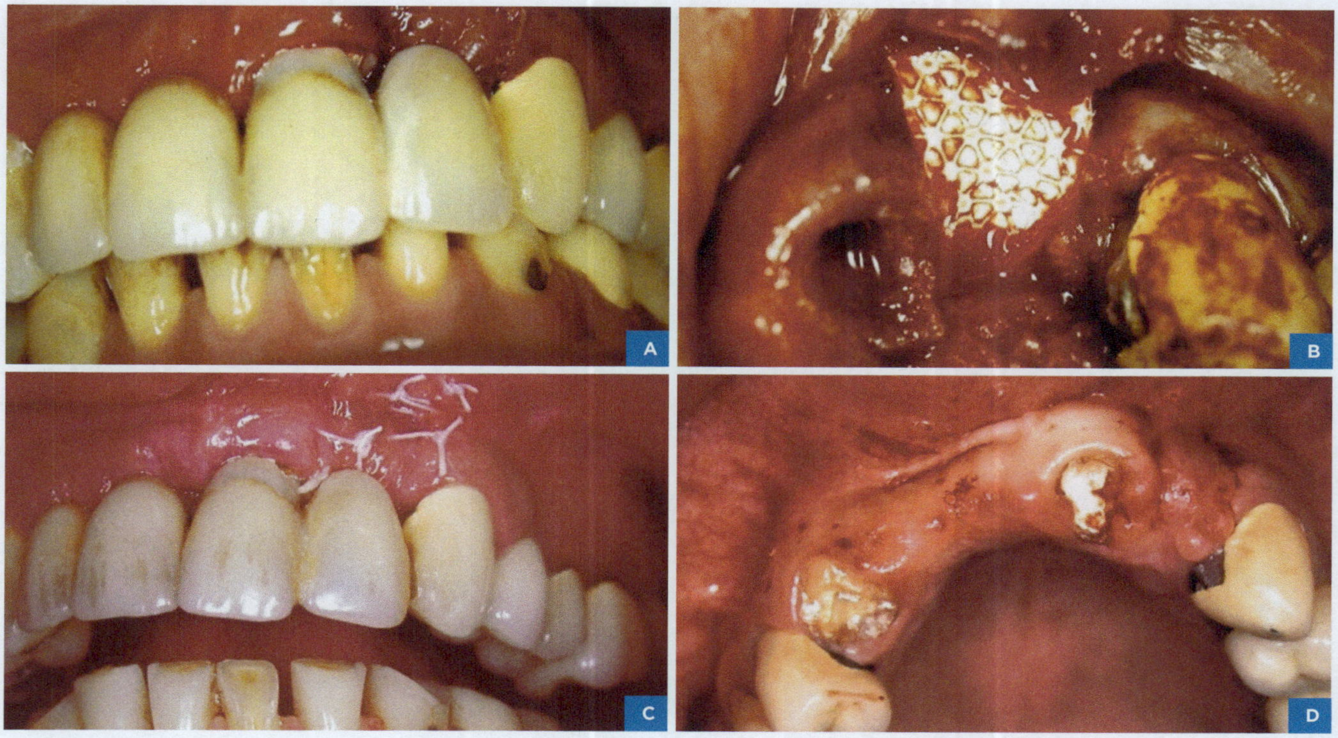

FIGURA 5 Preservação de alvéolo por meio de ROG e aumento horizontal de rebordo pelo enxerto alógeno e barreira de membrana com reforço de titânio. (A) Vista inicial do caso, com provisório fixo suportado sobre 3 dentes pilares (13, 21, 22). (B) Exodontia da raiz residual do 22, seguida da colocação de barreira de membrana de politetrafluoetileno visando a preservação das dimensões do alvéolo por impedir a invaginação de epitélio e células de tecido conjuntivo no seu interior. As raízes residuais do 21 e do 13 foram mantidas para dar suporte ao provisório fixo instalado. (C) Vista frontal da área após a sutura e recolocação do provisório. (D) Vista oclusal da área, após a remoção do provisório, três meses depois.

(Continua)

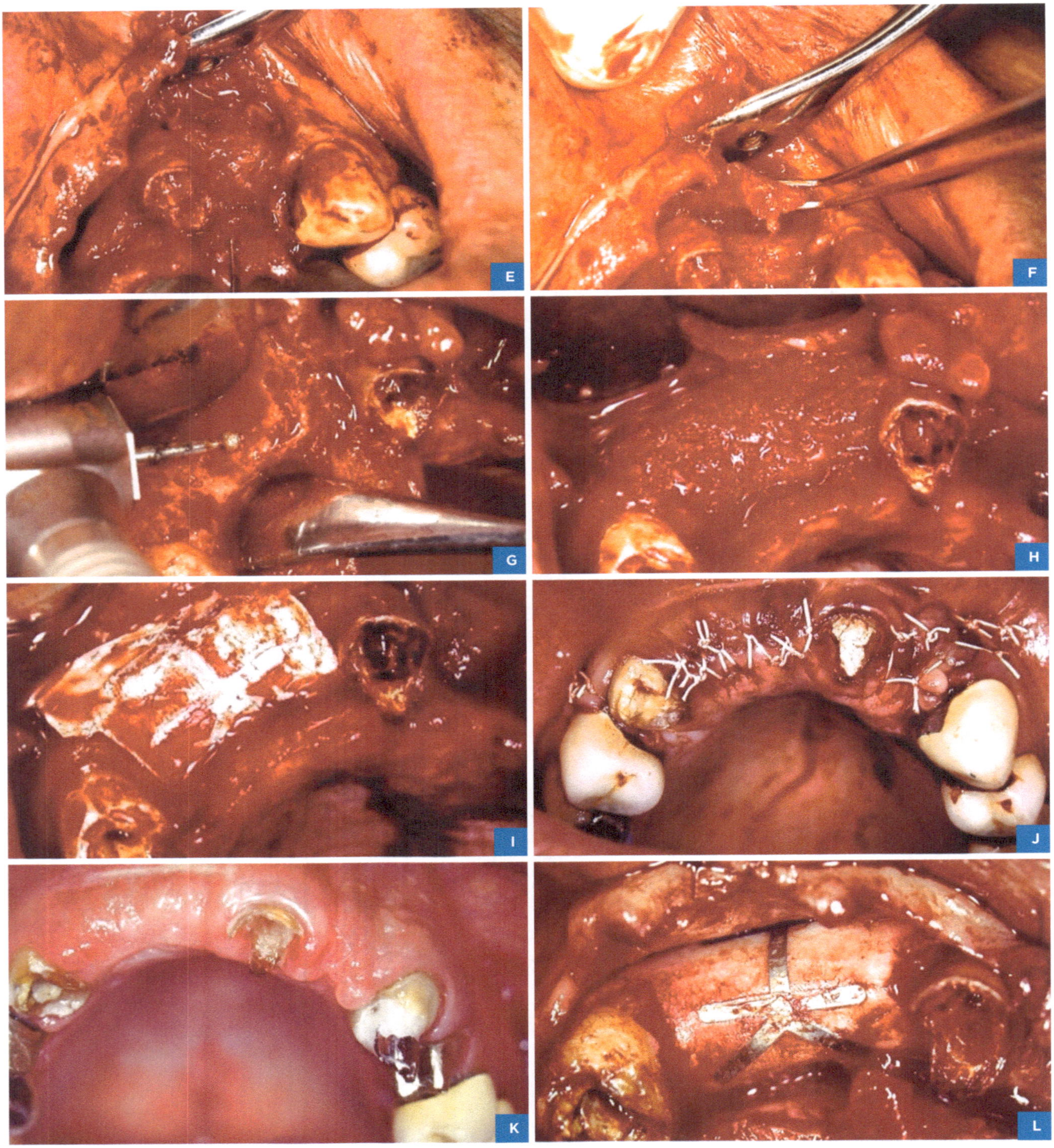

FIGURA 5 (*Continuação*) (E) Após o descolamento de retalho total, pode-se notar a presença da membrana na região do dente 22. (F) A membrana deve ser cuidadosamente removida com auxílio de pinça clínica, já que permite a adesão de fibras de tecido conjuntivo em sua superfície, embora se destaque com facilidade do tecido ósseo subjacente. (G) O rebordo anterior apresentava espessura inadequada para a instalação de implantes, tendo sido realizado preparo para aumento horizontal de rebordo. O preparo foi realizado com auxílio de broca esférica diamantada, perfurando-se a cortical do rebordo para favorecer a nutrição, o aporte de células e a incorporação do enxerto. (H) Reconstrução do rebordo alveolar por meio de enxerto alógeno. (I) O enxerto foi protegido por membrana com reforço de titânio, recortada para ultrapassar as bordas do defeito em 2 mm. (J) Fechamento do retalho por primeira intenção com fio de sutura reabsorvível. Note o desenho do rebordo na vestibular, obtido pelo enxerto ósseo. (K) Vista oclusal do rebordo após remoção do provisório 9 meses depois. (L) Após a abertura do retalho, observa-se a membrana não reabsorvível ainda em posição.

(Continua)

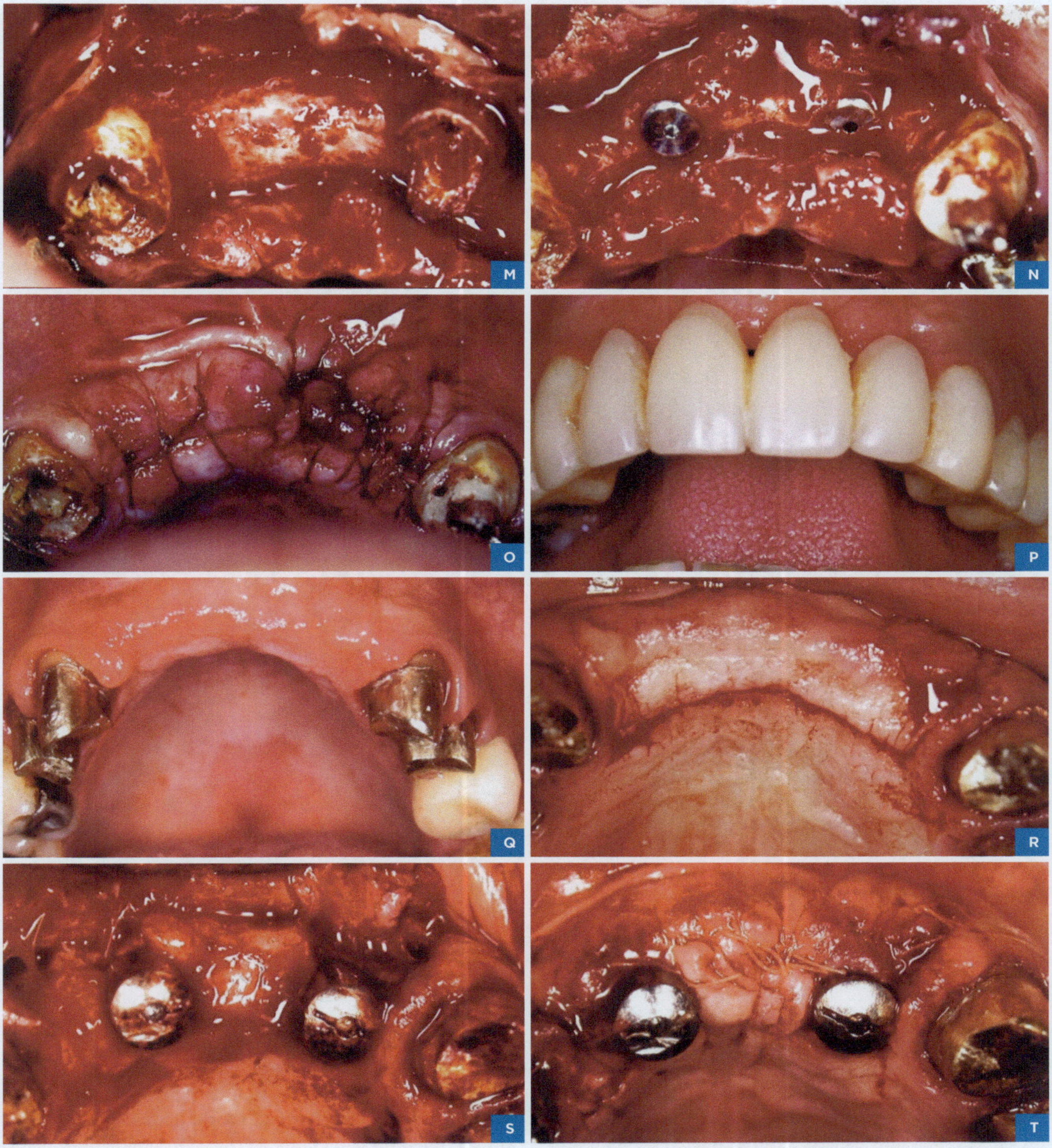

FIGURA 5 (*Continuação*) (M) Uma vez removida a membrana, nota-se o rebordo ósseo reconstruído, com dimensões apropriadas para a instalação de implantes. (N) As raízes dos dentes 13 e 21 foram extraídas e dois implantes osseointegrados foram instalados na região. (O) Fechamento do retalho por primeira intenção, utilizando fio reabsorvível 4-0. (P) Vista clínica da área com o provisório fixo em posição. (Q) Vista oclusal da área 6 meses depois, após a remoção do provisório fixo apoiado nos dentes 14, 13, 23 e 24. (R) Incisão realizada para reabertura dos implantes. A incisão horizontal é realizada na face palatina da crista do rebordo e unida por duas incisões relaxantes verticais em suas extremidades. As incisões relaxantes se estendem em direção ao fundo do sulco vestibular, com desenho ligeiramente divergente para apical, sem envolvimento das papilas proximais dos dentes adjacentes. (S) Vista oclusal da área após a instalação dos cicatrizadores e do posicionamento de enxerto de tecido conjuntivo subepitelial na região entre os dois implantes instalados. (T) Fechamento do retalho por primeira intenção com fio reabsorvível 4-0.

(Continua)

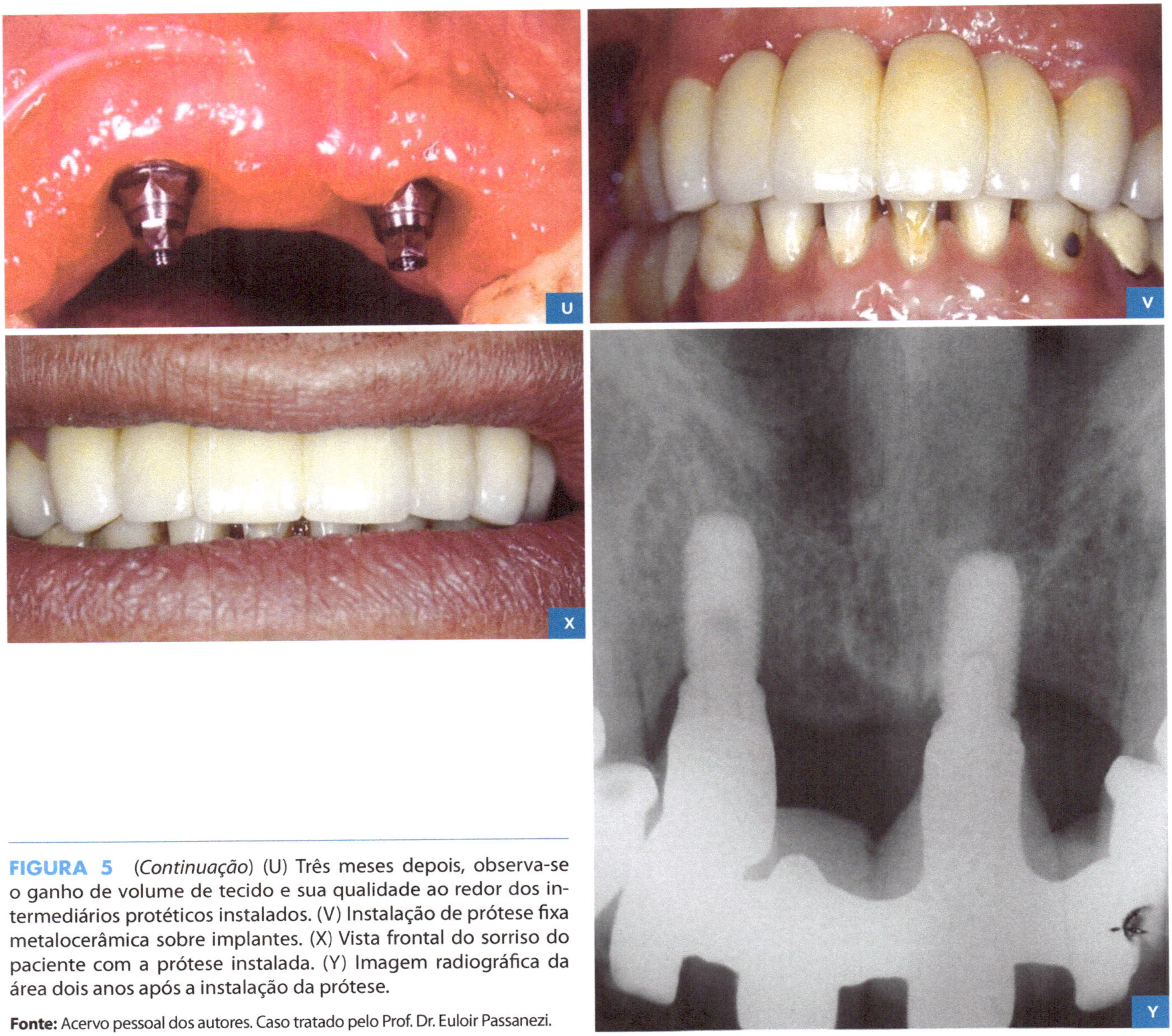

FIGURA 5 *(Continuação)* (U) Três meses depois, observa-se o ganho de volume de tecido e sua qualidade ao redor dos intermediários protéticos instalados. (V) Instalação de prótese fixa metalocerâmica sobre implantes. (X) Vista frontal do sorriso do paciente com a prótese instalada. (Y) Imagem radiográfica da área dois anos após a instalação da prótese.

Fonte: Acervo pessoal dos autores. Caso tratado pelo Prof. Dr. Euloir Passanezi.

ENXERTOS E SUBSTITUTOS ÓSSEOS

Enxertos autógenos

Os autógenos são enxertos de origem do próprio paciente, e podem ser removidos de áreas doadoras intra e extrabucais. Comparativamente a outros materiais, os enxertos autógenos são considerados padrão-ouro porque apresentam propriedades osteocondutoras, osteoindutoras e osteogênicas. Além disso, não apresentam risco de rejeição nem reações adversas ao material enxertado.[1]

As regiões intrabucais são mais utilizadas em Implantodontia em função de diversos fatores, como versatilidade de acesso cirúrgico, volume significativo para defeitos de até quatro elementos dentários, cirurgia ambulatorial, pouca morbidade, proximidade do leito receptor, baixas taxas de complicações, melhor recuperação e baixo custo. Áreas doadoras extrabucais apresentam como vantagem a possibilidade de se obter grande volume de enxerto, necessário para procedimentos de reconstrução óssea avançada na maxila e na mandíbula. Por outro lado, por serem cirurgias maiores, muitas vezes, requerem internação hospitalar, aumentando a complexidade e o custo do tratamento, bem como acarretando maior morbidade pós-operatória.

Os enxertos ósseos podem ser obtidos em bloco ou sob a forma particulada. Os enxertos ósseos particulados se caracterizam pela rápida revascularização, incorporação e remodelação óssea do que os enxertos em bloco, em decorrência de maior quantidade de fatores de crescimento quando comparado aos enxertos em bloco. A desvantagem dos enxertos particulados é a falta de estabilidade estrutural, podendo se deslocar facilmente nos tecidos. São indicados para tratamento de defeitos de contenção, ou seja, aqueles em que as paredes ósseas remanescentes permitem acomodação do material. Em defeitos de não contenção, é necessária a utilização de barreiras de membrana, as quais podem ser estabilizadas no leito receptor por meio do uso de tachas, parafusos, suturas ou cola biológica (cianoacrilato).

Enxertos em bloco têm boa estabilidade estrutural e dimensional, incorporação lenta, apresentando reabsorção em torno de 50% de seu volume, com necessidade de fixação do enxerto para incorporação. Os enxertos autógenos em bloco, que podem ainda ser classificados em não vascularizados ou vascularizados, possuem características osteogênicas, sem alteração da viabilidade celular associada à idade, com grande população de células osteogênicas. Suas principais desvantagens são: alto custo, necessidade de hospitalização do paciente, anestesia geral, risco de complicações em geral, como hemorragia, infecção e sintomatologia dolorosa.

Áreas doadoras extrabucais

A crista ilíaca pode ser utilizada na reconstrução de grandes defeitos dos maxilares, requerendo ampla quantidade de volume ósseo (aproximadamente 2/3 do volume), que podem ser utilizados como enxertos aposicionais, interposicionais ou, ainda, na forma particulada. As principais complicações associadas aos enxertos de crista ilíaca são alta taxa de reabsorção (30 a 90%), alta morbidade com sintomatologia dolorosa intensa sobretudo na área doadora, desordens neurológicas associadas ao nervo cutâneo femural lateral, deiscência da ferida cirúrgica, complicações abdominais e urológicas, separação da musculatura lateral da coxa, hérnia, hematoma, seroma e infecção. Adicionalmente, a obtenção da crista do ilíaco é realizada por ortopedista, o que acrescenta outro custo ao tratamento. Por essas razões e ainda considerando-se a alta taxa de reabsorção do tecido, essa fonte doadora não tem sido indicada para a reconstrução de rebordos atróficos visando a instalação de implantes. Apesar disso, os enxertos de crista do ilíaco foram bastante utilizados nas décadas de 1980 e 1990. O enxerto removido era posicionado sobre o rebordo atrófico e fixado por meio dos próprios implantes **(Figura 6)** ou por meio de parafusos de fixação e posterior instalação dos implantes, devendo-se aguardar, para tanto, 4 meses para incorporação do enxerto. A taxa de perda de implantes em áreas enxertadas com crista do ilíaco era de 40 a 60%. Assim, considerando a morbidade associada à técnica, atualmente não se recomenda o uso de rebordos atróficos por meio de enxerto de crista do ilíaco.

Os enxertos de calota craniana são indicados para reconstrução de anomalias craniofaciais, defeitos pós-traumáticos, ressecção de tumores, fendas alveolares, aumento de volume da maxila e mandíbula, visando a instalação de implantes osseointegrados. Dentre suas vantagens, citam-se: cicatriz não aparente, baixo índice de complicações, menor morbidade pós-operatória do que aqueles observados com a obtenção da crista do ilíaco e menor tempo de hospitalização. As principais complicações associadas com os enxertos de calota craniana são: fratura do enxerto, perfuração dural, complicações neurológicas, cicatriz ou depressão tecidual. Há necessidade de internação em ambiente hospitalar com participação e acompanhamento do neurocirurgião, o que aumenta o custo do tratamento. Outras desvantagens importantes são o longo tempo cirúrgico, estabilidade insuficiente do enxerto, alta densidade, falta de adaptação e dificuldade de remoção do enxerto simultaneamente ao preparo do leito receptor, como é realizado na crista do ilíaco.

Os enxertos microvascularizados de fíbula são indicados para reconstrução de rebordos atróficos após técnicas ablativas de lesões tumorais, reconstrução de mandíbula após tumores e trauma, suprimento sanguíneo no local receptor e defeitos maiores do que 4 cm. As principais complicações são: distúrbios de locomoção, cicatriz externa, deiscência das feridas, lesão neurológica, infecção, altura e contorno ósseos desfavoráveis, bem como necessidade de outros procedimentos.

Áreas doadoras intrabucais

As principais fontes intraorais dos enxertos autógenos incluem rebordo desdentado, tuberosidade da maxila, ramo da mandíbula, sínfise mandibular e alvéolos de extração.[1]

A técnica da granulação óssea proposta em 1989 por Passanezi *et al.*[41] preconiza a criação de um alvéolo cirúrgico no rebordo desdentado ou a utilização de alvéolos de extração recentes (21 a 25 dias após a cirurgia) para coleta do tecido de granulação óssea existente, rico em células osteoprogenitoras, para o tratamento regenerativo ao redor de dentes. Esse material pode ser utilizado para a realização de enxertos ósseos, visando ao aumento de volume de rebordo para a posterior instalação de implantes. Outra possibilidade é o posicionamento do implante no alvéolo em cicatrização, 21 a 25 dias após a exodontia. As vantagens dessa técnica são tempo reduzido de tratamento e número de procedimentos cirúrgicos, maior disponibilidade de osso para ancoragem primária, posicionamento ideal do implante, melhor relação interarcos, otimização estética de tecidos moles e satisfação do paciente com o tratamento.[15] Vale acrescentar que osso obtido de sítios de extração recente tem a vantagem de apresentar alta atividade osteogênica e estimular a formação de novo tecido ósseo.[1]

A tuberosidade da maxila representa uma fonte de osso autógeno rico em células, em função da natureza medular dessa área anatômica, que apresenta menor quantidade de matriz mineralizada. Sua principal desvantagem é a quantidade limitada de tecido disponível, muitas vezes insuficiente para reconstruções de defeitos amplos.[1]

Outras fontes viáveis de enxertos intrabucais são ramo mandibular, linha oblíqua externa **(Figura 7)** ou sínfise mandibular **(Figura 8)**. O tecido ósseo existente nessas regiões é mais cortical, e pode ser utilizado na forma de blo-

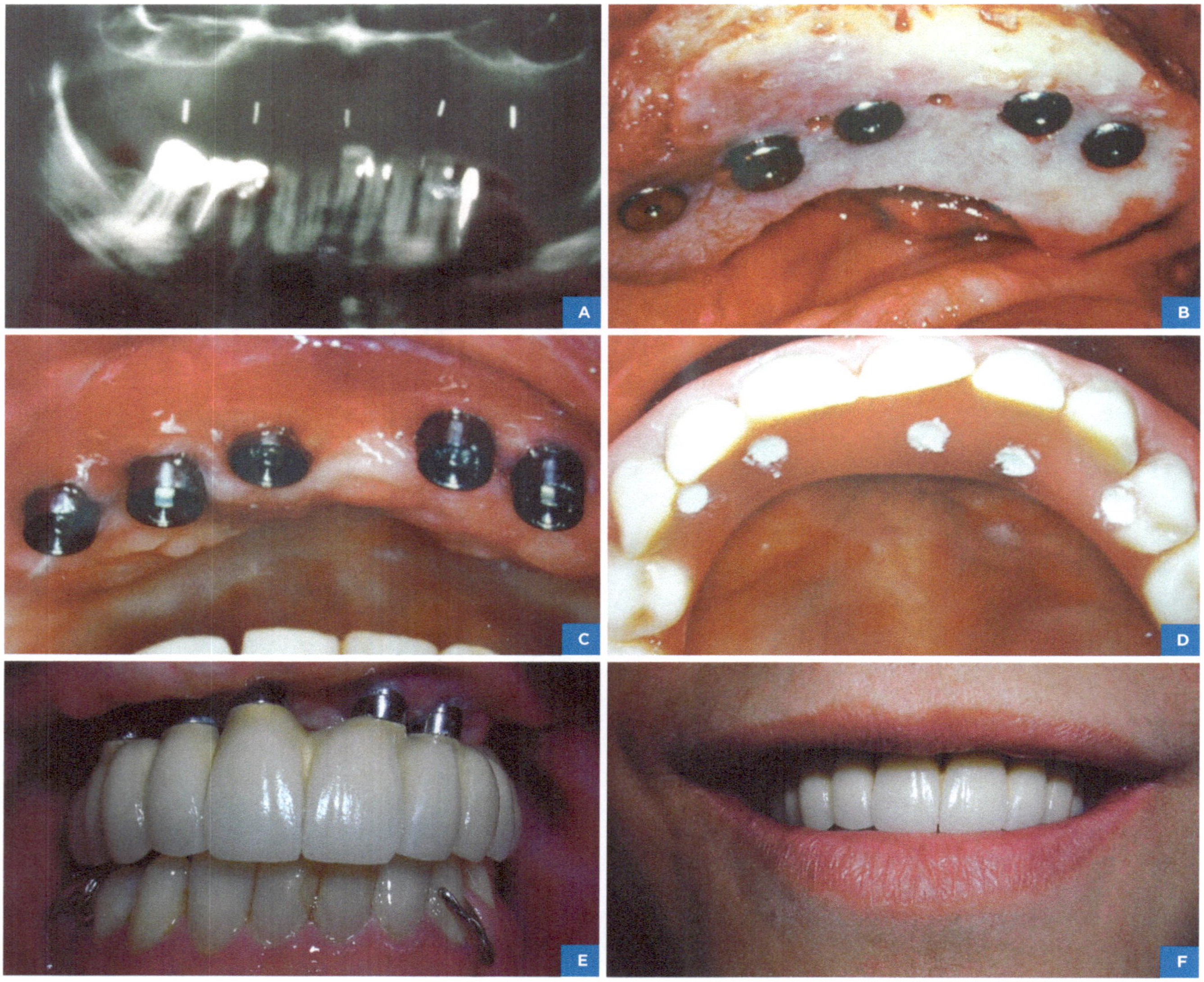

FIGURA 6 Enxerto de crista do ilíaco para aumento horizontal e vertical de maxila atrófica. (A) Imagem de radiografia panorâmica, realizada com o guia cirúrgico em posição identificado com cones de guta percha, para determinação dos sítios de instalação dos implantes de acordo com os princípios de prótese tipo protocolo. A imagem demonstra a severa reabsorção da maxila, em que o assoalho do seio maxilar e o assoalho da fossa nasal são o próprio rebordo desdentado. (B) O enxerto de crista do ilíaco, removido pelo médico ortopedista sob anestesia geral, foi recortado em forma de ferradura e fixado à maxila por meio da instalação de cinco implantes osseointegrados. (C) Seis meses depois, uma segunda etapa cirúrgica foi realizada para exposição dos parafusos de implante, remoção dos parafusos de recobrimento e instalação dos intermediários de conexão protética do tipo *standard* ou convencional. (D) Foi confeccionada e instalada uma prótese tipo protocolo metaloplástica e os orifícios de acesso aos implantes foram fechados temporariamente com guta percha. (E) A paciente permaneceu com a prótese durante 12 anos e, após esse período, solicitou sua substituição por prótese metalocerâmica sem gengiva artificial. A imagem mostra a prótese instalada, podendo-se observar o volume ósseo existente no fundo do vestíbulo, conseguido pela realização do enxerto. (F) Sorriso da paciente com a prótese metalocerâmica sobre os cinco implantes instalados.

Fonte: Acervo pessoal dos autores. Cirurgia de enxerto e instalação dos implantes realizada pelo Prof. Dr. Eduardo Sant'Ana. Prótese protocolo realizada na Faculdade de Odontologia de Bauru da Universidade de São Paulo (FOB-USP). Prótese metalocerâmica confeccionada pela Profa. Dra. Adriana Campos Passanezi Sant'Ana. Laboratório de prótese Adalberto Santo.

cos monocorticais ou particulados, após a trituração deles. A desvantagem de se obter enxertos ósseos a partir do ramo mandibular ou mento é o aumento da morbidade associada aos procedimentos cirúrgicos, pois existem duas áreas operadas, o que aumenta, também, o tempo de cirurgia.

Os riscos da obtenção de enxertos do mento incluem sangramento pós-operatório, hematomas, deiscência da ferida cirúrgica, dano aos incisivos inferiores, alterações estéticas e parestesia, o que torna esta complicação muitas vezes permanente, causando insatisfação nos pacientes. Também

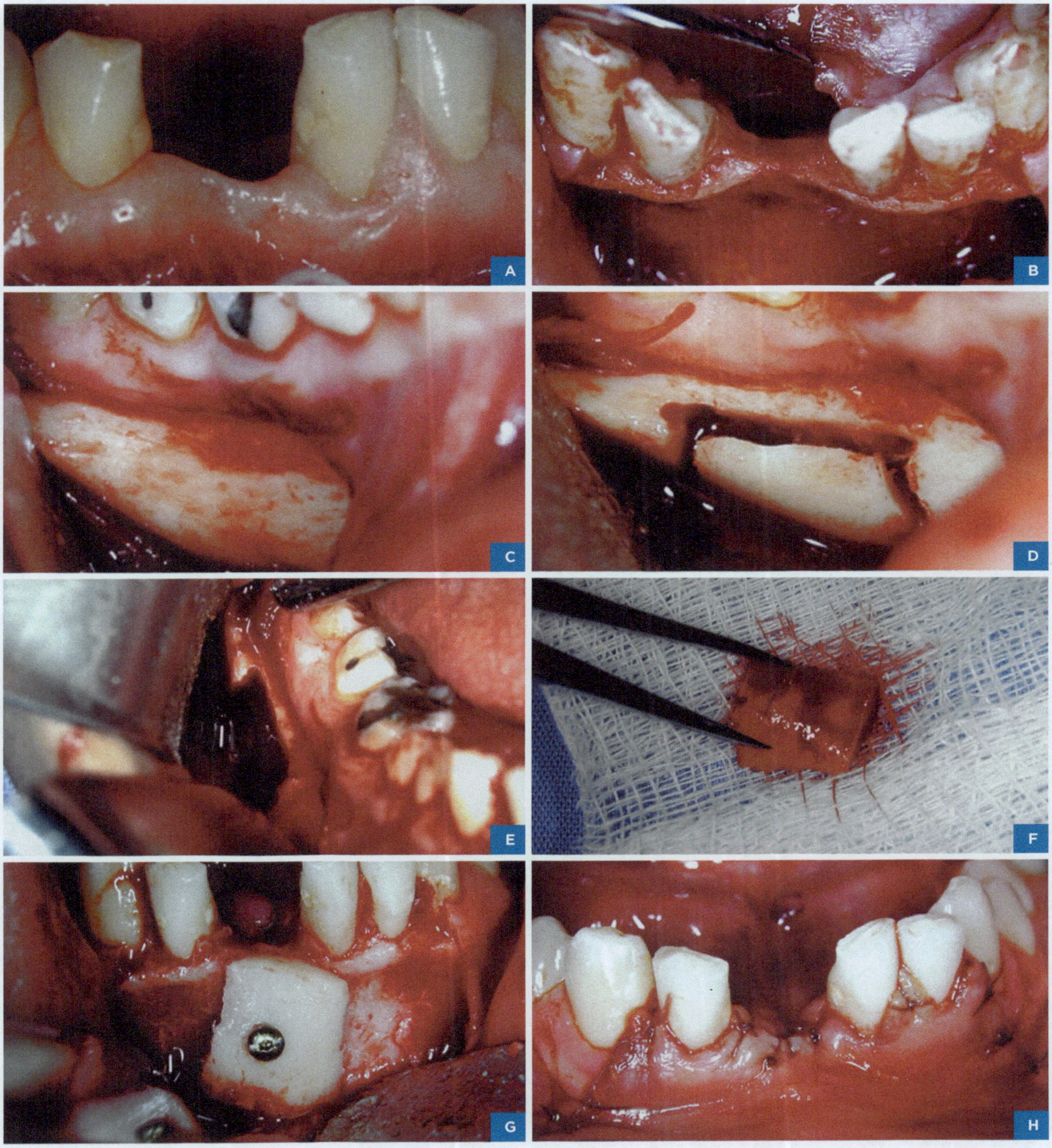

FIGURA 7 Enxerto autógeno em bloco obtido da linha oblíqua externa. (A) Vista clínica inicial de área desdentada anterior inferior em decorrência de agenesia. (B) Após o descolamento de retalho total, pode-se observar a partir da vista oclusal a deficiência de espessura da mandíbula na região, o que impossibilita a colocação de implante. (C) A incisão de acesso à linha oblíqua externa é realizada horizontalmente, paralela ao plano oclusal, a 5 mm da margem gengival, estendendo-se de 2º pré-molar ao ramo ascendente da mandíbula. Descola-se o retalho total para exposição da região da linha oblíqua externa. (D) Realiza-se osteotomia com broca tronco-cônica n. 702. A primeira osteotomia é realizada horizontalmente, paralelamente à linha oclusal dos molares, até atingir a região de osso medular. Em seguida, são realizadas duas osteotomias verticais, em direção à base da mandíbula, nas extremidades da osteotomia horizontal. (E) Com o instrumento fraturador sagital de mandíbula, o enxerto é removido. (F) Bloco ósseo obtido. (G) O bloco de enxerto é fixado ao leito receptor por meio de parafuso de fixação. (H) Fechamento do retalho por primeira intenção a partir de suturas simples com fio reabsorvível.

(Continua)

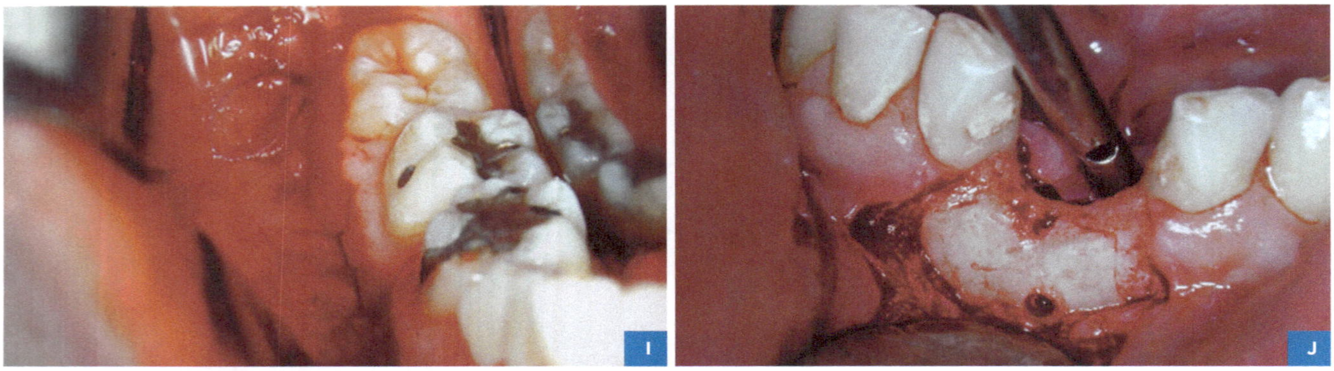

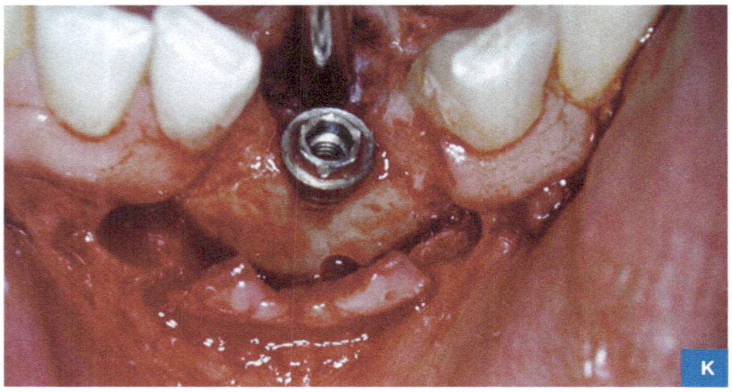

FIGURA 7 (*Continuação*) (I) O leito doador é também fechado por primeira intenção com fio reabsorvível. (J) Após 6 meses, a área é reacessada para remoção do parafuso de fixação e instalação do implante. Para tanto, foi realizado retalho total, com desenho trapezoidal, divergente para apical. Note a linha de união do enxerto ao rebordo e o orifício deixado pela remoção do parafuso de fixação. (K) Vista oclusal do implante instalado, em que se nota a espessura óssea por vestibular do implante.

Fonte: Acervo pessoal dos autores. Caso tratado pelo Prof. Dr. Eduardo Sant'Ana.

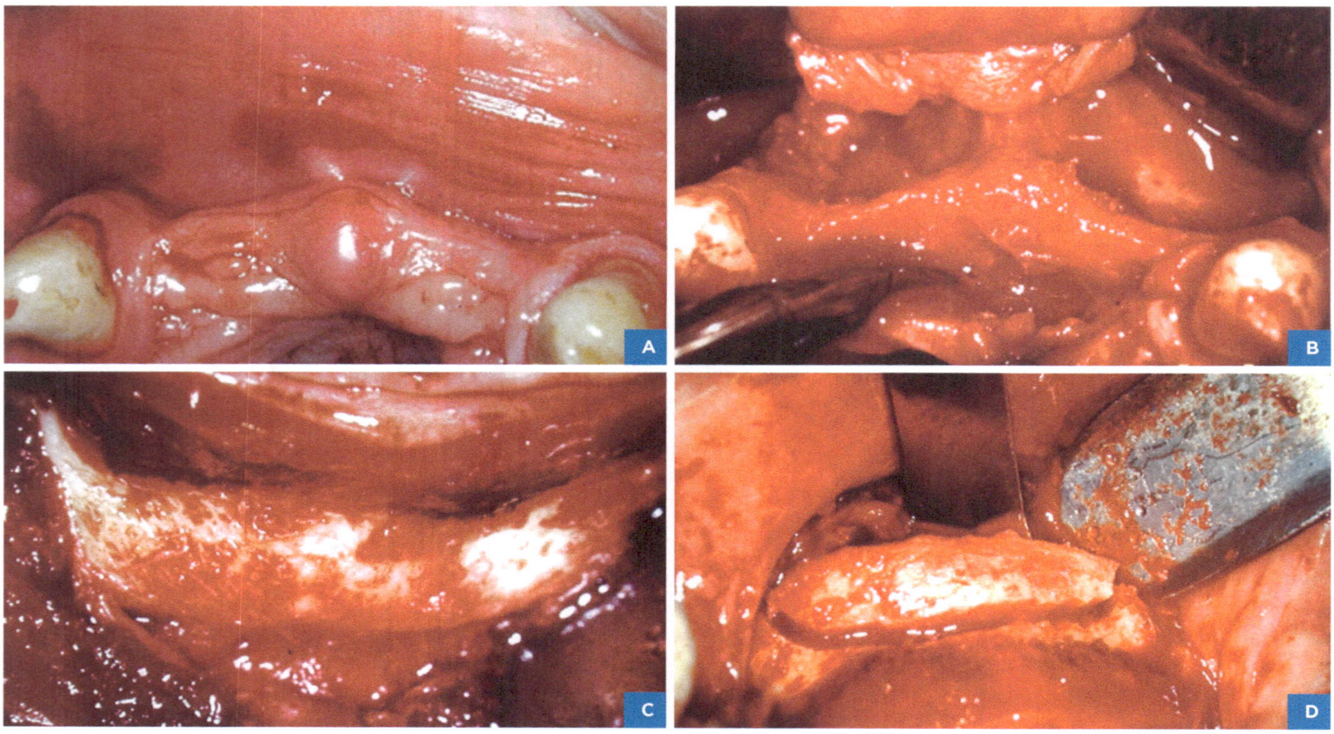

FIGURA 8 Enxerto autógeno obtido do mento. (A) Vista oclusal inicial da área anterior superior, com deficiência de espessura do rebordo. (B) Após rebatimento de retalho total, observa-se a deficiência de espessura do rebordo, o que impede a instalação de implantes. (C) A região da sínfise mandibular é exposta por meio de descolamento de retalho total limitado pela inserção do músculo quadrado do mento. (D) A osteotomia é realizada com broca tronco-cônica para osteotomia e o enxerto removido com auxílio de fraturador.

(Continua)

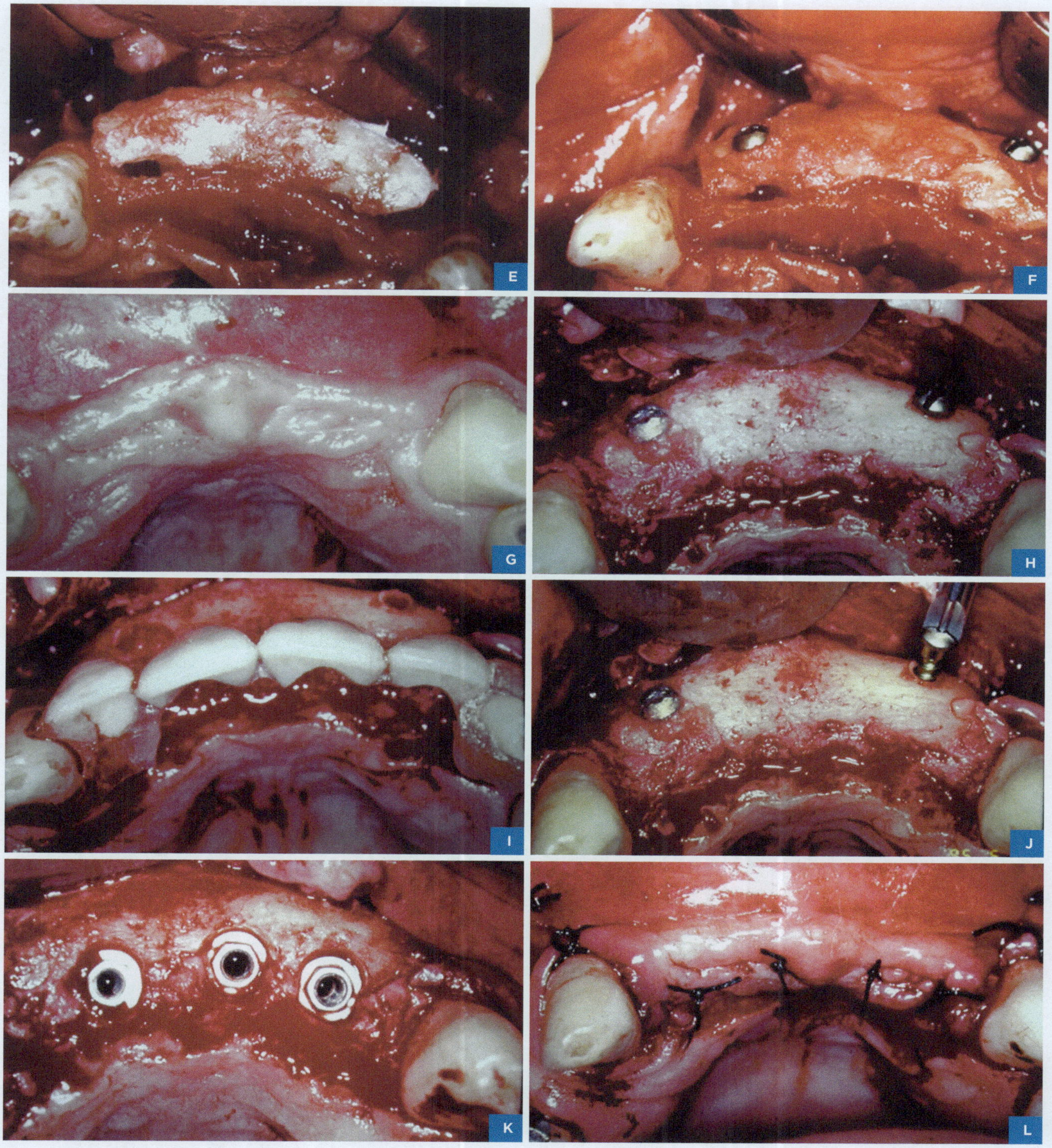

FIGURA 8 (*Continuação*) (E) O bloco de enxerto é posicionado sobre o leito receptor. (F) Fixação do enxerto com parafusos de osteossíntese. (G) Vista oclusal da área seis meses após a realização do enxerto. (H) A área foi exposta por retalho total, onde pode-se observar o volume ósseo ganho com o posicionamento do enxerto. (I) Posicionamento do guia cirúrgico confeccionado para instalação dos implantes. (J) Os parafusos de fixação foram removidos com chave apropriada. (K) Foram instalados na área três implantes osseointegrados. Observe a espessura de osso existente à vestibular dos implantes. (L) Fechamento do retalho por primeira intenção com fio de seda 4-0.

(Continua)

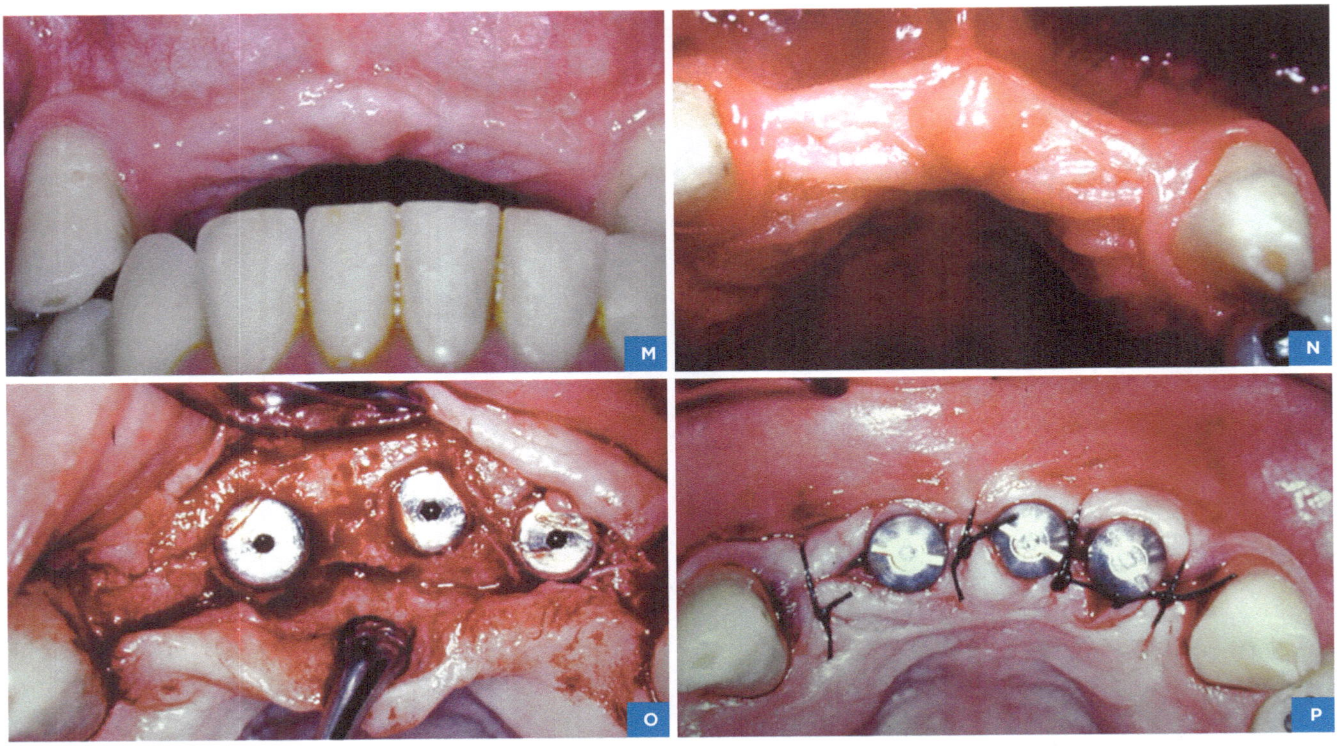

FIGURA 8 *(Continuação)* (M, N) Vista frontal e oclusal da área, respectivamente, seis meses após a instalação dos implantes. (O) Abertura do retalho total, expondo os parafusos de recobrimento. (P) Os parafusos de recobrimento são removidos e substituídos por intermediários de cicatrização, que devem ter altura suficiente para que cerca de 1 a 2 mm dele fique localizado coronalmente à margem gengival.

Fonte: Acervo pessoal dos autores. Cirurgia de enxerto e implantes realizada pelo Prof. Dr. Eduardo Sant'Ana.

existe risco de alteração estética, particularmente quando os músculos faciais são completamente descolados além da borda inferior da mandíbula. Os riscos de morbidade pós-operatória podem ser minimizados pela obtenção cuidadosa dos enxertos, seguindo criterioso planejamento clínico e radiográfico prévio, incisões lateralmente ao nervo mentual e dissecção da área com instrumentos rombos para localização do forame. Não se pode elevar e rebater as inserções musculares além da borda inferior da mandíbula, limitando os cortes ósseos pelo menos 5 mm distante dos ápices dentários, da borda inferior da mandíbula e do forame mentual. Também não se deve estender os cortes ou obter o enxerto em profundidade maior do que 6 mm e não incluir as duas tábuas ósseas (vestibular e lingual) no enxerto. A sutura deve ser feita em camadas, começando com sutura do plano muscular e depois da mucosa.[1]

Enxertos alógenos

Os enxertos alógenos ou homógenos são aqueles em que o doador e o receptor são da mesma espécie, porém indivíduos diferentes. Esses materiais são obtidos de doadores de órgãos e possuem modo de apresentação tanto em blocos corticais, trabeculares ou mistos (corticotrabeculares) quanto sob a forma particulada.

As vantagens desse tipo de enxerto são eliminação da área doadora do paciente, redução de anestesia e tempo cirúrgico, diminuição da perda sanguínea e pequenas complicações.

Os enxertos alógenos não estão disponíveis para uso no Brasil na forma liofilizada, por serem considerados transplantes de órgãos. Assim, apenas bancos de ossos regulamentados podem fornecer enxertos alógenos para utilização na prática clínica. A maioria dos enxertos alógenos disponíveis no Brasil são na forma de bloco congelado, com propriedades osteocondutoras apenas, sem potencial osteogênico.

Por outro lado, nos Estados Unidos, tem-se a possibilidade de utilização de osso alógeno congelado, na forma particulada, podendo ser na forma mineralizada (FDBA – *freeze dried bone allograft*) ou desmineralizada (DFDBA – *demineralized freeze dried bone allograft*), o qual pode apresentar propriedades osteoindutoras ou osteocondutoras, dependendo da marca comercial (em decorrência de diferenças na forma de tratamento e obtenção do biomaterial) e da idade do doador, sendo que, quanto maior a idade, menor é a viabilidade celular do material.

Para reconstrução de rebordos atróficos, os enxertos alógenos podem ser utilizados sob a forma de bloco ou particulada, sendo esta última a mais comumente empregada nas técnicas de regeneração óssea guiada. Os resultados obtidos demonstram as boas propriedades do material quando associado a barreiras de membrana na reconstrução dos rebordos atróficos (Figura 9).

Enxertos xenógenos

Os enxertos xenógenos são aqueles obtidos de espécie diferente do receptor, dentro do mesmo reino e classe, como os de origem bovina, suína e equina. Atualmente, o osso bovino mineralizado é considerado o padrão "platina" para as cirurgias de levantamento de seio maxilar, e é amplamente utilizado nas técnicas de aumento de rebordo em altura e espessura associado ao uso de barreiras de membrana, bem como na preservação de alvéolos de extração. Podem ser associados a enxertos autógenos, barreiras de membranas, fatores de crescimento ou diferenciação celular e membranas de fibrina rica em plaquetas e leucócitos (L-PRF).

Esses materiais se caracterizam pela existência de matriz inorgânica apenas, tendo sido removida toda a matriz orgâ-

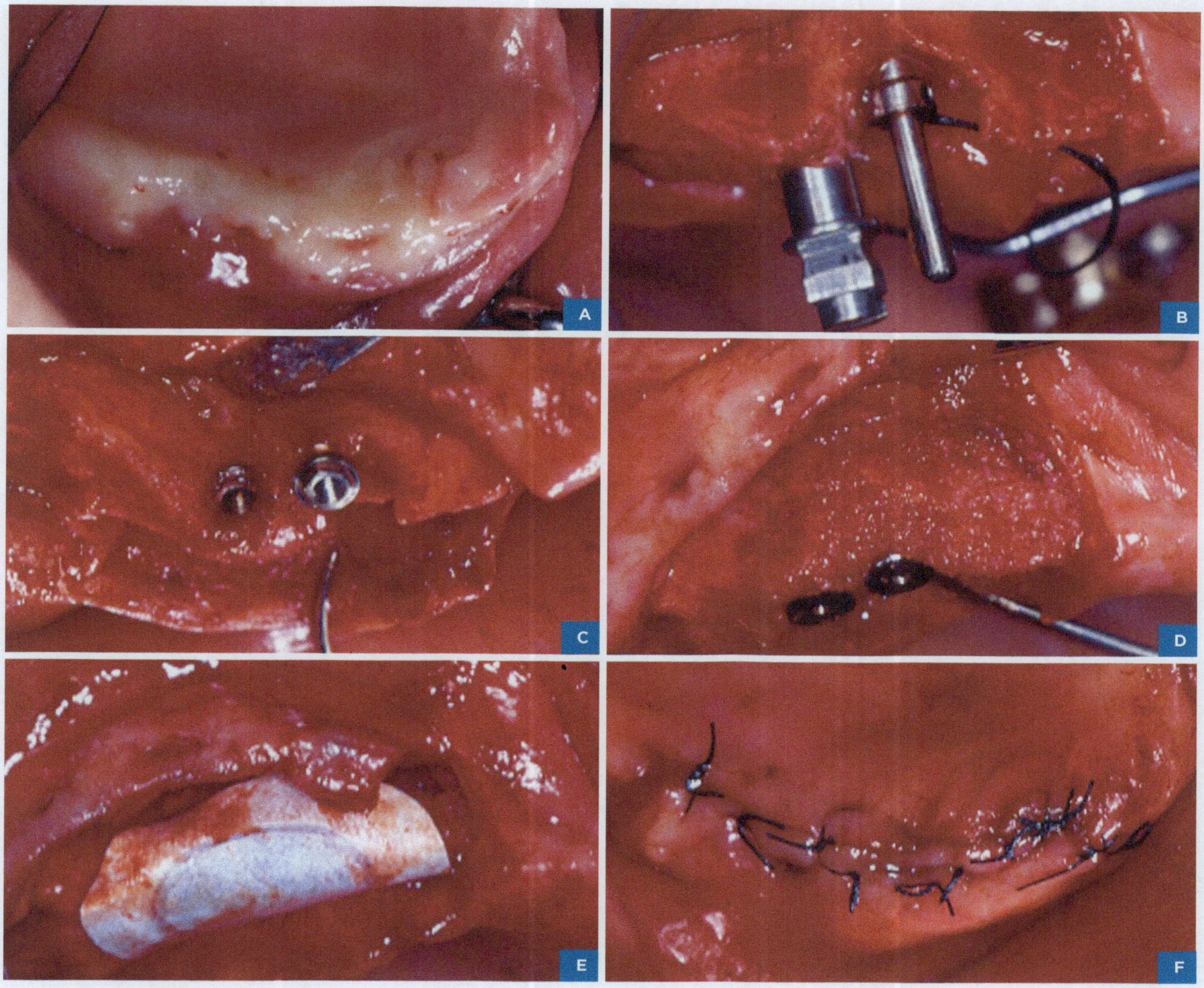

FIGURA 9 Aumento horizontal de rebordo com mistura de osso alógeno e autógeno e barreira de membrana. (A) Vista inicial da maxila de paciente desdentada total requerendo posicionamento de implantes em decorrência da perda de rebordo e pouca estabilidade da prótese total em uso. (B) Instalação de dois implantes no hemi-arco posterior esquerdo. (C) Vista oclusal dos implantes instalados, observando-se deficiência de espessura óssea na tábua óssea vestibular. (D) Foi realizado enxerto ósseo alógeno visando a formação de osso à vestibular dos implantes (osso liofilizado desmineralizado). (E) Posicionamento de membrana de e-PTFE com área central especialmente fabricada para a ROG. (F) Fechamento do retalho por primeira intenção, com sutura com fio de seda 4-0.

(Continua)

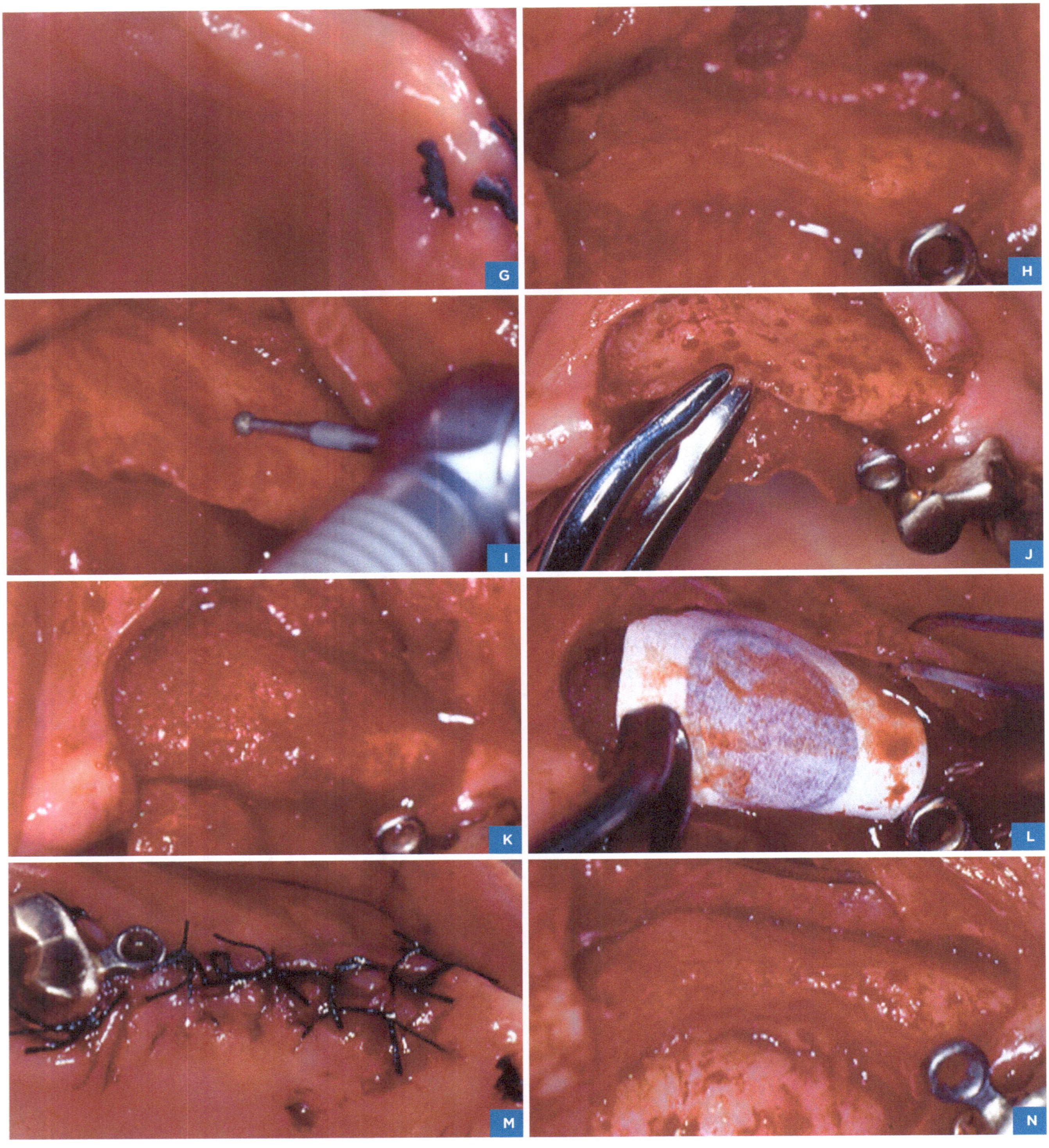

FIGURA 9 (*Continuação*) (G) Imagem oclusal da área 15 dias após a cirurgia. (H) Nesse momento, foi realizado retalho total expondo o rebordo desdentado no hemi-arco direito, apresentando deficiência severa de espessura óssea, de modo a impedir a instalação de implantes. (I) Foram confeccionadas perfurações na cortical óssea com broca diamantada esférica. (J) As perfurações da cortical podem ser observadas na porção vestibular do tecido ósseo. A crista óssea em lâmina de faca foi regularizada por meio de remoção de osso em altura com pinça goiva. (K) O osso removido foi triturado e misturado a enxerto alógeno (osso liofilizado desmineralizado) e utilizado para reconstrução do rebordo atrófico. (L) Posicionamento da membrana de e-PTFE sobre a área enxertada. (M) Sutura do retalho com fio de seda 4-0. (N) Um ano depois, a área foi novamente exposta, e nela pode-se observar o ganho de volume ósseo em espessura.

(Continua)

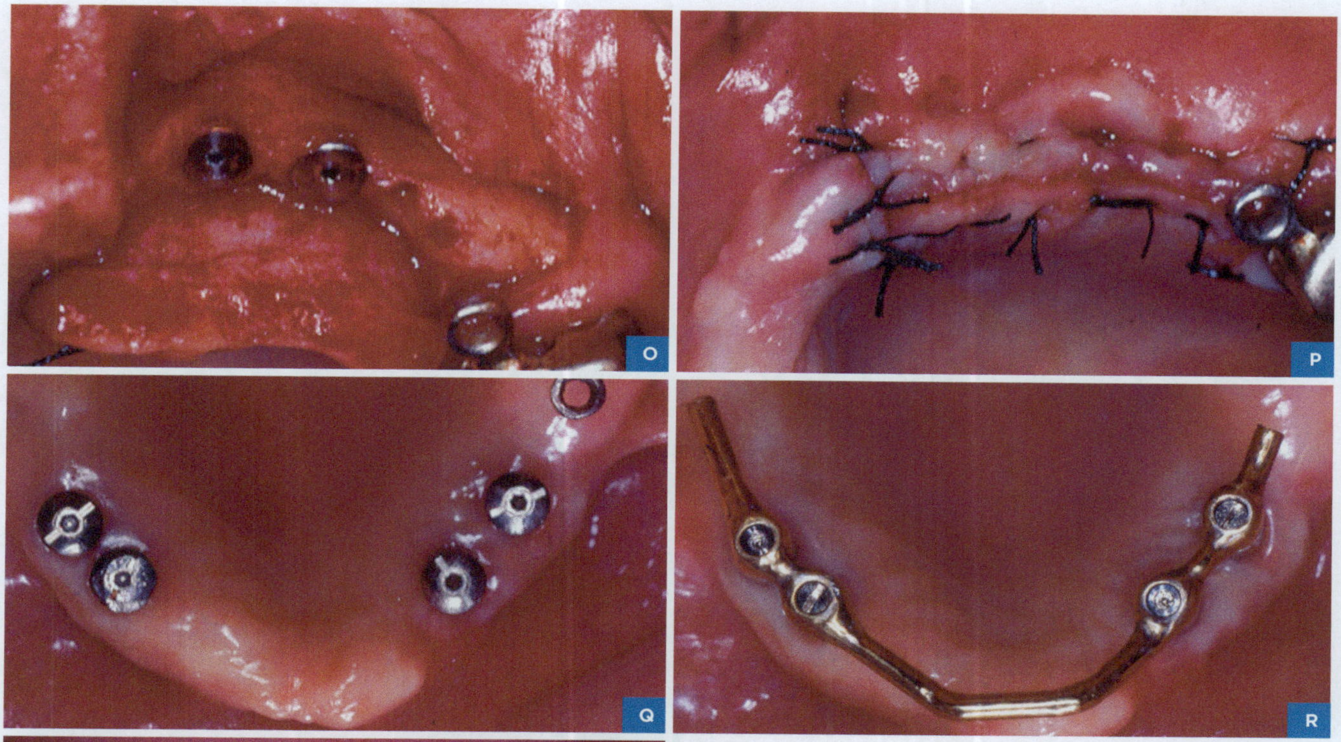

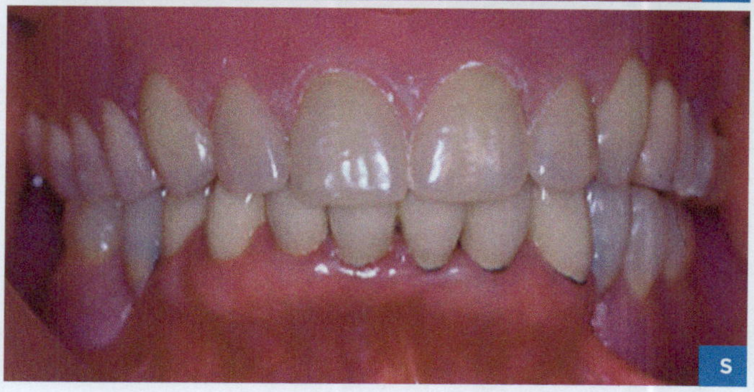

FIGURA 9 (*Continuação*) (O) Instalação de dois implantes osseointegrados. (P) Sutura do retalho com fio de seda 4-0. (Q) Vista oclusal da área após completada a cicatrização da segunda fase cirúrgica, onde foram colocados os intermediários de cicatrização. (R) Barra sobre implantes para suporte da sobredentadura. (S) Prótese tipo sobredentadura sobre barra suportada pelos quatro implantes instalada.

e-PTFE, politetrafluoretileno expandido; ROG, regeneração óssea guiada.

Fonte: Reprodução autorizada pela Editora Artes Médicas.

nica do tecido, o que poderia induzir a reações antigênicas. Portanto, o potencial de antigenicidade desse tipo de material é baixo. Além disso, entre a classe dos mamíferos, existe o conceito dos epítopos conservados, os quais permitem o reconhecimento de proteínas da classe, possibilitando o uso desses biomateriais em seres humanos.

A estrutura morfológica e estrutural desses enxertos é semelhante à hidroxiapatita que constitui o osso humano. Esses biomateriais apresentam propriedades osteocondutoras, e é recomendada a associação com outros biomateriais ativos, o que permite a regeneração do tecido ósseo. Além disso, por ser um material osteocondutor, a formação de novo osso ocorre ao redor das partículas de osso não vital. A formação de matriz óssea ao redor dessas partículas **(Figura 10)** é fundamental para formação, maturação, remodelação e manutenção ao longo dos anos. Diferentes estudos demonstraram que partículas de osso bovino mineralizado são observadas em cortes histológicos obtidos em períodos de observação maiores do que 5 anos, com preservação de altura e espessura de tecido ósseo obtido com o tratamento ao longo do tempo.[1]

Diferentes técnicas clínicas foram propostas para levantamento de seio maxilar **(Figura 11)** e reconstrução vertical e horizontal do rebordo **(Figura 5** e **9)** utilizando esse tipo de material. Além dessas aplicações, o osso bovino inorgânico, mineralizado, combinado ou não com colágeno, pode ser utilizado para preenchimento de *gap* do avanço mandibular e de defeitos críticos causados por ressecção de tumor, como exemplificado, respectivamente, nas **Figuras 12** e **13**.

Materiais aloplásticos

Os materiais aloplásticos são aqueles obtidos de reinos diferentes, como algas e corais, ou produzidos sinteticamente, como hidroxiapatita de cálcio e vidro bioativo. Esses biomateriais, semelhantes aos enxertos xenógenos, apresentam propriedades estritamente osteocondutoras, e são utilizados como arcabouço ou veículo para materiais biologicamente ativos, como fatores de crescimento e diferenciação celular. Podem ser utilizados também para preenchimento de *gaps* em cirurgias maiores, como em cirurgia ortognática, assim como a hidroxiapatita bovina. Também podem ser comercializados em diferentes tamanhos, formatos e texturas, e classificados em densos, macroporosos e microporosos, cristalinos ou amorfos, granulares ou moldáveis.

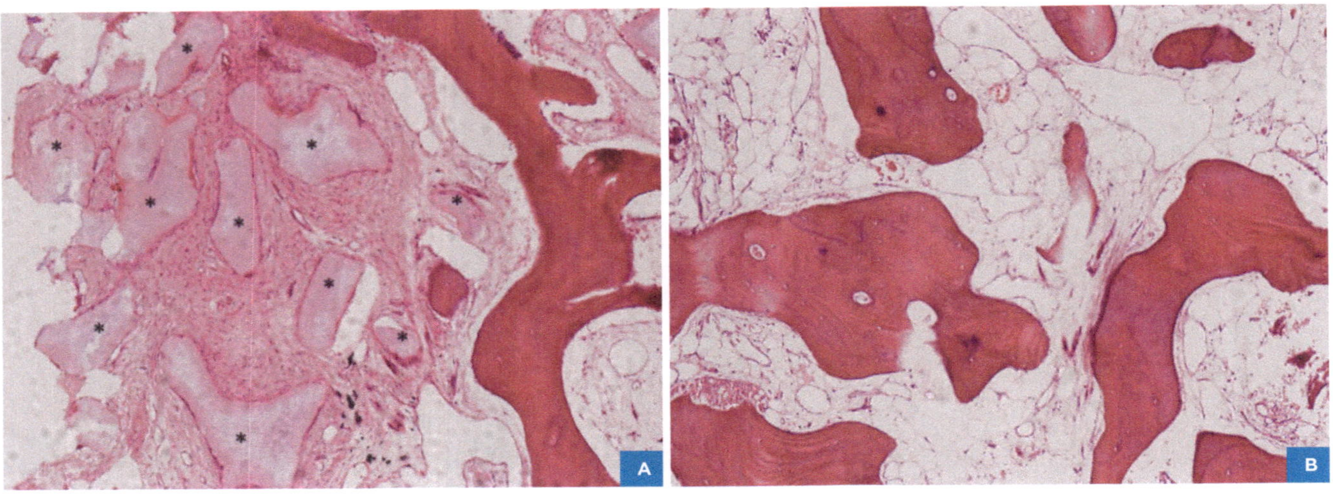

FIGURA 10 Imagem histológica de fragmento de tecido ósseo obtido de área de levantamento de seio maxilar com osso bovino mineralizado (A) e osso bovino mineralizado associado a enxerto de granulação óssea (B). Em A, pode-se observar a existência de partículas de osso não vital (*) seis meses após a cirurgia de levantamento de seio maxilar com osso bovino mineralizado. Em B observa-se poucas partículas não vitais remanescentes na biópsia obtida de seio maxilar tratado por mistura de enxerto de granulação óssea e osso bovino mineralizado, sugerindo que o enxerto de granulação óssea acelera o processo de cicatrização.

Fonte: Ferraz, Sant'Ana, 2013.[46]

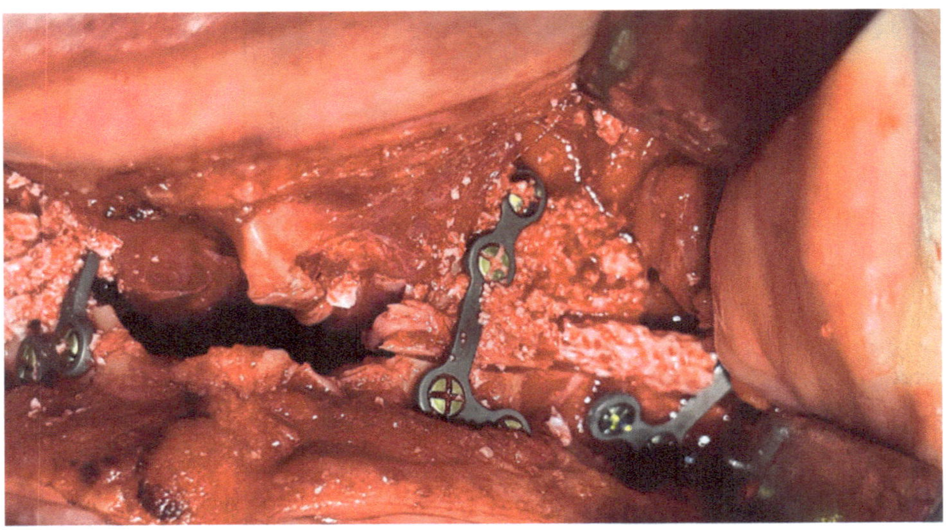

FIGURA 11 Osso bovino mineralizado associado a colágeno (Bio-Oss® Collagen, Geistlich Pharma, Suíça) utilizado para preenchimento do *gap* entre as bases ósseas durante cirurgia ortognática.

Fonte: Acervo pessoal dos autores. Caso operado pelo Prof. Dr. Eduardo Sant'Ana.

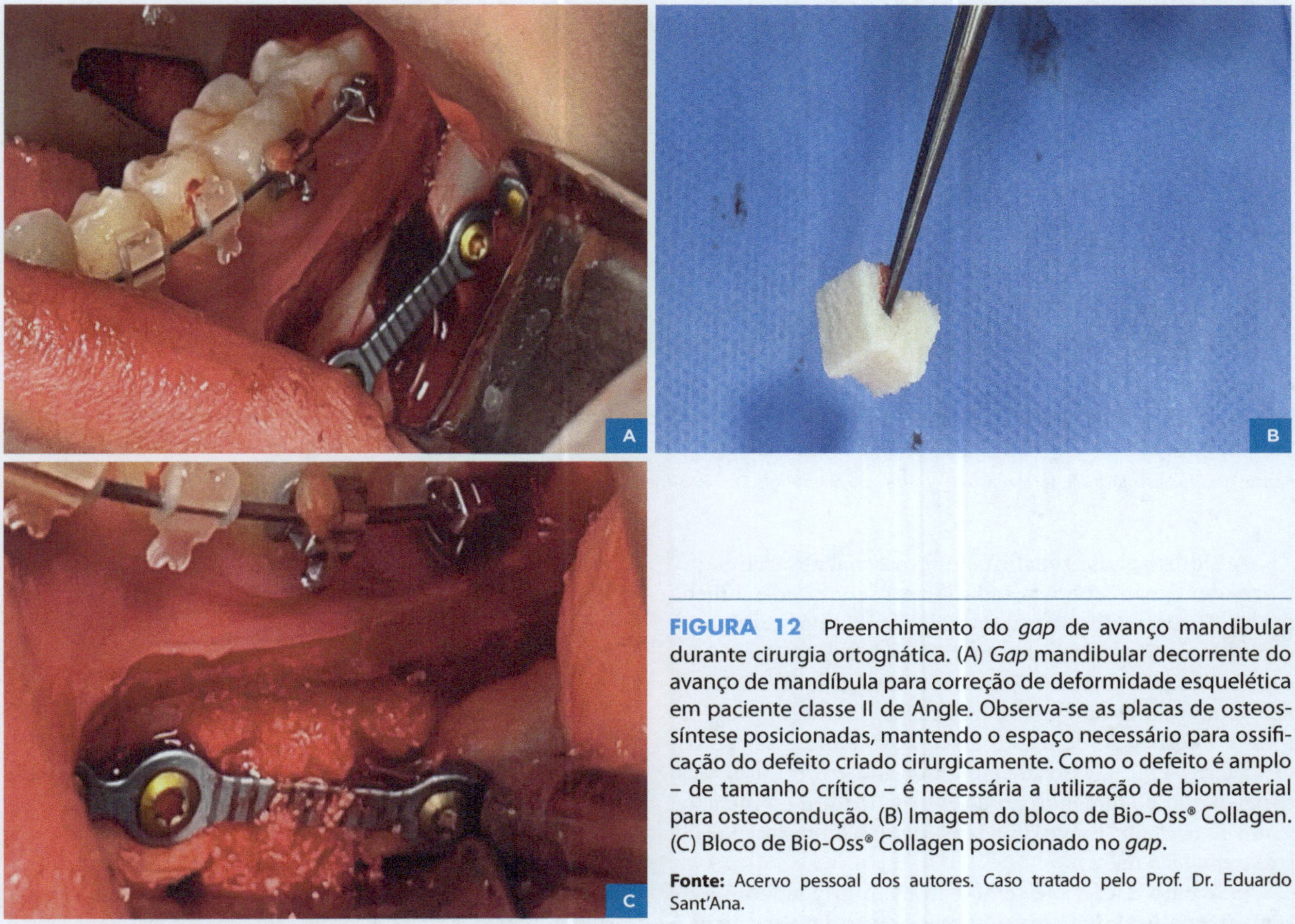

FIGURA 12 Preenchimento do *gap* de avanço mandibular durante cirurgia ortognática. (A) *Gap* mandibular decorrente do avanço de mandíbula para correção de deformidade esquelética em paciente classe II de Angle. Observa-se as placas de osteossíntese posicionadas, mantendo o espaço necessário para ossificação do defeito criado cirurgicamente. Como o defeito é amplo – de tamanho crítico – é necessária a utilização de biomaterial para osteocondução. (B) Imagem do bloco de Bio-Oss® Collagen. (C) Bloco de Bio-Oss® Collagen posicionado no *gap*.

Fonte: Acervo pessoal dos autores. Caso tratado pelo Prof. Dr. Eduardo Sant'Ana.

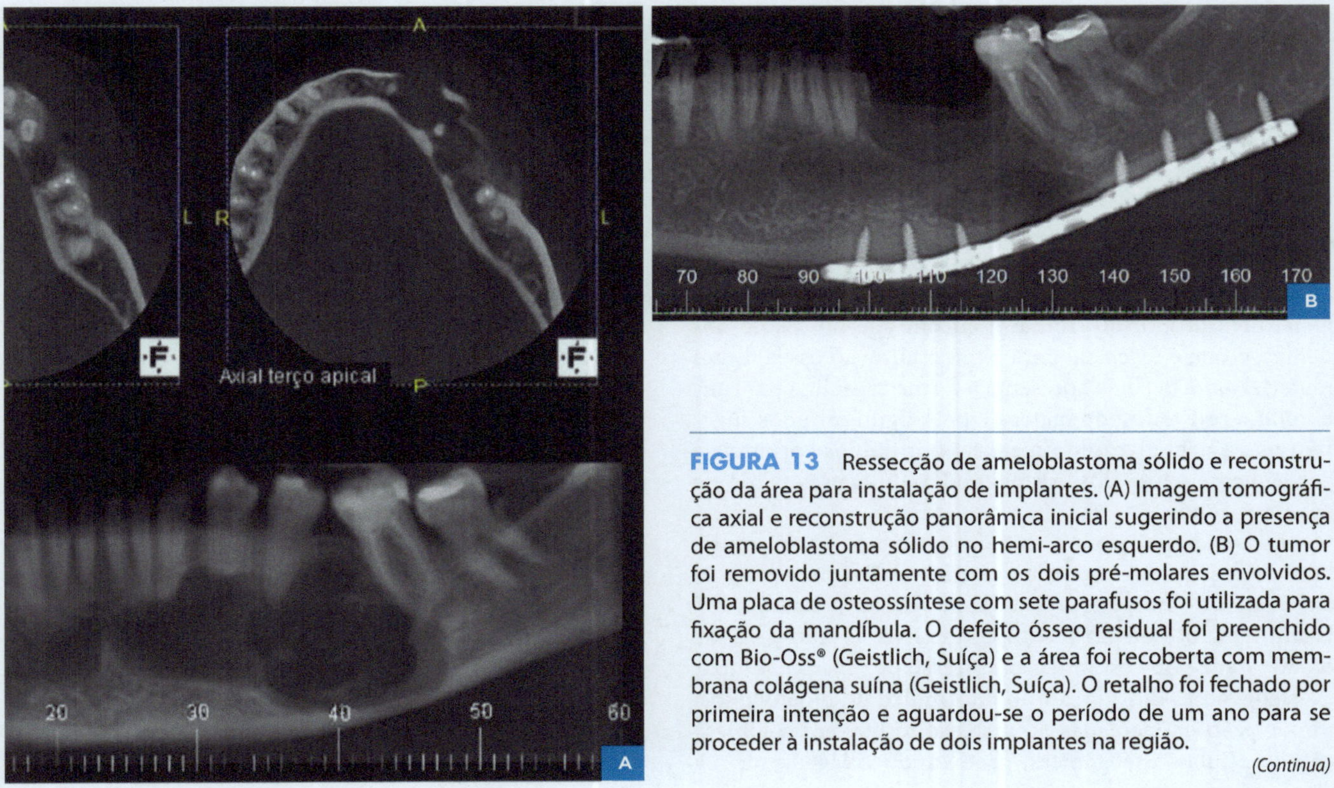

FIGURA 13 Ressecção de ameloblastoma sólido e reconstrução da área para instalação de implantes. (A) Imagem tomográfica axial e reconstrução panorâmica inicial sugerindo a presença de ameloblastoma sólido no hemi-arco esquerdo. (B) O tumor foi removido juntamente com os dois pré-molares envolvidos. Uma placa de osteossíntese com sete parafusos foi utilizada para fixação da mandíbula. O defeito ósseo residual foi preenchido com Bio-Oss® (Geistlich, Suíça) e a área foi recoberta com membrana colágena suína (Geistlich, Suíça). O retalho foi fechado por primeira intenção e aguardou-se o período de um ano para se proceder à instalação de dois implantes na região.

(Continua)

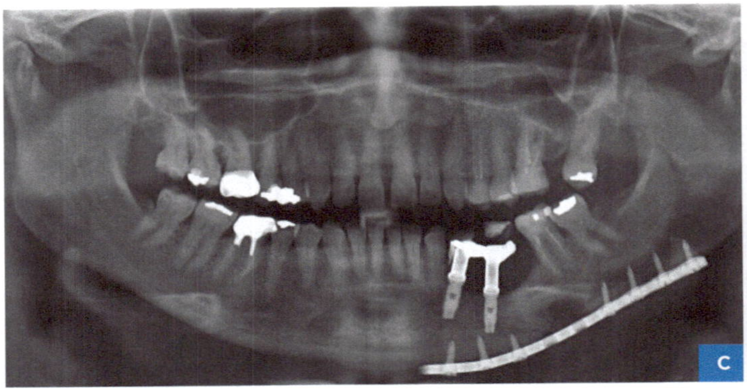

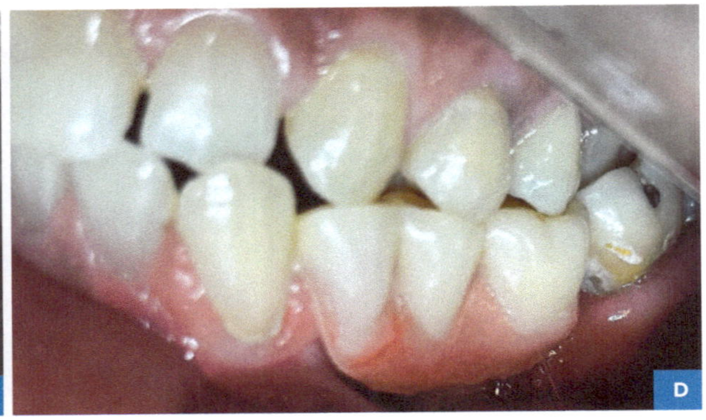

FIGURA 13 (*Continuação*) (C) Imagem panorâmica da área um ano após a instalação dos implantes e quatro meses após a instalação de prótese provisória. (D) Imagem clínica da prótese provisória instalada.

Fonte: Acervo pessoal dos autores. Caso clínico tratado pelos Profs. Drs. Eduardo Sant'Ana e Adriana Campos Passanezi Sant'Ana.

A hidroxiapatita sintética é um material absorvível, osteocondutor, não cerâmico, indicado para contorno e aumento alveolar, preenchimento de alvéolos frescos pós-exodontia, contorno de implantes e levantamento de seio maxilar. Não contém matriz orgânica e sua alta porosidade cristalina age como matriz que guia a infiltração de células progenitoras e a formação de tecido ósseo novo entre esses poros. O material é progressivamente absorvido em 6 a 8 meses, dependendo do tamanho do defeito, da idade e do metabolismo do paciente, e aproximadamente 80% do material reabsorve em 4 a 6 meses.

O fosfato tricálcio é semelhante à hidroxiapatita, porém não natural. No corpo humano, o fosfato tricálcio é convertido em hidroxiapatita cristalina. Sua absorção é variável e aparentemente dependente da estrutura química do material, da porosidade e do tamanho da partícula. É reabsorvido em 3 a 24 meses, dependendo do tipo de osso presente no leito receptor. Durante esse processo, colágeno e vasos sanguíneos são incorporados nos grânulos e nas cavidades intragranulares. As fibras de colágeno guiam os capilares e o osso neoformado antes que seja reabsorvido.

O vidro bioativo é um composto de sais de cálcio e fosfato em proporção similar à encontrada no osso e nos dentes, o que é essencial para a mineralização óssea. É um material amorfo e não apresenta a forma cristalina para aumentar a resistência do material, pois alguns estudos sugerem que a degradação do material por fluidos corporais e consequente perda dos cristais poderiam causar perda da sua integridade.

Esse material possui duas propriedades que contribuem para seu sucesso: uma reação relativamente rápida das células do hospedeiro e a habilidade de se ligar ao colágeno encontrado no tecido conjuntivo. O alto grau de bioatividade pode estimular o processo de reparo e induzir a osteogênese. Em função do alto índice de bioatividade, uma reação nas camadas do material resulta em colonização de células osteogênicas, produzindo colágeno na sua superfície. Então, os osteoblastos secretam matriz óssea acima da camada de colágeno, o que leva à formação de osso novo ao redor do material.

INCORPORAÇÃO E REPARO DOS ENXERTOS ÓSSEOS

A forma de incorporação dos enxertos e substitutos ósseos ocorre em função das propriedades osteogênicas, osteoindutoras e osteocondutoras que cada material apresenta.

Um material osteogênico é aquele que contém as células necessárias para a formação de novo osso. Os materiais osteoindutores são aqueles que contêm fatores capazes de induzir a diferenciação celular no local do enxerto, levando à formação de novo osso. Já os materiais osteocondutores não contêm as células nem os fatores de crescimento e diferenciação celular necessários para levar à formação de novo tecido ósseo, mas têm a capacidade de servir como arcabouço, guiando a migração celular por entre suas porosidades. Para que a formação óssea ocorra, é necessário que os materiais osteocondutores sejam posicionados em cavidades contendo tecido ósseo, o que não torna possível a formação de novo osso a partir desses materiais em sítios ectópicos, como o tecido conjuntivo.

Dentre os tipos de enxertos e substitutos ósseos, o único que possui as três características citadas anteriormente é o osso autógeno, que pode ser considerado o padrão-ouro para pequenos defeitos ou, até mesmo, grandes reconstruções.[1]

Fisiologicamente, os eventos biológicos da incorporação dos enxertos podem ser divididos em três etapas distintas: resposta imediata, formação e remodelação óssea.

Os eventos iniciais da incorporação do enxerto são semelhantes aos que ocorrem no processo de reparo de fraturas ósseas. A partir do momento em que o enxerto é instalado, as células permanecem viáveis por 3 a 4 dias e, a partir da periferia do enxerto, os osteócitos remanescentes responsáveis pela proliferação e formação do produto osteoide podem ter sobrevida em 300 μm de sangue por uma semana. O desenvolvimento venoso no interior do enxerto pode acontecer com 1,0 mm por dia, dependendo da porção trabecular desse enxerto e da viabilidade celular dentro dele.

A formação de osso novo e a incorporação desse enxerto estão diretamente ligadas à quantidade de células viáveis transplantadas, o que pode ser melhorado quando o leito receptor é previamente preparado com uma decorticalização, objetivando a formação de uma solução de continuidade do leito receptor para com o enxerto ósseo a fim de que haja a troca celular e o aumento da vascularização na interface leito receptor/enxerto ósseo. As plaquetas, que foram ativadas pelo trauma cirúrgico, farão a liberação de fatores de estimulação da vasoconstrição e da cascata de coagulação na área, onde o fibrinogênio é convertido em fibrina. Esse coágulo segura um *pool* de fatores de crescimento mitogênicos e quimioatrativos, como o PDGF (*platelet-derived growth factor*), TGF-B (*transforming growth factor B*), VEGF (*vascular endotelial growth factor*), que fornece um arcabouço de matriz extracelular, no qual as células poderão se desenvolver.

Esse coágulo rico em fibrina é posteriormente substituído por tecido de granulação. Para a fibrinólise, é necessária a presença de plasmina, que é armazenada como proenzima plasminogênio no próprio coágulo. Sua ativação em plasmina é regulada por ativadores plasminogênicos, que são liberados pelas células que invadem o coágulo sanguíneo. O tecido de granulação altamente vascularizado é rico em colágeno, ácido hialurônico, proteoglicanas e fibronectina, podendo conter também macrófagos, linfócitos, fibroblastos e células progenitoras mesenquimais. Essas células podem ser derivadas da parte medular do osso residual, periósteo, angiogênese e do tecido mole que recobre o enxerto. Sinalizando algumas moléculas, como as da família das BMPs (*bone morphogenetic proteins*) e seus respectivos receptores, são expressadas no local da interface enxerto/leito receptor. As células mesenquimais osteoprogenitoras são atraídas pelas BMPs e outras moléculas, estimuladas na sua atividade mitogênica e induzidas a se diferenciarem em uma linhagem osteogênica.

Após essa etapa inicial, que pode durar, em média, 6 semanas, uma segunda etapa se inicia com a lise das células transplantadas que não se tornaram viáveis em virtude da hipóxia do meio e o início do processo de remodelação desse enxerto a partir de sua periferia, na qual podem ser encontradas proteínas indutoras e fatores de crescimento, principalmente produzidos pela porção cortical óssea. A reabsorção óssea ocorre de forma 1:1 e tem seu início a partir da sexta semana, podendo durar cerca de 6 meses. Quando o suprimento vascular, o contato enxerto/leito receptor e a estabilidade estão presentes, a regeneração óssea ocorre pela ossificação intramembranosa. Baixa tensão de oxigênio e instabilidade do enxerto podem favorecer a diferenciação das células mesenquimais progenitoras na linhagem condrogênica, o que pode levar a uma não união do enxerto com o leito receptor. O tecido cartilaginoso é então substituído por osso via ossificação endocondral. O tecido mineralizado que aparece primeiro nesses sítios é denominado osso não mineralizado, e tem como característica a falta de propriedades biomecânicas encontradas no osso lamelar maduro.

Na terceira e última fase, a matriz inorgânica do enxerto age como um arcabouço para a formação de osso novo, principalmente a porção trabecular do enxerto. Já a porção cortical pode servir como uma barreira contra o epitélio e o tecido conjuntivo, e impede que penetre na porção trabecular do enxerto, o que acarreta um atraso ou diminuição das células ósseas dessa região. Ao final de 6 meses, o enxerto terá as mesmas características do leito receptor. A remodelação de um osso imaturo neoformado em um osso maduro acontece de maneira mais lenta, pois depende da formação de osteoblastos, que formarão o osso não mineralizado, começando a crescer a partir das periferias do enxerto. Esse osso não mineralizado é remodelado em um tecido ósseo lamelar maduro.

Alguns fatores podem ser determinantes no sucesso da manutenção do volume e na densidade do enxerto ósseo, principalmente quando instalado de maneira "*onlay*", como: arquitetura interna do enxerto; orientação e aplicação; presença de periósteo recobrindo o enxerto; tratamento do leito receptor; taxa de revascularização; e métodos de fixação.

TÉCNICAS CIRÚRGICAS

Aumento horizontal de rebordo

Os aumentos horizontais de rebordo podem ser realizados antes, simultaneamente ou depois da instalação dos implantes, dependendo das dimensões do defeito. Os defeitos classe 1, 2 e 3 de Benic & Hämmerle[7] são caracterizados como defeitos de deiscência ao redor dos implantes, na classe 1 eles são intraalveolares; na classe 2 os defeitos ficam localizados dentro das paredes ósseas adjacentes; e na classe 3 ficam fora do envelope ósseo.

Conforme já mencionado, os defeitos de classe 1 devem ser tratados por meio de enxerto substituto ósseo osteocondutor entre o implante instalado e a parede vestibular do alvéolo quando as dimensões vestibulares deste forem inferiores a 1 a 2 mm, podendo ser realizado simultaneamente à instalação dos implantes. Os defeitos de classe 2 requerem a utilização de material osteocondutor associado ao uso de barreiras de membrana que ofereçam a possibilidade de criação e obtenção do espaço. Caso necessário, pode-se utilizar enxerto ósseo xenógeno ou alógeno para criação do espaço adequado, podendo ser realizados simultaneamente à instalação dos implantes. Os defeitos de classe 3, por não representarem defeitos de contenção, requerem a reconstrução por meio de enxerto particulado associado a membranas para reconstrução do rebordo atrófico, podendo ser realizado simultaneamente ou, de preferência, anteriormente à instalação dos implantes.

Os defeitos de classe 4 são do tipo horizontal, caracterizados por diminuição da espessura do rebordo, impedindo a estabilidade dos implantes na posição planejada pela prótese. Nesse caso, é indicada a realização de aumento de rebordo previamente à instalação dos implantes. Podem ser realizados enxertos em bloco ou particulados, sozinhos ou em combinação com substitutos ósseos e barreiras de membrana.[7] De acordo com a proposta de Pelegrine *et al.*,[8] a utilização de enxertos autógenos, em conjunto com osso bovino inorgânico, deve ser considerada quando não houver camada de osso medular entre as corticais do tecido ósseo.

A associação entre enxerto ósseo e uso de barreiras de membrana é efetiva, reduz a taxa de reabsorção do osso enxertado e impede a invaginação da área do defeito a ser tratado por células epiteliais ou de tecido conjuntivo.[1] Em defeitos horizontais amplos, a reconstrução do rebordo atrófico pode ser feita com osso em bloco monocortical, usualmente removido de sítios intraorais, como mento ou ramo mandibular. Sítios extraorais também podem ser considerados, como crista ilíaca ou tíbia, por exemplo. Os enxertos em bloco devem ser fixados ao leito receptor por parafusos de osteossíntese, e podem ou não utilizar barreira de membrana sobre ele.[1] Os parafusos de fixação devem ser removidos após período adequado de cicatrização, o qual pode variar de 4 a 12 meses, dependendo do tipo de enxerto ósseo utilizado. Usualmente, os enxertos de crista ilíaca são incorporados após 4 meses, enquanto os substitutos ósseos requerem mais tempo de cicatrização (6 a 12 meses).

Aumento vertical de rebordo

Os defeitos verticais de rebordo ou classe 5 de Benic & Hämmerle[7] requerem a realização de procedimentos avançados para aumento de rebordo quando a altura remanescente impedir a instalação de implantes, e deve ser realizado em dois estágios cirúrgicos. Diferentes técnicas cirúrgicas podem ser empregadas para a obtenção de aumento vertical de rebordo, incluindo: regeneração óssea guiada; enxertos ósseos em bloco, enxertos ou substitutos ósseos associados ou não a barreiras de membrana e fatores de crescimento e diferenciação celular.[42]

Na região posterior de maxila, o aumento vertical de rebordo pode ser obtido por meio de técnicas *onlay* (p. ex., enxertos em bloco) ou *inlay* (p. ex., levantamento de seio maxilar). Na região anterior de maxila, pode-se realizar enxerto em bloco ou particulado, os quais devem ser protegidos por retalho fechado em primeira intenção.

Na mandíbula, ocorre perda óssea em altura mais significativa na região, tendo em vista a proximidade com o nervo alveolar inferior e a existência de estruturas anatômicas nobres na região. Essa região, especialmente a superfície lingual, é bastante irrigada e inervada, devendo-se resguardar todas as estruturas anatômicas nobres durante o procedimento cirúrgico. A maior dificuldade nessa região é a liberação de retalho lingual, em função da riqueza de vasos e nervos que a cortam.

Assim como para os aumentos horizontais, os aumentos verticais de rebordo requerem a liberação do retalho de tal forma que permita seu posicionamento para coronal após a cirurgia para recobrir e proteger completamente o defeito. Para tanto, indica-se a realização de incisão horizontal sobre a crista do rebordo, com duas incisões verticais relaxantes em sua extremidade e levantamento de retalho total até um pouco além da junção mucogengival e/ou 5 mm além das margens do defeito. Por lingual, o limite de descolamento total de retalho é a linha milo-hioidea, na qual a inserção do músculo milo-hioideo pode ser identificada. A inserção do músculo é mais profunda mesialmente ao segundo pré-molar, e nesta região é preparada um pouco mais profunda do que na região dos molares.[39]

Para acomodação dos enxertos ósseos, pode ser indicada a colocação de parafuso de titânio desenhado especificamente para essa situação, visando criar e manter o espaço necessário para a formação de novo osso, formando uma tenda sobre o rebordo. Essa abordagem é mais indicada quando houver perda de mais de um dente e não é um procedimento absolutamente necessário para se conseguir o aumento vertical do rebordo quando se utilizam membranas que apresentem a propriedade de criação e manutenção do espaço, como as membranas com reforço de titânio. Para dentes unitários, normalmente não é necessário.

O enxerto, particulado, deve ser protegido com membrana reabsorvível (p. ex., membranas colágenas de origem suína), a qual deve ser estabilizada no leito receptor preferencialmente por meio de tachas ou parafusos de fixação. A membrana deve ser recortada de forma a ultrapassar as margens do defeito em aproximadamente 2 mm. Em áreas mais extensas, é necessário utilizar dois parafusos de titânio de 3 mm de comprimento por lingual, seguido do posicionamento do enxerto e posterior fixação de 2 ou 3 parafusos para estabilização da membrana por vestibular.

O retalho deve ser suturado sem tensão e por primeira intenção, minimizando o risco de deiscência de tecido mole e exposição precoce da membrana e do enxerto. Além disso, o enxerto deve ficar bem compactado na região, utilizando-se, preferencialmente, mistura de osso autógeno e xenógeno para se conseguir a formação de novo osso por meio de osteocondução, osteoindução e osteogênese.[39] A área deve ser novamente acessada para a instalação de implantes de 6 a 12 meses depois, dependendo dos tipos de materiais utilizados.

Levantamento de seio maxilar

A reabilitação da região posterior de maxila por meio de implantes osseointegrados pode ser complicada pela reabsorção óssea pós-exodontia associada à pneumatização do seio maxilar, reduzindo a altura de rebordo remanescente para a instalação de implantes. Adicionalmente, nessa região anatômica, usualmente o tecido ósseo é de maior porosidade (osso tipo IV), o que leva a maior índice de falha dos implantes em função da combinação de implantes de comprimento curto com osso de má qualidade. Por isso, a reabilitação da região posterior de maxila por meio de implantes representa um desafio clínico e muitas vezes requer o aumento do volume de rebordo antes ou durante a instalação dos implantes.

Diferentes técnicas cirúrgicas foram propostas para o tratamento dessas regiões, incluindo técnicas *onlay* para aumento de altura e/ou espessura de rebordo e técnicas *inlay*, como levantamento de seio maxilar. Boyne e James[43] descreveram pela primeira vez o levantamento do assoalho do seio maxilar, permitindo a instalação de implantes, por meio da criação de uma "janela" na região anterior superior do seio maxilar (técnica de Caldwell-Luc). Posteriormente, Kent e Block[44] descreveram a técnica de levantamento lateral de seio maxilar utilizando enxerto autógeno obtido da crista do ilíaco e instalação tardia de implantes, seguida de outras modificações da técnica.

Estudo realizado em macacos demonstrou que implantes posicionados 5 mm dentro do seio maxilar sem enxerto e submetidos a carga mastigatória por 14 meses resultaram em formação de osso de aproximadamente 2 mm na região onde o implante perfurou a mucosa do seio maxilar, enquanto nos espécimes em que os implantes foram posicionados em osso enxertado houve formação de 2 a 5 mm de novo osso. Implantes posicionados até 2 mm dentro do seio maxilar sem infecções resultou em formação de novo osso ao redor do implante, sugerindo que a instalação de implantes no interior do seio maxilar é biologicamente plausível.[45]

O uso de enxertos ósseos autógenos foi considerado durante muitos anos o padrão-ouro para os procedimentos de aumento de volume ósseo. No entanto, em função da alta taxa de morbidade associada à existência de dois leitos cirúrgicos, foi proposto o uso de diferentes tipos de biomateriais para o levantamento de seio maxilar, podendo ser utilizados sozinhos ou em combinação com os enxertos ósseos autógenos. A combinação dos biomateriais com enxertos ósseos é particularmente benéfica para a formação de novo osso por meio de osteocondução e osteoindução ou osteogênese, além de acelerar o processo de incorporação, substituição e remodelação dos enxertos, conforme demonstrado por Ferraz e Sant'Ana,[46] quando utilizaram enxerto ósseo em neoformação misturado a osso bovino inorgânico para levantamento de seio maxilar em seres humanos.

Atualmente, o padrão-ouro para os procedimentos de levantamento de seio maxilar é o osso bovino inorgânico, que apresenta 100% de sucesso em levantamento de seio maxilar. Quando pequeno aumento é necessário e o volume de osso residual é adequado (≥ 6 mm), pode-se realizar levantamento de seio transalveolar ou transcrestal com osteótomos cônicos de diâmetros progressivamente maiores, elevando a membrana do seio após fratura delicada do assoalho do seio com o instrumento. Nessa técnica, pode-se ou não realizar enxerto ósseo em conjunto com a elevação do assoalho do seio maxilar e, em seguida, instalação do implante.[47]

O levantamento de seio maxilar é indicado quando a altura do osso remanescente no rebordo for < 8 mm, considerando-se que as taxas de sucesso/sobrevivência na região posterior de maxila são mais elevadas quando implantes curtos (< 8 mm) são instalados. Da mesma forma, a técnica a ser selecionada depende basicamente da altura de osso remanescentes, espessura de osso marginal, anatomia do seio maxilar e número de implantes a serem instalados.[47]

O planejamento deve ser feito com base em imagens de tomografia computadorizada de feixe cônico. Preferencialmente, deve-se realizar o planejamento virtual da posição dos implantes com base no planejamento protético para se atingir resultados ideais dos pontos de vista estético e funcional. Conforme mencionado anteriormente, quando o rebordo remanescente for de 6 a 8 mm, pode-se realizar o levantamento de seio transcrestal; caso o rebordo residual apresente < 6 mm de altura remanescente, a primeira opção seria a técnica da "janela lateral". Em relação ao momento de instalação do implante, o procedimento de estágio único só pode ser realizado se for possível a obtenção de estabilidade primária dos implantes, o que ocorre mais comumente quando pelo menos metade da dimensão do implante fica em leito ósseo nativo.

A seleção do comprimento do implante depende de vários fatores da técnica cirúrgica escolhida. Para evitar a perfuração da membrana durante o levantamento transcrestal do seio, a elevação não pode ser maior do que 4 mm. Na técnica em dois estágios, o comprimento do implante será determinado pela altura de osso conseguida após o levantamento de seio maxilar. O comprimento do implante deve ser preferencialmente de 10 mm ou mais. A técnica traumática ou da janela lateral é indicada para elevação do assoalho do seio maxilar em região posterior de maxila com altura inadequada para a estabilidade primária dos implantes (< 6 mm).[47]

Para o levantamento de seio maxilar, deve-se realizar a incisão na crista do rebordo, com incisões verticais relaxantes nas duas extremidades e descolamento de retalho total. A janela lateral, geralmente de forma oval ou retangular, tem aproximadamente 10 × 20 mm, dependendo do número de implantes a ser instalado e do tamanho da área a ser enxertada. Primeiramente, deve-se delimitar a área da janela com broca esférica, limitada à parede óssea, sem traumatizar a membrana de Schneiderian. Após a remoção ou elevação da parede óssea com curetas específicas, a membrana do seio deve ser elevada cuidadosamente, criando-se um compartimento para realização do enxerto ósseo. A janela óssea pode ser elevada juntamente com a membrana ou removida após a colocação do enxerto e, antes desta, um elevador é colocado na região posterior/superior da cavidade para permitir a condensação do material enxertado.[47]

Quando o implante é instalado simultaneamente ao levantamento de seio maxilar, o sítio do implante deve ser preparado antes da colocação do enxerto. Pode-se ou não utilizar membranas reabsorvíveis de colágeno para proteção da área, que deve ser fechada por primeira intenção com suturas simples. O tempo ideal para formação de osso depende do tipo de enxerto, e é de 4 a 6 meses com enxertos autógenos e de 6 a 12 meses com materiais de reabsorção lenta, como osso bovino inorgânico ou hidroxiapatita sintética.

A **Figura 14** exemplifica um caso tratado por meio de levantamento de seio maxilar.

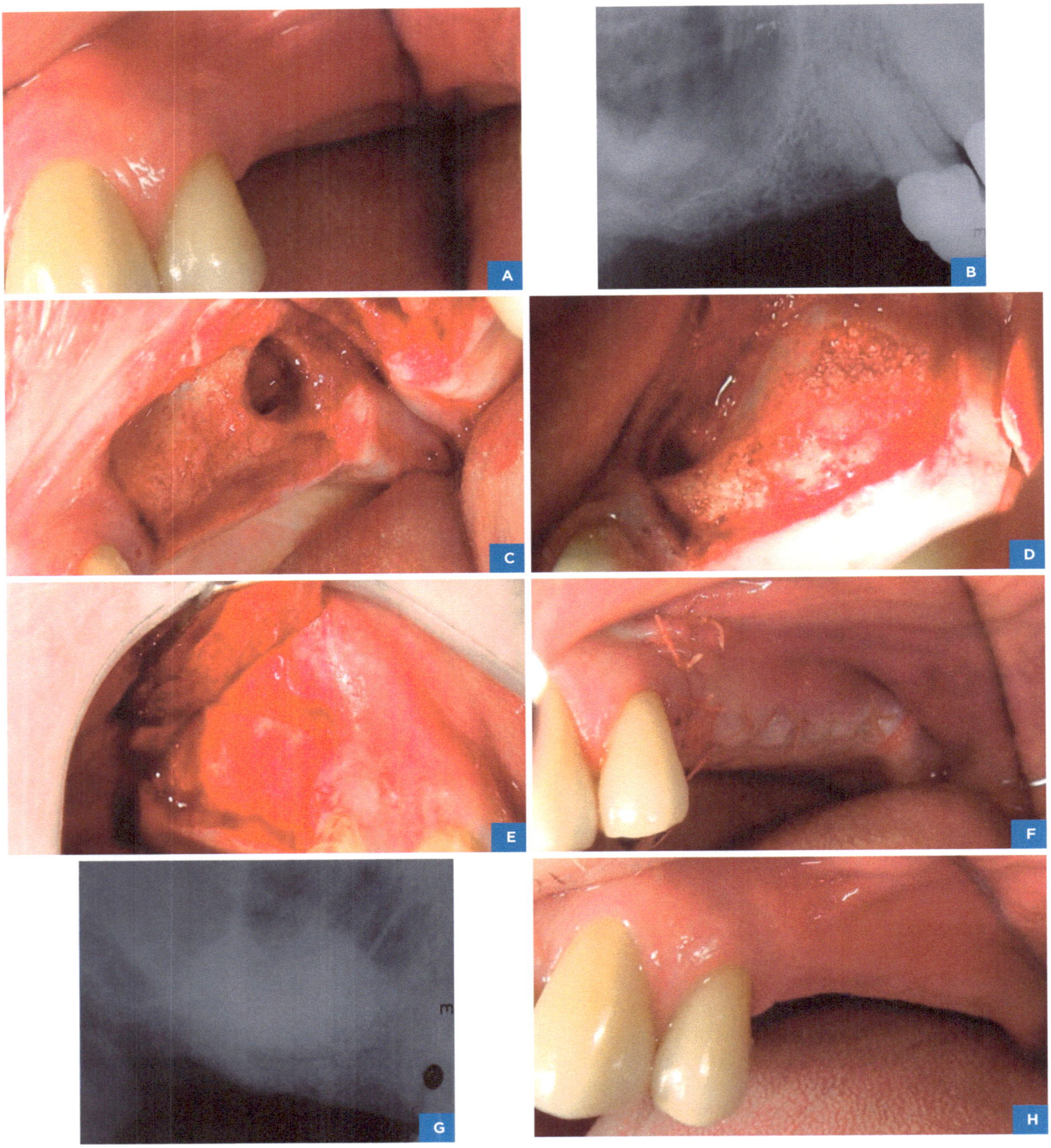

FIGURA 14 Levantamento de seio maxilar. (A) Vista inicial da região posterior direita da maxila (imagem no espelho). (B) Imagem radiográfica periapical que sugere pneumatização do seio maxilar e perda em altura do rebordo desdentado, com osso residual insuficiente para a instalação de implantes. (C) Criação da janela na parede lateral do seio maxilar por meio de osteotomia, de modo a permitir o acesso ao seio maxilar. (D) Após o cuidadoso levantamento da membrana do seio maxilar, o assoalho é preenchido com osso bovino inorgânico. (E) Uma membrana colágena suína é colocada sobre a região tratada. (F) Fechamento do retalho por primeira intenção com fio reabsorvível 4-0 (Vycril®, Johnson & Johnson). (G) Imagem radiográfica periapical na qual se observa o biomaterial radiopaco no interior do seio maxilar, que aumenta a altura de osso disponível para a instalação dos implantes. (H) Vista clínica da área após 9 meses.

(Continua)

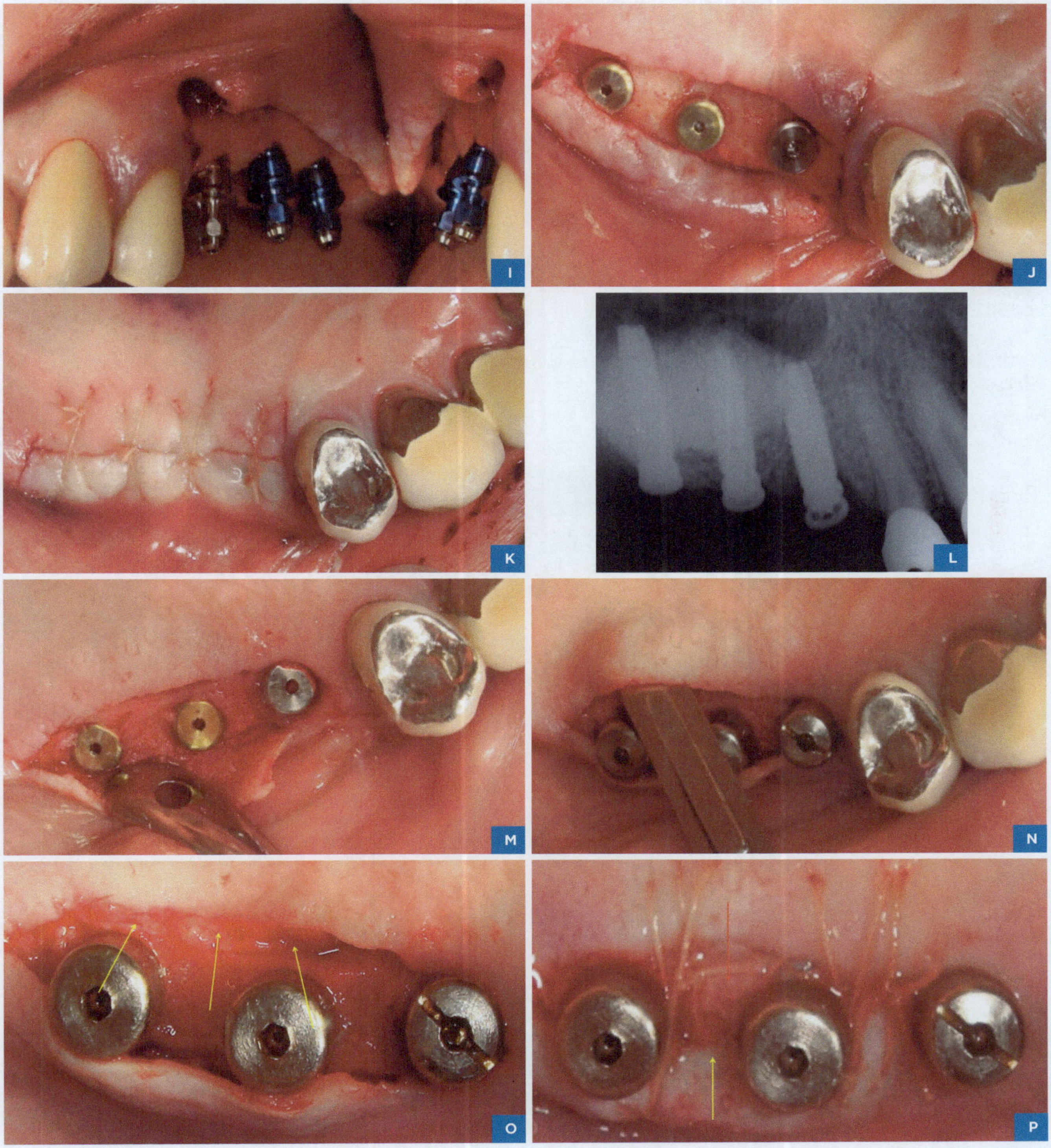

FIGURA 14 (*Continuação*) (I) Instalação de três implantes osseointegrados. Os transportadores em posição demonstram o paralelismo entre os implantes obtidos. (J) Vista oclusal dos parafusos de recobrimento colocados nos implantes instalados, podendo-se notar a distância adequada de centro a centro dos implantes. (K) Fechamento do retalho por primeira intenção, com fio de sutura reabsorvível 4-0. (L) Imagem radiográfica dos implantes obtida seis meses após a instalação. (M) 2ª fase cirúrgica: foi realizada incisão horizontal ligeiramente deslocada para palatino com duas relaxantes verticais em suas extremidades e retalho dividido por vestibular, expondo os parafusos de recobrimento. (N) Foi realizada divisão do retalho palatino próximo ao epitélio, de modo a permitir a obtenção de enxerto pediculado da área do palato. (O) O retalho pediculado foi girado do palato em direção aos implantes. As setas amarelas indicam que o retalho vestibular será deslocado em direção ao retalho palatino, superpondo-se ao tecido conjuntivo. (P) Sutura do retalho em primeira intenção, aproximando os retalhos vestibular e palatino. Observe na região interproximal a presença do conjuntivo.

(Continua)

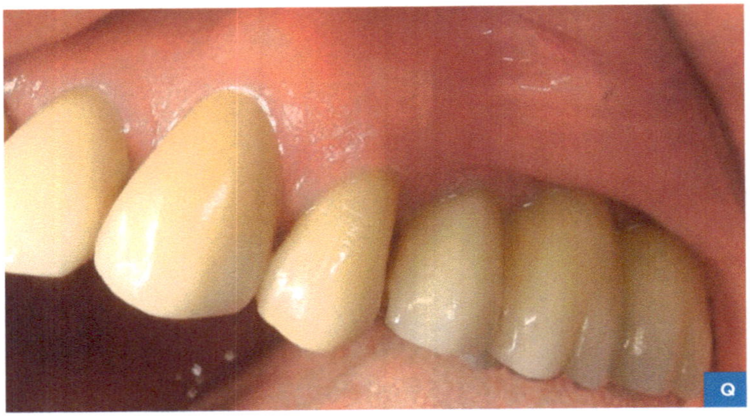

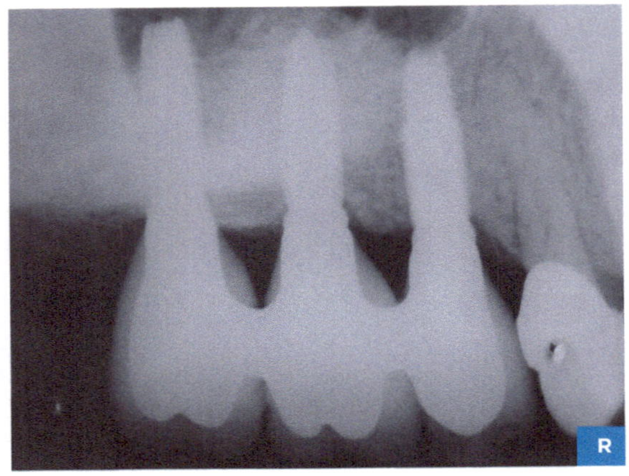

FIGURA 14 (*Continuação*) (Q) Vista frontal das próteses metalocerâmicas instaladas. (R) Imagem radiográfica dos implantes após a instalação da prótese.

Fonte: Acervo pessoal dos autores.

REFERÊNCIAS BIBLIOGRÁFICAS

1. Klokkevold PR. Localized bone augmentation and implant site development. In: Newman MG, Takei HH, Klokkevold PR, Carranza FA (Eds.) Carranza's Clinical Periodontology. 12th ed. Saint Louis: Elsevier, 2015. p. 739-749.
2. Cawood JI, Howell RA. A classification of the edentulous jaws. Int J Oral Maxillofac Surg. 1988; 17:232-236.
3. Seibert JS. Reconstruction of deformed, partially edentulous ridges, using full thickness onlay grafts. Part I. Technique and wound healing. Compend Contin Educ Dent. 1983; 4(5):437-53.
4. Allen EP, Gainza CS, Farthing GG, Newbold DA. Improved technique for localized ridge augmentation. A report of 21 cases. J Periodontol. 1985; 56:195-199.
5. Jensen O. Site classification for the osseointegrated implant. J Prosthet Dent. 1989; 61: 228-234.
6. Tinti C, Parma-Benfenati S. Clinical classification of bone defects concerning the placement of dental implants. Int J Periodontics Rest Dent. 2003; 23:147-155.
7. Benic GI, Hämmerle CHF. Horizontal bone augmentation by means of guided bone regeneration. Periodontology 2000. 2014; 66:13-40.
8. Pelegrine AA, Romito G, Villar CC, de Macedo LGS, Teixeira ML, Aloise AC, Moy PK. Horizontal bone reconstruction on sites with different amounts of bovine bone: a retrospective study. Braz Oral Res. 2018; 32:e21.
9. Hämmerle CHF, Araújo MG, Simion M, On behalf of the Osteology Consensus Group 2011. Evidence-based knowledge on the biology and treatment of extraction sockets. Clin Oral Implant Res. 2012; 23(Suppl 5):80-82.
10. Lang NP, Pun BL, Lau IKY, Li KY, Wong MCM. A systematic review on survival and success rates of implants placed immediately into fresh extraction sockets after at least one year. Clin Oral Implants Res. 2012; 23(Suppl 5):39-66.
11. Couso-Queiruga E, Stuhr S, Tattan M, Chambrone L, Avila-Ortiz G. Post-extraction dimensional changes: a systematic review and meta-analysis. J Clin Periodontol. 2021; 48:127-145.
12. Araújo MG, Lindhe J: Dimensional ridge alterations following tooth extraction. Na experimental study in the dog. J Clin Periodontol. 2005; 32:212-218.
13. Araújo M, Linder E, Wennström J, Lindhe J. The influence of Bio-Oss collagen on healing of an extraction socket: an experimental study in the dog. Int J Periodontics Restorative Dent. 2008; 28:123-135.
14. Vignoletti F, Matesanz P, Rodrigo D, Figuero E, Martin C, Sanz M. Surgical protocols for ridge preservation after tooth extraction. A systematic review. Clin Oral Implants Res. 2012; 23(Suppl 5):22-38.
15. Ferraz BFR, Stuani VT, Passanezi E, Damante CA, Greghi SLA, de Rezende MLR, *et al.* Implant placement on bone granulation tissue: a case series. J Osseointegr. 2019; 11(2):85-91.
16. Paolantonio M, Dolci M, Scarano A, d'Archivio D, Placido G, Tumini V, Piatelli A. Immediate implantation in fresh extraction sockets. A controlled clinical and histological study in man. J Periodontol. 2001; 72:1560-1571.
17. Araújo MG, Wennström JL, Lindhe J. Modeling of the buccal and lingual bone walls of fresh extraction sites following implant installation. Clin Oral Impl Res. 2006; 17:606-614.
18. Discepoli N, Vignoletti F, Laino L, de Sanctis M, Muñoz F, Sanz M. Fresh extraction socket: spontenos healing vs. immediate implant placement. Clin Oral Impl Res. 2015; 26:1250-1255.
19. Botticelli D, Berglundh T, Lindhe J. Hard-tissue alterations following immediate implant placement in extraction sites. J Clin Periodontol. 2004; 31:820-828.
20. Sanz M, Cecchinato D, Ferrus J, Pjetursson EB, Lang NP, Lindhe J. A prospective, randomized-controlled clinical trial to evaluate bone preservation using implants with different geometry placed into extraction sockets in the maxilla. Clin Oral Impl Res. 2010; 21:13-21.
21. Jensen SS, Broggini N, Hjorting-Hansen E, Schenk R, Buser D. Bone healing and graft resorption of autograft, anorganic bovine bone and beta-tricalcium phosphate. A histologic and histomorphometric study in the mandibles of minipigs. Clin Oral Implants Res. 2006; 17:237-243.
22. Araújo MG, Lindhe J. Ridge preservation with the use of Bio-Oss collagen: a 6-month study in the dog. Clin Oral Impl Res. 2009; 20:433-440.
23. Cardaropoli G, Araújo M, Hayacibara R, Sukekava F, Lindhe J. Healing of extraction sockets and surgically produced – augmented and non-augmented – defects in the alveolar ridge. An experimental study in the dog. J Clin Periodontol. 2005; 32:435-440.
24. Cardaropoli D, Cardaropoli G. Preservation of the postextraction alveolar ridge: a clinical and histologic study. Int J Periodontics Restorative Dent. 2008; 28:469-477.
25. Fickl S, Zuhr O, Wachtel H, Stappert CFJ, Stein JM, Hürzeler MB. Dimensional changes of the alveolar ridge contour after different socket preservation techniques. J Clin Periodontol. 2008; 35:906-913.
26. Fickl S, Zuhr O, Wachtel H, Bolz W, Huerzeler M. Tissue alterations after tooth extraction with and without surgical trauma: a volumetric study in the beagle dog. J Clin Periodontol. 2008; 35:356-363.
27. Diès F, Etienne D, Abboud NB, Ouhayoun JP. Bone regeneration in extraction sites after immediate placement of an e-PTFE membrane with or without a biomaterial. A report on 12 consecutive cases. Clin Oral Impl Res. 1996; 7:277-285.
28. Cardaropoli D, Tamagnone L, Roffredo A, Gaveglio L. Relationship between the buccal bone plate thickness and the healing of postextrac-

tion sockets with/without ridge preservation. Int J Periodontics Rest Dent. 2014; 34:211-217.

29. Zitzmann NU, Naef R, Schäarer P. Resorbable versus nonresorbable membranes in combination with Bio-Oss for guided bone regeneration. Int J Oral Maxillofac Impl. 1997; 12:844-852.
30. Pini Prato GP, Cairo F, Tinti C, Cortellini P, Muzzi L, Mancini EA. Prevention of alveolar ridge deformities and reconstruction of lost anatomy: a review of surgical approaches. Int J Periodontics Rest Dent. 2004; 24:434-445.
31. Rothamel D, Schwarz F, Sager M, Herten M, Becker J. Biodegradation of differently cross-linked collagen membrane: an experimental study in the rat. Clin Oral Impl Res. 2005; 16:369-378.
32. Bartee BK. Evaluation of a new polytetrafluoroethylene guided tissue regeneration membrane in healing extraction sites. Compend Contin Educ Dent. 1998; 19(12):1256-1258, 1260, 1262-1264.
33. Bartee BK. The use of high-density polytetrafluoroethylene membrane to treat osseous defects: clinical reports. Implant Dent. 1995; 4:21-26.
34. Barber HD, Lignelli J, Smith BM, Bartee BK. Using a dense PTFE membrane without primary closure to achieve bone and tissue regeneration. J Oral Maxillofac Surg. 2007; 65:748-752.
35. Barboza EP, Stutz B, Mandarino D, Rodrigues DM, Ferreira VF. Evaluation of a dense polytetrafluoroethylene membrane to increase keratinized tissue: a randomized controlled clinical trial. Implant Dent. 2014; 23:289-294.
36. Ronda M, Rebaudi A, Torelli L, Stacchi C. Expanded vs. dense polytetrafluoroethylene membranes in vertical ridge augmentation around dental implants: a prospective randomized controlled clinical trial. Clin Oral Implants Res. 2014; 25:859-866.
37. Jung R, Ioannidis A, Hämmerle CHF, Thoma DS. Alveolar ridge preservation in the esthetic zone. Periodontology 2000. 2018; 77:165-175.
38. Schenk RK, Buser D, Hardwick WR, *et al.* Healing pattern of bone regeneration in membrane-protected defects: a histologic study in the canine mandible. Int J Oral Maxillofac Implants. 1994; 9:13-29.
39. Urban I. Aumento vertical e horizontal do rebordo. Novas perspectivas. São Paulo: Quintessence, 2017.
40. Elgali, I, Omar, O, Dahlin, C, Thomsen, P. Guided bone regeneration: materials and biological mechanisms revisited. Eur J Oral Sci. 2017; 125:315-337.
41. Passanezi E, Janson WA, Nahas D, Campos Junior A. Newly forming bone autografts to treat periodontal infrabony pockets: clinical and histological events. Int J Periodontics Restorative Dent. 1989; 9: 140-153.
42. Rocchietta I, Ferrantino L, Simion M. Vertical ridge augmentation in the esthetic zone. Periodontology 2000. 2018; 77:241-255.
43. Boyne PJ, James R. Grafting of the maxillary sinus floor with autogenous marrow and bone. J Oral Surg. 1980; 38:613-618.
44. Kent JN, Block MS. Simultaneous maxillary sinus floor bone grafting and placement of hydroxylapatite-coated implants. J Oral Maxillofac Surg. 1989: 47:238-242.
45. Boyne PJ. Augmentation of the posterior maxilla by way of sinus grafting procedures: recent research and clinical observations. Oral Maxillofacial Clin North Am. 2004; 16: 19-31.
46. Ferraz BFR, Sant'Ana ACP. Levantamento de seio maxilar com enxerto ósseo em neoformação associado a osso bovino inorgânico: avaliação clínica, histológica e histomorfométrica [tese]. Bauru: Faculdade de Odontologia de Bauru da Universidade de São Paulo (FOB-USP); 2013.
47. Lundgren S, Cricchio G, Hallman M, Jungner M, Rasmusson L, Sennerby L. Sinus floor elevation procedures to enable implant placement and integration: techniques, biological aspects and clinical outcomes. Periodontology 2000. 2017; 73(1):103-120.

23 Terapia Periodontal de Suporte

Adriana Campos Passanezi Sant'Ana ▪ Euloir Passanezi

INTRODUÇÃO

A terapia periodontal de suporte ou manutenção periodontal é o conjunto de procedimentos realizados em intervalos de tempo selecionados para auxiliar o paciente na manutenção da saúde oral.[1] Os procedimentos de manutenção são realizados sob a responsabilidade do cirurgião-dentista e incluem revisão da história médica e odontológica, das imagens radiográficas, exame intra e extraoral, exame odontológico, avaliação periodontal, remoção de placa e cálculo, quando necessário, polimento e revisão dos hábitos de higiene oral.

Os procedimentos de manutenção ou cuidados de suporte profissional devem iniciar após a finalização da fase ativa do tratamento e continuam ao longo da vida do paciente.[2] Estão recomendados para minimizar a recorrência de cárie e doença periodontal, visto que pacientes que realizam regularmente as visitas de manutenção tendem a preservar a dentição natural por mais tempo.[3]

OBJETIVOS TERAPÊUTICOS

Segundo a Academia Americana de Periodontia,[2,3] os objetivos da terapia de manutenção ou suporte periodontal são:

- Minimizar a recorrência e progressão da doença periodontal em pacientes tratados.
- Prevenir a perda de implantes instalados e clinicamente estáveis.
- Reduzir a incidência de perda dentária por acompanhar a dentição e as restaurações protéticas em substituição aos dentes naturais.
- Aumentar a probabilidade de localizar e tratar, em intervalos de tempo conhecidos, outras doenças encontradas na cavidade bucal.

Assim, a terapia periodontal de suporte ou manutenção periodontal tem por objetivos minimizar ou impedir a progressão de doenças inflamatórias, evitando ou adiando a perda de dentes naturais ou implantes com seu consequente prejuízo biológico, psicológico e financeiro, além de oferecer ao clínico a oportunidade de identificar e tratar patologias em estágios iniciais, melhorando o prognóstico e os resultados do tratamento.[4]

BASES BIOLÓGICAS

Diferentes estudos sugeriram que a perda dentária é significativamente maior em pacientes que não realizam ou realizam de forma errática a terapia de manutenção ou suporte profissional (Figura 1).[3,5,6] Outro fator importante que pode ser utilizado para determinação do prognóstico e para acompanhamento longitudinal dos casos tratados é a progressão da doença periodontal. Na maioria das vezes, a gengivite e periodontite estão diretamente relacionadas ao acúmulo de biofilme de placa e, portanto, o controle de placa por meio da adoção de medidas de higiene bucal pessoal efetivas é essencial para a preservação da saúde oral a longo prazo. Assim, a realização de terapia de manutenção periodontal resulta em menor perda de inserção periodontal e perda dentária ao longo do tempo, especialmente nos pacientes colaborativos.[3,4,7-11]

Pacientes em programa de manutenção periodontal com visitas de manutenção frequentes (a cada 3 ou 4 meses) apresentam menos perda de inserção do que os que realizam de forma irregular ou menos frequente, a despeito da localização ou do tipo de tratamento realizado.[4]

Revisão sistemática recente avaliou os efeitos de raspagem e polimento realizados em diferentes intervalos na saúde periodontal.[12] Foram incluídos no estudo dois ensaios clínicos randomizados; em um deles, o grupo experimental recebeu terapia de manutenção em intervalos de 6 a 12 meses, enquanto o grupo controle foi atendido pelo clínico geral em diferentes intervalos de tempo. Não houve diferenças significativas entre os grupos em relação à gengivite, profundidade de sondagem, qualidade de vida e nível de placa em período de acompanhamento de 2 a 3 anos, sugerindo que uma visita a cada 12 meses pode ser suficiente para manutenção da saúde periodontal. No segundo estudo, os intervalos de manutenção variaram de 1 a 6 meses, sendo que a maioria foi atendida a cada 2 a 4 meses. A perda dentária média foi de 0,1 dente/ano após períodos de acompanhamento de 5 a 14 anos, o que permite a preservação da dentição natural em longo prazo.

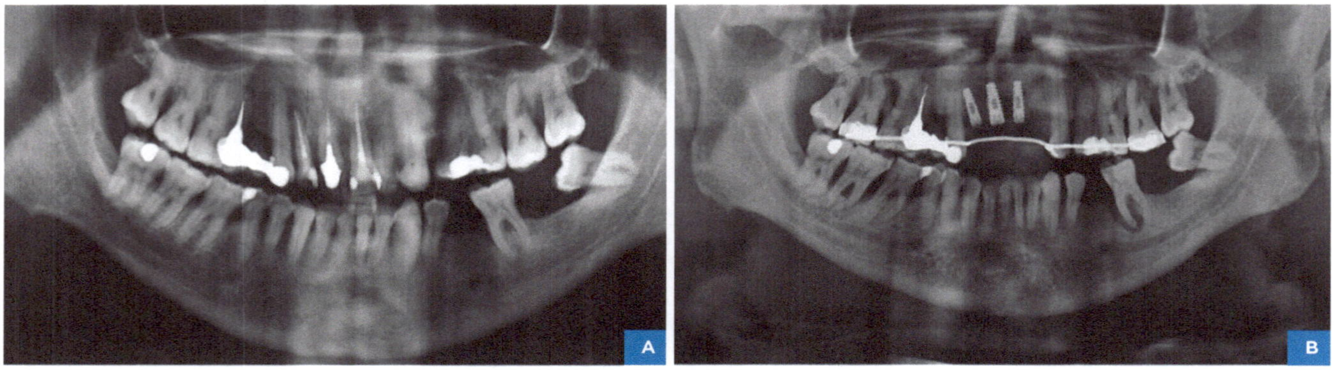

FIGURA 1 Perda dos dentes por ausência de cuidados de manutenção periodontal. (A) Paciente do sexo masculino, 48 anos de idade, procurou atendimento clínico na clínica de Periodontia com queixa de mobilidade e abertura em leque dos dentes anteriores superiores. O paciente foi submetido à terapia periodontal não cirúrgica (preparo inicial) e, uma vez controlado o processo inflamatório, foi encaminhado à clínica de Ortodontia para tracionamento lento e exodontia dos incisivos superiores, visando a reconstrução tridimensional do rebordo para futura instalação de implantes na região. O paciente precisou mudar de cidade, deixando de comparecer às visitas de manutenção agendadas. (B) Depois de 4 anos, o paciente retornou para finalização do tratamento interrompido e é possível observar, na imagem radiográfica, em especial, a deterioração da condição periodontal dos dentes 16, 17, 18, 27, 28, 36, 46, 47, 48. Os dentes que apresentavam lesão de furca classe I ou II no início do tratamento evoluíram para classe III, levando à necessidade de exodontia em decorrência da gravidade do problema periodontal observado.

Fonte: Acervo pessoal dos autores.

COMPLIANCE

O termo *compliance* significa adesão ou cooperação com o tratamento e, na área de saúde, é definido como "a extensão com a qual o comportamento da pessoa coincide com relação aos conselhos médicos e de saúde".[13] Diferentes fatores têm impacto no grau de adesão do paciente ao tratamento, o que pode influenciar diretamente na preservação a longo prazo dos resultados obtidos. Usualmente, a taxa de *compliance* é inferior a 50%[4] entre aqueles que entram em terapia de manutenção, diminuindo significativamente com o passar do tempo.[14]

É amplamente reconhecido que hábitos inadequados de higiene oral e falta de adesão do paciente ao tratamento, não comparecendo às visitas de manutenção agendadas, estão significativamente associados à progressão da doença, perda de inserção clínica, bolsas periodontais mais profundas, cáries radiculares e perda dentária.[15]

ETAPAS DO TRATAMENTO

Revisão da história médica e odontológica

A primeira etapa da consulta de manutenção consiste na revisão da história médica e odontológica do paciente, a fim de se detectar o surgimento de novas doenças sistêmicas, alterações no consumo diário de medicamentos, desenvolvimento de hábitos e problemas odontológicos de outra natureza, como disfunção temporomandibular.

Exame extraoral

No exame extraoral, realiza-se a palpação dos músculos da mastigação e das cadeias linfáticas da região de cabeça e pescoço.

Exame intraoral

Após o exame extraoral, realiza-se o exame intraoral, no qual se avalia a existência de lesões, como fístulas, cistos e tumores, bem como qualquer mudança ocorrida desde a última consulta, incluindo possível perda dentária. O exame odontológico deve ser realizado para avaliar sinais de trauma oclusal, cáries dentárias, lesões cervicais cariosas e não cariosas, restaurações, próteses, migração dentária, áreas de impacção, dentre outros.

Exame periodontal

Nas visitas de manutenção, deve ser realizado exame periodontal completo de boca toda, incluindo avaliação da profundidade de sondagem, perda de inserção, sangramento à sondagem e condição de higiene bucal **(Capítulo 5)**. A perda óssea deve ser avaliada em radiografias intrabucais periapicais, permitindo a determinação do percentual de perda óssea. Adicionalmente, devem ser avaliados: recessão gengival, faixa de gengiva ceratinizada, lesões de furca, mobilidade dentária e supuração. As medidas obtidas devem ser anotadas em prontuário clínico, pelo menos uma vez a cada 12 meses, visando a melhor controle da evolução do tratamento do paciente.

Exame dos implantes e tecidos peri-implantares

Os tecidos peri-implantares também devem ser examinados, devendo-se avaliar as medidas de profundidade de sondagem peri-implantar, sangramento à sondagem, acúmulo de placa e cálculo, supuração, sintomatologia dolorosa, perda óssea em imagens radiográficas comparativas com a obtida imediatamente após a instalação da prótese, condição das próteses e dos componentes dos implantes, avaliação da oclusão e estabilidade dos implantes.

O acúmulo de placa deve ser analisado para se determinar a causa da inflamação dos tecidos peri-implantares. As medidas de profundidade de sondagem ao redor dos implantes devem ser obtidas em seis sítios de cada implante existente, podendo ser realizados com sondas periodontais convencionais, observando-se medidas variáveis de 2 a 4 mm de profundidade de sondagem na maioria dos casos. É mais difícil obter as medidas ao redor dos implantes do que ao redor dos dentes naturais devido à complexidade dos componentes dos implantes, ao tipo de conexão protética e ao selamento tecidual ao redor dos implantes.[15]

Se os tecidos de suporte dos implantes não tiverem aumento na profundidade de sondagem ou perda óssea, mas apresentarem sinais de inflamação da mucosa peri-implantar, como vermelhidão da margem e sangramento à sondagem, o diagnóstico é de mucosite peri-implantar. Semelhante à gengivite, a mucosite peri-implantar é uma lesão reversível, tratada por meio de eliminação do biofilme. A peri-implantite, por sua vez, é uma lesão irreversível, na qual, além dos sinais de inflamação da mucosa, observa-se também supuração, perda óssea, perda de inserção e aumento da profundidade de sondagem.

Procedimentos terapêuticos

Na visita de manutenção, deve ser realizado primeiramente o diagnóstico da condição e a determinação do prognóstico, que pode ter sido alterado pelo controle dos fatores de risco associados à progressão da doença, como tabagismo e diabetes *mellitus*.[16] Na sequência, devem ser realizados os procedimentos terapêuticos necessários para eliminar os fatores presentes que possam levar ao desenvolvimento de lesões inflamatórias, como acúmulo de cálculo e biofilme, bem como enfatizar ao paciente a necessidade de controle de placa pessoal, como descrito a seguir.

Remoção de placa e cálculo supra e subgengival

A raspagem e o alisamento radicular são essenciais para o controle de placa e a resolução da inflamação, e devem ser realizados com dois objetivos principais:

- Eliminação de placa e cálculo e obtenção de superfície lisa e dura.
- Resolução da inflamação. A análise microscópica de dentes após a raspagem mostra ilhotas de cálculo residual que não resultam em inflamação. A partir do momento em que há sinais clínicos de inflamação, como vermelhidão da margem gengival, edema, sangramento à sondagem, é necessário realizar os procedimentos de raspagem e alisamento radicular para eliminação destes e resolução do processo inflamatório. Depósitos de cálculo residuais são encontrados com frequência, especialmente em áreas de bolsas mais profundas (≥ 6 mm), a despeito da experiência e habilidade do operador e, portanto, essas áreas são de maior risco à progressão da doença.[15]

Para o tratamento de implantes osseointegrados, ainda não existe um consenso na literatura quanto aos melhores métodos de descontaminação da superfície do implante para resolução do quadro inflamatório e recuperação dos tecidos perdidos com a doença. A descontaminação da superfície dos implantes pode ser feita por métodos químicos ou mecânicos. A instrumentação da superfície dos implantes pode ser realizada com curetas metálicas ou plásticas, jato de bicarbonato, escovas de titânio, ultrassom, laser ou terapia fotodinâmica antimicrobiana. Instrumentos metálicos e ultrassom podem danificar a estrutura dos implantes, alterando sua rugosidade de superfície.[15,17,18,19] Atualmente, recomenda-se o uso de instrumentos com menor dureza do que a superfície dos implantes, como curetas plásticas, instrumentos piezoelétricos ou insertos de ultrassom de não metal ou liga de cobre.[15]

Profilaxia profissional

Para pacientes sem bolsas periodontais, o acúmulo de placa supragengival deve ser resolvido por meio de profilaxia profissional com pasta de polimento e taças de borracha ou escovas de Robinson. Para os pacientes com acúmulo de placa e cálculo supra ou subgengival, a raspagem e o alisamento radicular devem ser seguidos de polimento das superfícies dentárias para obtenção de superfície mais lisa e polida, contribuindo para evitar o acúmulo de placa e cálculo. Esse tratamento é importante para a remoção mecânica ou ruptura de comunidades microbianas supra e subgengivais que se formaram na região desde a última visita de manutenção.[15]

Reforço na instrução das medidas de higiene oral

Medidas adequadas de higiene oral estão associadas com menor prevalência de placa, gengivite e periodontite.[20-23] A realização de escovação dos dentes pelo menos 2 vezes ao dia está correlacionada com menor quantidade de bolsas ≥ 4 mm.[24] Com base nesses achados, o controle de placa pessoal é parte fundamental da terapia relacionada à causa. Assim, as medidas de higiene bucal devem ser reforçadas sempre que o paciente retorna à consulta.

Métodos básicos de higiene bucal

Os métodos básicos de higiene bucal incluem a limpeza mecânica das superfícies livres dos dentes com escovas manuais ou elétricas e das faces proximais com fio ou fita dental, passa-fio ou escova interproximal. A limpeza mecânica das superfícies dentárias livres e interproximais é considerada método básico de higienização porque perturba o processo de formação e amadurecimento da placa, o que previne o desenvolvimento e a progressão da inflamação.

Os métodos secundários ou auxiliares podem ser divididos em métodos mecânicos (uso de palitos, estimuladores de borracha, jato de água) e químicos (dentifrícios, soluções para bochechos e gomas de mascar).

As escovas convencionais removem efetivamente depósitos de placa das superfícies lisas e oclusal, desde que o paciente realize adequadamente a técnica de escovação. Uma única escovação com escovas manuais é capaz de reduzir o índice de placa em 42% em média,[25] sendo as escovas de cerdas cruzadas e inclinadas um pouco mais efetivas do que as de cerdas achatadas ou em diferentes alturas.[22]

As escovas manuais estão disponíveis no mercado em diferentes apresentações, com variações no formato do cabo (reto ou inclinado), tamanho da cabeça da escova, arranjo das fibras e forma dos filamentos **(Figura 2)**. As cerdas das escovas podem ser sintéticas ou naturais. As primeiras são feitas de *nylon* ou poliéster, têm ponta arredondada ou achatada, e apresentam comprimentos variáveis dependendo da dureza da escova, a qual é diretamente proporcional ao quadrado do diâmetro e inversamente proporcional ao quadrado do comprimento das cerdas. As cerdas macias apresentam diâmetro de 0,2 mm, as médias, de 0,3 mm e as duras, de 0,4 mm. Quanto mais longa for a cerda mais macia é a escova. O conjunto de cerdas forma um tufo, que contém aproximadamente 80 cerdas. Os tufos estão arranjados em fileiras, podendo variar de 2 a 5 fileiras. Algumas escovas apresentam as cerdas de mesmo comprimento e paralelas entre si, enquanto outras podem apresentar cerdas de diferentes alturas ou dispostas transversalmente entre si.

Existem diferentes técnicas de higienização, com movimentos vibratórios (técnicas de Stillman, Charters ou Bass), em rolo (método do rolo ou Stillman modificado), circulares (técnica de Fones), movimentos verticais (técnica de Leonard) ou horizontais. Para os pacientes periodontais, a mais recomendada é a técnica de Bass **(Figura 3)**. Para pacientes com hipersensibilidade, recomenda-se o emprego da técnica de Stillman modificada.

As escovas elétricas reproduzem os movimentos da escovação manual e são igualmente eficazes na redução de placa (46%) e inflamação gengival (6% a curto prazo e 11% a longo prazo) em pacientes bem-motivados.[25] No entanto, em pacientes com dificuldade de realizar adequadamente as medidas de higiene oral, as escovas elétricas são ligeiramente melhores. Longitudinalmente, o uso de escovas elétricas está associado com redução significativa na perda de inserção e profundidade de sondagem e com maior número de dentes remanescentes.[26]

Existem quatro tipos de escovas elétricas de acordo com o movimento realizado: rotacional, rotacional e oscilatório, antirrotacional ou vibracional com energia de ultrassom, melhorando ainda mais a performance de limpeza em relação às escovas convencionais.[27]

A limpeza das faces proximais deve ser realizada com fio ou fita dental **(Figura 4)**, com a técnica apropriada **(Quadro 1)** e previamente à escovação das faces livres, permitindo a penetração do flúor presente nos dentifrícios no esmalte das faces proximais dos dentes.[28] Tanto em pacientes com dentição natural quanto naqueles que apresentam reabilitações protéticas sobre dentes naturais ou sobre implantes e naqueles que usam aparelhos ortodônticos fixos, a higiene das faces proximais também pode ser realizada com escovas interproximais **(Figura 5)**, facilitando o acesso ao paciente. Outra opção é o uso de passa-fios ou fios especiais, que apresentam uma ponta de silicone, permitindo sua introdução pela ameia interproximal abaixo do ponto de contato, estando especialmente indicados em pacientes reabilitados por meio de próteses fixas tipo protocolo sobre implantes, próteses fixas convencionais e durante a terapia ortodôntica.

Métodos acessórios de higiene bucal

Agentes químicos presentes nos dentifrícios e nos enxaguatórios bucais auxiliam o controle de placa e gengivite, mas são considerados métodos acessórios, já que não substituem a limpeza mecânica das superfícies dentárias. As características que um agente químico precisa apresentar para o controle de placa estão relacionadas com segurança (ausência de toxicidade, não alergênico e não irritante), efetividade, resultando

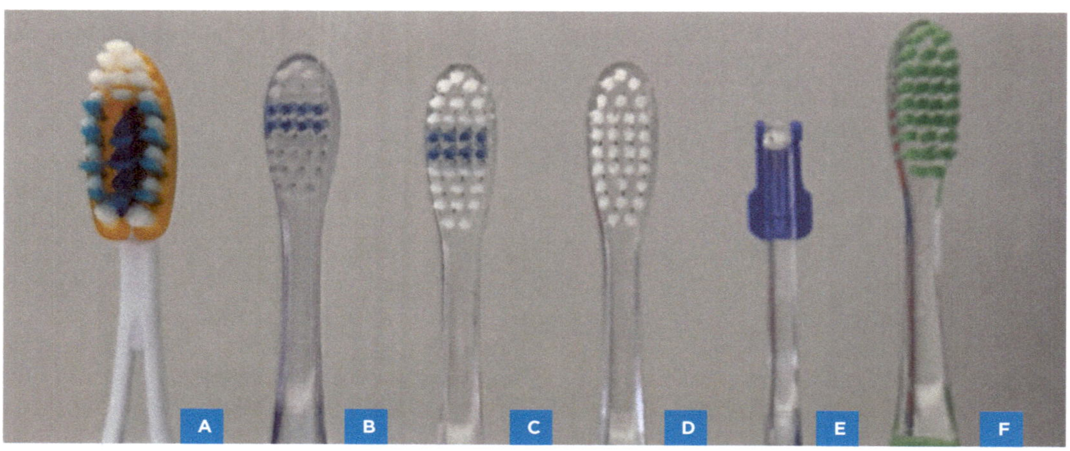

FIGURA 2 Escovas de dentes. (A) Escova de dentes de cabo ligeiramente angulado e diferentes alturas das cerdas, que estão dispostas em 3 fileiras de tufos dispostos irregularmente. (B e C) Escovas de dentes de cabo reto, com cabeça arredondada e quatro fileiras de tufos. As cerdas centrais, em azul, têm a função de indicar o momento certo de trocar a escova, já que perde a coloração com aproximadamente 2 a 3 meses de uso. (D) Forma e disposição das cerdas semelhantes às imagens B e C, porém sem as cerdas indicadoras. (E) Escova interproximal de cabo longo. (F) Escova com cerdas dispostas em 2 a 4 fileiras de tufos, com cabo mais longo do que as apresentadas em B, C e D.

Fonte: Acervo pessoal dos autores.

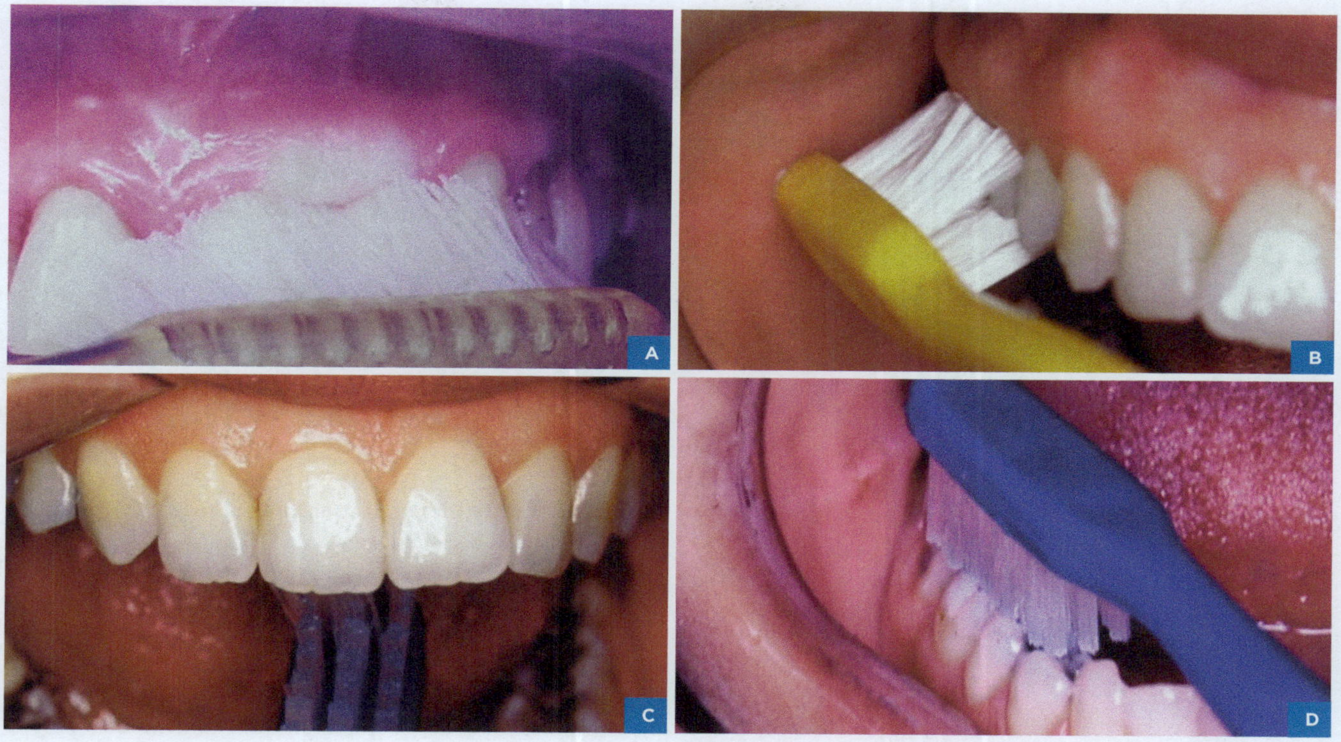

FIGURA 3 Técnica de Bass. Para a realização da técnica de Bass, recomenda-se o uso de escovas de cabo reto, cerdas de *nylon* de 0,2 mm de diâmetro e 10,3 mm de altura (macias), de pontas arredondadas, distribuídas em três fileiras de tufos com seis tufos regularmente espaçados e cerca de 80 a 86 cerdas por tufo. A escova deve ser apreendida horizontalmente contra os dentes, com as cerdas posicionadas parcialmente sobre a gengiva, com a escova cobrindo de 2 a 3 dentes, começando a partir do dente mais distal do arco. Incline a cabeça da escova em ângulo de 45º com as cerdas apontadas para baixo da gengiva (A). A pressão vibratória é suave, com movimentos horizontais curtos, sem tirar a escova do lugar, fazendo movimento de vai e vem (alternativamente, podem ser usados movimentos circulares lentos), sendo realizados aproximadamente 20 movimentos por posição. A escova deve ser rolada de forma que as cerdas saiam de baixo da gengiva em direção à borda incisal do dente (B), auxiliando a remoção de placa da área subgengival. Nas áreas linguais, onde é difícil posicionar a escova de modo horizontal, a escova deve ser posicionada na vertical (C). As faces oclusais devem ser limpas em movimentos de vai e vem (D).

Fonte: Acervo pessoal dos autores.

QUADRO 1 Como usar corretamente o fio dental.

- Corte 30 a 40 cm do fio ou fita dental e enrole-os nos dedos médios das mãos direita e esquerda, deixando uma distância de aproximadamente 10 cm entre os dedos.
- Segure o fio dental entre o polegar e o indicador das duas mãos e deslize-o suavemente entre dentes adjacentes, de forma que o fio fique apoiado na face proximal de um dos dentes até que o ponto de contato seja ultrapassado.
- Desça o fio dental suavemente até a região subgengival, até que se veja leve isquemia da margem gengival. Em seguida, faça movimentos de subir e descer, introduzindo e removendo o fio do sulco gengival. Esse movimento deve ser repetido 10 vezes em cada superfície dentária.
- Para remover o fio, utilize movimentos de trás para frente, retirando-o da interface entre dois dentes.

Fonte: Elaborado pelos autores.

em redução significativa de placa e gengivite, substantividade, efeitos na microbiota, sabor, custo e facilidade de uso.[22]

Os dentifrícios (Figura 6) contêm diferentes substâncias químicas, que apresentam funções distintas, como umectantes e flavorizantes. Algumas substâncias têm papel ativo na redução da placa e gengivite, como sais metálicos (estanho e zinco), que têm propriedades de limitar o crescimento bacteriano e a formação de placa.

Dentifrícios contendo fluoreto de estanho demonstraram redução significativa de gengivite (18 a 22%), comparativamente ao placebo ou ao fluoreto de sódio, com redução dos níveis de placa de 7 a 23%. A principal desvantagem do fluoreto de estanho é o manchamento que provoca nos dentes. O citrato de zinco, presente em diferentes dentifrícios, inibe a formação de placa e reduz o sangramento gengival.[29]

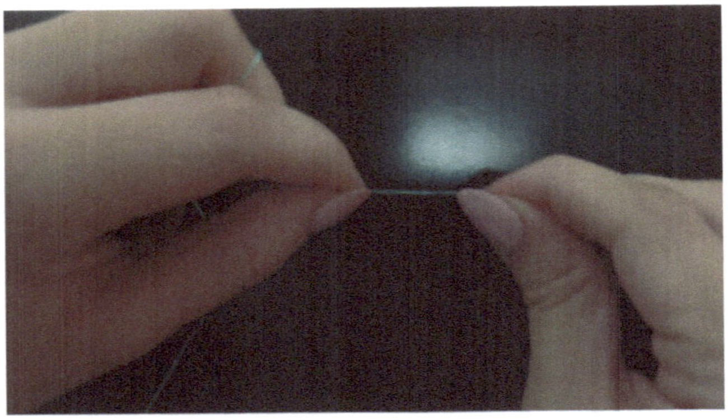

FIGURA 4 Fita dental.

Fonte: Acervo pessoal dos autores.

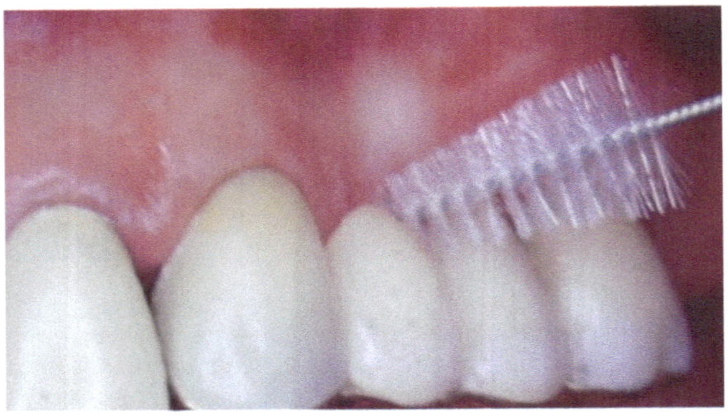

FIGURA 5 Escova interproximal. Em pacientes com próteses fixas sobre implantes ou sobre dentes naturais, recomenda-se o uso de escovas interproximais, capazes de remover placa e detritos da região interproximal dos dentes.

Fonte: Acervo pessoal dos autores.

O triclosan é uma substância que tem atividade antibacteriana de amplo espectro e apresenta retenção prolongada na cavidade bucal quando associado com copolímero e flúor, reduzindo a formação da placa (até 59%) e da gengivite (até 32%). Como o risco de desenvolvimento de periodontite é maior para sítios com sangramento, comparados aos sem sangramento, dentifrícios contendo triclosan/copolímero são eficazes na redução de periodontite. Além disso, apresentam atividade anti-inflamatória em lesões de pele e mucosa, bem como na gengiva. Outra forma de aumentar a substantividade do triclosan é associação com citrato de zinco, com efeito antiplaca e antigengivite, ou com pirofosfato, que tem ação anticálculo.[29]

O uso caseiro de enxaguatórios bucais por período de até 6 meses, incluindo aqueles contendo clorexidina, óleos essenciais e cloreto de cetilpiridíneo, tem efeitos benéficos adicionais no controle de placa e saúde gengival.[30]

A clorexidina a 0,12% ou 0,2% é um enxaguatório que apresenta atividade antibacteriana, reduzindo significativamente os níveis de placa e gengivite, podendo ser utilizada como método complementar no controle dessas condições

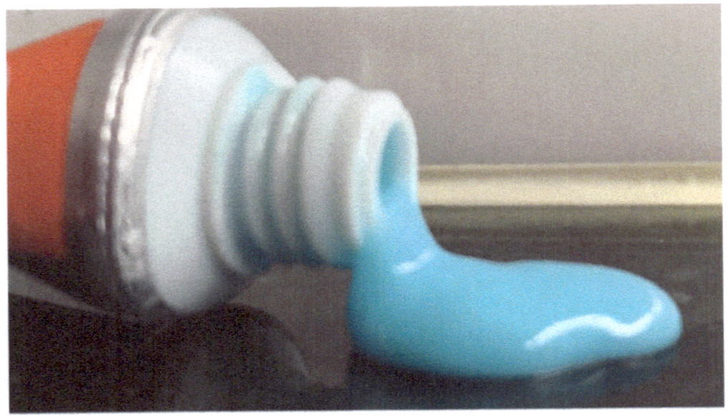

FIGURA 6 Dentifrício para dentes com hipersensibilidade.

Fonte: Acervo pessoal dos autores.

ou como substituto da escovação em situações específicas, como em pacientes hospitalizados.[30] A clorexidina apresenta substantividade de 12 horas, recomendando-se, portanto, a realização de bochechos a cada 12 horas. Seu uso é indicado para pacientes de risco à periodontite, controlado os níveis de placa e gengivite. O tempo de uso deve ser o mais abreviado possível, variando de 7 a 30 dias, dependendo da gravidade do quadro periodontal.[30] A clorexidina age destruindo a parede celular bacteriana e reduz a formação da película adquirida e a colonização da placa através da aderência a constituintes da saliva,[31] com capacidade de penetração no biofilme. No entanto, apresenta alguns efeitos colaterais importantes, como alteração do paladar e manchamento dos dentes, com possibilidade de desenvolvimento de resistência bacteriana.

Os óleos essenciais (Listerine®) são compostos por timol (0,064%), eucaliptol (0,092%), salicilato de metila (0,06%) e mentol (0,042%). Seu uso leva ao rompimento da parede celular bacteriana e à inibição da atividade enzimática, com capacidade de penetração no biofilme,[32] reduzindo a formação da placa e melhorando a saúde gengival. Podem ser usados diariamente como complementação dos métodos mecânicos de controle de placa.

Revisão sistemática recente[33] concluiu que, comparado com o controle de placa mecânico apenas, os métodos químicos de controle de placa e gengivite resultaram em diminuição significativa do índice gengival, percentual de sangramento à sondagem, índice de placa e percentual de placa. Os enxaguatórios resultaram em redução maior do percentual de placa do que os dentifrícios, sem diferenças entre os tipos de antissépticos relativamente à redução da gengivite e placa em pacientes com gengivite ou em pacientes com periodontite tratada com inflamação gengival.

Motivação

O termo "adesão" indica o desejo de uma pessoa de enquadrar-se em um comportamento específico e, portanto, está relacionado com o quanto o comportamento do paciente coincide com o plano de tratamento acordado e as recomendações profissionais.[34] O tratamento periodontal bem-sucedido a longo prazo depende do controle pessoal de placa e do grau de cooperação do paciente. A doença periodontal é uma condição inflamatória crônica e, mesmo após o tratamento periodontal, o paciente apresenta risco aumentado de progressão da doença.

Além disso, a prevalência e a gravidade da doença periodontal aumentam com a idade. Por isso, grande parte dos pacientes periodontais são adultos que apresentam hábitos de higiene já adquiridos e que precisam ser modificados quando estão deficientes. Desse modo, é necessário que o paciente compreenda exatamente o seu papel no desenvolvimento e no controle da doença periodontal.

Um fator fundamental para a adesão do paciente ao tratamento é a comunicação e o relacionamento baseado na confiança entre profissional e paciente, resultando em maior satisfação do paciente com o tratamento, o que consequentemente leva a melhor adesão do paciente ao tratamento. Para isso, um fator fundamental é que o paciente compreenda as informações de saúde e tenha capacidade cognitiva de processar e usar essas informações para tomada de decisões relativas aos comportamentos de saúde.[34]

Existem dois tipos de pacientes que não aderem ao tratamento. O primeiro grupo é aquele que não deseja aderir ao tratamento, e o segundo não adere ao tratamento de forma não intencional porque não compreende o que é a doença, ou não acredita no seu tratamento, ou porque acha que não será capaz de fazer o que foi recomendado, ou, ainda, porque ouviu opiniões negativas a respeito. Para melhorar a adesão, é necessário conhecer a queixa principal da doença e oferecer respostas claras e verdadeiras a respeito de suas dúvidas, como: o que é a doença, qual é a causa, como é o tratamento e sua eficácia.

Outro ponto importante a ser considerado é que a doença periodontal é uma condição crônica de longa duração, muitas vezes assintomática e que, mesmo tratada, requer acompanhamento. Portanto, requer uma mudança de estilo de vida permanente, o que é mais difícil de ser conseguido. Adicionalmente, há uma tendência de relaxamento do comprometimento com o controle de placa quando o paciente não está sob supervisão profissional. Por esse motivo, as visitas de manutenção são importantíssimas para reforçar as medidas de higiene oral e estimular o paciente.

Estabelecimento do intervalo de retorno

Os intervalos de retorno devem ser feitos de forma individualizada,[15,17] com base no controle de placa pessoal, número de dentes com bolsas periodontais residuais > 4 mm e sangramento à sondagem.[35] O intervalo pré-estabelecido de 3 meses entre as visitas resulta em menor probabilidade de progressão da doença para a maioria dos pacientes, mas não para todos. Além disso, a taxa de adesão do paciente ao tratamento tende a reduzir com o tempo.[27] Apesar da manutenção periodontal, alguns pacientes apresentam deterioração dos tecidos periodontais.[10,36] Pacientes tratados periodontalmente devem ser acompanhados a cada 3 meses no primeiro ano após o tratamento e, a partir de então, os intervalos das visitas devem ser determinados de forma individualizada.[15]

Os intervalos de visita devem ser estabelecidos com base no número de sítios residuais com bolsa ao final do tratamento periodontal ativo ou na avaliação do risco ao final do tratamento ativo.[37] Dentes com bolsas de 5 mm ou mais apresentam risco 5,8 vezes maior de perda dentária, comparados com dentes com bolsas de 3 mm, aumentando para 9,3 vezes para bolsas de 6 mm e 37,9 vezes para bolsas de 7 mm. A presença de um sítio com profundidade de sondagem maior que 6 mm e sangramento à sondagem resulta em risco ≥ 30% de perda dentária.[38,39]

A terapia de suporte periodontal reduz o percentual de sítios com sangramento à sondagem, embora alguns sítios apresentem deterioração das condições periodontais ao longo dos anos. Quanto maior for o percentual de sítios com sangramento à sondagem no início do tratamento, maior é o risco de deterioração das condições periodontais e perda dentária ao longo do tempo, mesmo em terapia de suporte.[16] Assim, bolsas residuais com sangramento à sondagem ao final do tratamento periodontal ativo é um parâmetro importante para se determinar o intervalo de visitas de manutenção e para direcionar o tratamento de eliminação de bolsas.[37]

A **Tabela 1** ilustra todos os fatores de risco que devem ser considerados para determinação dos intervalos de retorno dos pacientes em terapia de suporte profissional. Atualmente, o estabelecimento dos intervalos de retorno se baseia na identificação dos pacientes de alto, médio ou baixo risco de acordo com o índice Periodontal Risk Assessment (PRA), conforme descrito no **Capítulo 5**. Para pacientes de alto risco, intervalos menores entre as consultas (aproximadamente a cada 3 meses) devem ser estabelecidos, enquanto que para pacientes de baixo risco esses intervalos podem ser mais longos, podendo chegar a 12 meses entre as visitas.

PARÂMETROS DE AVALIAÇÃO DA TERAPIA DE MANUTENÇÃO PERIODONTAL

Os parâmetros a serem alcançados na terapia periodontal de suporte ou manutenção periodontal estão apresentados na **Figura 7** e exemplificados na **Figura 8**.

Grau de higiene bucal

Como anteriormente discutido, na maioria dos casos, a doença periodontal está associada ao acúmulo de biofilme. Durante a fase ativa do tratamento, é realizado controle de placa profissional, o que permite a resolução da inflamação. No entanto, tanto na fase ativa do tratamento quanto na fase de manutenção, é necessário que o paciente realize efetivamente o controle de placa pessoal, com o objetivo de preservar os resultados obtidos durante a fase ativa do tratamento, bem como prevenir a recidiva ou progressão da doença. Não existe um consenso na literatura que indique qual é o nível de placa mínimo aceitável para preservação da saúde, visto que a interação hospedeiro-microbiana é essencial para o desenvolvimento e a progressão da doença, que ainda pode ser influenciada por diversos outros fatores, como o tabagismo.[4] Considerando-se o papel das bactérias nas doenças periodontais e peri-implantares, o controle do biofilme – pessoal e profissional – deve ser efetivo, já que a recolonização do sulco nos níveis existentes no início do tratamento acontece geralmente entre 3 e 6 meses após a raspagem.[40] Assim, o índice

TABELA 1 Indicadores/fatores de risco para determinação dos intervalos de retorno.

Componente A – Tabagismo					
Condição	Não fumante	Ex-fumante	1-9 cigarros/dia	10-19 cigarros/dia	≥ 20 cigarros/dia
Risco	Baixo	Baixo-médio	Médio	Médio-alto	Alto
Escore	0	1	2	3	4
Componente B – Diabetes					
Condição	Saudável		Diabético HbA1c < 7%		Diabético HbA1c > 7%
Risco	Baixo		Médio		Alto
Escore	0		2		4
Componente C – Nº de bolsas ≥ 5 mm					
Número	0-1	2-4	5-7	8-10	> 10
Risco	Baixo	Baixo-médio	Médio	Médio-alto	Alto
Escore	0	1	2	3	4
Componente D – Inflamação gengival (% de sangramento à sondagem)					
Prevalência	0-5%	6-16%	17-24%	25-36%	≥ 36%
Risco	Baixo	Baixo-médio	Médio	Médio-alto	Alto
Escore	0	1	2	3	4
Componente E – Proporção perda óssea/idade					
Idade	Nº de dentes/perda óssea ≥ 4 mm				
	0	**1-3**	**4-6**	**7-10**	**>10**
0-25	0	8	8	8	8
26-40	0	6	6	8	8
41-50	0	4	4	6	8
51-65	0	2	4	6	8
> 65	0	0	2	4	6
Escore total					
Risco	Baixo	Baixo-médio	Médio	Médio-alto	Alto
Escore	0-2	3-5	6-8	9-14	15-24

Maior intervalo (até 12 meses) ← Menor intervalo (3 meses)

Fonte: Trombelli, *et al.*[37]

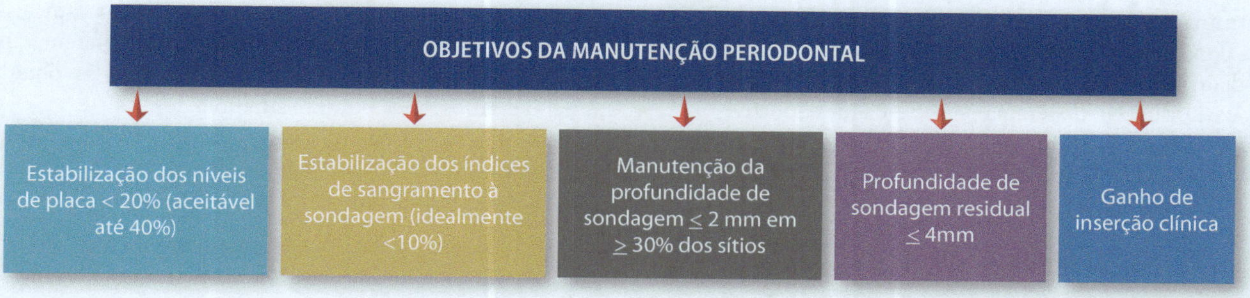
OBJETIVOS DA MANUTENÇÃO PERIODONTAL
Estabilização dos níveis de placa < 20% (aceitável até 40%)
Estabilização dos índices de sangramento à sondagem (idealmente <10%)
Manutenção da profundidade de sondagem ≤ 2 mm em ≥ 30% dos sítios
Profundidade de sondagem residual ≤ 4mm
Ganho de inserção clínica

FIGURA 7 Parâmetros terapêuticos da terapia de manutenção de dentes naturais.

Fonte: Elaborada pelos autores.

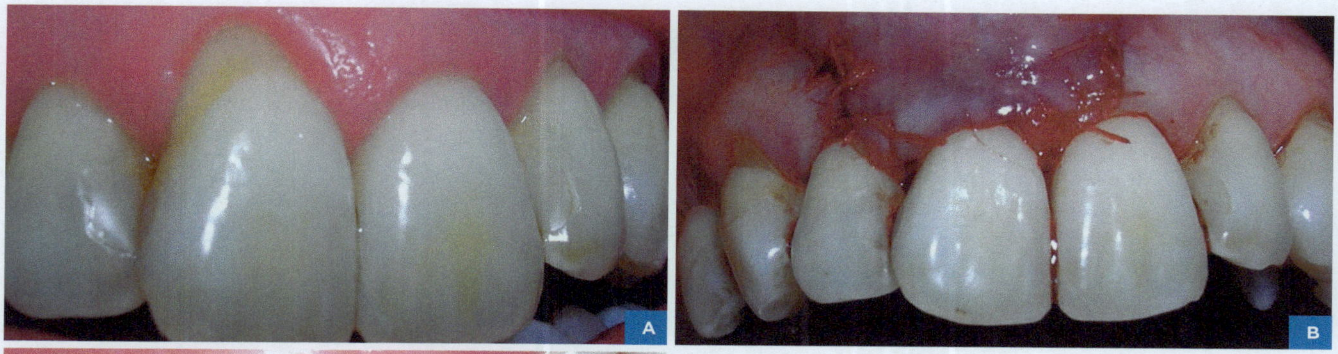

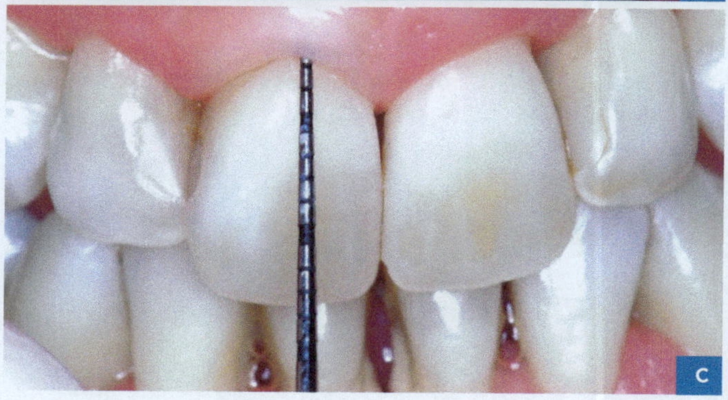

FIGURA 8 Manutenção de dentes naturais. (A) Recessão gengival no dente 11, causando insatisfação estética e hipersensibilidade em paciente do sexo feminino. (B) Foi realizado recobrimento radicular por meio de enxerto de conjuntivo subepitelial. Após a fase ativa do tratamento periodontal, que envolveu também cirurgias regenerativas para tratamento de defeitos ósseos na região de molares superiores, a paciente foi colocada em terapia de manutenção periodontal, realizada em intervalos de aproximadamente 6 meses. (C) Imagem da área 8 anos após a terapia, evidenciando saúde gengival e preservação de sulco raso.

Fonte: Acervo pessoal dos autores.

de placa de boca toda de 20% a 40% foi sugerido como aceitável para o paciente em terapia de suporte periodontal.[4,41]

Sangramento à sondagem

O sangramento à sondagem é um dos parâmetros mais confiáveis para determinação dos intervalos de visitas de manutenção periodontal. A ausência de sangramento à sondagem indica estabilidade periodontal, conforme discutido no **Capítulo 5**, sendo aceitável o percentual de 10% para indicar estabilidade do quadro periodontal.[30,43] Sangramento à sondagem em 30% ou mais dos sítios representa risco aumentado de progressão de doença periodontal.[43,44]

Profundidade de sondagem

Sítios com profundidade de sondagem residual < 5 mm e sítios que apresentam redução na profundidade de 2 mm ou mais durante a fase ativa do tratamento podem ser consideradas como de não risco à progressão da doença periodontal e de boa resposta na fase de manutenção.[4,38,45] Por outro lado, o risco de progressão e o insucesso do tratamento periodontal de suporte foi definido por perda de inserção interproximal entre duas avaliações diferentes.[4] Sítios apresentando sangramento à sondagem e aumento na profundidade de sondagem > 1 mm têm valor previsor de 87% para perda óssea e inserção futuras.[46]

Perda de inserção

O paciente tratado periodontalmente continua a apresentar risco aumentado de progressão da doença ao longo dos anos[47] e, portanto, deve ser idealmente colocado em terapia de manutenção após a finalização da fase ativa do tratamento. Quando se têm evidências de progressão da doença durante a fase de manutenção, é necessário realizar tratamento periodontal anti-infectivo, que pode ser ou não complementado por terapia periodontal cirúrgica. A perda de inserção ≥ 2 mm entre duas visitas subsequentes pode ser considerada relevante para determinação da progressão da doença,[15] embora outros autores considerem que a perda de inserção > 1 mm anual na fase de manutenção periodontal é indicativa de progressão da doença e insucesso da terapia periodontal de suporte.[4]

PARÂMETROS DE AVALIAÇÃO DA TERAPIA DE MANUTENÇÃO PERI-IMPLANTAR

O objetivo da terapia de manutenção dos implantes osseointegrados é a prevenção das doenças peri-implantares: mucosite peri-implantar e peri-implantite. Os parâmetros de avaliação da terapia de manutenção peri-implantar são semelhantes àqueles para dentes naturais e incluem controle de biofilme de placa e ausência de sangramento à sondagem.[48] A presença de sangramento à sondagem nos sítios peri-implantares pode ser um previsor de atividade de doença.[49]

Outro parâmetro importante para se determinar peri-implantite é a supuração, sendo esta indicativa de perda óssea ao redor de três ou mais roscas.[50]

Diferentemente dos dentes naturais, a profundidade de sondagem ao redor dos implantes varia de acordo com a profundidade de instalação do implante, espessura da mucosa gengival, tipo de implante e conexão protética. Assim, a avaliação da profundidade de sondagem deve ser feita em comparação com as medidas obtidas logo após a instalação da prótese, sendo necessário pelo menos 1 mm de aumento na profundidade de sondagem para se determinar progressão da doença.[51]

O diagnóstico de peri-implantite deve ser determinado pela presença anual de perda óssea ao redor dos implantes > 0,1 mm, um ano após a instalação da prótese.[50] Após a instalação da prótese, radiografias panorâmicas ou periapicais devem ser obtidas para serem utilizadas como referência para as avaliações subsequentes, recomendando-se a obtenção anual de radiografias durante a terapia de suporte.

Os objetivos a serem alcançados na terapia de manutenção dos implantes osseointegrados estão apresentados na Figura 9 e exemplificados na Figura 10.

- 01 Profundidade de sondagem de até 5 mm
- 02 Ausência de sangramento à sondagem
- 03 Ausência de mobilidade
- 04 Ausência de dor ou disestesia
- 05 Ausência de radiolucidez contínua peri-implantar
- 06 Perda óssea vertical de até 0,2 mm anualmente

FIGURA 9 Parâmetros terapêuticos da terapia de manutenção de implantes odontológicos.

Fonte: Elaborada pelos autores.

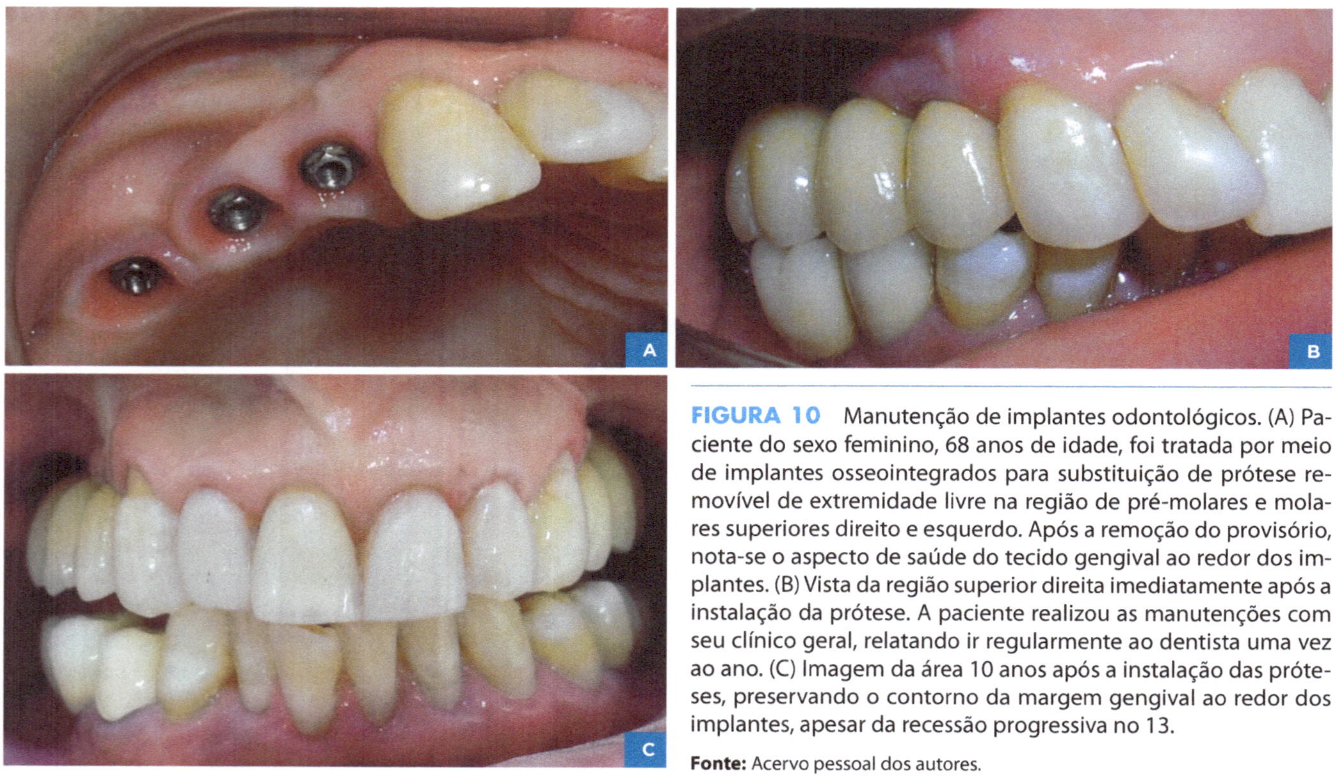

FIGURA 10 Manutenção de implantes odontológicos. (A) Paciente do sexo feminino, 68 anos de idade, foi tratada por meio de implantes osseointegrados para substituição de prótese removível de extremidade livre na região de pré-molares e molares superiores direito e esquerdo. Após a remoção do provisório, nota-se o aspecto de saúde do tecido gengival ao redor dos implantes. (B) Vista da região superior direita imediatamente após a instalação da prótese. A paciente realizou as manutenções com seu clínico geral, relatando ir regularmente ao dentista uma vez ao ano. (C) Imagem da área 10 anos após a instalação das próteses, preservando o contorno da margem gengival ao redor dos implantes, apesar da recessão progressiva no 13.

Fonte: Acervo pessoal dos autores.

REFERÊNCIAS BIBLIOGRÁFICAS

1. Academia Americana de Periodontia. Glossário de Termos, 2021. Disponível em: https://members.perio.org/libraries/glossary/entry?GlossaryKey=a60dfea4-880b-4d53-b8ff-93fab575c524&tab=groupdetails.
2. Academia Americana de Periodontia. Parameter on periodontal maintenance. J Periodontol. 2000; 71:849-850.
3. Academia Americana de Periodontal. Position Paper. Periodontal maintenance. J Periodontol. 2003; 74:1395-1401.
4. McCracken G, Asuni A, Ritchie M, Vernazza C, Heasman P. Failing to meet the goals of periodontal recall programs. What next? Periodontology 2000. 2017; 75:330-352.
5. Campos ISO, de Freitas MR, Costa FO, Cortelli SC, Rovai ES, Cortelli JR. The effects of patient compliance in supportive periodontal therapy on tooth loss: a systematic review and meta-analysis. J Int Acad Periodontal. 2021; 23(1):17-30.
6. Lee CT, Huang HY, Sun TC, Karimbux N. Impact of patient compliance on tooth loss during supportive periodontal therapy: a systematic review and meta-analysis. J Dent Res. 2015; 94(6):777-86.
7. Axelsson P, Lindhe J. The significance of maintenance care in the treatment of periodontal disease. J Clin Periodontol. 1981; 8:281-294.
8. Becker W, Berg L, Becker B. The long-term evaluation of periodontal treatment and maintenance in 95 patients. Int J Periodontics Restorative Dent. 1984; 4(2):54-71.
9. Fardal Ø, Grytten J, Martin J, Houlihan C, Heasman P. Using prognostic factors from case series and cohort studies to identify individuals with poor long-term outcomes during periodontal maintenance. J Clin Periodontol. 2016; 43:789-796.
10. Hirschfeld L, Wasserman B. A long-term survey of tooth loss in 600 treated periodontal patients. J Periodontol. 1978; 49:225-237.
11. Lindhe J, Nyman S. Long-term maintenance of patients treated for advanced periodontal disease. J Clin Periodontol. 1984; 11:504-514.
12. Lamont T, Worthington HV, Clarkson JE, Beirne PV. Routine scale and polish for periodontal health in adults. Cochrane Database Syst Rev. 2018; (12):CD004625.
13. Wilson Jr TG. A typical supportive periodontal treatment visit for patients with periodontal disease. Periodontology 2000. 1996; 12:24-28.
14. Delatola C, Adonogianaki E, Ioannidou E. Non-surgical and supportive periodontal therapy: predictors of compliance. J Clin Periodontol. 2014; 41:791-796.
15. Armitage GC, Xenoudi P. Post-treatment supportive care for the natural dentition and dental implants. Periodontology 2000. 2016; 164-184.
16. Trombelli L, Minenna L, Toselli L *et al.* Prognostic value of a simplified method for periodontal risk assessment during supportive periodontal therapy. J Clin Periodontol. 2017; 44(1):51-57.
17. Academia Americana de Periodontia. Position paper. Supportive periodontal therapy. J Periodontol. 1998; 69:502-506.
18. Balderrama IF, Stuani VT, Cardoso MV, Oliveira RC, Lopes MMR, Greghi SLA, Sant'Ana ACP. The influence of implant surface roughness on decontamination by antimicrobial photodynamic therapy and chemical agents: a preliminary study in vitro. Photodiagnosis Photodymamic Therapy. 2021; 33:102105.
19. Fox SC, Moriarty JD, Kusy RP. The effects of scaling a titanium implant surface with metal and plastic instruments: an in vitro study. J Periodontol. 1990; 61(8):485-490.
20. Hugoson A, Sjodin B, Norderyd O. Trends over 30 years, 1973-2003, in the prevalence and severity of periodontal disease. J Clin Periodontol. 2008; 35(5):405-414.
21. Norderyd O, Koch G, Papias A *et al.* Oral health of individuals aged 3-80 years in Jonkoping, Sweden during 40 years (1973-2013). II. Review of clinical and radiographic findings. Swed Dent J. 2015; 39(2):69-86.
22. Sälzer S, Graetz C, Dörfer CE, Slot DE, van der Weijden FA. Contemporary practices for mechanical oral hygiene to prevent periodontal disease. Periodontology 2000. 2020; 84:35-44.
23. Skudutyte-Rysstad R, Eriksen HM, Hansen BF. Trends in periodontal health among 35-year-olds in Oslo, 1973-2003. J Clin Periodontol. 2007; 34(10):867-872.
24. Joshi S, Suominen AL, Knuuttila M, Bernabe E. Toothbrushing behaviour and periodontal pocketing: an 11-year longitudinal study. J Clin Periodontol. 2018; 45(2):196-203.
25. Yaacob M, Worthington HV, Deacon SA *et al.* Powered versus manual toothbrushing for oral health. Cochrane Database Syst Rev. 2014; 6:CD002281.
26. Pitchika V, Pink C, Volzke H, Welk A, Kocher T, Holtfreter B. Long term impact of powered toothbrush on oral health: 11-year cohort study. J Clin Periodontol. 2019; 46:713-722.
27. Hancock EB, Newell DH. Preventive strategies and supportive treatment. Periodontology 2000. 2001; 25:59-7627.
28. Mazhari F, Boskabady M, Moeintaghavi A, Habibi A. The effect of toothbrushing and flossing sequence on interdental plaque reduction and fluoride retention: A randomized controlled clinical trial. J Periodontol. 2018; 89(7):824-832.
29. Davies RM. Toothpaste in the control of plaque/gingivitis and periodontitis. Periodontology 2000. 2008; 48:23-30.
30. Moran JM. Home-use oral hygiene products: mouthrinses. Periodontology 2000. 2008; 48:42-53.
31. Fine DH. Mouthrinses as adjuncts for plaque and gingivitis management. A status report for the American Journal of Dentistry. Am J Dent. 1988; 1(6):259-63.
32. Fine DH, Furgang D, Lieb R, Korik I, Vincent JW, Barnett ML. Effects of sublethal exposure to an antiseptic mouthrinse on representative plaque bacteria. J Clin Periodontol. 1996; 23(5):444-51.
33. Figuero E, Roldán S, Serrano J, Escribano M, Martín C, Preshaw PM. Efficacy of adjunctive therapies in patients with gingival inflammation: A systematic review and meta-analysis. J Clin Periodontol. 2020; 47(Suppl 22):125-143.
34. Jönsson B, Abrahamsson KH. Overcoming behavioral obstacles to prevent periodontal disease: Behavioral change techniques and self-performed periodontal infection control. Periodontol 2000. 2020; 84(1):134-144.
35. Supportive periodontal therapy (SPT). Disponível em: https://www.perio-tools.com/spt/uk/.
36. Goldman MJ, Ross IF, Goteiner D. Effect of periodontal therapy on patients maintained for 15 years or longer. J Periodontol. 1986; 57:347-353.
37. Trombelli L, Simonelli A, Franceschetti G, Maietti E, Farina R. What periodontal recall interval is supported by evidence? Periodontology 2000. 2020; 84:124-133.
38. Matuliene G, Salvi GE, Pjetursson BE, Schmidlin K, Bragger U, Zwahlen M, Lang NP. Influence of residual pockets on progression of periodontitis and tooth loss. Results after 11 years of maintenance. J Clin Periodontol. 2008; 35:685-695.
39. Ramseier CA, Nydegger M, Walter C *et al.* Time between recall visits and residual probing depths predict long-term stability in patients enrolled in supportive periodontal therapy. J Clin Periodontol. 2019; 46(2):218-230.
40. Slots J, Mashimo P, Levine MJ, Genco RJ. Periodontal therapy in humans. I. Microbiological and clinical effects of a single course of periodontal scaling and root planning, and of adjunctive tetracycline therapy. J Periodontol. 1979; 50:495-509.
41. Lang NP, Tonetti MS. Periodontal diagnosis in treated periodontitis. Why, when and how to use clinical parameters. J Clin Periodontol. 1996; 23:240-250.
42. Lang NP, Joss A, Tonetti MS. Monitoring disease during supportive periodontal treatment by bleeding on probing. Periodontol 2000. 1996; 12:44-48.
43. Lang NP, Adler R, Joss A, Nyman S. Absence of bleeding on probing: an indicator of periodontal stability. J Clin Periodontol. 1990; 17:714-721.
44. Lang NP, Joss A, Orsanic T, Gusberti FA, Siegrist BE. Bleeding on probing: a predictor for the progression of periodontal disease? J Clin Periodontol. 1986; 13:590-596.
45. Preshaw PM, Holliday R, Law H, Heasman PA. Outcomes of non-surgical periodontal treatment by dental hygienists in training: impact of site- and patient-level factors. Int J Dent Hyg. 2013; 11:273-279.
46. Claffey N, Egelberg J. Clinical indicators of probing attachment loss following initial periodontal treatment in advanced periodontitis patients. J Clin Periodontol. 1995; 22:690-696.
47. Chapple ILC, Mealey BL, van Dyke TE, Bartold PM, Dommisch H, Eickhoz P *et al.* Periodontal health and gingival diseases and conditions on an intact and a reduced periodontium: consensus report of workgroup 1 of the 2017 World Workshop on the classification of periodontal and peri-implant diseases and conditions. J Periodontol. 2018; 89(Suppl 1):S74-84.

48. Lang NP, Nyman SR. Supportive maintenance care for patients with implants and advanced restorative therapy. Periodontol 2000. 1994; 4:119-126.
49. Salvi GE, Lang NP. Diagnostic parameters for monitoring peri-implant conditions. Int J Oral Maxillofac Implants. 2004; 19:116-127.
50. Roos-Jansaker AM, Renvert H, Lindahl C, Renvert S. Nine to fourteen year follow-up of implant treatment. Part III: factors associated with peri-implant lesions. J Clin Periodontol. 2006; 33:296-301.
51. Jepsen S, Ruhling A, Jepsen K, Ohlenbusch B, Albers HK. Progressive peri-implantitis. Incidence and prediction of peri-implant attachment loss. Clin Oral Implants Res. 1996; 7:133-142.

Índice Remissivo

T

V